现代口腔正畸学

（口腔颌面正畸学）

——健康、科学、艺术的统一

现代口腔正畸学
（口腔颌面正畸学）

——健康、科学、艺术的统一

（第5版）

主　　编　林久祥　李巍然

副 主 编　许天民　周彦恒　高雪梅

　　　　　王　林　徐宝华　陈莉莉

主编助理　陈　斯

北京大学医学出版社

XIANDAI KOUQIANG ZHENGJIXUE (KOUQIANG HEMIAN ZHENGJIXUE)
——JIANKANG、KEXUE、YISHU DE TONGYI

图书在版编目（CIP）数据

现代口腔正畸学(口腔颌面正畸学): 健康、科学、
艺术的统一 / 林久祥, 李巍然主编. – 5版. – 北京：
北京大学医学出版社, 2021.3（2024.3重印）
　ISBN 978-7-5659-2292-3

　Ⅰ.①现… Ⅱ.①林… ②李… Ⅲ.①口腔正畸学

Ⅳ.①R783.5

中国版本图书馆CIP数据核字(2020)第211841号

现代口腔正畸学(口腔颌面正畸学)——健康、科学、艺术的统一（第5版）

主　　编：林久祥　李巍然
出版发行：北京大学医学出版社
地　　址：（100191）北京市海淀区学院路38号　北京大学医学部院内
电　　话：发行部 010-82802230；图书邮购 010-82802495
网　　址：http://www.pumpress.com.cn
E-mail：booksale@bjmu.edu.cn
印　　刷：北京信彩瑞禾印刷厂
经　　销：新华书店
责任编辑：冯智勇　责任校对：靳新强　责任印制：李　啸
开　　本：889 mm×1194 mm　1/16　印张：65　字数：2010千字
版　　次：2021年3月第5版　2024年3月第2次印刷
书　　号：ISBN 978-7-5659-2292-3
定　　价：480.00元

本书由

北京大学医学出版基金资助出版

编委 （按姓名汉语拼音排序）

陈莉莉	华中科技大学口腔医学院	教授
陈　斯	北京大学口腔医学院	副教授
丁　云	北京大学口腔医学院	主任医师
高雪梅	北京大学口腔医学院	教授
谷　岩	北京大学口腔医学院	教授
韩　冰	北京大学口腔医学院	教授
胡　炜	北京大学口腔医学院	主任医师
贾培增	北京大学口腔医学院	副教授
贾绮林	北京大学口腔医学院	教授
江久汇	北京大学口腔医学院	教授
姜若萍	北京大学口腔医学院	教授
晋长伟	北京大学口腔医学院	主任医师
李巍然	北京大学口腔医学院	教授
李小彤	北京大学口腔医学院	主任医师
梁甲兴	福建医科大学协和医院	教授
梁　炜	北京大学口腔医学院	副主任医师
林久祥	北京大学口腔医学院	教授
刘　妍	北京大学口腔医学院	副教授
刘　怡	北京大学口腔医学院	主任医师
柳大为	北京大学口腔医学院	副教授
聂　琼	北京大学口腔医学院	教授
施　捷	北京大学口腔医学院	主任医师
孙燕楠	北京大学口腔医学院	副教授
王　林	南京医科大学口腔医院	教授
魏　松	北京大学口腔医学院	主任医师
徐宝华	中日友好医院	教授
许天民	北京大学口腔医学院	教授
寻春雷	北京大学口腔医学院	主任医师
张晓芸	北京大学口腔医学院	副教授
张兴中	美国 A.T. Still 大学	副教授
周彦恒	北京大学口腔医学院	教授
周彦秋	北京大学口腔医学院	副教授

社会需要和民众需求是当今科技发展的巨大推进器，也是医学各学科发展的强劲驱动力。我国14亿民众对口腔健康和口腔正畸的需求，在改革开放初期已凸显出来。20世纪80年代中期，北京医科大学口腔医院（现北京大学口腔医院）的大门口贴出了一张口腔正畸科的布告。大意是：从今日起三天内口腔正畸科向市民开放，挂号登记（过去都是限号）。不料，布告贴出来不到两天，医院大门口就排起了长队，人数多达3000余人，用人山人海形容也不为过（见下图）。可以毫不夸张地说，这种情景，古今中外空前绝后。当时，北京医科大学口腔医院口腔正畸科虽然是全国规模最大的正畸科，一年也只能接受约1000位初诊患者。从排队人数看，意味着三年内不能再接受新患者，如果再排下去会让患者失望。于是院领导很快把布告撤了下来。在排队的人群中有白发苍苍的奶奶爷爷、姥姥姥爷们为孙辈们排队的；有父母叔伯们为子女排队的……他（她）们生怕排上了队，一离队位置被人挤掉，于是就拿了板凳、椅子日夜轮流坐等，露宿在大街上，以致堵塞了宽阔的中关村南大街而影响交通。竟然还引来了警察，误认为是聚众闹事而前来维持秩序。当前，大城市的民众对口腔正畸的需要已经升级为迫切的需求，甚至可以说是富裕起来的家庭对需求的渴望。这为我国口腔正畸学科的发展创造了巨大

空间和无限可能。我国口腔正畸学科迎来了前所未有大发展的黄金时代，时势也一定会造就出世界级的口腔正畸专家。

以毛燮均教授为首的新中国第一代口腔正畸专家，不仅是北大口腔正畸科的创始人，还是我国口腔正畸事业的主要开拓者和奠基人。口腔正畸科一直是北大口腔的优势学科，创造了许多项国内第一的科技成果。本专著第一主编林久祥教授作为已故毛燮均教授（国务院学位委员会审核批准的首批博士生导师）晚年最后一批博士研究生，继承老一辈专家严谨治学、踏实求真和勇于创新的精神；尽管年已古稀，还在带领北大口腔正畸科现任主任李巍然教授等全体同仁，为创建我国第一批双一流学科潜心钻研、埋头苦干、秉烛耕耘。现将奉献出第5版《现代口腔正畸学》。据我所知，在我国口腔医学界，由个人主编的学术专著能出版到第5版的寥寥无几。由此足以说明，本专著深受读者欢迎。

为写序，我通读了一遍《现代口腔正畸学》第5版后，让我感受最深的是其具有重要意义的创新点。这些创新点将对我国口腔正畸学科未来的发展具有启示和引领作用：

第一，健康矫治理念的提出——《现代口腔正畸学》的副书名是健康、科学、艺术的统一。我想大家都会注意到以往传统的、也是最普遍的提法是科

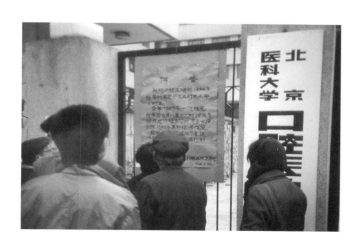

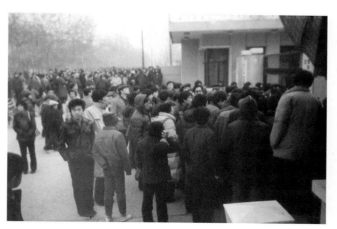

学和艺术的统一，而今除了沿用过去科学与艺术统一的提法外，加了一个健康用词，并置于首位。我不得不说：这非但有现实意义，而且对我国口腔正畸学科未来的发展方向有引领作用，使我国口腔正畸学科与大卫生、大医学同步前进。

扼要回望整个医学目标和任务的演进，有三个阶段：从以治病救人为主，进而治病和防病，再而以防病为主。20 世纪末到 21 世纪的医学已经进入第 4 个阶段，即以维护和增进健康为主（当然仍然包括防病治病救人）。有远见的医学界领导者非常肯定地阐明医学的终极目标就是提高人的生命质量和生活工作质量。要让人们感受到人生的幸福和体验到生活工作的幸福。如果用一句话表达医学的最终任务，就是追求身体的"一体二面"——身体的一面是健康，另一面是幸福。换言之，即人类的复合健康 Salutogenesis（见卞金友编著的《口腔公共卫生》）。

我国口腔界的同仁们应该注意到：1994 年 4 月 7 日世界卫生日的主题是"健康生活需要口腔卫生"，这是自开展世界卫生日活动以来主题口号中首次提出口腔健康。接着 2000 年 5 月美国国立卫生研究院（National Institute of Health，NIH）总监（surgeon general）会同美国国家牙和颅面研究院首次提交了一份给总统的关于《美国口腔健康》的报告（*Oral Health in America: A Report of the Surgeon General*）。报告强调口腔健康的定义包括牙齿、口腔和颅面复合体所有方面的健康。本专著的副书名把健康放在首位，作为口腔正畸学科矫治的指导思想，完全契合国际新思维。因此，矫治过程中出现的牙釉质脱矿、牙根吸收、牙髓坏死、牙齿松动、齿槽骨吸收、齿槽唇侧骨板骨开裂等视为不良反应或并发症的观念应该改变，因为这些都有损于口腔健康。那种成人矫治后终身戴保持器的做法也不利于口腔健康，从而对口腔正畸学科提出更高的要求。恰恰是这类似乎苛刻的诉求，将是促进口腔正畸学科创新发展的强劲驱动力。从另一方面审视，传统正畸矫治的错𬌗畸形，在严格意义上说，多数不归类于疾病（diseases），而仅是非正常（abnormal），既然本来就不是病，那么矫治

后如果反而添了病（如牙髓坏死、牙根吸收、不可恢复的齿槽骨吸收等），使口腔健康受损，这不是我们追求的目标。

第二，把口腔正畸学进行升华，改称为口腔颌面正畸学，可以说是这一学科的一次飞跃——口腔正畸学自成为独立学科以来已沿用近百年，家喻户晓。在本专著第 5 版第一章，林久祥教授首次提出将口腔正畸学升华为口腔颌面正畸学，这完全符合当今国内外口腔正畸学发展的现实。由于各类高效固定矫治器一代又一代地改进，又由于种植支抗技术的应用，还由于矫治器的生物材料机械性能不断提升以及本专著作者们自主研发的矫治器的成功应用和推广，显著增强了传统的正畸力和矫形力，从而提高了牙齿、牙弓和牙弓基骨的移动幅度和移动质量，甚至可使某些类型的颌骨畸形也得到矫治。毋庸讳言，口腔正畸学已经发展到了口腔颌面正畸学。再则，传统正畸学的目的就是矫治牙齿，而今已经发展到了口腔正畸学作为手段去矫治颞下颌关节紊乱病；和颌面外科合作矫治颌骨畸形；和唇腭裂外科合作矫治牙、齿槽骨、唇、鼻和颜面部的畸形；和呼吸科合作诊治阻塞性睡眠呼吸暂停低通气综合征（obstructive sleep apnea and hypopnea syndrome. OSAHS）；还有，应用口腔正畸学的方法和技术来量化评估颌面外科、美容外科和颜面整形外科手术后的美学效果。综上所述，口腔正畸学实际上已发展到了一个新阶段——口腔颌面正畸学。我斗胆建议正式改称和命名为口腔颌面正畸学。这将是口腔正畸学发展史上一个新的里程碑，对口腔正畸学的未来发展有引领作用。

口腔正畸学升华为口腔颌面正畸学，从矫治牙齿扩展到矫治颌面部，从牙颌演化视角来看，确属必然。只不过两位主编比别人早一点意识到这一隐含深藏的规律罢了。回顾生物漫长演化的过程，口颌部发育出现两次飞跃。几亿年前，地球上出现了脊椎动物后，口腔部演化出颌骨，形成口颌部，但上下颌骨只是作为悬器连于颅骨。当出现了两栖类动物，口颌部的演化发生了第一次飞跃，即上颌骨与颅骨发生骨性连结。第二次飞跃是在第一次飞跃基础上，上下颌骨的牙齿发生了完整的咬合接

触，产生了殆，从爬行动物到哺乳类动物，上下颌骨具有了强大的咀嚼功能，最终使人类有了以牙和殆为中心的牙颅面复合体（dental craniofacial complex）。WHO 把牙医学的范围新界定为口面复合体（oral facial complex）。人类的这个复合体非常特殊。从发生学上看均来自第一鳃弓和第二鳃弓，可谓同根同源。从功能上看则是独一无二，可谓独联体，既独特又相互依存，口颌颅连结在一起。人之所以不同于动物，称之为万物之灵，均基于这个独联体演化出了两个超级独特的功能：①复杂的思维并可用语言生动表达，其功能位于独联体的口颌部。②丰富的情感用细微多变的表情来表达，其功能也位于独联体的口颌部。所以，从口腔正畸学升华为口腔颌面正畸学是学科发展的必然。

第三，独创性的内容相当丰富——北大口腔正畸学科和其他学科一样，在改革开放初中期，由国外引进、跟随到模仿，使我国落后的学科快速和国际先进科技接轨。然后在这个基础上对引进的先进科技做一些改进和充实。本专著的作者们没有停留在上述阶段，而是根据中国患者的特点贡献了许多有价值的独创性矫治原理、机制和方法，并在临床实践中证明有效。值得称赞的是林久祥教授首创的拥有自主知识产权的传动固定矫治器技术，非手术矫治不少恒牙期III类骨性牙颌畸形获得成功，并已在全国推广应用。这一创新突破了传统口腔正畸学的边界，从矫治牙性牙颌畸形扩展到能矫治骨性牙颌畸形，为中国患者带来福祉。本书作者高雪梅教授等不仅在国内率先开展了应用口腔矫治器诊治鼾症和阻塞性睡眠呼吸暂停低通气综合征，而且也是国内矫治这类患者数量最多的专家，积累了许多宝贵的经验，并使该项技术成为这类患者首选的非手术疗法。本书作者许天民教授创新的PASS矫治技术和徐宝华教授创新的滑动直丝弓技术等，使国际上广泛应用的传统直丝弓技术有了中国学者的贡献。

第四，口腔正畸塑造容貌美——本专著的副书名：健康、科学、艺术的统一，其中艺术这个叙述词很重要的是指口腔正畸需要塑造容貌美。由于中国传统文化的束缚，要求容貌美总是羞答答，其实前来口腔正畸科的患者的第一动机、第一主诉就是

要塑造容貌美。爱美是人的天性，是亿万年物竞天择铸成的遗传基因决定的。富裕起来的中国人开始追求精神层面的需求，越来越关注自己的形象。人体美的荟萃在颜面，而颜面部的精彩在口颌部。男性下颌宽大、颏部凸显更有阳刚之气、英武之气。女士丰满的嘴唇更显性感；下颌颏部微微内收，更表露女性的妩媚和柔和；优美的唇线、唇齿线，让微笑更加甜美而吸引人。当今中国人与人的社会交往越来越频繁，而人与人的交往中第一印象是何等重要，无须多言。第一印象接触的目光总是聚焦在颜面部。第一印象目光若不能直视对方的眼睛，那么第一印象聚焦颜面部的最大部位就是口颌部了。口颌部就作为给人第一印象的敏感区。口颌部正是口腔正畸学科矫治的解剖边界。

拥有美貌在择偶、择业方面总是有优势。美貌也是一种资本、一种能量和一种竞争力。因此人们对口腔正畸科的医师要求越来越高。在口颌部往往增1毫米就美，差1毫米就不美。如果说精准医学是当前医学界的前沿热点，那么口腔正畸科最形象、最具体的就是必须做到"精准"，精准到毫米级。马克思指出：人们对美的追求是社会进步的象征。哪一个人不盼望自己的朱唇美、皓齿美，有一个动人的飞燕展翅的唇弓和微微上翘的口角，以及肉感的唇珠。西方为此流行一个专门词"好莱坞微笑（Hollywood smiles）"。在《现代口腔正畸学》第 5 版中对容貌美也有精彩的叙述，贡献了中国容貌美的数据。中国口腔正畸医师正在塑造"中国人微笑"并使之成为世界文化的一部分，让世人都说中国人真美。

在我看来，一本好的学术专著应具备以下特点：
1. 简要叙述相关的历史沿革和演进，提出作者自己的评说。
2. 筛选出传统中经典的理论、观念、方法和技术。
3. 反映当前国际最新理念、进展和前沿热点。
4. 学术专著的结构保持系统性、完整性和逻辑性。
5. 学术专著的主要内容都是作者经自己实践的经验总结、自己的临床案例、研究资料、发表的论文和研究成果。
6. 最后一点更是重要。全书必须有相当比重的内容

是作者们自己的创新、发现、发明和成熟的研究成果。

如果用上述标准来评估《现代口腔正畸学》（第 5 版），其不言而喻为一本好书。可以作为口腔医师、口腔医学生、口腔正畸专科医师等的参考书和医学继续教育的参考书。那些有习惯读书、翻书和闻书香味的专家和教授，以及口腔医学界其他学科的专家教授，还有口腔医学界高层管理人员的办公室或自己家的书架上也应该有《现代口腔正畸学》（第 5 版）的位置。希望这本好书再一次受到口腔正畸同仁们的欢迎。开卷有益，掩卷有思。我还盼望着几年以后还有第 6 版、第 7 版……

张震康

2021.3

第5版前言

《现代口腔正畸学》第5版与大家见面了。我们非常荣幸地请到了中华口腔医学会创会会长、北京大学口腔医院/口腔医学院名誉院长张震康教授为第5版作序，相信大家会感到耳目一新，受益匪浅。

《现代口腔正畸学》初版至今已经近30载岁月。回想起30年前，国内十分缺乏大型的口腔正畸学专著，《现代口腔正畸学》的出版引起了良好的反响。当时，编写这本专著的作者均是中青年学者，不少刚从国外留学归来。可以说，该书的内容反映了当时国内外的最新进展。该书在编写方式上，除了按传统形式系统编写外，又对口腔正畸临床的一些热点问题进行了专门的论述；同时，又从各种错位或错殆的表现或症状角度，对各种矫治方法做了较为详尽的介绍，文字简练，图文并茂。这不仅使具有一定水平的口腔正畸医师阅后感到比较解渴，而且也满足了口腔正畸初学者的愿望。第1版发行5900册，不到一年即脱销，甚至还有港台的学者来信索要该书。显而易见，该书当时在促进国内口腔正畸学发展方面，起到了雪中送炭的作用。

过去，一本书在一个版期内数次印刷的现象屡见不鲜。然而，当今时代号称"知识爆炸"时代，口腔正畸学科的进步与发展同样迅猛异常。为了跟上时代前进的步伐，如同以前对每版内容进行更新一样，《现代口腔正畸学》第5版内容进行了重要的更新、修正及充实，以满足读者的需求。

《现代口腔正畸学》第5版在第4版提出将口腔正畸学（orthodontics）升华为口腔颌面正畸学（oral-maxillo-facial orthodontics）这一重要理念基础上，又有了重要创新，即健康矫治（正畸）理念的提出与实施。有关论述请参阅第一章及第三十一章。因此，此书全名由第4版的《现代口腔正畸学——科学与艺术的统一》更新为第5版的《现代口腔正畸学（口腔颌面正畸学）——健康、科学、艺术的统一》。

第5版仍保留了第4版的一些重要更正。例如，前几版中所写的"标准方丝弓矫治技术"更正为第二十九章的"简化改良方丝弓矫治技术"。因为"Tweed-Merrifield 方丝弓矫治技术"是国际上公认的唯一"标准方丝弓矫治技术"，因此，第4版称之为"Tweed-Merrifield 标准方丝弓矫治技术"，以正多年的误导！虽然 Tweed-Merrifield 标准方丝弓矫治技术目前在正畸临床应用很少，但它是整个 Edgewise 系统矫治技术的基础，在美国称之为"教学技术"（teaching technique），Edgewise 的一些精髓理念至今仍有重要价值，故第5版仍保留之（第二十七章）。同时，以全面夯实基础为出发点，我们将 Begg 矫治技术（第二十八章）继续纳入本书，鉴于该技术开创了轻力矫治时代，也可称为轻力矫治技术的"教学技术"。我们深信，这种采纳多家所长的理念，将产生更为灿烂的思想火花！

第5版继续本着忠实于历史、忠实于原创者贡献的原则，尽可能"原汁原味"地介绍矫治器及技术。百花齐放，百家争鸣。

第5版与时俱进，继续凸现创新。口腔正畸发展已有近百年的历史，回首以往，几乎所有的固定矫治器及技术都是西方发达国家、尤其是美国发明的，几乎全部功能矫治器都是欧洲国家研制的；而且更新的周期近年来明显加快。本书继续本着洋为中用的务实态度，将国际上最新的热点，诸如自锁托槽矫治技术（第四十一章）、Tip-Edge 矫治技术（第三十三章）、舌侧矫治器及技术（第四十章）、无托槽隐形矫治技术（第四十二章）、支抗（第四十三章）、种植技术在口腔颌面正畸中的应用（第四十四章）等最新技术及进展，介绍给大家。

20世纪70年代末，我国的口腔正畸学科与国际先进国家相比，相当落后，因此，改革开放后头20余年，我国口腔正畸界主要处于跟踪、引进国外先进技术阶段。进入21世纪后，我们跟踪、引进的速度明显加快，而且消化国外先进技术的能力很强。例如，我们用国外技术矫治的病例难度大于国外，常见牙颌畸形的矫治结果完全可与国外发达国家的最高水平相媲美。随着我国及亚洲国家经济的高速发展、社会的巨大进步、跟踪的成熟以及研制能力的明显提高，发达国家发明的垄断局面有望被打破，自主创新的势头初见端倪。本书将确属我国自主创新且初见成效的一些诊断技术及新矫治技术，例如传动矫治技术（第三十一章）、PASS 矫治技术（第三十九章）、Z2 直丝弓矫治技术（第三十六章）、徐氏轻力直丝弓技术（第三十六章）及 X 线头影颈椎骨龄定量分期法（第二章）等，由原创者奉献给大家，其中对传动矫治器及技术进行了重要的补充和更新，以添本书的风采！

由于头影测量是正畸治疗诊断与设计的重要依据之一，第 5 版仍保留 X 线头影测量学一章（第七章），并更新了部分内容。现代医学模式的转变使对患者的心理健康格外关注，本书在这一版增加了一章"临床心理学在口腔正畸诊疗中的应用"（第十章）。第二章"颅、颌、面、𬌗的生长发育"由新的作者重写，充实了一些重要新内容。

本着精简高效原则，在征求大家意见的基础上，进行了必要的删节、压缩及合并，第 5 版由第 4 版的 55 章精炼为 53 章。例如第 4 版的第二十三章正畸移动牙齿的各种装置，读者较少关注，又占了不少篇幅，第 5 版将该章删除。

在编排上，本版延续了前版的方式，即除了开始的总目录外，每章正文前面增加了目录提要，便于读者查阅。

第 5 版由北京大学口腔医学院／口腔医院口腔正畸科现任科主任、年富力强的学术带头人李巍然教授作为第二主编，副主编及编者以北京大学口腔医学院／口腔医院正畸科年富力强的专家为主，以体现北大口腔正畸科的传承精神；编者均为医疗、教学和科研上富有成就的骨干，其中不乏年轻有为的人才。同时，邀请了北大正畸界优秀校友南京医科大学副校长王林教授、中日友好医院口腔医疗中心主任徐宝华教授及华中科技大学协和医院口腔医疗中心主任、口腔界唯一获得"中国青年女科学家奖"的陈莉莉教授等加入副主编行列。希望本著作不断继往开来，成为传世之作！

本书难免有缺点，甚至错误，敬请广大读者予以指正，谢谢！

林久祥

李巍然

2021 年 3 月

第4版前言

《现代口腔正畸学》第4版与大家见面了。初版至今已经19载岁月。回想起19年前，国内十分缺乏大型的口腔正畸学专著，《现代口腔正畸学》的出版引起了良好的反响。当时，编写这本专著的作者均是中青年专家，不少刚从国外留学归来。可以说，该书的内容反映了当时国内外的最新进展。该书在编写方式上，除了按传统形式编写外，又对口腔正畸临床的一些热点问题进行了专门的论述；同时，又从各种错位或错𬌗的表现或症状角度，对各种矫治方法做了较为详尽的介绍，文字简练，图文并茂。这不仅使具有一定水平的口腔正畸医生阅后感到比较解渴，而且也满足了口腔正畸初学者的愿望。第1版印刷5900册，不到一年，全国脱销，甚至还有港台的学者来信索要该书。显而易见，该书当时在促进国内口腔正畸学发展方面，起到了雪中送炭的作用。

过去，一本书在一个版期内数次印刷的现象屡见不鲜。然而，当今时代号称知识爆炸时代，口腔正畸学科的进步与发展同样迅猛异常。为了跟上时代前进的步伐，我们对《现代口腔正畸学》第3版进行了重大修正，充实了近二分之一的最新内容，更新成第4版，以满足读者的需求。

《现代口腔正畸学》第4版有一个基本的、也是最重要的理念突破，就是将口腔正畸学（orthodontics）升华为口腔颌面正畸学（dental-maxillo-facial orthodontics）。有关论述将在第一章表达。

本书的另一个特点是对过去版本的不足方面予以实事求是地更正。例如，前几版中所写的"标准方丝弓矫治技术"更正为第三十章的"简化改良方丝弓矫治技术"。因为，"Tweed-Merrifield 方丝弓矫治技术"是国际上公认的唯一"标准方丝弓矫治技术"，因此，第4版第二十八章称之为"当代Tweed-Merrifield 标准方丝弓矫治理论及技术"，以正多年的误导！虽然 Tweed-Merrifield 标准方丝弓矫治技术在正畸临床应用很少，但它是整个

Edgewise 系统矫治技术的基础，反映了 Edgewise 的精髓理念，在美国称之为"教学技术"（teaching technique）。同时，以全面夯实基础为出发点，我们将 Begg 细丝弓矫治技术继续纳入本书，因为该技术可归为差动矫治技术的基础，也可称之为差动技术的"教学技术"。我深信，这种采纳多家所长的理念，将产生更为深刻的思想火花！

本版的第三个特点是忠实于历史，忠实于原创者的贡献。对矫治器及技术，尽可能"原汁原味"地介绍。百花齐放，百家争鸣。

本书的第四个特点是与时俱进，凸现创新。口腔正畸发展已有近百年的历史，回首以往，几乎所有的固定矫治器及技术都是西方发达国家、特别是美国发明的，几乎全部功能矫治器都是欧洲国家研制的；而且更新的周期近年来明显加快。本书继续本着洋为中用的务实态度，将国际上最新的热点，诸如自锁托槽矫治器、Tip-Edge Plus 矫治器及技术、舌侧矫治器及技术、隐形数程化可摘矫治器（Invisalign Appliance）及技术、种植体支抗等最新技术及进展介绍给大家。20世纪70年代末，我国的口腔正畸与国际先进国家相比相当落后，因此，改革开放以来头二十余年，我国口腔正畸界主要处于跟踪、引进国外先进技术阶段。进入21世纪后，我们跟踪、引进的速度明显加速，而且消化国外先进技术的能力十分强。例如，我们用国外技术矫治的病例难度大于国外，常见牙颌畸形的矫治结果完全可与发达国家的最高水平相媲美。随着我国及亚洲国家经济的高速发展、社会的巨大进步，跟踪的成熟以及研制的能力明显提高，发达国家发明的垄断局面有望打破，自主创新的势头初见端倪。本书将确属我国自主创新且初见成效的一些诊断技术及新矫治技术，例如传动直丝弓矫治器及技术、种植体型功能矫治器及 X 线头影颈椎发育定量诊断法等，由原创者奉献给大家，以添本书的风采！

在编排上，本版也做了改进。除了开始的总目录外，每章正文前面增加了目录提要，便于读者查阅。

本书第 4 版由第 3 版的 30 章内容，扩充到 55 章。其中，第一章"现代口腔正畸学——口腔颌面正畸学"、第五章"口腔颌面正畸临床的生物材料学应用"、第七章"现代计算机技术在口腔正畸学的应用"、第八章"口腔实践中的循证医学"、第十一章"𬌗型、骨型及面型的诊断"、第十三章"上下颌牙量关系的分析——Bolton 分析法"、第十六章"临床操作技术"、第十七章"牙量骨量不调的矫治"、第十八章"近远中向不调的矫治"、第十九章"垂直向不调的矫治"、第二十章"横向不调的矫治"、第二十一章"替牙期治疗与𬌗诱导"、第三十二章"传动直丝弓矫治器及其技术"、第三十三章"Roth 直丝弓矫治技术"、第三十七章"东方人直丝弓矫治技术"、第三十八章"生物渐进矫治技术"、第三十九章"多曲方丝弓矫治技术"、第四十二章"舌侧固定矫治器及技术"、第四十三章"个性化舌侧矫治技术"、第四十四章"Invisalign 隐形数程化矫治技术"、第四十六章"种植技术在口腔颌面正畸临床中的应用"、第四十七章"种植体型功能矫治器及技术"、第四十九章"口腔正畸与正颌外科"、第五十三章"口腔矫治器治疗鼾症和阻塞性睡眠呼吸暂停低通气综合征"及第五十四章"矫治中口腔生态环境与健康的维护"等 25 章为新增添的内容。

另外，第二章"颅、颌、面、𬌗的生长发育"、第三章"错𬌗畸形的病因学"、第六章"口腔颌面正畸临床的生物学应用"、第九章"错𬌗畸形的分类"、第十五章"X 线头影测量学"、第二十六章"可摘矫治器"、第二十七章"功能矫治器"、第三十章"简化改良方丝弓矫治技术"、第三十四章"Tip-Edge 直丝弓矫治技术"、第三十五章"亚历山大矫治技术"、第三十六章"MBT 滑动直丝弓矫治技术"、第四十一章"自锁托槽与低摩擦轻力矫治"、第四十五章"口外力矫治装置"、第五十二章"唇腭裂畸形序列治疗中的正畸工作"及第五十五章"保持"等 15 章内容由新的作者进行了重写，或者由原作者改写或增添了不少新的内容。

第 4 版邀请了一位年富力强的学术带头人作为第二主编，副主编均为医疗、教学和科研上富有成就的骨干，编者中不乏年轻有为的人才，希望本著作能继往开来，成为传世之作！尽管如此，本书难免有缺点，甚至错误，敬请广大读者予以指正，谢谢！

林久祥　许天民
2010 年 11 月 1 日

第 3 版前言

第1版《现代口腔正畸学》于1991年2月正式出版以来，国内口腔正畸领域发生了巨大的变化。一些口腔正畸学者相继出版了一些口腔正畸的专著，推动了我国口腔正畸事业的发展。我们荣幸地加入了这一行列，于1996年2月又出版了第2版的《现代口腔正畸学——科学与艺术的统一》。两版近10 000册，仍满足不了广大读者的需要，读者不断地来信，要求得到这本书。我们既高兴又深感压力巨大。我们越来越清醒地认识到，以负责的态度设法满足广大读者的要求，是我们义不容辞的神圣职责。

考虑到世界口腔正畸事业的迅猛发展和我国口腔正畸事业的需求，我们郑重地推出第3版《现代口腔正畸学——科学与艺术的统一》。

全书仍分为三篇。与第1、2版相比，第3版又扩充了不少新的内容，在章节结构的安排上也做了适当的调整，使之更趋合理。第1版全书共23章，第2版增加到27章，最新一版（第3版）将增到30章。新增加的章节是第四章"牙齿移动生物学"、第十五章"Tweed-Merrifild方丝弓矫治技术"、第十六章"Andrews直丝弓矫治技术"和第二十章"自锁托槽直丝弓矫治技术"。第一章"颅、颌、面、𬌗的生长发育"、第六章"检查和诊断"、第七章"牙弓间隙或拥挤的估计"和第十七章"Tip-Edge差动直丝弓矫治技术"等四章均增添了新的重要内容。第二十八章"正畸与牙周病学"做了重大的修改和扩充。

整个更新和扩充的内容涉及9章，即近1/3的章节。为了使读者更好地了解第3版新添内涵，对于第1、2版前言中没提及的章节内容，在此加以简介。第四章对于当今有关正畸牙齿移动生物学基础研究的最新动态，从分子生物学水平进行了精炼的概括，相信对读者临床实践和开展有关方面的研究会有所帮助。第十五章详尽地介绍了现代Tweed-Merrifild方丝弓矫治技术，这是正宗或正统的方丝弓技术，是其他各种方丝弓技术包括各种直丝弓

技术的基础。理解了该技术的精髓，将有助于真正弄懂方丝弓矫治体系的内涵。直丝弓矫治器的概念在国内已传播了若干年，但相当多的正畸医生对直丝弓技术的理解仍停留在三个序列弯曲从弓丝上转移到托槽上，显然这是很不完全的，且不利于正确地开展该技术。因此，第十六章忠实地介绍了Andrews医生以"最佳自然𬌗的六标准"为出发点而设计的、理论基础比较完善的"Andrews直丝弓矫治技术"。这是正宗的直丝弓技术，是其他各类直丝弓技术的基础。读懂这一章，将有助于深刻理解直丝弓技术的真谛。直丝弓技术仍处于发展中，在第2版介绍的、颇具代表性的Tip-Edge差动直丝弓矫治技术，在第3版第十七章又作了进一步的充实。此外，第3版第二十章又介绍了另一体系的改良型直丝弓技术的代表——自锁托槽直丝弓矫治技术，供读者们参考。第一章增加了口面部运动功能的发育，这是对形态结构生长发育内容的重要补充。在第六章"检查和诊断"中，对个体生长发育的估计，作了更为具体的描述，便于正畸医生在临床上更好地应用。第七章增加了"综合间隙分析法"内容，这将使临床上经常遇到的间隙分析更趋于完善和精确。对第十三章方丝弓矫治技术的内容，进行了不少修改和补充，使之更加简明而实用。牙周病与正畸学科的关系日益受到学者们的重视。为了满足读者的需要，第二十八章在上一版的基础上，又增加了错𬌗畸形对牙周的影响、正畸治疗对牙周组织的影响与预防措施以及牙周病的正畸治疗等重要内容。

在编著第3版的过程中，我国正畸界老前辈，本书第1版的审阅者和序的作者黄金芳教授，不幸因病逝世。在此，我们表示深切的哀悼，并努力写好第3版，以表达我们的缅怀之情。

（台湾）齿颚矫治学会前理事长、（台湾）中山医学院牙科矫治学副教授曾应魁医生在第3版继续担任编辑顾问，在此表示谢意。

参加第3版的编者队伍中，又增加了新生力量。大家都本着崭新、科学、实用的精神，力求使这一

版既尽可能地包括口腔正畸领域中最新的信息，又竭力结合我国国情，去粗取精，洋为中用，为建立符合亚洲人种族特点乃至中国国情的先进矫治体系，而提供有价值的知识。

当第 3 版以新的面目出现在广大读者面前时，希望能继续对大家有所帮助，能继续引起大家的兴趣。

最后，敬请大家提出宝贵意见。

林久祥

1997 年 7 月 1 日

第 2 版前言

第 1 版《现代口腔正畸学》于 1991 年 2 月正式出版以来，在不到两年内，近 6000 册全部售完。能受到读者们的如此厚爱，我深感荣幸。在此，我对广大读者对我们的支持和鼓励表示衷心的谢意。我高兴地获悉，还有中国台湾和香港等地区的同仁学者购买或得到了该书，并给予了较高的评价。目前，仍不断有读者来信，希望得到这本书。这一切都是对我极大的鞭策。

近几年，国际上的矫治技术正处于大变革时期。为了满足广大读者的需求，为了尽快赶超国际上矫治技术的先进水平，以造福广大牙颌畸形患者，我们又推出了第 2 版的《现代口腔正畸学——科学与艺术的统一》，奉献给广大口腔科工作者和学习口腔医学专业的学生。

在第 2 版的编写过程中，我们荣幸地请到了（台湾）齿颚矫治学会前理事长、（台湾）中山医学院牙科矫治学副教授曾应魁医生担任本书的编辑顾问，并参加了编写工作。他在自己编写的第十七章"临床矫治原理及处理"中，提出了细丝 edgewise 矫治技术，相信广大读者会对这一技术产生兴趣的。

全书仍分为三篇。但与第 1 版相比，第 2 版的内容有不少更新和扩充。全书由原来的 23 章增加到 27 章。还有一些章节更新了一部分内容，即第一章"颅、颌、面、殆的生长发育"，第八章"矫治技术的发展"，第十章"功能矫治器"，第十二章"Begg 细丝弓矫治技术"和第二十六章"唇腭裂畸形系列治疗中的正畸工作"等。更值得一提的是，又增加了 4 章新内容，即第十四章"Tip-Edge 差动直丝弓矫治技术"、第十五章"亚历山大直丝弓矫治技术"、第十六章"滑动直丝弓矫治技术"和第十七章"临床矫治原则与处理"。这些都是近年来国际上涌现出来的最新矫治技术，有的被称之为 21 世纪的矫治技术。为了帮助读者更好地理解和学习好临床矫治技术，我们尽量增加了病例报告，并将矫治前后或矫治中的彩照附在书后，供大家参考。

令人可喜的是，一批具有博士学位或硕士学位的后起之秀参加了本书的编写工作，相信将为本书增色不少。

在编著第 2 版的过程中，我们得到了北京医科大学领导、口腔医学院领导和口腔正畸科的关心和支持，洪流主任医生、鲍红主管护师、贾玲玲主管技师和杨文玉经理给予了热情的帮助，在此特表感谢。

著名学者黄金芳教授因病未能为第 2 版写序，但我们仍保留老前辈为第 1 版写的序，以表达我们的敬意。

本书章节内容如有错误，请不吝指正。

林久祥
1994 年 6 月 1 日

口腔正畸学的研究及临床实践已日益被认识到是口腔保健治疗中的一个必不可少的重要部分。据世界卫生组织的统计，错𬌗畸形属于三大口腔疾病（龋齿、牙周病和错𬌗畸形）之一。在我国，错𬌗畸形的患病率高达 49%。随着医疗卫生事业的不断发展，越来越多的口腔医务人员将投入到正畸实践中。但目前国内的口腔正畸学专著很少，远不能满足需要。口腔正畸学在世界先进国家已发展到相当高的水平，而在我国仍属于一门比较年轻的学科，亟待加速发展。

我们收集了一些 80 年代比较权威的有关正畸学专著的新版本，例如美国 T. M. Graber 的《正畸学——现代原则和技术》（Orthodontics—Current Principle and Techniques）（1985），W. R. Proffit 的《现代正畸学》（Contemporary Orthodontics）（1986），L. W. Graber 的《正畸学——技术状况、科学要素》（Orthodontics—State of the Art Essence of the Science）（1986），R. E. Moyers 的《正畸手册》（Handbook of Orthodontics）（1988），L. E. Johnstone 的《正畸学的最新展望》（New Vistas in Orthodontics）（1985）和意大利 F. V. Tenti 的《正畸矫治器图谱》（Atlas of Orthodontic Appliances）（1986）；并结合国内外文献和我们自己的正畸研究及临床实践经验，编写了这本《现代口腔正畸学》，奉献给广大口腔医务工作者和学习口腔专业的学生。

本书既反映了近年来口腔正畸学理论的一些新发展（包括有关交叉学科的发展），又着重强调了正畸临床实践和实用的技术。

本书分三篇，由二十三章组成。第一篇属于口腔正畸学基础，包括第一章的颅面生长发育和第二章的错𬌗畸形形成的因素机制。其中，前者介绍了颅面生长发育的一些新观点，并力求把生长发育知识与其对正畸临床实践的参考价值结合起来。第二篇是错𬌗畸形的诊断学，由五章组成。除了对错𬌗畸形分类法（第三章）与第四章的检查和诊断做了系统介绍外，重点对牙弓间隙或拥挤的估计（第五章）、矫治设计原则（第六章）和 X 线头影测量学（第七章）做了详尽的阐述，有临床实用价值。第三篇为治疗篇，包括十七章内容，首先对矫治器作了概述（第八章），对国内外常用的可摘矫治器作了必要的介绍（第九章）。然后，着重对国外比较实用的功能矫治器（第十章）、方丝弓细丝弓矫治技术（第十一章）、Begg 细丝弓矫治技术（第十二章）和转矩托槽直丝弓矫治器（第十三章）以及口外力矫治装置（第十四章）进行了比较系统的介绍。为了进一步增强本书的广泛实用性，本书从各种正畸牙移动方法（第十五章）、不良习惯的矫治（第十六章）和整形力矫治（第十七章）的角度，做了图文并茂的详细介绍。无疑这对于初学者是十分有益的，也有助于提高有一定临床经验的正畸医生的临床实践水平。还值得一提的是，有关成人错𬌗畸形矫治（第十九章）的新内容以及有关颞下颌关节疾患、牙周病学、唇腭裂的早期治疗（第二十、二十一和二十二章）等交叉学科的较新内容在本书也占了必要的篇幅。本书把错𬌗畸形的复发与保持（第二十三章）作为正畸治疗的继续，进行了较全面的论述。对牙齿移动的矫治力学做了较系统的描述（第十八章）。

黄金芳教授在百忙之中为本书写了序，在此表示感谢。

在编著本书的过程中，还得到了北京医科大学、口腔医学院领导和口腔正畸科的支持；贾玲玲、刘菁、任玉香、杨文玉、黄辉、周向新和洪流同志给予了热情的协助；在此一并致谢。

由于水平所限，本书可能存在不少缺点和错误，希望得到广大读者的批评和指正。

林久祥
1990 年 8 月 2 日

目　录

视频目录

第一篇
基础篇

第一章

绪　论

林久祥

本章内容

一、错𬌗畸形或牙颌畸形患病率及危害

（一）错𬌗畸形或牙颌畸形

在儿童生长发育过程中，由于遗传、疾病、内分泌障碍、功能紊乱、生长异常及不良习惯等因素的影响，出现了牙齿排列不齐、上下牙弓关系错乱、上下颌骨的位置或大小异常，以及牙颌与颅面关系不协调，这就是所谓的牙、颌、面的发育畸形，可简称为错𬌗畸形（malocclusion）或牙颌畸形或牙颌不调（dental and/or skeletal discrepancy）。世界卫生组织（WHO）称之为"牙面畸形或牙面异常"（handicapping dentofacial anomaly）。

（二）牙颌畸形患病率及其种族差异

1. 牙颌畸形患病率　国内外牙颌畸形患病率均

较高，但统计报告结果各国差异较大，可能与制定的调查标准等各不相同有关。到目前为止，世界卫生组织尚未制定统一的牙颌畸形流行病学调查标准。

20 世纪 50 年代至 60 年代，国内四大院校口腔医学系有关牙颌畸形的流行病学调查报告差异也比较大。例如，以个别正常𬌗（individual normal occlusion）为标准统计牙颌畸形的患病率，四川医学院（现四川大学华西医学院）罗宗赉教授的统计结果为 29.79%（1956），第四军医大学口腔医学系的统计结果为 48%（1959），上海第二医学院（现上海交通大学医学院）口腔医学系的统计结果为 29.33%（1960），北京医学院（现北京大学医学部）口腔医学系的统计结果为 48.87%（1960）；北京医学院毛燮均教授 1955 年以理想正常𬌗（ideal occlusion）为参考标准，统计牙颌畸形患病率高达 91.2%。

中华医学会口腔正畸专业委员会于 2000 年对全

国七个地区 25 392 名乳牙期、替牙期及恒牙初期的儿童和青少年，以个别正常𬌗为标准，分别进行了牙颌畸形患病率的调查统计，结果如下：乳牙期为51.84%，替牙期为71.21%，恒牙初期为72.92%。似乎显示了牙颌畸形患病率随年龄而明显上升的趋势。

2. 牙颌畸形患病率的种族差异 尽管各国统计标准可能不完全一致，以至于造成牙颌畸形患病率差异较大，然而患病率较高是一致的。另一个不同表现在一些牙颌畸形的分布比例上。例如安氏Ⅲ类牙颌畸形，据一些学者的统计显示，欧美国家其患病率为 0.8% ~ 2%，而亚洲等地区却高达 8% ~ 20%。欧美地区白种人居多，亚洲则以黄种人占绝大多数。这显示出安氏Ⅲ类牙颌畸形在患病率方面有比较明显的种族差异。这意味着欧美地区与亚洲等地区在安氏Ⅲ类牙颌畸形治疗上，面临的任务有所不同；尤其恒牙期骨性Ⅲ类牙颌畸形不少属于手术适应证，然而不少患者、甚至多数患者不愿意接受手术治疗，而希望非手术矫治；更何况不少这类患者处于生长发育过程中，不适于手术；而这时期正是患者心理成长的重要时期，如果得不到及时矫治，则饱受不良的心理压力。这使口腔正畸医师在非手术矫治恒牙期乃至成人骨性Ⅲ类牙颌畸形方面，面临着巨大的挑战。

（三）牙颌畸形的危害

1. 影响容貌外观 这常常是患者及家属求治的主要原因。一些牙颌畸形可影响容貌外观，例如，双颌前突患者往往伴有凸面型，骨性Ⅲ类牙颌畸形常显示凹面型等，这对患者可造成心理障碍。

2. 影响口腔健康 牙齿拥挤错位者常不易口腔自洁而好发龋病及牙龈炎等；伴有口呼吸不良习惯的开唇露齿患者，可因外界空气不良刺激而造成牙周损害等。

3. 影响口腔功能 前牙开𬌗畸形可影响咀嚼功能和发音，后牙锁𬌗可影响咀嚼功能，严重下颌后缩畸形有时可影响正常呼吸等。

4. 影响牙颌面发育 如骨性前牙反𬌗畸形的下颌妨碍上颌生长，可造成上颌发育不足；而上颌生长潜力又推动下颌过度生长，以至于可导致下颌前突合并上颌后缩畸形，使侧貌呈凹面型，且随着年龄增长，畸形可加重。一侧后牙反𬌗或错𬌗会造成面部发育不对称。

二、牙颌畸形的治疗方法

（一）预防性矫治（preventive orthodontics）

预防性矫治主要是指在牙颌畸形发生之前采取一些预防措施，除去造成牙颌畸形的因素，使牙颌畸形不发生。

牙颌畸形的早期预防，是减少牙颌畸形发病率及提高人们口腔健康水平的重要措施。如母亲妊娠期注意营养，防止过量放射线照射及注意药物的使用以防止影响胚胎的不良发育；提倡母亲哺乳，以防止一些口腔不良习惯；儿童出生萌牙后要定期进行口腔检查，早期发现问题早期防治，如龋的早期治疗，口腔不良习惯的早期破除，乳牙早失的缺隙保持以及滞留牙、多生牙的及时拔除等，通过这些预防措施可防止牙颌畸形的发生。

（二）阻断性矫治（interceptive orthodontics）或早期矫治

在错𬌗畸形发生的早期，通过简单的方法进行早期矫治（一般指乳牙期和替牙期），阻断错𬌗畸形向严重发展。如早期发现牙列严重拥挤采用顺序拔牙治疗；早期牙源性前牙反𬌗的矫治，防止向严重的骨骼畸形发展；一般早期矫治方法简单易行。

（三）一般性矫治（corrective orthodontics）

一般性矫治是指发展已比较定型的牙颌畸形的矫治，一般是在恒牙列初期乃至成人期，是口腔正畸矫治中最多见的，根据不同牙颌面畸形选用各类矫治器，如固定矫治器、可摘矫治器、功能矫治器等。一般矫治方法比较复杂，应由口腔正畸专科医师施行。

（四）正畸 - 正颌外科联合治疗（combination of orthognathic surgery and orthodontics）

生长发育完成后，牙颌畸形发展得比较严重，难以单纯应用正畸手段矫治，则需要正畸和正颌外科联合治疗。一般先需要术前矫治，再进行手术治疗，有时术后还需要进一步矫治。这需要口腔颌面外科与口腔正畸科医师共同合作完成，以保证得到良好的治疗效果。

三、牙颌畸形的矫治标准及目标

（一）牙颌畸形的矫治标准

对牙颌畸形矫治标准的认识有一个发展过程。不同的时代、不同的学者提出的矫治标准有所不同。

1. Angle 矫治标准 Angle 于 1897 年在口腔正畸学发展的早期提出，要建立口部与面部的良好协调关系必须保持全副牙齿，将牙齿放置在正常𬌗的位置上，因此提倡不拔牙矫治；又认为齿槽基骨是可以通过扩弓增大而使牙齿与齿槽基骨配合的。这样，使牙齿排列整齐、上下牙齿的尖窝及𬌗接触关系达到最理想的状态，这就是当时矫治要达到的"理想𬌗"或"理想正常𬌗"的标准。后来，通过大量以此为矫治标准的临床矫治病例发现，由于过度扩大了的牙弓并不稳定而会出现畸形不同程度的复发，而使矫治失败；还有的基于一味地扩弓，反而造成面型问题。实际上现代人类中只有极少数人其𬌗的发育接近理想正常𬌗，而绝大多数正常人均以个别正常𬌗的形式存在，研究证实，过分的扩弓不符合人类牙颌的演化趋势，这就要求未必保留全数牙齿，必要时，可以实施拔牙矫治，这符合生物变异的客观规律及演化趋势。因而对于牙颌畸形的矫治标准应该是个别正常𬌗，而不是理想正常𬌗。

2. Tweed 矫治标准 Tweed 矫治技术矫治目标要求将牙齿矫治至：①达到面部平衡和协调的位置；②使牙、颌骨、颞下颌关节及周围软组织保持健康的位置；③最为有效的功能位置；④最为稳定而美观的位置；⑤与正常生长发育协调的位置。其中提出最为具体的矫治目标为：当下颌平面角在正常范围时，下中切牙应直立于下颌基骨或下颌平面，即下中切牙角（LI-MP）应为 88°，也就是后人所公认的 90° 左右，预后最佳，下面部软组织可达到最大协调。

3. Andrews 矫治标准 也可称之为最佳自然𬌗六标准（Andrews，1972）。矫治目标：①牙弓间关系，②牙冠倾斜度（tip），③牙冠转矩度（torque），④旋转，⑤邻面接触，⑥𬌗曲线，最佳自然𬌗该六标准为最佳状态，具体要求请参考本书有关章节。Andrews 在此基础上，研发出全程化直丝弓矫治器及技术。最佳自然𬌗仅包含牙齿，2015 年 Andrews 又提出来包括牙齿、颌骨及软组织颜面的 Andrews

口腔颌面协调六要素（详情请阅本书有关章节）。其中，有关矫治后下中切牙与下颌平面的关系，与 Tweed 观点是一致的。

4. 林久祥矫治标准（林久祥，2011） 北京大学林久祥认为，以上矫治标准仅适合安氏Ⅰ类及Ⅱ类牙颌畸形，而不适合Ⅲ类牙颌畸形非手术矫治标准。并提出 2 条矫治标准，即Ⅰ类及Ⅱ类牙颌畸形的矫治标准，与传统矫治标准一致；而Ⅲ类牙颌畸形非手术矫治标准应为牙𬌗达到个别正常𬌗，侧貌达到患者及家属满意的基本正常面型或正常面型；其中下中切牙未必直立于下颌平面，可趋于舌倾状态，这顺应了机体自我补偿的生理趋势。在此基础上，研发出传动矫治器及技术，其中传动矫治器分为标准型及Ⅲ型，前者适于矫治Ⅰ类及Ⅱ类牙颌畸形，后者适于Ⅲ类牙颌畸形的矫治（详见第三十一章）。

（二）牙颌畸形的矫治目标

美国 Proffit 教授主编、2019 年出版的《当代口腔正畸学》（Contemporary Orthodontics）第 6 版中所提到的矫治目标有两个，即美观和功能𬌗。

国内教科书提到牙颌畸形的矫治目标为：平衡（harmony）、稳定（stable）和美观（aesthetic）。认为牙颌畸形经过治疗后，牙颌颅面形态和功能取得新的平衡和协调关系，应为前牙覆𬌗覆盖正常，磨牙关系中性，尖窝关系正常，颌间关系及下颌对颅面关系位置正常。特别要注意的是，不仅仅是形态的畸形得到矫治，同时对于因牙颌畸形影响的口颌系统的功能也应得到恢复。而且这种形态和功能的矫治结果必须是稳定的，而不出现复发。要取得稳定的治疗结果，并不能只靠矫治后戴用保持器。治疗结果稳定的取得同牙颌畸形的诊断、矫治设计以及矫治技术的正确使用等过程有着重要关系。美观往往是患者最重要的主诉，因此应该作为口腔正畸的重要矫治目标；随着牙颌畸形的矫治，颅面侧貌形态应该得到改善。

美国 LW Graber 教授主编、2017 年出版的《口腔正畸学——现代原理与技术》（Orthodontics: Current Principles and Techniques）第 6 版中所提到的矫治目标为：美观、功能及稳定。

显然，以往的矫治目标均未提及健康矫治（正畸）理念。

众所周知，口腔正畸属于医学范畴，而医学的第一要旨是健康第一，也是医学的初心，因此口腔正畸矫治或治疗牙颌畸形的目标应是：健康、美观、功能及稳定，即在保证健康的前提下实现美观、功能及稳定的矫治目标，这就是北京大学林久祥2018年初提出的健康矫治（正畸）理念（详见下文及第三十一章）。

四、口腔医学的分支学科——口腔正畸学

口腔正畸学属于口腔医学的分支学科，与其他口腔专业学科有着密切的关系。如因某些牙颌畸形造成的牙周病，可以通过牙周科医师与正畸医师进行联合治疗；而正畸治疗不当也可出现牙周或牙根吸收等问题。有学者认为，牙颌畸形可能是颞下颌关节病的病因之一，因而需要正畸医师与有关医师合作治疗之。而严重的成人骨骼畸形的牙颌畸形，则必须与正颌外科医师共同完成治疗。因而口腔正畸学科与其他口腔专科的联系是十分紧密的。

口腔正畸学与基础医学及生物学科也有着广泛的联系。由于牙颌畸形大多在儿童生长发育过程中形成，因而儿童正常的牙颌颅面生长发育成为口腔正畸学的重要基础内容。牙颌畸形的形成有明显的演化背景和遗传因素，因而，遗传学及牙科人类学与口腔正畸学亦密切相关。此外，由于口腔正畸的过程是牙齿颌骨接受各种矫治力的过程，因而生物力学内容又成为口腔正畸矫治基础和临床研究中的重要方面。牙齿受力后牙周膜齿槽骨组织发生一系列（包括生理、生化等生物特征）变化，而成为牙齿移动生物学的专门内容。

口腔正畸学的发展一直与材料学的发展紧密相关，如黏合材料、金属矫治弓丝材料、生物陶瓷材料的发展也促进了口腔正畸学的发展。计算机也用以研究错𬌗畸形的机制、诊断分析、矫治设计、预后预测等领域。

随着生命科学的突飞猛进，口腔正畸学与其他学科的交叉或跨学科研究已有了长足的发展。

五、口腔正畸学国内外发展简况

（一）国外发展简况

近代口腔正畸学的发展是在19世纪末和20世纪初开始的。有四位学者做出了历史性、乃至划时代贡献。美国学者Angle率先将口腔正畸学发展为口腔医学的分支学科，即口腔正畸专科。他在1899年提出的Angle牙颌畸形分类法至今在世界各国仍广泛应用。他先后于1907、1912、1915年提出了E型弓、钉管弓（pin and tube appliance）、带状弓（ribbon arch appliance）矫治技术，直至1928年发表了有关方丝弓矫治器（Edgewise appliance）的文章，其中所研制的方托槽流行至今，成为现代固定矫治器的基础。方丝弓系列矫治技术至今已成为世界各国广泛应用的高效能固定矫治技术，Angle开创了近代口腔正畸学的时代，被称为近代口腔正畸学奠基人。他曾提出牙弓决定基骨的理论，即强调矫治必须保持全副牙齿，以扩大牙弓而使基骨适应的方法。然而他的学生实践多年后发现，80%的患者出现畸形复发，从而认识到扩大牙弓的作用是有限的，证明Angle的矫治理论有一定片面性，违反了人类牙颌演化规律。Angle的学生Tweed继承了Angle的方托槽技术，于1940年提出了Tweed方丝弓矫治技术，并指出不仅需要非减数矫治，必要时也应该采取减数矫治，确立了Tweed方丝弓矫治技术时代。Angle的另一位学生澳大利亚的Begg在20世纪50年代以差动力作为理论基础研发明了Begg细丝弓矫治器及技术，开创了轻力矫治时代。以上可称之为非直丝弓时代。20世纪70年代中期美国Andrews提出了最佳自然𬌗理论，并在此基础上研发出直丝弓矫治器及技术（straight wire appliance），开创了直丝弓矫治时代。现在，直丝弓矫治技术已发展成为正畸临床治疗手段的主流技术。

在固定矫治器及技术的发展过程中，20世纪70年代用黏合剂直接黏合托槽于牙面而替代正畸临床应用了近一个世纪的带环装置，大大节省了临床治疗的人力、物力，成为固定矫治技术中的一项突破性变革。在口腔正畸学的发展过程中，欧洲学者们在以口腔肌肉的功能作为矫治力源的功能性矫治器应用方面，具有明显的特点。1936年挪威的Andresen和Houpl首先提出的Activator功能矫治器，1950年Balters发明的Bionator和1960年德国Fr.nkel设计的功能矫治器，已成为目前错𬌗畸形矫治技术中的一个重要组成部分。

为了便捷及降低托槽的摩擦力，减轻矫治力，近年来各种自锁托槽在临床开始应用。近年来，隐

形矫治器及技术问世，例如，20世纪70年代开始出现舌侧矫治器及技术，20世纪90年代舌侧矫治技术结合计算机辅助设计，克服了临床上的一些难点，发展到了个体化舌侧矫治技术，明显促进了舌侧矫治器及技术的发展。20世纪90年代无托槽隐形矫治技术在临床上一些不复杂的病例中开始应用。这就是计算机辅助设计和制作的透明高分子材料活动矫治器。这些技术随着临床应用，也会得到不断发展。临床上另一个发展是种植体支抗，部分替代了繁琐的口外支抗，成为高效而便捷的骨支抗。

（二）国内发展简况

我国口腔正畸学的发展始于新中国成立以后。有三位学者做出了历史性巨大贡献，他们是毛燮均、陈华和席应忠三位教授（图1-1）。三位同窗于1930年均毕业于华西协和大学牙医学系，在20世纪40年代先后在美国哈佛大学、哥伦比亚大学进修学习口腔正畸学。回国后他们都从事口腔正畸工作，分别成为北京医学院口腔医学系、第四军医大学口腔医学系和上海第二医学院口腔医学系的系主任。尽管当时口腔正畸尚未成为独立专科，归属在口腔矫形科（即口腔修复科），然而上述三位口腔正畸专业的领军人物是当时口腔医学界仅有的三位一级教授（最高专业技术职称），因此口腔正畸学科发展的起点高。他们为中国的口腔正畸和口腔医学的发展贡献了一生。老一代口腔正畸学教授还有罗宗赉、黄金芳、詹淑仪等，为中国口腔正畸学发展做出了贡献。

毛燮均教授是我国口腔正畸学科的奠基人之一，他建立了我国第一个口腔正畸专科诊室。他从演化、遗传等生物学的内容来研究牙颌畸形的发生发展。他

的"从口腔理解大自然"和"演化途中的人类口腔"的论文的发表，为口腔正畸学注入了新的生物学内容；毛燮均教授还提出了以症状、机制、矫治原则三结合的毛燮均错𬌗畸形分类法，后来获得了国家级科技奖。可摘矫治器是当时国内口腔正畸临床所使用的主要矫治器，为了增加支抗，毛燮均教授研发出环托可摘矫治器，获得了国家级发明奖。20世纪60年代毛燮均教授在口腔正畸界率先开展了招收并培养研究生的工作，为以后口腔正畸学科发展积蓄了宝贵人才。

在错𬌗畸形的临床矫治技术中，自20世纪50年代至70年代初主要应用的是可摘矫治器及技术，因而在可摘矫治器矫治各类错𬌗畸形上，我国具有独特的经验。20世纪70年代末我国开始成立了独立的口腔正畸学专科及教研室，并正式成为可以培养硕士、博士研究生的学科。20世纪80年代初国内开始跟踪国外的先进矫治器及技术，方丝弓、细丝弓矫治技术在我国应用于正畸临床日益广泛，并经过不断发展，直丝弓矫治技术已成为当前我国口腔正畸临床的主要矫治方法。世界上先进矫治技术及矫治材料如今已广泛应用在我国临床。与此同时，国内自主创新初见端倪，具有我国自主创新知识产权的先进固定矫治器及技术陆续出现，并在临床应用中占有了一席之地。

我国儿童的错𬌗畸形发生率高达51.84%~72.92%，随着人民生活和文化水平的提高，要求正畸治疗的儿童越来越多，形成了大量需要正畸治疗的儿童得不到及时治疗的矛盾，这也成为发展我国口腔正畸学科的客观需要。目前在全国医学院校、口腔专科医院及一些综合医院口腔科，甚至基层的

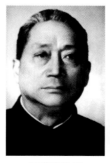 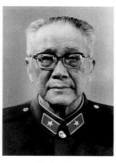 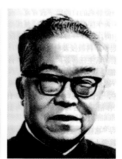

毛燮均教授　　　　　陈华教授　　　　　席应忠教授

图1-1 中国口腔正畸界的三位奠基人

医务单位及不少民营口腔诊所，均开始了口腔正畸的医疗工作。我国口腔正畸学科正在迅速发展。

六、现代口腔正畸学（口腔颌面正畸学）——健康、科学、艺术的统一

（一）健康矫治（正畸）理念的提出与实施

20世纪50年代澳大利亚正畸学者Begg研发出Begg细丝弓矫治器及技术，开创了轻力矫治时代。然而该技术一直未成为主流技术。鼓吹方丝弓矫治器及技术的学者认为，Begg矫治器矫治力虽然轻一些，有利于支抗，但是该矫治器缺乏对牙齿的三维控制及精确定位；方丝弓矫治器及技术矫治力重一些，可以通过口外力等措施加强支抗，重要的是能对牙齿进行较严格的三维控制及精确定位。争论一直停留在技术层面上。尚缺乏足够的证据证实矫治力轻一些或重一些对口腔组织的实质性影响，因而未得到足够的重视。

20世纪后半叶，基础研究出现重大进展，可以从分子水平解释生命的奥妙，以至于21世纪被人们称为生命科学世纪。围绕口腔正畸临床的基础研究同样有重要发现，可使我们从科学的层面上深入认识以往争论不休的有关问题。首先学者们发现口腔内存在诸如牙齿萌出及牙齿功能性自行倾斜移动等生理性牙移动，又发现（轻力）正畸牙移动与生理性牙移动并无明显的差别或组织反应基本上类似于生理性牙齿移动。所不同的是正畸牙移动后骨吸收区开始成骨需要的时间比生理性牙移动要长一些，正畸力引起的组织变化更为显著和广泛。已经证实最佳矫治力可视为产生最大牙移动的最轻力，其力值应该是大到恰好刺激细胞活性但不至于完全阻断牙周膜内的血管；具体言之，倾斜牙移动为35～60 gm，整体牙移动为70～120 gm；该适宜轻力产生牙移动的组织变化为正常的直接骨吸收，而超过该力值牙移动的组织反应则是病理性的潜掘性吸收，牙齿移动迟缓并可引起疼痛等。这就从科学的层面上证实了既往至今的主流矫治器及技术——方丝弓系统的矫治力不仅不是轻力，而且是矫治力过重。为了使其副作用达到最小程度，不得不断续加力，产生较低效的断续牙移动；如果是适宜轻力，可24小时持续加力，产生高效而健康的连续牙移动。

鉴于此，口腔正畸的矫治目标不能一味地强调美观等，而应该是健康、美观、功能（或平衡）及稳定，即在健康的前提下，实现美观、功能及稳定的全面目标。口腔正畸属于医学范畴，而医学，尤其是临床医学的第一要旨是健康第一。因此，本书第5版郑重提出健康矫治（正畸）理念，并提出实施措施，以实现健康、美观、功能及稳定的现代口腔正畸治疗目标（详见第三十一章），并对该书全名进行了第三次更新，以使现代口腔正畸学迈向"健康、科学、艺术统一"的更高境界。

（二）口腔颌面正畸学（现代口腔正畸学）

本书第4版有一个基本而重要的理念突破，就是将口腔正畸学（orthodontics）升华为口腔颌面正畸学（oral-maxillo-facial orthodontics）。口腔正畸学的传统观念一直认为，口腔正畸治疗作为非手术治疗手段，主要是对牙性错𬌗畸形的矫治（treatment of occlusal irregularities）有所作为，但是对较严重或严重的骨性牙颌畸形、特别是对恒牙期Ⅲ类骨性牙颌畸形的矫治（treatment of jaw abnormalities）难有作为。虽然学者们主张对骨性Ⅲ类牙颌畸形采取早期矫治，例如在替牙期进行前方牵引矫治，且有一定的效果，但是这种方法的疗效的长期稳定性开始令人怀疑，至少没有得到完全公认。复发的或失败的病例屡见不鲜。鉴于早期矫治后患者仍处于活跃的生长发育时期，复发的原因往往与骨性牙颌畸形继续发展或生长发育密切相关；换言之，骨性牙颌畸形在早期虽然可能得到暂时矫治，但是骨性牙颌畸形的生长并没停止，因而到了恒牙期或还没到恒牙期，畸形常常复发，这时患者们又纷纷前来要求非手术正畸。然而正畸医师却时常无能为力，因为这时骨性Ⅲ类牙颌畸形常常发展到严重或相当严重的地步，属于典型的手术适应证。正畸医师不得不劝说患者接受正颌外科手术。但是，这时正颌外科并不能进行手术，因为生长发育尚未完成，手术后是会复发的。这是任何从事正颌外科医师的基本常识。比较严重或严重的成年人骨性牙颌畸形进行外科手术治疗，一些国家或地区的患者均能接受，属于正常现象，尤其是在一些发达国家或地区，例如美国等，更是如此。在中国，骨性Ⅲ类牙颌畸形属于临床上较常见的病例，但是我们不得不面对的现实是，不少甚至多数患者及其家属不愿意接受或坚决拒绝

手术，要求非手术正畸治疗。如果非手术正畸无能为力的话，不少患者宁肯放弃治疗。这常常使正畸医师面临颇为尴尬的局面。

本书主编林久祥教授经过十余年的探索和努力，运用自主研发的传动矫治器及技术（第三十一章）、国外引进的 Begg 细丝弓矫治器（第二十八章）及 Tip-Edge（Plus）直丝弓矫治器（第三十三章）等固定矫治技术，在矫治恒牙期严重骨性Ⅲ类牙颌畸形方面，取得了突破性进展（详见本章病例报告 1~3 及第三十一章的病例报告）。特别要指出的是，作者郑重推出了"传动矫治器及技术"。该技术可以解决几乎所有类型的牙颌畸形，特别是在非手术矫治骨性Ⅲ类牙颌畸形时，显示出明显的优势。矫治后的牙𬌗情况及软组织侧貌可以达到与正颌外科手术异曲同工之效。这意味着，现在非手术正畸不仅能够矫治牙性错𬌗畸形，而且可以对较严重或一些严重的恒牙期骨性牙颌畸形，甚至一些成年人骨性Ⅲ类牙颌畸形有所作为。鉴于此，作者在第三十一章重点介绍"传动矫治器及技术"，以表明作者把"口腔正畸学"升华为"口腔颌面正畸学"是有其临床实践和理论基础的。

另外，种植技术在口腔颌面正畸中的应用（见第四十四章）引入正畸临床领域，也将有益于骨性牙颌畸形的非手术矫治。种植体功能矫治器（参阅第二十五章）更是非手术矫治力直接作用于骨骼，这不仅仅是非手术正畸适应证的简单扩大，而是反映了实质性的重要进展（见下文病例 3），即利用非手术矫治力使颌骨发生改变具有可能性和可行性。这为"口腔正畸学"升华为"口腔颌面正畸学"提供了又一依据。

研究发现，当鼻部和颏部发育比较充分时，容易掩盖前突的牙齿，这时，虽然患者存在合并有前牙深覆盖和深覆𬌗安氏Ⅱ类一分类牙颌畸形，但软组织侧貌可以表现直面型或和谐面型；而发育不充分或不足的鼻部和颏部可使前突的牙齿暴露无遗，致使患者侧貌可表现为Ⅱ类面型或凸面型。这就使牙颌畸形具有种族差异；例如，只要仔细观察，不难发现，具有安氏Ⅱ类一分类牙颌畸形的白种人，鼻部及颏部发育往往比较充分，则侧貌常常表现Ⅰ类或直面型；而具有类似安氏Ⅱ类一分类牙颌畸形的东方黄种人，鼻部及颏部发育常常不足，因而前突的牙齿可使患者表现Ⅱ类面型或凸面型（图1-2）。

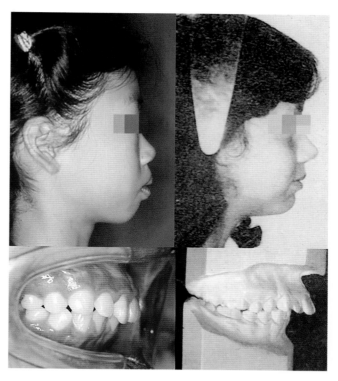

图 1-2　白种人和黄种人之间面部发育与牙颌畸形的不同特点。二者牙颌畸形相似，而面部发育表现却不同。左：黄种人；右：白种人

了解牙颌畸形的种族差异将有利于正确地进行矫治设计。例如，对于患有安氏Ⅱ类一分类牙颌畸形的白种人，由于侧貌面型基本正常或属于直面型，只需要矫治牙齿或牙列的错位或错𬌗畸形即可，故需要减数的比例可能比较小；然而，患有类似牙颌畸形的东方黄种人，侧貌常常表现凸面型，因而在矫治牙齿错𬌗畸形的基础上，尚需改善侧貌凸面型，这时，减数常常是必要的，换言之，减数比例要比白种人大得多。那种认为中国应学习美国牙颌畸形拔牙矫治的比例大幅度减少趋势的观点是盲目的，也是片面的。因为这种观点至少忽视了牙颌畸形的种族差异，不符合中国实际情况。谢以岳教授统计了北京大学口腔医学院正畸科多年的完成病例，发现拔牙病例占 60% 以上。事实胜于雄辩，为数众多的成功拔牙病例也客观地证实了这一科学论断。另外，不少学者的研究显示，东方黄种人患者对面型的审美观一直是比较稳定的，即不仅要求矫治牙齿排列畸形，更希望将凸面型改善为直面型，这是众所周知的事实。不仅如此，我们所说的改善面型，并不是简单地减少面凸度，而是通过非手术矫治，

塑造出颏唇沟及颏部的所谓生态改型或艺术改型或改建。

由此可见，不仅骨性Ⅲ类牙颌畸形需要改善面型，我们的许多安氏Ⅱ类或Ⅰ类牙颌畸形患者，在矫治牙颌畸形的同时，还需改善凸面型。也就是说，口腔颌面正畸学概念的提出，具有广泛的临床依据。

口腔颌面正畸学的临床实施一旦在口腔正畸临床得到全面实现，必将具有重大的正畸临床价值。众所周知，属于手术适应证的骨性牙颌畸形患者必须等生长发育完成后的成人期间实施正颌外科手术治疗。当骨性牙颌畸形患者处于生长发育时期是不能采用手术治疗的，否则会复发。假如这时非手术矫治也无能为力的话，患者将饱受骨性牙颌畸形的数年煎熬。然而我们深知，处于成年人之前的青少年时期正是身心健康、特别是心理成长的重要阶段。显而易见，非手术矫治在处于生长发育的青少年时期的骨性牙颌畸形上能取得成功，将是对正颌外科的重要补充。不仅如此，我们在对成年人比较严重的骨性牙颌畸形、特别是骨性Ⅲ类牙颌畸形进行非手术矫治也取得了突破性进展（详见本章病例1、3及第三十一章的病例），将给患者带来更大的福祉！

七、病例报告

病例1（图1-3）　　　　　　　　　主治医师：林久祥

患者女，9岁时被其他口腔医院诊断为骨性Ⅲ类牙颌畸形，磨牙关系近中尖对尖合并前牙反𬌗，下颌完全不能后退，实施前方牵引整形矫治有效，2年后复发；12岁要求再次治疗，被正颌外科诊断为具有手术适应证，但患者及家属不愿手术，强烈要求非手术矫治。临床检查：下颌前突合并前牙反𬌗；磨牙关系：右侧，超完全近中；左侧，完全近中；下切牙舌倾，下颌完全不能后退，4个第三磨牙牙冠已形成，形态良好，凹面型。

在患者及家属填写知情通知书后，减数2个下第二恒磨牙，采用传动矫治器及技术，进行了非手术矫治。经过约2年的疗程，矫治结束。矫治后，上下第一恒磨牙及上下尖牙均为中性关系，前牙覆𬌗正常；侧貌显著改善。患者及家属对非手术矫治疗效十分满意。矫治后2年，2个下第三恒磨牙正常萌出至下第二恒磨牙的位置，侧貌稳定。矫治后追踪5年（19岁），牙𬌗及侧貌均稳定。

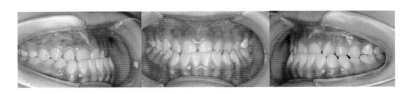

图1-3A　第二次矫治前口内情况，下颌不能自行后退

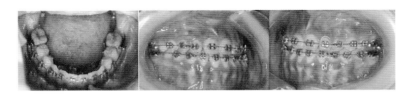

图1-3B　矫治中，减数2个下第二恒磨牙，应用传动矫治器及技术

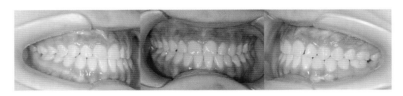

图1-3C　第二次矫治后口内情况

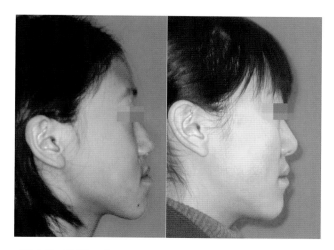

图 1-3D 矫治前后侧貌比较，左：矫治前凹面型；右：矫治后侧貌明显改善

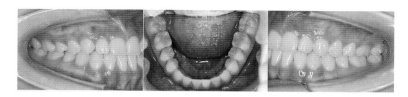

图 1-3E 第二次矫治后 2 年：下第三恒磨牙已顺利萌出到位，覆𬌗及磨牙关系均正常

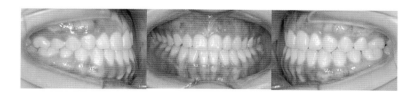

图 1-3F 第二次矫治后 5 年：中性磨牙关系，前牙覆𬌗正常，疗效稳定

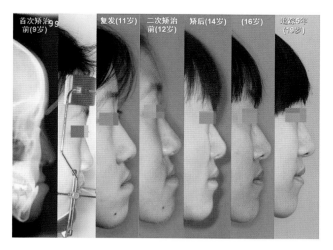

图 1-3G 第一、二次矫治前Ⅲ类面型，2 次矫治后侧貌明显改善，追踪 5 年，疗效稳定

图 1-3 非手术矫治恒牙期较严重骨性Ⅲ类牙颌畸形病例
矫治前后不仅牙𬌗发生了显著的改善，而且侧貌也显著改善，矫治后追踪 5 年疗效稳定

病例2（图1-4） 主治医师：林久祥

患者女，19岁，主诉要求矫治兜齿，并改善侧貌。临床检查：下颌前突合并前牙反𬌗；磨牙关系：完全近中，下切牙舌倾，下颌完全不能后退。被正颌外科诊断为骨性Ⅲ类牙颌畸形及具有手术适应证，但患者不愿手术，希望非手术矫治。在患者及家属填写知情通知书后，对患者减数2个下第三恒磨牙，采用传动矫治器及技术，实施非手术矫治。疗程约2年。矫治后，上下第一恒磨牙及上下尖牙均为中性关系，前牙覆𬌗正常，侧貌明显改善，患者及家属对非手术矫治疗效十分满意。矫治后追踪5年（26岁），疗效稳定。

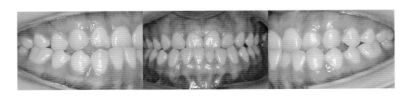

图1-4A 矫治前完全近中磨牙关系，前牙反𬌗合并垂直向不调

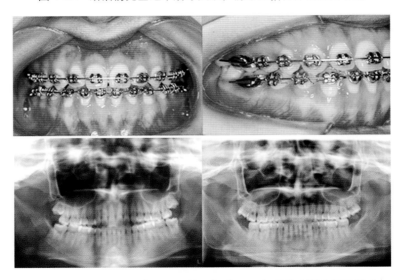

图1-4B 矫治中，减数2个下第三恒磨牙，应用传动矫治器及技术

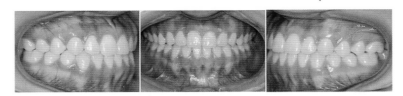

图1-4C 矫治后中性磨牙关系，前牙覆𬌗正常

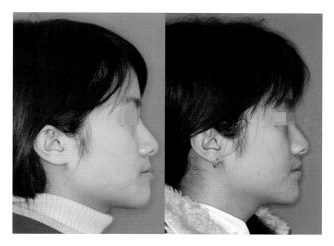

图 1-4D 矫治前后侧貌比较。左：矫治前呈Ⅲ类凹面型；
右：矫治后侧貌明显改善

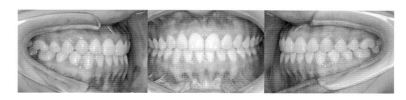

图 1-4E 矫治后追踪 5 年：牙殆疗效稳定

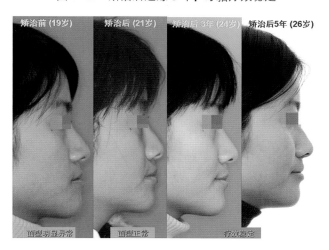

图 1-4F 矫治后追踪 5 年：侧貌疗效稳定

图 1-4 传动矫治器及技术非手术矫治成年人骨性Ⅲ类牙颌畸形

病例3（图1-5） 主治医师：丁鹏

患者女，12岁，要求矫治牙齿不齐及凸面型。矫治前临床表现为前牙深覆盖及深覆𬌗均为Ⅲ度，前牙排列不齐，磨牙关系为远中尖对尖，凸面型。矫治采取减数4个第一双尖牙，应用种植体支抗加上Speed自锁托槽；矫治约2年结束。矫治后前牙覆𬌗覆盖基本正常，牙齿排齐，磨牙关系为中性，侧貌改善为Ⅰ类正常面型。患者及家属对非手术矫治疗效十分满意。

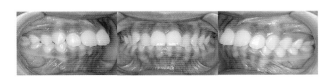

图1-5A 矫治前口内情况

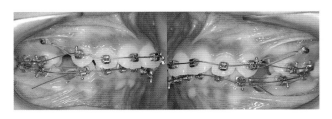

图1-5B 矫治中，减数4个第一双尖牙，应用种植体支抗及流行的自锁托槽

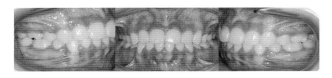

图1-5C 矫治后口内情况

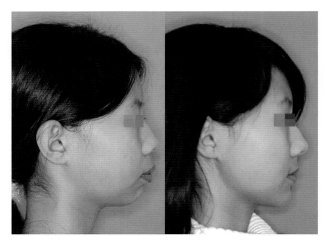

图1-5D 矫治前后侧貌比较。左：矫治前凸面型；右：矫治后正常面型

图1-5 利用种植体支抗非手术矫治恒牙期骨性Ⅱ类牙颌畸形病例

参考文献

[1] 林久祥. 传动直丝弓矫治器及技术的研发和临床初步应用. 中华口腔正畸学杂志, 2011, 18(2):61-67.

[2] 林久祥, 许天民. 现代口腔正畸学——科学与艺术的统一. 4版. 北京: 北京大学医学出版社, 2011.

[3] 林久祥. 口腔正畸学. 北京: 人民卫生出版社, 2011.

[4] 林久祥. 现代口腔正畸学. 北京: 中国医药科技出版社, 1991.

[5] Lin JX. A cephalometric evaluation of hard and soft tissue change during Class Ⅲ traction. Europ J Orthod, 1985, 7:201.

[6] Lin JX, Gu Y. Preliminary investigation of nonsurgical treatment of severe skeletal Class Ⅲ malocclusion in the permanent dentition. The Angle Orthodontists, 2003, 73(4):401 - 410.

[7] Lin JX, Gu Y. Lower second molar extraction in correction of severe skeletal Class Ⅲ malocclusion. The Angle Orthodontist, 2006, 76(2): 217-225.

[8] 林久祥、谷岩. 18例12~20岁严重骨性Ⅲ类牙颌畸形非手术正畸治疗的初步研究. 中华口腔医学杂志, 2004, 39(2):91-96.

[9] 林久祥、谷岩. 减数下颌第二磨牙矫治恒牙期严重骨性Ⅲ类错𬌗畸形的探索. 中华口腔医学杂志, 2006, 41(9):537-541.

[10] Proffit WR. Contemporary Orthodontics. 6th ed. Philadelplia: Elsevier Inc., 2019.

[11] Graber LW. Orthodontics: Current Principle and Techniques. 6th ed. Philadelplia: Elsevier Inc. , 2017.

第二章

颅、颌、面、殆的生长发育

谷 岩 陈莉莉 林久祥 张兴中

本章内容

一、概述

颅、颌、面、殆的生长发育知识是每一位口腔医生所应掌握的。它是口腔正畸学的基础知识。错殆畸形的发生和发展与颅、颌、面、殆的生长发育有着密切的关系。错殆畸形常是颅、颌、面、殆生长发育过程中所形成的各种发育畸形的具体表现。颅、颌、面、殆的生长发育出现异常时，又可助长错殆畸形的发展。因此，错殆畸形与颅、颌、面、殆的生长发育是相互影响和相互制约的。在进行正畸治疗时，常需要考虑骨骼和牙的生长发育，利用其生长潜力，纠正一些错殆畸形。因而，掌握和了解这方面的基本知识，有助于早期诊断或预防错殆畸形的发生、发展和预后估计，从而不断提高正畸治疗水平。

（一）生长发育的基本概念

生长发育是一个复杂过程，要对其全面了解，需要弄清几个基本概念。这些概念包括生长、发育、生长中心、生长型、生长变异、生物龄等。

1. 生长与发育 生长是指体积或数量的增加，但有时也出现负生长，如有些组织先快速生长，继而萎缩或消失。发育是指组织增长的程度，是一种错综复杂的增长，而不是单一的体积或数量的增加。生长和发育密切相关，但并非同一概念。生长多是一种解剖现象，而发育则是一种生理行为现象。

2. 生长中心与生长部位 生长部位是指生长发生变化的区域。而生长中心则是独立的生长（受基因控制）发生的地方。所有生长中心都是生长部位，反之则不尽然。

3. 骨的改建与改位 骨的改建是生长发育过程的基本过程，包括骨质沉积和骨质吸收的过程。骨骼不同部位发生骨质沉积和骨质吸收的方向和量的不同，使骨骼沿不同方向生长，大小和形状也发生变化。个体面骨生长并不像照片的放大。各个骨的内外表面的骨增加和骨吸收并不相同。这种不同的生长活动产生了沉积性骨增加和整个骨的改建。随着某一部分的骨增加，所有其他部分的骨相对位置就产生了改变，这就是改建。改建因素是所有部分的骨广泛改变的基础。整个骨的选择性沉积和吸收可以：①改变局部骨结构形态，以适合于不断改变的新位置；②改变每一局部的大小和比例。这种改建和改位是正畸加力后骨骼再建的重要理论依据。

4. 骨的游移和移位 在生长过程中，有两种基本的运动型，即游移（drift）和移位（displacement）。

（1）游移：在头颅部，骨组织发生直接的沉积和吸收，可使骨向沉积方向产生生长运动，这就是游移。游移可产生一般化的骨扩大，以及某些部位的改位。这时骨生长方向和骨移动方向是一致的。

（2）移位：这是指整个骨作为一个单位所产生的生长运动。是不同骨牵拉和推动的结果。

整个颅面骨骼增大的过程就是游移和移位的综合结果。这两种运动过程的复杂联合发生于头颅骨的许多不同部位。如下颌骨的生长是下颌后缘的骨游移和颅底推拉下颌骨的骨移位所造成。游移和移位可以相互补偿，即二者的运动方向一致；或者在运动方向上相互抵消。

认识骨皮质游移和移位两种基本的生长运动，对于全面深刻理解颅面增大的复杂过程极为重要（图2-1）。显而易见，根据这种生长运动的观点，不能简单地说面部向前、向下生长。骨的生长方向大都朝骨沉积的方向生长。例如，下颌后缘大且沉积骨质，而在前缘发生骨吸收，故应该说下颌的主要生长方向是向上、向后，而由于颅底的推动，使下颌发生向下、向前的机械运动。这样看来，仅仅以蝶鞍中心及前颅底平面作为X线头影测量的重叠参照标志是不够的，还应分别以上颌的后鼻棘和腭平面以及以下颌联合和下颌下缘为重叠标志，进行上颌和下颌的重叠。

5. 生物龄 生物龄包括年龄、骨龄、牙龄、智龄等。

（1）年龄（current age, CA）：根据出生年月而定。

（2）骨龄（skeletal age, SA）：根据骨的钙化程度而定。

（3）牙龄（dental age, DA）：根据牙齿的钙化及萌出数目而定。一般粗略地分为乳牙期、替牙期和恒牙期。

6. 智龄（mental age, MA） 根据个体智力成熟程度而定。

7. 生长发育的"V"原则 颌面骨骼生长发育是一个复杂的过程，并不能简单地形容为颌面部骨骼的生长都是在其外侧发生骨质沉积，内侧发生骨质吸收。颌面部骨骼的内侧和外侧都有可能发生骨质

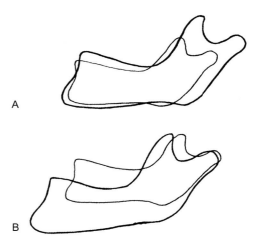

图2-1 A. 由增生和吸收所引起的骨增大；B. 同时发生的移位过程

沉积和骨质吸收。骨质沉积和骨质吸收的方向和量的差异决定了骨骼的生长方向和大小形状变化。

图 2-2(1) 为生长发育过程的示意图，即随着生长发育 a 的位置变为 a'，b 的位置变为 b'。d 和 g 代表骨骼的外表面，e 和 f 为内表面。f 表面发生吸收，g 表面发生骨质沉积。内表面 e 是生长方向，因此骨骼的增长实际为内源性生长模式，即新骨在内侧面沉积。表面 d 发生吸收。尽管骨骼表面约有二分之一的部分发生吸收，但是总体而言骨骼体积增大。"V"原则是面部生长发育过程中一个基本的概念。大多数颌面部骨骼的形状为"V"型。如图 2-2(2) 所示，V 型的内侧面发生骨质沉积，外侧面发生骨质吸收。因此随着 V 的位置从 A 移动至 B，其体积亦增大。

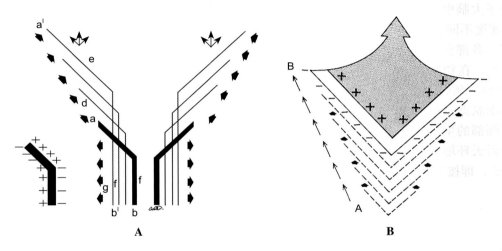

图 2-2　生长发育过程的示意图

（二）颌面骨骼生长发育中的遗传与环境因素

遗传是生物体的基本特性之一，指在亲子代之间存在着形态和结构上的相似点。对于正畸医师而言，如果能够根据亲代颌面形态预测子代颌面部骨骼的生长方向及生长量，对正畸治疗计划的制订具有重要意义。但是研究表明亲代与子代颌面形态的相关性较低，而且个体的颌面形态是多基因遗传，受到环境如营养因素、生活方式、个体进化和肌肉运动等多种因素的影响。由此看来，预测颌面骨骼的生长发育是十分困难的。

1. 生长型　在生长发育的研究中，生长型是一个重要概念。一般而言，生长型反映了生物体的综合比例，而不是单一的比例关系。而且，这种生物体的比例关系不是某一时间点的一种比例关系，而是整个生长发育过程中不断迁移变化的比例关系。换言之，生长型反映了生物体整个生长发育期间全身比例的变化。图 2-3 是正常生长发育期间全身比

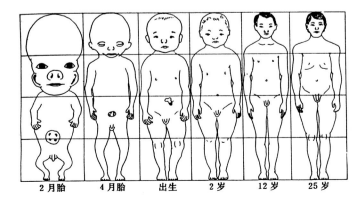

图 2-3　正常生长发育期间全身比例的改变

例的改变。在胚胎 2 个月时，头约占全身的 50%。此时颅骨较大，约占去整个头部的一半。上肢刚刚开始发育，下肢尚未发育。出生时，头约占全身的 30%，说明躯干生长加快。到了成人，头仅占全身的 12%。

正常生长型的另一方面是，并非身体的所有部分都以同一速度生长（图 2-4）。显然，肌肉和骨骼单位的生长快于大脑中枢神经系统。表明人体不同部位，其生长速度不同。

在头面部，各部分的生长比例和速度不同（图 2-5）。显而易见，在初生儿，颅骨比面部相对大得多。在 5 ~ 6 岁时，颅骨生长几乎完成 90%，而面部生长仍处于幼稚状态。到成人时期，颅、面比例几乎相等，说明颅部的生长多与先天因素有关，而面部的生长易受后天环境因素的影响。生长型的重要用途是预测生长，即按生长比例来预测个体的生长。

2. 生长变异 生长变异是生长发育的又一重要概念。显然，每个个体都各不相同，其生长发育亦不同。重要的是，在临床上常需要确定生长变异是否在正常范围内。这比较困难，可以用正常的生长曲线来表示。

由于个体发育存在不同的类型和变异，因而处于某一假定年龄的所有个体的生长量未必相同，也未必处于同一成熟和发育阶段。例如，一个出生已 7 岁（年龄）的男孩，可以有 6 岁的牙龄、8 岁的智龄。这种不同的发育龄发生于同一个体上，可以说每个人具有不同的生长型，从而生物龄有不同的大小，各处于不同的发育和成熟期。所以，在研究生长发育时，不可只注意年龄，还应比较其他的生物龄。

3. 生长期 这是生长发育中的另一重要概念。不同个体的生物钟是不同的。这主要受遗传因素控制，也随营养、疾病等环境因素而有所变异。学者们感兴趣的是，何时生长过程进入加速时期，例如青春迸发期，何时生长停止；生长最快的年龄——青春迸发期具有重要意义，可对其他生长活动起参照作用（图 2-6）。

在个体的生物钟方面有性别差异。一般女孩早于男孩。例如，青春期牙齿钙化和腕骨钙化等均是女性早于男性。生长发育时间的变异在青春期特别明显。某些孩子生长迅速，成熟早，较快地完成生长；有的孩子生长较慢。每一孩子都要经历青春生长迸发期。但不同的孩子，青春迸发期的时间是不同的。这在女孩中表现得比较明显。女孩月经初潮是性成熟的极好标志。而性成熟均伴随生长迸发期。

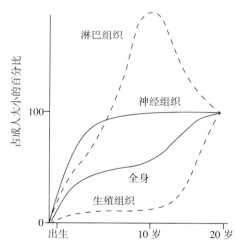

图 2-4 身体不同组织的生长速度

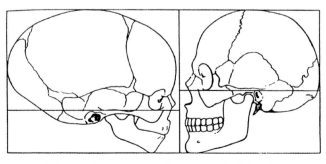

图 2-5 头面部各部分的生长比例和速度不同

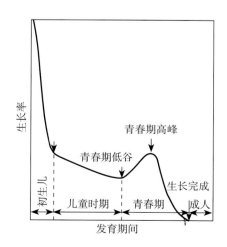

图 2-6 不同发育期的生长率不同

图 2-7 显示了成熟早、平均成熟速度和成熟迟的女孩生长速度曲线。她们三人的生长显然是不同的。在11岁时，成熟早的女孩已越过她自己的青春生长迸发期，而成熟迟的女孩甚至尚未开始快速生长。这就是生长变异现象。

由于上述原因，一般的年龄常常不是反映个体生长情况的良好指标，因此使用如前所述的生物龄或发育龄则势在必行。生物龄可减少生长时间的变异，因而在估计生长发育方面是很有用的。

头部软骨来自神经棘细胞。软骨形成是直接压力作用的结果。在胚胎5周半时，未分化的外胚层间质细胞转变成为软骨细胞，并产生软骨基质。软骨细胞扩大、分裂，以增大软骨的体积。

颅的软骨生长区主要在颅底、鼻中隔区和下颌髁突（图2-8）。蝶鞍-枕骨软骨联合的软骨生长可增加颅底的前后径。鼻中隔软骨生长可使鼻向前增长。下颌髁突的软骨生长可增加下颌的全长和全高度。在头部的全部生长中，所有这些区的软骨生长

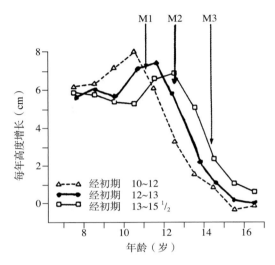

图 2-7 成熟早、平均成熟速度和成熟迟的女孩生长速度曲线。M1：成熟早的经初期；M2：平均速度的经初期；M3：成熟迟的经初期

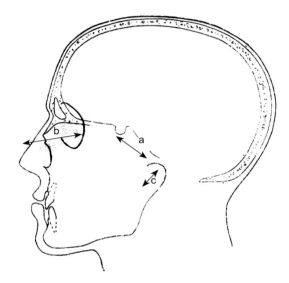

图 2-8 头的软骨生长区。a. 蝶鞍-枕骨软骨联合；b. 鼻中隔；c. 下颌髁突

（三）颅面骨骼生长发育生物学机制

1. 骨的生长方式 从细胞水平看，骨的生长有三种方式：①肥大（hypertrophy）：指单个细胞体积的增大。②增殖（hyperplasia）：细胞分裂，数量增多。③分泌胞外间质（secrete extracellular material）：细胞分泌细胞间质，随后间质再矿化。这样，在细胞数量和细胞体积不变的情况下，骨骼组织体积增大。

骨和大多数其他组织不同，不能简单地通过其细胞的间质分裂来增加体积。骨的生长有三种主要机制：软骨生长、骨缝生长、骨膜生长和骨内膜生长。

（1）软骨生长：通过细胞分裂进行软骨生长，并通过骨化转变成骨。

可能都在起作用，至少在早期是如此。而青春期后，它们是否仍然活跃则有一定疑问。

（2）骨缝生长：指相邻骨之间的骨缝区的骨沉积。头的骨缝生长能使头向各个方向增长。分隔面和颅的骨缝生长将使面向下向前运动，正如Brodie（1941）的头颅生长发育的纵向研究所示，有关生长的总方向的确如此。但是，还没有强有力的证据表明这种方向性生长确由骨缝处的生长而来。最初，当颅骨相互间隔较宽时，通过活跃的骨缝生长使各骨相互靠拢。形成骨缝后，某些骨缝生长一定伴有骨的增大（如果这种增大与骨缝整个长度的增加伴随的话）。因此，在6～7岁以前，骨缝生长在颅的主要增长时期是活跃的，但是，6～7岁以后骨缝生长的重要性尚不确定。

（3）骨膜生长和骨内膜生长：指骨膜下的骨沉

积和骨内松质区表面的骨沉积。骨膜表面的骨沉积可使头向各方向显著增大，而且引起骨的厚度过分增加。与此同时，伴随着必要的骨吸收，以获得适宜的骨厚度和骨强度。但是，骨膜生长并非是骨表面的骨增加和骨内面的骨吸收的简单过程。由于骨膜生长，骨发生广泛的改建，包括骨外面的骨吸收和骨内面的骨沉积。骨内面的骨吸收和骨松质区的骨增加对于维持适宜的骨皮质厚度也是必要的。

骨膜和骨内膜生长在头部生长中起重要作用。Brash（1924）的活体染色法实验表明齿槽突的发育是依赖这种沉积和改建进行的。一般认为，这种生长方式是出生后几年中，颅和颌的最活跃的生长方式。

2. 骨的生长部位

（1）颅底：骨生长的三种机制在颅底增长中均起作用。软骨生长，尤其是蝶鞍-枕骨软骨联合的生长可增加颅骨前后径。邻接蝶骨和枕骨的骨缝生长可使颅底向侧方增长，且会一直持续至6~7岁。骨膜和骨内膜生长既可增加颅底骨的体积又可改变其形态。

（2）颅穹隆：颅穹隆的大部分生长在7岁时完成。既有骨缝生长又有骨膜和骨内膜生长。

（3）面骨：面的发育速度一般与身体其余部分的生长速度相同，时间可能稍落后于后者。面骨的鼻部，随着鼻中隔软骨生长而向前生长，使整个鼻部成为面的隆起部而不是像婴儿那样鼻的大部分塌陷下去。

面是向前向下发育的。面后区的骨缝生长，即分隔上颌和面后诸骨的骨缝及分隔面后诸骨和颅底的骨缝可导致这样的生长。骨膜和骨内膜生长在面生长中是十分重要的。Latham（1968）发现，甚至在胚胎时，上颌的主要生长中心就在骨膜表面。出生后面高度、宽度和长度（或深度）的增加主要依赖骨膜和骨内膜生长。随着牙的萌出，形成齿槽突以及通过吸收和改建使上颌扩大。下颌生长是通过软骨生长、骨膜生长和骨内膜生长进行的。有两个软骨区：下颌联合处和下颌髁突区。

3. 骨的生长速率 出生时，头约占整个身高的1/4，而成人头高约占身高的1/8。因此，从出生到成熟期间，身体生长快于头部。大多数个体的身体生长速率有一定的规律，但在不同时期的生长有差异。婴儿时期生长以相当快的速率进行；儿童时期，

生长速率渐渐变慢，直至青春前期，生长速度减至最慢。然后进入青春期，生长速度又开始加速，最后生长速度又明显由慢而到达成熟期（图2-9）。上述各生长期的开始和结束的年龄，在个体间是不相同的。

从出生至成熟期，头部全部生长的比例小于身体的其他部分的生长比例，也没有恒定的生长速度。头部的两个主要部分——颅和面在出生和成熟时的相应比例是不同的，因而二者的生长速率不同，且不是恒定的。

（1）颅的生长速率：颅在出生前生长迅速，出生后继续迅速生长，直到大约1岁。因为这一阶段脑不断地发育增长，以适应日益增加的身体活动和精神活动。此后颅生长速度降低，到7岁左右颅约达到成人的90%。接着又放慢生长速率到成熟。眼和眼窝的生长速率按照类似的方式进行。因此婴儿与成人相比，前者具有小面、大眼、大颅和鼻部不隆起的特点。

（2）面的生长速率：面的生长速率在出生时最快，然后明显下降，到青春前期达到最慢，女孩略早于男孩。接着生长速率又加快，到青春期时达到高峰，最后又下降并进入尾声，直至近20岁生长停止（图2-9）。在正常情况下，面生长与1~3岁的乳牙列萌出和6~14岁恒牙列的萌出密切相关，牙的萌出和齿槽突的发育可以增加颌的整个高度。Moorrees（1965）和Leighton（1971）等关于牙弓生长的研究表明，牙弓的增长与牙萌出有关。在建立乳牙列期间，牙弓的容积几无变化，因而牙齿颌骨支撑部分的长和宽也没有什么变化。

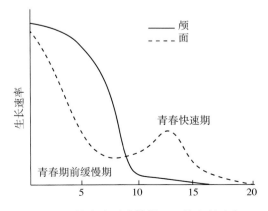

图 2-9 从出生到成熟颅、面的生长速率

面生长率是按照与身体生长率大致相同的方式进行的。Bjork（1963，1964）的研究表明，上、下颌骨是按照向前向下方式生长的，颌骨的青春最快速生长期比身高青春快速生长期要迟几个月。Bjork还指出，下颌生长平均比上颌多延续大约2年。

（四）颅面骨骼生长发育的控制理论

颅、颌、面、𬌗的生长发育受遗传因素的极大影响，但其他如环境因素、营养状况、身体活动度、身体健康状况等一系列因素对其亦有影响。学者们通过研究，提出三个控制颅面生长发育的理论：

理论1：骨和其他组织一样，是其自身生长的原始决定因素。

理论2：软骨是骨生长的原始决定因素，骨生长是继发和被动的生长反应。

理论3：骨骼成分埋入的软组织基质是生长的原始决定因素，骨和软骨生长均为继发生长反应。

这三个理论的主要区别在于基因控制所处的部位不同。理论1显示基因控制在于骨本身，其中心理论为膜内化骨。理论2表明基因控制在软骨，这种间接基因控制论称为实验胚胎控制理论（epigenetic）。理论3表示基因控制作用处于中等程度。骨和软骨的生长受到实验胚胎的控制，是对其他组织刺激的生长反应。

很明显，生长控制越间接，环境因素影响越大，反之亦然。理论1曾在20世纪50年代盛行一时，现已被摒弃。目前人们普遍接受的观点是理论2和理论3的结合。

1. 生长控制水平　区分生长部位和生长中心，就可分清以上三种控制理论的不同。生长部位是指生长发生的地方。而生长中心则是独立的生长（受基因控制）发生的地方。所有生长中心都是生长部位，反之则不尽然。颅面生长型是恒定不变的，人们认为组织在自身的刺激下可以形成骨。这也意味着骨的主要生长部位就是生长中心。膜性颅颌骨间的骨缝和颅底与下颌髁突的软骨成骨部位均被作为骨化中心。依据这种观点，生长是遗传的表达，上颌的移位是因为骨缝产生的生长能力推开骨骼所致。如果这一理论正确，则骨缝生长与环境因素几无关系，外界对骨缝基因控制的生长难以改变，正畸学家也就不可能进行生长发育的改型治疗。

事实上，骨缝和膜外成骨组织并非颅面生长的原始控制中心。因为存在两个依据：第一，如果把某一部位两块面部骨骼间的骨缝移植到另一部位，骨组织不再生长。这表明骨缝缺乏原始生长潜能。第二，骨缝生长受周围外界环境的刺激影响。如果把颅面骨缝牵拉开，会有新骨充于其中，骨骼就会变大。如骨缝受压，则骨缝生长受抑。因此说，骨缝只是生长的反应部位，而非原始生长中心。

2. 软骨生长控制理论　软骨生长控制理论是颅面生长的主要控制理论，因为人体许多骨骼是取代生长的软骨而成骨的。有学者认为，下颌髁突软骨是下颌生长的原始生长中心。升支和其他表面生长改建均继发于原始软骨生长后。为了直观地理解下颌生长，把下颌看成长骨的骨干，去除骨骺后弯成马蹄状，末端有软骨为半骺端，此软骨即为下颌髁突软骨。即下颌髁突软骨就像骺软骨生长中心一样，是下颌的原始生长中心。上颌软骨生长理论较难理解。因为上颌骨本身没有软骨，但鼻中隔是一软骨，且鼻上颌复合体是一个生长单位。假若鼻中隔软骨是上颌生长发育中心，鼻中隔软骨的生长很容易使上颌向前向下生长移动。软骨生长力使上颌向前向下移，打开骨缝，形成新骨。虽然鼻中隔软骨随生长发育而减少，此处的软骨终生存在，所以就有可能成为上颌的生长中心。

3. 生长的功能基质理论　既然骨和软骨均不是颅面骨骼生长的决定因素，那么，这一决定因素就只能是邻近的软组织。该观点由Moss于20世纪60年代提出，此即为生长的"功能基质理论"（functional matrix theory of growth）。其中心内容为，下颌髁突软骨和上颌鼻中隔软骨均非颌骨生长的原发决定因素。颅面的生长是对功能需要的反应，并且由附着于骨的软组织调节。软组织生长，引发骨和软骨的反应性生长。

颅骨的生长是该理论的最好例证。人们都知道，颅顶的发育是对大脑组织的反应性生长。不断长大的大脑对颅骨产生压力，分开颅骨缝，骨缝间产生新骨，这样头颅才能容纳大脑。当大脑很小时，头颅也很小，导致小颅畸形（microcephalic）。如脑脊液再吸收受限，可到水颅（hydrocephaly）。这种病例脑脊液回流不畅，脑脊液增多，导致颅内压升高。升高的颅内压抑制大脑的发育。因此水颅患者大脑发育小，智力低下。同时，失控的水颅使颅骨增大2~3倍，前额、顶骨、枕骨宽大。很明显，这是功能基质起作用。

另一个例证是：眼眶和眼球大小的生长关系。眼球增大或变小会导致眼眶大小的变化。眼球作为功能基质，促使眼眶的生长。

Moss 生长理论指出，决定上下颌骨生长的主要因素是鼻、口腔、咽腔大小的变化。这些体腔因功能需要而增大，颌骨亦随之增大。尽管我们并不了解功能需要是如何传递到口周软组织的，但可以认为，鼻中隔软骨和下颌髁突软骨不是决定颌骨生长的原发因素。这些软骨丧失后，若功能适当恢复，就不会对生长产生影响。如果出现了功能障碍，则可能使骨生长受限，甚至生长停止。如下颌髁突骨折儿童，因外伤使髁突周围软组织受损过多，则可影响其功能运动，从而导致髁突再生停止。颞颌关节区严重感染，损伤软组织，形成瘢痕组织，可致颞颌关节粘连或强直，髁突不再生长。

总而言之，颅面部的骨骼生长的决定因素复杂，可能会是多种因素的复合。反映在不同的部位，主要的决定因素有所差异。颅顶的生长，完全是大脑组织生长刺激的结果。颅底的生长主要是软骨内成骨生长和软骨联合处的骨再生，也受大脑生长的影响，上颌骨及其相关骨骼组织结构主要是骨缝生长和骨表面直接改形生长，上颌骨随面部的生长向前向下，然后在骨缝处骨沉积。鼻中隔和上颌骨周围的软组织促使上颌骨向前生长。下颌骨的生长主要在于髁突区的软骨内再生成骨及骨组织表面的骨沉积和骨吸收。软组织的生长刺激及功能运动能刺激下颌骨改建。

（五）颅面骨骼生长发育的研究方法

1.直接测量法

（1）解剖学方法：最早人们研究颌面部骨骼生长发育的方法是根据解剖标志点，对个体或者干燥的颅骨进行直接测量，即解剖学测量。

（2）注射染色剂法：主要用于动物实验中，将染色剂注入体内，通过切片研究骨的钙化。

（3）组织化学法：通过组织学化学方法研究破骨和成骨的过程与机制，从而定量研究骨生长。

2.间接测量法

（1）印膜和模型法：该方法可以记录某一阶段骨骼的形态。个体生长发育不同阶段取得的模型可以进行比较。

（2）颌面部照相法：尽管该方法不能准确地测量颌面骨骼的生长，但是在特定拍照背景下，严格控制拍照条件，可以对个体进行形态分类。

（3）放射性同位素法：该方法于 1904 年由 Bartelstone 首次提出，将放射性同位素注射到体内，作为研究骨生长的体内标志物。一段时期后，该放射性同位素通过放射线自显影术或显微照相术在生长骨中显示出来，以此研究骨骼的生长。

（4）X 线照相法：1931 年由 Broadbent 首先提出 X 线头影测量技术，通过测量 X 线头颅定位照相所得的影像，即将牙颌、颅面各标志点描绘成的线角进行测量分析，从而了解牙颌、颅面软硬组织的结构。由于 X 线头颅照相时严格定位，因此系列的 X 线头颅片具有可靠的可比性，这使 X 线头影测量成为研究颅面生长发育的重要手段。

（5）种植体＋拍摄系列 X 线片法：将种植体植入骨骼中，然后间隔一定的时间定期拍摄 X 线片，以种植体为参照点，重叠系列拍摄的 X 线片，以此研究骨骼的生长发育。目前为止种植体结合拍摄系列 X 线片法是研究生长发育最可靠的方法。20 世纪 50 年代中期 Björk 用该方法研究颌面骨骼的生长发育，通过对个体的长期追踪研究，发表一系列文章阐述了颌面骨骼生长发育的方向及其大小、形状的改变。这些资料至今仍对正畸临床研究具有重要的指导意义。

二、颅面骨骼的生长发育

颅面骨骼的生长主要包括四个区域：①颅穹窿：为覆盖大脑的上部和外部的骨骼；②颅底：为大脑下面的骨板，是颅面的分界线；③鼻上颌复合体：由鼻骨、上颌骨和相关联骨骼组成；④下颌骨。

（一）颅穹隆

颅穹隆由许多平板骨组成，是膜外化骨，没有软骨成骨。在骨化中心开始形成的时候，骨的表面就开始骨膜外生长。骨的生长和改建开始于骨的连接处骨缝，但在平板骨的内、外面一直有骨内膜外成骨生长。

刚出生时，颅骨的平板骨间由宽而疏松的结缔组织分而开来（图 2-10），这是囟门，利于出生时颅骨发生变形。出生后这些囟门边缘开始骨沉积，囟门变窄，但仍存留一层薄薄的骨膜缝，多年后甚至成年时才开始闭合。囟门和颅骨缝处的骨沉积是颅穹隆（顶）的主要生长机制，颅顶的绝大部分生长量发生在这些部位。同时颅顶的内面有骨吸收，颅顶外部有骨沉积，从而使颅顶外形随生长而变化。

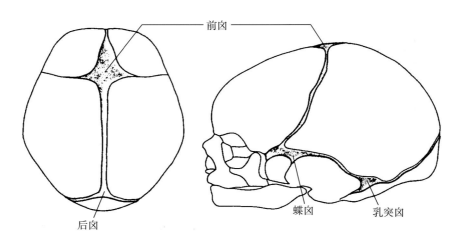

图 2-10　新生儿颅骨囟门示意图

（二）颅底

颅底不同于颅顶，其生长由软骨开始，继之软骨内成骨。颅底由枕骨底部、蝶骨体和筛骨的颅底部分组成。在 X 线头影测量中将颌骨也包括在内。在颅底生长发育中，以颅底软骨联合处的增长为主。这些软骨联合包括蝶枕软骨联合、蝶筛软骨联合和蝶骨间软骨联合（图 2-11）。软骨联合就像双端骺软骨，可以使两端软骨增长成骨，从而使颅底体积变大。颅底也有少量骨表面增大。

前颅底首先停止生长，然后是鼻区、上颌、下颌前部。而升支和下颌后部直到青春期结束时才停止生长。因此，选择前颅底平面作为定位平面是比较稳定的。

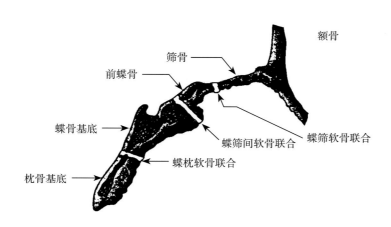

图 2-11　颅底软骨联合示意图

（三）上颌骨（鼻上颌复合体）

上颌骨来自上颌突、侧鼻突和中鼻突。上颌骨包括前颌骨和上颌骨体。其体积增加是表面骨生长和骨缝骨沉积生长的结果。上颌骨部有 4 个骨缝，即额颌缝、颧颌缝、颞颧缝和翼腭缝，它们彼此平行（图 2-12），其生长可增加上颌的高度和长度。上颌骨沉积的最大量发生在上颌结节区，这可使牙弓向后增长。例如，恒磨牙区的长度在新生儿时约为 5 mm，在成人时约为 25 mm。

1. 上颌骨长度的增长 上颌骨的长度增长有两个基本机制：①被动移位，由于颅底的生长而推动上颌骨向前移位生长。②上颌骨缝和上颌结节区及腭骨后缘的骨生长。上颌骨的被动移位在乳牙列时比较重，而当颅底软骨联合生长减慢时，其作用减弱。表 2-1 显示 7 ～ 15 岁儿童上颌骨长度的变化。从表中可见，7 ～ 15 岁上颌骨长度变化约 1/3 是由于被动移位造成。余为上颌的主动生长。

2. 上颌骨宽度的增长 上颌宽度的增长是在腭盖正中缝处增生新骨，上颌骨颊侧面增生新骨，舌侧面吸收陈骨。左、右尖牙之间的宽度在 6～8 岁时迅速增加，到 12 岁时接近完成。左、右磨牙间宽度在 10～12 岁时几乎完成。因此在替牙期间，轻度拥挤有可能自行调节。如果设计可摘矫治器，不宜让患者戴时间过久，以免影响颌骨宽度的发育。

3. 上颌骨高度的增长 上颌窦的发育增长了上颌骨的高度。在腭盖和齿槽突表面增生新骨的同时，在鼻腔底面吸收骨质，则腭盖和齿槽突逐渐下降，鼻腔也随之向下扩展，因齿槽突增长的速度大于腭盖，而使腭穹隆逐渐升高。由婴儿至成年，其高度增长约 10 mm。

由于上颌骨与其他骨相连，构成面部的支架结构，故其生长方向并非只向前下方（图 2-13）。

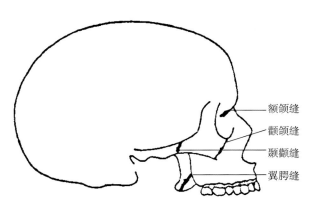

图 2-12 上颌骨的 4 个骨缝

额颌缝
颧颌缝
颞颧缝
翼腭缝

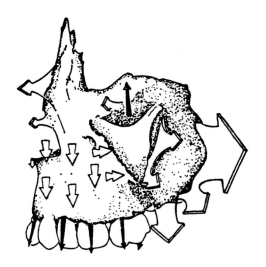

图 2-13 上颌骨生长发育示意图

（四）下颌骨

下颌骨包括下颌体、齿槽和升支三部分，新生儿时，下颌齿槽突几乎没有，升支短，髁突尚未发育完全。

下颌骨生长是软骨内生长和骨膜内骨生长的混合。其生长又与肌肉的功能、髁突的生长和牙齿的萌出有密切的关系。

下颌骨总的生长型根据参考平面不同而有两种

表 2-1 上颌骨长度的变化 单位：mm

年龄（岁）	上颌向前生长总量（Ba-ANS 增加量）		被动前移量（Ba-PNS 增加量）	
	男	女	男	女
7	1.3	2.1	0.0	0.8
8	1.5	1.8	0.9	1.1
9	1.6	0.4	0.4	0.4
10	1.8	2.0	0.8	0.2
11	1.9	1.0	0.2	0.2
12	2.0	1.3	0.4	1.1
13	2.1	1.2	1.0	-0.1
14	1.1	1.5	0.3	0.1
15	1.2	1.1	0.4	0.8

表现方式，如图2-14。如果以颅骨作为参考平面，则颏部向下向前。如果通过染色实验观察，可见生长主要发生在髁突、升支后缘和冠状突，方向是向后生长。因此，下颌的生长应是：下颌骨向下向前移位，反应性向上向后生长，以保持与颅骨的联系。

1. 下颌体的生长　Klauw（1948）把下颌体假想成一根曲棒，曲棒两端为髁突，肌肉嵌于中间，牙齿附在上面，如果没有牙齿，则齿槽突不形成或被吸收掉。冠状突、下颌角及关节区只有在肌肉功能存在的前提下才会生长发育（图2-15）。换言之，下颌骨原本仅有髁突延伸至髁的管状基础部分。其生长与一般长骨的生长相似。但是，由于咬肌、翼内肌及颞肌等的运动结果而形成了下颌角及冠状突，由于牙齿的萌出而形成了齿槽突（图2-16）。这一理论得到许多学者的支持。

下颌骨主要是向后向上生长，使长、宽、高均随之增加。下颌体下面很少有骨基质沉积。下颌骨体长每年增加2～3 mm（表2-2）。

2. 颏部的生长　颏部随年龄而改变其形状，特别是在第二性征出现时，其变化更为显著。然而颏部外形的突出并非自身骨沉积的生长。颏部是骨生长不反应区，仅有较少的骨沉积。其突出主要是由于下颌体后部骨生长增加下颌长度，升支后缘和髁突软骨生长增加下颌长度和高度，而使下颌骨整体向前向下移位，颏部亦随之前下移位，同时颏上区是一骨吸收区，齿槽部的骨吸收使颏外形凸现出来。

3. 髁突的生长　Weimmann等（1955）认为髁突是下颌骨生长的主要中心。其生长方式有两种。一是类似于骨骺的软骨间质增生，而后形成骨质。另一为覆盖关节面的致密纤维组织发生骨质沉积而增厚。这就是所谓的生长中心理论。Moyer强调，在下颌骨的早期生长中，可看到髁突、冠状突等软骨区的生长。髁突软骨保留时间最长。

4. 升支的生长　下颌升支的生长主要表现在升支后缘和上部产生最大的骨沉积，由此增加下颌垂直向和前后向的高度和长度。最明显的骨吸收区发生在升支前缘，这对于下颌牙弓长度增加是至关重要的。下颌升支高度每年增加1～2 mm（表2-2）。

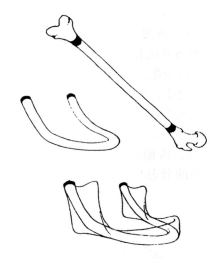

图 2-15　下颌体生长示意图

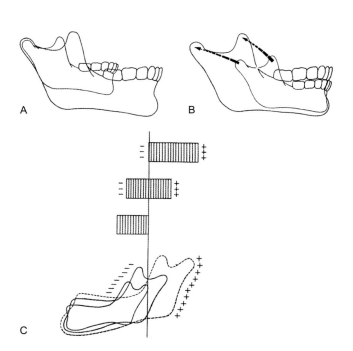

图 2-14　下颌骨生长示意图。A. 颅底观，颏向前下生长移位；B. 下颌升支的后生长；C. 下颌升支随下颌长度生长而改建

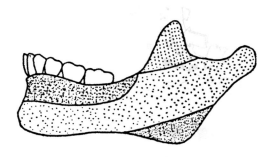

图 2-16　下颌骨结构示意图

表 2-2　下颌骨长度的变化　　　　　　　　　　单位：mm

年龄（岁）	下颌体长增加量（go po）		升支高度增加量（lo go）	
	男	女	男	女
7	2.8	1.7	0.8	1.2
8	1.7	2.5	1.4	1.4
9	1.9	1.1	1.5	0.3
10	2.0	2.5	1.2	0.7
11	2.2	1.7	1.8	0.9
12	1.3	0.8	1.4	2.2
13	2.0	1.8	2.2	0.5
14	2.5	1.1	2.2	1.7
15	1.6	1.1	1.1	2.3
16	2.3	1.0	1.4	1.6

Enlow 等（1964）提出下颌骨生长改型的理论。他认为冠状突的发育多受肌肉的影响。在出生前，冠状突尚未发育，但随着出生后吸吮、咀嚼、吞咽和语言等功能的发挥，使肌肉所牵引的骨骼获得功能性效果，在冠状突的颊侧面发生骨吸收，舌侧面则大量骨沉积，导致其向上向后生长。与此相反，下颌下部颊侧面骨沉积，舌侧面大量骨吸收，这种不同区域的生长变化，使整个下颌支呈 V 字形扩展，向后向上进行改建，生长增加（图 2-17）。

5. 下颌角的生长　出生时下颌升支短，下颌角钝。当咀嚼功能开始时，下颌角逐渐变锐。但当牙齿完全脱落时，齿槽突吸收，下颌角亦随之变钝。这表明下颌角的形态与肌肉功能的关系密切。Bjork（1963）发现髁突垂直生长明显时，下颌角趋于变锐，下磨牙趋于较近中萌出。当髁突向前生长较显著时，则下颌角增加，且下磨牙趋于较远中萌出。

（五）颌骨长度、宽度和高度的生长时间

上下颌骨长度、宽度、高度的三向生长是按一定顺序完成的。宽度生长最先完成，其次为长度生长，再次为高度生长。上下颌骨宽度，包括牙弓宽度，一般在青春迸发期前完成，很少随生长变化而变化。尖牙间宽度在 12 岁后不再增加。但有一个例外，颌骨向后生长，长度增加时，宽度亦有所增加。如在上颌，第二恒磨牙萌出时，第二磨牙间宽度增加。当第三恒磨牙萌出时，其间宽和上颌结节间宽度亦有所增加。在下颌，磨牙区宽度和双侧髁突间宽度均随长度的增长而增加。而下颌前部的宽度很早就稳定下来。

上下颌骨的长度在青春迸发期持续生长，女孩一般至 14~15 岁停止（在月经初潮后 2~3 年）。男孩约 18 岁时停止（在性成熟 4 年后）。

颌骨的高度生长持续时间最长。面部高度的增加伴随着牙齿的萌出会持续终生，但至成人时（女孩 17~18 岁，男孩 20 岁左右）会减慢增长。

这些生长趋势告诉我们，在进行正畸治疗时，宜把握住时机，使其产生适宜的长、宽、高三向的生长移动。如在开展尖牙间宽度时，最好在 12 岁以前进行，而磨牙区宽度还可在年龄稍大时进行。在青春迸发期，可以通过机械矫形力，促使颌骨的长度生长，改善上下颌骨间及与颅骨间的不协调。

（六）颌骨的生长旋转

1. 生长旋转及其种类　生长旋转是指颌骨在生长发育过程中，以颌骨某一部位为中心，发生向前或向后的生长移动。这种生长移动有内、外旋转和前、后旋转之分。

（1）内旋转（internal rotation）：旋转发生在颌骨中心。

（2）外旋转（external rotation）：颌骨表面改建所致的旋转。

（3）前旋转（forward rotation）：颌骨的后部生长较前部多，颌骨为向前旋转。

（4）后旋转（backward rotation）：颌骨的前部生长较后部多，颌骨为向后旋转。

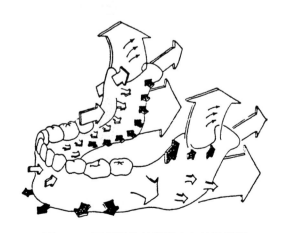

图 2-17　下颌骨生长发育方向的示意图

2. 下颌骨的生长旋转

（1）下颌骨的旋转中心：下颌的颌骨中心位于包绕下齿槽神经的体部，其余部分组成下颌骨的几个功能突（图2-18）。

齿槽突：牙齿支持组织，有助于咀嚼功能。

髁突：颅骨和下颌骨的连接部位。

肌肉突：咀嚼肌附着处。

通过金属标记体研究发现，下颌颌骨中心发生旋转，前部向上，后部向下。

Bjork把下颌的内旋转分为两种：基质旋转和基质内旋转。下颌基质旋转是下颌围绕髁突的旋转。下颌基质内旋转是下颌围绕下颌体中心的旋转。

（2）下颌骨的旋转机制：下颌骨的生长旋转是因为前后面高生长不协调所致。面后高生长大于面前高的生长时，产生下颌前旋转。面前高生长大于面后高的生长时，产生下颌后旋转。面前高的生长取决于咀嚼肌、舌骨上肌群及相关筋膜的生长。面后高的生长取决于髁突生长的垂直分量和蝶枕联合生长。随着颈椎的生长，头垂直伸长。头胸肌前膜链生长、拉伸，促使下颌骨和舌骨的生长，使面前高增加。正是由于存在这些生长的不平衡，才出现了下颌骨的旋转。

下颌骨的内旋转因人而异，范围10°～15°。一个面高生长正常者，从4岁至20岁，下颌内旋转约

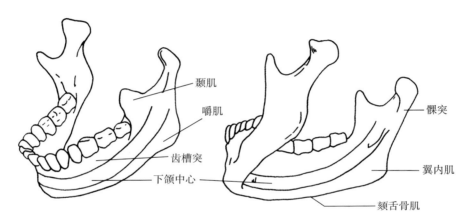

图 2-18　下颌骨中心和功能突示意图
（下颌骨分为一个中心，包含下齿槽神经束和三个功能突）

15°，其中25%为基质旋转，75%为基质内旋转。

（3）下颌骨的生长旋转对下颌平面角的影响：下颌骨发生旋转后对下颌平面角产生了一定的影响，但这种影响不是1∶1的关系。当下颌前旋转15°时，下颌平面角仅变小2°～4°。原因是下颌骨内旋转并不表现在下颌轴（以下颌平面来表示），表面骨改建（即下颌外旋转）对其进行了补偿。在下颌前旋转时，下颌下缘后部出现了骨吸收，下颌下缘前部则保持不变或少量骨沉积，从而使下颌平面角变化不大。一般情况下，下颌骨向前内旋转约15°，外旋转11°～12°，使下颌平面角仅减小3°～4°（图2-19）。

3. 上颌骨的旋转　上颌骨不像下颌骨那样，较难分为一个中心和几个功能突。上颌骨没有肌肉的

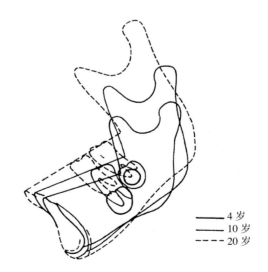

图 2-19　4～20岁下颌生长的表面变化
（下颌发生 –19° 内旋转，下颌角仅变化 –3°）

附着，只能把齿槽突看作一个功能突。上颌的旋转不稳定，时为前旋转，时为后旋转。且上颌骨只有基质旋转，没有基质内旋转。

在上颌内旋转的同时，在鼻面有不同程度的骨吸收，在腭平面及腭的前后部均有不同程度的骨沉积，还存在上颌切牙和磨牙的萌出。这些骨的表面变化就是上颌骨的外旋转。多数情况下，内旋转和外旋转方向相反，量相等，即为等量反向旋转。因为旋转抵消，上颌轴（以腭平面表示）为零。但有时也会出现内、外旋转不平衡，引起上颌腭平面的轻微变化。

4. 颌骨旋转对牙殆的影响　因为颌骨的生长为牙齿的萌出提供空间，颌骨的旋转无疑会影响牙齿的萌出。颌骨旋转常会影响牙齿的萌出方向和切牙的近远中位置。

上颌切牙的萌出方向是向下向前。正常生长时，上颌常轻微向前旋转，有时也会向后旋转。前旋转时会使切牙后倾，加大切牙后倾度。而当后旋转时，前牙舌倾，使切牙直立，减小突度。

下颌切牙的萌出方向是向上向前，正常的下颌内旋转使下颌前部向上，这种旋转改变了下切牙的萌出道，使牙齿后移。内旋转时，直立切牙，下磨牙近中移动，会使下牙弓长度缩短（图2-20）。因为下颌前旋转较上颌骨为大，因此下牙弓较上牙弓容易出现牙弓缩短，使牙列拥挤。可以说，下颌骨的旋转常是造成下颌牙列前部牙弓拥挤的一个因素。

颌骨旋转和切牙位置的关系在长面型和短面型患者得以充分体现。短面综合征患者，颌骨旋转过多，切牙彼此重叠，出现前牙开殆，同时使牙齿前移，唇倾度增加。

（七）颅面部生长发育的比例变化

颅面部以颅底平面（Na-Ba）为分界面，可分为颅部及面部两个部分。颅部及面部生长速度是不同的，新生儿及婴儿期颅骨较面部骨骼发育充分，此时头部外面观颅部宽大，面部相对短小。在出生时颅骨的发育已完成60%~65%，2~3岁时完成85%。3~4岁时脑部生长速度减慢，颅骨的生长速度也随之减缓。但是此时面部骨骼持续生长，尤其是面部垂直向生长大于横向生长。出生时面部高度仅占成人面部高度的40%，5岁时约占77%；出生时面部宽度占成人面部宽度的63%，5岁时约占84%。因此随着年龄的增长，面型会逐渐变长（图2-21）。

三、颅面骨骼的生长异常

颅面骨骼常因先天遗传因素或后天环境因素所致生长发育畸形。常见有颅缝早闭症和颅面一些综合征及裂隙。

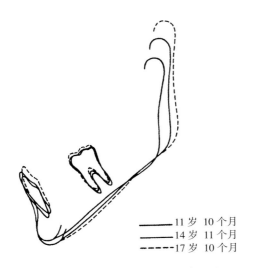

　　　—— 11岁 10个月
　　　—— 14岁 11个月
　　　---- 17岁 10个月

图2-20　下颌骨旋转与切牙的位置关系

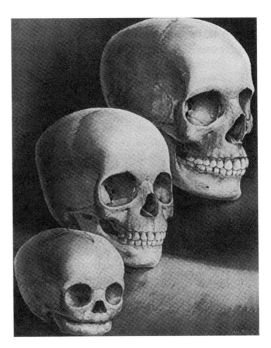

图2-21　颅部比例变化

（一）颅缝早闭症

颅缝早闭症（craniosynostosis）是由于颅骨缝过早闭合而致的一种发育畸形。颅缝早闭常致颅腔、眶及鼻咽腔大小的变化，多表现颅狭小（craniostenosis）、眶狭小（orbitostenosis）、面狭小（faciostenosis）。轻度的颅缝早闭症仅有一条或两条颅缝早闭，导致一些简单的颅骨发育畸形。

（二）颅面综合征

颅面综合征（craniofacial syndromes）是颅面生长发育异常综合表现征。Cohen 1979 年共列出 57 种与颅面发育畸形有关的综合征。此处仅列出几种常见的颅面综合征。

1. Crouzon 综合征（Crouzon's syndrome） 是一种颅面骨骼发育不全症。首先由 Crouzon 1912 年提出。它是颅骨畸形、面畸形和突眼畸形三联征，是孟德尔显性基因遗传病。由于骨缝的过早闭合，致使颅骨发育异常，前颅窝发育不足，眶发育不足而出现突眼、视轴偏斜。上颌骨及中面部发育不全，表现为颊部扁平，上颌塌陷，下颌相对前突，鼻呼吸道缩窄，甚至后鼻道闭锁。前牙反𬌗，后牙因上牙弓狭窄而反𬌗，牙列拥挤，腭盖高拱。

2. Apert 综合征（Apert's syndrome） 是一种尖头并指综合征，Apert 1906 年首先描述，为冠状缝早闭所致，是一种常染色体显性遗传病。颅骨呈塔头畸形，前额高，枕部扁平，眶距宽。上颌骨发育不足，鼻骨和下颌显得前突，面部左右不对称。鼻梁偏歪，上腭窄而高拱。上颌牙齿拥挤，常呈 Angle Ⅲ类错𬌗。同时合并严重并指（趾），手或脚呈匙状，指（趾）间融合。

3. Saethre-Chotzen 综合征（Saethre-Chotzen syndrome） 1931 年由 Sathre 首先报道，冠状缝部分或全部早闭所致，是一种常染色体显性遗传病，其变异性和外显率较高。颅骨表现为短头和斜头畸形。面部偏斜，面部器官左右间距过大，眼眶异位，前额发际低，上睑轻度下垂，鼻中隔偏歪，使鼻部尖而突出。上颌发育不足，合并轻度并指畸形。

4. Pfeiffer 综合征（Pfeiffer syndrome） 由 Pfeiffer 于 1964 年提出，是传染性单核粒细胞增多症，一种常染色体显性遗传病。颅骨融合，上颌发育不足，眼眶突出，眶距宽。合并拇指和𧿹趾宽大，手指、脚趾并指（趾）。

5. Treacher-Collins 综合征（Treacher-Collins syndrome） 亦称为面下颌发育不全症（mandibulofacial dysostosis）或者 Berry 综合征，或 Franceschetti-Zwahlenklein 综合征，是一种常染色体显性遗传病，外显率高，变异性大。它是由于中性嵴细胞演化受抑所致，面部骨骼和软组织发育畸形。其典型表现为：眶下缘睑裂，下睑侧缘缺损，中 1/3 眼睫毛缺如。颧骨和额弓有发育不全，甚至不发育。眶、颞窝、颞下窝有时没有分隔的骨骼而融为一体，眶下孔常缺如。面部骨骼发育不全，左右两侧常不对称。下颌骨发育不足，下颌角钝，升支短，髁突、冠状突扁平或发育不足，下颌下缘有骨缺损。外耳的大小、形态和位置多出现变异，内耳和中耳器官异常，甚至有盲瘘。颊横裂而致巨口畸形，腭盖高拱、颊部后缩。有时伴开𬌗畸形。

（三）颅面裂

颅面裂（craniofacial clefts）包括颅面部多种发育缺陷所致的裂隙，由神经管闭合不全所致，包括面裂、颌裂、唇腭裂等。Tessier 1976 年提出一种颅面裂的分类方法，可以对裂的位置进行三维描述。

共分为 15 种裂隙：

裂 0：裂缝从额骨至鼻中央，经过鼻小柱、上唇和上颌骨。

裂 1：裂缝从额骨，过眶鼻神经、嗅窝、筛板和鼻骨至上颌骨的额突。裂缝还延伸至翼状软骨的穹隆至唇部和齿槽骨，出现唇裂。

裂 2：翼状软骨尾部和基底间的副裂，过内眦的侧缘。

裂 3：裂缝通过上唇至下眼睑的泪点至上颌骨的额突、上唇和齿槽裂。

裂 4：裂缝经过上唇和下眼睑，从唇中部至人中嵴、唇联合处。齿槽裂多伴有腭裂。

裂 5：裂缝从上唇过口角内侧至下眼睑，止于眶下神经内侧。

裂 6、7、8：是 Treacher-Collins 综合征的副征。裂 6：下眼睑中外 1/3 缺损。裂缝位于上颌和颧骨间，直至嘴角和下颌角。裂 7 的颧弓常缺如，下颌髁突、冠状突、下颌升支均有不同程度形态异常。裂 8 的眶外侧壁常缺如。

裂 9：上睑外 1/3 和眶上缘裂。

裂 10：眶上缘、额骨的正中裂，过眶上神经外侧，与眉弓和眼睑缺损相关联。

裂 11：裂缝从额骨过额窦至筛骨外板，与上眼睑内 1/3 缺损相关联。

裂 12：是鼻骨和上颌骨额突间裂，延伸至额骨、筛板的嗅窝。

裂 13：裂 1 伸展至颅骨区。

裂 14：裂 0 的颅骨区裂。

根据这种裂的分类方法，很容易确定裂的范围和位置。

四、青春迸发期的预测

（一）青春迸发期的概念

从生长发育的角度而言，青春迸发期是指生长速度加快，并且达到最大值（peak height velocity，PHV），随后生长速度减慢的一个阶段。这是生长发育中的另一重要概念。不同个体的生物钟是不同的。这主要受遗传因素控制，也随营养、疾病等环境因素而有所变异。对于每一个个体，生长发育高峰的开始年龄、持续时间不尽相同，在青春迸发期内，人体骨骼、肌肉发生一系列显著的变化。学者们感兴趣的是，何时生长过程进入加速时期，例如青春迸发期，何时生长停止；生长最快的年龄——青春迸发期具有重要意义，可对其他生长活动起参照作用（见图 2-6）。

（二）面生长预测的基本因素

1. 生长期后上下颌基骨之间近远中（或前后）关系估计　应确定切牙相对于基骨的适当位置和上下切牙之间适当的位置关系。如果上下颌基骨的生长超过预期数而牙被置于后缩位，则面部表现凹面型（图 2-22）。

2. 生长的青春迸发期　它的应用将予以讨论。

3. 生长方向　面生长的方向因人而有显著的不同。某些个体显示了向下向前大致相等的生长方向，此为理想的生长方向。另外的个体在水平或垂直向的生长可能较其他方向占优势。某一向量占优势的生长还是常见的。如果我们考虑个体成熟水平和成熟率，将可改善青春迸发期的精确性。成熟水平的概念可通过相当于骨骼成熟的年龄曲线来表示。图

2-23 表示 3 个女性年龄相对于骨龄的曲线。通过比较骨龄和年龄，我们可确定儿童生长是快还是慢。图 2-24 是一般成熟女孩的生长量曲线图。在分析增量曲线时，可发现减速期延伸至 10 岁。青春迸发前期开始于 10 岁，最大生长的年龄为 11~12 岁，月经初潮发生于 13 岁，处于减速生长期。

在检查速度曲线时，值得注意的是生长率随时间而异。曲线型在所有个体中维持一样，但青春迸发期的时间因人而异。这已通过比较男孩和女孩下颌长度生长增量曲线（速度）显示出来，见图 2-25。

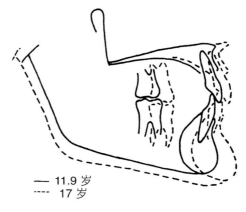

—— 11.9 岁
---- 17 岁

图 2-22　上下颌生长不同步，形成凹面型

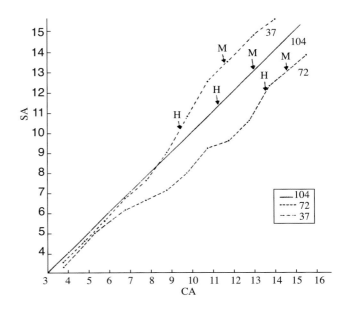

图 2-23　3 个女性个体（#104，#72，#37）的骨龄相对于年龄的曲线变化。H. 身高的青春迸发期；M. 经初期；SA. 骨龄；CA. 年龄

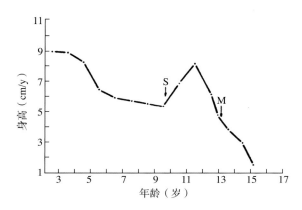

图2-24 一女孩的生长量曲线
S. 籽骨；M. 经初期

青春迸发期（生长加速期）的预测对治疗时间最为重要。如果我们能确定儿童的成熟水平，也能确定速度曲线上儿童的位置，我们就能较好地预测青春迸发期的时间。进而也能估计出治疗期间和治疗后的生长量。

青春迸发期是特别重要的，因为它表现在一系列的面测量上，而这些测量影响着牙、殆、面各部的关系。估计青春迸发前期的关键因素是骨龄和男孩、女孩青春期间与性成熟发育有关的成熟特征出现的顺序。性成熟的基本特征包括月经初潮、阴毛、乳房的外观和发育以及声音改变等。与正畸医生直接有关而有意义的因素当然是个体的牙齿萌出率。

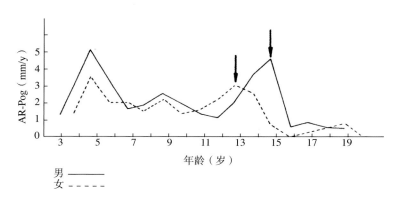

图2-25 一男孩和一女孩下颌长度（Ar-Pog）生长增量曲线的比较（尖头所指为峰值）

男 ———
女 - - - - -

（三）青春迸发期的预测方法

1. 骨龄

（1）手腕骨骨龄：骨骼定性改变的估计提供了一个分析儿童成熟率的方法。这种估计通常是借助于手腕骨X线片的检查取得的，也可根据身体其他部分的情况来确定。Fishman提出了11个手腕骨骨骼成熟指标，是根据骨骺闭合程度、骨化中心的数目、骨体骺的关节边缘结构和腕骨关节表面的改形来确定骨龄（图2-26A、B）。因此通过比较患者手腕骨X线片和系列标准手腕骨X线片可确定患者骨龄。成熟评价系统（Skeletal Maturation Assessment, SMA）分为四期，即高峰前加速期、高峰期、高峰后减速期和生长结束期，具体如下：

高峰前加速期（骨骺与骨干等宽 SMI 1~3）
第三指近节指骨骺骨干等宽（SMI 1），
第三指中节指骨骺骨干等宽（SMI 2），

第五指中节指骨骺骨干等宽（SMI 3），

高峰期（骨化、骨骺形成骺帽 SMI 4~7）
籽骨骨化（SMI 4），
第三指远节指骨骨骺形成骺帽（SMI 5），
第三指中节指骨骨骺形成骺帽（SMI 6），
第五指中节指骨骨骺形成骺帽（SMI 7），

高峰后减速期（骨骺与骨干融合 SMI 8~9）
第三指远节指骨（SMI 8），
第三指近节指骨（SMI 9），

生长结束期（骨骺与骨干融合 SMI 10~11）
第三指中节指骨（SMI 10），
桡骨（SMI 11）。

女孩骨骼成熟要快于男孩。男女在出生时很少有不同；在儿童时期和青春期，其性别差异增加；

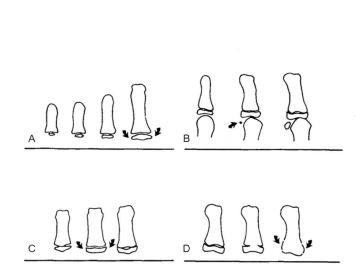

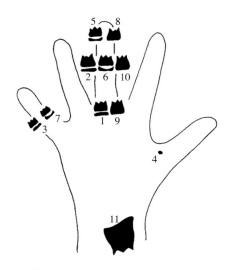

1.第三指近节指骨骺骨干等宽，2.第三指中节指骨骺骨干等宽，3.第五指中节指骨骺骨干等宽，4.籽骨骨化，5.第三指远节指骨骺形成骺帽，6.第三指中节指骨骺形成骺帽，7.第五指中节指骨骺形成骺帽，8.第三指远节指骨干骺融合，9.第三指近节指骨骺融合，10.第三指中节指骨骺融合，11.桡骨骺融合

图2-26A. 四阶段骨成熟指标。A. 骨骺骨干等宽，B. 籽骨出现骨化，C. 骨骺呈帽状，D. 骨骺融合

图2-26B. Fishman（SMIs）骨骼成熟指标

到了青年期，其差异又减少。如果孩子的成熟水平正处于两个标准手腕骨X线片之间，则其骨龄可取为两标准之间的中位数。

（2）颈椎骨龄：正畸临床中常用手腕骨来评价骨龄，手腕骨龄虽然准确，但其最大的缺点就是除了正畸患者常规拍摄的头颅侧位片，还需加拍手腕骨X线片，增加患者X线辐射量及经济支出。而颈椎骨在正畸患者常规拍摄的头颅侧位片中就清晰可见，其大小和形态随年龄增长呈规律性改变，颈椎骨形态变化作为骨龄指标来判断儿童生长发育的状况，越来越受到学者的关注

①传统颈椎骨龄法：研究表明颈椎形态变化与骨骼生长发育所处阶段及生长发育潜力密切相关。由于可以通过头颅侧位片上的颈椎影像观察颈椎形态变化，继而确定个体所处生长发育阶段，并且头颅侧位片是正畸治疗中需要常规拍摄的X线片，无需额外拍摄手腕骨片，因此越来越多的学者提倡以颈椎分析法确定个体生长发育阶段。Lamparski、O'Reilly和Yanniello等学者通过研究第2～6节颈椎形态学变化与下颌骨生长变化的关系，提出以分析颈椎形态预测生长发育的阶段，即传统的颈椎分析法（图2-27）。

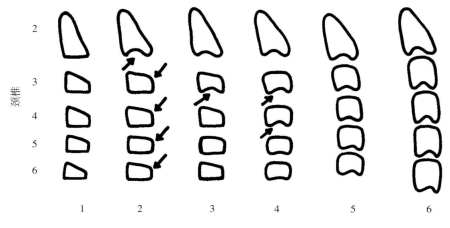

图2-27 传统的颈椎分析法

②改良颈椎骨龄法：临床工作者经常需要从某一张头颅侧位片评估患者所处的生长发育的阶段，同时在拍摄头颅侧位片时，由于照射视野的限制往往不能显示第5、6节颈椎影像。Baccetti等学者于2002年在传统颈椎法的基础上提出了改良颈椎法，其优点是利用头颅侧位片上较为清晰且不受到照射视野的限制的第2、3、4节颈椎形态变化来判断生长发育阶段，并将生长发育划分成CVMS（Cervical Vertebral Maturation Stage）Ⅰ～Ⅴ共5个阶段。2005年Baccetti等学者将改良颈椎法的5个阶段扩展至6个阶段（CVS 1~6，cervical vertebral stage），这就是目前临床上最常使用的颈椎法。具体描述如下（图2-28）。

CVS 1：第2~4节颈椎椎体下边缘平坦，第3、4节椎体呈锥形。表明生长发育高峰最快在此2年后出现。

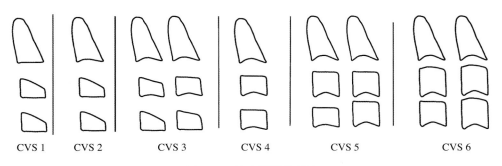

| CVS 1 | CVS 2 | CVS 3 | CVS 4 | CVS 5 | CVS 6 |

图2-28　改良颈椎分析法

CVS 2：第2节颈椎椎体下边缘略凹陷，第3、4节椎体呈锥形。表明生长发育高峰在此1年后出现。

CVS 3：第2、3节颈椎椎体下边缘凹陷，第3、4节椎体呈锥形或水平向呈长方形。表明此阶段出现生长发育高峰。

CVS 4：第2~4节颈椎椎体下边缘凹陷，第3、4节椎体水平向呈长方形。表明生长发育高峰在此阶段结束或在此阶段前的1年内已经结束。

CVS 5：第2~4节颈椎椎体下边缘凹陷，第3、4节椎体至少有一个呈正方形。表明生长发育高峰在此阶段1年前结束。

CVS 6：第2~4节颈椎椎体下边缘凹陷，第3、4节椎体至少有一个垂直向呈长方形。表明生长发育高峰至少在此2年前结束。

③ 颈椎骨龄定量分期法：陈莉莉、许天民、林久祥教授等学者采用北京大学口腔颅面生长发育研究中心收集的正常颌青少年8～18岁混合纵向资料（这也是目前国内国际样本量最多、跟踪随访时间最长的临床纵向资料之一）。以Fishman手腕骨龄分期法（SMI）为金标准，分为11组（SMI 1~11）；同时，选取头颅侧位片上第2~4段颈椎的42个颈椎参数（图2-29），运用非参数曲线拟合分析法与SMI 1~11进行相关性分析，找出了与颈椎骨龄关系最为密切、影响最为突出的3个指标参数，分别是H4/W4（第4颈椎高度与宽度之比）、AH3/PH3（第3颈椎前面高与后面高之比）、殆2（第2颈椎底角，即第2颈椎基底部凹陷与颈椎体下缘所成的角度），于2008年提出了颈椎骨龄定量分期法（quantitative cervical vertebral maturation, QCVM）。

QCVM 分期法具有4期：(1) QCVM Ⅰ（高峰前期或加速期）；(2) QCVM Ⅱ（高峰期）；(3) QCVM Ⅲ（高峰后期或减速期）；(4) QCVM Ⅳ（结束期），具体公式如下：

颈椎骨龄＝ −4.13+3.57 × H4/W4+4.07 × AH3/PH3+0.03 × 殆2；

QCVM Ⅰ：QCVMS < 1.7404；

QCVM Ⅱ：1.7404 < QCVMS < 2.623；

QCVM Ⅲ：2.623 < QCVMS < 3.5199；

QCVM Ⅳ：QCVMS < 3.5199。

临床应用时，先测得患者X线头颅侧位片颈椎的H4/W4、AH3/PH3及殆2三个参数的数值，代入上述的颈椎骨龄公式，可以确定患者所处的生长发育阶段，预测生长发育高峰期，估算生长发育完成百分比，从而确定青少年患者的最佳矫治时机。

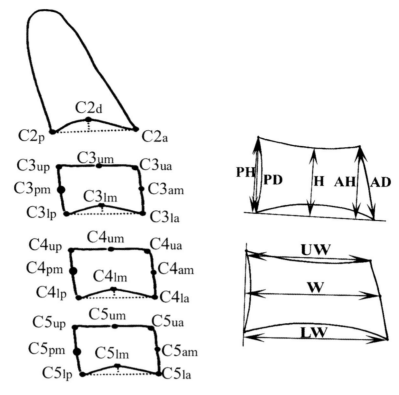

图 2-29 颈椎标志点及颈椎参数示意图

d：第 2 颈椎基底凹陷最深点

a：第 2 颈椎体下缘最前下点

p：第 2 颈椎体下缘最后下点

ua：颈椎体上缘最前上点

um：颈椎体上缘的中点

up：颈椎体上缘最后上点

am：颈椎体前缘的中点

pm：颈椎体后缘的中点

la：颈椎体下缘最前下点

lm：颈椎体下缘凹陷最深点

lp：颈椎体下缘最后下点

PH：颈椎体上缘最后上点到颈椎体下缘最后下点与颈椎体下缘最前下点连线的垂直距离

H：颈椎体上缘的中点到颈椎体下缘最后下点与颈椎体下缘最前下点连线的垂直距离

AH：颈椎体上缘最前上点到颈椎体下缘最后下点与颈椎体下缘最前下点连线的垂直距离

PD：颈椎体下缘最后下点到颈椎体上缘最后上点的连线长度

AD：颈椎体下缘最前下点到颈椎体上缘最前上点的连线长度

UW：颈椎体上缘最前上点到颈椎体上缘最后上点与颈椎体下缘最后下点连线的垂直距离

W：颈椎体前缘的中点到颈椎体上缘最后上点与颈椎体下缘最后下点连线的垂直距离

LW：颈椎体下缘最前下点到颈椎体上缘最后上点与颈椎体下缘最后下点连线的垂直距离

颈椎骨龄定量分期法（QCVM）已被国内、国际众多学者应用于骨性错殆畸形的预防及诊疗，证明了 QCVM 评价颅颌面部骨骼发育潜力的科学性，为各类青少年错殆畸形的预防、诊断提供了重要的依据。

2. 年龄与身高 一般而言，女孩生长发育高峰在 10.0 岁开始，在 14.7 岁结束；而男孩生长发育高峰在 12.1 岁开始，17 岁结束。身高的变化速度的高峰出现在生长发育高峰开始后的 2 年，即女孩为 12 岁，男孩为 14.1 岁。女孩生长发育期在 17.5 岁结束，而男孩则是 19.2 岁结束。不同个体生长发育高峰期开始的年龄、持续时间及生长速度具有较大差异，因此年龄不能作为研究生长发育的指标。以往许多研究曾指出颌面部的生长发育高峰期与身高的增长高峰有密切关系。Bjork 曾提出在制订正畸治疗计划时将身高的纵向变化考虑在内，并以此确定颌面部生长发育的阶段。临床上常以身高 - 年龄及身高变化速度 - 年龄曲线记录生长变化。

儿童的纵向高度记录 常常可从家长口中了解到，如果这种纵向记录是有价值的，或者如果在正畸矫治开始前获得一系列的观察记录，则可把每年的增长量按实足年龄画成图表，再根据曲线型确定预期的青春期。身体发育快的儿童青春迸发期持续时间比发育慢的儿童要短。如果青春期出现早，最大增长量出现得也早，且在青春生长期开始时的高度比生长慢的儿童要高。但在生长停止时，成熟早的儿童的身高可能比成熟晚的儿童要矮。成熟早的儿童在青春期之后，比成熟晚的儿童有较少的生长潜力。

身高与一系列面测量之间有高度相关关系。面生长青春期高峰与身高青春生长高峰期相同或在身高青春生长高峰期稍前后。前面高、下颌综合长度、后面高与身高之间有特殊的相关关系。换言之，如果儿童已经历了其身高青春迸发期，那么其面部各测量值的青春生长量也已表现出来了。

估计身体生长的其他方法包括将每一年龄的身高换算成"高度龄"或"身高龄"（height age）。可使用各种表将儿童身高转换成高度龄。这里仅介绍Hansman（1970）所设计的表，他根据4841名男女儿童的纵向资料，用计算机把出生至25岁每一年龄的平均身高计算了出来（表2-3和表2-4）。如果已知一个体的身高，则可根据这些表有关高度数值确定

表 2-3 男性个体从出生至 25 岁身高的均值及其标准差

年龄（岁—月）	身高（cm）									
	人数	均值	SD	10%	25%	50%	75%	90%	最小值	最大值
出生	49	49.6	2.25	47.0	48.0	49.6	51.3	53.0	45.9	55.0
0—1	62	53.9	2.24	51.2	52.2	53.5	55.6	57.0	50.0	60.1
0—2	53	57.5	2.40	54.7	55.6	57.1	59.7	60.9	52.6	62.6
0—3	59	60.7	2.32	58.0	59.2	60.4	61.6	64.6	55.5	65.9
0—4	49	63.3	1.98	60.8	61.9	63.1	64.5	66.0	59.3	68.0
0—5	51	65.4	2.32	62.7	63.9	65.1	66.8	68.4	60.0	72.7
0—6	70	67.5	2.31	64.5	65.9	67.2	59.2	70.4	62.6	75.0
0—9	53	72.1	2.66	68.7	70.4	71.9	73.4	75.2	67.2	81.9
1—0	72	75.8	2.76	72.3	74.0	75.5	77.3	78.6	70.1	88.5
1—6	75	82.2	2.78	78.2	80.5	82.3	83.9	85.3	76.4	92.9
2—0	69	87.9	2.84	84.2	86.7	88.0	89.5	90.6	81.6	99.5
2—0	53	86.2	2.97	82.6	84.3	86.3	88.1	89.4	80.6	97.6
2—6	60	90.8	3.00	86.7	88.8	90.7	92.3	94.3	84.6	102.6
3—0	59	95.2	3.24	91.0	93.7	95.2	96.8	98.5	88.5	107.4
3—6	57	98.6	3.03	94.6	96.9	98.6	100.8	101.9	91.9	106.5
4—0	74	102.3	2.88	98.5	100.5	102.7	104.4	105.6	95.4	109.7
4—6	93	103.2	3.07	101.9	104.4	106.2	108.3	110.0	97.2	114.0
5—0	87	109.5	3.29	104.9	107.4	109.5	111.7	113.5	100.5	117.5
5—6	91	112.9	3.29	108.7	110.8	113.0	114.9	117.2	102.4	120.9
6—0	91	116.2	3.53	111.7	113.7	116.2	118.4	121.0	105.7	124.2
6—6	92	119.5	3.64	114.8	116.8	119.8	121.8	124.4	108.6	127.2
7—0	92	122.6	3.76	117.6	120.1	122.7	125.1	127.3	110.7	132.3
7—6	88	125.6	3.90	120.3	123.0	125.6	128.2	131.0	114.2	134.8
8—0	92	128.8	4.28	123.2	126.0	128.8	131.5	134.3	117.1	144.4
8—6	90	131.2	4.29	125.5	128.4	131.5	134.3	136.6	119.4	142.2
9—0	92	134.0	4.41	128.6	131.3	134.1	137.4	139.9	121.4	145.2
9—6	88	136.7	4.52	131.0	133.8	136.9	140.0	142.4	123.3	148.2
10—0	85	139.0	4.62	133.6	135.9	139.0	142.3	144.9	125.9	150.9
10—6	80	141.6	4.77	136.1	138.3	141.4	145.3	147.4	128.4	152.8
11—0	76	144.2	4.84	138.9	141.3	144.0	147.4	150.5	130.3	157.1
11—6	78	146.8	5.01	140.9	143.6	147.0	150.0	153.3	132.1	158.5

（续表）

年龄	身高（cm）									
（岁—月）	人数	均值	SD	10%	25%	50%	75%	90%	最小值	最大值
12—0	70	149.2	5.46	143.3	145.6	149.1	152.6	156.5	134.9	160.8
12—6	73	151.8	5.68	145.2	147.7	151.9	155.9	158.8	136.5	165.4
13—0	71	155.6	6.23	147.4	151.4	155.0	159.5	163.7	139.8	170.8
13—6	69	159.3	7.24	150.2	153.9	159.4	163.8	169.1	143.0	175.5
14—0	67	163.2	7.13	153.1	156.8	163.5	167.5	173.0	144.9	177.4
14—6	61	165.8	6.97	157.8	161.2	166.4	170.0	174.2	147.9	180.9
15—0	55	168.8	6.76	160.1	164.1	169.6	173.9	176.9	151.9	181.7
15—6	52	171.7	6.45	162.8	167.5	172.3	176.6	180.1	156.4	182.9
16—0	50	174.3	5.57	167.0	171.2	174.6	178.1	182.0	160.0	183.5
16—6	37	175.6	5.81	166.7	172.0	176.2	179.6	182.8	163.6	186.7
17—0	42	176.7	6.14	167.7	172.5	177.8	181.4	183.7	164.5	189.0
17—6	23	176.6	6.44	168.5	171.2	176.8	181.0	185.6	165.0	191.2
18—0	33	178.6	5.97	169.6	175.7	178.3	182.2	186.0	165.8	192.1
19—0	25	180.0	6.42	170.1	176.0	180.9	184.6	187.4	168.6	192.6
20—0	31	179.9	5.48	172.4	176.5	179.4	184.0	186.4	170.1	192.4
21—0	35	180.1	5.26	172.8	177.1	179.4	183.7	186.9	170.2	192.5
22—0	39	179.8	5.45	172.8	176.1	179.7	183.2	188.2	170.0	192.6
23—0	37	179.8	5.69	171.8	175.4	179.7	183.4	188.6	168.6	192.6
24—0	34	180.3	6.03	171.9	175.5	180.7	185.0	187.7	169.0	193.2
25—0	30	179.8	6.33	171.5	173.7	179.7	184.2	187.8	169.1	193.3

表 2-4　女性个体从出生至 25 岁身高的均值及其标准差

年龄	身高（cm）									
（岁—月）	人数	均值	SD	10%	25%	50%	75%	90%	最小值	最大值
出生	56	49.0	1.71	46.4	48.2	49.1	50.5	51.2	45.5	52.2
0—1	69	52.6	1.91	50.1	51.6	52.8	53.8	55.0	48.0	56.7
0—2	62	56.0	1.69	53.6	55.1	56.0	57.2	58.1	51.8	59.7
0—3	67	59.3	1.72	57.1	58.1	59.2	60.4	61.5	55.3	63.2
0—4	59	61.3	1.85	58.7	60.0	61.3	62.5	63.6	57.2	65.7
0—5	57	63.5	1.71	61.4	62.5	63.4	64.4	65.9	59.2	67.5
0—6	63	65.4	2.15	62.7	64.0	65.3	66.6	68.9	60.5	71.1
0—9	61	69.8	2.12	67.1	68.2	69.9	71.4	72.9	65.1	74.0
1—0	75	74.0	2.32	71.1	72.3	74.1	75.7	77.3	68.8	79.1
1—6	74	80.4	2.83	76.5	78.1	80.7	82.6	84.2	73.5	85.2
2—0	68	86.8	2.92	89.6	84.2	87.3	89.1	90.4	79.2	92.5
2—0	58	85.1	3.07	80.9	83.0	85.5	87.2	88.8	78.6	93.1
2—6	71	89.2	3.20	84.6	87.0	89.7	91.8	93.3	82.3	96.5
3—0	71	93.8	3.39	89.0	91.2	93.8	96.4	98.2	86.5	101.6
3—6	68	97.8	3.54	93.2	94.9	98.1	100.6	102.5	90.9	105.0
4—0	78	101.8	3.72	96.6	98.9	102.3	104.6	106.6	94.0	109.3
4—6	91	105.5	3.98	100.0	102.4	105.9	108.6	110.3	97.1	113.6
5—0	90	108.9	4.15	103.0	105.6	109.4	111.9	114.4	99.8	118.0
5—6	90	112.3	4.30	106.2	108.6	112.5	115.8	118.2	103.2	121.5

（续表）

| 年龄
（岁—月） | 人数 | 均值 | SD | 身高（cm） | | | | | 最小值 | 最大值 |
				10%	25%	50%	75%	90%		
6—0	95	115.6	4.48	109.6	111.6	116.0	118.9	121.6	106.5	124.6
6—6	95	118.7	4.62	112.6	114.7	118.9	122.3	124.9	109.2	127.8
7—0	90	121.7	4.91	115.1	117.4	122.4	125.6	128.4	110.2	132.0
7—6	92	124.8	5.07	118.2	120.1	125.4	128.5	131.1	113.7	135.5
8—0	90	127.7	5.16	121.0	123.5	128.0	131.6	133.9	115.5	138.9
8—6	90	130.1	5.30	123.4	125.6	129.8	134.0	137.1	117.5	142.0
9—0	80	132.6	5.49	125.9	127.9	132.5	137.4	139.5	120.2	143.7
9—6	75	135.5	6.08	128.1	130.3	135.1	140.3	143.3	122.8	152.3
10—0	76	138.6	6.37	130.7	133.3	138.7	143.3	146.2	124.9	157.7
10—6	73	141.1	6.71	133.2	136.2	140.8	146.3	149.8	127.7	161.6
11—0	70	144.6	7.25	134.9	138.8	143.8	150.3	153.8	130.2	165.5
11—6	67	148.3	7.59	137.9	143.5	147.4	154.0	158.1	133.1	167.2
12—0	69	152.2	7.96	140.5	146.5	152.0	158.1	162.5	135.6	170.4
12—6	64	154.7	7.34	143.5	150.2	155.2	160.3	164.1	139.6	168.6
13—0	68	157.8	7.28	147.2	152.6	158.0	164.0	166.6	141.2	169.7
13—6	53	159.6	6.63	150.4	153.9	160.7	165.1	167.6	144.9	169.5
14—0	61	162.3	6.35	153.6	157.1	163.1	166.8	170.3	147.8	176.7
14—6	43	163.3	6.09	154.4	158.2	163.9	168.1	170.9	149.5	172.6
15—0	52	165.2	5.87	156.6	160.6	165.8	169.7	172.1	150.6	175.5
15—6	23	165.3	6.67	158.8	160.3	164.6	171.2	174.3	150.7	177.2
16—0	57	165.7	6.14	157.2	160.9	167.0	170.1	172.8	151.1	177.9
16—6	12	165.9	7.35	154.2	160.9	168.0	171.5	172.6	151.4	175.1
17—0	47	166.4	6.52	157.2	162.4	166.6	171.1	174.1	151.8	180.1
17—6	18	166.0	5.17	158.6	161.2	167.3	169.9	171.6	155.4	173.2
18—0	35	166.5	5.94	159.1	162.4	166.2	170.6	174.9	155.3	180.6
19—0	35	167.2	6.16	158.6	162.4	167.6	170.9	175.3	155.3	181.1
20—0	36	166.8	6.04	159.2	162.2	167.3	171.5	174.6	155.1	181.6
21—0	35	167.1	6.29	159.6	162.1	168.0	170.8	175.1	154.9	181.8
22—0	33	166.8	6.05	160.2	162.1	166.7	171.1	174.3	154.8	181.3
23—0	31	166.3	5.62	158.9	161.5	166.4	169.7	173.1	154.7	179.4
24—0	26	166.2	5.88	158.3	160.9	167.2	170.6	174.2	154.7	178.5
25—0	26	165.7	5.83	158.5	161.2	165.5	169.9	171.8	154.7	179.6

其高度龄，然后比较该高度龄与患者的年龄，即可表明该个体的生长是平均的、明显推迟的、还是明显提前的。尽管如此，事实上对于临床工作者而言，个体身高纵向变化资料记录多数不够完备，很难凭借身高的变化预测生长发育高峰的开始。

3. 第二性征 男性和女性第二性征出现的年龄不同，发育成熟所需要经历的时间不同。例如 95% 正常女孩在 9~13 岁乳房开始发育，平均年龄为 11.5 岁，乳房发育完成约需要 4 年。95% 正常男孩

在 9.5~13.5 岁外生殖器开始发育，平均年龄为 11.6 岁，外生殖器发育完成约需要 3 年。男孩和女孩的生长发育高峰的出现与第二性征发育的阶段不同。女孩生长发育高峰出现在乳房发育早期，约 40% 的女孩刚达到生长发育高峰时，乳房发育仍处于乳蕾期；50% 的女孩处于生长发育高峰，而乳房发育尚处于早期阶段。所有女孩都在乳房发育完成前经历了生长发育高峰。但是大多数男孩生长发育高峰出现在青春期后期，即 75% 的男孩在外生殖器发育的

中后阶段达到生长发育高峰；20%的男孩在外生殖器发育完成后仍未达到生长发育高峰；只有5%的男孩在外生殖器发育早期阶段处于生长发育高峰。

骨龄和月经初潮似乎密切相关。按照 Greuhch 等的意见，典型的月经初潮大约发生于13岁骨龄；而 Maresh（1961）认为月经初潮平均发生于12.96岁骨龄（SD=0.58）。骨龄提前的女孩，月经初潮出现得早；而骨龄推迟的女孩，月经初潮的年龄明显晚于一般女孩。月经初潮与最大生长高度的年龄之间的相关系数 $\gamma=0.93$。月经初潮几乎恒定地发生于青春迸发期顶峰之后。换言之，月经初潮早的女孩不仅在身高上有较早的青春迸发期，而且显示骨龄提前。在月经初潮后，身高可增加7.6～12.7 cm，直到生长全部完成。这种生长的大部分发生在月经初潮之后的第一年。

月经初潮常常发生于远中指骨骺融合（或联合）开始和完成之间。拇指的内收肌籽骨的出现总是平均先于月经初潮18个月～2年。一般说，女孩的内收肌籽骨出现在10.8岁骨龄（SD=0.56）和11.2岁年龄（SD=1.03）。

4. 牙齿的萌出　Hellman 则按牙齿的发育进度，将牙龄划分为若干发育阶段，然后再按牙龄的发育阶段分析颌、面的发育。其牙龄划分方法如下：

第一阶段：乳牙列完成以前的婴儿早期。

第二阶段：乳牙列完成以后的婴儿后期。

第三阶段：第一恒磨牙正在萌出，或已经就位；乳切牙全部或部分被恒牙替换。

第四阶段：第二磨牙正在萌出，或已经就位；乳尖牙及乳磨牙全部或部分被恒牙替换。

第五阶段：成人期，第三磨牙正在萌出，或已经就位。

第六阶段：老年期，磨牙面的解剖形态因磨耗而消失。

第七阶段：衰老期，磨耗至少磨去了牙冠的一半，全部或大多数牙齿缺失。

Hellman 将牙列的发育分为5个阶段（阶段 Ⅰ～Ⅴ），3个亚阶段（A：牙齿萌出完成；B：乳牙脱落，继替恒牙刚开始萌出；C：特指磨牙开始萌出）。

阶段 Ⅰ A：乳切牙萌出完成。

阶段 Ⅱ A：乳磨牙萌出完成。

阶段 Ⅱ C：恒切牙萌出，第一恒磨牙开始萌出。

阶段 Ⅲ A：第一恒磨牙萌出完成。

阶段 Ⅲ B：恒尖牙和前磨牙萌出。

阶段 Ⅲ C：第二恒磨牙萌出。

阶段 Ⅳ A：第二恒磨牙萌出完成。

阶段 Ⅴ A：第三恒磨牙萌出完成。

一些学者认为牙列发育阶段与个体生长变化及骨骼成熟，特别是身高变化有一定关系。这对于研究女性个体生长发育更为重要：

①如果全部切牙未萌出，那么个体生长发育（即身高的变化）未达到加速期。

②如果尖牙／双尖牙未萌出，那么生长发育即身高的变化速度未达到高峰。

③如果28颗恒牙未完全萌出，那么身高的变化未减速到20 mm/y，也就是指生长发育高峰期未结束。

④ 如果女孩第三恒牙已萌出，则表明生长发育高峰已经结束。

五、牙骀的生长发育

牙的生长发育是一个持续终生的序列过程。在胚胎3～4周时，牙齿开始发育，至牙齿生长发育结束，共分为生长、钙化、萌出和磨耗四个时期。该四个时期可以概括为出生前的牙骀生长发育和出生后的牙骀生长发育。

（一）出生前的牙骀生长发育

1. 牙胚的形成　乳牙和恒牙的胚胎发育均经历四个时期，即分化形成期、蕾状期、帽状期和钟状期。乳牙的牙胚分化形成始于胚胎第3周，在胎儿第2个月时，全部乳牙胚形成。恒牙牙胚从胎儿第4个月开始，先形成第一恒磨牙牙胚，直至出生后4～5年，全部恒牙胚才能形成。乳牙胚的形成过程从乳中切牙开始，然后为乳侧切牙、乳尖牙、第一乳磨牙和第二乳磨牙。恒牙胚的形成顺序为第一恒磨牙、中切牙、侧切牙、尖牙、双尖牙、第二恒磨牙和第三恒磨牙。

2. 牙弓的发育　出生后的牙弓呈马蹄形，是容纳胚胎牙板和牙囊的地方。出生前牙弓形态逐渐发生变化。胚胎第6～8周时，呈长的扁平形，没有一点马蹄形的弧度。到牙囊的钟形期，牙弓的前段伸长，到胚胎第4个月时，形成马蹄形。图2-30显示胚胎第3～6月牙弓形态的变化过程。可见乳侧切牙舌侧移动,乳磨牙区空间增大。

3. 牙列的间隙增长 在出生前,乳前牙尤其是乳侧切牙区常常出现拥挤现象,牙齿在牙弓内排列混乱,但是萌出后,牙齿排列整齐。每个牙弓象限的5个乳牙囊近远中总长度一直在增加,直至胚胎

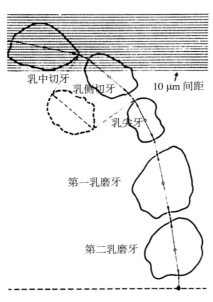

图2-30 胚胎牙弓改变示意图
(乳侧切牙舌移,乳磨牙间隙增宽)

第23周时,这样可使牙弓长度增加。在前牙区,牙齿间隙有较小增加,而后牙区间隙则在减小。因此,一方面颌骨体积在绝对地变大,另一方面牙间组织的增长不能与后牙大小的增加保持一致。

(二)出生后的牙殆生长发育

1. 乳牙及其殆的发育

(1)乳牙的发育:

1)牙齿的钙化:乳牙的钙化从中切牙开始,约在胚胎第14周,依次为第一乳磨牙(第15.5周)、乳侧切牙(第16周)、乳尖牙(第17周)和第二乳磨牙(第18周),见表2-5。随着牙齿的钙化,牙冠不断增大,当钙化的牙尖融合时,牙冠体积不再变化。牙齿的钙化受遗传因素的控制,遗传因素对牙冠的形态、牙齿生长速率、钙化型及矿物质含量均有影响。

2)乳牙的萌出:乳牙根开始形成时,乳牙即萌出,其萌出顺序见表2-6。乳牙萌出没有性别差异,左右侧亦无差异。其萌出与遗传因素和环境因素密切关联。大约78%由遗传因素决定,约22%由环境因素决定。身高、体重和头围均与乳牙萌出有关。

3)乳牙与系统疾病:萌牙是否会导致系统疾病常引起牙医、内科医生和家长的争执。家长认为萌牙与恶心、发热和腹泻有关。约有1/3的婴儿萌牙时

表2-5 乳牙的钙化与形成

乳牙	钙化时间	牙冠完成时间		牙根完成时间	
	(胚胎时间,月)	(出生后年龄,月)		(出生后年龄,年)	
		上颌	下颌	上颌	下颌
中切牙	14	1.5	2.5	1.5	1.5
侧切牙	16	1.5	3	2	1.5
尖牙	17	9	9	3.25	3.25
第一乳磨牙	15.5	6	5.5	1.5	2.25
第二乳磨牙	18(上颌)	11	10	3	3
	19(下颌)				

表2-6 乳牙萌出顺序表

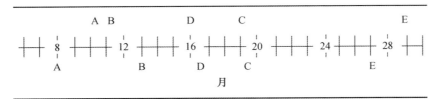

月

无任何症状，而有 60% 的婴儿有腹泻、过敏、鼻溢等系统疾病，但在牙齿萌出后又恢复正常。

4）乳牙异常：与恒牙相比，乳牙发育异常较少见。有报道表明，仅有 1% 的儿童先天缺失乳牙。上颌乳侧切牙先天性缺失最常见，其次为上颌中切牙和第一乳磨牙。

5）乳牙的吸收和脱落：乳牙的吸收与恒牙的萌出有关，但恒牙萌出并非主要因素。因为有些继替恒牙先天缺失时，乳牙也吸收。感染和外伤可加速乳牙吸收，而𬌗板的存在和继替恒牙先天性缺失则会延缓乳牙的吸收和脱落。

6）乳牙的粘连：乳牙，尤其乳磨牙会与齿槽骨发生融合而致乳牙吸收障碍，乳牙滞留和低位，这就是乳牙的粘连。恒牙亦有粘连，但发病率较低。下颌乳磨牙的粘连率为上颌乳磨牙的 2 倍。乳磨牙粘连的原因并不十分清楚，只是发生在日常的生理吸收过程中。牙根的吸收是间断性的，在牙本质吸收的间歇期，牙周组织已经吸收，牙本质和齿槽骨间发生骨性融合，从而导致牙粘连，进而出现"下沉"牙。

（2）乳牙列的发育：

1）神经肌肉的作用：神经肌肉组织的调节作用对乳牙列的发育至关重要。切牙萌出时，颌间关系确立，颌面部肌肉会影响下颌功能运动。乳牙列较恒定，异常变异较小。Leighton 等研究发现颌面部肌肉功能运动对乳牙列发育有影响。持久的吮指和咬唇习惯会使乳牙列形态改变，出现错𬌗。

2）乳牙列牙弓形态：乳牙列牙弓呈卵圆形，前牙段常有间隙，间隙随年龄增长而减小。上颌尖牙近中和下颌尖牙远中有间隙，称为灵长类间隙（ primate space ）。刚出生时，牙弓较窄，仅能容纳乳切牙。在其后的生长过程中，舌的大小和功能运动对牙弓形态和改变具重要作用。随着年龄增长，牙反射弧建立，唇功能运动日渐成熟，舌对牙弓形态的影响亦逐渐减小。从出生至 1 岁时，前部牙弓有一些变化，1 岁后则改变极小。后部牙弓改变却极为显著。出生后前 6 个月后部牙弓增长明显，这与乳牙萌出有关。腭盖宽度在出生后 1 年增加迅速，其后的 2 年中则基本保持恒定。

3）乳牙列的𬌗关系：刚出生时，牙龈垫互相接触，下颌处于后缩位，相对于上颌处于较后的位置。直至出生后 21 个月这一差异才逐渐减小。此时无法

建立正常的𬌗关系。当第一乳磨牙萌出后，乳牙列三维方向的关系得以建立。乳后牙咬合接触，下颌牙尖恰恰位于上颌牙尖的前方，上颌乳磨牙的近中舌尖咬合于下颌乳磨牙的中央窝，切牙直立，覆𬌗覆盖小。因为下颌第二乳磨牙较上颌第二乳磨牙大，因此，上、下颌第二乳磨牙近中为中性关系，即上颌第二乳磨牙近中舌尖咬合于下颌第二乳磨牙𬌗面近中窝，远中却为平齐平面（flush plane），见图2-31。当乳牙列有邻面龋、吮指习惯或异常的骨骼型则会导致末端平面阶梯。正常磨耗的人群，乳牙列时末端平齐，恒牙最初萌出时，恒磨牙为尖对尖关系。而对于饮食粗糙人群，如爱斯基摩人、北美印第安人乳牙有明显磨耗，下颌向前生长较多，乳切牙在 5~6 岁时呈切刃关系而乳磨牙末端为远中阶梯。及至恒牙萌出时，形成稳固的中性咬合关系（图2-32）。

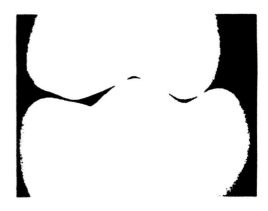

图 2-31　第二乳磨牙末端平面平齐

乳牙列约在 2.5 岁完成。正常的乳牙有如下特点：前牙有散在间隙；灵长类间隙；浅的覆𬌗覆盖；末端平面平齐，乳尖牙和乳磨牙 I 类咬合关系；前牙牙轴较直立；牙弓呈卵圆形。

2. 恒牙的发育

（1）恒牙的钙化：恒牙的钙化形成是其萌出的先决条件，而恒牙钙化有较大差异。Nolla（1952）根据 X 线研究把每个牙齿的发育分为 10 个阶段（图2-33）。第二阶段为恒牙开始钙化阶段，至第六阶段牙冠钙化完成，牙冠形成，牙齿即开始萌出。从图2-23 牙齿各阶段的钙化程度可预测牙齿的萌出时间。

牙齿钙化过程中，女性每一个钙化阶段均比男

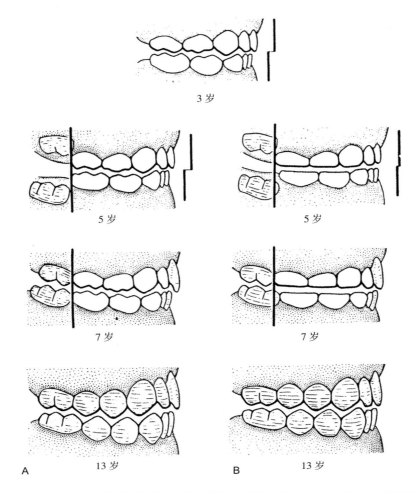

3 岁

5 岁　　　　　5 岁

7 岁　　　　　7 岁

A　13 岁　　　B　13 岁

图 2-32　乳磨牙齐平末端平面发展成正常恒磨牙关系的过程。A. 正常型；B. 接近理想𬌗型

性早。且牙齿钙化与种族有关。

（2）恒牙出龈前萌长：当牙冠开始形成时，牙囊在齿槽骨内产生唇颊向移动，这就是恒牙出龈前萌长。牙囊在颌骨内的此种运动并非萌出机制本身所致。而且这种萌长移动量很小，只有通过活性染色才能观察到。这是由于牙周韧带的代谢活动所致。

出龈前萌长有两个过程：其一为齿槽骨的吸收和乳牙根覆盖要萌出的恒牙牙冠；其二为牙齿萌出生物学机制使将萌牙移至萌出道已准备就绪的方向。这二者对牙齿出龈前萌长予以控制。颅锁发育不全症（syndrome of cleidocranial dysplasia）患者乳牙根和齿槽骨吸收不全、牙龈纤维粗硬及多生牙均可阻滞继替恒牙的萌长。如果去除这些干扰因素，牙齿

常能萌出，并建立咬合。动物实验表明，齿槽骨吸收机制与恒牙萌出机制不同。当把牙齿用钢丝与下颌骨固定时，牙齿因为萌出机制受阻而萌长停止，但覆盖恒牙冠齿槽骨的吸收依然按照正常速率进行。这样拴着的牙齿表面形成一个大的囊腔。下颌骨骨折患者在结扎固定时，钢丝把下恒牙结扎于下颌骨上。而齿槽骨的吸收在继续进行，牙齿萌出受阻。极少见的先天牙齿萌出异常症（primary failure of eruption）患者则因为牙齿萌出机制异常而致恒牙未萌。

牙齿萌出的精确机制并不清楚，干扰成熟胶原的交叉纤维生长的因素影响牙齿萌长。牙周组织成熟胶原的交叉纤维产生牙齿萌长力。因此萌出机制

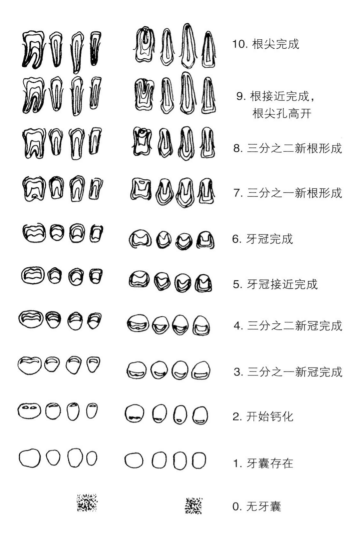

10. 根尖完成

9. 根接近完成，
　　根尖孔高开

8. 三分之二新根形成

7. 三分之一新根形成

6. 牙冠完成

5. 牙冠接近完成

4. 三分之二新冠完成

3. 三分之一新冠完成

2. 开始钙化

1. 牙囊存在

0. 无牙囊

图 2-33　牙形成或成熟的 10 个阶段和参考标准

切牙在没有受到任何作用力时萌长速率最大，而当牙齿行使功能，其萌长率降低 40% ~ 60%。在青少年殆平衡期，牙齿的功能性萌长与下颌升支的垂直生长一致。随着下颌的生长，距离上颌骨越来越远，为牙齿的萌长提供间隙。

恒牙的萌长受到与萌出方向相反力的控制。咀嚼压力是主要控制机制，唇、颊、舌等软组织与牙齿的接触亦会产生萌出逆向力，对牙齿的萌长予以控制（图 2-34）。

萌出力

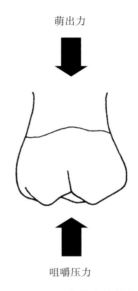

咀嚼压力

图 2-34　牙齿萌出的控制

当颌骨的快速生长迸发期结束后，牙齿萌长最后一期为成年殆平衡期（adult occlusal equilibrium）。在成年期，牙齿以极慢的速率萌长。如果恒牙早失，对牙便快速萌长。随着年龄的增长，牙齿磨耗增加，如果牙齿严重磨耗，牙齿萌出不足以补偿丧失的牙齿组织，面部高度就减小。然而，大部分人的牙齿磨耗能被牙齿的继续萌出加以补偿，因此面部的高度基本保持恒定，甚至在 50 ~ 60 岁时有所增加。

（4）调节和影响恒牙萌出的因素：恒牙的萌出时间和顺序主要由遗传因素决定。种族不同，其萌出的时间和顺序亦不相同。例如欧洲人和美籍欧洲人的牙齿较美国黑人和美国印第安人萌出为晚。营养也是影响牙萌出的一个因素，但营养因素对牙齿的钙化和萌出的影响较遗传因素小得多。局部因素如乳牙的根尖周组织损害、牙髓炎、牙髓切断术会加速恒牙的萌出。如乳牙在恒牙开始快速萌出前拔

主要存在于牙周纤维组织。其他如牙周组织的血压、血流、成纤维细胞的收缩、细胞外基质的变化等会对牙齿萌出有影响。

（3）恒牙出龈后的萌长：牙齿出龈后萌长极为迅速，直至与对牙接触，建立咬合关系，发挥咀嚼功能。恒牙破龈而出至达到咬合平面的快速萌长期称为出龈后萌长迸发期。达咬合平面后牙齿萌出缓慢，此即为青少年殆平衡期（juvenile occlusal equilibrium）。当今的研究结果表明，牙齿的快速萌长仅发生于夜间，白天反而有些压入，这可能与咀嚼运动有关。出龈后牙齿的萌长机制与出龈前相同，但控制机制有所不同。由于咬合压力与牙齿萌长方向相反，故而使萌长速度减慢。有实验研究表明，

除，可致恒牙早萌。若乳牙在恒牙开始萌出前拔除，因为恒牙胚表面齿槽骨的覆盖而致恒牙萌出更为困难和缓慢。恒牙出现拥挤亦会影响相邻恒牙的正常萌出。乳切牙外伤时，乳切牙被压入，致恒切牙萌出障碍。

（5）恒牙的萌出时间：恒牙萌出的时间并无绝对的顺序。因为牙齿的萌出时间有相当的变异。不能简单根据牙齿萌出时间表来判断恒牙萌出时间的异常与否。但是根据牙齿萌出时间表，可对牙齿的萌出状况作出粗略估计。表2-7为恒牙萌出的平均年龄。

（6）恒牙的萌出顺序：恒牙萌出顺序是指牙齿萌出的先后次序。根据牙萌出的次序，可以确定牙弓间隙是否不足，患者的哪个牙将错位等。上尖牙和第二双尖牙往往是第一恒磨牙前面的最后萌出牙，且常常错位。最佳恒牙萌出顺序是指从乳牙列至恒牙列的替牙过程中，能保证间隙不丧失。一般上颌最佳萌牙顺序为：6-1-2-4-3-5-7 和 6-1-2-4-5-3-7，约50% 以上的个体以此两种顺序萌出。下颌为：(6-1)-2-3-4-5-7 和（6-1)-2-4-3-5-7，约40% 以上的个体以此两种顺序萌出。这样的恒牙萌出顺序一般会保持牙弓的长度，不致间隙丧失。

恒牙萌出的顺序有相当的变异。而且任何萌牙顺序都不能绝对保证会成为正常。一些因素的相互作用，如口腔习惯和牙早失可调节牙在口腔的位置。牙萌出顺序在矫治程序中有特殊的意义。例如，通过序列拔牙引导牙萌出，使错𬌗畸形得到矫治就是利用了牙萌出的顺序。

恒牙萌出的顺序可以通过鉴别磨牙的成熟阶段来确定。然而，由于不同牙的成熟速度不同，特别是在较早年龄水平时更是如此，该方法并不完全精确。不过在9～12岁之间来估计牙萌出顺序，还是相当精确的。这是根据牙根形成的量来决定的。

（7）恒牙萌出的性别差异：除第三磨牙外，一般女孩恒牙萌出较男孩早5个月。牙齿萌入口腔时间的性别差异较出生后牙齿钙化中心形成时间的性别差异要小得多，因此牙萌出的性别差异主要是由于牙齿钙化中心形成的性别差异所致。

（8）恒牙萌出与机体生长：牙齿的钙化与个体的身高、体重、手腕骨的钙化、身体肥胖度呈密切的正相关关系。因此可以根据牙齿萌出状况来预测人体的身高、体重等。当然亦可以根据手腕骨骨化程度、身高、体重来预测和判断牙萌出状况，以确定及时的正畸治疗时机。

（9）恒牙的异位萌出：异位牙是指牙齿不在其正常部位萌出。最常见的异位萌出牙是上颌第一恒磨牙和上颌尖牙，其次为下颌尖牙和下颌第二恒双尖牙。再次为双尖牙和上侧切牙。

女性异位牙较男性多。

第一恒磨牙的异位萌出与以下四个因素有关：①大的乳牙和恒牙；②上颌骨长度减小；③上颌骨位置偏远中；④第一恒磨牙萌出角度异常。

关于异位牙的处理宜在早期牙齿萌出过程中进行，尽量利用牙齿萌出力。可考虑手术拔除异位牙，再植于正确位置，然后进行正畸治疗。

易位牙（transposition of teeth）是异位牙的一种特殊情形，是指两个恒牙位置的互换。常见于尖牙和第一双尖牙或者尖牙与侧切牙的易位。

（10）影响恒牙萌出位置的因素：牙齿萌出时，经过四个生长发育过程，即：①萌出前阶段；②齿槽骨内萌出阶段；③口腔内萌出阶段；④建𬌗后的牙齿萌出阶段（图2-35）。

牙齿萌出阶段不同，其影响因素各异。在开始萌出时，牙齿位置主要由遗传因素所决定。至齿槽骨内萌出期，恒牙位置取决于邻牙的存在与否、乳

表2-7　恒牙萌出平均年龄　　　　　　　　　　　　　　　　　　　　　　　　　　　　　　　　　　　单位：岁

		男性	女性				男性	女性
上颌	中切牙	6.5～8	6～9		下颌	中切牙	6～7.5	5～8.5
	侧切牙	7.5～10	7～10			侧切牙	6.5～8.5	5.5～9
	尖牙	10～13	9.5～12			尖牙	9.5～12	8.5～11.5
	第一双尖牙	9～12	9～12			第一双尖牙	9.5～12.5	9～12
	第二双尖牙	10～13	9.5～12			第二双尖牙	10～13	9.5～13
	第一磨牙	6～7.5	5.5～7.5			第一磨牙	6～7	5～7
	第二磨牙	11.5～14	11～14			第二磨牙	11～13.5	10.5～13

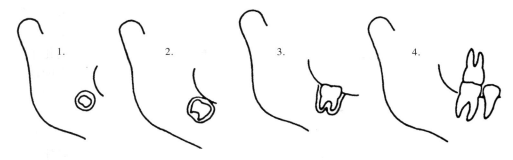

图 2-35 牙齿的萌出阶段。1. 萌出前阶段；2. 齿槽骨内萌出阶段；3. 口腔内萌出阶段；4. 建骀后的牙齿萌出阶段

牙的吸收程度、乳牙的早失、局部病理因素及任何能影响齿槽突生长的因素。牙齿表现出明显的近中移动趋势。牙齿口腔内萌出期，唇、颊、舌等肌肉因素和外来物品（如手指、铅笔等）均可改变牙齿的位置。恒牙还可移向龋坏或拔牙后的间隙部位。当牙齿与对牙建立咬合，咀嚼肌力可通过咬合的牙尖影响牙齿位置。牙齿向上萌出力和齿槽骨向上生长力与骀面至根尖的力相互对抗，牙周组织使强大的咀嚼压力分散至齿槽骨上，从而影响牙齿位置。

因为恒牙存在轴倾度，恒牙的咀嚼压力产生向前的分力，使牙齿产生近中移动。牙齿的近中移动分量可以抵抗牙齿的远中移动，稳定正畸治疗结果，但也可在牙齿和颌骨发育停止后导致牙列拥挤。

3. 牙列的发育

（1）恒牙的大小：牙齿的大小是指牙冠近远中宽度。牙齿的大小主要取决于遗传因素。环境因素如营养不良等会对牙齿大小的发育产生一些影响。牙齿因种族不同而存在大小差异。如 Lapps 民族牙齿较小，而澳大利亚土著人牙齿较大。牙齿大小的性别差异较小。表 2-8 为美国白人恒牙的平均大小。

最近的研究表明，遗传在牙齿的生长发育过程中决定了其形态、大小和位置。同一牙列对称部位牙齿大小、形态基本一致，左、右侧牙齿大小相关性极高，相关系数 r 约 0.9，上、下牙列同一部位牙齿大小相关性较高，相关系数 r 约 0.7。一般情况下，牙列每一象限越近中的部位，牙齿大小变异越小。而每一象限最远中部位牙齿大小最易变异，且形态、钙化时间均易变异，也易于出现先天缺失，如第三磨牙、第二双尖牙和侧切牙（图 2-36）。

（2）牙齿的数目：恒牙列正常牙齿的数目为 28～32 颗。但时常会出现先天缺失牙和多生牙。

表 2-8 美国白人恒牙近远中宽度

牙齿	男性（mm）		女性（mm）	
	$\bar{x}$	SD	$\bar{x}$	SD
上　颌				
中切牙	8.91	0.59	8.67	0.57
侧切牙	6.88	0.64	6.78	0.64
尖牙	7.99	0.42	7.49	0.36
第一双尖牙	6.76	0.47	6.60	0.46
第二双尖牙	6.67	0.37	6.50	0.46
第一磨牙	10.58	0.56	10.18	0.58
第二磨牙	9.50	0.71	8.79	0.73
下　颌				
中切牙	5.54	0.32	5.46	0.34
侧切牙	6.04	0.37	5.92	0.34
尖　牙	6.96	0.40	6.58	0.34
第一双尖牙	6.89	0.63	6.78	0.70
第二双尖牙	7.22	0.47	7.07	0.46
第一恒磨牙	10.71	0.60	10.29	0.74
第二恒磨牙	9.98	0.67	9.50	0.59

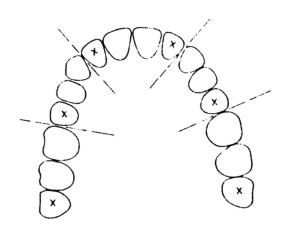

图 2-36 遗传野对牙齿发育的影响（"×"代表每个遗传野最远中易变异牙）

1）先天缺失牙：全牙列先天缺失称为无牙（anodontia），部分牙齿先天缺失即为少牙畸形（oligodontia）。有人报道先天缺失牙的发生率为2%～7%，最常见的牙齿缺失为下颌第二双尖牙，依次为上颌侧切牙、上颌第二双尖牙等。牙齿的先天缺失与遗传因素有关。

2）多生牙：多生牙较先天缺失牙发生率低，且多发于上颌，男性发生率是女性的2倍。

多生牙可分为三型：

①锥形牙冠多生牙：多位于上颌中切牙间，单个或多个，常萌出异位，或倒转生长或萌向鼻底。

②正常形态多生牙：正常牙列多余牙。

③牙齿大小和牙尖形态变异多生牙：这些牙齿较正常牙齿大或小，面中央深深凹入。

（3）牙弓大小的变化：在研究牙弓大小的变化之前，宜分清三个概念：基骨弓（basal arch）、牙弓（dental arch）和齿槽弓（alveolar arch）。

①基骨弓：是上、下颌骨本身的大小。

②牙弓：反映牙齿宽度总和，舌、唇与颊壁的功能及牙齿倾斜度和咬合前部分力之间的整体关系。当牙齿近远中宽度总和与上、下颌骨基骨弓大小协调一致时，牙齿宽度总和即为牙弓长度。

③齿槽弓：连接牙齿于基骨的部分，介于基骨弓和牙弓的中间，见图2-37。

（4）牙弓的宽度：牙弓的宽度包括尖牙间宽度、第一双尖牙间宽度和第一恒磨牙间宽度。

①尖牙间宽度是指两侧尖牙牙尖之间的距离（图2-38）。上、下颌尖牙间距随年龄增长而有所变化。在6～16岁期间，男性上颌尖牙间距平均增加5 mm，女性平均增加4 mm。这种增加是由于在乳牙列和恒牙列萌出期间上颌齿槽突向两侧扩展之故。因为上颌齿槽突是倾斜的，形成腭侧壁，随牙齿的萌出，齿槽突垂直生长，尖牙间宽度增加。同时上

尖牙在萌出时，较乳尖牙更为唇向和远中，从而增加尖牙间宽度。

②第一双尖牙间宽度是指两侧第一双尖牙中央窝之间的距离。下颌尖牙间距的增加明显小于上颌。从2岁到18岁，下尖牙间距，男性平均增加3 mm，女性平均增加2.5 mm。这种增加大多数发生在恒切牙萌出期间，此时乳尖牙向远中倾斜，并向远中移动，占据下颌灵长类间隙，使下尖牙萌出时尖牙间距达最大。

上颌双尖牙间距随着颌骨及齿槽骨的垂直生长而增加，使上颌牙弓宽度增加。而下颌双尖牙间距则是因为恒双尖牙在萌出时，牙冠较乳磨牙更向颊向位置，下颌双尖牙间距增宽。

③第一恒磨牙间宽度是指两侧第一恒磨牙中央窝之间的距离（图2-38）。从第一恒磨牙萌出至12岁，男女上磨牙间距均持续增加。在下颌从6岁至11岁磨牙间距无明显增加，因为下颌磨牙萌出呈聚合状（convergent）。下颌齿槽骨垂直生长，下磨牙牙冠萌出时稍向舌侧倾斜，直至第二恒磨牙萌出才直立，使磨牙间距稍稍增加。

第二乳磨牙脱落后，第一恒磨牙将近中移动少许，占据剩余离位隙，使磨牙间距稍稍变小，这常发生在11～12岁之间。

牙弓宽度（尖牙间距、双尖牙间距、磨牙间距）随年龄增长的变化上下颌有所不同，这具有重要意义。因为下颌骨出生后宽度增加的机制为下颌体的边缘外侧骨沉积增加，这样下颌骨牙弓的宽度不易施加机械力使其扩大。而上颌则相反，齿槽骨倾斜生长，上牙弓宽度增加明显，也易于通过机械力使其宽度增加。而且腭中缝亦可采用"快速腭扩展"来

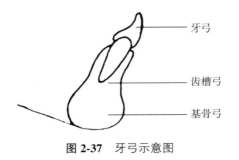

图2-37　牙弓示意图

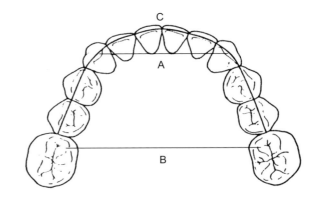

图2-38　牙弓宽与周长。A. 尖牙间距；B. 磨牙间距；C. 牙弓周长

开大间隙，增加上颌宽度。这些特点应在正畸临床应用中予以注意。

（5）牙弓的长度：牙弓长度即牙弓深度，是指从两中切牙中缝舌侧至第二乳磨牙或第二双尖牙远中面切线的垂直距离。牙弓长度的临床意义并不明显。有时以牙弓周长的一半来代表。

（6）牙弓周长：在乳牙列牙弓周长是指第二乳磨牙远中面到对侧同名牙远中面的牙弓长度。在恒牙列是指第二双尖牙远中面到对侧同名牙的远中面的牙弓长度（图2-38）。牙弓周长的变异较大，且上下颌的变异有所不同，故分开论述。

下颌牙弓周长从5岁至18岁，女性减少4.5 mm，男性减少3.4 mm。其减少的原因为：①下第一恒磨牙在占据离位隙时近中移动；②下后牙终生近中移动趋向；③下牙列邻面接触部位的轻度磨耗；④由于上下颌生长的不同而致下切牙舌倾或直立；⑤下切牙和磨牙本身的倾斜。下切牙和磨牙本身的倾斜是由于下颌骨的骨骼型、平面的陡度和垂直的齿槽生长所致，使下切牙舌倾，下磨牙近中倾斜，致牙弓周长缩短。有一点需要强调，随着年龄的变化，女性牙弓周长缩短较男性更为明显和严重。另外一些原因如龋坏、乳磨牙早失、混合牙列和恒牙列的拥挤等，均可致牙弓周长缩短。

下颌第三磨牙致下切牙拥挤，从而缩短牙弓长，是一个有争议的观点。有人认为第三磨牙肯定会致下前牙拥挤，因此他们建议，宜在早期剜除下第三磨牙。但多数研究表明，第三磨牙可能不是下切牙拥挤的原始动力。而下切牙拥挤可能是下颌与上颌的生长型不同致下牙列更易于近中移动，最终导致下前牙拥挤，第三恒磨牙则会加重已经存在的下切牙拥挤。

上颌牙弓周长相反，随年龄变化稍有增长。这可能是因为：①上颌恒切牙牙轴较上乳切牙更为唇倾（图2-39）；②上颌牙弓宽度的大大增加保证在上磨牙近中移动时上颌牙弓周长不致缩短。

（7）覆殆覆盖：覆殆即上下颌切牙垂直覆盖程度。覆盖即上下颌切牙水平覆盖程度（图2-40）。覆殆和覆盖从乳牙期、替牙期至恒牙期有较大变化。乳牙期，覆殆常轻度减小，覆盖亦减小至零。从替牙开始至恒牙替换完成，覆殆先增加一些，然后再减小。覆殆反映上下颌垂直骨骼关系，覆盖反映上下颌前后骨骼关系。覆盖还能反映唇舌功能的正常与否。严重的Ⅱ类和Ⅲ类错殆畸形患者，覆盖和覆殆随其异常骨骼型而呈现不同畸变形式。

4. 混合牙列发育

（1）乳牙的替换：恒牙顺序萌出替换乳牙的过程可分为10个阶段。

第一阶段为6龄牙的萌出。牙齿的萌出顺序为下颌中切牙、下颌第一恒磨牙、上颌第一恒磨牙。

第二阶段为7龄牙萌出阶段。上颌中切牙、下颌侧切牙依次萌出。此期上颌侧切牙根已较多形成，但距萌出尚有1年时间。尖牙和双尖牙仅处于冠形成阶段。一般情况下，上中切牙迟于下中切牙1年萌出。

第三阶段为8龄牙萌出阶段，以上颌侧切牙萌出为特征。当上侧切牙萌出建殆后2～3年，没有其

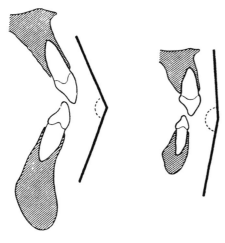

图2-39 乳切牙、恒切牙牙轴比较

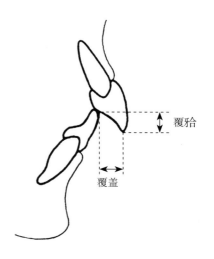

图2-40 覆殆、覆盖示意图

他恒牙萌出。

第四、第五阶段为 9 龄牙和 10 龄牙阶段，没有任何恒牙萌出，只能以乳尖牙和乳磨牙的根吸收情况来区分。9 龄牙阶段，下尖牙和下第一双尖牙根已形成 1/3，第二双尖牙根刚开始发育。上颌双尖牙根亦刚开始发育。10 龄牙阶段主要为乳尖牙和乳磨牙的根吸收和继替恒牙的根形成。此时下尖牙、下第一双尖牙和上第一双尖牙根已形成 1/2，上尖牙和上、下第二双尖牙根约形成 1/3。下切牙根已完全形成。上切牙根接近完成。

第六阶段为 11 龄牙阶段，下尖牙、下第一双尖牙、上第一双尖牙相继萌出。上、下切牙根已完全形成，仅上乳尖牙和上、下第二乳磨牙存留。

第七阶段为 12 龄牙阶段，上尖牙萌出，同时上、下第二恒磨牙接近萌出。

第八、第九、第十阶段为 13、14、15 龄牙阶段，主要为恒牙根的形成，15 龄牙时，第三磨牙基本形成。

牙龄与年龄可能会不相符合。发育早者，5 岁就已进入 6 龄牙阶段，10 岁进入 12 龄牙阶段，而发育迟者直至 14 岁才能进入 12 龄牙阶段。

萌出顺序的异常多导致发育异常。如下颌第二恒磨牙在双尖牙前萌出；上颌尖牙在双尖牙前萌出；左右不对称萌出等。下颌第二恒磨牙较双尖牙先萌出，常致牙弓缩短、牙列间隙不足、第二双尖牙阻生等。若上颌尖牙较双尖牙先萌出，常因萌出间隙不足而使上尖牙唇向移位，致牙列不齐。如果牙齿左右不对称萌出，将会使对侧同名牙萌出受阻。因此，乳牙的替换对替牙列发育影响较大。

（2）切牙替换时的间隙利用：继替恒前牙较乳前牙大。一般情况下，恒切牙和尖牙较乳切牙和乳尖牙大 2～3 mm，因此在切牙替换时，间隙控制很重要。若间隙不足，常会致切牙拥挤，尖牙唇向错位。乳切牙间散在间隙和灵长类间隙（上尖牙近中和下尖牙远中）为切牙替换提供必要的间隙。

当恒中切牙萌出时，乳牙列前部的间隙几乎全被占用，就使侧切牙萌出间隙变得不足。一般情况下，上颌乳前牙散隙和尖牙近中灵长类间隙恰恰能容纳萌出的侧切牙，不致出现拥挤。而在下颌，侧切牙萌出时，约相差 1.6 mm 间隙。这样出现了下前牙暂时性拥挤。随着牙弓和颌骨的生长及下尖牙的萌出，这种拥挤会消除。其间隙来源有三个：①尖牙区牙弓宽度稍稍增加，约能提供 2 mm 间隙。②下切牙的唇向萌出。乳切牙较直立，而恒切牙则唇倾一些，牙弓弧度变大，能提供 1～2 mm 间隙。③下尖牙萌出。下尖牙萌出时，稍稍颊向、远中萌出，为切牙提供间隙。此三个因素可单独或协同作用，从而使下切牙的暂时性拥挤得以消除。

（3）乳尖牙和乳磨牙替换时的间隙利用：与前牙相反，乳磨牙较恒双尖牙大。上颌第二乳磨牙较第二恒双尖牙大 1.5 mm，下颌第二乳磨牙较第二恒双尖牙大 2.0 mm，而上、下颌第一乳磨牙较恒第一双尖牙稍大一点，在下颌能额外提供 0.5 mm 间隙。这样在乳尖牙和乳磨牙替换时，就会在下颌牙弓每侧出现 2.5 mm 剩余隙。在上颌牙弓每侧有 1.5 mm 剩余隙，此即为"离位隙"（leeway space）。正因上、下颌离位隙和上、下颌生长发育的量不同，才使磨牙关系得以调整，由乳磨牙的末端平齐至恒磨牙的中性关系。在替牙期，下颌生长较上颌为快。

通常第二乳磨牙末端是平齐的。在恒牙替换时，下颌磨牙约需前移 3.5 mm（每侧）才能使磨牙变成 Angle Ⅰ 类关系。其中一半间隙由下颌的生长提供，另一半由下颌离位隙提供。

（4）第二乳磨牙末端平面与恒磨牙关系：第一恒磨牙的前后关系受上、下第二乳磨牙远中末端平面关系的影响。第二乳磨牙关系的变异可产生不同的末端平面关系，即远中阶梯、末端平面平齐、近中阶梯。这些关系对 验 的发育有很大影响。

①远中阶梯（distal step）：下第二乳磨牙处于上第二乳磨牙远中面之后，此种情形下，替牙期恒磨牙亦为远中尖对尖关系。乳磨牙替换后可能保持磨牙尖对尖关系，形成恒牙期开始的 Angle Ⅱ 类错 验。若下颌生长减少，则会导致恒牙完全远中。远中阶梯几乎不可能调整为中性 验（图 2-41）。

②末端平面平齐（flush plane）：指上、下第二乳磨牙的远中面处于同一垂直平面。此种情况下，替牙期恒磨牙为尖对尖关系。大多数情况下，乳磨牙替换后，下颌的生长和下颌磨牙的前移，使恒磨牙发展为正常的中性关系。也有少数因为下颌的生长不足而使磨牙保持尖对尖关系，出现开始的 Angle Ⅱ 类错 验（图 2-41）。

③近中阶梯（mesial step）：指上第二乳磨牙的近中颊尖咬合于下第二乳磨牙的颊沟，下第二乳磨牙向近中突出产生近中阶梯。这种情形下，恒磨牙

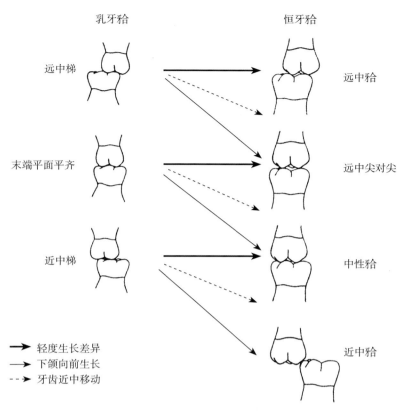

乳牙骀　　　　　　　　　　　　恒牙骀

远中梯　　　　　　　　　　　　　　远中骀

末端平面平齐　　　　　　　　　　远中尖对尖

近中梯　　　　　　　　　　　　　　中性骀

　　　　　　　　　　　　　　　　　近中骀

→ 轻度生长差异
→ 下颌向前生长
--→ 牙齿近中移动

图 2-41　乳磨牙骀关系对恒磨牙骀关系的影响

在替牙期为中性关系，乳磨牙替换后，可继续维持磨牙中性关系，成为正常的中性骀，也可由于下颌过多生长而致恒磨牙近中关系，致 Angle Ⅲ类错骀（图 2-41）。

（5）替牙列的特点：

①上中切牙间隙（diastema）：替牙早期上中切牙存在间隙。间隙小于 2 mm，可在侧切牙萌出后自行关闭。此时期称为替牙列的"丑牙期"（ugly duckling stage）。若间隙大于 2 mm，难以自行关闭。

②下切牙区拥挤：恒切牙较乳切牙大所致轻度拥挤时可自行调磨。

③磨牙远中尖对尖关系：乳磨牙末端平面平齐所致，乳磨牙替换后可自行调整。

5. 青少年牙骀发育

（1）第三磨牙的发育和萌出：第三磨牙的钙化和萌出变异较大。一般从 14 岁开始钙化，17～21 岁萌于牙列中，但有些个体很早就钙化、萌出和根发育完成，如南美印第安人 13 岁第三磨牙就萌出。

第三磨牙先天缺失较为常见。Garn 等（1973）研究表明第三磨牙先天缺失率为 16%。第三恒磨牙缺失者，其他牙也易于缺失，后牙形成延迟，牙齿萌出顺序变异，牙齿较小。第三恒磨牙先天缺失一般在恒牙初期才能确定，因其在 14 岁左右时才开始钙化。

关于第三磨牙的萌出是否会导致下前牙的拥挤一直是学者们争论的问题。有学者观察发现，随着第三恒磨牙的萌出，下颌牙弓长度缩短，下前牙拥挤增加，或者使原来存在的拥挤加重。而更多的学者则认为，下切牙拥挤与下颌骨的生长比同第三磨牙的萌出相关性更为密切，下颌增长越多，下切牙越易于拥挤。同时 Fuder（1969）研究发现第三恒磨牙萌出者，较第三磨牙缺失者下第一恒磨牙更加靠前，下切牙更为唇倾，因此表明第三磨牙并非其他牙齿近中移动的原始动力。第一恒磨牙的近中和下切牙的唇倾在第三恒磨牙萌出前就已发生。这些结论有待于以后的研究证实。

第三恒磨牙常常阻生，尤其在骨性 Angle Ⅱ类错骀患者。因为下颌体较短，下颌角陡，下颌后缩，使下颌牙弓发育不足，而致第三恒磨牙阻生，阻生的第三磨牙常需拔除。

（2）牙弓大小变化：青少年期牙弓长度显著减小。上、下颌牙弓宽度增加，但到12岁已不再明显增加。

（3）𬌗变化：青少年期由于下颌的向前生长，前牙覆𬌗、覆盖逐渐减小。牙𬌗前后向关系亦发生一些变化，这些变化与牙列的近中迁移、牙齿邻面的轻度磨耗及下颌向前生长有关。

（4）恒牙的根吸收：牙𬌗发育至20岁时，大多数人都存在恒牙的非病理性根吸收。约90%的人在19岁时有轻度根吸收，大部分牙根变得圆钝，而约10%个体出现2～4mm的根吸收。随着年龄的增长，根吸收发生率和严重程度增加。正畸治疗可增加根吸收牙的数目和根吸收的严重程度。因此，在进行正畸治疗前或在正畸治疗过程中要认真细致检查，拍摄根尖片，观察并防止根吸收的进一步发生和加重。

（三）影响𬌗发育的因素

𬌗发育的影响因素较多，可分为一般因素和局部因素两种。

影响𬌗发育的一般因素：①骨骼因素：上下颌骨大小、形状和相对位置；②牙因素：牙量与颌骨量的比例；③肌肉因素：牙周围肌肉的形态和功能。

影响𬌗发育的局部因素：①牙的错位发育；②多生牙；③先天缺失牙；④局部软组织异常。

1. 骨骼因素　影响颌骨生长的任何病理状况都可能对牙𬌗有显著影响。如遗传因素、先天畸形、外伤和感染等。此外，颌骨相对于颅底关系、上下颌骨之间在三维方向的关系均可影响𬌗的发育。

当上下颌骨在正中𬌗，处于理想的近远中关系时，形成Ⅰ类骨骼关系。

当在正中𬌗时，与Ⅰ类骨骼关系相比较，下颌位于上颌的远中，形成Ⅱ类骨骼关系。

当在正中𬌗时，与Ⅰ类骨骼关系相比较，下颌处于上颌的近中，即为Ⅲ类骨骼关系。

上下颌骨呈Ⅰ类骨骼关系，则上下颌磨牙多为中性𬌗关系，有时也会存在轻度的远中或近中𬌗关系。上下颌骨为Ⅱ类骨骼关系，则上下颌磨牙为远中𬌗关系。上下颌骨为Ⅲ类骨骼关系，则上下颌磨牙为近中𬌗关系。

如果一个颌骨的前后深度小于或大于对颌，可能导致Ⅱ类或Ⅲ类骨骼关系。以颅而言，如果一个颌骨在另一个颌骨的远中或近中，也能产生Ⅱ类或Ⅲ类骨骼关系。

上下颌骨宽度不调，上颌宽于下颌，出现深覆盖或正锁𬌗；下颌宽于上颌，出现反𬌗或反锁𬌗。

上下颌骨垂直关系不调，可致前牙开𬌗或前牙深覆𬌗。

齿槽骨与基骨的关系也影响𬌗的发育。虽然齿槽骨受基骨支持，但上下颌齿槽骨之间的关系不一定与上下颌基骨间的关系相同。齿槽骨支持牙，因此与牙的位置相匹配，可与基骨位置不协调。然而，基骨毕竟提供了基础，齿槽骨关系及其牙关系只在有限的范围内与基骨关系不同。

齿槽骨关系与基骨关系可能不同的原因使牙并非完全受颌位置的支配。在牙萌出期间，其他因素也可能引起牙齿异常倾斜。这时齿槽骨亦随牙齿而生长，以支持倾斜的牙，这样齿槽骨可能与基骨位置略有不同。

齿槽骨与上下颌基骨的关系既可影响𬌗的发育，也可利于𬌗的改建。在正畸治疗过程中，尽管正畸力不能使上下颌基骨位置发生改变，但可通过移动牙齿，使齿槽骨发生改建，从而使上下齿槽骨关系与颌骨关系协调，纠正某些错𬌗畸形。

2. 牙因素

（1）牙量与颌骨量的协调关系：当萌入牙弓的牙齿大小正常，牙弓发育正常，牙齿完全容纳于牙弓之中时，会正常发育。而一旦因为牙齿的大小异常或颌骨及齿槽骨的发育异常，导致牙量骨量不调，则会致发育异常，出现牙列拥挤或牙列间隙。

当牙量大于骨量，牙齿会拥挤、重叠、错位。严重间隙不足会出现牙齿的阻生，并使牙齿产生近中移动，缩短牙弓长度，加重牙列拥挤度。当骨量大于牙量时，会产生牙列间隙，牙齿无法产生良好的邻面接触关系。

另一方面，上颌牙与下颌牙相应的比例关系对发育亦至关重要，当上下颌牙量协调时，上下颌骨间有良好的牙弓间关系，上下颌牙齿尖窝交错，覆𬌗和覆盖合适，牙正常发育。当上下牙大小比率明显不调时，即使牙弓内牙大小与牙弓长度之间协调，仍可出现不适当的牙尖接触，覆𬌗、覆盖产生异常，导致错𬌗畸形。

（2）乳牙过早丧失：乳牙早失可能会影响到口

腔功能和口腔健康、对骀牙过萌及恒牙的位置等。主要是对恒牙位置的影响。乳牙早失后，常常会后牙前移，使牙弓缩短。尤其是第二乳磨牙的早失，更使第一恒磨牙易于前移，而致牙弓缩短、牙列拥挤和第二恒双尖牙阻生。因此宜对乳牙早失予以重视。

（3）恒牙的萌出顺序：恒牙萌出顺序较恒牙萌出时间更为重要，萌出顺序颠倒，常致骀发育异常。如当上第一恒磨牙先于下第一恒磨牙萌出或上第二恒磨牙早于下第二恒磨牙萌出时，常常会导致远中错骀的发生。如果下第二恒磨牙早于下第二双尖牙萌出，则可造成下第一恒磨牙近中移位，使下牙弓缩短，以至引起下第二双尖牙间隙不足而阻生或错位萌出。当第二恒磨牙萌出早于上尖牙时，可引起远中骀或上牙列拥挤，上尖牙错位萌出，甚至上尖牙阻生。

3. 肌肉和口腔习惯　口面肌肉的功能包括咀嚼、吞咽、语言和维持头姿势等。口面肌肉和口腔习惯对骀发育会产生一定影响。

（1）肌肉生理学：肌肉生理学的研究表明，口面肌肉不论是处于活动状态还是处于休息状态，均是一强大的力量。正畸学家敏锐地意识到肌肉功能在牙列形态遗传型和牙弓关系中的作用。牙弓关系的稳定决定于外部的颊肌和内部舌肌的平衡。这些力的平衡对于正畸疗程的稳定也是非常重要的。在正畸实践中，必须考虑肌肉功能对垂直向和水平向的影响。

Winders（1956）测定了口周力和牙列的舌侧力。发现舌侧力大于唇侧力或颊侧力，前者是后者的2～3倍。这些结果意味着，在正常条件下的内外力是不平衡的。这已为 Kydd（1957）和 Briggs（1965）所证实。Lear（1965）发现，正常成人平均一天吞咽585次，其范围为233～1008次。但应认识到，舌的收缩力虽然大于口周力，却缺乏稳定性。Jacobs（1966，1969）发现，舌和口周肌肉每天整个活动中所发挥的力是平衡的。

（2）咀嚼功能：咀嚼时的刺激对骨内结构和形状的影响已被肯定。处于原始生活条件的人（例如爱斯基摩人）显示了功能强而健康的牙列、明显的邻面和骀面磨耗、粗壮的齿槽骨和发育充分的颌骨。这些观察已由 Watt 等（1951）和 Barber 等（1963）进行了实验。其结果表明了咀嚼功能和食物的物理特性间的关系。食物越硬，齿槽骨和支持骨越粗壮。

Nanda 等（1967）曾进行动物实验，发现若咀嚼肌肉改变位置，将导致颌骨大小和形状的改变。

在多数情况下，要确定异常肌肉功能是由于已经存在的错骀畸形的直接原因，还是继发原因是困难的。前牙开骀患者，切牙无接触，切割食物的功能转移到后牙。吞咽时，舌尽可能地向前，以关闭开骀隙来完成吞咽。严重深覆盖者常出现安氏Ⅱ类一分类错骀。其下唇常卷曲在上切牙舌侧，这种唇姿势位可加重深覆盖，以至闭唇有困难。这时覆盖的程度可超过下颌前伸的程度，以至切牙无接触，切割食物则依靠尖牙和双尖牙区。这样在咀嚼时由于上切牙唇向伸展，活动有限，上唇对上切牙的压力也减少。在安氏Ⅰ类错骀畸形中，颞肌前部和嚼肌前部的肌电活动强于正常。颞肌后部纤维也比较活跃。这意味着在安氏Ⅱ类一分类错骀病例中，下颌处于后缩位，从而导致不稳定的牙骀。

（3）正常的下颌位置：口颌系统的神经肌肉活动取决于下颌的位置和功能。一般按下颌的三个位置来分析其功能。这三个位置是：下颌姿势休息位、相当于正中关系的后缩位和正中骀位或最大牙尖交错接触位。

下颌所有的功能运动起始于下颌姿势休息位。下颌借助于嚼肌及其有关面肌的被动张力收缩而处于悬吊位。当个体坐或站立、头保持直立时，则可获得上述关系。当下颌处于休息位时，牙是无接触的，有2～5 mm 的息止骀间隙（freeway space）。一个体的息止骀间隙随头位、体位、年龄、睡眠、来自牙的本体感受刺激或肌肉活动、骀变化、心理状况和口面肌肉疾患或颞下颌关节疾患等而有所改变。息止骀间隙变化于个体之间，但是同一个体是相当稳定的。这是正畸医生应记住的重要事实。在临床上，当设计使后牙伸长，以矫治有小的息止骀间隙的前牙深覆骀时，考虑上述事实是很有意义的。特别是矫治生长已完成的成人，考虑这点更为重要。因为使后牙萌长，将增加下面垂直高度，由此增加肌长度并影响侧貌。这将导致功能性骀干扰而引起深覆骀的复发。相反，用同样方法矫治伴有大的息止间隙的深覆骀患者将可获得稳定的疗效。

在息止颌位时，下颌被压低并处于比正中骀位略往前的位置。对于正常个体而言，这时的覆盖和覆骀是减少的。在安氏Ⅱ类一分类错骀患者中，下颌姿势位比正常明显向前，被称为"假性息止位"。

这种下颌向前可补偿Ⅱ类关系的远中殆及改善唇封闭、肌肉功能、语言功能、呼吸功能和面的外观。

正中殆位是指当牙达到最大殆接触面积的牙尖交错位（maximum intercuspation）时，下颌所处的位置。在正常年轻人中，正中殆位与多数正中关系位是不相同的。大多数个体的正中殆位在正中关系位前约2 mm。正中殆位和正中关系位之间的不调将归因于肌肉控制下颌运动的功能失调。

在正中关系位，下颌处于最后位，髁突在关节凹处于非紧张位。在伴有平衡和适当牙尖关系的个体中，正中殆和正中关系是相同的。下颌从息止位到正中殆位的运动是铰链运动。在伴有殆干扰的个体中，髁突显示平移运动（translatory movement），这表明正中殆和正中关系是不同的。估计正畸患者在正中关系而不是在正中殆位是绝对必要的，以便提供较好的功能稳定性和较好的外观。在矫治安氏Ⅱ类一分类错殆患者时，下颌髁突不能被永久地前移，因为肌肉的不平衡将妨碍稳定性。处于生长阶段的安氏Ⅱ类殆关系的患者，在生长过程中，有助于改善Ⅱ类殆关系。生长已完成的安氏Ⅱ类错殆患者是特别难以矫治的。

（4）唇的姿势位：唇封闭取决于唇长度、切牙前突度和下面高。通常的唇姿势是闭唇位。唇封闭有助于吞咽，保护牙和牙周组织，并有利于切牙的稳定。当唇间隙较小时，唇封闭所需要的唇肌收缩力是很小的。在唇短、唇间隙大的病例中，可出现明显的肌肉活动和颊肌收缩。颊肌收缩可使颏区变平，颏唇沟向上、向前运动。唇间隙大的患者要闭合唇就会增加对切牙唇面的舌向压力。安氏Ⅱ类一分类错殆患者的切牙前突是明显的，患者处于习惯性唇松弛位。安氏Ⅱ类二分类错殆患者的唇是过剩的，口轮匝肌及其有关肌肉对牙列起约束作用，仿佛处于弹力的橡皮鞘内。在安氏Ⅲ类错殆畸形中，下唇趋向于伸长，致使位置偏前的下切牙牙轴舌向倾斜。因此可以说，异常唇功能可以引起或加重错殆畸形。

（5）舌：舌的大小、位置和功能可以是错殆畸形的直接起因或助长因素。虽然舌的精确大小难以测定，但是主观估计舌相对于口腔的大小还是可行的。较大的舌充满口腔，舌的侧缘有齿形印记。大舌常常可使牙弓发育丰满而宽，牙颊向或唇向倾斜而出现牙间隙，偶尔出现后牙开殆。如果舌体积太

小，则可出现牙弓狭窄，颊侧区的牙舌向倾斜，常有拥挤现象。有时出现在安氏Ⅱ类二分类错殆畸形中所见到的切牙舌倾。

舌的位置还受到颅面形态学影响。小的下颌角和平坦的下颌平面将为舌提供更多的间隙，这时舌处于低姿势位。与此相反，具有高角下颌平面和大下颌角的患者为舌提供的间隙较小，则舌处于高而前伸位，结果可导致双齿槽突前突。虽然这些骨骼和舌的关系在临床上已被证实，但是，是软组织决定骨骼形态学还是相反，仍是有争议的基础病源学问题。

（6）吞咽：一个人平均每分钟吞咽一次。吃东西时每分钟吞咽8次。即使在睡眠时也发生吞咽活动，只是吞咽频率比清醒时要少得多。

一些测量分析表明，在正常情况下舌发挥的压力要比口周肌肉大得多。上切牙区的舌压力在每次吞咽时为75 ± 25 g/cm^2。舌对腭和磨牙施加的压力为100 ± 30 g/cm^2（Proffit等，1970）。舌对下切牙和下磨牙的压力为90 g/cm^2。考虑到正常个体不断发生间歇性吞咽活动，显然舌施加着明显的舌侧压力。

异常吞咽型也称作反吞咽习惯或吐舌吞咽。许多个体由于持续存在婴儿吞咽型而助长了错殆畸形的发生和发展。Rix（1953）发现，80%的非典型吞咽患者有错殆畸形。美国国立卫生研究院对8000名儿童进行了研究，发现5%～7%的儿童存在与开殆有关的吐舌习惯。这种吐舌的发生频率有种族差异。还发现随着年龄增长，吐舌发生率下降。

（7）口腔不良习惯：与肌肉有关的口腔不良习惯，有异常吞咽、吐舌、口呼吸、吮指、吮拇、咬唇和咬指甲等。这些不良习惯的动力干扰了正常的生长和口面肌肉功能，可改变牙的位置和上下牙弓的形状及其关系，从而可引起和加重错殆畸形，详见第三章。

4. 局部因素

（1）个别牙的错位发育：任何牙齿都可能因萌出前所处的位置，而使它不能萌至牙弓的正常位置，使发育受到影响。常见的错位发育见于上尖牙、下第三磨牙、上中切牙和下侧切牙，且均见于恒牙列。

1）外伤引起的上中切牙错位发育：常发于4～6岁的儿童，乳切牙遭受撞击伤，乳上中切牙可因外力撞击而向齿槽骨嵌进，从而使恒牙胚受伤或产生移位而使其不能萌出。

2）上尖牙的错位发育：恒上尖牙是最常见的错位发育牙，其原因不清，有人提出是由于该牙在发育之初所处的位置高于其他牙，具有更长的萌出道。恒上尖牙的错位萌出或阻生不仅影响𬌗的正常发育，也会给正畸治疗带来极大影响。

（2）多生牙：上颌前部为额外牙的好发部位，这与遗传有关。唇腭裂患者常有多生牙，可能是在裂的形成过程中牙板破裂所造成。多生牙常造成牙列拥挤，使相邻牙错位萌出，或者造成个别牙扭转及其他牙的迟萌，使发育异常。

（3）先天缺失牙：先天缺失牙常影响牙的形态、牙的位置和颌骨的生长。因为牙的先天发育不足，不仅表现在牙齿数目的减少，而且亦可表现为牙齿形态的改变。如切牙或尖牙可能呈圆锥形，前磨牙和磨牙可能缺少牙尖等。当个别牙先天缺失时，对牙弓影响较小。若同时缺失几个恒牙时，可使牙列出现间隙或其他牙错位萌出。而且这种多数目先天缺失牙患者常常致颌骨发育不足。因牙齿的缺失，齿槽生长停止，颌骨生长受限，导致更严重的骨骼和牙颌畸形。

（4）上唇系带：上唇系带偶尔引起局部牙齿错位。在幼儿，上唇系带正常附着于较低位置，即接近于上齿槽顶部中线处。在乳牙期，可以经常看到上唇系带附着于两个上中切牙间的齿槽上，随着齿槽的正常生长，上齿槽向下生长，而上唇系带的附着点逐渐变高。但是有些儿童上唇系带却持续地向下附着，从而造成两个上中切牙间的正中缝，使后继牙的萌出位置异常，导致错𬌗畸形。

六、口面部运动功能的发育

在口腔颌面部的生长发育中，除上述形态结构的生长发育外，另一重要的发育过程，就是口面部运动功能的发育成熟过程，这一过程始终与口面部结构的生长发育密切相关。虽然组织、器官等结构的生长主要受遗传控制，然而，其形态的发育及形态型的表现，则明显地受功能运动及功能与环境相互作用的影响。

在功能与生长发育关系的研究中，Moss 经过近20 年（1962—1981 年）探索，发展并完善了功能基质（functional matrix）假说。这是目前最有影响的生长发育理论之一。该假说认为：所有骨性组织和器官的起源、生长和维持，是相应软组织、器官等功能作用的结果。它强调，功能基质的每一部分执行一种必需的功能，如呼吸、咀嚼、语言，而骨组织则支持、保护、连接功能基质。尽管该假说难以完全被证实或被反证，然而，它首次改变了对颅面生长发育理论的认识，并使得许多生长发育现象得到合理解释。因此，这一理论在人类生长发育研究史上具有十分深远的意义。

运动功能的发育直接影响着形态结构的发育，因此，了解口面部运动功能的发育进程，对一些错𬌗畸形发生、发展和防治的认识是十分有益的。

（一）吞咽功能的发育

吞咽是一种先天的本能功能。在生长发育的不同阶段，吞咽活动的形式有着较大的差别，不过，无论哪种形式的吞咽，都是以吞咽反射为基础的。以往常常把吞咽活动只看成是反射活动，然而实际上，口面部的随意运动在整个吞咽运动中占有更大的比例，而且也是在生长发育过程中容易发生异常的部分。

1. 胎儿期吞咽　胎儿期第 5 个月即出现了吞咽羊水的运动。吞咽运动的出现标志着消化活动的开始，也是羊水循环和提供营养的途径之一。胎儿期的吞咽，是一种简单的本能反射活动，由简单的开闭口运动和吞咽反射组成。

2. 婴儿早期吞咽（吮吸吞咽型）　婴儿期的吞咽过程由吮吸运动和吞咽反射两部分组成。此时的吮吸运动是一种本能的摄食行为，因此，将这种吞咽叫做吮吸吞咽型。吮吸运动包括两部分肌肉活动，即由唇、颊和舌体的肌肉收缩与母亲的乳头共同在固有口腔前部形成前封闭；由口底肌肉（主要为舌骨上肌群）和咽、腭肌肉的收缩活动形成口腔负压，负压使乳汁直接进入口腔后部，刺激咽腭部黏膜感受器，引起吞咽反射。吮吸运动是婴儿本能的随意运动。

婴儿吞咽的另一特点是下颌的固定过程。婴儿由于没有牙齿，在吞咽过程中，下颌的固定主要靠面肌、口底肌肉收缩和舌垫于齿槽嵴之间来完成的。这种下颌固定的形式随着牙齿的萌出和建𬌗而逐渐消失。如果在建𬌗后仍保留这种下颌固定方式，则属于异常功能活动，称之为遗留婴儿吞咽型。吮吸吞咽一般持续 6～8 个月，其后随着下前牙的萌出进入过渡吞咽期。

3. 幼儿期吞咽（过渡吞咽期）　从婴儿后期下切牙的萌出开始，舌难以再向前伸至上下齿槽嵴之间；进食方式由母乳喂养变为混合喂养；同时身体的快速发育使摄食量增加，食欲增强。此时婴儿吮吸动作逐渐减少，并开始学习新的摄食动作，适应新的进食方式，中枢神经在这种学习和适应的基础上逐渐建立起新的摄食条件反射活动，婴儿摄食的随意控制能力也在不断加强。吞咽时口腔前封闭也由固有口腔向前部齿槽嵴区转移。但是，在乳磨牙未建殆之前，舌的两侧在吞咽时仍位于齿槽嵴之间，与颊肌构成口腔封闭和下颌固定的一部分。

从 1 周岁前后至全部乳牙建殆（2 周岁以后），即幼儿期，是吞咽功能最重要的学习期，也是吞咽动作表现最为复杂的时期。这一时期伴随着乳磨牙的萌出，咀嚼功能开始学习并逐渐建立，固有口腔的功能范围扩大，其周围唇、颊、舌的活动越来越复杂，并出现系统分工，吞咽动作向成熟过渡，即为过渡吞咽期。此期间神经肌肉的条件反射和意识控制能力均有较大提高，口颌功能快速发展。随着乳磨牙的建殆，吞咽时舌不再进入上下齿槽嵴之间，前封闭由唇颊和牙列共同构成，下颌的固定则由与唇颊肌共同完成，舌主要起形成并运送食团的作用。乳牙建殆的完成标志着吞咽功能的成熟。

吞咽功能在这一阶段极易受环境影响，包括家庭环境、社会环境、喂食方式、学习及心理状况等，形成常见的异常吞咽型如伸舌吞咽、遗留婴幼儿吞咽等。例如，过度地延长母乳喂养时间，极易导致婴幼儿吞咽动作的遗留。

4. 成熟吞咽型　所谓的成熟吞咽型是指口腔及咽腭各部能够将被摄入的各种食物，顺利而协调地输送到胃内的能力和运动形式，包括随意运动和反射运动。它是口咽各部肌肉密切协作、口颌各功能之间相互协调的过程，如吞咽与呼吸、咀嚼与吞咽等。习惯上，根据吞咽时食团所通过的部位以及参与活动的肌肉运动性质不同，将吞咽过程分为三期：即随意期、咽反射期、食管蠕动期。关于成熟吞咽全过程，请参见有关专著。本节仅讨论容易发生变异的随意期吞咽运动的特点。

所谓随意期是将食团由固有口腔推向咽门的过程，故又称口腔咽时相。这一过程由口腔周围各部肌肉的随意运动完成，但这些肌肉的协调运动有着

严格的程序，故认为是由条件反射控制的。典型的条件反射活动包括前封闭的形成、下颌的固定、吞咽时舌的运动等。由于条件反射是由后天学习建立的反射性运动，因而其变异的范围较大，通常所指的异常吞咽型与正常吞咽的区别即表现为随意期肌肉活动的不同，因此，随意期吞咽条件反射的建立过程是形成异常吞咽型的基础。

成熟的随意期吞咽运动具有以下特征：吞咽动作的开始是形成口腔前封闭，使下颌固定。先由升颌肌群产生闭颌运动，随之上下唇闭合，唇颊肌肉共同收缩靠向牙列，食团随舌周缘的上卷而向舌与硬腭之间靠拢，然后舌略伸展，使舌周缘接触牙列舌面，牙齿咬合使下颌固定。此时口腔形成一个前端封闭的管腔。随后，升颌肌群和唇、舌、颊肌进一步收紧，在固有口腔前部形成压力，同时舌根向下沉，软腭上举，使固有口腔后部扩张，形成低压区，至此，在固有口腔形成由前向后的压力坡度。然后，由舌尖到舌根的波动性收缩和上举，将食团输送到咽门区。食团进入咽门区，将刺激该区黏膜感受器，产生一系列反射运动使鼻后孔关闭，咽腔弛张，食团被推向咽腔。

5. 其他吞咽型

（1）意识强化吞咽：对不易咽下或不愿食入的食物，如粗糙食团、干性食团和过热食物等，通过有意识地强迫口腔运动，使之进入咽腔，激发反射性吞咽过程。其运动的特点是：吞咽开始前有一短暂的预备期；吞咽时各部肌肉如唇、舌及升颌肌群的收缩明显强于一般成熟吞咽。这种吞咽形式发生频率较低，只在特定食物条件下出现。

（2）流质吞咽：流质食物因其流动性而更易于进入咽腔，因此，流质吞咽运动具有以下特点：①对体位要求较低，可在各种头姿势时顺利完成吞咽；②不要求下颌固定；③口腔各部肌肉运动简单。

意识强化吞咽和流质吞咽均属正常吞咽。下述均为异常吞咽活动：

（3）简单吐舌吞咽：这是一种对其他原因所致开殆（如吮拇）的简单适应机制。吞咽时舌伸入开殆部位以帮助形成口腔前部的封闭，下颌的固定仍通过正常的下颌升肌收缩和牙齿咬合来实现，即正常牙齿咬合吞咽。其开殆病因明确，开殆部位界限清楚，容易矫治。这种吞咽随着开殆的关闭而恢复正常。

（4）复杂伸舌吞咽：吞咽时有唇、面肌和颏肌

收缩，缺少下颌升肌收缩，舌伸入上下牙列之间，即牙齿分离吞咽，而且吞咽水和食团均如此。复杂伸舌吞咽者的开殆较弥散，界限不清。有时虽不合并开殆，但上下牙列间尖窝关系较差，殆关系不稳定，常见有后退接触位的殆干扰。很可能并发于口呼吸者，并有慢性鼻气道阻塞性疾病史。

（5）遗留婴儿吞咽型：指恒牙列期仍保留婴儿吞咽行为的现象。吞咽时舌强有力地伸至前牙和后牙之间，为了使下颌固定，唇面肌系强收缩，其中颊肌收缩最为典型，并伴有特殊面相。这种患者因只有极少磨牙有接触而存在咀嚼困难，食物在咀嚼时常位于舌与腭之间；有厌食现象，喜吃软食。临床预后较差。

（6）代偿性吞咽：由于先天或后天原因导致口腔颌面部严重病理缺损或畸形时，甚至完全无颌骨者，如果神经功能正常，并存在进食通道，吞咽功能仍能继续维持。典型的例子是外伤或手术使颌面大部缺损或变形时，可在短期内利用剩余组织恢复吞咽功能。这是因为，行使吞咽功能的基本组织是肌肉系统，而吞咽过程只不过围绕消化道的肌肉收缩活动。

（二）咀嚼功能的发育

咀嚼功能是出生后随生长发育的进展逐渐建立起的一种口颌功能，其发生、发展和成熟，始终与殆的发育和咀嚼肌肉的发育关系极为密切。在殆发育的不同阶段，咀嚼肌肉经不断学习、训练、适应，逐渐发育成熟，各种适应于个体口腔环境的条件反射逐渐建立。由于咀嚼肌具有与肢体肌肉相同的生理特点，而且殆的发育成熟亦在成人期（已形成殆面接触关系），因而咀嚼成熟的时期亦与肢体肌肉相近，直到成人期才达到功能活动完善、工作效率最高的程度，即本节所称的成熟咀嚼功能。

1. 无殆期 婴儿出生后并无咀嚼功能，其摄食方式主要为吮吸和吞咽，但有咬合动作出现，这种咬合动作一般被认为是对牙龈刺激和心理活动的反应。

2. 乳牙期 自上切牙萌出到位开始，下颌的开闭动作变得更为精确，舌在口腔活动中也由前位退向固有口腔，这时便开始了咀嚼运动的学习，但此时的咀嚼运动既不协调，也无规律和目的。例如，给前牙萌出到位的婴儿口腔内放一块硬食物，他会将食物吐出。直到后牙有了接触，通常是第一乳磨牙建殆时，真正的咀嚼运动开始出现，但仅仅为咀嚼运动而已。此后不久，第二乳磨牙萌出并建殆，乳牙完全建立，咀嚼动作亦完成了其学习过程。此时，咀嚼肌肉、唇颊舌肌能自如配合，有效地控制咀嚼力，部分条件反射已经建立，故可将这一阶段称为咀嚼运动的学习期。

乳牙建殆后，咀嚼肌肉的发育尚远不成熟，无论是咀嚼力量还是咀嚼时处理不同品质食物的能力均较低。但是，自乳牙到替牙开始这一阶段中，咀嚼运动，尤其是咀嚼过程中各器官的协调运动得到了训练和完善。

3. 替牙期 替牙期开始，伴随着第一恒磨牙的萌出与建殆，乳牙根的吸收，以及身体快速发育对进食质和量要求的增加，对咀嚼功能的需求大大提高，此时咀嚼肌肉活动增强，控制咀嚼运动的各种条件反射逐步完善，从而咀嚼运动的技巧和咀嚼力逐渐增强，这种改变亦成为刺激乳牙根吸收和颌骨生长的原动力因素。然而，在恒牙全部萌出建殆前，咀嚼效率仍较低，这是因为咀嚼肌肉尚不成熟；恒牙根尚未完全形成，承受殆力的能力有限；牙列的发育尚未完成。因此，此阶段可看作是咀嚼功能发展阶段。

此期由于牙齿的替换，牙列上交替出现失牙过程，极易形成偏侧咀嚼习惯。

4. 恒牙期 进入恒牙初期，咀嚼功能的神经控制已趋于成熟，各种条件反射已建立并完善，咀嚼运动发育成熟。然而，咀嚼功能本身是一种力量型功能，其成熟应以咀嚼效能来衡量，达到最高咀嚼效能，必须具有成熟的殆和成熟的咀嚼肌肉。因此，咀嚼功能的成熟实际上应以与咀嚼肌发育成熟为标志。

（1）咀嚼肌肉的成熟：咀嚼肌的发育与其他躯体肌肉的发育相同，虽然肌纤维的数目在出生后不再增加，但肌肉器官收缩力的增强是随着身体的生长发育和成熟逐步增强的。从运动力学的角度来看，评价肌肉成熟或肌肉器官力量的参数为耐力、最大收缩力及运动速度等。这些指标受解剖、生理、年龄、性别、营养、体质、训练、神经、精神等因素影响。一般认为，骨骼肌肉能力的综合指标最佳时期为青壮年期，即骨骼肌完全成熟期（18岁以上）。咀嚼肌肉的成熟期亦如此，这也是正常殆力值测定以青壮年为对象的主要原因之一。

然而，目前尚无测量活体肌肉收缩能力的方法，除通过测量殆力而间接反映咀嚼压力外，仍以肌肉的横截面积推算肌肉的最大收缩力（按生理学标准每平方厘米 10 kg）。

（2）殆成熟：恒牙建殆后（即第二恒磨牙建殆），从结构上看，牙列与的发育基本结束，而从功能上看，此时殆功能的发育并未完成。理由是：①早期恒牙的接触（殆面和邻面）为点接触，许多研究已经证明，点接触既非稳定的殆关系，亦非最大的效能状态。②承载牙齿的颌骨生长和骨内结构塑型尚未完成，因此，不是最佳承载和传递咀嚼力的状态。③牙根和牙周膜的发育尚未完成，按照 Nolla 的牙齿成熟十阶段与年龄对照表，第二恒磨牙牙根完全形成平均在 16～16.5 周岁，第三磨牙的牙根形成则更迟。④牙弓的不稳定，包括尖牙间距、磨牙间距、牙弓周长等。一般认为这些指标在 18 岁以前是变化的，意味着这期间是不稳定的。可见，早期恒牙并不具备成熟的殆功能。

一般来说，个体功能的成熟应满足下列条件：①第二恒磨牙完全建殆；②全部牙根及牙周发育完成；③牙弓不再发生生长性改变；④颌骨发育完全结束；⑤殆接触包括邻面接触和殆面接触已由点接触变为面接触，这是殆功能发育成熟的最重要的标志。此时的殆具备了承载最大负荷、发挥最大咀嚼效能的生理基础和结构基础。此时的年龄已进入成年期。

由上述可见，殆功能发育成熟与咀嚼肌肉的成熟是基本一致的。因此，咀嚼功能的发育至成年期（18 周岁以后）才完成。

其他参与咀嚼活动的结构，如颌骨、颞颌关节、牙列等结构的发育已在本章详述。

（三）呼吸功能的发育

呼吸作为人体必需的本能生理功能，在婴儿出生时就已经是一种成熟的功能活动。呼吸功能发育的详细情况请参见相关书籍，本节仅讨论口面部各器官的通气功能。

鼻、咽、喉、口腔共同构成了上呼吸道。其中，鼻、咽、喉是构成上呼吸道的主要器官，口腔则为呼吸的辅助通道。正常情况下，这些器官足以胜任生长发育各阶段的通气功能，从而保证了机体的正常生命活动。

然而，从出生至成年的漫长过程中，口、鼻、咽作为身体的开放门户，极易受到外界的侵袭而发生各种疾病，导致局部形态的改变，影响呼吸道的畅通，使呼吸的主要通道发生改变。绝大多数口呼吸即由此引发。

从幼儿至 14 岁这一时期常见的鼻咽气道阻塞性疾病有：鼻部先天畸形，如鼻后孔闭锁和鼻中隔、鼻底及外鼻畸形；增殖腺肥大；鼻窦炎；扁桃体炎等。这些疾病常常是引起口呼吸的病因。

一旦发生口呼吸，鼻气道则被废用，同时口腔为了适应呼吸的需要，下颌和舌的姿势均发生相应的变化。生长发育期间的这种通气功能的改变，将使得面中和面下 1/3 的形态结构发育受到明显影响，从而发生一系列的形态改变。围绕鼻气道周围的器官结构将表现为发育不足，而口腔周围则发生生长方向和姿势的改变，改变的程度与口呼吸的发生时间有关。常见的形态改变有：面中 1/3 凹陷，鼻孔窄小，鼻甲瘦小，鼻底向下生长不足而致腭盖窄而高拱，面下 1/3 过长，下颌向前下旋转生长，面颊窄平，伴有前牙开殆，后牙殆关系紊乱，上下牙弓狭窄，常见继发的伸舌习惯或舌姿势位于前位。此类患者多伴有慢性咽炎和慢性扁桃体炎。

口呼吸是功能状态影响结构发育的典型例子之一。

临床上应尽早治疗呼吸道阻塞性疾病，恢复正常鼻气道的呼吸通道功能，以达到防治此类口面畸形目的。

（四）语言与表情功能的发育

言语（有声语言）、表情、手势、文字（无声语言）以及视觉和听觉（语言反馈机制）共同构成人类的语言系统。其中言语与表情都是口面部以面肌和舌肌活动为主的随意运动。按照习惯，本节仍用"语言"代替"言语"一词。

语言与表情功能有着许多相同特点：①参与功能活动的面肌、舌肌、咽腭肌及喉肌等几乎都是无肌梭的随意肌；②都是表现高级思维活动如情感、思想、心理和认知能力的口面部随意肌肉活动；③肌肉的活动均为高级中枢控制下的复杂技巧性运动，而非力量型运动（如吞咽、咀嚼运动）；④虽然二者均包含有先天的神经肌肉行为型，如喉的发声活动、惊恐、哭泣等表情活动，但是二者的发育成熟却主要受后天环境和先天智能的影响。语言与表情属于不同的神经中枢控制，通常所说的语言中枢（发声中枢）位于大脑的左半球额下回，而整个语言功能（包括对语言的理解、讲话、阅读、书写等）则是左半球的广泛区域联合控制的。表情的控制则来自于大脑的边缘系统。

1. 语言功能的发育　语言的生理基础是声音，发声是一种先天的本能行为，而语言本身则是后天通过学习而建立起来的功能。一个典型的例子，就是先天耳聋或婴幼儿时期失去听觉的患者，同时也失去了语言功能，成为聋哑人。

语言的形成大致分为三个过程：产生声音的器官结构是喉的声带，发出的声音称为喉音；喉音经过咽、鼻咽腔、鼻腔、鼻窦、口腔、颊、唇等共鸣结构的塑造而成为语音；最终构成语言活动的则是唇、舌、牙列以及下颌运动。

刚出生时的婴儿仅有发声的功能，这是一种本能的先天行为，与高等动物的发声并无本质的区别。然而随着身心发育和智能的表现，语言功能逐渐从无到有，从单音素到语句表达，最终发展成为能够表达思想、观念、感情，传递复杂思维信息的口面部高级随意活动。

（1）语言前阶段：即语言发育的预备阶段，从出生至1岁左右。

婴儿出生时的反射性啼哭在1~2个月时分化为不同含义（饥饿、不适、疼痛）的有声信号，并伴随相应的本能表情。无意识的偶然发音对婴儿产生良性刺激（听觉及发音器官的本体感觉），促使其重复相同的音。6个月时开始出现"ba""ma"等唇音；约8个月时可连发二个同样音节如"baba""mama"等，仍是无意识的，并无叫喊亲人之意，此后开始模仿大人的样子发出较多的简单音节。

1岁之前的语言活动中音素少而简单，且无实际语言含义，语言运动从简单的喉音发展到由后舌参与的简单运动，这些运动主要是环境影响下建立的条件反射运动，基本不受意识控制。

（2）语言学习阶段：是语言发育的一个最重要时期。1岁左右开始发出有意义的单字，即为语言活动的开始，起初以唇参与的活动较多，如闭唇音"妈""爸""不"，等等。1岁半左右词汇开始迅速增加，舌的语言活动亦相应增加。2~4岁期间是语言发育最快时期，此期间口面部器官和中枢神经系统迅速发展，心理活动逐渐增多，高级中枢对随意运动的控制能力增强，唇、舌、下颌等器官的语言

活动技能大大提高，因此也是形成语言功能的基础阶段。然而，此时的语言活动仍是通过模仿和简单思维形成的，语句尚不完整，常称之为"杂乱语"。1~4岁期间唇舌运动方式和技能极不稳定，易受环境影响形成语言的不良习惯动作，常见的有发唇音时唇用力过度；舌齿音中的舌过度用力抵牙齿、翘唇等，此类语音动作多为习惯性的"娇音"，可对发育中的口面部组织形态构成损害。受心理影响者多表现为语言活动量少或语言功能缺陷，如少言寡语、口吃等。5~6岁时语言的模仿行为减少，而自身思维组成的独立性语言增多，即对语言开始了理解，同时中枢神经对语言动作的控制也逐渐增强。

（3）语言的成熟阶段：从学龄儿童开始，随着口腔颌面部器官结构的发育，器官功能活动能力增强，心理发育及神经系统的发育，特别是学校教学中的正规语言学习训练课程，使大量语音的条件反射运动得以建立，从而使语言功能由幼稚向成熟快速发展。至小学结束前后，语言基本达到通顺流利，能准确地表达个体心理活动和思想感情，语言器官活动达到稳定的程度。

值得注意的是，在学龄前阶段形成的语言不良习惯如"娇音"、口吃等，如果能得到正确指导，可在这一阶段彻底纠正，很少有遗留。但是，如果所处的家庭和社会环境影响因素不去除，使不良习惯持续存在，则有可能对正处于快速发育期的口面部结构形态，尤其是软组织形态造成明显影响，如上唇上翘、双唇前突、闭唇无力甚至牙列畸形等。

语言发育成熟的标志是：语言能力上应能自如地表达自身的全部思维活动，而语言运动上所有语音动作的条件反射活动应完全建立。

语言发育除受先天或后天的神经精神因素影响外，口腔颌面部的形态结构如唇腭裂、开殆、严重反殆、舌系带过短、舌体过大、无牙畸形等，都可能对语言运动的正常发育造成暂时或永久性损害。

2. 表情功能（又称情绪语言，language of emotions）　表情是一种反映情绪、思想、感情、精神状况、心理状态等神经精神活动的口面部功能活动，表情活动的表现形式极为复杂，从最基本的各种哭、笑、惊恐、愤怒、兴奋、痛苦，到高级的意志、情感、思想、羞愧，以至病态表情的表现等。有人观察表明，人类的表情可多达七千余种。

早在19世纪，著名生物学家达尔文就对人与动

物的表情及人的表情发育作了广泛深入的观察和研究，发现人与动物如狗、猫、猿等的某些表情具有同源性，属于由进化而获得的先天本能行为，像痛苦、愤怒、恐惧等表情。现代生物学、神经生理学、心理学的发展，进一步明确了人类的表情活动是以反射运动、条件反射运动构成的本能行为为基础、高级中枢控制下的意识行为活动。

表情的中枢定位在大脑的边缘系统，故称边缘系统为情绪脑。而实际上，大脑皮质的全部高级中枢均直接或间接地参与了表情活动的控制，从而使人类的表情动作极为发达，成为表现复杂神经精神活动的特殊语言形式。

表情功能的发育进程，可大致分为本能行为发育阶段和意识行为发育阶段。

（1）本能行为发育阶段：刚出生婴儿的第一个表情动作便是啼哭，随后出现的表情如惊恐、愉快、微笑以及觅食动作（用嘴寻找奶头）等，这些早期的表情一般来说是先天的和无意识的。随着出生后中枢神经的快速发育，婴儿对听觉、视觉、触觉等传入信号，从陌生到熟悉并产生出相应的反应，最早便反映在表情动作的逐步丰富上。到1周岁左右，婴儿能对环境中经常出现的声音、景物以及亲人的抚摸等做出定向的表情反应，例如，当用一种声音或物体逗婴儿时，他会转向声源或物体，发出微笑的表情。

在2周岁以前，幼儿的表情已经比较丰富，诸如痛苦、恐惧、愤怒、愉悦、兴奋、爱恋、欲望等等，都能以相应的表情动作表现出来。达尔文的观察证明，这些表情的出现，并非人类所特有的，而是属于动物的本能行为。在这些本能行为中，既包括最基础的反射动作如打喷嚏、打呃、打呵欠、伸懒腰等，也包括条件反射活动，例如用手柔和地触及婴儿面部时，也会激起其吮吸的欲望来。此外还包括最初级的意识动作，如对熟悉的人亲昵和微笑，对陌生人的回避和迷茫表情等。

从学习走路和语言开始，幼儿的表情动作也越来越丰富，表情动作的条件反射活动增多，并逐渐出现了表情活动的意识控制。3～4岁以后的儿童，已能对环境中发生的事情自然地表现出相应的表情活动。虽然这时的表情主要是本能行为的表现，但仍能说明中枢神经已发育到了能对传入信息进行思考、理解的程度。可以认为，在学龄前的生长阶段，

是人类本能表情行为的重要学习发展阶段。

这一阶段的表情肌肉活动幅度小，动作也比较简单。

（2）意识行为发育阶段：从学龄儿童到成人的漫长发育过程中，是在本能表情活动的基础上，以意识行为发育为主的，这与思维、学习、记忆等精神活动的发展相一致。学龄儿童开始了对周围环境的广泛学习与适应，表情活动越来越多地受到意识的控制，它已不仅表现本能神经精神活动，亦逐步表现各种高级思维活动如沉思、回想、愠怒、羞怯、崇拜、压抑、激情、温情、憎恶、鄙视、谦虚、忧虑等。不过，不同的个体之间，由于受年龄、性别、性格、知识结构、教养、体质、心理状况等多种社会、人文、自然环境的影响，其表情动作的多少、动作的幅度以及动作的力度均有相当大的差别。这种差别导致了不同个体拥有不同面容的结果，这就是表情的意识行为发育的特点。

参与口面部表情活动的肌肉除面部表情肌外，尚有舌肌、头颈肌肉以及咽腭肌肉，如前所述，这些肌肉的活动在表情活动中均为技巧型运动。这是因为面肌在分布上纵横交错，结构上只一端有固定附着点，且肌纤维细小而无肌紧张（无肌梭）；表情活动本身也具有只承受肌肉自身重量、活动时间短、变化快的特点。

因此，表情运动的多少、强弱，一般不会对口面部硬结构的生长发育构成影响。然而，它对口面部软组织形态影响显著，成年人面部皱纹的形成即说明了这一点。另外，特殊职业者的面部表情，如中国戏剧中的丑角演员，杂技中的滑稽演员，各有其特殊的表情和表情岁月痕迹。

神经肌肉系统疾病是导致表情发育障碍的主要原因。

（五）姿势的发育

姿势是身体或器官克服本身重量，使自身处于重力平衡时的一种自然状态。它是通过人体的一系列反射性肌肉活动实现的，任何一种姿势的维持，至少有两组或两组以上相互拮抗的肌肉收缩。因此，尽管姿势不表现为身体或器官的运动，然而，由于其仍是肌肉活动的结果，故可将姿势看做是"凝固"的动作。

构成姿势活动的反射称为姿势反射，包括先天

的反射活动和后天的条件反射，其中最基本的反射是牵张反射，它是身体和器官保持重力平衡的基础反射。此外，还有许多其他反射活动参与，在头面部的如颈紧张反射、迷路紧张反射、局部静位反应，以及后天建立的各种条件反射活动。各种反射活动经过中枢神经系统的整合，使各组肌肉的肌紧张处于适当程度而保持身体和器官的某种重力平衡状态，即形成某种姿势。

口面部姿势反射的中枢位于低位脑干和小脑，而牵张反射的自发性调控则是通过低级中枢与肌梭之间的 γ 传出纤维形成的 γ 环路实现的。

参与口面部姿势活动的肌肉有两大类：一是头、颈、颌骨骼肌，其生理特点同躯体其他肌肉，它们通过围绕头颈部的骨骼支架形成的强大而完善的肌肉链，来形成并维持头颈与下颌的姿势；另一类是面肌和舌肌，特点是无牵张反射，其姿势的维持主要靠后天的条件反射和肌肉自身的形态决定的。

姿势是随神经肌肉和骨骼的发育而发育的。姿势的成熟与运动锻炼有密切关系。

1. 颈、下颌姿势 颈、下颌姿势主要靠姿势反射来维持，出生后最早出现的是牵张反射。幼儿在经历仰卧、翻身、爬行、站立、走路、跑步、跳跃这一生长发育过程中，头颈姿势发生了巨大变化，多数反射活动是在这一时期建立的。在站立之前的幼儿，由于肌肉和骨骼不能承受自身重量，故无稳定的姿势。在2岁左右，随着骨骼和肌肉的发育，头颈部的基本姿势初步形成。这期间常有环境因素，如卧姿、喂食习惯等影响肌肉的平衡发育，而对进一步的姿势发育造成影响，如早期的反骀多因不良喂奶习惯所致。

从开始走路至青春期这一漫长的过程中，头颈部将随着脊柱和头颈肌肉的发育，以及条件反射的完善，逐渐形成各种状态稳固的成熟姿势。同时，各种原因所致头颈肌肉链的发育不平衡，或由不良习惯动作形成的条件反射，可导致异常头颈姿势，如斜颈、"抢肩"等。

下颌的姿势在开始走路后仍极不稳定，这是因为下颌自身的发育较颅上颌复合体发育稍迟，下颌运动肌肉的发育还受牙列与骀、颞颌关节生长发育的影响。

在乳牙建骀之前，下颌基本上没有稳定的姿势。乳牙建骀之后，下颌首先处于后缩位置的姿势状态，

这与下颌骨的发育有关。常见因不良习惯和遗传使下颌处在前伸位置，即前牙反骀的姿势，这种状态如没有得到纠正，可促使下颌向前生长，形成骨性反骀。进入替牙期，下颌将随着颌骨的快速生长和肌肉、颞颌关节对恒牙的适应，逐渐向前调整，替牙结束时，下颌仍处于略向后的姿势位置，此后下颌的生长较上颌略快，至第二磨牙建骀后，下颌基本进入成熟姿势位置，即通常所指的息止颌位。

以上所述是指身体直立时头颈和下颌所处的自然姿势位置，即静态姿势，这种姿势以肌肉的牵张反射活动为主。另外，当头颈、下颌处于某一特定的状态时，如仰头、扭头、张口等，可认为是动态姿势，是在牵张反射的基础上由各种条件反射控制的，有时还是有意识的控制。动态姿势种类繁多，个体间因习惯、职业、运动锻炼、身体素质等有较大差异。

异常下颌姿势的形成与意义：下颌因其独特的结构和生理功能，在从替牙至成人期间，许多因素可导致其姿势的异常。这里仅列举常见的原因。替牙期间，偏侧咀嚼可引起下颌偏歪姿势，久之可致下颌双侧发育不对称的永久性面歪；吮拇习惯可使下颌位于后缩姿势，而引起下颌后缩。在恒牙骀，关系紊乱如反骀、深覆骀、锁骀等都可引起下颌姿势的异常；几乎所有的颞颌关节疾病（包括器质性和肌功能性疾病）均有可能导致下颌姿势异常。此外，遗传与神经疾病也是常见的原因。无论何种因素，其最初影响的均为肌肉活动，亦即头颈部肌肉链的平衡，进而形成条件反射，使之成为永久性姿势。反过来说，下颌姿势的异常亦反映了口面部结构和功能的状况，因而常可作为某些口面部疾病的诊断依据。

2. 唇、舌姿势 唇、舌本身并无牵张反射存在，其姿势亦即其自身的自然重力位置，基本没有肌肉活动。但是，舌的姿势位置受口底肌肉活动控制而位于口腔前位，当口底肌肉失去肌紧张时，舌将发生后坠。下唇的姿势位置则受颏肌牵张反射的影响。

婴幼儿的唇舌姿势仅以自身重力和口底肌肉及颊肌的反射性肌紧张而决定。随着语言、表情、咀嚼功能的发育和牙列的出现，唇舌条件反射逐渐建立，使其姿势向着与其周围软硬结构相协调的方向发展，并逐渐稳定下来。以后的发育只是随着口面部各器官的结构和体积的改变，发生相应的适应性

调整。正常的成熟唇姿势，上下唇自然闭合，闭合线位于上切牙的中切1/3交界处。舌姿势为舌的腹背界线与下牙列殆面平齐，舌尖位于下前牙内侧。

唇姿势发育主要受语言、口腔不良习惯和口腔硬组织形态的影响。语言的影响见语言发育部分。口腔不良习惯如吮下唇、吮拇及吞咽习惯均可致唇姿势异常，上颌前突、反殆等错殆畸形也是影响上下唇姿势的常见原因。常见的异常唇姿势有上下唇的外翻、开唇露齿、下唇塞入、上唇上翘等。

舌姿势多受不良习惯、硬组织发育异常和疾病的影响，如口呼吸、开殆、反殆、异常吞咽型、先天痴呆等都是舌姿势异常的诱因或直接原因，多表现为舌前位、舌高位、舌插入等。

唇舌姿势的异常反过来又是牙颌畸形的诱因，常见的如下颌后缩、上颌前突、开殆、前牙散隙等，以及面部软组织形态异常。唇舌姿势的纠正应以消除异常的条件反射活动，建立新的正常条件反射为原则。

七、颅面生长发育在正畸临床治疗中的意义

预测儿童颅颌面将来的生长方向、时间和量对于正畸治疗开始的时间具有重要意义，当儿童骨龄先于年龄时，可预期有很少的生长潜力。反之，如果儿童骨龄在年龄之后，则可预计有较大的生长潜力，并可结合到矫治计划中，这对于上下颌关系严重不调的患者确定矫治目标、最佳治疗时机、矫治限度和预后具有临床价值。是选择正畸力还是整形力（矫形力）取决于患者的发育情况：如果患者是成人且具有明显的骨骼型错殆畸形，则应选择正畸力或外科手术。整形力对成人是不适宜的。确定矫治时机不是绝对的，主要决定于错殆的类型和个体发育水平。例如，如果有Ⅲ类错殆倾向患者还没达到青春迸发前期，那么我们可预测她的Ⅲ类倾向在青春迸发期后将加重。这类患者开始矫治的最佳时机应在青春生长迸发前期发生之前。在青春迸发前期之前开始矫治将对抑制颌骨进一步失调生长产生良好的影响。Ⅲ类殆预测的另一应用，是确定面部生长是否完成以适合于外科手术时间。如果在面部仍处于生长期就进行外科手术，则外科矫治的良好效果以后可能会丧失或大大削弱。矫治程序（正畸、整形或外科）的选择取决于患者的成熟状况。如果骨性Ⅱ类错殆儿童伴有上颌发育过度和下颌发育不足，那么最佳矫治方法应是选择整形力（功能性矫治器等），利用青春期生长的潜力，以刺激下颌长度增长，引导上下颌之间的生长率发生有利的变化，即在儿童生长活跃期改善上下颌之间的牙、面关系。矫治时间的选择在Ⅲ类和Ⅱ类错殆中比较有用。如果在生长期开始矫治，正畸力和整形力均有效。在那些伴有严重骨骼异常的患者中，如果于面生长停止后开始矫治，整形力必须让位于外科手术结合正畸法。应该看到，尽管矫治时机和正畸方法均合适，严重的骨性异常畸形难以达到完全的上下颌关系协调。但有理由认为，在最佳矫治中错殆即使不完全消除，也可减轻。

个体生长很少严格按照教科书所描述的那样。大多数个体的生长发育显示相当的变异，重要的问题是要设法确定随着年龄增长，相关的生长方向是倾向于缓解骨性Ⅱ类深覆殆或开殆，还是趋向于加重这些错殆畸形？许多人试图根据简单的组平均值以及统计学公式来预测生长情况。然而，精确预测是困难的，因为许多变量存在相互作用，个体的成熟率存在变异，所使用的方法存在一些问题等。随着儿童期接近青春期，两性之间和同性别的个体之间在生长时间和成熟时间方面存在着广泛的变异。平均值至多提供了人群的生长发育倾向，而不能显示某个体的真实生长情况。成熟率也是高度变异的。同一年龄的儿童常常不是按同一生长率生长，也未必都在同一时间一起达到青春期。每一个体是按照他们自己独特的时间表达到成熟。因此，年龄不是一个估计生长发育情况的好指标。为了识别发育率的个体差异，应使用骨龄或根据生物学特征来制定的某些其他成熟标准。

参考文献

[1] 林久祥. 口腔正畸学. 北京: 人民卫生出版社, 2010.

[2] 张志愿. 口腔科学. 9版. 北京: 人民卫生出版社, 2018.

[3] 林久祥, 许天民. 现代口腔正畸学. 4版. 北京: 北京大学医学出版社, 2011.

[4] Chen LL, Xu TM, Jiang JH, Zhang XZ, Lin JX. Quantitative cervical vertebral maturation assessment in adolescents with normal occlusion: A mixed longitudinal study. Am J Orthod Dentofacial Orthop, 2008, 134: 720. e1-e7.

第三章

牙颌畸形的病因学

张晓芸　李巍然

本章内容

一、概述

错殆畸形是一种与生长发育相关的疾病，是殆、颌、面在生长发育过程中受个体内在的遗传因素和各种外在的环境因素的影响，出现与正常发育之间的偏差。也就是说，遗传因素和环境因素对于颅面部生长发育的调控对于错殆畸形的形成有着重要的影响。严格意义上讲，大多数错殆畸形患者的错殆畸形都不能算作是病理性的改变。虽然也有少数患者，其错殆畸形是全身性的病理因素在口腔或颌面部的表现，比如一些造成外胚层发育不良的遗传综合征患者。

对于错殆畸形的病因的探寻由来已久。早在1911年，正畸学先驱 Edward Angel 和 Calvin Case 关于正畸拔牙的大争论的焦点就集中体现在两者对于错殆畸形病因的不同认识。Angel 医生深受德国矫形医生 Julius Wolff 的 Wolff 法则（骨的功能决定了骨的形态）的影响，笃信错殆畸形的形成完全是由于不良习惯和其他外在的环境因素造成功能刺激的不足，从而导致颌骨的发育异常，最终形成错殆畸形，他

认为上帝不会犯错，所以完全否认遗传因素的影响。而 Case 的观点正好与之相左，他完全信奉那个时代的"科学"理论——达尔文的"泛生论"和魏斯曼的"种质论"，认为颌骨以及牙弓的形态大小完全由父母双方的遗传决定，是后天环境无法改变的。虽然在 20 世纪 20 年代，"泛生论"已被遗传学家抛弃，但是在正畸学界，Case、Kadner 和其后的其他学者仍然认为上下颌骨的大小完全由先天遗传决定，并分别遗传自父母双方。当时盛行这样一种观点，就是错殆畸形的发生是由于遗传的返祖现象。

自 20 世纪 30 年代起，正畸学者们开始关注环境因素，包括局部的环境因素、气道（扁桃体和腺样体）、内分泌失调与代谢异常以及一些不良习惯造成的唇、舌、颊肌压力异常对于错殆畸形形成的影响。也是在这一时期，数量与群体遗传学的方法被应用于错殆畸形病因学的研究，主要用于判定遗传和环境因素对于错殆畸形形成的贡献率。应用双生子研究错殆畸形牙弓特征的遗传率（度）一度成为正畸学界的研究热点。此时的正畸学界已经开始有这样的认识，即错殆畸形的病因，遗传因素是首要的，

其次就是生长发育中的环境因素，抛弃了唯遗传学论。

20世纪80年代，伴随着 Moss 关于颅面生长发育的功能基质理论的提出，以及表观遗传学的发展深入，在正畸学界，对于错𬌗畸形形成和治疗的影响因素的认识上，天平再次向环境因素倾斜。也是在这一时期，学者们开始质疑针对错𬌗畸形牙𬌗特征的遗传率（度）的数量遗传学研究方法的正确性和对研究结果的解读的准确性。

进入21世纪，分子生物学、发育遗传学的发展使得错𬌗畸形病因学的研究跨上了一个新的台阶。一大批颅面畸形形成的分子生物学和遗传学机制得以揭示，基因和表观基因对于牙齿发育、唇腭裂形成和其他一些颅面畸形发生的调控机制也日渐明朗。在分子生物学的水平上，我们清晰地认识到，遗传因素和环境因素对于颅面部生长发育的调控，对于错𬌗畸形的形成的影响绝非孤立的、互不相干的，而是相互影响的，环境因素促发或制约遗传因素的表达。

二、遗传因素

从亲代与子代之间牙及颅面性状的相似性来看，错𬌗畸形的遗传倾向是显而易见的，遗传因素是错𬌗畸形形成的重要原因之一，但它也受到环境因素的触发或制约。目前的研究表明大多数的错𬌗畸形属于多基因遗传疾病，但是也有一些错𬌗畸形是由于基因突变造成的单基因遗传疾病。我们将从以下几个方面阐述遗传因素对于错𬌗畸形的影响。

（一）种族演化

演化（evolution），又称进化，在生物学中是指种群里的遗传性状在世代间的变化。所谓性状是指基因的表现，在繁殖过程中，基因会经过复制并传递到子代，基因的突变可使性状改变，进而造成个体之间的遗传变异。新性状又会因物种迁徙或物种间的水平基因转移，而随着基因在种群间传递。当这些遗传变异受到非随机的自然选择或随机的遗传漂变影响，在种群中变得较为普遍或不再稀有时，就表示发生了进化/演化。其实质，简略地说，就是种群基因频率的改变。错𬌗畸形的形成，特别是牙列拥挤的出现，就是人类咀嚼器官演化的结果。在

漫长的人类发展史上，错𬌗畸形从无到有，从少到多，从轻到重。据考古资料及错𬌗畸形的调查资料，在80万~50万年前的古人类头骨上未发现错𬌗表现，10万年前的尼安地特人头骨上有轻微错𬌗，而殷墟人错𬌗达28%，现代人的错𬌗患病率更高。这可能是因为长期以来人类咀嚼器官发生相应的变异，由于这些变异逐渐地积累和巩固，久而久之就形成了固定的性状，并且表现为遗传。究其原因，造成这一结果的根本原因是人类生存环境的改变。

1. 人类基本行动姿势的改变　由于环境发生变化，原始人类从森林地带迁往平原地带，活动范围从树上移至地面，其基本行动姿势由爬行逐渐过渡到直立行走，身体和头部的重心发生相应的变化。支撑头部的颈背肌肉逐渐退缩，颈部变细，为了达到头部前后平衡，颌骨退化缩小，颅部则因脑量的增大而扩大，逐渐由原始人那种大颌小颅演变成现代人的小颌大颅的外形。

2. 火的使用　由于人类对火的认识和利用，食物从生到熟，从硬到软，从粗到细，对咀嚼器官的功能刺激日渐减弱，从而使咀嚼器官的发育潜力受到削弱，长期作用形成咀嚼器官日趋退化的遗传倾向。

3. 咀嚼器官退化不平衡　人类不同组织具有不同的可塑性，在人类进化史上，咀嚼器官的退化呈现出不同步。一般是肌肉退缩最明显，骨骼次之，再次为牙齿。Bergte 曾就现代人和古代人下颌骨不同部位及牙齿体积进行过比较，结果发现现代人下切牙区下颌骨减少50%，下颌升支宽度减少40%，下颌体长减少30%，而牙齿体积仅减少5%~10%。虽然现代人的牙量较原始人显著减小，不再存在第三切牙、第三双尖牙和第四磨牙，同时，第三磨牙、第二双尖牙及侧切牙缺失率增大，但是，颌骨的减小更加显著。由此可见，由于牙量退化程度明显小于骨量的退化程度，必然造成现代人类普遍存在牙齿拥挤错位的情况。

（二）个体发育中遗传因素的影响

1. 牙量骨量不调的遗传因素　一般认为，牙量骨量不调的出现更多地受牙𬌗发育过程中环境因素的影响，比如替牙障碍、乳牙早失、第三磨牙的萌出等等。但目前的研究已证实牙列拥挤中遗传因素的影响。牙量过大是牙列拥挤的原因之一，牙齿的大小80%决定于遗传因素，20%取决于环境因

素。SHH（sonic hedge hog）基因与牙齿的宽度及牙尖的数目相关。Ting等对于中国香港牙列拥挤度大于5 mm的人群的基因多态性分析发现，EDA（ectodysplasin-A）基因和它的受体EDA2R/XEDAR（ectodysplasin-A2 receptor）与牙列拥挤相关。其致病机制可能是EDA编码的蛋白与牙齿的发育相关，过大的牙量导致牙列拥挤的发生。

2. 骨性错𬌗的遗传因素 与单纯的牙性错𬌗相比，遗传因素在骨性错𬌗的形成中扮演更为重要的角色。特别是骨性Ⅲ类错𬌗和安氏Ⅱ类二分类错𬌗。

许多的群体研究支持骨性Ⅲ类错𬌗呈多基因遗传模式。Litton等对于51个Ⅲ类错𬌗先证者的家系研究发现，先证者的同胞兄妹中13%都呈现Ⅲ类错𬌗。Watanabe等发现Ⅲ类错𬌗行正颌手术治疗的患者的家系中下颌前突的发病率高达11.2%，而日本人普通人群前牙反𬌗的发病率仅为2.9%。Schulze等的研究发现，同卵双生子下颌前突的一致性率是异卵双生子的6倍。但是，研究也发现一些家族聚集性的上颌发育不足和下颌发育过度的错𬌗呈常染色体显性遗传模式，遵从孟德尔遗传规律，但表现度不一，且呈不完全外显。

应用基因连锁分析和基因关联分析对下颌前突的Ⅲ类错𬌗的亚洲人群进行的研究，已经发现多个位点上的基因与Ⅲ类错𬌗表型相关，即1p22.3，1q32.2，1p35-36(matrillin-1, MANT1; erythrocyte membrane protein band 4.1, EPB4.1; heparin sulfate proteoglycan 2, HSPG2; alkaline phosphatase, ALPL)，3q31.2, 4p16.1, 6q25, 12q13 (collagen, type Ⅱ, alpha 1, COL2A1)，14p24.3和19p13.2。而来自南美洲家系的基因连锁分析研究则得出以下几个位点与Ⅲ类错𬌗相关，即1p22.1-22.2，3q26.2，7p21，11q22.2-q22.3，12q13.13和12q23。在美国进行了一项多种族（包括白人、非洲裔、西班牙裔和亚裔）的Ⅲ类错𬌗与Ⅰ类错𬌗人群的基因关联分析的比较研究，其研究结果显示：位于12q24.11染色体上的MYO1H基因的单核苷酸多态性SNP rs10850110与Ⅲ类错𬌗相关。

目前，一些全染色体基因排序研究已经明确至少4个位点的基因突变是造成骨性Ⅲ类错𬌗的病因：①双特异性磷酸酶6（DUSP6, dual specificity phosphatase 6）基因，来自爱沙尼亚的家系研究；② Rho GTPase激活蛋白21（ARHGAP21, Rho GTPase activating protein 21）基因，来自意大利的家系研究；③成纤维细胞生长因子（FGF23, fibroblast growth factor 23）基因，来自中国河南的家系研究；④ ADAMTS1基因，来自中国的家系研究。

Tomoyasu等对于日本人的研究发现，生长激素受体基因（growth hormone receptor gene, GHR）中P561T的单核苷酸多态性与下颌骨的长度（髁突点到颏顶点）相关，P561T呈纯合子状态（CC或GG）的日本人其下颌的长度要大于P561T呈杂合子状态（CA或GT）的日本人。

研究已经证实安氏Ⅱ类二分类错𬌗也是一种多基因遗传疾病。针对20例同卵双生子和28例异卵双生子的研究发现，同卵双生子罹患安氏Ⅱ类二分类错𬌗的一致性率是100%，而异卵双生子的一致性率仅有10.7%。对于68例安氏Ⅱ类二分类错𬌗患者的家系研究发现，其一级亲属患病的相对危险度为3.3~7.3。与其他的安氏错𬌗类型相比，安氏Ⅱ类二分类错𬌗患者发生缺牙和牙齿形态异常的比例非常高。安氏Ⅱ类二分类错𬌗患者先天缺牙的发病率（除外第三磨牙）是普通人群的3倍。另外，安氏Ⅱ类二分类错𬌗患者的上颌切牙的宽度小于其他错𬌗患者，差异存在统计学意义的显著性。

3. 单基因遗传综合征 一些由单基因突变引起的常染色体显性或隐性遗传综合征也合并有错𬌗畸形的表现，临床上虽然比较少见，但其病因已经非常明确。相对常见的有：

（1）颅缝早闭综合征：是一种单基因突变引起的常染色体显性遗传病。成纤维细胞生长因子受体2（fibroblast growth factor receptor2, FGFR2）基因上的同一突变会导致3种不同的颅缝早闭综合征，即Crouzon综合征、Pfeiffer综合征和Jackson-Weiss综合征。其中，Crouzon综合征最为常见，它与10号染色体上的FGFR2基因突变相关。它的突出特征是面中部发育不足，眼球突出。其形成机制是由于出生前上颌上、后骨缝沿着眶壁融合，阻碍了上颌骨向前下的发育，造成面中部的发育不足。对于这类患儿，必要时应采用外科手术松解骨缝，并配合骨牵引前徙眶部。

（2）Treacher-Collins综合征：又称颌面骨发育不全及耳聋综合征。是由于胚胎7~8周以前第一、二鳃弓发育异常所致的畸形。为常染色显性遗传，呈不同程度的外显。大约一半的Treacher-Collins综合征是由于基因突变所致，并非遗传自父母，但其有 50% 的概率会遗传给下一代。主要表现有颧骨和下颌骨发育不全、眼裂下斜、下眼睑缺损和传导性耳聋。

4. 牙齿数目、结构异常的遗传因素 牙齿的数目及结构异常也是导致错𬌗畸形的常见原因。比如先天缺失下切牙的患者往往会出现前牙深覆盖和（或）下牙列间隙。许多遗传性疾病会出现牙齿的数目及结构异常，常见的有：

（1）外胚叶发育不全/先天缺牙：患有外胚叶发育不全的儿童经常出现多个乳牙和恒牙的缺失。其全身表现通常有头发稀疏、皮肤干燥、汗腺缺失，但智力正常。除缺牙外，颌面部还表现有唇突出、小鼻子、牙齿畸形以及齿槽嵴发育不足。目前已发现超过 150 种外胚叶发育不全的遗传疾病，影响外胚叶来源的一个或多个组织。最广为人知的是 X- 性连锁遗传，但也存在常染色体显性和常染色体隐性遗传。出现的症状，轻度的只有缺牙症表现，重度的可出现多组织结构受累，比如先天性缺指/趾畸形 - 外胚叶发育不全 - 唇腭裂综合征。

（2）颅骨锁骨发育不全：是由 RUNX2 基因突变造成的常染色体显性遗传疾病。患儿常常因恒牙迟萌就诊，X 线检查发现大量的多生牙和阻生牙。头面部还表现有前额突出、头短或宽、囟门关闭晚、眼距过宽等。身材中等程度的矮小，锁骨部分或完全缺如，智力正常。

5. 牙齿萌出异常的遗传因素 在正畸临床中，两种牙齿萌出异常情况与遗传因素密切相关：即上颌尖牙腭侧阻生和原发性萌出障碍。

不同于尖牙唇侧阻生，上颌尖牙腭侧阻生或异位（palatal displaced or impacted canine，PDC）往往与牙列拥挤无关，但患者常常会合并出现患侧侧切牙缺失或呈畸形过小牙。虽然目前还不能完全肯定 PDC 一定是一种遗传性的疾病，但很多患者往往具有家族遗传史。有研究发现 MSX1 基因和 PAX9 基因与 PDC 的发生相关。

原发性萌出障碍（primary failure of eruptive，PFE）是由于牙齿萌出机制本身出现异常，而非局部因素（多生牙、囊肿/肿瘤、牙龈纤维增生等）或全身因素（营养、内分泌异常）导致的牙齿萌出异常。常累及恒牙的后牙，以第一磨牙最为常见；当某一颗牙受累时，其远中的牙齿全部受累，但萌出程度常有差异，往往表现后牙开𬌗；正畸牵引无反

应。PFE 具有家族聚集性，具有家族史的病例所占比例为 26%~45%。通过对 PFE 家系进行系谱分析发现，PFE 为常染色体显性遗传，有完全外显率，但表现度不一。目前研究已证实，甲状腺素受体 1（parathyroid hormone 1 receptor，PTH1R）基因是该病的致病基因。

三、环境因素

（一）先天因素

先天因素是指胎儿从受孕到出生前的生长发育过程中遭遇的各种可以引起胎儿牙颌器官发育异常的因素。先天因素不一定具有遗传性，但是遗传因素都是先天性的。

1. 母体因素 母亲怀孕期间营养、代谢和内分泌失调，都将会影响胎儿的正常发育。实验研究证明，肾上腺皮质激素的增多，可导致腭裂的出现。唇腭裂的出现还与母亲在妊娠期服用一些药物，如阿司匹林、苯妥英钠、哌替啶等相关。母亲吸烟，造成胚胎缺氧，也会导致胎儿唇腭裂的发生。胎儿酒精综合征（fetal alcohol syndrome，FAS）是母亲在妊娠期间酗酒对胎儿所造成的永久出生缺陷，程度会按母亲喝酒的量、频率及时间所影响。除了对神经系统的破坏，FAS 还会导致面中部发育不足，上中切牙先天缺失等。母亲在孕期感染某些病毒也会影响胎儿的颅面发育，比如寨卡病毒、风疹病毒等。妊娠初期母体如受到过量的放射线辐射，也可能引起胎儿发育异常而造成畸形。

2. 胎儿因素 胎儿在发育早期，其本身的内分泌腺已参与本身新陈代谢的调节。若胎儿本身的内分泌失调，也可能造成其先天发育异常而出现畸形。另外，胎儿在子宫内的环境异常，如胎位不正、羊水过少、脐带缠绕等，可使口面部受到异常外力的作用，而出现发育异常。比如子宫内胎儿头部紧紧地与胸部相抵，会造成下颌向前的正常发育受阻，且舌体被迫上抬影响腭部闭合造成腭裂。这种胎儿出生后，常常会出现严重的小下颌，由于口腔容积太小，甚至会出现呼吸困难，这种情况又称之为 Pierre-Robin 综合征。在出生后，面部的压力消失，下颌恢复正常的生长，小颌畸形有可能随生长得到改善。

3. 孕期外伤及产伤 怀孕期间母体遭受外伤或分娩时造成的产伤，可能引起胎儿颌面部发育异常而导致畸形。

4. 临床上常见的先天性牙颌畸形

（1）唇腭裂：颜面部畸形中最常见的是唇腭裂，以往认为系遗传因素所致，但不少学者的研究证明，它还与出生前的环境因素有密切关系，动物实验证实，母体缺乏核黄素时，可发生下颌短小或腭裂，某些传染病及子宫内损伤，也可引起唇裂或腭裂。腭裂常合并上前牙区的严重错𬌗，如侧切牙先天性缺失，中切牙或尖牙的易位、埋伏及上颌骨发育不足等。

（2）牙齿数目异常：可表现为先天缺失牙和多生牙，临床上较常见。先天缺失牙（congenital missing tooth）常见于恒牙列，可能由遗传因素引起，也可能在胚胎发育阶段因牙胚发育障碍而造成，是人类咀嚼器官演化过程中出现的一种现象。先天缺失牙的后果取决于缺失牙的数目，一般表现为牙弓中存在间隙，如多数牙缺失，将使齿槽突生长不足，不但影响口面部美观，同时影响发音及咀嚼功能。先天缺失发生率的顺序为第三恒磨牙、下切牙、上颌第二前磨牙、下颌第二前磨牙及上颌侧切牙。多生牙（supernumerary tooth）系由于牙列发育的起源及增殖阶段的异常，可以发生在牙弓的各部位，可为一个或多个，有些萌出于口腔，有些长期埋藏在颌骨内。常见于上颌中切牙之间的多生牙多为锥形，存在于侧切牙及双尖牙之间的多生牙常与邻牙形态相似，不易区别。多生牙由于占据了正常牙齿的空间，常引起牙列拥挤、间隙和牙齿错位萌出。多生牙的存在常合并严重的𬌗干扰，可造成下颌运动障碍及𬌗关系紊乱。

（3）牙齿大小及形态异常：牙齿大小、形态的异常产生于牙齿发育中的形态分化阶段，与遗传有关。最常见的为切牙和尖牙的锥形牙、切牙的畸形舌侧尖等。偶尔可见一些釉质发育不全的牙齿和融合牙，常造成错𬌗畸形。

（4）舌形态异常：舌形态及舌肌功能压力与牙弓大小及形态密切相关；巨舌症可使牙弓尤其是下牙弓异常宽大，出现大量散在间隙，下前牙被推向前造成反𬌗，舌体常伸出于上下前牙之间可造成开𬌗畸形。小舌症较少见，舌体过小，不能构成对牙弓的正常功能压力，致使颌骨宽度发育不足，牙弓狭窄。

（5）唇系带附着异常：上唇系带起于上唇内侧，连接齿槽，止于腭乳头。婴幼儿时，唇系带较宽且附着较低，故上中切牙初萌时可能有间隙。随着生长发育，系带纤维逐渐萎缩，并随着齿槽突的生长相对退缩，上中切牙即可靠拢。成年后上唇系带通常止于龈缘上方3 mm处，如儿童上唇系带不萎缩，纤维束仍存在，检查时上中切牙间存在间隙，牵动上唇可见切牙乳头被牵动而发白，此时上中切牙如已完全萌出，间隙很难自行消失。但必须指出，替牙期存在中切牙牙间间隙也可能有其他原因，如侧切牙牙胚压迫中切牙牙根，使中切牙牙冠向远中倾斜造成上中缝的存在；上切牙唇倾时亦可出现间隙；有时上中切牙间有多生牙存在，则上中缝的出现更为明显。所以上唇系带的附着异常不是上中缝存在的唯一因素，当不能对病因作出明确判断时，不要急于进行唇系带的修整手术，可以等待上尖牙萌出后再作决定，以便在生长期为上中缝的自然关闭提供最大的机会。唇系带附着异常与遗传有关。

（二）后天因素

1. 全身性疾病 在儿童时期，由于牙颌器官正处在生长发育阶段，此时罹患一些全身性疾病，可能造成牙𬌗发育障碍而产生错𬌗畸形。

（1）急性或慢性传染病：某些急性传染病如麻疹、猩红热等，因出现体温异常增高，可影响正常的牙齿钙化过程，造成牙釉质发育不全，甚至影响颌骨的正常发育。慢性消化不良和结核病等为长期消耗性疾病，机体的营养状况不良，也影响颌骨的正常发育和牙齿的萌出替换，从而造成错𬌗畸形。

（2）内分泌紊乱：常见的与错𬌗畸形产生有关的内分泌腺体是脑垂体和甲状腺。

1）脑垂体功能异常：脑垂体的分泌决定着骨骼的生长发育，脑垂体功能的不足和亢进使骨骼形态明显改变。脑垂体功能不足时可导致侏儒症，患儿全身发育均受影响，身材矮小，骨骼发育迟缓，下颌骨发育不足，牙弓狭窄，齿槽骨发育不全，牙齿萌出迟缓，替牙过程延迟，恒牙发育不良，牙体小而牙根短。而脑垂体功能亢进如发生在骨骺融合之前，可出现巨人症；如发生在骨骺融合后，则出现肢端肥大症，患者表现出特殊的颅面形态，如前额、颧骨及下颌异常增长前突，下牙弓前突，上下颌颌间关系异常，可造成开𬌗和前牙或全牙弓反𬌗，因舌体增大而造成下牙弓宽大有散在牙间隙。

2）甲状腺功能异常：甲状腺与脑垂体共同参与骨骼的生长发育，甲状腺的功能主要影响牙齿和颌骨的发育。甲状腺功能不全时，患者表现为伸舌样呆滞，发育迟缓，肌张力低下，头颅大而面短小、前囟门闭合迟缓及骨骼发育异常，可能合并各种牙颌异常，如牙弓狭窄、牙列拥挤、牙齿萌出及替牙迟缓、恒牙及颌骨发育不良等。甲状腺功能亢进时，如发生在儿童期，可使骨骼发育加速，牙齿早萌，牙齿呈青白色。

（3）营养不良性疾病：胚胎期母体或出生后的营养不良都会影响儿童颌面部的生长发育。营养不良常导致维生素缺乏，维生素 A 缺乏可引起釉质发育不良及牙齿萌出迟缓。维生素 B 缺乏可引起唇炎、口角炎、舌裂以及牙齿颌面生长停滞、齿槽嵴萎缩等症状，另外维生素 B 的缺乏还可能与腭裂的发生有关。严重的维生素 C 缺乏可引起坏血病、牙龈水肿、充血并且易出血，影响造牙本质能力，齿槽骨萎缩，造成严重的牙体及牙周病变，成为牙齿畸形和错位的原因之一。维生素 D 缺乏时身体内钙、磷代谢异常，造成骨骼新陈代谢紊乱可引起佝偻病，颌骨的生长发育也受到影响，可见上颌骨狭窄，腭盖高拱，上前牙前突拥挤及前牙开𬌗等畸形，由于骨质松软而缺乏支持力，在咀嚼肌的作用下，造成下颌骨变形，下颌角大，下颌颌体长，而升支高度不足，形成特有的口腔形态异常。

2. 乳牙及替牙期的局部障碍

（1）乳牙早失：乳牙在正常替换前因龋病、外伤或其他原因而丧失，称为乳牙早失。乳牙是儿童的咀嚼器官，同时乳牙还起着保持牙弓长度、刺激颌骨生长、引导恒牙正常萌出及保持正常颌间关系的作用。乳牙早失常引起继替恒牙的错位，且会使局部的齿槽骨缺乏足够的功能刺激而发育不足。乳牙过早丧失，继替恒牙尚未萌出，缺隙可被邻牙部分甚至全部占据，导致恒牙错位萌出或埋伏阻生而产生错𬌗畸形。下乳尖牙早失，可使下切牙舌侧移位，造成前牙深覆盖；乳磨牙早失可使恒尖牙及双尖牙萌出时间隙不足，尤其当第二乳磨牙早失时，由于咬合力的作用可使第一恒磨牙向近中倾斜移动，造成牙弓长度不足而出现牙列拥挤；乳牙多数早失时，患者咀嚼功能低下，为获得较多的功能性接触，

患者常向近中或侧方移动下颌，日久可成习惯并最终导致反𬌗或下颌偏斜；多数乳牙早失使后牙失去支持、齿槽骨缺乏功能刺激，还会产生前牙的深覆𬌗。乳牙早失距继替恒牙萌出的时间越长，对牙弓的影响越大，患者出现牙颌畸形的可能性越大。

（2）乳牙滞留：乳牙在正常替换期过后仍在口腔内不脱落，称为乳牙滞留。正常情况下，乳牙随着恒牙的发育和萌出牙根逐渐发生吸收而最后脱落。乳牙滞留的原因大多因龋病而致牙髓失活以及牙周组织炎症使得牙根的正常吸收因破骨细胞的作用减弱而迟缓。牙根发生不完全吸收甚至与齿槽骨之间发生粘连，则导致乳牙滞留；另外继替恒牙的缺失或牙胚位置异常也可能造成乳牙的滞留。由于乳牙滞留不脱落，继替恒牙可能错位萌出，也可能埋伏阻生，从而造成牙齿排列及咬合关系的紊乱。

（3）恒牙早失：恒牙因龋病、外伤等原因使恒牙丧失或拔除，称恒牙早失。恒牙早失应引起足够重视，过早拔除或丧失，而又未能及时得到修复时，很易引起邻牙向缺隙倾斜、对颌牙过长以及牙弓出现散在间隙，严重者会影响颌骨的正常发育。第一恒磨牙对于正常咬合关系的建立起着重要的作用，当第一恒磨牙早失时常可出现下列不良后果：①牙弓近远中长度不足，导致牙弓的近远中关系失调。②切牙可能发生舌向移位。③后牙邻接关系不良。④对颌牙过度伸长。⑤如第一恒磨牙丧失较早，可致第二恒磨牙在颌骨内近中移动、早萌替代第一恒磨牙位置；但如果第一恒磨牙丧失较晚，第二磨牙已经萌出，则导致第二恒磨牙的近中倾斜及旋转。⑥双尖牙向远中旋转移动。⑦如果单侧第一恒磨牙早失，患者可形成用健侧单侧咀嚼习惯，结果使咀嚼侧牙齿磨耗过多，牙冠变短，而失用侧口腔卫生不良，发生龈炎和牙周组织的损害。Salzmann 曾研究过 500 名第一恒磨牙早失的年轻成人，发现约 90% 的人有上述不良后果。

（4）牙齿萌出次序异常：正常的牙齿萌出顺序对于正常𬌗的建立至关重要。在正常情况下，上牙弓的萌出顺序为：第一恒磨牙，中切牙，侧切牙，第一双尖牙，第二双尖牙，尖牙，第二恒磨牙及第三恒磨牙；下牙弓的萌出顺序为：第一恒磨牙，中切牙，侧切牙，尖牙，第一双尖牙，第二双尖牙，第二恒磨牙及第三恒磨牙。通常下颌牙齿要比上颌同名牙齿萌出早些。由于遗传、乳牙的早失和滞留

以及多生牙的存在等都有可能影响牙齿正常的萌出顺序。如果萌出顺序发生变化，则可以造成错𬌗畸形，如上第一恒磨牙在下第一恒磨牙之前萌出，有可能形成远中错𬌗；又如上颌第二恒磨牙先于前磨牙和尖牙萌出，则可能因后牙前移造成牙弓长度减小而使后萌的牙齿错位萌出产生牙列拥挤。

（5）乳尖牙磨耗不足：由于功能性磨耗不足，可使乳尖牙明显高出𬌗平面，当上下牙弓咬合时，上下乳尖牙可能发生早接触而引起创伤，为了避免疼痛刺激，患儿常使下颌向前或向侧方移动，日久即可形成前牙反𬌗或功能性下颌前突。

3. 牙𬌗面发育的功能影响　任何器官的正常功能对于器官来说都是重要的。口腔器官的正常发育也离不开其功能的正常行使。不良的口腔功能如不良咀嚼功能、不良吮吸功能、异常吞咽以及异常呼吸等常会导致错𬌗畸形的发生。

（1）不良咀嚼功能：颌骨的发育离不开正常的咀嚼功能刺激。现代人过细、过软的食物使得咀嚼肌功能不能充分发挥，从而影响了颌骨的发育，是导致牙量骨量不调出现牙列拥挤的一个重要原因。因而，有意锻炼咀嚼肌功能、鼓励儿童进食较粗糙和坚硬的食物是预防错𬌗畸形的一个重要手段。

（2）吮吸功能异常：婴儿出生后，下颌处于相对后缩的位置，通过吮吸动作，下颌会因刺激逐渐调整向前移动。一般情况下，母乳喂养时可以提供给婴儿正常的功能刺激，以利于下颌位置的正常调整。利用奶瓶喂养时，如果喂养姿势或奶瓶位置及奶嘴大小不恰当，常会导致下颌功能刺激不足或功能刺激过度，而引起下颌后缩或前突。故而，这也是强调母乳喂养的另一重要原因。

（3）异常吞咽功能：婴儿时，舌体充满口腔，在吞咽时，舌体位于上下颌弓之间进行吞咽，这是婴儿特有的吞咽型。随着颌骨的生长及牙齿的萌出，口腔容积逐渐增大，吞咽形式也随之改变。吞咽时舌体不再位于上下颌之间，上下颌牙齿在咀嚼肌的作用下咬合于一起。口唇封闭，舌体位于牙弓之内与上腭接触。如果婴儿的吞咽型仍然保留，吞咽时口唇不封闭、牙弓不能咬合，则口腔内外的肌肉平衡被打破，长期存在异常吞咽，易形成牙弓前突及前牙开𬌗。

（4）呼吸功能异常：正常的鼻呼吸功能可以保证颌骨的正常发育。当儿童存在上呼吸道的疾患如慢性鼻炎（特别是过敏性鼻炎）、鼻中隔偏曲、鼻甲肥大、腺样体或扁桃体肥大等时，导致呼吸道不畅使正常的鼻呼吸发生困难，自然而然地改为口呼吸。口呼吸对于错𬌗畸形的影响主要归因于异常的舌体位置，即舌体处于一个相对较低的位置，从而导致一系列口面部肌肉的适应性改变，进而影响颌骨的生长发育。口呼吸的患者常常表现有：上牙弓狭窄，但无腭盖高拱；后牙反𬌗；前牙开𬌗（后牙过长导致）以及长面型。长期口呼吸使上下唇不能闭合，造成上唇短缩外翻、开唇露齿等畸形。由于扁桃体肥大引起的口呼吸常使患者在口呼吸的同时下颌前伸，长期作用还会产生下颌前突。

（5）口腔不良习惯：正常的颌面发育离不开口腔颌面部肌肉的正常功能。口腔不良习惯常常引起口腔颌面部肌肉功能的失调，从而导致错𬌗畸形的发生。口腔不良习惯种类繁多，在错𬌗畸形的病因学上占有重要地位，其中若干不良习惯导致骨骼、肌肉及牙齿各方面的改变，在错𬌗畸形的形成上起着重要的作用。根据北京大学口腔医学院的研究，由于口腔不良习惯导致的错𬌗畸形约占25%。

1）吮拇和吮指：吮拇和吮指与口腔肌肉活动有密切关系，这种习惯动作在幼儿中很常见，以至于有人认为属正常现象。一般认为2岁以前的吮拇和吮指尚不属口腔不良习惯，通常这种习惯在2~4岁后会逐渐减少直至消失，如果此动作持续至4岁以后就有可能造成不良后果。首先，拇指如长期置于上下前牙之间，上下前牙受压可能形成前牙开𬌗。长期经常的吸吮动作势必增加颊肌对牙弓的压力，造成牙弓狭窄和腭盖高拱，上前牙拥挤前突，前牙深覆盖，开唇露齿等（图3-1、图3-2）。吮指动作时手指有压下颌向后的作用力，日后可形成远中错𬌗。

2）咬物习惯：咬物习惯最常见者为咬铅笔及啃指甲，另外尚有咬衣角、被角及枕角等，因咬物常固定于某一部位，因而常可造成该部位的小开𬌗。有些患儿咬衣物时习惯于用前牙咬住而手抓紧衣物向前用力撕咬，可使上前牙唇向倾斜而造成前牙深覆盖。

3）唇习惯：在理想的上下唇关系中，其垂直距离应随着唇肌放松时，上下唇自然地合拢在一起，唇线水平大约在上切牙牙冠的中间。上下唇的前后关系是上唇略前于下唇，且下唇通常在上切牙的唇侧。下唇在功能运动和控制切牙位置上所起的作用

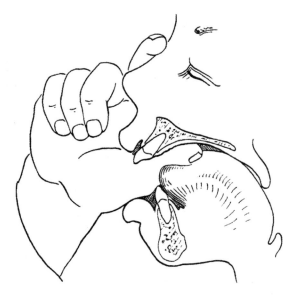

图 3-1 吮拇动作对上下前牙、上腭、舌及下颌位置的影响

比上唇要大，在行使正常功能如吞咽、说话时，下唇对下切牙可产生明显的压力，因此切牙的最终位置在很大程度上取决于唇的姿势和功能状态。长期经常咬下唇可打破上下唇正常的垂直关系和前后关系，也改变了上下唇与上下切牙的位置关系，其所产生的异常肌力将导致严重的错殆畸形。上前牙舌侧受下唇的推力而发生唇向倾斜或产生散在间隙，同时下切牙唇侧受下唇的异常压力而舌向倾斜，并造成拥挤，上下前牙距离增大，形成前牙深覆盖、上唇短缩、开唇露齿和下颌后缩。咬上唇习惯不如咬下唇习惯者常见，其习惯动作是以下前牙咬于上唇的前部，产生的异常肌力及引起错殆的机制与咬下唇者正好相反，可造成上前牙舌倾、下前牙唇倾、前牙反殆、下颌前突及近中错殆。

4）舌习惯：儿童如患有慢性咽喉疾病如慢性扁桃体炎、慢性喉炎等，为减少咽喉部不通畅，常把舌前伸置于上下前牙之间。替牙期儿童常用舌舔已松动的乳牙或初萌恒牙，日久均可形成舌习惯。如儿童原来即因吮拇等造成开殆畸形，由于开殆间隙的存在，舌体亦习惯于伸向开殆间隙，形成所谓继发性吐舌习惯。舌习惯的危害大多是引起舌肌对切牙舌面的压力增大，可造成前牙唇倾并出现散在间隙；伸舌习惯常伴下颌前伸动作，故除因舌肌的垂直压力造成前牙开殆外，也可能形成下颌前突。

5）异常吞咽习惯：在正常吞咽动作中，上下牙

闭合，舌体位于牙弓之内与牙齿舌面和上腭接触，同时唇颊肌收缩与舌肌协同动作，使牙弓处于动力平衡中，当有异常吞咽习惯时，患者常因咽喉部疾患而在吞咽时将舌伸向上下前牙之间，以减少咽部的压力，致使上下牙弓在吞咽时不能闭合，唇和颊的肌力对牙弓的压力明显小于舌体对牙弓内侧的压力，使牙弓内外失去动力平衡（图 3-3）。这样除造成前牙开殆畸形外，下颌因降颌肌群的收缩力被牵向后，可发生下颌后缩畸形。

6）偏侧咀嚼习惯：偏侧咀嚼习惯大多是由于一侧后牙有龋病、疼痛或磨牙的早失等情况时，患儿为了避开疼痛等不便仅用健侧行使咀嚼功能，日久形成的习惯。即使原始病因消除后，偏侧咀嚼习惯也难以自行消失。偏侧咀嚼时下颌向健侧偏移，造成健侧后牙对刃或反殆，下中线亦偏向健侧，同时因下颌向健侧旋转，使健侧形成远中错殆，而失用侧形成近中错殆及深覆盖或锁殆，咀嚼侧牙齿磨耗较多，而失用侧缺乏磨耗。由于牙齿失用而使口腔卫生状况恶化，常可见失用侧有大量牙垢和牙石存在，可成为偏侧咀嚼的证据。另外，因下颌偏斜和两侧肌肉活动的不平衡，可出现颜面形态发育的不对称。

4. 其他局部因素

（1）外伤：颌面部的外伤常可导致错殆畸形的形成，乳牙外伤除对乳牙本身造成损伤或早失外，常可使恒牙胚受到撞击而造成发育异常，日后可表现为形态变异或埋伏、易位及错位萌出。恒牙外伤可致恒牙移位、牙冠缺损或恒牙早失，造成牙间隙及邻牙的倾斜移位。严重的口腔颌面部损伤可造成上下颌骨骨折、下颌移位、颞下颌关节疾患、软组织损伤及牙齿的缺损丧失，产生严重的颜面畸形和殆关系紊乱。

（2）龋病：龋病作为错殆畸形的病因之一，它主要造成牙齿的早失，乳牙和恒牙早失对错殆形成的影响已如上述。另外，龋病也是造成某些不良习惯如偏侧咀嚼的原始病因。

（3）牙周病：牙周病时因牙齿支持组织的持续损害和破坏，致使牙齿失去正常的支撑，在口腔功能压力尤其是肌肉力量的作用下发生渐进性移位，常见上下前牙唇向倾斜，并出现大量散在间隙，严重的牙周病常是恒牙丧失和齿槽骨吸收的重要原因。

（4）肿瘤：口腔颌面部肿瘤可引起错殆畸形，

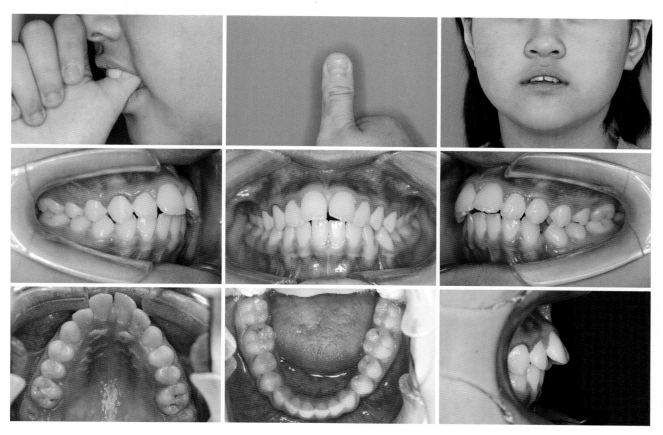

图 3-2　吮拇习惯造成牙弓狭窄和腭盖高拱，上前牙前突，前牙深覆盖，开唇露齿

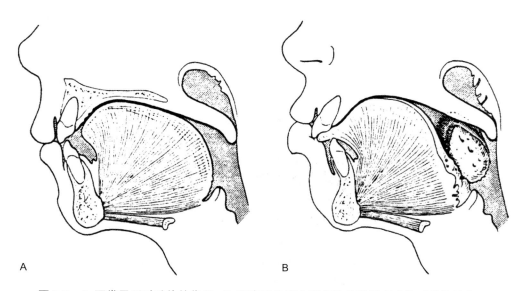

A　　　　　　　　　　　　　　B

图 3-3　A. 正常吞咽时舌体的位置；B. 因扁桃体肥大引起的异常吞咽动作时舌体的位置

颌骨的良性肿瘤可引起颌骨形态变异和牙齿移位。恶性肿瘤的危害更大，常因手术而将颌骨部分甚至大部切除，造成严重的颌面缺损，给面容和功能带来极大的损坏。在这种情况下，只能以保存患者生命为主要目的，颜面和牙的损害已属无法避免，只能在术中或术后修复部分形态和恢复部分功能，以提高患者的生命质量。

（5）不良修复体：不良修复体可造成错𬌗，常见的不良修复体对牙的影响有下列数种：

1）下颌前牙的个别义齿如基托过高、过厚，常可压迫其他下前牙，造成唇向倾斜。

2）固定修复体过高，可引起其他牙开𬌗。近远中宽度过大，可使牙弓长度增加。

3）如义齿过低缺乏接触，可使其他牙齿过长或移位。

4）如缺乏邻面接触，邻牙可能倾斜移位，使牙弓长度变小。

5）可摘义齿的固位卡环对牙齿的卡抱过紧，可造成固位基牙的牙体损坏或牙齿移位。

四、错𬌗畸形形成中各种因素的相互影响

引起错𬌗畸形的因素可谓错综复杂，一种因素可以同时影响骨骼、肌肉及牙齿，不仅引起解剖结构的形态变异，还可造成功能异常；多种因素也可能同时或先后作用，引起一系列牙颌面的改变。例如舔牙习惯可形成上前牙前倾，由于前牙覆盖增大，下唇可能置于上前牙的舌面，这样又会导致咬下唇不良习惯的发生，在这一继发性习惯的作用下，使上前牙更加唇向倾斜，而下前牙受力发生舌向倾斜和拥挤，并推动下颌向后，而引起下颌后缩和远中错𬌗。这样，由于舔上前牙的不良习惯，最终可导致产生 Angle Ⅱ类一分类错𬌗。可见，原始的动因固然重要，但对错𬌗畸形的产生所起的影响，常是由于这些原因引起对牙齿、肌肉、骨骼各方面造成的一连串作用的综合结果。

（一）错𬌗形成的骨骼因素

颌骨的大小和形态以及上下颌骨的相互关系在很大程度上取决于遗传因素，不同人种的骨骼类型有明显的差异，甚至同一人种的不同人群以至个体之间也存在广泛的差异。可以认为，上下颌骨的生长型早在胚胎时期即已由遗传基因所确定。一般情况下，下颌后缩和下颌前突畸形有明显的家族遗传倾向，骨性 Angle Ⅱ类和Ⅲ类畸形的患者一般不仅仅是由于环境因素造成的。但颌骨的生长发育过程中，环境因素也发挥了很大的影响：功能因素尤其是肌肉功能的长期作用必然会对骨骼的生长发育产生显著的影响，比如口呼吸习惯造成的Ⅱ类错𬌗和长面型。

骨骼关系限定了牙弓关系，所谓骨骼关系是指颌骨的基骨关系。牙弓受齿槽骨的支持，在多数情况，牙弓及齿槽骨的关系应与基骨关系相匹配，但有时可出现齿槽骨关系与基骨关系不同的情况，其原因是牙弓可不完全受基骨大小和位置的支配，这种颌骨与牙弓不相匹配的情况，实际上正是骨量与牙量不协调的结果。因此，牙齿是否能排列整齐，上下牙弓是否能形成正常的𬌗关系，很大程度上取决于基骨的发育情况，一切影响骨骼发育的因素，都直接或间接地对𬌗的特征起决定性作用。

（二）错𬌗形成的肌肉因素

Moss 的功能基质理论指出，颅面部骨骼的生长发育是受包绕其周围的软组织的功能刺激所调控，即咀嚼肌等面部肌肉的功能刺激、气道和口腔的功能需要决定了颌骨的生长。可以肯定的是，咀嚼肌、舌肌和面部肌肉对颌骨和牙弓的正常发育以及引导牙齿的萌出和定位，并稳定在这一位置起着重要的作用，这些肌肉的形态和功能变异将影响牙齿的位置和关系。因此肌肉因素在错𬌗形成中起着重要作用。

唇在垂直高度的变异，以及在近远中方向的位置异常，不但可以影响切牙位置及其倾斜度，而且可以对牙弓的近远中关系发生影响。舌肌与吞咽、咀嚼和语言功能密切相关，其大小、位置及功能状态对牙弓形状及𬌗关系的影响也是显著的。牙弓处于舌肌与唇颊肌之间，牙弓是否保持原有排列和形状，很大程度上取决于牙弓内外压力的平衡。这个平衡不仅仅是静息状态下唇舌两侧肌肉的静止平衡，还与下颌位置及其功能运动引起的压力变化有关。当肌肉功能异常时即会导致颌骨的发育异常和错𬌗的产生。

近年来，Sciote 等的研究在分子生物学水平上证实了肌肉因素对于骨性错𬌗畸形形成的影响。Sciote

等对于不同垂直骨型（开𬌗与深覆𬌗相比较）、不同矢状骨型（下颌后缩与下颌前突相比较）和下颌不对称（左右侧相比较）的错𬌗人群的研究发现，不同类型的的错𬌗，其咀嚼肌的肌纤维类型、肌纤维内的基因表达和表观基因的改变存在明显的差异。骨骼肌细胞产生多种蛋白，这些蛋白的组成决定了肌纤维的特征和功能。这些蛋白包括肌球蛋白重链 (MHC) 和细胞骨架肌蛋白。MHC 存在几种异构体，即 MYH7（Ⅰ）、MYH2（ⅡA）和 MYH7（ⅡX），MHC 主要决定了肌纤维的收缩速度。肌纤维根据 MHC 的构成可分为四型：Ⅰ、ⅡA、ⅡX 和混合Ⅰ/Ⅱ型。细胞骨架肌蛋白有 α - 肌动蛋白 -2 和 α - 肌动蛋白 -3 两型，α - 肌动蛋白 -2 存在于各种类型的骨骼肌中，而 α - 肌动蛋白 -3 只存在于快速收缩的 Ⅱ 型肌纤维中，以加强肌肉的力量。深覆𬌗 / 短面型的个体，其咀嚼肌中 Ⅱ 型肌纤维（收缩快、力量强）的构成比相对较高；而开𬌗 / 长面型的个体，其咀嚼肌中 Ⅱ 型肌纤维构成比相对较低。与不同的垂直骨型相比，不同矢状骨型错𬌗个体的咀嚼肌中 Ⅱ 型肌纤维构成比虽然也存在差异，但差别没有那么大。

（三）错𬌗形成的牙齿因素

由于牙量与骨量不协调是现代人类咀嚼器官的重要特征，而且主要表现为牙量大于骨量，所以牙列拥挤是常见的错𬌗表现之一。由于牙量相对大于骨量，故可发生牙齿的重叠和错位、牙齿阻生及牙齿的异位萌出。因为牙齿位置和萌出方向由于拥挤而发生各种变异，必然进一步导致𬌗关系的紊乱。

乳牙早失及其他替牙期的异常，同样使牙位及𬌗关系受到影响。另外，牙齿数目的异常，牙齿大小、形态及结构的变异，对错𬌗的形成也起着一定的影响。

总之，任何可能引起骨骼、肌肉及牙齿产生变异的原因，只要有足够的作用强度和作用时间，最终都可能改变牙颌的正常生长发育而形成错𬌗畸形。原始的病因可能只作用于一种组织，也可能同时作用于两种以上的组织；即便开始只是一种组织受到影响而发生变化，也可能进而引起其他组织的继发性改变。例如肌肉附着于骨骼之上，肌肉功能的异常将改变颌骨的形态及位置，颌位变异反过来又影响肌肉活动；肌肉活动的变异影响牙弓的长度和宽度，而牙弓的这些变化同时还取决于颌骨的大小和形态。可见，错𬌗的形成机制是错综复杂、相互关联的。它是原始病因与各种口腔颌面部基本组织结构长期作用，从而引起一系列变异的结果。

参考文献

[1] Carlson DS. Evolving concepts of heredity and genetics in orthodontics. Am J Orthod Dentofacial Orthop, 2015, 148: 922-938.

[2] Bernstein L. Edward H. Angle versus Calvin S. Case: extraction versus nonextraction. Historical revisionism. Part Ⅱ. Am J Orthod Dentofacial Orthop, 1992, 102:546-551.

[3] Dibbets JM. One century of Wolff's law. In: Carlson D, Goldstein SA. Bone biodynamics in orthodontic and orthopedic treatment. Craniofacial Growth Series. Ann Arbor: Center for Human Growth and Development; University of Michigan; 1992:1-13.

[4] 毛燮均. 关于错𬌗畸形的遗传因素. 中华口腔科杂志, 1958, 4:221.

[5] Ting TY, Wong RW, Rabie AB. Analysis of genetic polymorphisms in skeletal class I crowding. Am J Orthod Dentofacial Orthop, 2011, 140(1):e9-15.

[6] Litton SF, Ackermann LV, Isaacson RJ, Shapiro BL. A genetic study of Class Ⅲ malocclusion. Am J Orthod Dentofacial Orthop, 1970, 58:565-77.

[7] Watanabe M, Suda N, Ohyama K. Mandibular prognathism in Japanese families ascertained through orthognathically treated patients. Am J Orthod Dentofacial Orthop, 2005, 128:466-470.

[8] Schulze C, Weise W. On the heredity of prognathism. Fortschr Kieferorthop, 1965, 26(2):213-229.

[9] Cruz RM, Krieger H, Ferreira R, et al. Major gene and multifactorial inheritance of mandibular prognathism. Am J Med Genet A, 2008, 146:71-77.

[10] Wolff G, Wienker TF, Sander H. On the genetics of mandibular prognathism: analysis of large European noble families. J Med Genet, 1993, 30:112-116.

[11] El-Gheriani AA, Maher BS, El-Gheriani AS, et al. Segregation analysis of mandibular prognathism in Libya. J Dent Res, 2003, 82:523-527.

[12] Yamaguchi T, Park SB, Narita A, et al. Genome-wide linkage analysis of mandibular prognathism in Korean and Japanese patients. J Dent Res, 2005, 84:255-259.

[13] Jang JY, Park EK, Ryoo HM, et al. Polymorphisms in the Matrilin-1 gene and risk of mandibular prognathism in Koreans. J Dent Res, 2010, 89:1203-1207.

[14] Xue F, Wong RW, Rabie AB. Genes, genetics, and Class Ⅲ malocclusion. Orthod Craniofac Res, 2010, 13:69-74.

[15] Li Q, Li X, Zhang F, Chen F. The identification of a novel locus formandibular prognathism in the Han Chinese population. J Dent Res, 2011, 90:53-57.

[16] Li Q, Zhang F, Li X, Chen F. Genome scan for locus involved in mandibular prognathism in pedigrees from China. PLoS

One, 2010, 5:e12678.

[17] Xue F, Rabie AB, Luo G. Analysis of the association of COL2A1 and IGF-1 with mandibular prognathism in a Chinese population. Orthod Craniofac Res, 2014, 17:144-149.

[18] Ikuno K, Kaj II TS, Oka A, et al. Microsatellite genome-wide association study for mandibular prognathism. Am J Orthod Dentofac Orthop, 2014, 145:757-762.

[19] Frazier-Bowers S, Rincon-Rodriguez R, Zhou J, et al. Evidence of linkage in a Hispanic cohort with a Class III dentofacial phenotype. J Dent Res, 2009, 88:56-60.

[20] Falcão-Alencar G, Otero L, Cruz R, et al. Evidence for genetic linkage of the class III craniofacial phenotype with human chromosome 7 in 36 South American families. Paper Presented at: 60th Annual Meeting of the American Society of Human Genetics. Washington, DC, 2010.

[21] Nikopensius T, Saag M, Jagomägi T, et al. Missense mutation in DUSP6 is associated with class III malocclusion. J Dent Res, 2013, 92:893-898.

[22] Perillo L, Monsurrò A, Bonci E, Torella A, et al. Genetic association of ARHGAP21 gene variant with mandibular prognathism. J Dent Res, 2015, 94:569-576.

[23] Chen F, Li Q, Gu M, et al. Identification of a mutation in FGF23 involved in mandibular prognathism. Sci Rep, 2015, 5:11250.

[24] Guan X, Song Y, Ott J, et al. The ADAMTS1 gene is associated with familial mandibular prognathism. J Dent Res, 2015, 94:1196-1201.

[25] Yamaguchi T, Maki K, Shibasaki Y. Growth hormone receptor gene variant and mandibular height in the normal Japanese population. Am J Orthod Dentofacial Orthop, 2001, 119:650-653.

[26] Markovic MD. At the crossroads of oral facial genetics. Eur J Orthod, 1992, 14:469-481.

[27] Morrison MW. Relative risk of Class II division 2 malocclusion in first-degree relatives of probands with Class II division 2 malocclusion. Department of Orthodontics and Oral Facial Genetics, Indiana University School of Dentistry, Master of Science in Dentistry, 2008.

[28] Basdra EK, Kiokpasoglou M, Stellzig A. The Class II Division 2 craniofacial type is associated with numerous congenital tooth anomalies. Eur J Orthod, 2000, 22:529-535.

[29] Harsfield JK Jr, Jacob GJ, Morford LA. Heredity, genetics and orthodontics: How much has this research really helped? Semin Orthod, 2017, 23:336-347.

[30] Peck S, Peck L, Kataja M. Concomitant occurrence of canine malposition and tooth agenesis: evidence of orofacial genetic fields. Am J Orthod Dentofac Orthop, 2002, 122:657-660.

[31] Decker E, Stellzig-Eisenhauer A, Fiebig BS, et al. PTHR1 loss-of-function mutations in familial, nonsyndromic primary failure of tooth eruption. Am J Hum Genet, 2008, 83:781-786.

[32] Frazier-Bowers S, Hendricks H, Wright J, et al. Novel mutations in PTH1R associated with primary failure of eruption and osteoarthritis. J Dent Res, 2014, 93:134-139.

[33] Mulvihill JJ. Craniofacial syndromes: no such things as a single gene disease. Nat Genet, 1995, 9:101-103.

[34] Park WJ, Bellus GA, Jabs EW. Mutations in fibroblast growth factor receptors: phenotypic consequences during eukaryotic development. Am J Hum Genet, 1995, 57:748-754.

[35] Raoul G, Rowlerson A, Sciote J, et al. Masseter myosin heavy chain composition varies with mandibular asymmetry. J Craniofac Surg, 2011, 22:1093-1098.

[36] Haryett RD. Chronic thumb—sucking. Am J Orthod, 1970, 57:164.

[37] Lundstrom A. The significance of early loss of deciduous teeth in the aetiology of malocclusion. Am J Orthod, 1955, 41:810.

[38] Johnston MC, Bronsky PT. Abnormal craniofacial development: an overview. Crit Rev Oral Biol Med, 1995, 6:368-422.

[39] Wyszynski DF, Duffy DL, Beaty TH. Maternal cigarette smoking and oral cleft: a meta analysis. Cleft Palate Craniof J, 1997, 34:206-210.

[40] Kiliaridis S. Masticatory muscle influence on cranioafacial growth. Acta Odontol Scand, 1995, 52:196-202.

[41] Vig KWL. Nasal obstruction and facial growth: the strength of evidence for clinical assumptions. Am J Orthod Dentofacial Orthop, 1998, 113:603-611.

[42] Macari AT, Haddad RV. The case for environmental etiology of malocclusion in modern civilizations—Airway morphology and facial growth. Semin Orthod, 2016, 22:223-233.

[43] Rowlerson A, Raoul G, Daniel Y, et al. Fiber-type differences in masseter muscle associated with different facial morphologies. Am J Orthod Dentofacial Orthop, 2005, 127:37-46.

[44] Sciote JJ, Raoul G, Ferri J, et al. Masseter function and skeletal malocclusion. Rev Stomatol Chir Maxillofac Chir Orale, 2013, 114:79-85.

第四章

牙齿移动与生物力学

陈　斯　林久祥

本章内容

一、生理状态下的牙齿移动与生物力学

（一）牙周支持组织的结构和功能

1. 牙周膜　正常情况下，牙齿周围有一层厚约 0.5 mm 的胶原支持结构——牙周膜（periodontal ligament, PDL），牙齿靠牙周膜与邻近的齿槽骨相连接和相隔。牙周膜间隙主要由网状交织的各组平行胶原纤维构成，其中斜行纤维一端插入根面牙骨质，另一端插入齿槽骨较致密的骨板（骨硬板），插入牙齿的一端比插入骨板的一端更偏根尖方向（图 4-1）。这种斜行排列有利于抵抗牙齿在正常咀嚼时受到的压入力，维持牙齿稳定不移位。牙周膜间隙内除了胶原纤维，还有两个重要的组成部分：细胞成分和组织液，二者在维持牙齿正常功能和正畸牙齿移动中都起到重要作用。简单来说，细胞成分负责牙周膜内胶原纤维的新旧更替；组织液能够对外来的冲击力起到缓冲作用。

2. 齿槽骨　齿槽骨是上下颌骨中容纳牙齿的齿槽突部分，为牙列提供骨性支持。牙齿所在的齿槽窝骨板为牙周胶原纤维的插入提供附着点。正常情况下，齿槽骨由内外两侧的皮质骨板及夹在其间的松质骨构成，在齿槽嵴顶处齿槽骨很薄，只有皮质骨没有松质骨（图 4-2）。松质骨的骨小梁形态和结构与所在部位的应力需求密切相关。骨是人体内可塑性大、能发生适应性改建的动态组织，而齿槽骨又是其中最活跃的部分。齿槽骨的改建包括吸收（破骨）和新生（成骨），维持二者之间的动态平衡是保持生理性牙齿位置相对稳定的基础，调整二者进行质和量的变化以达到新的平衡则是正畸牙齿移动的生物学基础。

（二）牙齿和牙周组织对正常咬合力的反应

在咀嚼过程中，牙齿和牙周组织受到间歇性重力，食物软时为 1~2 kg，食物硬时甚至高达 50 kg，但作用时间不超过 1 秒。牙齿受到这种类型的重力时由于牙周膜内组织液的不可压缩性而不会发生快速移位，该力会被传至齿槽骨，齿槽骨发生应力弯曲。但当受力时间超过 1 秒时，由于组织液量很少并会在受力的最初 1 秒内被挤出牙周膜间隙，牙齿

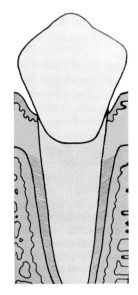

图 4-1　牙周膜斜行纤维示意图

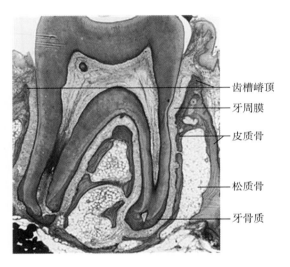

齿槽嵴顶

牙周膜

皮质骨

松质骨

牙骨质

图 4-2　齿槽骨组织切片

就会在牙周膜间隙内发生位移，将牙周膜向齿槽骨一侧挤压，通常在重力施加 3～5 秒之后就会感觉到疼痛。正常咀嚼时，牙齿因咬合接触而受力的时间不超过 1 秒，因此在牙周膜内组织液的缓冲下不会出现疼痛。

（三）生理性牙齿移动

牙周膜内部因新陈代谢作用，如胶原纤维的形成、重组和成熟变短等会产生力，可以使牙齿发生生理性移动。但另一方面，牙周膜内产生的力又可能

对抗牙齿受到的持续轻力，使牙齿保持相对稳定，称作主动性稳定作用（active stabilization）。例如，上下切牙受到的唇肌和舌肌的静息压力并不平衡，在下切牙，舌侧压力（10 gm）大于唇侧压力（5 gm），而在上切牙，舌侧压力（<5 gm）小于唇侧压力（5 gm）。在牙周健康情况下，牙周膜内就能产生相应大小的力对压力小的一侧进行补充，从而维持牙齿内外两侧的压力平衡（图 4-3）。牙周膜主动性稳定作用的存在也给正畸力设定了阈值，低于这个阈值的力就无法产生正畸性牙齿移动。目前认为，这种牙周膜主动性稳定作用最多能克服 5～10 gm/cm^2 的持续力。换言之，高于这个范围的力就能产生正畸性牙齿移动。

1. 垂直向　牙齿萌出前后的 𬌗向移动都与牙周膜内产生的内源性力相关，这种垂直向移动可以持续终生。一般来说，成年之后这种 𬌗向移动速率非常缓慢似乎静止，但当对 𬌗牙缺失之后，牙齿的 𬌗向移动又会明显加速，继续萌出，造成过长。

2. 近远中向　1925 年 Stein 和 Weimann 首次提出成人磨牙会逐渐向近中移动，这与牙齿之间的磨耗有关，类似现象在动物也存在。Begg 医生在调查澳洲土著人的牙颌情况时也发现，虽然土著人的牙齿咬合面和邻面磨耗都很严重，但很少有牙列间隙，拥挤发生率也低。对于原始人类的研究也可以得出类似结论，由于牙齿被当做工具来使用，不仅要吃带皮毛的生肉，咀嚼粗糙的食物，甚至还要用牙把东西磨尖锐，这种高强度的使用会造成牙齿重度磨

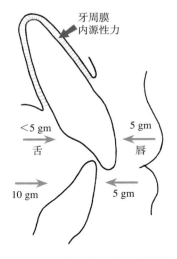

牙周膜
内源性力

<5 gm　舌

5 gm　唇

10 gm

5 gm

图 4-3　牙齿内外两侧压力平衡

耗，当牙齿最宽的部分被磨掉之后，牙齿就会变窄，牙与牙之间就会出现缝隙，但随着牙齿的近中移动这种牙列散隙会消失，牙弓最末端会出现新的空间，提供给第三磨牙（智齿）在 18 岁左右萌出时所用。新萌出的牙齿提供了新的咀嚼表面，从而补偿磨耗造成的牙齿结构缺失。由于原始人类的寿命也就在 40 岁左右，因此来不及出现拥挤就离世了。现代人由于食物精细导致牙齿磨耗不足，但因为磨牙仍会近中移动且这种趋势持续终生，并且人的寿命也大大延长，因此拥挤发生率高。

还有一类牙齿自发的生理性移动被称作"生理性漂移"（physiologic drift），最早是由 Bourdet 在 1957 年提出并命名，指牙齿在无外力作用下朝缺牙间隙发生的自发性移动。造成这种生理性漂移的可能原因是口颌系统原有的力平衡被打破，牙齿朝向力小的一侧发生移动，直至新的平衡重新建立。

3. 颊舌向　从 8 岁到 18 岁，上颌第一磨牙有腭向直立的趋势，下颌第一磨牙有颊向直立的趋势。因为在此期间上颌磨牙间宽度增量（平均 3.2 mm）大于下颌磨牙间宽度增量（平均 1.4 mm），磨牙转矩的改变是对磨牙间宽度差异性生长的代偿性变化。牙齿牙轴的生长变化是为了不断适应咀嚼、吞咽等功能，即在咀嚼肌、颊舌肌的作用下，上下颌磨牙牙轴发生相应变化以维持颊舌向咬合的稳定性，从而发挥最佳功能。

磨牙转矩的水平向代偿性变化除了表现在正常𬌗的生长发育过程中，在错𬌗畸形的情况下更明显。比如在安氏 III 类错𬌗，当上下颌有轻度矢状向不调时，上颌后牙因与下颌相应牙齿的远中（牙弓宽度相对较大处）接触而有颊向倾斜的趋势；随着矢状向不调程度的增大，后牙刚出现反𬌗时，上颌第一磨牙可能表现为腭倾；随着矢状向不调程度进一步增大，后牙反覆盖也增大，这时上颌第一磨牙又有颊倾代偿的趋势。

二、正畸状态下的牙齿移动与生物力学

（一）基本概念

1. 力（force）　力是一种加载到物体上使其趋于发生空间位移的载荷。力是物体对物体的作用，力不能脱离物体而单独存在。力也是正畸医师的唯一

良药，牙颌畸形的矫治主要通过矫治器对错位牙齿、牙弓及颌骨施以矫治力。

力的公制单位是牛顿（N），但在临床上测量和使用时常以重量单位克（grams, gm）或盎司（ounce, oz）来表示，$1.0N \approx 100\, gm$。

力对物体的效应取决于力的三要素，即大小、方向和作用点。力是矢量（也称向量），可以用有向线段来表示：通过力的作用点沿力方向延伸的直线称为力的作用线，箭头表示力的方向，长度按其比例代表力的大小。

2. 力矩和力偶

（1）力矩（moment）：是作用力使物体绕某点或轴发生转动的倾向。力矩是由不通过阻抗中心的力产生的。力矩（M）大小等于力（F）乘以力的作用点到阻抗中心的垂直距离（d），即 $M \times d$，单位是 gm-mm。因物体转动方向不同，力矩分正负，一般以顺时针方向为负，逆时针方向为正（图 4-4）。

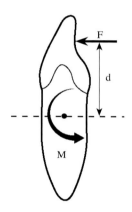

图 4-4　力矩示意图

在一个静力平衡系统中，当顺时针和逆时针的力矩相等时，表现出来的就是净力作用下的物体运动。如图 4-5 所示，若在切牙唇侧施加一个 50 gm 的力 F_1 来内收牙齿，该力作用线距离阻抗中心垂直距离 15 mm，产生的顺时针力矩 $M_{F1}=50 \times 15 = 750$ gm-mm，若希望牙齿发生整体移动而非倾斜移动，则需要施加一个能够产生逆时针等值力矩的力。因此从牙齿舌侧距离阻抗中心垂直距离 20 mm 处施加一个大小为 37.5 gm 的力 F_2 即可，产生的逆时针力矩 $M_{F2}=37.5 \times 20 = 750$ gm-mm。此时，该系统中净力矩为 0，净力为 $50-37.5=12.5$ gm，理论上，牙齿会在这 12.5 gm 力的作用下发生向舌侧的平动。

（2）力偶（couple）和力偶矩：作用于物体上的两个大小相等、方向相反、彼此平行不共线的力所组成的力系称为力偶。两个力之间的距离是力偶臂，其中一个力和力偶臂的乘积就是力偶矩（the moment of the couple，即 M_C）。力偶矩实际上就是这对大小相等、方向相反、彼此平行不共线的力的力矩之和。力偶矩在正畸牙齿移动中的典型应用是扭转牙的矫治，例如图4-6所示，对扭转双尖牙的颊舌侧同时施加一对大小为50 gm的力偶，两个力之间距离为8 mm，则用于扭正该牙的力偶矩为400 gm-mm。换言之，假设其中一个力到阻抗中心的距离是 d_1，$M_{F1}=F_1 \times d_1$；另一个力到阻抗中心的距离是 d_2，$M_{F2}=F_2 \times d_2$；由于 $d_1+d_2=8$ mm，$F_1=F_2=50$ gm，所以 $M_C=M_{F1}+M_{F2}=50 \times 8=400$ gm-mm。

方丝的转矩控制也是力偶矩的一种常见应用。如图4-7所示，加了转矩的方丝需要先扭转一下才能纳入矩形槽沟，纳入之后，弓丝趋于恢复原有转矩角度，因此会在方丝转角的a和b两点与槽沟内壁发生紧密接触，产生压力 F_a 和 F_b，这两个力是大小相等、方向相反的一对力偶，两个力之间的距离约为槽沟深度0.025英寸，约等于0.635 mm，很短的距离，因此需要很大的力才能产生所需的力偶矩 M_C。以图4-5中需要达到的牙齿整体移动为例，要产生750 gm-mm的逆时针力偶矩，就需要约1200 gm（750/0.635）的扭转力（转矩力）才能实现。

3. 阻抗中心（center of resistance） 约束物体运动的阻力的简化中心就是阻抗中心，在自由空间中，物体的阻抗中心就是它的质心，在重力场中就是重心。依据单根牙的几何形状计算，其阻抗中心与牙根几何中心基本一致，因此阻抗中心应位于牙长轴的冠中1/3交界处。但当物体被部分约束时（例如牙根位于齿槽骨中），阻抗中心则由外部约束物的性质所决定。因此单根牙的实际阻抗中心约位于骨内牙根长度的中点处（即从根尖到齿槽嵴顶距离的一半处）；多根牙阻抗中心在根分叉往根尖方向1~2 mm处（图4-8）。当齿槽嵴顶发生骨吸收时（常见于牙

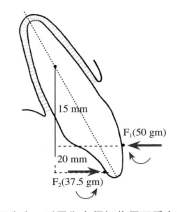

图4-5 牙齿在一对平衡力偶矩作用下受力情况示意图

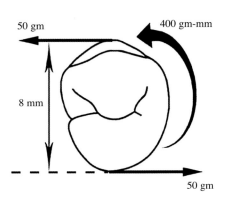

图4-6 力偶矩示意图

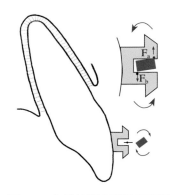

图4-7 方丝转矩力系示意图

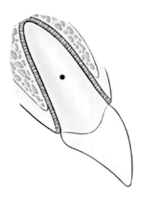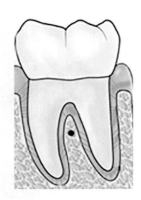

图4-8 单根牙和多根牙阻抗中心示意图

周病），相应牙齿的阻抗中心就会朝根尖方向移动。

4. 旋转中心 (center of rotation) 物体在外力作用下转动时所围绕的点就是旋转中心，物体上的各点均围绕该旋转中心同心旋转。牙齿移动的旋转中心可以位于牙长轴及其延长线上的任何部位，通过牙齿移动前后牙长轴的交点求得（图4-9）。

（二）正畸矫治力

1. 矫治力的产生 矫治力就是正畸治疗使用的力。矫治力既可以是借助矫治器发出的机械力，也可以是源自口颌系统自身的肌力。常用的矫治力来自以下各方面：

（1）金属弹性力：临床排齐牙列最常用的镍钛丝具有记忆特性，当镍钛丝被结扎在不齐的牙齿上时就会产生形变，由于镍钛丝趋于恢复原有形状，因此就会产生能使牙齿发生移动的矫治力（图4-10）。细不锈钢丝弯成的各种曲也具有回弹性，与错位牙齿相连后，弹簧曲发生形变，能让其恢复原

状的回弹力对于相连的牙齿而言就是一种矫治力。

（2）橡皮圈：各种不同直径和类型的弹力橡皮圈，其弹力也是常用的矫治力来源（图4-11）。

（3）肌力：既包括唇颊舌肌的静息压力，也包括各类肌肉的收缩力。功能性矫治器多通过改变口颌系统中原有的压力或张力的大小和方向，使口颌系统发生适应性改变，从而达到矫治目的（图4-12）。

2. 矫治力的分类 可以根据矫治力的强度、作用时间、产生方式、来源和效果进行分类。

（1）以强度划分：①轻力：小于60 gm；②中力：60～350 gm；③重力：大于350 gm。

（2）以作用时间（力量衰减情况）划分（图4-13）：

①持续力（continuous force）：在两次复诊之间能保持在与初始力值相差不多水平的力。例如，超弹镍钛丝产生的矫治力或24小时佩戴橡皮圈产生的矫治力。

②间歇力（interrupted force）：在两次复诊之间会逐渐衰减到0的力。例如，弹力线产生的矫治力。

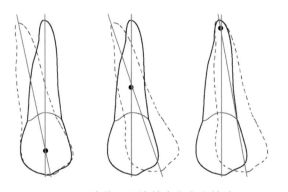

图4-9 牙齿绕不同旋转中心发生转动

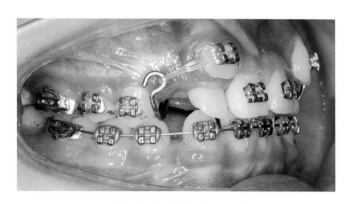

图4-11 利用弹力链状橡皮圈牵引异位尖牙

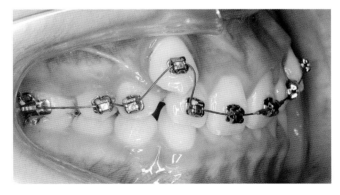

图4-10 利用镍钛丝的记忆特性产生能使牙齿移动的矫治力

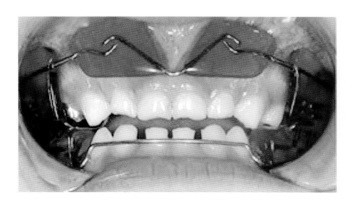

图4-12 使用Frankel Ⅲ功能性矫治器治疗反𬌗

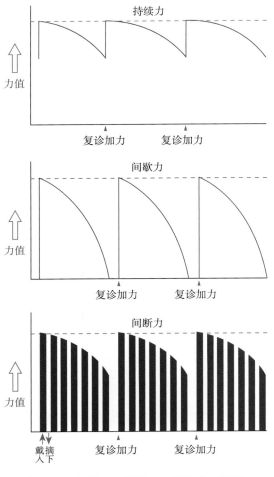

图4-13 持续力、间歇力、间断力示意图

③间断力（intermittent force）：会间断性地快速降到0（患者摘除活动性矫治器或取下牵引皮圈），又能在之后某时点（患者再次佩戴）恢复到初始（最高）力值水平的力。但如果牙齿发生了移动，能达到的最高力值也会下降。例如，使用殆垫舌簧矫治器推上切牙唇向移动过程中，舌簧对上切牙的作用力就属于间断力，即当患者摘下矫治器时，矫治力迅速变为0；重新戴上时，若舌簧形变如初则矫治力恢复如前；若上切牙发生了唇向移位，则舌簧形变程度减小，对应的矫治力也随之减小。口颌系统行使正常功能（如咀嚼、吞咽、说话）过程中产生的力可被看做一种特殊类型的间断力，由于持续时间短，因此大多不会对牙齿位置产生明显作用。

（3）以产生方式划分：

①机械力：源自矫治器机械弹力的矫治力，如各类弓丝、弹簧曲、橡皮圈产生的矫治力。

②肌力：源自咬肌、舌肌等肌肉收缩产生的矫治力，通过神经肌肉反射进行调节。

磁力也曾被作为一种矫治力，但由于力值受距离影响变化大，磁力方向不容易调控等原因，目前应用很少。

（4）以来源划分：

①颌内力（intra-maxillary force）：在同一牙弓内牙齿相互牵拉，产生的作用力和反作用力。

②颌间力（inter-maxillary force）：上下颌的牙齿或牙弓彼此之间相互牵拉，产生的作用力和反作用力。根据作用力方向不同又分为Ⅱ类、Ⅲ类及垂直颌间牵引力。

③口外力（extra-oral force）：以颈、枕、额、颏等骨作为支抗，将矫治力作用于牙、牙弓或颌骨。由于支抗部位稳定，因此可产生较强的矫治力。

（5）以作用效果划分：

①正畸力（orthodontic force）：能够使牙齿在生理范围内移动以矫治错殆畸形的力。主要表现为牙齿和牙弓的改变，可以有少量基骨的改变。力值较小，作用范围小。如常见的各类型固定矫治器、活动矫治器等产生的力。

②矫形力（orthopedic force）：主要作用在颅骨和颌骨上，能改变骨骼形态、打开骨缝，对颜面形态改变作用大的力。力值大，作用范围大。如螺旋扩弓器、头帽、颏兜等产生的力。

（三）牙齿移动类型

正畸牙齿移动类型看似复杂多样，但从力学观点来看其实只有两种最基本方式：平移和转动，区别就在于作用力是否通过阻抗中心。当外力作用线通过牙齿阻抗中心时，牙齿只发生平移；当力的作用线不通过阻抗中心时，力矩就产生了。在力和力矩的联合作用下，牙齿的位移既包含平移又包含绕阻抗中心的转动。临床上任何类型的牙齿移动都可由单纯的平移和单纯的转动组合而成为复合类型的牙齿移动。

1. 倾斜移动（tipping movement） 最简单的正畸牙齿移动方式。当单独一个力（例如源自活动矫治器上弹簧曲的力）作用在牙冠上时，牙冠就会发生倾斜移动，牙齿绕阻抗中心旋转，牙冠和牙根朝相反方向移动。与作用力同侧的根尖区牙周膜和对侧的齿槽嵴顶区牙周膜会受到挤压，最大压力出现在根尖和齿槽嵴顶，压力最小处位于阻抗中心（图 4-14 ）。由于牙周膜受力相对集中，因此倾斜移动所需力小，动物实验和临床研究都建议施加在单根牙上的倾斜移动力不要超过 50 gm，牙齿越小、牙根越细力量应越轻。持续轻力作用下，与其他牙齿移动类型相比，倾斜移动能最快达到最大的牙齿移动量。由于生理性牙齿移动大多呈倾斜移动的方式，倾斜移动所需力量柔和，牙齿移动迅速，组织损伤也比较轻微，因此多年来被认为是最安全、最符合生物学特性的牙齿移动类型。

2. 整体移动（ bodily movement ） 牙冠和牙根同时向唇颊 / 舌腭或近中 / 远中等距离移动。外力所在侧为张力侧（牙周胶原纤维拉紧伸长，牙周间隙增宽），对侧为压力侧（牙周胶原纤维压缩松弛，牙周间隙变小），整体移动的压力均匀分布在支持组织全长范围内，因此整体移动所需力值为倾斜移动的至少 2 倍（图 4-15 ）。

3. 转矩移动（ torque movement ） 正畸的转矩移动多指控制住牙冠使其少移动而让牙根多移动，

所以又称控根移动。由于无法将力直接施加在牙根上，往往需要在牙冠上使用力偶以达到根转矩的目的，并在相对方向以机械的形式限制冠的移动。最大压力集中在根尖区，根尖移动量也最大，因此如不小心，易造成根尖吸收和牙髓坏死（图 4-16 ）。

4. 旋转移动（ rotation movement ） 理论上，能使牙齿沿牙长轴发生旋转的力要远大于发生其他移动需要的力，因为这个力会分布在整个牙周膜上，但实际上，由于不可能施加一个使牙齿单纯旋转而不在齿槽窝内发生倾斜的力，因此就会像倾斜移动一样出现一对压力集中区，所以旋转移动所需力值与倾斜移动相似。由于牙旋转移动时牙周胶原纤维都被拉长扭绞，毛细血管被压扁而影响血液循环，骨改建缓慢，因此这种移动更困难且易复发，需要更长的保持时间（图 4-17 ）。

5. 伸长移动（ extrusion movement ） 将牙齿向外牵拉伸长时，牙周胶原纤维受牵拉，无受压区，

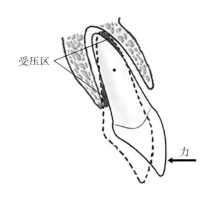

图 4-14　倾斜移动示意图

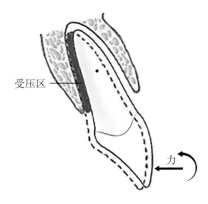

图 4-15　整体移动示意图

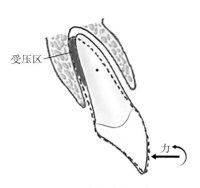

图 4-16　转矩移动示意图

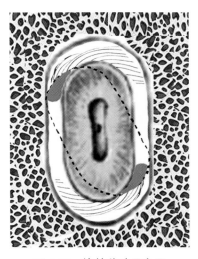

图 4-17　旋转移动示意图

伸长的力应轻柔，才能伴随牙齿伸长而形成新骨，否则就成了类似于拔牙的脱位力，易造成牙髓坏死及牙齿脱臼。伸长移动所需的力值也与倾斜移动相近（图4-18）。

6. 压低移动（intrusion movement） 将牙齿压低时，需要非常轻的力，因为作用力会集中在根尖一个非常小的区域，力量大的话会致血液循环障碍，牙齿停止移动。轻力作用下，根尖区齿槽骨吸收，牙齿得以被压入（图4-19）。

7. 各类正畸牙齿移动最适力值

牙齿移动类型	力值*（gm）
倾斜移动	35～60
整体移动	70～120
转矩移动	50～100
旋转移动	35～60
伸长移动	35～60
压低移动	10～20

* 力值也部分取决于牙齿大小；较小值适用于切牙，较大值适用于后牙

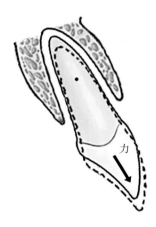

图4-18 伸长移动示意图

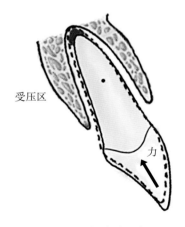

图4-19 压低移动示意图

8. M_C/M_F 比值与牙齿移动类型

对于切牙来说，倾斜移动、整体移动、转矩移动的主要区别在于牙冠与牙根的移动比例，即牙冠移动为主时为倾斜移动，冠根同步移动时为整体移动，牙根移动为主时为转矩移动。而牙冠和牙根移动比例取决于托槽内一对力偶产生的力偶矩 M_C 与作用在牙冠上的力产生的力矩 M_F 之间的比值。如图4-20所示，可简化为四种情况：① $M_C/M_F=0$，发生纯倾斜移动（转动中心位于阻抗中心，牙齿绕阻抗中心转动），此种情况可见于使用圆丝内收切牙时由于圆丝在托槽内不产生力偶，因此 $M_C=0$；② $0<M_C/M_F<1$，发生有控制的倾斜移动（转动中心远离阻抗中心，冠根同向但不等量移动，牙冠移动量大于牙根移动量），此种情况可见于使用细方丝内收前牙时，M_C 较小，即 $M_C<M_F$，相当于从纯倾斜移动到整体移动之间的过渡状态；③ $M_C/M_F=1$，发生整体移动（转动中心位于无限远处，冠根同向等量移动），此时 M_C 较大，即 $M_C=M_F$，此种情况可见于使用全尺寸方丝内收前牙时；④ $M_C/M_F>1$，即 $M_C>M_F$，发生转矩移动（转动中心位于牙冠，牙根移动量大于牙冠移动量），此种情况可见于拔牙间隙关闭后，在保持牙弓长度不变时对切牙进行转矩调整。

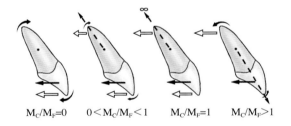

图4-20 M_C/M_F 比值与牙齿移动类型关系示意图

（四）正畸矫治力系统

根据平衡定律，不仅所有的作用力都对应一个大小相等、方向相反的反作用力，而且作用在任意点上的力矩之和应等于0。换言之，正畸矫治器系统产生的力和力矩在空间三个维度上都要平衡。

力系统可被分为明确（determinate）力系统和非明确（indeterminate）力系统，前者的力和力矩能够被直接识别、测量和评估；后者则相反，由于组成的力和力矩太过复杂，所以只能确定合力的力值和合力矩的方向。

正畸的力系统比单纯的机械力系统更复杂，因为还受到生物学反应的影响。例如，正畸牙齿移动量不仅与作用力本身大小相关，更大程度上取决于牙齿感受到的力值大小。只要作用力大小足以达到激活牙周改建的阈值，牙齿就会发生移动，而不是像纯机械力学那种力值越大，物体移动越快，移动距离越大。

在正畸力学中，单力偶系统就属于明确力系统，即在施力单元一端形成一对力偶，另一端只有一个力没有力偶。例如，弓丝一端插入颊管或托槽，另一端进行悬吊结扎（单点接触），就是单力偶系统。若另一端也结扎进托槽，就变成双力偶系统，属于非明确力系统。

1. 单力偶系统（one-couple systems）

（1）构成：正畸中常见的单力偶系统满足两个条件：单端弹簧（悬臂梁）或辅弓。①一端与支抗牙（或支抗单元）相连，②另一端吊扎在要移动的牙或牙段上（图4-21）。

当支抗单元或要移动的单元由若干颗牙组成时，将其看作一颗大的多根牙，共有一个阻抗中心。组成支抗单元的每颗牙要紧密连成一体（钢丝连扎或弓丝固定等），两侧后牙可以通过腭杆或舌弓连成一体。

（2）临床应用：

1）悬臂梁：最常被应用于将严重错位（或阻生）牙齿拉入牙列。这种弹簧的优点是作用范围大，力值随牙齿移动衰减小，力值大小能精确调控；缺点是万一在使用过程中被患者弄变形，非常可能因作用范围大而在错误方向上继续发挥作用，导致牙齿在错的方向上明显移动。如图4-22所示，使用单颗磨牙作为支抗来牵引尖牙，将悬臂梁一端插入磨牙

颊管，另一端与尖牙唇侧粘贴的金属扣单点接触，利用悬臂梁弹簧形变恢复的力量牵引尖牙骀向移动。在这个单力偶系统中，力和力矩是可以进行计算的。假设磨牙颊管距离尖牙上金属扣20 mm，使用50 gm伸长力牵引尖牙，那么在磨牙上就会产生50 gm压低力来平衡力系；与此同时，尖牙上的伸长力会产生1000 gm-mm的顺时针力矩，那么磨牙上就需要有1000 gm-mm的逆时针力矩来进行平衡；假设磨牙颊管长4 mm，那么分别在近远中会产生250 gm的力，使磨牙绕阻抗中心逆时针旋转（前倾）。图4-23为悬臂梁弹簧在临床上另一种常用形式，即使用悬臂梁辅弓牵引腭侧阻生尖牙，这种情况下，同侧侧切牙到对侧尖牙为支抗单元。

2）伸长或压低辅弓：压低辅弓很常用，主要用于压低过长的切牙。轻力压低是关键，压低力很轻的情况下，作用在磨牙上的反作用力就很小，磨牙就不会伸长或倾斜。将两侧磨牙用腭杆连在一起还能防止磨牙颊倾。典型的压低辅弓使用磨牙作为支抗来压低

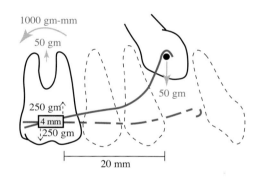

图4-22 使用悬臂梁向下牵引尖牙示意图

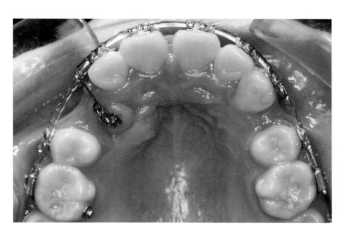

图4-23 使用悬臂梁辅弓牵引腭侧阻生尖牙

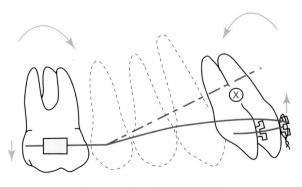

图4-21 单力偶系统示意图

2 颗或 4 颗切牙。如图 4-24 所示，压低辅弓后端入磨牙颊管，前方悬吊结扎在前牙区。假设加力后的弓丝产生 40 gm 压低力（每颗切牙 10 gm，每侧 20 gm），将 4 颗切牙看成一个移动单元，阻抗中心位于侧切牙远中，磨牙颊管距该阻抗中心 30 mm。随前牙悬吊结扎位置不同及弓丝末端是否回弯，会出现三种不同的力系统：①前牙悬吊结扎在中切牙之间，弓丝末端不回弯——每侧磨牙受到 20 gm 的伸长力和 600 gm-mm 的远中倾斜力矩，切牙共受到 40 gm 压低力和 200 gm-mm 的唇倾力矩。对磨牙而言，假设颊管长 4 mm，600 gm-mm 的远中倾斜力矩可由颊管近中向下和远中向上的一对力偶产生（图 4-24A）；②前牙悬吊结扎在侧切牙远中（通过阻抗中心），弓丝末端不回弯——每侧磨牙受到 20 gm 的伸长力和 600 gm-mm 的远中倾斜力矩，切牙共受到 40 gm 压低力但无唇倾力矩（图 4-24B）；③前牙悬吊结扎在中切牙之间，弓丝末端回弯——由于弓丝不能向前滑动，切牙共受到 40 gm 压低力和 200 gm-mm 根舌向力矩，假设颊管距离磨牙阻抗中心 10 mm，则每侧磨牙除了受到 20 gm 的伸长力还受到 10 gm 的近

中力，才能产生每侧 100 gm-mm 合计 200 gm-mm 的顺时针力矩来平衡前牙区的逆时针力矩（图 4-24C）。

伸长辅弓很少用，因为伸长所需要的力是压低力的 4~5 倍，所以作用在磨牙上的反作用力就会过大，会导致支抗牙发生不想要的移动。

2. 双力偶系统 (two-couple systems)

（1）构成：当将单力偶系统的另一端用结扎入槽沟的方式取代悬吊结扎时，单力偶系统就变成了双力偶系统。

（2）临床应用：

1）Ricketts 多用途弓：使用方丝弯制，因此不会在颊管中打转；绕过双尖牙和尖牙，纳入切牙槽沟，结扎固定。使用多用途弓压低切牙时，压低力的力矩会使牙冠唇倾，支抗磨牙受到反作用伸长力以及冠远中倾斜力矩（图 4-25）。防止切牙唇倾有两种方法，一是对切牙施加一个内收力，产生一个舌向力矩来对抗唇倾力矩。可以通过向后结扎来施加这种内收力，但反作用力会使支抗磨牙近中移动；二是对切牙区的弓丝加冠舌向转矩，同时弓丝末端回弯。槽沟内弓丝转矩产生的力偶会增大切牙受到的压低力，

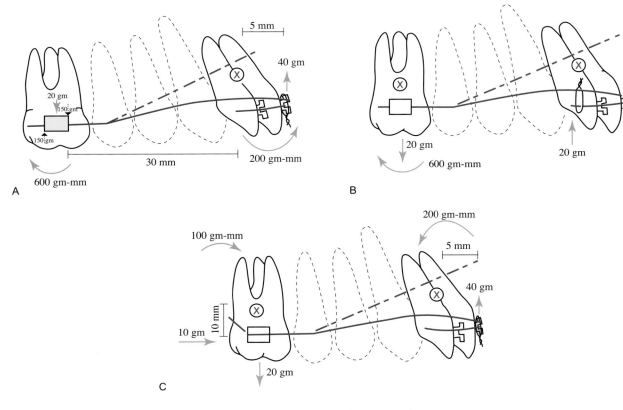

图 4-24　压低辅弓的三种不同应用情况

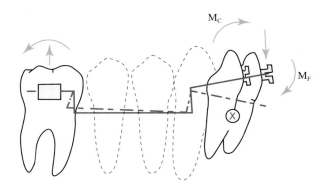

图 4-25 多用途弓示意图

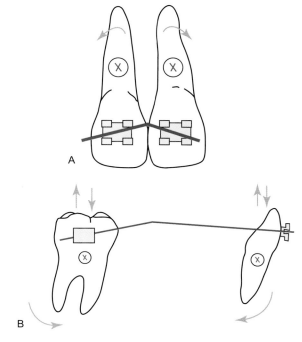

图 4-26 对称 V 形曲

但磨牙受到的反作用伸长力也增大了，但因为属于非明确力系统，所以无法确定力值大小，也就无法进行精确调整。这也是使用多用途弓压低切牙时切牙压低量和磨牙伸长量常无法达到预期的原因。

2）对称曲和非对称曲：当弓丝两端分别放入两个托槽时，平衡力系统就会作用在两侧托槽上。为了简化分析，可将每侧连在一起的多颗牙看成一颗大的多根牙。共有三种可能的方式弯一个曲对这段弓丝进行加力。

①对称 V 形曲：在两侧托槽中产生大小相等、方向相反的力偶。由于两侧相伴产生的作用力也大小相等、方向相反，因此相互抵消。由于力偶会受到托槽宽度和排列的影响，因此需要在牙齿排齐之后再弯对称 V 形曲才能产生上述效果（图 4-26A）。对称 V 形曲并不意味着曲一定位于两组牙的中点，更重要的是要能在两端产生平衡力偶，例如当在前牙段和后牙段之间放置对称 V 形曲时，由于前后牙对移动的阻抗能力不同，因此曲需要离后牙段（阻抗大的一侧）更近才能产生对称 V 形曲的力偶效果（图 4-26B）。

②不对称 V 形曲：产生大小不等、方向相反的力偶，相伴产生的作用力会使一端伸长，一端压低。由于属于非明确力系统，因此无法确切知道每个力的大小，但可以知道合力矩的大小和合力的方向。更大的入槽角度会产生更大的力矩，力矩大的一端旋转趋势更强，因此也指明了合力的方向。将不对称 V 形曲的短端纳入托槽或颊管，就可以看出合力的方向。当曲的位置发生移动时，曲移近的一端力矩增大，远离的一端力矩减小。当远离到某点时，远离端仍有作用力但力矩减小为 0（图 4-27A）。若曲的位置继续远离，远离端的力矩方向就变成与移近端的力矩方向同向，作用力继续增大（图 4-27B）。

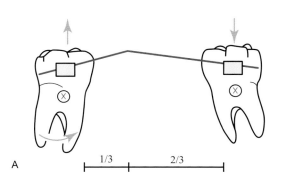

图 4-27 不对称 V 形曲

这个会使单侧力矩减小到 0 的点究竟位于曲的哪个部位，不同研究给出了差异很大的答案，有说位于曲 1/3 处的，也有说紧挨着曲一端的，因此在临床上应用时要仔细观察牙齿的实际移动是否符合预期，以防产生不希望的副作用。

③台阶曲：产生两个同向力偶。不同于 V 形曲的是，台阶曲的位置与形成的力矩或作用力的大小基本无关。前牙美观曲属于台阶曲（图 4-28）。由于相邻两个托槽的间距小，因此较小的台阶曲就能产生较大的力矩和作用力，所以一般只在细的不锈钢圆丝上弯制，例如 0.016" 的不锈钢圆丝。

3）应用双力偶改变切牙唇倾度：既可用于改变牙冠倾斜度（tipping），也可用于改变牙根倾斜度（torque）。当在弓丝上弯制了如图所示的不对称 V 形曲，一端纳入磨牙颊管，一端结扎入切牙托槽，在弓丝末端能自由滑动的情况下，切牙牙冠唇倾（图 4-29A）；在弓丝末端回弯的情况下，切牙牙根舌向转动（图 4-29B）。前者可用于混合牙列期前牙反𬌗的矫治，后者虽可以对切牙进行控根移动，但由于同时存在切牙伸长，磨牙近中移动、压低及舌倾的副作用，因此并不推荐用于调整切牙转矩。如图 4-30 所示的单力偶转矩辅弓更适用。

4）应用双力偶改变后牙宽度：牙性后牙反𬌗可以通过颊向移动上磨牙（扩宽）或舌侧移动下磨牙（缩窄）来进行矫治。此时，前牙段就成为支抗来移动单侧或双侧第一磨牙。前牙段要将尖牙包括在内以增强支抗（2×6，而非 2×4）。这种方法对于矫治单侧后牙反𬌗尤其适用。一次加力就可以使牙齿完成较大距离的移动。如图 4-31A，以前牙区为支抗，

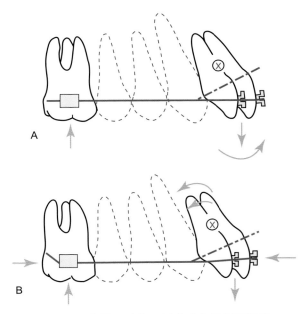

图 4-29 应用不对称 V 形曲改变冠根唇倾度

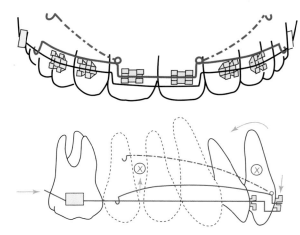

图 4-30 单力偶转矩辅弓调整切牙转矩

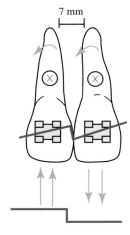

7 mm

图 4-28 台阶曲

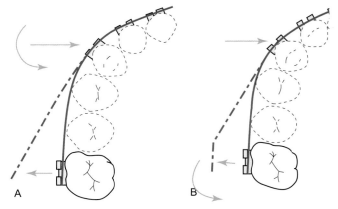

图 4-31 A. 以前牙区为支抗，使用外展弯颊向移动磨牙；B. 增加磨牙末端内收弯，可防止磨牙扩宽同时出现扭转

使用外展弯颊向移动磨牙，但可能伴磨牙远中颊向扭转；图 4-31B，增加磨牙末端内收弯，可防止磨牙扩宽同时出现扭转。

参考文献

[1] Proffit WR, Fields HW, Sarver DM. Contemporary Orthodontics, 5[th]ed. New York: Elsevier, 2013:278-346.

[2] Graber L, Vanarsdall R, Vig K. Orthodontics: Current Principles and Techniques, 5th ed. New York: Elsevier, 2011:263-268, 346-355.

[3] 傅民魁. 口腔正畸学. 3版. 北京: 人民卫生出版社, 2002:97-109.

[4] Gurgel J, Kerr S, Powers JM, et al. Force-deflection properties of super-elastic nickel-titanium archwires. Am J Ortho Dentofac Orthop, 2001, 120:378-382.

[5] Josell SD, Leiss JB, Rekow ED. Force degradation in elastomeric chains. Semin Orthod, 1997, 3:189-197.

[6] Lindauer SJ, Isaacson RJ. One-couple systems. Semin Orthod, 1995, 1:12-24.

[7] Davidovitch M, Rebellato J. Utility arches: a two-couple intrusion system. Semin Orthod 1995, 1:25-30.

[8] Burston CJ, Koenig HA. Creative wire bending-the force system from step and V bends. Am J Ortho Dentofac Orthop, 1988, 93:59-67.

[9] Isaacson RJ, Lindauer SJ, Conley P. Responses of 3-dimensional archwires to vertical V-bends: comparison with existing 2-dimensional data in the lateral view. Semin Orthod, 1995, 1:57-63.

[10] Rebellato J. Two-couple orthodontic appliance systems: activations in the transverse dimension. Semin Orthod, 1995, 1:37-43.

[11] Rebellato J. Two-couple orthodontic appliance systems: transpalatal arches. Semin Orthod, 1995:1:44-54.

[12] Dahlquist A, Gebauer U, Ingervall B. The effect of a transpalatal arch for correction of first molar rotation. Eur J Orthod, 1996, 18:257-267.

第五章

口腔颌面正畸临床的生物学应用

李小彤

本章内容

错殆畸形的矫治方法其基本原理都是在错位牙或畸形颌骨上施加各类有关外力或去除异常的肌力，通过肌体的颌骨、牙周组织等硬软组织内部产生的生物力学反应，使其产生组织学改建，从而使牙颌系统得到新的形态和功能的平衡和正常发育。在正畸治疗过程中通常可分为两个阶段：即生物力学阶段和生物学阶段。生物力学阶段是指矫治器产生各种矫治力作用与牙、殆、颌、颅面等硬软组织应力。生物学阶段是指应力使牙颌系统发生组织学改建，而达到矫治目的。

本章节所探讨的是后一阶段——局部颌骨、牙周组织对正畸力的生物学反应。正畸治疗的生物机械原理是口腔正畸学中的重要基础内容之一。

一、正畸过程中的组织反应

（一）正畸牙齿移动的生物学基础

正畸临床中一个最基本的现象就是对牙齿施以一定强度的足够长时间的力，牙齿会发生移动，包绕牙根的齿槽骨、牙周膜会发生改建、重组，从而使牙齿得以移动到新的位置上。1904 年 Sandstedt 通过狗牙齿移动实验研究，阐明了牙齿移动机制在于破骨细胞和成骨细胞是牙周组织改建的功能细胞，受压侧破骨细胞活动而骨吸收，牵张侧成骨细胞活跃而骨形成，这一理论到今天已经超过百年。

正畸牙齿移动影响所有的支持结构：牙周膜、

齿槽骨、牙齿，正是各组织的特点决定了正畸牙齿移动的生物学基础。

1. 牙周膜的完整性 在正畸牙齿移动过程中起着十分重要的作用。牙周膜是一层厚度约 0.25 mm 富含血管、细胞成分的纤维结缔组织，成束状的胶原纤维有规律地分布在牙周膜内，将牙齿悬吊在齿槽窝中。这一结构使生理状态下牙周膜可以有效地缓冲和吸收外力，避免创伤；在正畸加力过程中牙周膜形成相应的应力区——受压侧和牵张侧，从而启动齿槽骨的改建过程，这在以下的阈值学说中还会谈到。如果没有牙周膜，牙根与齿槽骨直接接触，发生骨性粘连，则牙齿不能正常萌出和不能发生正畸牙齿移动（图 5-1）。同时，牙周膜的重组能力能保证内环境的稳定，也是正畸牙齿移动的基础。

2. 齿槽骨的可塑性 齿槽骨是高度可塑性组织，也是全身骨骼中变化最活跃的部分。在牙齿萌出和移动的过程中，受压侧的齿槽骨骨质发生吸收，而牵张侧的齿槽骨骨质新生，二者不断调整，进行质和量的变化，以达到新的平衡。正畸临床上即利用齿槽骨的可塑性进行牙齿错𬌗畸形的矫治。牙齿移动过程中齿槽骨的变化主要是破骨与成骨的平衡的生理过程，如果齿槽骨无可塑性，根本谈不上正畸治疗。

3. 牙骨质的可修复性 牙根表面的牙骨质是一层特殊的矿化组织，与骨组织有许多相似之处，正畸治疗启动齿槽骨改建的同时也造成根吸收，发生率甚至可达到 90%，根吸收常发生于受压侧，在牵张侧根吸收几乎没有，根吸收反应的时间，也与骨吸收同步（图 5-2）。但牙骨质的抗压性也使正畸牙齿移动过程中牙骨质吸收程度相比骨吸收轻微得多，从而提供了正畸治疗的生物学基础。

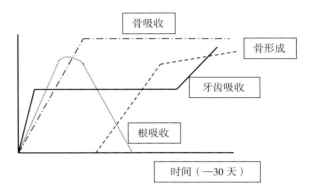

图 5-2 正畸牙齿移动过程中牙周组织改建的反应时间

（二）正畸中牙周膜的组织反应

1. 牙周膜细胞具有多向分化潜能，是正畸力的直接效应细胞 在正畸力作用下牙周膜细胞通过多种生物力学信号转导通路的调节，发生增殖分化引起牙周组织代谢改变及发生牙骨改建，目前研究主要集中在 MAPK 信号通路、Wnt/β-catenin 信号通路、BMP_2 信号通路等，除正畸力的直接作用牙周膜压力侧发生循环障碍（形成缺氧环境），同时血液内一些生物活性因子释放量发生变化也可改变细胞反应进程。此外，正畸力造成的牙周损伤会引起急性创伤性炎症。有研究显示骨的形成与吸收都可以在

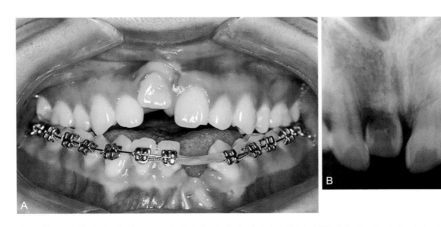

图 5-1 根骨粘连的牙齿不能正常萌出和移动。A. 正面𬌗像（右上中切牙低于𬌗平面）；B. 根尖片（右上中切牙根周膜影像消失）

细胞水平受到炎性机制的调控。

2. 机械力所致细胞的反应　牙齿受到机械力后，视力值大小和持续时间，压力侧牙周纤维渐进性受压，可能会出现牙周纤维的解构和逐渐溶解。组织观察可见：成捆纤维束、纤维的末端损伤和个别纤维顺长轴劈裂。散乱的纤维易于被水解酶水解，然后由巨噬细胞吞食。玻璃样变区内细胞发生自溶，细胞核浓缩并消失，同时结缔组织细胞迅速围绕受压缩区聚集，此后出现巨噬细胞。骨髓腔内及骨吸收面出现破骨细胞，进行潜掘性骨吸收或直接骨吸收。玻璃样变区被化解之后，新生结缔组织细胞增多。破骨细胞在形成的骨陷窝之中，同时去除骨内的有机质和无机质。

一系列动物和人类的实验揭示了吸收期的时间规律。使用轻力的情况下，初期牙移动可达 7～8 天；20～30 小时后即可见到破骨细胞分化；玻璃样变性、牙移动停滞可持续 16～19 天。有人观察到骨吸收的超反应现象：已经开始的骨吸收，即使停止用力，吸收仍要持续 10～12 天。

年轻患者齿槽骨内富含管道、髓腔，易于引发破骨细胞生成以及潜掘性骨吸收。过于致密的骨质，骨髓腔内将不易见到破骨细胞，多见于成人，可能影响牙齿移动的速度。

在压力侧骨吸收的同时，张力侧出现骨沉积。人牙受张力 30～40 小时之后，可见成骨细胞和成纤维细胞大量有丝分裂，数量增殖。随后可见新的骨样组织生成。如纤维束较厚，则骨样组织沿受牵张的纤维束沉积；如纤维束较薄，骨样组织将沿骨面沉积。据研究，年龄会影响骨样组织形成的数量和性状。压力侧完成潜掘性骨吸收之后，张力侧的成骨细胞形成骨样组织、成骨细胞自身增殖均更为明显。并很快继发骨样组织的钙化。从骨深层开始，表面层不钙化。在根尖片上，可观察到牙周膜影像增宽，特别是在牙的伸出或整体移动情况下有典型表现。这个观察到的增宽影像是由因牙移动而增宽的牙周间隙，以及未钙化的表层骨样组织共同造成的。

3. 纤维重建　牙齿移动过程中，齿槽骨发生重建，牙周膜纤维也随之重新生成。一系列小鼠的实验结果显示，牙齿移动时牙周膜内血管明显扩张，特别是在张力侧，血管附近出现大量细胞浸润，巨噬细胞和其他白细胞游出血管，还有蛋白和液体渗出。与此同时，显示连接齿槽骨和牙根的胶原纤维

减少，而成纤维细胞胞内的胶原量很有限。这些表明，牙周膜细胞对正畸力的反应是一个局部无菌性坏死的急性炎症反应，而广泛的纤维断裂与重建，与巨噬细胞和成纤维细胞释放胶原酶造成细胞外胶原崩解有关，并不是细胞内分解。

（三）齿槽骨的改建

一般认为，正畸力作用下牙根周骨组织会发生骨改建是一种应力顺应性平衡。该过程中破骨细胞和成骨细胞发挥主要作用，而一些激素和细胞因子则对该过程有协同调节作用。其中破骨细胞的数量和活性决定了牙齿移动的速率。而破骨细胞的形成由成骨细胞及其分泌因子调控，成骨细胞可以激活和募集破骨细胞前体细胞通过分泌生长因子、前列腺素和细胞因子等，调节破骨细胞、血和免疫系统的功能。在巨细胞集落刺激因子（M-CSF）的参与下破骨细胞前体细胞表面表达的核因子 κB 受体激活因子（receptor activator of nuclear factor kappa B，RANK）与成骨细胞表面的同源性核因子 B 受体活化因子配体（receptor activator of nuclear factor κB ligand，RANKL）结合诱导破骨细胞的生成和活化，导致牙骨吸收。同时，RANKL 具有与骨保护素（osteoprotegerin，OPG）结合的能力，OPG 竞争性地与细胞膜表面的 RANL 结合，抑制 RANKI 诱导破骨细胞形成、减少骨吸收，这一过程通称为 RANK/RANKL/OPG 环路，在正畸牙移动过程中发挥了重要作用。

与牙周膜内骨重建同样的反应也发生在齿槽骨的骨髓腔及远离牙根的骨膜内。在压力侧直接性骨吸收区的骨髓处，发生骨沉积，骨髓腔内可有代偿性新骨形成。在张力侧远离牙根处的齿槽骨发生骨吸收。齿槽窝的总体反应是，维持原有厚度基本不变，在牙移动方向发生缓慢移动。

（四）骨缝的组织反应

1. 骨缝的结构　自骨缘向缝中央区依次是成骨细胞带、间质细胞带、纤维被囊、中央带，其中成骨细胞带、间质细胞带和纤维被囊相当于骨膜，为致密的、中央带为富含细胞的疏松结缔组织带。中央带纤维较疏松，内含大量成纤维细胞，并可见少量微血管，骨膜纤维致密，其外侧有较丰富的未分化间质细胞，与骨缘相接处可见成骨细胞。随年龄

增加，骨缝的纤维成分增加，横行排列在骨缝之间起增强连接的作用。

2. 骨缝对矫形力的反应　在腭中缝扩展中，可见骨缝两侧骨边缘的成骨细胞增加，骨样组织带生成，纤维束排列方向发生改变，X线片上能观察到明显的骨缝增宽。快速扩弓后骨缝之间骨桥形成，骨缝开始愈合。动物实验显示，对骨缝实施压力，由于破骨作用存在难以见到骨桥形成；在高钙血症和甲状旁腺功能亢进情况下，生物机械力可使骨缝产生骨性连接。

前方牵引力作用下，上颌骨骨缝额颌缝、颧颌缝、颧颞缝、翼腭缝4条骨缝得以拓展，初期骨缘外侧出现囊状分离带，间质细胞在牵引力刺激下分化为成骨细胞和成纤维细胞。成骨细胞排列在骨缘表面，向周围分泌基质和纤维，将自身包埋于其中，形成类骨质。之后，新生骨基质沉积、新生骨小梁相互融合，钙质沉积，形成成熟骨组织，囊样分离带即成为骨髓腔雏形。中央带纤维在牵引过程中，纤维排列方式未发生明显变化，而起到了屏障作用，阻止了缝骨性融合的发生。

骨缝牵张成骨是以膜内成骨方式为主，无明显的软骨内成骨现象。

有实验显示，腭中缝扩大或收缩，对其他骨缝组织可能也有影响，导致上颌骨移位。故有快速腭开展与前方牵引的联合使用。

有时口外力并未造成明显的牙齿移动，但颅面复合体发生了改变。动物实验显示在对上颌复合体的后推或前牵的矫形力作用下，上颌的骨缝发生骨吸收和骨改建，从而调节上颌的矢向生长。这些骨缝间的反应非常类似牙周膜的反应。在许多骨缝的联合影响下，上颌复合体易伴随逆时针的旋转。

（五）颞下颌关节的组织反应

1. 颞下颌关节的结构　颞下颌关节由下颌骨髁突、颞骨关节面、居于二者之间的关节盘、关节周围的关节囊和关节韧带组成。

（1）髁突与颞骨关节面：下颌髁突和关节结节的骨表面均为薄层密质骨，其下为松质骨，骨小梁方向与密质骨表面垂直。下颌髁突和关节结节的骨面上都覆盖着一层厚的纤维结缔组织被膜。深层可见软骨细胞，在生长发育期形成明显的透明软骨层，并逐渐钙化向深部骨组织移行。

髁突的外形是多种多样的，与髁突软骨的生物特性有关，即髁突软骨的终生改建。髁突软骨随关节受力的情况而变化，不断适应其所承受之力，或增生，或破坏，或磨损，终生不止，这就是颞下颌关节改建之源。组织学上可分成：关节表面带（纤维结缔组织部分，与关节盘密接）、增殖带（富含从未分化细胞向软骨细胞转化过程中的增殖细胞）、肥大层（软骨细胞无规则排列，深部出现钙化）和钙化软骨带。

（2）关节盘：为致密的纤维结缔组织组成的纤维板，主要成分是胶原纤维。

（3）关节囊：外层为致密纤维结缔组织，在两侧增强形成颞下颌韧带；内层为疏松结缔组织构成的滑膜，分泌滑液。

2. 颞下颌关节对矫形力的反应　因髁突软骨随关节受力的情况而变化并进行改建，增殖带的细胞增生，向外可以补充髁突外面的纤维组织，以适应其受力的情况，向内补充骨组织的钙化，可见髁突软骨是髁突终生改建的基础，是关节适应矫形矫治的主要反应结构。由于颞下颌关节能终生适应于功能的需要而发生软硬组织的改建，因此，临床上正畸矫形治疗、殆功能重建必须是渐进性的，一方面单次殆重建的范围要在一定的限度内，另一方面需要一定长度的适应时间。

长期的动物实验显示颞下颌关节对下颌前移的反应是：髁突远中骨沉积，近中骨吸收，改变主要发生于髁突软骨，关节窝后缘表面亦有骨沉积。

X线片研究指出髁突的结构变化是高度可变的，似乎更应看做是正常的生长发育。髁突改变的稳定性深受肌功能的影响，如果肌功能类型不变，髁突趋于发生逆向的组织反应，有回复原位的趋势。髁突的改变还受年龄、咬合关系的影响，青春发育期易于发生颞下颌关节的改变，稳定的咬合关系是治疗后保持颞下颌关节稳定性的重要因素。

功能矫治器能否引起颞下颌关节的形态改变，是学术上有争论的问题。大鼠实验显示前移下颌的功能矫治器可促进前成软骨细胞的转化、成软骨细胞的激活和增殖、软骨的生成。升支后缘显示有骨生成，下颌骨长度增加。大鼠实验同样显示后退下颌的髁兜有类似的组织反应，分裂细胞数目增多，前成软骨细胞带增厚，不同的是下颌骨的形态改变是反向的，下颌长度的生长受抑制。但大鼠实验的结果能否推论到人类的临床实践尚有待研究。

頦兜的设计是希望通过作用于髁突这个生长发育中心来抑制下颌骨的生长，有细胞学研究表明，机械压力可抑制髁突软骨细胞外基质生成，也有动物实验模拟頦兜作用使下颌后退，髁突后份可因受到持续的压力作用而抑制其前份软骨细胞增殖，从而阻断了成软骨细胞来源，数量减少。但 Mimura 等提出頦兜使用后下颌体长度与对照组相似，只是会使患者的下颌升支后摆，下颌颈细长，髁突头前弯，髁突生长向前上方向，关节窝变深变宽，关节前间隙减小，下颌运动时髁道更陡而影响下颌运动。下颌形态发生了变化，上颌骨增长，从而补偿了下颌的过度生长。虽然頦兜可以减小 SNB 角，增大 ANB 角，改善上下颌骨水平向的关系，但并没有明确的证据能够证明頦兜能抑制下颌升支、下颌体的生长。頦兜治疗安氏Ⅲ类错𬌗的长期效果难以确定。

同时，因为頦兜的矫形力通过頦部向后上传导作用于到髁突，压力会集中到特定的几何形态上，髁突颈是对矫形力反应最明显的部位，最终导致颌面部骨折发生率增高。

二、正畸牙齿移动的规律

（一）正畸牙齿移动的规律

正畸牙齿移动可分为三期：初始移动、延迟阶段、进行性牙齿移动（图 5-3）。

牙齿受力的瞬间，可以发生一定的位移，一般不超过 1 mm。这是由于牙齿受力后牙周膜和齿槽骨发生形变，牙周膜内液体流失所造成的。

牙齿移动可以在没有损伤的情况下进行，典型的例子是牙齿的自然萌出和漂移；但无论力量如何轻微，组织损伤常常伴随在正畸牙齿移动的过程中，多见于压力侧，牙周膜内血流受到影响，血管被压缩，血流受阻，出现玻璃样变的结构。牙齿移动出现一个相对的停滞期。

随后牙周组织中细胞增殖、分化，玻璃样变的组织被降解、清除，压力侧齿槽骨表面开始直接骨吸收，可以见到齿槽窝内壁有大量破骨细胞排列，形成骨吸收陷窝，牙齿迅速移动。牙周膜内，牙周纤维重组。

（二）牙齿移动的类型

在牙根的移动方向上会出现一个或一个以上的压应力区，这些压应力区通常在移动初期产生玻璃样变。如果骨面平整，玻璃样变区的数量一般只有一个；而如果骨面有突起，这个压应力区内则可以产生多个玻璃样变区（图 5-4）。如果以强力作用于平坦的骨面，会有广泛的牙周膜受压，出现大范围的玻璃样变区；而有突起的骨面可有一定缓冲，潜掘性吸收可从多个玻璃样变区的边缘同时开始。

1. 倾斜移动　牙以支点为中心，牙冠和牙根朝相反的方向移动，其牙周组织变化呈现两个压应力区。倾斜移动的玻璃样变区接近齿槽嵴顶，特别是在牙根尚未发育完成时；牙根发育完成时，玻璃样变区可稍离开齿槽嵴顶。

持续倾斜移动时，张力区对牙周韧带牵拉，对小鼠第一磨牙施加强而持久的负荷，可观察到牙周

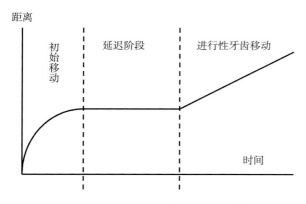

图 5-3　正畸牙齿移动规律模式图

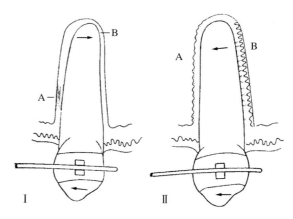

图 5-4　牙齿整体移动的根部压应力区
Ⅰ.整体移动初期（A. 玻璃样变区；B. 牙周膜压缩部位）；Ⅱ.整体移动期（A. 骨吸收区；B. 张力纤维牵引成骨）

膜血管扩张，细胞增殖，纤维增殖，骨面骨样组织生成；压应力区超过一定力值和时间，牙周膜内血供减少，细胞消亡，纤维断裂，而骨吸收明显。

2. 转矩移动　通过力与力偶的配合使用，限制住牙冠的移动，只有根的移动，形成两个压应力区，分别在龈缘和根尖区，力量主要分布在压力侧根中 1/3 及根尖 1/3 处。张力侧可见沿张力纤维的新骨沉积。

3. 整体移动　为牙根与齿槽骨内面骨壁保持平行的牙齿移动压应力区接近根的中部。同样弱而持续的力，整体移动初期形成的玻璃样变期短于倾斜移动。在整体移动初期，严格地说，是稍微倾斜的移动。由于力偶的作用，根中 1/3 及龈 1/3 之间压力侧受压缩，形成玻璃样变。玻璃样变期短，是因为玻璃样变组织双侧的吸收增加。此后，牙周膜间隙增宽，张力侧纤维增强，进一步的牙齿移动可保持直立。

4. 升高　牙齿升高、伸出齿槽窝的组织反应通常是牙周纤维被拉长，新骨沿张力纤维沉积，初期齿槽窝底增宽，后期齿槽窝底和齿槽嵴顶新骨沉积。由于牙龈纤维也被牵拉伸长，甚至比牙周纤维变形更大，治疗后需要更长的保持期，所以如果使用粗丝、强力垂直牵引来矫治开𬌗，将观察到牙齿更大的松动度，而随牵引的停止开𬌗即刻复发。

5. 压低　压低会对牙髓血供有影响，因此要更弱的力。弱而持续的力使压低效果更好，但由于压低容易造成牙根吸收，建议使用弱而间断的力，给细胞增殖的时间，这样经过一段时间的休息，再次加力时可望得到直接骨吸收，疗程反而缩短。

压低时控制不好容易出现的根吸收，经常是伴随的倾斜移动造成的。发生在根中 1/3 及根尖 1/3 处可见小的玻璃样变区及根面牙骨质吸收陷窝，这种牙骨质陷窝可被细胞性牙骨质修复。故多数的根吸收并不一定伴有牙根的缩短。

由于未钙化的组织不能被吸收，所以生长期的牙齿压低，有时可见根尖 1/3 受压弯曲。

6. 扭转　扭转牙纠正过程的组织反应是较为复杂的。根的龈 1/3、中 1/3 和根尖 1/3 的组织反应都不相同。一般有两个压应力区、两个张力区。理论上分析由于牙齿的运动与骨壁平行，可以保持直接骨吸收，但实践上多见一个压力区的直接骨吸收，另一个压力区由于根位置、邻牙和力值大小等因素而表现短期潜掘式骨吸收。在根的龈 1/3 处，牙周纤

维和牙龈纤维混合，牙龈纤维的只被拉长而不改建使扭转牙的复发几乎无可避免。根中 1/3 及根尖 1/3 的齿槽骨、牙周纤维和牙骨质可重新生成与排列；而牙龈纤维的改建要待保持 6、7 个月之后。这是扭转牙需要过矫治的组织学依据。除了需要过矫治的办法，如果采用弱而间断的力，将比持续力做快速矫治有望在矫治过程中得到更多的纤维改建。

（三）机械力引起齿槽骨组织改建的机制学说

1. 机械力引起齿槽骨组织改建的机制　目前 Frost 提出的机械阈值理论（图 5-5）被广泛接受。

生理状态下，骨组织处于一种骨吸收和骨形成的动态平衡中；如果应变量很小，应变低于 50～200 εm，骨代谢处于负平衡状态，以吸收为主，会导致骨量丢失；应变值增加，骨代谢进入正平衡状态，骨沉积增加，对于层板状骨，可以引起骨沉积的最低有效应变量（minimum effective strain, MES）为 2000～3000 εm。应变继续增大超过一定界限，骨代谢又表现为负平衡，这时骨组织中出现微小损伤，而修复的速度不能赶上损伤的速度，则骨量减少。

Frost 的这一理论能很好地解释在失重状态存在一定时间宇航员的骨密度会降低，牙齿缺失患者也会因为缺少局部的功能刺激而导致齿槽骨的萎缩。正畸牙齿移动过程中，力作用于牙齿，通过牙周膜传导到齿槽骨，形成受压侧和牵张侧两大应力区。受压侧牙周纤维从生理负荷状态变成低负荷状态，齿槽骨发生的形变低于最低有效应变量，齿槽骨吸收；牵张侧牙周纤维被拉伸，从生理负荷状态变成相对高负荷状态，齿槽骨发生的形变高于最低有效应变量，因此表现为受压侧骨吸收，牵张侧骨沉积。

根据这一理论，提示我们引起齿槽骨改建的关键不是力值的大小，而是力在组织中的分布。因此牙根的形状、面积、齿槽骨的致密度以及牙齿移动的方式都会影响牙齿移动的速度。

2. 骨弹性学说　正畸牙移动最早的理论即为此学说，Kingsley 等认为正畸牙移动是由于骨小梁有可压缩性、弹性和柔性所致。

3. 骨压迫学说　1904 年 Sandstedt 认为牙齿在缓和持续力的作用下，齿槽窝的压力侧发生骨吸收，而张力侧有新骨形成。当持续强力作用时，压力侧齿槽骨没有骨质吸收，但会发生骨内吸收，称为"潜

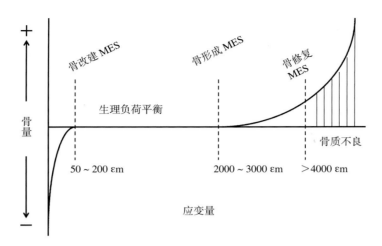

图 5-5　Frost 的机械阈值理论

掘式吸收"，最后导致牙移动。

4. 骨转化学说　1930 年 Oppenheim 观察到狒牙受力时，无论是压力侧还是张力侧，其齿槽嵴处的致密骨板层均消失，代之以海绵状骨，出现横行排列的新生骨小梁。压力侧骨小梁向牙端有破骨细胞与骨吸收，背牙端有成骨细胞与新骨形成。施力停止并在牙所处新位置上进行保持，此过渡性骨又变成致密齿槽骨。

5. 骨压电效应学说　学者们提出外力导致齿槽扭转变形，引起齿槽骨表面的压电效应而使细胞产生相应的变化，进一步解释了为什么远离牙周膜的齿槽骨面也同时发生改建。DeAnglis 提出使骨协调变化的传递因素存在于骨内的胶原成分晶状物质。压电是指从一个不对称的晶体变形所产生的电荷，这些晶体包括羟基磷灰石、胶原纤维和其他纤维蛋白。当骨产生扭曲变形时，骨内胶原成分的晶体能激化电荷产生压电效应而改变电环境，引起骨的原始细胞的变化。Zengo 等观察到牙的压力侧齿槽骨形成凸面带正电，破骨细胞活动；张力侧齿槽骨内壁形成凹面带负电，成骨细胞活跃；齿槽骨外板也有与此相类似特点。

6. 骨机械 - 化学学说　1970 年 Justus 提出骨组织的压力变化能改变羟基磷灰石结晶体的溶解度，也引起生物化学的变化，环磷酸核苷浓度改变，未治疗者的浓度低于治疗组，环磷酸核苷在矫治过程中被激活起到第二信使作用，有其特有的生物活性作用，从而促进骨的吸收和形成。牙受力时血管受压，血氧张力也有改变，张力上升时成骨细胞分化，血氧张力下降时引起破骨细胞分化，前者 pH 显示碱性，后者 pH 显示酸性。

（四）最适矫治力值

1. 牙齿移动的最适力值　关于牙齿移动的最适力值一直是正畸学者关心的焦点问题。所谓最适矫治力值，是指能获得最大牙齿移动速率的最小矫治力，一般是一个力值范围。临床上判断适宜的正畸力的标准：引起良性的牙周反应，从而使牙齿顺利移动；避免牙周组织的过度损伤，患者无明显不适感，无过度牙齿松动；不会造成支抗牙过度移动。但在过去的有关研究最适矫治力值的文献中，不同学者的观点大相径庭。

经典的观点认为最适矫治力在牙周膜所造成的压强，应接近毛细血管的压强，即 $20 \sim 26 \text{ g/cm}^2$，这样可以避免压力侧牙周膜内毛细血管血运断绝。根据这一观点，矫治力低于此值，不足以引起牙周组织反应，高于此值会导致组织坏死，无法形成直接骨吸收，牙齿移动受阻，直到坏死的组织以潜掘性吸收（undermine resorption）的方式被清除后牙齿才可移动。

2. 临床合适的矫治力　临床合适的矫治力作用于牙齿时可有以下的表征：①无明显的自觉疼痛，只有发胀感觉；②叩诊无明显反应；③松动度不大；④移动的牙位或颌位效果明显；⑤ X 线片示：矫治牙的根周无异常。

临床应用中，常常会采用一些经验性的矫治力值，如（/牙）：

尖牙远中移动 50 ~ 150 g

压低切牙 5 ~ 15 g

双尖牙倾斜移动 50 ~ 200 g

磨牙倾斜移动 100 ~ 500 g

3. 正畸力与牙齿移动速率的实验研究数据有助于理解最适力值（图 5-6） 得出两点结论：一是，要获得有效的牙齿移动，确实有一个相对适宜的力值范围，但这个范围很宽泛；二是，适宜的牙齿移动力值个体差异很大，一个力值对某个个体是最适力值，对另一个个体却可能是过大的力值。

4. 不同牙齿移动方式对最适力值的影响 不同牙齿移动类型会在牙周组织形成相应的压应力区，这个区域的面积很大程度上影响到牙齿移动需要的最小力值。

（1）牙倾斜移动：倾斜移动是牙以支点为中心，牙冠和牙根朝相反方向的移动，其牙周组织变化呈现两个压应力区（图 5-7）。

（2）牙整体移动：整体移动是牙冠、牙根同时向同一方向的等距离移动，直到新的位置，此时在外力所向的另一方向形成矩形的压应力区（图 5-8），其相应的面积可以理解是倾斜移动的两倍，则相应的最适矫治力将是倾斜移动的 2 倍。

（3）牙压低移动：压低移动是施加的矫治力将牙齿向齿槽窝底压入，压应力区是根尖的细小区域（图 5-9），因而需要的力量很小。

其他形式的牙齿移动，如牙伸长移动、牙旋转移动和转矩移动等所形成的压应力区可以视作以上三种有代表性的牙齿移动的结合，可以通过分析、总结得出相应的结果。

如上所述，相似的牙齿移动，会有相应的适宜力值范围，但个体差异较大，力值范围最小到最大

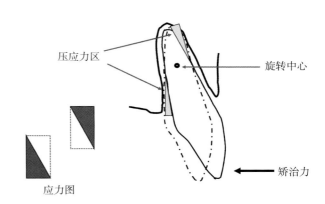

图 5-7　牙倾斜移动的压应力区

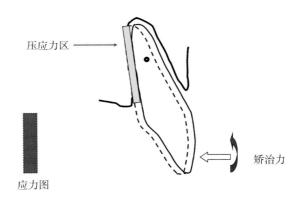

图 5-8　牙整体移动的压应力区

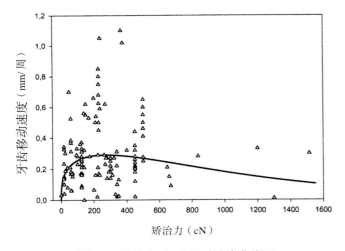

图 5-6　矫治力 - 牙齿移动速度曲线图

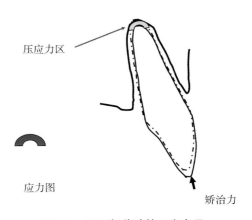

图 5-9　牙压低移动的压应力区

力值差别很大。同时，牙齿移动方式的角度分析，有相应的经验范围，如：倾斜移动35～60 g；整体移动70～120 g；根直立50～100 g；扭转移动35～60 g；升高移动35～60 g；压低移动10～20 g，等等。具体数值不是绝对的，但相互关系可以分析，如整体移动的力值是相应倾斜移动的2倍，压低移动需要的力很小，临床上在牙齿压低移动过程中要避免用过大的力，以免造成组织损伤。

（五）影响牙周组织改建和牙齿移动的因素

1. 力的强度和作用时间 不同强度的矫治力，对组织产生不同程度的影响，矫治力过小者，不发生作用，而过大的力造成组织破坏，且需要时间修复，会延缓牙齿的移动速度。只有力的强度适宜，牙周各组织才能够处于积极活跃状态，压应力区骨组织直接骨吸收，产生类似于牙生理性组织反应和生理性移动的效果，牙齿呈现线性移动模式。过大力值牙周组织出现透明样变，局灶性损伤，牙骨质吸收明显并可吸收至牙本质，压应力区骨组织以潜掘性吸收为主，牙齿呈现跳跃性移动模式（图5-10）。

过大的矫治力，牙周组织会出现坏死损伤。因而临床医生提倡使用轻力。但如前有关最适力值的研究表明，针对每个患者的最适力值，很难找到，同样的力值对于这个患者是最适力值，也可能对另一个患者则是过大的矫治力，有可能造成组织创伤。因而在很难确定是矫治轻力的时候，要给予组织修复的时间，避免持续的组织损伤。重的间歇力虽然效力小，但在临床上可以接受，只有重的持续力才会发生永久的、不能修复的损伤。对许多矫治器有加力间隔时间是必要的，因为组织需要修复期，矫治器加力越频繁，修复过程就越短，可产生牙、牙周膜和骨组织的损伤，只有延长复诊间隔时间，才可预防和减少上述损伤的发生，临床上固定矫治器一般间隔4～6周加力一次为宜；活动矫治器2～3周加力一次。

2. 机体条件 机体因素如患者年龄、骨代谢因素和部分组织血供等被认为可能影响牙齿移动。其中增龄改变的影响受到广泛关注。

正畸临床经验发现，相比青少年的正畸过程，成年正畸似乎牙齿移动比较缓慢，往往疗程较长。在以鼠为实验对象的动物实验结果表明，在加力的开始阶段（0～3周），幼鼠牙齿移动明显快于成年鼠，而在后期进入牙齿移动线性阶段（4～12周），成年鼠和幼年鼠牙齿移动速度没有区别（图5-11）。相对于成年鼠，幼年鼠磨牙受力后，即刻位移更大，延迟期更短，骨改建期牙齿移动更早。这种年龄造成的差异主要表现在牙齿移动的启动阶段，一旦达到稳定的线性改变，成年鼠可以与幼年鼠相同的速度进行牙齿移动。这也成为成年正畸的理论依据之一。

研究认为，虽然随着年龄增长破骨细胞的骨吸收和成骨细胞的骨形成能力降低，但机械刺激能更有力地激发相应破骨细胞和成骨细胞的活力，因而进入稳定的齿槽骨改建，成年鼠与幼年鼠没有明显

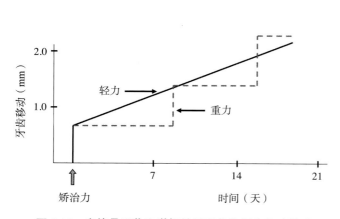

图5-10 直接骨吸收和潜掘性骨吸收的牙齿移动模式

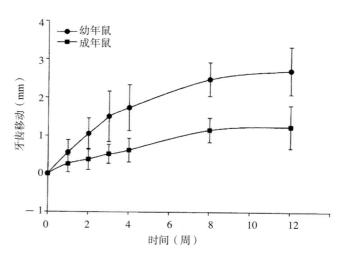

图5-11 成年鼠和幼年鼠正畸牙齿移动速率比较

差异。

对于增龄因素对骨改建的影响，推测成年患者在正畸牙齿移动的骨形成过程也相应较长，相应临床的保持时间也应加长，但目前还没有相应的实验数据证实。

三、正畸治疗中一些生物学现象

（一）疼痛

牙齿疼痛是正畸治疗中常见也是令正畸医师棘手的问题之一。大约有 89.7% 的患者在正畸治疗中出现疼痛症状，大多数患者在戴上矫治器后 5~6 小时开始感到疼痛；疼痛一般持续 5~7 天，其中在加力 2~3 天时疼痛程度最为严重。

正畸加力后的疼痛与其他疼痛感觉一样有相应的传导通路，是正畸力刺激（伤害性刺激）作用于牙周神经感受器（伤害性感受器），换能后转变成神经冲动（伤害性信息），循相应的感觉传入通路（伤害性传入通路）进入中枢神经系统，通过各级中枢整合后产生疼痛感觉和反应。

对于口腔医师而言，我们更关注牙齿周围的生物学反应。

牙齿及牙周组织具有丰富的神经支配，其感觉神经纤维来源于三叉神经节，可分为有髓鞘的 A 类纤维和无髓鞘的 C 类纤维，牙周的痛觉感受器主要为 A_δ 纤维（<6 μm）和 C 纤维（<1 μm）的游离神经末梢，其中 A_δ 纤维的阈值较低，疼痛特点为尖锐性刺痛，而 C 纤维阈值较高，但疼痛的程度强烈，较 A_δ 纤维的疼痛更难以忍受。

在正畸力作用下，牙周膜内出现受压区和牵张区，即使使用轻微的力量，也能造成牙周组织的损伤。正畸治疗所导致的疼痛与损伤伴随的炎症过程有关，炎症期间大量的化学介质都能改变外周传入纤维的功能。通常炎症反应包含有三个阶段：血管通透性增加、炎症细胞浸润和组织修复期。正畸加力导致的神经源性疼痛炎症反应符合这一规律。血管通透性增加在 5 小时左右有一高峰，正符合患者疼痛开始的时间；1~3 天炎症细胞浸润，有大量的神经肽、炎性因子和致痛物质释放，也是患者疼痛较严重的时期，1 周后组织进入修复期，疼痛会有明显减轻。

临床患者正畸加力引起的疼痛虽然具有普遍性，但还是存在明显的个体差异的，这和前面提到的两类牙周痛觉感受器——A_δ 纤维和 C 纤维的游离神经末梢在局部牙周组织中的分布特点有关，与正畸加力后在牙周组织形成的损伤特点有关，同时疼痛不单纯是生理学的感觉问题，也是心理学的复杂情绪表现，因而也就会反映出个体的差异和特征。

（二）牙根吸收

与正畸有关的牙根吸收主要发生在根尖部位，但牙根有自我修复的能力，一般受损牙根都可以恢复原始基本轮廓，除非对牙根的创伤造成根尖大范围缺损。对正畸治疗患者的放射学检查发现，多数牙齿均有少量牙根吸收，而且疗程越长吸收越严重。上颌侧切牙牙根变短程度较其他牙齿严重，所有固定矫治器治疗的牙齿均存在轻度非特异性根吸收。但对绝大多数患者来说，这种轻微吸收几乎不被察觉，临床表现不明显。

但临床中还是会有些患者要特别注意，有发生较严重的非特异性根吸收的风险。如正畸治疗之前即已显示根吸收，那么在正畸治疗过程中发生根吸收的概率要远远高于治疗前没有根吸收的患者。这种严重非特异性根吸收的病因目前尚不清楚，正畸治疗并不是主要致病因素。另外，具有尖锐根尖的牙齿、弯根牙和外伤牙（不管是否经牙体牙髓治疗），极易发生超过平均水平的根吸收。

与严重非特异性根吸收不同，局部重度根吸收（例如个别牙的重度吸收）与正畸治疗有关。过大矫治力会增加发生根吸收的危险，尤其是持续重力。正畸疗程过长同样增加根吸收量。若治疗时牙根抵压于皮质骨骨板，则发生严重根吸收的风险将提高 20 倍。

（三）牙髓反应

一般正畸力不会造成牙髓变化，可能在加力初期出现一过性的牙髓炎症，患者表现为牙齿敏感，但不会造成永久性损伤。

（四）牙齿动度增加

正畸治疗中的牙齿移动伴随着齿槽骨的改建和牙周膜的重组过程，因此一方面来自于骨吸收而成的牙周膜宽度的增加，一方面来自于夏白氏纤维的脱离附着，临床上表现为牙齿的动度增加。在正畸治疗伴随牙齿移动的骨改建和纤维重组是不断进行的，并没有听说过全部夏白氏纤维完全脱离附着、牙齿脱落的情况。而齿槽骨的改建过程中骨吸收和骨形成并不是同步完成的（见图5-2）。

骨吸收发生在较早的时间，持续时间1~1.5周，而骨形成发生在较晚的阶段，延续到超过3个月以后才有可能平衡骨吸收的量。此期间牙齿仍然有松动，有可能移动、复发。因而保持是临床牙齿移动完成后所必需的阶段。

（五）齿槽骨高度降低

通常正畸患者治疗后不会发生严重的齿槽骨高度降低。但口腔卫生不好、有明显牙周炎症以及成年患者发生齿槽骨高度降低的风险会增加，临床表现为邻牙间出现三角间隙。如果对牙齿施加重力来迅速移动牙齿，将会发生附着丧失。

四、加速正畸牙齿移动的研究进展与应用

正畸治疗的时间较长、通常需要24~36个月，而正畸疗程的增长也增加了牙齿脱矿、牙周损害及牙根吸收等不良反应发生的风险。因而患者和正畸医生希望能找到加快牙齿移动、缩短正畸疗程的方法。近些年来，一些手术和非手术干预的手段用于加速牙齿移动。

（一）骨皮质切开术加速牙齿移动

1959年Kole等首先应用了骨皮质切开术结合根尖下截骨术，证实能够有效加快正畸牙齿的移动，并提出"骨块移动理论"，牙齿与周围骨块形成整体在正畸力作用下加速移动；1983年Frost研究发现骨皮质切开术引起创伤直接影响局部组织的愈合过程，这种创伤加速骨质的改建过程，并将此现象称为"局部加速现象"（regional acceleratory phenomenon, RAP）。

2001年，Wilcko等认为"局部加速现象"一般在骨皮质切开术后数天内出现，1~2个月达到高峰，持续3~4个月，提出了牙周加速成骨正畸治疗（periodontally accelerated osteogenic orthodontics, PAOO）的概念，通过骨皮质切开术与齿槽骨植骨相结合以加速成骨和正畸治疗。在2009年，Dibart等为进一步减小手术创伤提出了Piezocision的概念，即超声微创骨皮质切开术，有利于加快手术创口的愈合并提高患者的接受度。

随着PAOO手术方法的进一步研究及推广，牙周加速成骨正畸治疗广泛应用于成人正畸非拔牙解除重度拥挤、扩弓矫治、加速关闭拔牙间隙等，增加了正畸治疗的适应证，并一定程度上减少了正畸治疗的时间和成本。

骨皮质切开术作用于牙周组织主要通过两条通路来影响M-CSF、RANKL/OPG的生成量从而影破骨细胞的分化过程。一方面，它改变了牙周血流情况，加剧了牙周缺氧环境，提高了成骨细胞内VECF等细胞因子的基因表达，使得其合成量增多而作用于上述三个因子。另一方面，它引起局部组织创伤而引发炎症反应局部释放促炎因子，同样作用于上述因子。最终共同作用于破骨细胞的分化过程促进其分化加速牙齿移动。

（二）振动加速牙齿移动

目前的振动加速方法主要是超声振动，比如低强度脉冲超声波（low intensity pulsed ultrasound, LIPUS）。有以大鼠为研究对象，对其定时进行LIPUS照射的实验结果表明，第5天开始产生明显的加速效应，提速近1/3。

LIPUS的加速机制并不明确。但学者们也提出了一些可能的分子机制：①直接改变细胞膜渗透性及第二信使cAMP活性，改变离子和蛋白的运输从而改变细胞内一些基因的表达；②激活阳离子通道的"牵张感受器"改变阳离子浓度从而影响调节基因表达的细胞内信号；③传导过来的机械能改变了细胞外基质和细胞骨架之间的附着；④诱导骨内电流的产生。同时温度的升高可能也对骨代谢产生影响。除超声振动，一类振动加载系统和电动牙刷也被认为可以加速牙齿移动。

但对目前有关振动加速牙齿移动的研究进行系统分析表明，振动刺激在加速尖牙远移中有微弱的作用，而对排齐牙列没有明显的加速效果。

（三）光照加速牙齿移动

目前用于加速正畸牙齿移动的激光多为低水平激光（low level laser therapy, LLLT），它对细胞和组织具有一系列的生物调节作用。当使用LLLT时，细胞呼吸链中的细胞色素C氧化酶可吸收单色可见

红光或红外光进而诱导细胞内一系列光生物过程，包括增加一些 ATP、RNA、蛋白质等的合成。研究显示激光主要是通过提高成骨细胞和破骨细胞的数量和功能来加速牙齿移动。但是具体的机制并不明确。目前关于 LLLT 加速牙齿移动效果的争议较大，可能是由于 LLLT 的作用有参数依赖性，即 LLLT 的作用发挥依赖特定范围内的参数设置，包括能量密度、投照距离、投照时间等，而不同研究的参数设置有差异。

五、种植体支抗

正畸临床治疗中，复杂的牙齿移动或者特殊方向的牙齿移动对支抗的要求较高，而传统的强支抗是应用口外弓头帽，需要患者很好地配合，其对于成年患者也很难保证戴用的时间。种植体支抗自 20 世纪 90 年代末开始在正畸临床应用，可以使我们能对以前一些比较复杂的骨性错𬌗得到较好的治疗并取得满意的效果。

目前，种植体支抗就是利用钛的生物相容性植入齿槽骨内，形成部分或者全部的骨融合，以承受加力、牙齿移动。种植体支抗在临床根据是否和齿槽骨有大面积融合与否而分为骨融性种植体支抗和非骨融性种植体支抗。骨融性种植体采用钛合金材质制成，种植体表面经过特殊处理，这样种植体植入后与齿槽骨发生很好的骨融合（ossto-integration），达到固位的目的，从而用来做正畸支抗。

非骨融性种植体表面没有做任何特殊处理，种植体表面没有和齿槽骨发生融合，或者仅有少许的融合，主要是靠机械固位。根据形状和植入方式的不同而分为钛板种植体（miniplate）和微螺钉种植体（microscrew, miniscrew）。1997 年微螺钉种植体支抗在正畸临床应用，微螺钉种植体直径一般在 15～20 mm，植入创伤小，植入部位灵活，因此得以在正畸临床广为应用，通常被称为临时支抗体（temporary anchorage devices, TADS）。

微种植体植入以及承载功能性负荷后，骨 - 微种植体界面将进行一系列炎性反应、吸收、骨重建和改建等变化。在内外界因素的影响下，最终可能产生纤维骨性固位和骨结合两种种植体固位形式。Gross 等通过动物实验研究表明种植体表面的粗糙度对种植体骨界面有影响，在生物活性高的种植体界面如羟基磷灰石界面，骨小梁突起直接与种植体表面形成骨结合，而在较光滑的种植体界面如钛合金种植体界面，种植体周围往往形成一层围绕种植体的骨鞘，骨鞘与种植体表面之间形成厚度大约为 100 μm 的纤维组织层。

研究者针对微种植体支抗是否发生骨结合以及骨结合程度和微种植体稳定性的关系进行过很多临床基础研究，表明微种植体周围均发生不同程度的骨结合，证明微种植体骨整合现象的存在及骨结合率的较大差异，未发生骨整合的微种植体同样可以提供稳定支抗。而上颌骨和下颌骨相比较，下颌骨的微种植体骨结合率明显高于上颌骨，加力与否对微种植体的骨结合率无显著影响。

对于微种植体支抗的加载时机存在两种观点。传统观点认为，早期加载会损害骨结合，影响微种植体的稳定性。而另一种观点认为，微种植体植入后可以即刻加载，微种植体骨结合率与骨的类型以及载荷的大小（一定范围内）无关，而与时间的长短显著相关。

微种植体的稳定性与微种植体受力后周围的应力分布有关，局部的应力集中不利于微种植体的稳定。近年来，Melsen 等将三维有限元法应用于微种植体周围应力传递和分布机制的研究，得出微种植体的长度、直径、基台形式、植入部位的骨皮质厚度、骨松质密度以及微种植体骨界面状态均是可能影响微种植体稳定性的重要因素。

参考文献

[1] Murray C. Meikle. The tissue, cellular, and molecular regulation of orthodontic tooth movement: 100 years after Carl Sandstedt. European Journal of Orthodontics, 2006 (28): 221-240.

[2] Maurits Persson. A100th anniversary: Sandstedt's experiments on tissue changes during tooth movement. Journal of Orthodontics, 2005(32):27-28.

[3] Frost HM. Bone "mass" and the "mechanostat": a proposal. Anat Rec. 1987 Sep;219(1):1-9.

[4] Myyawaki S, Forbes DP. The morphologic and biochemical effects of tensile force application to the interparietal suture of the Spragy-Dawley rat. Am J Orthod Dentofac Orthop, 1987, 92:123-133.

[5] Amit G, Jps K, Pankaj B, et al. Periodontally accelerated osteogenic orthodontics (PAOO) -a review. J Clin Exp Dent., 2012 Dec 1,4(5):e292-296.

[6] Antoszewska-Smith J, Sarul M, Łyczek J, et al. Effectiveness of orthodontic miniscrew implants in anchoragereinforcement during en-masse retraction: A systematic review and meta-analysis. Am J Orthod Dentofacial Orthop.2017, Mar, 151(3):440-455. doi: 10.1016/j.ajodo.2016.08.029.

第六章

口腔正畸临床生物材料学应用

韩　冰

本章内容

一、口腔材料与口腔正畸生物材料

（一）概述

口腔材料学的内容涉及各种口腔材料的组成、内部结构、性能及其与临床应用之间的关系。口腔生物材料学是一门介于口腔临床医学与生物材料科学之间的界面交叉学科，相比口腔材料，其更关注材料良好的生物学性能。口腔医学的发展很大程度上依赖于口腔材料的发展，两者相互影响促进。顾名思义，口腔正畸生物材料即在口腔正畸学中所应用的口腔生物材料。口腔正畸学的发展和临床需求为口腔正畸生物材料的发展指明方向，同时口腔正畸生物材料的进步推动整个口腔正畸学不断向前发展，二者相辅相成。

（二）口腔正畸生物材料分类

正畸材料按理化性质可分为：金属材料、无机非金属材料、有机高分子材料以及复合材料；系金属与非金属，有机与无机，纯净物、化合物、复合物和混合物，单一材料和复合材料，它们之间的交叉与重叠。

正畸材料按用途可分为：印模材料、模型材料、矫治器材料（可细分出活动矫治器与固定矫治器）、种植材料。

（三）口腔正畸生物材料发展

Matasa CG 将正畸材料的发展分成三个阶段：早期（1750—1930 年）、中期（1930—1975 年）、现期（1975 年至今）。在早期正畸材料匮乏，有许多的设想却缺乏适用的材料，正畸之父 Angel 发出开发新材料的呼吁；中期由于冶金、分析化学、组织化学的发展引进了大量的材料，并由于制造工艺的进步使正畸材料不断精进；在现期，产品制造商和产品种类都大幅度增加，计算机的辅助设计和数字化控制使产品的质和量都有保障，正畸材料进入被选择的时代。

二、口腔正畸生物材料基础知识

所有正畸部件的研发和应用，都离不开对其材料性质的深刻了解。材料的特性有时可以引发新的技术，有时制约临床医生的设想。本节提供各种理化性质不同的材料的共同理论基础，与各类别正畸材料密切相关的知识放在相应章节中。

（一）材料的基本组成——原子结构

原子是组成物质的最小基本单位，是由带正电荷的核和围绕核周围的电子组成。负电荷总数等于核内正电荷数，后者又称原子序数。原子和原子通过各种结合形成物质。

从光谱研究可知，电子分布在核周围半径不断加大的连续电子层（或能级）中。每个壳层表面的能量相等，能级被很近地隔开。电子离开原子或被原子吸引有能量的变化。电子的空间轨道形状对分子的构型有影响；不同的分子构型可形成不同的理化性质。

（二）原子和原子之间的连接——化学键

原子和原子之间通过各种结合方式，形成小至仅由两个原子组成的分子，或大至庞大的聚合体。在反应中，弱的结合趋于变成强的结合。

化学反应结合的特点是：除惰性气体具有完全充满的稳定价电子层外，其他元素倾向于获得和惰性气体相同的电子分布。

以下是一些常见的结合方式：

（1）离子键：元素周期表左端的元素多易失去电子，成为正电荷；右侧的元素（除 0 族惰性元素外）易得到电子成为负电荷。两个相反电荷离子间通过静电引力结合成新的化合物。这种原子间发生电子转移，形成正、负离子，并通过静电作用而形成的化学键称为离子键。

金属原子常常是供电子的一方，非金属原子则常常是接受电子的一方。

（2）共价键：元素周期表中彼此位置靠近的元素通过共享电子达到惰性结构，这种由两个原子间共享电子对形成的键称为共价键。电子不再围绕原来各自的原子核占据单独的原子轨道，而是沿着彼此重叠形成的新的轨道——分子轨道。

几乎所有有机物原子间的键都是共价型的，经共价键裂解和形变，发生反应。共价键有单键、双键和三键之分，视共用的电子对数目而定。含有的单键、双键或三键决定了单个分子是四面体、平面还是线状。有机化合物多数在溶液中仍保留其特定形状；而无机化合物多由离子聚集而成，在固体时有一定形状，在溶液中即解离为无特定形状的单个离子。

（3）金属键：金属原子外层价电子和原子核的联系比较弱，在金属晶体中，电子不断地从原子中电离出来或再结合到离子中去，其结果使一定比例的电子处于自由状态（称为自由电子），在晶格中自由运动，被整个晶体内的原子和离子共用，并把金属的原子和离子联系在一起。这种键称为金属键。

金属被形容为一片电子海洋中的正离子结构，

当加热或置于电场中，整个金属中的电子都离开它们的原子，同时开始运动，所以可以瞬间传导热或电。这也是金属易于变形的原因。

（4）螯合键：金属不仅供给电子而且也接受电子，形成结合。

（三）材料的形态结构——分子结构

1. 各向同性的无定形结构（非晶体结构） 这是固体形态时原子的一种聚集方式。如玻璃和塑料，材料的特性在各方向上都相同。

2. 各向异性的晶体结构 固体形态，一些特殊的原子排列成晶格，形成特殊的几何结构，固体的机械性能由于不同排列而不相同。

组成晶体的质点（分子、原子、离子）以确定位置的点在空间作有规则的排列。这些点阵具有一定的几何形状，称为晶格。晶格中含有晶体结构中具有代表性的最小部分称为晶胞。晶体是由这种最小单元向三维空间重复延伸而成。

晶体具有以下特点：

（1）面角守恒定律：晶体面的成角恒定。

（2）各向异性：在解离性、导热性、导电性、膨胀性和光学性质等方面，在不同的方向晶体的物理性质有差异。

（3）有固定的熔点：晶体加热到达熔点时开始熔化，在没有全部熔化之前，继续加热而温度不再上升，所吸收的热全部用来使晶体熔化，完全熔化后温度才开始上升。

晶体有单晶体、多晶体之分。单晶体内部结构由同一空间点阵结构的晶胞贯穿；多晶体由在结晶过程中产生无数的晶核并长成微晶，构成晶块而成。金属常以多晶体形式存在，尽管各个微晶是各向异性的，但由于各微晶取向混乱，所以一个金属样品可呈各向同性。

结晶的生成分成核阶段和晶核增长阶段。在成核阶段，均质成核（过饱和溶液内部发生，产生于材料自身，由最早的凝固颗粒产生，并无第二相态的干扰）与物质的过饱和度有关，过饱和度小则生成晶核少，反之则生成许多晶核而成微晶；异质成核（由另一相态开始成核，通常是杂质）与溶液中不纯杂质有关，某些有机聚合物可促进异质成核结晶。凝固点时，晶核自发地在溶液中多处出现，液相、固相在一段时间内混存。在晶核增长阶段，可溶性高的物质易于慢慢长成大的晶体；有些杂质有时能阻碍核心增长为结晶，或抑制一些晶体面的生成从而影响结晶的形状。

晶体趋于最稳定的结晶形状，即达到能量与表面积的比值最小。有 7 个晶系 14 种晶格晶胞。

晶体由质点成分可分成离子晶体、原子晶体、分子晶体和金属晶体。

（1）离子晶体：组成晶体的质点是正负离子。离子晶体硬而脆，因在冲击下，各层离子可发生错位（某层晶格质点的位置稍稍平行移动）使原来周围是异号离子的变成了同号离子，则吸引力大大减弱而断裂。离子晶体不论在熔融状态或水溶液中均导电，易溶于极性溶剂，不溶于非极性溶剂，溶剂分子的偶极距越大，对离子的引力越强，溶解度也往往越大。

（2）原子晶体：原子晶体的晶体质点是原子，原子间以共价键结合。碳有 π 电子在整个碳原子平面方向上活动，故在平面方向导电性能良好。各层之间以范德华力相结合，所以层与层之间容易滑移或解离。共价键比较牢固，破坏这类键需较多的能量，因此硬度和熔点比离子晶体高。一般不导电、不导热，在大多数常见溶剂中不溶解。

（3）分子晶体：以分子为质点构成的晶体。从单质到复杂分子都能构成分子晶体。分子以微弱的分子间力相互结合。因分子间力没有方向性和饱和性，所以分子间的堆积结构完全根据几何学考虑。分子晶体熔点低，硬度小，无论液态还是溶液都不导电；但有些极性分子在水分子作用下电离生成水合离子时就能导电。

（4）金属晶体：质点是金属原子或离子，由金属键把它们结合在一起。金属键没有方向性和饱和性。为共用少数的自由电子倾向于形成密堆积结构，每个质点尽可能互相接近，达到占用最小的空间。最常见的晶格有三种：①配位数为 8 的体心立方晶格；②配位数为 12 的面心立方密堆积晶格；③配位数为 12 的六方密堆积晶格。正畸材料中最常见到的是面心立方晶格（face centered cube, fcc）、体心立方晶格（body centered cube, bcc）和单斜晶格（monoclinic）（图 6-1）。金属晶体发生塑性形变时是晶体内平面产生滑移，并伴晶粒间的移动和转动。密堆积晶格的金属有大量的滑层，在压、轧、扭、挤下，力小时发生弹性变形，仍保持晶体的完整；力大过弹性界

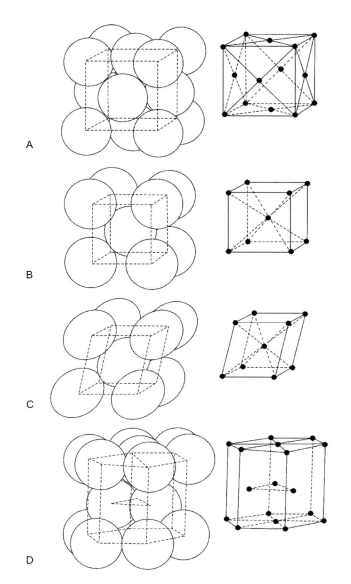

图 6-1 常见晶格结构。A. 面心立方晶格；B. 体心立方晶格；C. 单斜晶格；D. 六方密堆积晶格

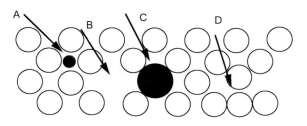

图 6-2 晶体结构内部的缺陷。A. 填隙；B. 空泡；C. 替代；D. 基质缺陷

（四）分散体系

某种物质以一定大小的颗粒形式，分散在另一种具有连续结构的物质的内部，前者为分散质，后者为分散介质，整个体系为分散体系。

分散体系有三大类：分子分散（分散质颗粒 <1 毫微米）、胶体分散（分散质颗粒在 1 ~ 100 毫微米间）、粗分散（分散质颗粒 >100 毫微米）。如水胶体印模材料就属胶体分散体系。

胶体在溶液状态时，称胶体溶液或溶胶。胶体的每个分子，都具有同等的电荷，因此在分散介质中相互排斥，保持均匀分布，而不致沉淀、凝聚。溶胶是分散质被分散介质所包围；而凝胶是分散介质被分散质连接形成的网状结构所包围。即已经水化膨胀的胶体粒子，彼此连接而把水分子包围在其间，此时辨别不出分散质与分散介质的界限。溶胶和凝胶可互相转化，如琼脂胶体。

正畸材料中常见将某些颗粒散入聚合体基质，在材料中包括几种相，形成新化合物。组成成分保留它们本身和性能，相互之间有相的界面，彼此作用，达到单一成分不能获得的协调作用。如：托槽槽沟加入陶瓷粉加强的塑料；把无机填料加入聚合体基质，提高粘接剂强度；大多数附件都加有玻璃或强化纤维。在体系中，基质往往是最薄弱的部分，在负载下易于发生裂纹或断裂。通常添加直径 0.5 ~ 50 μm 的纤维。加入纤维以后，限制了原子平面之间的滑动，增强了弹性模量和拉伸强度。在这方面，添加纤维比添加大分子颗粒好。有趣的规律是：软的弹性体一类的材料，加入硬、脆的基质，可加强硬化，此规律广泛用于托槽的小型化；硬的材料加入柔顺的基质，可提高弹性。许多材料（如金属、塑料和陶瓷）都可用作加强成分。但是，充填

限，则滑层间撕裂，原子移位发生塑性变形。

晶体很难获得完美的结构，即内部每一原子都能按照正确的顺序和方向排列。事实上，晶体内存在许多缺陷，如空泡、填隙、替代等。空泡是原子间的空位；填隙是小原子渗入晶格，碳、氢、硼、氮和氧常扭曲金属结构；替代是尺寸大致相当的金属原子相互取代，如铬和镍原子替换不锈钢中的铁原子；晶体内部的结晶颗粒之间存在的边界可以是增加侵蚀和断裂机会的弱点，也可能是干扰层-层之间滑动的优点（图 6-2）。

物过多或不适当分散可出现缺乏凝聚力的问题，添加物有时需要偶联剂改善其与基质的接合界面。

如果两种或多种聚合物仅仅是混合在一起，无特定的形态，称为混合物。混合物的性能介于组成材料的性能之间。一般选择性能互补或协同加强的材料构成混合物。如变温塑料中多胺基甲酸提供强度，弹性体提供可塑性。

（五）亲和力

亲和力反映两种或多种成分相互结合的能力。每种物质都有其独特的结构，形成极性的差异，高极性物质如水，无极性物质如液状石蜡。物质的极性程度对它们之间是否亲和、有无形成化学键的趋势影响很大。例如，水和油、陶瓷和有机酸之间没有亲和力。亲和力对于托槽底板各层之间的接合以及矫治器在牙面上的附着意义很大。

三、口腔正畸生物材料基本性能

（一）物理性能

1. 尺寸稳定性　正畸时，需要保持尺寸稳定的材料主要有：印模材料、制作矫治器的模型材料、各种粘接剂。印模材料收缩或膨胀会影响矫治器与组织的贴合。粘接剂一般都表现为收缩，过大的带环与牙面之间过厚的粘接剂的收缩往往是带环易于脱落的原因。

2. 热膨胀　以线胀系数（热膨胀系数）表示。多数物质的体积（或长度）随温度升高而增大。铸造板或铸造 Herbst 带环的热膨胀会导致与牙面之间的缝隙。

3. 流电性　正畸材料往往由多种金属组成，两种不同的金属在唾液中相接近，或一个金属部件中含有其他杂质时可能会产生感生电动势，发生流电现象。这种流电现象令金属锈蚀、失泽，对患者健康有损害。这个问题在由不同金属组成的托槽上表现得较为突出。

4. 色彩　成人正畸越来越趋向于隐形，采用与牙齿色泽接近的矫治器是研究的一个方向。但是，现在使用陶瓷、塑料制造的托槽和弓丝不十分令人满意，尚不能取代金属。随着 Invisalign 等隐形矫治技术的发展，已经逐步占据越来越大的份额。

（二）化学性能

1. 腐蚀与变色　材料在外界介质表面上发生的破坏，有表面氧化失泽，有表面的孔蚀，有内部晶体颗粒之间的边界腐蚀，以及材料色稳定性差导致的变色等。

2. 扩散、溶解与吸附　材料中的原子和分子可向周围环境扩散，如果均一、稳定地分散在溶剂里又称溶解；材料有对环境中物质的吸附能力，如吸附唾液。吸水与溶解，对粘接用水门汀等材料的性能有不良影响。

3. 老化　材料在加工、储存和使用过程中理化性能和机械性能变坏的现象叫老化。材料的内部结构和组成，外界环境的理化因素，均影响老化速度，尤其是高分子材料。

弹性牵引材料在口腔内相对易于老化，所以需要临床上多次检查力值，更换弹性牵引。

4. 化学性粘接　指粘接剂与被粘接物体除了有机械的结合，还有界面上共价键、离子键等化学的结合。

（三）生物性能

1. 生物安全性（safety）　材料对全身及局部组织无毒性、刺激性、致癌性、致畸性，在正常生理条件下保持稳定。正畸材料在临床使用可能释放其组成成分（来自合金和单体的离子、副产物的降解和聚合物添加剂）而产生副作用。金属正畸附件的腐蚀释放出金属离子，主要是铁、铬和镍。镍因其报告的过敏反应可能性而受到最大的关注。氧化物层的形成可以抑制离子的向外移动，从而抑制释放。钛合金具有优于不锈钢的耐腐蚀性。聚合效率被认为是所有聚合物的基本性质。聚合不良易于释放生物反应性物质，例如双酚-A（BPA），其能够诱导激素相关的副作用。光固化灯头端与粘接剂距离紧密，粘接后的抛光预防、间接照射和粘接后第一个小时的漱口可降低 BPA 释放。在材料选择和整个正畸治疗期间，应考虑一些正畸材料的不良影响，以尽量减少可能的不良影响。

2. 生物相容性（biocompatibility）　材料对机体无有害反应（毒性、刺激性、致癌性、致畸性等），同时机体也不造成对材料的破坏（腐蚀、吸收、降解等）。

3. 生物活性 通常指材料与组织相协调，以行使有效功能，如骨内种植体可与骨组织形成结合界面。

（四）机械性能

用于正畸弓丝的合金的机械性能可以在至少三个层面上描述。最简单的是临床医生的观察水平。在这个水平上，可以记录和测量力和偏移。换句话说，可以施加一定量的力（以克为单位），金属丝将偏转预期毫米。在观察层面上，正畸医生对矫治器的性质了解和预测有限。第二层描述是应力 - 应变水平。在这个水平上，正畸医师可以知道每平方英寸的磅数和每单位长度的挠度。这些值不能直接测量，但是它们可以从观察水平上的测量中计算出来。大多数可用于预测承受载荷的物体变化的工程公式都是基于应力 - 应变现象。第三个层次的描述是原子和分子层次。对原子和分子水平的理解增强了预测机械反应和设计新结构的能力

1. 应力（stress）与应变（strain） 应力表示物体内部的力状态；应变表示物体在外力作用下的形态改变。常用应力 - 应变曲线来反映材料这方面的机械性能。

以不锈钢丝为例，载荷较小时可见载荷与弓丝变形呈线性递增关系，当载荷超过弓丝弹性范围，弓丝即发生塑性变形（弓丝的刚度与弓丝长度的三次方成反比；强度与长度成反比；有效限性与长度的平方成正比）。弓丝的刚度（stiffness）、强度（strength）、有效限性（working range）受长度、直径、厚度、宽度的影响，见表 6-1。

表 6-1　弓丝形状对物理性能的影响

		刚度	强度	有效限性
与长度的比例关系		$1/($ 长度 $)^3$	$1/($ 长度 $)$	（长度）^{2}
与截面的比例关系	圆丝	（直径）^{4}	（直径）^{3}	$1/($ 直径 $)$
	方丝	（厚度）^{3}（宽度）	（厚度）^{3}（宽度）	$1/($ 厚度 $)$与宽度无关

弓丝材质不同，机械性质有差异。不锈钢丝的刚度、强度都较大，有效限性较小；镍钛丝刚度小，有效限性大。其中加热硬化型的载荷 – 挠度曲线接近于直线，而超弹性型的载荷 – 挠度曲线呈"S"形。麻花丝拥有极小的刚度和有效限性（图 6-3 ）。

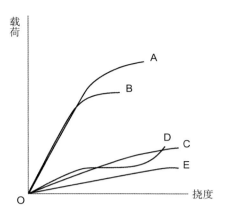

图 6-3 同一形状、不同性状的弓丝的载荷 – 挠度曲线。A. 不锈钢丝；B. 钴铬合金丝；C. 镍钛合金丝（加工硬化型）；D. 镍钛合金丝（超弹型）；E. 麻花丝

当代弓丝的比较：

不锈钢、β -Ti 和 NiTi 弓丝在当代正畸实践中都占有重要地位。它们的属性比较解释了其应用原因。

特定的弓丝在特定临床情况应用。胡克定律（定义材料的弹性行为，如图 6-4、图 6-5 和图 6-6 所示）适用于除超弹性镍钛之外的所有正畸弓丝。比较两种不同材料不同尺寸的弓丝，有效的方法是使用主要特性（强度、刚度和弹性限度）的比率：

强度 A/ 强度 B= 强度比

刚度 A/ 刚度 B= 刚度比

弹性限度 A/ 弹性限度 B= 弹性限度比

这些比率是由已故的罗伯特·库西（Robert Kusy）计算出的，这里提供的数据来自他的工作。

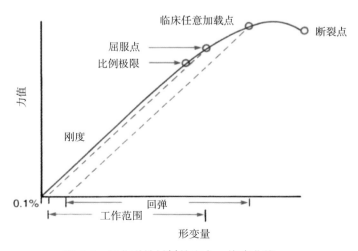

图 6-4 经曲弹性材料的应力 – 挠度曲线

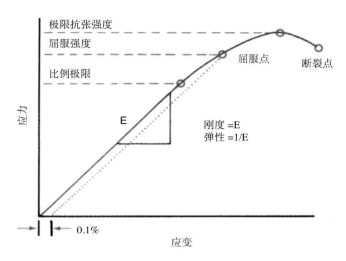

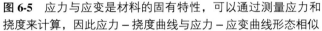

图 6-5　应力与应变是材料的固有特性，可以通过测量应力和挠度来计算，因此应力－挠度曲线与应力－应变曲线形态相似

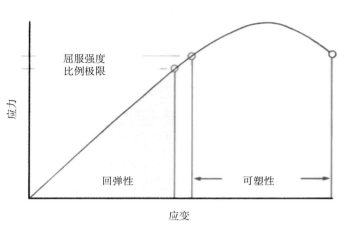

图 6-6　回弹性和可塑性分别对应应变—应力曲线下沿 X 轴的一段距离

在比较两弓丝属性时，记住两件事很重要：

①弯曲在圆形弓丝上可以完全合理地应用，但是在矩形弓丝放入牙齿上的矩形托槽沟槽时会遇到弯曲和扭曲应力。扭曲的基本关系类似于弯曲的关系，但不完全一样。然而，适当使用扭曲方程允许以与弯曲比相同的方式计算扭曲比。

②这些比率适用于负荷形变曲线的线性部分，因此不能准确地描述应力超过其弹性极限但仍具有回弹的弓丝。当材料从钢或铬钴到 β - 镍钛（ β -NiTi，TMA ）到 M- 镍钛时，此限制越来越重要。α -NiTi 的非线性变化几乎不可能计算比率。然而，与较新的钛合金相比较，这些比率提供了对传统钢丝的性能的初步理解，并且对于理解在典型的弓丝序列中改变线尺寸和几何形状的效果非常有帮助。

比较不同材料和尺寸的弓丝（在上述限制范围内）的最有效方法是使用列线图固定图表，通过适当调整的比例显示数学关系。在准备列线图时，参考线的值为 1，然后其他线可以适当地定位。图 6-7 和图 6-8 是 Kusy 制作的用于提供弯曲和扭曲的不锈钢、M-NiTi 和 β -NiTi 的广义比较的列线图。由于每组的列线图都是绘制在同一个基准上，因此可以比较不同材料以及不同尺寸的弓丝。列线图特别有助于让人们一目了然地了解弓丝间关系。例如，让我们使用图 6-8 比较扭转时的 0.021 英寸 ×0.025 英寸 M- 镍钛和 0.021 英寸 ×0.025 英寸 TMA（如果用

于控制牙根的扭转运动，则需要进行此比较）。0.021 英寸 ×0.025 英寸 TMA 的扭曲刚度值为 6，而 0.021 英寸 ×0.025 英寸 M- 镍钛的值为 3，因此 β - 钛弓丝在给定的形变下将提供 2 倍的力；0.021 英寸 × 0.025 英寸 TMA 弓丝的强度值为 4，而此尺寸 M- 镍钛导线的强度值为 6，因此如果扭曲放入托槽，镍钛弓丝不太可能永久变形；0.021 英寸 ×0.025 英寸 TMA 的范围值为 0.7，而相同尺寸的 M- 镍钛的范围值为 1.9，因此镍钛可以扭曲近 TMA 的 3 倍。列线图包含的信息允许对列出的任何一种尺寸的弓丝与图表中显示的任何其他导线进行类似的比较，如弯曲（见图 6-7 ）或扭曲（见图 6-8 ）。

在正畸弓丝上弯制各种弹力曲后，刚度、强度、有效限性均会发生变化，通常刚度减小，有效限性扩大，可提供持续轻力。曲的高低、直径、圈数均对弓丝有影响，圈数增加，曲高增加，曲径增加，都加长了弓丝长度，会减小刚度。见图 6-9、图 6-10。

如图 6-11 所示，从 0 点至 P 点，应力与应变成正比例关系，P 点为正比例极限。从 0 点延伸到 E 点，应力与应变呈非线性关系，但 E 点以下不会发生永久性的变形，E 点为弹性极限（ elastic limit ）。用弹性模量表示材料刚性，为弹性极限应力 /E 点应变。Y 点开始出现不能恢复的永久应变，此时的应力为屈服强度（ yield strength ）。材料于 A 点发生断裂，此时产生的最大应力值为极限强度（ ultimate

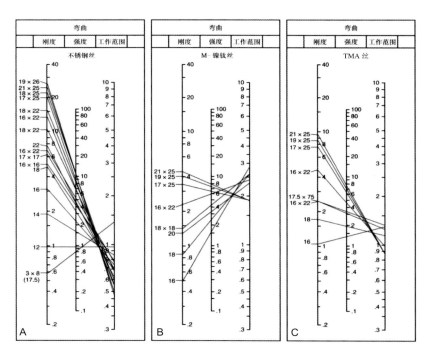

图 6-7 不锈钢丝（A）、M-镍钛（B）和 TMA 丝（C）三种正畸丝的弯曲列线图

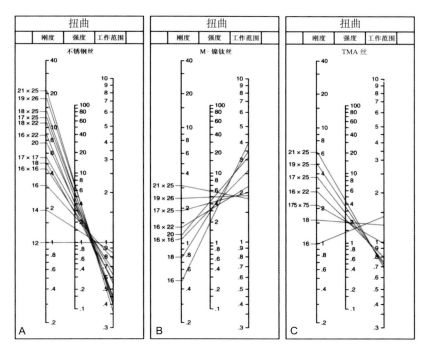

图 6-8 不锈钢丝（A）、M-镍钛丝（B）和 TMA 丝（C）三种正畸丝的扭曲列线图

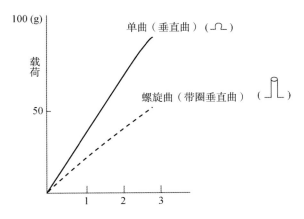

图 6-9 曲的基本形状（单曲、螺旋曲）与其载荷 - 挠度曲线

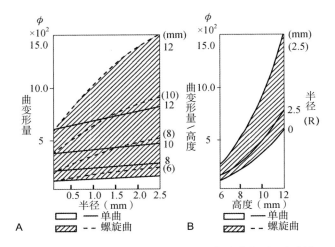

图 6-10 曲的形状对刚度的影响。A. 曲的半径（R）增加，则曲的变形量（ψ）增大；对螺旋曲的影响大于单曲；B. 曲的高度（h）增加，则曲的变形量（ψ）增大；曲弧半径小时，二者差别不大，半径增大，则对螺旋曲的影响明显大于单曲

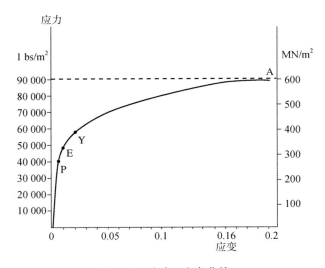

图 6-11 应力 - 应变曲线
P. 正比例极限；E. 弹性极限；Y. 屈服点；A. 极限强度

strength）。

外力为拉力、压力、剪切力、冲击力时，分别产生拉应力、压应力、剪切应力、冲击应力，其极限强度分别为抗拉强度、抗压强度、抗剪切强度、抗冲击强度。

抗压强度表示对咬合的耐压强度，提示材料是否适用于面。

牙：33000 ~ 44000 psi（1 psi=6.895 kPa）；银汞合金：57000 psi；复合树脂：18000 ~ 34000 psi。

抗拉强度表示材料的延伸性能，反映材料抵抗拉伸应力破坏的能力。

牙：1500 ~ 7500 psi；甲基丙烯酸甲酯树脂3800 ~ 5100 psi；瓷粉：400 ~ 1000 psi。

抗剪切强度表示抵抗剪切应力破坏的能力。

牙：14200 psi；复合树脂 8700 psi；瓷粉：5100psi。

2. 延伸（elongation）率和压缩（compression）率 延伸率反映材料的最大拉应变，为（断裂伸长量 / 原长）×100%。压缩率正相反。延伸率和压缩率均表示材料的延展性，低于 5% 为脆性材料，高于 5% 为延展性材料。复合树脂：2% ~ 3%；金：19%。

3. 挠曲强度（flecture strength）和挠度 挠曲强度也称弯曲强度，表示材料在弯曲时的极限强度，见图 6-12，这是一种复杂的多点受力情况，两端为剪切应力，中间上部为压应力，下部为拉应力。挠度为比例极限内的最大弯曲应变。挠曲强度和挠度都是描述材料弯曲韧性的指标。

4. 回弹性（resilience）和韧性（toughness）

回弹性为使材料出现永久形变时单位面积所需要的能量。韧性为使材料断裂时单位面积所需要的能量（图 6-13）。

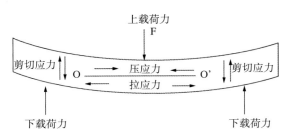

图 6-12 挠曲应力分布图
F 最大载荷；O-O' 中部界面

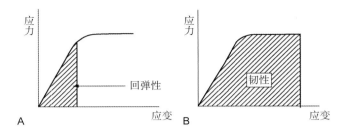

图6-13 回弹性和韧性。A. 回弹性；B. 韧性

5. 硬度（hardness） 硬度为对塑性变形、划痕、磨损、切割等的抵抗性。由测量方法分为布氏硬度、洛氏硬度、维氏硬度、努氏硬度和邵氏硬度。各种材料的布氏硬度，釉质：300；牙本质：64；银汞合金：90；复合树脂：70~80。

6. 应变－时间曲线 理想的弹性体受外力后，瞬时完成形变；理想的黏性体受到外力时，形变随时间线性变化。牙及正畸材料介于理想弹性体和理想黏性体之间，应变与时间之间存在复杂的关系。

7. 耐磨损性 指摄取食物、咀嚼食物或使用牙刷时耐磨损的抵抗性数值，决定矫治器的使用时间。银汞合金：0.91~1.41 mm/h；复合树脂：0.81~1.46 mm/h；瓷粉：1.46~1.93 mm/h。

相关有限元分析表明，就矫治器产生的应力而言，正畸弓丝材料产生的影响最大，其次是托槽材料、结扎材料和粘接剂材料。托槽上产生的应力主要受到弓丝材料和托槽的影响。

（五）其他性能

1. 耐消毒灭菌性 口腔正畸生物材料在临床使用前必须进行灭菌处理，特别对口腔植入材料，不但要求消毒灭菌处理，而且还不能对材料的性质产生影响或破坏。因此在选择消毒灭菌方法时，必须清楚口腔生物材料的性质，如组成、结构和性能特点，以及使用目的，有针对性地选择适合的消毒灭菌方法。

2. 加工成形性 口腔正畸生物材料可根据二次加工分为三类。一类为材料已经做成应用制品供临床直接使用，如托槽，要求有良好的加工成形性能。第二类为在治疗前还需要临床做第二次加工，才能使用。目前采用的口腔正畸生物材料需要在临床治疗过程中根据病例的具体情况采用不同的方法进行加工制作，如应用广泛的正畸弓丝，因此材料的加工性能显得非常重要。第三类是提供的是预成品，需要在临床对预成品的加工过程中，操作者易于掌握加工技术进行临床二次加工。因此，材料的诸多性能再好，而加工成形性差的材料和制品也是难以推广使用的。

3. 生产实用性 作为应用材料必须要有生产实用性，要求原料丰富、易于得到而且不对国家资源造成损失，设备和工艺简单，易于生产又不会对环境造成污染，而且生长周期短，成本低，才有利于生产和临床推广。

4. 临床操作性 简化临床操作步骤、获取充裕临床操作时间、减少临床操作失误都是正畸材料所需的性能。以正畸托槽粘接剂为例，为了简化临床操作步骤，我们旨在研制工作时间较长、凝固时间较短的粘接剂。

四、印模材料

（一）性能要求

印模材料的分散颗粒通常为分子大小在 $1~50$ nm（1 nm=10^{-6} mm）之间，故多为胶体系统。胶质溶液不稳定，容易改变为果冻样的凝胶。如果胶质分散的相是水，则称为水溶胶或水胶体。水胶体不稳定，经吸收水分（膨胀）或排出水分（收缩）而发生变化，后者也被称为脱水，实质是从水胶体中逐出相对不相容的水分子。

正畸科常用藻酸盐印模材料，属于印模材料体系中不可逆性弹性印模材料（表6-2），与纤维素醚类、琼脂胶体印模材料同属水胶体（以水为介质）印模材料，故存在吸水、脱水问题。

印模材料除满足一般口腔材料要求外，还需：尺寸稳定、弹性和可塑性好、凝固时间要适宜、不与模型材料发生反应。

表6-2 印模材料种类

弹性印模材料		非弹性印模材料	
可逆	不可逆	可逆	不可逆
琼脂	藻酸盐	印模膏	印模石膏
	纤维素醚	印模蜡	氧化锌丁香油糊膏
	合成橡胶	印模油泥	

（二）分类及应用

1. 藻酸盐印模材料

（1）成分：包含基质和溶剂。基质为藻酸盐（藻酸钠、藻酸钾、藻酸铵）。常温下为浅黄色或褐色的固体，溶于溶剂水中可生成均匀的胶体溶液。基质主要成分如下：

①促凝剂：促使弹性基质由溶胶转变为凝胶，有硫酸钙、硫酸钡、硫酸镁等。

②缓凝剂：延缓藻酸盐与硫酸钙的过快反应，并提高凝固表面的细腻程度，有磷酸三钠、无水碳酸钠、草酸钠等。

③填料：不参与凝固反应，仅机械地充填于凝胶网眼之间改善物理性能，有碳酸钙、氧化镁、石英粉等。

④指示剂：常用酚酞，由玫瑰红变为白色指示藻酸盐由溶胶变为凝胶。

⑤增塑剂：调节弹性及韧性。

⑥防腐剂：灭菌防腐。

⑦矫味剂：香精，以遮盖藻酸盐的鱼腥味。

⑧色素：增加用于美观。

（2）配方：有糊膏型和粉剂型两种。

①糊膏型：

藻酸钠	5.4 g
无水碳酸钠	0.51 g
蒸馏水	85 ml
沉降碳酸钙	5.0 g
滑石粉	3.0 g
防腐剂、矫味剂、指示剂	少量
硼砂	0.16 g

将糊膏与熟石膏 2：1 混合 30 秒左右，3～5 分钟凝固。

②粉剂型：

藻酸钾	18%
生石膏	14%
磷酸三钠	2%
硅藻土或石英粉	56%
改良剂（硫酸钾、氟锌酸钾、硅酸盐、硼酸盐）	10%
冬青素、薄荷、大茴香	少量
色素	少量

将粉剂与水 2：1 混合使用。

（3）化学反应：Na_nAlg 与 $CaSO_4$ 反应，生成 Na_2SO_4 和 $Ca_2 n/2 Alg$。

（4）性能：藻酸盐印模材料在调拌时水粉比例（或膏粉比例）影响稠稀度及印模的质量。另外，取好的印模在空气中放置 60 分钟，收缩为 0.6%；水中浸泡 60 分钟，膨胀为 0.3%，应即取即灌。

其他主要性能见表 6-3。

表 6-3 常用藻酸盐印模材料的性能操作时间

	操作时间 (min)	凝固时间 (min)	永久变形率 (%)	挠度 (%)
Ⅰ型（快速）	1.25～4.5	1.5～5.0	1.5	8～15
Ⅱ型（慢速）	＞2	2.1～3.3	2.5	16

2. 硅橡胶印模材料

硅橡胶印模属于弹性、不可逆性弹性体印模材，具有良好的弹性、韧性、强度。硅橡胶印模精度高，体积收缩小。分为缩合型硅橡胶印模材（聚二甲基硅氧烷类）和加成型硅橡胶印模材（聚乙烯基硅氧烷类）。

（1）缩合型硅橡胶印模材料：

①组成：

基质（base）：聚二甲基硅氧烷（末端含羟基）

交联剂（cross-linker）：硅酸烷基酯（硅酸乙酯 或三乙氧基硅烷）

催化剂（catalyst）：辛酸亚锡或月桂酸二烯

填料（filler）：二氧化硅、碳酸钙、滑石粉

其他：石蜡、颜料

②剂型：糊膏或糊膏 - 液体。

双组分（基质 + 交联剂；催化剂）或（基质；交联剂 + 催化剂）。

三组分（基质、催化剂、交联剂）。

③化学反应：交联聚合反应（polymerization reaction），基质与交联剂反应，基质末端羟基与交联剂的乙氧基交联缩合反应。使得线状聚合物缩聚为网状，同时产生乙醇。

④性能：凝固时间为口内 3～6 min。受温度、湿度、催化剂量影响。材料持续硫化收缩和副产物乙醇，造成轻度体积收缩，取印模后 1h 内灌注模型。采用二次印模法减少总收缩。即先用高稠度材料取第一次印模。固化后，再在其上加少量低稠度材料取第二次印模。化学性能稳定，可高压煮沸灭菌。具有疏水性，干燥后灌模型。拉伸强度及抗撕裂强

度高、弹性好、准确性高。

（2）加成型硅橡胶印模材料：

①组成：

基质：聚甲基乙烯基硅氧烷（末端含乙烯基）

催化剂：氯铂酸、铂酸盐

交联剂：含氢硅油

填料

②固化机制：聚甲基乙烯基硅氧烷的端乙烯基（–HC=CH₂）双键打开，与含氢硅油交联加成反应，反应完全。即基质与交联剂加聚反应，交联成弹性体。由线状聚合为网状。

③性能：凝固时间快，反应完全。无副产物，尺寸稳定性、印模精度优于缩合型。收缩小，永久形变率低，强度高，可于取模后1周内灌注模型，可多次灌注模型。印模上可电镀铜及银。乳胶类及橡皮障中的硫（磺）可阻碍聚合反应。疏水性，印模干燥后灌模型，否则细节丧失。可消毒：次氯酸钠、碘仿、苯酚、戊二醛。

3. 其他　聚醚橡胶印模用于无严重倒凹区的少数牙精密印模，其精确度高于缩合型硅橡胶和聚硫橡胶印模材料。聚硫橡胶可取深龈下及倒凹区等。但相比前两大类，其他印模材料应用少。

五、模型材料

（一）性能要求

模型材料主要是石膏，美国牙科协会将石膏分为：Ⅰ型——印模用石膏；Ⅱ型——普通模型石膏（β型半水石膏）；Ⅲ型——硬质石膏（α型半水石膏）；Ⅳ型——超硬质石膏（α型半水石膏）。此外，还可使用下列材料作为模型材料：普通模型蜡、硬质模型蜡（铸造蜡）、易熔合金、磷酸锌水门汀、聚甲基丙烯酸甲酯、环氧树脂等。正畸科常用石膏制作记存和工作模型。除口腔用材料的一般要求之外，模型材料特别强调：流动性和可塑性要好，凝固时间适宜，尺寸稳定，抗压强度要大，与印模材料不发生反应。

（二）分类及应用

1. 普通石膏

（1）生成：普通石膏（plaster of paris, dental plaster）又称煅石膏、熟石膏、半水石膏、β型半水石膏、Ⅱ型石膏等。化学式为 $CaSO_4 \cdot \frac{1}{2}H_2O$。

普通石膏由石膏石（gypsum）煅烧而来，主要生成 β 型半水石膏。

$$CaSO_4 \cdot 2H_2O \xrightarrow{\Delta} CaSO_4 \cdot \frac{1}{2}H_2O + \frac{3}{2}H_2O$$

（2）凝固：半水石膏水化结晶时，析出针状的二水石膏结晶，交织成网，形成坚硬的固体。

半水 $CaSO_4$ 与水结合，生成二水 $CaSO_4$ 并释放热量。

模型用石膏调和时正确的水粉比例为：50 ml 水：100 mg 石膏粉。水粉比大会使强度下降。临床上以石膏粉徐徐加入水碗中，使之均匀沉浸于水中，见不到浮水为宜。约15分钟初凝，60分钟基本凝固，24小时达到最高强度。

凝固时的影响因素见表6-4。

表6-4　石膏凝固的影响因素

凝固促进因素	凝固迟缓因素
石膏粉中生石膏多	石膏粉中硬石膏多；受潮
水粉比小	水粉比大
调和时间长；调和速度快	调和时间过长
水温 0～30 ℃	水温 60 ℃以上
凝固促进剂：	凝固迟缓剂：
无机盐——$CaCl_2$，NaCl，	硼砂
KNO_4，K_2SO_4	枸橼酸盐，羧酸盐
强碱	胶体
二水石膏粉末	

（3）性能：半水石膏的溶解度是0.9%（0.9 g/mol）。二水石膏的溶解度是0.2%（0.2 g/mol）；普通石膏膨胀率是1.15%；抗压强度为200 kg/cm²；硬度为布氏7。

2. 硬质石膏

（1）生成：每1 kg生石膏加2 g琥珀酸钠、1 kg 水搅成面麸状，置于布袋内于0.13 MPa下，加热至123 ℃，经5～7小时煅烧脱水，可生成 α 型半水石膏。再在120 ℃烘箱内干燥4～5小时，研细过120目的筛，最后加入适宜的颜料，混合均匀。

生成的硬质石膏又称人造石（artificial stone）。调和时需水量少，故孔隙生成少。凝固时间为10～15分钟。

（2）性能：硬质石膏在强度、硬度方面有较大提升，膨胀率明显降低。抗压缩强度为 $21 \sim 35$ MPa；硬度为布氏硬度 11；膨胀率为 $0.1\% \sim 0.2\%$。

3. 超硬质石膏

（1）生成：过饱和二水硫酸钙（或加入 30%CaCl_2 水溶液）密闭蒸气加压，$135 \sim 145$ ℃、$0.2 \sim 0.3$ MPa 下，析出 α 型半水石膏。

生成的超硬质石膏又称超硬人造石。调和时需水量更少，约 20 g 水与 100 g 粉，接近理论的水粉比 18.6：100。调和时要严格控制水量，调和时间不宜超过 50 秒。

（2）性能：因孔隙更少，故强度、硬度更大，膨胀率更低。抗压缩强度为 $50 \sim 110$ MPa；硬度为布氏 17；膨胀率为 0.085%。

六、粘接剂材料

（一）托槽类粘接剂性能要求

1. 易于涂布，渗透性好。

2. 粘接强度为 $7 \sim 40$ MPa。

3. 与牙面间粘接力小于托槽间粘接力。

4. 易于去除。

（二）托槽类粘接剂分类及应用

临床操作按粘接剂使用方式可分为直接粘接型、光固化型；根据成型方式可分为：笔积法（粉剂加液体）、滴液法（粉剂加液体）、混合辅压法（AB 糊剂），以及非混合型（单组分糊剂加渗透液）。按固化方式可分为化学固化、光固化和双固化。

两组分粘接剂一般其中一种糊剂为树脂单体，另一种为促凝剂。临床使用时通过调拌使之发生聚合反应。这一操作费人工、费时间、易出气泡，且易受环境温度的影响。非混合型，是将催化剂作为渗透液涂在牙齿表面和托槽底板上，依靠扩散机制引发聚合反应。这一操作要求对托槽充分加压，以保证接触和填入牙面微孔。固化时不要移动托槽。化学固化粘接法给予临床的操作时间有限，粘接效率高，但不便于精细调整部位和去净残余溢胶。光固化型粘接强度除与成分有关外，还与光照条件有关。卤素灯（halogen）、激光（laser）、等离子体电弧（plasma arch）和发光二极管（light emitting diode, LED）均可作为光源。虽然强度略低于化学固化型，但给予医生最多的临床操作时间。

陶瓷托槽通过两种不同的机制黏合到牙釉质上：①通过基底的压痕和切割获得机械固位；②通过硅烷偶联剂的化学粘接。机械固位时脱粘接的应力通常在黏合剂 - 支架界面处，而化学键合可能产生过大的粘接强度，剥离时的应力向釉质 - 粘接剂界面移动。化学固化和光固化黏合剂可用于陶瓷支架。

金属托槽依赖于机械固定来粘接，而网状结构是提供这种粘接力的最常用方法。近年来发现了一种新型的激光结构基底保持力，可以在不损害剥离特性的情况下，使箔网产生的黏合强度加倍。

近年来，在粘接原理上尚未出现大的突破，但林林总总的改良使临床操作更为便捷，或带来更好的结果。自酸蚀偶联剂将酸蚀和涂布渗透液合而为一，可节省酸处理牙面时间。预置粘接剂托槽从工艺上可简化环节，节省时间。亲水型粘接剂（以二羟基苯丙氨酸与多肽合成）可降低对隔湿的要求。释氟型粘接剂的氟离子缓释功能有预防釉质脱矿的作用。抗菌型粘接剂通过添加金属离子（银离子）或抗菌单体（12-meth acryloyloxy dodecyl pyridinium bromide, MDPB，具备抗菌性能的 4 个铵离子和 1 个甲基丙烯酰基团）实现抗菌防脱矿。MDPB 可作为树脂基质的一种成分，也可作为填料使用。银离子可作为无机填料的替代物，但带来的变色问题尚未解决。

目前的研究热点集中于研制较长工作时间、较短凝固时间的粘接剂；研制不需要底涂剂的粘接剂；研制预涂布粘接剂的托槽。关于释氟性正畸粘接剂，目前争议较大的是它能否有效地预防矫治过程中托槽周围釉质的脱矿。托槽粘接于瓷修复体表面时，需要对瓷面进行机械打磨或酸蚀刻，硅酸盐类瓷表面涂布硅烷偶联剂能进一步提高托槽与瓷修复体的粘接强度；对氧化锆及氧化铝类应以打磨或喷砂为主要处理手段。

生物识别黏合剂。自从最初引入酸蚀刻技术以来，用于牙齿矫治器的釉质亲和黏合体系一直是研究热点。这种强烈的兴趣源于对釉质颜色的改变和与酸蚀刻介导的键合相关的结构的描述。尽管玻璃离聚物黏合剂是替代品，但它们的应用仍然有限，可能是因为更高的失效率。

在过去的 15 年中，采用自然范式的新一类材料的引入逐渐建立了仿生材料的范畴。这个术语来源于希腊语"生物"(生物)和"模仿"(模仿或类似),指的是生物如何巧妙地利用自然元素来解决环境问题。

例如,壁虎是属于壁虎科(Gekkonidae)的蜥蜴,可以在倒立吸附在墙壁时稳定不动。其强大的附着力来自称为"接触分裂"的机械原理。壁虎的脚底为细毛密集的平垫,细毛接触另一界面表面时分开,使接触面积显著增大,导致黏附力的显著增加。研究发现,这种特殊性质允许壁虎通过局部范德华力的形成黏附在表面上。模仿这种机制,我们把高摩擦微纤维或碳纳米管喷涂在粘接材料表面上。由于每单位面积的数量巨大,所产生的物理力量模仿了壁虎在没有化学物质的情况下牢固地附着在表面上的能力。但这种黏合方式可能适用于干燥环境,不能为湿表面提供可靠性。此问题激发了研究人员采用另一个自然的黏合例子——贻贝。模仿壁虎和贻贝的重要黏附机制,我们发明了新的黏性材料,称为"geckel",在空气和水中起到黏滞作用,均表现出强烈而可逆的附着力。贻贝模拟聚合物含有一种叫做 L-3,4- 二羟基苯丙氨酸(DOPA)的氨基酸以高浓度存在于贻贝的"胶"蛋白中。涂有贻贝模拟聚合物的仿生壁虎柱阵列(直径和长度为 400~600 nm)比未涂覆的柱阵列提高了 15 倍的湿附着力。

这项创新对正畸应用意义重大。具有模仿壁虎脚并且覆盖有一层 DOPA 的垫基部的托槽将在没有釉质预处理的情况下为牙釉提供足够的黏合强度,且对牙釉质的颜色和结构影响最小。目前,制造商尚未将这种类型的仿生黏合剂用于正畸托槽。

(三)带环类粘接剂介绍

1. 正畸带环粘接用水门汀的组成(表 6-5)

磷酸锌水门汀成分中基质成分是氧化锌。磷酸对牙釉质表层有轻度的酸蚀脱矿,粉液调和后生成不溶的磷酸盐和残留的氧化锌,机械嵌合于微隙中而粘接。氧化镁可提高抗压强度和减少溶解度;氧化铋可延缓固化、增加延展性和光洁度;氧化钡和硫酸钡可延缓固化;二氧化硅可增加机械强度;液剂中的氧化铝、氧化锌和正磷酸形成缓冲体系,调整固化反应速度。

聚羧酸锌水门汀的基质成分也是氧化锌,锌离子与聚丙烯酸侧链上的羧基发生络合交联而固化,粘接力除了来自类似于磷酸锌的机械嵌合,还有羧基与牙体组织的结合作用。氟化亚锡可增加强度;氟化钙、氟化亚锡有抗龋作用。

玻璃离子水门汀中金属离子(钙和铝)与聚丙烯酸侧链的羧基反应,生成聚羧酸盐凝胶。粘接力来自于牙体组织的良好结合。

玻璃离聚物和光固化玻璃离子水门汀是粘接带环的首选材料;它们比磷酸锌和聚羧酸盐水泥更强,与牙釉质和金属的黏附性更好且脱矿更少。仅有 7% 的临床医生使用玻璃离聚物直接粘接。目前已经有很多文献对托槽和颊管与树脂改性的玻璃离聚物粘接剂粘接的粘接强度和脱矿发生率的临床性能进行报道。用聚丙烯酸进行预处理有利于玻璃离聚物和釉质之间的化学键合,因此应在与玻璃离聚物进行键合之前进行预处理。当粘接强度是选择粘接剂的

表 6-5　粘接用水门汀的组成

| | 磷酸锌水门汀 | | 聚羧酸锌水门汀 | | 玻璃离子水门汀 | |
	成分	质量百分比	成分	质量百分比	成分	质量百分比
粉剂	ZnO	90.2	ZnO	90~95	Al_2O_3	16~26
	MgO	8.2	MgO	5~10	SiO_2	28~43
	SiO_2	1.4	CaF_2	微量	CaF_2	16~35
	Bi_2O_5	0.1	Al_2O_3	微量	AlF_3	0~6
	BaO、$BaSO_4$	0.1	SnF_2	微量	NaF	0~3
					$AlPO_4$	0~10
液剂	H_2PO_4	54.4	聚丙烯酸	32~42	聚丙烯酸	40~48
	Al_2O_2	2.5	H_2O	余量	丙烯酸-衣康酸共聚物	5~13
	ZnO	7.1			H_2O	45~48
	H_2O	36.0				

主要标准时，建议使用复合树脂。建议有风险的正畸患者限制使用玻璃离聚物，以预防脱矿并可能使早期（亚临床）釉质脱矿再矿化。

2. 粘接用水门汀的性能（表6-6）

表6-6　粘接用水门汀的性能

	磷酸锌水门汀	聚羧酸锌水门汀	玻璃离子水门汀
固化时间（分）	5.2～7.5	5.9～7.3	5.1～5.7
抗压强度（24h，MPa）	69～130	80～90	70～160
溶解度（人工唾液中，%）	1.38	0.024～0.097	0.19～0.72
收缩率（%）	0.05～2		
对牙釉质粘接强度（MPa）	1～2	2.5～3.2	3.26
对牙本质粘接强度（MPa）	1～2	1.4～1.8	2.47

3. 水门汀使用时的注意事项　磷酸锌水门汀的抗压强度显示能承受一定咀嚼压力，但若粉液比例不当（粉液比3～4 g/ml最佳），调和过快（60～90秒为宜），调和时被水污染，会导致抗压强度下降。

聚羧酸锌水门汀粉液重量比为1.5∶1，调和时间掌握在30～40秒，将粉逐次加入液体有助于解决过于黏稠的困难。

玻璃离子水门汀粉液重量比为3∶1，控制在1分钟内调和完成。24小时内最好在表面涂布防水剂，以防止固化初期失水而龟裂。

（四）正畸粘接剂预防釉质脱矿的研究进展

如何预防矫治过程中托槽周围釉质脱矿是当代正畸临床医师十分关注并正致力于研究攻克的热门问题之一。有效的菌斑控制和促进釉质再矿化治疗是预防固定正畸患者托槽周围釉质脱钙、白垩斑（WSL）形成的主要措施，但需要患者的紧密配合。因此，有关正畸粘接剂的改良研究，已成为近年来正畸领域的研究热点之一。

1. 含氟正畸粘接剂　研究具有长期缓释氟性能的口腔正畸粘接剂成为热点。以树脂改良型玻璃离子粘接剂（RMGI）应用较广泛。RMGI是在传统玻璃离子（GIC）中加入4%～6%的树脂单体，不仅使材料的粘接强度明显提高，同时又保留了其释放和储存氟离子的性能。研究发现，在RMGI中添加氟磷灰石（FA）后，可通过增强其释放氟的能力而抑制托槽周围釉质的脱矿，且不会降低其粘接强度；加之FA具有致密的表面结构，且表面自由能较低，其不仅能减少细菌在牙齿表面黏附，还能释放微量氟，从而起到促进釉质再矿化的作用。

2. 纳米技术用于预防釉质脱矿的研究　在正畸粘接树脂中加入纳米级氟化物、银离子（Ag）、二氧化钛（TiO_2）、二氧化硅、磷酸钙、氧化锌（ZnO）等颗粒，或在托槽表面添加Ag/TiO_2纳米涂层，均可有效抑制细菌生物膜的生长和产酸，进而防止釉质脱矿及WSL的形成。大量研究均表明，含NAg颗粒的复合树脂材料抗菌性强，既有效抑菌，又不影响物理机械性能，还可与其他生物活性材料联合使用以获得所需特性。有研究发现，将NAg颗粒与无定形磷酸钙纳米粒子（NACP）组合可使复合树脂获得抗菌性和再矿化能力双重特性；甲基丙烯酰氧基十二烷基溴化吡啶（MDPB）在复合树脂材料和粘接剂中均能显示出有效的抗菌性能。相关报道，与单独使用MDPB或NAg相比，在牙科材料中同时加入5% MDPB+0.05%NAg时能获得更高的抗菌效果。有研究表明，与普通牙科树脂材料相比，含有0.042% NAg颗粒的复合树脂在色泽上无明显差异，但却能显著降低细菌生物膜的代谢活性，并可抑制变异链球菌的增殖和乳酸的产生。为了使黑色的NAg颗粒不影响树脂材料的美观，要求NAg颗粒在树脂中的含量不高于0.042%（质量比）。此外，其他纳米级的金属和氧化物颗粒也具有抗菌活性，如纳米级的铜、ZnO、TiO_2等颗粒均已被证实具有显著的抗菌性能。有研究表明，将1%（质量比）的ZnO纳米颗粒掺入到可流动复合树脂材料中，可显著抑制变异链球菌的生长及增殖能力，且不会对复合树脂的机械性能产生不良影响。此外，将TiO_2纳米粒子掺入釉质粘接材料中，同样也具有较强的抗菌作用。

3. 具有再矿化功能的正畸粘接剂　含有Ca、P颗粒的复合树脂材料，其作为Ca、P离子储存器，能在酸性环境下释放Ca、P离子到牙齿表面，从而防止釉质表面软化并促进其再矿化。最近，有学者研发了具有Ca、P离子再补充和再释放能力的PEHB+NACP正畸粘接剂，其中40% NACP具有高水平的Ca、P离子释放和良好的机械性能，并可通过Ca、P离子的重复补充以保持其长期释放，且不会因再补充/再释放循环次数时的增加而降低离子的释放。此研究表明能长期保持 Ca、P 离子的释放，进而抑制釉质脱矿，以达到在正畸治疗过程中预防 WSL 形成的目的。然而，还需进一步通过体内模拟条件以评估新型 PEHB+NACP 正畸粘接剂对釉质 WSL 的抑制作用。

4. 模拟釉质再矿化的天然生物矿化法的应用　有研究报道，用与阿仑膦酸钠（ALN）缀合的羧甲基壳聚糖（CMC）和稳定无定形磷酸钙（ACP）可形成 CMC/ACP 纳米颗粒，并能以次氯酸钠（NaClO）作为蛋白酶，在体内将其分解为角质蛋白，使之降解为 CMC-ALN 基质并产生 HAP 和 ACP 核 - 壳纳米粒子；当有 10 mmol/L 甘氨酸（Gly）引导时，HAP 和 ACP 纳米颗粒即可有序排列并随之从无定形相转变为有序的棒状磷灰石晶体，可在酸蚀的釉质表面上实现定向和有序的仿生再矿化。此结果表明，发现和开发天然蛋白质类似物，将是促进釉质再矿化的有效策略。

七、固定矫治器材料

托槽、带环、弓丝、结扎丝以及舌侧扣等部件，是矫治部件中使用金属最多之处。因为美观的要求，托槽渐渐出现了陶瓷、树脂等多样选择。但是，金属依然具有不可替代的使用优势。

（一）合金类矫治器

1. 金属与合金的特性　金属晶体是一片电子海洋中密堆积着众多的正离子，可参见"金属键"和"金属晶体"部分。其结构决定了性质：塑性大，富于延展，是电和热的良导体。

金属多以固态和液态存在，从固态变成液态为熔融，从液态变为固态为凝固（或称结晶）。金属晶体的晶核呈树枝型生长（枝晶生长）。在结晶时金属释放热量，抵消了冷却下来散失的热量，在熔融时金属吸收热量，抵消了升温，故金属在凝固和熔融整个过程温度基本恒定，称为凝固点（或固化温度），也就是熔点（或熔融温度）。通过控制结晶过程，使晶粒细化，可提高金属的机械性能。

自然界中存在和正畸中使用的金属较少为纯金属，多为合金。合金是由两种以上的金属元素或金属与某些非金属元素组成的金属物，其基本单位称为"组元"（或"元"）。合金的基本结构有固溶体和金属化合物。在固溶体中，一种组元为溶剂，其他组元为溶质；在金属化合物中，组元为化合物。合金以固溶体或化合物形式构成晶体，这些晶体以及溶剂被称为相，相与相之间有明显的界面。

合金没有恒定的熔点和凝固点，这两个概念被定义为合金开始熔融和凝固的温度，而完全熔融和凝固与之差别很大。合金的熔点比凝固点为低。合金中组元与组元相互影响，常有晶格畸变，使位错运动困难，故合金的延展性、电热传导性比所组成金属为低，而韧性、硬度增高。合金的色泽和抗腐蚀性与组成成分有关。

普通金属和合金很难形成完美无瑕的结晶（即所有的原子都列在正确的方向和顺序）。通常以众多的晶体颗粒互相渗透的方式存在。晶体颗粒的大小从微米到厘米。在颗粒边界，原子排列无规律，是结构的弱点，不仅减少机械强度，而且增加侵蚀概率。但有时缺点可以成为优点，颗粒边界可干扰原子在滑动层面上的运动，因而可增大硬度。所以用合金替代纯金属，或加入高熔点细颗粒增加晶体成核，或突然冷却防止现有颗粒变大，都是减小颗粒以加大边界面积作法的思路，可提高金属的硬度。另外，以高温熔解金属内一些特殊元素，冷却中其沉淀析出的微小结晶则成为平面间滑动的阻力，也可增加金属硬度。如果仅在金属表面碳化或氮化，则可提高金属表面硬度。

少数金属和化合物可结晶成不止一种结构，为同素异形现象。高温下为奥氏体（fcc），低温下为铁素体（bcc）。一些特定金属某一部分结构可在同一平面上，也可呈一定角度折起，随温度成形或解构。这是镍钛的记忆原理。

钢在高温下成均一的 fcc 单元结晶（奥氏体），碳原子融于间隙之间，占据单元的中心；当慢慢冷却时，钢转化成 bcc 单元结构（铁素体），迫使碳从单元中心出去，被铁元素取代；如果没有足够的时间允许碳弥散，碳会回到单元中心，使晶格明显扭曲变形，这种高张力结构为马氏体。钢在发生马氏体转化后硬度增加，但同时变脆。

镍钛合金的奥氏体可在室温下得到，而类似的马氏体转变导致结构变软。

马氏体转变的温度不是某一确定值，如同沸点和熔点，而是一个温度转变范围。在温度范围内，既有马氏体又有奥氏体，两者随温度而互相转变。

镍钛的这一温度差可有数十摄氏度。对于热激活过的弓丝来说，这种滞后现象应尽可能被减小。

2. 金属的加工　金属的成形可以通过铸造、锻制、粉末冶金和电铸完成。大多数金属在固化时经历百分之几的收缩，所以铸体中可出现裂缝甚至空泡。合金中的成分和它们的比例决定液相、固相以及液固混合相的转变温度，或者在某一温度下合金的相态。合金的熔点可比组成金属的熔点都要低，称为低共熔合金。例如金（Au）和镍（Ni）的合金。

已成形金属在外力下仍可变形，产生晶格畸变和位错，金属内应力增加，硬度增大，延展性、韧性降低。受热后可使变形晶格发生回复，进一步重新排列原子（再结晶），消除晶格畸变和残存应力，使结构还原。金属经热处理后，塑性增加，强度和硬度下降。但金属过热或加热过久可使机械性能下降。

热处理可有：退火（加热后随炉温一起冷却下来）、正火（加热后在空气中冷却）、淬火（加热后快速冷却）、回火（淬火后再加热处理）、表面热处理（表面淬火或者将金属表面浸于化学处理剂中加热）。退火和正火均可提高塑性、降低硬度，而正火后组织较细，强度、硬度比退火高。淬火可提高强度和硬度，一般还需要回火处理；回火后可提高韧性。表面热处理使材料表面硬度增加而内部保持原有韧性。

金属的冷加工包括：锻造、冲压、轧制、挤压、拉拔等工艺。金属发生塑性变形，强度、硬度、弹性、磁性增加，延展性、韧性和抗腐蚀性下降。其原理是冷加工使晶格扭曲变形，牵拉了金属键，增加了进一步变形的阻力；同时，一定数目的原子离位，干扰了层与层之间的滑动。

制作带环的材料特别强调具有能够与牙面紧密贴合的延展性，薄而有弹性，即使是符合牙齿解剖形态的预成带环，也需手工调整。此外，带环最好能便于进行点焊和银焊，熔点高难于氧化。

3. 金属的腐蚀　金属的腐蚀包括：金属直接与周围介质发生氧化还原反应，或金属与电解质溶液接触形成原电池发生电化学反应，以及金属受到微生物的攻击。

金属表面因腐蚀而形成的氧化膜，有的可加速腐蚀（如铁），有的可延缓腐蚀（如铬、铝、硅）。对于一体化的整铸托槽来说，表层的铬氧化物薄膜的完整性很重要，如果金属质量差，则空泡、凹点、杂质等缺陷处不能形成完好的保护。托槽的凹陷处是常见的薄弱点。这里发生腐蚀后，氧不易进入，不能再生新的铬保护膜，而化学反应使凹陷内的pH下降，形成恶性循环，腐蚀腔不断扩大。对于迷你托槽来说，不锈钢的硬度增强使迷你托槽成为可能，也使托槽的切削越加困难，于是应运而生了喷射铸造。但是这一粉末冶金工艺同时带来了缺陷：表面微裂多，不够坚实。由于铬碳化合物易溶，首先发生缺陷处的铬流失，于是合金的微小颗粒之间出现没有铬保护的界面，使富含铁的颗粒暴露，极易受到腐蚀攻击。

对不锈钢而言，食物和唾液中富含的氯化物、食物分解的有机酸、城市大气中摄入的硫化物，极具侵蚀性。弹性结扎圈和抗扭转垫等聚合物可促进与托槽接触局部的腐蚀。

较长期浸于唾液内的正畸部件，难于避免原电池的形成。相对易腐蚀的金属，因易于失去电子使带正电的金属离子进入电解液而呈负电，不易腐蚀的金属成为正极。电流从电极电位高的合金相源源不断地流向电极电位低的合金相，使电极电位低的合金相不断溶解而腐蚀。

现代的托槽通常不是由一种合金制成，在托槽体和底网之间有焊接层，焊接层由作为底衬的薄金属箔和作为焊金的填料组成。填料中常含有的铍、镍、钯、镉和铅，不仅可能引起过敏反应，还可能与托槽和底网的材料发生电化学反应，造成托槽的腐蚀，而腐蚀又进一步加剧金属成分的泄漏。发生在托槽的焊层金属和不锈钢之间的原电池反应，如焊层金属易腐蚀则常常造成底网脱落，如焊层金属不易被腐蚀则不锈钢发生溶解。

原电池反应也可发生在同一金属，因杂质、外来沉淀甚至是冷处理造成了颗粒界面差异，而使该金属受到攻击。金属表面的裂痕、铸造缺陷、污物覆盖及冷加工残存应力都可造成原电池腐蚀。

应运而生的一种抗腐蚀的方法是：安装更易腐蚀的金属作为牺牲靶目标，使之成为负极，从而将作用部件保护起来。

微生物能够攻击不锈钢产品，大到住宅的不锈钢水管，小到口腔内的正畸零件。产硫族细菌和产酸链球菌是口腔内已知的可攻击牙科金属的微生物。低倍放大镜下即可观察到细菌在金属表面形成的火山口样腐蚀。

4. 金属的机械强度 承纳弓丝的托槽、颊管、接受外力的牵引钩，均要求具有一定强度，不易受到主弓丝的应力作用而发生变形。

正畸弓丝与其他正畸附件相比有一个很大的不同，就是弓丝在实际应用时还需要弯制。任何弯曲、扭转，都可能使晶格变形，使弓丝变脆而易折断。脆性与弓丝的类别有关，如澳丝几乎不能弯制任何曲。脆性还与制造工艺有关，如不良抽丝可造成表面缺陷，是腐蚀的优先位点和应力集中区。弓丝在临床上弯制时，应避免过于尖锐的角度，持握的钳子宜力量适中，必要时给予适宜的温度使张力缓解。

理想的正畸弓丝应具有以下性能：高强度、较大的有限回弹、低的刚度、良好的可成行性、高的贮存弹力能力、高生物相容性和环境稳定性、低表面摩擦力、可焊接能力等。正畸弓丝弹性形变回弹产生的轻的、衰减缓慢的、持续的矫治力是移动牙齿的理想矫治力源。

5. 正畸金属应用的发展过程 最早的正畸用金属是贵金属，金、铂、铱和银的合金。它们美观而耐腐蚀，但缺乏弹性和拉张强度，不适于制作复杂的装置和连接关节。

1887年，Angel医生试着用"德国银"（一种黄铜：65%铜，14%镍，21%锌）来代替贵金属。可是在当时并未被接受。Angel通过改变铜、镍、锌的组成，进行冷处理尝试，直到"德国银"硬得可以作螺栓，弹性足以做扩弓弓丝，延展性可以做带环。除了不美观和成分工艺不易复制外，其机械和化学性能基本满足要求。

真正可以替代贵金属的材料是不锈钢。在第一次世界大战前几年，人们偶然发现一堆冶金材料中有一个样品没有生锈，由此开始不锈钢产品广泛涌入德国市场。1919年德国F. Hauptmeyer首次将不锈钢引进牙科领域制作修复体。1920年，晚年的Angel使用不锈钢制作结扎丝。到1937年，不锈钢作为正畸材料的地位已被确认。目前已开发出多种不锈钢，至少有10种被用于制造正畸装置。

同时，冶金工艺也在改进。粉末冶金的现代改进之一是喷射注模，金属粉随有机成分一起被灌注入模。直接电弧用于促进金属质量，氩脱碳，扩大合金元素及其他特殊处理，用于金属制造。电镀、电焊等工艺用于最终工艺。

伴随着材料开发和工艺改进带给正畸更多的选择，对材料的生物适应性也越加引起关注。例如镍是较常见的合金成分，引起最多的过敏反应和组织坏死。许多厂家减少了镍的含量；Ormco等厂家在产品上贴有警告注释；德国已经完全把镍从正畸附件中剔除出去。德国、美国等国家强制要求制造商公布材料的成分和来源的细节。

6. 合金类弓丝及托槽分类

1）合金类弓丝：正畸弓丝按材料分类可分为不锈钢丝、钴铬合金丝、镍钛合金丝、复合材料弓丝等；按表面涂层可分为离子植入型（聚四氟乙烯树脂，Teflon coating）、喷雾涂层型、套管型；按形态分类为圆形、矩形、多股三种形态。超弹性镍钛丝的弹性最好，其弹性模量为普通镍钛丝的一半；不锈钢丝弹性最差，刚度最大。

①不锈钢弓丝：含71%铁、18%铬、8%镍以及少于0.2%的碳。弓丝弯制曲、弹簧后进行热处理可释放残余应力，增加刚性。不锈钢丝是正畸治疗的主要弓丝。其优点是具有一定的弹性和刚度、价廉、易弯曲、可焊接，在托槽沟中的摩擦力比其他正畸弓丝小；缺点是移动牙齿时，因刚度大，牙移动后力值变动幅度大，在排齐较严重的错位牙时，常需要选择直径较小的钢丝或弯制曲，并且需经常加力及更换弓丝。目前常用"澳丝"迅速打开咬合又控制牙弓形态、稳定磨牙，与Begg托槽共同协助Begg技术；多股弓丝前期排齐牙列等。

②钴铬合金丝：含40%钴、20%铬、15%铁、7%钼和2%锰。其最大的优点是较不锈钢丝易于弯制成形而不易折断，临床上常用于弯制各种曲、弹簧，而热处理后其弹性与不锈钢丝相似。但钴铬合金丝与沟槽的摩擦力较不锈钢丝大。

③钛合金丝：

a. 镍钛合金丝：不同品牌的镍钛记忆合金丝由于生产工艺不同而性能略有差异，其最明显的优点是具有很大的弹性回复能力，在较大的变形状况下均能回复到初始状态，并且使之变形的力较不锈钢丝小很多，其弹性模量是不锈钢丝的1/4。因此，镍钛合金丝的主要用途是矫治初期拥挤的改正、旋转改正、牙列排齐整平等时期。尽管其在牙列排齐整平过程中的诸多优势，但也有缺点：与托槽槽沟的摩擦力较不锈钢丝大；可成行性差，在直丝弓矫治技术中适用，而不适用于需弯制各序列变曲的方丝弓矫治技术；过度弯曲将影响其弹性回弹能力，甚或引致其折断，因此不推荐使用镍钛记忆合金丝弯制各种曲。颊管远中弓丝末端因镍钛记忆合金丝成行性差不易弯折而常引起患者不适，这时可在口外将末端退火而可在口内打弯。

镍钛合金丝分为马氏体稳定型合金丝、奥氏体超弹性合金丝、马氏体超弹性合金丝、镍钛铜铬合金丝。马氏体稳定型合金丝是最早的普通镍钛合金丝，不具有形状记忆功能。奥氏体超弹性合金丝通过弓丝变形引发马氏体相变。静态为稳定的奥氏体相，弹性较普通镍钛丝好而脆性强，随着应用加大，奥氏体和马氏体可以相互转化，在较小的应力下刚度大而在较大的应力下刚度下降。马氏体超弹性合金丝室温下主要为马氏体，具有温度激活效应，口腔内相变为奥氏体。镍钛铜铬合金属奥氏体活性超弹镍钛铜铬合金丝。加入铜可增加其强度，减小滞后现象，准确确定奥氏体相变温度。超弹性合金丝目前用于正畸弓丝、推簧、拉簧、带环。如形状记忆合金制作带环，利用其低于体温时的直径膨胀状态而轻松就位，在体温时直径缩小，从而不易脱落。正畸弓丝具有形变大时矫治力轻柔，而形变小时可做稳定弓丝的特点。超弹性镍钛丝和镍钛合金的局限性在于它们不容易形成；此外，若无热处理过程，经永久变形它们会失去预置的弯曲。镍钛丝是脆性的，并且它们通常用于需要相对直的线和大的偏转而没有永久变形的弓形。

b.β-钛合金：常用β-钛合金丝有TMA、低摩擦TMA、钛铌结束期弓丝。TMA的刚度为不锈钢丝的1/3，2倍于马氏体相的镍钛合金丝，成形性优于不锈钢丝，可焊接。因此，适用于牙位精细调节的矫治结束前期，特别是转矩控制。反𬤊曲线带T形曲的TMA弓丝适用于同时内收及压低前牙。TMA丝表面粗糙，摩擦力较不锈钢丝和镍钛合金丝大。离子植入技术是一种防止弓丝表面腐蚀、磨损的处理技术。低摩擦TMA是采用氮离子加速渗透注入弓丝内部，以减小弓丝表面的摩擦力。钛铌结束期弓丝是近年来推出的一种矫治结束前细调节牙齿三维方向位置的弓丝，不含镍，刚度只有TMA的60%，易于弯制。TMA的弹性模量介于钢和镍钛合金之间（约为不锈钢的0.4倍）。TMA可以偏转至钢的2倍，不会发生永久变形。与镍钛合金不同，TMA不会因弯曲和扭曲的位置而显著改变，并且具

有良好的延展性，相当于或略好于不锈钢，并且可以在不显著降低屈服强度的情况下进行焊接。弹簧和挂钩可以直接焊接而无需焊料加固。另一种引入正畸的新合金是钛铌。该合金具有低回弹性（相当于不锈钢），并且比TMA硬度低得多。主要用于需要在小的激活中具有低力高成形丝时。

c.新型β-钛合金正畸丝：最近开发的一种称为"Gum Metal"的β-钛合金组成的正畸弓丝。Gum Metal吸引人的特性包括超低杨氏模量，非线性弹性行为，超高强度，高屈服应变，高延展性和超塑性变形性，在室温下没有加工硬化。这种新型正畸丝的独特多功能特性使其几乎成为正畸应用的理想选择。其超弹性塑料特性使得初期排齐整平更加容易。由于其超低弹性模量和可变形性，矩形Gum Metal也适用于在正畸手术的早期阶段对牙齿移动进行三维（扭矩）控制时。其超弹性和非线性弹性变形行为使弓丝的激活范围最大化而无需过大的力。对于正畸患者，使用Gum Metal通过减少所需的更换弓丝和治疗持续时间来减少正畸治疗的疼痛和不适。文献综述的结果表明，该材料在改善和提高正畸治疗效果方面具有很强的潜在用途。

2）托槽分类：正畸托槽如按照材料性质可分为金属托槽、树脂托槽、陶瓷托槽等，此处介绍金属及合金类，其余三类见后文；按照形状分又有单翼托槽、双翼托槽、乳牙特制托槽、带拉钩的托槽、超薄托槽、微型托槽等；按照技术方法特征又可分为Edgewise托槽、Begg托槽、Tip-Edge托槽、直丝弓托槽和布萨托槽等；此外还有一些特殊托槽，如舌侧矫治器的舌侧托槽。自锁托槽是目前摩擦力最小的。

正畸托槽材料大体分为金属、树脂、陶瓷及复合材料4大类。金属托槽包括：

①贵金属托槽：托槽发展的早期（20世纪初期），多是贵金属制成。因为贵金属有着良好的加工性能，且有较好的耐腐蚀能力，但硬度等机械性能差，易变形，价格昂贵。应用包括黄金、金合金、镍银合金等，第一、二代方丝弓托槽都是贵金属制成。

②不锈钢托槽：始于20世纪40年代的第三代方丝弓托槽已开始使用不锈钢。不锈钢以其优良的机械性能（如较高硬度、较低的丝槽摩擦阻力）及价廉等优点，迅速取代贵金属而成为固定正畸材料的主流。时至今日，不锈钢托槽仍是固定正畸临床使

用最广泛的托槽。但随着正畸技术的发展，越来越多的成人加入正畸矫治的行列，不锈钢托槽的美观缺陷也越来越突出。另外，不锈钢对镍过敏者也不适用。

③纯钛托槽：克服了不锈钢托槽镍致敏性，托槽质轻，生物相容性好，耐腐蚀丝槽摩擦系数与不锈钢托槽相当。但由于金属钛价格昂贵且美观无明显改善，因此钛托槽使用者并不多。

④磁性托槽：在日本等发达国家磁性托槽也被使用，这种托槽由含30% Sm 及70% Co 的磁性材料制成，可通过托槽的着磁方向控制牙齿的近远中移动。

弓丝的材质、横截面积和长度共同决定其力学性能，是正畸临床选择弓丝种类时需要考虑的因素，也是影响矫治成败的关键因素之一。而托槽的尺寸、形态、槽沟和底板设计不仅影响其粘接性能，还对牙齿移动在三维方向上的控制有直接影响。近年来材料学的飞速发展促进了正畸材料的革新和进步，开发力学特性、生物相容性及美观性能俱佳的材料将为正畸学新的跨越带来福音。

（二）陶瓷类矫治器

1.陶瓷托槽的历史 陶瓷（氧化硅和各种玻璃）最早作为充填物使用于粘接剂。1980年以后才出现完全陶瓷制成的托槽：Bulky、Opaque 和 Zulauf's 托槽，但当时都不太成功。10年以后，至少三个制造商使用高纯度的蓝-白宝石制造出清亮的托槽。到今天几乎所有正畸供应商都有自己的品牌，美观和质量都大大胜出。特别是锆托槽，比铝托槽有更高抗折断强度，目前产品来自澳大利亚的 Ellipse 或 Free Form 及日本 Tomy 公司。

陶瓷早期由矾土等天然材料制成，现今可以由沉淀法、凝胶法等纯化学方法合成。通过热挤压、锤炼、喷射或熔结成形。X线断层摄影、超声波用于无损检查有无裂缝。

2.陶瓷的特性 陶瓷的主要成分是铝或锆。99.8%纯度的铝托槽，呈清亮或半透明样。作为钻石的替代物锆，其托槽颜色微黄，在白色和象牙色之间有多种色差选择。

铝有两种结构，立方晶格的 α 铝和六边形的 γ 铝。α 铝由加热 γ 铝而得来，在室温下更稳定些，甚至可抵抗浓硫酸。

锆极易发生马氏体转变，由四边形结构转变为单斜结构，在常温下非常稳定。如增加3%~9%的镁或钇氧化物，能生成一种特别稳定的锆（PSZ）。PSZ 在室温下部分为稳定的四边形结构，在应力下转变为单斜结构，通过4%左右的体积增加，阻止裂纹扩散而保护陶瓷。

铝和锆的离子和结晶结构都揭示了它们具备超强的硬度，甚至超过金属。但硬度超过牙釉质，可引起牙面的损伤，去托槽成为一件难事，容易发生釉质剥脱。所以陶瓷基底常加底垫或金属网。其次，陶瓷托槽塑性不好，脆性很大。铝托槽在加转矩或去托槽时容易折断。亚显微的裂缝也可导致应力集中而折断托槽及相邻釉质。需做表面圆滑处理，转移残存应力，消灭斑点、杂质等制造缺陷。尽管人们期待抗冲击的陶瓷托槽，但目前常用弱的陶瓷托槽和软的粘接剂，以避免使牙齿成为主要冲击对象。

陶瓷托槽与金属弓丝之间的摩擦力最大。金属由于相对硬度小，滑动时是损伤的对象，陶瓷托槽的槽沟常常填满金属粉末，所以托槽槽沟的高度磨光十分重要。

陶瓷托槽的成分很少可以溶解，因而生物相容性较好。在持续潮湿的环境下，铝可部分向氧化铝转变，使得化学性能降低，但只是易于折断，并不释放有害物质。但锆可阻碍丙烯酸的聚合，影响了粘接性能，并使粘接剂中有害的小分子或单体渗漏。

3.陶瓷的应用 1986年陶瓷托槽问世，并迅速成为塑料托槽的替代产品。制作陶瓷托槽的原料主要是氧化铝及氧化锆，其中氧化铝使用较多。陶瓷托槽的外观也是令人满意的，可以通过控制陶瓷的组成成分和加工工艺生产出白色、牙色及半透明的陶瓷托槽，若再加上由玻璃纤维制成的弓丝则外观更为理想。陶瓷托槽还具有良好的生物相容性。抗张强度及与牙釉质的粘接强度等机械性能都明显优于不锈钢托槽。然而，陶瓷托槽的不足主要表现在：①由于陶瓷材料的断裂韧度比不锈钢低，故陶瓷托槽较不锈钢托槽易断裂。②陶瓷托槽对弓丝的摩擦阻力高于不锈钢托槽，这无疑要延长治疗时间。③陶瓷托槽的高硬度能使与之接触的对殆牙的牙釉质严重磨损。

（三）树脂类矫治器

提高托槽强度是塑料托槽的主要研究方面。

通常以添加颗粒或纤维而实现。强化塑料的托槽产品有Silco(American Orthodontics)、Image、Vogue(GAC)、Igloo(Gestenco)、Envision(Ortho Organizers)、Value Line(Orec)、Lee Fisher(Lee Pharmaceuticals)、Quantum(Masel)、Spirit、Spirit MB Twin、Spirit Plus(Ormco)等。槽沟的精度和强度备受关注。金属槽沟相对于陶瓷槽沟更受推崇。

由于口腔温度不是很高，大多数塑料托槽是热凝塑料。合成塑料托槽较好的制造方法是喷铸。在控制温度下，将预先处理过的固体充填物（如硅酸盐）加入熔化态的合成树脂基质中。使用非金属的模具可有效地保持清洁和不褪色。使用过的塑料托槽可以回收再次熔化。

大多树脂托槽由聚羧酸及塑料粉末制成，外观令人满意。聚氨酯是近年来制作美观托槽的推荐材料。但由于塑料托槽易着色，脆性高，受应力易断裂，与牙釉质粘接强度低，且摩擦力也比陶瓷托槽、不锈钢托槽大，丝槽系统的完整性差，应力被传导到托槽上而非牙齿上。除此以外，材料本身的生物膜吸附作用也会影响托槽的性质，托槽在体内由于疲劳、磨损、温度波动、酸碱度波动、潮湿以及聚碳酸酯树脂的弹性模量大等原因，可出现老化现象，硬度降低。目前有研究用陶瓷、玻璃纤维加强树脂托槽。

（四）复合材料类矫治器

将两种及以上形态或不同性质的材料结合在一起生产出来的、在矫治器不同部位具有不同弹性性质的矫治器称为复合材料矫治器。例如与牙齿色泽相近的正畸弓丝称为美学弓丝，可由金属表面喷涂层或非金属材料制成，但此类弓丝因其力学性能和生物相容性的不足，大多只适用于矫治初期，工作期仍然以镍钛丝和不锈钢丝为主，故临床少用。

对托槽来讲，既然单成分材料托槽总有各自的缺点，人们便尝试使用两种或两种以上的材料制作托槽，这样，既可兼备各成分的优点，又能弥补各自的不足。即称为复合材料托槽。

（1）镀膜的不锈钢托槽：为了改善正畸外观，人们首先想到的是在不锈钢托槽上镀膜。例如不锈钢托槽表面涂附薄层氮氯化锆可形成金色外观，合并使用金制弓丝会使颜色更美观。然而镀膜技术有一个在材料学上无法克服的矛盾，有着良好硬度和耐磨性能的镀膜材料因与金属之间的附着性欠佳，常致镀膜剥落；与金属有着良好的附着性能的镀膜材料，其耐磨性能又无法满足临床使用要求。

（2）不锈钢精密内衬树脂托槽及陶瓷托槽：针对树脂托槽及陶瓷托槽的翼在使用中容易断裂，且槽沟摩擦力阻力较大的特点，有厂商在树脂托槽和陶瓷托槽的槽沟内镶入U形不锈钢内衬，最大限度地保留美观托槽的美观效果，而且预防托槽翼意外断裂及降低槽沟摩擦阻力，称为半美观托槽，如Ormco公司的Damon 3矫治器。

（3）瓷填料树脂托槽：也有人采用在树脂基质中加入15%～30%瓷填料的方法来解决树脂托槽机械性能差的缺点，这种瓷填料树脂托槽保留了树脂托槽的外观优势，而且摩擦力小，结构致密，力传导性好。这类托槽还在不断改进之中，有可能挑战陶瓷托槽。

（4）带不锈钢底板的陶瓷托槽及树脂托槽：由于带化学粘接底板的陶瓷托槽与牙釉质的粘接力过强，而树脂托槽与牙釉质的粘接力欠佳，这都给医生和患者带来诸多不便。因此，有厂商推出带不锈钢底板的陶瓷托槽和树脂托槽，这样，既保留了美观托槽的外观优势，又省去了陶瓷托槽去粘接时的麻烦及树脂托槽脱落率过高的问题。

（五）自清洁抗菌类矫治器研究进展

从预防牙釉质表面钙化生物膜的角度来看，去除托槽上的牙菌斑滞留和微生物附着一直是主要难点。来自无机物和有机沉淀物的能够自洁的材料，在涉及生物医学、工业和航空应用的材料科学领域中极有吸引力。氧化钛与紫外光反应的光催化活性最近引起了正畸材料学界的关注，其在镍钛合金弓丝上可引发光催化反应。通过电解处理增厚氧化钛膜，然后通过加热使镍钛合金表面膜从无定形结构改为结晶金红石（二氧化钛）。

体外研究表明，涂布光催化二氧化钛的正畸托槽与未涂布二氧化钛托槽相比，附着在TiO_2托槽上的细菌数量较少，其对嗜酸菌有抗附着作用。此外，TiO_2涂层支架对致龋的L嗜酸菌有杀菌作用。

同样，涂覆有银离子的正畸丝显示出抗嗜酸乳杆菌的黏附效果。

另有研究$Ag+TiO_2$涂层的自清洁材料，扫描电子显微镜显示，涂有$Ag+TiO_2$的表面附着较少的细菌表明细菌在涂层表面上失去了黏附性。总之,不锈钢托槽上的 TiO_2+Ag 涂层具有抗黏附性能,并且具有明显的抗菌性能,因此有助于间接防止龋齿和牙菌斑堆积。TiO_2+Ag 涂覆的托槽的细胞相容性优于未涂覆的产品,因此可用于口腔正畸,因为它不仅提供合适的抗微生物活性和对生物膜形成的抗性,而且还维持人牙龈成纤维细胞 (HGF) 细胞系的细胞活力。最新的研究显示,聚乙二醇 (PEG) 及其复合凝胶涂层也可有效降低菌落黏附。

(六)热压膜材料类矫治器

热压膜材料因其优秀的成形性、美观性和形状记忆性,已经广泛应用于口腔科,不仅可用于制作热压膜保持器、咬合板、颞下颌关节板、阻鼾器以及漂白装置等,同时得益于 CAD/CAM 技术的不断发展,它也可以用于系列隐形矫治器的制作。

苯二甲酸乙二醇酯 (polyethylene terephthalate, PET) 应用广泛,目前临床上常用于透明压膜保持器制作的 Biolon 膜片即为 PET 材料。它也可作为矫治器材料,可以释放较大的应力。因其优越的耐疲劳性以及尺寸稳定性成为一种广泛使用的热压膜材料。

聚对苯二甲酸乙二酯 - 聚乙二醇［poly (ethylene terephthalate)-glycol, PETG］是乙二醇改性的 PET,Erkodent 公司推出的 Erkodur 膜片及 Scheu 公司推出的 Duran 膜片均为 PETG 材料。是一种非结晶性无定形聚合物,具有良好的机械性能、光学性能、耐疲劳性及尺寸稳定性,也表现出了良好流动性及耐溶解性。

热塑性聚氨酯 (thermoplastic polyurethane, TPU) 是无托槽隐形矫治器中常用的热塑性材料,目前隐适美(Align Technology 公司,美国)所推出的 Ex30、Ex40、SmartTrack 几代材料均为 TPU 材料,它们具有较高的弹性,被认为可以满足正畸过程中轻而持续矫治力的需求。TPU 拥有多种优秀的性能,包括高抗张强度、高耐撕裂强度、高耐磨性、高耐油耐溶剂性、低温柔韧性等。但材料中 TPU 的增加会导致产品的透明度下降,影响最终的美观性。

聚碳酸酯 (polycarbonate, PC) 可以与其他聚合物联合用于正畸用热压膜膜片的制作,如 Durasoft 膜片即为 PC 与 TPU 组合而成,可以释放较为恒定的矫治力。PC 有着高强度、高尺寸稳定性、高耐久性、低吸水速率、透光性、良好的抗冲击强度以及韧性。

聚丙烯 (polypropylene, PP) 是一种重要且常用的聚合物,Scheu 公司推出的 Hardcast 膜片即为 PP 材料。它拥有良好的机械性能、绝缘性、热稳定性、化学稳定性和生物相容性。但是其尺寸稳定性较差,热成型性受限,其脆性也限制了它在某些方面的应用。

EVA 是由乙烯和乙酸乙烯酯 (vinyl acetate, VA) 合成的一种具有良好的生物相容性、抗溶性并且无毒的热塑性聚合物,Densply 公司推出的 Essix A+ 膜片即为 EVA 材料,可用于制作透明压膜保持器。EVA 中 VA 的含量不同可以改变其性能。VA 含量高时,EVA 的极性、黏附性、抗冲击性、弹性和兼容性都会增加,但同时其结晶度、刚度、软化温度及熔点将会下降。

目前关于热压膜矫治器的性能及其影响因素研究众多,主要包括材料的应力释放、应力松弛、老化性、吸水性、耐磨性等。目前关于热压膜材料的结构材料如 PET、PETG、TPU、PC、PP 等的研究已经比较透彻,因此通过各种方法改善结构材料的性能成了热压膜材料发展的新方向。现在主要是通过添加其他物质进行改性或者改变材料的层次结构来获得比市场上的商业材料拥有更优秀性能的新材料。使用 PC 对 PETG 进行改性,随着 PC 含量增加,共混物的抗张强度和抗冲击强度增加,但是断裂伸长率下降。当混合比例为 7∶3 时,PETG/PC2858 表现出了最佳的机械性能,且优于 Erkodur 和 Biolon。

Ahn 等则是通过改变材料的结构,研制了一种新型多层混合材料用于制作透明保持器,其含有 3 层结构,内层为加强型树脂核心,中间层为 TPU 软型聚合物,外层为 PETG 硬型聚合物。𬌗面及切端增加的树脂核心提高了材料的耐磨性和机械强度,可以防止保持器颊 - 腭侧变形。TPU 层有缓冲作用,而 PETG 层有良好的成形性、光学性能、抗疲劳性和尺寸稳定性,有助于维持弓形。

(七)形状记忆聚氨酯类矫治器

目前临床上常用的正畸弓丝由金属材料制作而成,如不锈钢、镍钛合金等。其中镍钛合金在口腔内受唾液的影响,表面腐蚀后析出大量镍离子,而镍离子堆积在黏膜表面可致局部过敏反应,据报道可引起诸如牙龈增生、口角炎等过敏反应。后来陆续又推出无托槽隐形矫治器和舌侧矫治器,美观性良好,但是矫治效果不如固定矫治器。近些年,有专家提出使用具有记忆功能的高分子物质 (SMP) 作为弓丝材料，如形状记忆聚氨酯 (SMPU) 等。它们具有质轻、透明、生物相容性良好、形变量大且形状记忆功能强等优点，患者使用时感觉舒适、美观。

形状记忆聚合物是一类具有软硬段交替排列结构的多嵌段的新兴聚合物，应用范围涵盖日常生活的各个领域。这些聚合物是属于"主动移动"聚合物的双重形状材料，可以从一种形状变为另一种形状；第一种是通过机械变形获得的临时形状，第二种是随后固定该变形获得的。

对于形状记忆聚合物，已经使用热、光、红外辐射、电场和磁场以及浸入水中来诱导这种性质。形状记忆效应取决于分子结构，并且在重复单元中不需要特定的化学结构。实质上，对这些材料施加外部刺激引入了从原始形状到可逆的新形状的变化。

在口腔正畸学中，这些材料的潜在应用涉及制造具有最小刚度的聚合物透明线，然后可以在暴露于诸如光或热的刺激时将其转变成具有预定弹性模量的弓丝。因此，在口腔内施用这些材料期间，可获得美学和优选的硬度。

日本三菱重工研发出形状记忆聚氨酯类聚合材料 Diaplex，该材料的回复率高达 99%。然而正畸有限元仿真结果表明 SMPU 弓丝能够提供适合牙齿移动的回复力，但正畸力数值偏小，需要进一步改进其力学性能。

八、可摘矫治器材料

（一）树脂类可摘矫治器

树脂类产品有一定硬度，制作时由于化学聚合容易，通常将粉液以一定比例混合，可以灵活设计各种形状的基托。树脂类塑料分为自凝塑料和热凝塑料，正畸较多使用自凝塑料，其主要成分是聚乙烯甲基丙烯酸甲酯。现今主要的改进方面在基托的强度和美观。使用特殊处理的多乙烯纤维强化丙烯酸树脂制作板和保持器，是利用了添加物对聚合物的加强原理。

（二）复合材料可摘矫治器

将两种及以上形态或不同性质的材料结合在一起生产出来的、在可摘矫治器不同部位具有不同弹性性质的可摘矫治器称为复合材料可摘矫治器。近来有些研究发明涉及组合式牙齿矫治装置和牙套加强装置，解决高分子正畸牙套矫治力学性能差的问题，提高了高分子正畸牙套的疗效。发明的牙套加强装置包括了唇侧加强装置和舌侧加强装置，以及连接唇侧加强装置和舌侧加强装置的金属丝连接件。该牙套加强装置和高分子正畸牙套一起组成了一种组合式牙齿矫治装置。甚至金属丝嵌入唇侧弓形片层结构和舌侧弓形片层结构中。但此种装置应用临床病例少，效果不好评价。

九、口腔正畸其他辅助应用材料

（一）弹力类

1. 天然橡胶和合成橡胶　弹力类材料包括天然橡胶和合成橡胶。天然橡胶具有如下缺点：吸水性较强，应力衰减快；不透明，不易操作；难于成型，取材困难；橡胶味重。因此，使得合成橡胶具有正畸用途。合成橡胶主要为一种高分子合成材料，聚氨基甲酸酯（polyurethane），作为天然橡胶的替代材料。

2. 弹力类材料产品　制作口内、口外正畸用弹力圈和弹力线等的材料多为天然橡胶，分牙圈也为天然橡胶。弹力圈应具备的条件是：①张开 3 倍于内径的距离很少疲劳；②同一规格的弹力圈应产生基本相同的弹力；③可稳固悬挂；④吸水性弱，不会过分膨胀。

合成橡胶的正畸产品主要有：链状橡皮圈、弹力线、保护软组织用的弹力管、分牙圈、结扎圈、抗扭转垫。

定位器除了可以使用聚氨基甲酸酯外，还可使用硅橡胶。

（二）金属类

口腔正畸金属类辅助产品主要有：成品头帽、口外弓、J 钩、前方牵引器（面罩）以及螺旋弹簧如推簧、拉簧、舌侧钮和分牙簧等。舌侧钮分为光底、网底、双翼等类型。

参考文献

[1] Andreasen GF, Montagano L, Krell D. An investigation of linear dimensional changes as a function of temperature in an 0.010 inch 56 cobalt substituted annealed nitinol alloy wire. Am J Orthod Dentofac Orthop, 1982, 82(4):469-472.

[2] Barrett RD, Bishara SE, Quinn JK. Biodegradation of orthodontic appliances: biodegradation of nickel and chromium in vitro. Am J Orthod Dentofac Orthop, 1993, 103(1):8-14.

[3] Bowen RL, Cobb EN, Rapson JE. Adhesive bonding of various materials to hard tissues. XXV. Improvement in bond strength to dentin. Ortho Materials, 1995, 8(2):1-8.

[4] Burstone C. Variable modulus orthodontics. Am J Orthod Dentofac Orthop, 1981, 80(1):1-16.

[5] Douglass JB. Enamel wear caused by ceramic brackets. Eur J Orthod, 2004, 26(4):435-441.

[6] Eliades T, Eliades G, Brantley W. Microbial attachment on orthodontic appliances. I. Wettability and early pellicle formation on bracket materials. Am J Orthod Dentofac Orthop, 1995, 108(4):351-360.

[7] Feldner JC. In vitro torque: deformation characteristics of orthodontic polycarbonate brackets. Am J Orthod Dentofac Orthop, 1994, 106(3):265-272.

[8] Graber TM, Swain B F.Biomaterials in orthodontics. St Louis: Mosby, 1985.

[9] Grimsdotir MR, Gjerdet NR, Hensten-Pettersen A. Composition and in vitro corrosion of orthodontic appliances. Am J Orthod Dentofac Orthop, 1992, 101(5):525-532.

[10] Holmes J. Cytotoxicity of orthodontic elastics. Am J Orthod Dentofac Orthop, 1993, 104(1):188-191.

[11] Keith O, Kusy RP, Whitley J Q. Zirconia brackets: an evaluation of morphology and coefficients of friction. Am J Orthod Dentofac Orthop, 1994, 106(5):605-614.

[12] Kula K, Josell S, Kula TJ. The effect of topical fluorides on ceramic brackets. Am J Orthod Dentofac Orthop, 1994, 106(5):513-517.

[13] Kusy RP, Whitley JQ. Coefficients of friction for archwires in stainless steel and polycrystalline alumina bracket slot. Am J Orthod Dentofac Orthop, 1990, 98(3):300-312.

[14] Kusy RP. Comparison of nickel titanium and beta titanium wire sizes to conventional orthodontic archwire materials. Am J Orthod Dentofac Orthop, 1981, 79(6):625-629.

[15] Kusy RP. Morphology of polycrystalline alumina brackets and its relationship to fracture toughness and strength. Angle Orthod, 1988, 58(3):197-203.

[16] Matasa CG. Metal strength of direct bonding brackets. Am J Orthod Dentofac Orthop, 1998, 113(3):282-286.

[17] Matasa CG. Microbial attack on orthodontic adhesives. Am J Orthod Dentofac Orthop, 1995, 108(1):132-141.

[18] Merrill SW, Oesterle LJ, Hermesch C B. Ceramic bracket bonding: a comparison of shear, tensile, and torsional bond strengths of ceramic brackets. Am J Orthod Dentofac Orthop, 1994, 106(3):290-297.

[19] Ostertag AJ. Shear, torsional, and tensile strengths of ceramic brackets using three adhesive filler concentrations. Am J Orthod Dentofac Orthop, 1991, 100(3):251-258.

[20] Scott GE. Fracture toughness and surface cracks: the key to understanding ceramic brackets. Angle Orthod, 1988, 58(1):5-8.

[21] Terhune WF, Sydiskis RJ, Davidson WM. In vitro cytotoxicity of orthodontic bonding materials. Am J Orthod Dentofac Orthop, 1983, 83(5):501-506.

[22] Peng L, Chang L, Liu X, et al. Antibacterial property of a polyethylene glycol-grafted dental material. ACS APPL MATER INTER, 2017, 9(21):17688-17692.

[23] Welch K, Cai Y, Engqvist H, Strømme M. Dental adhesives with bioactive and on-demand bactericidal properties. Dental Materials, 2010, 26(5):491-499.

[24] Viazis AD, Chabot KA, Kucheria CS. Scanning electron microscope (SEM) evaluation of clinical failures of single crystal ceramic brackets. Am J Orthod Dentofac Orthop, 1993, 103(5):537-544.

[25] Winchester LJ. Bond strengths of five different ceramic brackets: an in vitro study. Eur J Orthod, 1991, 13(3):293-305.

[26] 北京医学院有机化学教研组编译.基础有机化学. 北京: 人民卫生出版社, 1984.

[27] 陈治清. 口腔材料学. 北京: 人民卫生出版社, 1995.

[28] 王翰章. 口腔基础医学. 成都: 四川大学出版社, 2002.

第七章

X 线头影测量学

江久汇　林久祥

本章内容

一、X线头影测量学概述

1931年4月，B. Holly Broadbend在刚刚发行到第二期的《Angle正畸杂志》发表了他的文章——"一种新的X线技术及其在正畸学中的应用"，介绍一种标准化的、带有头颅定位架（cephalostat）的头颅X线投照装置和技术。同年，Hofrath在德国也介绍了类似的装置，这标志着现代正畸学头影测量技术的开始。

如同许多其他技术一样，头影测量学（cephalometrics）也是源于某些更早期的技术——颅面测量学（craniometrics）。人类学家和早期的正畸医生通过对颅骨、牙模型和颅面外部的测量形成了颅面测量学。在1895年Roentgen发现X线之后，基于X线的头影测量技术并没有被很快发明出来，虽然有学者提出将X线用于拍摄头颅X线片，但由于放大率和投照角度的巨大差异，很难将其用于颅面生长发育研究和后来的正畸矫治临床。Broadbend通过两方面解决了这个问题。首先，发明了头颅定位架，以眼耳平面为基准，用耳塞和鼻夹将头部位置固定，从而形成了标准的头部位置；其次，规定了X线球管与患者头部正中矢状面之间的距离为152.4 cm（后有的变为150 cm），胶片和患者面部另一侧相邻，并可结合测量患者头部正中矢状面和感光胶片之间的距离计算出相应放大率。Broadbend的设计经过了时间的考验，我们直到今天仍然在沿用着相当类似的仪器。

有趣的是，Broadbend发明X线头影测量仪最初并不是为了正畸临床的应用，他当初的唯一目的就是颅面生长发育研究，这也解释了为什么直到1948年，在将近20年后，才由Downs发表了第一个头影测量学方法。Broadbend于1920年师从于E. H. Angle时，就对颅面生长很感兴趣，之后他在凯斯西储大学（Case Western Reserve University）工作，在这里结识了T. Wingate Todd，一位杰出的解剖学家，对人类的生长发育也非常感兴趣，并和他成为好友。Broadbend在偶然的机会结识了Frances Bolton等国会议员，并在其资助下，开始了Broadbend-Bolton颅面生长发育研究项目（这一项目至今仍在进行），并由此建立了Broadbend-Bolton生长发育中心。X线头影测量仪只是他为完成这一研究项目设计出的许多工具之一。

随着临床正畸医生对该技术的逐渐应用，1948年William B. Downs在《美国口腔正畸学》（AJO）上发表了一篇文章——"面部关系的变化及其在诊断和治疗中的意义"（Variations in facial relationships: the significance in treatment and prognosis），第一次完整地提出了一套头影测量的方法，后来被称为Downs分析法。其后根据不同医生的侧重点和兴趣所在，相继出现各种各样的头影测量方法，甚至发展到每一所大学都有一套自己的测量方法。其中比较早期和比较著名的有Steiner分析法、Richetts分析法、Tweed分析法、Wits评价、McNa-mara分析法等。

计算机技术的引入和现代影像技术的发展，使得正畸临床产生了革命性的变革。X线片的数字化，数字化的投照技术，方便我们存储、比较、研究和交流。三维激光扫描、结构光成像、磁共振、椎体束CT等新兴技术都使我们能看得更清晰、更准确。

头影测量学主要解决两方面的问题：其一，是对形态的描述；其二，是对变化的描述。对形态的描述，包括常见的各种头影测量方法，对某一个时间点所拍头颅X线片进行测量，通过角度、线距等测量值来描述个体颅面形态；还可通过某种图形来描述形态，如网格法，模板法等；再有就是近年来锥体束CT、磁共振、激光扫描等获得的更为清晰的影像。对变化的描述，则是对几个不同时间点所拍头颅X线片相互对比，从而了解个体纵向颅面生长发育、正畸治疗前后颅面形态的改变以及某个个体与正常个体之间的差异。其方法目前常见的主要有两种，其一是通过对每一张X线片分别进行测量，然后再对数据进行比较；其二是重叠法，直接对比不同时间段的两张X线片。前者虽然简单，但是大量的角度、线距测量项目差异的解释有时是很困难的，由于各个测量项目的相对性以及本身所固有的不确定性，也增加了分析结果的不确定性。而重叠法则更加直接、明确而有力。近年来，曾出现过三维结构重叠在模型测量中的应用。

二、X线头影测量学投照技术

1931年，Broadbent发明的X线头颅投照装置是一个标准化的装置（图7-1，图7-2），它允许我们进行准确的颅面部测量和颅面部结构的比较。头颅

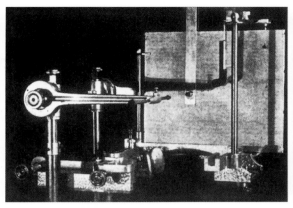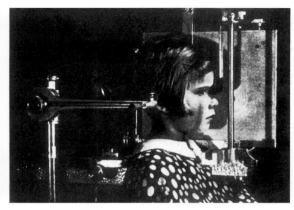

图 7-1 Broadbent 头颅定位架

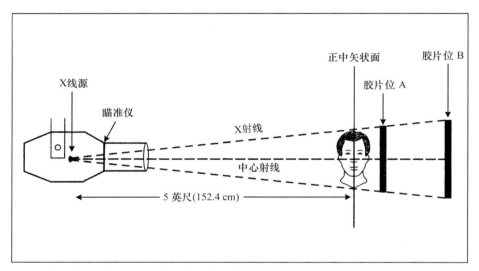

图 7-2 X线头颅投照装置原理示意图

侧位片对错𬌗畸形的诊断、治疗计划的制订、治疗过程的监控、治疗结果的评价以及生长发育等研究都有着重要的作用。前后位片获得的是冠状面信息，主要用于正颌手术前后不对称颅面部分析及生长发育研究。Broadbent 在拍 X 线片时，要求患者头部位于头颅定位架中央，同时双侧外耳道上缘轻靠在双侧耳杆上缘，此时眶点指针标记出的左侧眶下缘最下点应和双侧外耳道上缘在同一平面，鼻夹固定在鼻基底部以支持面上部，X 线球管距患者头部正中矢状面 152.4 cm（5 英尺），患者头部离胶片距离固定。若干年以来，即使是数字化 X 线牙科设备广泛应用的今天，无论是数字化系统还是胶片系统，其影像基本的获取及成像原理并没有变化。

这一设备的基本组成有三部分：X 线发生装置、影像接收系统及头颅定位架。

（一）X 线发生装置

包括 X 线球管、变压器、过滤器、瞄准仪及冷却装置。其中 X 线球管是 X 线产生来源。X 线是具有一定速度、带有一定能量的电离射线，它的能量与其波长呈负相关，通常情况下，X 射线都是超短波射线，能够穿透不透明物体并被其吸收。

（二）影像接收系统

包括 X 线胶片、暗盒、光栅、软组织屏。胶片大小通常为 8 英寸 ×10 英寸或者 10 英寸 ×12 英寸。

注：1 英尺 =25.4 mm。

（三）头颅定位架

原理与 Broadbent 的头颅定位架基本相同。可垂直方向上调节头颅定位架，确保眶点指针指在眶下缘最下点时，患者双侧外耳道上缘轻靠在头颅定位架双侧耳杆上缘，以获得标准的眶耳平面（frankford plane）与地面平行情况下的侧位 X 线片。

当拍摄自然头位情况下的侧位 X 线片时，双侧耳杆与外耳道之间应有足够余量，耳杆在这里的作用是维持患者头部矢状向的位置不变。

（四）X 线片的质量

X 线片质量直接影响头影测量的结果。一张合格的 X 线片包含着视觉上和几何学上的一些特征。视觉特征包括明暗度（density）和对比度（contrast）；几何特征包括图像的不清晰度（image unsharpness）、图像放大（image magnification）和变形（shape distortion）。

明暗度是指胶片单位面积上黑色的程度，它与胶片拍摄过程中的投照条件及后期处理过程都有关系。在拍摄过程中，明暗度与球管电压、电流和投照时间呈正比，与球管胶片距离呈反比。

对比度是指胶片上相邻区域浓度不同的程度。它与球管的电压、X 射线的散射、患者头部自然情况及胶片处理过程都有关系。

图像的放大率可由如下公式计算：

放大率（%）：$r = [D/（D-d）-1] \times 100\%$

D 为 X 线球管至胶片的距离，d 为患者头部正中矢状面至胶片的距离。

三、X 线头影测量描图技术、标志点的识别及常用颅内平面

头颅侧位片及前后位片，是对头颅内部结构在 X 射线照射下的阻射性与通透性等信息的汇总。在进行 X 线头影测量之前，首先要求临床医生对头部的解剖结构，尤其是颅面部的骨骼结构有一个准确、清晰的了解。知道是什么结构，在哪里，在 X 线片中可能是什么样子的，才能有准确的分析。另外，由于是将三维的颅面影像投影在二维的 X 线片中，因此具有双侧部位的结构（如下颌骨等），其双侧的影像由于①颅面不对称，②远离胶片侧有更高的放

大率，③头部位置偏转等因素，可能不能完全重叠。通常情况下，我们分别描绘出双侧部位的图像，再取其均值（图 7-3）。

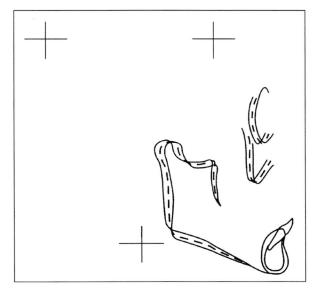

图 7-3　虚线均分双侧影像

（一）头影测量描图工具

1. 头颅侧位及正位 X 线片；
2. 0.003 英寸厚的醋酸纸，8 英寸 ×10 英寸大小；
3. 3H 铅笔或是足够细的钢笔；
4. 不透明胶带；
5. 几张黑色的硬纸板（6 英寸 ×12 英寸），一个黑色中空的硬纸筒；
6. 量角器以及具有可以方便画出前牙和后牙形态的塑料画板（例如：3M 公司的）；
7. 该患者上下颌牙齿的石膏模型；
8. 灯箱。

（二）描图前准备

将头颅侧位片，颅面朝向右侧放在灯箱上，用胶带固定四角，用铅笔在 X 线片上（图 7-4）颅部画两个"十"字标记，颈椎处画一个标记。这些标记可以方便将醋酸纸定位在 X 线片同样位置上。然后将醋酸纸放在 X 线片上，光面朝下，四角固定，在左下角将患者姓名、病例号、X 线片号等信息写上。

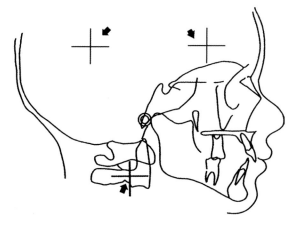

图 7-4　头颅侧位片上最初的三个"十"字

描图过程中尽量使用持续均匀的力量握持铅笔，尽量一气呵成，减少中断、涂擦。描绘牙齿时可参考牙齿模型。在描绘软组织等微弱影像时，先用黑色硬纸板将周围光线遮蔽，会更容易看清楚。

（三）逐步描图技术

步骤一：软组织侧貌、颅骨外缘及颈椎

（1）如图 7-4 所示，在描图纸上画出三个定位"十"字标记。

（2）画出软组织侧貌。经常需要遮蔽周围的光线（黑色纸板），以获得更清晰的影像。

（3）画出颅骨外缘线，但不包括鼻骨及枕骨。

（4）画出寰椎及枢椎。

步骤二：颅底、颅骨内缘、额窦及耳杆

（5）画出颅骨内缘线。大致平行于步骤一中已经画出的额骨、顶骨、枕骨的外缘线。内缘线不如外缘线清晰，常受大脑形状、大脑血供及双侧颅部结构重叠的影响。尽可能地描绘出颅内的交叉线，以帮助纵向或系列 X 线片重叠时使用，因为这些颅底的结构在 7 岁之后变化不大。

（6）画出眶顶。这是将颅前窝和眼球分开的结构，由于本身非常薄，并有双侧结构的重叠变形等，并不很容易识别。接着向后上描绘出蝶骨上缘直到垂体窝。

（7）画出垂体窝或蝶鞍轮廓包括蝶鞍前后斜面。

（8）画出蝶骨体，这一结构在蝶鞍前方，蝶鞍前斜面下方，继续向前描画，成为断断续续的连线，这是筛骨的筛板。

（9）画出额窦的轮廓。男性的额窦比女性更大、更前突。

（10）画出鞍背（有时不清），再向后下连续画出后颅底。

（11）向后画出枕骨的上、中部，止于在枕骨大孔前缘。

（12）画出双侧颅中窝基底（蝶骨大翼的上缘）。

（13）画出左右耳塞，从而确定耳点（pori-on）。由耳塞确定的耳点被称为机械耳点，而由解剖外耳道最上缘确定的耳点称为解剖耳点。

步骤三：上颌骨和相关结构，包括鼻骨及翼上颌裂

（14）画出鼻骨的轮廓线。前下部分比较不易看清，可以使用一个中空的纸管来帮助识别。然后画出鼻额缝。

（15）如果能看清的话，画出鼻骨及梨状孔周围的鼻及上颌骨结构，有时可以看到鼻额缝。

（16）画出眶骨的侧缘及下缘。双侧很难重叠。

（17）画出双侧锁脊，这是上颌骨颧突。锁脊是一块密度增加的骨质，其后缘向上延伸，构成眶的后界，其轮廓线与眶骨侧缘平行。

（18）画出双侧翼上颌裂轮廓线。其前缘代表上颌骨后缘，其后缘是蝶骨的翼突。泪滴状的翼上颌裂向下伸展到上颌结节，并指向后鼻棘。

（19）画出前鼻棘，其尖常非常薄，很难在 X 线片上识别，可以用纸筒或纸板遮蔽以帮助识别。

（20）画出鼻底的上缘，把鼻腔和口腔分开。注意，描画出最阻射的结构。

（21）画出硬腭的后界，也是后鼻棘。

（22）画出上颌第一磨牙。由于重叠等原因常不易识别，这时可以对照牙殆模型画出上下颌左侧第一磨牙。如果双侧不对称，可用虚线画出对侧磨牙。釉牙骨质界有时不太清楚，可进行艺术处理。有时前磨牙也需画出以构建功能性殆平面。

（23）画出前鼻棘下方上颌骨的前缘，直到上颌切牙。

（24）画出上中切牙轮廓。通常情况下，画出位于最前方的中切牙，如果非常前突，失去了其对前牙的代表性，则画出其后一个相对更有意义的前牙轮廓。

步骤四：下颌骨

（25）画出下颌正中联合前缘线直到下切牙。

（26）画出下颌正中联合的内缘。

（27）画出下颌骨下缘。通常情况下，左右下颌骨下缘都能看见，如前所述，用虚线描画出其平均线。

（28）画出下颌升支后缘。

（29）画出下颌髁突。由于周围组织及耳塞干扰，常不清楚。

（30）如能看见，画出下颌切迹及冠突。

（31）画出下颌升支前缘向下直到齿槽脊顶。画出下颌神经管。

（32）画出下颌第一磨牙及其前相邻前磨牙。有时需要对照牙殆模型。

（33）画出位于最前方的下切牙。同样，如果非常前突，失去了其对前牙的代表性，则画出其后一个相对更有意义的下切牙轮廓。

（四）常用头影测量标志点的识别

经过上述4个步骤，一张完整的X线头影测量描图即已完成。请注意双侧相同部位不重叠影像可用虚线描绘出其中线。通常情况下，应为这张原始描图做几份备份，并在这些备份图上进行各种方法的测量分析。

以下是一些常用X线头影测量标志点的定义，实际上，不同的学者对于准确的定位可能仍有不同的观点。还有些标志点，例如颏下点和颏前点，就跟头颅的空间位置很有关系，当头部稍向前下倾斜，那么颏下点——下颌联合的最下点，就会移到更向前、向上的位置。同样，A点、B点也受头部空间位置的影响。因此，标准化的X线头颅侧位片要求投照时眼耳平面（FH平面）与地面平行，头影测量描图也应摆放在眼耳平面水平的角度，然后再进行标志点的识别及各种测量分析。

1.正中矢状面上的标志点（图7-5）

（1）鼻根点（Na）：鼻骨最前上点或鼻额缝最前端。鼻根点被定为颅面形态学的交界处，在颅面生长发育中，该点趋向于向上和向前生长。在婴儿和儿童早期该点向前移位与脑的生长有关。在青少年期间，鼻根点受面生长和前额窦形成的影响。

（2）前鼻棘点（ANS）：上颌腭骨的最前端。前鼻棘最前点，常常因为骨薄而难以在X线片上精确确定。在恒切牙萌出期间前鼻棘的形状可出现变形。前鼻棘随着生长向下向前运动，较容易受整形力或矫形力的影响。

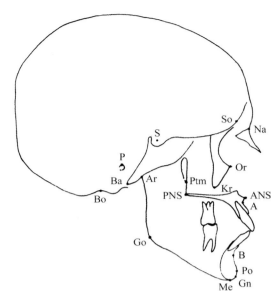

图7-5　颅面结构的解剖标志点

（3）上齿槽座点（A点）：前鼻棘与上齿槽缘点间骨质最凹点，即上齿槽座的最低点，该点代表了上齿槽突和上颌体的交界处。在垂直平面上，该点接近于中切牙根尖的水平，在生长和正畸矫治期间可被改变。

（4）下齿槽座点（B点）：下颌骨联合前缘下齿槽座的最凹点，位于下切牙根尖前，稍向下一些位置。它是下齿槽突和下颌体之间的分界点。与上齿槽座点一样，该点可受到正畸治疗的影响而发生改变。

（5）颏前点（Po）：下颌骨颏部最前点。随下颌骨联合大小和形状的改变而有所位移。

（6）颏顶点（Gn）：下颌骨颏部的最前下点，大约位于颏前点和颏下点之间的中点。通过作面平面（Na-Po）和下颌平面之交角的角平分线与下颌骨颏部相交之点来确定。

（7）蝶鞍点（S）：垂体窝的几何中心，可通过目测来确定。垂体窝相对稳定。虽然发育中仍有轻微的向上移位，仍是理想的参照点。

（8）颅底点（Ba）：枕骨大孔前缘的最下点，也是斜坡的最后点，在生长发育期间，该点向下和向后移位。

（9）后鼻棘点（PNS）：在解剖上该点是硬腭的最后界。在X线头颅侧位片上，该点被上颌结节和翼突的影像所掩盖。因此，在确定该点时，把鼻底与翼上颌裂之间的交点定为 PNS 点。该区也常被尚未萌出的磨牙和软腭阴影所遮掩。

2. 双侧结构平均点（图 7-5）

通常取左右两侧标志点间的平均点。

（10）眶上点（So）：眶侧壁和顶壁阴影交界处的最前端。该点在青春期时常与额窦重叠。

（11）眶点（Or）：眶缘最下点。通常取两个眶点之间的中点，以构成眼耳平面。

（12）锁脊点（Kr）：颧弓上颌缘的最下点。在 X 线片上，颧弓前根似乎像一个"V"形。锁脊点就在该"V"形的最下点。它直接位于上第一恒磨牙颊侧根的上方。

（13）翼上颌裂点（Ptm）：翼上颌裂在 X 线片上像一倒挂的泪滴，其最下端就是该点位置。翼上颌裂的前壁由上颌的后缘形成，后壁是蝶骨翼突的前缘。该裂可用于确定后鼻棘点位置。在生长活跃期，该裂被视为颅内稳定的垂直平面。据认为生长是由该平面向前和向后进行的。在连续重叠的 X 线片描图上，翼上颌裂似乎是垂直向下运动的。

（14）下颌角点（Go）：该点位于下颌升支后缘和下颌下缘的交界处。通常在下颌下缘和下颌升支后缘分别作切线，二线交角之平分线与下颌骨相交点就是下颌角点。

（15）关节点（Ar）：并非解剖标志点，它是头颅侧位片上下颌骨升支后缘和后颅底（枕骨基部）下缘的交点。由于在 X 线头颅侧位片上，颅底的结构重叠、密度较高，髁突难以辨认，Bjork 于 1947 年首次使用，来代替解剖关节点（髁突最上点）。

（16）Bolton 点（Bo）：枕骨髁突后凹的最高点，是双侧点，由 Broadband 于 1931 年确定以代替颅底点。因颅底点在 X 线片上常比较模糊。

（17）耳点（Po）：外耳道最上点，常用头颅定位架上耳塞最高点替代之。这时，耳塞位置的正确与否是十分重要的。

（五）常用颅内平面

前述介绍了一些常用颅内标志点，连接任意两点在二维头颅侧位 X 线片上即构成一条直线，如果考虑到头颅的三维结构，即形成一个平面，如连接 S 点和 N 点，就构成我们通常所说的 SN 平面或前颅底平面。颅内平面通常的作用主要有三种：①作为参照用平面，②作为测量用平面，③作为重叠用平面。这些作用并非相互排斥，某一个颅内平面，可能既是参照平面又是测量用平面，同时还是重叠平面。

1. 常用颅内参照平面（图 7-6） 参照平面，或称参考平面、基准平面（reference plane），是颅内相对比较稳定的平面，由此平面与各测量标志点及其他测量平面构成角度、线距及线距比等测量项目。

（1）前颅底平面（SN, anterior cranial base plane）：蝶鞍点 S 与鼻根点 N 之间的连线。位于头颅正中矢状面上，代表前颅底的前后范围。有研究表明，这一平面在 7 岁之后相对稳定，可能是颅内最稳定的一个参照平面。

（2）眼耳平面（FH, frankfort horizontal plane）：最早是人类学上的一个定位平面，也是 Broadband 头影测量头颅定位仪的定位平面。由耳点 P 与眶点 O 的连线构成。

（3）Bolton 平面：由 Bolton 点与鼻根点 N 连线构成。多用做投影图重叠用。

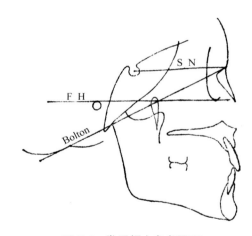

图 7-6 常用颅内参考平面

2. 常用测量平面 即在各种测量方法中常会用到的测量平面。

（1）腭平面（ANS-PNS, palatal plane）：前鼻棘与后鼻棘的连线（图 7-7）。

（2）颅底平面（Ba-N, cranial base plane）：颅底点与鼻根点之连线。将头颅分成颅部与颌面部（图 7-7）。

（3）𬌗平面（OP, occlusal plane）：𬌗平面分为解剖𬌗平面（anatomy occlusal plane）及功能𬌗平面（functional occlusal plane）。前者由第一恒磨牙咬合

中点与上下中切牙切缘点中点连线构成，后者要均分后牙咬合接触点，由第一恒磨牙及第一双尖牙的殆接触点连线构成（图7-8）。

（4）下颌平面（MP, mandibular plane）：下颌平面的确定方法有三种（图7-9）。

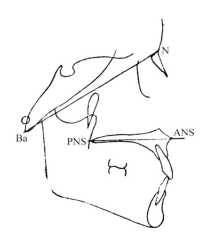

图7-7　腭平面与颅底平面

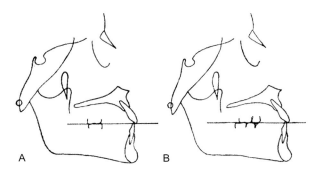

图7-8　殆平面。A.解剖殆平面；B.功能殆平面

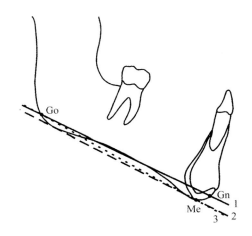

图7-9　下颌平面的三种确定方法

①下颌角点与颏顶点间的连线。
②下颌角点与颏下点的连线。
③通过颏下点与下颌角下缘相切的线条。

（5）Y轴（Y axis）：S点与颏顶（Gn）点连线（图7-5）。

3. 常用重叠平面　详见本章X线头影测量重叠研究技术。

四、数字X线头影测量技术的优势与准确性

计算机等数字技术的普及，使现代正畸临床也越来越数字化。传统的以胶片为图像接收介质的X线头影投照技术正越来越迅速地转向以存储荧光板（SSP）或电荷耦合器（CCD）等为图像接收装置的数字X线头影投照技术。头影测量技术也在此基础上全面向数字化转移。

（一）数字影像技术基础

在理解数字化头影测量技术之前，首先要简单介绍一下基本的数字影像技术。数字影像由许多被称为"图像单元"或"像素"（pixel）的正方形单元组成。这些像素排列成行和列，就构成了数字影像矩阵，这个矩阵的大小由其中所包含的像素行和列的多少决定。另外一个决定因素是像素本身的大小，像素本身越小，要填满相同尺寸的图像所需要的行和列就越多，像素矩阵就越大。

像素本身的大小不仅影响像素矩阵的大小，还影响图像的细节表现力或者说是分辨率（resolution）。分辨率是指能把非常细小的两个相邻目标分辨开来的能力。像素越小，分辨率越高。

像素的另一个特征是有明暗度，又称为像素值（pixel value）或像素强度（pixel intensity）。

我们把像素进一步分解。构成像素的最小单位是比特（bit），比特要么是0，要么是1。每个像素就是由一定数量的比特构成。比如，对于一个8 bit的灰度系统，每个像素就是由2^8（256）个比特构成，当这256个比特都是0的时候，这个像素最黑，当这256个比特都是1的时候，这个像素最亮，之间有254种不同程度的灰色。

（二）数字影像质量的影响因素

1. 空间分辨率 是指构成一幅数字图像数字矩阵的像素数量，数量越多，分辨率越高。一般来说在中等亮度、中等对比度情况下，人眼能够分辨 0.1 mm × 0.1 mm 的小点。这就要求我们提供的数字影像的像素大小至少不大于 0.1 mm。然而实际情况下的数字影像的像素大小是视觉的可接受性和图像的方便存储两方面平衡的结果。

2. 光密度 是指胶片吸收 X 射线的特性，即入射光量与反射光量或透射光量之比，用透射率或反射率倒数的十进对数表示。数字影像中光密度与灰色的层数即灰度范围有关，但可以通过图像处理技术得以提高。

3. 图像显示 老式的阴极射线显示器（CRT）能够提供 625 线的扫描线，新型的液晶显示器（LCD）能提供更高的分辨率，而且是平面的。更加易于观察和识别。

（三）数字 X 线影像系统

1. 间接系统 通过平板扫描仪将胶片的 X 线片扫描成数字影像，并显示在显示器上。目前通常以 300 dpi 或更高要求 600 dpi 扫描成 TIFF 格式文件以便于储存，当进行测量时可以转换成最低 72 dpi 的 JPG 格式的文件，在显示器上显示。

2. 直接系统 直接通过数字 X 线头影仪，通过 CCD 系统或 SPP 系统获得数字图像。X 线投照原理并没有变化，只是图像接收装置发生变化。

（四）数字 X 线技术的优势

1. 减少射线照射量 尽管不同的数字投照系统可能有不同的射线量，但是许多研究证实数字 X 线投照系统比传统的以胶片为图像采集装置的 X 线投照系统所需要的射线量少很多。Farman 等发现 CCD 感光系统比传统 X 线机所需射线量少了大约 70%。

2. 节省时间和花费 数字 X 线投照系统不需要胶片投照后的后期处理设备、耗材、人力和时间，而是直接获得影像资料，节省了不少时间和开销。数字化头影测量软件允许我们直接在屏幕上标定标志点，在软件的帮助下，直接进行角度、线距等的测量，并能立即得到并输出测量结果，省去了大量的手工描绘、测量、编辑和记录的时间。

3. 图像处理 数字图像处理技术可以通过数学运算方法改变图像的表现度，比如改变图像对比度、锐化边缘等，使得原本可能需要重新拍摄的 X 线片影像得以应用。应该记住，数字影像在图像处理过程中，不是增加了信息量而一定是减少了信息量。Jaskson 等研究了各种图像处理技术，表明最准确的头影测量结果来自没有进行图像处理的数字 X 线片。

4. 资料存档 尽管胶片仍然是头影测量 X 线影像的最常见形式，但是大量的 X 线片的储存需要相当大的空间，而且因为只有一份，所以通常只能在一个地方、一段时间内查看，万一丢失，可能再也找不回来。数字 X 线影像存储空间要小得多，而且还可以制作多个副本，既可以防止丢失，又可以在不同地点、不同时间查看。

5. 图像压缩 数字影像可以进一步压缩以减小存储空间。压缩分两种：无损压缩和有损压缩。无损压缩是指去除非关键信息的压缩方式，常见格式是 TIFF，这种方式适用于需要再次测量和分析的 X 线影像资料。有损压缩，能够实现更高的压缩比，获得更小的文件尺寸，当然也会损失某些关键信息，常用格式是 JPEG。

6. 远程传输 无论是无线还是有线，宽带还是光纤，技术的不断进步使我们能够在不同的诊所、医疗中心，甚至是不同的国家、地区之间迅速地传输数字 X 线影像，而时间也缩短到了几分钟，甚至几秒。

7. 自动 X 线头影测量 自从头颅侧位片数字化以来，标志点的计算机自动识别技术就成了学者们的一个研究方向。Parthasarathy 等设计了一套软件，对 5 张数字化头颅侧位片上的 9 个点进行自动识别，识别出来的点，如果位于两名正畸医生所标记平均点向外半径 3 个像素（约 1 mm）范围之内就算成功。他的结果是 83% 的成功率。Liu 等应用边缘识别技术，显示对 13 个标志点中的 5 个点：S 点、N 点、Po 点、眶点及颏顶点的识别率，计算机自动识别与人工识别没有统计学差异。

（五）数字 X 线技术的不足

1. 费用 就像许多新兴技术一样，数字化 X 线头影投照系统的价格是传统 X 线机的 2 ~ 3 倍。但是考虑到节省下来暗房费用、洗片设备、人员、空间及时间等，价格也不再显得那么昂贵。

2. 培训 新设备的应用和人员的培训是必不可少的，实际上计算机系统的维护也需要专人进行。

3. 数字文件的安全与稳定 数字图像资料储存所占用的空间很小，但是数字文件的安全性与稳定性是不得不考虑的问题。最安全的办法是对相应数据用不同介质多做几份备份，但这可能是很枯燥而且花费不菲的工作。另一方面，数字文件还需要偶尔转移一下，以防止过时无法利用或读不出来。

（六）数字 X 线头影测量技术的准确性

图像质量是 X 线头影测量标志点识别准确与否的主要客观因素。数字 X 线头颅投照系统能够在一定程度上提高 X 线片的影像质量，因此在某种程度上减少了标志点的识别误差。

阿拉巴马大学正畸科组织了一次研究，目的是考察数字头颅侧位 X 线片与传统头颅侧位 X 线片在标志点的识别上的不同。10 名正畸专业研究生对 6 张传统侧位片和 6 张数字侧位片上的 19 个标志点分两次进行了识别，所识别出的点的位置被转移到了标准化的十字坐标系中，坐标系的 X 轴和 Y 轴分别代表标志点在水平及垂直方向上的离散度（图 7-10）。结果显示除了 A 点在 X 轴上，ANS 点、髁突顶点在 Y 轴上具有统计学意义的差别之外，其余各标志点均没有统计学差异，然而即使是有意义的这三点的差异，也包括其他各点的差异，均小于 1 mm，这在临床上并没有多大意义。阿拉巴马大学的研究结果表明，无论是数字影像还是传统 X 线片，在标志点的识别上具有相似的准确性和可重复性。

五、常见以数值表达为主的 X 线头影测量分析方法

自从 Downs 在 1956 年提出第一个 X 线头影测量分析方法至今，学者们提出了各种各样的分析方法，甚至每一所大学、个别医生都有自己的分析方法。头影测量方法可谓种类繁多，根据各种方法结

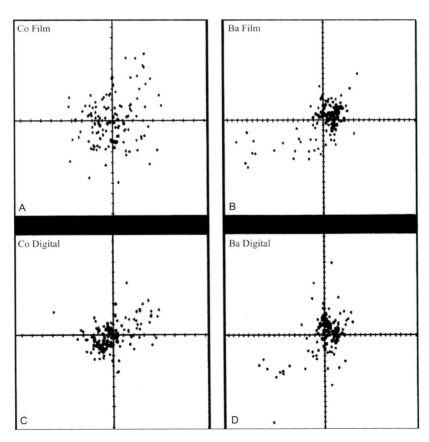

图 7-10 Co、Ba 两标志点识别的散点图对比（传统胶片对数字影像）

果的表现形式不同，大体上分为两种：以数值表达为主的和以图像表达为主的。

在以数值表达为主的 X 线头影测量分析方法中，我们介绍以下几种常见常用的分析方法。

（一）Downs 分析法

1. 基本面型　Downs 注意到下颌的位置可以用来评价面部是否平衡，他认为的理想的侧貌应该是下颌位置处于正位，既不后缩，也不前突。他也注意到即使下颌有前突或者后缩，侧貌也可以达到协调的比例关系。Downs 根据他的观察将面型分成四种：后缩型，下颌后缩；正位型，下颌正位；前突型，下颌前突；真正前突型，整个下面部前突（图 7-11A ～ D）。

Downs 选择以 FH 平面（请注意这一平面的局限性）为参考平面来确定下颌是前突还是后缩等等。

2. Downs 正常值　Downs 研究了 20 名 12 ～ 17 岁的白种人，男女各 10 名，所有个体都拥有临床评价的完美的牙殆关系。测量后得到他们的正常值范围。

（1）骨性：

1）面角（facial angle）：面平面（N-Pog）与眶耳平面相交至后下角，用来表示下颌的突度。此角越大，表示下颌越前突，反之下颌后缩，见图 7-12。Downs 样本组的最大值为 95°，最小值为 82°，均值为 87.8°。

2）颌突角（angle of convexity）：N-A 与 Pog-A 延长线交角，当 Pog-A 延长线在 N-A 前方时，此角为正值，反之为负值。此角越大表示上颌基底相对下颌越前突，反之，表示下颌前突面型，见图 7-13。Downs 样本组的最大值为 10°，最小值为 -8.5°，均值为 0°。

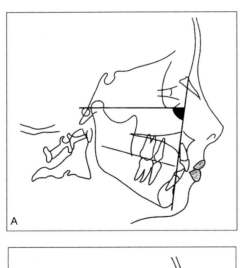
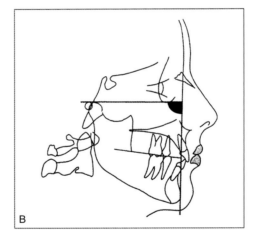
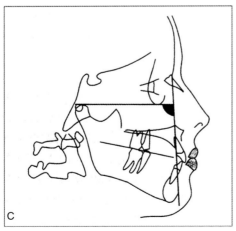
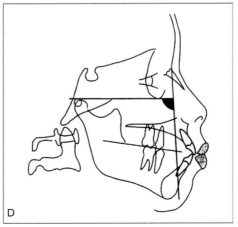

图 7-11　Downs 将侧貌相对协调的面型根据下颌位置分成四种：A. 后缩型；B. 正位型；C. 前突型；D. 真正前突型

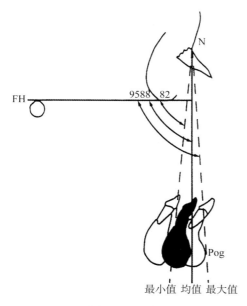

图 7-12　面角

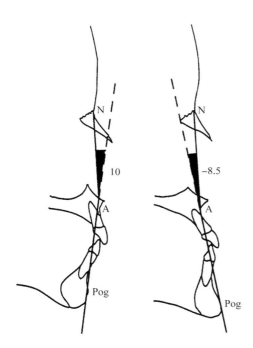

图 7-13　颏突角

3）上下齿槽座角（AB plane angle）：A-B 连线或其延长线与面平面的交角。代表上下齿槽基骨间相互位置关系。此角在面平面之前方为负值，反之为正值。角越大，表示上颌基骨相对下颌基骨位置越后缩，反之表示上颌基骨比下颌基骨更前突，见图 7-14。Downs 样本组的最大值为 0°，最小值

为 -9°，均值为 -4.6°。

4）下颌平面角（MPA）：下颌平面与眶耳平面交角。下颌平面由通过颏下点与下颌角下缘相切的线表示。下颌平面角反映颅面垂直方向上的位置关系，见图 7-15。Downs 样本组的最大值为 28°，最小值为 17°，均值为 21.9°。

5）Y 轴（Y axis）角：Y 轴与眶耳平面相交至下内角。此角也表示颏部相对于上面部的位置关系。Y 轴也代表面部的生长发育方向。系列生长发育 X 线片上，如果 Y 轴角逐渐变大，则说明垂直向生长大

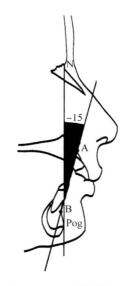

图 7-14　上下齿槽座角

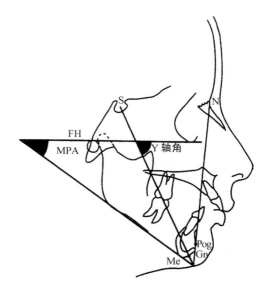

图 7-15　下颌平面角 (MPA) 与 Y 轴角

于水平向生长，反之，水平向生长大于垂直向生长，见图7-15。Downs样本组的最大值为66°，最小值为53°，均值为59.4°。

（2）牙性：

1）𬌗平面角（cant of occlusion plane）：𬌗平面与眶耳平面的交角，𬌗平面前部在下为正，反之为负。Downs最初的𬌗平面定义是解剖性𬌗平面，但是对于一些切牙错位太严重的病例，Downs也推荐应用功能性𬌗平面，见图7-16。Downs样本组的最大值为14°，最小值为1.5°，均值为9.3°。

2）上下中切牙角（U1 to L1 angle）：上下中切牙牙长轴的交角。此角代表上下中切牙间的突度关系。此角越大则表示突度越小，反之则突度越大。牙长轴以切缘点与根尖点的连线来表示，见图7-17。Downs样本组的最大值为150.5°，最小值为130°，均值为135.4°。

3）下中切牙–下颌平面角（L1 to MP angle）：下中切牙长轴与下颌平面所交之内上角。超过90°为正，小于90°为负，代表下中切牙唇舌向倾斜度，见图7-17。Downs样本组的最大值为7°，最小值为–8.5°，均值为1.4°。

4）下中切牙–𬌗平面角（L1 to op）：下中切牙长轴与𬌗平面相交之下前角。此角表示下中切牙与𬌗平面之间的关系，见图7-17。Downs样本组的最大值为20°，最小值为3.5°，均值为14.5°。

5）上中切牙突距（U1-AP）：上中切牙切缘至A-Pog连线的垂直距离（mm）。此距代表上中切牙的突度，当上中切牙切缘在A-Pog连线前方时为正值，反之为负值，见图7-18。Downs样本组的最大值为+5 mm，最小值为–1 mm，均值为+2.7 mm。

3. 多角形图 Downs最初的分析方法仅仅包括以上的10个测量项目的数值结果。Vorhies和Adams在1951年设计了一个多角形图来把以上的10个项目的结果用图形的方式表达出来（图7-19）。

多角形图中的垂直中轴线，代表着测量值的均值，10条水平线分别代表10个测量项目，上半部

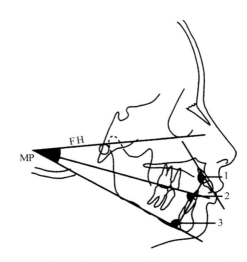

图7-17 上下中切牙角（1）、下中切牙-𬌗平面角（2）、下中切牙-下颌平面角（3）

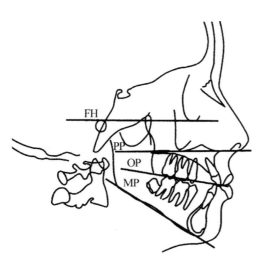

图7-16 𬌗平面角

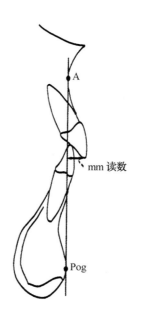

图7-18 上中切牙突距(U1-AP)

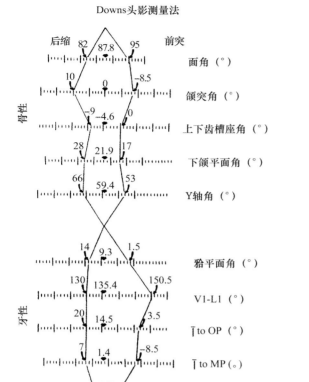

Downs头影测量法

后缩 82　87.8　95 前突　面角（°）

10　0　-8.5　颌突角（°）

-9　-4.6　0　上下齿槽座角（°）

28　21.9　17　下颌平面角（°）

66　59.4　53　Y轴角（°）

14　9.3　1.5　殆平面角（°）

130　135.4　150.5　V1-L1（°）

20　14.5　3.5　T to OP（°）

7　1.4　-8.5　T to MP（°）

5　2.7　-1　⊥ to A-Pog plane（mm）

骨性　牙性

图7-19　Downs分析的多角形图

是骨性测量项目，下半部是牙性测量项目，然后分别标记出 Downs 各个测量值的最大值或者最小值，使得中轴线的右侧代表着Ⅱ类错殆或者Ⅱ类错殆趋势，而中轴线左侧代表着Ⅲ类错殆或者Ⅲ类错殆趋势。将标记出的各点连接起来就构成一个正常殆多角形图。对于患者，我们也可以根据患者的测量值，描绘出相应的患者的多角形图，落在正常多角形图内的即为正常，反之，我们也可以轻易分辨出是Ⅱ类还是Ⅲ类错殆。

4. 北方地区正常殆中国人 Downs 分析法测量值 本数据来自北京大学口腔医院傅民魁于 1965年研究北京地区正常殆，替牙期、恒牙早期、恒牙期个体的测量结果。替牙期平均年龄为 9.6 岁，恒牙

早期平均年龄为 13.9 岁，恒牙期平均年龄为 18.7 岁，见表 7-1。

表 7-1　北京地区正常殆中国人 Downs 分析法测量值

测量项目（°）	替牙期		恒牙早期		恒牙期	
	均值	标准差	均值	标准差	均值	标准差
面角	83.1	3.0	84.4	2.7	85.4	3.7
颌突角	10.3	3.2	7.5	4.6	6.0	4.4
上下齿槽座角	-5.9	2.0	-5.2	2.6	-4.5	2.8
下颌平面角	31.6	3.9	29.1	4.8	27.3	6.1
Y 轴角	65.5	2.9	65.8	3.1	65.8	4.2
殆平面角	16.4	2.9	14.2	3.7	12.4	4.4
U1-L1	122.0	6.0	124.2	7.3	125.4	7.9
L1-OP	111.7	6.5	111.7	5.9	111.6	7.1
L1-MP	96.3	5.1	96.9	6.0	96.5	7.1
U1-AP（mm）	7.7	1.6	7.5	2.1	7.2	2.2

（二）Steiner 分析法

Steiner 于 1953 年提出他的具有 14 项测量项目的头影测量分析法。他选择了前颅底平面作为他的参照平面，他除了把其他分析法的测量项目择优选取外，还增添了一个很重要的内容，那就是把来自模型的信息与头影测量分析联系起来，提出了臂章分析法。

1. 测量内容　① SNA 角；② SNB 角；③ ANB 角；④ SND 角：指前颅底平面与鼻根点至骨性下颌联合中心点连线之间的下后交角，反映了下颌整体对颅底的位置关系；⑤上中切牙倾角（U1-NA）；⑥上中切牙突距（U1-NA）（mm）；⑦下中切牙倾角（L1-NB）；⑧下中切牙突距（L1-NB）（mm）；⑨颏突距（Po-NB）：颏前点至 NB 连线的垂直距离；⑩上下中切牙角（U1-L1）；⑪殆平面角（OP-SN）；⑫下颌平面角（GoGn-SN）；⑬SL 距：指蝶鞍点至颏前点向 SN 平面作垂线的交点间距离，代表下颌颏部相对前颅底的位置关系；⑭SE 距：指蝶鞍点至髁突后缘向 SN 平面作垂线的交点间距离，代表下颌髁突相对于前颅底的位置关系。SL 距和 SE 距相结合，可反映下颌位置的变化及生长发育情况（图 7-20）。Steiner 分析法的中国人正常值见表 7-2。

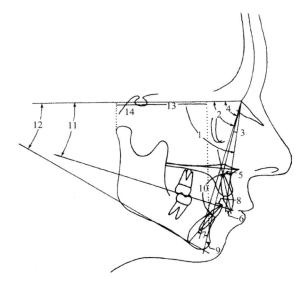

图 7-20　Steiner 分析法测量项目

表 7-2　正常𬌗中国人按 Steiner 分析法的测量均值

测量项目	替牙期		恒牙期	
	均值	标准差	均值	标准差
SNA（°）	82.3	3.5	82.8	4.0
SNB（°）	77.6	2.9	80.1	3.9
ANB（°）	4.7	1.4	2.7	2.0
SND（°）	74.3	2.7	77.3	3.8
U1-NA（mm）	3.1	1.6	5.1	2.4
U1-NA（°）	22.4	5.2	22.8	5.7
L1-NB（mm）	6.0	1.5	6.7	2.1
L1-NB（°）	32.7	5.0	30.3	5.8
Po-NB（mm）	0.2	1.3	1.0	1.5
U1-L1（°）	120.2	7.2	124.2	8.2
OP-SN（°）	21.0	3.6	16.1	5.0
GoGn-SN（°）	35.8	3.6	32.5	5.2
SL（mm）	43.1	4.1	52.2	5.4
SE（mm）	16.9	2.7	20.2	2.6

2. 臂章分析法　该分析法是在上述 14 项测量分析的基础上，再作进一步分析。主要适合于安氏 I 类及 II 类牙颌畸形的病例。

臂章分析是以 ANB 角与 U1-NA、L1-NB 的四项测量之间存在显著的相关关系为基础的。同时利用测量之间的相互补偿构成牙颌、颅面的相对协调关系。由于该分析将 ANB 角、L1-NB、U1-NA 和 Po-NB 等测量值置于"<"形符号之上下左右，而"<"形符号很像臂章，故称之为臂章分析法。其中臂章顶部为 ANB 角值（°），左上方为 U1-NA 距值（mm），右上方为 U1-NA 角值（°），左下方为

L1-NB 距值（mm），右下方为 L1-NB 角值（°），底部为 Po-NB 距值（mm）。图 7-21 是北京地区正常𬌗个体中上述各项测量的正常变异范围。这些值是根据 ANB 角的正常变异而通过相关回归方程计算得出的各相应值。各值之间构成相对的协调平衡关系。

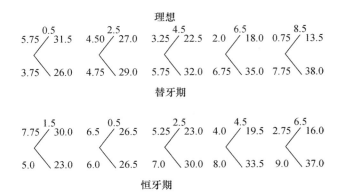

图 7-21　正常𬌗中国人的 Steiner 臂章分析图和值

在临床上具体应用步骤如下：

（1）记录患者的测量值，标在臂章 I 上（图 7-22）。这些测量是 ANB 角、U1-NA 距、U1-NA 角、L1-NB 距、L1-NB 角和 Po-NB 距的数值。

（2）估计矫治后能达到的 ANB 角值。将该估计值标在臂章 II 的 A 处。然后根据该 ANB 角的估计值，去查正常臂章图（图 7-21）上相应的或与之一致的 U1-NA 距和 L1-NB 距值，并将它们分别标在臂章 II 的 B 和 C 处（图 7-22）。

（3）根据下切牙可能移动的程度和颏部生长情况，估计矫治结束时 Po-NB 距可能达到的数值，将该估计值标在臂章 II D 处（图 7-22）。

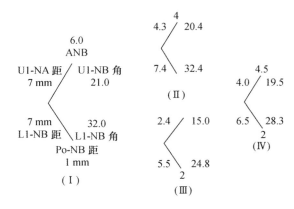

图 7-22　Steiner 臂章分析法的使用图示

（4）据 Holdway 理论，在理想情况下，Po-NB 距应等于 L1-NB 距，它们之间相差至多不超过 3 mm。据研究，北京地区汉族正常个体的该差异一般为 3.5 mm（恒牙初期）和 4.1 mm（恒牙期）。这样可将已确定的 Po-NB 距预期数据标在臂章Ⅲ的 E 处，即 L1-NB 距处（图 7-22）。

（5）据公式 F = E-（C-B），将所得的 F 值标在臂章Ⅲ的 U1-NA 距处（图 7-22）。

（6）据公式 G =（B+F）÷2 和 H =（C+E）÷2，将算得的 G 和 H 值分别标在臂章Ⅳ的 U1-NA 距和 L1-NB 距处，这代表了治疗结束时所能达到的折中值（图 7-22）。

（7）根据 G 和 H 值去查正常的臂章图中与之相应的 U1-NA 角值和 L1-NB 角值，分别标在臂章Ⅵ的 I 和 J 处。同时将上述所估计的 ANB 角值和 Po-NB 距值填到臂章Ⅳ相应的位置上。这就是矫治最终追求的目标。

根据上述目标和间隙分析结果制订矫治计划。

（三）Wits 评价

上、下颌骨矢状方向上位置关系，是正畸临床最关注的内容之一。反映这一位置关系的一个最常用测量项目就是 ANB 值。在有些头影测量方法中，ANB 值甚至是唯一反映上下颌骨位置关系协调与否的变量。

ANB 角正常值大致为 2°，大于它提示Ⅱ类骨性畸形，小于它提示Ⅲ类骨性畸形。实际上并非如此，如图 7-23 所示两个个体，ANB 角均为 7°，前者是一个Ⅱ类错𬌗患者，但后者却是一个正常𬌗个体。

实际上，上下颌骨矢状向位置关系与以下两个方面有很大关系：①前颅底相对于上下颌骨的前后向位置关系，或者说前颅底的长短；②上下颌骨的旋转，也就是𬌗平面的旋转。

图 7-24 为一个正常𬌗个体头颅侧位片描记图，SNA 角为 82°，SNB 角为 80°，ANB 角为 2°，图 7-25 显示，当上下颌骨一起向后移动，也就是前颅底相对前移，使 ANB 角达到 -2° 时，上下颌骨关系并非Ⅲ类骨性关系，而仍然是正常𬌗关系；同样，当上下颌骨一起向前移动，也就是前颅底相对后移，使 ANB 角达到 5° 时，上下颌骨关系并非Ⅱ类骨性关系，也仍然是正常𬌗关系。

图 7-26 显示的上下颌骨旋转时的情况，当上下

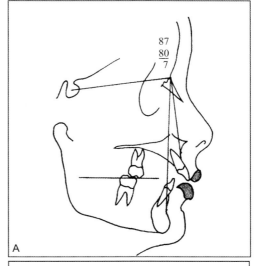

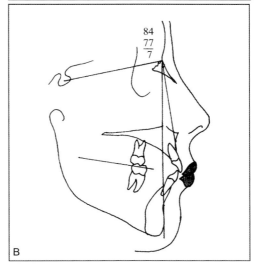

图 7-23 Ⅱ类错𬌗患者（A）和正常𬌗个体（B），ANB 均为 7°

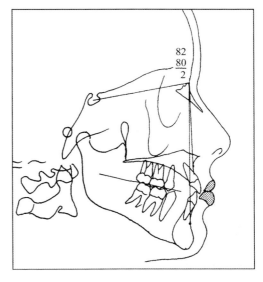

图 7-24 正常𬌗个体头颅侧位片描记图 ANB 角为 2°

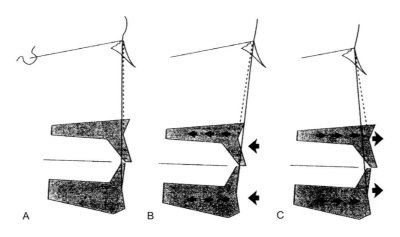

图 7-25　前颅底的长短对 ANB 值的影响

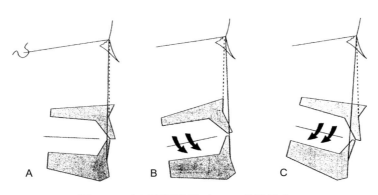

图 7-26　上下颌骨旋转对 ANB 值的影响

颌骨一起逆时针旋转时，也就是前颅底相对顺时针旋转，使 ANB 达到 -5° 时，上下颌骨关系并非Ⅲ类骨性关系，而仍然是正常𬌗关系；同样，当上下颌骨一起顺时针旋转，也就是前颅底相对逆时针旋转，使 ANB 达到 8° 时，上下颌骨关系也并非Ⅱ类骨性关系，而仍然是正常𬌗关系。

　　这样一个真正能反映上下颌骨位置关系的测量项目就呼之欲出了，这就是 Wits 评价（Wits appraisal）。它并非一个真正的分析方法，而是一个测量项目（图 7-27），由 Jacobson 于 1975 年提出。具体方法是，分别从上下齿槽座点 A 和 B 向功能性𬌗平面作垂线，垂足分别定义为 AO 和 BO，AO-BO 距离即为 Wits 值。Jacobson 的 Wits 理想正常值，女性为 0 mm，男性为 -1 mm（BO 在前为负）。

　　北京地区正常𬌗中国人 Wits 值均值及标准差见表 7-3。

表 7-3　北京地区正常𬌗中国人 Wits 值均值及标准差

	性别	均值（mm）	标准差
替牙期	男	-1.4	2.6
	女	-1.4	2.8
恒牙早期	男	-1.4	2.9
	女	-1.1	2.9
恒牙期	男	-0.8	2.8
	女	-1.5	2.1

（四）McNamara 分析法

　　McNamara 分析法将颅面复合体分成了 5 个主要方面进行描述：①上颌对颅底，②上颌对下颌，③下颌对颅底，④牙列，⑤气道。该分析法使用眼耳平面为参照平面，但耳点采用解剖耳点，即骨性外耳道上缘点。

　　1. 上颌对颅底　包括两个软组织变量和一个硬

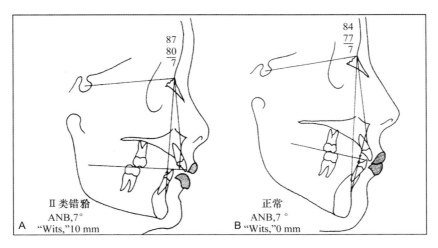

图 7-27　Wits 评价 (Wits appraisal) 图示

组织变量。

（1）鼻唇角（nasolabial angle）（图 7-28）：鼻小柱下缘切线与上唇前缘切线所交角。成人正常值范围为 102°±8°，过小表明上齿槽前突或鼻底倾斜。

（2）上唇倾角（the cant of upper lip）（图 7-28）：上唇前缘切线与过鼻根点（Nasion）所作 FH 垂线相交的前下角。成年女性为 14°±8°，成年男性为 8°±8°。

（3）上颌突度（A-FH, point A to N perpendicular）（图 7-29）：A 点到过鼻根点（Nasion）所作 FH 垂线的距离。A 点在垂线之前为正，之后为负。正常值为 0~1 mm。

2. 上颌对下颌　包括前后向三个变量和垂直向三个变量。

（1）上颌长度（Co-A, maxillary length）（图

7-29）：又称面中长度（midfacial length）或面中有效长度（effective midfacial length），指髁突点（Co）至 A 点的距离。

（2）下颌长度（Co-Gn, mandibular length）（图 7-29）：又称下颌有效长度（effective man-dibular length），指髁突点（Co）至颏顶点（Gn）的距离。

（3）上下颌差值（maxillomandibular differential）：下颌长度（Co-A）减去上颌长度（Co-A）。

（4）前下面高（LAFH）（图 7-29）：指过鼻根点 FH 垂线上，前鼻棘点（ANS）至颏下点（Me）的距离。前下面高与上下颌骨垂直向高度有关，上下颌

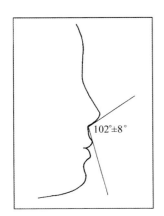
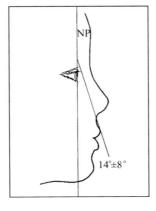

图 7-28　鼻唇角与上唇倾角

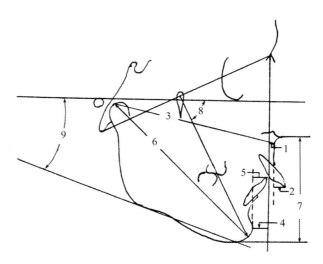

图 7-29　（1）上颌突度；（2）上切牙突度；（3）上颌长度；（4）下颌突度；（5）下切牙突度；（6）下颌长度；（7）前下面高；（8）面轴角；（9）下颌平面角

骨垂直向过长或不足，造成下颌骨的旋转，引起前下面高变化。

以上四个变量在正常情况下有一定对应关系，上颌长度增加，下颌长度也会相应增加，前下面高也会变大，上下颌差值亦会相应增加。它们之间的对应关系见表7-4及图7-30。

（5）下颌平面角（FH-Go-Me）（图7-29）：指过下颌角点、颏下点连线的下颌平面与眼耳平面之间的前交角。正常范围22°±4°。

（6）面轴角（BaN-Ptm-Gn）（图7-29）：指颅底线（Basion-Nasion）与翼上颌裂最后上点至颏顶点连线所交的前下角减去90°。该角可反映下颌旋转生长的情况。正常范围0°±3.5°，如果Ptm-Gn连线在Ba-N连线垂线的前面，此角为负，提示垂直方向上面部发育不足；反之，此角为正，提示垂直方向上面部发育过度。

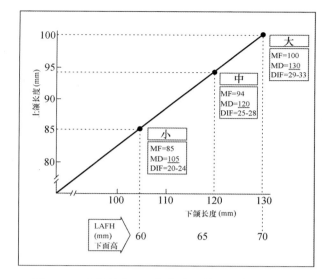

图 7-30　上颌长度、下颌长度、前下面高对应关系

表 7-4　上颌长度、下颌长度、前下面高对应关系（单位：mm）

上颌长度（Co-A）	下颌长度（Co-Gn）	前下面高（ANS-Me）
80	97～100	57～58
81	99～102	57～58
82	101～104	58～59
83	103～106	58～59
84	104～107	59～60
85	105～108	60～62
86	107～110	60～62
87	109～112	61～63
88	111～114	61～63
89	112～115	62～64
90	113～116	63～64
91	115～118	63～64
92	117～110	64～65
93	119～122	65～66
94	121～124	66～67
95	122～125	67～69
96	124～127	67～69
97	126～129	68～70
98	128～131	68～70
99	129～132	69～71
100	130～133	70～74
101	132～135	71～75
102	134～137	72～76
103	136～139	73～77
104	137～140	74～78
105	138～141	75～79

3.下颌对颅底　只有一个变量。

下颌突度（Pog-FH Pog to N perpendicular）（图7-29）：颏前点（Pog）到过鼻根点（Nasion）作FH平面垂线的距离。年幼时，Pog点常在垂线之后，随年龄增长逐渐前移，对于成年女性，此值在（-4）～0 mm之间，对于成年男性，此值在（-2）～5 mm之间。

4.牙列　对于牙列来说，首要的是要弄清上下切牙的位置。

（1）上切牙突度（maxillary incisor to point A）（图7-29）：由A点作FH平面垂线的平行线，上中切牙切端至该平行线的垂直距离。正常值范围为4～6 mm。

（2）下切牙突度（mandibular incisor to A-Pog）（图7-29）：由颏前点向A点作连线。下中切牙切端至该连线的距离。正常值范围为1～3 mm。

5.气道　两个变量来描述气道是否阻塞。

（1）咽上部（upper pharynx）（图7-31）：软腭后缘到最近的咽后壁的距离，通常在15～20 mm之间。过小提示有上气道阻塞。

（2）咽下部（lower pharynx）（图7-31）：舌后界或是下颌骨下缘到最近的咽后壁的距离，通常在11～14 mm之间。过大提示有舌后移或者扁桃体肥大等。

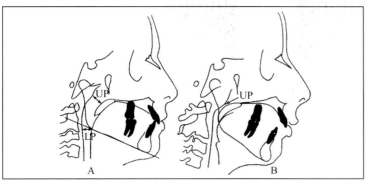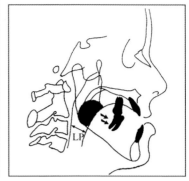

图 7-31　咽上部与咽下部

（五）Tweed 分析法

良好的正畸临床治疗结果要求临床医生对"牙列的范围"概念有清晰的理解。Tweed 提出的以他的名字命名的"Tweed 诊断三角"，是对牙列的前部界限考察的结果。Tweed 诊断三角包括：眶耳平面 - 下颌平面角（FMA）、下中切牙 - 下颌平面角（FMIA）、下中切牙 - 下颌平面角（IMPA）。

Tweed 分析法不仅包括 Tweed 诊断三角，还包括 Tweed-Merrified 诊断分析系统。前者是后者的基础，后者是前者的补充。Tweed-Merrified 诊断分析系统是 Charles H. Tweed 基金会各位教员共同努力的成果，由 Gramling 等人于 1987 年提出。

有关内容详见本书第二十八章——"当代 Tweed-Merrifield 标准方丝弓矫治理论及技术"。

（六）APDI、ODI 分析

Dr. Kim 于 1974 年和 1978 年分别提出了 ODI 和 APDI，用来表明上下颌骨垂直向及前后向位置关系。其测量项目如下（图 7-32）：

1. 面角　FH 与面平面相交后下角（N-Pog）。

2. 腭平面角　FH 与腭平面（ANS-PNA）相交前角。在 FH 平面上为负值，反之为正值。

3. AB 平面角　AB 连线与面平面的上交角，此角在面平面之前为负，反之为正。

4. 下颌 -AB 平面角　下颌平面与 AB 平面连线的后上交角。

APDI（anteroposterior dysphasia indicator）是表

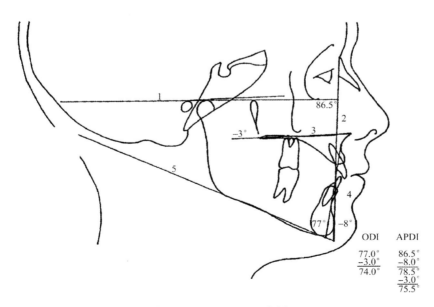

图 7-32　APDI、ODI 分析

示上下颌骨间前后向关系的指标。由面角、腭平面和 AB 平面角相加而得。越大，越倾向骨性 III 类，反之，倾向 II 类。

ODI（overbite depth indicator）表明上下颌骨垂直向位置关系的指标。由腭平面角与下颌 -AB 平面角相加而得。越小，有开𬌗倾向，反之，有深覆𬌗倾向。

APDI 白种人为 81.4°±3.8°，中国人为 81.1°±4.0°；ODI 白种人为 74.5°±6.1°，中国人为 72.8°±5.2°。

（七）北京医科大学分析法

对于 X 线头影测量项目的理解，每个临床医生可能都有不同的答案，许多大学都有以自己名字命名的测量分析方法。北京大学口腔医学院（原北京医科大学口腔医学院）根据北京地区中国人 20 世纪 60 年代及 80 年代两次正常𬌗人群调查研究，形成了一套北京医科大学综合分析方法。表 7-5 为其测量项目和正常均值。

表 7-5　北京医科大学综合分析法

测量项目	替牙期		恒牙期	
	均值	标准差	均值	标准差
SNA（°）	82.5	3.5	82.8	4.0
SNB（°）	77.6	2.9	80.1	3.9
ANB（°）	4.7	1.4	2.7	2.0
NP-FH（°）	83.1	3.0	85.4	3.7
NA-PA（°）	10.3	3.2	60	4.4
U1-NA（mm）	3.1	1.6	5.1	2.4
U1-NA（°）	22.4	5.2	22.8	5.7
L1-NB（mm）	6.0	1.5	6.7	2.1
L1-NB（°）	32.7	5.0	30.3	5.8
U1-L1（°）	122.0	6.0	125.4	7.9
U1-SN（°）	104.8	5.3	105.7	6.3
MP-SN（°）	35.8	3.6	32.5	5.2
FH-MP（°）	31.8	4.4	31.1	5.6
L1-MP（°）	94.7	5.2	92.6	7.0
Y 轴（°）	65.5	2.9	66.3	7.1
Pog-NB（mm）	0.2	1.3	1.0	1.5

六、面部软组织评价

人类社会对面部美观、面部平衡的评判和追求是自古就有、与生俱来的。我们常会看到，刚会走路的婴儿在看到美丽的姐姐或哥哥时，就会兴奋地奔过去。古代的艺术家很早就会应用一些方法来描绘美丽的面形。Thomas Aquinas 说道，美的本质就是对于比例恰当的事物的良好的感觉，美和数学是分不开的。

正畸学是一门艺术，在有了 X 线头影测量之后，变得更加科学了。在通过大量的角度、线距、比例、图形的计算、统计、分析之后，我们希望了解颅面部的整体及部分之间的对称性、平衡性以及相互关系。

人类面部是由大量线条、角度、平面、形状、纹理和颜色等构成的混合体。这些元素组合在一起能够形成无法计数的各种面形。一个令人愉悦的美好的面形一定是由各种面部元素呈比例地、平衡地组合在一起的。另外，面形的美与不美，还跟性别、时代、文化等有一定关系。

（一）常用软组织标志点（图 7-33）

G　软组织额顶点，正中矢状面上额部最前突点。

N'　软组织鼻根点，前额与鼻之间的最低点。

Pn　鼻顶点，鼻尖最前点。

Sn　鼻下点，正中矢状面上鼻底与上唇交界点。

SLs　上唇凹点，上唇部最凹点。

Ls　上唇缘点，上唇黏膜皮肤交界点，通常是上唇最突点。

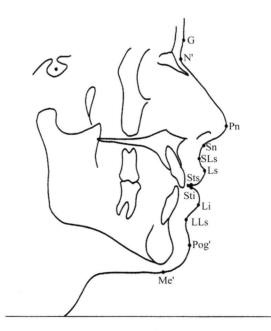

图 7-33　软组织标志点（侧面观）

Sts　上唇红下点，上唇红最下点。

Sti　下唇红下点，下唇红最上点。

Li　下唇缘点，下唇黏膜皮肤交界点，通常是下唇最突点。

LLs　下唇凹点，下唇部最凹点。

Pog'　软组织颏顶点，正中矢状面上软组织颏部最前突点。

Me'　软组织颏下点，软组织颏部最下点。

（二）常用软组织参考平面

传统的常用参考平面有前颅底平面（SN）和眼耳平面（FH）。Legan 和 Burstone 将 SN 平面以 N 点

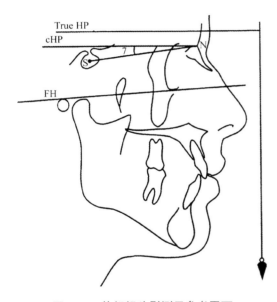

图 7-34　软组织头影测量参考平面

True HP. 真水平面，自然头位时铅垂线的垂直线；cHP. 构建水平面，SN 平面旋转 7° 构建的水平面

为中心向后上旋转 7°，形成一个构建水平面（cHP）（图 7-34）。这一平面比 SN 平面更加水平。

真水平面是患者颅外的真性水平参考平面，需要取得自然头位时的头颅侧位片，做片中铅垂线的垂线所得即是真性水平面。

（三）正面评价

罗马雕塑家 Vitruvius 将面部三等分，从发迹到额顶点（G），从额顶点到鼻下点（Sn），从鼻下点到颏下点（Me）应该相等。当唇部放松时，上唇部（从鼻下点到上唇红下点）长度，是下唇（下唇红下点）到颏下点长度的 1/2。轻开口时，上中切牙在上唇下缘下露出 1～5 mm 都算正常。当微笑时，理想的范围是露出 3/4 上中切牙牙冠到龈上 2 mm。面部左右基本对称，但很少有面部左右完全对称的（图 7-35）。

（四）侧面评价

1. 面中、下 1/3 比例（图 7-36），面中 1/3 距离 G-Sn 和面下 1/3 距离 Sn-Me' 比例是 1：1。

2. 上下唇高比例（图 7-36），上唇长度 Sn-Sts 是面下部的 1/3，是 Sti-Me' 长度的 1/2。

3. 鼻部评价

（1）鼻面角（nasofacial angle）（图 7-37）：G-Pog' 连线与鼻梁长轴连线交角，通常 30°～35°。

（2）鼻颏角（nasomental angle）（图 7-37）：鼻顶点与颏顶点（Pn-Pog' 也叫 E 线）与鼻梁长轴连线交角，通常 120°～132°。

（3）鼻底倾斜度（inclination of nasal base）（图

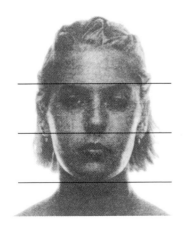
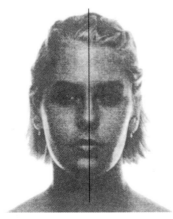
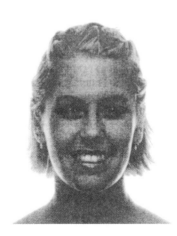

图 7-35　正面观垂直向比例关系

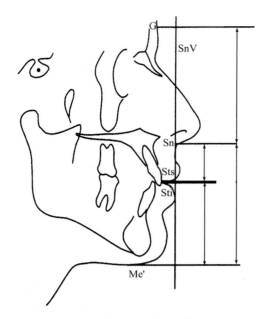

图 7-36　侧面观垂直向比例关系

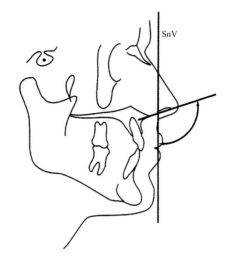

图 7-38　鼻底倾斜度

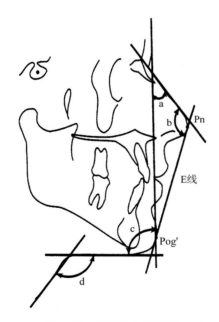

图 7-37　鼻面角与鼻颏角

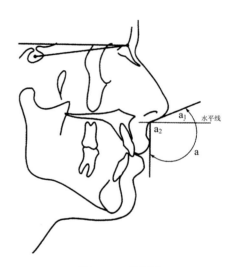

图 7-39　鼻唇角

大约为 25° 和 85°。

4. 上、下颌突度（maxillary and mandibular prognathism）（图 7-40） 过额顶点（G）做构建水平面（cHP）的垂线，鼻下点（Sn）到这条垂线的距离为（6±3）mm，为上颌突度；颏顶点（Pog）到垂线的距离是（0±4）mm。

5. 上下唇突距（Upper and lower lip prominence）（图 7-41） 作鼻下点与颏顶点连线（Sn-Pog'），上下唇缘点（Ls, Li）通常在此线前方，它们到此线的距离分别为（3±1）mm 和（2±1）mm。

6. 软组织下颏突度（chin prominence）（图 7-42、

7-38）：经过鼻下点（Sn）的真垂线与鼻孔长轴所交前下角，在男性大约为 90°，女性为 105°。

（4）鼻唇角（nasolabial angle）（图 7-39）：由鼻小柱下缘切线与上唇部切线所交前下角，顶点通常在鼻下点（Sn），角度值为 90°～110°，可以再由 Sn 画出的水平线将其分成上下两个角，平均值分别

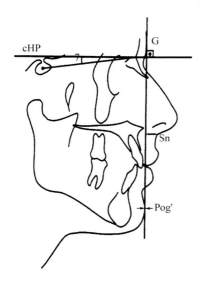

图 7-40 上、下颌突度

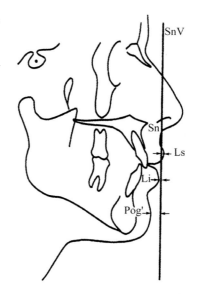

图 7-42 Bell 的软组织下颏突度

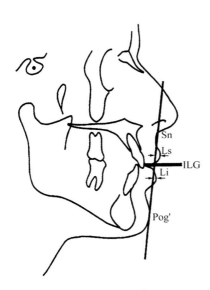

图 7-41 上下唇突距

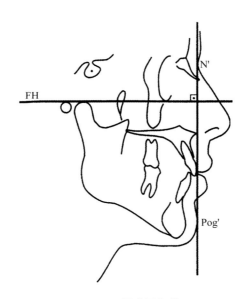

图 7-43 零度子午线

图 7-43）不只一种方法。过鼻下点（Sn）作 FH 平面的垂线，颏顶点（Pog）到此线的距离，为（-3）± 3 mm；Bell 等作过真水平面的垂线，测量结果是（-1）~（-4）mm；另一种方法，过软组织鼻根点（N'）作 FH 平面的垂线，这条线也叫做"零度子午线（0-degree meridian）"，颏顶点（Pog）到此线的距离，为（0±2）mm。

7. 软组织面突角（angle of facial convexity）（图 7-44） 跟 Downs 分析法中的硬组织面突角相似，颏顶点鼻下点连线（Gn-Sn）延长线与鼻点软组织颏顶点连线（Sn-Pog'）所交角，为 12°±4°。

8. E 线（E-line）（见图 7-37） Ricketts 审美线或审美平面，鼻顶点与颏顶点（Pn-Pog'）。

9. S 线（S-line）（图 7-45） Steiner 线，软组织颏顶点（Pog'）与鼻下点（Sn）到鼻顶点（Pn）间 S 形鼻下缘中点连线。上下唇若在此线内侧，唇部后缩，若在此线之外，唇部突显。

10. Z 角（Merrifield's Z-angle）（图 7-46） 软组织颏顶点（Pog'）与上下唇之中最突点连线与 FH 所交后下角。为 80°±9°。

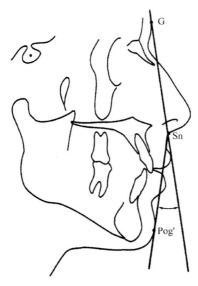

图 7-44 软组织面突角

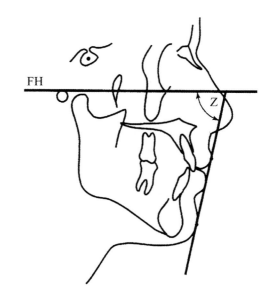

图 7-46 Z角

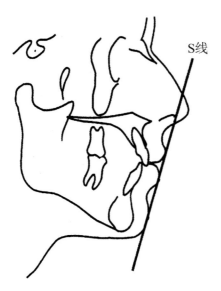

图 7-45 S线

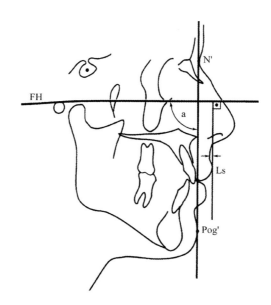

图 7-47 面角及上唇曲度

（五）Holdaway 软组织分析法

1. 面角（facial angle）（图 7-47） 软组织鼻根点 N' 到软组织颏顶点 Pog' 连线与 FH 平面所交后下角。通常为 90°～92°。此角过大，下颌前突；此角过小，下颌后缩。

2. 上唇曲度（upper lip curvature）（图 7-47） 过上唇缘点（Ls）作 FH 垂线，上唇窝最深处距此线距离。理想值为 2.5 mm，范围可在 1.5～4.0 mm。

3. A 点 骨 性 突 度（Skeletal convexity at point A）（图 7-48） A 点到骨性鼻根点与颏顶点连线（N-Pog）的距离，范围为（-2）～2 mm。这实际上是个骨性测量项目，主要是为了和下一个项目一起来评价上唇的位置。

4. H 线 角（H-line angle，harmony-line angle）（图 7-48） H 线或称协调线是指软组织颏下点（Me'）与上唇缘点（Ls）连线。H 线角是指 H 线与软组织软鼻根点与颏顶点连线（N'-Pog'）的夹角。在

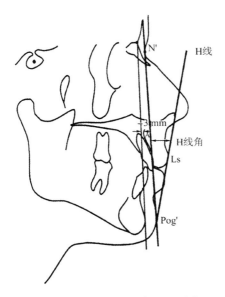

图 7-48　A点骨性突度和H线角

A点测得的骨性突度会影响H线角，它们之间有一定的协调关系，无论上颌骨是后缩、正常还是前突，软组织都有可能是一个平衡协调关系。在表 7-6 中A点骨性突度和H线角的对应关系如下，超过这个关系范围，面形将不协调。

5. 上唇窝深度（upper sulcus depth）（图 7-49） 上唇窝到H线距离，理想值为 5 mm，范围 3 ～ 7 mm，要和上唇曲度一起来分析。

表 7-6　A点骨性突度和H线角的对应关系

A点骨性突度（mm）	H线角（°）
−5	5
−4	6
−3	7
−2	8
−1	9
0	10
1	11
2	12
3	13
4	14
5	15
6	16
7	17
8	18
9	19
10	20

6. 上唇厚度（upper lip thickness）（图 7-50） 上齿槽骨前缘 A 点向下 2 mm 的点水平向前到达上唇外缘的距离。在这一水平面上可以忽略鼻部对上唇的影响。理想值为 15 mm。

7. 上唇张度（upper lip stain）（图 7-50） 水平面上上唇红缘到上中切牙唇面的距离。通常情况下，上唇张度与上唇厚度大致相等。否则，上切牙转矩及位置应该调整。

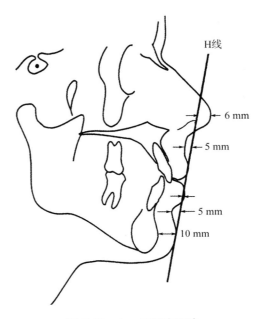

图 7-49　上、下唇窝深度

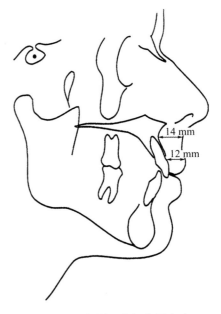

图 7-50　上唇厚度与上唇张度

8. 下唇到 H 线距离（Li to H-line）（图 7-49） 下唇最突点到 H 线距离。理想值为 0 mm，范围（-1）~ 2 mm。

9. 下唇窝深度（lower sulcus depth）（图 7-49） 下唇窝到 H 线距离，理想值为 5 mm。

10. 软组织颏厚度（soft tissue-chin thickness）（图 7-49） 软组织颏顶点到硬组织颏顶点距离，理想值为 10 mm。

七、自然头位

（一）颅内参照平面的可靠性与颅外参照平面——自然头位

正畸学中参照平面大体上可以分为颅内和颅外两类。而颅内参考平面中最常用到的就是眼耳平面（FH）和前颅底平面（SN）。学者们一开始以为颅内这些平面是相对比较稳定和可靠的，以这些参照平面为基础的头影测量结果一定能够给我们提供准确的颅面结构和相互关系的信息。然而，随着头影测量的不断应用，人们发现有的时候这些头影测量结果并不能反映真实的颅面结构特征。1956 年 Downs 指出，当 FH 平面不是水平的，而是斜向下或向上一点，那么由此平面为参照的 Downs 分析法所得的面部分型就可能和真实情况不一致（图 7-51）。1951 年，Björk 的研究中，展示了两个班图人的头颅侧位片描记图，由图可见，在自然状况下两人的软组织侧貌形态几乎完全一致，但 X 线片显示其颅底却有着极大的差异（图 7-52）。1981 年，McNamara 在对 277 名临床诊断为安氏 II 类一分类错殆畸形患者的头影测量研究中发现，如果以 SNA 作为判定上颌骨位

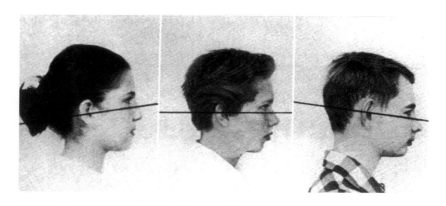

图 7-51 FH 平面的倾斜变化（Downs WB. Angle Orthod, 1956, 26:192-212）

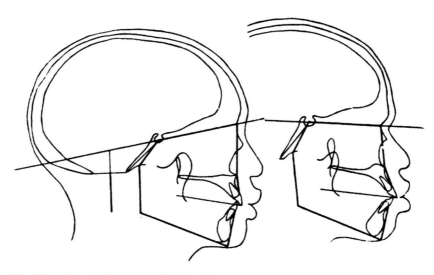

图 7-52 两个侧貌几乎一致的班图人不同倾斜度的 SN 平面（Björk A. Angle Orthod, 1951, 21:3-27）

置的指标，将有很大部分患者归入上颌后缩人群（图7-53），而这与实际情况显然是不符的。

请注意，这里的"实际情况下""自然状况下""真实情况下"，实际上说的都是人们日常生活中习以为常的对于正常面形和异常面形的区别的感受，它是人们对别人或对自己的面部形态的最直接的感受，这种感受或者基于本体感受，或者基于习惯。正如在新兵训练场上，教官喊立正，士兵们自然会将其头部摆在一个直立的正直位，这是士兵们根据自己的感受做到的，而教官有时还会根据他的认识对士兵的头部位置进行一定的调整，达到他认为的直立正直的位置。而这种位置在经过了一定的训练和学习后，可以达到一致，以至于当阅兵式开始后，一声"立正"，几乎每一个士兵都能达到如此标准、一致的头部姿势。这种头部位置是每个士兵通过自己感觉而取得的，同时也是被教官的主观认识所共同认可的。而实际上，如果不考虑X线片，不考虑各种头影测量方法，我们每一个正畸医生，或者是普通人，或是其他的专业人员，如摄影师、画家、雕刻家等，都能够对人类面部形态，如面部左右是否对称、上下颌骨的相互关系等，作出一种直接的、本能的判断。而这种判断是在基于头部自然、直立的位置情况下作出的，其结果不以头颅内部各参考平面的变化而产生错觉。长久以来，人们对于如何才能准确地定义这种位置，以及如何获得这样一个独立于颅内参照平面的颅外位置关系有一定的争议。

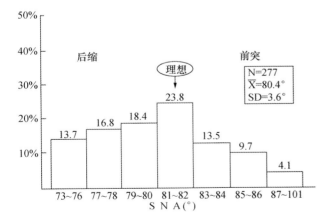

图7-53　安氏Ⅱ类一分类患者 SNA 角度的分布
（McNamara JA. Angle Orthod, 1981, 51:177-202）

（二）自然头位的定义

自然头位（natural head position，NHP）的定义在不断地发展和完善中。1861 年 Von Baer 和 Wagner 将一面镜子固定在墙上并让受试者直接注视镜中自己的眼睛来确定其自然头位。1862 年 Broca 将自然头位定义为个体站立时，视线水平时的头部位置。1912 年 Lütly 的定义是个体放松站立，注视镜中自己的眼睛时的头部姿势位置。1958 年 Moorrees 采用前述方法研究了自然头位与头影测量的关系。在同年，一位丹麦正颌外科医生（Mølhave）采用"正位"（orthoposition）来表示自然头位，并定义这种姿势位是当个体从站立到即将开始行走，将要向前迈出一步时瞬间的头部姿势位。1971 年，Solow 和 Tallgren 研究了"紧张姿势位"（attention）"放松姿势位"（relaxed）和"正位"（orthoposition）三种不同情况下的自然头部姿势（natural head posture），认为后者是一种最易重复获得的习惯位置。1991 年，Lundstörm 提出自然头部姿势（natural head posture）是一个围绕自然头位（NHP）变动的位置范围。Moorrees 认为自然头位和自然头部姿势（natural head posture）是两个不同的概念。前者是一个标准位置，适用于研究所有个体颅颌面形态，而后者是一个个体化的生理位置，用于研究头部姿势和形态特征之间的关系，是一个可重复的、有个体差异的位置。综上所述，我们认为，自然头部姿势是一个相对宽泛的概念，它泛指各种不同的头部位置，不同的人可能不同，不同情况下（如站立和行走）也不同；而自然头位是一个相对稳定的概念，每一个人只有一个自然头位，不同的人也有相同的自然头位，这正如不同的人有相同的音高标准一样，且自然头位同时存在一个不大的变化范围。

（三）自然头位的确定方法

自然头位是一种标准位置，适用于所有个体，是可重复且有较好稳定性的参考位置。获得这种标准的自然头位有几种方法。归纳一下，可以分为直接和间接两大类。直接法的概念为能直接从头颅侧位片上得到在自然头位下确定的颅外真垂线或真水平线的各种方法。其中，最常用的是"镜法"（mirror method）。一面镜子被挂在墙上与头部高度相同的位置，受试者被要求平视镜中自己的眼睛。Siersbæk-Nielsen 将用"镜法"拍摄自然头位时 X 线片的过程描述得很清晰：首先是头位的演练，包括：①身体姿势的练习，重复如 Mølhave 所述自然站立准备行走的姿势；②头位的练习，嘱个体抬头或低头，放松并找到一个自己主观认为的自然头位——自平衡位（self-balance position）。然后是在 X 线机前的定位，包括：①足的定位，嘱个体前后左右移动足位，找到适合头部投照的位置；②身体和头位定位，如前所述，个体站立，抬头或低头找到自平衡位，之后嘱其注视至少 2 m 以外镜中自己的眼睛，并保持这种位置不变——镜位（mirror position）；③调整头部左右位置，使其左右平衡。然后在这个位置放入耳塞（应不使头部位置发生变化），并在其面前放置一根由铅锤牵引的阻射的金属线——真垂线，然后拍照（图 7-54）。

除了"镜法"这种经典的方法外，还有一些其他方法来确定自然头位，如 Showfety 的"液面法"（the fluid level device）。X 线投照前，在个体头部侧面放置一个液面装置，通过调整，确保液面水平时头部的位置为自然头位，然后让个体戴入耳塞，抬头或低头，使液面重新处于水平位，拍 X 线片，此时在头侧位片上垂直于液面水平位的金属线即为真垂线。

以上方法均能在 X 线片上直接找到真垂线，因此称为直接法。而间接法不能。间接法包括有照片法（photographically），通过在自然头位下拍摄的个体侧面像照片上真垂线与面部的关系将真垂线转移到头颅侧位片上；另一种间接法是评价法

（estimation），由此而得到的自然头位又称评价自然头位（estimated natural head position），有时又被称为校正自然头位（natural head orientation，NHO），它是一种观察者或临床医生的主观判断位。相应地，人们又将通过传统方法如"镜法"获得的自然头位称为记录自然头位（registered natural head position）。

任何一位摄影师都会很容易地评判被摄影者头部是正还是不正，任何一个普通人也能很容易地评价另一个人的脸或头位是抬高了还是降低了。看来，所谓的评价自然头位是长期以来客观存在的。而口腔正畸中所采用的评价自然头位通常都是由专业医生来完成的。Bass 长期以来应用评价自然头位来评判正畸患者矫治前后软组织面形的改变。Lundström 对 28 个正畸患者的评价自然头位和记录自然头位进行对比，发现两者没有统计学意义上的本质区别，其均值差异小于 1.4°。江久汇等对 24 名颅面形态较好的 I 类颌型患者（牙齿拥挤为主要特点）的评价自然头位与记录自然头位关系进行研究，发现以侧面像为对象进行研究时，两种方法差异的均值为 0.4°，标准差为 1.6°，而在以侧位 X 线片为研究对象时，差异均值为 0.6°，标准差为 2.1°。而考虑到记录自然头位即传统的自然头位本身也有一个 1.5°～2° 的变化范围，所以可以认为对大多数病例，评价自然头位的准确性是可以接受的。

（四）自然头位的特点

1. 自然头位（NHP）与其他颅内参考平面　颅内参照平面由于是以颅内解剖标志点为基础的，所

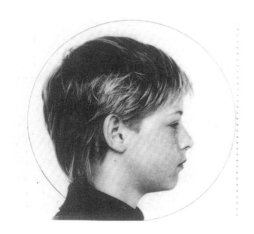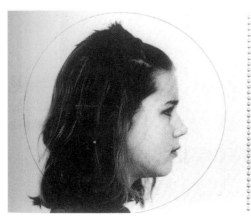

图 7-54　Moorrees 和 Lundström 认可的自然头位侧面像

以会随着个体发育而发生变化，纵向资料研究证实了这种颅内参考平面随年龄增长的变化，而且颅内参考平面在不同的个体之间也有很大差异，有的个体可能 SN 平面更上翘一些，而有的个体可能 FH 平面更斜向下一些。当我们在自然头位下测量这些平面与真垂线之间的角度时，就会发现不同个体之间差异有时很大，变化范围可达到 25°～30°，标准差为 5°～6°。这样用传统参照平面为基础的头影测量结果来解释颅面畸形特征时，有时就会出现明显错误。而自然头位是一个高度可重复的颅外参考平面，它不考虑颅内各种结构的差异和生长变化，是一个逻辑参考平面。有报告显示其方法误差（method error）低于 2°，这说明自然头位是一个相对更稳定的参照平面。另外自然头位更适于说明真实生活环境下的人类颅面结构特征。

2. 自然头位的可重复性及长期稳定性　许多学者的研究已经证明自然头位有很高的可重复性，是一个较其他参考平面更稳定的平面。Cooke 研究了217 个个体横向及纵向观察 15 年的资料，发现在首次确立自然头位并拍摄 X 线片后，4～6 分钟后再次确定其自然头位的方法误为 1.9°，3～6 个月后为2.3°，1 至 1 年半是 2.9°，5 年后是 3.0°，15 年后是 2.23°。而且，随着时间的延续，每个个体的自然头位的变化范围都很小，在持续记录 15 年的 20个个体中，18 个个体的自然头位变化范围小于 5°（以 SN 和真垂线之间的夹角来计算），平均变化仅为 1.2°。这表明自然头位有相当强的可重复性及长期稳定性。

3. 自然头位与其他影响因素　试验条件相同的情况下，"镜法"测定的自然头位相对于自平衡位（self-balance）头部抬高大约 3°。坐着的个体倾向于比站立的个体头部平均抬高 2°。投照 X 线片时，使用耳塞被认为会使自然头位不再自然，有研究表明短期内不使用耳塞可以降低所取得的自然头位的方法误差，但长期来看，其方法误差反而比使用耳塞时大。

八、X线头影测量重叠研究技术

头影测量学极大地促进了我们对正常的颅面生长发育和正畸矫治结果的理解，尤其是在头影测量重叠技术得以应用之后。头影测量的重叠技术主要是指对不同时期拍摄的同一个人或不同的人的头颅侧位片的重叠分析，从而了解或评价同一个体或是不同个体之间的生长发育变化和正畸治疗对牙颌骨及颅面形态关系的改变。要想使重叠的结果有意义，适当的重叠方法、准确的技术操作和良好的生物学基础都很重要。

当我们评价由于生长或是治疗形成的颅面改变时，正畸医生常常关注于以下几个方面：①颅面部整体的变化；②上颌骨及其牙列的变化；③下颌骨及其牙列的变化，包括髁突的生长和下颌骨的旋转。

头影测量重叠技术不仅是一种定性的技术，也是一种定量的技术。这就要求我们所重叠的系列 X线片拥有几乎相同的投照条件，而且对 X 线片的描记应很准确。Broadbend 建议在描绘系列 X 线片时，或者从年龄最小一张逐渐描绘到年龄最大一张，或者相反。在描绘的时候也要尽可能将相同结构的阴影描记下来，以利于重叠。

头影测量重叠技术中最重要的一点，是以什么位置进行重叠。为了使重叠的结果更加准确，我们希望能够重叠在相对稳定的位置。从 Broadbend 至今，很多学者提出了各种不同的重叠方法。

（一）点、线或面的重叠

点、线重叠具体又可以分成很多种，最早出现，相对简单，有些方法在今天仍很常用。由于重叠所参照的点、线或面等随生长会有一定的变化和改形，因此这些方法的可重复性较好，但可靠性不好。根据所关注的部位不同，分别从以下不同方面进行介绍：

1. 颅面部整体的点、线或面的重叠

（1）Broadbend 三角（图 7-55）：Broadbend 三角是指由 Na、S、Bo 构成的三角，两张头颅侧位描记片重叠时是以 S 点到 Na-Bo 连线的垂线中点 R 为重叠点（orientation），同时保持 Na-Bo 连线相互平行。这是最早被提出的评价颅面整体变化的重叠方法。

（2）S-N 连线（图 7-56）：以 S-N 连线来重叠，定位在 S 点。这可能是最常用的一种重叠方法，能够提供一个颅面生长的整体印象，由于前颅底生长发育停止相对较早，因此相对准确。1990 年，被 ABO（American Board of Orthodontics）确定为官方的颅面整体变化的重叠方法。

该重叠方法的不足是，实际上 S-N 连线所包含的颅底部分并非如设想的那样稳定。蝶枕联合会有生长，N点会随着生长向前移动，而随着额窦的增大和额鼻缝的移位，它还会向上或向下移位，S点也会随着蝶鞍窝的改形，而向后下或正下方移动。

（3）Basion水平线（图7-57）：Coben提出了Basion水平线或颅底点水平线或枕骨大孔水平线的概念，是指过Basion点与FH平面平行的连线。Coben认为，当人体头部处于正常直立姿势位时，

视轴和前颅底之间的关系是不变的，所以他认为应该以Basion点为重叠点，同时保证S-N平面平行，而此时过Basion点的水平线（可能是FH连线或是重叠X线片FH的平均线）应与SN连线之间的关系相对固定。

（4）Basion-Nasion平面（图7-58）：Basion-Nasion重叠平面是由Ricketts在1979年提出的，是指沿Basion-Nasion平面，并重叠在CC点（Basion-Nasion平面和面轴之间的交点）上，它可以容易地评价沿

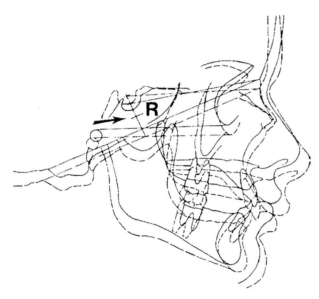

图7-55 Broadbend三角及重叠点R

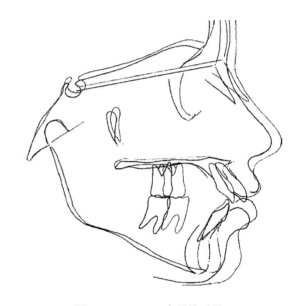

图7-57 Basion水平线重叠

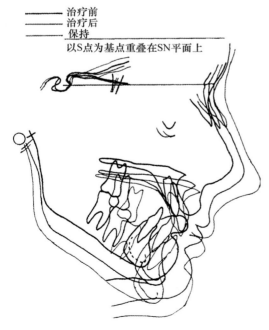

图7-56 S-N重叠

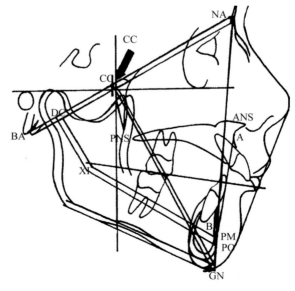

图7-58 Basion-Nasion平面重叠

面轴方向的颅面生长。但是 Melsen 的研究表明，Basion 点会受到枕骨大孔以及枕骨生长变形的很大影响，并不稳定。

2. 上颌部的点、线或面的重叠　上颌重叠的目的是为了评价上颌牙齿与基骨之间的关系。其方法有很多种：

（1）沿上颌平面（PNS-ANS）进行重叠，定位在 ANS（图 7-59）；

（2）沿鼻底进行重叠，定位在上颌骨前表面（图 7-60）；

（3）沿上颌平面进行重叠，定位在翼上颌裂（图 7-61）；

（4）重叠在颞下窝下缘和硬腭后部（图 7-62）；

（5）重叠于翼上颌裂及 Basion 水平面（图 7-63）。

3. 下颌部的点、线或面的重叠　下颌重叠的目的是为了评价下颌牙齿相对于下颌基骨的移动、髁突的生长以及下颌骨的旋转。下颌部的点、线或面

的重叠部位常见的有：下颌骨下缘；下颌骨下缘的切线；下颌平面如 Me-Go 连线或 Gn-Go 连线等。

（二）最似重叠

最似重叠（best-fit）是将点、线或面的重叠与上下颌骨内部的结构相结合的一种重叠方法。到今天最常用到的是上颌骨的最似重叠法。

Moore 在 1959 年、Reidel 在 1974 年、McNamara 在 1981 年都分别提到用上颌骨的最似重叠法来分析上颌部的变化。1995 年，Bishara 对其进行了总结，并指出，当上颌骨颧弓不能很清楚地被确认时，可以应用改良的最似重叠法，重叠的部位是鼻底和腭骨的腭侧面等不易被牙齿移动而改变的部位（图 7-64）。具体如下：

（1）腭骨腭侧面；

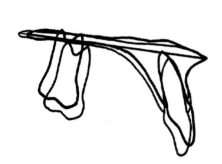

图 7-59　沿上颌平面（PNS-ANS）进行重叠，定位在 ANS

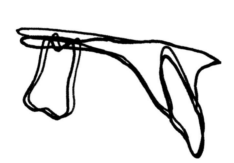

图 7-60　沿鼻底进行重叠，定位在上颌骨前表面

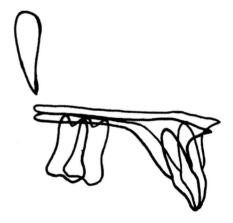

图 7-61　沿上颌平面进行重叠，定位在翼上颌裂

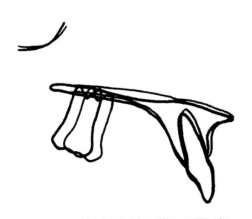

图 7-62　重叠在颞下窝下缘和硬腭后部

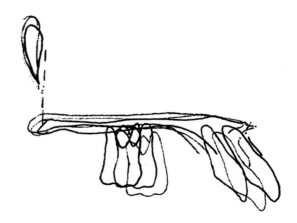

图 7-63　重叠于翼上颌裂及 Basion 水平面

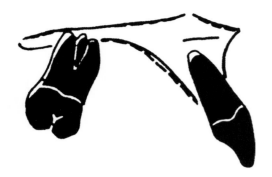

图 7-64　上颌骨的最似重叠法

（2）鼻底的骨性轮廓线；

（3）中切牙切管。

下颌骨的最似重叠法，可以认为是在 1960 年，由美国口腔正畸协会的一个头影测量工作组所提出的方案，重叠的部位在下颌颏联合的内缘和下颌骨下缘。然而下颌骨下缘会随着下颌骨体及角点（Gonion）的生长变化而降低其评价的可靠性。

（三）种植钉重叠

这是一种介入性重叠方法，是将金属的种植钉植入上下颌骨，通过定期拍摄颅面 X 线片，重叠在阻射的种植钉上，从而定期地观察颅面生长发育的变化情况。1963 年，Björk 在《牙科研究》（Journal of Dental Research）上发表了第一篇介绍应用种植钉研究下颌骨发育的文章。1968 年，他在另一篇颅面研究文章中具体介绍了他的方法，之后，他和 Skieller、Doppel 等进一步进行了大量的合作研究，这些工作为人类对颅面生长发育的认识以及现代正畸学的发展都起到很大推动作用。由于众所周知的原因，这种方法在今天已经很难继续进行了。

Björk 在上下颌骨应用种植钉的部位如图 7-65 所示。上颌骨有四个区域，在上恒中切牙未萌出之前，在硬腭上、乳尖牙后方各植入一个种植钉，当恒中切牙萌出之后，在上颌正中缝两侧、前鼻棘下方各植入一个种植钉，另外，两侧颧弓各植入两颗种植钉。下颌骨也有四个部位，一个在颏联合中线上植入一颗种植钉，在下颌骨右侧第一或第二前磨牙或第一恒磨牙下方植入两颗种植钉，在下颌骨右侧升支的外侧植入一颗种植钉，在下颌骨左侧第二前磨牙下方植入一颗种植钉。

（四）结构重叠

结构重叠是以颅面部前颅底及上下颌骨中相对稳定的内部结构进行重叠，从而研究颅面发育及正畸治疗变化规律的方法。

1. 颅面部整体的结构重叠　Nelson 的头影测量学研究和 Melsen 的组织学研究，还有 De Coster 的研究等，揭示出前颅底部位的一些相对稳定的骨骼结构，用以比较准确地重叠，以揭示颅面部整体的变化。这些结构如下（图 7-66）：

（1）垂体窝前壁；

（2）筛骨筛板；

（3）筛骨松质骨骨小梁的纹理；

（4）眶顶的中段；

（5）蝶骨的翼板。

在重叠的时候，要尽可能多地重叠在上述这些部位，并定位在左右蝶骨大翼和翼突板相交的中点处。

2. 上下颌骨的结构重叠　Björk 等的种植钉研究，向我们揭示了一些真实的上下颌骨的生长发育规律。在上颌骨，腭骨的鼻侧（即鼻底），存在着

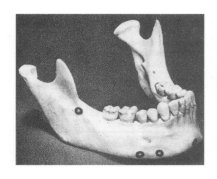
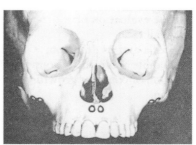
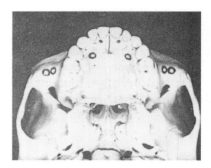

图 7-65　Björk 在上下颌骨应用种植钉的部位

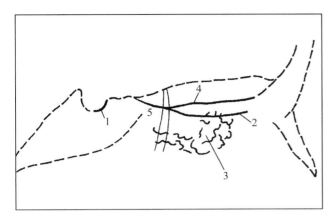

图 7-66 前颅底可用于结构重叠的相对稳定的结构影像

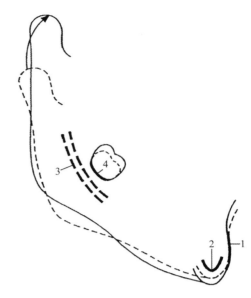

图 7-67 下颌骨可用于结构重叠的相对稳定的结构影像

不断进行的骨质吸收，并且大多数情况下前部多于后部，而在口腔侧，即腭侧，存在着不断进行的骨质沉积，而颧弓，除了上部的眶底和最下部的嵴突（key ridge），并没有太多的生长改形。在下颌骨，生长主要发生在髁突颈部，下颌骨的前部相对稳定，颏联合的厚度增大主要由于其后缘的骨沉积，高度的增加由于其下部的骨沉积，下颌角部通常存在骨吸收，下颌骨下缘既有骨吸收又存在骨沉积，髁突颈部的生长通常向前，然而，个体之间的差异能大到45°，造成下颌骨向前生长、垂直生长甚至向后生长，而下颌神经管并没有像外部骨骼一样剧烈地改形，反映着早期下颌骨的形态，而且正在发育的下颌磨牙牙胚的下缘，直到牙根开始形成之前，都相对稳定。总结下颌骨相对稳定的部位如下（图7-67）：

（1）下颌颏部前缘；

（2）下颌正中联合骨皮质内缘下部；

（3）下颌神经管；

（4）牙根未开始形成之前的下颌磨牙牙胚下缘。

根据以上研究，Björk 建议采用上下颌骨内部相对稳定的部位作为重叠的依据，称为结构重叠，总结出上下颌结构重叠的具体方法。

在上颌，先描绘出颧弓前缘的轮廓，再在颧弓前缘画一根切线，前后两张头影测量片沿这条切线重叠，并保证眶底的骨质沉积厚度与鼻底的吸收高度相等（图7-68A）。Doppel 等比较了各种上颌重叠的方法，认为从临床角度来说，与种植钉确立图的结构重叠最相近的上颌重叠方法如下：重叠在颧

弓前后缘，并保证眶底的骨质沉积厚度比鼻底的吸收高度要大，这两个厚度变化之比应是1.5∶1（图7-68B）。

在下颌，如果上述的四个相对稳定部位（图7-67）都能清晰辨认，则重叠在以上四个部位，但是第三磨牙可能先天缺失或是牙根已开始形成，而下颌神经管也可能不易辨认，最可靠的仍是下颌颏部前缘和下颌联合骨皮质内缘下部。

Nelsen 比较了上颌骨最似重叠、结构重叠以及种植钉重叠三种方法之间的区别，最似重叠采用的是传统的硬腭部最大重叠并定位在 ANS 的方法。发现，最似重叠严重低估了上颌骨骨性及牙性的垂直方向上的生长改形，对磨牙萌出低估了30％，对切牙萌出低估了50％，而结构法和种植钉法并没有发现有显著意义的不同。Nelsen 总结说，结构重叠是一种有效的和可信的重叠方法。但结构重叠并非十全十美，它对 X 线片的质量要求较高，双侧颧弓的影像要比较清晰，差距不能太大，另外颧弓前缘如果比较短小的话，在重叠的时候可能造成一定的旋转，从而产生错误的牙齿移动结果。

（五）自然头位重叠

以上重叠法所采用的重叠部位均是颅面内部的结构，随着生长发育都会有或多或少的一定程度的

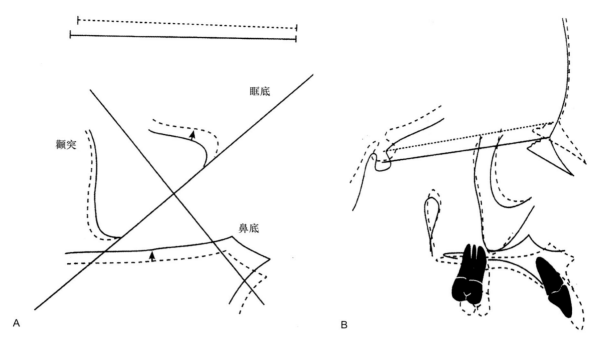

眶底

颧突

鼻底

A

B

图 7-68 上颌结构重叠
A. Björk 的上颌结构重叠；B. Doppel 的上颌结构重叠

改形，能不能找到一种不会随生长而改变，真正稳定的参照或重叠的标志呢？自然头位或许是一个。

如前所述，自然头位最早也是由人类学家提出的，根据 Moorrees 定义，它是一个标准位置，此时目光平视前方，头部自然直立。自然头位应该区别于自然头部姿势，后者是一个泛泛的概念，可以是头部的各种位置，但自然头位则是一个位置。Cooke 等对自然头位的长期稳定性进行了卓有成效的研究，发现自然头位具有相当的时间稳定性，他在对一组年龄在 8～23 岁研究对象，15 年的纵向研究中发现，相同个体 15 年间自然头位的平均变化为 1.5°。

自然头位具有如此的时间稳定性，无疑是研究颅面部变化一个极好的参照平面或者说重叠平面。自然头位还具有另外一个优点，它所代表的是自然状态下的头部的直立位置，从而使我们的颅面部变化研究充满了现实意义。

Moorrees 在哈佛牙科学院的 Forsyth 牙科中心（Forsyth Dental Center）曾经应用过这种方法研究系列 X 线片，他实际上是将自然头位与结构重叠相结合，在重叠的时候既考虑颅底、上颌、下颌的结构特征，又考虑到颅外的自然头位的重合（图 7-69、图 7-70、图 7-71）。但是，由于现今临床上所获得的

自然头位下的 X 线片并不普遍，因此应用这种方法的研究结果相对少见。

（六）Johnston 重叠

Johnston 重叠（pitchfork diagram）或称 Johnston 分析法，因为其结果图形状很像一副干草叉，又被称为干草叉图或干草叉分析法。是由 Lysle Johnston 于 1986 年提出，1996 年改进，再次整理。Lysle Johnston 曾就职于密西根牙医学院的 Ann Arbor 颅面生长发育中心，他的这种方法既可以用于生长发育研究，也可以用于临床研究。他将颅底、上颌、下颌三个部位的方法（主要是结构重叠）整合在一起，将颅底、上颌、下颌骨骼的变化以及牙牙合的变化，投影在功能性牙合平面上，对应于磨牙和前牙关系的改变——这些是临床医生最关注的改变，从而回答了某些临床治疗中骨性改变占多少、牙性改变占多少、前牙改变有多少、磨牙改变有多少等至关重要的问题。

Johnston 研究的大多数患者是Ⅱ类错牙合患者，他因此规定，有利于Ⅱ类错牙合关系解除的移动量是正值，相反是负值。也就是说上颌骨的向前生长和改形是负值，下颌骨的向前生长和改形则是正值。在平均

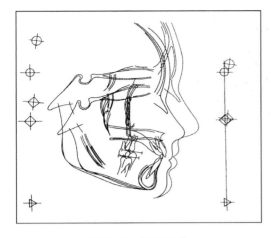

图 7-69 颅底重叠

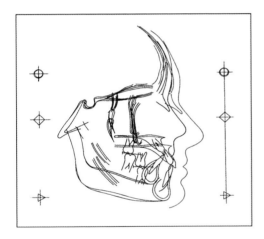

图 7-70 上颌重叠

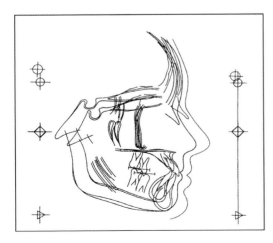

图 7-71 下颌重叠

功能𬌗平面上（MFOP，治疗前后功能𬌗平面的平均平面），上下颌骨的相对移动量（ABCH）加上上颌磨牙总体移动量（U6）和下颌磨牙总体移动量（L6）之和，即为磨牙关系改变（6/6）；上下颌骨的相对移动量（ABCH）加上上颌切牙覆𬌗改变量（U1）和下颌切牙改变量（L1）之和，即为切牙关系改变（1/1）（图7-72）。

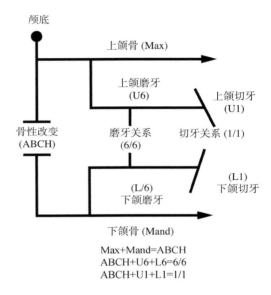

图 7-72 Johnston 的干草叉分析法

正如 Johnston 所言，他是将其他一些重叠方法和头影测量方法放在一起整合而成的 Johnston 分析法。Johnston 分析法包括两次重叠。第一次是下颌重叠，方法同下颌的结构重叠。目的有二：其一，将不同时间拍摄的系列 X 线片早先一张的下颌颏联合中心点（D 点）通过下颌重叠转移到后一张上；其二是测量在平均功能性𬌗平面（MFOP）上，下颌磨牙整体移动和倾斜移动的量以及下切牙覆𬌗改变的量。具体如图 7-73、图 7-74、图 7-75 所示，牙齿牙根的移动被认为是整体移动（bodily），牙冠的移动被认为是总体移动，后者减去前者是倾斜移动（tipping）的量。

第二次是上颌重叠，方法同样参照上述 Bjork 所提出的结构重叠的方法，但是当颧弓前缘不清楚或过短造成重叠的角度不易把握时，可以同时参考上颌最似重叠法，沿硬腭后部上下缘重叠，并要在时间上保证系列头颅侧位片后一张上的翼上颌裂重叠在前一张翼上颌裂上或之后。目的有三：其一是测

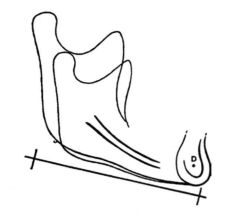

图 7-73 下颌结构重叠

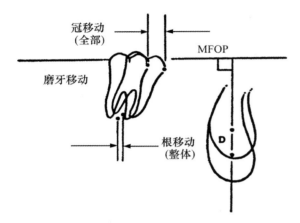

图 7-74 下颌磨牙

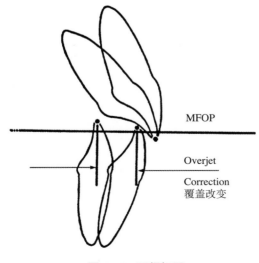

图 7-75 下颌切牙

量上颌骨相对于颅底在平均功能性殆平面（MFOP）上的移动量，具体方法如图 7-76 所示，Johnston 以 W 或 SE 代表颅底，通过测量其在 MFOP 上的移动，以 Max 表示，代表上颌骨的自然生长和正畸矫治的骨骼改变在殆平面上的综合改变。其二是测量下颌骨相对于上颌骨在平均功能性殆平面（MFOP）上的移动量，以转移到第二张上的额联合中心（D 点）和原第一张的额联合中心（D 点）之间在 MFOP 上的差距来代表，命名为 ABCH（apical base change）。这个量实际上是上、下颌骨在 MFOP 上骨性改变的综合结果，ABCH 减去 Max 所得的量，即为下颌骨的自然生长和矫治对骨骼位置的综合改变，命名为 Mand。目的之三是测量在 MFOP 上，上颌磨牙整体移动和倾斜移动量以及上切牙覆殆改变量，具体方法如图 7-77 所示。

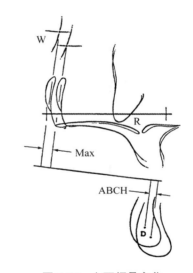

图 7-76 上下颌骨变化

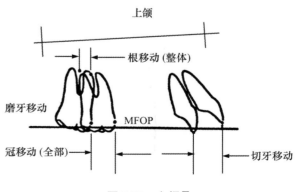

图 7-77 上颌骨

九、头颅后前位的X线头影测量

大多数错𬌗畸形与垂直向和前后向的异常有关，而X线头颅后前位（P-A）片为面部横径生长异常和颜面不对称提供了有价值的信息。此外，还可用于以下情况：

（1）上磨牙相对基骨颊舌向偏位，这时需确定后牙交叉𬌗的特点（是骨骼性的，还是牙齿性的）。

（2）提供鼻孔的宽度信息。鼻狭窄可以引起口呼吸。鼻孔缩小阻塞意味着需要增加腭的宽度，以便获得理想的鼻腔宽度。

后前位X线片对于确定腭中缝是否被打开以及检查矫治和保持情况是必要的诊断工具。

（一）后前位头颅侧位片标志点及平面（图7-78）

1. 额宽距（Mf-Mf） 额骨的两侧颧突之间的最短距离。该颧突点直接位于骨眶侧缘的上方。

2. 眶横距（Bo-Bo） 两侧Bo点之间的距离。Bo是指眶侧壁与蝶骨大翼（斜线）之间的交叉点。

3. 颧弓横距（Bz-Bz） 两侧颧弓最侧点之间的距离。

4. 鼻宽距（Bn-Bn） 两侧鼻孔侧壁之间的最大距。

5. 上颌宽距（Mx-Mx） 两侧上颌点（Mx）之间的距离。上颌点是指上颌侧壁和上颌颧突下缘的最凹点。该点在锁棘的中央。

6. 下颌角宽距（Go-Go） 两侧下颌角点之间的距离。下颌角点（Go）位于下颌体和升支之间的交界处。

（二）应用范围

可估计颜面不对称的程度：

（1）比较两侧各点至中线的距离。

（2）由两侧点向中线作垂线，测量二交点之间的垂直高度。通过检查标志点处于不同的垂直水平，就可以确定两侧不调或不对称的位置。

五条基本线被用来估计面部不对称（图7-78）：

上面
①额宽距（Mf-Mf）。
②眶横距（Bo-Bo）。
中面
③颧弓横距（Bz-Bz）。
④上颌宽距（Mx-Mx）。
下面
⑤下颌角宽距（Go-Go）。

垂直对称性的估计：上述五条水平线可用于分析面部两侧垂直对称的情况。在面部对称情况下，各水平线近于相互平行并垂直于正中矢状线。

横向对称性的估计：为了确定面部两边的大小是否相等，需要画正中矢状线作为参照线。为了构成正中矢状线，首先要确定鸡冠点，然后确认或证实一些横向平行线。最后由鸡冠向下画一线垂直于那些平行线。该垂线就构成了正中矢状线。由此线测定面不对称的位置和程度（图7-79）。

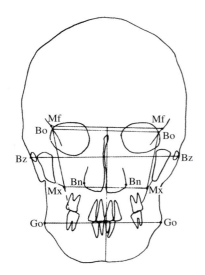

图7-78 后前位头颅侧位片标志点及平面

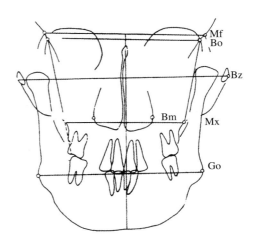

图7-79 后前位X线头颅片上的五条基本线

上第一恒磨牙的颊舌向位置的估计：连接 Bo 点和 Mx 点，并将该连线延长到上第一恒磨牙的殆表面。该线常近似于上第一恒磨牙颊侧轮廓的切线。从该线到磨牙颊尖的最近距离的正常变异范围为 0 ± 2 mm。如果该值小于 -2 mm，表明是骨骼性后牙反殆。因为负值表明上第一恒磨牙在下第一恒磨牙的舌侧或表明上磨牙舌向错位。这时上颌倾向于狭窄，且两侧上磨牙间距变小。

鼻宽的估计：在 8.5 岁时，平均鼻孔宽的正常值（Bn-Bn）为 25 mm 左右。该距明显变小表明鼻狭窄。

参考文献

[1] Alexander Jacobson. Radiographic Cephalometry from Basics to Videoimaging. Quintessence Publishing Co. Inc, 1995.

[2] Alexander Jacobson, Richard L. Jacobson. Radiographic Cephalometry from Basics to 3-D imaging. Quintessence Publishing Co. Inc, 2006.

[3] Athanasios E. Athanasiou. Orthodontic Cephalometry. Mosby-Wolfe, 1995.

[4] 傅民魁, 田乃学. 口腔X线头影测量理论与实践. 北京: 人民卫生出版社, 1992.

第八章

数字化技术与口腔正畸学

刘 怡 许天民

本章内容

计算机技术早在 20 世纪 70 年代就开始应用于口腔正畸专业，Rickettes 是最早将计算机用于头影测量的正畸医生之一。今天利用计算机处理正畸的各种诊断资料、病例管理、大数据分析，对我们已经不再陌生。处理这些信息的过程称为之数字化技术。这是一项与电子计算机相伴相生的科学技术，它是借助一定的设备将各种信息，包括图、文、声、像等，转化为电子计算机能识别的二进制数字，然后进行运算、加工、存储、传送、传播、还原的技术。我们的正畸也进入了数字化时代，所谓数字化正畸（digital orthodontics）。本章就数字技术在正畸中的应用与展望谈一些个人体会。这些内容可能是本书在未来最早过时的部分，随着数字技术的高速发展，很多技术会很快成为历史，这也是数字技术的魅力所在，在此权当抛砖引玉。

一、数字化技术的基本概念

数字化技术首先是信息化过程，二维信息的获取与处理已经非常成熟，例如我们每天都在拍数码照片，这些照片根据不同的要求，可以存储为不同的格式、大小，我们可以将其保存于自己的手机、电脑、各种硬件中，随时可以调用。同样的原理可以用于电子病例、二维的放射影像等资料，为了处理这些资料，可以开发相应的软件。通过网络，我们还可以扩大这些信息的应用范围，可以在一个诊所或单位共享，也可以是全世界传播，这就是我们未来在数字化时代工作方式。

数字技术对正畸影响最大的是三维正畸。所谓三维正畸，特指正畸诊断内容的三维数字化，主要包括三维面部、三维骨骼和三维的牙颌。这些信息在传统检查中，只有石膏模型可以"三维"的方式呈现，面部照相与放射检查都是二维的平片。正畸能进入三维时代，最具代表性的标志就是锥形束 CT 在正畸临床的应用，对颅面骨性结构的检查第一次可以三维的方式实现，骨性结构是正畸最重要的检查、评价内容。

二、三维口腔正畸数据的获取与处理

（一）模型数字化

模型数字化过程是很多口腔专业的要求，只要接触牙齿的专业，尤其是修复专业，都需要这项技术来替代传统的石膏模型。但在各专业之间，对模型数字化的要求并不相同，正畸专业对数字模型的要求，是非常富有挑战性的（图8-1）。

口外扫描与口内扫描技术：所谓口外扫描就是扫描患者石膏模型，这种方式适用于传统方式与数字时代的过渡期，将历史的模型进行扫描存储，逐渐淘汰石膏模型，预防模型的丢失、损坏，减少模型的物理存储空间，节约成本。直接口内扫描可以减少临床制取石膏模型的环节，随着硬件的普及，操作人员的培训，必将成为正畸临床的常规方式。两种不同的扫描方式也是选购扫描仪时重要的依据。两者的扫描精度不会有本质的区别，修复学中冠桥的制作已经充分证明了这一点。扫描时间上目前口外的模型扫描更慢一些，这也取决于扫描精度的要求。口内扫描似乎更快，但扫描错殆模型上的大量倒凹时有一定困难，对操作者的要求较高，如果数据有问题，算上后期修补的时间，扫描快的优势可能就不存在了。两种扫描方式虽然都可以得到数字化的牙列，但结果表达并不完全相同。口内扫描还可得到带有纹理的软组织信息，相比口外扫描模型更有质感。

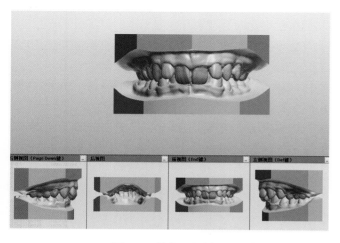

图8-1　数字牙颌模型

扫描范围：正畸对模型扫描的范围不但需要全部牙列，还需要尽可能多的软组织信息，如牙龈、腭盖、前庭、口底、系带等。无论是口内扫描与口外扫描，都需要注意尽可能多地包括牙列以外的这些组织，这会增加扫描难度，增加了时间成本。

扫描模型存储格式：三维模型的标准存储格式是STL，但口内扫描数据在存储为STL数据时，会丢失纹理信息，也就是牙齿、牙龈等组织的色彩信息。

（二）颅面骨组织数据的获取

颅面部骨组织是硬组织数据获取的重要内容之一，颅面部一共18块骨骼，是人体最复杂的硬组织结构。骨骼形态、密度不均质，颅骨、下颌骨体骨密度大，骨质厚而坚硬，而包绕牙齿的齿槽骨可以薄到微米级别，影像上识别困难。到目前为止，没有一种成像设备可以同时得到所有颅面骨骼的清晰影像。颅面结构分为脑颅与面颅两部分，颅底及其下方的上颌复合体、下颌骨是口腔科，尤其是正畸科，需要诊断设计的重要部分。在二维影像时代，正畸头影测量中因为影像的重叠，造成解剖识别的困难，不但让很多初学者却步，也在很大程度上影响了正畸诊断的精确性。

锥形束CT技术的发展，将口腔科带入了真正的三维时代，骨组织三维影像的获取在临床变得非常简单。关于锥形束CT的成像原理及技术特点，在本书其他章节有详细论述，在这里我们针对数据使用进行一些说明。出于对辐射的担心以及对诊断价值的怀疑，各个国家对于锥形束CT是否可以常规应用于口腔临床有不同的态度。但相信随着技术的发展，CT技术的辐射会越来越低，可以接近目前二维平片检查的辐射水平，满足临床常规使用的要求。

口腔正畸因为诊断的需要，需要大视野的锥形束CT成像，但正畸患者大多是青少年，更需要仔细评估诊断价值，再决定是否拍摄锥形束CT片。目前三维技术仍然是正畸探索的阶段，大部分的诊断方法都没有超越头影测量的范围。即便将来建立了三维影像的诊断方法，也一定是基于头影测量知识。从二维到三维，不会有捷径，掌握头影测量知识是正畸三维诊断的入门要求。另外，头影测量经历的最辉煌时期是生长发育研究，给刚出生的婴儿拍摄头颅侧位片，之后每几个月或每年连续拍摄，观察人类头颅的生长变化，甚至在颅骨及颌骨中植入种植体，作为稳定结构来观察生长变化，这类研究在今天伦理的要求下都是不可能再重复的。虽然这些研究已经成为历史，但研究的结果成为颅面生长发育永恒的经典，今天以及未来都将会指导我们的临床实践。

锥形束CT成像后可以在设备自带的软件中直接观察，大部分的基本功能都可以实现。但作为硬件提供商，软件功能的正畸专业化程度并不足够。针对正畸而言，设备自带软件可以生成颅正、侧位片，但进一步的分析需要借助第三方软件实现。有许多正畸专业第三方软件，例如Dolphin、Invivodental等，这类软件非常贴近临床，提供各类分析方法，但是否可以成为正畸常规的三维分析项目，还需要医生自己的实践与理解。如果有研究的需要，还需要借助更多的专业影像处理软件，例如Mimics、Amira、Fovia等。建立一个完整的三维数据分析系统，需要一系列的软硬件连接，更不用说它们对人员素质的要求也是非常高的。

目前牙科用锥形束CT仍然是静态的，但医学CT已经可以做到动态追踪，这对于颞下颌关节及下颌运动相关的口腔功能研究有很高价值，锥形束CT未来也一定可以实现动态拍摄。

（三）颅面软组织数据的获取

颅面软组织数据可以分为体表结构与体内结构。体表结构指颅面部软组织外形轮廓，体内结构指肌肉、脂肪、腺体等。两种结构的数据获取完全不一样。

面部表面数据的获取，通过面部三维照相设备实现，早期有激光原理的装置，因为对眼部有危险，已经淘汰。目前的三维面部成像装置大多基于结构光技术成像，装置也越来越小，方便临床使用。但因为基于照相原理，需要至少两次或多次照相，然后进行拼接才能获得面部的全貌，一般面部成像的范围是从一侧耳朵到另一侧耳朵，下颌因为颏部与颈角弯曲不同，容易出现成像盲区。后期的图像需要拼接形成完整的影像，拼接会影像图像精度，每次成像的纹理因曝光差异，也会影像拼接质量。结构光照像原理受环境光线影响，环境的亮度影响曝光，成像距离也是影响因素之一。结构光成像原理

的另一个问题是毛发的显示，头发如果是黑色，不反射光，影像上不能显示，最终图像缺少完整性，影响视觉效果。

目前更简单的三维面部成像方法是基于手机照相的众多APP，针对安卓和ISO系统开发的三维成像应用，但数据获取后最大的问题就是数据的输出与使用。

三维面部表面数据正在向四维过渡，在三维成像的基础上加上动态的追踪。对于面部美观的评价与分析，动态的图像更具有优势，但三维动态追踪设备要求高，数据量巨大，目前只限于研究，还不能在临床应用中普及。

体内软组织的三维数据获取基于CT及磁共振影像，主要的成像内容是肌肉、颞下颌关节盘及韧带。两种影像均可以输出为DICOM的格式，在第三方软件中再处理。医学CT的软组织影像更清晰，但因为有过高的辐射，并不适用于口腔临床常规检查，多见于口腔外科或三维基础研究中应用。磁共振检查多用于颞下颌关节盘的观察，由于对于颞下颌关节紊乱病的认识不同，磁共振用于诊断关节盘移位或变形的价值也有不同的意见。前面提到的动态CT与动态磁共振影像，对于未来软组织功能的研究有非常高的价值。软组织的动态记录是功能诊断最好的检查方法（图8-2）。

三、三维数字化诊断技术

数据获取只是诊断的最初步骤，数据首先应该服务的是诊断，之后才是设计、生产、应用于治疗。与传统诊断不同的是，三维数据的诊断需要依托于不同的三维软件。软件可以来源于硬件厂家提供，也可以利用第三方软件，甚至有实力的单位可以自己联合工程师定制开发。但无论哪种软件，操作使用都比传统方式更复杂，对于使用人员（可能是医生、技师或口腔科学生）都会增加很多学习成本。另一方面是技术的更新，放射二维影像在医学中应用了上百年，拍摄与应用方法的基本原理没有改变。但三维技术日新月异，成像方式仍然在不断推陈出新，三维诊断方法目前也没有共识，软件操作除了共性内容外，没有确定的统一方法，还需要临床医生根据各种研究结果结合自己的需要建立方法。

（一）三维模型的分析

三维模型的最基本应用是模型测量，三维模型测量完全可以替代传统的手工模型测量，牙列不调指数、覆𬌗、覆盖、中线、Spee 曲线、Bolton 分析、PAR 指数等这些常用的测量方法都可以通过模型定点后瞬间完成。这些分析方法根据软件的不同而不同，但基本都可以满足临床的需要，部分软件也提供自定义功能，可以根据自己的临床需要增加测量内容。

基于三维模型的三维牙弓分析及设计将更为简单，利用弓形模板结合临床治疗原则，很容易确定牙弓形态，牙弓生成可以基于各种数学算法，利如二项式、曲线拟合等，这些算法相比传统的弓形生成方式更科学合理，而且在电脑中修改也非常方便，这个形态可以进行物理输出，指导临床治疗时的弓丝弯制。

三维模型的另一大作用是展示，这也是相比传统模型的一个巨大优势，传统石膏模型复杂的装𬌗过程，在虚拟环境中可以干净、迅速地完成。装𬌗后的模型可以改变成为任何颜色，也可以在任何断层下观察咬合，尤其是磨牙的咬合接触和舌侧咬合。这些都是传统模型做不到的事情。

如果将三维模型与 CT 数据进行整合，就可以将模型恢复到与头颅相对应的空间位置，在这个位置观察的咬合，与头影测量中的观察效能相等。将这个位置保存下来，模型可以类似上𬌗架的形式呈现，这个位置对于正畸医生理解空间咬合是十分有用的，也是传统模型最欠缺的地方（图 8-3）。

对于正畸而言，三维模型最有价值的用途可能就是模型排牙了，也可以称为诊断性排牙（Diagnostic Model Setup）。诊断性排牙是正畸重要的诊断方法之一，但由于传统石膏模型操作复杂、精度差，很少正畸临床医生学习这个方法。数字技术的发展让数字化排牙变得非常简单，而且商业矫治器的推广均基于数字排牙基础，越来越多的正畸医生开始重新重视排牙技术。数字排牙并不是简单的排列移动，与修复专业的全口义齿非常相似，排牙需要基于诊断和设计，对正畸排牙而言，这个因素可以包括拔牙原则、牙弓设计、𬌗平面、牙根及牙轴、功能咬合、骨性边界等。这些技术仍然在不断研究与探索中，目前商业应用中，只是基于牙冠的排牙，对于骨边界、牙根、功能咬合的考虑几乎没有，这一点是需要警惕的。

（二）基于锥形束 CT 的三维分析

骨性分析是正畸最重要的内容，经典的头影测量在三维时代，似乎可以顺理成章地变成三维头影测量，但实际上，这个名字的分量与内容，要远远比二维的头影测量复杂得多。三维头影测量数据基础是锥形束 CT，用来观察骨性硬组织数据，利用数字影像技术的优势，还可以重叠面部软组织数据与三维牙列数据。这种复合的模型整合了各个数据精度优势，可以完全克服传统头影测量中解剖结构重叠、定点困难的问题。严格意义上说，目前还没有一种能被广泛接受的三维头影测量方法，首先一个原因就是三维数据的整合复杂性，大多数据所谓的三维头影测量，其实只是对 CT 数据的测量，将这种测量称为锥形束 CT 的三维测量更准确一些。

与传统头影测量投照不同，锥形束 CT 的投照没有固定的头位，因此锥形束 CT 投照后均没有头位的概念，需要在后期软件中重新定义头位。

侧貌是人类永恒的经典诊断角度，将锥形束 CT 数据在软件中生成头颅侧位片是最重要的诊断步骤之一，无论未来如何定义三维头影测量，侧位分析必将继续沿用经典二维头影测量的方法。但三维影像有许多优势，定点更容易、可以完全避免重叠误差、没有放大率的问题等。生成头颅侧位片的应用与传统二维头颅侧位片大同小异，许多测量项目的价值可以因为三维影像的精确性而提高。需要注意的是头影测量"均值"的使用，传统头影测量"均值"建立在有放大率的基础上，但锥形束 CT 影像理论上是没有放大率的，两种影像数据不可以直接进行比较，需要进行放大率的换算。因此传统二维头影测量的"均值"是可以继续在三维影像中沿用的，没有必要为锥形束 CT 的三维影像再建立一次"均值"，这类研究今天在伦理上也是不能接受的了。另一个重要原因是对头影测量"均值"的理解，它并不是人类的正常值，不可以将其定为患者的治疗目标，每一个病例都要根据自身的解剖关系确定治疗目标，因此"均值"只用来初步分析诊断，诊断价值是有限的。

生成头颅正位片可能比生成头颅侧位片的价值还要大，传统头颅正位片因为拍摄限制，图像放大

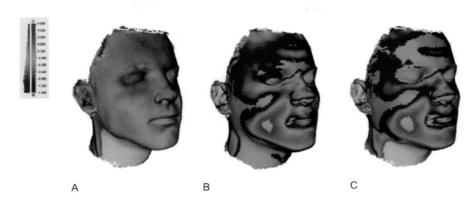

图 8-2　三维面部结构光成像

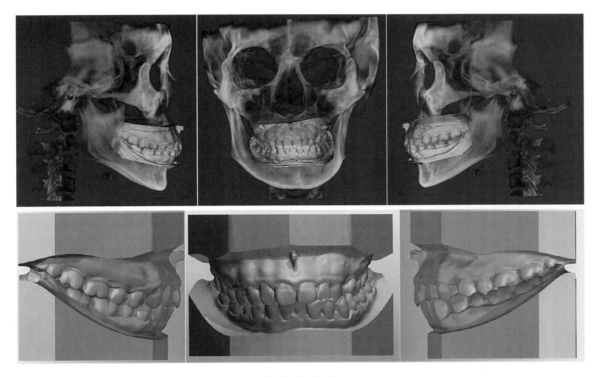

图 8-3　三维模型与锥形束 CT 融合

率和畸变很大，定点也非常困难，在正畸中的应用价值非常低，大部分时候只是用来简单观察对称性，很少用来测量分析，科学价值因此而降低。但锥形束 CT 影像消除了放大率、图像畸变，定点也更加容易，头颅正位片的诊断价值也因此提高。而且生成的头颅侧位片与头颅正位片有完全相同的空间位置与大小，两者结合评价，就是三维头影测量的基础。

锥形束 CT 生成的头颅正位片使用方法也可以借鉴很多经典的二维研究，例如 Grayson 分析、Gurromos 分析及 Rickettes 分析。这些经典的分析方法借助三维影像的优势获得新生。

除了头颅正侧位片，锥形束 CT 影像还可以生成其他常规二维影像，例如曲面断层片、颞下颌关节片以及任何需要的断层片。曲面断层片在 CT 中的生成原理与传统曲面断层的拍摄并不一样，头位或层面的选择都会影响生成的质量，其中最明显的变化就是牙根的平行度。牙根平行度是正畸牙列排齐的评价内容之一，但在生成的曲面断层片中，牙根平行度的概念受到挑战，所谓"平行"应该放在三维空间中去观察理解。

无论是否有关节症状，生成颞下颌关节断层片都是非常重要的正畸检查内容之一。断层的方式有两种，斜矢状位和斜冠状位，两个位置可以间隔1 mm连续截取若干张图，观察范围包括完整髁突、关节窝、关节结节。观察内容包括髁突形态、髁突骨皮质的连续性、关节间隙的大小、关节结节的大小及形态。尤其对于没有症状的病例，关节检查的工作需要由正畸医生记录完成，因此需要正畸医生掌握基础的颞下颌关节生理、病理知识及影像学表现。

除了生成能替代传统的二维断层片之外，还可以生成以往不可能由二维影像完成的内容。其中最重要的就是牙弓断层。牙弓断层是沿牙弓切线垂直断层，可以观察牙齿唇舌向根骨关系。牙根的控制一直是正畸治疗的内容，正畸治疗不能破坏根骨关系，更不能产生骨开窗、骨开裂的情况，但这是以往传统二维影像无法观察的角度。因为无法观察，也就无法评价治疗前后的变化，传统正畸中转矩控制的结果只能靠经验的估计和临床的直观判断。三维影像提供了量化的证据，迫使正畸治疗需要更加

精确地计算和控制牙根的位置。传统头影测量的计算是非常好的诊断依据，正畸中的转矩控制是操作，两者结合可以得到很好的根骨关系控制，并不是因为我们有了三维锥形束CT影像，才将牙根唇舌向观察提上日程。

除去二维的断层片，直观的三维观察也是非常重要的检查手段。三维观察有许多视图方式，三维视图是CT软件最常规的默认方法，分别从矢状面、冠状面、横断面来同时显示立体图像。三个层面的确定根据是头位，但根据观察的需要，也可以随时改变头位。三个层面可以独立分层观察，也可以围绕一个兴趣区，同时改变三个层面进行观察。这种方式非常灵活自由，对于习惯二维观察的医生，是非常简单和直观的方式。三维观察另一个重要方法是立体渲染（Volume Rendering），也可以称为容积再现或立体绘制。它不但可以显示立体结构的表面形态，也可以显示其内部的细节。可赋予影像以不同的伪彩与透明度，达到近似真实的三维结构的感受，该方式在重建中丢失的数据信息很少，可更佳地显示解剖结构的空间关系（图8-4）。

三维重建是非常有挑战的技术，是指将二维影像推测为三维形状的过程。三维重建基于体素与点云数据。锥形束CT的数据基于体素数据，而模型扫描数据与面部扫描数据多基于点云数据，体素数据占空间更多，运算复杂，点云数据相对节省空间与内存，但排列没有规则。三维重建可以是体重建，

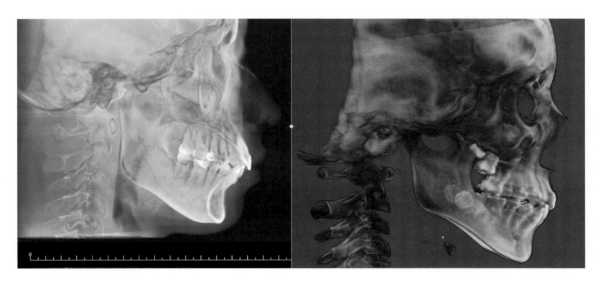

图8-4 锥形束CT渲染效果

也可以是面重建。前者适用于颅面软、硬组织内部的观察，后都适用于面部扫描后的轮廓观察。

将不同的数据融合成一个整体是比较复杂的，这也是未来虚拟颅面诊断模型的建立基础，融合数据不但包括软、硬组织及牙齿，还需要有功能运动成分，构成颅面三维虚拟功能模型，这个模型不仅服务于口腔正畸专业，对整合口腔专业的教学、科研和临床都将是跨时代的改变。

（三）三维面部数据分析

正畸治疗对容貌有一定影响，但正畸并不以美容为第一目标。正畸拔牙可以减小面部突度，但也可以造成口唇塌陷、颧骨突出。很多纠纷的正畸病例，都是抱怨面部容貌的改变。因此正畸治疗前需要仔细记录评估面部容貌特征，对可能的面部改变要有三维的预测。三维面部成像可以更真实直观地表现面部立体比例，不同时间的立体成像也可以重叠比较变化。面部的表情特点也可以利用三维成像予以记录，例如微笑，双侧的口角上抬不对称，会造成牙列位置确定的困难，经常会引起医患双方的误解（图8-5）。

（四）数字化的口颌功能分析

功能分析是正畸诊断的重要内容之一，功能检查包括临床物诊检查与仪器记录。计算机技术使功能的记录更方便、准确。例如咬合力分析、肌电检查、下颌运动及髁突运动的记录，这些都需要借助仪器来完成量化分析，借助计算机可以将这些功能状态与运动时相结合，不同功能的实时状态可以得到清晰呈现。

四、正畸与三维数字化设计与加工

数字化设计与加工最终导致正畸矫治装置或产品，也是商业成功的基础。正畸三维设计与加工最经典的例子就是隐形矫治器了，除此之外，个性化舌侧矫治器、间接粘接托盘等，都因为三维设计而提高了生产效率与精度。不管如何评价这些矫治装置，在三维设计与加工过程中，数字模型替代了原来的石膏模型，技工室工作更加干净，数据在医技之间更容易沟通，这项技术在未来一定可以改变并提高正畸模式。

任何时候不应该忘记，三维设计与加工的基础是三维诊断，诊断基于病例资料的收集及医生的分析过程，没有一个商业软件目前可以做到替代医生来完成诊断。隐形矫治技术、个性化舌侧矫治技术，均基于三维模型排牙。正畸牙列的排齐绝不仅仅只是牙齿的简单排列过程，相反，笔者更喜欢的一个解释是：牙齿的排齐只是正畸过程的附带产物，正畸的主要目标是骨性的协调性。如果没有骨性诊断的基础，只是将牙齿排齐，那么这样的牙列是否能满足咬合功能及骨性补偿是值得怀疑的。

另一个需要考虑的问题是三维设计与加工的精度。影响精度有两个环节，一是三维设计，另一个

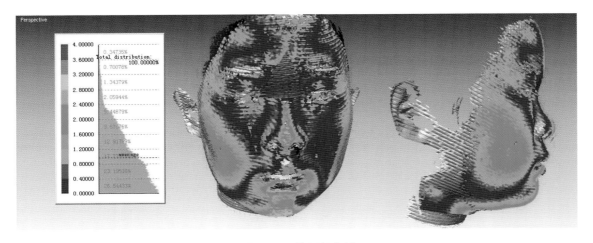

图8-5　三维面部分析

是三维加工。三维设计基于虚拟软件环境，单纯的模型设计精度可以与冠、桥类的修复体相同，但如果有锥形束CT等其他三维数据的融合，对三维设计精度会有一定影响。真正影响精度的是三维加工，例如在间接粘接托盘的制作中，转移托盘需要和模型及托槽都要有精确的连接，不管应用何种材质来制作转移托盘，这两个界面的精度都非常难以达到设计的标准。其原因一方面是成本的考虑，限制了很多高精度材料与技术的应用，先天就无法做到与修复体一样的精度；另一方面是界面太小，尤其与托槽的衔接，有效的接触面积非常之小，传统的托盘材料都不可能保证精确而稳定的位置。

机器人辅助的弓丝弯制技术是个性化矫治过程中的一个重要环节，商业应用中最有名的是Suresmile公司的弓丝弯制机器人，从单纯的弓丝弯制开始，到今天已经演化为全数字化正畸。但目前计算机辅助的正畸弓丝弯制技术对临床来说还不够实用。正畸的方丝弯制需要在三维空间中六个自由度均有变化，过程要比一般的工业生产复杂得多，弯制的弓丝非常细小，对装置的精巧度要求高，同时保证三个序列弯曲的精度是非常不容易的。此外，正畸治疗中的变化是不容易预测的，弓丝也需要根据牙列的变化做相应调整。因此预弯制的弓丝也并不一定能简化临床弯制弓丝，弓丝弯制及调整是临床医生的责任，不能都交给智能机器人。

五、正畸与人工智能和虚拟现实

人工智能（artificial intelligence, AI）技术是计算机科学的一个重要进步，它试图用计算机来模拟人类智能，研究内容可以包括机器人、语言识别、图像识别和专家系统等。其中每一项都可以在未来帮助正畸专业的变革。前面所提的机器人辅助正畸弓丝弯制就是AI应用的例子。

专家系统的建立将是未来辅助诊断的重要工具，尤其对于初学者或者地处欠发达地区的单个医生而言，基于网络的专家系统无疑相当于一个实时的上级指导医生，即便对于有丰富经验的医生而言，专家系统也是个后备和补充工具，对于防止人为的失误有积极作用。专家系统的建立基于大数据基础，以及对正畸完善诊断方法的建立和量化。完善的正畸诊断应该包括形态与功能，形态测量有一定规律可循，但功能分析主观性强，难以量化，再加上正畸治疗是个长期的动态平衡过程，各个因素之间的变化互相影响，功能性诊断的专家系统还需要大量的研究支持，目前还不能依靠AI技术来诊断复杂的正畸病例。

基于AI的自动识别将会帮助正畸的形态学诊断。X线头影测量描记是一个解剖识别过程，头影测量的误差也大量来源于对解剖判断的不精确。基于AI的解剖标记点自动识别，将是对计算机头影测量的一个重要补充，可以在很大程度上节省人工时间、提高定点精度。并且随着放射影像技术的不断提高，影像的清晰度、可识别性越来越高，自动定点完全有可能在将来成为标准流程，计算机头影测量也因此会得到普及。同样的道理，牙𬌗模型也可以由计算机自动定点测量，甚至自动识别牙齿边界，完成自动牙齿分割。面部影像无论是二维还是三维，都比较容易识别解剖标志点，面部识别系统在安保、法医、门禁系统中已经非常成熟，应用于医学领域只是水到渠成的事。

虚拟现实（virtual reality, VR）技术是另一类计算机高端应用。它是将仿真技术与计算机技术相结合，提供用户虚拟的感知性、交互性及自主性过程。虚拟现实技术在牙科最常用的领域是教学，在临床实际动手操作前，可以在虚拟现实环境下体验牙体预备、切开缝合等有创操作。正畸学中有创的操作并不多，但从人文的角度出发，一切给患者操作都可以从虚拟现实的环境中开始学习，例如种植支抗的植入过程是可以利用虚拟现实来教学的。虚拟现实的另一个应用是基于解剖的正畸治疗预测系统。在国外目前有虚拟手术床，可以用来进行解剖教学及手术的演示，同样的概念也可以应用于正畸、正颌专业，在虚拟环境下可以移动牙齿或颌骨，来模拟治疗过程，预测治疗结果。

总结

数字化技术基于数字化硬件及软件来实现。目前正畸临床两者的发展并不平衡，数字化的硬件发展迅速，普及率也越来越高，但相应的软件比较滞后。滞后的原因主要是临床诊断与思维仍然停留在传统影像与方法上，医学专业人员还不能完全了解数字技术与三维技术的特点与优势，两者之间还存在衔接的鸿沟。这也是目前商业上成功的数字化应用并不一定能得到专业人员完全认可的原因。未来数字化正畸的发展有赖于正畸专业人员与工程人员的紧密合作，互相了解需求，尤其对正畸专业人员来说，时刻不能忘记我们服务的对象是正畸患者，无论应用何种技术，都只是诊断与治疗的工具，数字化技术也只是工具之一，而不是标志我们诊疗提高的噱头，任何技术应用的最终目标是患者利益的最大化。

参考文献

[1] 刘怡. 数字化制造技术在正畸中应用. 中国实用口腔科杂志, 2012, 05(5):261-266.

[2] 侯瑜琳, 刘怡. 数字牙𬌗模型在正畸中的应用及展望. 中华口腔正畸学杂志, 2014, 21(3): 168-171.

[3] 宋广瀛.计算机三维数字化测量与手工测量PAR指数的一致性分析.中华口腔正畸学杂志, 2019, 26(1): 22-26.

[4] 王斯维. 3种生成大视野锥形束CT数据正中矢状面方法的比较.北京大学学报(医学版), 2016. 48(2): 330-335.

[5] Pittayapat P. Three-dimensional cephalometric analysis in orthodontics: a systematic review. Orthod Craniofac Res, 2014. 17(2): 69-91.

[6] Carlson S K. Let the truth about CBCT be known. American Journal of Orthodontics and Dentofacial Orthopedics, 2014, 145(4):418-419.

[7] Darvann T A. 3D digital surface imaging for quantification of facial development and asymmetry in juvenile idiopathic arthritis. Seminars in Orthodontics, 2015. 21(2): 121-124.

[8] Boyd RL., V. Waskalic. Three-dimensional diagnosis and orthodontic treatment of complex malocclusions with the invisalign appliance. Seminars in Orthodontics, 2001. 7(4): 274-293.

[9] Chan E., MA Darendeliler. The Invisalign® appliance today: A thinking person's orthodontic appliance. Seminars in Orthodontics, 2017. 23(1): 12-64.

第九章

口腔正畸学实践中的循证医学

孙燕楠

本章内容

一、什么是循证医学

（一）循证医学的起源

20世纪后半叶，人类的疾病谱发生了变化，从单因性疾病向多因性疾病改变，因此相应的治疗也就变成了综合性治疗。在综合性治疗中，每一种干预措施可能都只产生很小的疗效，因此对其评价就必须要借助特定方法，即大样本多中心临床试验。20世纪80年代以来，很多研究发现：对同样一个临床问题，不同国家或同一国家的不同地区甚至在一个地区内的不同社区，其处理方法五花八门。例如在美国四个州的16个社区，颈动脉内膜切除术使用率的差异达20倍；在同一个州内，儿童扁桃体切除率在一个社区是8%，而在另一个社区则高达70%。

同时，不断增多的医疗技术和对同一病症多种诊疗方法的选择使得对临床患者的诊治和政府及医疗机构的医疗决策更为复杂。循证医学（Evidence Based Medicine, EBM）是20余年来在医疗领域中越来越广泛应用的一种新的指导理论，它的诞生是现代医学发展的需要。在2001年，《纽约时报》将循证医学评选为医学领域四大事件之一。

循证医学的哲学根源可追溯到19世纪中叶的巴黎，甚至更早的中国乾隆时代。著名英国流行病学家、内科医生 Archie Cochrane 于1972年在其著作《疗效与效益》中提出，"由于资源有限，因此应该使用已被恰当证明有明显效果的医疗保健措施"，"应用随机对照试验之所以重要，是因为它比其他任何证据更为可靠"。首次探讨了在医疗服务中如何才能做到既有疗效又有效益的问题。其倡导的随机对照试验（Randomized Controlled Trial RCT）和系统评价（Systematic Review，SR）成为循证医学的理论核心。1987年Cochrane根据长达20年以上的随机对照试验以及卫生评价方面的随机对照试验结果而撰写的妊娠和分娩相关的系统评价（Systematic Review，SR），成为临床研究和卫生评价方面的一个真正里程碑，为临床治疗实践提供了可靠依据。同一时期，加拿大McMaster大学流行病学专家David Sackett教授及一些临床医学专家开始培训临床医生及研究生如何阅读临床期刊，并对相关的文献进行严格的评价，然后应用到临床患者的诊疗之中。他们提出了将严格的评价应用于临床的观点（Bring critical appraisal to the bedside）。在1990年，同一大学的Gordon Guyatt教授在培训临床内科医生的过程中提出了用循证医学来描述这种新的临床培训方法。1991年，"循证医学"这个名词第一次出现在美国临床内科医生期刊俱乐部（ACP Journal Club）发表的文章中。英国的流行病学家Iain Chalmers教授，将Archie Cochrane的理念付诸实践，于1992年在英国牛津成立了以已故Archie Cochrane博士姓氏命名的英国Cochrane中心。1993年英国牛津正式成立国际考科蓝协作组（Cochrane Collaboration）。随后，循证医学逐渐发展并形成了一种更为系统、完善的体系，并逐渐被广泛接受和应用。

（二）循证医学的定义

循证医学意为"遵循证据的医学"。循证医学先驱之一David Sackett教授在1996年第一次将循证医学定义为："在患者单独照护的决策中，认真、明确并明智地使用当前最佳证据（作为判断依据）"。而后在2000年David Sackett教授在第2版《怎样实践和教授循证医学》一书中，再次定义循证医学为"慎重、准确和明智地应用当前所能获得的最好的研究依据，同时结合医生的个人专业技能和多年临床经验，考虑患者的价值和意愿，将三者完美地结合制订出患者的治疗措施"。①最好的临床证据是指与临床相关的试验研究，通常指以患者为中心的临床研究和临床基础研究，其内容包括诊断试验和临床检查的准确性和精确性、预后指标的可靠性、治疗的效果和安全性等。通过循证医学的方法，部分以往接受的诊断试验和治疗方法将被更有力的、准确的、有效的和安全的新的临床研究的证据所取代。②临

床的专业技能和经验是指使用临床技能和以往的经验来迅速判断每一个患者独特的健康状态和明确的诊断，判断干预措施的风险和收益，以及患者个体价值的能力。③患者的价值是指每一个体的偏好、关注和意愿，我们必须在做临床决策时综合考虑。当这三个重要因素有机地结合到一起时，临床医生和患者才能从诊断和治疗中获得最明智的决策和更好的生命质量。

循证医学模式认为，只要力所能及，患者的要求而不是医生的意见，应该首先被尊重和考虑。循证医学另一极其重要的使命是促进医患关系、规避医疗风险。循证实践有助于促进医疗质量的提高，缓解医患间的矛盾。在医疗纠纷中举出有力的证据，维护自己的尊严和医院的声誉。

（三）循证医学与传统医学的比较

长期以来，人们认为医学（特别是临床医学）是一门实践学科，临床经验是最重要的，因此逐渐形成了以个人临床经验和推论为基础的认知方式，这种传统的经验医学的观点使得一些更有效的方法或药物未被临床使用，也使得一些看似有效而实际上无效甚至有远期伤害的疗法在临床上长期应用。循证医学的出现弥补了传统以经验为基础的临床医学模式的不足，但二者并不是相对的。循证医学的实践既重视医生个别临床经验，又强调与现有最佳的科学依据相结合起来进行医疗决策。循证医学与传统的经验医学相比较，在证据来源、研究方法和结果评价的指标等方面有一些不同之处（表9-1），具体来说：

1. 证据的来源不同　经验医学提倡以个人的临床经验、理论推理、高年资医生的指导、教科书和

表9-1　循证医学与传统医学的比较

	传统医学	循证医学
1. 证据来源	理论推理 个人经验 高年资医生指导 教科书 零散的临床研究报告	个人经验 严谨科学的临床研究
2. 研究方法	多为局部小样本 设计不严谨	样本量充足 研究设计系统严谨
3. 评价指标	以适度疗效指标为主	以预后终点指标为主
4. 医学模式	医生/患者为中心	患者为中心

医学期刊上零散的研究报告为依据来处理患者。循证医学提倡个人经验与外部最佳证据的结合，强调证据的可靠性，即证据必须来源于设计严谨、方法科学可靠的临床研究。对于临床干预性试验，其试验设计应是多中心、大规模、前瞻性、随机双盲、安慰剂对照的随机对照试验，所得结论将更可靠。也就是说，对于临床的诊疗行为，应该有科学可靠的临床试验研究来验证，而不仅仅是因为传统或者普遍的认可。

2. 对研究方法的要求不同　经验医学对临床疗效的研究多属于局部小样本。循证医学要求符合临床科研方法原则，有足够的样本量，以尽可能将各种偏倚控制在最小范围内，以保证研究结果的可靠性和科学性。临床医生往往将自己治疗的患者进行总结来得出一定的结论，但是这种结论是需要严谨设计的临床试验来验证的。由于临床总结是一种回顾性的研究，它们受到资料完整性、收录患者的偏倚、回忆的准确性以及较小样本量等的限制，可能会得出一些误导临床的结论。

3. 结果评价的指标不同　经验医学以适度疗效指标（Surrogate end point）替代终点指标（Outcome end point）为主。适度疗效指标是指以症状的改善、试验室结果等指标的变化来评价治疗效果。例如，某些方法可以通过推磨牙远中或者扩展牙弓来获得间隙，在主动矫治结束时获得良好的结果，但是长期随访的稳定性却无法保障。循证医学更倾向于实现医学的终极关怀，即增进健康和延长寿命。它倡导以患者的满意终点为评价目标。循证医学观察各种治疗对患者的疾病重要事件、生命质量、生存时间等重要预后指标的影响，根据"成本-效益比"的卫生经济学指标来对患者进行诊断决策。例如对于高血压患者的治疗，一种降压药的使用不能仅仅看到患者血压的下降与否，还要有严谨的试验证明对于最终患者病死率的改善。此外，针对某一临床研究问题，循证医学可以用统一、严格的标准对各种报告的质量进行客观评价和合并分析，可以得出比经验医学更可靠、简单、明确且重要的结论。

4. 按照经验医学的习惯，遇到临床问题时医生会从以下这些地方找答案　①自己的临床经验；②已掌握的基本理论；③教科书；④请专家会诊；⑤查阅文献。循证医学临床决策时解决问题的思路是：①患者有什么问题或需求？②有什么科学证据能解决这些问题？③利用证据提供的方法结合医生的经验并尊重患者的要求解决该患者的问题。这两者关键的差异在于对科学的临床证据的使用，循证医学要求对临床证据进行科学的评价和选择，对于争论的问题进行 Meta 分析等二次研究来科学地指导临床诊疗行为。

（四）循证医学的局限性

与任何理论体系一样，循证医学并非是无懈可击的，循证医学本身也存在一些缺陷或不足。例如循证医学强调证据最优化从而可能导致追求最佳证据的过度化和绝对化，一定程度上限制了把最新的科学发现实验性地应用于临床，阻碍了科学创新；过度重视最佳证据的普遍性，往往会导致普遍性与特殊性之间的巨大矛盾，从而忽视在临床工作中个体差异的重要性；原始文献研究背景和研究质量不一，如果忽视了最佳证据获取过程中的缺陷，如人为因素的干扰、疾病诊断的不准确、疾病评估及分期模糊等，即使经过严格的证据评价，循证医学实践得到的结论仍有可能存在各种偏倚；过分强调了统计学分析的效力，降低了疾病的深层机制和临床共识的权重，容易被有偏倚的数据左右。更有学者认为可能存在医药企业与循证医学结为盟友，联合为一些非严谨科学的理论提供证据支持；甚至是国家健康与护理优化研究所和 Cochrane 协作组都不会拒绝存在利益冲突的研究者等等。当然，类似质疑的对象并非循证医学体系的本身，而是认为其正在被不恰当地利用。未来循证医学体系作为一项进行临床决策工具的使用需要不断发展和完善。

二、循证医学证据的范畴

（一）证据的分类

随着循证医学的迅速发展，其包含的范畴在不断深入，应用也在不断扩大。循证医学证据按研究方法分为原始研究和二次研究。原始研究是指对直接在患者中进行单个有关病因、诊断、预防、治疗和预后等试验研究所获得的第一手数据，进行统计学处理、分析、总结后得出的结论，主要包括：随机对照试验、交叉试验、队列研究、前后对照研究、病例对照研究、非传统病例对照研究、横断面设计、非随机同期对照试验及叙述性研究等。二次研究是指尽可能全面地收集某一问题的全部原始研究证据后，进行严格评价、整合处理、分析总结所得出的综合结论，是对多个原始研究证据再加工后得到的更高层次的证据。根据研究者的需要，主要分为：系统评价（Systematic Review，SR）/Meta 分析、临床实践指南（Clinical Practice Guidelines, CPG）、临床决策分析（Clinical Decision Analysis, CDA）、临床证据手册（Handbook of Clinical Evidence）、卫生技术评估（Health Technology Assessment, HTA）及卫生经济学（Health Economics）研究等（图 9-1）。

（二）证据的分级

不同证据的分类和分级不同。20 世纪 60 年代，美国两位社会科学家 Campbell 和 Stanley 首次提出了研究证据分级的思想，并引入了内部真实性和外部真实性的概念。1979 年，加拿大定期体检特别工作组（CTFPHE）首次对研究证据进行了分级，并给出了推荐意见。此后 20 余年中，世界多个机构组织对证据质量与推荐强度进行了规范，但方法各异、标准不一，甚至彼此矛盾。1992 年 AHRQ 制定的标准中，将随机对照试验的 Meta 分析作为最高级别证据，并向全国推广。1996 年，NEEBGDP 发布了证据分级标准与推荐强度，将 RCT、Meta 分析和系统评价共同作为最高级别证据。2001 年牛津大学循证医学中心的证据分级标准引入分类概念，将循证医学证据分 5 级（图 9-2）。

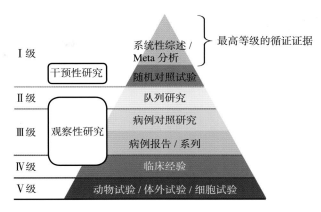

图 9-2　证据分级

2000 年，包括 WHO 在内的 19 个国家与国际组织共同创立了 GRADE 工作组，由 67 名专家、各标准主要制定者等构成，于 2004 年正式推出了国际统一的证据质量分级与推荐强度系统，从此包括 WHO 与 Cochrane 协作网在内的 28 个国际组织、协会已采用 GRADE 标准（表 9-2）。

与其他系统相比，GRADE 系统有自己的优势：①它是由一个具有广泛代表性的国际指南制定小组制定；②明确界定了证据质量和推荐强度；③清楚评价了不同治疗方案的重要结局；④对不同级别证据的升级与降级有明确、综合的标准；⑤从证据到推荐全过程透明；⑥明确承认价值观和意愿；⑦就推荐意见的强弱，分别从临床医生、患者、政策制定者角度做了明确实用的诠释；⑧适用于制作系统评价、卫生技术评估及指南。

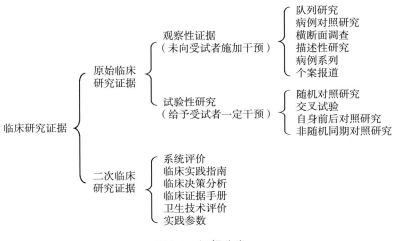

图 9-1　证据分类

表 9-2　2004 年 GRADE 证据分级及推荐强度

证据分级	具体描述	推荐级别	具体描述
高	未来研究几乎不可能改变现有疗效评估结果的可信度	强	明确显示干预措施利大于弊或弊大于利
中	未来研究可能对现有疗效评估有重要影响，可能改变评估结果的可信度	弱	利弊不确定或无论质量高低的证据均显示利弊相当
低	未来研究肯定有可能对现有疗效评估有重要影响，改变评估结果可信度的可能性较大		
极低	任何疗效的评估都很不确定		

（三）系统评价 /Meta 分析

1. 系统评价 /Meta 分析概述　系统评价是循证医学的主要方法之一，是一种全新的文献综合评价方法，其基本过程是以某一具体临床问题（如疾病的治疗、诊断）为基础，系统、全面地收集全世界所有已发表或未发表的临床研究结果，采用临床流行病学方法严格评价文献的原则和方法，筛选出符合质量标准的文献，进行定性或定量合成（Meta 分析），去粗取精，去伪存真，得出综合可靠的结论。同时随着新的临床研究的出现及时更新，随时提供最新的知识和信息作为重要的决策依据，以改进临床医疗实践和指导临床研究方向，最有效地利用有限的卫生资源为人类健康服务。

Meta 分析是系统评价的量化合成方法，通过权重使大样本的研究或变异小的研究对于结果的影响更大，它前身源于 Fisher 1920 年"合并 P 值"的思想，1955 年由 Beecher 首次提出初步的概念，1976 年心理学家 Glass 进一步按照其思想发展为"合并统计量"，称之为 Meta 分析。Meta 分析国内翻译为"荟萃分析"，定义是"对具备特定条件的、同课题的诸多研究结果进行综合的一类统计方法。"Meta 从字源上有多种来源，其中最简洁并且一语中的的是"Meta science: a theory or science of science, a theory concerned with the investigation, analysis, or description of theory itself."意为一种科学中的科学或理论，一种对原理本身进行调查、分析和描述的原理。Meta 分析有广义和狭义两种概念：前者指的是一个科学的临床研究活动，指全面收集所有相关研究并逐个进行严格评价和分析，再用定量合成的方法对资料进行统计学处理得出综合结论的整个过程；后者仅仅是一种单纯的定量合成的统计学方法。

目前国内外文献中以广义的概念应用更为普遍，系统评价和 Meta 分析交叉使用，当系统评价采用了定量合成的方法对资料进行统计学处理时即称为 Meta 分析。因此，系统评价可以采用 Meta 分析（定量系统评价），也可以不采用 Meta 分析（定性系统评价）。系统评价有多种类型，如病因研究、诊断性试验的评价、预后及流行病学研究等，临床医生应用较多的是临床干预性研究的系统评价。

2. 系统评价与 Meta 分析的步骤与方法

（1）确定选题：首先要提出与临床相关的问题，这个问题要具体而明确，最好为疾病防治方面不确定、有争论的重要临床问题。为避免重复，在确定题目之前应先进行全面、系统的检索，了解针对同一临床问题的系统评价或 Meta 分析是否已经存在或正在进行。如果有，其质量如何？是否已经过时？如果现有的系统评价或 Meta 分析已过时或质量差，则可考虑进行更新或再重新做一个新的系统评价。

对于临床干预性问题，在确立题目前，应围绕研究问题明确四个要素（PICO）：①研究对象的类型（P）：是指患者（Patient），我们要明确所要研究的特定的患者群体。②研究的干预措施（I）：我们采取何种治疗措施 (intervention) 来诊疗患者；③研究的对照措施（C）：我们与哪种对照 (comparison) 相比较来评价所实施的干预的疗效；④研究的结局指标（O）：包括所有重要的结局 (outcome)（主要结局和次要结局）、不良反应等，我们采用哪些临床或者试验室指标来评价干预的疗效。例如，对于使用固定矫治器的正畸患者（P），常规使用牙刷，并配合使用间隙刷（I），相比于单纯使用牙刷（C），是否可以更为有效地清除口腔内的牙菌斑（O）。通过 PICO 的方式提出的问题非常明确，有利于我们在特定的范围内搜索所有的临床试验，进而进行分析，得出针对此特定问题的答案，应用于特定条件的患者。

对于问题的提出，要避免过于局限，以至于无法检索到相关的信息。同时，也要避免过于宽泛，这样会浪费资源，缺少实际的可行性。在系统评价开始实施以后，要尽量避免对原始问题进行较大的改动。在系统评价实施的各个步骤都要符合精炼问题的提出，尽量减少偏倚的产生。

（2）制定研究计划：系统评价的题目确定之后，需要制订计划书，内容包括系统评价的题目、背景资料、目的和方法，其中方法学部分是计划书中的重点，包括文献检索的方法及策略、文献的纳入排除标准、文献质量的评价方法、数据收集和分析方法，以及时间、人员、经费的安排等。

（3）全面检索文献：明确要研究的问题之后，要在尽可能的范围内搜索所有可能的临床试验，主要包括以下几方面：①检索电子数据库，包括原始研究和二次研究数据库。原始研究数据库包括：PubMed、Embase、中国生物医学文献数据库（CBM）、中国循证医学中心数据库、英国国立研究注册（The National Research Register, NRR）等。二次研究数据库包括：Cochrane 图书馆（Cochrane Library, CL）、MEDLINE、Ovid 循证医学数据库等；②科学引文检索（Science Citation Index, SCI），主要包括：循证医学杂志（Evidence-Based Medicine, EBM）、美国内科医生学院杂志联合（ACP Journal Club）、循证口腔医学杂志（Evidence Based Dentistry, EBD）等。③查阅相关指南和共识。④寻找未发表的"灰色研究"：通过与专家、会议举办方联系以获得未发表的文献资料，例如未发表论文、学术报告、会议论文集或毕业论文等。

在检索电子资料库时，我们需要制订一个详细而合理的电子检索方案，包括限定性主题词（例如，orthodontic）和非限定性主题词（例如，ortho）。检索方案尽量保证查准（Narrow，高特异性）和查全（Broad，高敏感性），并且具有可行性。由于在发表文章的过程中有很多偏倚的存在，例如阳性结果的临床试验更容易被发表，英文写作的文章更容易被发表等，所以我们要求尽可能地搜索所有相关的临床试验，避免单一资源的检索（例如，MEDLINE），尽量减少由于收录不同的文献而产生偏倚。

（4）选择文献：选择文献是根据计划书中拟定的文献纳入和排除标准，从收集到的文献中检出能够回答研究问题的文献资料。文献的选择标准一般应根据确立的题目和构成研究问题的四个基本要素（PICO）而制订。

文献的选择和纳入应分三步进行：①初筛：通过阅读检出文献的引文信息如题目、摘要以剔除明显不合格的文献，对可能合格的文献进一步进行全文筛选；②全文筛选：对初筛可能合格的文献应仔细阅读和评估其全文的方法学部分，提取文献中的相关信息，包括研究设计、统计分析等内容，以判断文献是否符合纳入标准，并确定该文献是否纳入；③获取更多信息：有时，即便获得了文献的全文，仍有可能因提供的信息不全面而无法确认是否纳入。因此，对有疑问或分歧的文献应先纳入，然后通过与作者联系等途径获取更多信息后再决定取舍，或在以后的选择中进一步进行评价。

（5）评价文献质量：证据评价的目的是明确证据的真实性、重要性和适用性，更好地指导临床实践。①证据真实性的影响因素主要包括：研究设计因素，例如研究方法是否合理、可行；研究对象因素，例如研究的纳入排除标准、样本量大小等；研究方法因素，例如测量指标的选择、有无测量偏倚等；研究结果的因素，例如基线可比性、统计分析方法是否合理等。②临床重要性的影响因素主要包括：效应指标的数值大小，例如相对危险度等；可信区间范围；检验效能。但不同研究类型的具体效应指标不同，例如诊断性研究为灵敏度、特异度、预测值的大小，病因学研究证据为 OR 或 RR 值，需要进行鉴别区分。③证据适用性的影响因素主要包括：研究人群的人口学特征；研究对象类型；社会环境和经济条件等。对研究证据的评价应该是对该文献中的内容从研究目的—研究方法—研究结果—结论全过程的评价。

（6）收集数据：我们从所收录的文献中提取所需要的详细信息资料，包括试验的基本特征、患者人群的资料以及系统评价分析相关的不同试验结果等。由于不同研究的目的不同，不同临床试验的内容和实施不同，提取数据的表格需要针对具体的系统评价和具体的临床试验来设计。我们可以编写软件或电子表格，获取电子信息，也可以手工填写于纸质资料上。信息的收录要全面而简洁，避免与分析无关的信息。信息的提取应该包括以下的必要部分：①试验和评价人的一般信息；②试验的收录标准；③试验的参与患者研究对象的特征和数量；④试验不同组间具体的干预措施内容和实施情况；⑤试验的方法学部分（包括统计分析、偏倚控制方法等）；⑥试验的结局指标测量结果；⑦失访和不良反应的情况（失访人数和发生严重不良反应及次要不良反应的例数）。提取出的资料可以输入评价管理软件，例如 Review Manager，以便在后期进行文献的定量分析和结果报告。

（7）分析数据和结果报告：收集数据后，可以根据研究目的和数据质量进行定性分析或定量分析。如果有足够的患者原始资料，我们可以采用适当的 Meta 分析的方法来做量化的合成，得出更为精确的结果以及可能的范围。Meta 分析本质上也是一种观察性研究，在系统评价的基础上收集和分析数据，得到定量分析结果。如果没有足够的临床试验研究，或者不同试验之间存在较大的异质性，系统评价中就无法使用 Meta 分析的方法，但是可以对结果进行全面的综合、系统的定性评价，主要包括对研究对象、干预措施、研究结果、偏倚风险和设计方法等的定性分析。不进行 Meta 分析时，只能比较阳性与阴性的结果，往往过分强调有临床意义的小的阳性结果。当然，如果 Meta 分析被错误地使用，例如高质量原始研究证据数目过少，选择低质量的原始研究证据进行合并分析，其结论未必优于单独的高质量的临床试验，有时甚至是误导的、有害的。Meta 分析的目的主要有以下几个方面：①增加统计学检验功效：将足够数量的临床试验或其他研究合并后，研究的总样本量增加，统计学检验效能相对增大；②定量估计研究效应的平均水平；③评价研究结果的不一致性；④通过亚组分析，得出一些新的结论；⑤寻找新的假说和研究思路。

Meta 分析的统计学处理基本步骤为：①检验研究是否同质（异质性检验）：可以通过统计量法（例如 Q 检验或 I^2 检验）或图示法（例如森林图、星状图）进行异质性检验，目的是检查各个独立研究的结果是否具有可合并性；②模型选择（固定效应或随机效应模型）：异质性较低则选择固定效应模型，异质性较高则选择随机效应模型；③效应合并值的参数估计（点估计和区间估计）；④效应合并值的统计推断（假设检验）。

Meta 分析应用各种不同的统计方法，没有绝对

的标准。根据合成数据的性质可以选择不同的统计学方法。对于原则和概念的正确理解比不同应用模型的选择更有意义。推荐使用 RevMan 5 软件，这是由国际考科蓝协作组为系统评价所提供的一体化、标准化专用软件，也是目前 Meta 分析专用软件中较成熟的软件之一。其功能完善、操作简单、结果直观，提供了计数资料，如有效率的优势比、相对危险度和差率的合并方法和计量资料，如呈正态分布的资料（身高、体重等）的合并方法，以及这些指标的固定效应和随机效应两种模型。还有一些统计方法，包括回归 Meta 分析（Meta Regression）、叠加 Meta 分析（Cumulative Meta Analysis）、Bayesian Meta 分析等。Meta 分析中，将不同试验的同类结果进行统计学的量化合成均建立在一定的统计学假设之上，并采用不同的合成方法。其所得出的结论的真实性和适用性需要科学地分析，如果条件许可，我们还可以采用其他的一些方法，例如亚组分析（Sub Group Analysis）和敏感性分析（Sensitivity Analysis）等来对 Meta 分析的结果作进一步的解释。

（8）解释评价结果：如果收集到一定数量和质量的资料，系统评价尤其是 Meta 分析可以得出具体量化的结果。然而系统评价结果的应用一定要考虑到可能的一些影响因素，例如本系统评价的局限性、论证的强度、结果的适用性、包括相关决策的成本和可行性、对未来医学研究的意义等。因为系统评价的结果将可能应用于不同地区的不同人群，因此要比较谨慎，即使同样的证据也可能得出不同的临床决策，应该尽量避免使用建立在假设上的结论和建议。

证据的强度包括所收录的试验是否有良好的方法学质量，试验所观察的效果是否足够大且有显著性，不同试验之间的结果是否有一致性，试验中是否有明确的因果关系，是否有直接的证据来支持干预措施，以及是否有大量不同结论的试验由于偏倚等因素没有被系统评价所收录等。

试验结果的适应性则涵盖了不同试验样本的生物性和文化的差异，比如男性和女性对同一干预措施的不同反应，因为文化的不同而倾向于特定的干预措施。不同的经济条件和态度，也会影响患者对干预措施的依从性，例如发达国家和发展中国家的差异。试验基线的风险也需要考虑，适用于高危人群的干预措施不一定也适用于普通人群。最后还要

比较所应用人群与试验收录人群的特征性差别，包括患者性别、年龄、干预时间以及疾病特征等。

在应用系统评价的过程中还应该考虑到医疗卫生成本的核算、可行性以及效益损害比等，但是这些将由相关专家进一步去衡量评价。还有一点需要注意，不要混淆结论中"没有证据证明有效"和"有证据证明无效"的差别，二者的含义有很大的不同，需谨慎对待。

（9）更新系统评价：发表后的系统评价要随时接受反馈意见和信息，并做相应修改和完善。每年均应查询是否有新的临床试验，如果有，应根据系统评价的全过程重新进行评价，报告新的结果。考科蓝系统评价要求每2~3年更新一次，更新后的系统评价会被当做一篇新论著发表；其他杂志并不要求作者定期更新（图9-3）。

3. 系统评价与传统综述的区别　系统评价与传统叙述性文献综述相同，都是对某一临床问题的总结，并进行文献收集整理；但二者在各个阶段的具体实施步骤上存在明显的不同。

首先对于研究的题目，系统评价非常明确，比如"对于生长发育期的骨性安氏Ⅱ类错𬌗儿童，功能矫治器的双期矫治是否比单期矫治更好地促进下颌骨生长？"而传统综述则比较宽泛，例如"功能矫治器的疗效评价。"

对于评价人，系统评价为受过培训的多学科人员形成小组，包括相关专科临床医生、方法学家和统计学家等。而传统综述为个人，多为临床医生。

在文献搜索的过程中，系统评价搜索的方案是严格的、彻底的，而且可以被任何人重复。搜索网络电子资料库、文献目录，手工查阅期刊，寻找未发表的试验，接触相关作者查询，尽可能查找相关文献。并且根据试验设计、干预和结果测量的有效性提前确立文献纳入和排除的标准。而且多人共同决定文献的纳入和排除。应用明确的条件来减少人为的主观偏差。对于传统综述，其没有提前确立搜索标准，文献中很少发表搜索方案；搜索随意的范围，文献可多可少；个人决定文献是否被纳入或排除，缺少客观统一的标准，个人的主观偏差会影响综述的客观性。

在报告结果时，系统评价报告文献搜索方案和使用的资料库。明确搜索到的文献数量，最终纳入的文献数量，明确排除的文献的数量及原因。对每个纳入试验的设计等具体内容都有详细的评价和描述。传统综述报告形式由作者决定，搜索方案、资料库、搜索到及使用的文献数目不明确；通常有对试验结果的描述，缺少对所纳入文献试验设计的评价和分类。

在纳入文献的分析中，系统评价描述所纳入试验的质量评价。决定是否可做统计学分析，描述Meta分析的方法。传统综述描述支持或反对观点的试验，不进行统计学的合成分析。

报告结果时，系统评价报告纳入的试验总数及患者总数，报告与特定目标及测量相关的结果，包括Meta合成的指标，例如避免一例不良反应所需要治疗的患者数量（NNT）及95%可信区间等，其结果定期更新。传统综述有作者摘要与综述题目相关的结果，不包括统计学合成的量化结果及可能的范围，没有定期更新。

对结论和评价，系统评价更科学的解释可以减少结果的偏倚，具有更好的适用性（表9-3）。

4. 系统评价与再评价　自循证医学兴起以来，系统评价/Meta分析发表数量惊人，但质量良莠不齐；此外，同一主题的系统评价可能已经发表多篇，但多篇之间的结果可能不完全一致。在这样的情况下，系统评价再评价应运而生。系统评价再评价（Overview of Reviews，简称Overview）是全面收集同一疾病或同一临床问题的治疗或病因、诊断、预后等方面的相关系统评价，进行综合研究的一种方法。与常规干预试验的系统评价最大的区别包括两个大方面：第一，系统评价再评价纳入了已经发表

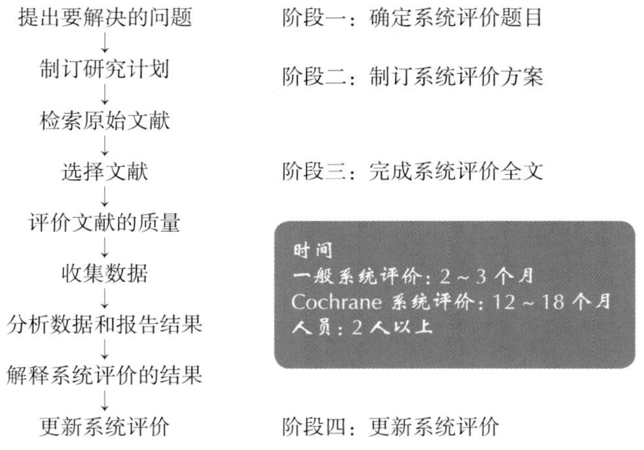

提出要解决的问题　　　阶段一：确定系统评价题目

制订研究计划　　　　　阶段二：制订系统评价方案

检索原始文献

选择文献　　　　　　　阶段三：完成系统评价全文

评价文献的质量

收集数据

分析数据和报告结果

解释系统评价的结果

更新系统评价　　　　　阶段四：更新系统评价

时间
一般系统评价：2~3个月
Cochrane系统评价：12~18个月
人员：2人以上

图9-3　系统评价的步骤

表 9-3　系统评价与叙述性文献综述的区别

特征	系统评价	叙述性文献综述
研究问题	常明确集中于某一问题	涉及的范围常较广泛
原始研究文献来源	明确、常为多渠道	常未说明，不全面
检索方法	有明确的检索策略	常未说明，有潜在偏倚
原始文献选择	有明确的选择标准	常未说明
原始文献评价	有严格的评价方法	评价方法不统一
结果合成	多采用定量分析	多采用定性方法
更新	定期根据新试验进行更新	未定期更新

的相同主题的系统评价 /Meta 分析，而常规干预试验的系统评价仅纳入原始研究；第二，二者对纳入证据的评价方法和评估工具不一样：原始研究的偏倚风险评估我们采用改良的 JADAD 或者考科蓝的随机对照试验偏倚风险评估工具，而系统评价的质量评估工具我们较常用的评价标准有 PRISMA，OQAQ 和 AMSTAR 等，而这些工具都是评价系统评价 /Meta 分析的质量的。本质上，系统评价再评价是一种定性系统评价的方法，并不涉及复杂的统计学问题，过程与原则与常规系统评价差异并不大。

（四）临床实践指南

1. 临床实践指南的定义　临床实践指南是系统开发的多组临床指导意见，是连接研究证据与临床实践的桥梁，帮助医生和患者针对特定的临床问题做出恰当的处理、选择、决策的卫生保健服务。其作用和价值主要有以下几个方面：①提高医疗质量，给予患者最佳治疗和合理治疗；②可减少不同医疗机构和不同医师间医疗实践的差异；③可减少患者的医疗费用；④可作为医疗质量检查的证据；⑤可作为医疗保险的凭证；⑥有助于医务人员的继续教育。

2. 临床实践指南的制定流程与方法

（1）临床实践指南的制定方法主要有：①非正式的共识性方法；②正式的共识性方法；③循证制定指南的方法。

（2）临床实践指南制定的一般流程：①建立开发小组：临床专家、科研人员、基础研究者、统计学家、临床流行病学专家、经济学家、医学决策专家；②收集文献：查全，查准；③评价证据：按照系统评价的方法进行评价，对证据进行分类、分级；④征求专家意见；⑤考虑实施过程政策问题和临床

实际问题，主要包括：政府政策、医保政策、伦理问题、患者和社会反应、成本 - 效益、各医疗机构条件、患者依从性等；⑥指南草稿送全国有关专家及机构征求意见后正式发布，并且进行定期修改。

对于以循证医学为基础的指南来说，需要推荐意见有客观的科学依据，并且在推荐意见后需要同时标注证据级别和推荐强度。

3. 临床实践指南的评价　当面对解决相同临床问题的不同临床指南时该如何选择呢？需要从以下三方面考虑：①指南的真实性：指南的制定是否对过去的文献资料进行了综合性、可重复的查阅；每条推荐意见是否表明了引用证据的级别强度和引文信息；②指南的重要性：是否回答了临床需要解决的重要问题；③指南的适用性：该指南是否能够应用于你的临床实践 / 你的医院 / 你所在的社区？

1990 年美国医学研究所发表了第一个评价临床实践指南的工具，至今大约有 20 多个评价工具，其中 Cluzeau 量表（37 个条目）、COGS 评价标准（18 条）和 AGREE 评价标准（23 个条目）比较全面、系统。

在应用临床实践指南时，应注意个体化原则，不能强制执行、照搬照抄；明白其为普遍性指导原则，不可能包括所有特殊临床情况，即适用性原则；需要结合病例具体情况，制定临床措施，强调个体化治疗，尊重患者意愿，即患者价值取向原则；以及时效性原则和后效评价原则。将临床实践指南和临床问题具体结合，才能达到最好的治疗效果。

（五）临床决策分析

1. 临床决策分析的定义　临床决策分析（Clinical Decision Analysis，CDA）是指由医务人员针对疾病的诊断和防治过程中风险与获益的不确定性，在充分调查已有证据，特别是最新最佳证据的基础上，结

合自己临床经验和患者的实际情况，分析比较两个或两个以上可能的备选方案，从中选择最优者进行临床实践的决策过程。其与传统决策最主要的区别在于循证确定并评价备选方案。临床决策分析应遵循以下4个原则：①真实性：即据以制定及评价决策方案的依据必须是真实的，经过科学试验验证的；②先进性：即决策全过程必须充分利用现代信息手段，必须是在尽可能全面收集并严格评价国内外证据的基础上进行决策，使决策摆脱个体经验的局限性；③可行性：即决策的目标和拟采取的措施合理、可行；④最优性：即决策过程中应遵循汰劣选优的原则。决策分析主要用于比较不同决策选择的优劣，不能用来评估具体干预措施的临床效果。

2. 临床决策分析程序　临床决策分析程序与系统评价类似，主要步骤包括：①提出决策目标；②收集和筛选信息资料；③拟定决策备选方案；④评估备选方案与选择较满意的决策方案；⑤拟定实施步骤予以实施；⑥通过信息反馈予以必要的调整。

3. 主要分析方法　临床决策的分析方法主要分为模型法，如决策树分析法、Markov决策模型；以及阈值决策法，如诊断阈值决策、治疗阈值决策等。

（1）决策树分析法：决策树分析法是将临床决策的各个备选方案和思路通过决策树图形表达出来，使整个决策思路过程更加清晰明确、直观、条理化，从而比较出各种方案的预期结果而进行决策。①明确决策问题，然后列出所有可能的备选方案。在决策树上决策的选择应用决策结（Decision Node）又称选择结（Choice Node）来代表；②列出所有可能的直接结局及最终结局，通过一系列决策结、机会结（Chance Node）直至最终结局（Final Outcome）的连结，展示事件的客观顺序；③明确各种结局可能出现的概率；④对最终临床结局用适宜的效用值赋值；⑤计算每种备选方案的期望值，选择期望值最高的备选方案作为决策方案；⑥应用敏感性试验对决策分析的结论进行测试。

（2）治疗阈值决策：临床医师尝试根据诊治医师个人的经验和知识积累，进行临床治疗决策。当面对复杂的临床情况时，如不采取合理的决策方法，容易犯错误。在对患者采取某种治疗措施时，治疗的目标通常为推迟和防止不良预后的发生，可称之为"目标结果"或"靶事件"，但治疗本身也可引起副作用等不良事件，即产生一系列风险。因此，应对治疗的获益及风险作出综合评价，计算预防治疗相关不良事件阈值，另外也应考虑到治疗的成本效益。具体计算治疗阈值的步骤：①对各个临床亚组的靶事件进行综合评估，计算靶事件的平均效用值、治疗成本以及因病造成的生命和健康损失的平均价值；②对治疗引起的不良事件进行综合评估，包括严重不良事件、轻度不良事件的发生率及相应的效用值，治疗成本及因这种不良事件造成的损失价值；③估算主要不良事件与靶事件相比的相对价值；④估算治疗1例不良事件的平均成本；⑤计算预防1例不良事件需治疗例数，作为预防治疗相关不良事件阈值；⑥从成本角度考虑，计算预防治疗相关不良事件阈值；⑦如果治疗获益大于治疗带来的不良事件的风险及相应费用，则治疗方案值得采用。

4. 临床决策分析的评价　临床决策已经应用广泛，从文献中寻找有关的临床决策信息已经成为可能。但是，在用于自己的临床实践之前，应当对这些信息进行严格的评价，学会提问：①是否选择了最佳方案，决策所使用的方法学是否正确；②决策分析结果的临床意义如何；③这个结果是否适用于自己的具体患者。

（六）临床证据手册

临床证据手册（Handbook of Clinical Evidence）由专家对各种原始研究和二次研究进行严格评价后汇总撰写，针对临床常见病、多发病有无证据及证据强度评价，是目前全球最权威的循证医学临床证据。

（七）卫生技术评估

卫生技术评估（Health Technology Assessment, HTA）是对卫生技术的技术特性、安全性、有效性（效能、效果和生存质量）、经济学特性（成本-效果、成本-效益、成本-效用）和社会适应性（社会、法律、伦理等）进行系统、全面评价，为各层次决策者提供合理选择卫生技术的证据。

（八）卫生经济学研究

卫生经济学（Health Economics）应用经济学原理和分析方法研究卫生、人口和经济发展的相互关系，卫生事业的经济规律，卫生经济政策与策略的制订，合理利用卫生资源，满足服务需求；临床经济学（Clinical Economics）是卫生经济学的分支，运用技术经济学的基本原理和方法，对各种临床诊断、干预措施及其效果进行经济评价，以提高卫生资源配置、并能充分发挥其效率的最佳诊断治疗方案。

由于没有足够的资源来提供所有可能的或患者希望接受的医疗服务，所以必须对资源用于哪些项目作出选择，在考虑成本和效果的情况下做出决策，因此临床经济评价是十分必要的。

1. 临床经济学评价基本步骤　①提出问题；②明确备选方案；③全面收集并评价所有相关成本和效用（效益、效用）的信息；④用适当贴现率（Discounting Rate）平衡时间偏差；⑤进行增量分析（Incremental Analysis）或增值分析；⑥对不确定性进行敏感分析（Sensitivity Analysis）；⑦准确表达分析结果。

2. 临床经济学评价方法

（1）成本分析（Cost Analysis）/ 最小成本分析（Cost Minimization Analysis, CMA）：指对预防、诊治或干预的收益或结果相同的两个或两个以上的备选方案的成本进行比较，从中选出的一种成本最小的方案的分析方法。局限是只能比较同种疾病、结果相同的情况，故使用范围较狭窄。

（2）成本-效果分析（Cost Effectiveness Analysis, CEA）：是评价卫生计划方案经济效果的一种方法，以特定的临床治疗目的（生理参数、功能状态、延长生命年等）为衡量指标，计算不同方案或疗法的每单位治疗效果所用的成本。CEA的结果不用货币单位来表示，而通常使用健康结果或临床治疗指标，如抢救患者数、治愈率、延长生命年、血压降低等指标的变化。主要评价方法有：①平均成本效果比值法：即产生每一效果单位所耗费的成本；②额外成本与额外效果比值法：是指产生一个额外效果所需的额外成本；③增量成本与增量效果比值法：是指当一种治疗手段与其他可替代的治疗手段相比较时，采用不同治疗手段时治疗成本的变化与效果变化的比值。

（3）成本-效用分析（Cost Utility Analysis, CUA）：是将干预方法的成本以货币形态计量，收益则以效用指标来表达，并对干预方案的成本和效用进行比较，进而判定干预方案经济性的一种评价方法。其经济评价指标为成本-效用比，即CUR=

C/U。效用指标多为最终的健康产出数据，例如质量调整生命年（QALY）、伤残调整生命年（DALYSL）、挽救年轻生命当量（SAVE）、健康当量年（HYE），其中质量调整生命年最为常用。

（4）成本-效益分析（Cost Benefit Analysis, CBA）：通过比较各种备选方案的全部效益和全部预期成本的现值来评价这些备选方案，作为决策者进行选择和决策时的参数和依据的一种方法。主要分析方法有：①净现值法：计划期内方案各年效益的现值总和与成本的现值总和之差；②年当量净现值法：就是将方案各年实际发生的净效益折算为每年平均净效益，是净现值考虑贴现时的年平均值；③效益–成本比率法：卫生计划方案的效益现值方案总额与成本现值总额之比；④内部收益率法：是一个方案的成本现值总额等于效益现值总额，即使净现值等于零的那个贴现率。

三、循证医学证据的评价

证据评价的基本内容包括对研究目的、研究方法、研究结果以及研究结论全过程的评价，要针对不同类型的证据进行具体而系统的评价，从而判断该研究是否真实可靠以及其临床价值和适用性（图9-4）。

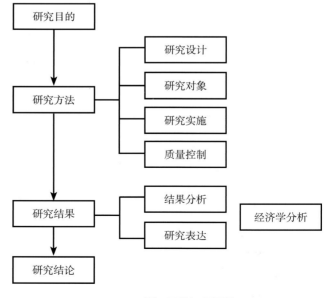

图9-4　循证医学证据评价

（一）原始研究证据的评价

1. 原始研究分类 原始研究主要分为观察性研究（Observational Study）和实验性研究（Experimental Study）。观察性研究只是观察人群中自然发生的事件，并对观察到的数据进行分析和比较。一般来讲，观察性研究的数据来自专门为研究而收集的资料，如对患者或医务人员问卷调查的结果。有时观察性研究的数据可能是现成的，为其他目的收集好的资料，如癌症的资料等（表9-4）。

观察性研究包括定性研究（Qualitative Study）、现况研究（Cross Sectional Study）、病例对照研究（Case Control Study）和队列研究（Cohort Study）。后三类研究统称为定量研究（Quantitative Study），比如它们可以用来比较不同医务人员业务水平的差别，或是比较不同服务方式效果的大小。

实验性研究，指研究者对实验中的某些因素施加一定的控制，如提供一种治疗。以人为研究对象的研究不可能像处理细胞和动物那样，能够获得比较组之间完全可比的实验条件。因此，流行病学中的实验性研究又称作试验研究，最严谨的试验设计是随机对照试验。

观察性研究具有重要作用：①有些治疗措施的疗效十分明显，如心室除颤，观察性研究就足以说明问题，证明其效果。②证实罕见的慢性不良反应的存在，不可能采用大规模的试验研究。对于这样

的问题，观察性研究，如药物上市后的不良反应监测或病例对照研究，可能是唯一可行的研究方案。③比较有些治疗的长期作用可能远远超出绝大多数临床试验的观察年限，如不同髋关节假肢的长期疗效，观察性研究可能是唯一可行的方法。④当某项现行干预措施的效果受到质疑时，多数医生可能对此无动于衷，也不觉得有进行临床试验的必要，这时可以先用观察性研究展示可能存在的问题，为未来进行随机对照试验铺路。⑤无论我们怎样赞誉和推崇随机对照试验，由于伦理和可行性的限制，一些十分重要的医疗卫生服务问题不可能用随机对照试验进行研究，如工作量对服务质量的影响、服务区域化的效应、控制院内感染策略的效果，以及不同特护患者入选标准的效应等。

2. 原始研究证据的评价工具 通常，临床研究"质量"是指对单个研究内在效度（如偏倚风险）的判断。对随机对照试验而言，会考虑诸如随机、隐蔽分组、盲法及意向性分析等因素；对观察性研究，会考虑研究是否恰当地测量了暴露与结局及适当控制混杂因素。原始研究质量评价工具主要根据研究设计、实施、结果分析整个过程中可能出现偏倚的各个因素而确定，目前出现的评价工具较多，主要有单个评价条目、清单和量表三种类型。

（1）随机对照试验的评价工具：目前国际上至少有20多种具有代表性的评价工具，在此列举几种常见工具。

1）Jadad量表（表9-5）：由Jadad制定，最初用于评价疼痛质量的RCT质量，主要从随机化方法、盲法、退出与失访3个方面进行评价，记分为1~5分（1~2分为低质量，3~5分为高质量）。修订版增加了对纳入研究是否进行分配隐藏的评价，补充了之前的不足。

表9-4 不同研究类型适宜的研究设计方案

类型	研究目的	研究设计方案
病因研究	评估某因素与疾病发生是否有关	队列研究、病例对照研究，试验研究
诊断性研究	评估新的诊断方法的有效性和可靠性	横断面调查（须同时进行新方法和金标准方法检验）
治疗性研究	检验各种干预措施如药物治疗、介入或外科手术的效果	随机对照试验（RCT）
预后研究	了解确诊患者以后可能发生的情况	纵向队列研究
筛检研究	评估适用于大规模人群检验和在疾病呈现症状早期检出该病的各种检查方法	横断面研究
个案研究	特殊病例描述和介绍	个案报告、病例分析

表9-5 Jadad 量表

评价指标	内容	记分
随机	未随机/不清楚/假随机	0
	提及"随机"但未描述具体的随机方法	1
	采用"随机"并描述了正确的随机方法	2
盲法	未实行双盲/假双盲	0
	提及"双盲"但未描述具体的施盲方法	1
	采用"双盲"并描述了正确的施盲方法	2
失访/退出	未提及	0
	对退出/失访的例数和理由进行了详细的描述	1

2）CASP-RCT 清单（表 9-6）：英国牛津循证医学中心文献严格评价项目（critical appraisal skill program, CASP, 2018）制作的 RCT 评价清单，是目前比较常用的工具之一。该清单共有三部分含有 11 个条目。其中前 3 条是筛选问题，4～11 条是细节问题；1～6 条和 9～11 条均用 "是" "否" 及 "不知道" 判定。详见：https://casp-uk.net/wp-content/uploads/2018/03/CASP-Randomised-Controlled-Trial-Checklist-2018_fillable_form.pdf

3）Cochrane 风险偏倚评估工具（表 9-7）：最常用。2004 年 Cochrane 协作网编著的《Cochrane 系统评价手册》5.0 版中倡导不使用任何一种 RCT 质量评价的量表和清单，而是推荐使用 Cochrane 风险偏倚评估工具，包括从随机序列产生、随机分配隐藏、实施者和受试者双盲、结局评估中的盲法、数据完整性、选择性结果、其他偏倚 7 个方面对风险偏倚进行评估。详见网站发布：http://bmg.cochrane.org/assessing-risk-bias-included-studies

（2）观察性研究方法学质量评价工具：

1）NOS 量表（The Newcastle-Ottawa Scale, NOS）（表 9-8）：NOS 量表通过研究人群的选择、可比性、暴露评价或结果评价三方面共 8 个条目的方法，评价病例对照研究和队列研究。

2）AHRQ 横断面研究评价标准：美国卫生保健质量和研究机构（Agency for Healthcare Research and Quality, AHRQ）对观察性研究的质量评价标准进行了推荐，其中推荐 NOS 量表作为评价队列研究和病例 - 对照研究的标准；推荐评价横断面研究（Cross-Sectional Study）的标准包括 11 个条目，分别用 "是" "否" 及 "不清楚" 作答。①是否明确了资料的来源（调查，文献回顾）？②是否列出了暴露组和非暴露组（病例和对照）的纳入及排除标准或参考以往的出版物？③是否给出了鉴别患者的时间阶段？④如果不是人群来源的话，研究对象是否连续？⑤评价者的主观因素是否掩盖了研究对象其他方面情况？⑥描述了任何为保证质量而进行的评估（如对主要结局指标的检测 / 再检测）；⑦解释了排除分析的任何患者的理由；⑧描述了如何评价和（或）控制混杂因素的措施；⑨如果可能，解释了分析中是如何处理丢失数据的；⑩总结了患者的应答率及数据收集的完整性；⑪如果有随访，查明预期的患者不完整数据所占的百分比或随访结果。

表 9-6　评价 RCT 质量的 CASP 清单

问题	条目	提示
研究结果可靠吗	研究是否提出了清晰明确的问题	研究的人群
		采取的干预措施
		比较的方法及对照的选择
		可能的结局
	干预组和对照组的分配是否随机	如何实施
		是否隐藏分配顺序
	纳入研究的所有患者能否恰当地解释试验的结论	试验是否提前终止
		纳入分析的患者是否随机抽取
	是否对研究对象、研究者、分析者采用盲法	患者盲法 / 分析者盲法 / 全体研究者盲法
	各组之间在试验开始时的基线数据是否相似	其他影响试验结局的因素，比如年龄、性别、社会地位等
	除研究的干预措施外，试验组和对照组的处理因素是否相同	
研究结果是什么	干预效果有多大	是否明确主要结局
		每个结局的结果是什么
	干预效果评价的精确性	其可信区间是多少
研究结果有用吗	试验结果能否适用于当地人群	纳入试验的研究人群是否与你所研究的人群相似？
		区别是什么
	是否考虑到了试验全部的临床重要结局	如果没有，是否会影响决策
	获益是否大于危害和成本	若该试验未提及，你是如何认为的

表 9-7　Cochrane 风险偏倚评估工具

偏倚类型	判断指标	评价员的判断
选择偏倚		
随机序列的产生	足够详细地描述用于生成分配序列的方法，以评估产生的分组是否具有可比性	生成随机序列不充分，发生选择偏倚
分配隐藏	足够详细地描述隐藏分配序列的方法，以决定干预的分配在纳入之前或纳入过程中是否可见	分配前分配隐藏不充分，发生选择偏倚
实施偏倚		
实施者和参与者双盲 应对每个主要结局进行评估（或分类结局）	如果有，描述对参与者和实施者行盲法，避免其了解干预信息的所有措施。提供任何与所实施的盲法是否有效的相关信息	参与者和实施者了解干预的相关信息导致实施偏倚
测量偏倚		
结局评估中的盲法 每个主要结局均应评估（或分类结局）	如果有，描述对结局者行盲法，避免其了解自己所接受的干预信息的所有措施。提供任何与所实施的盲法是否有效的相关信息	结局评估者了解分配的干预措施将导致测量偏倚
失访偏倚		
不全结局数据每个主要结局均应评估（或分类结局）	描述每个主要结局数据的完整性，包括分析中的自然缺失和排除。这些缺失数据是否报告，在各个干预组的数目（并与总样本量比较），数据缺失以及重新纳入分析的原因	不全结局数据的数量、性质、处理方式导致失访偏倚
发表偏倚		
选择性报道	说明如何审查选择性报道结局的可能性，以及审查结果	选择性报道结局导致发表偏倚
其他偏倚		
其他偏倚来源	说明不包括在上述偏倚中的其他重要偏倚。如果特定的问题或条目事先在计划书中指出，应对每一项说明	不包括在上述各项中的偏倚

表 9-8　NOS 量表

评价内容	病例对照研究	队列研究	星级数
研究人群选择	对于所选择的病例描述是否充分 该病例是否有代表性 对照组的选择方法 对照组的描述是否充分	暴露队列的代表性如何 非暴露组的选择方法 暴露的确定方法 是否有证实在研究开始时所关注结果确实还没有出现	每个条目最多一个☆
可比性	以病例组和对照组的设计或分析为基础的可比性	以设计和分析为基础的队列之间的可比性	对应相关标准给出评价但是最多两个☆
暴露/结果	暴露的确定方法 是否用相同的方法确定对照和病例组的暴露 无反应率的相关问题	研究对于结果的评价是否充分 结果发生后随访是否足够长 队列群体随访是否充分	每个条目最多一个☆

（二）二次研究证据的评价

1. 系统评价 /Meta 分析的质量评价工具　制作 Meta 分析的最终目的是为了使用，但因制作者的水平差距较大，故质量也参差不齐。因此，使用 Meta 分析前一般是需要对其质量进行评价的。与原始研究一样，也有学者研制了一些用于评价系统评价 / Meta 分析质量的工具。

1）AMSTAR 量 表：AMSTAR（Assessment of Multiple Systematic Reviews）是用于评价系统评价 / Meta 分析方法学质量的量表。包括如下 11 个条目，每个条目均采用 "是" "否" "不知道" 和 "不适用" 进行判定：①是否提供了前期方案？②纳入研究的选择和资料提取是否具有可重复性？③是否进行了全面的文献检索？④发表状态是否已考虑在纳入标准中，如灰色文献？⑤是否提供了如何排除的研究清单？⑥是否描述了纳入研究的基本特征？⑦是否评价和报道了纳入研究的科学性？⑧是否恰当地运用纳入研究的科学性推导结论？⑨合成纳入研究结果的方法是否恰当？⑩是否评估了发表偏倚的可能性？⑪是否报告了利益冲突？

AMSTAR 的评价目的是评价系统评价 /Meta 分析的方法学质量，特别是对于汇总评价制作时。目前，AMSTAR 运用较多的领域有同类系统评价研究、测量工具方法学研究、卫生技术评估以及被专业期刊编辑作为推荐工具等，在国内外（特别是国外）得到了广泛的应用。

2）CASP 清单：CASP 除了制定了针对随机对照试验、分析性研究和诊断性实验的质量评价工具之外，还制定了针对系统评价 /Meta 分析的质量评价清单，包括 10 个条目，其中前两条是筛选问题，3 ~ 10 是细节问题；1 ~ 5 和 8 ~ 9 均用"是""否"及"不知道"判定。

CASP 清单不仅评价了方法学质量，更考虑了研究的适用性，因此，更适合用于使用系统评价 /Meta 分析结果进行实践时的评价。

2. 临床实践指南的质量评价工具　最常用的工具是《临床指南研究与评价系统》（Appraisal of Guidelines for Research and Evaluation, AGREE），即 AGREE 工具。具体评价 6 个领域（23 个条目），包括范围和目的、参与人员、制定的严谨性、清晰性、应用型和编辑的独立性。每个条目的评分为 1 ~ 7 分，1 分表示指南完全不符合该条目，7 分代表指南完全符合该条目，2 ~ 6 分表示指南不完全符合，得分越高说明该条目符合程度越高。

四、循证医学在口腔正畸学领域的应用

循证医学要求临床工作者必须清楚各种诊疗手段是否有科学证据，以及证据的力度如何，以规范临床工作、开发新的诊治手段。将循证医学应用于口腔医学，则产生了循证口腔医学。国际 Cochrane 协作网口腔卫生组（Cochrane Oral Health Group）建立于 1994 年，负责口腔医学领域的 Cochrane 系统评价的注册、评审以及世界范围内相关数据库、杂志手检结果的登记以及教学培训。

（一）科学证据的研究者与应用者

科学证据的提供者（Doer）包括各种制作、收集和整理科学证据的专业人士。科学证据涵盖很广，包括原始研究证据和二次研究证据。作为口腔临床医生，并不一定具有制作科学证据的专业知识，但是可以成为科学证据的使用者（User），通过学习使用客观的、科学的临床证据来提高医疗质量。在临床实践中，医务人员最为需要的首先是针对具体临床问题的二次研究证据，因为这些证据是最佳证据。若没有相关二次研究证据，则可考虑查找原始研究证据，以便在临床实践中参考。

（二）寻找科学证据

在数据库 Pubmed 内进行检索，获得口腔临床工作相关的系统评价、Meta 分析、临床指南等循证医学文献共计 1319 篇，2000 年之后发表量显著增加，近 5 年每年都有上百篇研究发表。从上述事实可以看出，循证医学已经引起医学界的广泛注意，在临床医学各专业包括口腔医学、口腔医学中的亚专业口腔正畸学中迅速播散，且热度不减。在寻找科学证据时，临床工作者应在专业的平台和资源处选取论证强度较高的证据。

1. 循证医学相关证据来源

（1）相关循证医学书籍：

H D. Sackett. Evidence Based Medicine (How to Practice and Teach EBM), Second Edition. Churchill Livingstone, 2000.

Hulley SB. Designing Clinical Research, Second Edition, 2001. Lippincott Williams & Wilkins.

王家良 . 循证医学 ,3 版 . 北京 : 人民卫生出版社 , 2016.

史宗道 , 华成舸 , 李春洁 . 循证口腔医学 ,3 版 . 北京 : 人民卫生出版社 , 2020.

（2）相关循证医学期刊：

循证口腔医学杂志：Evidence Based Dentistry

循证口腔实践杂志：Journal of Evidence Based Dental Practice

中国循证医学杂志：Evidence Based Medicine Journal

系统评价摘要精粹：Gold Nuggets Cochrance

（3）相关循证医学网站：

国际考科蓝协作组网站：http://www.cochrane.org/

英国牛津大学循证医学中心网站：http://www.cebm.net/

加拿大 McMaster 大学循证医学中心网站：http://hiru.mcmaster.ca/epc/

美国循证医学实践网络：http://www.ahrq.gov/clinic/epc/index.html

北京大学循证医学中心网站：http://pkuebm.bjmu.cn/

中国循证医学中心网站：http://www.hxyx.com/cochrane_new/

中国考科蓝中心香港分中心网站：http://www.hkcochrane.cuhk.edu.hk/

（三）评价科学证据

在对所检索的证据进行分类、分级后，便可按照不同类型证据的评价方法进行证据评价。以下举例说明证据评价过程。

例：某正畸科医生欲了解拔牙和不拔牙矫治是否会使软组织面部形态发生改变？如果发生改变的话具体是什么部位改变，上唇突度、下唇突度还是颏部？于是进行文献检索，进行系统评价/Meta分析，以期回答上述问题。具体实施步骤如下：

1.确定检索策略，检索现有证据资源库

1）检索：①数据库检索：PubMed，Embase，CENTRAL–Cochrane Register of Controlled Trials，LILACS，EBESCOhost, and Google Scholar；②手动检索：American Journal of Orthodontics and Dentofacial Orthopedics, Angle Orthodontist, Cairo Dental Journal, 以及 the Central Library of Cairo University。

2）检索关键词：包括正畸、拔牙、软组织、侧围、颅位。举例 Pubmed 内的具体检索策略为 ((((((Orthodontic) OR Orthodontics)) AND ((Extraction) OR Removal)) AND ((((((Soft tissue) OR Profile) OR Lips) OR Harmony) OR Esthetics) OR Beauty)) AND ((Cephalometric) OR Cephalometry)。

3）文献筛选：纳入标准包括：①研究类型为随机对照试验、前瞻性临床对照试验或者回顾性队列研究；②患者：成人正畸患者，且没有具体限制特定性别和种族；③干预措施为正畸拔牙治疗；④对照组需要进行非拔牙的正畸治疗；⑤结果需要包括软组织相关的线性测量和角度测量。

4）检索结果：一共有9篇非随机临床试验研究符合纳入排除标准。结果显示拔牙组与非拔牙组相比，上下唇前凸、上唇厚、鼻唇角存在差异。

2.研究证据分级和评价 使用《Down and Black 非随机对照试验评价标准》对纳入的9个研究进行分级和评价。该标准共包含27个条目，其中10个条目评价报告质量，3个条目评价外部有效性，7个条目评价测量和结果的偏倚，6个条目评价研究对象的选择偏倚，1个条目评价各研究的检验效能。分级结果显示没有一个高质量证据，1项研究为低质量，其余8项为中等质量。其中4篇研究因没有报告均值、置信区间和P值等，无法合并做Meta分析，剩余研究在进行了异质性检验后进行下一步的效应值合并。

（四）口腔正畸领域科学证据更新

在数据库内的检索结果显示，正畸领域相关的循证医学文献约300篇，研究涉及临床正畸领域相关的临床操作和术式、测量指标、药物治疗、影像学技术等多个方向。随着正畸学科临床试验等原始研究数量的增加和质量的提高，已经有100余篇研究通过Meta分析得到了较为具体和明确的结论。这些研究主要开始于1997年，发表的数量随着年代在不断增长，且近5年增长迅速，表明口腔正畸学作为医学的一个分支，循证医学的普及和应用越来越广泛。

参考文献

[1] Sackett DL, Rosenberg WM, Gray JA, et al. Evidence based medicine：what it is and what is isn't. BMJ, 1996, 312(7023):71-72.

[2] Agredo R, Ordoñez ESG. Re: Evidence based medicine: a movement in crisis?. BMJ, 2014, 348: g3725.

[3] Spence D. Evidence based medicine is broken. BMJ, 2014, 348(jan03 1): g22-g22.

[4] Oxman AD, Cook DJ, Guyatt GH. Users Guides to the Medical Literature. VI. How to Use an Overview for the Evidence-Based MedicineWorking Group. JAMA, 1994, 272(17):1367-1371.

[5] Shea BJ, Grimshaw JM, Wells GA, et a1. Development of AMSTAR:a measurement tool to assess the methodological quaIitv of systematic reviews. BMCMed Res Methodol, 2007, 7:10.

第十章

临床心理学在口腔正畸诊疗中的应用

柳大为　易嘉龙　李魏然

本章内容

　　正畸治疗的周期需 2 年甚至更长时间，在漫长的正畸诊疗中患者的心理活动复杂多变。心理健康的患者对于治疗中的美观变化及生理改变均有适当的心理反应，反之，心理不能适应的患者可能产生心理异常，还有些患者治疗前就存在心理异常。这些异常都可能导致非医源的医患矛盾及纠纷。近年来随着媒体的传播，患者对于正畸治疗的美观期待越来越高，甚至很多患者认为正畸等同于整容。正畸对容貌改善有重要的作用，但是，正畸治疗的生理基础——牙、牙周组织、颞下颌关节及口周肌肉都决定了正畸是有限度的，医生有时难以达到患者对美观的心理预期。

　　随着医学模式向心理 - 社会 - 生物医学模式的转变，医学的根本任务也由对于临床疾病的关注，转化到对患者本身的关注。如果能在诊疗中对患者治疗过程中的心理不适提前进行辨识或进行适当的疏导，不仅会给患者带来更好的就诊体验，也能防范因心理因素引起的医患纠纷。因此，具备一定的心理学知识成为正畸临床工作的必要。心理学是研究人的心理活动和行为的科学。心理包括心理过程（认识、情感、意志和自我认知等）和人格特征。国内外学者对正畸治疗中患者的心理有诸多研究，也有一些有意义的结论，但在临床的具体操作上还有待细化。如何从正畸临床实践出发，结合心理学知识特别是临床心理学知识进行有效的医患沟通，规避产生医疗纠纷的风险，更具重要的实践意义。

临床诊疗中，需要具备心理学知识的口腔正畸医师和了解口腔正畸的心理医师不断交流，才能让心理学知识更好地为正畸治疗服务。本章将从口腔正畸科治疗的临床实际出发，介绍基本的心理学及临床心理学知识，以及如何将其应用在口腔正畸诊疗活动中。

一、临床心理学与正畸治疗

（一）心理学

心理学（psychology）是研究人的行为和心理现象及活动规律的科学。心理学是一门既古老又年轻的学科，古老是因为自有哲学以来人们就在探索心理活动，年轻是因为它形成独立学科只有一百多年的历史。1879 年，德国心理学家冯特创建了世界上第一个心理实验室，标志着科学心理学的确立。心理学主要研究的对象是心理过程和个性心理（人格）。

心理过程包括：认知过程、情绪过程和意志过程，简称"知、情、意"。认知过程是人认识客观事物的过程，包括感觉、知觉、记忆、思维和想象；情绪过程是人脑对客观事物是否满足自身物质和精神需要而产生的主观体验；意志活动是确定目的，并根据目的来支配、调节自己的行动，克服各种困难，从而实现目的的心理过程。人的认知、情感、意志这三方面的心理活动，经常处于动态变化之中，都有其发生、发展、终止或升华的过程。这三种心理过程相互联系、彼此制约而构成人的整个心理过程。意志的产生需要借助认识获取外部情况；另一方面，没有坚毅的意志行动，也不会有深刻的认识。情感可以成为意志行动的动力，意志也可以控制情感，使情感服从于人的理智。

人格（personality），通常是具有一定倾向性和稳定性的个人总的心理面貌，有学者将人格称为个性，这两个概念是同义的。个性由个性特征和个性倾向两方面构成。个性特征是一个人在认知、情绪与意志活动中形成而经常表现出来的稳定的心理品质，包括气质、性格、能力等成分。个性倾向是决定着个人对客观事物采取何种态度和行为的动力系统，包括需要、动机、兴趣、爱好、理想、价值观、

人生观和世界观等。每个人各有自己的个性特征与个性倾向，两者彼此联系，错综复杂地交织在一起，构成了人与人之间千差万别的个性。在人的发展过程中，先有心理过程，而后逐渐形成了人格。人格形成以后，又会对心理过程具有制约作用。

心理学根据担任的任务不同，又可以划分为理论心理学和应用心理学。理论心理学包括：普通心理学、实验心理学、生理心理学、发展心理学、人格心理学、社会心理学等。应用心理学包括：临床心理学、咨询心理学、学校心理学、工业及组织心理学、消费心理学以及法律、体育、航空航天等与人自身有关的领域都有相应的心理学研究。

（二）临床心理学

临床心理学是心理学的一个分支学科，属于应用心理学的范畴，主要是运用心理学的知识去理解和促进个体或群体的心理健康、身体健康和社会适应，同时对个体或群体的心理病理问题进行有效的干预。精神病学资料调查显示，真正患有精神疾患的人只占人群的极少数，在 7‰ ~ 10‰，而心理卫生学资料调查显示，没有任何心理问题和心理障碍的人，也只有少数。可见绝大部分的人处在没有任何心理问题和心理障碍这一过渡状态。临床心理学就是去帮助那些存在心理困扰的人们，例如心理治疗和心理咨询工作就是临床心理学的重要内容。临床医学发展面临的主要课题是有关疾病的病因、发病机制、临床症状、诊断、治疗、护理、康复和预防等；而临床心理学在这些领域则能发挥积极的作用。因此，临床心理学是运用心理学的知识和原理，帮助患者纠正自己的精神和行为障碍，通过心理咨询指导和培养健全的人格，使其有效地适应环境和更有创造力。从临床心理学早期或目前的工作性质来看，它确实是以帮助有行为障碍和精神疾病的人尽快康复为目的的。因此，人们自然认为，临床心理学是运用心理学知识帮助患者康复的应用学科。然而，临床心理学的任务并非仅限于此，它还经常帮助正常人，用心理学知识缓解人们的心理压力，解决人们的心理问题，培养和训练人们良好的个性，使其达到最有成效的状态并具有良好的适应能力，使正常人的精神活动更具有创造力。实际上，研究在各类疾病的发生、发展和变化过程中心理因素的作用规律；研究心理因素，特别是情绪因素对

身体各器官生理、生化功能的影响；研究人的个性心理特征在疾病发生、发展、转归、康复中的作用；研究如何通过人的高级心理功能来认知、支配或调节自身的生理功能，以达到治病、防病和养生保健的目的等也是目前临床心理学面临的最主要任务。总体来讲，临床心理学强调心理评估和心理干预两个方面；借鉴心理评估的方法和常用技巧，有助于口腔正畸医师在诊疗中判断患者的心理状态倾向，及时发现可能出现的心理异常倾向。心理评估的方法有许多，临床心理学中常用的方法主要是观察法、晤谈法、个案法和测验法等。

1. 观察法　心理评估的观察主要有以下方面：仪表（如穿戴、举止、表情等），身体外观（如胖瘦、高矮、畸形及其他特殊体形），人际沟通风格（如大方还是腼腆、主动还是被动、善言还是词穷、易接触还是不易接触等），言语和动作（如言语方面是表达流畅、简洁、中肯、贴切，还是结巴、离题；动作方面是过少还是过多，是适度还是过度，有无怪异动作或刻板动作等），交往中所表现出的兴趣、爱好，对人对事对己的态度，在困难情境中的情绪表现及应对方法等。

2. 晤谈法　晤谈又称访谈，是按照一定程序与会晤者所进行的有目的、有计划的会谈，用以收集用其他方法难以获得的资料信息，晤谈的方法主要分为言语沟通法和非言语沟通法。言语沟通是以双方的听与谈来增进彼此间的理解和关系。倾听时晤谈者既要细心、耐心、抓重点，又要积极引导、注意中心内容和细节问题，进行分析、综合与判断，使来访者做到自由倾诉，无拘无束。谈话时晤谈者的语量要少于来访者，只在个别时间做相应的提示或鼓励即可。在言语沟通的同时还需运用非言语沟通技术，即观察来访者表情、动作、手势、姿势以及无意的言语形式（如语速的变化、音调的高低）等方面的信息，这些信息可为晤谈者提供有关来访者兴奋或抑制、主动或被动、积极或消极、傲慢或沮丧、紧张或松弛、有好感或无兴趣等的心理特征。

3. 个案法　是指了解来访者的个人传记性材料。这些资料内容包括个人家族史、健康史、教育史、工作史、婚姻史、交往史及爱好兴趣等。个人史资料的提供者是父母或配偶、子女或兄弟姐妹和同事、朋友、老师、同学。

4. 测验法　测验法是拟定若干可引起某种心理活动并具有代表性的题目（即测验），让来访者用语言、文字或动作解答的一种方法。是非常重要的最常用的评估资料的方法。心理测验种类非常多，达几千种。心理测验有助于了解患者的智力水平、人格特征等，另外对于患者的心理或精神障碍倾向也有相应的量表进行分析，如抑郁自我评估量表等。

正畸复诊周期长，了解以上从临床心理学角度对患者评估的办法，有助于与患者进行沟通，特别是在临床心理专家指导下使用一些心理测评量表，有助于在临床中对某些具有心理问题倾向的患者进行筛查；也可以应用在临床科研方面，帮助正畸医师进一步提高对于正畸患者心理情况的关注和把握。

（三）临床心理学与正畸临床的关系

近年来，随着口腔正畸事业的迅速发展及广泛宣传，正畸患者的就诊率增加。不仅要求正畸医师提高技术，更要求医师能识别患者的正畸主诉的心理动力。不仅要对错𬌗畸形进行判断，更对患者的心理状态进行初步了解，便于更好地与患者进行沟通，并提供高水平的诊疗服务。正畸患者绝大多数没有心理障碍，但可能有心理不适／心理问题，或伴有这样的趋势，心理绝对健康的很少。正畸医生可以不对就诊患者做心理诊断，但应判别其心理倾向或趋势；也不要求正畸医生为患者做心理疏导，但应避免不当的沟通或忽视心理问题而加重患者已有的心理问题，从而防范因非医疗因素造成的纠纷，提升服务质量。

二、人格特征与正畸治疗

人格（个性）是人的性格、气质和能力等特征的总和，是影响人的行为、思维和感觉的特定方式的内部诸因素的总和。人格虽然具有可塑性，但一旦形成就具有相对的稳定性。每个人都有不同的人格特质，正畸患者因此对自我形象的认知，对治疗期待、适应治疗带来的疼痛和不适等反应各不相同，对于医嘱的执行和与医护的沟通也都有不同的特点。因此，在正畸治疗前，对患者的人格特征有初步的印象，更有利于正畸医生根据患者的特点进行临床沟通。

（一）人格

所谓人格（personality），是指一个人在社会化过程中形成和发展的思想、情感及行为的特有统合模式，这个模式包括了个体独具的、有别于他人的、稳定而统一的各种特质或特点。人格是构成一个人思想、情感及行为的特有模式，具有多种本质特征。人格具有独特性，人与人之间的心理与行为是各不相同的。每个人都各有其需要、爱好、认知方式、情绪、意志和价值观等。同时，每个民族、阶级和群体的人都有其共同的心理特点，人格是共同性与独特性的统一。"江山易改，本性难移。"一个人的某种人格特点一旦形成，就很难改变，但也会随着生理的成熟和环境的变化而发生改变，表现出可塑性的一方面。

（二）人格障碍

人格障碍是指在发育过程中形成的，从童年、少年或青春期开始，延续到成年期的显著偏离常态的人格，表现为一种显著与个人表现的文化背景相偏离的持久的内心经历和行为模式，又称为人格异常、病态人格、变态人格等。

人格障碍一般具有以下特征：①常在个体发育的早期阶段作为体质因素和社会经历的双重结果而出现；②具有根深蒂固的和持久的行为模式，表现为对广泛的人际关系和社会处境产生固定的反应；③与特定文化背景中一般人的感知、思维、情感，特别是待人方式，有极为突出或明显的偏离；④常常伴有不同程度的主观的苦恼及社会功能与行为方面的问题。

（三）人格障碍的临床类型及其临床表现

人格障碍的临床表现比较复杂，参考中国精神障碍分类及诊断标准（CCMD-3）和《美国精神病学会精神疾病的诊断和统计手册》（DSM-5），常见的人格障碍可以分为以下类型。

1. 偏执型人格障碍 偏执型人格障碍，以猜疑、偏执为特点，始于成年早期，男性多于女性。主要特征有：①对挫折与批评过分敏感；②固执，狭隘，易记恨他人，缺乏宽容心；③多疑，过分警觉，常误解他人无意或友好的行为；④对自己估计过高，习惯于把失败归咎于他人，总感觉受压制、被迫害，

甚至上告、上访，不达目的不肯罢休；⑤与现实环境不相称的好斗及顽固地维护个人的权利；⑥常有超价观念或病理性嫉妒。

2. 焦虑型人格障碍 焦虑型人格障碍又称回避型人格障碍，以一贯感到紧张、提心吊胆、不安及自卑为特征，总是需要被人喜欢和接纳，对拒绝和批判过分敏感，因习惯性地夸大日常处境中的潜在危险，而有回避某些活动的倾向。其主要特征有：①自幼胆小，懦弱，易惊恐；②有持续和泛化的紧张忧虑；③因有自卑感，希望受到别人的欢迎与接受，但对批评或拒绝又过度敏感；④对日常生活中潜在的危险惯于夸大，可达到回避正常社交的程度；⑤除非得到保证被他人所接受和不会受到批评，否则拒绝与他人建立人际关系；⑥惯于夸大生活中潜在的危险因素，达到回避某种活动的程度，但无恐惧性回避。

3. 表演型人格障碍 此型又称癔症型或心理幼稚型人格障碍，以过分的感情用事或夸张言行吸引他人注意为特征。其主要特征有：①富于表演色彩，情绪表达做作、夸张；②暗示性高，易受他人或环境影响；③情感肤浅，易变，脆弱易受伤害；④自我为中心，追求刺激，渴望受到赞赏，热衷于引人注目的活动；⑤自我放任，外表及行为显出不恰当的挑逗性；⑥过分关心躯体的性感，以满足自己的要求。

4. 依赖型人格障碍 依赖型人格障碍以过分依赖为特征。其主要特征有：①缺乏独立性，总认为自己无依靠、无能力，缺乏精力；②情愿把自己置于从属地位，请求他人为自己的事情作决定，过分顺从他人的意志；③不愿意对所依赖的人提出合理的要求；④独处时常感到不安或无助，唯恐被人抛弃，宁愿忍辱负重；⑤当亲密的关系终止时，迫切地寻求另一个关心和帮助的来源，有被毁灭和无助的体验；⑥在逆境或不顺利时有将责任推给他人的倾向。

5. 强迫型人格障碍 强迫型人格障碍有一种普遍的模式，即过分关注整洁、完美主义精神和人际交往的限制，发病于成年早期。男性多于女性2倍，约70%的强迫症患者有强迫型人格障碍。主要特征有：①刻板固执，迂腐拘泥，墨守成规，缺乏应变能力，过分注重细节、规则、条款、秩序、组织或者日程，以至于忽视全局；②追求完美，过分注重

工作细节，但又缺乏信心而反复核对；③道德感过强，过于自我克制，少有乐趣；④责任感过强，谨小慎微，过分关注安全，思想难以松弛；⑤可有强加的、令其讨厌的思想或冲动闯入；⑥不合情理地要求他人必须按自己的方式行事；⑦因循守旧，缺乏表达温情的能力。

6. 自恋型人格　①对批评的反应是愤怒、羞愧或感到羞耻；②喜欢指使他人，要他人为自己服务；③过分自高自大，对自己的才能夸大其词，希望受人特别关注；④坚信他关注的问题是世上独有的，只能被某些特殊的人物了解；⑤对无限的成功、权力、荣誉、美丽或理想爱情有非分的幻想；⑥认为自己应享有他人没有的特权；⑦渴望持久地关注和赞美；⑧缺乏同情心；⑨有很强的嫉妒心。

（四）不同人格特征的正畸患者及应对策略

正畸患者绝大多数心理正常，并且由于专业的限制，临床中正畸医生无需对患者进行心理学或精神医学层面上的诊断。以下的人格分类借鉴了人格异常的诊断分类，仅希望能够对患者的人格特质倾向做以区分，以便对治疗中的患者的心理状态进行识别并更好地服务患者。

1. 偏执型人格倾向　这类患者较为敏感多疑，他们对自己的畸形或功能不适往往夸大，有时会在医生面前自检，有时会怀疑医生是否能够解决其问题。当医生对其感受或主诉不能给予密切关注时容易发怒。他们常要求给其治疗过的医生或护士操作，有时会对治疗提出具体的要求，希望医生执行。临床处理这类患者需要有耐心，不能发生对立，不要武断地以专业知识来否定患者的想法。首先要耐心倾听患者对问题的分析，患者一些不切实际的想法，不要说成患者的异想天开，而应坦诚地告知患者目前医学发展的局限性。当患者对医生水平有所怀疑时，也不应直接拒绝患者的治疗，可以让患者多询问，或请更高级别医师会诊。治疗中要在医患关系平等的基础上，以患者为中心，若向患者强调专业知识上的不对等，会引起患者更多的不满。对这类患者不能轻易担保治疗效果，该类型患者是医疗纠纷的好发类型。

2. 焦虑型人格倾向　这类患者或者其家长表面上对医生的治疗完全放心，实际上对未知的治疗顾虑重重，对可能的并发症感到紧张和不安。特别是

治疗中不可逆的有创操作，如减数治疗、种植体支抗植入术等。治疗前往往希望医生提供详细的治疗方案和治疗效果。对于这类患者，不能急于开始治疗，要耐心做好治疗前的鉴别判断工作。对于治疗效果确切，通过正畸治疗可以很好改善患者功能和美观的，医生可以多对患者进行疏导、安慰，增强患者的信心。从可逆的、无创的部分治疗开始，治疗进展后，用取得的临床效果增加患者的信心，再进行下一步的治疗。对于治疗难度大的患者，正畸治疗开始需要慎重。

3. 表演型（癔症型）人格倾向　这类患者情绪外露，喜怒哀乐皆形于色，喜欢得到他人的肯定。情绪多变且易受暗示，女性患者常见。这类患者一般治疗目的明确，对于美观的改善有较高的期待并希望能够尽快完成治疗，通常对并发症、不良后果、费用等没有特别异议。虽然期待值高，但这类患者对于最终美观判断却常常没有苛刻的标准，反而对于治疗结果的判断，受到他人或医生评价的影响。女性患者常希望选择男性医师。治疗中应多给予患者鼓励和心理暗示，强调治疗的积极方面，引导患者建立正常的审美判断标准，让患者感觉到自己对美的判断是专业的，使患者通过治疗充满自信。这类患者对于治疗后的效果满意和不满意都多见，呈现两极化分布。当患者由于未能达到"公认"的明星的美学标准而对治疗不满时，不要轻易试图通过理性分析和解释改变患者的满意程度，而应从改善患者情绪入手，多发掘治疗取得的积极效果，从个性美学的角度疏导患者，强调美的独特性，避免从众心理导致的审美的单调化。

4. 依赖型人格倾向　该类型患者对亲近与归属有较强的渴求。依赖型的患者需要周围人的支持和帮助，在治疗中自己很难做出决断，往往是亲近的家属如父母、兄长、配偶等。他们对于治疗效果的判断也常常取决于家人的判断。这类患者正畸治疗应该既与本人沟通，同时需要与亲近亲属进行沟通，使其从患者角度考虑问题。向患者家属交代患者的配合和可能出现的风险都应该替患者考虑到。要教会亲近亲属与患者共情，体会其经历治疗需要配合所付出的努力。对于治疗的结果应多鼓励，而非吹毛求疵，增加患者的焦虑。若患者依赖心理较强，而家属心理较为强势或偏执，正畸治疗要慎重开始。

5. 强迫型人格倾向　该类型患者以谨小慎微、

追求完美及内心的不安全感为特征，男性较多。患者对任何事都要求过高、按部就班，对问题的判断却常拘泥细节，尽量避免做出决定，否则感到焦虑不安。做事谨慎、优柔寡断，思虑过多甚至穷思竭虑，与焦虑型患者有相似之处。治疗中对于有些情况的判断主观、固执，医生如果不能满足，即感不悦。对别人做事还总是放心不下，又对自己要求过于严格。医生治疗中最好采用鼓励性话语，若患者配合不佳，尽可能避免责备话语。

6. 自恋型人格倾向　自恋型人格倾向患者，往往容易挑剔医生、护士和诊疗环境，不遵守诊疗时间，又不能等待。与医生的交流中容易夸夸其谈，而对医生对于治疗情况的交代和解释回应较少。对于医生的医嘱，如戴皮圈牵引等，依从性不佳，但就诊时却会对医生提出很多质疑。对于这一类型倾向的患者，医生诊疗中首先做到专业化，不要受患者情绪的影响，做到不卑不亢。能鼓励和肯定患者时给予肯定，但不需要迎合患者。诊疗中对治疗效果要给予及时的肯定，并传达给患者。尽量在保证疗效的前提下，缩短疗程。

三、心理障碍与正畸治疗中的心理异常

心理障碍一词是相对于心理健康而言的。从心理的绝对健康到严重的心理障碍甚至精神障碍，是一个心理连续的过渡状态。心理极为健康和心理障碍的患者均占少数。大多数心理健康患者，通过适当的自我调节，可以接受治疗中带来的生理上或心理上的不适，而无法自我调节的患者，可能出现心理不适或心理异常的倾向。正畸医生临床中应该能够发现这种倾向，并建议患者去心理门诊就诊。从心理过程的三个方面入手，在接诊过程中，正畸医生应该观察患者的以下情况：首先，认知方面是否存在幻觉、妄想、思维逻辑的混乱；其次，患者是否有情绪低落、情绪高涨等；以及患者意志行为是否存在异常，学习或工作表现有无变化；最后，睡眠状况是心理是否健康的重要反映，患者是否存在入睡困难、早醒、嗜睡，是否有多梦或噩梦等，如存在都可能是其心理不适的表现。此外，饮食状况和体重变化，也能从一定程度上反映患者的心理变化。以下是正畸诊疗过程中可能出现的心理异常倾向及临床医生如何根据情况采取与之相适应的诊疗策略。

（一）焦虑

焦虑是处于应激状态时的正常情绪反应，表现为内心紧张不安、预感不妙，属于人体防御性的心理反应。焦虑状态：是一组症状，表现为躯体性焦虑症状、精神性焦虑症状以及坐立不安等运动性焦虑症状，个体有与处境不相符的情绪体验，可伴睡眠困难，属病理性，一般需医学处理。焦虑障碍：即焦虑症，是一类疾病诊断，症状持续、痛苦，严重影响患者日常功能，并导致异常行为，需要治疗。心理反应主要表现在：患者感到紧张不安、担忧和畏惧等（情绪）；对危险过高评估和个人不能应对的认知预测（认知）；并且会出现防御行为：如动作增多、运动性不安；躯体不适感可伴睡眠障碍；并可能伴有内脏功能失调或其他系统不适症状。

对于焦虑型患者或强迫型患者，正畸可能会加重患者本有的焦虑。治疗中患者对操作非常敏感，对于口内的不适反复询问、不断确定治疗能否缓解其不适或达到预期的美观标准时，应当考虑患者可能有焦虑心理的倾向。患者还可能有失眠、疼痛、乏力等全身症状及心悸、喉部鼻腔堵塞感等自主神经功能失调症状，通过临床询问可以得知。临床上可以使用90秒4问题，进行初步筛查，问题如下：①你认为你是一个容易焦虑或紧张的人吗；②最近一段时间，你是否比平时更感到焦虑或忐忑不安；③是否有一些特殊场合或情景更容易使得你紧张、焦虑（了解是否有恐惧）；④你曾经有过惊恐发作吗，即突然发生的强烈不适感或心慌、眩晕、感到憋气或呼吸困难等症状？有2项以上问题是肯定回答时，可以建议患者去心理门诊就诊。临床治疗上避免过多的有创操作，就诊沟通中，如果医师能够在倾听的基础上，尝试理解患者的焦虑，若能从患者角度描述其所焦虑的事情，进行与患者"共情"，并且给予适当的疏导，患者焦虑的状态会有一定的缓解。

（二）抑郁

近年来抑郁症的患病率逐年上升，有报道我国的抑郁症患病率达3%～5%。因此正畸诊疗中可能有一定比例患者在治疗中患抑郁症或出现抑郁状态。抑郁是以情绪低落为主要表现的负性情绪，一般为正常心理反应，持续时间短，多数不需要医学处理。抑郁状态：是一组症状综合征，以显著抑郁心境为

主要特征，丧失兴趣或愉快感，表现有情绪、行为和躯体症状，一般为病理性，持续时间略长，需医学处理。抑郁障碍：即抑郁症，是一类疾病诊断。由各种原因引起、以显著且持久的心境低落为主要临床特征的一类心境障碍，影响社会功能，一般需要治疗。患者的主要临床表现为显著而持久的情感低落，抑郁悲观；无愉快感，凡事缺乏兴趣；抑郁心境具有晨重夜轻节律的特点。患者自我评价低，出现"三无"——无助、无望和无用以及"三自"——自责、自罪、自杀的观念或行为。思维迟缓：反应迟钝，语速明显减慢，声音低沉，工作和学习能力下降。意志活动显著持久的抑制：行为缓慢，生活被动、疏懒等。还会伴有食欲减退、体重下降等。临床上可以使用90秒4问题，进行初步筛查：①过去几周（或几月）是否感到无精打采、伤感，或对生活的乐趣减少了；②除了不开心之外，是否比平时更悲观或想哭；③经常有早醒吗（事实上并不需要那么早醒来），每月超过1次以上；④近来是否经常想到活着没意思？如果有2项回答为肯定答案，应该请患者去心理门诊咨询。在与患者或患者家长沟通的前提下，如果抑郁倾向患者已经开始心理治疗并且得到了一定的控制，正畸治疗可以在操作上尽可能求简进行。如果患者的抑郁心境尚未得到显著缓解，正畸治疗要暂缓执行。

（三）双相情感障碍

双相情感障碍也称作"躁郁症"，是躁狂和抑郁交替出现的一类心境障碍。临床上主要表现有时心境高涨、精力充沛和活动增加（躁狂或轻躁狂），有时表现为心境低落、精力减退和活动减少（抑郁）。在正畸治疗中，如果患者两次复诊的情绪反差特别大，由特别积极激进的治疗状态转入消沉的治疗状态时，应仔细观察，及时建议患者于心理门诊就诊。此外，部分求美心切的患者，以及对于治疗的风险不慎重考虑，对于治疗过程表现出异常的积极乐观的患者，接诊时应按正常诊疗进程开始治疗，并在进一步的接诊过程中观察患者情绪反应变化。

（四）躯体形式障碍

躯体形式障碍是一类以持久的担心或相信各种躯体症状的优势观念为特征的神经症。是心理异常的躯体表现。患者因这些症状反复就医，症状没有可以证实的器质性病变作为基础，各种医学检查阴性和医生的解释均不能打消其疑虑。本症旧称神经官能症，主要表现为焦虑、抑郁、恐惧、强迫、疑病症状或神经衰弱症状，女性患者多见，常伴有焦虑或抑郁情绪，最常见的类型为躯体化障碍。颌面部疼痛为口腔科就诊的最常见症状，疼痛性质一般不很强烈，情绪好时可能不痛或减轻。此外，还有一种类型为疑病障碍，主要临床表现是担心或相信自己患有某种严重的躯体疾病，其关注程度与实际健康状况很不相称。对身体畸形（虽然根据不足甚至毫无根据）的疑虑或先占观念（又称躯体变形障碍）也属于本症。不同患者的症状表现不尽一致，但疑病观念从未达到荒谬、妄想的程度。患者大多知道自己患病的证据不充分，因而希望通过反复的检查以明确诊断，并要求治疗。与躯体形式障碍相关的口腔疾病有：颞下颌关节紊乱、磨牙症、灼口综合征、心因性牙痛、面肌痉挛或疼痛、心因性三叉神经痛及舌痛等。对于以咬合不适、颌面部疼痛、其他口腔专科转诊为主诉的患者，或者对于唇齿关系轻度异常进行明显夸张描述的患者，正畸医生应首先排除躯体形式障碍。有躯体形式障碍倾向的患者是正畸治疗的禁忌证。临床接诊中应进行解释，但不能开始治疗，应及时请患者于临床心理科就诊。

四、体像与正畸治疗

（一）体像的概念和特点

体像也称身体意象、自象、身象等，P. Schilder于1932年首次介绍了体像的概念，是人们对自己身体的心理感受，是对自己身体的姿态和感觉的总和，简言之，是个体对自己身体所给予以美丑、强弱等的主观评价。而从更广意义上讲，体像是来自身体几乎一切感觉传入的整合，且与情绪和人格不可分割地结合在一起，它为自我评价提供一个恒定的基础。体像是心理学、精神病学领域应用十分广泛的概念，是人格理论的重要组成部分。此外，体像也是与美学相关医学关系最密切的一个心理学的基本概念，因为求美者或多或少都要涉及体像问题，体像是以美学为主要治疗目标的相关医学实践的焦点问题。

（二）体像的形成和特点

体像是一种知觉。知觉是根据感觉过程（视、听、味、嗅、触、动、平衡），形成空间知觉、时间知觉、移动知觉等等。知觉除依靠感觉器官的生理功能接收信息外，更重要的是靠个人对引起刺激的主观解释。与体像有关的主要是空间知觉，此外还有社会知觉，社会知觉是指人对人的知觉。体像知觉既是对物的知觉，也是对人的社会知觉，这就是体像知觉的复杂性所在。心理因素可以决定知觉的，包括注意、经验、观念、动机与需要。体像知觉是一种十分复杂的知觉，受主观经验的影响，会因观点的差异而不同，动机和需求对体像知觉的影响也很大。越是注意，知觉就越是深切、清晰。这就是为什么注意会影响学习和记忆的原因。对于体像知觉来说，过分注意也会引起一些问题。有些对自己体像不满的人，特别注意自己的某些缺陷，越看越觉得丑陋或难看。但外人看起来，并没有像他本人描述的那样丑陋。有时人们对缺陷的过分注意会导致知觉的一种敏感状态。情感和情绪也会影响知觉的准确性。"情人眼里出西施"便是情绪对知觉影响的最生动的例子。人们在心情不好的情况下，会看什么都不顺眼；相反，愉快时会感到什么都挺美。体像知觉会更多地受到情绪和情感的影响。知觉如果不符合客观实际即形成错觉。体像错觉除了遵循一般错觉的规律外，更可能受到多种主观因素的影响，特别是对自我体像否定认知。

从个体心理发展及导致的结果来看，体像可以分为积极体像和消极体像。前者是一种有利于自我肯定、自我接受的体像，也称为肯定性的体像，后者不利于自我肯定、自我接受，也称为否定性的体像。消极体像可人为地分为体像蔑视和病态体像两大类。体像蔑视是一种慢性的心理困难或失调，是以对自身容貌形体否定评价的结果，并以一系列贬低自我为表现的心理困难。其主要表现是自我否定、自我蔑视，自己不接受自己，常常伴随着自卑感、自我封闭、自我放弃等行为。体像障碍是精神病学或病态心理的一个症状，而且用来描述不同性质的神经症、精神病症的症状。

躯体变形障碍是指客观身体外表并不存在缺陷，或仅仅有轻微的缺陷，而个体想象出自己的缺陷，或是将轻微的缺陷夸大，并由此产生心理痛苦的心理病症。一个身体外表正常的人，存在对身体想象的先占观念，或对存在的轻微缺陷给予过分的关注。患者会有丑陋缺陷感，且这种先占观念可以持续和蔓延，导致患者社会性的逃避，并反复地去看美容整形科。有相当一部分体像障碍的患者，并不去寻求心理和精神治疗，而是找美容外科、口腔科和皮肤科医生纠正其想象的容貌缺陷。在正畸临床中应对此类患者给予识别。

（三）体像概念在正畸治疗中的应用

人的美与丑不仅仅在于客观生理形态的存在，还在于自己对自己的感受，也就是自我的体像。人所以要去美容，绝大多数人并非是为美而美的，而是存在这样或那样的对自身容貌形体的不满。与其说人是认识到美而要求正畸的，不如说是意识到自身牙齿的丑而要求正畸的。正畸治疗的目的是为患者建立良好的体像，然而要达到这个目的单单靠矫治器是不能解决问题的。因此，心理学配合正畸治疗运用于对求美者的治疗是必要的。按一般的常规，美容外科医生是不治疗存在较严重心理障碍的美容整形患者的。但近年来不少美容整形医生与精神、心理医生合作，开展了手术加心理疗法的工作。

（四）正畸诊疗中自我体像的改变

临床中，常常会有患者在治疗过程中，觉得鼻子、下巴、嘴唇等偏离中线或出现不对称，或者觉得牙齿的排列不对称。正畸医生也会对患者进行详尽解释，然而，正畸医师也应该意识到，患者看到的"自己"可能和临床医生的检查是不一致的。其中患者的自我认知——"体像"可能出现的改变尤为重要。

患者的体像认知、客观情况和治疗目标三者如果不能在医患之间进行充分的沟通，可能会造成医患矛盾。如果客观的美学测量指标和矫治目标统一，患者对治疗结果提出异议时，可能是其体像发生变化。体像的变化受到先入为主的各种观念、重视程度、敏感状态和情绪情感的影响。正畸临床中医生应知道"体像"这一概念，这样更能够理解为什么有些患者有非常多变的要求，每次都能发现新的"问题"。从体像角度与患者沟通和解释，比反复强调医师检查的客观性、专业性更能有效地进行医患沟通，便于达成一致。精神科有"体像障碍"这个症状，患者总觉得自己外貌有问题，而实际没有，很多去整形外科要求手术。对于这样的患者不是光解释沟通能改变的，需要事先进行评估，或者药物治疗。从这个角度上讲，正畸治疗前在心理专科医师的指导下，患者的心理评估是有必要的。

五、正畸治疗中患者的心理特点与沟通技巧

（一）错殆畸形患者的就诊目的

正畸患者中以美观为主诉的患者，与一般口腔疾病求医患者不同，有不同的心态。在求医目的上，一般口腔疾病求医患者既有形态异常更有功能障碍，如能解除疾病，当症状缓解、病情发展得到控制，患者可能满意。其求医的目的是多层次的，如果最高目标无法实现时，可以退而求其次。而以美观改善为主诉的正畸治疗，治疗目标比较明确唯一，就是在相对正常的生理基础上，改善容貌美观、增加美感。目标虽然单一，但是缺乏层次，并且美观的标准缺乏客观性。特别是美观问题较小希望更加完美者，需要在与患者充分交流的基础上，梳理矫治目标，将矫治目标分解。分层次进行交代沟通，设立治疗的最低目标和理想目标。

（二）患者对疗效的认识与教育

医学的治疗都有一定的主客观指标对疗效进行判断，多数疾病都有明确且客观疗效判断标准。正畸治疗中的疗效判断标准主要有以下几个部分：模型检查咬合关系，影像学检查牙轴倾斜程度及其他颌面硬组织结构，面相分析容貌变化等。关于美学的容貌判断，是没有标准的，是主观的和模糊的。医患之间可能不易达成统一。在设立矫治目标时，医生应该对矫治目标分解、分层；与之相对应的是，治疗前正畸医师应尽可能引导患者提出是如何判断疗效的，让患者用相对客观和量化的指标描述自己对治疗的预期。

（三）医患双方的关系

正畸中的医患关系，大多数情况是"指导 - 合作型"，即医生作为治疗的主导提出目标并实施，患者相信医生的判断和专业水准，医生在一定程度上

征求患者意见要求配合完成治疗。但是一部分患者，随着正畸治疗的进行，患者试图参与到矫治目标的设定中，或者提出更多的要求。医患双方的关系也由最初的"指导 - 合作型"逐步转变成"共同参与型"。因此，医生首先应当承认、尊重患者这种医患关系转变的倾向，并充分尊重其知情权。当然对于偏执型患者，在尊重的前提下，要不断让患者对于治疗的目标、预期有明确的认识和理解；对于表演型患者，则需给予更多的心理暗示，让患者具有参与感。总之，医生如果拒绝患者这种"共同参与"的倾向，可能消耗在医疗上和沟通上的精力比让患者"参与其中"更多。

六、不同年龄阶段正畸患者的就诊心理

（一）青春期患者（12～18岁）

对于青春前期患者，其内在需求不强，正畸医生需要以鼓励、肯定为主。如果家长治疗需求特别迫切，而患者的配合程度不佳时，应择期治疗。对于从众心理较强的家长，应该告知正畸治疗的意义，特别是可能出现的风险、并发症和需要患者的配合，不宜马上接诊。对于青春末期患者，已经初步具备对自我美观的认知，但对家长却有较强的逆反心理，诊疗过程中，需要注意给予患者足够的尊重。青少年容易受明星的影响，要求将自己整成某个明星的样子。此时也应根据情况，对患者进行矫治目标的梳理。此外，对于青春期女性及进食障碍的患者，其对于外貌过于关注，可能也会涉及正畸问题。对于身材消瘦、体重明显低于正常的患者，需正畸治疗前排除进食障碍。

进食障碍（eating disorder）是指以进食行为异常为主要临床表现，常伴有情绪障碍、显著的体重改变和（或）生理功能紊乱的一组综合征，主要包括神经性厌食、神经性贪食及神经性呕吐。本精神障碍多见于青年女性，可单独表现为神经性厌食、神经性贪食及神经性呕吐，也可为上述障碍的混合表现。

患者常有对"肥胖"的强烈恐惧以及对体型体重的过度关注，甚至已经明显消瘦仍自认为太胖，即使医生进行解释也无效。有的患者可有间歇发作的暴饮暴食。本病最常见于青少年女性，年龄多为13～20岁，极少见于青少年男性。

（二）青年期患者（18~35岁）

青年期成人患者，处于婚恋及事业的黄金时期，为适应求职、恋爱需要，寻求正畸治疗。青年期成人患者求美心理迫切，是以美观问题为主诉的主要人群。他们信息交流渠道多，易受同伴影响，有时却缺乏判断力，是发生医患纠纷和治疗中出现心理问题的主要人群。求治心情急切患者，正畸医师不应盲目顺从，首先明确患者希望改善美观的社会心理因素，近而从专业的角度梳理治疗的难度、风险等。对于希望通过正畸治疗进一步改善面型，甚至达到整容效果的患者，应该尤为慎重。应让患者明确的是正畸治疗中牙齿移动范围如果超过了牙周支持组织的界限，对于牙齿的长期稳定、健康是非常不利的。

（三）中青年期患者（35~45岁）

中青年是心理发展成熟期，审美观念相对固定，一般家庭、事业稳定，经济条件好，求美目的实际，能积极配合。对于治疗的目标是健康大于美观，一般患者都会对治疗比较满意。有部分患者，实际上求治的动机是改善美观，但害怕其他人的不理解，常以自己希望功能改善为主诉，此时需明确患者治疗的真实动机才能开始正畸治疗。成年患者中还有一部分是因为咬合不适或者颞下颌关节区的不适由其他科转诊或自己前来就诊的患者，这类患者要非常谨慎接诊。还有一部分患者是经历了生活事件，如婚姻变故等。这类患者常常寻求正畸或者美容，实际上是应激状态下的一种心理防御机制。此时无论正畸是否能够成功，都无法从根本上解决患者的问题，故如遇到这种情况，正畸需要暂缓进行。

七、临床心理学上正畸治疗的相对"禁忌"

经典教材都会详述正畸治疗的禁忌证，这些禁忌证主要指患者的牙周组织、颌骨或全身性疾病，无法承受正畸治疗的情况。但是却很少涉及医患沟通中或者患者心理状态所可能导致的"禁忌证"。当初次检查遇到以下情况时，医师需要跟患者进行认真的沟通，谨慎开展正畸治疗：①指着照片要求医师把侧貌和唇齿关系做成某个明星的样子；②初诊检查时，对照镜子向医师一一描述牙齿问题，或手指伸入口内，反复指认某些区域的咬合不适，手指反复按压个别错位牙齿希望马上改变者；③对正畸治疗缺乏信心，对同一问题反复追问，表现出不信任医师的态度；④对正畸医师满口夸奖或过高奉承的正畸患者，对医生过度信任或过度亲热者；⑤已经过多次美容手术或既往进行过多次正畸治疗患者，对于轻微畸形即要求迫切治疗者；⑥对医师治疗方案不同意的患者、不按时复诊患者、对医务人员态度粗暴无礼者；⑦叙述"我本人并不想做正畸"，都是别人建议我做的/看别人做我也做一做；⑧自己不提要求，要求医师给予全盘设计者。

对于有丰富临床经验的医师，通过与患者的交流能够较容易地识别有潜在治疗风险的患者，并慎重接诊。对于临床经验不足的医师，特别是接诊难度病例时，更应当从医患沟通和患者就诊心理层面上判断正畸的"禁忌证"。

参考文献

[1] 何伦.美容临床心理学.北京:人民卫生出版社,2011.
[2] 郝伟,于欣.精神病学,7版.北京:人民卫生出版社,2014.
[3] 邓云龙,马鑫.非精神科临床心理行为问题诊治.北京:人民卫生出版社,2013.
[4] 耿德勤.临床心理学.南京:江苏科学技术出版社,2011.
[5] 姚树桥,杨彦春.医学心理学,6版.北京:人民卫生出版社,2013.
[6] 许渭生.心理学.徐州:中国矿业大学出版社,2017.
[7] 徐光兴.心理咨询与治疗——临床心理学的理论与技术.上海:上海教育出版社,2017.
[8] William R. Proffit. Contemporary Orthodontics, Sixth Edition. Philadelphia: ELSEVIER, 2018.

第二篇
牙颌畸形诊断篇

正畸治疗与颜面美学

李魏然

本章内容

口腔正畸学是一门兼顾科学与艺术内涵的学科。错𬌗畸形的存在对颜面美观产生不利影响，即使普通人对存在错𬌗畸形的面部的吸引力评价得分也较低。正畸治疗的目标是美观、功能、健康与稳定。而大部分正畸治疗的患者的主要诉求是改善颜面美观。美与正畸密切相关，所以正畸医生应该增加美学、医学美学的知识与修养。

一、关于美学

美学是研究美、美感、审美、现实美与艺术美所有与审美相关的一门科学。美学作为一门科学存在约200多年的历史，但是美学思想在古代就已经产生，迄今已两千余年。

西方的美学思想可追溯到2500年前，柏拉图是第一个从哲学思辨的高度讨论美学问题的哲学家，将美和艺术的概念引入到哲学体系中。但是，对于这种感性的认识一直缺乏系统的研究及完整的理论

体系。美学长期以来一直是从属于哲学及文艺理论中的部分，它成为一门科学起始于德国的哲学家鲍姆嘉通（Alexander Gottlieb Baumgarten）1750年出版的专著 Aesthetik。在此之前的1735年，鲍姆嘉通在其博士论文《关于诗的若干前提的哲学默想录》中第一次提出了美学的科学概念，并于1742年在法兰克福大学开设了"美学"课。Aesthetik 是古希腊词，该字的意思是"感觉学"。鲍姆嘉通认为应该将美学这种感性的认识从研究理性认识的逻辑学中分离出来，单独进行研究。但是，真正奠定美学学科理论基础的人物是康德，其著作《判断力批判》从哲学的角度为审美判断确立了独立的原则。黑格尔的《美学》也比较系统地探讨了美的本质、特征和审美意识的建立等并形成了独特的美学体系。在西方美学发展史上众多的美学家、哲学家、心理学家、语言学家、人类学家、史学家等做出了贡献。西方美学的发展一般分为希腊罗马美学、中世纪和文艺复兴时期美学、17～18世纪美学、德国古典美学、近代美

学和现代美学几个阶段。

虽然美学的术语由西方传入，但是，中国美学思想源远流长。老子被称作中国美学思想的起点，开创了道家美学的传统，中国古典美学的意象说、意境说和关于审美心胸的理论均来自老子，而孔子则是中国历史上第一个提倡和重视美育的思想家，认为人生的最高境界是一种审美的境界。中国古典美学思想起源于道家和儒家的美学思想，在唐、五代及宋代得到发展，同时禅宗对美学思想也产生了重要影响。唐代思想家柳宗元提出的"美不自美，因人而彰"的命题就是从审美主体与客体的统一去解释美。中国古典美学在清初达到顶峰，代表人物是王夫之，其美学体系是以"意象"为中心。中国近代的美学思想主要代表人物是梁启超、王国维和蔡元培，他们主要的贡献是将西方美学思想介绍到中国，同时注意与中国美学思想的结合。王国维在学术上贡献最大，其"境界说"和著作《人间词话》《红楼梦评论》《宋元戏曲考》等在中国美学学术界占有重要的地位。蔡元培在他的著作《哲学总论》中提到了"美育"，是中国第一个提到"美育"的人。他在北大任职期间力推美育及艺术教育，并亲自讲授美学课，对中国近代美学的发展影响深远。五四运动以后，开启了中国现代美学思想的新纪元，在中国现代美学史上最突出的学者是朱光潜与宗白华。朱光潜精通多门西方语言，对中西方美学思想均较精通，出版了《谈美》《文艺心理学》《悲剧心理学》《变态心理学》等多部著作，并翻译了大批西方美学经典，对我国美学学科的发展与建设作出不可磨灭的贡献。宗白华同样也是对中西美学均有深刻理解和研究的学者，他的美学思想建立是在中国哲学思想的基础上，从天人合一的哲学出发，提出了"美在意象"的观点。他翻译了多部西方美学经典，发表了具有影响力的许多论著，一直倡导和追求中西美学的融合，为美学发展做出了重要贡献。

（一）美学的研究对象与学科特点

关于美学的研究对象在国内外美学界存在争议，多数学者认为美学研究的对象是审美活动。审美活动是人类不可缺少的一项精神 - 文化活动，具有社会性和历史性。美学是一门人文科学，与人生有着十分紧密的联系，同时又与每个民族的文化传统有着紧密的联系。研究美学离不开人，更离不开人所生活的社会形态、地域文化、风土人情与生活习俗等。"环肥燕瘦"都是美，体现了不同时代不同的审美标准。美学发展虽然有两千多年的历史，但是随着学科的发展，目前并没有一个成熟的现代美学体系。西方美学体系属于西方文化范畴，并不包含中国乃至东方的文化，是并不完整的发展中的学科，亟待体现时代文化综合的现代美学体系。

美学以审美活动为研究对象，虽然涉及美、艺术等内涵，但是美学从历史的角度看是哲学的一部分，而不是美术、艺术，也不仅仅是形象思维，它是一门理论学科，是与多个学科有关的交叉学科如与艺术、心理学、语言学、社会学、文化、民俗等。随着学科的发展，美学研究逐渐由关注客体到关注主体并走向关注应用层面的研究，越来越多的应用美学不断产生，如物质文化方面的劳动美学、技术美学、科学美学、工业美学、经济美学等及人类生活与文化方面的环境美学、医学美学、心理美学、教育美学等。美学已经广泛深入人类生活的诸多领域。

（二）美的本质与内容

关于美的本质，历史上众多学者均有探讨，形成了不同的流派。一种观点是从物的客观属性和特征来阐述美的，认为美是客观的，代表人物是古希腊的必达克里斯和亚里士多德。他们提出"美就是和谐"，和"秩序、匀称与明确"等理念。认为美是客观的，不以人的主观性而改变。另一种观点是从精神本体和主观心理的角度去解释美的本质，其代表是柏拉图的"美是理念"和休谟的"美不是事物本身的一种特质，它只存在于观赏者心中，每个人心见出不同的美"。但是这两种对美的看法，均把审美的主体与客体割裂开来，是以主客二分的思维模式为前提的。而审美活动不是认知活动，而是一种体验活动，把审美的主体与客体分裂而谈审美都有失偏颇。20世纪西方美学出现了由主客二分模式向天人合一方向的转变，代表人物是德国的海德格尔，使美学的本质得到更好的阐释。

1. 美的内容　美内涵丰富，自然美、社会美、艺术美、科学美、技术美等是美的基本结构形态，是美学研究的重要领域。

（1）自然美：自然美见诸于自然与风景之中。大自然千姿百态，春夏秋冬、山川江河，草原丛林、鸟语花香，均会激发人们的美感。但是，自然美并不仅是自然本身存在的美，而是人们心目中显现的自然、风物之美。它离不开人的审美活动，是自然与人的契合，也离不开社会、文化的环境影响。

（2）社会美：社会美见诸于人类现实生活中事物的美。人是社会性的，人的社会活动如人际关系、劳动生产和生活工作环境等均体现着人们的审美追求。公正、自由与和谐的人际关系、生活及劳动用品实用与美观的兼顾、生活与工作环境的优美等，反映出不同时代人们的审美情趣，也影响着人们的精神面貌。

（3）艺术美：艺术的本体是审美意象，是一个完整的有意蕴的感性世界。从广义讲，艺术和美是分不开的，艺术就是美。艺术来源于生活又高于生活，是艺术家对自然美、社会美及科学技术之美的审美感受、认识的提炼与情感的寄托。

（4）科学美：科学美的溯源可以到古希腊的哲学家、数学家必达克里斯，他认为数决定着一切美。他发现了黄金比例，认为立体图形中最美的是球体，平面图形中最美的是圆。科学美主要表现在公式、定理和理论架构，在科学创造中起着重要作用。科学美，不同于以上几种美的形式，在于它的数学之美、逻辑之美。也具有美感的性质和内涵。是科学家在求美的过程中求真。

2. 形式美　形式美具有其特定的规律与特征，美的形式因素包括色彩、线条、形体、质感、声音与气味等。形式美的法则有单纯与齐一、对称与均衡、比例与协调、节奏与韵律、调和与对比及多样与统一等。

（1）单纯与齐一：也称整齐一律，是最简单的形式美。是指同样的形式反复出现。最常见的是单纯的色彩或整齐排列的庄稼、灯杆、队列等，给人次序与条理感。

（2）对称与均衡：所谓对称是以一条线为中轴，左右或上下等形、等距、等量，描绘的是静态的均衡。如雪花、树叶、人体的眼耳手足等。而均衡则不强调两侧的绝对相等，而是量感上的均等，是动态上的对称，在实践中广泛应用，如舞蹈杂技的造型、盆景的设计、许多建筑的设计等。

（3）比例与协调：是指物体局部与整体、局部与局部之间的比例关系。符合一定的比例关系，物体就会协调或匀称，产生美感。古希腊必达克里斯发现、后来被柏拉图命名的黄金分割率和产生于日

本的 $\sqrt{2}$ 比例，广泛存在于人体、建筑之中，体现了比例与协调之美。

（4）节奏与韵律：是借用音乐的术语，体现运动中的规律。节奏是指事物在运动过程中有规律地反复出现，如四季更迭、潮起潮落、心跳与呼吸等。而韵律是在节奏的基础上深化，赋予节奏以强弱变化和抑扬顿挫，提升节奏的美感。

（5）调和与对比：是一对矛盾状态。调和是在差异中求"同"，而对比则是"差异"。调和是一切非对立因素的统一，对比则是对立因素的统一。处理好调和与对立的关系，会产生好的美学效果。

（6）多样与统一：既要体现不同元素构成的整体效果，又要表达构成整体的不同元素的特征。保持整体的和谐性的同时又体现了每个要素的独立性。兼具和谐之美与变化之美，形成整体，具有新的功能。

（三）医学美学

医学与美学、艺术是紧密相连的，人体解剖是达·芬奇首先开始的，医学的许多发现来自于艺术展现的提示。希波克拉底说："医学的艺术乃是一切之中最为卓越的艺术"。人体本身就是件精美的艺术品，人体的对称美、曲线美、协调美等体现了其按照美的规律构成。

现代医学模式下的健康概念不再是没有疾病，而是指人生理、心理和社会的完好状态，是人与自身、人与自然环境、人与社会环境等各方面高度和谐的状态。人体的美与丑、道德的善与恶、对社会适应能力的强与弱是健康问题，也是美学问题。医学以人类健康为目的的性质、内涵也被重新界定，除了传统的医学知识、医疗技术之外，相关的人文科学和社会科学逐渐加入到医学科学中。

医学美学的出现是日益发展的美容医学的必然。西方美容医学产生于第二次世界大战结束之后的英国、美国、日本及意大利。随着经济的快速发展，人民生活水平不断提高，人们对自身的体态及容貌给予了更高的关注。大众对美的追求不断提升，审美意识的提高，使审美在社会活动中的作用凸显。由体态及容貌引发的社会心理的健康问题也逐渐受到重视，寻求美容手术改进体态及容貌的人与日俱增。部分整形外科医生开始转而进行美容手术治疗，逐渐形成了整形美容外科，并从整形外科中脱离。国际整形美容外科协会成立于1979年，之后发行了

《美容整形外科杂志》。随后，在 20 世纪 80 年代美容整形外科才逐渐得到国际医学界认可，促使了医学与美学的结合，医学美学应运而生。

1988 年邱琳枝、彭庆星主编的《医学美学》是国内第一部医学美学的专著。医学美学是探讨医学领域中的美学现象、审美实施及其规律的学科。医学美学以医学审美为核心，为医学实践引入审美视角，是医学与美学的交叉学科。医学美学以医学与美学基本原理为指导，采用医学及美学技术，塑造健康的、具有生命活力的人体美。医学美学的审美对象包括一切医疗过程中所涉及的对象，包括医疗建筑与环境、医疗技术与设备、患者等，但是，医学审美的最主要的对象是医学人体美。由于医学美学以保证或增进人的健康为目的，医学审美活动与普通的审美活动相比，具有神圣感和崇高感，同时医学审美还要符合医学规律。

1. 人体之美　随着现代医学模式的转变，世界卫生组织（WHO）提出"健康不仅是躯体没有疾病，还要具备心理健康、社会适应良好和有道德"。健康有着丰富深蕴的内涵。世界卫生组织给健康所下的正式定义：精力充沛，能从容不迫地应付日常生活和工作；处事乐观，态度积极，乐于承担任务，不挑剔；善于休息，睡眠良好；应变能力强，能适应各种环境变化；对一般感冒和传染病有一定的抵抗力；体重适当，体态均匀，身体各部位比例协调；眼睛明亮，反应敏锐，眼睑不发炎；牙齿洁白，无缺损，无疼痛感，牙龈正常，无蛀牙；头发光洁，无头屑；肌肤有光泽，有弹性，走路轻松，有活力。健康不仅仅是指没有疾病或病痛，而且是一种躯体上、精神上和社会上的完全良好状态。也就是说健康的人要有强壮的体魄和乐观向上的精神状态，并能与其所处的社会及自然环境保持协调的关系。

人体结构复杂而精密，文艺复兴时期的达·芬奇通过人体解剖发现了人体存在许多美的数据，也提出了著名的"人体是大自然中最美的东西"的论断。现代医学模式下健康之美，是对生理、心理和社会的和谐统一，是充满活力的生命之美，是医学追求的目标。人体美是建立在健康的基础上的，离开健康的人体不可能美。人体美通常是指人体的身材、相貌的对称、匀称，以及人的姿态、行为的优美。

（1）人体体型美：人的体型之美在不同时代、地域、不同文化中存在差异，也存在性别的差异。

现代医学模式的改变，对于健康的定义的改变，使得对人体美的认识也变为健美。男性通常追求的是阳刚之美，表现出力量和健壮及男性特征；而女性则多为阴柔之美，表现出曲线优美、体态轻盈、线条柔和、举止灵活等女性特征。但是，女性的阴柔之美，并不是羸弱的病态美。

（2）人体体姿美：体姿是人的身体姿态，体姿美是人在行为中表现出的美感。体姿体现着一个人的文明程度与修养，言谈举止的端庄，能够更好地体现人的体型之美，也能掩盖一些体型上的不足，人体之美就是体型美与体姿美的统一。体姿包括站姿、坐姿、卧姿、行姿及蹲姿等，中华文明源远流长，自古就有"站如松、坐如钟、行如风、卧如弓"的体姿要求。

2. 医学人体美的研究方法　对于人体美学的研究有两千多年的历史，研究方法有：观察法、测量法及解剖法。

（1）观察法：通过有目的、有计划的观察研究人体美学特点，这是一种经验性研究方法，但是，要求观察研究的客观、全面和系统。包括个体观察法、群体观察法和分类观察法。

（2）测量法：借助于设备、工具等测量获得客观数据资料。测量法包括直接进行的人体测量和对影像资料如照片、X 线片等的测量。测量法为人体美学提供了科学、客观的依据，为美学的标准化和精确化奠定了基础。

（3）解剖法：人体解剖是医学的基础，解剖学为我们了解人体各结构、器官的关系及比例和层次提供依据，为医学美学提供指导。

3. 人体美研究原则　医学人体美的研究具有其特殊性，它遵从医学原则又运用美学的原理。人体美的研究原则包括社会学原则、文化学原则、人类学原则和性别原则。

（1）社会学原则：社会学原则是美学研究的重要原则。人同时具有自然和社会性，人体美研究离不开特定的时代及社会生活的影响。

（2）文化学原则：审美活动是精神与文化的活动，审美不可能离开文化的基础，中华文化的含蓄之美，西方文化的张扬与个性美都需要在特定的文化背景下欣赏。但同时也不要忘记任何文化都有传承、又都离不开其他文化的影响。现代媒体如电视、电影、画报等在世界各地的广泛应用，加之日益深入的国际间交流，使得文化间的交融和影响加大，也在逐渐改变着原有文化和审美活动。

（3）人类学原则：世界上约有两千多个民族，不同的民族的审美存在差异之处，当然也存在很多共同之处。医学人体美的研究离不开人类学的研究方法，在研究人所共有的人体美之中，体现着民族间的差异。

（4）性别原则：人体美存在着明显的性别差异。包括对不同性别人体美的标准不同以及不同性别对审美对象的不同审美评价等。男女性别的差异在人体美研究中需要被重视。

4. 人体比例　人体的健康与美离不开人体各部的协调与统一。健康的人体应该体重与身高比例合适，身材匀称。许多研究发现人体局部与全身、局部与局部之间存在着许多数学关系，使人体成为和谐的整体。古希腊数学家、哲学家毕达哥拉斯提倡的"美即协调"，就十分强调比例协调的美。他提出"人体的美也是由和谐的数的原则决定的"。认为数字比例对美来讲是至关重要的。他发现了 1:0.618 的黄金比例，即将整体分成两部分，较大部分比较小部分等于整体比较大部分。这个值等于 1:0.618 或者 1.618:1。对这一比例关系几何学之父欧几里得的《几何原本》中有详细的描述，并提出了 J=1.618。这一比例关系被认为是构图中最和谐和完美的比例，被广为应用在绘画、雕塑、建筑、音乐与许多艺术中。"黄金分割"名词的应用到 19 世纪后才广为接受。

（1）人体上的黄金比例：古往今来，国内外众多学者发现人体中存在许多的黄金比例关系。

1）身体上的黄金分割点：在人体比例研究中发现，人体上存在多个黄金分割点：①脐点：头顶至足底间的分割点；②喉结：头顶至肚脐间的分割点；③④左右侧膝关节点：肚脐至足底间的分割点；⑤⑥肘关节点：左右侧肩关节至中指指尖点间的分割点；⑦⑧乳头点：左右侧乳头连线垂线上的锁骨至腹股沟间的分割点。

2）人体上的黄金矩形：①躯干轮廓：肩宽与臀宽的均数作为宽，肩峰至臀底间距为长；②头部轮廓：头宽（颧弓突点间距），头高（颅顶至颏点间）；③面部轮廓：眼水平线的面宽做宽度，发际线到颏点间距为长度；④鼻部轮廓：鼻宽（鼻翼间距），鼻长（鼻根至鼻下点距离）；⑤唇部轮廓：唇宽是静

止状态时上下唇峰间距，唇长是静止时口角间距；⑥⑦外耳轮廓：左右耳廓下角的宽度为宽，耳廓上下缘间距为长；⑧⑨手部轮廓：手指闭拢时手掌掌指关节连线为宽，腕骨至中指指尖为长；10~15 上颌尖牙、侧切牙、中切牙的牙冠的宽度与殆龈高度为长构成了 15 个黄金矩形。

3）黄金三角：所谓黄金三角是指底与高的比约是 0.618。人体中有四个黄金三角：①鼻的正面观；②鼻的侧面观；③鼻根点与两侧口角点构成的三角形；④头顶点与两肩端点构成的三角形。

4）黄金指数：人体上有 6 个黄金指数：①鼻唇指数：鼻翼间距与口角点间距之比；②目唇指数：两口角点间距与两外眦点间距之比；③目面指数：两外眦点间距与眼水平面宽度之比；④上下唇指数：面中线上的上下唇高度之比；⑤四肢指数：上下肢长度之比；⑥切牙指数：下切牙与上切牙牙冠的近远中径之比。

（2）人体上的其他数学关系：人体结构的协调，还表现在其他的数学关系和比例上。从古埃及、古希腊时，人们就对美的身体比例有所研究，到文艺复兴时期达·芬奇通过人体解剖发现了人体中存在诸多的美的比例。人体的结构、轮廓与功能的协调是人体美的基础。

1）其他数学关系：①古希腊雕塑家对美的身体比例与关系的描述是身高为头长的 8 倍，而中国人的研究发现身高与头长的比为 7~7.5，女性比例略小；②双臂平举时中指指尖距等于身高；③耻骨联合点将人体分为等长的上身和下身；④髋关节股骨头至膝关节髌骨距离等于髌骨至足跟距离；⑤颏点至乳头距离等于乳头至肚脐距离；⑥肩宽等于 1/4 身高；⑦肩宽等于两个头长等。达·芬奇还描述了人跪下时身高减小 1/4，卧倒是为 1/9。

2）$\sqrt{2}$ 关系：$\sqrt{2}$ 的比例关系是日本学者在研究庙宇时发现的建筑高与宽、塔的层级之间的宽度比的美学关系，即 1:1.414 或 0.717。之后一位日本口腔医生（Nakajima）把它应用到了对面部的美学评价中，他发现对于公认的美丽面孔，以虹膜宽度为基准，眼、鼻、唇等面部结构的长、宽、高关系都是 $\sqrt{2}$ 及其数列关系。如虹膜宽度为 1，那么鼻翼至中线距离为 $\sqrt{2}$；鼻宽度是鼻孔外间距的 $\sqrt{2}$ 倍、口角间的距离是鼻宽度的 $\sqrt{2}$ 倍等。

人体结构以协调为美，美具有共性，但是也具

有个体的独特性。究竟什么比例更美，不同的文化、社会等因素下会存在差异。Jang 等通过比较 52 位韩国小姐与 41 位普通年轻人的比较发现韩国小姐具有较大的面高、眼睛和较小的面下高、颏、下唇及鼻子，韩国小姐的面部结构并不符合黄金比例。

二、面部比例与协调

面部虽然只占身体面积的 8%，但是，注视面部产生的反应在大脑皮质中所占的区域面积却最大，超过许多同样大小的其他身体部位。容貌美是人体美中的重要部分，也是最吸引人的部分。是与口腔医学关系更紧密的内容。张震康在 2015 年第七届中国国际美容医学大会上的致辞中曾讲到，美貌产生正能量，使人自信。美是一种无形的力量，也是一种无形的能量。对人的生活、工作、社会交往产生重要的影响。人的容貌美包括头型、面型、五官及皮肤的综合之美。容貌美具有种族、地域、文化及时代的特点，医学关注的面部的美学，更关注做为人共性的部分。

人的面部的形态美以协调为重。关于面部形态及比例、协调的关系长期以来众多学者有过研究与描述。人们对面部形态的比例及关系的研究多来自于绘画与雕塑专业，随着社会的发展，文化的交融，人们对面部的审美标准也不断变化、相互影响。

容貌美有静态美及动态美。静态美主要由面部软硬组织结构关系决定；而容貌的动态美则受到面部软组织及其功能影响，如面部的表情。

容貌中面部形态部分是口腔正畸医生更加需要关注的。决定面部形态的是面部的骨骼、肌肉、脂肪等之间的关系。构成面部骨骼结构的骨骼包括额骨、颞骨、颧骨、上下颌骨及鼻骨等。

正畸学之父 Angle 对希腊雕塑阿波罗的面部美学给予高度的认可，认为这是最协调美观的面型，改变一点都导致面部的不完美。但是，面部美具有显著的时代、种族和文化的特色，随着社会的发展面部美也在变化中。

（一）面部结构与面型

人的面部形态多种多样，不同种族、地域人的面部形态具有不同的特点。在面部结构中眉、眼、鼻、唇、颏的形态对面部影响很大，单一结构形态的美观固然重要，但是面部结构形态的一致或协调对面部的美观更重要。如果在一个小瓜子脸上长着一个宽大的鼻子和宽阔的口唇，或者在一个标准的国字脸上配着小巧的鼻子和"樱桃小口"，都很难形成一张美学效果良好的脸。

1. 面部结构的形态美　面部由额、颧、颞、鼻骨及上下颌骨构成，覆盖其上的软组织也影响着面部的形态。面部重要的结构包括眉、眼、鼻、口、耳、颧骨、颏等，对错𬌗畸形诊断与治疗影响比较重要的是鼻、唇和颏部。

（1）鼻的形态：鼻是面部最突出的部分，凸显了面部的立体性。影响鼻形态的因素包括鼻根、鼻背和鼻底的形态、鼻高度、长度、鼻唇角等（图 11-1）。鼻的形态与整个面部形态的协调也是非常重

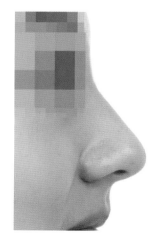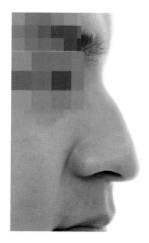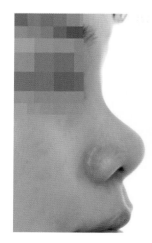

图 11-1　鼻的形态（不同的鼻背、鼻底形态）

要的。美观的鼻子一般具有鼻梁挺直、鼻翼大小适中对称且鼻孔呈纵向的卵圆形、鼻尖圆阔的特点。鼻是正畸诊断与设计中常用的参考结构，如侧貌评价中的 Ricketts 审美平面的确定（颏前点与鼻尖点连线）、Merrifield 的 Z 角（颏前点与下唇凸点的连线与鼻相切）及 H 线（颏前点与上唇凸点间的连线）与 H 角等。另外，在侧貌评价中鼻唇角也是常用的测量项目。鼻唇角的评价中鼻底的形态对该角度影响较大，中国人鼻底较平而白种人的鼻底较直，所以中国人鼻唇角较白种人锐。由于鼻底形态对鼻唇角的影响，不同的鼻底形态对鼻唇角影响较大，所以正畸治疗后面下突度改变的评价用鼻唇角的敏感度不如唇的突度好。

（2）唇的形态：唇在面部美观的评价中的重要性仅次于眼部。唇在面部表情中非常重要，活动范围最大。影响唇形态美观的因素包括唇厚度、长度、高度、口裂宽度和人中、唇红、口角形态等（图11-2）。在自然放松的状态下，唇部应自然闭拢或上下唇分开 < 2 mm。一般情况下，上唇较下唇厚度略薄，下唇较上唇略靠前。正常的上唇厚度在 7 ~ 8 mm，下唇厚度约为 9 mm（图11-3）。唇的厚度存在性别差异，男性的唇略厚于女性。不同种族地区唇的厚度存在差异，白色人种的唇厚度较小，而黑色人种的唇厚度较大，黄色人种的唇厚度介于两者之间。一般情况下均有平均的形态，吸引力评价较高。Ioi H 等在 2014 年 Angle 正畸杂志上的研究发现在日本、韩国人的唇红高度在均值附近 +1 mm 时吸引力最大。正常的口裂的宽度一般在 35 ~ 42 mm 之间，上唇长度在 18 ~ 22 mm 之间。唇红的厚度、唇红线（唇弧弓）、唇珠及口角的形态对唇形态的影响重大。美观的唇部应该具有适中的唇厚度、唇部形态轮廓清晰，唇峰明显。上唇短缩，常使患者自然放松时闭唇困难（图11-4）。弧形唇加上上唇的高度减小，易使患者表现出开唇露齿及露龈笑，严重影响美观。在正畸治疗设计时，需要考虑同时进行唇肌的训练或考虑整形美容手术以改善唇齿关系。

（3）颏部的形态：颏部的形态对面部美观的影响较大。许多面部吸引力的评价研究都发现，颏部的形态对面部吸引力有着重要影响。颏在面部正、侧面的构成与评价中起着关键的作用，尤其是在面下部高度及侧面突度的评价中影响较大。颏部的形态评价包括颏部长度、突度及颏唇沟深度等。颏部的形态大致有尖、尖圆、方形（图11-5）。在颏部的

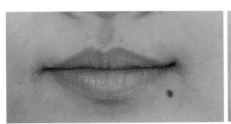
正常的唇形态（弓形）

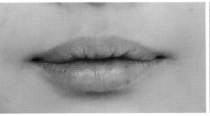
桥形唇

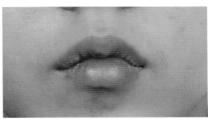
弧形唇

图 11-2 唇形态

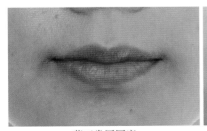
薄正常唇厚度
（上下唇厚度协调）

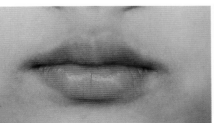
唇丰满
（上下唇厚度协调）

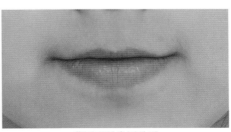
薄唇型异常唇关系
（上唇极薄）

图 11-3 唇厚度

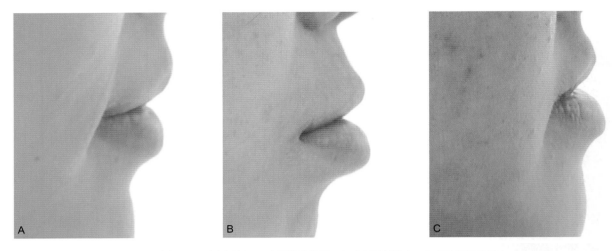

图 11-4 唇突度。A. 正常唇突度；B. 唇突度增大；C. 下唇突度增大

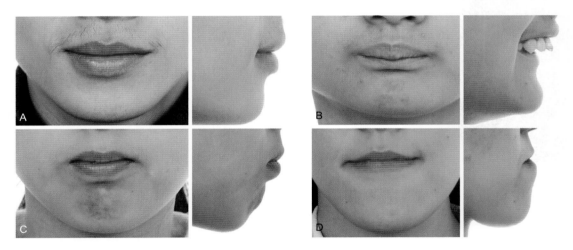

图 11-5 颏部形态。A. 正常方圆形颏；B. 方形短颏部；C. 尖型、长颏、后缩（骨性Ⅱ类）；D. 尖型、长颏、前突（骨性Ⅲ类）

矢状向评价中，有前突、后缩及突度正常。是否存在颏唇沟和颏唇沟的深度是颏部美观的一个重要影响因素。张震康等对中国人的研究报道中提出，颏唇沟的深度是一个重要的影响因素。美貌的人群中，颏唇沟深度较大。

2. 正面面型　腭部、颧骨、上下颌骨、鼻骨等决定了面部的形态。额骨的形态决定了面上部宽度、突度及高度。双侧颧骨外缘间距决定了面中部的宽度，而下颌骨尤其是下颌角间距决定了面下部的宽度。所谓天庭饱满、地阁方圆，就是对正面面型的描述。人脸的形态存在多种常见的形态，包括面部

高度与宽度间的比例协调，各部位面部结构间的协调等，形成良好的面型（图 11-6）。

（1）椭圆形：又称鹅蛋脸，是女性最理想的面型。

（2）圆形：圆脸形的人面部轮廓不突出，软组织较丰满，又称娃娃脸。

（3）方形：两侧额角和下颌角较宽，棱角分明，俗称"国字脸"，男性面部特征，缺少柔美轻盈。

（4）长形：脸长度大，面部狭窄。有人表现出额头长，也有人表现出下巴长，长脸使人看起来较严肃，显得成熟。

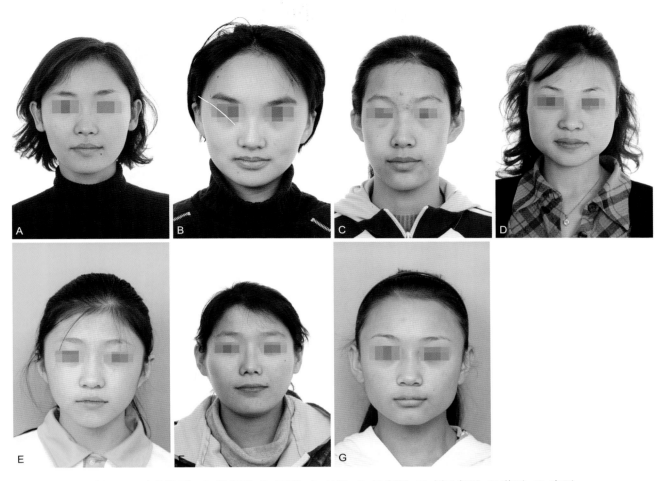

图 11-6 人的脸型。A. 椭圆形；B. 圆形；C. 长形；D. 三角形；E. 倒三角形；F. 菱形；G. 方形

（5）三角形：额头狭窄，下巴宽大，面部下坠感较强。

（6）倒三角形：俗称"瓜子脸"，脸型是上宽下窄，显得人清瘦。

（7）菱形：上腭与下巴狭窄，但是颧部突出。

无论男女，面部形态在面部吸引力的评价中起着非常重要的作用。当然，面部整体与局部的协调也是重要的。白种人及黄种人许多研究都发现大眼睛、小鼻子及较小的口唇使得面部吸引力增加。

3. 侧面面型 对于人侧面面型的评价，包括垂直关系及矢状关系的评价。评价的方法有人体测量和 X 线头影测量等方法。

（1）矢状关系的评价：可以分成直面型、凸面型和凹面型（图 11-7）。应用额点与鼻下点、鼻下点与软组织颏前点连线的夹角来区分。直面型者，两条线重合，凸面型者两条线成向后的夹角，凹面型者两条线成向前的夹角。面型具有鲜明的种族特点，高加索人种直面型较多、蒙古人种面型略突、黑色人种面型通常最突。在侧面评价中，也有用全面角、面角等来反映侧貌的特点。

（2）垂直关系的评价：侧面评价时，可以对人面部垂直向的关系及下颌平面的情况进行评价。可以将人的面部垂直向关系分为均角型、高角型和低角型（图 11-8）。低角型者的面部高度较小，通常下颌角及下颌平面角较小；高角型者具有较大的面部高度，表现出脸型较长、下颌角及下颌平面角较大。均角型者一般具有较好的面部长宽高的协调。

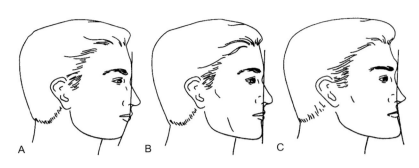

图 11-7　侧面面型。A. 凸面型；B. 直面型；C. 凹面型

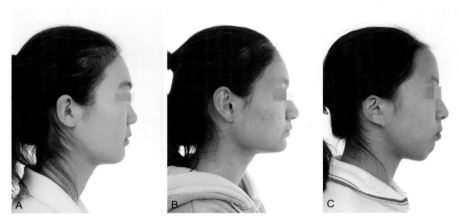

图 11-8　垂直面型。A. 均角型；B. 低角型；C. 高角型

（二）面部正面的比例与协调

人体中存在着各部位的比例及协调关系，面部也是以协调为美。对于面部的比例关系，一般均认为"三庭五眼"是理想的比例，"四高三低"是面部立体感及协调性的表现。

1. 面部的对称性　在审美评价中，对称与均衡是一个重要的因素。人的面部以对称为美，人体中线作为评价的中轴时面部左右基本对称。决定面部对称性的因素包括骨组织结构及软组织形态与厚度。在面部对称性的研究中，发现从上至下不对称程度会逐渐加大。所以，在临床中下颌不对称的患者较多。近期从正颌外科角度进行的关于面部不对称性的综述中发现人们对面部各结构不对称的容忍度不同，从上至下容忍度逐渐增加。眼睑的不对称度对面部的影响最敏感，其不对称的容忍度 2 mm 之内，其他部位依次是

口角 3 mm、眉 3.5 mm、鼻尖 4 mm、颏部 6 mm。当偏斜超过这些值时，对手术的需求就从线性变为指数级相关关系。

在不对称的研究中日本学者加藤信一提出的不对称率的计算公式较为常用：$Q=（G-K）/G×100\%$（其中，Q 为不对称率，G 和 K 分别代表左、右侧同一测量项目的较大值与较小值）。面部的不对称可以表现在宽度、长度及高度的左右不对称。关于面部的对称性研究，人体测量、X 线后前位片、云纹测量、三维照相及 CBCT 测量是常用的研究手段。

（1）面部测量：面部对称性评价时正中参照平面的确定非常重要。不同的研究方法中线的确定存在差异。对于人体测量或应用 2D 或 3D 照相进行对称性研究的，一般以眉间点及鼻下点连线作为面部中线，两侧眶下点的连线作为水平线。人肉眼可以辨识的不对称一般在 2 mm 左右，当面部不对称超过

这个范围时，不对称就较为明显。当然，专业人士如正畸医生或视觉美学专家能发现更小的面部不对称。严格对称的面型一般是不存在的，但是面部的均衡才能给人美感。许多研究表明即使是美貌人群中面部的不对称也是较常见的，一般情况下不对称率 <10% 时即认为面部基本对称。颏部的偏斜常被认为对面部的吸引力评分产生负面影响，即使是未经专业训练的外行人士，也能发现 2 mm 左右的颏部不对称。

（2）2D 头影测量：评价面部的对称性，中线的居中是重要的。应用 X 线头颅后前位片进行对称性研究中，很多学者提出了应用不同的面部正中结构确定中线，并对正中结构的稳定性及不同中线确定法进行了研究。其中把过鸡冠点垂直于颧突水平线的垂线作为面部中线较多。当然也有一些研究发现了存在不对称的人颅面部中线结构也会出现偏斜，而给对称性研究带来困难。

（3）面部云纹测量：1970 年 Meadous 和 Takasaki 分别报道了照射法云纹摄影三维测量技术。之后的 20 多年中，利用云纹照相的手段通过测量面部等高线的形变进行面部对称性研究较多。1990 年王兴利用改良的头面部云纹仪进行了美貌人群的颧颊部形态的研究并提出了颧颊部剖面分析法。

（4）应用 CBCT 的面部对称性研究：CBCT 的广泛应用，给面部对称性研究提供了更有力的手段。使对面部对称性的研究可以从面部长、宽、高三个维度进行，使我们对面部不对称的表现及机制有了更深入的了解。

2. 面部宽度　面型具有明显的种族特征，中国人面部宽度较白种人大，同时也存在面部形态的差异。对于面部的比例与协调，常说的三庭五眼，是指在眼水平线上面部的宽度在五个眼的宽度。以两侧耳屏之间为面的宽度外界，两眼的内外眦点分别作为等分点，面部在眼水平被分为五等份（图 11-9）。另外面部的各部分之间的宽度比例协调对面部的美观也很重要，王兴对 100 例美貌中国人的研究发现，无论男女，美貌人群的面中部宽度与面下部宽度比为 1.3 : 1；髁突至颏点距离：髁突至下颌角距离为 1.7。该研究为中国人面部美学的研究提供了参考。

3. 面部高度　面部的垂直关系中三庭五眼中的三庭指的就是以发际、眉间点、鼻下点和颏下点为分界点将面部分为三等分（图 11-10）。一些存在垂直向关系不调患者常会表现出面部垂直比例的异常，

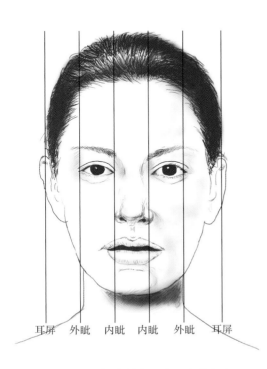

图 11-9　面部在眼水平为五个眼宽度

耳屏　外眦　内眦　内眦　外眦　耳屏

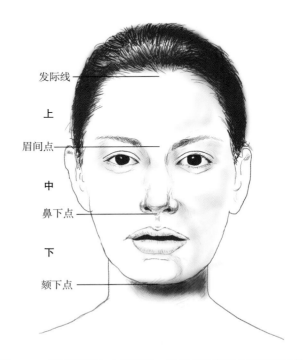

图 11-10　面部垂直向上发际线、眉间点及鼻下点将面部三等分

发际线
上
眉间点
中
鼻下点
下
颏下点

如面下部高度减小的患者常表现出前牙的深覆𬌗和下颌发育不足，而面下部高度增加的患者则表现出前牙的开𬌗或下颌明显的后下旋转和较陡的下颌平面角。

除了面部的高度三等分之外，面部的垂直向上还有存在一些比例关系。在面下部的高度中，如果以口裂作为分界点，鼻下点至口裂水平是口裂至颏下点高度的 1/2。也有一些学者发现了面部高度也存在着一些黄金比例关系。如瞳孔水平线至口角的高度是口角到颏下点距离的 1.618 倍；上颌发际线至鼻翼外侧点距离是鼻翼外侧点至颏下点距离的 1.618 倍（图 11-11）。

面部高度方面，均角的患者美观度较好。面下部高度的增加影响美观，正畸医生尤其对面下部高度的增加敏感。

4. 面部宽度与高度的协调　单一方向的比例正常不足以构成一个美学效果良好的面型，面部整体的美需要长、宽及高度的协调。一般情况下在眼水平的面宽度与面高度的比例是黄金比例 1∶1.618。同时面上、中及下份的宽度需协调，才能形成良好的面型。各部分间不同的比例关系构成不同的脸型。

（三）面部侧面的比例与协调

人的侧貌形态具有明显的种族特征，白种人由于额部、鼻及颏部的发育均较好，侧貌较直。而蒙古人种的侧貌则略突。面型侧貌评价在正畸学的评价中十分重要，影响着治疗设计与治疗结果的评价。对于侧貌评价也包含了矢状向及垂直向关系的评价。

1. 侧貌评价的方法　侧貌评价常用的方法有人体测量法、2D 或 3D 照片的测量和 X 线头影测量等。虽然 3D 影像可以更精准地反映更多的颌面部信息，但是由于仍缺乏被公认的测量标准，许多测量依然参考 2D 数据，今后，尚有许多研究工作需要进行以获得公认的、较为统一的评价与测量。在侧貌的评价与测量中常用的一些测量项目或参考平面或参考线如下：

（1）Ricketts 审美平面：是 Ricketts 医生 1960 年提出的，连接鼻顶点与软组织颏前点的线。相对于审美平面下唇在上唇前 2 mm。不同种族存在差异，一般情况下白种人下唇在审美平面后 (4±3)mm，儿童下唇在审美平面后 (2±3)mm。中国人的上下唇与审美平面的关系约下唇 (0±2)mm，上唇为 (-1±2)mm

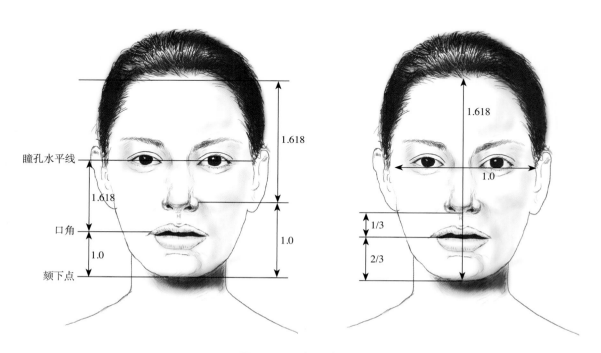

图 11-11　面部垂直比例

在审美平面上或略突于审美平面。但是，获得正常的测量值并不代表是一个吸引力大的面型，面部美的评价还有社会、心理及文化的影响。在许多面部吸引力的评价中不同种族背景的评价者和被评价者也会影响对同一被评价者或评价者的评分。

（2）H线与H角：H线是由Holdway提出的连接软组织颏前点与上唇凸点间的线，可用于评价面部尤其其下部突度。但是，由于该线未通过鼻尖点，所以对面部突度的敏感性不如审美平面。H线与软组织面平面的夹角为H角，用来评价上唇的突度。

（3）Z角：是Merrifield提出的通过软组织颏前点与唇部最突点相切的线（侧貌线）和眶耳平面相交的后下角。该角反映患者面型的突缩程度。Z角的正常值在70°～80°。理想状态下，侧貌线与上唇凸点相切，下唇在该线上或稍后，Z角理想的角度是75°～78°。

（4）过软组织额点垂直线：Farrow提出的过软组织额点做的垂直于眶耳平面的垂直线。用于评价上下唇的突缩美观度。

（5）GALL线：Andrews提出的过前额最突点与水平面垂直的线，代表面部最前点，用于评价上下前牙的位置及突度，指导正畸治疗的设计。

（6）真性垂直线（true vertical line, TVL）：Arnett于1999年提出的过鼻下点做眶耳平面的垂直线，用其评价上下唇、软组织颏点及上下前牙的位置及突缩程度。

（7）软组织面角：软组织鼻根点、鼻下点及颏前点间形成的向后下的夹角。反映面部突缩程度。

（8）全面凸角：软组织鼻根点与鼻顶点及软组织颏前点形成的后下角，反映包括鼻在内的面部的总体突度。随着生长发育该角有所减小后区域稳定。

2. 侧面评价　人的面型具有显著的种族特征，白种人由于鼻子高挺同时颏部发育良好，表现出较直的面型；包括我国人在内的蒙古人种通常鼻子略低且颏部发育稍差，面型较白种人突。而黑色人种，由于鼻子更低，面部突度更大。在侧面的评价中一般需要评价患者整体的面型、鼻唇关系、颏部位置与形态、唇部相对于下面部的突缩程度及面下部相对于整个颜面部的关系。

侧貌的美学评价中也是各部位间的协调更美观。面部的协调包括面上、中及下部各结构的关系和谐。除了颌骨间关系外，额头及颈部位置对面部美观的影响不容忽视，也需纳入矫治设计的考虑。不同的额头、颧部、鼻、唇、颏部及颈部的形态与位置对侧貌均有显著影响。

在关于面型的评价中，不同种族、文化间存在一些差异。但是，总的来讲，一般认为Ⅰ类面型最好，其次是Ⅱ类、Ⅲ类面型。在不同种族的面型评价研究中对略突的面型的接受度均高于下颌前突所致的凹面型。无论是正畸医生还是大众，对面型吸引力的评价几乎一致。

（四）面部吸引力

对于面部美的评价常说的"三庭五眼"如前所述是指的面部长、宽度的等分情况。还有一个就是面部整体轮廓的协调，就是所谓的"四高三低"。"四高"包括额部、鼻尖、唇珠和颏前点，"三低"是指鼻额交界处、人中沟、颏唇沟共三个凹陷。这些结构与轮廓的清晰才能塑造出美的面部。

关于面部美的研究很多，从整形外科、正颌外科及正畸治疗的角度进行的研究得到正畸专业的关注较多。无论从社会心理学的角度还是从治疗改善的角度观察，面部的美学评价多以面部吸引力评价进行。数字化技术的应用使得该类研究的开展更便捷，多数研究结合主客观评价的方法研究具有吸引力面型的特征。不少学者进行的面部吸引力评价还结合了求职难易程度的评价。一般来讲具有吸引力面型的人更易在求职中获得好评。

1. 面部吸引力标准的种族差异及趋同　在面部吸引力的评价研究中，一般会采用正畸医生、外科医生、牙科学生及完全的外行人士对待评价的照片或侧貌剪影进行评价。评价包括面部静态及动态（微笑）的评价。面部吸引力存在种族的特征，不同地域、种族及文化环境下标准不同。不同的教育背景或牙科教育背景对面部吸引力的评价也会存在差异。在人类社会的较早时期，种族、地域文化造成的面部审美的独特性比较显著，但是，随着可视媒体的广泛传播，不同文化间的交流与融合增加，评价的标准在存在差异的情况下逐渐趋同。尤其是自20世纪70年代后，这种融合及相互间的影响更甚。世界各地对美貌的面型的评价标准更多地受到西方白种人标准的影响。日本著名的整形外科医生Kitaro Ohmori将面部吸引力极高的女性面型进行评价时发现与西方标准一致，她们并不表现出双颌前突。近年发表的多篇关于对日本人、中国人及韩国人面部吸引力的评价中，均发现人们更喜欢较直的面型。不少日本的研究发现具有较高面部吸引力的面型上下唇相对审美平面均处于相当后缩的位置。

Brofman 2015 年发表的系统综述发现，日本人较白种人具有更突的侧貌，双颌较突、鼻子突度小、额部后缩、下前牙更唇倾等特点。尽管生活在民族较单一的社会中，日本人还是比较偏爱更像白种人的面型。

王兴 1991 年的研究发现，中国美貌人群的面型较直，面下部发育良好。100 名受试者的测量的标准差小于中国普通人群的测量，说明了美貌人群的侧貌面型的典型性。

Peck 在 1970 年通过对选美胜出的白种人的面部分析发现这些人的面型特点差异很大，从很直的面型到轻微的双颌前突都被认为是具有吸引力的面型。2011 年 Iglesias-Linares 等通过测量分析人物杂志上 100 位最美的女性的面部，发现无论白种人还是黑种人，现代美貌女性的面部特征混合了黑种人与白种人的特点，她们的表现基本趋同。

2. 影响面部吸引力的因素　Richard 等和 Backer 等近期的研究采用眼球追踪法评价不同面部吸引力的面部背景下人们对其他面部结构的关注程度。研究发现人们对唇齿的关注度仅次于眼睛。随着错𬌗畸形的加重，人们对唇齿的关注逐渐增加。对于有吸引力或平均的面型，牙齿美观程度降低对评价的影响更敏感。由此可见，唇齿结构在面部审美的评价中影响重大。

影响面部吸引力的因素较多，有面部结构比例及其间的协调性等的静态评价，也有同时对面部动态评价如微笑时面部的吸引力的评价。通常对于面部吸引力的评价会应用正侧面面像，正侧面微笑像或微笑局部的口唇照片进行评价，也有应用侧貌剪影进行评价。全面的评价可能需要较多的资料，如正侧面像、正侧面微笑像，还有 45° 面像。

面部吸引力评价是一个综合评价，结合了面型、面部比例、面型突缩程度等，以及额部形态、鼻、唇、颏的形态及其相互间的协调。

（1）面型：面型在面部吸引力的评价中起着重要作用，面型的突缩、面部垂直比例、面部的协调性等对面部的吸引力产生重要影响。在多数面部美观或吸引力的评价中直面型均被认为是具有较高吸引力的。下颌后缩或上颌前突导致的突面型或下颌前突所致的凹面型均被认为不美。面部评价受评价者的教育背景影响，外行人对矢状关系的异常没有正畸医生敏感。面部垂直关系对吸引力影响是面下高增加的患者面部吸引力不如面下高正常或面下高减小的人。Ghorbanyjavadpour 和 Rakhshan 2019 年在美国正畸杂志的研究应用 H 角、审美平面和 Z 角等方法评价了 70 名中性𬌗关系且面部协调的伊朗人的面部特征发现，略突的面型、鼻尖高且鼻背不突出、鼻下点较上唇突、上唇较突、下唇不突、唇间距较小、颏部较突可以增加面部的美观。

（2）面部比例：文艺复兴之后艺术家对黄金比例的崇尚，使得在面部的美学评价中也较为关注这个完美的比例关系。但是，在人群中能够符合这一比例的面部并不太常见，即使是美貌人群也是比较接近这一比例。美的面孔具有共性，但是美也是非常具有个性的。Pancherz 2010 年对 90 名著名时尚杂志的封面模特、34 名面部有魅力与 34 名面部没有魅力的正畸治疗患者按照 Ricketts 1982 年提出的面部线距的测量方法（5 个水平向和 7 个垂直向线距）进行测量并与黄金比例进行对比，发现无论模特还是患者，面部的比例和黄金比例都存在较大偏离。女性模特和面部吸引力高的患者偏离在 0.3% ~ 7.8%，男性为 0.2% ~ 11.2%，面部吸引力小的患者和黄金比例的偏离更大。2018 年 Mantelakis 等发表在颌面整形外科杂志上的研究发现加勒比海黑人模特只有 1/12 面部的比例是黄金比例。日本学者也提出过符合 $\sqrt{2}$ 的面部比例具有吸引力。无论面部的比例是黄金比例还是 $\sqrt{2}$，和谐更为重要。在面部吸引力的评价中，面部三庭较为重要，人们对面下高度的增加不太认可。

（3）面部表情：面部静态的评价主要从结构的比例角度进行，面部的动态表现也会影响吸引力的判断。一般情况下人们对于快乐的面孔、年轻的面孔吸引力的评价较高，而对负面表情如厌恶、愤怒或苍老的面部吸引力评价较低。但是负面表情的面部辨识度或特异性较高。在面部吸引力的评价中一般会加微笑的面像。

（4）面部对称性：对称性影响着面部吸引力的评价，对称与和谐产生的美感较大。通常研究中随着面部不对称的增加，吸引力评价值会显著降低。王兴在对 100 名中国美貌人群的研究中发现，美貌人群的面部不对称率很低，面部双侧结构的不对称率最大为 1.9%。对于美貌人群，面部结构的不对称从上而下逐渐增大，颏部的不对称通常最大，可以达到 2 mm。

（5）牙齿与牙列：牙齿的排列对面部的美观产生影响，整齐排列、唇齿关系正常会增加面部的美观。而牙齿排列不整齐、牙齿过度的唇向或舌向错位或倾斜均会影响面部的美观。对于前牙位置与角度对美观的影响，一般认为前牙的位置不宜过度内收，但是，前牙在理想的位置上略舌倾（5°）会增加面部的吸引力。尖牙位于口角处，尖牙的颊舌向倾斜会对面部审美尤其是微笑产生重要影响，尖牙略舌倾（5°）美观度增加而颊倾的尖牙破坏面部吸引力。

（6）颏部形态与位置：在 Modarai 等的研究中，下颌的方向和位置对面部评价十分重要，评价者对下颌后缩的容忍度高于下颌前突，对于前突的下颌更倾向于进行手术治疗。对于下颌前突者，下唇前突比下唇后缩的接受度更高。这体现了面部结构协调的重要性。

三、面部的动态美学

人的面部除了静态美评估之外，动态美观的评价也是十分重要的。关于具有吸引力的面型评价一般均需加入正侧面的微笑像同时进行评价。

（一）静态美与动态美

面部静态美的评价，一般是在被评价者在自然放松的状态下进行。静态美强调的是面部的比例及协调，而动态美则是在面部表情运动时的美态与体姿。动态美是面部美更生动的表现，通常通过面部的表情如喜怒哀乐来表现。一般对面部美的动态评价是通过对微笑的评价实现的。微笑时唇齿关系对面部吸引力产生重要影响。包括微笑时前牙暴露的垂直高度、切缘与唇缘的关系以及微笑时横向唇齿关系等。

1. 微笑的笑线　微笑时，上唇唇红缘与牙齿的关系用笑线评价。根据微笑时上唇缘与上前牙的关系将笑线分为高笑线、低笑线和正常笑线（图 11-12）。正常的笑线高度是在微笑时露出 3/4 到全部牙冠。青年人尤其女性可以暴露整个上牙冠，唇缘与上牙颈缘齐平或露出 1 mm 左右的牙龈。微笑时露出较多的牙龈（超过 2 mm）时，即为高笑线。微笑时仅能露出上前牙小于 3/4 牙冠高度的为低笑线。笑线的高低存在性别的差异和年龄的差异。一般情况下女性患者笑线较男性高，女性微笑时一般不暴露下前牙，而男性微笑时可以露出部分下前牙；青年人笑线高于老年人，随着年龄的增加由于重力的作用及肌肉的松弛，笑线高度会逐渐降低。老年人微笑时仅能露出部分上前牙，有人还会露出部分下前牙。

微笑时影响笑线高低的因素有颌骨的矢状向和垂直向位置、上颌前牙的矢状向及垂直向位置、唇的长度和唇肌的功能等。正畸治疗设计时需要根据患者的笑线情况考虑其错𬌗畸形治疗的设计。颌骨前突与垂直发育过度的高笑线患者正颌外科手术治疗是最佳选择，对于中度的颌骨前突或上颌前牙前突或下垂的露龈笑的高笑线患者，矫治可以考虑上颌前牙的压低和前牙的内收等方法，改善露龈微笑，增加微笑时面部的吸引力。对于上唇短缩、上唇功能亢进或功能不足的患者应在正畸治疗设计时考虑进行唇肌的训练及通过美容医学或整形医学的手段进行治疗改善微笑。笑线的调整同时对患者未来增龄的变化也应予以考虑，过度地压低前牙导致上前

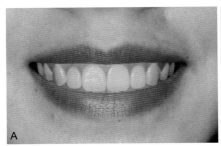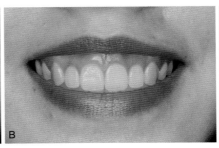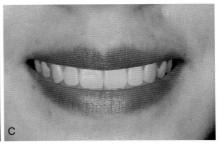

图 11-12　笑线的高度。A. 正常笑线；B. 高笑线；C. 低笑线

牙的暴露不足，会使得患者治疗后出现变老的感觉。对于前牙深覆𬌗的矫治设计，应更多地考虑下颌前牙的压低而非对上前牙进行过多的压低。

2. 笑弧 正常情况下，上颌牙列的切缘及牙尖形成一个突向下的弧形，微笑时评价其与下唇唇红缘的关系时称为笑弧（图 11-13）。具有吸引力的笑弧与下唇唇红缘是吻合的。当上颌前牙间垂直高度出现异常时可以出现直线笑弧或反向笑弧。由于下唇缘为向下的弧形与直线笑弧或反向笑弧间契合度不佳，影响美观。微笑时，上牙列切缘被下唇红缘覆盖同样也影响美学效果。直线及反向笑弧可以通过正畸治疗将不正确的上颌前牙垂直高度进行调整，形成理想的切牙及尖牙、双尖牙切缘及牙尖弧度，使其与下唇红缘匹配而增加面部的美观。

3. 微笑的颊廊 颊廊的概念是指微笑时牙弓与口角间的间隙的大小（图 11-14）。关于颊廊与微笑美学、正畸治疗对颊廊的影响的研究近二十年来研究较多。颊廊大小对微笑美学或面部吸引力的影响存在不同的观点，随着研究的深入，对于颊廊的影响的认识也逐渐趋同。目前一般认为颊廊的存在是正常微笑时的表现，颊廊的存在不影响面部的吸引力。过小或过大的颊廊影响微笑的美观度，男性较小的颊廊、女性略大颊廊被认为具有吸引力。一般情况下认为颊廊面积在 5%～15% 较理想。完全没有颊廊给人"满口都是牙"的感觉。正畸治疗中应该避免对牙弓的过度开展造成上颌牙弓过于宽大，而对于牙弓比较狭窄的患者则应予以适当的牙弓开展以减小微笑中颊廊的黑色三角区，增加笑容的饱满感。

在微笑时颊廊的评价中，正畸医生倾向于喜欢较为宽大的牙弓，而外行人士通常对此并不关注，也不敏感。关于微笑时颊廊大小在不同面型者中的比例不同，对于长面高角者较窄的微笑更美；低角者少露牙比多露牙更美。

（二）面部软组织增龄变化

在面部吸引力的评价中，年轻的面孔具有更高的吸引力。在青少年阶段，面部软组织变化以增大为主。Nanda 等在 1990 年通过对 40 名白种人从 7 岁到 18 岁的纵向资料的研究发现，鼻体积、唇厚度、唇长度增加。唇长度在 15 岁基本完成，但是鼻子的生长到 18 岁仍未停止。颏部软组织厚度增加不大，颏点的前移主要来自下颌的前移。

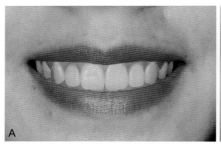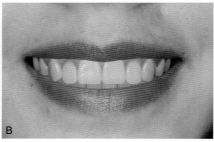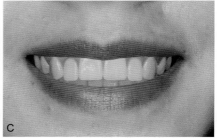

图 11-13 笑弧与下唇关系。A. 正常笑弧；B. 直线笑弧；C. 反向笑弧

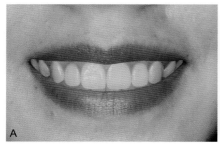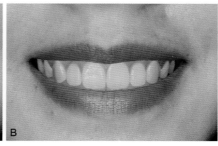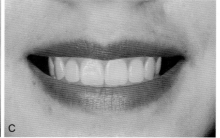

图 11-14 微笑时颊廊。A. 无颊廊；B. 正常颊廊；C. 较大颊廊

成年以后，面部随着增龄的变化也发生着逐渐改变，肌肉的松弛和重力的作用易产生软组织的下垂而引起一系列变化，如颞部、颊部的塌陷，颧部的突出，腮部嚼肌区的松弛下坠，从而使正面面型逐渐变方，肌肉的松弛无力使侧面的唇部突度下降等。微笑时的各种表现也存在增龄的变化。随着年龄的增加微笑时唇齿关系在长、宽和高各方向上发生改变。

1. 唇厚度 随着年龄的增加，唇的厚度尤其是上唇厚度减小。唇红的高度降低，唇红暴露不足，唇丰满度减低。唇与审美平面之间的距离增加，面型变得更直。

2. 唇长度 年龄增大后肌肉的松弛及重力作用，使得上唇逐渐下垂，长度增加，面部肌肉的变化口角也发生下垂，改变口唇的形态，降低微笑时的美观与活力。

3. 笑线高度 由于上唇长度随着年龄增加而增大，人的笑线高度也逐渐降低。年轻时微笑能够露出较多的上前牙而较少暴露下前牙，随着增龄变化上颌牙齿暴露逐渐减少，而下颌牙齿逐渐暴露。

4. 微笑的宽度 年轻时多数人在微笑时能够露出前部8~10颗牙齿，好莱坞超级微笑能够暴露至第一恒磨牙。但是，随着增龄变化微笑的宽度也有所降低，暴露的牙齿数也逐渐减少。

（三）微笑时的微观美学

影响微笑美的因素除了笑线、笑弧及颊廓等较宏观的因素之外，形成一个有吸引力的微笑还和牙齿的形态比例及牙龈的颜色、龈缘的位置协调等相关。

1. 牙齿比例与形态 牙齿的形态、大小及牙齿间的比例协调影响着牙列的美观及微笑的美观评价。

牙齿尤其是上前牙对美观的影响较大。

（1）前牙牙齿形态：上颌切牙的形态主要有矩形、三角形和桶形几种（图11-15）。矩形的牙齿形态美观度最好，易于形成良好的邻接关系；三角形的切牙由于牙颈部过小，成人患者易出现"黑三角"影响美观；而桶形的切牙由于牙齿中部邻接点突出，不易形成良好的邻接关系，易在颈缘界切缘处形成间隙，对美观造成不利影响。

（2）前牙大小：牙列中牙齿大小适中、邻牙的形态与大小协调会增加牙列的美观度。一般情况下，稍大的牙齿看起来的美观效果大于过小的牙齿。牙齿的宽度是高度的75%~80%。

（3）前牙比例关系：中切牙是前牙中最宽大的牙齿，侧切牙的宽度一般是中切牙宽度的80%，尖牙近远中径介于侧切牙与中切牙之间。从正前方评价微笑时的上牙列中前牙的宽度比是黄金比例美观效果最好。切牙冠宽：侧切牙：尖牙=1.618：1：0.618。

（4）牙齿的轴倾与转矩：牙弓排列整齐，前牙的轴倾度均是轻度远中倾斜。上前牙轻度唇向倾斜，自尖牙始颊段牙齿均轻度舌向倾斜。面部吸引力评价中尖牙轻度舌倾（-5°）的吸引力最大，尖牙颊向倾斜美观度较差。

（5）牙弓中线对称性对微笑美观十分重要，上颌牙弓中线与人体中线一致尤为重要。有研究发现，当人体中线与上颌牙弓中线同时等量偏斜时，偏斜达到4 mm都不易被辨识。一般情况下牙弓中线偏离人体中线2 mm即较明显。保持上下牙弓中线的一致性也是增加微笑美的关键。

2. 牙龈与牙齿邻接关系 微笑吸引力的评价中，在细节或微观上牙龈的情况也起着重要的作用。

（1）牙龈的健康：微笑时，除了牙齿排列整齐，

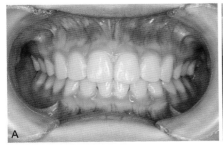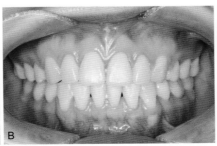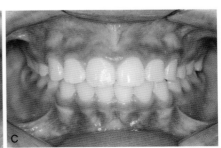

图 11-15 不同牙齿形态。A. 矩形切牙；B. 三角形切牙；C. 桶形切牙

牙齿大小、比例及邻接关系良好之外，牙龈的状况也应良好才能形成美的印象。健康的牙龈包括牙龈形态正常，无炎症，色泽淡粉，质地坚韧。白牙、粉龈和红唇更能增添微笑的美观度。

（2）龈缘的关系：前面讨论了微笑时上颌切牙切缘及尖牙牙尖形成突向下方的弧形即笑弧应与下唇唇红缘的弧度吻合。在上颌的牙齿的龈方也存在着一定的协调关系，中切牙的龈缘线高于侧切牙，尖牙龈缘线约等于中切牙的龈缘线高度（图11-16）。

（3）牙龈乳头：正常的牙齿邻接关系及牙龈的形态高度对微笑的美学非常重要。牙龈乳头正常形态的存在使得牙齿与牙龈的关系更加完美。研究表明即使是非牙科背景的外行人士，评价微笑美观度时相较于存在"黑三角"或较长的牙齿邻面接触关系，对于存在正常牙龈乳头者获得更高的评价。

四、正畸治疗对面部的影响

正畸治疗的目标之一是改善患者的美观，包括牙列的美观和面部的美观。从正畸发展的初始即关注颜面美观。Angle医生的时代特别崇尚米开朗基罗的阿波罗雕像的面型，但是著名的拔牙与不拔牙之争后，Angle的不拔牙矫治主导了较长时间的正畸学科。不拔牙矫治由于过度的扩弓及前牙的唇倾，会导致面部突度的增大。大量不拔牙矫治带来了治疗结果的不稳定、面型的破坏及牙周损坏的风险。20世纪50年代，Tweed及Begg医生提出的拔牙矫治的技术逐渐占据主导地位，逐渐建立了获得面部美观的正确的诊断设计标准，但是对于软组织变化尚缺乏研究的数据支持。70年代后正畸医生对面部美观评价的研究逐渐增多，也逐渐关注大众、患者等对面型的接受度与评价。由于大众对面型的偏好逐渐变为较丰满的面型，拔牙矫治的比例有所下降。但是，正畸医生应该把握治疗的目标，了解牙齿移动、齿槽骨改建及软组织反应会对面型产生显著影响。同时也应了解审美的标准及时代的变化、不同文化的影响以确保治疗方案合理、治疗过程控制精准。不因过度扩弓导致前突，同时也应避免过度前牙内收导致的面部塌陷。

临床中约80%以上的错𬌗畸形患者存在牙列拥挤，解决拥挤问题的方法可以通过减小牙量的拔牙治疗或扩大牙弓的不拔牙治疗两种方法。不拔牙治疗需要通过横向扩弓、唇倾前牙和远中移动牙列实现，拔牙矫治通过双尖牙拔除为前后段的牙列拥挤提供间隙。治疗应全面考虑患者情况，做出正确的设计。当拔牙治疗自20世纪50年代始广泛被接受并大量应用于临床后，又出现了拔牙会导致唇部塌陷破坏面型的争论。但是，通过大量研究，发现导致正畸治疗后唇部塌陷的问题不在拔牙治疗本身，而是拔牙是否合理、内收量是否合适、治疗中控制是否有效等。

我国的错𬌗畸形患者多数面型较突，许多患者的主诉就是减小面部的突度。由于人种不同，面型也不同，我们不应该盲目全盘接受西方治疗目标的变化及观点，对于具有较突面型的中国人，过分强调不拔牙治疗，会影响正畸美学目标的实现。许多轻中度的骨骼畸形患者存在明显的面部畸形，正畸掩饰治疗的目的也是减轻骨骼畸形所致的面部不协调；许多严重的牙齿畸形需要通过拔牙矫治解决，拔牙治疗对面部形态的影响也是需要正畸医生高度关注的问题。

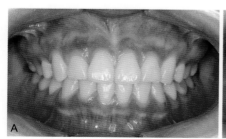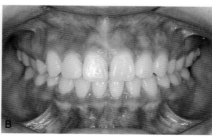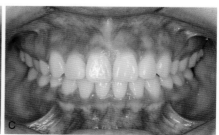

图 11-16　上颌前牙的龈缘线高度。A.龈缘线高度不协调；B.龈缘线高度协调

（一）正畸治疗对患者面部评价的影响

正畸治疗主要以牙齿的移动实现矫治的目标，齿槽骨的改建及颌面软组织的适应性变化也是重要的环节。牙齿的排列、唇舌向的倾斜度、牙弓的宽度、𬌗曲线等都会对患者的侧貌产生影响。正畸治疗对面部产生的变化一般局限在面下部的区域，对唇的影响最显著。对于尚有生长发育潜能的少年儿童，在设计时还需将生长可能带来的变化考虑其中。如鼻部的生长到 18 岁后还会有变化，颏部及下颌的生长会持续到青春高峰期后。而鼻高度的增加及颏部的向前生长均有可能使治疗后的审美平面前移，从而可能改变唇部的突度。治疗前对患者鼻及颏的生长估计不足，可能导致前牙过度内收所致的面下部过直，破坏面部的美观。

切牙的内收可以产生唇的内收、唇间距离减小和鼻唇角的增加；切牙的唇向移动通常会造成唇的突度增加、鼻唇角变锐，如果过度唇向移动前牙则可以导致闭唇困难、颏肌紧张等。对于软组织随牙齿而产生的变化目前尚未形成明确的共识。但是，一般对于一个成功矫治的错𬌗病例治疗后软组织变化是有利的或不变的。

正畸治疗中牙齿移动尤其是前牙的移动对面型产生影响，切牙的内收伴随着唇的内收，但是牙齿内收与唇内收之间的关系，不同的人群、不同的研究存在不同。许多研究表明，唇部软组织随牙齿移动变化的个体差异较大。一般情况下，下唇随着前牙的内收有较显著的内收，软组织与牙齿移动的比例在 60%～100% 之间；而上唇随着前牙内收变化相对较小，一般在 30%～70% 之间。

拔牙治疗与不拔牙治疗对面型的影响，长期以来存在争议。反对拔牙者认为拔牙治疗易带来唇部的过度内收而破坏面型，而拔牙的倡导者不断提供不拔牙治疗带来的面部突度增大、稳定性不佳、牙周损害等证据。对于正畸治疗对面型的影响，近几年来有较多的系统综述研究和荟萃分析，揭示了正畸对面部的影响。2018 年 Konstantonis 等和 Almurtadha 等分别发表的系统综述和荟萃分析，总结了拔牙与不拔牙对面部影响。发现拔牙治疗与上下唇内收、鼻唇角增大及面部突度减小等美观增加有关。患者年龄、拔牙策略及前牙内收量与治疗效果相关。但是截至目前，所有研究的质量均较低。

正畸治疗是否需要拔牙取决于患者的错𬌗情况，包括拥挤量、牙弓及颌骨的突度、Spee 曲线、颌间关系以及医生对面型的偏好等。对于同一病例拔牙与不拔牙治疗的结果会有不同，但是一般来讲拔牙与不拔牙病例具有不同的特征。研究表明拔牙治疗会使唇内收，不拔牙治疗则使唇部前移，但是，是否需要拔牙和拔除哪些牙齿要根据患者的错𬌗情况。拔牙的患者通常面型较突而需要唇的内收，或者患者治疗前面型基本正常同时存在拥挤，拔牙治疗是为了解决牙列拥挤的同时保证正常的面型。因此，只要诊断与设计合理、治疗控制恰当，正畸治疗无论拔牙与否或拔牙部位如何都可以获得理想的治疗的结果。Omar 2018 年的研究认拔除第一双尖牙和拔除第二双尖牙的患者治疗后鼻唇角仅相差 0.67°，而上下唇距审美平面的距离两组间无差异。治疗前患者的牙齿突度、角度等决定了拔牙的选择以达到相同的最终的治疗目标。

对于存在侧貌突度异常的患者，治疗前确定好切牙位置尤为重要。尤其是凸面型的患者，要避免过度前牙内收所造成的唇过度内收而影响面部美观，必要时应配合正颌外科手术解决骨性畸形问题，使患者获得良好的面部形态。

对于拔牙治疗是否会影响患者远期的面型变化，Rathod 等的研究发现，不拔牙治疗的患者远期的唇部生长是向前下方，而拔牙治疗的患者与不拔牙相近，只是唇向前的生长量更多，在治疗后 25 年的观察中两组患者唇关系相同，与 Ricketts 审美平面的关系正常。

（二）正畸治疗对微笑的影响

微笑是人最重要的面部表情，牙齿的排列及唇齿关系影响着微笑时的美学，正畸治疗设计应该予以高度关注。关于面部吸引力及微笑的美学评价与专业素养及接受的教育有关。但是，即使是外行人士对牙齿排列不齐者的面部吸引力评价也是不佳的。正畸治疗前唇齿关系、笑线、笑弧及颊廊的情况指导着正畸的治疗设计。正畸治疗对患者微笑的美观产生影响。

1. 正畸治疗对笑线的影响　前牙的伸长或压低可以通过改变齿槽骨的高度对笑线的高度产生影响。前牙的压低会引起齿槽骨高度的降低而改善笑线过高所致的露龈笑。对于轻度的露龈笑可以不必大费周章，患者可以通过功能训练及轻微的前牙压低而改善；较重的露龈笑需要在前部齿槽区植入种植体进行压低或正颌手术改善。对于前牙开𬌗的患者如果治疗前即存在露龈笑，则正畸治疗中禁忌使用前牙垂直牵引以免加重露龈笑，而需要进行后牙的压低矫治前牙开𬌗。正畸医生需要谨记牙齿的压入移动易产生明显的牙根吸收。需要进行较大量牙齿压低时需要全面权衡治疗的利弊，保证患者最大获益。而前牙大量的内收则易造成前牙的伸长从而导致微笑时露龈笑的加重，对于需要较大量内收前牙的患者需要考虑对上颌牙齿进行垂直向的控制，保持牙弓的整平，避免前牙过度下垂。而对于治疗前即是牙齿暴露不足的低笑线患者，即使存在前牙的深覆𬌗关系，对于前牙的压低也应慎重，避免治疗后前牙暴露不足的问题加重而影响微笑的美观度。治疗前应对患者唇齿关系作出详尽的分析，从而通过正畸治疗获得良好的笑线关系。

2. 正畸治疗对龈缘关系的影响　正畸治疗通过伸长或压低某些前牙，可以实现对前牙牙龈缘高度的调整以使前牙的龈缘呈现波浪形的协调关系。但是，有时对于个别牙齿的特殊位置问题单纯应用正畸对牙齿高度的调整也不能达到龈缘水平的协调，还需要进行多学科的联合治疗，必要时配合牙周的手术协助协调龈缘关系。

3. 笑弧与正畸治疗　上颌前牙理想的切缘高度关系及其与下唇的协调对微笑美观较重要。切缘及尖牙等后牙牙尖高度可以通过托槽粘接来调整。Hourfar 2019 年的研究发现，尽管正畸教科书中认为上颌中切牙与侧切牙的切缘的高度差约为 0.6 mm 左右，但是，时尚杂志广告照片、文献研究、正畸医生评价的切牙与侧切牙的差均超过 1 mm，建议正畸治疗前应与患者讨论切缘的关系问题。牙齿垂直向关系调整时除了关注切缘高度还应兼顾龈缘高度的协调和笑线的高度，因为任何牙齿的垂直向变化均会对齿槽骨的高度及牙龈的龈缘高度产生影响。

4. 正畸治疗与颊廊　许多研究表明正畸医生偏爱比较饱满的微笑。正畸治疗对颊廊的影响存在一些争议，如拔牙治疗是否影响牙弓的宽度从而增加颊廊面积或扩弓治疗是否因为牙弓宽度增加而减小颊廊面积等。近期的研究表明，正畸治疗在完善的诊断和精细的治疗设计后，无论拔牙与否或者颊廊宽度与面积均不影响面部吸引力（正面）的评价。

Christou 等 2019 的系统综述表明正畸治疗可以影响三维的微笑表现，有微弱的证据表明正畸拔牙治疗不影响颊廊大小，而关于腭开展对微笑的影响存在争议，尚需研究提供更充分的证据。

对于不同的错𬌗畸形以及不同的治疗策略对微笑的影响也有较多的研究。如对于 Ⅱ 类错𬌗，拔牙治疗比不拔牙治疗在治疗后的微笑评价得分更高，拔除上颌双尖牙者比不拔牙及拔 4 个双尖牙者得分更高等。

参考文献

[1] Nanda R. Biomechanics and esthetic strategies in clinical. Orthodontics, Elsvier, 2005.

[2] 叶朗. 美学原理. 北京: 北京大学出版社, 2009.

[3] 韩红英. 医学美学. 北京: 人民卫生出版社, 2019.

[4] Bronfman CN, Janson G, Pinzan A, et al. Cephalometric norms and esthetic profile preference for the Japanese: a systematic review. Dental Press J Orthod. 2015, 20(6):43-51.

[5] Peck H, Peck S. A concept of facial esthetics. Angle Orthod, 1970, 40:284-318.

[6] 王兴, 张震康, 王洪君. 中国美貌人群颧颊剖面分析及其临床意义. 北京医科大学学报, 1990, 22:13-17.

[7] 王兴, 张震康, 高克南, 等. 中国美貌人群的正位X线头影测量研究. 口腔医学纵横, 1988, 4:185-200.

[8] 王兴, 张震康. 中国美貌人群的X线头影测量研究. 中华口腔医学杂志, 1991, 25:37-41.

[9] 张震康. 美是一种无形的力量——从正颌外科手术中的容貌美谈起. 中华医学美学美容杂志, 2015, 21:1-3.

[10] Nanda RS, Meng H, Kapila S, et al. Growth changes in the soft tissue facial profile. Angle Orthod., 1990, 60(3):177-190.

[11] Wolfe SA, Hu L, Berkowits S. In Search of the harmonious face: Appollo revisited with an examination of th retrograde maxillary displacement. Plast Reconstr Sur, 1997, 99:1261-1271.

[12] Konstantonis D, Vasileiou D, Papageorgiou SN, et al. Soft tissue changes following extraction vs. nonextraction orthodontic fixed appliance treatment: a systematic review and meta-analysis. Eur J Oral Sci., 2018, 126(3):167-179.

[13] Pancherz H, Knapp V, Erbe C, Heiss AM. Divine proportions in attractive and nonattractive faces. World J Orthod, 2010, 11:27-36.

[14] Almurtadha RH, Alhammadi MS, Fayed MMS, et al. Changes in soft tissue profile after orthodontic treatment with and without extraction: A systematic review and meta-analysis. J Evid Based Dent Pract., 2018, 18(3):193-202.

[15] Wang TT, Wessels L, Hussain G, Merten S. Discriminative thresholds in facial asymmetry: A review of the literature. Aesthet Surg J., 2017, 37(4):375-385.

[16] Iared W, Koga da Silva EM, Iared W, et al. Esthetic perception of changes in facial profile resulting from

orthodontic treatment with extraction of premolars: A systematic review. J Am Dent Assoc. 2017, 148(1):9-16.

[17] Rathod AB, Araujo E, Vaden JL, et al. Extraction vs no treatment: Long-term facial profile changes.Am J Orthod Dent of Orthop, 2015,147(5): 596-603.

[18] Turley PK. Evolution of esthetic considerations in orthodontics.Am J Orthod Dentofacial Orthop.,2015 Sep, 148(3):374-379.

[19] Christou T, Betlej A, Aswad N, et al. Clinical effectiveness of orthodontic treatment on smile esthetics: a systematic review. Clin Cosmet Investig Dent., 2019 May 2,11:89-101.

[20] Hourfar J, Bister D, Ludwing B, et al. Occlusal height difference between maxillay central and lateral incisors: should aesthetic perception influence bracket placement? Head Face Med, 2019; 15:7. doi. org/10.1186/s13005-019-0191y.

第十二章

错𬌗畸形的分类

周彦秋　林久祥

在自然人群中，𬌗、颌、面的大小和形态及其相互关系存在着广泛的差异，尽管如此，仍然可以将其划分为正常𬌗和错𬌗。错𬌗可以有各种表现形式，其发生的病因、机制各不相同，为了临床、教学及科学研究等目的，学者对类似的错𬌗畸形进行归类，提出各种错𬌗畸形分类法。

正确认识正常𬌗是深入了解错𬌗畸形或牙颌畸形的基础，学者们对正常𬌗的认识有悠久的历史，然而基本认识是趋向一致的。

一、正常𬌗概念

（一）理想正常𬌗

Angle认为正常𬌗应具有上下牙弓全副牙齿，而且排列非常整齐，上下牙齿的尖窝接触关系完全正确，上下牙弓的𬌗关系也非常完美，口部与面部之间维持最均衡、最和谐的比例关系，他称之为理想𬌗。实际上，现代人类中理想𬌗的比例是很低的，如应用这一标准划分正常𬌗和错𬌗，并不符合生物群体存在广泛变异这一规律。如果以此为矫治标准，难以达到。但是，随着正颌外科学的发展以及与口腔正畸的密切合作，除了必须保持全数牙齿之外，理想𬌗的其他标准仍然是有现实价值的，这将为理想𬌗的应用赋予新的生命。

（二）个别正常𬌗

若干学者认为Angle提出的理想𬌗在现代人类中的比例是很低的，如果应用这一标准划分正常𬌗和错𬌗并以此为矫治标准，不太切合实际，因为其忽略了生物群体存在广泛变异这一规律。因此提出了所谓的个别正常殆概念，即指有轻微错殆，但对于生理功能并无明显妨碍，而且个体之间又存在一定的差异，所有符合这一正常标准的个体殆，均属于个别正常殆。这一标准是我们决定是否对其加以矫治，以及确定矫治目标的依据。

（三）最佳自然殆

20世纪60年代，Andrews研究了120位未经正畸治疗的恒牙期自然牙列，于20世纪70年代初提出了最佳自然殆的六标准，也可称之为正常殆六标准（详见Andrews直丝弓矫治技术章节）。简述如下。

1. 磨牙关系（molar relationship） 指上颌第一恒磨牙近中颊尖咬合于下颌第一恒磨牙近中颊沟上，同时上颌第一恒磨牙远中颊尖的远中斜面咬合于下颌第二恒磨牙近中颊尖的近中斜面上，上颌尖牙咬合于下颌尖牙和第一双尖牙之间。

2. 牙齿近远中倾斜度（tip） 指牙齿临床冠长轴与垂直于殆平面的垂线所组成的角，也可称为冠角或冠斜度，代表牙齿的近远中倾斜度。Andrews提供的各牙正常冠角数据如下：

上颌牙齿（°）：$\dfrac{7\ \ 6\ \ 5\ \ 4\ \ 3\ \ 2\ \ 1}{5\ \ 5\ \ 2\ \ 2\ \ 11\ \ 9\ \ 5}$

下颌牙齿冠角除了尖牙为5°外，其余牙齿均为2°。

3. 牙齿唇（颊）舌向轴倾度（torque） 指牙齿临床冠长轴的唇舌向或颊舌向倾斜度，可称之为转矩度。Andrews提供的各牙正常转矩度数据如下：

上颌牙齿（°）：$\dfrac{7\ \ \ 6\ \ \ 5\ \ \ 4\ \ \ 3\ \ \ 2\ \ \ 1}{-9\ -9\ -7\ -7\ -7\ \ 3\ \ 7}$

下颌牙齿（°）：$\dfrac{-35\ -30\ -22\ -17\ -11\ -1\ -1}{7\ \ \ \ 6\ \ \ \ 5\ \ \ \ 4\ \ \ \ 3\ \ \ 2\ \ 1}$

4. 旋转（rotation） 正常殆应该没有不合适的牙齿旋转。

5. 邻面接触（contact） 正常殆的牙弓中，相邻牙齿均保持相互接触，无牙间隙存在。

6. 殆曲线（occlusal curve） 正常殆的纵殆曲线较为平直，或稍有曲度，正常Spee曲线深度为0~2.5 mm。

进入直丝弓时代以来，不少学者以上述最佳自然殆六标准为矫治目标。

（四）Roth功能殆

1. 上下颌牙齿在最大尖窝接触关系位时，下颌髁突位于颞下颌关节窝的最上、最前部位置，水平向位于正中位置。

2. 闭口时，后牙的殆力应尽可能沿着后牙长轴的方向，因而殆力被转化为牙周韧带和齿槽骨内板的牵引力。

3. 闭口时，后牙应均衡、平稳地接触，前牙应无接触（下切牙切缘与上切牙舌面应有1.3 mm的间隙），以避免前牙及支持组织承受侧向应力。

4. 前牙应该有少量的覆殆及覆盖，以便下颌在离开最大殆接触关系而做任何方向的运动时，所有前牙（特别是尖牙）的斜面导向作用能使后牙迅速脱离殆接触。前牙的这种引导作用应该与由颞下颌关节形态决定的下颌运动型相协调，从而使前牙受到最小的侧向力。

5. 殆面形态如尖牙高度、窝的深度、沟和嵴的方向、尖的位置，应该尽可能与下颌各种运动相协调，以避免出现殆干扰。

（五）现代正常殆概念

根据对殆的现代认识，正常殆概念不应仅局限于牙齿之间的静止关系，还应包含殆的动态、功能以及颞下颌关节的状况等特征。它不应只着眼于牙齿的排列和关系，还应考虑到肌肉及关节与殆的协调一致，基于这些认识，正常殆的标准应具备如下内容。

（1）牙齿大小、形态及排列正常。

（2）上下牙弓的殆关系正常。

（3）上下颌骨大小、形态及相互关系正常。

（4）口肌及面肌的发育及功能正常。

（5）颞下颌关节的结构及功能正常。

二、错殆及其表现

凡是对正常殆标准的偏离，均可称为错殆；具体来讲，由于已知的或未知的、先天的或后天的原因引起的牙、殆、颌及颅面的畸形称为错殆。错殆畸形可以有多种临床表现，简单的仅个别牙齿错位，严重的可能表现为牙弓、上下颌甚至颅面部的畸形。

（一）个别牙齿错位

共有9种情况，于1912年由Lischer首先提出（图12-1）。

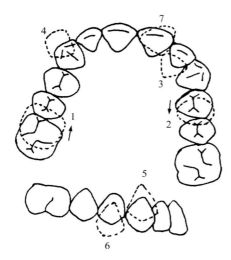

图 12-1 个别牙齿错位。1. 近中；2. 远中；3. 舌向；4. 唇向或颊向；5. 低位；6. 高位；7. 旋转

1. 近中（mesioversion）

2. 远中（distoversion）

3. 舌向（linguoversion）

4. 唇向或颊向（labioversionorbuccoversion）

5. 低位（infraversion）

6. 高位（supraversion）

7. 旋转（torsiversion）

8. 斜轴（axisversion）

9. 易位（transversion）

实际上，个别牙齿错位常常同时发生两种或两种以上的错位，如可见到上尖牙出现远中、低位、斜轴三种类型的错位。

（二）牙弓形态异常

常见的类型有下列三种。

1. 牙弓狭窄 常合并牙齿拥挤，如出现在上牙弓，可见腭盖高拱。

2. 牙弓宽大 可合并牙弓间有散在间隙。

3. 牙弓不对称 由于牙弓左右两侧不对称，常可造成上下牙弓关系异常。

（三）牙弓相对关系异常

可发生在近远中向、横向及垂直向三个方向上。

1. 近远中向关系异常 可有以下5种情况。

（1）上颌或上牙弓前突，后牙为远中𬌗。

（2）上颌或上牙弓后缩，后牙为近中𬌗。

（3）下颌或下牙弓前突，后牙为近中𬌗。

（4）下颌或下牙弓后缩，后牙为远中𬌗。

（5）双颌或双牙弓前突，后牙为中性𬌗。

2. 横向关系异常 常见有以下4种情况。

（1）上颌或上牙弓过于宽大，后牙出现深覆盖或正锁𬌗。

（2）上颌或上牙弓过于狭窄，后牙出现反𬌗或反锁𬌗。

（3）上下颌或上下牙弓均狭窄，牙弓出现拥挤、前突，面部缩窄。

（4）上下颌或上下牙弓宽大，牙弓有散在间隙。

3. 垂直向关系异常 常见以下3种情况。

（1）对刃𬌗： 前牙切缘对切缘。

（2）开𬌗： 上下相对的牙齿无垂直向𬌗接触关系，可有前牙开𬌗或后牙开𬌗或两者兼有。

（3）深覆𬌗： 上前牙覆盖下前牙深度过大，超过下切牙唇面垂直高度的1/3。

三、错𬌗分类法

错𬌗畸形或牙颌畸形分类的目的在于，将变化万千的错𬌗畸形，按照一定的内在规律和外在表现的相似程度进行科学归类，使之更为合理化。

以往，既有以病因为基础进行错𬌗分类的，也有以临床症状为依据进行错𬌗分类的。按病因分类，可出现不同的错𬌗病因，而临床表现却相似；也可遇到相同的病因，错𬌗表现却不同。此外，不少错𬌗的病因很难找到。由此可见，按病因进行错𬌗分类不太实用，也难以把握。

因此众多学者把精力集中在按错𬌗表现形态进行分类的研究上。自从Fox（1803年）第一个对错𬌗提出分类以来，已有数以百计的错𬌗畸形分类法问世。但得到各国学者广泛接受并在实践中始终得到应用的，是Angle错𬌗分类法。其他学者也提出了一些相应的错𬌗畸形分类法。在此重点介绍几个。

（一）安格尔（Angle）错𬌗分类法（简称安氏错𬌗分类法）

该分类法于 1899 年由口腔正畸学奠基人 Angle 提出。Angle 认为上颌第一恒磨牙位置是恒定的，它位于上颌骨的恒定位置，而上颌骨与颅骨相连接，也不会发生错位，他称上颌第一恒磨牙为𬌗的关键，认为所有近远中错𬌗都是由于下颌或下牙弓错位所造成的。基于这一认识，他把错𬌗分为三大类型，即中性错𬌗、远中错𬌗和近中错𬌗。

1. 安氏(Angle) 第一类错𬌗（Ⅰ类）——中性错𬌗

上下颌骨及上下牙弓的近远中关系正常。当正中𬌗位时，上颌第一恒磨牙的近中颊尖咬合于下颌第一恒磨牙的近中颊沟，即磨牙关系为中性关系。如其他牙齿均无错位，即为正常𬌗；如有错位，即为 Angle 第一类错𬌗，其表现可以有多种错𬌗形式，如拥挤、开𬌗、后牙的颊舌向错位等（图 12-2）。也可表现为双牙弓前突或双颌前突等。

2. 安氏(Angle) 第二类错𬌗（Ⅱ类）——远中错𬌗

下颌或下牙弓处于远中位。当正中𬌗位时，如上下颌第一恒磨牙的近中颊尖相对，称为开始远中𬌗，如上颌第一恒磨牙的近中颊尖咬合于下颌第一恒磨牙与下颌第二双尖牙之间，称为完全远中𬌗。

第一分类　磨牙为远中𬌗关系，上切牙唇向倾斜（图 12-3）。

第一分类亚类　磨牙关系一侧为远中𬌗，另一侧为中性𬌗，上切牙唇向倾斜（图 12-4）。也可表现为上牙弓前突、下牙弓正常，或上牙弓正常、下牙弓后缩，或两者兼有。

第二分类　磨牙为远中𬌗关系，上中切牙舌向倾斜（图 12-5）。

第二分类亚类　磨牙关系一侧为远中𬌗，另一侧为中性𬌗，上中切牙舌向倾斜（图 12-6）。

3. 安氏(Angle) 第三类错𬌗（Ⅲ类）——近中错𬌗

下颌或下牙弓处于近中位置。当正中咬合时，如上颌第一恒磨牙的近中颊尖与下颌第一恒磨牙的远中颊尖相对，称为开始近中𬌗；如上颌第一恒磨

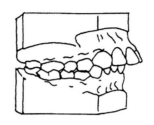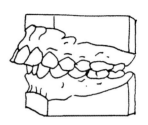

图 12-4　安氏第二类错𬌗，第一分类亚类

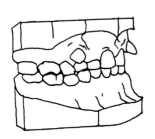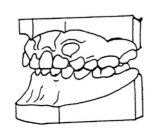

图 12-2　安氏第一类错𬌗——中性错𬌗

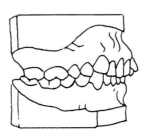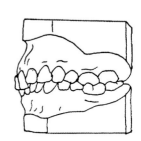

图 12-5　安氏第二类错𬌗，第二分类

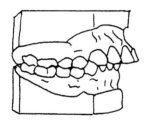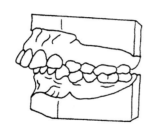

图 12-3　安氏第二类错𬌗，第一分类

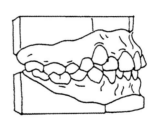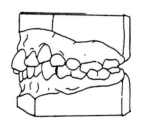

图 12-6　安氏第二类错𬌗，第二分类亚类

牙的近中颊尖咬合于下颌第一恒磨牙与下颌第二恒磨牙之间，称为完全近中𬌗（图12-7），常伴有前牙反𬌗症状。也可表现为上颌正常、下颌前突，或上颌后缩、下颌正常，或两者兼有。

第三类亚类　磨牙关系一侧为近中𬌗，另一侧为中性𬌗（图12-8）。

除了上述三类错𬌗畸形外，Angle还曾提出称为Angle Ⅳ类的错𬌗畸形，即牙弓一侧的磨牙关系为近中𬌗，另一侧为远中𬌗。可能因其在临床上相当少见，所以这一类错𬌗的命名渐被遗忘。

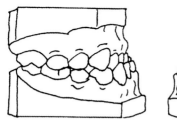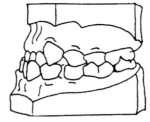

图12-7　安氏第三类错𬌗

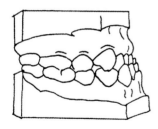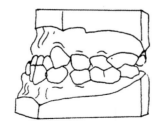

图12-8　安氏第三类错𬌗亚类

Angle错𬌗分类法简明扼要，包含了三种重要的错𬌗类型，从近远中这一最重要的角度将错𬌗进行了分类。多年来这一分类法为国际上承认，并在临床、教学和科研上得到广泛的应用，成为现代正畸学的基本内容之一，但由于认识上的局限，该分类法也存在若干不完善之处。

（1）该分类法根据牙𬌗的近远中关系对错𬌗进行了分类，但人类的牙𬌗及颌面的形态具有三维结构的特征，而垂直关系及横向关系的变化在该分类法中未得到反映，而这些变化同样是错𬌗畸形的重要表现。所以说，Angle错𬌗分类法有一定的片面性。

（2）Angle以理想正常𬌗作为矫治标准，没有认识到现代人类错𬌗形成的重要机制之一乃是牙量

骨量不调，因而在其分类中也未能反映出牙量骨量不调所形成的错𬌗类型。

（3）Angle以上颌第一恒磨牙的位置作为确定近远中错𬌗的关键，认为其位置是恒定不变的。实际上，与牙弓上的其他牙齿一样，上颌第一恒磨牙的位置也并非恒定不变，它也可能因某些因素而发生变异或移位，如上颌第二乳磨牙早失很易引起上颌第一恒磨牙前移，则磨牙关系并不能正确反映牙弓或颌骨间的关系。

对Angle错𬌗分类法的应用，目前已不仅仅保留在对临床观察到的直观错𬌗表现进行分类，而是通过X线头影测量分析，对错𬌗畸形内在结构的改变进行分类，即不仅进行𬌗的分类，同时也进行骨骼型的分类。可以认为，现在对Angle错𬌗分类法的应用，已超越该分类法原有的范围和深度。

（二）Dewey对Angle错𬌗分类的补充

Dewey将Angle Ⅰ类错𬌗又分为五型，把Angle Ⅲ类错𬌗分为三型。

1.安氏Ⅰ类错𬌗

Ⅰ型：磨牙关系中性，上切牙拥挤、扭转，尖牙呈唇向或唇向低位或舌向错位等。

Ⅱ型：磨牙关系中性，上切牙前突或唇向倾斜。

Ⅲ型：磨牙关系中性，前牙反𬌗。

Ⅳ型：上下牙列或上下颌骨位置正常，前牙排列正常，仅存在磨牙或前磨牙颊舌向错位。

Ⅴ型：由于乳牙早失，导致磨牙近中移动错位，而其他牙齿关系正常。

2.安氏Ⅲ类错𬌗

Ⅰ型：上下颌牙齿排列正常，切牙对刃关系。

Ⅱ型：下切牙拥挤，前牙有覆𬌗关系。

Ⅲ型：上切牙拥挤，下颌牙齿排列正常。

（三）骨骼分类

严重的错𬌗畸形往往不仅局限于牙齿排列和𬌗关系的异常，而且伴有骨骼的改变。Angle原先提出的分类内容只局限于上下牙齿和牙弓的近远中关系上，为了对类似的骨骼改变加以归类，在长期的应用实践中，有人根据Angle分类原则和术语，并结合X线头影测量的分析结果，在𬌗分类的基础之上提出骨骼分类的内容。

1.第一类骨骼关系　上下颌基骨近远中关系相

对正常，B 点在 A 点之后数毫米，下颌骨相对于上颌骨的关系正常，面部侧面轮廓有良好的协调性（图 12-9）。

2. 第二类骨骼关系 下颌基骨相对于上颌基骨处于后缩位置，下颌骨相对于上颌骨处于后缩位置，侧面轮廓中面部突显。可因真性的下颌后缩或上颌前突，或两者兼有而形成（图 12-10）。

3. 第三类骨骼关系 下颌基骨相对于上颌基骨处于前突位置，下颌骨相对于上颌骨亦处于前突位，面部轮廓中下面部突显，可因真性的下颌前突或上颌后缩，或两者兼有而形成（图 12-11）。

（四）Simon 错𬌗分类法

Simon 以人面部的三个平面为标准，于 1922 年提出了 Simon 错𬌗分类法。

1. 人面三平面（图 12-12）

（1）正中矢状平面（midsagittal plane）：为解剖学上的矢状面，它平分面部为左右两部分。为横向关系的标准平面。

（2）面横平面（frankfurt plane）：即眼耳平面，为连接左右眶下缘点与左右耳屏切迹的平面。为垂直向关系的标准平面。

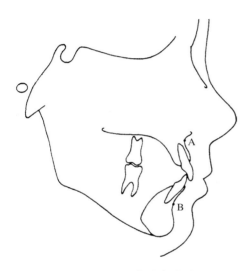

图 12-9 第一类骨骼关系

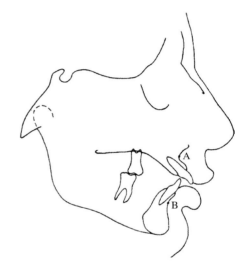

图 12-10 第二类骨骼关系

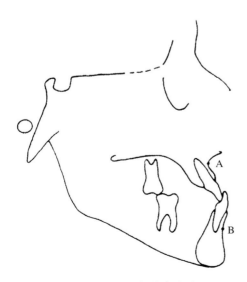

图 12-11 第三类骨骼关系

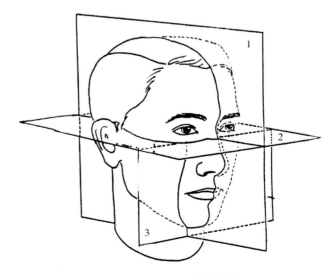

图 12-12 人面三个标准平面
1. 正中矢状平面；2. 面横平面；3. 眶平面

（3）眶平面（orbital plane）：与面横平面垂直并通过左右眶下缘点的平面。为近远中关系的标准平面。

2. Simon 错𬌗分类的命名

（1）内收：牙弓离正中矢状平面过近，为牙弓狭窄。

（2）外展：牙弓离正中矢状平面过远，为牙弓宽大。

（3）上升：牙弓离面横平面过近，为牙弓太高。

（4）下降：牙弓离面横平面过远，为牙弓太低。

（5）前突：牙弓突出于眶平面之前过多，为牙弓前突。

（6）后缩：牙弓后缩于眶平面之后过多，为牙弓后缩。

3. Simon 错𬌗分类的评价

（1）Simon 错𬌗分类法的具体命名中只有前突、后缩和内收（即狭窄）是通常被人们所应用的，而其他命名均不实用。而且所设立的人类面部的三平面均为抽象平面，Simon 提出一套特殊的设备及操作方法，非常复杂。因而该分类法不利于推广应用，实用性较小。

（2）Simon 以人面三个平面标准进行分类，实际上，正中矢状平面不一定严格地平分面部为完全对称的左右两部分；两侧眶下缘点和耳屏切迹也不一定处在同一水平面上，Simon 还提出"尖牙定律"，认为大多数人的眶平面均通过上尖牙区，但一些研究者指出尖牙定律并不具有普遍的意义。所以我们可以认为 Simon 错𬌗分类法的准确性也存在一定的问题。

（3）尽管如此，Simon 错𬌗分类法仍然可以认为是错𬌗分类研究的一次进展，至少在理论上是如此。因为 Simon 不仅对牙弓的近远中关系进行分类，同时对牙弓的垂直关系和横向关系也进行了分类，在分类上确立了牙颌器官为一具有三维方向的立体结构的观点。

（五）毛燮均错𬌗分类法

毛燮均根据对人类咀嚼器官进化过程的研究结果，结合人体咀嚼器官为一立体结构的观点，提出包括错𬌗机制、主要症状及矫治原则三项内容相结合的分类法。该分类法最初发表于 1959 年，经过 20 多年的临床应用，经毛燮均加以补充和修订，于 1983 年整理后重新发表，现介绍如下。

1. 第一类（Ⅰ类） 牙量骨量不调。

（1）第一分类（Ⅰ¹）（图 12-13）

主要机制：牙量相对大，骨量相对小。

主要症状：牙齿拥挤错位。

矫治原则：扩大牙弓，推磨牙往后，减数或减径。

（2）第二分类（Ⅰ²）（图 12-14）

主要机制：牙骨相对小，骨量相对大。

主要症状：有牙间隙。

矫治原则：缩小牙弓或结合修复。

2. 第二类（Ⅱ类） 长度不调。

（1）第一分类（Ⅱ¹）（图 12-15）

主要机制：上颌或上牙弓长度较小，下颌或下牙弓长度较大，或为复合机制。

主要症状：后牙为近中错𬌗，前牙为对𬌗或反𬌗，颏部前突。

矫治原则：矫治颌间关系，推下牙弓往后或牵上牙弓向前，或两者并用。

（2）第二分类（Ⅱ²）（图 12-16）

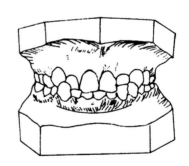

图 12-13　第一类第一分类（Ⅰ¹）

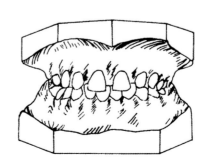

图 12-14　第一类第二分类（Ⅰ²）

主要机制：上颌或上牙弓长度较大，下颌或下牙弓长度较小，或为复合机制。

主要症状：后牙为远中错𬌗，前牙表现为深覆盖和深覆𬌗，颏部后缩。

矫治原则：矫治颌间关系，推上牙弓往后，或牵下牙弓向前，或两者并用。

（3）第三分类（Ⅱ³）（图12-17）

主要机制：上颌或上牙弓前部长度较小，下颌或下牙弓前部长度较大，或为复合机制。

主要症状：后牙为中性𬌗，前牙反𬌗。

矫治原则：矫治前牙反𬌗，后牙关系不动。

（4）第四分类（Ⅱ⁴）（图12-18）

主要机制：上颌或上牙弓前部长度过大，下颌或下牙弓前部长度较小，或为复合机制。

主要症状：后牙中性𬌗，前牙深覆盖。

矫治原则：矫治前牙深覆盖，后牙𬌗关系不动。

（5）第五分类（Ⅱ⁵）（图12-19）

主要机制：上下颌或上下牙弓长度过大。

主要症状：后牙为中性𬌗，双颌或双牙弓前突。

矫治原则：减数或减径，或推上下牙弓向后，以减小双牙弓突度。

3. 第三类（Ⅲ类） 宽度不调。

（1）第一分类（Ⅲ¹）（图12-20）

主要机制：上颌或上牙弓宽度较大，下颌或下

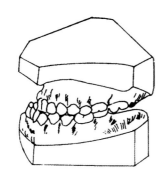

图12-15 第二类第一分类（Ⅱ¹）

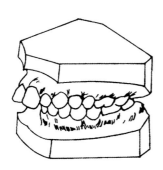

图12-16 第二类第二分类（Ⅱ²）

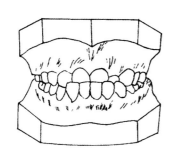

图12-17 第二类第三分类（Ⅱ³）

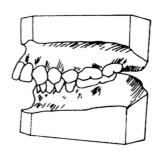

图12-18 第二类第四分类（Ⅱ⁴）

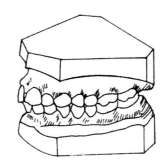

图12-19 第二类第五分类（Ⅱ⁵）

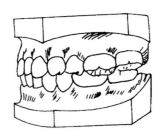

图12-20 第三类第一分类（Ⅲ¹）

牙弓宽度较小，或为复合机制。

主要症状：上牙弓宽于下牙弓，出现后牙深覆盖或正锁𬌗。

矫治原则：缩小上牙弓宽度或扩大下牙弓宽度，或二者并用。

（2）第二分类（Ⅲ²）（图12-21）

主要机制：上颌或上牙弓宽度较小，下颌或下牙弓宽度较大，或为复合机制。

主要症状：上牙弓窄于下牙弓，出现后牙对刃、反𬌗或反锁𬌗。

矫治原则：扩大上牙弓宽度或缩小下牙弓宽度，或二者并用。

（3）第三分类（Ⅲ³）（图12-22）

主要机制：上下颌或上下牙弓宽度过小。

主要症状：上下牙弓狭窄。

矫治原则：扩大上下牙弓宽度，或用肌功能训练矫治法，并加强营养及咀嚼功能，以促进颌骨及牙弓的发育。

4. 第四类（Ⅳ类） 高度不调。

（1）第一分类（Ⅳ¹）（图12-23）

主要机制：前牙齿槽过高，或后牙齿槽过低，或为复合机制。

主要症状：前牙深覆𬌗，可表现为面下1/3过低。

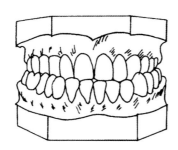

图12-21 第三类第二分类（Ⅲ²）

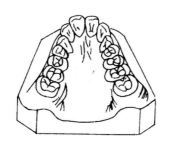

图12-22 第三类第三分类（Ⅲ³）

矫治原则：压低前牙或升高后牙，或二者并用。

（2）第二分类（Ⅳ²）（图12-24）

主要机制：前牙齿槽过低，后牙齿槽过高，或有颌骨畸形，或为复合机制。

主要症状：前牙开𬌗，可能表现为面下1/3过高。

矫治原则：升高前牙或压低后牙，或二者并用，或需矫治颌骨畸形。

5. 第五类（Ⅴ类） 个别牙齿错位（图12-25）

主要机制：由局部变化所引起的个别牙齿错位，不代表𬌗、颌、面的发育情况，也没有牙量、骨量的不调。

主要症状：一般错位表现有舌向、唇颊向、近

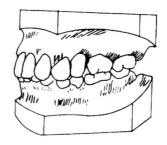

图12-23 第四类第一分类（Ⅳ¹）

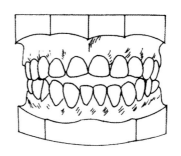

图12-24 第四类第二分类（Ⅳ²）

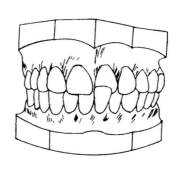

图12-25 第五类（Ⅴ）

中、远中、高位、低位、转位、易位、斜轴等情况。有时一个牙齿可有几种情况同时存在，如唇颊向 - 低位 - 斜轴等。

矫治原则：根据具体错位情况分别矫治。

6. 第六类（Ⅵ类） 特殊类型。

凡不能归入前五类的错𬌗畸形统属于此类，矫治可根据具体错𬌗情况，进行具体的矫治。

毛燮均错𬌗分类法的若干具体说明：

（1）所谓长度不调，并非局限于实际的牙弓长度，而在很多情况下是由于上下颌或上下牙弓在近远中向的相互位置异常所致。

（2）所谓宽度不调，并非单指牙弓或颌骨的绝对宽度，在很多情况下，宽度不调是由于上下牙弓或颌骨横向的相对位置异常所致。

（3）一位患者可以同时有若干类型的错𬌗，可根据畸形的严重性、危害的大小以及矫治的迫切程度依次罗列，应把畸形程度重的、危害性大的且急需矫治的放在首位，程度轻的放在其后，并用加号连接之，如$Ⅱ^2 + Ⅳ^1 + Ⅰ^1$。

（4）某些类型的错𬌗可以仅表现在单侧，如患者前牙反𬌗，左侧后牙近中𬌗而右侧后牙为中性𬌗，分类诊断程式可写成$\underline{Ⅱ^1}$；又如患者右侧后牙深覆盖，而左侧后牙𬌗关系正常，分类诊断程式可写成$\overline{Ⅲ^1}$。

（5）个别牙错位由拥挤引起，应归入$Ⅰ^1$类，只有在没有拥挤情况下的个别牙错位，才归入Ⅴ类。

（6）所谓长、宽、高不调，并非指个别牙齿错位的结果，至少应有 3 个或 3 个以上的牙齿错位在长、宽、高方向上造成牙弓关系的异常；因为 3 个牙齿在牙弓前段为半数，而在后牙段过半数，所以 3 个或 3 个以上的牙齿错位，可以反映出牙弓的异常。如 1~2 个切牙反𬌗，当没有拥挤时，可诊断为Ⅴ类，如有拥挤时，可归入$Ⅰ^1$类；但如同时有 3 个或 3 个以上的切牙反𬌗，当磨牙为近中𬌗时，应诊断为$Ⅱ^1$类，如磨牙为中性𬌗时，可归入$Ⅱ^3$类。

对于毛燮均错𬌗分类法的评价：

（1）该分类法基于对人类咀嚼器官进化的研究结果，把现代人类错𬌗畸形的重要机制，即牙量、骨量不调体现在错𬌗分类上，其是现代人类错𬌗畸形的最常见类型之一，这正是以往一些错𬌗分类法的疏漏所在。

（2）Angle 错𬌗分类法以近远中错𬌗为依据；Simon 错𬌗分类法虽考虑到牙颌器官在三维空间各个方向的变异，但仅仅相对于一些假想平面而言，与临床症状不尽一致；而毛燮均错𬌗分类法不但体现了人类咀嚼器官为一立体结构的思想，而且以长、宽、高三个方向的不调为重要分类内容，与错𬌗临床表现具体结合，达到理论与实际的统一。

（3）该分类法包括错𬌗机制、临床症状及矫治原则三项内容，可以通过机制和症状的分析揭示出大概的矫治原则，所以在科研、教学和矫治工作上都具有实用意义。

（4）本分类法条目较多，初学者可能一时不易熟记，但经过一段时间的应用后，是完全可以掌握的。

（5）任何分类法都不可能面面俱到，所以本分类法列出第Ⅵ类，即特殊类型的错𬌗统归入Ⅵ类。但必须指出，某些重要的常见错𬌗如 Angle Ⅱ类第二分类错𬌗，却在本分类法的条目中未被列出。另外，后牙开𬌗亦未被列出，似乎反映出本分类法亦存在一定的片面性。

四、错𬌗畸形的病因学分类

错𬌗畸形是由于先天和后天的各种因素作用于牙、颌、面软硬组织所造成的形态改变的结果，这些因素通过对骨骼、肌肉及牙齿的影响，造成各种各样的错𬌗表现，根据对引起错𬌗畸形的组织改变的定位分析，可以将错𬌗畸形分类为骨源性、肌源性和牙源性三类。

（一）骨源性错𬌗

伴随着 X 线头影测量学的产生和发展，我们有可能对错𬌗畸形的骨骼机制进行分析，判定错𬌗是由于什么样的骨骼改变所造成的。任何面骨的发育时机、发育量及发育方向的异常，都可能造成错𬌗畸形。如 Angle Ⅲ类错𬌗常因下颌骨发育过度引起；Angle Ⅱ类错𬌗则常因下颌骨发育不足或处于后缩位置引起。任何因为骨骼异常而形成的错𬌗畸形均属于骨源性错𬌗。严重的近中和远中错𬌗、深覆𬌗、开𬌗以及后牙段的颊舌向错𬌗大多有明显的骨骼改变，因而都属于骨源性错𬌗。

（二）肌源性错牙合

肌源性错牙合指因牙面肌肉功能异常而造成的错牙合畸形。牙面肌肉功能异常可引起下颌运动、面骨的生长发育及牙位的异常，如长期的吮拇指习惯，使咀嚼器官处于一个异常的肌力作用环境之中，可引起上牙弓狭窄、开牙合、下颌后缩等畸形。肌源性错牙合的原因包括常见的若干口腔不良习惯如吮拇指、咬唇、唇姿势异常、异常下颌闭口运动、异常吞咽习惯等；这些不良习惯引起的错牙合应该尽早矫治，并消除病因的持续不良作用。

（三）牙源性错牙合

多数 Angle Ⅰ 类错牙合具有牙源性错牙合的特征，错牙合畸形只局限在牙齿及其支持组织的异常。重要的是应仔细分析这些异常是真正牙源性的还是继发于骨骼及肌源性的改变。常见的牙源性错牙合包括牙齿错位、牙齿数目的异常、牙齿大小的异常、牙齿形态及结构的异常等。

（四）复合型错牙合

复合型错牙合是骨骼、肌肉、牙齿三方面改变的综合结果。一种组织的异常，往往会影响其相邻组织，使其发生继发性改变，这一改变除引起另外的继发性改变外，还可能反过来影响原发组织，从而造成错综复杂的相互作用。但应在对这一系列改变的分析中寻找出始动因素，为诊断及矫治提供重要依据。

参考文献

[1] 毛燮均. 错牙合畸形新分类法初步介绍. 中华口腔科杂志, 1959, 7: 313.

[2] 北京医学院口腔医学研究所正畸研究室. 毛燮均错牙合畸形分类法. 中华口腔科杂志, 1984, 32: 191.

[3] Moyers RE. Handbook of Orthodontics. 3rd Ed. Chicago: Year Book Medical Publishers Inc, 1973.

[4] Houston WJB. A Textbook of Orthodontics. Bristol: J. Wright Inc, 1986.

[5] Andrews LF. The six keys to normal occlusion. Am J Orthod, 1972, 62: 296-309.

[6] Andlws LF. The six elements of orofacial harmony. Am J Orthod Orthop, 2000, 1(1): 13-22.

[7] 张珂. Andrews口颌面协调六要素在侧貌美学中的应用. 国际口腔医学杂志, 2010, 37: 236-239.

第十三章

牙颌畸形的检查与诊断

韩 冰 陈 斯

本章内容

正畸诊断是利用颅面生物学知识和临床实践中所获得的资料或信息（包括病史和各种检查），对患者的牙颌畸形作出正确的判断。正畸诊断就是了解并掌握患者错殆畸形的实际情况，进行分类并进一步找出导致此种错殆的病因。明确的正畸诊断是制订详细治疗计划的基础。其主要目的是找出患者的主要问题是什么，问题发生在何处，是什么性质的问题。诊断正确与否取决于医生所掌握的有关知识，所获得的资料及经验。要获得充分的资料，必须对患者进行详细的询问和检查，包括临床检查和特殊检查。

一、临床检查

（一）主诉

主诉就是患者就诊的目的和要求，也是患者最为关注的问题。患者就诊主要有两个方面的原因：一是面部美观要求，二是口腔功能要求。另外，患者可能是在家长对其错殆畸形有顾虑或在例行检查时被指出有错殆畸形的情况下来就诊。明确患者主诉对于正畸治疗非常重要，也是制订矫治计划最直接的影响因素。患者希望达到的治疗效果不同，医生治疗方案也会不同，所以医生与患者应该建立融洽的医患关系，患者能够把自己所有的要求充分表达，医生也可以与患者充分沟通，明确患者的主诉，为制订合理的矫治设计方案做好准备。

在患者初诊过程中，首先要确认患者的主诉，并给他们讲解正畸治疗注意事项，并简要说明治疗将如何进行。

1. 面部美观问题　以美观问题来正畸就诊的患者占总患者的比例最多。每个人对自己美观要求不同，有些人即使错𬌗畸形严重影响外貌也不在意，而另一些人仅轻微的错𬌗畸形都不能接受。另外，有一些儿童患者，常常由于家人非常在意错𬌗畸形造成的美观影响，而本人并不在意，所以患者常常在治疗过程中采取不合作的态度。因此在开始治疗前，都必须向患者说明错𬌗畸形将会带来哪些问题，取得患者的充分配合，否则常常导致治疗的失败。

2. 口腔功能要求　对于以咀嚼功能障碍或发音障碍来就诊的患者，要仔细检查确认功能障碍是否是由于错𬌗引起，并应向患者说清楚。

3. 家长对孩子的错𬌗畸形有顾虑而就诊　必须向孩子交代清楚正畸治疗的必要性，取得配合，否则，即使医生和家长再努力，也很难达到良好的治疗效果。

4. 例行检查被指出有错𬌗畸形而来就诊　此种情况下来就诊的患者，之前并不能意识到自己的错𬌗，因此要交代清楚错𬌗畸形的危害性以及治疗的必要性。

（二）健康史

包括全身健康史和口腔健康史。

1. 全身健康史　全身健康史有时会对牙颌畸形产生重要影响，在临床检查中需要注意以下几个方面：

（1）患者是否患过癫痫、风湿病、肝炎、肾炎、结核病、糖尿病、心脏病、血友病、佝偻病等，如果就诊时这些疾病处于活动期，则应暂缓正畸治疗，在疾病得到有效控制后再考虑正畸治疗。

口内检查

（2）患者是否存在全身发育和营养性疾病，需要判断患者目前的发育情况及营养状况，可以通过测量身高、体重、头围以及观察患者精神状态来初步判断。

（3）询问母亲在妊娠及分娩期间有无异常情况，

儿童在婴儿期间的喂养方式。

（4）鼻咽部的疾病，尤其是腺样体和扁桃体的肥大和炎症都可能导致或加重牙颌畸形。

（5）药物服用史，某些慢性疾病和免疫疾病可能需要长期服用激素类药物，可能会减低患者正畸治疗过程中的耐受力。

（6）过敏史，如果患者是过敏体质，有必要检查是否对金属过敏，尤其是正畸治疗中可能接触到的铁、镍、铬、铜等金属。

2. 口腔健康史　口腔健康史对牙颌畸形而言更加重要，需要关注以下方面：

（1）口腔疾病治疗史，包括牙体牙髓疾病、牙周疾病、外伤、口腔黏膜病等。

（2）替牙过程中有无异常情况。

（3）是否有过不良口腔习惯，如吮指、吐舌、口呼吸等。

（4）患者有无先天性疾病或缺陷，比如唇腭裂、先天缺牙或多生牙、牙齿形态异常、舌系带和唇系带异常等。

（三）家族病史

有研究表明牙颌畸形有一定的家族遗传倾向，所以需要了解患者家族中有无相似牙颌畸形史，询问患者的父母、兄弟姐妹等直系亲属及旁系亲属的情况，必要时画出遗传家系谱。对于生长发育期已经有骨性Ⅱ类或者Ⅲ类畸形倾向的患者而言，如果家族中尤其是直系亲属中已经发现有严重骨性畸形的病例，则大大增加了患者发展为严重骨性畸形的可能。

另外，有一些全身性遗传病可以在口颌系统表现出临床症状，比如颅骨锁骨发育不全可以表现为上颌发育不足，Robin 综合征可以表现为下颌过小以及腭裂等。

（四）牙𬌗检查

1. 牙𬌗发育阶段　包括乳牙𬌗、替牙𬌗、恒牙𬌗。

2. 确认上下磨牙、上下尖牙的关系　患者的上下牙弓是安氏Ⅰ类、Ⅱ类还是Ⅲ类𬌗关系。

3. 牙列拥挤或间隙

拥挤度：牙列中所有牙齿牙冠宽度总和与现有牙弓长度之间的差值。

Ⅰ度拥挤：牙量骨量不调≤4 mm

Ⅱ度拥挤：4 mm＜牙量骨量不调≤8 mm

Ⅲ度拥挤：牙量骨量不调＞8 mm

临床上多为初步估计，对于严重的牙列拥挤或间隙应在模型上进行间隙分析。

4. 前牙覆𬌗　指上前牙切端盖过下前牙牙冠的长度，反映了牙弓间的垂直向关系。正常范围为下前牙牙冠切端的1/3以内，超过此范围为深覆𬌗，以下为深覆𬌗分度：

Ⅰ度深覆𬌗：上前牙切端盖过下前牙牙冠的1/3～1/2，或者下前牙咬在上前牙舌侧切端的1/3～1/2。

Ⅱ度深覆𬌗：上前牙切端盖过下前牙牙冠的1/2～2/3，或者下前牙咬在上前牙舌侧切端的1/2～2/3。

Ⅲ度深覆𬌗：上前牙切端盖过下前牙牙冠超过2/3，或者下前牙咬在上前牙舌侧切端超过2/3。

如果上下切牙切端垂直向没有接触为开𬌗，以下为开𬌗分度：

Ⅰ度开𬌗：上下切牙切端垂直向距离小于3 mm。

Ⅱ度开𬌗：上下切牙切端垂直向距离为3～5 mm。

Ⅲ度开𬌗：上下切牙切端垂直向距离大于5 mm。

5. 前牙覆盖　指上前牙切端到下前牙唇面的最大水平距离，正常情况下此距离为0～3 mm，大于此距离为深覆盖，以下为覆盖分度：

Ⅰ度深覆盖：上下切牙切端前后距离为3～5 mm。

Ⅱ度深覆盖：上下切牙切端前后距离为5～8 mm。

Ⅲ度深覆盖：上下切牙切端前后距离大于8 mm。

如果上前牙切端位于下前牙舌侧则为反𬌗（反覆盖），覆盖记为负值。对于前牙反𬌗的患者应检查下颌能否后退至前牙对刃位，这是鉴别功能性反𬌗与骨性反𬌗的重要依据之一。

6. 牙齿严重错位　包括牙齿严重颊舌向错位、扭转、高位、低位、上下对颌牙锁𬌗、严重的内外翻以及骨内阻生等。

7. 牙齿的大小、数目、形态及发育情况　检查有无多生牙、先天性牙齿缺失、畸形牙、融合牙以及牙齿异位萌出等等。乳牙、磨牙的萌出和替换情况，有无牙齿萌出顺序异常，有无龋齿，特别是邻面龋。

8. 牙弓形态、宽度和对称性　牙弓正常形态分为尖圆形、方圆形、卵圆形。异常形态可能表现为左右不对称，牙弓过宽或者过窄，上下颌牙弓不匹配。记录后牙覆盖是否正常，记录后牙的反𬌗及锁𬌗情况。锁𬌗即上颌后牙被锁在下颌后牙的一侧且上下后牙𬌗面无咬合关系。

正锁𬌗：上颌后牙舌尖舌斜面与下颌颊尖颊斜面相对。

反锁𬌗：上颌后牙颊尖颊斜面与下颌舌尖舌斜面相对。

检查上下牙弓中线与面部中线是否一致：①牙性偏斜：牙弓中线与面部中线不一致，但下颌骨颏部位于面部中线无偏斜；②骨性偏斜：由于颌骨的位置或形态异常造成牙弓中线不正同时伴有颌骨偏斜。

（五）牙周情况

牙周情况对于正畸治疗有重要的意义，一般而言，如果治疗前牙周状况良好且治疗中口腔卫生维护比较好，不会产生明显的牙龈萎缩和齿槽骨吸收，但是对于治疗前就有牙周炎的患者，如果未做系统牙周治疗就进行正畸治疗可能会加速齿槽骨吸收，加重牙周炎。

牙周检查需要注意牙龈的色泽，有无充血、水肿和增生现象。用探针检查龈出血情况，测量龈沟深度。注意有无牙垢或牙结石，口腔卫生情况如何（详见有关章节）。如果检查患者牙周有异常，则需要患者先在牙周专科系统治疗后再进行正畸治疗。

另外，要注意检查是否存在唇系带附着过低，舌系带是否过短以及腭盖高拱等情况。

（六）骨骼情况

检查上下颌骨基骨与齿槽骨情况，对于基骨需要检查以下内容：

1. 上下颌之间的前后关系　上颌或下颌有无前突或后缩，可用鼻唇角或审美平面来评价；骨骼面型是凹面型还是凸面型；下颌角和下颌体长度如何。

2. 横向关系　有无颜面不对称现象，是牙源性还是骨源性的。检查平面是否偏斜。

3. 垂直关系　整个面高；下面高相对于上面高的比例如何。

对于齿槽骨需要检查丰满度，在临床上可分为丰满、欠丰满、凹陷三种，其中，凹陷的齿槽骨不适合进行扩弓治疗。

（七）面型检查

口外检查

前牙区错𬌗畸形对面部的影响主要表现在口唇部，并且颌骨形态及所处的位置也对面部有影响，所以要仔细观察。另外，也要注意面部肌肉功能异常的情况。面型检查包括正面检查和侧面检查。

1. 正面检查　包括以下内容：

（1）面部对称性和比例协调性检查：面部上、中、下各部分比例是否协调，面部左右两侧是否对称，面部宽度和高度比例是否协调，颏部是否有偏斜，眼、眉、耳、鼻、口面部各部分的高度是否正常，左右是否对称等等。人中是最可靠的中线标志，可用于中线评估的基础，当瞳孔线在自然头位与水平线平行时，通过人中点的垂线被用来检查软组织的其他中线结构的对称性。一般以发际、眉心及鼻底作为分界，将面部分为上、中、下三等份，任何一部分的高度增加都说明面部垂直比例异常。

（2）口唇检查：嘱患者自然放松，检查上下唇是否能够自然闭合，是否存在开唇露齿，是否存在露龈笑；上下唇厚度是否正常、患者是否存在上下唇功能不良等问题。患者自然放松状态下，上下唇自然分开，上切牙切缘露出唇缘外不超过 2 mm，上切牙过度外露则为开唇露齿。

开唇露齿可分为轻、中和重度：

轻度：口唇闭合轻度不全，暴露上切牙的切 1/3 以上。

中度：口唇闭合中度不全，暴露上切牙的切 2/3 以上。

重度：口唇闭合重度不全，上切牙全部暴露。

上下唇处于放松位时，上唇长度（鼻下点至上唇下点）的正常值为 19~22 mm。如果上唇解剖长度短（≤18 mm），可表现为上下唇间距增大、上切牙暴露过多，但面下 1/3 高度正常。下唇长度（下唇上点至软组织颏点）正常值为 38~44 mm。下唇解剖长度短，有时与Ⅱ类错𬌗有关，但应与姿势性的短下唇相区别，后者见于Ⅱ类深覆𬌗而前牙高度正常者；下唇解剖长度过长可能与Ⅲ类错𬌗相关。

正常上下唇比例为 1：2，只要比例正常，不管长度如何，上下唇看起来是协调的，因此比例比实际长度更有意义。

（3）颏唇沟：正常者不明显，高角病例多表现为没有颏唇沟或者颏唇沟浅，而低角病例多表现明显。

（4）颊𬌘窝：正常者不明显，安氏Ⅱ类病例表现明显，安氏Ⅲ类病例多表现不明显。

2. 侧面检查　主要包括以下三个内容：

（1）上下颌软组织在矢状向位置或比例是否协调：矢状向面型可以分为直面型、凸面型、凹面型，以鼻根、上唇基底及颏前部三点的连线判断患者颌骨的矢状向面型。当三点连成一条直线为直面型；直面型又可以根据面下部相对于前额部向前或向后的倾斜度分为竖直型、向前开张型和向后开张型。

直面型（Ⅰ类面型）：上下颌骨水平向位置协调。

凸面型（Ⅱ类面型）：上颌前突或（和）下颌后缩。

凹面型（Ⅲ类面型）：上颌后缩或（和）下颌前突。

（2）唇部突度、鼻部的高度、颏部形态以及三者之间关系：在头影测量中，由鼻顶点（Prn.）至软组织颏前点（Pos.）的连线称为审美平面，也称为 E 线。测量上下唇凸点至 E 线的距离，可评估唇部突度。研究表明，生长过程中上、下唇凸距逐渐减小。这可能是鼻部和颏部向前生长的原因。

（3）垂直向面型和下颌平面角：高角病例通常表现为长面型，而低角病例多表现为短面型。

低角型：下面高过短，下颌平面低平。

正常型：面高比例协调。

高角型：下面高过长，下颌平面高陡。

（八）功能检查

功能检查包括患者𬌗位、口唇功能、舌功能、吞咽功能、咀嚼功能、发音功能以及呼吸功能等，具体可检查以下项目：

1. 在正中𬌗位和正中关系之间有无𬌗干扰。

2. 正中𬌗位和正中关系之间前后向位置不调的程度如何，即长正中是多少。

3. 了解正中𬌗和正中关系时的上下磨牙关系，以确定患者有无双重𬌗和习惯性颌位。

4. 在正中关系和正中𬌗位时上下牙弓的中线关系如何。

5. 口唇功能　有无唇短缩、开唇露齿和颏唇沟。唇张力情况如何。

6. 舌功能　有无舌系带异常，有无异常伸舌习惯等。

7. 吞咽功能　有无异常吞咽，尤其是在患者有前牙开𬌗时需要注意。

8. 咀嚼功能　是否存在偏侧咀嚼等。

9. 发音功能　如果患者合并有口腔缺陷类疾病，如唇腭裂，则需要检查患者的发音功能是否异常以及受影响程度（表 13-1）。

10. 呼吸功能　是否存在口呼吸以及由此导致的牙颌畸形，有无睡眠呼吸暂停综合征。

（九）口腔不良习惯

1. 吮指习惯　幼儿时期吮指产生的异常肌肉作用容易导致错𬌗畸形，错𬌗类型与吮指部位、持续时间等均有关系，需要认真检查和询问。

2. 舌习惯　异常的舌习惯如吐舌习惯也会导致错𬌗畸形，如开𬌗。

3. 唇习惯　是否存在咬上、下唇习惯，可能会导致前牙深覆盖或者前牙反𬌗畸形。

4. 睡眠习惯　婴幼儿长期的偏侧睡眠可能会导致颜面不对称。

5. 咬物习惯　可能会导致局部牙齿的错𬌗，错𬌗类型与咬物的类型、部位以及咬物姿势都有关系。

（十）生长发育情况

对于处于生长发育期的患者，尤其是有骨性畸形的患者而言，估计患者所处的生长发育阶段非常重要，因为生长发育可能会给正畸治疗难度带来正面或者负面影响。可以通过以下方法估计生长发育阶段：

1. 年龄　一般男童青春（快速生长）期范围为 11～15 岁，女童为 9～14 岁。由于年龄与生长发育关系个体差异很大，只能作为粗略参考。

2. 身高　身高的增长与青春（快速生长）期基本同步，可以通过询问家长或者定期记录身高的方式来预测快速生长期。定期记录患儿的身高，并将其绘制成身高曲线可判断生长速度的快慢。通常每 6 个月或每年检查身高，在身高变化明显时甚至可以每月检查一次。许多研究表明面部生长包括前面高、下颌综合长度、后面高等和身高生长间有明显的相关关系。身高生长加速通常比面部加速生长早 6~12 个月。

3. 第二性征　女孩表现为月经初潮、乳房发育等，男孩则表现为喉结出现、嗓音改变、体毛出现等。如果出现第二性征，则表明生长高峰期已过。

通过询问家长得到相关信息。骨成熟与性成熟的关系比身高与性成熟的关系更为密切。女性乳蕾与阴毛初现提示青春生长快速期的开始；此后大约 1 年，乳房增大、阴毛增多、腋毛初现，生长高峰到达；初次月经出现在第三阶段，一般生长高峰期后 1 年左右，最迟不晚于生长快速期结束。

男性青春期可大致分为 4 个阶段。第一阶段体重增加、身体变得较丰满；此后约 1 年进入第二阶段，阴毛出现，青春生长快速期开始；第三阶段在第二阶段后 8~12 个月，表现为脂肪减少，肌肉逐渐发达，腋毛和上唇胡须出现，声音改变，生长高峰随之到来；此后 15~24 个月进入第四阶段，下唇出现胡须、体毛增多，体格接近成人，生长快速期进入尾声。

4. 骨龄　骨龄分析是判断患者所处的生长发育阶段最有效的方法之一，临床常采用手腕骨片和头颅侧位片上的颈椎影像来判断骨龄，在下文将进行详细讲解。

（十一）关节及下颌运动检查

1. 询问患者是否存在颞下颌关节症状，触诊检查有无关节弹响、压痛等，听诊检查有无杂音。

2. 开口度和开口型　一般而言，正常人在最大张口位时，上下切牙切缘的间距大于 4 cm，正常开口型为"↓"，表示张口时颏部正中直线向下运动，如果偏向一侧，则记录为"↘"或"↙"。

表 13-1　发音问题及其相关错𬌗

音节	问题	相关错𬌗
/s/，/z/（齿擦音）	发音不清	前牙开𬌗，切牙之间存在大缝隙
/t/，/d/（舌齿槽停顿音）	难以发音	切牙排列紊乱，特别是上切牙舌侧移位
/f/，/v/（唇齿摩擦音）	发音失真	骨性Ⅲ类
th，sh，ch（舌齿摩擦音）（有声或无声）	发音失真	前牙开𬌗

3. 前伸运动　正常人下颌最大前伸距离大于7 mm，且前伸运动时，后牙无𬌗干扰。

4. 侧方运动　检查在侧方运动时，平衡侧有无𬌗干扰。

二、特殊检查

（一）牙𬌗模型

1. 石膏模型　石膏模型客观而完整地提供了患者牙𬌗的信息，精确地复制了牙弓、基骨、腭盖等部位的形态，并且方便医生在口外仔细分析上下牙列的咬合关系。因此对每位患者均应取得准确而清晰的牙𬌗模型，其范围应包括牙齿、齿槽、移行皱襞、唇颊系带和腭盖等。

正畸常用模型包括记存模型、研究模型和工作模型。

记存模型是正畸患者治疗前后必须留存的资料，在正畸诊断设计、治疗前后对比中是必不可少的。为了准确反映患者真实的咬合状态，也为了保护牙齿咬合面不受磨损，应在上下颌模型之间放置蜡𬌗。治疗中重要阶段或者更改设计时也应留取记存模型。记存模型的制作分为印模的制取、模型灌制、校对咬合关系及模型修整等四个步骤。记存模型要求整齐美观，所以在灌注完成后需要进行修整，必要时可以将记存模型装托、打磨、抛光，要求上下颌模型上下底面与𬌗平面平行，底面与模型后壁垂直，在最大牙尖交错位时后壁、左右侧壁都在同一水平面上，上颌模型前壁为尖形，位于上中切牙之间。修整后的模型需要保留模型前庭沟、唇舌系带以及腭盖等解剖结构形态，并且模型上没有石膏条和气泡，表面光整（图 13-1）。现在有专门的技工室可以提供记存模型修整服务。

研究模型主要用于正畸治疗前或治疗中直观地分析咬合关系，为下一步治疗确定方案。

工作模型主要用来制作矫治器、保持器、弯制临床弓丝以及进行模型测量。对于有些矫治器的工作模型，如 Activator 矫治器、Frankel 矫治器，需要将唇颊侧黏膜、腭盖、龈缘、系带尽量清晰地显示出来。

2. 三维数字模型　三维数字模型（图 13-2）是随着计算机软硬件技术的发展而迅速应用到口腔正畸领域的，三维数字模型的优势在于：

（1）存储方便，模型数据仅需要存储在电脑存储介质（硬盘、光盘、磁带等）上即可，不需要占用实际物理空间。

（2）没有模型老化、损毁现象。

（3）管理方便，配合电脑管理软件，检索、调用模型数据快捷、方便。

（4）通过电脑软件可以对模型进行测量、重叠分析，也可以进行模拟分割、模拟排牙，过程相对准确、简单且不需要技工室操作，原模型数据可备份以确保不会丢失。

（5）可以通过软件给数字模型修整装托，不需要技工室操作。

目前常用的建立三维数字模型的方法有三种：一是直接扫描石膏模型；二是扫描印模，通过软件转换成数字模型；三是层析法，将石膏模型逐层扫描。相对而言，层析法会损毁原始模型，而扫描印模的方法由于减少了翻制模型过程中可能出现的误差，相比直接扫描模型更加准确。随着专业的三维扫描设备的价格不断下降，三维数字模型将逐渐取

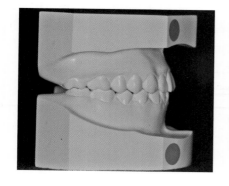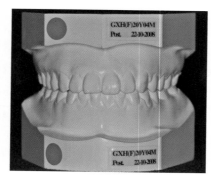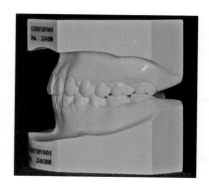

图 13-1　修整后的记存模型

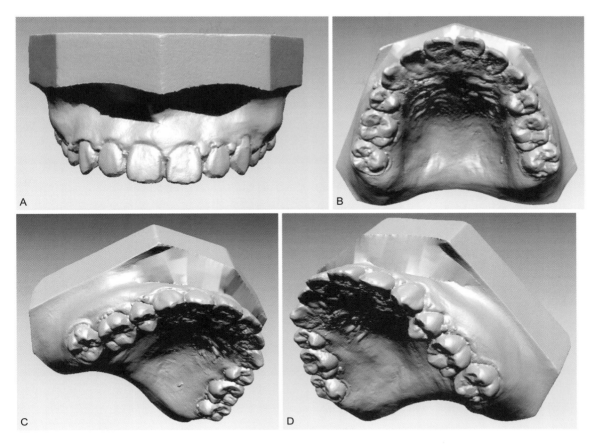

图 13-2　三维上颌模型不同方向观

代传统石膏模型。

3. 模型分析　制作牙𬌗模型的目的主要是对错𬌗畸形患者进行模型分析。模型分析能够使正畸医生更加详尽地了解患者的牙齿数目、大小、形态和牙弓的形态、宽窄及对称性等。模型分析在石膏模型和三维数字模型上均可进行。

（1）恒牙列牙齿大小及牙弓长度分析：

1）牙弓整体弧形长度的测量：即对牙弓可用间隙的测量分析，可用分段测量法和铜丝测量法。

分段测量法：用游标卡尺将牙弓分段进行测量。

铜丝测量法：用一根直径 0.5 mm 左右的铜丝沿着切牙切缘、尖牙牙尖、前磨牙颊尖及磨牙邻面接触点，弯制成牙弓的形状（不包括明显错位的牙齿）。牙弓弧长的测量一般应该包括牙弓中所有牙齿。

2）牙弓长度及宽度的测量：牙弓长度分为牙弓前部、中部、牙弓后部及牙弓总长。分别用中切牙近中接触点到左右尖牙远中接触点、第二前磨牙与第一磨牙远中接触点间连线以及第二磨牙远中接触点间连线的垂直距离来表示。

尖牙间宽度为左右尖牙牙尖之间的水平距离；双尖牙宽度为左右双尖牙颊尖之间的水平距离；第一磨牙间宽度为左右第一磨牙近中颊尖之间的水平距离。

3）齿槽弓长度及宽度的测量：齿槽弓长度为上中切牙唇侧齿槽弓最突点至第一磨牙远中接触点的距离。齿槽弓宽度为左右第一双尖牙颊侧齿槽骨最突点间的距离。

4）基骨弓长度及宽度的测量：基骨弓长度为上中切牙唇侧黏膜移行皱襞最凹点至磨牙远中接触点的距离。基骨弓的宽度为左右第一双尖牙颊侧黏膜移行皱襞处齿槽骨最凹点间的距离。

5）牙冠宽度及牙弓拥挤度分析：逐个测量牙弓中每个牙齿牙冠近远中最大宽度并相加即得到牙冠总宽度，也称为必需间隙或牙弓应有长度。牙冠总宽度与牙弓现有弧长的差值即为牙弓拥挤度。

6）Spee 曲线的曲度：测量每侧纵𬌗曲线最低点

至切牙和第二磨牙远中颊尖连线之间的垂直距离。

（2）替牙列牙齿大小及牙弓长度分析：替牙期牙齿和牙弓大小的分析基本步骤与恒牙期的分析相同。此期特殊之处在于对未萌恒牙大小的估计。对未萌恒牙大小的估计可采用 X 线测量法、查表法和Moyer 分析法。

用 X 线测量法测量未萌恒牙牙冠宽度可用以下公式计算：$X=X'Y/Y'$（其中，X 为未萌恒牙的实际宽度；X' 为 X 线片上测得的未萌牙胚的宽度；Y 为模型上乳牙的实际宽度；Y' 为 X 线片上测得的宽度）。

X 线片测量法测得的未萌牙齿的宽度在牙齿或牙胚的位置正常时是正确的，但测量的准确性会受到牙胚是否存在扭转或畸形的影响。

（3）牙弓对称性：正常情况下牙弓左右对称。评价牙弓的对称性一般用上颌的腭中缝及下颌的唇舌系带。牙弓的对称性测量可以用分规或游标卡尺测量左右同名牙至腭中缝的距离或上中切牙近中接触点分别至左右侧同名牙的直线距离之间的差异。也可以用透明坐标纸法或弓形对称图法直接测量，一目了然。

（4）牙齿大小协调性分析：上下颌牙量协调性分析常用的分析法为 Bolton 分析法。Bolton 分析法包含两项内容：上下颌牙弓包括第一磨牙在内的 12 个恒牙牙齿牙冠宽度的比例关系（全牙比）和上下颌前牙牙冠宽度的比例关系（前牙比）。

全牙比 = 下颌 12 个牙齿牙冠宽度之和（mm）/上颌 12 个牙齿牙冠宽度之和（mm）×100%

前牙比 = 下颌 6 个前牙牙冠宽度之和（mm）/上颌 6 个前牙牙冠宽度之和（mm）×100%

中国人的全牙比约 91.2%。当计算的全牙比大于该值，说明下颌牙量过多，反之则为上颌牙量过多。中国人前牙比约为 78.8%，当前牙比大于该值，则下颌前牙牙量过多。同样，当前牙比小于该值，说明上颌前牙牙量过多。

当上颌牙量过大时，会出现前牙深覆盖或磨牙近中关系；当下颌牙量过大时，则会出现前牙反𬌗、上牙弓间隙或磨牙远中关系

Bolton 分析可以评价上下牙弓是否存在牙冠宽度不协调的问题，是上颌或下颌，是前部还是全牙弓。与此同时，它还可以协助诊断分析错𬌗畸形的病因机制，制订治疗计划。

（二）X 线片检查

X 线片是重要的特殊检查，包括 X 线平片和三维 X 线影像。常用的 X 线平片有根尖牙片、全颌曲面断层片、头颅正位片、头颅侧位片、颞下颌关节片和手腕骨片；常用的三维射线影像检查主要是锥体束 CT。

1. 根尖牙片　根尖牙片可以明确许多细节，由于曲面断层片上前牙区域重叠的组织结构较多，所以当需要明确前牙牙根情况时需要拍摄根尖牙片。对于有牙根畸形的牙齿也需要拍摄根尖牙片。根尖牙片可用于估计龋坏、恒牙的先天缺失、多生埋伏牙、牙的钙化情况、牙萌出路线、根吸收情况、齿槽嵴吸收和根周情况。还可用来估计未来牙弓间隙的情况。

2. 全颌曲面断层片　正畸治疗前后必须拍摄全颌曲面断层片，可全面观察牙齿数目、牙胚发育情况、有无牙根畸形和吸收、有无牙齿异位或阻生、还可估计牙轴倾斜度、有无第三磨牙、两侧髁突及颌骨对称性等。对于有问题的部位应加照相关 X 线片以便诊断。

3. 头颅侧位片　这是定位片。1931 年由美国的 Broadbent 等创立，是正畸医生了解颅面部软硬组织畸形情况最常用的 X 线片，其测量方法已经发展成为目前广为流行的 X 线头影测量技术。半个多世纪以来，其内容发展已相当丰富，实现了电子计算机 X 线头影测量系统。我国于 20 世纪 60 年代初引入该技术，20 世纪 70 年代末计算机 X 线头影测量系统亦开始应用于国内正畸临床及科研工作中。借助这项技术，可更加明了牙、颌、面、颅之间的相互关系，以便在矫治设计中更为准确。具体详见第七章。

4. 头颅正位片　也是定位片。可反映颅面横向和垂直向的问题，例如宽度、对称性等。

5. 颞下颌关节片（开闭口位）　也称薛氏位片，是两侧对比读片，可显示关节结节、关节间隙、关节凹和髁突的情况。正常的关节间隙，在髁突的前部为 2 mm，上方约为 2.8 mm，后方约为 2.3 mm，而且两侧基本对称。在定位投照的条件下，关节间隙宽度的改变对诊断有重要的意义。正常的髁突骨质表面有光滑整齐的边缘。关节凹和关节结节的骨质结构整齐，表面有一层均匀而整齐的高密度影像。

在关节的后方，有一黄豆大小的椭圆形低密度影，为外耳道，可作为辨认颞下颌关节位置的标志（图13-3）。

6. 手腕骨片 可用于确定儿童的发育情况以便我们知晓儿童骨龄是否与其年龄一致，或骨龄是提前还是推后。当骨龄与年龄大约相同时（差距在1年左右），则儿童的成熟时间是合适的或是平衡的。如果骨龄相对于年龄推迟，则儿童在以后的牙颌面型的调整中将有较大的潜力。当骨龄提前（早熟）时，则表明儿童以后的牙颌面型调整的潜力很有限。

有的学者认为，拇指尺侧籽骨开始骨化是青春快速发育期的可靠指征。另外的学者则认为，钩骨的出现也是青春快速发育期的良好指征（图13-4）。

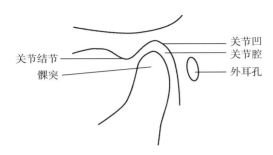

图 13-3　颞下颌关节片所见（闭口位）

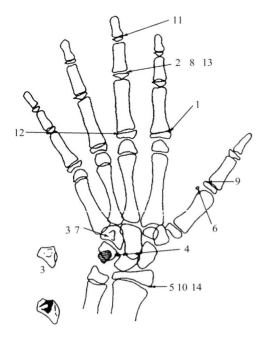

图 13-4　手腕骨骨化指标（图中数字与表13-2相对应）

多数学者把青春（快速发育）期按照手腕骨的生长过程（即骨龄）分为三个阶段，即青春前期生长加速阶段、青春生长高峰阶段及生长减速阶段。这三个阶段在手腕骨片上有相应的骨化表现（图13-4，表13-2）。这就是Grave在手腕骨分析法中提出的14项综合评价青春（快速发育）期发育状况的指标。多项指标可相互补充以助于提高诊断的准确性。

表 13-2　手腕骨片骨化情况的判断

符号	骨化表现	判断
1. PP2 =	第二近节骨骺宽等于骨干骺宽	青春前生长加速阶段
2. MP3 =	第三中节指骨骺宽等于骨干骺宽	
3. H-1	钩状骨钩形成第一期	
4. P I as I	豌豆骨出现	
5. R =	桡骨骺宽等于骨干骺宽	
6. s	第一指尺侧籽骨出现	青春生长高峰阶段
7. H 2	钩状骨形成第二期	
8. MP3cap	第三指中节指骨骺形成骺帽	
9. PP1cap	第一近节指骨骺形成骺帽	
10. Rcap	桡骨骨骺形成骺帽	
11. DP3u	第三指远节指骨骺完全融合	生长减速阶段
12. PP3u	第三指近节指骨骺完全融合	
13. MP3u	第三指中节指骨骺完全融合	
14. Ru	桡骨骨骺完全融合	

Bjork、Tanner和Hagg等先后对人拇指尺侧籽骨、第三指中指近心端骨骺和桡骨骨骺表现在手腕X线片上的骨化情况进行了较系统的研究。其中，将手腕X线片第三指中间指节的骨骺钙化程度分成六个阶段或期，以此作为判断指标，提出了更为简单的骨龄评价方法（图13-5）。E阶段：骨骺宽度只

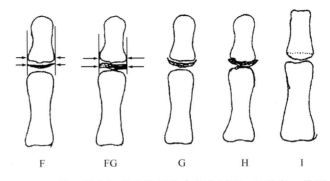

图 13-5　第三指中间指节骨骺发育钙化过程。F阶段：骨骺与中节骨骺端融合；FG阶段：骨骺增厚；G阶段：骨骺呈帽状；H阶段：骨骺与骺端开始融合；I阶段：骨骺与骺端完全融合

有中节骨宽度的一半，且中间部分稍厚，易于辨认，故图示中省略该阶段；F 阶段：骨骺宽度与中节骨相等；FG 阶段：骨骺明显增厚，骺宽边界明显；G 阶段：骨骺边缘增厚成帽状，覆盖着中节指骨骺端；H 阶段：骨骺与中节指骨骺端开始融合；I 阶段：骨骺与骺端完全融合。

骨骺骨化阶段与青春快速发育期的相关关系如图 13-6 所示。图中显示第三指中节骨近心端骨骺的 F 阶段至 I 阶段为青春快速发育期。其中，FG 阶段至 G 阶段是青春生长高峰阶段，据认为是对牙颌畸形，尤其是骨性错𬌗畸形进行矫治的最佳时机。

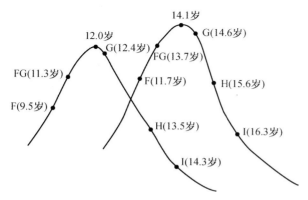

图 13-6　骨骺骨化阶段（第三指中节指骨）与青春快速发育期的关系（左：女；右：男）

（三）面𬌗像

为了便于资料收集、整理以及疗效的比较，也为了分析颅面骨骼和面部软组织外形之间的关系，在治疗的前后和治疗中的重要阶段都应该拍摄患者的面𬌗像。现在的数码拍摄技术已经相当成熟，应用非常广泛，所以采用数码相机留取患者的面𬌗像已经非常普遍。正畸患者的面𬌗像分为二维像和三维像，目前二维像最为常用，包括患者的面像和口内𬌗像。

1. 面像　包括正面像和侧面像。拍摄时应该在患者后方设置相应颜色的底衬色，可以为白色或者蓝色，要求患者面部及双唇放松，对于开唇露齿的患者不要求勉强闭合上下唇，眼耳平面应与地平面平行，上下颌牙齿咬合于最大牙尖交错位，长发患者还应将两侧头发置于耳后。整体构图时，应该使所有面像拍摄的患者头部大小一致，并且照片的上方留有少量底衬色，正面像左右两侧需要留有少量底衬色，侧面像患者的前侧需要留有少量底衬色，图片下缘至患者锁骨水平即可。如有必要，可以拍摄患者的侧位 45° 笑像（图 13-7）。

正面像可以观察患者的面型和垂直向比例，评估左右两侧是否对称。正面笑像可以反映微笑状态下患者的唇齿关系。侧面像可以观察侧面型是直面

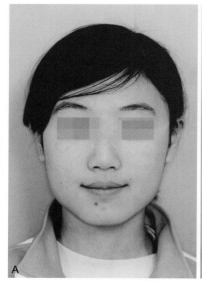
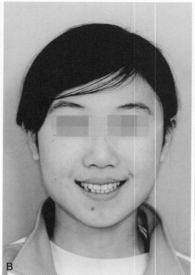
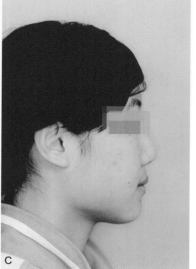

图 13-7　面像。A. 正面像；B. 正面笑像；C. 侧面像

型、凸面型还是凹面型，鼻部高度与嘴唇突度以及嘴唇与颏部的形态。

2. 口内𬌗像 主要包括正位𬌗像、左右侧𬌗像以及上下𬌗面像。拍摄正位像时需要牙列中线与照片中线一致，𬌗平面与照片水平向平行，如果𬌗平面偏斜可以加拍一张患者咬水平尺的照片。拍摄侧𬌗像时应尽量显示最后一颗磨牙（包括已经萌出的智齿），𬌗平面也应与照片水平向平行。上下𬌗面像时需要通过反光镜拍摄，注意牙列的中线应位于照片中间且与照片垂直线平行，应尽量显示最后一颗磨牙，注意上下颌面像拍摄采用相同的放大比例。所有口内𬌗像拍摄范围应将所有牙齿包括在内，但同时又不能显示过多的唇部影像。如有必要，可以加拍前牙覆盖像来观察患者的覆𬌗、覆盖特征（图13-8）。

正位𬌗像可反映前牙覆𬌗、中线情况、𬌗平面、前牙形态以及龈缘和牙釉质的表面情况。侧𬌗像可显示尖牙及磨牙关系情况以及前牙覆𬌗、覆盖、前牙突度情况。上下𬌗面像可以观察牙列的形态和对称性，牙齿的拥挤、错位情况，估计拥挤度，观察牙齿邻接关系，也可以发现前牙舌侧龋和后牙𬌗面龋。

3. 三维面像 由于患者头位或者拍摄角度不同，一般意义的正面像和侧面像拍照时并不能保证头颅位置面向正前方或者正侧方，拍出的照片在进行测量或者前后对比重叠时就会造成较大误差。而三维面像是立体的并且与拍摄位置和角度无关，可以在电脑上观察各个角度的特征，必要时可以进行面部实际距离测量以及治疗前后重叠（图13-9）。但是目前的三维影像拍摄过程较为复杂，设备昂贵，尚不能取代普通二维面像。

颜面部软组织三维图像信息的获取方法有莫尔云纹、激光扫描和三维立体摄影测量。

（1）莫尔云纹：1970年莫尔发明了莫尔条纹法，又称云纹影像法。莫尔条纹法在颜面形态的三维研究、牙颌畸形矫治疗效评价、颜面生长发育研究等方面得到了广泛的应用。其原理是利用光栅干涉获得被测物的影像，然后将影像输入计算机进行图形分析。其成像速度介于激光扫描和三维立体摄影之间，具有成本低、非介入性等优点，但其面部重建还是不够直观、灵敏度较低，不十分适用于过于平缓或陡峭的平面。

（2）激光扫描：激光扫描于20世纪80年代用于颌面部成像。精度高、立体重构快捷逼真。其工作过程是激光束发生器将激光束照射到患者的颜面部，然后由一个摄像机倾斜地接受反射光。通常使用简单的几何三角测量来确定目标物体的表面坐标，主要依据激光三角测距原理。该系统主要有三方面的限制：①激光对眼睛具有潜在的伤害风险，因而扫描过程中患者需要闭眼；②激光扫描技术只捕捉表面形貌，而无法观察软组织质地，这可能会在表面定点时产生误差；③数据采集时间较长，将增加运动伪影出现的风险。

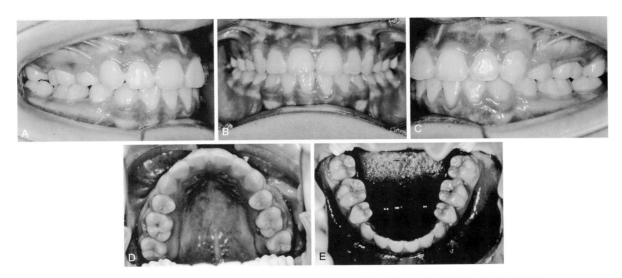

图13-8 口内𬌗像。A.右侧𬌗像；B.正位𬌗像；C.左侧𬌗像；D.上𬌗面像；E.下𬌗面像

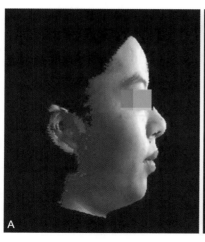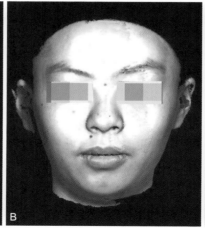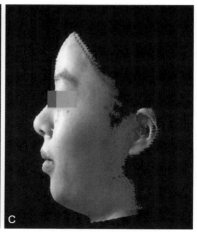

图 13-9　三维面像不同方向观。A. 右侧面；B. 正面；C. 左侧面

（3）三维立体摄影测量术：自 20 世纪 90 年代以来，随着计算机技术、电子学和光电技术的发展，三维立体摄影测量技术得到了迅猛的发展。三维立体摄影测量技术的进展对颅面人体测量学领域产生了巨大的影响，在口腔临床方面，已成为正畸前检查及治疗方案制订、正颌手术面部软组织的模拟及术后评估、诊断面部畸形、研究生长发育变化等的有力工具。随着计算机技术的发展和人们对面部软组织的重视，用于颜面部软组织三维重建的立体摄影商业化软件也越来越多，例如 C3D 成像系统、Genex3D 摄像系统、DSP400 系统、Di3D 系统和 3dMD 表面成像系统，而 3dMD 系统应用比较广泛。

2004 年，3dMD 公司介绍了他们新开发的 3dMD 动态（4D）系统，此系统在原来三维立体摄影的基础上加入了时间的概念，能帮助人们更好地了解真正的颜面运动和功能结构，此系统提供的信息更全面和更准确。

（四）其他检查

1. 肌电检查　如果需要了解口颌系统的肌肉功能，或使用功能性矫治器，或有肌肉活动异常（例如吞咽异常等情况），则进行这项检查有利于提高诊断和矫治设计水平。此外，颞下颌关节紊乱症的诊断分析需要肌电图检查配合（详见有关章节）。

2. 下颌运动的测试　利用下颌运动仪可检查患者的下颌运动情况，用于辅助诊断。例如，在判断近中错𬌗是骨骼型还是功能型时，可用下颌运动仪测量从正中𬌗位后退至正中关系位时切点轨迹的长度，以此距作为判断指标之一。一般功能性近中错𬌗的这段轨迹长度，可达正常人的 2～4 倍。再如，对处于替牙晚期和恒牙早期的安氏Ⅱ类第二分类错𬌗患者，如果用下颌运动仪证实其闭口时下颌表现为远中关闭型运动，则可进行不拔牙矫治；而对生长发育已结束的这类患者，若下牙弓良好，闭口路线很少或无后退，可进行拔牙矫治。

初期颞下颌关节问题的首发征兆包括矢状和冠状平面上的下颌张闭口运动轨迹偏斜。在有错𬌗和牙齿排列不齐的病例中，下颌运动障碍是由于肌肉收缩不同所致。特征性的运动偏斜包括张闭口曲线不一致和不协调的"Z"字形运动。"C"形和"S"形偏斜是功能障碍的典型征象。

三、锥形束 CT（CBCT）检查

锥形束 CT（Cone beam computed tomography, 简称 CBCT）是目前在牙科领域应用日益广泛的一种三维影像手段。其突出优点是精度高、辐射少、成像迅速，重建后的三维影像能够提供比传统二维平片丰富许多的颅颌面部软硬组织信息。可以同时从轴向、矢状向和冠状向对颅面部各区域进行观察，并且在参照线的辅助下可以很方便地对同一个结构进行三维定位（图 13-10）。根据检查需要，软硬组织结构还能够分别独立或组合显示（图 13-11），有助于为正畸医生进行术前诊断、术中监测及术后评

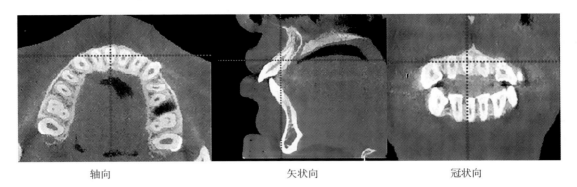

|轴向|矢状向|冠状向|

图 13-10　示例：在参照线辅助下同时从轴向、矢状向和冠状向对右上中切牙进行三维定位观察

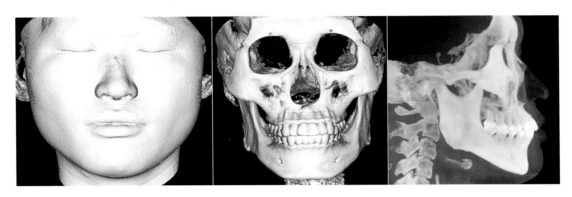

图 13-11　软硬组织结构可以独立或组合显示

估提供更加全面和准确的信息。

（一）CBCT 的原理

1. CBCT 与螺旋 CT（体层 CT）的区别

（1）射线形状：CBCT 使用了锥形射线来替代螺旋 CT 的扇形射线（图 13-12）。由于扇形射线中大部分会发散到探测器平面之外，仅有 5% 投射到线状探测器上被采集到，所以信噪比（S/N）为 5/95；锥形射线虽然更加发散，但由于配合使用了面状探测器，显著增加了探测器的层数，因此更多射线会被探测器采集到，S/N 为 20/80，换言之，可以用更小剂量的射线来获取更大区域的影像。

（2）成像原理：CBCT 与螺旋 CT 的最大区别在于螺旋 CT 的投影数据是一维的，重建后的图像数据是二维的，重组的三维图像是连续多个二维断层片叠加而成，每层之间的影像实为通过一定的算法虚拟构建得出，因此所得图像的轴向分辨率较低，较容易产生阶梯状伪影（尤其当存在金属修复体时），图像质量不够细腻；而 CBCT 的投影数据是二维的，

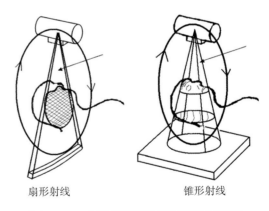

|扇形射线|锥形射线|

图 13-12　扇形射线和锥形射线投射原理

因此可对物体进行不间断扫描，重建后直接得到三维图像。因此采用锥形束 X 线扫描可以显著提高 X 线的利用率，只需旋转 360° 即可获取重建所需的全部原始数据，并且具有很高的各向同性空间分辨率。

（3）CBCT 的优势：①放射剂量相比螺旋 CT 来说很低，只相当于螺旋 CT 的 1/30 到 1/50；②与传统螺旋 CT 相比，CBCT 具有更短的扫描时间，更

高的空间分辨率，对颞下颌关节、下颌神经管等解剖结构的成像质量更好，并且受金属修复体影响小、伪影少；③有口腔专用CBCT软件可以配套使用，方便进行多向、多层面的二维及三维重建，有助于口腔颌面部疾病的诊断；④机器占地面积少，更适于牙科使用。

2. CBCT检查相关的基本概念

（1）体素：CBCT本质上是一种数码影像，通过电脑程序重建出几十到数百张二维影像。与二维影像中使用像素来代表影像的清晰程度相似，三维影像使用体素（voxel）来代表立体影像的清晰程度，体素值越小，影像的清晰度越高。一般来说，考虑到总的放射剂量，拍摄视野小时设定的体素值小，可以到0.08~0.1 mm，适于拍摄单颗牙根管影像及观察牙根吸收等；拍摄视野大时设定的体素值大，0.4~0.5 mm，适于正畸对颅面部软硬组织情况的综合性记录。

（2）存储格式：各厂家的CBCT都默认使用医学三维数字影像通用格式DICOM（Digital Imaging and Communications in Medicine）来进行存储（文件扩展名为.dcm），以便进行数据传输和使用通用软件进行后处理。

（3）兴趣区（region of interest, ROI）：指医生想观察的三维区域，例如，如果想观察下颌切牙根周齿槽骨情况，ROI就是下切牙区。与ROI相对应的是拍摄视野（field of view, FOV），ROI越大，需要的FOV就越大。在体素值设定相同的情况下，放射剂量就越高。ROI越小，需要的FOV就越小，体素值就可以设定得更小，因此影像的清晰度更高，对细节的表现力更佳。如果想全面了解骨性畸形患者的上下颌骨及其与颅骨之间的位置关系，ROI就是接近全颅，就需要使用最大拍摄视野。各型CBCT的最大视野因探测器类型和尺寸大小而不同，如25 cm×17 cm，20 cm×22 cm等尺寸，都能够覆盖全颅。以i-CAT FLX V系列CBCT为例（直径×高度），8 cm×8 cm常用于上下颌骨局部齿槽外科手术、种植手术以及根管治疗的影像拍摄；16 cm×10 cm可用于气道和TMJ的测量分析；25 cm×17 cm最常用于正畸和颌面外科手术影像数据的采集（图13-13）。

（4）三维重建（3D reconstruction）：CBCT围绕被拍摄者不间断扫描后获得的二维投影数据在计算机中重组后可获得三维图像。三维重建图像不仅允许任意角度旋转观察，对双侧性结构分别显示，而且配合一些口腔专用的三维影像处理软件，通过调节窗位或选择特定范围的阈值，可分别显示软组织、硬组织和牙齿组织，还可以对牙列进行进一步分割（图13-14）。

（5）二维重建：CBCT数据可以在初次重建获得的轴位图像基础上进行多向、多层面重建及曲面体层重建，既可以生成类似于常规二维平片的头颅侧位片和曲面断层片（区别在于1∶1显示，不存在放大率问题），又可以通过CBCT的序列纵断面重建，清楚地显示上、下颌牙弓呈正交垂直关系的纵断面影像，更方便医生进行颌骨宽度及后牙颊舌向倾斜度的测量，是口腔CBCT不同于其他通用CT的特色重建序列（图13-15）。

3. CBCT的放射剂量

（1）CBCT放射剂量的影响因素：CBCT的放射剂量不仅与机器的品牌和机型有关，还与拍摄时选择的参数有关，包括体素、电流、电压和曝光时间。在规定的范围内，体素越小、视野越大、电流和电压越高、曝光时间越长，图像会越清晰，但放射剂量也越大。所以应该根据拍摄目的选择适合的参数，在满足诊断目的的前提下，不必过分追求图像的清晰度。

（2）常用口腔X线检查放射剂量比较：见表13-3。

（3）日常生活中的背景放射剂量：放射性从来就存在于我们的生活中，可以说无时不有，无处不在。人们受到的放射性照射大约有82%来自天然环境，约17%来自医疗诊断，约1%来自其他活动。例如乘飞机在万米高空时的放射量是5 μSv/h，拍摄一个大视野CBCT的放射量基本相当于从北京飞华盛顿往返一次。根据美国的一份调查报告，全美平均背景放射剂量为3100 μSv/year，各州中科罗

表13-3　常用口腔X线检查放射剂量比较

检查类型	常见放射剂量（μSv）
曲面断层片	14.2
头颅正/侧位片	5
全口根尖片	171
单张根尖片或咬合翼片	9.5
CBCT	40~135
螺旋CT（上下颌骨）	2100

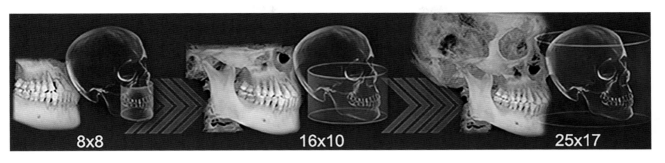

图 13-13　i-CAT FLX V 系列不同 FOV 覆盖的范围

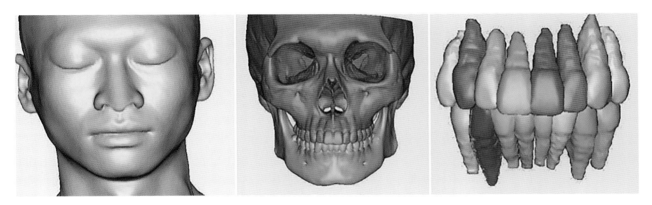

图 13-14　三维重建的颅面部软组织、硬组织及牙列

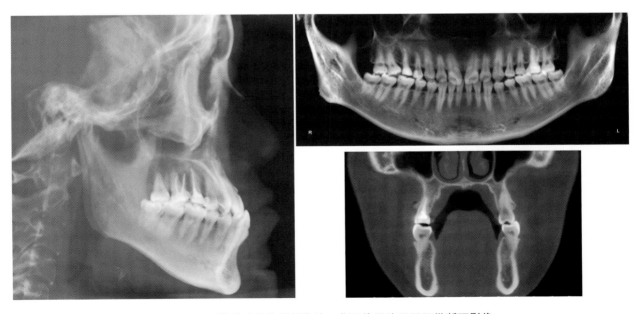

图 13-15　二维重建的头颅侧位片、曲面体层片及牙弓纵断面影像

拉多州的背景放射剂量远高于其他州，为 10 000~
15 000 μSV/ year，是全美平均水平的 3~5 倍，但该州居民的癌症或其他疾病的患病率并不比其他州居民高。

（二）CBCT 在口腔临床的应用

1.病理性异常的诊断

CBCT 在牙列中阻生牙定位的应用

（1）阻生牙：在二维平片时代，常规使用球管移动技术根据 Clark 原理来判断阻生牙是位于唇颊侧还是舌腭侧。这种方法不仅需要有经验的医生来进行影像诊断，而且无法明确阻生牙的邻牙是否存在牙根吸收。而使用 CBCT 来进行阻生牙的诊断，不仅能在三维重建图像中直观地看见阻生牙在齿槽骨中所处的位置，再辅以轴位和其他层面图像还可以精确地了解阻生牙的形态、与邻牙的关系以及邻牙有无位移或根吸收等。为正畸诊断、确定牵引方案以及外科医生决定开窗入路等都提供了明确的影像学参考。如图 13-16 所示，以上颌骨为中心，拍摄中视野 CBCT，就能够对阻生的左上尖牙进行精确的影像学诊断。不仅能在三维重建视野中一目了然地知道该阻生尖牙牙冠位于上中切牙和侧切牙的腭侧，而且侧切牙的牙根已经吸收超过 1/2，中切牙的根尖及腭侧也有根吸收，这种存在解剖结构重叠的根吸收在传统二维平片上是很难确诊的，而在 CBCT 上

却能很直观便利地进行各角度观察。

（2）多生牙：与阻生牙相似，多生牙的明确诊断和定位也需要借助 CBCT。如图 13-17 所示，曲面断层片显示除了左上 3 阻生，上切牙根方还有 2 颗可疑多生牙。拍摄 CBCT 对多生牙进行确诊，明确了右上多生牙牙冠位于同侧中切牙和侧切牙根尖之间，牙根位于中切牙腭侧；左上多生牙位于阻生尖牙的近中腭侧，同侧中切牙和侧切牙根尖之间。若没有 CBCT 的辅助，这种集中在同一区域内的阻生牙伴多生牙的情况是很难确定彼此之间的相对位置关系的。

（3）牙根吸收：牙根整体吸收导致的牙根变短，无论在曲面断层片上还是根尖片上都很容易被发现。但如果是发生在唇侧或舌侧的单侧根吸收，则很难在二维平片上看出，这种情况多见于因阻生牙的压迫造成的邻牙牙根吸收。例如图 13-18 所示，左上阻生 3 牙冠压迫左上 2 根面唇侧，造成牙根吸收。

（4）囊肿：含牙囊肿或根尖囊肿会造成齿槽骨吸收，CBCT 更利于明确囊肿的部位及颌骨破坏范围。如图 13-19 所示，在 CBCT 轴面断层上可以清晰地看见右下第二双尖牙含牙囊肿已造成舌侧骨皮质的明显吸收。

（5）龋齿：发生在垂直向和近远中向的龋损在常规的根尖片和咬合翼片上很容易发现，但对位于

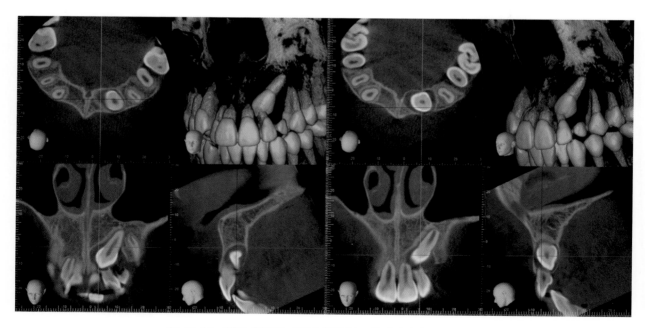

图 13-16　使用 CBCT 对阻生牙进行三维重建和各层面观察

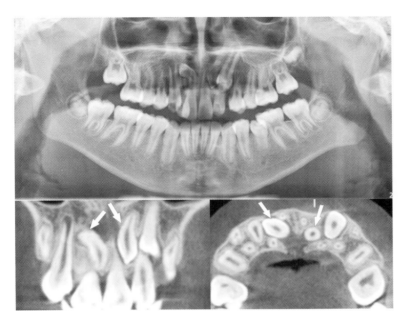

图 13-17 使用 CBCT 对多生牙进行定位

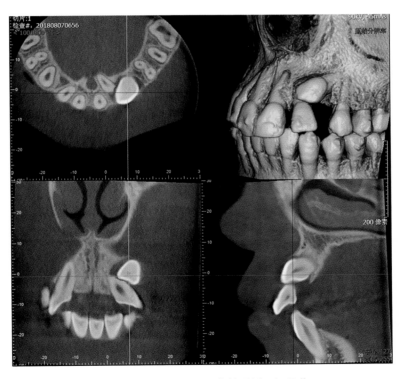

图 13-18 使用 CBCT 诊断唇侧牙根吸收

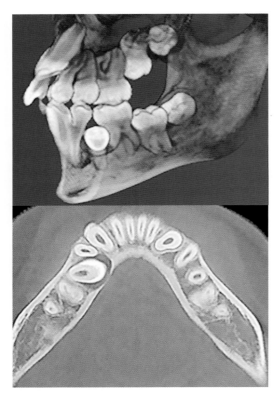

图 13-19　使用 CBCT 诊断右下第二双尖牙含牙囊肿

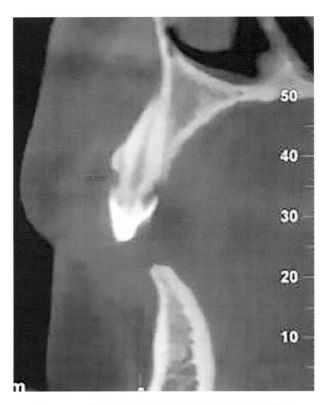

图 13-20　使用 CBCT 诊断上切牙根面唇舌侧龋损

根面唇舌侧的龋损却很难显示，CBCT 的矢状向断层可以明确显示这些部位的龋损（图 13-20）。

2. 气道分析　不同于在头颅侧位片上只能进行气道前后径的测量，CBCT 技术使对气道进行三维评估成为可能。不仅能在任意截面进行气道各径的长度测量，而且可以应用配套软件很方便地对不规则的气道进行体积测量（图 13-21）。

3. 齿槽骨评估　传统二维平片只能反映齿槽骨的大致水平高度，当只存在单侧（唇颊或舌腭侧）骨吸收时，由于双侧影像的重叠，易发生漏诊。长期缺牙的部位因齿槽嵴吸收会变窄，在二维平片上无法测量的颊舌向宽度在 CBCT 上很容易测量，并且还能评估齿槽骨密度，从而为是否适合正畸移动邻牙关闭间隙提供更客观的参考。对于骨性错𬌗畸形的正畸治疗，常需要大范围移动牙齿，例如前突前牙的内收或缩窄后牙的扩弓，治疗前使用 CBCT 对相关区域齿槽骨进行三维测量，有助于明确牙齿移动的边界，从而为矫治设计合理的牙齿移动量和移动方式提供参考，尽可能避免医源性骨开窗 / 开裂

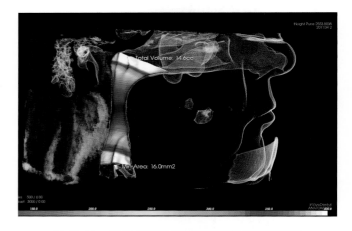

图 13-21　使用 CBCT 进行气道三维重建和测量

（图 13-22）。

4. 颞下颌关节形态分析　CBCT 能够清晰显示髁突的骨质情况及关节间隙，与传统二维关节片相比不存在影像重叠及放大失真，与螺旋 CT 相比不仅辐射剂量低而且空间分辨率高，一次拍摄获得的数

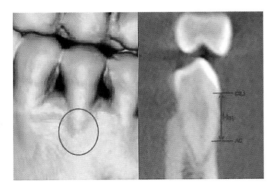

图 13-22 在 CBCT 上进行骨开裂的测量

据就能够进行多层面任意角度的观察，高效精确（图 13-23）。

5. 定位解剖结构 与正畸相关的重要解剖结构，如阻生智齿、下齿槽神经管、上颌窦、切牙孔、牙根的位置和形态等在 CBCT 重建影像上可以明确定位，有助于设计更安全合理的种植支抗钉植入部位，避免误伤邻近解剖结构（图 13-24）。

6. 评估正畸治疗前后的骨骼及牙齿变化 对治疗前后的 CBCT 影像进行三维体素重叠，不仅能更加准确地反映牙齿相对于所在基骨的移动量（图 13-25），而且能体现上下颌骨的骨表面三维改建情况以

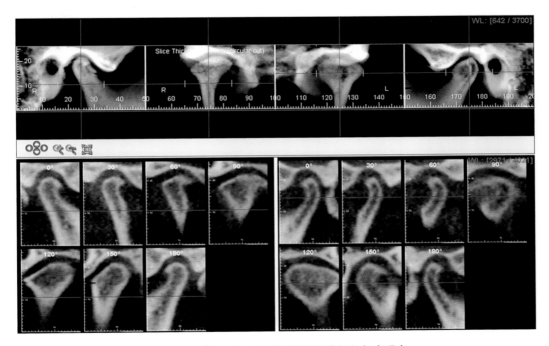

图 13-23 在 CBCT 上对双侧髁突进行各角度观察

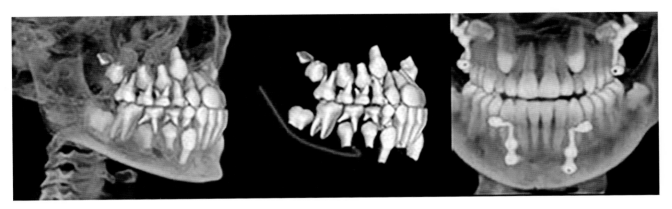

图 13-24 在 CBCT 上对下齿槽神经管和恒牙胚进行定位，辅助种植支抗设计

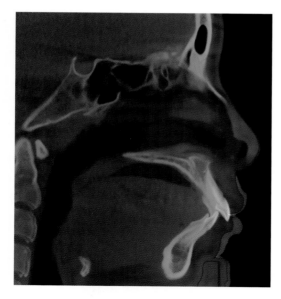

图 13-25 对治疗前后的 CBCT 影像进行三维体素重叠，可以更精确地评估牙齿相对于所在基骨的移动量，更直观地看出治疗前后牙齿变化情况

及软组织表面的形态变化（图 13-26）。对于前导下颌骨进行生长改良治疗的患者，明确髁突和关节窝的骨质改建情况有助于判断治疗结果的稳定性，即是否有新骨生成或是仅有关节间隙的变化（图 13-27）。

7. CBCT 在数字化正畸治疗设计中的应用 CBCT 影像可以和数字化牙模进行融合，提供牙根信息，使数字化排牙的结果更加合理，以此为基础进行矫治设计以及三维打印隐形矫治器和舌侧矫治器等。在正畸正颌联合治疗中，基于 CBCT 数据可以进行三维模拟手术，设计和打印手术殆板，较传统的模型外科和基于头颅侧位片的 VTO 更加高效和精准。CBCT 影像还可以和三维面相进行融合，提供更加仿真的可视化疗效预测（图 13-28）。

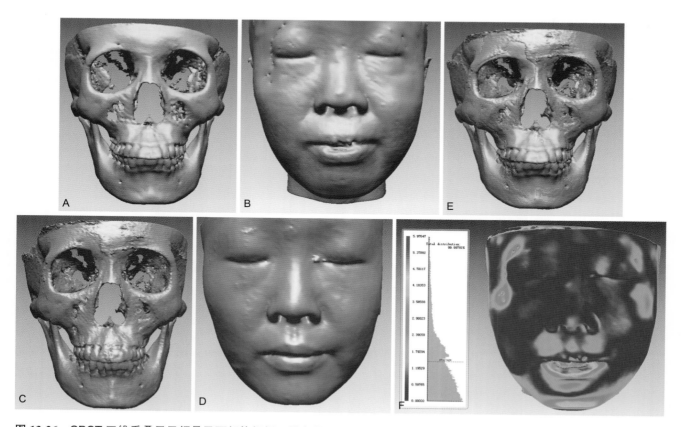

图 13-26 CBCT 三维重叠显示颌骨及面部软组织三维变化。A. 治疗前硬组织；B. 治疗前软组织；C. 治疗后硬组织；D. 治疗后软组织；E. 治疗前后硬组织三维变化；F. 治疗前后软组织三维变化

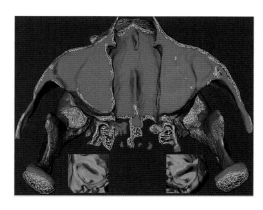

图 13-27　CBCT 三维重叠显示髁突位移及对应关节窝骨改建情况

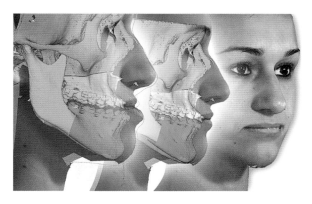

图 13-28　CBCT 正颌手术模拟及疗效预测

参考文献

[1] 林久祥. 下颌运动学与正畸. 中华口腔医学杂志, 1988, 23:118.

[2] 曾祥龙, 林久祥, 黄金芳. 计算机自动绘图系统在X线头影测量分析的应用. 中华口腔科杂志, 1983, 18:234.

[3] Bergersen E O. The male adolescent facial growth spurt: its prediction and relation to skeletal maturation. Angle Orthod, 1972, 42:319.

[4] Cheney E A. Michigan Orthodontic forum 1962: The nature of an orthodontic diagnosis. Am J Orthod, 1964, 50:490.

[5] Graber T M. Orthodontics, current principles and techniques. St. Louis:The C. V. Mosby Company, 1985:39.

[6] Hassel B, Farman A G, Abomr D. Skeletal maturation evaluation using cervical vertebrae. Am J Orthod Dentofacial Orthop, 1995, 107(1):58-66.

[7] Franchi L, Baccetti T, McNamara J A Jr. Mandibular growth as related to cervical vertebral maturation and body height. Am J Orthod Dentofacial Orthop, 2000, 118(3):335-340.

[8] Li Li Chen, Tian Min Xu, Jiu Hui Jiang, et al. Quantitative cervical vertebral maturation assessment in adolescents with normal occlusion: A mixed longitudinal study. Am J Orthod Dentofacial Orthop, 2008, 134:720.e1 720.e7.

[9] Mah J, Hatcher D. Current status and future needs in craniofacial imaging. Orthod Craniofac Res, 2003, 6(suppl 1):10-16; 179-182.

[10] Hashimoto K, Arai Y, Iwai K. A comparison of a new limited cone beam computed tomography machine for dental use with a multidetector row helical CT machine. Oral Surg Oral Med Oral Pathol Oral Radiol Endod, 2003, 95:371-377.

[11] Mah J, Danforth R, Bumann. Radiation absorbed in maxillofacial imaging with a new dental computed tomography device. Oral Surg Oral Med Oral Pathol, 2003, 96:508-513.

[12] Allan G. F., William C.S. Development of imaging selection criteria and procedures should precede cephalometric assessment with cone-beam computed tomography. Am J Orthod Dentofacial Orthop, 2006, 130:257-265.

[13] Fuhrmann RA, Bucker A, Diedrich PR. Assessment of alveolar bone loss with high resolution computed tomography. J Periodental Res, 1995, 30:258-263.

[14] Aboudara CA, Hatcher D, Nielsen IL. A three dimensional evaluation of the upper airway in adolescents. Orthod Craniofac Res, 2003, 6(suppl 1):173-178.

[15] Tsiklakis KK, Syriopolulos K, Stamatakis HC. Radiographic examination of the temporomandibular joint using cone beam computed tomography. Dentomaxillofac Radio, 2004, 33: 196-201.

[16] Ludlow JB, Davies-Ludlow LE, White SC. Patient risk related to common dental radiographic examinations: The impact of 2007 international commission on radiological protection recommendations regarding dose calculation. J Am Dent Assoc, 2008, 139:1237-1243.

[17] Ludlow JB, Davies-Ludlow LE, Brooks SL, Howerton WB. Dosimetry of 3 CBCT devices for oral and maxillofacial radiology: CB Mercuray, NewTom 3G and i-CAT. Dentomaxillofac Radiol, 2006, 35:219-226.

第十四章

牙颌畸形的分析与诊断

聂 琼 林久祥

本章内容

一、牙量骨量不调的分析与诊断

　　临床上所说的牙量通常指单颌牙弓内牙齿的宽度之和，骨量则指单颌齿槽骨弓形的总长度，正常牙齿在齿槽骨上排列整齐，无牙弓拥挤或间隙，牙量骨量处于协调状态，如果出现牙量相对大、骨量相对小（表现为牙弓拥挤）或牙量相对小、骨量相对大（表现为牙弓间隙），则称为牙量骨量不调。牙量骨量不调以拥挤最为常见，约占错𬌗畸形的70%。临床上排齐牙齿除了考虑拥挤度，还必须考虑在面部骨骼关系中切牙的合适位置，以及整平 Spee 曲线所需的牙量，上下牙量不调等因素。牙量骨量不调的分析，包括错𬌗畸形的间隙分析是十分重要的，本章专门讨论这个问题。

（一）单牙弓恒牙的间隙分析

　　牙弓间隙分析的目的之一是确定牙弓容纳所有牙齿排列整齐所需的间隙，或者说确定牙齿拥挤的程度。这需要进行现有牙弓长度和牙量的测量。

　　1.现有牙弓长度　即牙弓整体弧形的长度。

　　（1）Nance 分析法：常称黄铜丝法。使用直径为 0.5 mm 左右的黄铜丝或其他金属软丝来测量齿槽弓的长度。将铜丝弯成与齿槽弓相同的形状，沿左侧第一恒磨牙的近中边缘嵴到右侧第一恒磨牙的近中边缘嵴放置。铜丝走向沿着正确的尖牙位置、双尖牙的𬌗面中央和切牙的切缘。铜丝弓形应是平滑的，模拟理想的牙弓形状（图 14-1）。然后使铜丝恢复笔直，用量尺测量。这就是颌骨弓所能容纳双尖牙、尖牙和切牙排列整齐的有效间隙，可称为现有牙弓长度。对于第三磨牙尚未萌出的患者，测量应从第二磨牙𬌗面远中边缘嵴开始到对侧第二磨牙远中。同时应对第三磨牙的萌出间隙进行分析，详见本节综合间隙后区分析。

（2）分段测量法：

1）Lundstrom分段分析法：按每两个牙齿为一组，包括第一恒磨牙，共分为6组，分别测其有效间隙，总和即为现有牙弓长度（图14-2）。

2）简易分段法：用游标卡尺将现有牙弓依据形态分成数段进行测量（图14-3）。

2.牙量　为了确定实际的牙量，应测定每个牙齿的最大近远中径。然后将双尖牙、尖牙和切牙的测量值相加之和作为整体牙量。上述现有牙弓长度和实际牙量总和之间的差值供进一步分析之用。

确定齿槽弓缺乏多少间隙的另一方法是，用游标卡尺直接在牙模型上进行如图14-4所示的测量。将各个牙冠近远中径之和减去现有牙弓长度，其差值就是所缺乏的间隙。

有两个因素影响着有效间隙量的分析，即切牙的倾斜度和Spee曲线。Tweed分析法强调下切牙倾斜度的分析。根据不同患者的牙颌面情况，也可以选用以面部侧貌和上切牙位置为基准的分析法。

3.切牙的倾斜度

（1）Tweed分析法：根据Tweed分析法确定前牙区齿槽弓的限度，并校正下切牙在齿槽弓上的倾斜度，根据下切牙预想位置再设计理想的上切牙倾斜度。首先，根据患者的X线头颅侧位片描出Tweed三角。该三角由眼耳平面（FH）、下颌平面（MP）、下中切牙长轴（LI）组成（图14-5）。三个角分别是FMA（MP-FH）、IMPA（LI-MP）和FMIA（LI-FH），而且建立了以下标准：

（1）如果FMA角是20°～29°，则FMIA角应是68°。

（2）如果FMA角是20°或以下，则不管FMIA角是多少，应使IMPA角达到91°。

（3）如果FMA角是30°或以上，则FMIA角应是65°。

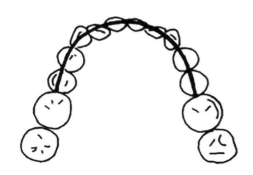

图14-1　用黄铜丝测量现有牙弓长度

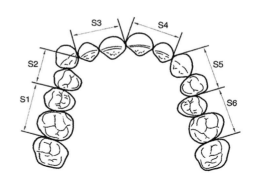

图14-2　Lundstrom分段分析法

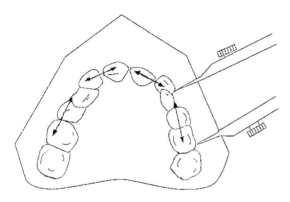

图14-3　牙弓简易分段测量图

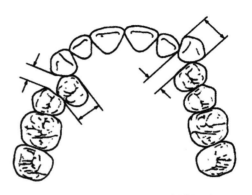

图14-4　用游标卡尺在模型上测量有效间隙量和牙量

根据 Tweed 三角中的 FMA 角（下颌平面角，即 MP-FH）和 IMPA 角（下中切牙角，即 LI-MP），可建立适当的 FMIA 角（眼耳平面 - 下中切牙角）。这种预期的 FMIA 角的下中切牙长轴线应通过患者实际的下中切牙根尖（图 14-5）。这时，测量新的预期下中切牙切端到实际下中切牙切端的水平距离。该距离就代表了下中切牙应该舌向或唇向移动的适当距离。取双倍值作为牙弓两侧移动的量。将该双倍值加到现有牙弓长度或被现有牙弓长度减去，是加上还是减去，取决于下切牙移动的方向。如果下切牙需要舌向移动，则校正时可采取减法。反之，当下切牙需要唇向移动时，则应将该双倍值加到现有牙弓长度上。

在下列情况下，不适于进行 Tweed 三角中下切牙唇舌向倾斜度的校正：

1）如果患者由于下颌后缩而表现为安氏Ⅱ类第一分类错𬌗，这时直立下切牙将会加重已存在的深覆盖。另外，如果这种患者的上切牙位置相对于唇和侧貌是正确的，那么使上切牙后收也不会有益于改善外观，反而会造成凹面型。某些年龄较大的严重下颌后缩畸形需要外科正畸。

2）某些颏唇沟较深的安氏Ⅱ类第二分类错𬌗，如果使下切牙内收，则会加重畸形，且效果也不会肯定。在下面高比较小的患者，内收下切牙也会带

来问题。对这类患者需要使下切牙唇向移动，以维持适当的覆𬌗。

3）对处于生长发育阶段的患者，要定上下切牙的最后预期相互位置。如果将切牙压入或内收，而上下颌均向前生长，则面下 1/3 部分将成为凹面型。

因此，矫治下切牙的倾斜度应根据外貌、骨骼不调的程度、切牙周围肌肉情况和个体的成熟程度作出正确的决定。

（2）其他参考正常𬌗平均值确定上下切牙倾斜度的方法：

1）Downs 分析法中用到的下中切牙 - 下颌平面角（L1-MP）、上中切牙突距（U1-AP）（图 14-6）。角度参考正常值需要减小多少度，一般对应所需间隙增加多少 mm；距离参考正常值需要减小多少 mm，一般对应所需间隙增加 2 倍。

北京地区正常𬌗测量值：

L1-MP：96.3° ± 5.1°（替牙期），96.9° ± 6°（恒牙初期），96.5° ± 7.1°（恒牙期）；

U1-AP：7.7 ± 1.6 mm（替牙期），7.5 ± 2.1 mm（恒牙初期），7.2 ± 2.2 mm（恒牙期）。

2）北医分析法中表示上下切牙位置的项目（图 14-7）：

代表上中切牙倾斜度和突度的项目：U1-NA 角，U1-NA（mm），U1-SN 角。

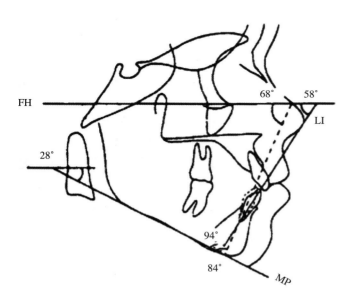

图 14-5　Tweed 三角分析法。实线为患者实际牙长轴，虚线为预期下切牙长轴

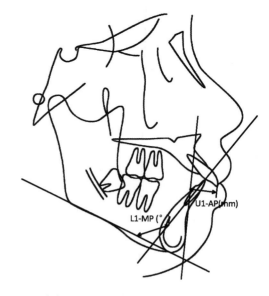

图 14-6　下中切牙 - 下颌平面角（L1-MP）、上中切牙突距（U1-AP）

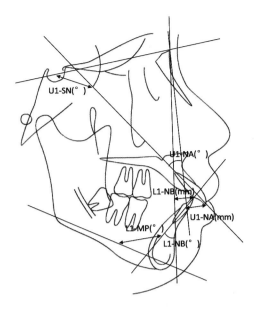

图 14-7 U1-NA 角、U1-NA（mm）、U1-SN 角、L1-NB 角、L1-NB（mm）、L1-MP 角

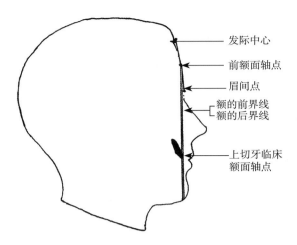

图 14-8 Andrews 侧貌法

右侧标注：
发际中心
前额面轴点
眉间点
额的前界线
额的后界线
上切牙临床额面轴点

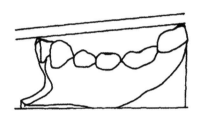

图 14-9 测算矫治 Spee 曲线所需要的间隙

代表下中切牙倾斜度和突度的项目：L1-NB 角，L1-NB（mm），L1-MP 角。正常值及标准差详见第 7 章。

3）Andrews 诊断系统参考外部侧貌确定上中切牙面轴点，继而影响上中切牙的倾斜度的确立（图 14-8）：Andrews 认为不管年龄性别和种族，前额面轴倾斜度在 7° 以内，正确定位的上颌中切牙面轴点应位于前额面轴点的铅垂线上。前额面轴倾斜度大于 7° 时，上中切牙定位有相应的调整。当然上切牙倾斜度具体的定位，还需结合其他评价和治疗计划的选择。

4. Spee 曲线 伴有下切牙过长或下磨牙过低的过大 Spee 曲线容易导致前牙深覆𬌗。为了矫治深覆𬌗，牙弓要变平，即将 Spee 曲线变小或变平。在分析间隙时，应将 Spee 曲线变平这一因素考虑进去，即需要额外的间隙，以防止在使 Spee 曲线变平的过程中下切牙过于唇向倾斜。当使曲度较大的 Spee 曲线变平时，需要较多的间隙。具体测算如下：

（1）连接下颌平面的前牙和后牙最高点，画一条直线，或者用直尺直接放置在两最高点上（图 14-9）。

（2）然后由 Spee 曲线的最凹点，向上述连线画垂线，以测得每侧的垂直距离。两侧该距相加，再除以 2，获得平均垂直距离。这就是矫治 Spee 曲线所需要的间隙量。

综上所述，估计和分析单牙弓内的整个间隙情况，以下颌为例，需要参考以下因素：

①下颌牙齿的总量。

②矫治下切牙倾斜度所需要的间隙（由 X 线头影测量确定）。

③矫治 Spee 曲线所需要的间隙。

排齐牙齿实际需要的整个间隙量 = ① + ② + ③。因此，所缺乏的间隙量是由上述整个间隙量（① + ② + ③）减去有效间隙量（现有牙弓长度）获得。

（二）上颌牙齿和下颌牙齿之间的牙量关系——Bolton 分析法

除了牙弓内间隙的估计外，进一步确定上牙和下牙之间的牙量比率对于正畸诊断、矫治设计和预后估计，同样是必要的。牙尖间咬合（interdigitation），过大的覆𬌗覆盖和牙间隙均与上颌牙量和下颌牙量之间的比率有关系。为了获得最佳牙弓间关系（牙尖交错咬合和覆盖正常），上颌牙量与下颌牙量之间必须有比较合适的比率。如果分析结果显示，该比率明显异常，则需要拔牙矫治。Bolton（1958，1962）指出，这种单个牙或几个牙的减数需要，未必证实该病例存在齿槽弓的长度不调。换言之，当出现上颌牙量相对于下颌牙量比率显著异常时，则意味着需要拔一个牙或几个牙，即使齿槽弓的有效间隙或长度是充分的。

Bolton（1962）确定了牙的总比率（或全牙比率）和前牙比率。

（1）包括第一恒磨牙在内的下颌12个牙近远中径的总和与上颌12个相应牙的近远中径总和之比为总比率或全牙比率。中国汉族正常𬌗全牙比率为91.5%±1.51%。

（2）同理，从尖牙到尖牙，6个下前牙的总量与6个上前牙总量之比为前牙比率。这种比率决定了牙量不调的部位。中国汉族正常𬌗前牙比率为78.8%±1.72%。具体应用程序详见有关上下颌牙量关系的分析——Bolton 分析法。

如果患者12个上颌牙总量和12个下颌牙总量的总比率大于91.5%，则表明下颌牙量相对过多。由表14-1可以查出与12个上颌牙实际总量相匹配的12个下颌牙理想总量。然后由12个下颌牙实际总量减去其理想总量（表14-1中的值），所获得的差值就代表了下颌相对于上颌过多的牙量。

表 14-1　上颌牙和下颌牙近远中径总和的估计

总比率（%）					
上颌 12	下颌 12	上颌 12	下颌 12	上颌 12	下颌 12
85	77.6	94	85.8	103	94.0
86	78.5	95	86.7	104	95.0
87	79.4	96	87.6	105	95.9
88	80.3	97	88.6	106	96.8
89	81.3	98	89.5	107	97.8
90	82.1	99	90.4	108	98.6
91	83.1	100	91.3	109	99.5
92	84.0	101	92.2	110	100.4
93	84.9	102	93.1		

如果由患者得到的总比率小于91.5%，则表明上颌牙量过多。查表14-1可确定与12个下颌牙实际总量相适应的12个上颌牙理想总量。由患者实际的12个上颌牙总量减去查表得到的上颌牙理想总量，其差值就是上颌过多的牙量。

如果患者的6个上前牙之和与6个下前牙之和的实际前牙比率大于78.8%，则表明6个下颌前牙之和相对过大。通过查表14-2可得到与6个实际上颌前牙之和相应的6个下前牙最佳之和的值。然后用6个实际的下前牙之和减去校正的或最佳的6个下前牙之和，得到的差值就是下前牙相对过多的量。如果患者的前牙比率小于78.8%，则表明6个上前牙不成比例地大。查表14-2可获得与6个实际下前牙之和相适应的6个上前牙校正之和。然后，由6个实际上前牙之和减去6个校正的上前牙之和，其差值就是上颌前牙相对过多的牙量。在正畸矫治的最后阶段，这种上下牙量比率的失调常常是矫治失败的原因之一。对这类患者，如果在正畸诊断和矫治设计时，没有进行 Bolton 分析，则可引起不良后果：

（1）如果上颌牙量相对大于下颌牙量，则会出现过大的覆盖和深覆𬌗，或上后牙位于远中𬌗关系。

（2）当下颌牙量相对大于上颌牙量时，则出现对刃切牙关系，或上切牙之间有间隙，或上后牙处于近中关系。

表 14-2　上前牙和下前牙近远中径总和的估计

前牙比率（%）					
上颌 6	下颌 6	上颌 6	下颌 6	上颌 6	下颌 6
40.0	30.9	45.5	35.1	50.5	39.0
40.5	31.3	46.0	35.5	51.0	39.4
41.0	31.7	46.5	35.9	51.5	39.8
41.5	32.0	47.0	36.3	52.0	40.1
42.0	32.4	47.5	36.7	52.5	40.5
42.5	32.8	48.0	37.1	53.0	40.9
43.0	33.2	48.5	37.4	53.5	41.3
43.5	33.6	49.0	37.8	54.0	41.7
44.0	34.0	49.5	38.2	54.5	42.1
44.5	34.4	50.0	38.6	55.0	42.5
45.0	34.7				

（三）间隙常规分析实例

患者××，男，15岁，Ⅰ类磨牙关系和尖牙关系，覆盖4.5 mm，覆𬌗2 mm。患者的 Spee 曲线比较浅。上牙弓拥挤程度为5 mm，下牙弓拥挤程度为3 mm。上下切牙前突。患者有轻度的安氏Ⅱ类骨骼关系，伴有较大的前下面高和 ANB 角4°。该患者的间隙分析结果见表 14-3。

表 14-3　患者 ×× 间隙分析表

上颌	mm	下颌	mm
牙量（12 个牙）	102	牙量（12 个牙）	84
前牙量（6 个牙）	55	前牙量（6 个牙）	34
有效间隙 *	97	有效间隙 *	81
拥挤	5	拥挤	3

* 指两侧第一磨牙之间的有效间隙

　　下切牙倾斜度的 X 线头影测量的校正（图 14-10）和 Spee 曲线的校正结果如下：
　　（1）下颌牙量（12）　　　　　　　　84 mm
　　（2）Spee 曲线　　　　　　　　　　2 mm
　　（3）X 线头影测量
　　校正值　　　　　　　　　　　　　　6 mm
　　所需间隙　　　　　　　　　　　　 92 mm
　　有效间隙　　　　　　　　　　　　 81 mm
　　不调值　　　　　　　　　　　　— 11 mm
　　该患者 Spee 曲线变平需要 2 mm 间隙，矫治下切牙倾斜度需要 6 mm 间隙，下牙弓拥挤 3 mm。三者总和为 11 mm。这是矫治拥挤、覆𬌗和下切牙倾斜度需要的额外总间隙量。

　　然后进行 Bolton 分析。

$$总比率（12）= \frac{84}{102} \times 100\% = 82.4\%$$

$$前牙比率（6）\ \frac{34}{55} \times 100\% = 61.8\%$$

　　因为该患者的总比率（12 个牙）和前牙比率（6 个牙）分别小于 91.5% 和 78.8%，则表明上颌牙量相对超过下颌牙量。12 个上颌牙的实际量为 102 mm，减去校正的 12 个上颌牙量值 92 mm（由表 14-2 查出），得 10 mm，这就是相对过多的上颌牙量。前牙比率情况是，6 个上前牙的实际量为 55 mm，减去上前牙校正值 44 mm（由表 14-2 查出）等于 11 mm，这是上前牙相对过多的量。由此我们可得出以下结果：与下牙量相比，整个上牙（12）相对过多的量为 10 mm，上前牙（6）过多的量为 11 mm。为了获得正常的牙尖交错接触位和适当的覆盖，应该消除上前牙多余的 11 mm 牙量。如果对该患者不做 Bolton 分析，在矫治中常规达到安氏 Ⅰ 类磨牙关系，则会最终导致前牙深覆盖（图 14-11）。该患者的最佳矫治设计是，除了拔除 4 个第一双尖牙外，还需要使整个上牙弓远中移动，以消除由于上颌牙量相对过大所造成的深覆盖。结果可形成后牙为安氏 Ⅲ 类关系。尽管如此，这种磨牙关系可在矫治期间、矫治后和保持期间维持适当的前牙覆盖（图 14-12）。

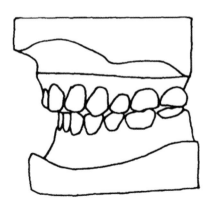

图 14-11　磨牙为中性关系，但前牙覆盖大

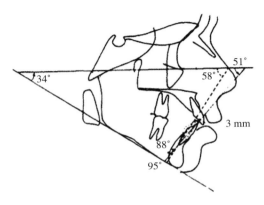

图 14-10　患者 ×× 的 Tweed 三角分析。实线代表实际值，虚线代表校正值

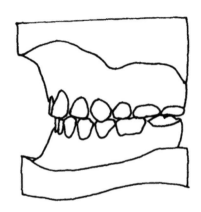

图 14-12　磨牙为安氏 Ⅲ 类关系，但前牙覆盖正常

（四）牙量相对支持组织量的关系

1. Howes 分析　Howes（1947）注意到，牙齿拥挤不仅可由于牙量过多所致，而且可因为根尖基骨不足而造成。他设计了一个公式，以确定患者的根尖基骨能否容纳所有的牙。

具体方法如下：牙量（tooth material, TM）等于从第一恒磨牙向前的近远中宽度总和。双尖牙弓宽径（premolar diameter, PMD）是指两侧第一双尖牙颊尖之间的牙弓宽度。双尖牙弓宽径相对于牙量的比率（PMD/TM）是指双尖牙弓宽除以 12 个牙（第一恒磨牙到对侧第一恒磨牙）的总牙量。然后用特制的游标卡尺在牙模型上第一双尖牙根尖基骨的颊侧测得第一双尖牙根尖基骨弓宽度称作 PMBAW（premolar basal arch width）（图 14-13 和图 14-14）。PMBAW/TM 是指第一双尖牙根尖基骨弓宽的值除以 12 个牙的牙量总和所得到的比率。根尖基骨弓长（basal arch length, BAL）是指在中线上由估计的根尖基骨弓前端到两侧第一恒磨牙远中切线的垂直距离（图 14-14）。BAL/TM 是指基骨弓长度除以 12 个牙的牙量总和所得到的比率。图 14-15 是正常的上颌和下颌的各测量均值及其范围。

Howes 指出，如果根尖基骨弓有足够的长度容纳所有的牙，那么第一双尖牙根尖基骨弓宽度应该约等于 12 个上牙近远中宽度总和的 44%。当该基骨弓宽度与牙量之间的比率小于 37% 时，则表明基骨弓长度不足，需要拔除一双尖牙。如果第一双尖牙根尖基骨弓宽度大于第一双尖牙冠弓宽度，则在双尖牙区域扩弓是安全有效的。随着该分析法的推广，腭分裂装置被应用到临床上。Howes 分析法在怀疑根尖基骨长度不足，要决定拔牙、扩弓还是使用腭分裂装置的矫治设计中，是十分有价值的。

2. Kesling 诊断性排牙技术　Kesling（1956）提出了专门用于实际骨弓长度不足或过大的诊断技术。该技术要求在正畸矫治之前，准确查明每个牙必须运动的量和方向。这是一种间隙的三维估计方法，

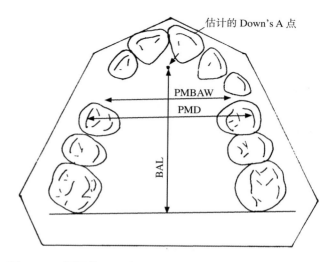

图 14-14　测量第一双尖牙根尖基骨弓宽度（PMBAW）及基骨弓长（BAL）

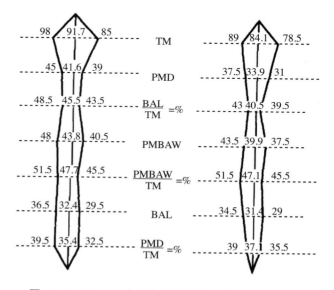

图 14-15　Howes 分析各项测量的正常均值及其范围
TM，牙量；PMD，双尖牙弓宽径；PMBAW，双尖牙根尖基骨弓宽度；BAL，根尖基骨弓长度

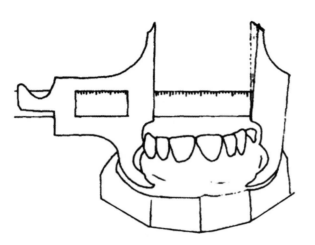

图 14-13　用游标卡尺测得第一双尖牙根尖基骨弓宽度（PMBAW）

即将一副牙模型的牙切下来，再按照比较理想的位置重新安上。这个过程被称为诊断性排牙或预测性排牙技术。

具体步骤如下：

（1）复制一副记存模型，利用该记存模型获得精确的咬合蜡记录。

（2）在复制模型上将牙编号。

（3）用细锯通过牙邻面接触点，将牙一一从模型上锯下来。要锯到牙龈之下，达到模拟根尖基骨的水平，再将牙分离取下。

（4）修整锯下来的牙，修出根形。

（5）根据 X 线头影测量（即 Tweed 三角分析法）结果，将下切牙置于正确的位置。

（6）其余牙排成适当的弓形。如果需要拔牙（常常是双尖牙），要在完成排列牙之前，就把其拔掉。

（7）上颌牙排列时要以排列好的下颌牙列为依据，即与下颌牙相一致。取咬合蜡时，要将模型装在可调𬌗架上。取一个后缩接触位（即正中关系）的咬合蜡记录。

（五）混牙列的间隙分析

混牙列间隙分析就是测量容纳尚未萌出的尖牙、第一双尖牙和第二双尖牙的有效齿槽弓间隙量。

1. 现有牙弓长度的设计 如前所述，比如用黄铜丝测得从第一恒磨牙近中面到对侧第一恒磨牙近中面的现有牙弓长度。

2. 牙量设计 测量 4 个下切牙的近远中径，并相加各值。然后，使用以下几个方法之一来设计尚未萌出的尖牙、第一双尖牙和第二双尖牙的牙量。

（1）Hayes-Nance 分析法：在根尖牙片上测量尚未萌出的尖牙和双尖牙的最大近远中径。利用以下公式校正尖牙和双尖牙 X 线片的放大误差。

$$X = \frac{X_1 Y}{Y_1}$$

其中，X ＝继替恒牙的实际宽度。

Y ＝从模型上直接测得的乳牙宽度。

Y_1 ＝在根尖牙片上测得的乳牙宽度。

X_1 ＝在根尖牙片上测得的恒牙宽度。

把尖牙、第一双尖牙和第二双尖牙的校正值之和加上 4 个下切牙宽度之和，所获得的总值就代表了将来容纳上述恒牙所需的间隙。该牙量总值减去现有牙弓长度，就决定了间隙是否足够。应把由于替牙间隙而引起的磨牙前移情况也考虑进去。一般乳牙列末端平面平齐患者常出现此种磨牙前移现象。平均每侧下磨牙前移 1.7 mm，每侧上磨牙前移 0.9 mm。

（2）Moyers 概率表法：该方法是利用 4 个下切牙宽度之和，借助概率表来预测尖牙和 2 个双尖牙的宽度之和。上述值全部相加就是要容纳全部切牙、尖牙和双尖牙所需的间隙量。然后用该预测间隙值减去实际齿槽弓长度，并把磨牙调整到安氏 I 类关系所需的间隙也考虑进去。

具体使用步骤如下：

1）下颌牙弓间隙预测程序：

①用游标卡尺测量 4 个下切牙最大近远中宽度，将测量值记录在混牙列分析表中（表 14-4）。

②确定排齐下切牙所需的间隙量。把游标卡尺拨到某一值上，使该值等于左中切牙和侧切牙宽度之和。然后把游标卡尺的一端置于中切牙之间的齿槽嵴中点上，另一端沿着左侧牙弓线，在牙齿上或齿槽嵴上标出另一端的位置（图 14-16）。该点的位置就是切牙排齐后下侧切牙的远中面。在右侧仍

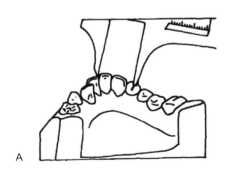
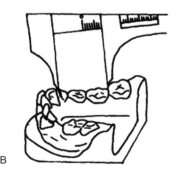

图 14-16 A. 排齐下中切牙和侧切牙所需的间隙；B. 下中切牙和侧切牙排齐后，所剩的尖牙、双尖牙间隙和磨牙调整

重复该过程。如果 X 线 Tweed 三角分析显示下切牙过于唇倾，则游标卡尺的中线端要向舌侧移动充分的量，以模拟预期的切牙直立。

③切牙排齐后，计算有效间隙量。这需要测量从第二步所标出的远中端点到第一恒磨牙近中面的距离（图 14-16）。该距就是将来容纳尖牙和两个双尖牙的有效间隙，再加上切牙排齐后，磨牙前移所需要的间隙量。将两侧所得数值记录在混合牙列分析表上（表 14-4）。

④预测下尖牙和两个双尖牙的联合宽度。该预测是通过使用概率表（表 14-5、表 14-6、表 14-7 和表 14-8）来完成的。在下颌表的最上一行是 4 个下切牙宽度总和。下面是尖牙和双尖牙宽度之和的范围。例如，一位男性患者的下切牙之和为 22 mm，则下尖牙和两个双尖牙之和在 95% 的可信限上为 22.1 mm。在 5% 的可信限上为 19.5 mm。一般选择 75% 可信限。因为据发现，从临床标准上讲，这样最符合实际。在本例中，它是 21.3 mm。即 4 次中有 3 次尖牙和双尖牙之和为 21.3 mm 或更少。理论上应使用 50% 水平的可信限。因为这样任何误差均是等同的（即漏诊率和误诊率概率相等）。但是在临床上，我们更需要保护下边（拥挤趋向），而不是上方（间隙趋向）。将所查出的值记录下来，作为左边和右边的牙量（两边相同）。

⑤计算下磨牙前移后所剩下的间隙。用上述所查得的尖牙和双尖牙之和减去在下切牙排齐后的有效齿槽弓间隙，将该值填入表 14-4 中的每边空格内。

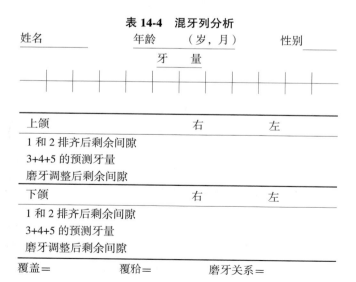

表 14-4　混牙列分析

姓名		年龄		（岁，月）		性别	
			牙	量			

	右	左
上颌		
1 和 2 排齐后剩余间隙		
3+4+5 的预测牙量		
磨牙调整后剩余间隙		
下颌	右	左
1 和 2 排齐后剩余间隙		
3+4+5 的预测牙量		
磨牙调整后剩余间隙		

覆盖＝　　　　覆𬌗＝　　　　磨牙关系＝

根据上述记录就可以完成下颌牙间隙的分析。

2）上颌齿槽弓的间隙预测程序：上颌间隙分析程序除了以下两点外，其余类似于上述下颌程序。

①上尖牙和两个上双尖牙之和的预测值与下颌不同（表 14-5）。②当排齐上前牙时，要考虑校正覆盖。

注意，是用下切牙宽度来预测上尖牙和上双尖牙的宽度。此外，还应拍 X 线片查出有无先天缺失牙、畸形牙及多生牙。

（六）综合间隙分析法

综合间隙分析法由 Merrifield（1978）提出。此法将牙弓分为三个区域，即前区、中区和后区；对每一区域进行特定的综合测量，然后对所测得的值进行数学处理（例如加减乘除），即产生最终的结果（表 14-9）。

1. 前区　如前所述，测量并计算出该区的需用间隙和可用间隙之间的差值。但是，"需用间隙" 除了包含牙齿测量内容和 X 线头影测量校正值外，还包括 X 线头影软组织的修正值。

（1）牙齿测量：按前述方法在石膏模型上测得下颌切牙和尖牙宽度的总和。如果尖牙尚未萌出，则从 X 线片上获得恒尖牙宽度值。

（2）X 线头影测量的校正：用 Tweed 法做头影测量校正。但是，不是用上述所谓实际牙长轴线与矫治目标牙长轴线之间在平面上的测量距离值（mm），而是用实际的 FMIA 角（°）减去预计矫治应达的 FMIA 角（°），其差值（°）乘以一个常数（0.8），就得到一个以毫米表示的校正差值（图 14-5，表 14-9）。

（3）软组织的修正：Tweed 法将牙弓前区骨骼与牙齿的关系加到针对于牙的混牙列分析上，本法在此基础上又增加对软组织侧貌的考虑。因此，该评估法包含了牙、颌骨和软组织的评估。

软组织修正的结果是通过 Merrifield 的 Z 角测量值加上前述头影测量的校正值（以°表示）获得的（图 14-17）。如果被修正的 Z 角大于 80°，则下切牙轴倾度需要修正至 IMPA 角达到约 92°。如果该校正角小于 75°，则下切牙需要进一步直立。

上唇厚度由唇红边缘至上中切牙唇面最凸处测量获得。颊部的总厚度由软组织颊点至 N-B 线的距离测得，如果唇厚度小于颊厚度，则将其差值乘以

表 14-5　男性以下颌 21 | 12 总冠宽预测上颌尖牙、双尖牙总冠宽及其相应的百分数

百分数	19.0	19.5	20.0	20.5	21.0	21.5	22.0	22.5	23.0	23.5	24.0	24.5	25.0	25.5	26.0	26.5	27.0	27.5	28.0	28.5	29.0
95%	21.4	21.7	21.9	22.2	22.5	22.8	23.0	23.3	23.6	23.9	24.1	24.4	24.7	24.9	25.2	25.5	25.8	26.0	26.3	26.6	26.9
85%	20.9	21.1	21.4	21.7	22.0	22.2	22.5	22.8	23.0	23.3	23.6	23.9	24.1	24.4	24.7	25.0	25.2	25.5	25.8	26.1	26.3
75%	20.5	20.8	21.1	21.4	21.6	21.9	22.2	22.4	22.7	23.0	23.3	23.5	23.8	24.1	24.4	24.6	24.9	25.2	25.4	25.7	26.0
65%	20.3	20.6	20.8	21.1	21.4	21.7	21.9	22.2	22.5	22.8	23.0	23.3	23.6	23.8	24.1	24.4	24.7	24.9	25.2	25.5	25.8
55%	20.1	20.3	20.6	20.9	21.2	21.4	21.7	22.0	22.2	22.5	22.8	23.1	23.3	23.6	23.9	24.2	24.4	24.7	25.0	25.3	25.5
50%	19.9	20.2	20.5	20.8	21.0	21.3	21.6	21.9	22.1	22.4	22.7	22.9	23.2	23.5	23.8	24.0	24.3	24.6	24.9	25.1	25.4
45%	19.8	20.1	20.4	20.6	20.9	21.2	21.5	21.7	22.0	22.3	22.6	22.8	23.1	23.4	23.6	23.9	24.2	24.5	24.7	25.0	25.3
35%	19.6	19.9	20.1	20.4	20.7	21.0	21.2	21.5	21.8	22.1	22.3	22.6	22.9	23.1	23.4	23.7	24.0	24.2	24.5	24.8	25.1
25%	19.4	19.6	19.9	20.2	20.4	20.7	21.0	21.3	21.5	21.8	22.1	22.4	22.6	22.9	23.2	23.4	23.7	24.0	24.3	24.5	24.8
15%	19.0	19.3	19.6	19.8	20.1	20.4	20.7	20.9	21.2	21.5	21.8	22.0	22.3	22.6	22.8	23.1	23.4	23.7	23.9	24.2	24.5
5%	18.5	18.8	19.0	19.3	19.6	19.9	20.1	20.4	20.7	21.0	21.2	21.5	21.8	22.0	22.3	22.6	22.9	23.1	23.4	23.7	24.0

表 14-6　男性以下颌 21 | 12 总冠宽预测下颌尖牙、双尖牙总冠宽及其相应的百分数

百分数	19.0	19.5	20.0	20.5	21.0	21.5	22.0	22.5	23.0	23.5	24.0	24.5	25.0	25.5	26.0	26.5	27.0	27.5	28.0	28.5	29.0
95%	20.4	20.7	20.9	21.2	21.5	21.8	22.1	22.4	22.7	23.0	23.2	23.5	23.8	24.1	24.4	24.7	25.0	25.2	25.5	25.8	26.1
85%	19.9	20.2	20.5	20.8	21.0	21.3	21.6	21.9	22.2	22.5	22.8	23.0	23.3	23.6	23.9	24.2	24.5	24.8	25.1	25.3	25.6
75%	19.6	19.9	20.2	20.5	20.7	21.0	21.3	21.6	21.9	22.2	22.5	22.8	23.0	23.3	23.6	23.9	24.2	24.5	24.8	25.0	25.3
65%	19.4	19.7	19.9	20.2	20.5	20.8	21.1	21.4	21.7	22.0	22.2	22.5	22.8	23.1	23.4	23.7	24.0	24.2	24.5	24.8	25.1
55%	19.2	19.4	19.7	20.0	20.3	20.6	20.9	21.2	21.5	21.7	22.0	22.3	22.6	22.9	23.2	23.5	23.7	24.0	24.3	24.6	24.9
50%	19.1	19.3	19.6	19.9	20.2	20.5	20.8	21.1	21.4	21.6	21.9	22.2	22.5	22.8	23.1	23.4	23.6	23.9	24.2	24.5	24.8
45%	19.0	19.2	19.5	19.8	20.1	20.4	20.7	21.0	21.3	21.5	21.8	22.1	22.4	22.7	23.0	23.3	23.5	23.8	24.1	24.4	24.7
35%	18.8	19.0	19.3	19.6	19.9	20.2	20.5	20.8	21.0	21.3	21.6	21.9	22.2	22.5	22.8	23.1	23.3	23.6	23.9	24.2	24.5
25%	18.5	18.8	19.1	19.4	19.7	20.0	20.2	20.5	20.8	21.1	21.4	21.7	22.0	22.2	22.5	22.8	23.1	23.4	23.7	24.0	24.3
15%	18.2	18.5	18.8	19.1	19.4	19.7	20.0	20.2	20.5	20.8	21.1	21.4	21.7	22.0	22.2	22.5	22.8	23.1	23.4	23.7	24.0
5%	17.8	18.0	18.3	18.6	18.9	19.2	19.5	19.8	20.0	20.3	20.6	20.9	21.2	21.5	21.8	22.1	22.3	22.6	22.9	23.2	23.6

表 14-7　女性以下颌 21│12 总冠宽预测上颌尖牙、双尖牙总冠宽及其相应的百分数

百分数	19.0	19.5	20.0	20.5	21.0	21.5	22.0	22.5	23.0	23.5	24.0	24.5	25.0	25.5	26.0	26.5	27.0	27.5	28.0	28.5	29.0
95%	21.8	22.0	22.2	22.4	22.5	22.7	22.9	23.1	23.2	23.4	23.6	23.7	23.9	24.1	24.3	24.4	24.6	24.8	25.0	25.1	25.3
85%	21.4	21.5	21.7	21.9	22.1	22.2	22.4	22.6	22.7	22.9	23.1	23.3	23.4	23.6	23.8	24.0	24.1	24.3	24.5	24.7	24.8
75%	21.1	21.2	21.4	21.6	21.8	21.9	22.1	22.3	22.4	22.6	22.8	23.0	23.1	23.3	23.5	23.7	23.8	24.0	24.2	24.4	24.5
65%	20.8	21.0	21.2	21.3	21.5	21.7	21.9	22.0	22.2	22.4	22.6	22.7	22.9	23.1	23.3	23.4	23.6	23.8	24.0	24.1	24.3
55%	20.6	20.8	21.0	21.1	21.3	21.5	21.7	21.8	22.0	22.2	22.4	22.5	22.7	22.9	23.0	23.2	23.4	23.6	23.7	23.9	24.1
50%	20.5	20.7	20.9	21.0	21.2	21.4	21.6	21.7	21.9	22.1	22.3	22.4	22.6	22.8	22.9	23.1	23.3	23.5	23.6	23.8	24.0
45%	20.4	20.5	20.8	20.9	21.1	21.3	21.5	21.6	21.8	22.0	22.2	22.3	22.5	22.7	22.8	23.0	23.2	23.4	23.5	23.7	23.9
35%	20.2	20.4	20.6	20.7	20.9	21.1	21.2	21.4	21.6	21.8	21.9	22.1	22.3	22.5	22.6	22.8	23.0	23.2	23.3	23.5	23.7
25%	20.0	20.2	20.3	20.5	20.7	20.8	21.0	21.2	21.4	21.5	21.7	21.9	22.1	22.2	22.4	22.6	22.8	22.9	23.1	23.3	23.4
15%	19.7	19.9	20.0	20.2	20.4	20.5	20.7	20.9	21.1	21.2	21.4	21.6	21.8	21.9	22.1	22.3	22.5	22.6	22.8	23.0	23.1
5%	19.2	19.4	19.5	19.7	19.9	20.1	20.2	20.4	20.5	20.8	20.9	21.1	21.3	21.5	21.6	21.8	22.0	22.1	22.3	22.5	22.7

表 14-8　女性以下颌 21│12 总冠宽预测下颌尖牙、双尖牙总冠宽及其相应的百分数

百分数	19.0	19.5	20.0	20.5	21.0	21.5	22.0	22.5	23.0	23.5	24.0	24.5	25.0	25.5	26.0	26.5	27.0	27.5	28.0	28.5	29.0
95%	20.9	21.1	21.2	21.4	21.5	21.6	21.8	21.9	22.1	22.2	22.3	22.5	22.6	22.8	22.9	23.0	23.2	23.3	23.5	23.6	23.8
85%	20.5	20.6	20.8	20.9	21.1	21.2	21.3	21.5	21.6	21.8	21.9	22.1	22.2	22.3	22.5	22.6	22.8	22.9	23.0	23.2	23.3
75%	20.2	20.4	20.5	20.7	20.8	20.9	21.1	21.2	21.4	21.5	21.6	21.8	21.9	22.1	22.2	22.4	22.5	22.6	22.8	22.9	23.1
65%	20.0	20.2	20.3	20.5	20.6	20.8	20.9	21.0	21.2	21.3	21.5	21.6	21.7	21.9	22.0	22.2	22.3	22.4	22.6	22.7	22.9
55%	19.9	20.0	20.1	20.3	20.4	20.6	20.7	20.8	21.0	21.1	21.3	21.4	21.6	21.7	21.8	22.0	22.1	22.3	22.4	22.5	22.7
50%	19.8	19.9	20.1	20.2	20.3	20.5	20.6	20.8	20.9	21.0	21.2	21.3	21.5	21.6	21.7	21.9	22.0	22.2	22.3	22.4	22.6
45%	19.7	19.8	20.0	20.1	20.2	20.4	20.5	20.7	20.8	20.9	21.1	21.2	21.4	21.5	21.7	21.8	21.9	22.1	22.2	22.4	22.5
35%	19.5	19.6	19.8	19.9	20.1	20.2	20.3	20.5	20.6	20.8	20.9	21.0	21.2	21.3	21.5	21.6	21.7	21.9	22.0	22.2	22.3
25%	19.3	19.4	19.6	19.7	19.9	20.0	20.1	20.3	20.4	20.6	20.7	20.9	21.0	21.1	21.3	21.4	21.6	21.7	21.8	22.0	22.1
15%	19.0	19.2	19.3	19.5	19.6	19.7	19.9	20.0	20.2	20.3	20.4	20.6	20.7	20.9	21.0	21.2	21.3	21.4	21.6	21.7	21.9
5%	18.6	18.8	18.9	19.0	19.2	19.3	19.5	19.6	19.7	19.9	20.0	20.2	20.3	20.4	20.6	20.7	20.9	21.0	21.1	21.3	21.4

表 14-9 某一病例的综合间隙分析

	不足	剩余
前区		
需用间隙		
牙齿宽度 $\overline{321|123}$	39.0	
头影测量矫治（68-50=18×0.8=14.4）	14.4	
软组织修正（58°+18°=76°）	–	
可用间隙	36.0（黄铜丝）	
		17.4
中区		
需用间隙		
牙齿宽度 $\overline{654|456}$	58.0	
𬌗曲线 $\left(\dfrac{1.5+1.5}{2}=1.5+0.5=2.0\right)$	2.0	
可用间隙	60.0（黄铜丝）	
		0.0
后区		
需用间隙	42.0	
牙齿宽度 $\overline{87|78}$		
可用间隙		
现在可用间隙		4.0
估计增加量 $\left(\begin{array}{l}14\ 岁\ -8.3\ 岁=5.7\ 岁\\5.7\times3=17.1\end{array}\right)$		17.1
		20.9
总量		38.3

不足总量：38.3 mm（前区 17.4，后区 20.9）。拔除第一双尖牙：16 mm（矫治前区不足）。重新计算不足量：38.3-16.0=22.3 mm。拔除第三磨牙：20 mm（矫治后区不足）。最终不足量：22.3-20.0=2.3 mm

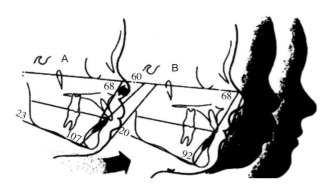

图 14-17 综合间隙分析中，牙弓前区的 X 线头影测量修正。A.分析前；B.分析后

2，加入需用间隙量中。如唇厚度小于或等于颏厚度，则不必进行软组织修正。

测量可用间隙量时可放置一根黄铜丝（0.84 cm），从一侧第一乳磨牙近中端颊侧到对侧同名牙近中颊侧（图 14-18），然后拉直黄铜丝，用分规测量，精

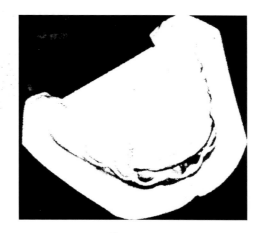

图 14-18 前区可用间隙的测量

确至 0.1 mm。该值减去需用间隙量，就产生亏损量或差值（表 14-9）。

2. 中区 可获得该区域的需用间隙量和可用间隙量，并对二者之差进行计算。但是，还应将下颌曲线的情况考虑进去。

（1）牙齿测量：按前述方法用游标卡尺在石膏牙模型上测得下第一恒磨牙，第一、二双尖牙牙冠的最大近远中宽度之和（图 14-4）。

（2）𬌗曲线情况：可按下述方法计算𬌗曲线度：

1）确定使下颌𬌗曲线变平的需用间隙量：可将一平整物体放在下颌𬌗平面上，与第一恒磨牙和切牙相接触。然后，测量该平整物体下平面与𬌗曲线最深点之间的距离，应用𬌗曲线曲度公式来确定整平𬌗曲线需用的间隙（图 14-19）。将该值加入牙测量值内，以完成该区域需用间隙量的设计（表 14-9）。也可模拟下颌𬌗曲线变平的方法来设计所需

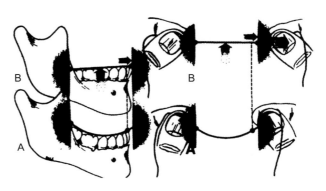

图 14-19 模拟下颌𬌗曲线变平所需要的间隙量。A.整平前；B.整平后

间隙量（图 14-16）。

设计两侧殆曲线最大深度殆曲线曲度公式为：

$$\frac{右侧深度＋左侧深度 +0.5}{2}$$

（2）确定该区可用间隙量：可用两根黄铜丝（0.84 cm）放在第一双尖牙近中颊侧至第一恒磨牙远中颊侧，进行测量（图 14-20），两侧测量值相加即是该区可用间隙量。然后，用可用间隙量减去需用间隙量（见表 14-9）。

3. 后区　对该区也要确定需用间隙量和可用间隙量（包括已知量和预测量）。

（1）需用间隙量：该值包括 2 个第二恒磨牙和第三磨牙的近远中宽度之和。如果患者的这些牙尚未萌出，则需用其 X 线片测量值，并对其放大误差进行校正。但是，所用的传统校正方法需要改进。在这种情况下，可用下颌第一恒牙替代第二乳磨牙进行计算（图 14-21）。

另一个复杂问题是第三磨牙这时在 X 线片上往往见不到或尚未显影。这时，可用 Wheeler 测量值，并按以下公式进行计算：

$$X = \frac{Y \times X_1}{Y_1}$$

其中，X 为该个体下颌第三磨牙的设计值；X_1 为第三磨牙的 Wheeler 值。Y 为石膏模型上下颌第一恒磨牙的实际近远中宽度；Y_1 为第一恒磨牙的 Wheeler 值。

（2）可用间隙量：该值包括现在可用间隙量加上估计的增量或预测值。估计的增量为每年 3 mm（每侧 1.5 mm），直至女孩 14 岁和男孩 16 岁。因此，要用 14 或 16 减去患者年龄，其结果乘以 3，则获得患者可用间隙增量的个体估计值。现有的可用间隙量是通过在头颅侧位片上沿着殆平面测量与殆平面垂直的下颌第一恒磨牙远中表面切线到升支前缘之间的距离而获得的（图 14-21）。现存的可用间隙量和预测间隙量相加就提供了整个可用间隙量；然后，与需用间隙量相减（见表 14-9）。

由上可见，综合间隙分析法与传统间隙分析法是不同的，该分析法涉及恒磨牙；同时，该分析法可使医生确定牙弓中拥挤或间隙所处的具体位置，从而可根据不调的位置和程度，选择不同的拔牙方案。换言之，具有牙量骨量不调的两个患者，可由于拥挤量和部位不同，而使治疗计划迥异。

二、上下颌牙量关系的分析——Bolton 分析法

正畸治疗的目标之一是获得理想的咬合关系，其中一个重要影响因素是上下颌牙齿大小的比例。

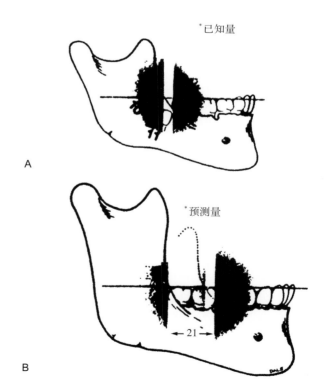

图 14-21　后区间隙分析。A. 可用间隙的已知量；B. 可用间隙的预测量及需用间隙量

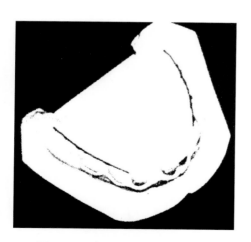

图 14-20　中区可用间隙量的测定

当个体由于上下颌牙齿大小的比例异常而存在上下颌牙量不协调（tooth size discrepancy）时，有可能影响良好咬合关系（interdigitation）和正常覆𬌗覆盖的建立。Bolton 1958 年指出，为了获得最佳牙弓间关系，上下颌牙量之间必须有比较合适的比例。并提出了上下颌牙量分析法——Bolton 分析法。

Bolton 分析法包括两个比例，全牙比和前牙比。具体如下：

（1）前牙比：从尖牙到尖牙，6 个上前牙近远中径的总和与 6 个下前牙近远中径的总和之比为前牙比（anterior ratio，图 14-22）。

（2）全牙比：包括第一恒磨牙在内的上颌 12 个牙近远中径的总和与下颌 12 个相应牙的近远中径总和之比为全牙比（overall ratio，图 14-23）。

图 14-22　Bolton 前牙比分析

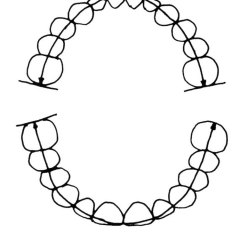

图 14-23　Bolton 全牙比分析

上述比例决定了牙量不调的部位。

（一）Bolton 分析法的程序

该分析法程序是以正常𬌗的研究所获得的标准公式为根据的。该比例的正常均值、标准差如表 14-10 所示。

表 14-10　正常𬌗的 Bolton 指数（中国人）

	均值（%）	标准差（%）
全牙比	91.5	1.51
前牙比	78.8	1.72

1. 前牙比

$$前牙比 = \frac{6 个下颌前牙总量}{6 个上颌前牙总量} \times 100\% = 78.8\%$$

可将患者的 6 个上前牙总量和 6 个下前牙总量代入公式。如果得到的实际前牙比大于 78.8%，则表明 6 个下颌前牙总量相对过大。通过查表 14-2 可得到与 6 个实际上颌前牙总量相应的 6 个下前牙最佳总量。然后用 6 个实际的下前牙总量减去最佳的 6 个下前牙总量，得到的差值就是下前牙相对过多的量。如果患者的前牙比率小于 78.8%，则表明 6 个上前牙不成比例的较大。查表 14-2 可获得与 6 个实际下前牙总量相适应的 6 个上前牙最佳总量。然后，由 6 个实际上前牙总量减去 6 个上前牙最佳总量，其差值就是上颌前牙相对过多的牙量。

2. 全牙比

$$全牙比 = \frac{12 个下颌牙总量}{12 个上颌牙总量} \times 100\% = 91.5\%$$

将患者 12 个上颌牙总量和 12 个下颌牙总量代入公式。如果获得的全牙比大于 91.5%，则表明下颌牙量相对过多。由表 14-1（详见本章第一部分）可以查出与 12 个上颌牙实际总量相匹配的 12 个下颌牙理想总量。然后由 12 个下颌牙实际总量减去其理想总量（表 14-1 中的值），所获得的差值就代表了下颌相对于上颌过多的牙量。

如果患者的全牙比小于 91.5%，则表明上颌牙量过多。查表 14-1 可确定与 12 个下颌牙实际总量相适应的 12 个上颌牙理想总量。由患者实际的 12 个上颌牙总量减去查表得到的上颌牙理想总量，其差值就是上颌过多的牙量。

（二）常规拔牙病例的 Bolton 分析

临床矫治中，为了解除拥挤，减小突度或改善面型等原因，常需要进行减数治疗。而拔除 4 个双尖牙是临床常见的拔牙模式。Bolton 进一步研究，于 1962 年提出：拔除 4 个双尖牙后，全牙比率应为 87% ～ 89%，即平均 88%，才能保持良好的殆关系。全牙比超过该范围过大时，则出现前牙对刃，上前牙散在间隙或近中关系。反之，拔牙后的全牙比过小时，则出现前牙深覆殆、深覆盖或远中关系。国内对拔除 4 个双尖牙后正畸满意病例的 Bolton 指数的研究表明：拔除 4 个双尖牙后，最适的全牙比较正常全牙列的最适全牙比小，具体数值报道不一，平均 90% 左右（90.55% ±1.69%，89.99% ±1.28%，90.50% ±1.60%）。国外近期的研究也相似，拔除 4 个第一双尖牙治疗后，具有良好咬合关系的病例，前牙比没有什么变化，全牙比降为 89.28% ±1.07%。

治疗前 Bolton 指数在正常范围的病例，采取不同的拔除 4 个双尖牙模式之后，Bolton 指数均下降，但程度不一，有一部分甚至可引起上下牙量不协调。至于何种拔牙模式对 Bolton 指数影响大，出现上下牙量不调的概率高，国内外研究得出相似的结论，拔除 4 个第二双尖牙、上颌 2 个第二双尖牙下颌 2 个第一双尖牙两种模式相对拔除上颌 2 个第一双尖牙下颌 2 个第二双尖牙、4 个第一双尖牙两种模式出现 Bolton 指数不调概率低。但这并不意味着拔除 4 个第一双尖牙就一定出现最终上下牙量不调。无论采取何种拔牙模式，都会对 Bolton 指数产生影响。因此在矫治设计时倡导不仅要进行完整牙列 Bolton 指数分析，而且还要结合矫治前的全牙比、前牙比对所选择的拔牙模式后的牙列进行 Bolton 指数分析，并多因素综合考虑，选择合适的拔牙模式及正确的矫治设计，确保建立良好的咬合关系。

（三）Bolton 分析与正畸矫治设计

在正畸治疗中，上、下颌间牙量大小的分析是十分重要的。当牙齿大小不协调时，很难在矫治后获得牙齿精确的排列和理想的后牙间窝咬合关系。同时上、下颌牙量不协调也是不同类型错殆形成原因中不可忽视的一个因素。有关研究表明，殆型与骨型一致的情况下，Ⅲ类错殆有下颌牙量大于上颌

牙量的趋势，特别是骨性下颌前突患者，Ⅱ类错殆有上颌牙量大于下颌牙量的趋势，Bolton 比率有Ⅲ类＞Ⅰ类＞Ⅱ类的趋势。因此在正畸矫治设计分析中，不仅要做间隙及拥挤的分析，还必须考虑到是否有上、下颌牙量不调，进行 Bolton 比率分析。

为了获得理想的牙齿排列和牙弓间关系，要求上、下颌牙量协调。如果分析结果，包括拔除 4 个双尖牙后的 Bolton 分析出现异常，可以有下列 5 种措施来处理。

1. 改变切牙的轴倾度　近远中倾斜的牙齿比直立的牙齿在牙弓内占据的间隙大。这种效果以方形切牙最大，桶状或三角形的切牙这种效果较小（图 14-24）。

2. 改变切牙的唇倾度　当增加前牙的冠唇向 - 根舌向转矩时可以占据牙弓内更多的间隙。这种效果有下列三个特点。

（1）一般来说，上切牙增加 5° 的根舌向转矩可以使上切牙多占据 1 mm 的间隙（图 14-25）。

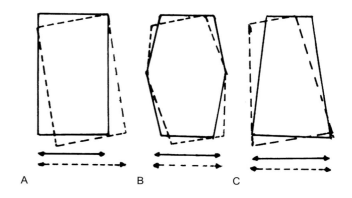

图 14-24　改变切牙轴倾度后切牙占据间隙的变化。A. 方形切牙；B. 桶状切牙；C. 三角形切牙

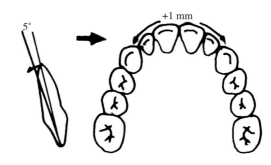

图 14-25　上切牙增加 5° 根舌向转矩，常规可以使切牙多占据 1 mm 牙弓间隙

（2）冠宽的切牙比冠窄的切牙增加根舌向转矩后占据的间隙大（图14-26）。

（3）桶状切牙比近远中边平行的切牙增加根舌向转矩后占据间隙的变化小，三角形的牙齿增加根舌向转矩后几乎没有牙弓长度的变化（图14-27）

3. 邻面去釉减小牙量较多的牙弓的牙量（图14-28）。

4. 代偿性拔牙　当牙量不调较大时，通过认真分析及排牙试验，必要时牙量大的牙弓需要代偿性拔牙。例如Ⅲ类错𬌗，当下颌牙量明显大于上颌牙量时，即使经过牙弓间隙分析，齿槽弓间隙足以容纳各个牙齿，无牙量骨量不调，其他条件合适时可以拔除一个下切牙来矫治上、下牙量的不调，利于建立正常的覆𬌗覆盖和后牙尖窝交错的咬合关系。

5. 切牙的复合树脂修复或义齿修复　例如上侧切牙缺失时采用义齿修复或上侧切牙形态发育不良时采用复合树脂修复来协调上下颌牙量关系（图14-29）。

在正畸矫治的最后阶段，上、下牙量比例的失调常常是矫治失败的原因之一。对这类患者，如果在正畸诊断和矫治设计时，没有进行 Bolton 分析，则可引起不良后果：①当 Bolton 指数减小时，上颌牙量相对大于下颌牙量，则会出现前牙过大的覆盖和深覆𬌗，或磨牙的远中关系；②当 Bolton 指数增大时，下颌牙量相对大于上颌牙量时，则易出现前牙对刃、反𬌗、上切牙之间有间隙或磨牙的近中关系。

但是在做 Bolton 指数分析时，需明白它的欠缺性。它没有考虑牙齿的唇倾度和轴倾度。所以，当上下牙量轻度不调时，可通过改变前牙的唇倾度和轴倾度而建立良好的咬合关系，从而不出现前牙对刃、深覆盖等失败的矫治结果。当上下牙量不调较大时，考虑邻面去釉、拔牙或修复措施。同时需要注意到上前牙厚度，舌面边缘嵴隆起对最终前牙咬合关系也有影响。当前牙比正常时，有可能因上前牙厚度过大，舌面边缘嵴隆起过多，而达不到良好咬合关系。同等条件下，随着上前牙厚度、舌面边缘嵴隆起程度的增加，上下颌间咬合关系受到的影响增加，如果要达到良好咬合关系，所对应的最适 Bolton 前牙比应逐渐减小。

总之，Bolton 指数分析是正畸诊断设计时必须考虑的一方面，患者矫治后最佳咬合关系的建立，与上下牙量的比例关系重大。医师同时考虑影响咬合关系的其他因素，如上前牙厚度过大、舌面边缘嵴隆起、前牙唇倾度和轴倾度的轻度改变等，才可能使矫治结果达到最佳咬合关系。

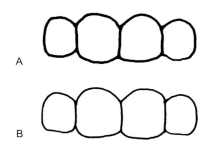

图14-26　增加根舌向转矩后窄冠切牙比宽冠切牙占据的间隙小。A. 窄冠切牙；B. 宽冠切牙

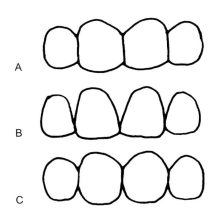

图14-27　不同形态的切牙图。A. 近远中边平行的切牙；B. 三角形切牙；C. 桶状切牙

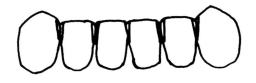

图14-28　邻面去釉减小牙量

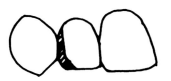

图14-29　过小侧切牙树脂修复增加牙量

三、𬌗型、骨型及面型的分析与诊断

𬌗型、骨型、面型的诊断及分析，在错𬌗畸形的诊断和矫治方案的确立时，是十分重要的。三者互相联系，又不完全相同。而口腔正畸诊断不能忽视牙𬌗、颌骨与颅面之间的关系，只有同时综合考虑才有利于治疗计划的最终确立。

（一）𬌗型

𬌗型指牙𬌗诊断分类的类型。其中 Angle 错𬌗分类法是目前最常用的错𬌗分类法。它以上下第一恒磨牙近远中𬌗关系为基准将错𬌗分为三种类型：即第一类错𬌗——中性错𬌗（Class Ⅰ，neutroclusion），第二类错𬌗——远中错𬌗（Class Ⅱ distoclusion），第三类错𬌗——近中错𬌗（Class Ⅲ，mesioclusion）。我们常说的𬌗型一般指 Angle 分类的类型。详细的分类方法见第十二章。𬌗型的诊断分析可以在患者口内检查，也可在石膏模型上观察，方法简单易行。

（二）骨型

但是如前面章节所述，Angle 分类法有一定的不足，缺点之一是仅对上下牙弓间相互的近远中关系进行了分类，易导致在分类上及矫治计划的制订上忽略了牙𬌗与骨骼面部形态的关系。错𬌗畸形具有三维空间性，Angle 分类仅考虑矢状方向的异常，无法体现大量的需要全面认识及总结的错𬌗的重要特征，尤其是不一定能正确反映出患者的骨面型。Angle 分

类相同的错𬌗是相似错𬌗（具有相同的磨牙咬合关系），而不是同类错𬌗（具有同样的特征）。例如：两例年龄相同的儿童在𬌗型上都是 Angle Ⅱ类一分类错𬌗，但他们在骨骼的大小比例上、垂直生长方向上、牙齿与相应颌骨的关系上可以是不同的，为相似错𬌗，应采用不同的矫治方法。也就是说𬌗型与骨型不相同。而面部骨骼形态对牙齿的移动、牙齿最终位置的确立、矫治力的使用等有重要影响，因而骨面形态分析也是诊断设计中必不可少的。

X 线投影测量技术的发展和应用使得正畸医师有可能深入了解错𬌗畸形的内部机制，学者们根据临床特征并结合 X 线头影测量的分析结果，在矢状方向和垂直方向上对错𬌗畸形进行骨型分类。

1. 矢状骨型　最常用的测量项目是 ANB 值。由于 ANB 角与 SNA、SNB 角直接相关，ANB 角不仅直接反映出上颌骨和下颌骨与颅底的关系，也表明了上下颌骨间的位置关系，具体如下（图 14-30）。

（1）Ⅰ类骨型：上下颌基骨的相对位置正常，ANB 角在 0°~5° 之间（恒牙早期，下同）。

（2）Ⅱ类骨型：上颌基骨相对于下颌基骨位置靠前，或者下颌相对于上颌位置后缩，或为复合表现，ANB 角大于 5°。

（3）Ⅲ类骨型：下颌基骨相对于上颌基骨位置靠前，或者上颌相对于下颌位置后缩，或为复合表现，ANB 角小于 0°。

对于矢状骨型异常的患者，应当进一步分析上颌和下颌相对于颅底位置（SNA 和 SNB 角），以确

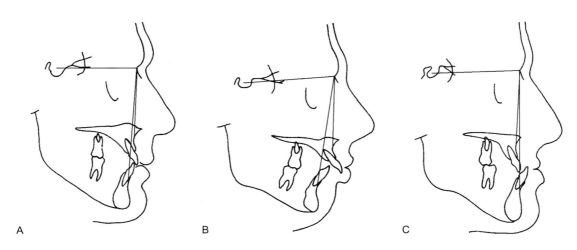

图 14-30　矢状骨型。A. Ⅰ型；B. Ⅱ型；C. Ⅲ型

定矢状不调的主要原因。

由于 ANB 角受到两个因素的影响，即前颅底的长短以及殆平面旋转的影响，当这两个因素出现非常规现象时，ANB 值不能完全反映其真实的上下颌骨的矢状关系。A、B 点（上下齿槽嵴点）在功能性殆平面的垂直距离即 Wits 值（Jacobson 1975 年提出，图 14-31）被认为是真正反映上下颌骨位置关系的测量项目，常与 ANB 角一起作为分析患者矢状骨型的项目。北京地区正常殆恒牙期男性 Wits 值为 -0.8±2.8 mm（B 点的垂足在前为负），女性为 -1.5±2.1 mm。而 McNamara 提出从 N 点作一条垂直于 FH 平面的直线，依据 A 点和 B 点相对于此垂线的前后向位置来划分。

ANB 角由于简单明了，多个头影测量分析法中均包含，如同 Angle 分类，虽有不足，但仍是人们最常用的反映矢状关系的测量项目。

2. 垂直骨型　一般以下颌下缘的陡度，从垂直方向上将骨型分为三类（图 14-32）：

（1）正常型：面部垂直发育协调，前颅底与下颌平面成角（SN-MP 角）为 34.3°±5°，或眼耳平面与下颌平面成角（FH-MP 角）为 27.2°±4.7°（恒牙早期，下同）。

（2）高角型（又称张开型）：面部垂直发育过度，SN-MP 角大于 40°，或 FH-MP 角大于 32°。

（3）低角型（又称聚合性）：面部垂直高度发育不足，SN-MP 角小于 29°，FH-MP 角小于 22°。

3. 殆型与骨型的关系　一般说来殆型与骨型（此处指矢状骨型）之间存在某种一致性，如 Angle Ⅰ 类错殆磨牙关系为 Ⅰ 类，多表现为牙齿拥挤，骨型为 Ⅰ 类。Angle Ⅱ 类错殆表现为前牙深覆盖，Ⅱ 类磨牙关系，骨型为 Ⅱ 类。Angle Ⅲ 类错殆为 Ⅲ 类磨牙关系，前牙反殆，骨型为 Ⅲ 类。但由于颅面复合体内部牙殆与骨骼的变异相当广泛，它们之间存在不同的补偿与配合关系，因此殆型与骨型关系不一致的情况是经常见到的。国内有关研究表明 Angle Ⅰ 类错殆中 Ⅰ 类骨型占 33.8%，轻度 Ⅱ 类和 Ⅲ 类骨型分别占 13.35%、20.33%，中度和中度以上 Ⅱ 类和 Ⅲ 类骨型分别占 18.64%、13.8%。而恒牙早期 Angle Ⅰ

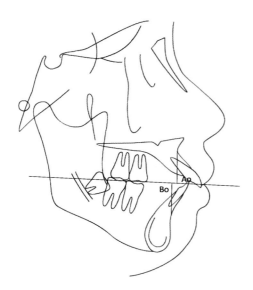

图 14-31　Wits 分析

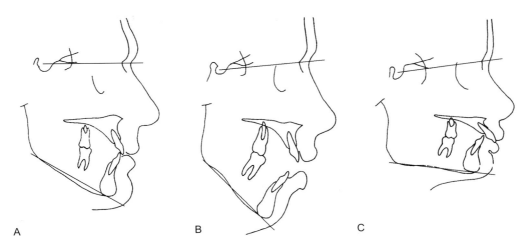

图 14-32　垂直骨型。A. 正常型；B. 高角型；C. 低角型

类错𬌗中，前牙反𬌗病例中 41.7% 为Ⅲ类骨型，前牙深覆盖病例中 61% 为Ⅱ类骨型。

另外 Angle 各类错𬌗𬌗型与对应类别骨型的关系也存在差异。相关研究比较一致的结论是Ⅲ类错𬌗𬌗型与Ⅲ类骨型的相关性普遍大于Ⅰ类和Ⅱ类错𬌗，说明骨型异常是Ⅲ类错𬌗形成的一个重要原因，而Ⅰ类和Ⅱ类错𬌗类型中牙颌自身变异因素所占比率较多。在临床上Ⅲ类患者牙颌畸形能在一定程度上反映骨骼畸形的情况，而仅根据 Angle Ⅰ类和Ⅱ类错𬌗牙颌情况推测骨型则缺乏理论依据。在没有见到患者本人，又无 X 线头影测量片，甚至无可供参考的正侧位面像，仅靠石膏模型的牙𬌗关系作出诊断和设计是非常不可取的。临床上𬌗型与骨型必须分开诊断又同时考虑，才利于正确的诊断和设计。

Angle 分类是牙齿位置矢状方向的分类，所以单从𬌗型诊断也无法判断个体垂直方向的发育状况，需要观察前牙覆𬌗、𬌗曲线曲度等牙列、牙弓情况，借助 X 线头影测量进行垂直骨型的分析，以及软组织面型的分析来评估垂直骨面型。所以𬌗型与垂直骨型之间没有一定的规律，高角病例可与 Angle Ⅰ、Ⅱ、Ⅲ类错𬌗相伴，低角病例也可与 Angle Ⅰ、Ⅱ、Ⅲ类错𬌗相伴。

（三）面型

随着生活水平的提高，人们对面型美观的追求越来越重视。排齐牙齿，获得良好功能的同时，改善面型也是不少患者求治的一个重要原因，有时甚至是最直接的主诉。矫治的目的不仅要使牙𬌗关系得以改善，而且要达到面部和谐美。正畸和正颌外科治疗通过牙、齿槽骨、颌骨的改变来改变面型，而软组织侧貌的改变并不随硬组织的改善而发生完全一致的改变。治疗结果要求保持好的面部特征，改善不利的面部特征。矫治前相似的牙颌情况，由于软组织侧貌突度不同，矫治设计和方法就不应全部雷同。因此在矫治前必须对面型进行全面分析，设计时将软组织考虑进去。𬌗型、骨型的分析在其他章节有更详细的叙述，本节将着重介绍软组织面型的检查分析。

在进行病例分析时，除了直接观察患者的面貌获得大致印象外，还要通过面部照片进行定性判断分析以及通过 X 线头影测量片的测量分析，才能客观地综合分析面部的形态。首先牙面比例及面部美观的直观检查是非常重要的，颜貌与咬合间存在着密切关系，尤其在错𬌗畸形中，其侧貌形态各具特征，常从面部比例、侧貌凸凹形态可推测错𬌗畸形的情况，可协助判断主要问题是牙性错𬌗，还是比较困难的骨性错𬌗。

检查面部比例及侧貌，最好让患者放松地站立或直坐于在椅子上，而不是躺在椅子上，直立位使头保持自然位置，患者眼望前方物体，使头保持在一定的视线位置，该位置表现个体特征及正常头位，即自然头位。同时采用下颌正中关系位，唇放松的唇姿势。用正中关系位是因为正畸和正颌外科都把目标建立在这个位置上，以便产生良好的功能，患者只有处于唇放松状态，才能排除肌肉对牙颌骨异常的代偿变化，才能估计上切牙暴露情况，唇的长度和比例等，唇紧闭状态不适合对骨性不协调病例的估计。所以上述方法是确保软组织面型诊断精确性的前提。照相及拍片也应保持这个位置。

1. 正面观检查　与侧面形态相比，一般对正面检查重视不够，但它是很重要的，X 线头颅侧位片是常规摄取，而后前位片，无特殊情况常省略，这使得在直观检查中重视正面检查显得更重要。直观检查及标准面部照相的正面观检查内容主要有以下几个方面：

（1）检查眼、鼻、口宽度的协调性，面上、中、下 1/3 比例及左右对称性。当患者面对检查者处于自然头位，其正常面部比例见图 14-33、图 14-34。正面检查的重点为面部不对称畸形，一般以人中作为中线参考点，检查双侧面部软组织的对称性（图 14-35）。必须注意的是正常人可见存在小范围内的双侧面部不对称。另一检查要点是记录上下牙中线关系，重点不是上下牙中线彼此关系，而在于上牙与骨骼面中线、下牙与颏及面中线的关系，下颌向侧方有无偏斜。

（2）唇 - 齿 - 龈的关系：如图 14-36、14-37、14-38。首先是上下唇长度分析。上下唇处于放松位时，上唇长度（鼻下点至上唇下点）正常值为 19 ~ 22 mm，下唇长度（下唇上点至软组织颏点）正常值为 38 ~ 44 mm，正常上下唇长度比例为 1∶2，只要比例正常，上下唇的形态则是协调的。

休息放松时，上下唇应接触或差不多接触，1~5 mm 的唇间隙（上唇下点至下唇上点）为正常范围。应注意唇机能不全的定义为唇在正常肌张力下不能

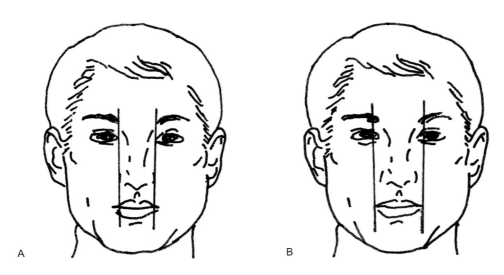

图 14-33　正面观理想的面型比例。A. 眼内眦距与鼻翼底间距大致相等；B. 口裂宽度与双侧角膜内缘左右间距大致相等

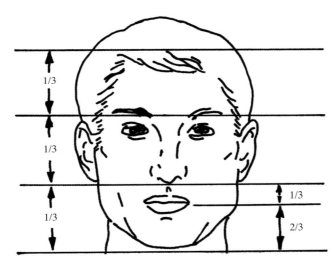

图 14-34　正面观大致相等的垂直三等分，口裂在鼻基底至颏部的 1/3 等分线处

闭合，而不是休息状态下应该始终闭合。

　　放松时上切牙切缘与上唇下点的正常距离为 1 ~ 5 mm，女性偏大。微笑时，上切牙暴露的理想范围是牙冠 3/4 至龈上 2 mm，女性暴露多于男性。当上唇短或上颌骨高度过大时唇间隙增大，微笑时龈暴露量也增加。唇闭合位时唇肌、颏肌紧张。二者的鉴别在于面下 1/3 高度是否正常，面下 1/3 高度正常者为单纯的上唇解剖长度不足。

　　（3）面部高宽比例：面部高宽比例相对高度和宽度的绝对值更能反映面部的大致形态。一个前牙开𬌗、下面高大的患者可能表现为下面部较长的面型，也可能不表现为该面型，取决于面部宽度。国内一般以发际至软组织颏部的长度定为面部高度，双侧颧弓间的距离为面部宽度（图 14-39），则面部高宽的比例男性为 1.36：1，女性为 1.31：1。Farkas 将面高定义为软组织鼻根点至软组织颏下点的距离，双侧颧弓间的距离为面部宽度，双侧下颌角点间的距离为下面部宽度，白种人的数据如下：面部高宽

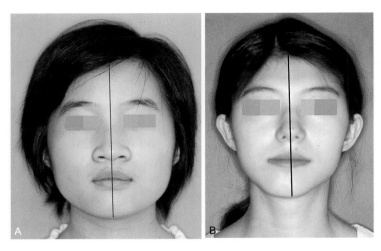

图 14-35　以人中线为基准，面部软组织的左右对称性。A. 面部对称；B. 面部不对称，颏右偏

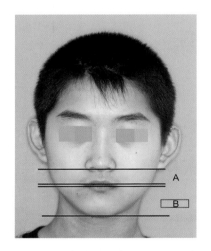

图 14-36　上、下唇长度的测量分析。A. 上唇长；B. 下唇长

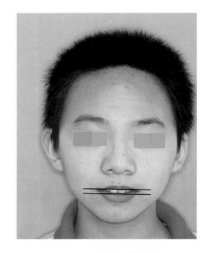

图 14-37　唇间隙的测量

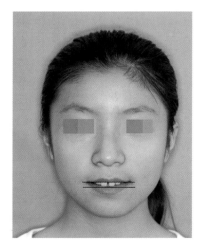

图 14-38　切牙暴露量的测量

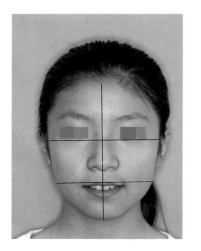

图 14-39　面部高宽比例

比例为男性 88.5%，女性 88.6%，下面宽与面部宽度的比例为男性 70.8%，女性 70.1%；下面宽与面部高度的比例为男性 80.3%，女性 81.7%。

　　面部高宽比例不协调的两个极端是短而宽的面型和长而窄的面型，短方面型提示 II 类深覆𬌗，垂直向上颌高度不足，或咬肌增生；长而窄的面型则常与上颌垂直向高度过长、下颌角大、下颌向下向后旋转有关。双侧颧骨间距不足，常伴有上颌后缩；双侧下颌骨间距不足，则可能伴有下颌后缩。

　　2. 侧面观检查及软组织侧貌分析　首先侧貌的临床直观检查是不能忽视的。再好的标准面像及软组织 X 线头颅侧位片都是两个方位的分析，而临床对患者的观察可提供三维的空间资料。相继有学者开发出面部软组织数字化立体摄影三维重建系统，尝试着面部三维形态的定量分析。但是临床的直观检查仍是获得大致印象的基本手段。头颅侧位片及

标准面部侧位像为侧貌分析提供详细的数据资料，与直观检查一起综合考虑，作为制订计划的依据。侧貌分析主要体现在以下几个方面：

　　（1）前后方向上颌骨位置是否协调：在患者处于自然头位，唇放松的状态下，直观观察患者的侧貌，注意鼻根点 - 上唇基部 - 软组织颏前点连线的曲度，并以此将面型分为三种类型（图 14-40）：①直面型：三点基本在一条直线上。②凸面型：两条直线相交成一凸向前方的角度，上颌相对颏部前突。③凹面型：两条直线相交成一凸向后方的角度，上颌相对颏部后缩。凸面型表示 II 类颌骨关系，上颌前突或和下颌后缩所致。而凹面型表示 III 类颌骨关系，上颌后缩或下颌前突所致。

　　类似的客观测量项目是侧貌角（又叫面型角，图 14-41），由额点、鼻下点、软组织颏前点组成。反映前额、面中部、面下部的总体协调关系，上下

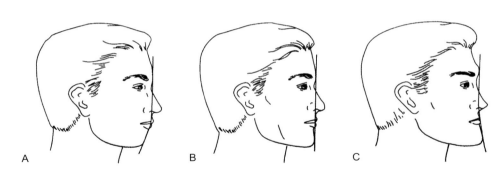

图 14-40　鼻根点 - 上唇基部 - 软组织颏前点的角度划分侧貌面型。A. 直面型；B. 凸面型；C. 凹面型

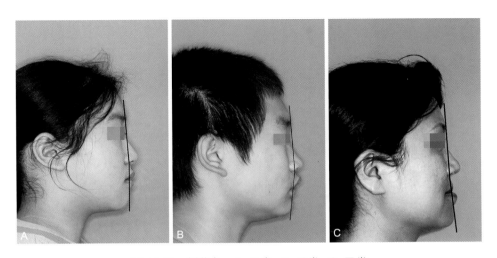

图 14-41　侧貌角。A. I 类；B. II 类；C. III 类

颌基骨前后部的协调性也可由此角诊断。Ⅰ类𬌗的侧貌角为165°～175°，Ⅱ类𬌗的侧貌角小于165°，Ⅲ类𬌗的侧貌角大于175°。骨性不调的Ⅱ类𬌗可见于：上颌前突，上颌垂直向高度过大，下颌后缩；骨性不调的Ⅲ类𬌗可见于：上颌后缩，上颌垂直向高度不足，下颌前突。

另外以面下部相对前额的倾斜度，即面部的开张度（从软组织鼻根点－软组织颏前点划一连线，该线与患者的水平视线的垂线形成的开张度，图14-42）将面型分为三种类型：两线平行，无开张度称正颌型或直面型；如果下颌位于较前，侧面向前倾斜开张称前伸型；如果下颌位于较后，侧面向后倾斜开张称后缩型。

如果侧面观上鼻根点－上唇突部－软组织颏前点相连基本是一条直线，无论它向前或向后开张都没有关系。都有可能与良好的面部比例以及正常的牙列咬合协调一致。面部开张度受种族因素的影响，面部侧貌向后开张多见于北欧白种人的后裔，面部侧貌向前开张多见于黑人及东方人种。所以一个直的侧貌线，无论向前或向后开张，并不代表异常。而凸面型及凹面型提示有错𬌗畸形。

（2）评价唇位置与突度：侧面外形的第二方面是唇突度。

1）临床检查：参考与鼻及颏的相对位置，唇的轮廓可描述为凸型、凹型、直型。高鼻子及发育良好的下巴可掩盖前突的上唇，小鼻子及后缩的下巴可使面型显得较凸。

唇突度还主要与切牙位置及牙列的支持有关系。切牙唇倾，可以提供间隙利于牙齿排齐，但过度唇倾时，使唇前突并外翻，休息放松时唇间隙大于4 mm，闭合时唇肌紧张。这种病例内收前牙可改善唇功能及面部美观。而如果唇前突但闭合时唇肌不紧张，则唇的突度独立于切牙的位置，内收前牙，对唇功能及唇突度影响不大。

唇的突度像面部开张度一样有一定种族和民族特征。北欧白种人唇突度及切牙突度最小，南欧白种人及中东人唇突度及切牙突度相对较大，东方人及黑种人唇突度及切牙突度相对更大。

唇位置与切牙突度的评价可在临床检查时获得。如图14-43，临床检查时，自然头位，唇放松状态下观察侧貌，分别过软组织A点、B点做实际垂线：唇部明显在垂线之前为前突，在垂线之后诊断为后缩。如果唇前突且闭合不全，前牙则过度前突。

2）X线头颅侧位片上测量：在X线头颅侧位片上测量分析鼻－唇－颏关系，评价唇形态常用以下几种方法：

①上下唇－审美平面距和鼻唇角（图14-44）：上下唇到鼻尖点与颏前点连线的距离，Ricketts指出

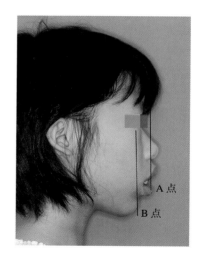

图14-43 唇位置与切牙突度的检查

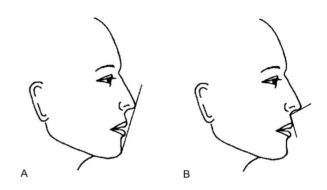

图14-44 上下唇至审美平面距和鼻唇角。A. 上下唇至审美平面距；B. 鼻唇角

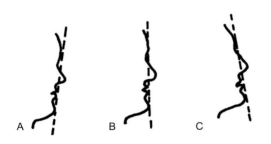

图14-42 面部开张度划分侧貌面型。A. 后缩型；B. 正颌型；C. 前伸型

此分析法强调下唇相对 E 平面应在上唇的稍前方，而不是上下唇各自的位置。鼻唇角为鼻小柱点、鼻下点与上唇突点所形成的角度。正常值见表 14-11。

表 14-11　北京地区正常𬌗良好面型人群面部侧貌的有关测量值的均值与标准差

项目	恒牙早期		恒牙期	
	均值	标准差	均值	标准差
上唇 - 审美平面距	− 0.1	1.87	− 1.4	1.87
下唇 - 审美平面距	1.4	1.93	0.6	1.87
鼻唇角	97.1	10.7	97.4	10.0

② S 线：Steiner 取鼻尖点与鼻下点之间的中点与颏前点连成一直线构成 S 线，若上下唇缘位于该线上，则侧貌协调（图 14-45）。

③ H 线与 H 角：Holdaway 将上唇突点至软组织颏前点的连线称为 H 线，该线与硬组织 N-B 连线的交角称为 H 角。ANB 角为 1°～3° 时，H 角为 7°～9°。下唇在 H 线上或线前方 0.5 mm，侧貌协调（图 14-46）。

④ Z 角：从软组织颏前点向较突的上唇或下唇引切线，该线向上延伸与 FH 平面所构成的后下交角为 Z 角（图 14-47）。侧貌较好时上唇与该线相切，下唇与该线相切或在稍后方；正常𬌗时，白种人的成人 Z 角为 80°，13～15 岁为 78°。

⑤ Arnett 软组织测量分析法：1999 年 9 月起，Mclaughlin 和 Bennett 在系统化正畸治疗技术中使用 Arnett 软组织测量分析法（图 14-48），自然头位下，以过鼻下点的铅垂线（true vertical line, TVL）为基准，测量软组织 A 点、上唇突点、下唇突点、软组织 B 点、软组织颏前点到该垂线的距离。以数字表示距离，以不同颜色标记这些数字，代表在不同标准差范围内，分析直观明了。白种人的正常值数据如表 14-12 所示。

3）面部高度、垂直比例、下颌平面角和生长方向的分析：虽然在正面可观测面部垂直比例，有时在侧面能看得更清楚（图 14-49）。下颌平面角在临床上可用口镜柄或其他器具抵住下颌下缘，观察与水平面的角度。在 X 线头颅侧位片上可进一步测量下颌平

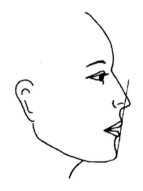

图 14-45　S 线

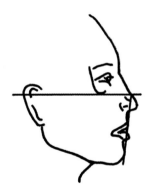

图 14-47　Z 角

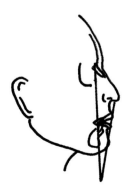

图 14-46　H 线与 H 角

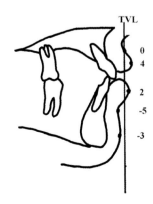

图 14-48　Arnett 软组织侧貌分析

表 14-12 Arnett 软组织分析法白种人正常值及标准差

项目	测量软组织 A 点 (mm)	上唇突点 (mm)	下唇突点 (mm)	软组织 B 点 (mm)	软组织颏前点 (mm)
男性	− 0.1 ± 1.0	8.7 ± 1.2	1.9 ± 1.4	− 5.3 ± 1.5	− 2.6 ± 1.9
女性	− 0.3 ± 1.0	3.3 ± 1.7	1.0 ± 1.2	− 7.1 ± 1.6	− 3.5 ± 1.8

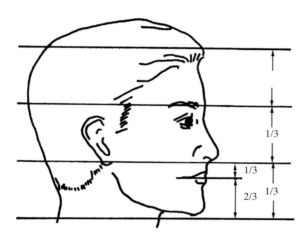

图 14-49 侧面观上大致相等的垂直三等分

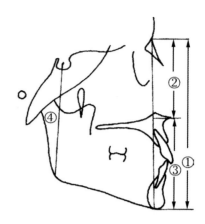

图 14-50 前后面高分析。①面高；②前上面高；③前下面高；④后面高

面角的大小，分析垂直骨型。分析前后面部高度时（图 14-50），其中前后面高比，即 S-Go（鼻根点至颏下点的实际距离）/N-Me（蝶鞍点至下颌角点的实际距离），该比例比前、后面高绝对值更深刻反映颅面部畸形，正常比例为 62%。比率过大表明面部呈水平矢状方向生长，反之面部呈垂直方向生长。按生长型将面型分为三类：A. 中间型（mesiofacial）：平均面型；B. 短面型（brachyfacial）：表现为水平方向生长；C 长面型（dalichofacial）：表现为垂直方向生长。

面部垂直生长过度可导致前牙开𬌗，放松时唇间隙变大，微笑时切牙暴露量增大，下颌体与下颌升支角度大。长的垂直面高可与 Angle Ⅰ、Ⅱ、Ⅲ类错𬌗相伴（图 14-51）。面部垂直生长不足可导致深覆𬌗、重叠变厚的唇部以及下颌体与升支角度变

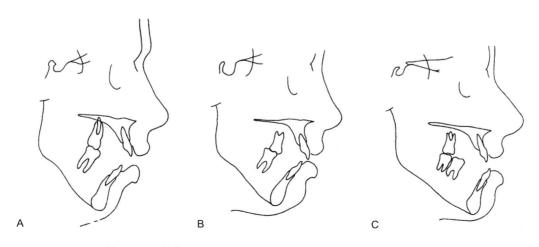

图 14-51 长的垂直面高。A. Angle Ⅰ；B. Angle Ⅱ¹；C. Angle Ⅲ

小。短的垂直面高也可与 Angle Ⅰ、Ⅱ、Ⅲ类错𬌗同时存在（图 14-52）。所以一个特定的侧貌形态并不代表某一特定的 Angle 错𬌗分类。

3. 面型与骨型的关系 虽然软组织侧貌不一定能准确反映出硬组织外形的全部，但正畸牙齿移动及其与之相伴的齿槽骨的形态改变将直接影响口唇形态，进而影响整个面部侧貌形态。大量研究表明协调的鼻 - 唇 - 颏关系是面部侧貌美学的特征，上下切牙的位置（尤其是下切牙的位置）、上下颌骨的相对位置对侧貌是否美观有很大相关性。高角、低角患者在一定程度上影响了侧貌美。也就是说无论矢状方向、垂直方向，骨型与面型基本是一致的。如Ⅱ类骨型表现为凸面型，高角患者表现为长面型。Ⅲ类骨型表现为凹面型，低角患者表现为短面型。但是面型的美观不单纯是由上下颌骨的位置、牙齿与颌骨的关系决定的，牙颌只是颅面形态的一部分。例如：有些患者牙齿的位置是正常的，ANB 角也正常，但与颏部及鼻不协调，只有通过鼻成形术和颏成形术才能获得满意的效果。

另外上下切牙倾斜度的改变对上下唇及其周围软组织的影响不是简单的一对一的关系，如上切牙的变化不仅能引起上唇形态位置的变化，还对下唇及颏部的美观产生影响。软组织与硬组织不是完全对应的关系，人们不应把注意力仅放在颌骨和牙齿的畸形上，不能仅以颌骨和牙齿的正常值作为矫治目标，还应注意对软组织的改变及其与其他软组织的协调性。有时颌骨、牙齿矫治到了正常值，面型并不一定美观。例如高鼻子患者，内收前牙过多，上唇后退会显得鼻子更加突出，侧貌不协调。另一方面，林久祥在对部分严重骨性Ⅲ类错𬌗治疗时也发现，虽然颌骨关系未完全达到正常值，但牙齿、颌骨的改变引起的软组织变化，及相互之间的补偿和配合，使面型有很大改善，侧貌变协调，患者对治疗结果非常满意。治疗设计时，还须注意到面部外貌的美学是随时代、种族、文化及个人审美观的差异而有差异的，要对不同的患者作出个体化的设计。总之𬌗型、骨型、面型之间是相互联系的，又不完全一致。诊断设计时，必须三方面同时分析，全面考虑，作出正确的治疗计划。

四、患者问题列表与诊断

正畸的诊断和临床医学以及口腔医学其他领域的诊断一样，需要充分收集患者的信息和数据，并且从这些条理清晰的全面的病史信息和检查结果数据中提取关键的有用部分，作出分析，列出问题列表，得出诊断。最终依据问题列表及其解决问题的优先顺序，结合患者的主诉，制订出适合患者的治疗计划。

（一）诊断数据库的建立

收集患者三部分记录资料，见表 14-13。

问诊、临床检查及特殊检查的具体方法详见第十三章。

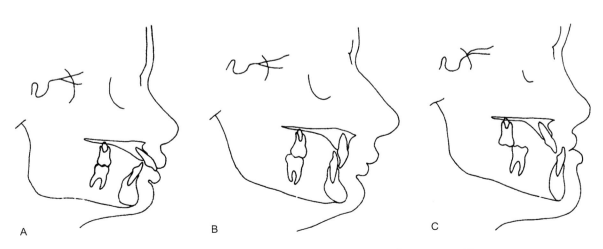

图 14-52 短的垂直面高。A. Angle Ⅰ；B. Angle Ⅱ²；C. Angle Ⅲ

表 14-13　诊断数据库内容

记录	内容
问诊	主诉
	健康史
	家族史
	生长发育情况（包括第二性征出现时间、身高变化等）
临床检查	牙殆情况
	牙周情况
	骨骼情况
	面型检查
	口腔功能评价
	口腔不良习惯
	关节及下颌运动检查
特殊检查	牙殆模型
即诊断性	X 线片：曲面断层片、头颅正侧位片、根尖片
记录	CBCT 影像
	面殆像
	肌电、下颌运动功能检查

（二）错殆特征的评价

结合临床检查，特殊检查记录分析，按一定逻辑和顺序对错殆特征评价，即是一个从数据库中逐步简化成问题列表的过程。一般从以下 5 个方面来评价。

1. 面部比例及美观　临床检查可以初步判断面部的对称性，正面以及侧面的比例。面殆像和头颅正侧位片的具体测量可以验证和补充临床的判断，具体方法详见本章第三部分。随着生活水平的提高，人们对改善面部美观的需求不断增加，面部的不对称，包括双侧宽度、高度（涉及颏部的偏斜、殆平面的偏斜、下颌的旋转等）的不对称，以及软组织丰满度的不对称，都应有相应记录与评价，并向患者交代。后续依据商谈的治疗计划，交代哪些是可以改善的，哪些无法改善。

2. 牙齿排列和对称性　包括牙弓大小、对称性、拥挤度、间隙，上下牙列中线的一致性以及分别与上下颌骨中线的一致性，咬合平面的歪斜等。在间隙分析中注意与其他检查结果一起来分析，比如对切牙倾斜度的定位，影响到所需间隙量的最终预计。具体方法见本章的第一、二部分。

3. 横向关系　结合口内检查和牙殆模型咬合位检查，观察有无牙弓、齿槽弓狭窄，以及后牙有无反殆或者深覆盖、正锁殆。后牙覆盖的异常，分析形成的原因，判断其骨性不调和或牙性不调的组成。首先应该鉴别一种情况，上下颌骨、牙弓宽度协调，由于后牙区拥挤，个别后牙唇向或舌侧错位导致后牙反殆或正锁殆。下颌骨过于宽大，一般少见。以后牙反殆为例，常需要鉴别诊断的是上颌骨本身的狭窄还是上牙弓狭窄的因素为主，上颌骨性宽度不足时，上磨牙有代偿性唇向倾斜趋势，牙性宽度不足时，上磨牙腭向倾斜。横向不调的临床表现、病因和分类，在第二十章有更详细的介绍。

4. 矢状向关系　口内检查、牙殆模型分析尖牙、磨牙矢状向关系的分类，前牙深覆盖或反殆的分度；临床检查可以初步判断面部前后向的关系；依据头影测量分析骨性矢状关系。其中牙性关系与骨性关系可能出现不一致，具体关系及分析，详见本章的第三部分。

5. 垂直向关系　口内检查、牙殆模型分析前牙深覆殆或开殆的分度；临床检查可以初步判断面部垂直向比例，依据头影测量分析骨性垂直向关系。具体分析详见本章的第三部分。

（三）问题列表的形成与诊断

通过收集患者问诊记录、临床检查及特殊检查记录，逐步评价错殆特征，找出其阳性结果，便自然形成一份问题列表和诊断。

问题列表包含两类问题：一类是与疾病或者病理性过程相关的问题，如龋病和牙周病，是必须在正畸前控制的问题；一类是与错殆发育相关的问题，发育性问题指本来就存在的问题（如下颌发育不足），而不是证明其存在的发现（如颏部发育不足、ANB 角增大、面突度增加，这些都是发现，而不是问题）。

（四）病例实例分析

以实际病例为例，收集患者三方面的详细的记录资料，从中提取相关阳性结果，对其错殆特征进行评价，总结出问题列表和诊断。

病例 1　患者，林某某，男，13 岁。

1. 问诊记录

主诉：要求矫治牙突、牙不齐。

简要病史：5 ~ 7 岁有扁桃体反复肿痛病史，口呼吸 2 ~ 3 年，无正畸史及其他口腔治疗史。

全身病史、过敏史、家族史：无特殊。

2. 临床检查记录（图 14-53）

（1）口外：

突面型，上颌稍前突，下颌及颏部明显发育不足，面下 1/3 稍长；颏部左偏，双侧软组织不对称；上唇短，下唇外翻，轻度开唇露齿，1~2 mm 露龈微笑；颞下颌关节运动及功能检查无明显异常。

（2）口内：

1）口内一般情况：口腔卫生一般，牙龈稍有红肿；12、22 畸形舌侧沟。

2）正畸专科检查：恒牙列，双侧磨牙完全远中关系；轻中度牙列拥挤、22 舌侧异位；前牙深覆盖、深覆𬌗、下颌 Spee 曲线深；上中线左偏 2~3 mm，下中线右偏 0.5 mm。

3. 特殊检查记录

（1）模型分析：

1）拥挤度：上颌中度拥挤 5 mm，下颌轻度拥挤 3 mm。

2）前牙覆盖：深覆盖 8~9 mm。

3）前牙覆𬌗：Ⅱ°深覆𬌗。

4）Spee 曲线：下切牙过度萌出，下颌 Spee 曲线深 3.5 mm。

5）牙弓宽度：上下牙弓宽度基本正常，上颌尖牙间宽度 31 mm，第一磨牙间宽度 49 mm，下颌尖牙间宽度 29 mm，第一磨牙间宽度 44 mm。

6）牙弓对称性：22 舌侧异位，上牙弓左偏；下牙弓基本对称。

7）Bolton 分析：前牙比 =80%（12、22 牙冠偏小），全牙比 =91.3%。

（2）影像学检查：

1）曲面断层片：可见 18、28、38、48 牙胚，颌骨未见确切异常，双侧髁突形态基本对称（图 14-54）。

2）头颅侧位片：SNA 接近正常，SNB 明显小于正常值，ANB 大，说明为Ⅱ类骨面型并提示下颌发育明显不足；下颌平面角稍大，上下切牙唇倾度大，

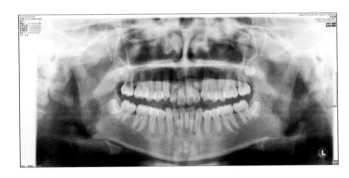

图 14-54 患者林某某曲面断层片

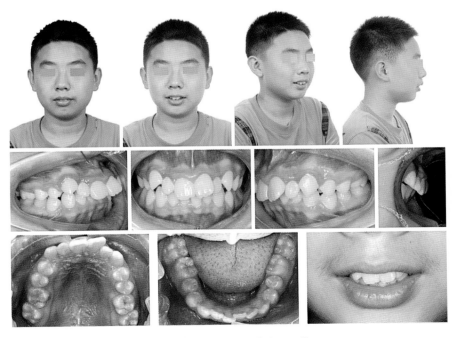

图 14-53 患者林某某的面𬌗像

上下唇均突出 E 线，颈椎骨龄 CVS3-CVS4。见图 14-55。

4. 错殆特征评价

（1）面部比例及美观：
　　下颌发育不足、颏部发育不足、上颌发育稍过度
　　面下 1/3 稍长、颏部左偏

（2）牙齿排列、对称性：
　　上前牙中度拥挤，下前牙轻度拥挤
　　上下中线不齐，上侧切牙舌侧异位，上下切牙唇倾

（3）横向关系：
　　上下牙弓宽度基本协调

（4）矢状性关系：
　　下颌发育不足
　　Ⅱ类错殆、前牙深覆盖

（5）垂直向关系：
　　前牙深覆殆、下切牙过度萌出
　　面下 1/3 稍长

5. 问题列表与诊断

（1）问题列表：
1）生长发育问题：
　　下颌发育不足
　　骨性Ⅱ类错殆，深覆盖
　　牙列轻中度拥挤、上下切牙唇倾
　　深覆殆，下切牙过度萌出
2）病理性问题：
　　轻度牙龈炎
　　12、22 畸形舌侧沟

（2）诊断：
1）安氏Ⅱ类一分类
2）毛氏Ⅱ类 2 分类 + 毛氏Ⅳ类 1 分类 + 毛氏Ⅰ类 1 分类
3）骨性Ⅱ类高角

病例 2 刘某某，男，25 岁。

1. 问诊记录

主诉：牙不齐。

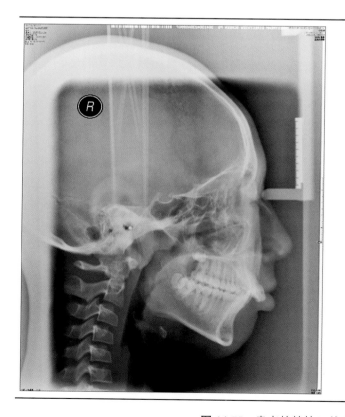

	测量值	标准值	标准差
SNA（°）	79.2	82.8	4.0
SNB（°）	70.3	80.1	3.9
ANB（°）	8.9	2.7	2.0
FH-NPo（°）	81.0	85.4	3.7
NA-APo（°）	18.5	6.0	4.4
U1-NA（mm）	5.1	5.1	2.4
U1-NA（°）	29.6	22.8	5.7
L1-NB（mm）	8.6	6.7	2.1
L1-NB（°）	34.0	30.3	5.8
U1-L1（°）	107.5	125.4	7.9
U1-SN（°）	108.8	105.7	6.3
MP-SN（°）	38.9	32.5	5.2
MP-FH（°）	29.0	31.1	5.6
L1-MP（°）	104.8	92.6	7.0
Y-Axis（°）	68.5	66.3	7.1
Pog-NB（mm）	1.5	1.0	1.5

图 14-55 患者林某某 X 线头颅侧位片及北医分析法数据

简要病史：牙不齐 10 余年，无口腔不良习惯，无正畸史，牙周治疗中。

全身病史、过敏史、家族史：无特殊。

2. 临床检查记录（图 14-56）

（1）口外：

凹面型，上颌发育不足，下颌发育过度，颏部右偏，双侧软组织不对称，面下 1/3 长，下唇突，颏唇沟浅；颞下颌关节运动及功能检查无明显异常。

（2）口内：

1）口内一般情况：口腔卫生一般，全口 PD 3～5 mm，多牙牙龈退缩明显；47 大面积牙体缺损，18、28 殆面龋坏。

2）正畸专科检查：恒牙列，右侧磨牙完全近中关系，左侧磨牙近中尖对尖；中度牙列拥挤，上前牙唇倾，浅覆盖，覆殆正常；12、14 舌侧异位，上中线右偏 1.5 mm，下中线基本正；12、13、14、16、17 与 42、43、44、45、47、48 反殆；34~37 舌倾明显，左侧后牙覆盖正常。

3. 特殊检查记录

（1）模型分析：

1）拥挤度：上颌中度拥挤 6 mm；下颌中度拥挤 6～7 mm。

2）前牙覆盖：右侧磨牙完全近中关系，左侧磨牙近中尖对尖，前牙浅覆盖。

3）Spee 曲线：下切牙稍过度萌出，下颌 Spee 曲线深 2 mm，前牙覆殆正常。

4）牙弓宽度：上下牙弓宽度稍窄，下颌右偏，右侧多牙反殆。

上颌尖牙间宽度 34.5 mm，第一磨牙间宽度 56.5 mm；下颌尖牙间宽度 29 mm，第一磨牙间宽度 41 mm。

5）牙弓对称性：12、14 舌侧异位，上牙弓右偏；下牙弓基本对称。

6）Bolton 分析：前牙比 =77.7%，全牙比 =89.7%。

（2）影像学检查：

1）曲面断层片：47 RCT 后，齿槽骨吸收至根中 1/3，颌骨未见确切异常，双侧髁突形态基本对称（图 14-57）。

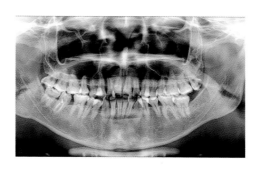

图 14-57 患者刘某某曲面断层片

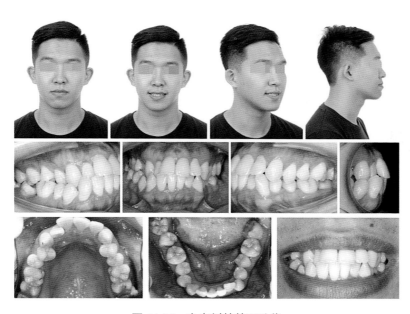

图 14-56 患者刘某某面殆像

2）头颅侧位片：SNA 稍小，SNB 大，ANB 小，说明为Ⅲ类骨面型并提示上颌发育不足，下颌发育过度，下颌平面角较大；上切牙唇倾度大，提示代偿；上唇位于 E 线后，下唇突出 E 线，软组织侧貌凹（图 14-58）。

4.错𬌗特征评价

（1）面部比例及美观：

下颌发育过度、上颌发育不足

面下 1/3 长、颏部右偏

（2）牙齿排列、对称性：

上下牙列中度拥挤

单侧后牙反𬌗、上切牙唇倾

（3）横向关系：

上下牙弓宽度基本协调

（4）矢状性关系：

下颌发育过度，上颌发育不足

Ⅲ类错𬌗、前牙浅覆盖

（5）垂直向关系：

面下 1/3 长

5.问题列表与诊断

（1）问题列表：

1）生长发育问题：

下颌发育过度，上颌发育不足

下颌右偏，单侧后牙反𬌗

Ⅲ类错𬌗，浅覆盖

牙列中度拥挤

面下 1/3 长

2）病理性问题：

中重度牙周炎

47 大面积牙体缺损

18、28 𬌗面龋坏

（2）诊断：

1）安氏Ⅲ类

2）毛氏Ⅰ类 1 分类

3）骨性Ⅲ类高角

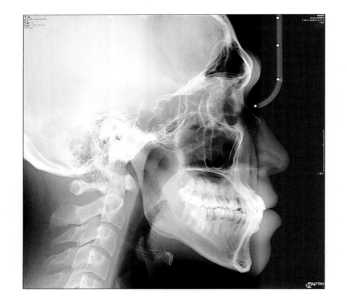

	测量值	标准值	标准差
SNA（°）	80.8	82.8	4.0
SNB（°）	81.1	80.1	3.9
ANB（°）	-0.3	2.7	2.0
FH-NPo（°）	89.4	85.4	3.7
NA-APo（°）	-1.9	6.0	4.4
U1-NA（mm）	11.3	5.1	2.4
U1-NA（°）	39.5	22.8	5.7
L1-NB（mm）	9.5	6.7	2.1
L1-NB（°）	34.4	30.3	5.8
U1-L1（°）	106.4	125.4	7.9
U1-SN（°）	120.3	105.7	6.3
MP-SN（°）	37.3	32.5	5.2
MP-FH（°）	29.7	31.1	5.6
L1-MP（°）	96	92.6	7.0
Y-Axis（°）	63.3	66.3	7.1
Pog - NB（mm）	1.3	1.0	1.5

图 14-58　患者刘某某 X 线头颅侧位片及北医分析法数据

参考文献

[1] Thomas R, Irmtrud J, Thomas MG. Color atlas of dental medicine. Orthodontic-Diagnosis. New York: Thieme Medical Publishers Inc., 1993.

[2] Andrews LF. Syllabus of philosophy and techniques. 4th ed. San Diego: The Andrews Foundation, 1995.

[3] Bolton, WA. Disharmony in tooth size and its relation to the analysis and treatment of malocclusion. Angle Orthod, 1958 28:113.

[3] Bolton, WA. Clinical application of a tooth size analysis. Am J Orthod, 1962, 48:504.

[4] Holdaway, RA. Changes in relationship of points A and B during orthodontic treatment. Am J Orthod, 1956, 42:176.

[5] Howes, AE. Case analysis and treatment planning based upon the relationship of the tooth material to its supporting bone. Am J Oral Surg, 1947, 33:499.

[6] Howes, AE. Model analysis for treatment planning. Am J Orthod, 1952, 38: 183.

[7] Howes, AE. A polygon portrayal of coronal and basal arch dimensions in the horizontal plane. Am J Orthod, 1954, 40: 811.

[8] Kesling HD. Diagnostic setup with consideration of the third dimension. Am J Orthod, 1956, 42: 740.

[9] Moyers RE. Handbook of orthodontics. 3rd. Chicago: Year Book Medical publishers, 1973, 369:379.

[10] Sanin, C. An analysis of permanent mesiodistal crown size. Am J Orthod, 1971, 59:488.

[11] Staley, RN. Prediction of the mesiodistal widths of maxillary permanent canines and premolars. Am J Orthod, 1978, 73:169.

[12] Tweed, CH. Indication for the extraction of teeth in orthodontic practice. Am J Orthod, 1944, 30:405.

[13] Tweed, CH. Evolutionary trends in orthodontic past, present and future. Am J Orthod, 1953, 39:81.

[15] 傅民魁, 林久祥. 口腔正畸学. 2版. 北京: 北京大学医学出版社, 2014.

[16] 林久祥, 傅民魁. 上下颌之间牙量关系的分析及其临床应用。现代口腔医学杂志, 1991, 5(1):17-18.

[17] 杨敏志, 许天民, 林久祥. 拔除4个第一双尖牙正畸治疗满意病例Bolton 指数的测量研究. 口腔正畸学, 2002, 9(1):32-34.

[18] 李玉超, 朱朝霞, 李敏, 等. 正畸拔牙模式对Bolton指数的影响. 口腔正畸学, 2001, 8(2):59-61.

[19] 段培佳, 李志华, 赵青, 等. 正畸拔牙后Bolton 指数不调的多因素分析. 华西口腔医学杂志, 2003, 21(4):289-291.

[20] 陈昕, 劭金隣, 韩迎星, 等. 拔除4个前磨牙正畸病例Bolton指数的测量和临床应用. 牙体牙髓牙周病学杂志, 2004, 14(7):400-402.

[21] 李诗佩, 王勇, 钱小丽. 拔除4个双尖牙正畸病例的Bolton指数分析. 口腔正畸学, 1996, 3(2):69-70.

[22] SaatciP, Yukay F. The effect of premolar extraction on tooth-size discrepancy. Am J Orthod Dentofac Orthod, 1997, 111(4):428-434

[23] Kayalioglu M, Toroglu MS, Uzel L. Tooth-size ratio for patients requiring 4 first premolar extractions Am J Orthod Dentofac Orthod, 2005, 128(1):78-86.

[24] 聂琼, 林久祥. 错𬌗畸形上下颌牙量关系的研究. 口腔正畸学, 1998, 5(2):71-73.

[25] Sperry TP, Worms FW, Isaacson RJ, et al. Tooth-size discrepancy in mandibular prognathism. Am J Orthod, 1977, 72(2):183-190.

[26] Nie Q, Lin JX. Comparison of intermaxillary tooth size discrepancies among different malocclusion groups. Am J Orthod Dentofac Orthop, 1999, 116(5):539-544.

[27] Hanna A, Ellis, E. Tooth-size discrepancies in patients requiring mandibular advancement surgery. J Oral Maxillofac Sur, 2016, 74(12):2481-2486.

[28] Crosby Dr and Alexander CG. The occurrence of tooth size discrepancies among different malocclusion groups. Am J Orthod Dentofac Orthop, 1989, 95(6): 457-461.

[29] Hamid R, Azeem M, Hanif M, et. al. Anterior tooth size discrepancies among different classes of malocclusion. Pakistan J Medi Health Sci, 2018(12):203-205.

[30] An Ta T, Ling JYK., Hagg U. Tooth size discrepancies among different occlusion groups of Southern Chinese Children. Am J Orthod Dentofac Orthop, 2001, 120(5):556-558.

[31] Fattahi HR, Pakshir HR, Hedayati Z. Comparison of tooth size discrepancies among different malocclusion groups. Eur J Ortho, 2006, 28(5): 491-495.

[32] Bennett JC, Mclaughlin RP. Orthodontic management of the dentition with the pre adjusted appliance. Isis Medical Media Ltd, 1998.

[33] Rudolph DJ, Dominguez PD, Ahn K, Thinh T. The use of tooth of thickness in predicting intermaxillary tooth size discrepancies. Angle Orthod, 1998, 68(2):133-140.

[34] 宋宇, 周彦恒, 林久祥. 上前牙厚度对咬合关系的影响. 口腔正畸学, 2005, 11(4):177-179.

[35] Houston WB, Tulley WJ. A textbook of orthodontics. Bristol Wright, 1986, 51-56.

[36] Jacobson A. The Wit's appraisal of jaw disharmony. Am J Orthod, 1975, 67(2):125-138.

[37] Graber TM. Dentofacial orthopedics with functional appliance. 2 ed. Mosby, 1997, 131-120.

[38] 国克柔, 林久祥. 安氏I类错𬌗亚群的X线头影测量研究. 北京口腔医学, 1995, 3(1):13-16.

[39] 曾祥龙. 口腔正畸直丝弓矫治技术. 北京: 中国科学技术出版社, 1994:84-85.

[40] 沈真祥, 邵萍, 刘厚于. 颌骨骨型与𬌗型的研究. 中华口腔医学杂志, 1996, 31(4):207-209.

[41] Betzenberger D. The Compensatory mechanism in high-angle malocclusion:A comparison of subjects in the mixed and permanent dentition. Angle Orthod, 1999, 69(1):27-32.

[42] Enlow DH. Intrinsic craniofacial compensations. Angle Orthod, 1971, 41(4):271-285.

[43] Moyers RE, RioloML, Guire KE, et al. Differential diagnosis of Class Ⅱ malocclusion. Part I: facial types associated with class Ⅱ malocclusions. Am J Orthod, 1980, 78(5):477-494.

[44] lavelle CL. A cephalometric study. Angle Orthod, 1977,

47(2):131-137.

[45] 郑旭, 林久祥, 谢以岳. 骨型对咬合特征的影响. 口腔正畸学, 2002, 9(1):8-13.

[46] Graber TM, Vanarsdall RL. Orthodontics: Current principles and Techniques. 3 ed. Mosby:2000, 45-55.

[47] Bishara SE. Textbook of Orthodontics. Saunders, 2001:98-104.

[48] 曾祥龙. 现代口腔正畸学诊疗手册. 北京:北京医科大学出版社, 2000:81-99.

[49] 罗卫红, 王壬, 傅民魁. 面部侧貌美学特征的调查分析与研究(第二部分)——软硬组织指标的相关性研究. 实用口腔医学杂志, 2000, 16(3):232-233.

[50] 罗卫红, 傅民魁. 青少年面部侧貌美学特征的临床分析与研究. 口腔正畸学, 2000, 7(1):23-25.

[51] 郭宏民, 白玉兴, 周兴新. 面部软组织数字化立体摄影三维重建系统的建立. 口腔正畸学, 2002, 9(1):15-17.

[52] 张学军, 纪昌容. 北京地区90年代成人侧貌检查敏感指标的研究. 口腔正畸学, 2002, 9(4):172-174.

[53] Arnett GW, Jalic JS, Kim J, et al. Soft tissue cephalometric analysis: diagnosis and treatment planning of dentofacial deformity. American Journal of Orthodontics and Dentofacial Orthopedics, 1999, 136(3):239-253.

[54] Lin J, Gu Y. preliminary investigation of nonsurgical treatment of severe class Ⅲ malocclusion in the permanent dentition. Angle Orthod, 2003, 73(4):401-410.

[55] 林久祥, 谷岩. 18例12～20岁严重骨性Ⅲ类牙颌畸形非手术正畸治疗的初步研究. 中华口腔医学杂志, 2004, 39(2):91-96.

[56] Lin J, Gu Y. Lower second molar extraction in correction of severe skeletal Class Ⅲ malocclusion. Angle Orthod, 2006, 76(2):217-225.

[57] Profit WR, Fields HMJr, Sarver DM. Contemporary orthodontics. 5th ed, Elsevier, 2012.

第十五章

牙颌畸形的矫治设计

王　林

本章内容

一、正畸矫治的目标及时机

（一）矫治设计的概念和目标

矫治设计，顾名思义是临床医生经过详细的临床检查，通过患者的照片、模型、全景片、头颅侧位片或锥形束CT（CBCT）等影像学资料进行分析，以问题列表为导向的科学诊断，并让患者参与其中，制订个性化的综合矫治方案。综合性的矫治方案包含正畸矫治目标及如何达到其目标的具体矫治计划。

现代口腔正畸的目标，正畸医生不仅要关注牙齿咬合和硬组织关系，更加要关注软组织改变和面部比例关系。近年来，患者更加关注自己的微笑，因此临床医生在制订设计目标时要将静态和动态美学相协调，获得最佳咬合关系。同时，重塑患者魅力微笑和令人满意的美学侧貌，提升患者个人的幸福感和生活质量，并尽可能保持长期稳定的治疗结果。为提升治疗效果，在矫治设计时要考虑与其他学科联合治疗。

现代正畸的治疗目标同时兼顾功能与美观：

1. 面部美学目标　正畸医生在进行矫治设计时需关注面部比例关系及软组织美学，在实现最佳咬合关系这一基本目标时，不能以牺牲软组织美观为代价。患者不存在骨性不调，在获得理想咬合时，相对容易获得令人满意的面型。当患者自身有轻微的骨性不调，即有Ⅱ类、Ⅲ类骨性不调倾向时，就需要合理利用生长改良，对于依从性较好的患者，轻微的骨性畸形比较容易纠正，掩饰性治疗效果尚可。但是对于有严重骨性问题的患者，最佳方案是在生长结束后，选择正畸 - 正颌联合治疗来获得良好的面型。

2. 功能目标

（1）Andrew 六要素；

（2）尖牙和组牙功能𬌗；

（3）理想的切牙引导；

（4）协调牙尖交错位和后退姿势位。

（二）矫治的时机

一般需要根据患者的年龄、牙龄、性别、生长发育状态、口腔状态、牙周状态、错𬌗畸形类型和全身健康来决定矫治的最佳时机。要充分利用生长发育的最佳时期，儿童颌骨正在生长发育，骨质生长活跃，因此矫治效果较好。若不伴有明显骨性畸形，开始正畸治疗的最佳时机为恒牙列初期、青少年生长高峰期前后，在 12～14 岁（女性稍早于男性）。若患者伴有影响颌骨正常生长发育的口腔不良习惯、咬合干扰或骨性畸形，可进行早期的阻断性矫治或功能矫治，诱导颌骨正常生长。

1. 生长发育与早期矫治

（1）生长发育：对于生长发育期的儿童，对剩余生长量进行预测，可以降低治疗计划设计中的不确定性。那么如何较为准确地预测生长发育阶段呢？个体骨骼的生物学指标有身高、月经初潮、声音变化、颈椎成熟阶段方法（CVMS）、手腕片评估骨骼成熟度及曲面断层片评价牙龄等方法。为降低放射剂量，通常选用 CVMS 评估颈椎发育和曲面断层观察牙齿发育矿化阶段判断生长发育高峰期。

利用 CVMS 方法判断下颌骨生长高峰期也许是最可靠、最真实和最绝对的。伴有上颌发育不足的Ⅲ类患者，在 CS-1 期是使用面具前方牵引配合上颌快速扩弓的最佳年龄，此阶段为生长发育高峰的前 2 年左右。曾有学者认为颈椎片提示 CS-2 期是理想的功能矫形的开始时机，下颌生长高峰在该阶段 1 年内。CS-3 期迎来了颅面骨生长的最高峰期。CS-5 期患者的生长发育已经大部分完成，此阶段可评估并计划实施颌骨手术及植入种植体支抗。但是判断颅面生长持续或停止的黄金标准则需要至少间隔 6 个月拍摄的 2 张头颅侧位片进行对比。正畸医生利用 CVMS 及软硬组织进行全面评估，同时要考虑其他性成熟指标及家族史。

生长发育存在个体差异，有时我们要对患者进行治疗性诊断，首先选择保守治疗，观察治疗的反应，并根据其反应，随时调整治疗计划。例如，轻度的下颌发育过度、轻度的上颌发育不足以及下颌骨功能性前移，这些共同因素导致了临床表现为下颌骨发育过度的Ⅲ类错𬌗畸形，可进行早期的矫形治疗和掩饰性治疗，效果需要定期评估，如果下颌骨持续过度生长，切记不要过度掩饰。

（2）早期矫治：在制订具体的治疗方案时，正畸医生需要明确关于早期矫治的两个问题：首先，与后期综合治疗不同，医生需要对早期治疗进行充分考虑；其次，明确要解决什么问题。早期矫治主要包含早期预防及预防性矫治、早期阻断性矫治、早期颌骨生长控制和矫形治疗。

1）早期预防，从胎儿期开始，妊娠期 3 个月时母体的健康是优生和避免胎儿发育畸形的关键。婴儿期，应避免不正确喂养姿势和睡眠姿势，导致面部发育的不对称。儿童时期应积极预防龋病，发现龋病及早治疗，避免养成偏侧咀嚼等不良习惯；如因龋等导致乳牙早失，则会对恒牙萌出产生影响。婴儿期和儿童期如发现不良习惯，应尽早排查病因，尽早破除。如问诊过程中，若患者家长表明患者会张口呼吸，此时建议转诊相关科室排除其他疾病，如扁桃体过大、鼻炎、鼻窦炎、腺样体肥大等，再进行正畸治疗。

2）关于何种类型的错𬌗畸形需要早期治疗尚有争议。有些错𬌗类型需要早期矫治，因为在乳牙𬌗或替牙𬌗期治疗此类错𬌗畸形对患者更加有益。此类患者的治疗时机是明确的，如乳牙列的反𬌗矫治最好在 4 岁左右，过早，患者年龄过小难以配合；过晚，乳牙受力后容易脱落。混合牙列期的反𬌗矫治，一般在恒切牙的牙根基本发育完成，在 8～9 岁时，过早则易发生牙根吸收。

在考虑早期矫治时，要注意衡量以下几点：①首先关注"应该做"并且能获得显著效果的治疗。只有效果明显，才真正是对患者有利的。如患者处于混合牙列中后期，有替牙障碍，切牙未萌出，影响美观和患者的心理健康，此时我们需要积极寻找病因，是否由于有多生牙或是间隙不足而阻生，如有多生牙则应该及早拔除，定期观察。这就是"应该做"。另一方面，如患者处在替牙列期就存有严重的拥挤问题、颜面部问题并伴有家族史，此时医生就要对长期效果进行充分考量。②其次，明确并且真正理解早期矫治目标。对于复杂的错𬌗畸形，我们可以利用患者的生长潜力在替牙𬌗晚期开始矫治，但矫治目标有限，矫治疗程一般不超过 6～12 个月，且需要提前告知患者及家长，在恒牙列早期可能仍需要二期矫治。

3）生长改良治疗时机的选择原则：太迟进行生长改良，将不起效果；太早开始治疗，则会延长治疗时间。颌骨三个空间平面的生长发生在不同时间，控制效果有限。儿童治疗依从性受他们成熟阶段和医生要求做的事情的难度影响。如果想进行生长改良，患者必须处于生长发育期，否则效果甚微。颌骨早期矫形矫治，应在生长高峰期前及生长高峰期进行，一般在生长发育高峰期前1~3年，在10~12岁（男性晚于女性2年左右）。上颌骨基骨宽度的扩大，应在腭中缝完全融合前进行，一般不应大于15~17岁，否则扩弓多是后牙的颊向倾斜。

2. 错𬌗类型与矫治时间 矢状向骨性Ⅱ类和Ⅲ类畸形、垂直向长面及短面畸形都属于复杂的错𬌗畸形。无论病因如何均需要完善的正畸前评估，以便确定矫治时机。根据一般规律，Ⅱ类错𬌗畸形的治疗可以推迟至青春期，这不会影响治疗效果。有学者认为，在Ⅱ类错𬌗患者青春快速发育期前后（CS-3期）可使用功能矫治器治疗轻中度骨性下颌后缩的Ⅱ类错𬌗患者；而对于上颌前突的Ⅱ类患者中，在混合牙列和恒牙列使用口外弓均可获得较为满意的结果。骨性Ⅱ类畸形，最佳治疗时间是生长发育高峰期，通常女孩下颌骨生长高峰结束早于男性。因此，对于严重下颌骨发育不足或不对称处于14~16岁的女性，可以推荐采用正畸-正颌联合治疗。有学者认为男性的下颌骨发育可延长至21~23岁。但对于中、重度高角型下颌发育不足，无论男女均推荐正畸-正颌联合治疗。

Ⅲ类患者，主要由于上颌矢状向或横向发育不足，早期矫治采用功能性矫治器配合面具牵引可以获得较为稳定的效果；最佳开始时间与上颌乳中切牙脱落、上颌恒中切牙萌出一致。早期混合牙列的矫形治疗为颌骨的协调发育提供了良好的环境。早期观察，前牙萌出建𬌗逐渐形成反𬌗并伴有家族史的患者可以从乳牙列开始治疗，要和患者家属充分沟通，矫治时间的延长是积极治疗而不是一直在治疗。对于许多上颌发育不足的患者在恒牙列早期进行矫治是可以接受的，只是效果不如早期矫治效果好。由于下颌过度发育导致Ⅲ类错𬌗的患者，即使早期矫治在青春期生长期反𬌗也常常会复发，最终下颌的生长很难受抑制。过度的掩饰性治疗会造成结果不稳定，𬌗创伤等不良结果，因此可能需要成年后进行外科手术矫治。

牙齿过度前突或内倾，属于复杂的错𬌗畸形问题。如患者伴有上前牙覆盖过大，年龄不超过10岁，

早期治疗可以减少切牙外伤的发生，并为其解决美观问题。如果发现这种情况是由于吮指不良习惯所引起，要尽早破除不良习惯。长、短面型的错𬌗畸形都应推迟治疗，因为垂直向的面部生长是最晚结束的。

二、以问题为导向的矫治设计

（一）问题清单的优先次序

正畸的诊断和治疗计划的制订是一个基于所存在的问题采取相应解决方法的过程。正畸的诊断和医学的其他领域一样，需要充分收集患者的基本资料和数据，并且从这些病史信息以及数据中提取关键有用的部分。需要注意的是，正畸医生不能过于关注患者某一方面的情况而忽视了其他重要问题。不能在忽视颌骨不调、发育综合征、系统性疾病、病理性疾病、牙周问题、心理问题或者患者的生活、文化背景等情况下只关注牙齿咬合。在制订问题列表的过程中，患者的主诉和医生的观察同等重要。在当代口腔正畸中，尤其如此。正畸医生有时必须在最初的检查过程中快速判断患者最关注的问题，这往往是决定治疗计划的关键。

治疗计划的制订，首先需要建立一个充分的诊断数据库。其次，根据数据库整理问题列表，将病理性问题从发育性问题中区分出来，优先解决病理性问题，在治疗发育性问题前必须使病理性问题得到控制。明确患者的正畸问题及各种问题的优先顺序后。在制订最佳治疗方案的时候需要关注以下四点：①最佳治疗时机的选择；②治疗的复杂性；③治疗方法的可行性；④患者及家长的目标和期望。

一般而言，制订治疗计划的合理程序如下：①列出正畸过程中的问题列表，并对存在的问题按严重程度进行排列，在治疗中优先处理重要的问题。②思考每个问题相应的解决方法，并对这些问题进行单独评价。③评价解决某一问题的多种方法之间的相互作用。④考虑患者的受益与风险、花费和复杂性之间的关系，提出备选方案。⑤在患者和家长的参与下决定最终治疗方案，选择具体治疗方法，如矫治机制、矫治器的选择（图15-1）。

在整个治疗计划制订过程中最重要的一步就是为正畸问题排序。为使患者的利益最大化，必须明确什么是患者最主要的问题及患者最关注的问题，

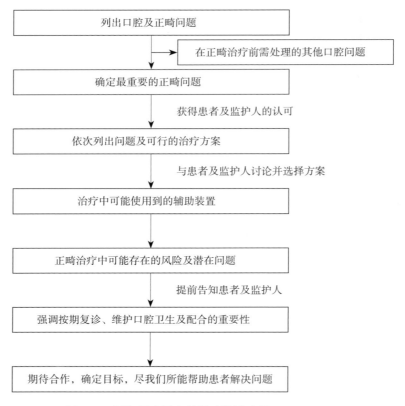

图 15-1　以问题为导向的矫治设计流程图

并在制订计划时着重考虑。内容相同的问题清单，按不同的优先顺序排列可能会产生不同的治疗方案。医生应避免在确定问题清单的优先次序时以个人的喜好影响患者，因为忽略患者主诉往往会在制订矫治计划时导致重大失误。例如，一位Ⅱ类错𬌗患者，主诉为微笑时牙龈暴露量过多，在为正畸问题排序时，垂直向 - 露龈笑问题的排序及有效解决应优先于矢状向 - Ⅱ类错𬌗问题的解决。如果不优先考虑获得上切牙与软组织的良好关系，不太可能得到理想的矫治效果。对于什么是首要的正畸问题，患者最初的想法并不总能与医生的看法一致。事实上，就错𬌗畸形的性质对患者进行宣教是必要的。必须与患者充分讨论每个正畸问题的重要性，只有当患者充分理解并认可治疗计划，尤其是治疗的重点，才能得到患者的知情同意及后期的配合。

方案制订的下一步是要从最严重的问题开始，按顺序针对每一个问题提出可能的治疗方法。此时医生要分别考虑每个问题，在针对每一问题的多种可能的解决方案时，把它当做是患者此时唯一的问题。本阶段的目标是确保不要遗漏任何可能的合理方案，追求治疗方案的全面性和多样性，而不是治疗过程的细节。整体情况越复杂，越要确保不要遗漏任何可能的治疗方案。

当我们针对问题清单中的每一项，逐一列出各种可能的治疗方案，会更容易看出治疗之间的交互作用。针对首要问题的治疗可能同时解决其他问题，但也可能会使其他问题加重。例如，牙列的拥挤度、切牙突度与面部美观，尤其是微笑时的交互作用。对于Ⅱ类突面型患者，拔牙治疗在解除拥挤的同时亦可改善面部突度，但对于露龈笑患者要格外警惕，当关闭间隙内收上前牙时，如果不注意对上前牙转矩及垂直向位置的控制，会加重患者的露龈笑。同样，对于一个直面型且唇较薄的患者，拔牙解除拥挤可能有损于患者的面型。对于上述患者，在制订治疗计划的过程中，必须先确定切牙的位置，再根据已确定的位置决定方案，最终的治疗方案取决于牙齿与对应软组织的关系，这是问题的重点。在选择不同的方案时，要注意审视各种方案之间的交互作用。仅仅计算拥挤度是不够的，必须根据患者主诉及外貌来考虑不同治疗方案可能带来的不同结果。

对于存在问题较多的患者，有时不太可能解决所有问题。当矫治计划中的各种因素彼此矛盾时，如果必要的妥协能解决患者的首要问题，次要问题能得以缓解或可以暂时不予处理，那么这种折中反而对患者更有益。因此，仔细地对问题清单按轻重缓急排序就显得尤为重要。正畸治疗的主要目标是平衡、稳定和美观，但这三个目标一般很难同时达到。这就需要在多点之间找到一个平衡点，只强调其中一个目标而不顾及其他目标是不可取的。譬如，现代正畸学之父 Edward Angle 曾仅仅强调咬合关系，并认为面部美观和矫治结果的稳定会随之自行实现，但事实情况并非如此。随后，Tweed 对复发病例进行了减数治疗，虽然咬合关系不再是 Angle 先生所倡导的理想正常𬌗，但是治疗效果和稳定性都大大改善。与 Tweed 时代的病例相比，随着审美标准的变化及矫治技术的提高，当今社会拔牙矫治的比例逐渐下降。在最终矫治计划的制订中，应该对患者本人最关注的问题予以优先考虑，在保证患者利益最大化的条件下可选择适当的折中方案。对于某些特殊病例，不进行治疗可能是最佳选择。

在评价各种可能的治疗方法时，还应该从现实的角度考虑其利弊得失。需要权衡患者需要付出的代价（时间、经济成本，治疗中的不适感，对生活的影响及情绪的变化等）、面对的风险（牙齿脱矿、牙龈炎症、牙根吸收等）及矫治过程中可能获得的收益。举例来说，对骨性Ⅱ类患者，上颌 Lefort Ⅰ型截骨术 + 下颌矢状劈开前移术 + 颏成形术属于高风险、高成本治疗方案。对于轻中度骨性Ⅱ类患者，掩饰性治疗联合颏成形术可能是更好的选择；但是对于重度骨性Ⅱ类患者，尤其是伴有阻塞性睡眠呼吸暂停综合征（OSAS）的患者，简单和低风险的手段不能解决患者的主要问题，那么根据成本 - 风险 / 效益分析依然应选择难度更高的方法。

综上所述，以问题为导向的矫治设计是根据完善的临床检查列出问题清单，充分考虑患者的主诉，对存在的问题按严重程度进行排列，优先处理重要的问题，依次列出可供选择的治疗方案，最终在患者的共同参与下，权衡利弊后选择最佳治疗方案。这一阶段，是针对每位患者的具体情况制订个性化的治疗方案。

（二）病理性及发育性问题

在制订矫治计划时，需要整理问题列表，此时，病理性问题和发育性问题都可能出现。患者在接受正畸治疗时不要求其各方面都必须完全健康，但治疗前必须控制住任何急、慢性病理性疾病，阻断其进展，这是治疗中的一个重要原则。治疗计划的第一步是将病理性问题从发育性（正畸）问题中区分出来，在治疗发育性问题前控制病理性过程，优先解决病理性问题。

大部分正畸患者都是身体状况健康的青少年，即便存在轻微的病理性问题，在制订计划时也绝不能忽视。因在生长发育过程中，一些病理性问题可直接导致错𬌗畸形的发生，造成明显的骨性畸形或对牙列的发育产生较大影响。如幼年时期髁突的骨折，严重的双侧髁突骨折及从关节窝的脱位，可造成日后的前牙开𬌗；单侧的髁突骨折可导致患侧下颌升支高度不足及颏部向患侧偏斜。青少年类风湿关节炎亦可累及颞下颌关节，限制下颌的生长并发展为严重的Ⅱ类错𬌗畸形。垂体前叶肿瘤可致生长激素分泌过量从而导致巨人症或成人肢端肥大症，在这种情况下，患者常表现为下颌发育过度严重的Ⅲ类错𬌗畸形。除此之外，一些颌面部综合征，如唇腭裂、Pierre-Robin 综合征、颅锁发育不全综合征、先天性外胚叶发育不全综合征等常需要多学科的联合治疗，且正畸治疗的难度大、时间长，需要进行区分对待，在治疗前更好地和患者及家长进行沟通。

系统疾病患者在正畸治疗中发生并发症的风险会增高，但是只要系统疾病得到有效控制，仍然能够获得正畸治疗的成功。对于成年人或儿童，最常见可能影响正畸治疗的系统疾病是糖尿病前期或糖尿病。如果糖尿病控制良好，牙周组织对于正畸矫治力的反应基本正常，正畸矫治，尤其是成人糖尿病的辅助正畸矫治可以获得成功。如果糖尿病没有得到控制，糖尿病患者会发生齿槽骨进行性丧失，加速牙周组织破坏的风险。因此，在正畸治疗的任何阶段，严格监控糖尿病患者的药物治疗是十分必要的。要尽量避免延长这些患者综合性正畸治疗的疗程。对于伴有系统性疾病的患者，应在正畸治疗前请专科医生会诊或转诊。

牙及齿槽骨的外伤是正畸前需要特别注意的一类情况。乳前牙外伤可导致后继恒牙胚的移位、牙冠损伤和冠根弯曲成角，最终可致恒牙萌出障碍及阻生。恒切牙的外伤可导致牙根内吸收或外吸收、根骨粘连等情况发生，影响正常的正畸牙移动。恒牙的早失可致间隙的丧失、中线偏斜及牙列的拥挤。这些情况的发生，都会影响到正畸治疗计划的最终制订。

在常规的正畸治疗前，临床中最常遇见的病理性问题为牙周疾病和龋病。在牙周病及龋齿没有得到有效地控制之前，切莫开始正畸治疗。对青少年龋易感患者，在完善的牙体治疗后，需要观察半年到一年，当没有新发龋坏之后方可开始正畸治疗。针对病理性问题的治疗计划应包括口腔卫生宣教以及在治疗过程中严密监测牙周及牙体健康。

对于成人患者，牙周健康十分重要，因此需要和牙周医生充分合作，制订出合适的正畸治疗计划。必须牢记两点：①若在牙周疾病的活动期进行正畸治疗，可能加速疾病发展，因此必须在正畸治疗前控制牙周疾病；②若不是处于牙周疾病活动期，即使骨丧失已比较严重，只要谨慎治疗，注意炎症控制并使用轻力，一般不会加重骨丧失，并可进行其他牙科治疗，如修复治疗和牙周手术。此外，对于成人患者，还需特别注意颞下颌关节疾病，在治疗前需完善诊疗，对于伴有颞下颌关节病的患者应上𬌗架诊断并拍摄 MRI。

（三）正畸治疗的限制因素

在正畸治疗过程中，由于受到客观条件和主观因素的影响，并不是每位患者都能获得"完美"的咬合关系。作为正畸医生，在制订矫治计划及正畸治疗过程中，掌握生物学限制下牙齿移动的范围至关重要。超限矫治不仅会增加治疗的风险，且会大大增加治疗后复发的比例。牙齿移动范围的理论界限称为三维限度。由于治疗方式及时机的不同，错𬌗畸形的矫治范围可分为以下 4 种：①单纯正畸治疗牙齿的移动量；②辅助使用正畸骨支抗可增加牙齿移动的范围；③通过功能或矫形治疗改善生长的量；④通过正颌外科手术治疗产生更大的移动量。需要注意的是，牙齿在三维方向上可移动的量存在差异（图 15-2）。通常情况下，正畸和功能矫治产生的改变在矢状向上比在横向和垂直向要明显得多。

三维限度是依据头影测量数据和颌骨相对于基骨的位置关系，以及牙齿相对于颌骨的运动得来的。

但它与我们目前所推崇的软组织是面部美学和治疗限度的决定性因素是兼容的。因此，正畸医生除需要考虑硬组织的三维限度，在临床检查过程中更要注重软组织的功能和颌面外形，必须在患者软组织限度内设计治疗方案。正畸治疗中的软组织限度包括：①唇、颊、舌肌施加在牙齿表面的压力；②牙周附着的限制；③神经 - 肌肉系统对下颌位置的影响；④面部软组织轮廓外貌；⑤微笑时唇齿关系和前牙暴露量。正畸治疗的生理限制（例如代偿牙齿和颌骨位置的软组织适应能力）通常小于其解剖限制。

牙齿移动的范围，除了受到软、硬组织空间范围的限制，还受到时间因素——治疗时机的影响。儿童和成人单纯牙齿移动的量几乎相同，但在生长发育高峰前期及高峰期进行功能或矫形治疗，可利用生长获得更多的牙移动量。随着儿童的生长，矫形治疗可获得的改变量亦逐渐减小。因此，需要根据错𬌗畸形的类型，选择最佳的矫治时机。在制订矫治计划时，需要在三维方向上对生长进行评估，需注意出生后面部的增长量依次为高度最大，深度次之，宽度又次之，并根据面部的宽度、高度和深度这一顺序而完成增长，且上下颌骨间存在着差异性生长。由于宽度的生长最先完成且量最小，需早期开始矫形治疗。在垂直方向上，高度增长量最大，儿童的垂直向生长很难控制，暂时性支抗装置多用于年龄较大患者的垂直向生长控制。在矢状向上，可充分利用上下颌骨的差异性生长选择最佳的矫治时机，对上颌的矫形治疗应早于对下颌的治疗。一些 Ⅱ 类和 Ⅲ 类错𬌗患者若错过了最佳矫治时机，则可增加成人之后行正畸 - 正颌手术联合治疗的概率。

正畸治疗也包括许多风险，主要有釉质脱钙、牙髓失活、根吸收、骨皮质开裂、齿槽骨吸收和牙龈萎缩等。随着现代正畸和骨支抗的使用，牙齿移动很可能超出可接受的生理和审美范围，增加治疗风险。在临床诊疗过程中，可通过 CBCT 评估每一颗牙齿的可移动范围，需特别注意上下切牙颊舌向的骨量，防止过度内收切牙从而导致骨开裂和根吸收。如在使用骨支抗钉内收切牙过程中，应注意上切牙牙根至切牙孔间的距离，避免大量内收使切牙牙根与切牙神经管相接触从而导致牙根吸收。在推磨牙远中移动时，也要注意最后一颗磨牙远中的骨量是否支持磨牙的远中移动。需要牢记的是骨支抗虽然可以使牙齿在基骨生理范围内移动更容易，但

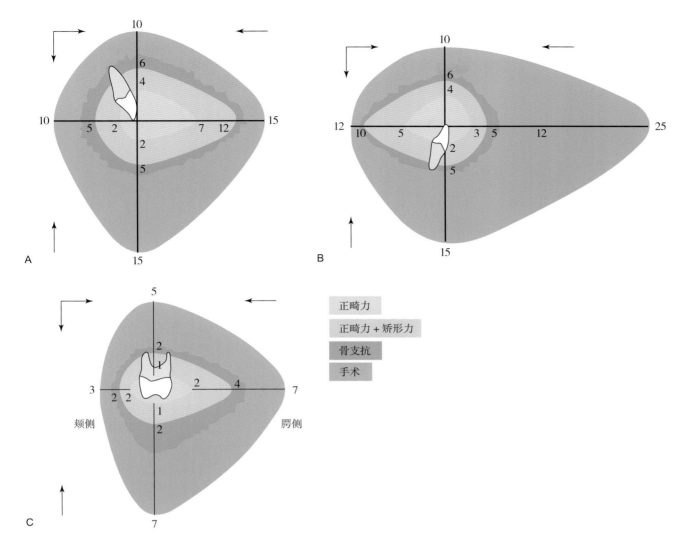

图 15-2 A～C. 牙齿前后向、垂直向、水平向上可能的移动范围可以用三维限度来表示，即分别表示单纯正畸治疗、正畸联合矫形治疗、应用骨支抗治疗和正畸 - 正颌联合治疗时牙齿的移动量。不同颜色的区域描述牙齿不同的移动范围，箭头代表牙齿移动的方向。粉色区域代表单纯正畸治疗可产生的移动范围。黄色区域代表正畸颌骨矫形联合治疗可产生的牙齿移动范围。绿色区域表示应用骨支抗时产生的牙齿移动范围。紫色区域表示正畸 - 正颌联合治疗时可产生的牙齿移动范围。绿色区域的边缘是呈锯齿状的，这表示对于骨支抗产生的牙齿移动范围依然是一种预测，并不是十分确定的。同样的，针对下颌后牙颊舌向移动范围也无法评估。

它不会促进新骨产生。一般来说，骨支抗并不会改变牙齿移动的限度。同时，当确定牙齿的移动量时，必须牢记与牙列和颌骨位置相关的面部外形软组织美学的限制。

除了上述所讨论的软硬组织的限制及矫治时机的选择等客观限制因素以外，正畸治疗还会受到患者对错𬌗畸形的认知度、治疗过程中的配合度等主观因素的影响。患者对自身错𬌗畸形的正确认知、积极的配合及良好的口腔卫生都是成功治疗的保证。

因此，在首次接诊时，对患者治疗动机、配合度的正确评估及良好的医患沟通都至关重要。

（四）医患沟通，知情同意

在治疗开始前最后也是最重要的是和患者及家长进行沟通讨论。矫治方案的选择必须是一个医生和患者互动的过程。医生不能以家长式的作风来单方面决定怎样治疗对患者最好。

医生与患者讨论的模式反映了正畸治疗的重要

变化，这种变化源于知情同意法律原则的重新释义，强调了在治疗方案决策过程中对患者权利最大程度的尊重。无论是出于伦理要求还是实际需要，患者都必须参与治疗方案的制订。伦理方面，患者有权决定自己接受什么样的治疗——治疗是为他们治疗而不是对他们治疗。实际过程中，患者的依从性是决定治疗成功与否的关键因素，所以不能选择一种连患者自己都不同意的治疗方案。

知情同意就是要患者参与到治疗设计的过程中。在当代，正畸医师不再单独做决策，而是与患者及其家长共同决定并签署纸质的知情同意书。可以说，这种决策方式上的改变对正畸治疗计划制订的影响远大于技术革新带来的影响。在大多数情况下的正畸治疗是可选的而非必须的，必须权衡正畸治疗给患者在功能和美观方面带来的收益，以及患者所承担的风险和花费。只有医生和患者进行了良好的交流，才能得到最适合的治疗方案。在完整方案和具体疗程制订之前，所有其他问题及相应的诊断性治疗方法和相互作用都需要考虑。在商讨过程中，针对其他问题的治疗可能性也要进行类似的讨论，并做出选择。

在讨论方案时，可辅助使用计算机图形预测结果向患者和家长展示正畸治疗后患者侧貌、牙齿排列及咬合的变化。在正畸掩饰性治疗与正颌手术进行比较时，图形预测法可以帮助患者更加直观地理解治疗方案，这是口述所不能达到的效果。有临床研究表明，看过预测结果的患者更支持医生的治疗方案。与没有看过预测结果的患者相比，他们对治疗更为满意。因此，向患者及家长展示治疗预测结果可以获得更好的效果并减小风险。

三、综合矫治设计

（一）错𬌗畸形矫治的适应证及禁忌证

1. 乳牙期 在乳牙期不应以个别牙齿的错位为对象。除非错位的牙齿妨碍功能及发育，才予以矫治。乳牙期矫治的主要对象为牙齿错位、颌间关系失调及面颌关系失调。矫治器不可滥用，应避免使用复杂的矫治器。

（1）乳牙期矫治的适应证：

①前牙反𬌗和后牙反𬌗。

②前牙开𬌗和后牙开𬌗。

③导致下颌闭口型异常的错位牙。

④乳牙早失。

⑤所有妨碍功能或生长的口腔不良习惯。

（2）乳牙期矫治的禁忌证：

①预计在其他时期矫治效果更佳时。

②矫治效果不能肯定者。

（3）矫治乳牙对恒牙的影响：矫治乳牙时，如果乳牙根吸收尚不多，则恒牙胚可随着乳牙移动。因此，有时可以利用乳牙的矫治，间接收到恒牙矫治的效果。然而，如果施力过大，可能引起乳牙冠和根的反向移动；这样，恒牙胚就会被乳牙根推往相反的方向。因此，矫治乳牙所用的力必须轻微，着力点应在乳牙的近龈部，才能使乳牙不发生冠根反向移位。在这种情况下，乳牙首先倾斜移动；之后，由于齿槽骨的增长及咬合力的推动，可促使根端向与牙冠同一方向移动，以致形成了牙体的倾斜整体移动。

2. 替牙期 替牙期为引导（occlusal guidance）和阻断性矫治提供了充分的机会。另外，替牙期的情况比较复杂，应该仔细判断，以便正确设计。

（1）替牙期矫治的适应证：

① 乳牙早失，牙弓长度有减少的危险。

② 由于乳牙早失而使间隙关闭，但必须使间隙恢复时。

③ 妨碍功能正常发育或引起下颌闭口型异常的错位牙。

④ 引起错𬌗畸形的多生牙。

⑤ 恒牙反𬌗。

⑥ 由于不良口腔习惯所造成的错𬌗。

⑦ 上前牙严重唇向倾斜的安氏Ⅰ类错𬌗。

⑧ 安氏Ⅱ类功能性错𬌗或骨性错𬌗。

⑨ 安氏Ⅲ类错𬌗。

（2）替牙期矫治的禁忌证：诊断不明时，不宜盲目开始矫治。例如，有些是替牙期的暂时性错𬌗，应密切观察，必要时再作适当处理。

3. 恒牙期 在恒牙期，错𬌗畸形的诊断往往比较明确而肯定，因此矫治可以积极进行。所有的错𬌗畸形在这一时期均可进行矫治。甚至在成人阶段，也可矫治许多错𬌗畸形，只是这时的牙移动不如儿童时期快。当然，比较严重的骨骼型成人牙颌畸形，应适当考虑正畸-正颌联合治疗。

（二）骨性关系不调的矫治设计

一般而言，关于骨性关系不调导致的错𬌗畸形的治疗方案包括：

轻度骨性问题，通过完善的正畸治疗可以改善。

中度骨性问题，如果有生长发育潜能，可以通过完善的正畸治疗＋功能矫治＋定期评估生长发育水平采取适当的掩饰性治疗；如果没有发育潜能，可以采用完善的正畸掩饰性治疗＋骨支抗加强掩饰性治疗。

中度到重度骨性问题，完善的正畸治疗＋单颌手术。

重度骨性问题，完善正畸治疗＋单颌或双颌手术；如果存在严重横向不调也可以双期手术进行治疗。

已无生长发育潜能的中度及中度偏重度的骨性问题，如果同时还存在齿槽畸形，可以采用骨皮质切开术加速牙移动。

1. 生长改良　在过去的 45 年中，关于整个颅颌面复合体神经肌肉和骨骼适应性改建和治疗的程度和位置这一问题，正畸医生和生物学家进行了很多探讨。多数学者认为，对于上颌复合体向下、向前的生长会受到很多治疗技术的影响，如口外牵引和肌激动器等，尽管上颌快速扩弓这种治疗方式的长期稳定性最近才被完全评估，但其扩宽上颌骨的能力已被广泛认同。

对于下颌骨的长度能否增加，许多基础和临床研究都很关注，但仍有争议，不过大部分科学证据表明，在成长期的个体中，下颌骨的生长可以在短期内得到促进，在长期观察下，有的研究表明下颌骨能够增加 3～5 mm 的长度，也有长期研究显示下颌骨长度仅增加 1～2 mm。相比之下，很少有研究可以证明使用颏兜或者矫形面具可以显著抑制下颌骨的生长，尽管一些矫形技术可以使下颌骨获得更多的垂直向生长。

2. 掩饰性矫治　对于存在轻度至中度骨性错𬌗畸形的边缘病例，掩饰性治疗的策略是通过切牙的代偿及齿槽骨的改变来补偿基骨的不调。这种牙及齿槽骨的生理性代偿广泛存在于 Ⅱ、Ⅲ 类骨性错𬌗畸形患者之中。掩饰性矫治在某种程度上是进一步加大自然界本身就存在的生理性代偿。虽然正畸医生在临床上经常会使用这种方法，但是齿槽骨的改变量

是有限的。在讨论掩饰性治疗限度之前，首先必须要明确治疗的目标。正畸医生和患者必须在治疗目标上达成一致，之后才选择可行的正畸治疗方案。

在开始掩饰性治疗之前，除患者的主诉要求及颅颌面特征外，还需要考虑其他因素，包括如下几点：

（1）通过头影测量分析为中度骨性不调。

（2）上下颌均有骨性问题，比如在骨性问题中，50% 是上颌前后向发育过度，另外 50% 是下颌前后向发育不足，这时允许牙齿来代偿骨性问题。

（3）充足的齿槽骨和牙龈组织以供切牙进行再定位。有时，膜龈手术可以帮助切牙进行代偿性移动，获得一个合适的切导。

（4）患者可以接受下前牙长期佩戴舌侧保持器。

应当注意的是，在对中度骨性问题的患者进行矫治设计时，不是所有的边缘病例都适合掩饰性治疗。一般来说，当单颌存在严重骨性问题的时候，是不适合用掩饰性治疗的。比如下颌后缩导致的骨性 Ⅱ 类错𬌗畸形，虽然可能通过掩饰性治疗获得一个较好的切牙关系，但是此时的软组织侧貌平衡会被破坏；另外，有些双颌同时后缩导致的骨性 Ⅱ 类病例，这类患者可能伴有阻塞性睡眠呼吸暂停综合征，属于手术指征。

3. 正畸 - 正颌联合治疗　在大多数情况下，不是所有颌骨发育不良的患者都需要正畸 - 正颌联合治疗。对于已无生长发育潜力的患者，当伴有覆盖大于 8 mm，反覆盖大于 4 mm，上颌宽度不调大于 3 mm，且已经存在一定的牙代偿时，通常不能通过单纯正畸治疗解决问题。正畸 - 正颌联合治疗主要包括以下患者：

（1）超出正畸治疗范围的遗传性生长失衡。

（2）面部创伤导致的生长变化。

（3）超出常规正畸治疗范围的正畸再治疗问题。

（4）需要正颌手术才能彻底解决的阻塞性睡眠呼吸暂停综合征患者。

一般而言，外科手术应等到患者颌骨生长发育基本结束后再进行。值得一提的是，随着牵张成骨技术的成熟，一部分患者可以提前到生长发育高峰期过后进行矫治。常规的正颌手术要在正畸去代偿，可建立相对稳定的三点咬合接触之后进行。在正颌手术过程中需辅助使用咬合定位导板，确定上下颌骨的位置及移动的量。如果不经过术前正畸，会使手术诊断设计复杂化，会增加骨块切割拼对，增大

手术创伤和难度，妨碍手术中骨移动，影响骨愈合。目前，有一些学者提出"手术先行"的概念，如果应用手术先行，正畸医师必须熟练掌握手术预测分析方法；外科医师术中无法利用咬合关系引导术后颌骨位置，而患者术后咀嚼时，必须戴用殆板，这些无疑增加了术后正畸的难度。对于年轻医师，进行术前正畸是更加简便和安全的选择。

针对大多数骨性Ⅱ、Ⅲ类错殆畸形患者的手术指征如下：①骨性Ⅱ类手术指征：覆盖>10 mm，单纯拔除上颌两个前磨牙，内收前牙覆盖仍较大。Nprep>18 mm，下颌切牙相对于发育不足的下颌前突。GoPg<70 mm，下颌体短。Nme>125 mm，面高长。②骨性Ⅲ类手术指征：ANB<-4°，L1-MP<82°，SNP>83°，颏角IdPg<69°，联合变量CV<201°。

正颌术后稳定性也是在治疗前需要评估的重要内容，其受到以下因素的影响：①手术的影响：不同手术部位，不同类型的手术设计都将影响术后稳定。报道认为向上移动上颌骨和颏成形术，是最稳定的正颌手术，其次是下颌骨前徙手术、上颌骨前徙手术，而下颌骨后退术和上颌骨下降术稳定性差，稳定性最差的是扩大上颌骨手术。②神经肌肉影响，神经肌肉适应性改建是正颌手术稳定性的必要条件，正颌手术在改变骨骼结构的同时，也改变了长期稳定的口颌系统神经肌肉环境，这必然会影响颌骨的改建和位置的稳定。③颞下颌关节的改变：一些正颌术式如下颌支手术容易导致髁突移位和功能障碍，也是导致畸形复发的重要因素，因此术后应常规进行术后正畸，且正畸结束后应进行较长时间的术后保持。

（三）减数设计

1. 减数拔牙的基本原则　拔牙矫治是通过减少牙数，达到牙量与骨量相协调的目的。当患者存在牙列拥挤及其他错殆畸形时，拔牙的目的除解决牙列拥挤外，还可改善上下牙弓之间矢状向、横向及垂直向不调，以掩饰可能存在的颌骨畸形。在决定拔牙方案前，应全面分析牙列拥挤度，支抗磨牙的近中移动，Spee曲线曲度，切牙内收，上下磨牙、尖牙关系及中线的矫治，垂直骨面型，矢状骨面型及面部软组织侧貌等因素。制订拔牙方案的基本原则主要有以下四点：

（1）拔牙保守原则：尽管拔牙矫治有其人类遗传学及生物学基础，但拔牙矫治后对邻近牙周组织、邻接关系及上下颌关系或多或少会带来不利影响。因此对正畸拔牙应采取谨慎态度，并尊重家长及患者的意见。临界病例尽量不拔牙。

（2）病患牙优先拔除原则：拔牙前应进行常规的口腔检查并拍摄曲面断层片，对牙体、牙周等进行全面评估，优先选择拔除预后不良的牙齿，如严重罹患龋病及牙周病的牙齿，Ⅲ度松动牙、多生牙、畸形牙、牙根吸收及弯根牙、埋伏牙等。对埋伏牙，尤其是埋伏尖牙是进行牵引还是选择拔除，应根据其埋伏位置、牵引路径及邻牙是否发生牙根吸收等进行综合评估。一般而言，水平低位腭侧埋伏牙的牵引难度大，拔除概率高。

（3）左右对称原则：指同一牙弓的两侧同名牙同时拔除，这样可以防止因单侧拔牙而造成的中线或牙弓不对称。不过对称性拔牙也可不强调在两侧拔除同名牙，而主要根据间隙的需要和拥挤的部位加以考虑。

（4）上下协调原则：也称为补偿性拔牙原则，指在上下牙弓进行对应拔牙。在安氏Ⅰ类错殆病例中，上下牙弓长度一般是相协调的。为在上下牙弓同时解除拥挤，拔牙需在上下牙弓同时进行。至于安氏Ⅱ类和Ⅲ类错殆的拔牙问题，因为存在明显的近远中关系不调，不仅是单纯地为解除拥挤而拔牙，在这种情况下，对拔牙的数量、部位以及对称性和补偿性问题，均需根据具体病例作具体分析。

2. 减数牙的选择条件

（1）上中切牙：原则上不为解除拥挤而拔除上中切牙。除非该牙已有严重外伤或其他情况而不得不拔除。拔牙间隙除了用于缓解前牙拥挤或前突外，余隙可留在同侧的侧切牙近远中，最后可以贴面或冠修复侧切牙，以侧切牙代替缺失的中切牙，同侧尖牙的外形及颜色进行修整，以代替侧切牙。

（2）上侧切牙：在遇到以下三种情况时，可考虑减数上侧切牙。

1）严重错位侧切牙，尤其当牙冠完全位于牙弓之腭侧时。

2）严重畸形侧切牙，例如过小锥形牙冠。

3）尖牙因拥挤被挤出牙列，唇向低位且牙根明显近中倾斜时，拔除侧切牙以利于尖牙排入侧切牙位置，并调磨尖牙牙尖，改形改色代替侧切牙。这样做可缩短疗程，并不影响后牙关系。

（3）上尖牙：尖牙位于口角处，对维持口角唇部及鼻唇沟丰满度起一定的作用，而且牙根粗壮，龋患率低，所以通常尽可能加以保留。但如果尖牙完全唇向错位而无间隙或几无间隙，或同时牙根近中倾斜，估计拔除后对外观及牙弓外形无明显妨碍，并可不矫治或大大简化矫治程序，也可考虑拔除。

（4）下切牙：在减数下切牙的设计中，以下三点应加以注意：

1）如果有一下切牙因拥挤被完全挤出牙列，可予以拔除。

2）当下尖牙牙根近中倾斜且下前牙拥挤时，可考虑拔除同侧的侧切牙，这样容易使尖牙直立而排齐下前牙。

3）如果下切牙显示拥挤扭转或倾斜，常拔除牙位较正常的下切牙。这样有利于倾斜扭转的邻牙在关闭拔牙间隙的同时，转正牙轴，而不易形成三角形间隙。

（5）第一前磨牙：它们位于牙弓每一象限的中央，往往靠近前牙段或后牙段的拥挤部位。减数该牙可同时缓解前牙或后牙的拥挤。因此，该牙是拔牙解除拥挤的首选对象。另一因素是，第二前磨牙与该牙的外形类似，在该牙拔除后，第二前磨牙可与尖牙形成良好的邻接关系。这样，第一前磨牙拔除后能较好地由第二前磨牙所替代，对牙弓外形及邻接关系影响很小。

（6）第二前磨牙：当由于拥挤而使第二前磨牙明显颊向或腭向错位甚至造成锁𬌗时，可将其拔除。另外，在某些拥挤畸形的病例，如果希望磨牙作适当前移以避免剩余间隙，则减数第二前磨牙似乎更为有利。

（7）第一恒磨牙：第一恒磨牙在一生中承担重要的咀嚼功能，被称为𬌗之关键。但该牙又是龋患及釉质发育不良患病率较高的牙齿。长期以来，对第一恒磨牙的拔除存在两种不同的意见。一种观点强调该牙在牙弓中所起的重要作用，认为不应轻易考虑拔除；另一种则主张常规拔除。这两种意见截然对立，但都存在一定的片面性。事实上，牙𬌗情况存在广泛的变异。是否减数第一恒磨牙，应根据每一患者牙𬌗情况作具体分析。一般情况下，不为解除拥挤而拔除第一恒磨牙。但是，如果第一恒磨牙的状况很差，如牙冠严重破坏，根尖周病变严重而无法保留时，可考虑拔除。在拔牙时机方面有两种选择。

1）早期拔除：一般考虑三个条件：①侧切牙已萌出，第二恒磨牙及前磨牙尚未萌出。②第三磨牙牙胚存在。③通过牙齿及牙弓的测量，表明存在明显的间隙不足。

如果具备以上三个条件，第一恒磨牙拔除后，牙弓有可能进行满意的自我调整。因为下颌第二磨牙向前自行调位更困难些，所以下颌第一恒磨牙的拔除应早于上颌第一恒磨牙。一般在8～10岁，全景片可见下颌第二恒磨牙根分叉开始形成时，择期拔除下颌第一恒磨牙，下颌第二恒磨牙有可能萌出后自行替代下颌第一恒磨牙。

2）当需要为矫治前牙拥挤提供大量间隙时，最好等待第二恒磨牙萌出后拔除第一恒磨牙，以便拔牙间隙能为前牙或前磨牙区的拥挤矫治所利用，而不被第二恒磨牙的前移所占据。但在这种情况下常需要使用矫治器加以矫治。

（8）第二恒磨牙：在儿童时期，该牙处于牙弓的末端，远离拥挤部位，所以很少因解除拥挤而拔除之。但如果存在第三磨牙牙胚，则第二磨牙的拔除可作如下考虑：

1）如果第二恒磨牙明显颊向错位萌出，甚至造成正锁𬌗，可予以拔除，以便为第三磨牙前移所取代。

2）第三磨牙牙胚近中倾斜不大于30°时。拔除第二磨牙后，第三磨牙可望满意地萌入第二磨牙余隙。

3）第三磨牙仅处于牙冠钙化而根尚未形成时，才具有足够的萌出潜力。

（9）第三磨牙：临床上拔除第三磨牙的主要原因是预防或解除其阻生。有学者把第三磨牙的早期拔除或剜出作为预防前牙拥挤的常规措施加以推行，有时可见到一些青春期或年轻成人前牙进行性拥挤或矫治后拥挤复发，有学者据此认为是由于第三磨牙萌出时对牙弓造成的近中推动力所引起。但对此目前仍有争议，因此，早期拔除或剜出第三磨牙作为常规措施尚未被广泛采纳。

（四）美学设计

在制订矫治方案时，对美学的设计和评估应考虑三个部分：宏观美学（面部）、迷你美学（微笑）以及微观美学（牙弓、牙齿和牙龈）。

1. 宏观美学

（1）正面观：正面观的美学设计包括对面型、面部对称性、面部比例的协调性进行评估。

面型主要包括4种类型，卵圆或圆形、方形、三角形和梨形。卵圆或圆形面型均有圆钝的角度和弧线的外形，卵圆面型较长，圆形面型较宽。方形面型常具有锐利的角度，直且平行的边缘，一般低角患者多见。三角形面型的面下1/3狭窄，常见于骨性Ⅱ类伴下颌发育不足的患者。梨形面型有着面下1/3较宽的特点，常见于骨性Ⅲ类患者。

面部对称性也需要纳入美学设计的考虑范围，尤其是对于面部严重不对称的患者，需在对其病因进行评估后设计相应的治疗方案，比如软组织的不对称正畸治疗可能无法解决、骨性不对称或因关节导致的不对称需要通过手术解决等。

理想的正面面容比例在垂直向上由发际线水平线、鼻底水平线、颏下水平线分为三等分，其中面下1/3为美学设计中主要关注的部分，理想的面下1/3中上唇占上1/3，下唇和颏部占上2/3。面下1/3高度的增加或减少均会导致面部比例的不协调，在美学设计时需要关注是上颌骨还是下颌骨的问题，针对不同的问题设计不同的解决方案。除此之外，在宽度上，理想的面部由正中矢状面向外分为五等分，每一等分的宽度约为一个眼睛的宽度。面部突度的改变可能会对面中部的美观产生影响。

（2）侧面观：侧面观包括对面上、面中，尤其是面下1/3凸度的评估。对于存在矢状向问题的患者来说该项设计尤为重要，根据患者的主诉和检查的结果判断面下1/3凸度是否需要改善以及选择不同的矫治方案。另外，需要注意的是，面部其他组织如鼻部、软组织唇突度等也可能会对面下1/3凸度的判断产生影响，需要综合进行考虑。

2. 迷你美学

（1）休息及微笑时唇齿关系：休息及微笑时前牙是否暴露以及暴露量同样需要评估，微笑时上唇位置、前牙和牙龈的暴露量随年龄变化有所改变。年龄越大，微笑时切牙暴露量越少，牙龈暴露也越少。影响暴露量的因素有前牙区域牙弓形态及齿槽骨凸度、唇部的体积以及口唇周围肌肉的弹性。前牙区域牙弓形态及齿槽骨凸度的问题往往可以通过正畸或者正畸-正颌联合治疗解决，从而达到较为美观的唇齿关系，但对于唇部体积尤其是上唇较短，

以及由于衰老导致口唇肌肉弹性减弱所致的上唇较长则较难通过正畸治疗解决，可能需要相关整形美容治疗的介入。

（2）微笑曲线：理想的微笑曲线指下唇游离边缘微笑时向下的弧度应与上前牙切缘连线平行。在进行前牙美学设计时，该曲线应作为治疗目标，常常需要正畸、修复、牙周等多学科的联合治疗。

（3）口角：休息位和微笑时口角的对称性往往也会对前牙美学造成影响，但这种软组织的不对称正畸治疗往往无法改变。除此之外，微笑时口角的位置会影响后牙的可见数目，同时"颊廊"的大小也会影响微笑的美观，在矫治方案的设计时应注意牙弓宽度的变化，以免过大或过小的"颊廊"导致不美观的微笑。

3. 微观美学

（1）牙弓形态及对称性：前牙区牙弓形态不仅仅与前牙的暴露量有关，还会影响上唇的位置。一般认为卵圆形的牙弓形态是较为理想的。同时，牙弓对称及上中线的对齐也同样重要。

（2）牙齿形态及大小：牙齿的形态和大小对于前牙美学尤其重要，理想的前牙形态包括上前牙牙根稍向远中倾斜，切牙高度比合适，良好的接触点及接触区，切端外展隙等。理想的切牙高度比即宽高比为8：10，但根据软组织生物型和青少年时期牙齿主、被动萌出阶段的不同会有所不同。接触点指牙齿的接触位置，是牙齿开始出现接触且牙线需要突破的点。接触区指"牙齿出现接触，但是不能夹住牙线的区域"。可接受的接触区长度为：上颌中切牙之间是上颌中切牙长度的50%，上颌中切牙和侧切牙之间是上颌中切牙长度的40%，上颌侧切牙和尖牙之间是上颌中切牙长度的30%。除此之外，中切牙间的切端外展隙应最小，离中线越远的切端外展隙宽度越大。对于一些本身存在牙齿缺损、发育不良、重度磨耗等问题的患者，除了正畸治疗之外，往往需要通过美学修复来获得较好的美学效果。

（3）牙龈美学：除了牙齿形态、位置等，牙龈及牙周情况是整个正畸治疗过程中都需要关注的。前牙区龈缘高度及龈乳头尤其需要关注，理想的前牙区龈缘高度应是上颌中切牙与上颌尖牙的牙龈弧度最突处大体一致，侧切牙牙龈弧度稍小，位于更偏龈向位置。理想龈乳头高度是中切牙高度的40%，要避免出现"黑三角"从而影响美观。

四、预后估计

在完成检查及诊断后，开始正畸治疗前，还需要对预后进行相应评估，与患者及其家属沟通完全，使其认识到矫治预期效果以及过程中与医生配合的重要性。在正畸矫治中，理想的矫治目标是很难达到的，大部分正畸治疗病例的目标都是折中的结果，其中包括面部美观和咬合功能的结果。除此之外，在矫治开始前，应对患者的生长发育趋势有一个基本的估计，这与矫治预后如何也有着密切的关系。

（一）面部美观的评估

面部美观的设计内容可参考本章前文所述，对于美学预后的评估同样包括：宏观美学评估，迷你美学评估，微观美学评估。

1. 宏观美学评估

（1）正面观：正面观的预后评估同样包括对面型、面部对称性、面部比例的协调性的评估。

在 4 种面型中以卵圆或圆形为多数女性追求的姣好面型，在评估患者术后正面观时需考虑所选治疗方案是否会改变患者面型，尤其应注意中青年女性在治疗过程中出现的颞肌咬肌区凹陷导致面型趋向于三角形，应加强术前沟通以及治疗中宽度及垂直向的控制。

面部对称性尤其对于需要解决面部不对称问题的患者需要将其纳入预后评估，在参考其病因后评估所选择的矫治方案可否解决面部的不对称问题。

面部比例尤其是面下 1/3 的比例需要纳入评估，评估所选治疗方案是否可以不破坏甚至改善面下 1/3 比例。

（2）侧面观：侧面观的预后评估包括对面上、面中尤其是面下 1/3 凸度的评估。对于存在矢状向问题的患者来说该项评估尤为重要，可以利用相关软件进行可视化治疗目标预测（visualized treatment objective，VTO）），模拟完成治疗后患者侧面观，更加直观地诠释可能的预后。

2. 迷你美学评估

（1）休息及微笑时唇齿关系：休息及微笑时前牙是否暴露以及暴露量同样需要纳入预后评估中，由于影响暴露量的原因不同，需要评估单纯的正畸治疗是否可以改善休息及微笑时的唇齿关系。由于

上唇等软组织的原因导致的唇齿关系不调，在正畸治疗后可能还需要相关整形美容治疗的介入。

（2）微笑曲线：理想的微笑曲线是前牙美学设计的治疗目标之一，但实际上，由于软组织的不对称或口颌肌肉的不协调，即使获得了理想的排牙和牙齿形态，也并不是每一个患者都可以在治疗完成后获得理想的微笑曲线。

（3）口角：由于软组织口角的不对称对前牙美学造成影响通过正畸治疗往往无法改变，需要在治疗前和患者进行充分的沟通。除此之外，需要评估矫治方案是否会使上下牙弓的宽度发生变化从而改变"颊廊"大小导致迷你美学的改变。

3. 微观美学评估

（1）牙弓形态及对称性：前牙区牙弓形态会影响前牙暴露量和上唇的位置。在一些较为严重的错𬌗畸形和某些不对称拔牙病例中，需尤其注意牙弓形态和对称性对预后的影响。

（2）牙齿形态及大小：前牙美学中，牙齿的形态和大小非常重要，对于一些本身牙齿形态和大小存在问题的患者，往往在正畸治疗后需要通过美学修复来获得较好的美学效果。在治疗开始前，需要和修复医生进行沟通，根据最终的美学效果对矫治方案进行评估和调整。

（3）牙龈美学：前牙区的牙龈及牙周情况是整个正畸治疗过程中都需要关注的，在治疗开始前需要对矫治方案进行评估，判断通过矫治是否可以达到理想的前牙区龈缘高度及龈乳头位置，除此之外，矫治方案不可以对牙周情况产生不利影响，必要时需要配合牙周相关治疗达到较为良好的预后。

（二）咬合功能的评估

由于极少数人𬌗的发育接近理想正常𬌗，因而对于错颌畸形的矫治标准应该是个别正常𬌗，甚至未必要达到 I 类磨牙关系。当然，牙齿的咬合只是整个咀嚼系统中的一部分，只有整个咀嚼系统健康、形态与功能协调、关系稳定才可以获得良好、稳定的咬合功能。这就要求正畸医生在进行治疗前除了牙齿之外，还需要关注多方面的问题，比如牙周、颞下颌关节、口颌肌群等等。当多因素被加入考量后，即使牙列并不是"标准化"的咬合关系，也有可能获得比较良好的咬合功能。

参考文献

[1] 王林. 当代口腔正畸学. 5版. 北京:人民军医出版社, 2016.

[2] 王林. 口腔正畸学现代原理与技术. 6版. 南京: 江苏凤凰科学技术出版社, 2018.

[3] 陈扬熙. 口腔正畸学——基础、技术与临床. 北京: 人民卫生出版社, 2012.

[4] 刘峰. 口腔综合审美治疗精要. 沈阳: 辽宁科学技术出版社, 2017.

[5] 张豪, 陈俊. 功能𬌗学. 沈阳: 辽宁科学技术出版社, 2015.

[6] 王林, 沈刚. 口腔医学—口腔正畸科分册. 北京: 人民卫生出版社, 2017.

[7] Martyn T Cobourne, Andrew T DiBiase. Handbook of orthodontics. 2nd ed. British: Elsevier, 2010.

[8] Kennedy David B, Osepchook Mattew. Unilateral posterior crossbite with mandibular shift: a review. Canadian Dental Association. Journal, 2005, 71(8):569-573.

[9] PS Fleming. Timing orthodontic treatment: early or late? Australian Dental Journal, 2017, Mar; 62 Suppl 1:11-19.

[10] Phillips C, Hill BJ, Cannac C. The influence of video imaging on patients' perceptions and expectations. Angle Orthod, 1995, 65:263-270.

第三篇

牙颌畸形矫治篇

第十六章

临床操作技术

贾培增

本章内容

一、印模的制取和模型灌注

口腔印模是用于记录和重现口腔软硬组织外形和关系的阴模。印模是口腔正畸临床的常用技术，通过对口腔内解剖形态的精确复制，获得实体物理模型——牙𬌗模型。牙𬌗模型是正畸中咬合评价和诊断分析的重要工具，高质量的正畸模型要求包括牙齿、齿槽、基骨、系带、前庭和腭盖等结构，以及上、下牙弓𬌗关系。正畸模型主要分为记存模型和工作模型两大类。记存模型记录了治疗前、治疗后以及治疗中特定阶段的牙𬌗状况，用于治疗前的诊断分析、治疗经过的进展分析以及治疗后的疗效对比和展示。因此，记存模型要求结构完整、清晰，包含大部分口腔内部结构形态，边缘延展充分，到达口腔前庭沟底。工作模型主要用于制作特定的口腔矫治器，除了模型范围的要求以外，对印模以及模型的准确性有着更高的要求。

（一）托盘选择

正畸模型不仅要清晰反映牙齿和牙弓形态，而且要重现基骨、齿槽、系带和腭盖等结构，因此要求托盘边缘伸展要充分，这样才能包括口腔前庭结构。用于记存模型的印模，要求选择正畸专用托盘，根据牙弓的大小和形状，选择合适型号的托盘与之匹配。托盘长度包括牙弓内的全部牙齿，宽度以牙齿不接触托盘翼为宜，托盘不引起局部组织的压痛。

托盘翼有足够的伸展，接近前庭沟底（图16-1）。托盘的材质以硬质塑料和不锈钢为主，为了保证印模的准确性和形状稳定，托盘需要具有较高的刚度，在印模材就位和加压的时候不变形。材质的选择还要考虑使用中消毒处理的便利性。托盘表面大多做打孔处理，不锈钢托盘边缘做卷边处理，以增加托盘的摩擦力，减小脱模的可能性。

（二）常用印模种类

印模材料的性能和正确选择决定着牙𬌗模型能否准确再现口腔解剖结构。印模材料种类很多，正畸专业常用的印模主要有以下三种：藻酸盐印模、硅橡胶印模和数字化印模。

1. 藻酸盐印模　藻酸盐类印模材料是一种弹性不可逆的印模材料，属水胶体印模材料，具有良好的流动性、弹性、可塑性、准确性，尺寸稳定，与模型材料不发生化学变化，价格低廉，操作方便等特点，是目前国内应用最广泛的一类印模材料。

藻酸盐印模材料主要由基质藻酸盐（藻酸铵、藻酸钾、藻酸钠）、胶凝剂、缓凝剂、填料、增稠剂等组成。藻酸盐被水溶胀后成溶胶，具有良好的流动性；胶凝剂硫酸钙与藻酸盐反应成为不溶性的具有弹性的藻酸钙凝胶；缓凝剂磷酸钠等可减缓凝胶的形成，延长工作时间；惰性填料硅藻土等可充实体积，增加凝胶的强度和硬度；增稠剂硼砂等增加溶胶的稠度，调节印模材料的流动性，提高韧性，并加速凝固；反应指示剂如酚酞可指示反应过程，便于临床观察；防腐剂可延长材料的贮存时间；稀释剂水可使藻酸盐溶胀成水胶体。

藻酸盐印模材料弹性恢复率较差，因此，临床应用中要求印模材料具有合理的厚度，避免局部藻酸盐印模材料过薄。从口腔中取出印模时应当迅速，使印模形变充分恢复后再灌制石膏模型。

藻酸盐印模材料凝固后的尺寸稳定性较差。凝固后的藻酸盐印模含有大量的水分，水分减少时印模发生收缩，甚至出现干裂。而凝固后的藻酸盐印模接触水后会进一步吸收水分，引起体积膨胀，进而改变印模的尺寸。制取好的印模放置空气中30分钟就会导致印模精确性下降而需要重取印模，因此，为了获得最高的精确度，应当尽快灌制石膏模型。如果确实不能直接灌制石膏模型的，印模应当保存于密封的塑料袋中，并加2~4滴水，可以保存15~18小时。

2. 硅橡胶印模　硅橡胶印模材料是目前临床最理想的弹性体印模材料。它具有良好的流动性、可塑性、弹性、韧性和强度，印模清晰，精确性高，

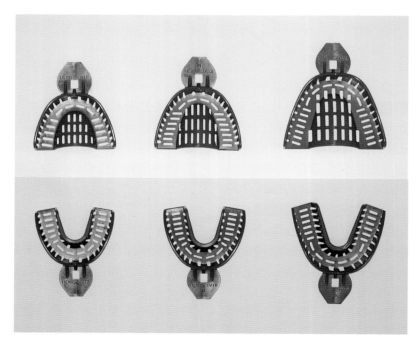

图16-1　正畸专用托盘

体积变化小，易与后续灌制的石膏模型分离等优点。

硅橡胶印模材料按其反应特性分为缩合型和加成型，其中，加成型硅橡胶的使用更加普遍。加成型硅橡胶印模材料又称乙烯基硅橡胶或聚乙烯基硅氧烷橡胶（PVS），基质糊剂中的端乙烯基聚二甲基硅氧烷和交联剂含氢硅油分子上的硅氢键在催化剂的有机含铂化物的催化下发生加成反应，由于含氢硅油分子的硅氢键较多，反应结果形成网状结构大分子，使材料凝固成弹性体。反应速度快，反应完全。加成型硅橡胶印模材料反应后无副产物生成，其体积变化、尺寸稳定性和印模的精确度非常理想。

加成型硅橡胶具有非常好的弹性，弹性恢复率达到99.5%～99.9%，永久变形率非常小，远远低于规定的标准值。由于在凝固反应中无副产物产生，凝固过程中的体积收缩率较低，24小时的收缩率为0.14%～0.18%，可以被模型材料的膨胀率所补偿。尺寸稳定性是印膜材料中最好的，延时灌模或者二次灌模对印模的尺寸影响很小，即使延时2周后灌模，尺寸变化仍然小于0.5%。

3. 数字化印模　数字化印模是随着数字化技术，特别是口腔数字化技术的发展而出现和发展的，三维影像技术领域的进步使得数字化印模成为可能。数字化印模可以通过扫描石膏模型、硅橡胶印模或者藻酸盐印模间接获得，也可以使用扫描仪进行口腔内的直接扫描获得。特别是后一种方式，简化了常规获取牙殆模型的流程。制造工艺的提高大大促进了口内扫描探头体积的减小，扫描引起的不适感已经和传统印模操作不相上下。配合软件算法的优化，口内扫描的时间大幅缩短，椅旁操作时间已经接近传统印模的制取时间。甚至有研究显示，患者选择数字化印模的意愿已经超过了传统印模。当然，数字化印模的优势还不仅限于此（图16-2）。

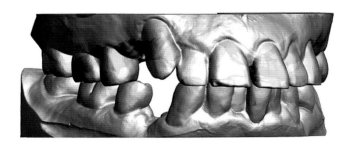

图16-2　数字化印模

数字化印模便于储存。传统印模必须灌制石膏模型，如何存储数量日益增长的石膏模型是每一位医生、每一个医疗机构都将面对的挑战。此外，传统模型还需要有防潮、防摔等保管措施。由于其唯一性的特点，传统石膏模型一旦损毁或丢失，就无法完全恢复。而数字化印模很好地解决了这个难题，随着存储设备价格和体积的下降，单位印模的存储成本几乎可以忽略不计。数字印模可以很方便地复制，只要备份得当，几乎可以永久储存。

数字化印模存储于便携的存储设备中，便于携带，便于管理，便于检索，便于随时调用。

配合三维打印技术，数字化印模可以随时打印成三维实体模型，既可以是树脂模型，也可以是传统的石膏模型；既可以作为工作模型用于制作矫治器，还可以附加基托后打印，用于模型展示。

数字化印模丰富了正畸医生的诊断分析工具。多来源研究显示数字化印模的精确度已经可以与传统印模相媲美。模型测量分析全部可以在数字化印模上实现，而且操作更加便捷，测量内容更丰富。此外，通过操作数字化印模，方便地进行正畸前的排牙实验，丰富了诊断分析手段，提高了诊断分析和选择治疗方法的可靠性。进而，在数字化印模上设计、制作个体化的矫治器。数字化印模已经成为数字化口腔正畸的一个非常重要的切入点。

（三）常用印模的制取

根据使用目的不同，选择不同类型的印模。用于模型测量，诊断分析或者模型展示，可以选择藻酸盐印模；而制作矫治器则需要精确度高、尺寸稳定的硅橡胶印模。

1. 藻酸盐印模的制取　按照材料说明书推荐的比例，取适量的印模粉和水加入到调和碗，调拌刀向调和碗壁充分碾压粉液混合物，充分调和直至混合物表面光滑，无明显颗粒感，操作时间通常为45～60秒。

将调制好的印模材用调拌刀转移至适当大小的托盘。患者通常取坐位，制取上颌印模的时候，操作者通常站于患者的侧后方；制取下颌印模的时候，操作者通常站于患者的侧前方。操作者一只手拉开患者一侧口角，另一只手旋转托盘进入患者口腔，托盘前部中线与牙弓中线对齐，对托盘缓慢加压就位。牵拉患者唇部进行肌功能整塑。保持托盘位置稳定直至印模材凝固，旋转取出托盘和印模。检查印模材和托盘是否密合、没有脱开，印模是否完整地包括牙列、齿槽、基骨、系带、前庭沟和腭盖等结构，各重要结构是否清晰、准确、无气泡（图16-3）。

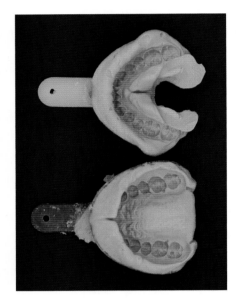

图 16-3　藻酸盐印模

印模取好后，应当用冷水冲洗去除印模表面附着的唾液和血液，因为唾液和血液会影响石膏在印模表面的润湿性。藻酸盐印模材失水或吸水后会发生收缩或膨胀，因此印模采集完成后立即灌注模型，不超过 15 分钟。若不能立即灌注模型，印模应当保存于密封的塑料袋中，并加 2～4 滴水。

2. 硅橡胶印模的制取　正畸专业中使用加成型硅橡胶印模，主要用于制作后续的矫治器，多数采取两步法制取印模。

按照材料说明书推荐的比例，取适量的初印两种组分，双手充分撮合调和，直至混合物颜色均匀，表面光滑。将调和好的初印用硅橡胶放置于适当大小的托盘。以压缩空气吹干牙齿表面，操作者一只手拉开患者一侧口角，另一只手旋转托盘进入患者口腔，托盘前部中线与牙弓中线对齐，对托盘加压就位。牵拉患者唇部进行肌功能整塑。保持托盘位置稳定直至印模材凝固，旋转取出托盘和印模。检查确定印模材和托盘密合，没有脱开。使用模型修整刀去除印模中的倒凹和过长的边缘伸展，制作完成个别托盘。

将混合好的终印印模材放置于制作好的初印个别托盘，以压缩空气吹干牙齿表面，操作者一只手拉开患者一侧口角，另一只手旋转托盘进入患者口腔，托盘前部中线与牙弓中线对齐，对托盘进行缓慢加压就位有利于减小局部表面气泡的形成。牵拉患者唇部进行肌功能整塑。保持托盘位置稳定直至印模材凝固，旋转取出托盘和印模。检查确定印模材和托盘密合，没有脱开，重要结构是否清晰、准确、表面无气泡。

用手撮合调和材料时，应注意佩戴硅橡胶类手套或一次性聚乙烯塑料薄膜手套，不能使用乳胶手套。因乳胶手套及橡皮障表面的含硫化合物阻碍聚合反应，导致固化时间延长或材料不固化。采用自动混匀机或枪式混匀器，使材料混合更均匀并且减少气泡的产生。

加成型硅橡胶反应体系中如果有 −OH 存在（主要来源为水），那么在加成反应的同时也会产生继发反应，生成氢气。如果在氢气逸出过程中灌制模型，会在模型表面形成气泡。因此，使用加成型硅橡胶制取印模后，应当放置一段时间，以便氢气溢出。

（四）模型灌注

石膏是最常用的模型灌注材料。常用的石膏模型材料分为熟石膏、普通人造石和高强度人造石三种类型。其中，熟石膏的强度和价格最低，主要用于记存模型、对强度要求不高的工作模型以及工作模型上𬌗架时所需的连接石膏。人造石主要用于记存模型、对强度和表面硬度要求较高的工作模型。

灌制模型前，首先去除印模表面的唾液、血液以及食物残渣等污物。藻酸盐印模材失水或吸水后会发生收缩或膨胀，因此印模采集完成后应立即灌注模型，不超过 15 分钟。若不能立即灌注模型，印模应当保存于密封的塑料袋中，并加 2～4 滴水。

将水加入适当大小的调和碗内，按照不同类型石膏使用说明规定的水粉比例加入石膏粉，水粉比例尽量准确。如果调拌一段时间后发现水粉比例不合适，应丢弃后重新量取调和。因为中途添加水或者石膏粉，会造成石膏结晶中心反应的时间和数量不一致，形成不均匀块状物，导致石膏强度下降。调和时调拌刀应紧贴调和碗壁移动，有利于减少结块和气泡产生。调和速度不宜过快，以免人为带入气泡，形成过多的结晶中心，导致石膏膨胀，强度降低。调和混合物直至均匀、无气泡、表面光滑且流动性良好的状态。

灌注模型从印模的一侧开始，少量多次放置石膏，通过振荡器的振荡，使石膏从印模的一侧逐渐流向另一侧。模型主体灌制完成后，多余石膏用于修整模型外形，利于后期握持。灌注完成后，静置等待石膏凝固。石膏凝固后，应将模型和藻酸盐印模尽快分离。如果条件允许，尽量使用真空调拌机，真空条件下，经器械调拌的混合物质地均匀一致且无气泡。

硅橡胶印模的表面润湿性较差，会导致灌注的石膏模型上产生气泡、孔隙等，尤其易在龈缘、切缘等关键部位，从而影响模型的准确性和精确度。因此灌模前印模要求非常干燥。

对于需要特殊消毒的模型，在调拌石膏粉水混合物中可以添加 5% 苯酚或者 2% 戊二醛，且不会引起模型性能改变。不足之处是这两种消毒制剂均有组织刺激性。也可以将模型浸入 1∶10 稀释的次氯酸钠溶液中 30 分钟进行消毒，或者按照厂家说明书对模型进行聚维酮碘喷雾或者紫外线照射消毒。

（五）𬌗关系记录

制取患者在最大牙尖交错𬌗的蜡或者硅橡胶记录，并且检查确保这个位置与后退位之间的差异不大，二者之间的距离不超过 2 mm。灌模后，𬌗关系记录用于模型修整，确保模型修整过程中咬合关系不会发生改变。

（六）模型修整

从印模灌制的正畸石膏模型通常需要修整，模型种类不同，模型修整的侧重点也不尽相同。记存模型需要使用模型修整机，首先修整模型的底面，使其可以稳定放置，进而修整模型多余的石膏。经过模型修整，能够获得以腭中缝或正中联合为中轴的对称基托，便于分析牙弓形态以及发现牙弓不对称。还可以用于向患者解释矫治方案以及病例展示（图 16-4）。工作模型的修整主要是去除模型表面的石膏瘤体，填补石膏表面的缺隙，恢复口腔解剖结构的外形。

二、直接粘接基础

釉质粘接技术出现之前，各种矫治装置都要焊接在带环表面，再将带粘接于牙齿表面。因为每颗牙齿都要制作并粘接带环，所以，那时候的固定矫治器又称为"多带环矫治器"。20 世纪 70 年代后，直接粘接技术的出现使得矫治装置直接粘接于牙齿表面成为可能，并成为常规的临床操作（图 16-5）。此后，带环使用大大减少，仅仅局限于支抗磨牙等特殊情况。即便如此，因为带环对牙龈的刺激性和妨碍局部清洁，而且去除后短时间内存在牙间隙，磨牙带环的使用也逐渐减少，取而代之的是直接粘接颊管。

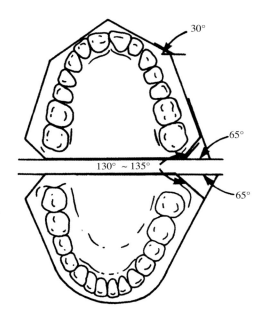

图 16-4 模型修整基本要求

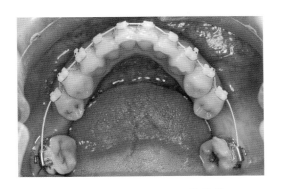

图 16-5 正畸矫治器的直接粘接

（一）粘接基础

釉质粘接通过粘接剂分别与不光滑的釉质表面、正畸附件底面之间形成机械锁结而达到将正畸附件固定于牙齿表面的目的。粘接机制主要是经酸蚀处理后的牙齿表面形成理想的脱矿，具有一定流动性的粘接剂进入釉质表面形成的"蜂窝"状孔隙层并固化于其中，形成一个由树脂突与剩余釉质相互交叉存在的树脂化釉质层，从而达到机械锁合。同时，粘接剂中的粘接性单体能与釉质中的 Ca^{2+} 形成较强的分子间作用力，甚至化学键，进一步提高粘接强度。

与多带环技术相比，正畸附件粘接具有许多优点：

（1）美观。

（2）舒适（不需要分牙和放置带环）。

（3）位置更加精确（去除了带环位置对托槽等附件位置的影响）。

（4）比较容易清洁，对牙周组织刺激小。

（5）操作简便快捷。

（6）治疗末期不需要关闭带环造成的间隙。

然而，粘接技术也存在明显的不足之处，最主要的是粘接强度低于带环，托槽的脱落率要高于带环，因此在施加矫治力时还是倾向于选择带环而不是直接粘接。

（二）临床常用粘接剂

直接粘接用的粘接剂有多种选择，根据是否需要调拌分为调拌型粘接剂和非调拌型粘接剂。根据粘接剂固化方式的不同分为化学固化粘接剂和可见光固化粘接剂。

1. 化学固化粘接剂　这类粘接剂是一种糊剂，与酸蚀后釉质表面和托槽底板上的引发剂或者牙齿表面上的另一种糊剂在轻微挤压接触后固化。因此，粘接剂的一种成分放置于处理干燥后的牙齿表面，另一种成分置于托槽底部。化学固化型粘接剂临床粘接程序简单易行，但是固化时间较短，对医生临床操作的要求较高。

2. 光固化粘接剂　这类粘接剂通过可见光引发粘接剂固化，可见光固化粘接剂比紫外线光固化粘接剂固化深度更大。近年来，可以释放氟的改良光固化粘接剂已经开发出来并投入临床使用。这类粘接剂由于需要可见光引发固化，因此临床操作时间可长可短，医生可以自由控制。

（三）粘接步骤

从釉质粘接的机制可以看出，完善的粘接要遵守以下步骤和程序：清洁牙面，釉质处理，涂布封闭剂，粘接附件。

1. 清洁牙面　使用抛光杯和抛光膏清洁牙齿，去除牙齿表面的菌斑和釉质薄膜。操作时要小心避免损伤牙龈引起出血。患者可以漱口（这是粘接完成前最后一次漱口），或者用吸唾器去除残留的抛光膏（图16-6）。

2. 釉质处理　清洁牙面后，隔离唾液并保持操作区域干燥，可以同时使用开口器、吸唾器和棉球棉卷。操作区隔离后，干燥牙齿表面，在要粘接的区域用小毛刷涂布37%磷酸凝胶或者溶液，为避免损伤脆弱的釉柱，应注意不要在牙齿表面摩擦液体（图16-7）。酸蚀剂在牙齿表面放置15～30秒（依据不同酸蚀剂而定，参考酸蚀剂使用说明。恒牙釉质

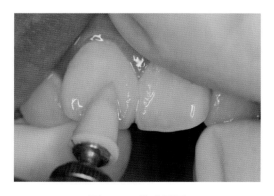

图16-6　抛光牙面

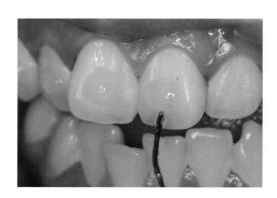

图16-7　表面酸蚀

的酸蚀时间不必超过 30 秒，乳牙、新生恒牙和氟斑牙可适当延长酸蚀时间），大量水冲洗牙齿表面，配合使用高速吸唾器吸除溶解的无机物残渣和残余酸蚀剂，酸蚀后的牙面避免接触唾液。以不含油的空气彻底干燥牙面，酸蚀成功的牙面局部呈不透明的白垩斑，没有显示白垩斑的牙面需要重新酸蚀。牙齿颈部釉质由于形态学的差异，看起来常与酸蚀充分的牙齿中心区域有些不同，不必为使整个釉质表面外观一致而重新酸蚀（图 16-8）。

3. 涂布封闭剂 当牙齿表面完全干燥并呈白垩色后，在酸蚀后的牙齿表面涂布一薄层封闭剂，封闭剂要完全覆盖白垩色牙面，不可遗漏。涂剂层要薄，过多的封闭剂可以引起托槽在粘接时位置漂移。牙齿表面涂布封闭剂后立即开始放置正畸附件，此时封闭剂还未聚合，它将同粘接剂一同聚合固化（图16-9）。

4. 粘接附件 牙齿表面涂布封闭剂后，应当立即开始粘接正畸附件。按照使用说明，将少量粘接剂置于托槽底板，然后将正畸附件放置于牙面，调整至正确位置。向牙齿表面施压，多余粘接剂从附件底板四周溢出。仔细去除溢出的多余粘接剂，重新检查并确定附件正确位置（图 16-10）。

根据托槽等附件粘接的程序，分为两种方法。

（1）直接粘接：直接粘接是临床最常用的粘接方法。医生通过眼睛直视定位托槽，将未经处理的托槽直接粘接于牙齿表面。与间接粘接相比，直接粘接方法简便，容易掌握，因为不需要实验室操作步骤而使成本降低。由于口内视野的限制以及错𬌗牙齿位置的影响，直接粘接的主要困难是医生必须能够准确确定托槽等附件的位置，并且快速准确地将附件放到正确的位置。正是基于这个原因，一般认为直接粘接附件的准确性要低于间接粘接。

（2）间接粘接：间接粘接是在实验室将托槽等附件粘接于模型牙齿表面，然后制作托盘将附件转移粘接到牙齿表面。与直接粘接相比，间接粘接可以不受视线和错𬌗牙齿的影响，托槽的位置更加准确，因此主要用于口腔内视线较差的时候。间接粘接的不足之处在于需要实验室步骤，整体操作相对复杂，因而成本较高。目前，大多数医生只有在特殊情况下或者舌侧正畸时才使用间接粘接（图 16-11）。

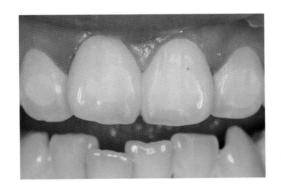

图 16-8 酸蚀成功后，釉质表面出现白垩斑表现

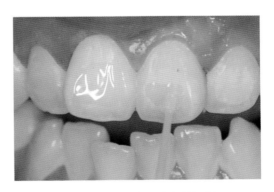

图 16-9 牙齿表面涂布封闭剂

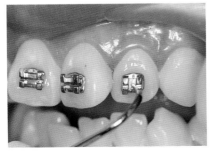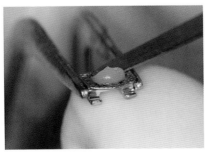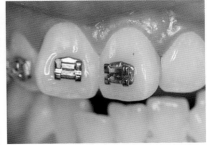

图 16-10 粘接附件

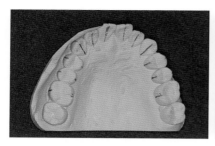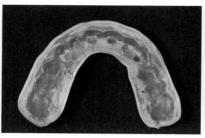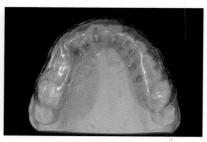

图 16-11 初次粘接矫治器时，间接粘接的效率要高于直接粘接

（四）特殊表面的直接粘接

成人正畸患者口腔内的牙齿状况有时候会比较复杂，常见一些不同材质的冠修复体，以金属、玻璃陶瓷和氧化锆最为常见。常规的釉质粘接程序并不适宜，粘接强度低，导致临床中矫治器反复脱落。因此，对于这些不同材质的修复体表面，需要有针对性的特殊粘接程序。

1. 金属表面　没有污染的金属表面，例如刚刚打磨清洗过的金属表面，粘接剂可以很好地在其表面润湿。但是，口腔内金属表面常被无机物或者有机物污染，不利于粘接剂的润湿。而且，多数金属表面容易被氧化，氧化膜结构疏松，不易形成牢固的粘接。因此，金属表面直接粘接前需要进行预处理。最常用的方法是金属表面打磨和喷砂，粗化金属表面，增加表面积。还可以用 10% 的氢氟酸进行表面处理。由于这些化学制剂具有强刺激性，使用过程中要注意口腔内外软硬组织的保护。金属表面预处理后，按照常规的直接粘接程序进行矫治器的粘接。

2. 陶瓷表面　陶瓷修复体上粘接正畸附件前同样需要进行表面粗糙化处理。如果患者计划正畸治疗后更换修复体，可以使用陶瓷表面打磨和喷砂等最常用的粗糙化方法。硅酸盐类陶瓷可以使用氢氟酸进行预处理，表面形成凹凸不平的蜂窝状结构，提高粘接的强度。4%～5% 的氢氟酸通常需要处理 4～5 分钟，10% 的氢氟酸通常需要处理 1 分钟。但是，氧化锆陶瓷能够耐受氢氟酸的作用，几乎不被酸蚀。所以氧化锆陶瓷不适用于氢氟酸的表面处理。硅酸盐类陶瓷的另一种处理方法是在表面使用甲基丙烯酸类硅烷偶联剂进行预处理，使其表面改性，然后按照常规的直接粘接程序进行正畸矫治器的粘接。

（五）直接粘接的注意事项

口腔内环境复杂，局部的湿度、温度、视野并不是理想的粘接环境。因此，要获得良好的直接粘接效果，有一些注意事项需要遵循。

1. 控制酸蚀面积　关于粘接前釉质酸蚀面积大小还有争议，但是，通常建议酸蚀面积不要过大，仅稍大于托槽底板即可。

2. 干净空气干燥　如果综合治疗台使用油泵年限较长，三用枪空气中可能会含有油脂，使用含油脂的空气干燥酸蚀后的牙齿表面会降低粘接强度，因此应当避免。

3. 避免唾液接触　酸蚀处理后的牙齿表面釉质脱矿形成蜂窝状结构，唾液中大分子蛋白质可以进入这些孔隙，妨碍粘接树脂进入并有效形成树脂突，进而影响粘接效果和强度，因此酸蚀后的牙面避免接触唾液。

4. 粘接剂厚度大　粘接剂本身的强度很高，粘接的薄弱之处在于粘接剂-托槽底板界面和粘接剂-釉质界面。因此，粘接剂过多，厚度增加并不能增加粘接强度，相反，还会影响托槽底板与牙面的贴合，影响托槽槽沟数据的准确表达（图 16-12）。

5. 多余粘接剂去除　正畸附件底板溢出的多余粘接剂表面粗糙，利于菌斑堆积，增加了局部清洁的难度和釉质脱矿的风险。多余的粘接剂暴露于口腔中还会着色而影响美观，甚至对牙龈造成直接刺激（图 16-13）。因此，粘接过程中务必仔细去除附件底板溢出的多余粘接剂。

口腔矫治器要贯穿整个矫治过程，使用时间长达 2～3 年。因此，如何保持矫治器完好无损和口腔内软硬组织健康需要发挥患者的主观能动性，积极

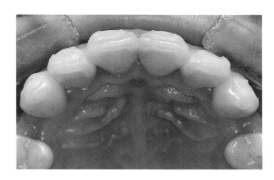

图 16-12　粘接剂厚度大

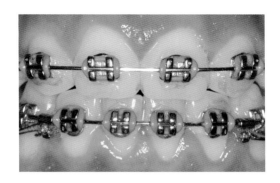

图 16-13　多余的粘接剂没有去除干净

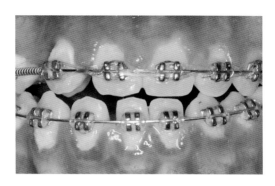

图 16-14　牙面软垢堆积，牙龈红肿，炎症明显

配合才能使矫治顺利完成。主要包括两个方面，第一是维护矫治器完整，避免损坏脱落；第二是加强口腔卫生，维护软硬组织健康。

（1）治疗初期：初戴矫治器或者每次复诊加力后的最初 2~4 天里，牙齿通常会出现酸胀、酸痛感，咀嚼无力，一般会影响正常饮食。此阶段以软食为主，避免过硬食物引起患者不适。

（2）治疗中期：每次复诊后的不适感消失后，避免过硬食物对矫治器的损坏。苹果等较硬水果切片后食用，禁食坚果等过硬食物。

（3）口腔卫生：培养良好的口腔卫生习惯，进食后及时清洁口腔，定期进行牙周检查，维护牙体以及牙周组织健康（图 16-14）。

三、托槽的粘接

精确的托槽定位是成功正畸治疗的重要因素。托槽定位包括三个方向上的位置：龈𬌗向（高度）、近远中向和轴倾度。由于牙齿形态和轴倾度等不同，

以及不同的矫治方案，例如拔牙矫治或者不拔牙矫治，托槽位置也有不尽相同的要求。

（一）方丝弓托槽的粘接

1. 高度　托槽位置的高度是指牙尖或者切缘至托槽槽沟𬌗向底面的高度。

不同牙位的托槽高度一般要求如下：

5	4	1		1	4	5	4.5 mm
5	4				4	5	
	3		3				5 mm
	3		3				
	2				2		4 mm
2	1		1	2			

2. 近远中　在近远中方向，托槽位于牙齿唇面的中心。

3. 轴倾度　牙列中各牙齿的轴倾度不尽相同，因为方丝弓矫治器托槽没有预成任何数据，因此粘接时，要考虑各牙齿的轴倾度并作相应调整。

（二）直丝弓托槽的粘接

标准方丝弓矫治器用托槽高度来确定托槽位置。由于患者之间牙齿大小和形状的差异，用托槽高度所确定的托槽位置在不同患者牙冠上的部位不是恒定的。当牙齿较大时托槽位置靠近切缘，牙齿较小时托槽位置靠近龈缘，这种变化会影响托槽转矩的表达。因此，对于直丝弓矫治器，用托槽高度确定托槽位置是不可靠的（图 16-15）。

托槽粘接

直丝弓矫治器用临床冠中心来确定托槽的位置。临床冠是牙龈健康的替牙晚期或成人肉眼见到的牙冠。"临床冠中心"是临床冠长轴与牙冠水平线的交

点。磨牙的临床冠长轴为颊面的主垂直沟，其余牙齿的临床冠长轴位于中发育嵴上，是牙冠唇面最突出部。牙齿的临床冠高度可以因牙齿大小不同而不同，但临床冠中心确保持恒定（图 16-16）。

直丝弓托槽位置的确定：

（1）将托槽中心对准牙齿临床冠中心放置，切牙托槽位置稍偏龈向。

（2）托槽纵轴与牙齿临床冠长轴一致。

（三）托槽粘接的常见错误

1. 龈𬌗向错误　托槽过于𬌗向或龈向。常常是因为牙齿萌出不足，或者是在确定临床冠中心的时候，视角不当造成的。龈𬌗向错误会使牙齿升高或压低，同时不能表达正确的转矩（图 16-17）。

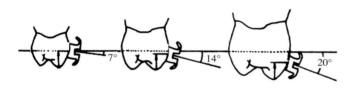

图 16-15　托槽龈𬌗向位置的变化影响牙齿最终的转矩

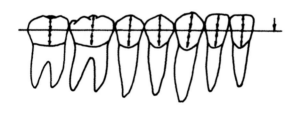

图 16-16　直丝弓矫治器以临床冠长轴的中点作为托槽粘接的参考

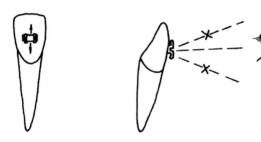

图 16-17　操作者的眼睛与托槽高度平齐，避免眼睛位置过高或者过低

2. 近远中向错误　托槽过于近中或者过于远中。常常因为前牙视角不当或者后牙视野受限造成。切牙与磨牙唇颊侧面相对平坦，少量的近远中向错误影响不大。尖牙和双尖牙颊面为弧形，近远中向错误会造成牙齿扭转（图 16-18）。

3. 轴倾度错误　托槽纵轴与临床冠长轴成角。主要是因为没有精确确定牙齿的临床冠长轴，或者以𬌗平面为参考，使托槽与𬌗平面平行。轴倾度错误会改变牙齿的轴倾角。

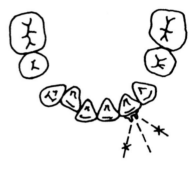

图 16-18　眼睛避免过于近中或者远中

四、带环的粘接

（一）带环的选择

直接粘接技术的广泛应用大大降低了带环的使用场景，一般要求在支抗磨牙上粘接带环。带环是由不锈钢薄钢带制成。适合的带环要求与牙齿大小匹配，与牙面贴合，对咬合无妨碍，对牙龈无刺激。根据磨牙大小，带环预制成 30～32 个不同大小型号供临床选择使用（图 16-19）。

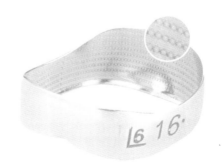

图 16-19　磨牙带环

目前，临床上带环的使用逐渐减少，但是一些情况下使用带环仍然是必需的。

（1）牙齿临床冠较短时，直接粘接托槽等附件困难或者不能达到正确位置。将托槽等焊接于带环表面，带环可以达到龈缘或者龈下，使得牙龈轻度移位，从而使托槽等附件到达正确位置并获得足够粘接强度。

（2）牙齿表面不适合粘接托槽等附件时。金属或烤瓷修复治疗过的牙齿表面很难直接粘接托槽等附件，氟斑牙的粘接强度也较正常情况降低。因此在正畸治疗开始就可以选择使用带环替代直接粘接。

（3）牙齿需要承受较重的矫治力或者矫形力时。例如使用口外弓作用于磨牙时，磨牙带环能够更好地抵抗放置和取出口外弓时的扭转力和剪切力。

根据磨牙大小选择合适大小的带环放置于已经分牙成功的磨牙，以带环就位器分别向龈向施压于带环近中边缘和远中边缘使带环就位。带环选择的标准要求带环与牙面紧密贴合，具有良好的固位作用。检查确认带环对咬合无妨碍，对牙龈无刺激，否则需要调磨带环𬌗向边缘或者龈向边缘。

（二）分牙

一般情况下，紧密接触的牙齿邻面间很难放置带环，即使可以勉强放入，也很难达到正确位置。所以，通常需要采取一些措施在需要粘接带环的牙齿近远中制造一些间隙，这个将牙齿与邻牙分开从而获得间隙的过程称为分牙。

尽管分牙装置有多种，但是原理都是一样，主要是将分牙装置放置于相邻牙齿之间，使其围绕邻面接触点，一段时间后由于牙齿发生移动而彼此轻度分开，产生少量间隙，使得带环能够正确就位。由于使用带环需要提前分牙，与直接粘接方法相比，这是不利之处。临床常用的分牙方法主要有三种（图16-20）：

（1）铜丝法：将黄铜丝从颊侧穿过牙齿邻面接触点的龈外展隙到达牙齿舌侧，再从接触点𬌗方到达颊侧，使铜丝围绕牙齿接触点并将铜丝两端拧紧。放置3～5天。

（2）分牙簧法：现在市场上可以买到成品分牙簧。以持针器挟持分牙簧的曲使其两个臂分开，直臂置于邻面接触点的龈方，带有弯曲的臂位于接触点𬌗方，放置时间大约为1周。

（3）分牙圈法：分牙圈的使用相对简单，分牙钳撑开分牙圈，分牙圈靠近𬌗方的一侧通过邻面接触点到达其下方，分牙圈的另一边留于接触点𬌗方，放置时间一般为1周左右。

分牙装置放置后的若干天内患者通常会产生牙齿嵌塞感、疼痛感，牙齿酸痛、胀痛，甚至咀嚼痛。若干天后相邻牙齿间产生少量间隙，因此，为保证分牙装置留置不脱出，整个分牙期间，特别是分牙后期，要避免过黏、过硬饮食。

从患者的角度而言，患者比较容易接受分牙簧和分牙圈，因为操作简便且痛苦小，容易放入和取出。分牙簧和分牙圈放置一段时间产生分牙效果后可能松动，甚至脱落。因此，分牙圈和分牙簧只能放置几天，不能时间太长。相对而言，分牙铜丝放入和取出的难度较大，操作时患者痛苦也较大。但是，因为分牙铜丝能紧紧包绕牙齿邻面接触点，因此可以放置的时间稍长而不易脱出。铜丝和分牙簧X线阻射，而分牙圈X线可以透射，如果因为操作不慎或者放置时间过长导致分牙圈滑入软组织内将很难被发现，直至局部软组织出现红肿等炎症症状才被察觉。

（三）带环的粘接

带环粘接

正畸带环常用粘接剂有两种，即磷酸锌水门汀和玻璃离子水门汀。

1. 磷酸锌水门汀　磷酸锌水门汀室温下工作时间为3～6分钟，固化时间为5～14分钟。在冷的玻璃板上调和水门汀可以延长工作时间，同时改善水

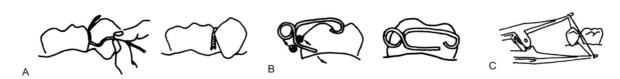

图16-20　分牙的三种方法：A. 铜丝法；B. 分牙簧法；C. 分牙圈法

门汀的强度和耐溶解性。未完全固化的水门汀若过早与水接触将发生溶解和表面成分析出。已固化的水门汀长期浸泡于水中亦发生侵蚀和可溶性物质析出。在口腔内，水、磨损和食物残渣都可以加速其分解。磷酸锌水门汀与牙齿之间的粘接主要是机械嵌合作用。固化初期磷酸锌水门汀为酸性，使牙釉质表面脱矿，表面粗糙，水门汀与牙齿之间借机械嵌合力结合，使带环黏固于牙齿表面。

临床上，按照一定比例取粉剂和液剂置于冷玻璃板上，使用窄的不锈钢调拌刀在宽、厚的玻璃板上大面积调和。调和时将粉剂分为三份，逐份加入液剂中。开始先将一少部分粉剂加入液剂中调和，这样反应速度容易控制。调和中期可以加入大量粉剂，最后再加入剩余的少量粉剂，以获得理想的黏稠度。调和时间 60~90 秒。

2. 玻璃离子水门汀　玻璃离子水门汀室温下固化时间为 6~9 分钟。在唾液中有轻微溶解，在酸性环境中表面分解，溶解性增加。在固化初期，易吸水溶解。玻璃离子水门汀与釉质之间的粘接主要是化学结合，与带环等金属附件的结合主要是机械嵌合。

临床上，按照一定比例取粉剂和液剂置于冷玻璃板上，使用硬质调拌刀先将粉剂加入到液剂中调和，再加入另一部分粉剂，调和时间 30~60 秒。由于固化期间的水门汀对水敏感，因此操作过程中应注意隔湿。

最近的研究表明，与磷酸锌水门汀相比，使用玻璃离子水门汀粘接带环的效果更好。玻璃离子水门汀在体内具有长期释放氟离子的能力，可以减小牙齿脱矿的可能性，具有防龋或阻止龋坏进一步发展的作用。由于氟离子不是基质形成元素，因此水门汀强度不会因为氟离子的释放而减弱。氟离子释放随时间延长而降低，但玻璃离子水门汀还可以从含氟环境中再摄取氟离子。目前，玻璃离子水门汀已经基本取代了磷酸锌水门汀，成为粘接正畸带环的首选粘接剂。

带环粘接前，用吸唾器和棉卷进行局部隔湿，不含油的空气干燥牙齿表面，将调好的粘接剂从龈向涂布于带环的内表面。随着带环的就位，带环内表面的殆方也附有水门汀，多余的水门汀从带环殆向溢出。去除多余溢出的粘接剂，调整带环至理想位置，保持局部干燥直至水门汀完全凝固。

五、矫治弓丝的结扎

矫治弓丝的结扎主要有两个目的：一是使矫治弓丝就位于托槽的槽沟；二是防止矫治弓丝在矫治过程中从托槽的槽沟脱出。常用的结扎材料有两种：结扎丝和结扎圈。结扎丝为直径 0.20 mm 或 0.25 mm 完全退火的不锈钢丝。使用结扎丝结扎，医生可以根据具体情况控制结扎的松紧程度。不锈钢结扎丝不存在吸水膨胀问题，因此，和结扎圈相比更容易清洁，但操作相对费时（图 16-21）。结扎圈为橡胶材质，表面光滑，对口腔黏膜刺激性小，临床操作简便快捷，但放置时间如果过长会吸水膨胀，影响局部清洁（图 16-22）。

与焊接于带环上的托槽不同，托槽粘接后不能承受过大的拉力，其粘接强度分别为抗压强度＞抗剪切强度＞抗张强度。因此，需要掌握正确的弓丝结扎方法。临床操作时，以持针器夹持结扎丝或者结扎圈进行操作，另一只手扶持托槽以防其脱落。

矫治弓丝结扎

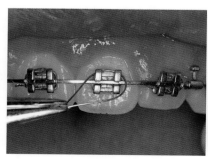
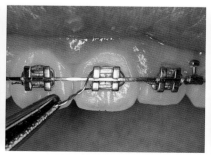
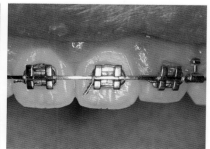

图 16-21　结扎丝结扎

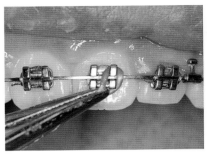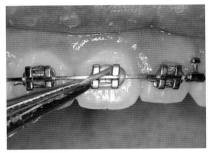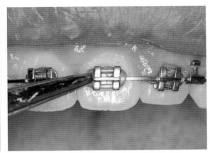

图 16-22　结扎圈结扎

六、去除矫治器

正畸治疗结束后，需要去除牙齿表面的矫治器和全部粘接剂，将釉质表面尽可能恢复到治疗前的状态。

带环通过磷酸锌水门汀或者玻璃离子水门汀固位于牙齿表面，水门汀与带环和釉质表面都不能形成强大的粘接力。以去带环钳的长喙端固定于牙齿殆面，以短喙端置于带环龈向边缘下方，对带环施以殆向力去除带环使带环变形，牙齿或带环表面的水门汀断裂从而取出带环，这一过程对釉质表面几乎没有损伤（图 16-23）。

（一）金属矫治器的去除

去除托槽时，粘接剂本身的强度较高，正畸粘接的薄弱环节在于釉质 - 粘接剂界面和托槽底板 - 粘接剂界面，利用这一特点，破坏这两个薄弱环节就可以达到去除矫治器的目的。但是，由于很多现代粘接材料与釉质表面的粘接力较强，去除粘接材料时可能会造成釉质表面损伤。因此，最安全的方法是使托槽底板发生形变，造成粘接材料与变形底板之间的断裂（图 16-24）。

将去托槽钳的双喙尖端置于托槽底板近远中边缘，加力使托槽底板变形，利用粘接剂抗张强度和抗剪切强度较小的特点使托槽脱位。这种破坏多发生于托槽底板 - 粘接剂界面，因而粘接剂多残留于牙齿釉质表面（图 16-25）。

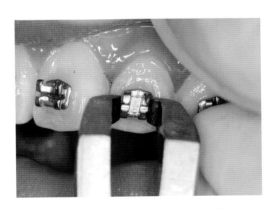

图 16-24　使用专用工具去除托槽

去除矫治器

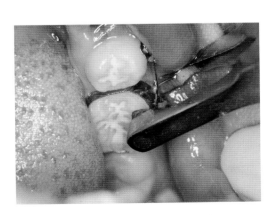

图 16-23　使用专用工具去除带环

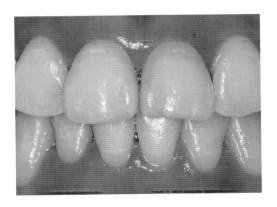

图 16-25　粘接剂多残留于牙齿釉质表面

（二）陶瓷矫治器的去除

由于陶瓷托槽的性能与金属托槽显著不同，去除金属托槽的技术对于去除陶瓷托槽并不是非常有效。陶瓷托槽与粘接剂之间既有机械锁结的物理粘接作用，又有一定的化学粘接作用，通常具有更大的粘接强度。去除不当，更容易造成釉质撕脱等损伤，单晶氧化铝托槽较多晶氧化铝托槽更容易造成釉质损伤。为了避免此类损伤，多数陶瓷托槽上设计了龈𬌗向的薄弱结构。以去托槽钳的双喙夹住陶瓷托槽的近远中面，加力使托槽的薄弱结构断裂，托槽脱落。

（三）牙面的处理

目前使用的粘接剂与牙齿釉质颜色相近，因而完全去除残余粘接剂并不容易。通常选择合适大小的碳钨钻磨除残余粘接剂。由于在湿润状态下，残余粘接剂与釉质颜色的对比度降低，因此在去除最后的残余层时要保持局部干燥。当所有粘接剂去除后，以抛光杯和抛光膏抛光牙齿表面（图16-26）。

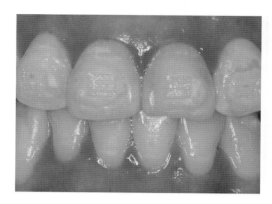

图16-26　依次去除牙齿表面的粘接剂，并进行抛光处理

参考文献

[1] Bishara SE. Textbook of orthodontics. Saunders, 2001.

[2] 傅民魁, 于晓慧, 田乃学, 许江彦. 口腔正畸方丝弓细丝弓矫治技术. 北京: 人民卫生出版社, 1990.

[3] Eliades T, Gioka C, Eliades G, et al. Enamel surface roughness following debonding using two resin grinding methods. Eur J Orthod, 2004, 26: 333-338.

[4] Graber TM, Vanarsdall RL. Orthodontics: current principles and techniques. 2nd ed. St. Louis: Mosby, 1990.

[5] Mandall NA, Millett DT, Mattick CR, et al. Orthodontic adhesives: a systematic review. J Orthod, 2002, 29: 205-210.

[6] Mclaughlin RP, Bennett JC, Trevisi H. Systemized orthodontic treatment mechanics. St. Louis: Mosby, 2001.

[7] Noroozi H, Nik TH, Saeeda R. The dental arch form revisited. Angle Orthod, 2001, 71: 386-389.

[8] Proffit WR, Fields HW. Contemporary orthodontics. 3rd ed. Elsevier, 2007.

[9] Shpack N, Geron S, Floris I, et al. Bracket placement in lingual vs labial systems and direct vs indirect bonding. Angle Orthod, 2007, 77: 509-517.

[10] Williams PH, Sherriff M, Ireland AJ. An investigation into the use of two polyacid-modified composite resins (compomers) and a resin-modified glass poly(alkenoate) cement used to retain orthodontic bands. Eur J Orthod, 2005, 27: 245-251.

第十七章

牙量骨量不调的矫治

魏 松

本章内容

一、牙量骨量不调的概念

（一）什么是牙量

按照正常的牙体解剖特点，测量牙弓中每颗牙齿的牙冠的最大近远中径（图17-1），将这些测量值相加之和即为该牙弓的牙量。概括地说，牙量通常指单颌牙弓内牙冠的近远中宽度之和。上下牙弓各自有其相应的牙量。

（二）什么是骨量

骨量是指单颌齿槽骨形成的弧长的总长度，上下牙弓各自有其相应的骨量。迄今为止，评估齿槽弓弧长的方法有目测法、铜丝法（图17-2）、分段测量法等。

（三）牙量骨量不调的原因

理想正常殆的牙量和骨量相等，即牙量骨量协调，牙齿在齿槽骨上排列整齐，无拥挤，牙弓内也无间隙。导致牙量骨量不调的原因有以下几种：

1. 功能的退化 人类演化的过程导致了某些功能的退化和器官数目的萎缩甚至减少。食物加工技术的飞速发展，也造成食物越来越精细。人们不需要过多、用力地咀嚼，就能顺利完成吞咽食物的动作。咀嚼功能用进废退，导致颌面部的咀嚼器官呈现出口周肌肉、颌骨和齿槽骨以及牙齿退化的趋势，

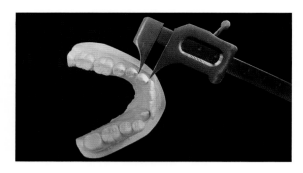

图 17-1 用游标卡尺测量每颗牙齿的最大近远中径

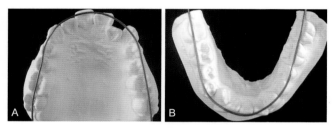

图 17-2 用铜丝法测量齿槽弓的弧长。A. 上牙弓；B. 下牙弓

从退化速度来看，肌肉最快，其次是骨骼，最后是牙齿。由于齿槽骨的退化速度快于牙齿，导致牙量和骨量的不协调，即骨量无法满足牙齿正常地排列在齿槽骨上，这也是现代人牙列拥挤发病率高的重要原因。

2. 牙齿先天发育异常 过大牙、过小牙、畸形牙、多生牙的出现也导致了牙量和骨量的不协调。

（四）牙量骨量不调的单纯性和复杂性

1. 牙量骨量不调的单纯性 牙量骨量不调作为错𬌗畸形之一，可以单独存在，即不存在颌骨、颜面三维方向的不协调，或不存在上下牙弓三维方向的不协调，磨牙呈现为中性关系，仅表现牙量骨量的不调。如图 17-3 所示，患者牙列拥挤，但侧貌为直面型，上下颌骨以及上下牙弓之间在三维方向上并没有失调，磨牙关系为中性。

2. 牙量骨量不调的复杂性 有些错𬌗畸形的患者不仅存在牙量骨量的不调，还存在上下颌骨和

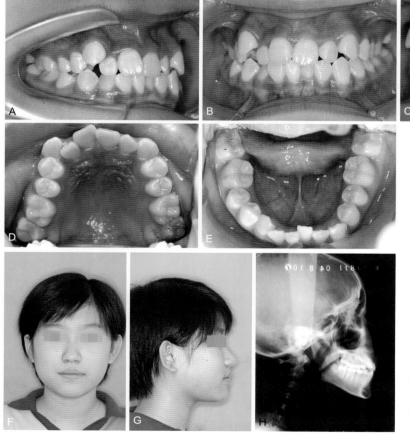

图 17-3 单纯的牙量骨量不调。A～E：牙列拥挤，但磨牙关系中性；F～G：直面型侧貌，正面看基本对称；H：侧位 X 线片显示骨性 I 类

（或）上下牙弓的不协调，表现为前牙深覆盖、深覆𬌗、开𬌗、反𬌗中的一种或多种，磨牙关系也呈现为远中或近中（图17-4）。

二、牙量骨量不调的诊断

牙量骨量不调的诊断来源于牙弓的拥挤度。

（一）拥挤度的测定

拥挤度的测定详见第十四章。

（二）牙量骨量不调的诊断

判断牙量和骨量协调性的因素来自牙量和骨量两方面。不同的牙齿发育阶段存在不同阶段的牙量和骨量。对于处于生长发育期的患者来说，由于骨量随着颌骨的发育而增加，即使到了恒牙𬌗的中、

晚期，牙量和骨量的关系也会发生相应的变化。尤其是替牙𬌗的患者，牙量和骨量的关系会随着乳、恒牙的交替以及颌骨发育而发生变化。

根据本章前述有关牙量、骨量的概念，如果牙量和骨量不相等，就可以诊断为牙量骨量不调。

三、牙量骨量不调的临床表现

牙量骨量不调可以分为以下两种情况：

（一）当牙量小于骨量时

1. 牙列间隙 间隙可以在牙弓的某一局部区域出现，也可以在牙弓的多个区域散在出现（图17-5、图17-6）。在同一牙弓内，由于过小牙、锥形牙或其他形式的畸形牙所致的牙齿近远中径过小，也会在牙弓的相应位置出现间隙（图17-7）。

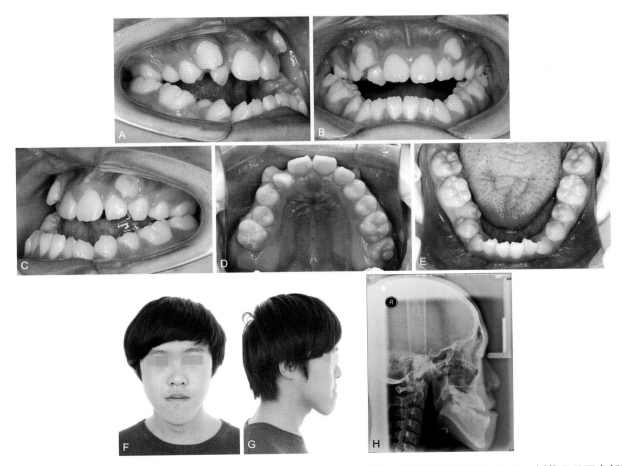

图17-4 复杂的牙量骨量不调。A～E：该病例除牙列拥挤外，磨牙关系近中，前牙反𬌗并开𬌗；F～G：侧貌显示面中部凹陷，下颌发育过度，正貌显示下颌发育不对称；H：侧位X线片显示骨性Ⅲ类，高角

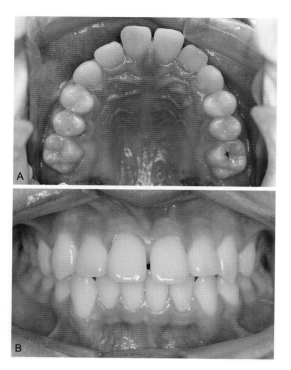

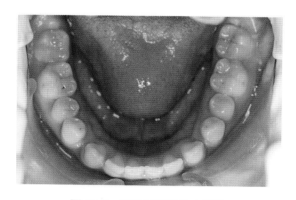

图 17-5 牙弓前部区域有间隙。A. 上𬌗面像显示上切牙之间有间隙；B. 同一病例正面𬌗像显示上颌中切牙之间的间隙

图 17-6 下牙弓出现散在间隙

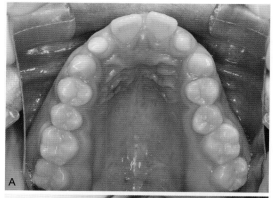

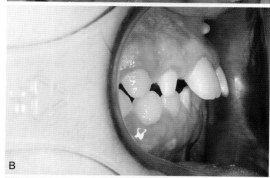

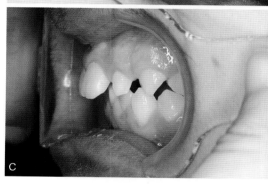

图 17-7 因畸形的过小牙引起的上牙弓间隙。A. 两侧的上颌侧切牙过小，产生间隙；B、C. 在过小的侧切牙的近远中分别出现间隙

2. 其他 当牙弓内出现间隙时，可以伴有牙齿的错位。如图 17-5 所示，上前牙区出现间隙，同时两颗上中切牙唇向倾斜。

（二）当牙量大于骨量时

1. 牙列拥挤 牙列拥挤是牙量大于骨量时的特征性临床表现，牙齿会表现为不同方向上的错位（图 17-8）。

2. 其他 牙弓中个别牙畸形（如过小牙、锥形牙、融合牙等），并未出现牙齿错位和间隙等情况，但如果恢复正常的近远中宽度，牙弓中的骨量是不足的，这也是牙量大于骨量的一种形式（图 17-9）。

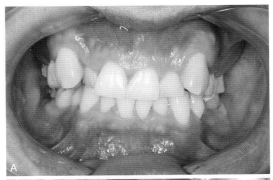

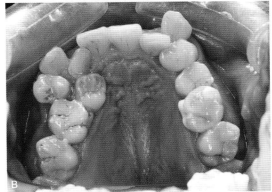

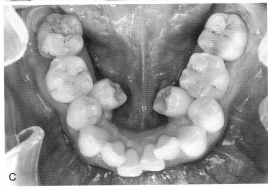

图 17-8　牙齿错位是牙量大于骨量的典型临床表现。A. 13、23 低位；B. 13、14、23 唇向或颊向错位，12、15、22 腭向错位，12、15 扭转；C. 31、41 唇向错位，35、45 舌向错位并舌向倾斜

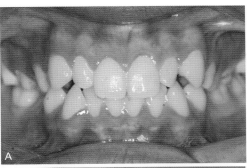

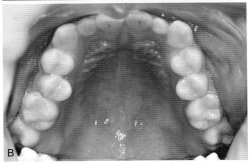

图 17-9　两颗上颌侧切牙是圆锥样的过小牙。A. B. 如果想恢复 12、22 的协调的外形，需要为这两颗牙的近、远中提供间隙，这将使牙量大于骨量的程度加大

（一）牙列拥挤度

牙列拥挤是牙量大于骨量主要的临床表现，重度拥挤的牙弓往往通过减数矫治获得足够的空间排齐牙齿（图 17-10），但中度或轻度拥挤究竟采用什么矫治方案，还需要考虑其他因素（图 17-11）。

（二）软组织侧貌

在解决牙量骨量的不调问题时，要考虑到矫治对软组织侧貌的可能影响。一个牙列拥挤很轻甚至牙列有间隙的患者，可能会因为侧貌前突，需要减数矫治（图 17-12）。而一个中度甚至重度拥挤的病例，可能因为侧貌过于直，而采用非减数矫治的方案（图 17-13）。

（三）Spee 曲线的曲度

对于下颌 Spee 曲线过深的患者，整平该曲线是矫治策略之一。当牙量骨量不调伴有下颌 Spee 曲线深时，矫治方案要考虑到整平 Spee 曲线所占用的间隙（图 17-14）。

四、牙量骨量不调的矫治需要考虑的因素

牙量骨量不调有时单独存在，有时和上下牙弓在长度、宽度、高度方向上的不调同时存在，因此在考虑牙量骨量不调的治疗时，需要考虑多方面的因素。

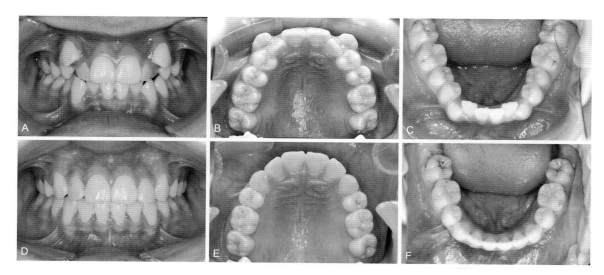

图 17-10　该病例上牙弓重度拥挤，下牙弓中度拥挤，减数 14、24、35、45，完成矫治。A. 矫治前正𬌗像；B. 矫治前上颌𬌗面像；C. 矫治前下颌𬌗面像；D. 矫治后正𬌗像；E. 矫治后上颌𬌗面像；F. 矫治后下颌𬌗面像

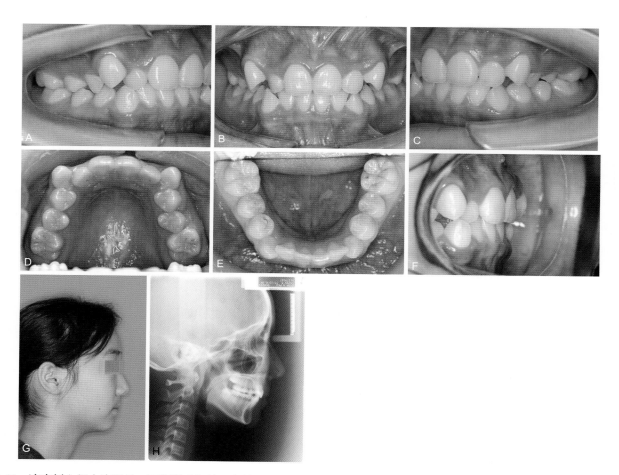

图 17-11　该病例上颌中度拥挤，下颌轻度拥挤。但软组织侧貌平直，头颅侧位 X 线片上的硬组织突度都不支持减数矫治。A. 右侧𬌗像；B. 正𬌗像；C. 左侧𬌗像；D. 上颌𬌗面像；E. 下颌𬌗面像；F. 覆盖像；G. 侧面像；H. 头颅侧位 X 线片

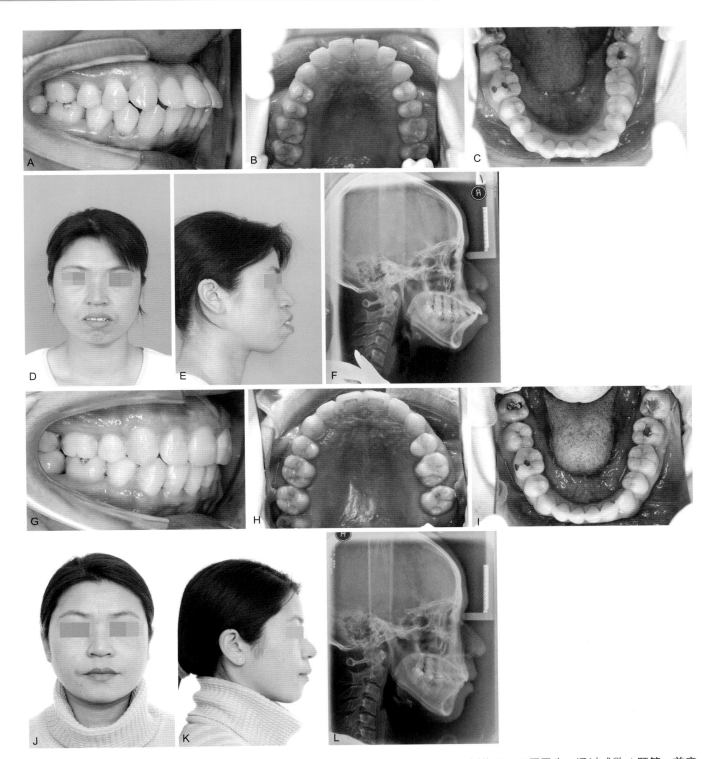

图 17-12　该病例上下牙弓轻度拥挤，牙量骨量不调的程度很轻，但前牙过于唇倾，侧貌凸，开唇露齿。通过减数 4 颗第一前磨牙，内收前牙，患者前突的问题明显缓解。A. 矫治前右侧𬌗像；B. 矫治前上颌𬌗面像；C. 矫治前下颌𬌗面像；D. 矫治前正面像；E. 矫治前侧面像；F. 矫治前头颅侧位 X 线片；G. 矫治后右侧𬌗像；H. 矫治后上颌𬌗面像；I. 矫治后下颌𬌗面像；J. 矫治后正面像；K. 矫治后侧面像；L. 矫治后头颅侧位 X 线片

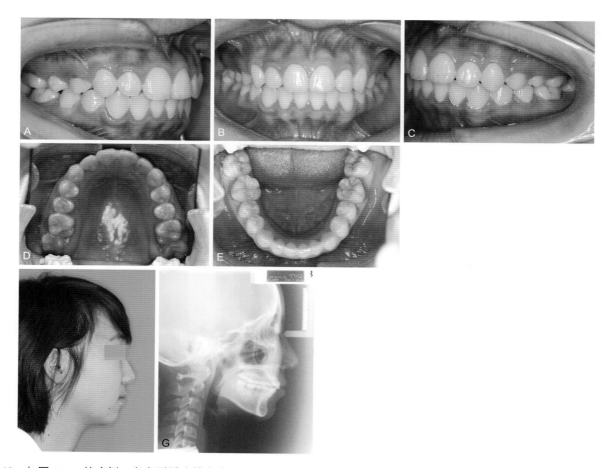

图 17-13　如图 17-11 的病例，考虑到矫治前患者侧貌较直，又处于生长发育期，担心减数矫治会导致侧貌变凹，故采取了非减数矫治的方案，最终排齐牙齿，建立正常𬌗关系。A. 矫治后右侧𬌗像；B. 矫治后正𬌗像；C. 矫治后左侧𬌗像；D. 矫治后上颌𬌗面像；E. 矫治后下颌𬌗面像；F. 矫治后侧面像；G. 矫治后头颅侧位 X 线片

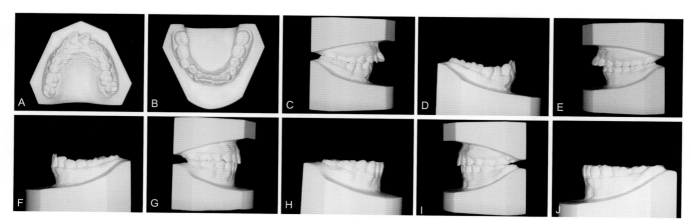

图 17-14　该患者上下牙列轻度拥挤，前牙深覆𬌗、深覆盖，磨牙完全远中关系。矫治设计时，不但要考虑牙量骨量不调所致的牙列拥挤，还要考虑到整平下颌 SPEE 曲线需要的间隙。最终决定减数 14、24、35、45，进行矫治。A. 矫治前上颌𬌗面像；B. 矫治前下颌𬌗面像；C. 矫治前右侧𬌗像；D. 矫治前右侧下牙弓𬌗曲线深；E. 矫治前左侧𬌗像；F. 矫治前左侧下牙弓𬌗曲线深；G. 矫治后右侧𬌗像；H. 矫治后右侧下牙弓𬌗曲线基本平直；I. 矫治后左侧𬌗像；J. 矫治后左侧下牙弓𬌗曲线基本平直

（四）垂直骨面型

前牙的唇舌向位置要适应垂直骨面型。换句话说，垂直骨面型决定了切牙唇舌向位置。高角患者上和（或）下切牙在唇舌向上应该比均角型患者更加直立些；而低角患者，上和（或）下切牙应该更唇倾些。当牙量骨量不调伴有垂直骨面型异常时，矫治设计在协调牙量骨量时，应考虑到垂直骨面型对切牙唇舌向位置的影响。如图17-15所示的成年病例，上、下牙列轻度拥挤，牙量骨量不调的问题很轻，

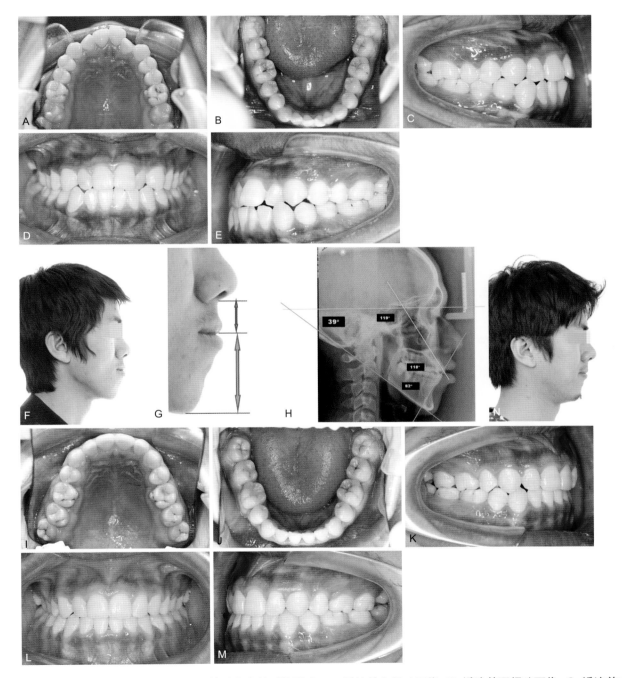

图 17-15 切牙的唇倾度是否正常受到颌骨的垂直生长型的影响。A. 矫治前上颌𬌗面像；B. 矫治前下颌𬌗面像；C. 矫治前右侧𬌗像；D. 矫治前正𬌗像；E. 矫治前左侧𬌗像；F. 矫治前侧面像；G. 矫治前侧面的面下1/3；H. 矫治前头颅侧位X线片，下颌平面角（SN-MP）；I. 矫治后上颌𬌗面像；J. 矫治后下颌𬌗面像；K. 矫治后下颌右侧𬌗像；L. 矫治后正𬌗像；M. 矫治后下颌左侧𬌗像；N. 矫治后侧面像

但是患者下颌平面角（SN-MP）39°，面下 1/3 长，呈现出明显的高角、长面型，LI-MP 82° 尽管远远小于正常值，但是高角决定了下切牙不能再唇倾，所以该患者设计减数 15、25、35、45。

（五）前牙唇倾度和后牙颊倾度

前牙唇倾度或后牙颊倾度也是正畸医生在处理牙量骨量不调问题时需要考虑的因素。牙弓存在散在间隙，但是前牙过于唇倾，也可能会考虑减数矫治。牙弓中度拥挤，但是后牙舌倾，也可能非减数矫治就可以达到治疗的目标。

（六）调整𬌗关系和牙列中线

调整颌间关系和牙列中线通常需要间隙，因此在牙量骨量不调的矫治设计中，要考虑到这一因素对治疗方案的影响。如图 17-16 所示病例，上牙弓重度拥挤，存在明显的牙量骨量不调的问题；下牙弓无拥挤，牙齿排列整齐。但患者磨牙关系远中，前牙开𬌗，上、下中线不一致。下牙弓虽然不存在牙量骨量不调的问题，但是为了建立中性的磨牙关系，矫治前牙开𬌗，调整中线等，也需要减数矫治。该病例矫治方案为减数 14、24、35、45。

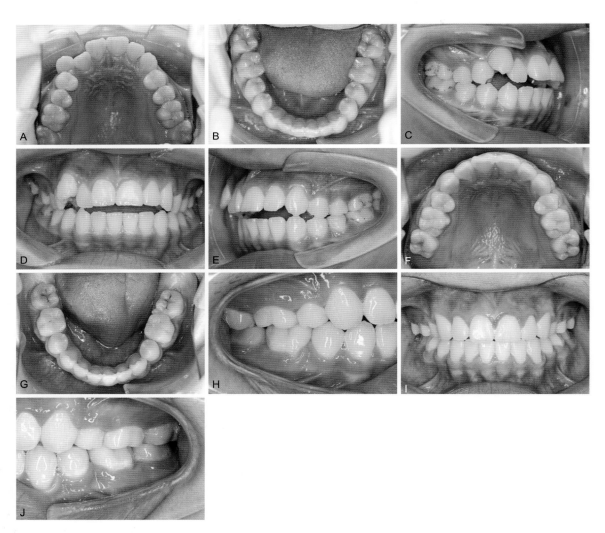

图 17-16 在解决牙量骨量不调问题时，矫治设计还要考虑到𬌗关系及牙列中线等因素。A. 矫治前上颌𬌗面像；B. 矫治前下颌𬌗面像；C. 矫治前右侧𬌗像；D. 矫治前正𬌗像；E. 矫治前左侧𬌗像；F. 矫治后上颌𬌗面像；G. 矫治后下颌𬌗面像；H. 矫治后右侧𬌗像；I. 矫治后正𬌗像；J. 矫治后左侧𬌗像

综上所述，在牙量骨量不调的矫治设计中，应该综合牙列拥挤度、软组织侧貌、Spee曲线曲度、垂直骨面型、前牙唇倾度、后牙颊倾度以及𬌗关系及其牙列中线等因素，制订适宜的矫治方案。

五、牙量骨量不调的矫治原则

牙量骨量不调矫治原则的关键是对"量"的把控，根据牙量骨量的不调，相应地改变一方或两方的量值，达到牙量骨量的协调。

（一）当牙量小于骨量时

总则是减小骨量或增加牙量，或者结合这两者。减小骨量就是减小齿槽弓的总弧长，它包括牙弓长度和宽度的减小。例如：内收前牙或近中移动后牙关闭间隙；横向缩小牙弓宽度关闭间隙等。如果是过小牙或畸形牙所致的牙弓间隙，可以通过修复的方法（如瓷贴面或烤瓷全冠）增大牙量，在协调牙齿近远中宽度的前提下，"关闭"牙弓间隙。需要注意的是，无论是正畸关闭间隙还是通过修复关闭间隙，都应该确保颌间关系的协调。

（二）当牙量大于骨量时

由于60%~70%的错𬌗畸形患者存在牙列拥挤，因此牙量大于骨量要多于牙量小于骨量的情况。总则是增加骨量或减小牙量甚至需要结合这两者。无论是增加骨量还是减小牙量，都是为了获得间隙，解决牙列拥挤。

1. 增加牙弓长度　即增加整个齿槽弓的弧长，可以通过以下三个方面获得骨量的增加。

（1）颌骨的自然生长：对于处于生长期的患者，颌骨生长是获得骨量增加的原动力。颌骨在前后向、横向以及垂直向的自然生长，是骨量增加的基础。

（2）利用矫形力促进颌骨的生长：上颌骨与其周围的骨组织（除下颌骨外）通过骨缝的连接形成鼻-上颌复合体。骨缝的间质增生是上颌骨生长发育的重要形式之一。在上颌生长发育阶段，利用机械力牵拉骨缝，可以辅助促进上颌骨的生长发育，达到增加骨量的目的。例如，在替牙中期和晚期，利用上颌骨发育的自然潜力，扩展腭中缝，促进上颌骨横向的生长，从而达到增加骨量的目的。

（3）前后向扩弓：通过唇向移动切牙或推磨牙向远中，增加牙弓长度。

（4）横向扩弓：当侧方牙段过于舌倾时，可以颊向移动侧方牙段的磨牙和前磨牙，增加牙弓的宽度。

2. 减小牙量　减小牙量的目的就是在牙弓上获得间隙。可以通过减径或者减数（即拔牙）的方法来达到减小牙量的目的。无论是减径还是减数都是有创的、不可逆的治疗，需要选择适应证。

（1）减数（拔牙）：减数矫治是减小牙量的常见矫治设计方案之一。对于牙量严重大于骨量时，减数矫治往往是协调牙量和骨量的重要选择途径。由于减数是一种不可逆的有创设计方案，正畸医生应该严格选择适应证。尤其是当牙量大于骨量的同时，还存在侧貌以及上下颌骨关系不协调时，正畸医生应综合考虑牙列拥挤度、软组织侧貌、下颌Spee曲线曲度、垂直骨面型、前牙唇倾度以及𬌗关系等诸多因素，决定是否采取减数的方案。由于正常牙弓中每侧存在两颗相邻的前磨牙，从功能、美观考虑，其中的一颗前磨牙是首选的减数对象。

在减数对象的选择上，应遵循牙弓内对称性减数、牙弓间协调性减数等原则。此外，随着矫治技术的提高，在综合考虑常规情况下的矫治方案、矫治成本和矫治结果等因素的前提下，可以选择减数不宜保留的非健康牙齿、保留健康牙齿的非常规的减数设计方案。

（2）减径：减径即邻面去釉，就是减小牙齿的近远中径的宽度，从而获得间隙，解决牙量大于骨量的问题。当牙量大于骨量的程度轻，即轻度牙列拥挤、上下颌骨位置关系基本协调、软组织侧貌协调时，从正畸角度考虑，减径是减小牙量的相对适宜的微创方法。但是减径是以磨除牙齿邻面釉质为前提的，需要消除牙与牙邻接面的正常接触点，人为改变正常的外展隙等牙齿生理的解剖形态，从而可能影响牙齿邻面的自洁功能。此外，邻面牙釉质的厚度一般在1mm左右，最厚的地方也不会超过1.5mm，磨除釉质无论如何是对牙齿抵抗菌斑侵蚀的天然屏障的损害。因此在采取这种减径的有创治疗方案时，要权衡利弊，既要考虑矫治错𬌗畸形的需要，又要考虑长期牙体牙周的健康，严格选择适应证，在以下条件下，考虑减径：①口腔卫生好，龋坏率低，釉质发育好；②轻度牙列拥挤；③牙齿邻面接触点接近𬌗向；④上下牙弓的牙齿近远中宽度比例失调；⑤在牙齿近远中向倾斜度正常情况下，相邻牙的牙根之间有相对充足的齿槽骨等。

六、常见牙量骨量不调的矫治方法

（一）牙列拥挤

牙量大于骨量所致的牙列拥挤、牙齿错位是常见的错殆畸形，获得间隙是解决拥挤的前提条件。可以通过扩大牙弓或减径、减数的策略获得间隙，但需要把控各自的适应证。

1. 扩大牙弓　横向（水平向）以及前后向扩弓是在牙弓中获得间隙的两个主要的治疗途径。

（1）横向（水平向）：

1）扩大腭中缝：扩大腭中缝，可以促进间质增生，从而增大上颌骨的体积，达到增加上牙弓宽度的目的。替牙期和恒牙早期是扩大腭中缝的重要时期；随着微螺钉技术、骨牵张技术的应用，恒牙期甚至成人也可以通过腭中缝的扩大获得间隙。扩大腭中缝的优势就是可以达到上颌基骨的扩大，最大限度地减小了磨牙、前磨牙的颊向倾斜。固定式螺旋扩大器可以进行快速加力，是扩大腭中缝的常用装置。持续每天加力 2~4 周，务必原力保持 3~6 个月，以确保充分时间的骨改建，防止复发。

病例 17-1（图 17-17）恒牙殆早期，牙列中度拥挤，上牙弓狭窄，采用上颌螺旋扩大器，加力 2 周后，上牙弓宽度明显增加，上颌中切牙之间出现间隙。原力保持 3 个月后，粘接固定矫治器，排齐牙列。

2）颊向移动磨牙和前磨牙：当前磨牙、磨牙舌向倾斜时，颊向倾斜移动前磨牙和磨牙是一种简单

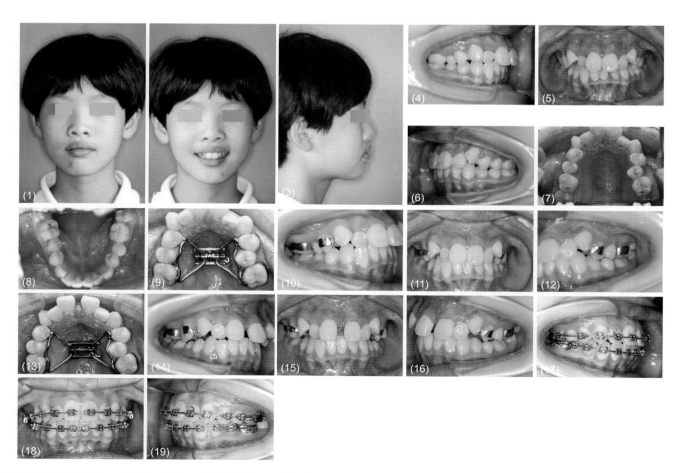

图 17-17　病例 17-1　非减数矫治，上颌横向扩弓，增加骨量，排齐牙列。(1)~(8)：矫治前面殆像；(9)~(12)：上颌快速扩弓器，扩大上牙弓宽度；(13)~(16)：加力 2 周后，上颌中切牙明显出现间隙，上牙弓宽度明显增加；(17)~(19)：继续用固定矫治器排齐牙列；(20)~(27)：矫治后面殆像

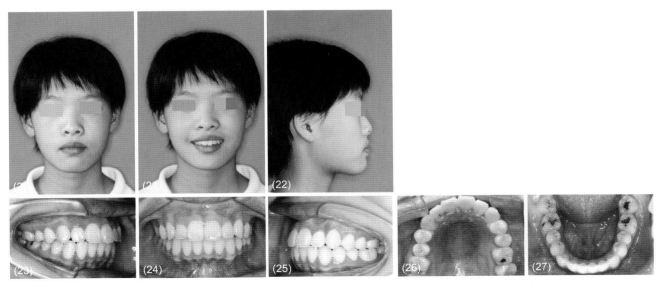

图 17-17 （续）

有效的方法。四角簧、螺旋扩大器慢速扩弓（可摘型）、固定矫治器、隐形可摘矫治器等都可以完成这项工作。

病例 17-2（图 17-18） 恒牙𬌗，上颌牙列重度拥挤，采用固定矫治器，颊向移动前磨牙，获得间隙，排齐牙列。

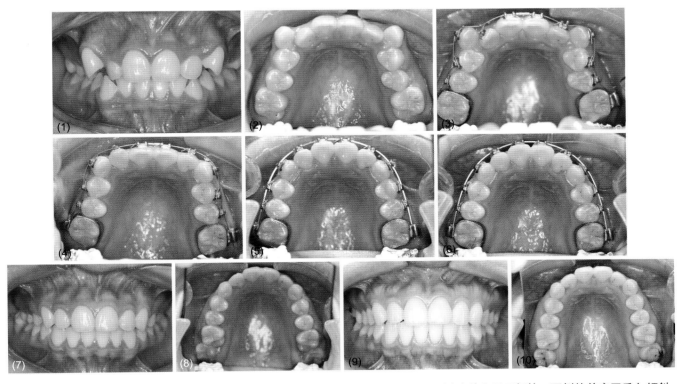

图 17-18 病例 17-2 非减数矫治，上颌横向扩弓，增加骨量，排齐牙列。(1)～(2)：矫治前上牙弓拥挤，两侧的前磨牙舌向倾斜，尖牙唇向低位，上牙弓呈方圆形；(3)：初始弓丝为 0.012 英寸镍钛丝，颊向移动前磨牙；(4)：2 个月后，左右前磨牙区宽度增加，牙列拥挤缓解；(5)：5 个月后，上牙列排齐；(6)：矫治 21 个月时的上牙弓情况；(7)～(8)：矫治后上牙弓呈卵圆形；(9)～(10)：矫治结束后 9.5 年时的牙齿排列及其牙弓形态

（2）前后向：

1）唇向移动切牙：当上切牙舌倾或过于直立时，唇向倾斜移动切牙，从而增加牙弓长度，达到增加牙弓长度的目的是临床上常用的一种方法。固定矫治器利用颌内交互支抗可以快速、有效地完成这项工作。需要注意的是：上切牙唇向移动时，要关注切牙的唇倾程度，前牙过于唇倾会导致前牙前突、侧貌变凸、覆盖异常以及长期稳定性不佳。必要时，要采取措施防止前牙过于唇倾，如利用颌间牵引、切牙转矩控制、口外弓或后牙区微螺钉支抗等。

病例 17-3（图 17-19）　上切牙舌倾，牙列轻度拥挤，前牙反𬌗。上颌唇向扩弓，既解决了前牙反𬌗，也解决了上牙弓拥挤的问题。

2）推磨牙向远中：当磨牙近中倾斜或直立时，推磨牙向远中也是增加牙弓长度、增加骨量的一个有效方法。钟摆式矫治器或推簧结合固定矫治器以及口外弓等都是推磨牙向远中的有效方法，但前两种方法，都会产生前牙不同程度唇向移动的副作用，需要掌握适应证，同时考虑结合种植钉支抗来防止这一副作用。隐形矫治器由于具备组牙支抗和支抗组织面积大的优势，在推磨牙向远中方面有独特的优势，与种植钉支抗配合使用效果更佳。

病例 17-4（图 17-20）　恒牙𬌗，牙列拥挤，磨牙关系远中，采用钟摆式矫治器推上颌第一磨牙向远中，过程中上前牙也出现唇倾加重的变化。用口外弓

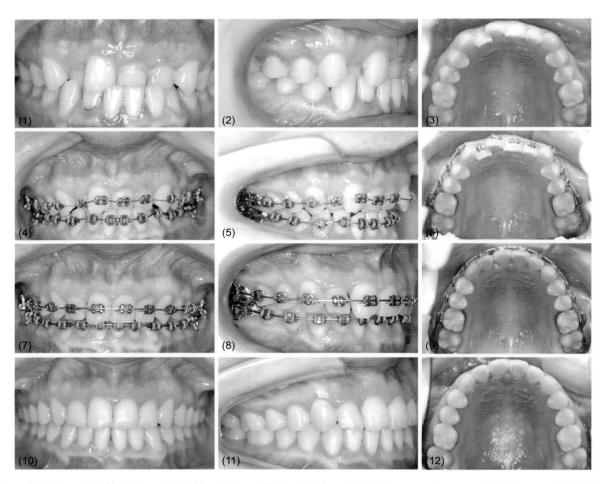

(1)　(2)　(3)
(4)　(5)　(6)
(7)　(8)　(9)
(10)　(11)　(12)

图 17-19　病例 17-3 非减数矫治，唇向倾斜上前牙，增加牙弓长度，排齐牙列。(1)～(3)：上牙弓拥挤，上切牙舌倾，前牙反𬌗；(4)～(6)：初始弓丝为 0.012 英寸镍钛丝，唇向移动上切牙；(7)～(9)：矫治 7 个月后，上牙弓排齐，前牙反𬌗解除；(10)～(12)：矫治后𬌗像

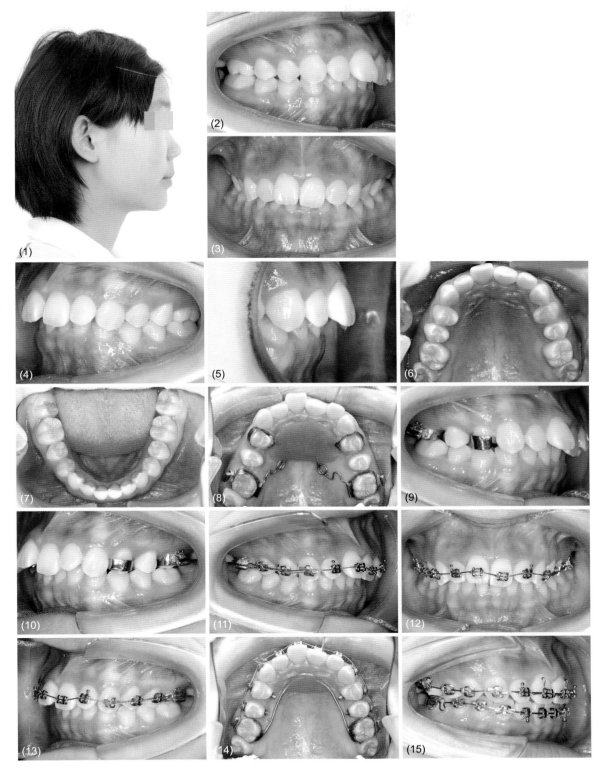

图 17-20 病例 17-4 非减数矫治，推上颌第一磨牙向远中，增加牙弓长度，排齐牙列。(1)～(7)：上牙弓拥挤，磨牙关系远中，深覆盖 4 mm，侧貌直面型；(8)～(10)：用钟摆式矫治器，推上颌第一磨牙向远中；上颌第一磨牙明显远中移动，其近中出现间隙，磨牙关系变为中性；(11)～(14)：上颌用 Nance 弓以及口外弓防止上颌第一磨牙近中移动，同时用固定矫治器排齐上牙弓；(15)～(18)：上、下牙弓排齐；(19)～(25)：矫治后骀像

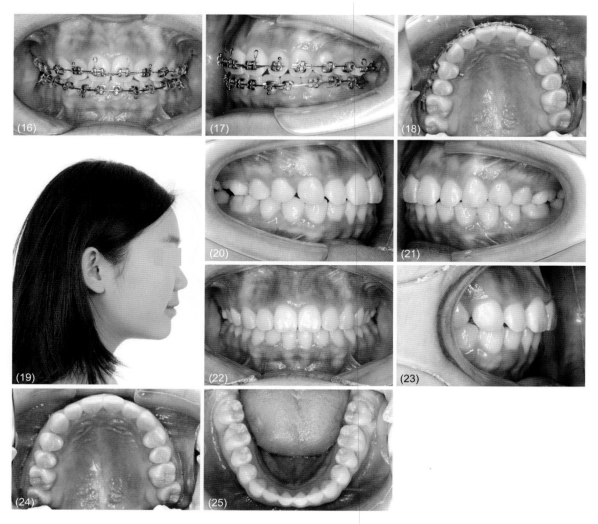

图 17-20 （续）

抑制上颌第一磨牙前移，同时依次远中移动第二前磨牙和第一前磨牙，获得的间隙用来排齐上牙弓。

2. 减径或减数　在严格控制适应证和有效的防龋措施前提下，通过邻面去釉的方法获得间隙，也是解决牙齿轻度拥挤的有效方法。

病例 17-5（图 17-21）　恒牙𬌗，上牙列轻度拥挤，下牙弓中度拥挤，下牙弓在 33、43 的近、远中

分别适量减径获得间隙排齐下牙列。

此外，减数矫治是牙量大于骨量时，获得间隙的最常用的方法。在合理利用拔牙间隙的前提下，可以在短期内解除牙量骨量不调的问题。具体拔除哪颗牙齿，需要根据软组织侧貌突度、牙列拥挤度、前牙唇倾度、骨的垂直生长型、前牙覆𬌗等因素综合考虑。其中前磨牙是常选的拔牙对象。

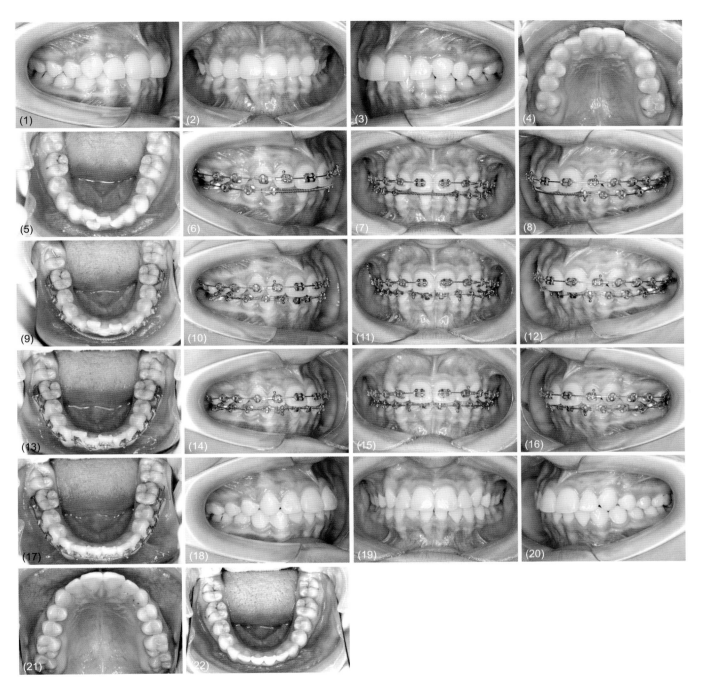

图 17-21 病例 17-5 减径矫治。(1)～(5)：下牙弓拥挤度 6 mm，磨牙关系中性；(6)～(9)：在 33 和 43 的近、远中分别减径，并用推簧远中推 33 和 43，为下切牙排齐提供空间。请注意，随着 33 和 43 远中移动，下切牙的拥挤程度自动缓解了一些；(10)～(13)：下切牙开始粘接托槽，进一步排齐；(14)～(17)：2 个月后，下牙列排齐；(18)～(22)：矫治后𬌗像

病例 17-6（图 17-22）　恒牙𬌗，上牙列重度拥挤，下牙弓中度拥挤，减数设计拔除两侧的上颌第一前磨牙、下颌第二前磨牙，粘接矫治器治疗约 5 个月后，牙齿排齐，牙弓整平。

（二）牙弓间隙

当牙弓中出现非牙齿缺失所致的散在间隙时，如果不存在 Bolton 指数不调的问题，将综合考虑前牙唇倾度、𬌗关系、软组织侧貌等诸多因素，协调间隙的分配，并最终关闭间隙。

病例 17-7（图 17-23）　恒牙𬌗，磨牙关系中性，牙弓散在间隙，非减数矫治。

由于 Bolton 指数不调、畸形牙、过小牙等所致的牙弓间隙，可以在协调𬌗关系以及牙齿近远中径大小等因素的前提下，通过正畸移动牙齿，将适宜的间隙集中在相应牙的近、远中，矫治后通过修复的方法掩盖间隙。

病例 17-8（图 17-24）　恒牙𬌗，磨牙关系中性，12、22 过小牙，52、62 滞留，设计拔除 52 和 62。

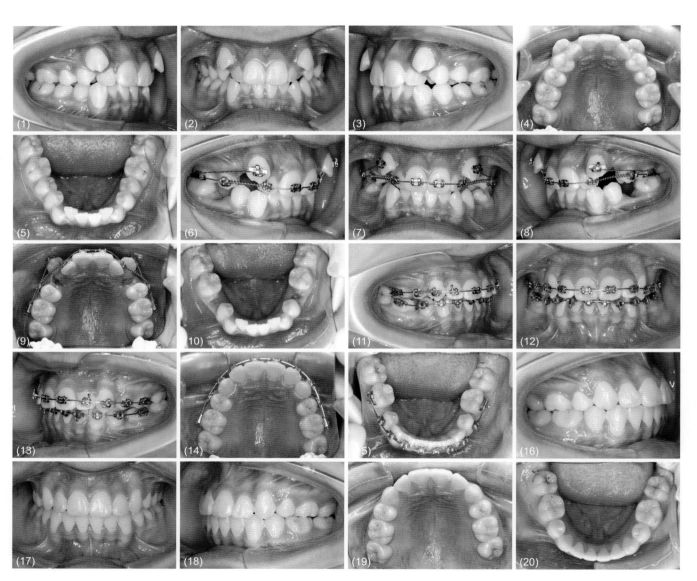

图 17-22　病例 17-6 减数矫治。(1)～(5)：上牙弓拥挤Ⅲ度，下牙弓拥挤Ⅰ度，磨牙关系完全远中；(6)～(10)：减数上颌第一前磨牙、下颌第二前磨牙；(11)～(15)：矫治 5 个月后，上下牙列排齐；(16)～(20)：矫治后𬌗像

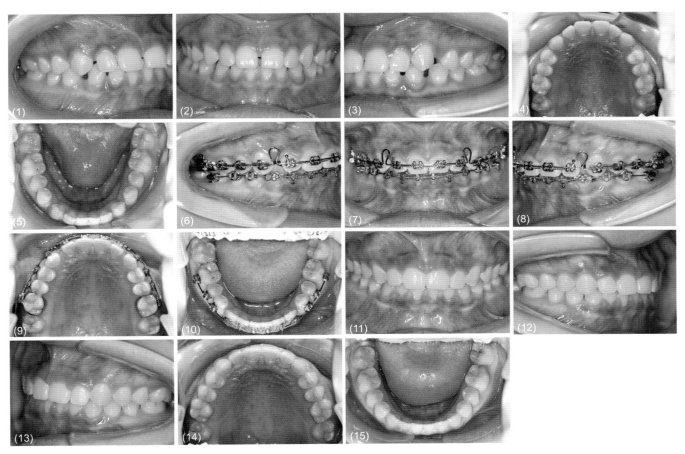

图 17-23 病例 17-7 牙弓散在间隙。(1)～(5)：前牙深覆𬌗，磨牙关系中性，牙弓散在间隙；(6)～(10)：固定矫治器关闭间隙；(11)～(15)：矫治后𬌗像

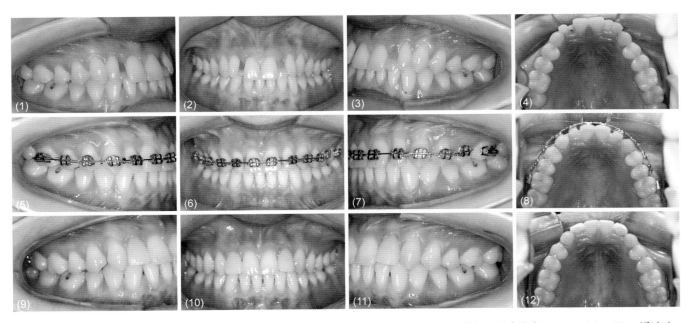

图 17-24 病例 17-8 因过小牙产生的上牙弓间隙。(1)～(4)：12、22 为过小牙，52、62 滞留，设计拔除 52、62；(5)～(8)：矫治中，将拔除 52、62 产生的间隙，预留在 12、22 的近、远中；(9)～(12)：矫治后，瓷贴面修复 12、22

参考文献

[1]　林久祥. 现代口腔正畸学. 4版. 北京: 北京大学医学出版社, 2011.

[2]　傅民魁. 口腔正畸学. 2版. 北京: 北京大学医学出版社, 2014.

[3]　傅民魁. 口腔正畸专科教程. 北京: 人民卫生出版社, 2007.

[4]　Proffit. WR. Contemporary Orthodontics. 3ed. New York: Mosby, 1999.

第十八章

矢状向不调的矫治

李魏然

本章内容

一、概述

　　颌骨或牙弓的矢状向关系不调，是临床上常见且存在一定治疗难度的错殆畸形。这类错殆畸形可能同时伴有牙齿及颌骨的畸形，且同时伴有垂直向不调或横向不调问题的患者也不少见。近远中向不调的错殆主要表现是前牙覆盖的异常及尖牙、磨牙的非中性关系。近中错殆表现在前牙的对刃或反殆，磨牙关系多为近中关系，可能由于上颌发育不足、下颌发育过度或者是上下牙列关系或牙轴关系的异常。患者常表现为凹面型、鼻旁区凹陷等。近中错殆，由于是下颌或下牙列前突或近中移动，会随着生长发育有加重的趋势。

　　远中关系则表现出前牙的深覆盖、尖牙和磨牙关系多为远中、开唇露齿等，可以由于上颌前突、下颌后缩或上颌牙齿的唇倾或下颌牙列的直立所致。有研究表明远中错殆的患者随着生长发育的进行，可能会有30%左右的患者会有畸形的减轻和错殆的改善。所以对待近远中向关系不调，正畸治疗还要考虑治疗时机，使错殆矫治更有效，患者更获益。

二、远中错殆的矫治

　　在颌间近远中关系不调中，远中错殆是最常见的，在错殆儿童中约占23%。典型的表现为磨牙和尖牙的远中关系以及前牙的深覆盖并常伴有牙列拥挤，多为安氏Ⅱ类错殆，毛氏诊断为Ⅱ[2]。也有些患者表现出前牙覆盖增大、尖牙为远中关系，但是磨牙是中性关系，其安氏诊断为安氏Ⅰ类错殆，毛氏诊断为Ⅱ[4]。

（一）错殆机制

　　远中错殆的患者表现出下颌相对偏于远中的位置。可以由于骨性原因如上颌长度过大，上颌位置前突，下颌发育不足、长度过小，下颌位置偏后；也可以由于上颌牙弓或前牙的唇倾前突或下牙弓的后缩及下前牙的直立及舌向萌出，还可以由于上下颌牙量不调如上前牙过大或下前牙过小所致。

（二）病因

许多因素可以造成远中错𬌗的发生，遗传因素、替牙障碍及口腔不良习惯是最常见的病因。

1. 遗传因素　颌面部的整体发育受遗传因素的控制，尤其下颌发育不足受遗传影响更明显。环境因素可以影响遗传的表达，但是骨性类错𬌗尤其是下颌后缩的患者多为遗传所致。

2. 替牙障碍　一些牙齿因素如乳牙早失能够造成下颌牙列的后移或上颌牙弓后段的前移从而增加前牙的覆盖；恒牙萌出异常也会造成远中错𬌗的发生，如上颌第一恒磨牙先于下颌第一恒磨牙萌出或上颌第二磨牙先于尖牙及下颌第二磨牙萌出等均不利于磨牙中性关系的建立，常导致远中错𬌗的发生。

3. 不良习惯　一些不良习惯如吮指习惯、咬下唇习惯以及不良功能如口呼吸等都因破坏了口腔内外的动力平衡而导致上颌前牙的前突、下前牙的舌倾、牙弓狭窄、下颌后缩等远中错𬌗的表现。

4. 全身疾病　一些呼吸道疾患如慢性鼻炎、鼻甲肥大、扁桃体及腺样体肥大影响了正常的气道通气，常导致口呼吸。口呼吸长期存在会影响颌骨的正常发育，产生远中错𬌗表现。另外，佝偻病和一些影响肌肉力量的疾患也会影响颌骨的发育产生远中错𬌗。

（三）临床表现及分型

远中错𬌗并不是单一的矢状方向的关系不调，许多研究都表明安氏Ⅱ类错𬌗不仅存在着颌骨近远中向的不调，而且大部分患者同时都有垂直向关系的异常。在远中错𬌗的患者中错𬌗形成的机制和错𬌗构成也大不相同。国内外的研究均表明，由于下颌后缩导致的远中错𬌗远多于上颌前突，约占50%以上。而由上颌前突引起的远中错𬌗侧相对较少，据McNamara的报告约为13.5%。在这类患者中还有约1/3上下颌骨位置均正常。

1. 临床表现　远中错𬌗的患者常表现出磨牙及尖牙的远中关系、前牙深覆盖、深覆𬌗；有些患者表现出上前牙的唇向倾斜；下颌前牙通常位置正常，也有一些会表现出下颌牙弓的后缩和下前牙的直立。远中错𬌗的患者常会表现出面部垂直关系的异常，根据患者面部生长型的不同表现为面下高的减小或面下高度的增加。上颌或上牙弓前突的患者常表现

出鼻唇角减小、下颌后缩的患者表现出颏唇沟的加深，远中错𬌗的患者常表现为凸面型，上下唇常位于审美平面的前方。

2. 分型　远中错𬌗可以依据错𬌗机制不同分为骨性、牙性和功能性。远中错𬌗可以是由于骨骼关系的异常所致，可以由于牙齿的异常如上前牙的唇倾、下前牙的直立舌倾及上颌磨牙的扭转和近中移动所致，也可以由于功能异常所致，但是一般功能因素所致的远中错𬌗常伴有颌骨的异常。

（四）矫治原则

对于远中错𬌗患者的正畸矫治最重要的是对错𬌗机制的正确分析及诊断，区分引起错𬌗的主要原因是骨性、牙性还是功能性，异常关系主要来自上颌还是下颌，以利于作出正确的治疗计划，从而获得良好的矫治效果。

1. 骨性错𬌗　对于存在明显骨性不调的患者如果在生长发育期可以进行生长改良矫治，通过抑制上颌骨的生长和刺激下颌骨的生长完成矫治。生长发育期已过的成人患者，如果骨性畸形不严重则可以考虑掩饰治疗，通过拔牙矫治减小前牙覆盖、上切牙突度及纠正远中关系。而骨骼畸形严重的患者一般需要配合正颌外科手术治疗，通过手术改善患者颌间的Ⅱ类关系，正畸治疗的目的多为解决牙列排齐、牙齿位置、唇倾度、Spee曲度、颌间宽度关系及上下颌间的精确咬合关系。

2. 牙性错𬌗　由于上颌牙弓的前突、上前牙的唇倾、下颌牙弓的后缩、直立以及上颌磨牙的近中移位都可以造成远中错𬌗，患者一般表现出磨牙及尖牙的远中关系，但是骨骼型为Ⅰ类关系。这类患者往往需要针对牙齿进行矫治，通常需要后移上颌磨牙或上牙弓或者前移下前牙或下牙弓。

3. 功能性错𬌗　功能性错𬌗的Ⅱ类患者一般存在下颌位置的异常，通常也有骨骼异常。这类患者一般在生长发育期进行生长改良治疗，多戴用功能矫治器进行治疗，通过前移下颌刺激髁突的生长增加下颌骨长度、前移下颌牙弓、远中移动上颌牙列从而改善颌间远中关系。

（五）远中错𬌗各阶段的矫治

在儿童生长发育过程中，部分远中错𬌗会随着下颌骨的生长逐渐改善，对于多数的患者需要有针

对性的治疗。对于不同时期、不同发育阶段的远中错𬌗正畸矫治的侧重点不同。

1. 乳牙期　乳牙期时，儿童由于下颌发育相对滞后，可以表现出轻度的深覆𬌗、深覆盖。由于下颌发育不足所致的骨性Ⅱ类错𬌗一般很少表现出来，严重的深覆盖在此期内也很少见。远中错𬌗如果在乳牙期时应用功能矫治器都可以在短时期内完成矫治，但是随着生长发育，远中错𬌗仍然会再次表现出来。所以，除非患者存在严重的远中错𬌗和颌骨间关系的不调，一般不在乳牙期进行治疗，以避免患者对今后青春期或恒牙期要进行的正畸治疗产生厌倦。但是对于乳牙期内，由于不良习惯如吮指、咬物、咬下唇等原因造成的前牙深覆盖和远中错𬌗，应该及早进行干预。该阶段的治疗主要致力于不良习惯的破除，随着不良习惯的破除，错𬌗会随之减轻或消失。

2. 替牙期　替牙期时的前牙深覆盖及远中关系需要针对错𬌗原因及机制选择不同的矫治方法和时机。替牙期时远中错𬌗的矫治以生长改良为主，主要是刺激下颌的发育和限制上颌的生长。由于上前牙唇倾造成的前牙深覆盖一般需要进行拔牙或后移整个上牙列，可以推迟至恒牙初期矫治，在替牙阶段即开始拔牙矫治是不明智的，因为替牙过程长达几年，情况复杂，对患者的合作要求较高，而且无法应用高效的固定矫治器精确控制牙齿等原因会影响治疗结果。但是，对于上颌前牙唇倾严重的患者，为了避免外伤，应该早期处理减小上牙的唇倾度。

（1）下颌位置的自行调整：有时由于上颌牙弓的狭窄或上颌前牙的舌向错位等原因可以造成下颌的后缩、前牙的深覆盖，上颌的扩弓及舌向错位牙齿的唇向移动，可以解除上颌对下颌的限制，使下颌发生向前的移动，颌间关系的不调也随之得以矫治。

（2）功能矫治器：下颌发育不足、下颌后缩的患者在替牙期时应用引导下颌向前的功能矫治器进行生长改良是一个非常有效的方法，矫治可以使患者的面型得到显著的改善，这是应用固定矫治器无法获得的效果。这类患者可以进行双期矫治，在替牙期矫治颌骨关系的不调和下颌的发育不足，在恒牙期矫治牙列不齐的问题。进行生长改良的患者，应注意矫治时机的选择。矫治一般开始于替牙晚期，生长发育高峰期前应用效果最好，戴用功能矫治器的时间不能过短，时间太短刺激下颌生长的表达就

不明显。当然，功能矫治器的应用和生长改良是否真正促进下颌骨的生长，几十年来一直是正畸界争论的问题。20世纪90年代美国北卡罗来纳大学、佛罗里达大学及宾夕法尼亚大学的随机临床研究表明，生长改良可以引起颌骨变化及颌骨关系的改善，但是随着生长发育的进行与对照组间的差别逐渐减小并消失；然而，早期矫治可以减小前牙外伤和颞下颌关节病的发生。但是，许多研究均表明，戴用功能矫治器通过刺激髁突的生长、颞下颌关节窝改建、消除下颌的功能后缩、引导发挥正常的生长方向和限制上颌的生长、促进齿槽突的改建等起到矫治远中错𬌗的作用。常用的引导下颌向前的功能矫治器有Activator、Andresen、Bionator、Twinblock和Herbst。在功能矫治器的设计时还要考虑患者的垂直面型，依据垂直面型的不同，选择和制作矫治器。

1）面高正常和面高较小：在制作功能矫治器的咬合重建中引导下颌向前为主，下颌前移6~7 mm，咬合打开3~4 mm。在患者戴用中控制上颌磨牙的萌出，引导下颌磨牙的萌出使咬合平面发生逆时针旋转以利于安氏Ⅱ类错𬌗的矫治。同时后牙的萌出也有利于深覆𬌗的矫治。

2）面高较大：面高较大的患者下颌的生长呈开张型，部分患者有开𬌗倾向。在应用功能矫治器时，应注意垂直向的控制。这类患者一般会选择加高位牵引头帽的Activator，利用后牙的𬌗垫和高位牵引控制后牙的高度从而减小由于后牙过度萌出造成的下颌平面角增加和面高的增加。

病例18-1（图18-1~图18-8）

女性，12岁。

主诉：牙齿不齐、龅牙。

检查：面部不对称，下颌后缩，颏唇沟和颏窝明显。口内检查为替牙𬌗，磨牙间远中关系，前牙深覆盖、深覆𬌗。牙列存在间隙。上前牙唇倾。

诊断：安氏Ⅱ^1，毛氏Ⅱ^2+Ⅳ^1+Ⅰ^2。

治疗设计及过程：采用双期矫治，替牙期利用生长潜力完成颌间矢状关系的改善，改善前牙深覆盖和深覆𬌗。待替牙完成后固定矫治器解决牙齿排列及咬合关系调整。佩戴Twinblock矫治器，矫治13个月，前牙覆𬌗覆盖正常，磨牙远中关系中性，后牙建𬌗。上前牙唇倾改善，侧貌突度正常。粘接滑动直丝弓矫治器，顺序更换弓丝，排齐整平牙列，调整尖窝交错关系。

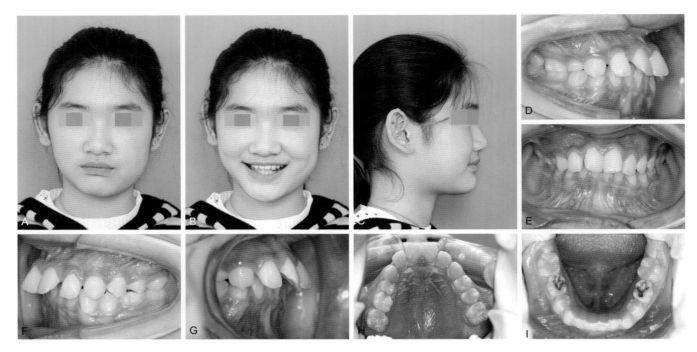

图 18-1　治疗前面殆像

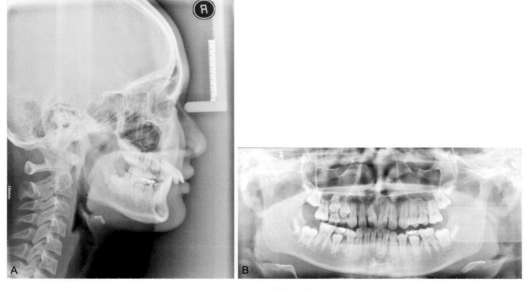

图 18-2　治疗前 X 线片

（3）口外弓矫治器：口外弓矫治器可以起到限制上颌向前发育及后移牙齿或牙列的作用。替牙期时由于上颌磨牙的前移位造成的磨牙远中关系、上前牙过度唇倾以及上颌前突的患者可以应用口外弓。为了不引起下颌的后下旋转加重远中错殆表现，在远中错殆的患者使用口外弓时多用联合牵引或高位牵引头帽，高位牵引头帽对上颌磨牙萌出的限制有利于引导下颌的逆时针旋转从而使远中错殆得到矫治。上颌前牙过度唇倾易造成前牙的外伤，替牙期通过口外弓的应用也可适当内收前牙，减少外伤可能性。

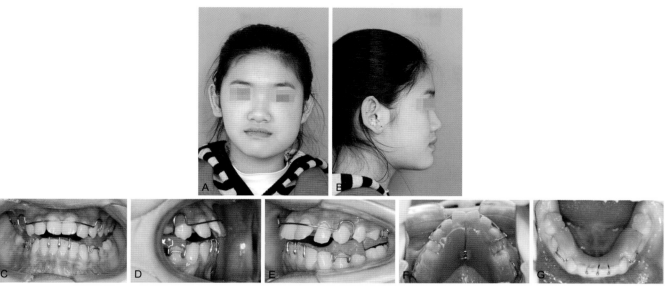

图 18-3 Twinblock 治疗中（A～G）

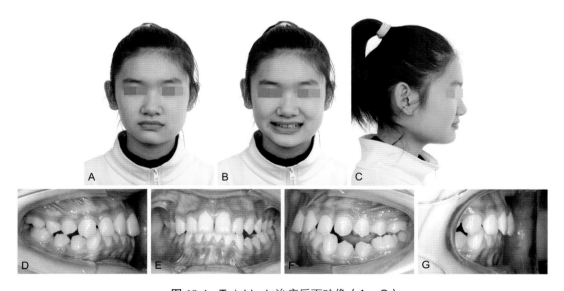

图 18-4 Twinblock 治疗后面𬌗像（A～G）

3. 恒牙期 有一些患者在恒牙期时仍存留一定生长潜力，对于存在生长的患者最好先进行生长改良。已过生长期的患者需要进行掩饰治疗，即通过不同的拔牙方法矫治前牙的深覆盖和磨牙的远中关系。另外，对于单纯的由于上前牙唇倾、下切牙舌倾造成的远中错𬌗及前牙深覆盖也需在恒牙期时应用固定矫治器进行治疗，后移上颌前牙或上牙弓。对于一部分颌间关系严重不调的远中错𬌗，患者通

常伴有明显的垂直关系的异常，一般需要进行正颌外科手术治疗。

（1）矫治设计及拔牙选择：恒牙期时，有些无显著牙列拥挤、下颌平面角较低的患者，可以通过不拔牙矫治远中移动上颌牙列或通过Ⅱ类颌间牵引实现Ⅱ类关系的矫治。需要大量远中移动上颌牙弓或牙列的患者，很难完全通过不拔牙来实现。通常需要配合支抗辅助装置如口外弓或种植体且需要拔

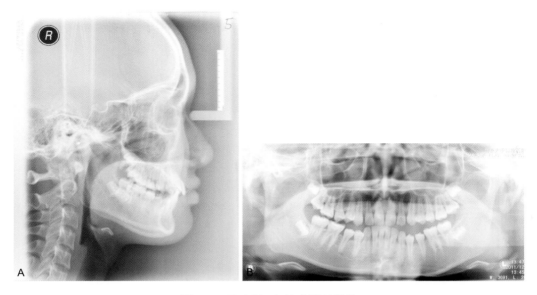

图 18-5　Twinblock 治疗后 X 线片

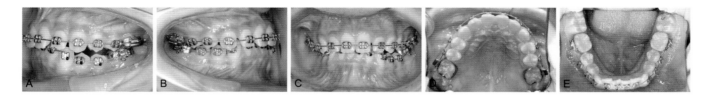

图 18-6　滑动直丝弓排齐整平牙列（A～E）

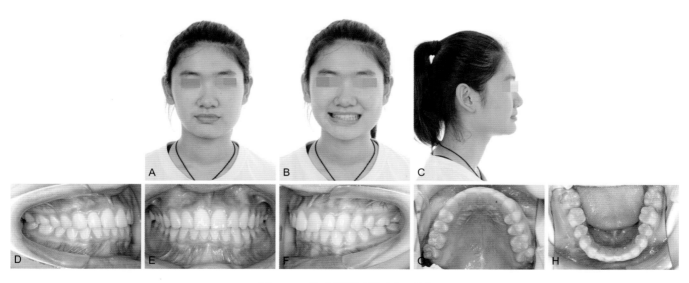

图 18-7　治疗后面𬌗像（A～H）

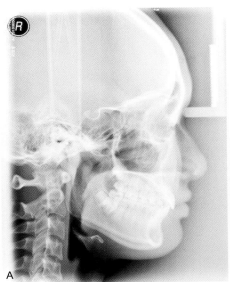
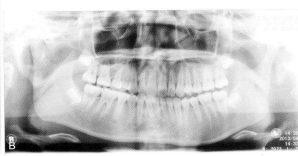

图 18-8 治疗后 X 线片

除第三磨牙或第二磨牙。对于多数远中错殆患者的正畸掩饰治疗都需要通过拔牙矫治来实现远中尖牙及磨牙关系的调整及前牙覆殆覆盖的矫治。拔牙后利用拔牙间隙远中移动上颌牙列、近中移动下颌磨牙，减小前牙的覆殆覆盖，调整尖牙远中关系至中性。依据患者的不同情况，治疗设计有不同的拔牙选择。拔牙应综合考虑牙列拥挤度、牙弓突度、前牙倾斜度、下切牙位置和 Spee 曲线曲度等。

1）拔除 4 个第一双尖牙：对于一些恒牙初期仍有生长潜力的患者，牙列尤其下牙列存在明显拥挤或牙弓突度较大的患者可以考虑拔除 4 个第一双尖牙，同时利用生长潜力矫治颌间关系不调。由于远中错殆的患者正畸治疗中希望保持下颌前牙位置，所以拔除下颌第一双尖牙的患者在治疗中应重点保证下颌前牙的位置不内收。由于远中磨牙关系的矫治中可能会用到颌间的 Ⅱ 类牵引，拔除第一双尖牙后会对避免 Ⅱ 类牵引造成的下颌切牙的过度唇倾有利。

2）拔除上颌第一、下颌第二双尖牙：对于生长潜力较小或垂直生长型的患者以及下颌牙列拥挤较轻、下颌牙弓突度较小、切牙唇倾不严重的患者，可以选择该拔牙模式。在减小上颌牙弓突度的同时，保持下前牙位置，磨牙关系的矫治依靠上下颌磨牙不同程度的前移来矫治。需要注意的是，拔除下颌第二双尖牙的患者需要将牙根较粗大的磨牙近中移到相对较小的双尖牙区，需要额外注意磨牙的尽早前移。因为在等待牙齿排齐的过程中，双尖牙拔牙区会出现齿槽骨萎缩，加重磨牙牙根与该区域齿槽骨厚度间的不协调，而造成磨牙前移的困难或磨牙前移后的齿槽骨开裂。

3）拔除上颌第一双尖牙：对于一些上前牙唇倾显著、前牙覆盖较大的成年患者，如果下颌没有明显的拥挤，牙弓突度及 Spee 曲线曲度不大，可以仅拔除上颌第一双尖牙。根据患者牙列拥挤程度及前牙覆盖设计不同的支抗，矫治结果关注获得尖牙的 Ⅰ 类关系，磨牙常以完全远中关系结束矫治。当然，在单纯拔除上颌双尖牙进行矫治的远中错殆的患者，还应注意上下颌牙量的协调，同时避免治疗中下颌前牙在排齐整平过程中的唇倾。下颌有时需要进行必要的邻面去釉或补偿性拔除一个下颌切牙。

4）拔除上颌第二恒磨牙：对于一些由于上颌牙弓前突或上前牙唇倾的患者，如果第三磨牙牙胚发育正常且没有明显的牙弓拥挤，同时下切牙位置正常、无明显拥挤，可以拔除上颌第二恒磨牙，利用口外弓或种植体支抗后推上颌第一恒磨牙很容易获得磨牙的中性关系，同时磨牙后移产生的间隙可以用来后移前牙、减小覆盖，治疗结果可以保证患者具有完整的牙弓及 Ⅰ 类尖牙和磨牙关系。

病例 18-2（图 18-9 ~ 图 18-15）

女性，13 岁。

主诉：前牙突。

临床检查：面部对称，下颌后缩，磨牙远中关系，前牙深覆𬌗、深覆盖。头影测量：SNA、SNB、ANB、U1-SN、L1-MP、MP-SN。

诊断：Ⅱ¹，均角、骨型Ⅱ类。

治疗设计：拔除上颌第一、下颌第二双尖牙，上颌强支抗，减小上颌突度，减小前牙覆𬌗覆盖，矫治远中关系至中性。直丝弓矫治器（MBT）逐渐更换弓丝至 0.019 英寸不锈钢方丝，上颌尖牙单独远中移动至中性关系，两步法关闭拔牙间隙。内收过程中，上颌弓丝上加摇椅辅助打开咬合同时控制上颌前牙转矩。关闭间隙后精细调整尖窝关系。

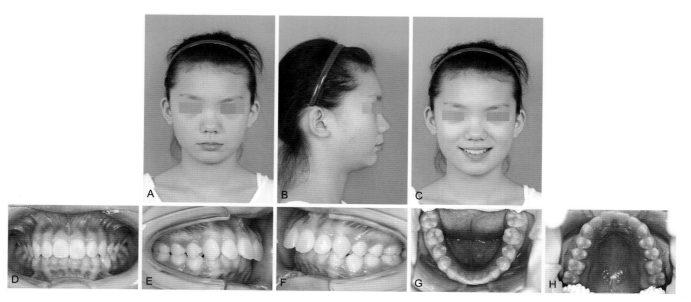

图 18-9　治疗前面𬌗像（A ~ H）

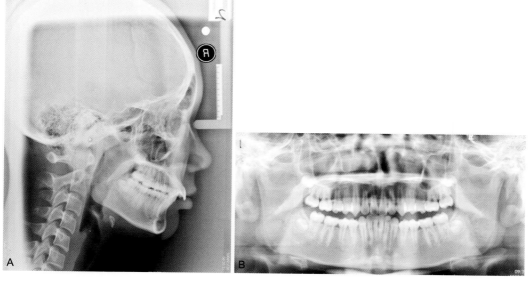

图 18-10　治疗前 X 线片

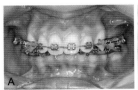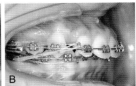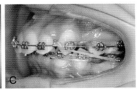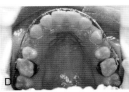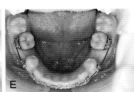

图 18-11 排齐整平中（A～E）

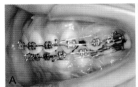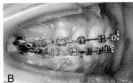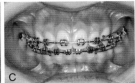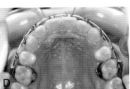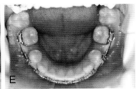

图 18-12 治疗中，间隙关闭阶段（A～E）

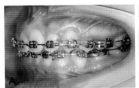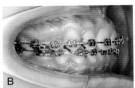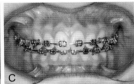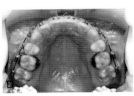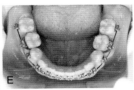

图 18-13 治疗中，间隙关闭完成，精细调整（A～E）

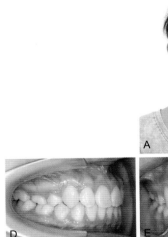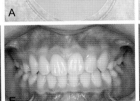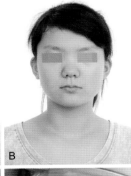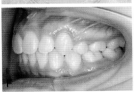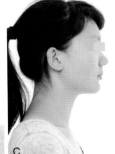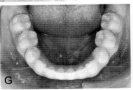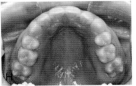

图 18-14 治疗后面𬌗像（A～H）

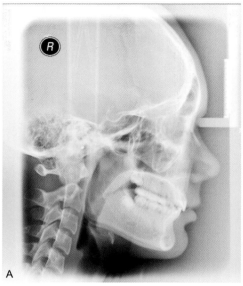
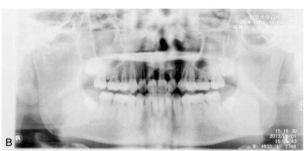

图 18-15　治疗后 X 线片

5）正畸正颌联合治疗：对于恒牙期严重骨性Ⅱ类错殆患者，如果单纯通过正畸治疗，常会使上下前牙过度唇舌向移动，导致上前牙过于直立或下前牙过度唇倾，均会给牙齿健康与功能带来风险。患者的治疗应该考虑通过正畸正颌联合治疗的方法，通过手术截骨协调颌间的矢状关系，减小上颌突度及下颌后缩程度，改善患者面型。正畸治疗通常也需要进行拔牙，根据患者的拥挤、前牙的唇倾度、牙弓突度、Spee 曲线的曲度等设计拔牙，正畸的目的是排齐牙列、整平殆曲线（不必完全整平）、调整前牙牙轴为正颌手术创造条件，精确调整颌间牙殆关系。

（2）前牙覆盖的减小：Ⅱ类错殆或远中错殆者前牙覆盖的减小来自上颌前牙的远中移动和直立、下颌前牙的唇向移动和唇倾以及颌骨间关系的改善。具有生长潜力及下颌具有水平生长量的患者覆盖的减小可以来自下颌的生长。而多数恒牙期患者覆盖的减小来自于上下颌前牙位置和角度的变化。在正畸矫治设计之初即应确定下切牙的位置在矫治中是否需要变化。远中错殆的患者维持下切牙治疗前的位置或引导下颌向前有利于前牙覆盖的减小，而内收下前牙则会使覆盖增大，同时增加深覆殆矫治的难度。对于存在颌骨间关系异常的患者，常需要在矫治中用上牙的直立和下牙的唇倾代偿来掩饰

骨性关系的不调。存在颌骨关系不调的患者，应注意关系异常的程度，较严重的颌骨关系异常由于需要过度的上切牙的直立和下切牙的唇倾才能建立较正常的覆盖关系，常使治疗后美观性不好，同时治疗结果的稳定性也较差，所以需要正颌外科手术治疗。对于覆盖较大的骨骼异常的患者，掩饰治疗时，上颌一般需要设计中度或强支抗，两步法关闭拔牙间隙，以尽量使上颌前牙内收，唇倾下前牙可以有助于减小深覆盖，建立正常覆盖关系。但是，下颌前牙的过度唇倾会威胁到治疗的稳定性及下前牙的牙周健康，所以，在Ⅱ类错殆的矫治中还应该尽量避免对下颌切牙的过度唇倾。口外弓、Ⅱ类牵引以及 J 钩也是内收前牙、减小前牙覆盖的常用手段。

1）口外弓：恒牙期应用固定矫治器治疗远中错殆时，尤其是不拔牙矫治的患者，应用口外弓，在限制上颌发育的同时可以后推磨牙或加强上颌后牙的支抗，以便更多地后移上颌前牙，减小前牙覆盖。当然，口外弓在拔除第二恒磨牙的患者，远中移动第一磨牙比不拔牙的患者更为有效。

2）J 钩：可以用来远中移动尖牙、内收前牙关闭拔牙间隙以及压低上前牙调整殆平面。在应用 Tweed 技术时，对于上颌前突的患者 J 钩应用较多。

3）Ⅱ类牵引：Ⅱ类牵引的作用除了有前移下颌

磨牙、后移上磨牙外，还可以前移下颌牙弓达到减小覆盖的目的。Ⅱ类牵引的应用还可以有助于前牙覆𬌗的减小。但是，由于Ⅱ类牵引对下颌磨牙和上切牙有升高的作用，过多的磨牙升高会导致下颌的顺时针旋转而加重Ⅱ类骨面型，不利于远中关系的矫治。另外，Ⅱ类牵引还可以加重下前牙的唇倾，增加治疗结果的不稳定性。故而，在矫治中Ⅱ类牵引不能太长时间应用。对于高角的远中错𬌗患者治疗中Ⅱ类牵引的应用更应十分慎重。

（3）前牙覆𬌗的控制：远中错𬌗的患者常伴有前牙的深覆𬌗，且由于拔牙矫治经常需要内收上前牙，前牙的内收往往加深覆𬌗，不利于覆𬌗减小。同时，治疗中不能有效地减小前牙的覆𬌗也会严重地影响前牙覆盖的减小。覆𬌗的控制对于远中错𬌗尤其是拔牙治疗的病例至关重要。应用固定矫治器治疗安氏Ⅱ类错𬌗时，随着矫治钢丝逐渐变粗牙列也逐渐整平、覆𬌗减小。程度较轻的深覆𬌗一般使用普通的 0.019 英寸 ×0.025 英寸的不锈钢丝即可以解决，较严重的深覆𬌗还可以配合使用第二序列弯曲弓丝、摇椅形弓、平面导板、多用途弓、片段弓、J 钩和在颌骨前部安放种植体等方法，有助于深覆𬌗的矫治。

1）上颌平面导板：对于一些低角的覆𬌗较深尤其是深覆𬌗影响下颌托槽粘接的病例，可以配合使用。平面导板通过限制下前牙萌出、促进磨牙萌出减小覆𬌗。但是，由于对于停止生长的患者该效果不肯定，恒牙期时应用固定矫治器治疗的远中错𬌗，很少同时应用平面导板，除非因咬合干扰影响粘接托槽。

2）第二序列弯曲：在应用 Begg 细丝弓、方丝弓或直丝弓矫治器时常用第二序列弯曲或反 Spee 曲线弓丝打开咬合。弓丝通过压低前牙主要是下前牙和升高后牙尤其是上后牙，达到减小覆𬌗的目的。除了 Begg 矫治器用圆丝和末端后倾弯外，方丝和直丝弓矫治器多在方丝上弯制第二序列或反 Spee 曲线弓丝打开咬合。但是，一般情况下应用该弓丝以后牙的升高为主，前牙的压低并不明显。对于成人患者，由于缺乏下颌的生长，后牙的升高易导致下颌平面的旋转而影响Ⅱ类面型的改善，对于后牙的升高需要注意控制。

3）多用唇弓及片段弓：对于下切牙的压低，Ricketts 的多用唇弓和 Burston 提出的片段弓的效果优

于第二序列弯曲的弓丝，在打开咬合的过程中，虽然不可避免地也有磨牙的升高，但是，下切牙压低的量显著大于磨牙压低量。在应用以上弓丝时应注意，压低牙齿需要的力非常轻，弓丝加力时应避免使用大力。Ricketts 的多用唇弓一般用 0.016 英寸 × 0.016 英寸的方钢丝或 0.0160 英寸 ×0.022 英寸 Ni-Ti 方丝，应用时，应避免末端后倾弯过度加力。应用片段弓压低前牙时，压低辅弓多为 0.018 英寸 × 0.025 英寸方丝。

4）J 钩：对于上颌设计强支抗的患者，J 钩除了可以拉尖牙远中、内收上切牙外，还可以利用高位牵引头帽压低上切牙，减小覆盖。同时改变𬌗平面、改善唇齿关系，减轻露龈微笑。

5）种植体对于上颌前突同时伴有上前牙暴露过多、露龈笑的患者，可以在间隙关闭过程中，在前牙的根尖区植入种植支抗钉，在前牙和种植体间应用链状圈轻力进行压低，可以减小对患者合作的需求。

（4）磨牙关系的调整：在安氏Ⅱ类远中错𬌗的矫治中，尖牙及磨牙关系的调整十分重要。除了一些较严重的成人远中错𬌗之外，一般需要将磨牙关系调至中性。磨牙关系调整时需要磨牙不同程度、不同方向的移动，以及颌骨间关系的改善来完成。在一些情况下如安氏Ⅱ类二分类或存在限制下颌向前的一些牙齿错位的患者，在排齐前牙或去除了影响因素后，下颌骨会自行向前调整；还有一些存在生长的患者在颌间Ⅱ类牵引的作用下下颌向前生长，从而减轻或消除了磨牙的远中关系。但是，恒牙期时，多数情况下，磨牙远中关系的改善来自于上下颌磨牙的不同方向与不同程度的移动。磨牙的移动方向和移动量，需要在矫治设计之初即决定下来。一般情况下远中错𬌗的正畸掩饰治疗中上颌的支抗设计多为强支抗，下颌的支抗需求较弱。很多时候对于上颌磨牙需要设计支抗增加的辅助装置或通过两步法关闭上颌拔牙间隙。

1）口外弓：远中错𬌗的患者，在矫治中需要进行上颌磨牙的远中移动或保证上颌磨牙尽量少地向近中移动，来矫治磨牙的远中关系。可以通过头帽口外弓来实现。低位牵引在远中移动磨牙时较其他的牵引效果好，但是低位牵引在后移磨牙的同时容易产生上颌磨牙的升高，造成下颌的顺时针旋转，不利于远中错𬌗的矫治。所以，在使用口外弓时，应结合患者的面部生长型。口外弓对患者合作要求

较高，否则很难实现治疗设计及矫治目标，医生需要对患者进行合作教育。

2）Ⅱ类牵引：在远中错𬌗的矫治中，上颌磨牙向远中移动、保持上颌磨牙不动或尽量少向前移动，以及下颌磨牙的近中移动有利于磨牙关系的矫治。Ⅱ类牵引可以起到推上颌磨牙向远中、牵引下颌磨牙向近中移动的作用。一般情况下Ⅱ类牵引近中移动下颌磨牙的作用远强于推上颌磨牙远中。同时，Ⅱ类牵引还有前移下颌牙弓、唇倾下切牙的作用，故在方丝弓、直丝弓矫治器应用时，为了避免下切牙的过度唇倾，一般需要在较硬的方丝上进行，并且根据前牙覆盖情况、牙弓拥挤度、上下前牙的突度、唇倾度以及鼻唇角等软组织面型等情况，确定下切牙治疗后的唇倾度。有一些直丝弓矫治器如Alexander矫治器和MBT矫治器都在下颌切牙上设计了牙根的唇向转矩以避免下颌切牙的过度唇倾。但是，在有一些患者，如下颌后缩为主的远中错𬌗患者，由于上颌位置、上颌前牙及鼻唇角均正常，过度地远中移动上颌前牙会造成上颌前牙的过度内收、上唇内收较多而影响面部的美观，在矫治中需要将下切牙唇倾一些以减小前牙覆盖。这类患者通常下颌平面角较小，Ⅱ类牵引的应用也不易引起像高角患者那样下颌骨的顺时针旋转而恶化远中错𬌗的面型。

3）Nance弓或TPA：对于儿童少年的远中错𬌗需要通过增加上颌后牙的支抗来实现远中磨牙关系的改善者，一般少用种植体来增加支抗。同时，为了避免过多地依赖患者的合作，多数情况下会在上颌制作Nance弓或TPA来增加支抗，减少上颌磨牙的近中移动。在矢状向支抗的控制上，Nance弓要由优于TPA。应用Nance弓的患者一般会使用两步法关闭拔牙间隙，即先远中移动尖牙，待尖牙到位后再用关闭曲法或滑动法组牙移动4个切牙。

4）上颌牙弓后部种植体：上颌牙弓后部种植体的植入，可以实现上颌磨牙完全不动或远中移动。对于一些上颌磨牙支抗需求较高，甚至在设计时就有上颌磨牙远中移动需要的患者可以在关闭间隙前进行种植体植入。牙弓后部种植体的植入对于后牙垂直向控制及上颌切牙转矩的控制具有一定的优势。再治疗设计时可以依据需求选择种植体支抗。

三、近中错𬌗的矫治

近中错𬌗在各类错𬌗畸形中相对较少，远少于牙量骨量不调及远中错𬌗。但是，在蒙古人种中的患病率相对高于白种人。据北京大学口腔医学院的调查，乳牙期、替牙期和恒牙期的患病率分别约为8.4%、4.6%和5.5%。

（一）错𬌗机制

近中错𬌗多为安氏Ⅲ类错𬌗的患者表现出下颌相对偏于近中的位置、磨牙近中关系、前牙反𬌗。可以由于骨性原因如上颌长度发育不足、上颌位置靠后、下颌发育过度、下颌位置偏前；也可以由于上颌牙弓或前牙的后缩、直立或下牙弓的前突或下前牙的唇倾及唇向萌出；还可以由于上下颌牙量不调如上前牙过小、缺失牙或下前牙过大所致。

（二）病因

造成近中错𬌗的原因有遗传、疾病和一些局部环境因素。

1. 遗传因素　下颌骨的生长受遗传控制较明显，下颌前突的患者常有明显的家族史。

2. 疾病　一些先天和后天的疾病会影响到颌骨和牙齿的生长发育，从而产生近中错𬌗。

（1）先天性唇腭裂：由于多次手术对上颌骨的创伤及腭部瘢痕等原因影响上颌发育，加之上颌前牙较直立和舌倾，唇腭裂患者手术修复后反𬌗较常见。

（2）遗传综合征：一些综合征由于影响到颌骨或牙齿发育，而导致近中错𬌗的发生。常见的有先天愚型、颅骨-锁骨发育不全综合征、Crouzon综合征和虹膜-牙齿发育不全综合征。

（3）全身疾病：维生素D缺乏所致的佝偻病因钙磷代谢紊乱而使颌骨发育畸形产生前牙反𬌗及开𬌗；垂体功能亢进所导致的肢端肥大症常造成下颌骨的过度发育产生前牙的反𬌗及下颌前突；一些影响上呼吸道的疾病如扁桃体或腺样体肥大，为了保持气道的通畅，常使患者前伸舌体带动下颌骨前伸从而导致前牙的反𬌗和下颌前突。

3. 局部因素　一些局部因素如替牙障碍、缺失牙、早失牙、口腔不良习惯等。

（1）上乳前牙滞留：上颌乳前牙的滞留常造成恒切牙腭向萌出，导致前牙反𬌗的产生。

（2）多数乳磨牙早失：多数乳磨牙早失后牙弓后部失去支撑，患者常前伸下颌以建立后部的接触关系，长期作用易导致近中错𬌗的产生。

（3）上切牙缺失或早失：牙齿的存在对于齿槽骨的保存以及颌骨的发育至关重要。如果恒切牙缺失或小牙畸形，常为上颌侧切牙；或上颌前牙早失常为上颌中切牙；以及上颌前部牙齿阻生（常见上尖牙阻生）常会导致上颌骨前部发育不足，产生近中错𬌗尤其是前牙的反𬌗。

（4）乳尖牙磨耗不足：过高过尖的尖牙易造成𬌗干扰，未避开干扰，下颌向前移位，产生近中错𬌗。

（5）口腔不良习惯：一些不良习惯如伸舌、咬唇、吮指及伸下颌习惯，都可以导致下颌的前移及上颌的发育受限，从而产生近中错𬌗。

（三）临床表现及分型

1. 临床表现　近中错𬌗的患者主要表现为近远中向关系的不调，一般有前牙反𬌗（4 个切牙以上）、尖牙及磨牙关系的近中，但也有磨牙为中性关系的。但是骨骼型却形态各异，在我国近中错𬌗的患者中，下颌前突所占比例较大。垂直向关系可以表现出面下 1/3 正常、减小和增高，骨性近中错𬌗多表现为面下高增大并有牙齿的代偿——上前牙唇倾、下前牙舌倾。在安氏Ⅲ类患者中常存在上颌较明显的拥挤，下颌的拥挤通常较轻。虽然患者的软组织存在一定程度的代偿，但是患者一般会表现出面中部凹陷的Ⅲ类面型。

2. 分型　近中错𬌗可以依据牙𬌗表现、矢状骨面型和病因机制分型。牙𬌗表现的分型参考磨牙关系，如果磨牙近中关系则为安氏Ⅲ类错𬌗，磨牙如为中性关系则是安氏Ⅰ类错𬌗；矢状骨面型的分类依 ANB 角的大小进行，如 ANB>0°（替牙期为 ANB>2°）是Ⅰ类骨面型，ANB<0°（替牙期时 ANB<2°）则为Ⅲ类骨面型；依据致病机制将近中错𬌗分为牙性、功能性和骨性。

1）牙性：由于牙齿萌出、替牙障碍或萌出异常造成的前牙反𬌗。一般没有颌骨大小及形态的异常，磨牙关系可以是近中，但是多为中性，患者没有明显的颜面异常。

2）功能性：前牙反𬌗是由神经-肌肉参与形成的，多由咬合干扰、不良口腔习惯及扁桃体或腺样体肥大所致。功能性反𬌗的患者一般前牙反覆盖不大、反覆𬌗较深、下颌能够后退至前牙对刃关系，且下颌后退至对刃时侧貌形态明显改善。患者一般也无颌骨形态与大小的异常。

3）骨性：前牙反𬌗及近中错𬌗是由于上下颌骨的异常所致。患者表现出上颌发育不足、下颌发育过度；磨牙和尖牙的近中关系、前牙反覆盖较大；牙齿常出现一定程度的代偿——即上前牙唇倾、下前牙舌倾；明显的面部畸形——面中部凹陷等。在骨性Ⅲ类错𬌗患者中以下颌骨的发育过度为主，根据北京大学口腔医学院的研究表明，在骨性Ⅲ类错𬌗的患者中下颌前突者约占 60%。

3. 鉴别诊断及预后　近中错𬌗的诊断中牙性错𬌗一般较容易诊断，功能性和骨性错𬌗的鉴别稍困难。因为一些功能性错𬌗的患者也存在骨骼的异常，而一些骨性错𬌗的患者往往也伴有一些功能因素。但是，一般情况下可以根据以下作为鉴别诊断的参考。

（1）骨性错𬌗者，磨牙近中，下颌虽可后退但不能退至切牙对刃；骨面型为Ⅲ类；存在颌骨的畸形。

（2）功能性错𬌗者，下颌能够后退至或接近切牙对刃；检查时下颌从休息位到牙尖交错位的移动过程中有明显的下颌向前移动。

一般情况下，存在骨性畸形的近中错𬌗患者预后较差，牙性的近中错𬌗治疗相对简单。功能性近中错𬌗及早矫治，预后也较好。

（四）矫治原则

由于上下颌生长时间与生长量的不同步性，安氏Ⅲ类错𬌗一般会随着生长发育而逐渐加重。安氏Ⅲ类错𬌗或近中错𬌗一般提倡早期进行矫治，通过去除前牙反𬌗对上颌的锁结作用，调动上颌生长发育的潜力，协调面部关系。到目前为止临床上尚无有效的抑止下颌生长的矫治手段。对于近中错𬌗的矫治常常随着患者的生长有所反复。所以，安氏Ⅲ类错𬌗患者的错𬌗机制和错𬌗类型的分析和确定在正畸矫治设计中是十分重要的。针对患者的具体情况选择适当的矫治时机和恰当的矫治方法，以获得最佳的矫治效果。一般情况下，安氏Ⅲ类矫治的原则是前移上颌骨或上颌前牙、远中移动下前牙或下颌骨。

1. 牙性错殆 牙性近中错殆的矫治相对容易，主要通过唇倾上颌切牙或舌向移动下颌切牙来完成反殆的矫治。一般也需要尽早矫治，解除前牙反殆，为患者创造有利的生长发育的环境，调动正常的颌骨生长。

2. 功能性错殆 存在功能因素的安氏Ⅲ类错殆，应寻找是否存在早接触或殆干扰点并消除干扰；功能性Ⅲ类错殆的矫治一般都是通过改变下颌位置，使患者获得牙位与肌位的一致与协调，从而使前牙的反殆得以解决。存在功能因素的近中错殆一般需要尽早矫治，消除不良功能因素，使颌骨发挥正常的生长潜力。

3. 骨性错殆 通过检查与头影测量分析确定患者为骨性近中错殆，则还应进一步确认骨性错殆的机制。如果患者错殆的主要原因是上颌骨发育不足或上颌位置异常，则应及早治疗，通过矫形治疗前移上颌骨；如果错殆的主要原因是下颌发育过度，则患者的预后通常较差，一般需要观察生长至生长发育快速期结束，以最终确定矫治手段与方法，避免过早矫治人为延长矫治时间或中途改变治疗计划。以下颌骨发育过度为主的安氏Ⅲ类错殆一般在生长发育快速期前表现明显并随生长显著加重。严重的骨性错殆由于患者存在明显的颜面畸形，需要正颌外科-正畸联合治疗；中度以下的骨性安氏Ⅲ类错殆可以掩饰治疗，通过唇向移动上颌前牙和舌向移动下颌牙齿完成矫治。

（五）近中错殆各阶段矫治

与远中错殆相反，近中错殆或安氏Ⅲ类错殆有随着生长发育加重的趋势，使得正畸治疗较为复杂，在生长发育的各个时期正畸治疗的侧重点和矫治方法也有不同。

1. 乳牙期 乳牙期很少见到严重的安氏Ⅲ类错殆，患者的前牙反覆盖一般不大，牙性和功能性错殆较多见，骨性错殆相对较少。即使存在颌骨畸形，也不严重，患者对于矫形治疗和颌位改变的适应性很强，矫治需要的时间也相对较短。乳牙期需要解决的主要问题是祛除不良的功能因素、解除前牙的反殆、促进上颌骨的发育及限制下颌的生长。乳牙期使用的矫治器相对简单，联冠式斜面导板、殆垫舌簧矫治器是最常用的矫治器。对于一些下颌略前突的患者可以使用头帽颏兜，上颌发育不足的患者

也可以戴用前方牵引矫治器。

（1）乳尖牙的调殆：一些由于乳尖牙磨耗不足所致的前牙反殆，一般前牙反覆殆、反覆盖不大，临床检查可见没有明显磨耗的乳尖牙。通过调磨乳尖牙，前牙的反殆即可得到矫治。

（2）下颌联冠斜面导板：患者的反覆殆较深、反覆盖较小且牙列整齐时可以使用，患者的下颌一般能够后退。患者戴用后由于仅有上前牙与斜面导板有咬合接触，只能进食较软食物。要求患者每周复诊，通过调磨斜面导板与上前牙咬合接触的点引导前牙建立正常的覆盖关系，一般仅戴用4~6周及能完成矫治。

（3）上颌殆垫舌簧矫治器：用于上颌切牙较舌倾的患者，要求患者除刷牙外全天戴用。通过舌簧加力唇向移动上颌切牙解除前牙反殆。对于一些有功能性移位的患者也可以制作下颌后退位殆垫，在改变牙位的同时矫治异常的颌位。乳牙期患者很少应用下颌殆垫唇弓矫治器。

（4）头帽颏兜：理论上头帽颏兜通过施力于下颌髁突可以限制下颌骨的生长。有研究发现较长期（5~8年）应用头帽颏兜，可以对下颌的长度增长起到抑制作用。但是，许多研究均表明这种作用不显著，颏兜的作用多为顺时针旋转下颌及舌向倾斜下切牙而起到矫治前牙反殆的作用。通过头帽颏兜的治疗，患者下颌发生顺时针旋转从而使面下高增加，故对于面下高较大的患者不主张应用颏兜矫治，以免加重面高度的不调。

（5）前方牵引：对于上颌发育不足的患者，乳牙期也可以应用前方牵引矫治器进行治疗。Delaire等的许多研究表明，较小年龄开始矫治的患者骨骼改变较多。由于乳牙期口内矫治器固位较差，前方牵引时常用口内粘接式基托矫治器以增强固位作用。由于采用粘接式基托的口内固位装置，增加口腔卫生保持的难度，同时去除矫治器较带环式口内固位装置困难，乳牙期前方牵引较少应用。

2. 替牙期 替牙期时患者的生长发育活跃，对于牙性、功能性反殆及某些骨性反殆是治疗的好时机。但是对于骨性反殆的患者需要明确异常来自于上颌还是下颌，由于上颌发育不足所致的Ⅲ类错殆应及早进行治疗，而对于下颌发育过度所致的Ⅲ类错殆一般会随着生长发育加重，许多患者到快速发育期末常会出较明显的颌骨和颜面畸形，对于这类

患者观察生长、适当延迟正畸治疗较好。替牙期时需要解决的主要问题也是去除不良的功能因素、促进上颌骨发育及限制下颌骨发育。为了获得矫治器足够的固位和避免矫治时间的不必要的延长，替牙期前牙反𬌗的矫治一般从 8 岁左右开始，矫治时间不宜过长，以避免对患者正常生长发育的影响。对于存在拥挤的反𬌗患者，替牙期时一般不解决拥挤问题，尤其不考虑拔牙矫治，此期主要解决反𬌗及影响功能和发育的错𬌗，拥挤留至恒牙期再行解决。替牙期时反𬌗的矫治一般不使用较复杂的矫治器和矫治技术。

（1）上颌𬌗垫舌簧矫治器：一般用于上前牙较舌倾而下前牙牙轴基本正常的前牙反𬌗患者，对于下颌有功能性前移位的患者可以制作下颌后退位𬌗垫。

（2）下颌𬌗垫唇弓矫治器：对于由于下前牙唇倾而上前牙正常的前牙反𬌗患者，可以通过舌向移动下颌前牙解决反𬌗问题。使用下颌𬌗垫唇弓矫治器时，也要求患者除刷牙之外全天戴用。在唇弓加力时应注意下前牙舌侧基托的缓冲调磨，以利于下前牙的舌向移动。

（3）前方牵引矫治器：替牙期由于上颌发育不足所致的前牙反𬌗，如果患者面部高度偏小或正常，可应用前方牵引矫治器。通过前方牵引治疗患者上颌及上牙弓前移、下颌后下旋转、下前牙舌倾的变化，有助于改善前牙的覆盖、矫治尖牙及磨牙的近中关系。前方牵引治疗的口内装置一般应用 Hyrax 或 Hass，尽量将上颌牙齿连成一体，在获得足够固位的同时，也可以进行上颌宽度的调整。有报道说，在前方牵引治疗之前进行 1~2 周的快速腭开展，可以加强前方牵引的效果。也有研究表明在前方牵引治疗前对上颌牙弓反复扩缩，能增加上颌骨前移的量。但是，对于这些尚缺乏可信的证据，需进行深入研究。由于口内矫治器固位在上颌牙齿上，易产生上颌牙齿的唇倾、牙弓长度的变短等副作用，近年来也有应用上颌前部的钛板作为口内牵引装置，来避免使用牙支持式的口内装置带来的不利的牙齿唇倾与前移。

（4）功能矫治器：对于有下颌功能性前移位的上颌发育不足的Ⅲ类患者，在替牙中期可以选择使用功能矫治器。Frankel Ⅲ型矫治器在临床上应用较多。通过改变下颌位置、调节和控制牙齿的萌出、促进上颌骨的发育等矫治前牙反𬌗。Frankel 矫治器

还有唇倾上前牙和舌倾下前牙的作用。研究表明尽管功能矫治器与颏兜的作用原理大不相同，但是功能矫治器的作用与头帽颏兜对反𬌗的矫治效果相似。另外，由于功能矫治器不需要严格的固位，对于正在替牙阶段的患者乳牙开始松动、或者恒牙尚未萌出的患者可以应用功能矫治器及时矫治。但是，对于骨骼畸形严重或牙列拥挤明显的患者，不应使用功能矫治器。

（5）局部固定矫治器：对于一些上颌切牙舌倾、或者下前牙唇倾并伴有牙间隙、尤其是前牙还存在扭转斜轴等问题的替牙期反𬌗患者，可以应用局部固定矫治器——2×4 矫治器，在矫治反𬌗的同时解决前牙的其他问题。一般在第一恒磨牙上粘接带环，同时在 4 个切牙上粘接托槽，使用 0.016 英寸不锈钢圆丝。此阶段由于患者前牙刚萌出不久，牙根尚未发育，不适于使用方丝和较大的矫治力，以免引起牙根吸收。

3. 恒牙期　近中错𬌗之所以矫治复杂，是因为其有随着生长发育加重的可能，并且预测困难。一些患者虽然在乳牙期及替牙期进行过反𬌗的正畸治疗，随着青春迸发期的到来生长发育的加速，前牙的反𬌗及近远中关系的不调再度表现出来或明显加重，常使治疗变得复杂。所以，对于近中错𬌗的矫治，正确的诊断和错𬌗机制的分析是至关重要的。对于由下颌发育过度引起的近中错𬌗，应适当延迟矫治。待到生长发育基本完成，再明确患者的治疗方案是选择正颌外科-正畸联合矫治还是单纯的正畸治疗。恒牙期时对于近中错𬌗的患者必须作出确切的矫治方案，较严重的骨性近中错𬌗且上下颌前牙已经出现明显代偿的患者需要进行手术治疗，中度以下的骨性错𬌗可以进行掩饰治疗，通过适当唇向移动上颌前牙、舌向移动下颌前牙矫治前牙的反𬌗。

（1）上颌切牙位置的确定：对于进行掩饰治疗的患者，一般希望上颌前牙唇向移动或唇倾，这有利于前牙反𬌗的矫治。但是，上颌前牙向近中的移动又是有限度的，过度的唇向移动或唇倾上切牙会造成矫治效果的不稳定、牙周组织的损害或矫治失败。一般来讲，上颌切牙-Apo 的距离为 +6 mm、U1-PP 的夹角 <120°，否则会造成上颌前牙过度的唇倾及引起牙龈的退缩而影响美观。对于恒牙期时的近中错𬌗由于上颌生长产生的上前牙的近中移动一般不会显著，因为上颌骨的生长及面部深度在 13、

14岁已经完成95%的生长。

（2）拔牙决定及拔牙模式：对于一些牙列拥挤不显著、颌骨畸形较轻、牙齿代偿不重的近中错𬌗的患者一般不需要进行拔牙矫治。通过近中移动上前牙或上牙列和远中移动下前牙及下牙列建立正常的覆盖关系。但是，对于存在较严重拥挤、前突和骨骼畸形却不接受手术治疗的患者则需要拔牙矫治。与安氏Ⅰ类和Ⅱ类错𬌗不同，安氏Ⅲ类错𬌗的拔牙与否主要由上牙列决定。由于上颌前牙的唇向移动有利于前牙反𬌗的矫治，所以上颌不拔牙是有利的。同时，对于上颌存在的拥挤可以通过上颌前牙的唇向移动来解决。一般情况下，上颌切牙每唇倾2.5°，可以为上颌牙弓提供1 mm间隙，所以对于存在轻度上颌牙列的拥挤且治疗前上前牙较直立或舌倾的患者可以考虑不拔牙矫治。决定上颌拔牙的因素有上颌牙弓的拥挤度、上颌牙弓的突度、上前牙的唇倾度等。

1）拔除4个第一双尖牙：患者上下颌存在较严重的拥挤或牙弓前突同时下颌可以后退；上颌拥挤较重且前牙反𬌗明显、尖牙及磨牙近中关系、下颌不存在明显的拥挤、骨骼畸形不严重。

2）拔除上颌第二、下颌第一双尖牙：这种拔牙模式是安氏Ⅲ类错𬌗掩饰治疗中最常见的拔牙模式。近中错𬌗患者常见上颌存在拥挤而下颌排列整齐，尖牙与磨牙为近中关系。上颌拔牙主要用于解决牙列拥挤问题，而下颌的拔牙间隙主要用于内收下前牙、矫治反𬌗。

3）拔除下颌第一双尖牙：上颌无严重拥挤、牙轴较直立，而下颌存在拥挤或下颌前牙唇倾、尖牙近中关系、前牙反𬌗。拔牙矫治后可以达到牙列排齐、尖牙中性关系，但是磨牙为近中关系。这种拔牙模式在近中错𬌗的矫治中应用较少，因为完全近中关系的上颌双尖牙与下颌的咬合关系不如Ⅱ类矫治中完全远中关系的尖窝交错紧密。

4）拔除第二或第三磨牙：一些学者的研究表明，磨牙区的挤压效应在下颌骨升支生长良好的情况下，会导致安氏Ⅲ类错𬌗的出现。所以，有些学者主张拔除最后部磨牙或第二磨牙去除后部的挤压，同时提供间隙远中移动下牙弓，矫治前牙的反𬌗。一般情况下，需要拔除下颌第二或第三磨牙的患者，不存在较严重的牙列拥挤、面型较直、下颌平面角为高角。下颌磨牙的拔除既为下颌牙列的远中移动提

供了间隙，又避免了拔除双尖牙，造成面中部的进一步塌陷。

5）拔除一个下颌切牙：对于一些成人患者，上下颌拥挤较轻、前牙存在反𬌗、牙弓后段尖窝关系较好的，尤其是Bolton指数较大的患者，可以拔除一个下颌切牙，内收下前牙，解除前牙反𬌗。

（3）覆盖的建立：对于近中错𬌗的患者建立正常的前牙覆盖关系是治疗成功的指标之一。覆盖的建立由上颌前牙的唇向移动和下颌前牙的舌向移动及下颌骨的远中移动来完成。在矫治设计时应充分估计下颌生长、正确分析上下颌牙齿可以移动的量，以避免矫治无法建立正常覆盖。Ⅲ类牵引是建立前牙覆盖的一个有效手段。对于恒牙初期的一些上颌发育稍差的患者，可以配合上颌骨的前方牵引治疗，对反𬌗的解除及前牙覆盖的建立也是一个常用的矫治方法。

1）对于不拔牙的患者，前牙覆盖的建立需要上颌前牙唇向移动或上颌牙弓近中移动，在解除拥挤的同时减小前牙的反覆盖，上颌前牙的移动中应注意不要过度唇倾；或者需要下颌前牙舌向移动及下颌牙弓的远中移动来实现。主要依靠Ⅲ类牵引完成上述牙齿的移动。但是由于不拔牙，下颌切牙舌向移动的量较小。尤其是对于下颌不能后退的患者，治疗前前牙的反覆盖不应太大。否则，难以建立正常的前牙覆盖，易形成前牙的创伤。

2）对于拔牙矫治的患者，前牙覆盖的建立主要依靠下颌前牙的舌向移动。对于牙弓突度不大的患者需要在治疗中保持上颌前牙治疗前的位置，上颌的拔牙间隙主要用来解决拥挤，而不进行上颌牙弓的内收。对于下颌前牙的舌向移动，由于下颌骨的形态特征的限制，下前牙整体的远中移动的量很小，主要为下颌切牙的舌倾移动。在内收下颌前牙的过程中，也需要注意齿槽骨厚度情况及与牙根的关系，不应过度舌向倾斜，避免对牙周组织造成伤害，引起牙龈退缩或牙根吸收，以及矫治结果的不稳定。在牙列整平排齐以后，应用颌内牵引或滑动法、关闭曲法关闭拔牙间隙，通常同时应用Ⅲ类牵引，辅助下颌前牙的内收。

（4）磨牙关系的调整：在近远中错𬌗的矫治中，磨牙和尖牙在矫治后获得中性关系也是十分重要的，除了一些拔除下颌双尖牙或切牙的成人患者，一般均需要得到良好的中性咬合关系。对于拔除下颌双

尖牙或下切牙的患者，虽然矫治后不能获得中性关系，但是，后牙段也应获得较好的尖窝交错关系，使患者具有良好的咀嚼功能。Ⅲ类磨牙关系的调整主要来自于上颌磨牙的近中移动；一部分拔除第二或第三磨牙的患者磨牙关系的调整来自于下颌磨牙的远中移动；另外对于下颌可以后退的患者，部分磨牙关系的调整也可来自于下颌的后移。但是无论哪种情况，磨牙关系从近中到中性的调整，离不开Ⅲ类牵引的使用。对于不拔牙的患者，Ⅲ类牵引主要通过磨牙的远中倾斜移动或下颌骨的后移完成矫治。应用Ⅲ类牵引时，拔除双尖牙的患者尤其应注意同时在上颌应用较硬的方丝，以便对前牙进行转矩控制，避免上颌前牙过度唇倾；下颌则可以选择较细的方丝或圆丝，以利于下颌切牙的舌倾矫治前牙的反𬌗。对于Ⅲ类患者，治疗中需要格外注意上切牙转矩的控制，尤其是在应用Ⅲ类牵引时，上颌必须使用方丝，以便对上颌前牙进行控制，避免上颌前牙的过度唇倾。近年来，随着种植体支抗的广泛应用，在骨性Ⅲ类的矫治中，下颌磨牙区或下颌外斜线区种植体的植入，可以实现下颌牙列的整体远中移动，从而使尖牙磨牙的近中关系得到矫治。种植体植入后，可以减少对颌间Ⅲ类牵引的依赖，避免长期使用带来的上颌磨牙伸长、上前牙过度唇倾等副作用。

（5）矫治注意事项：存在骨骼关系不调的安氏Ⅲ类错𬌗通常有一定程度的牙齿代偿——下切牙舌向倾斜和上切牙唇向倾斜。对于下颌存在拥挤的患者，尤其是使用方丝弓和直丝弓进行矫治的患者，在矫治的开始阶段应该注意避免下颌切牙的唇向倾斜，使前牙的反𬌗继续加重。对于下颌拔牙的患者，可以通过尖牙向后结扎和牵引为前牙提供间隙以便排齐；而下颌不拔牙的患者在矫治中也不希望下颌前牙过多的唇向倾斜，通常可以通过及早应用Ⅲ类牵引向后移动下颌后牙提供排齐牙列的间隙；也可以在开始矫治时使用麻花方丝进行排齐，可以有效避免矫治中下前牙的唇向倾斜。Ⅲ类错𬌗患者的矫治中，有时需要上颌前牙的近中移动，但是应注意在矫治中应避免过度唇倾上颌前牙。过度唇倾上颌前牙会造成鼻唇角的减小、牙龈退缩和牙冠伸长，从而影响美观和牙齿健康，也不利于前牙的功能。另外，在矫治结束时建立良好的前牙覆𬌗覆盖对于Ⅲ类矫治结果的稳定是十分必要的。

（6）正畸正颌联合治疗：对于较严重的骨性Ⅲ类患者，由于上下颌骨位置或长度异常较重，单纯的正畸治疗需要较多的下前牙舌向移动和上前牙的唇倾，治疗后牙轴的方向不利于前牙的切咬功能，同时过度的牙齿唇舌向移动，增加牙齿开窗与开裂的风险，对牙齿的健康不利，同时牙齿过度唇倾和舌倾对美观也造成不利影响。所以，对于严重的骨性Ⅲ类错𬌗，应该考虑正畸正颌联合治疗，通过LeFortⅠ型截骨前移上颌骨，增加鼻旁区的丰满度，加下颌的双侧下颌升支劈开术后移下颌骨，减小下颌突度，可以伴或不伴颏成形手术协调面部关系。正畸正颌联合治疗骨性Ⅲ类错𬌗的正畸治疗常需解决牙齿排列问题、减小上切牙唇倾度及下切牙舌倾度、协调牙弓宽度，并在术后精确调整尖窝交错关系，保证患者咬合功能。

（7）治疗风险与评估：对于严重的骨性Ⅲ类患者，无论正畸掩饰治疗还是正畸正颌联合治疗，都需与患者交代治疗的难度与风险。掩饰治疗的风险来自过度舌向移动下前牙造成下前牙唇侧根尖区及舌侧根颈与根中区域的齿槽骨开窗或开裂。过度舌倾下颌切牙也不利于𬌗力沿牙齿长轴传导，带来牙齿的健康风险。对于严重骨性Ⅲ类的患者进行正畸正颌联合治疗时，需要将舌倾的下颌前牙唇向直立。一些高角患者下前牙区唇舌侧骨质均非常菲薄，前牙的唇向移动易在下切牙根的唇侧形成齿槽骨的开裂和牙龈的退缩。治疗前需充分评估风险，对于唇侧齿槽骨极薄、附着龈为薄生物型的可以考虑在正畸治疗前进行牙周辅助的骨皮质切开加植骨手术，以减轻去代偿造成的开裂。也可以进行有限的去代偿来降低风险。严重骨性Ⅲ类错𬌗患者尤其高角的下颌前突的患者，下颌前牙区唇舌向齿槽骨骨板均很薄，下前牙唇舌向移动均存在风险，治疗前应仔细评估，可以考虑在前牙区植骨或进行牙周的膜龈手术加厚软组织，减小前牙的治疗风险。

病例 18-3（图 18-16~图 18-22）

女性，13 岁。

主诉：前牙反𬌗。面中部发育不足，下颌前突，下颌平面角高。头影测量：SNA、SNB、ANB、U1-SN、L1-MP。颈椎骨龄为 CVS5。诊断为骨性Ⅲ类高角。

治疗设计：患者拒绝接受正畸正颌联合治疗方案，采用正畸掩饰治疗方案。先行上颌前方牵引治

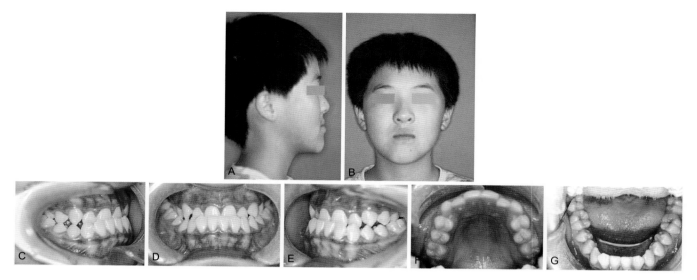

图 18-16　治疗前面𬌗像（A~G）

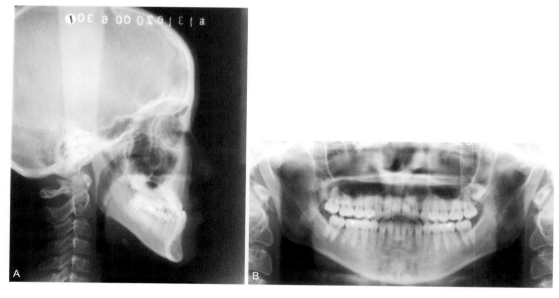

图 18-17　治疗前 X 线片

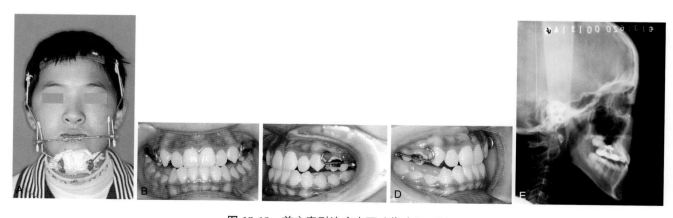

图 18-18　前方牵引治疗中面𬌗像（A~E）

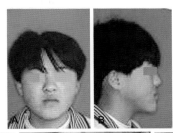

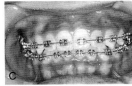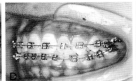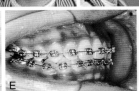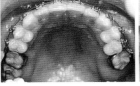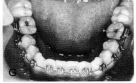

图 18-19 治疗中牙齿排列及咬合调整（A~G）

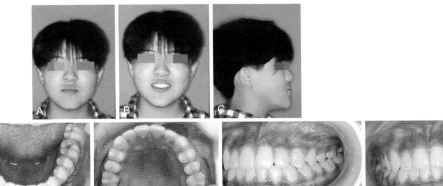

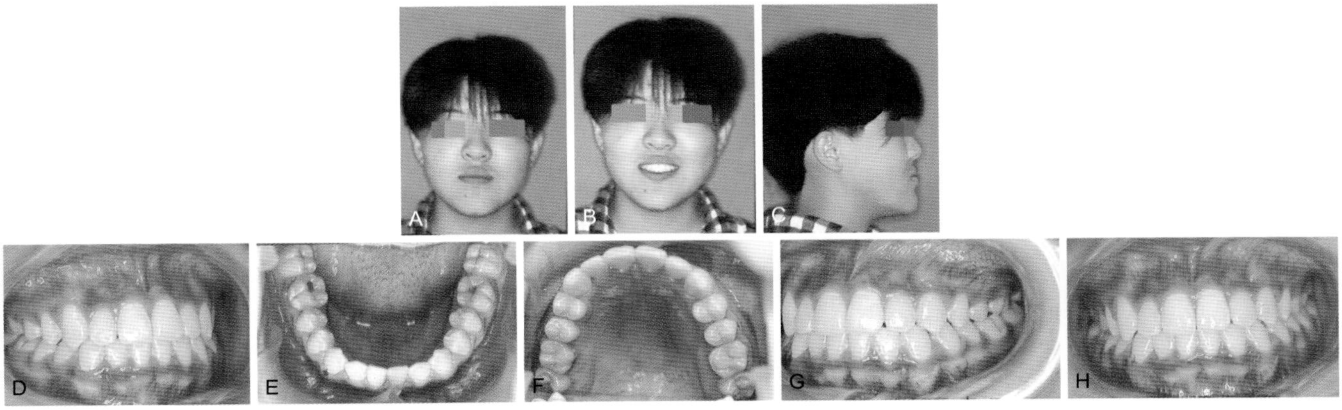

图 18-20 治疗后面𬌗像（A~H）

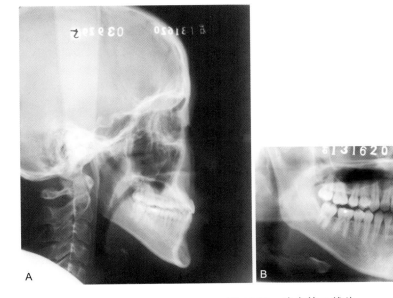

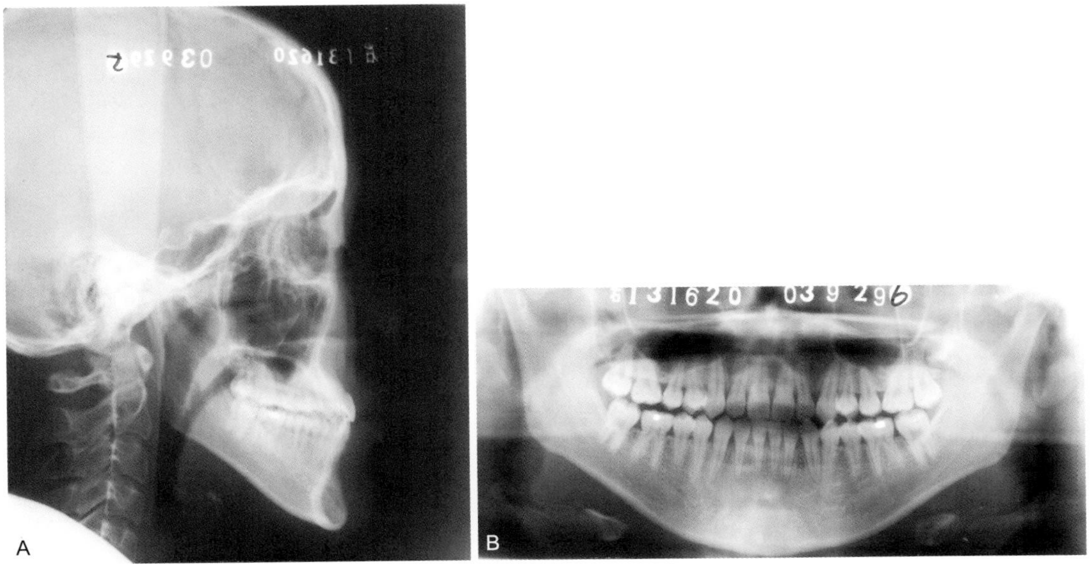

图 18-21 治疗前 X 线片

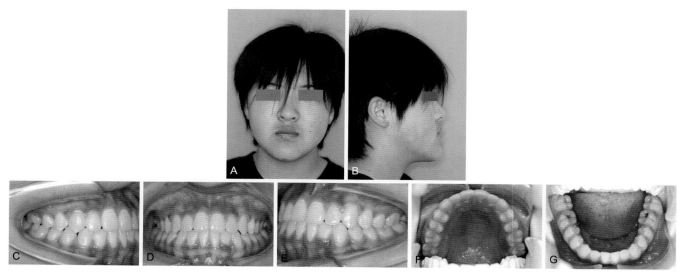

图 18-22　治疗结束后 2 年面𬌗像（A～G）

疗，改善颌间矢状关系，前方牵引治疗 8 个月后，前牙反𬌗解除。遂行固定矫治器治疗，不拔牙。顺序更换矫治弓丝至 0.019 英寸 ×0.025 英寸不锈钢方丝，排齐牙列，调整颌间咬合关系，颌间Ⅲ类牵引。治疗时间为 28 个月，佩戴 Hawley 保持器。治疗完成后 2 年复诊，牙齿排列及咬合关系稳定。

参考文献

[1] Arnett GW, Jalic JS, Kim J, et al. Soft tissue cephalometric analusis: diagnose and treatment planning of dentofacial deformity. Am J Orthod Dentofac Orthop, 1999, 116:239-253.

[2] Gianelly AA. Distal movement of the maxillary molars. Am J Orthod Dentofac Orthop, 1998, 114:66-72.

[3] Bishara SE Ortho D, Burkey PS. Second molar extractions: a review. Am J Orthod Dentofac Orthop, 1986, 89:415-424.

[4] Pancherz H, Ruf S, Kohlas P. Effective condylar growth and chin position changes in Herbst treatment: a cephalometric roentgenographic long-term study. Am J Orthod Dentofac Orthop, 1998, 114:437-446.

[5] Sato S, Suzuki Y. Relationship between the development of skeletal mesio-occlusion and posterior tooth-to-denture base discrepancy. Its significance in the orthodontic correction of skeletal class Ⅲ malocclusion. J Japanese Orthod Soc, 1988, 48:796-810.

[6] Ishikawa H. Individual growth in class Ⅲ malocclusion and its relationship to the chin cap effects. Am J Orthod Dentofac Orthop, 1998, 114:337-346.

[7] Villa NL, Cisneros GJ. Changes in the dentition secondary to palatal crib therapy in digit-suckers. Pediatric Dent, 1997, 19:323-326.

[8] Ghafari J, Shofer FS, Jacobsson-Hunt U, et al. Headgear versus function regulator in the early treatment of class Ⅱ division 1 malocclusion: a randomized clinial trial. Am J Orthod Dentofac Orthop 1998; 113:51-61

[9] Baumrind S, Molthen R, West EE. Miller DM. Mandibular plane changes during maxillary retraction. Am J Orthod Dentofac Orthop, 1978, 74:603-620.

[10] Tulloch JFC, Phillips C, Proffit WR. Benefit of early class Ⅱ treatment: Progress report of two-phase randomized clinical trial. Am J Orthod Dentofac Orthop, 1998, 113:62-72.

[11] Merwin D, Nagan P Hagg U, et al. Timing for effective application of anteriorly directed Orthopedic force to the Macilla. Am J Orthod Dentofac Orthop, 1997, 112:292-299.

[12] Baccetti T, McGill JS, Franchi L Mcnamara JA. Skeletal effects of early treatment of class Ⅲ malocclusion with maxillary expansion and face-mask therapy. Am J Orthod Dentofac Orthop, 1998, 113:333-343.

第十九章

垂直向不调的矫治

寻春雷　周彦恒

本章内容

一、概述

错𬌗畸形通常在前后向、左右向和垂直向三维方向都有不同的临床表现，而且往往合并存在于同一个个体当中。垂直向错𬌗畸形或垂直向不调是上下牙弓以及颌骨垂直向发育异常所致，最常见的表现为前牙开𬌗和前牙深覆𬌗。垂直向错畸形不仅大大影响患者的美观，也会影响患者口腔的健康和功能。前牙闭锁深覆𬌗可能影响患者颞下颌关节的健康，严重深覆𬌗则可能引起牙周疾病，进而威胁到患者牙齿的寿命和人体的健康。而前牙开𬌗畸形，则会影响到口腔咀嚼功能、语音功能等。垂直向错𬌗畸形的正畸治疗有其独特特点，其矫治方法和特点值得我们去探讨和研究，从而为患者提供更好的专业治疗。

本章将对前牙深覆𬌗和前牙开𬌗畸形的病因机制、临床表现、矫治方法进行论述。

二、前牙深覆𬌗畸形

正常覆𬌗是指在垂直向上，上切牙覆盖下切牙牙冠的1/3以内。当上切牙覆盖下切牙牙冠超过1/3时，称为前牙深覆𬌗。深覆𬌗是上下牙弓及颌骨垂直向发育异常所致的错𬌗畸形，主要是上下颌牙在正中𬌗位时上颌牙齿覆盖下颌牙齿过多（图19-1）。深覆𬌗可分为三度：

Ⅰ度深覆𬌗：上前牙牙冠覆盖下前牙牙冠唇面1/3～1/2，或下前牙咬合在上前牙舌面切端1/3以上至1/2处。

Ⅱ度深覆𬌗：上前牙牙冠覆盖下前牙牙冠唇面1/2～2/3，或下前牙咬合在上前牙舌面切端1/2至2/3之间或舌隆突处。

Ⅲ度深覆𬌗：上前牙牙冠覆盖下前牙牙冠2/3以上，甚至咬在下前牙唇侧龈组织处，或下前牙咬合在上前牙舌侧龈组织或硬腭黏膜上，导致创伤性牙龈炎、牙周炎。

（一）前牙深覆𬌗的病因机制

1. 前牙萌出过度或者后牙萌出不足，或者二者兼有。当患者前牙萌出过度时，上下颌前牙垂直向咬合过多，自然引起前牙的深覆𬌗畸形，通常为牙性深覆𬌗。

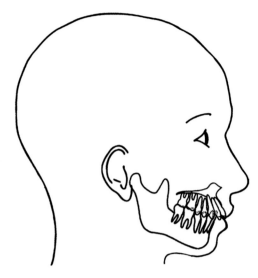

图 19-1 前牙深覆𬌗

2. 前部齿槽生长过度，或者后部齿槽生长不足，或者二者兼有。当患者上下颌前部齿槽生长过度时，上下颌前牙垂直向咬合加深，自然就出现了前牙深覆𬌗畸形。而当后部齿槽萌出不足时，上下前牙咬合也会加深，形成前牙深覆𬌗畸形。

3. 下颌前旋转生长类型，导致面前高减小，尤其是面下 1/3 高度减小，上下颌前牙咬合过深而出现前牙深覆𬌗畸形，此为骨性前牙深覆𬌗畸形。

4. 由于后牙过度磨耗、多数后牙缺失或先天缺牙、多数后牙阻生、双侧后牙锁𬌗等因素，使得后部齿槽垂直距离降低，导致形成前牙深覆𬌗畸形。

（二）前牙深覆𬌗的临床表现

1. 牙表现 上下颌前牙在垂直向咬合过深，上前牙覆盖下前牙过多，或者下前牙咬合在上颌前牙腭侧过多。前牙可能是闭锁关系，上下前牙内倾；上下前牙也可能唇向倾斜。磨牙可呈中性关系、远中关系或者近中关系，以远中和中性关系多见。

2. 𬌗曲线表现 上颌矢状曲线曲度减小，下颌矢状曲线曲度深陡、曲度大。

3. 颌骨 上颌形态可能正常或者前突，或宽度发育不足；下颌骨发育不足，下颌后缩，下颌角可能小，下颌骨向前上旋转。下颌平面角减小，呈低角畸形。

4. 软组织 面下 1/3 过短，前面高减小，颏唇沟明显。对于上下切牙严重闭锁患者，深覆𬌗可能

引起创伤性牙龈炎、急性或慢性牙周炎，导致齿槽骨吸收，牙齿松动。

5. 口颌功能表现 咀嚼功能有可能受影响，可能影响颞下颌关节功能，出现关节症状。

（三）前牙深覆𬌗的矫治方法

1. 生产改良治疗 生长发育期的患者可以通过改变上下颌骨的矢状关系，来促进垂直向错𬌗畸形的矫治。对于前牙深覆盖、下颌后缩伴前牙深覆𬌗的患者，可以采用低位口外弓矫形治疗或功能矫治器来进行治疗。功能矫治器，如肌激动器（Activator）、双𬌗垫矫治器（Twin Block）、Bionator 矫治器、Herbst 矫治器等，都能在矫治下颌后缩、前牙深覆盖的同时，促进下面高的发育，对前牙深覆𬌗进行很好的矫治。对于 Ⅲ 类低角病例采用上颌扩弓和前方牵引，可使上颌骨下移，下颌骨后旋转，前下面高增加，前牙深覆𬌗得到改善。

2. 综合性正畸治疗 综合性正畸治疗矫治深覆𬌗的基本原则是压低前牙和升高后牙。改变牙齿唇倾度，唇倾上下前牙可以减小前牙覆𬌗，但这种方法较为局限，只能用于上下前牙舌倾或直立的患者，牙轴正常者慎用，而牙轴唇倾者则禁用。

（1）升高后牙：用于矫治后部牙槽发育不足形成的深覆𬌗。一般可以采用平面导板（图 19-2），配合固定矫治器，必要时可以结合后牙垂直牵引。伸长磨牙，可以打开前牙的咬合，一般情况下，磨牙区伸长 1 mm，前牙区咬合打开 2～5 mm。所以，伸长后牙是治疗前牙深覆𬌗最为便捷的方法。但是，伸长磨牙只适用于后部牙齿萌出不足的患者，即患

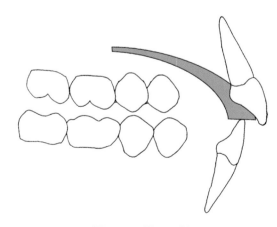

图 19-2 平面导板

者下颌平面角较小的患者（低角患者），对于下颌平面角正常者慎用。而对于下颌平面角过大者（高角患者），则要避免伸长后牙。

对于由于后牙广泛过度磨耗，多数后牙缺失或先天缺牙等情况所导致的成人前牙深覆𬌗畸形，首先需要通过咬合重建恢复后部齿槽垂直距离，再配合固定矫治或数字化无托槽隐性矫治。需要注意的是，由于要配合矫治器的使用，咬合重建在这个阶段宜采用树脂牙冠或树脂𬌗面来完成。

（2）压低前牙：适用于前部齿槽过度发育形成的深覆𬌗，一般为均角或高角病例。实际上，由于低角成人病例患者多伴有强大的咀嚼肌群，过大的𬌗力使得后牙的升高难以实现。因此即使对于低角病例也往往开展前牙的压低治疗，以缓解严重的前牙深覆𬌗畸形。

上下前牙的压低，一般通过固定矫治器的摇椅型弓、多用途弓或者压低辅弓，就可以达到效果。多用途唇弓或压低辅弓一般采用0.016英寸×0.022英寸的不锈钢方丝弯制，多用途唇弓在尖牙和双尖牙区域弯制90°曲，以躲开尖牙和双尖牙，从而对前牙达到良好的压低效果。压低辅弓在第一恒磨牙的近中弯制小圈曲，再弯制末端后倾曲，以达到压低后牙的效果（图19-3）。

下颌前牙的压低经常需要配合使用平面导板。平面导板分固定和活动两种。固定的平面导板由于不依赖患者摘戴的配合，效果要更好一些。固定的方式可以通过磨牙带环或尖牙带环来实现，也可以通过将树脂材料直接粘接于上切牙舌侧来实现。

上颌前部齿槽过度发育形成的深覆𬌗，往往伴有露龈微笑，上切牙垂直向暴露过多。应用J钩口外力装置进行高位牵引，可以压低上前牙，改善唇齿关系和笑线，同时对前牙深覆𬌗也起到矫治作用。

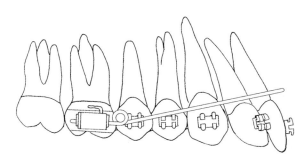

图19-3　压低辅弓

对于比较严重的骨性深覆𬌗，应用微型种植体支抗来压低上下前牙，达到矫治深覆𬌗的目的，一般效果会更好。在上颌前牙，支抗种植体可以在中切牙和侧切牙或侧切牙和尖牙之间植入，通常行开放式牵引。在下颌前牙，支抗种植体可以在正中联合植入，通常行闭合式牵引。

3. 正颌外科治疗　对于严重的骨性前牙深覆𬌗患者，尤其是短面综合征患者，单纯移动牙齿根本无法矫治前牙深覆𬌗，可考虑正颌外科治疗。通过正畸-正颌联合治疗方法，升高后部齿槽，增加下面高，或者通过上下颌前部的根尖下截骨术，减小前牙的覆𬌗。

（四）前牙深覆𬌗治疗应考虑的因素

前牙深覆𬌗在治疗时应注意以下几个因素：面部软组织因素、面部硬组织因素、功能因素、牙因素及稳定性因素。

1. 软组织因素　临床上仔细检查面部软组织，是决定采用何种方法治疗前牙深覆𬌗的第一步。下列软组织因素至关重要。

（1）上下唇间隙：当患者处于正中𬌗位，上下颌牙齿咬合在一起，唇部放松时，上下唇之间存在一个间隙。正常情况下，上下唇间隙为2~3 mm。对于前牙深覆𬌗，上下唇间隙基本正常患者，在治疗前牙深覆𬌗时应尽量维持该正常的唇间隙。对于上下唇间隙较大的患者，在矫治前牙深覆𬌗时应尽量减小上下唇间隙，至少应该保持原有的唇间隙不再增大。此类患者不能通过伸长后牙的方法来矫治前牙深覆𬌗，尽管可能使覆𬌗变浅而恢复正常，但由于磨牙伸长，会使下颌向后向下旋转，使增大的唇间隙进一步恶化，导致软组织面貌更为糟糕。若前牙深覆𬌗患者上下唇间隙过小或为零，则可以通过伸长后牙，减小覆𬌗，并使上下唇间隙恢复正常。

（2）上切牙切缘-上唇间距：该间距代表上下唇放松时，上切牙切缘暴露在上唇下缘下的距离。正常情况下，2~3 mm较为美观。通过伸长后牙矫治前牙深覆𬌗，往往会增大此间距，同时也会增大上下唇间隙。因此，矫治前牙深覆𬌗时也应注意上切牙切缘至上唇下缘间距大小的改变，并据此选择不同的矫治机制。

（3）笑线：微笑时，上唇线位于或接近上颌牙齿牙龈交界处。许多患者在微笑时牙龈暴露过多，美观效果奇差。在矫治该类患者的前牙深覆𬌗时，尽量采用压低上下前牙的机制，而避免一切可以伸长后牙的做法。

（4）唇长度：上唇的长度也影响矫治前牙深覆𬌗的机制。上唇较短的患者，上下唇间隙和上切牙切缘 - 上唇下缘间距较大，治疗时应主要压低上前牙，避免任何后牙的伸长移动，以改善唇齿关系，取得美观的效果。

（5）唇紧张度：若患者上下唇紧张，矫治深覆𬌗时应避免唇向开展上下前牙，否则会由于口周肌肉的压力而导致畸形复发。一般情况下，仅在上下前牙舌倾或直立时才考虑通过唇倾前牙来矫治深覆𬌗。

2. 骨骼因素的考虑　矫治前牙深覆𬌗重要的问题是面部垂直向大小的改变。正常情况下，面中部与面下部比例为 45% ～ 55%。当患者面下 1/3 高较大时，不应通过磨牙的伸长来矫治前牙深覆𬌗，否则会使面部变得更长。相反，对于短下面高患者，常需要伸长磨牙，增加面部高度，达到理想的矫治效果。

3. 功能因素的考虑　由于矫治前牙深覆𬌗时，常常伸长后牙，而使下颌骨向下向后旋转，髁突在关节中处于高的功能位置。

4. 牙因素

（1）牙根情况的考虑：压低前牙矫治前牙深覆𬌗时可能对牙根产生影响。Costopoulos 等研究表明，当采用轻力压低前牙达 4.0 mm 以内时，牙根吸收不明显，若压低力量过大，且压入量大于 4.0 mm 时，会对牙根造成损害。

（2）牙周健康的考虑：当牙周健康状况不良，齿槽骨明显丧失，应先进行牙周治疗，牙周疾病得到控制后，再继续压低上下前牙。

（3）𬌗平面的考虑：在治疗前牙深覆𬌗时，应先确定𬌗平面，根据既定的𬌗平面，才能选择不同的生物力学机制，设计各种矫治装置，使牙齿朝向预想的位置移动。

5. 稳定性考虑　深覆𬌗治疗后的稳定性是需要考虑的重要因素。儿童患者由于生长发育而复发概率较大，成人则无生长潜力，没有口周肌肉、面部高度、颞下颌关节的生长改变，因此其治疗只能局限于牙齿，而压低前牙很少会引起面部骨骼肌肉的改变，治疗效果相对稳定。

三、前牙开𬌗畸形

开𬌗是上下牙弓及颌骨垂直向发育异常所致的错𬌗畸形，主要是指在正中𬌗位垂直向上，上颌切牙不能覆盖下颌切牙牙冠（图 19-4）。前牙开𬌗可分为三度：

Ⅰ度开𬌗：上下切牙垂直分开 3 mm 以内；

Ⅱ度开𬌗：上下切牙垂直分开 3～5 mm；

Ⅲ度开𬌗：上下切牙垂直分开 5 mm 以上。

开𬌗的范围可以涉及前牙、前磨牙、磨牙，严重的开𬌗患者可能仅为最后一对磨牙有接触，这将严重影响患者口颌系统的功能，特别是咀嚼功能及语音功能将受到严重损害。

（一）前牙开𬌗的病因机制

1. 前牙萌出不足或者后牙萌出过度，或者二者兼有。当患者前牙萌出不足时，上下颌前牙没有咬合接触，自然引起前牙的开𬌗畸形，通常为牙性开𬌗，如吐舌等不良习惯可以导致前牙开𬌗。而如果牙齿萌出不足发生在前磨牙或者后牙局部位置，则可能导致前磨牙区或者磨牙区局部开𬌗畸形，如咬硬物不良习惯也会导致局部开𬌗畸形。前牙萌出正常，双侧后牙萌出过度，也会导致上下前牙没有咬合接触，从而导致前牙开𬌗畸形。

2. 前部齿槽生长不足，或者后部齿槽生长过度，或者二者兼有。当患者上下颌前部齿槽发育不足时，

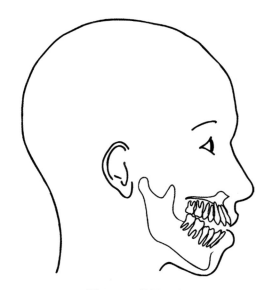

图 19-4　前牙开𬌗

上下颌前牙没有咬合接触，自然就出现了前牙开𬌗畸形。而当后部齿槽发育过度时，上下前牙也没有咬合接触，亦形成前牙开𬌗畸形。

3. 下颌后旋转生长型，导致下颌升支发育不足，前面高增加，后面高减小，而上下颌前牙对颌骨类型代偿不足，没有咬合接触而出现开𬌗畸形，此为骨性开𬌗畸形。长面综合征畸形即表现为此类开𬌗畸形。

4. 𬌗发育过程的障碍可以形成前牙开𬌗。下颌第三磨牙前倾或水平阻生，第二磨牙向𬌗方过度萌长，这是牙弓后段的拥挤在垂直方向的一种表现，形成前牙开𬌗畸形。后牙的固连牙、阻生牙等因素，影响建𬌗，会形成局部后牙开𬌗。

5. **舌的因素**　过大舌体、舌系带过短、舌体位置靠下等，也会形成前牙开𬌗畸形。

6. **颞下颌关节因素**　青少年骨关节病引起的下颌髁突骨吸收，从而导致下颌升支变短，下颌后下旋转，进而导致面前高增加，面后高减小，使上下颌前牙没有咬合接触，前牙出现开𬌗畸形。

（二）前牙开𬌗的临床表现

1. **牙表现**　前部牙齿或后部牙齿咬合部位在垂直向没有咬合接触。磨牙可呈中性关系、远中关系或者近中关系。

2. **𬌗曲线表现**　上颌矢状曲线曲度增大，下颌矢状曲线曲度平或呈反曲线。上下颌曲线不一致，呈现双曲线。

3. **颌骨**　上颌形态可能正常或宽度发育不足，腭盖高拱，其位置向前、上旋转；下颌骨发育不足，下颌支短，下颌角大，角前切迹深，下颌体向前、下倾斜度增大，下颌骨向下、后旋转。下颌平面角增大，呈高角畸形。

4. **软组织**　上下唇闭合不全，颏后缩或前突，面下 1/3 过长，面前高增加，颏部紧张，颏唇沟不显，微笑时牙龈暴露过多。

5. **口颌功能表现**　咀嚼功能及语音功能受影响，前牙咬切功能丧失，咀嚼肌张力不足。

（三）前牙开𬌗的矫治方法

1. **生产改良治疗**　对处于生长发育快速期的儿童开𬌗患者，多数是由于不良习惯如伸舌吞咽或吮拇指所引起的。其治疗可以通过舌刺等不良习惯破除矫治器进行治疗。不良习惯破除后，由于患者处于生长发育期，随着生长发育的持续进行，齿槽生长，牙齿萌长，开𬌗畸形会自动消除。舌刺矫治器分为固定舌刺矫治器（图 19-5）和活动舌刺矫治器。固定矫治器通常在上颌第一恒磨牙上安置带环，双侧通过横腭杆连接在一起，前部焊舌刺，以矫治吐舌不良习惯。固定舌刺矫治器患者不能自己摘戴，所以疗效能够保证，一般 6 个月左右即可完成开𬌗畸形的矫治。活动舌刺矫治器则是在活动矫治器上增加舌刺，患者能自由摘戴。该矫治器固位效果较差，患者常常以舌头来玩耍矫治器，甚至患者因感觉难受而不戴用，因此其效果难以保证。

有些患者虽然只是不良习惯引起的开𬌗，但由于长时间的作用，上颌牙弓狭窄，腭盖高拱，则需要扩大牙弓后再施以不良习惯破除矫治器，矫治前牙开𬌗。而有些患者则在牙弓扩大后，开𬌗畸形得以消除。

如果是后牙萌出过多或者后部齿槽过度发育的高角病例，也可以考虑一些矫形治疗的方法，例如采用口外力高位头帽牵引，以压低后部齿槽。或后牙𬌗垫结合垂直颏兜牵引，可以压低后牙，减小下颌平面角和前下面高。

2. **综合性正畸治疗**　综合性正畸治疗矫治开𬌗的基本原则是压低磨牙和伸长或直立前牙。

（1）伸长或直立前牙：用于矫治前牙萌出不足或前部齿槽发育不足的开𬌗畸形。上下颌前牙高度不足，唇齿关系不良，上下切牙在自然放松情况下暴露过少，前牙轻度开𬌗，垂直开𬌗距离 2 ~ 3 mm，可以通过伸长上下前牙，使上下前牙建立正常的咬

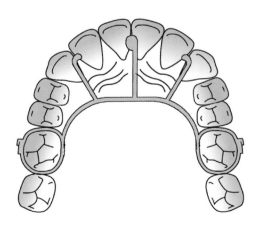

图 19-5　固定舌刺矫治器

合关系来矫治。一般通过固定矫治器即可进行治疗，如果牙列拥挤度较轻，上下前牙无唇向倾斜，则可以采用固定矫治器排齐牙列，于前牙部位以轻力进行垂直牵引，使前牙适当伸长，达到矫治前牙开𬌗的目的。通常情况下，开𬌗患者在粘接矫治器时，上下前牙的托槽可以靠近龈向 0.5～1.0 mm，这样在弓丝排齐和整平牙列时，前牙即可自动伸长，矫治轻度开𬌗畸形。

如果上颌前牙唇倾，且牙列中存在拥挤，上下唇前突，则可以通过拔除双尖牙来进行矫治。拔除双尖牙后，内收上下前牙时，前牙舌向倾斜，开𬌗畸形自然得以矫治，必要时进行垂直牵引。

上下颌前牙萌出正常或前部齿槽发育良好的轻度开𬌗患者，如唇齿关系良好。也可通过前牙的垂直牵引，代偿性伸长前牙，达到治疗开𬌗的目的。

（2）磨牙的垂直向控制和压低治疗：用于矫治上下颌后牙萌出过度或后部齿槽发育过度的开𬌗畸形。

可以采用上颌横腭杆控制磨牙的垂直向位置。双侧磨牙带环，舌侧焊横腭杆，或者放置横腭杆插栓。横腭杆宜远离腭黏膜大约 5 mm，利用舌肌的力量控制或压低上颌磨牙。

应用口外弓高位头帽牵引，可以对上颌磨牙进行垂直向控制。高位牵引头帽利用颅顶作支抗，通过口外牵引力，使口外力通过上颌第一磨牙的抗力中心上部，以压低磨牙，改善𬌗平面，矫治前牙开𬌗。高位牵引头帽每天戴用 10～14 小时，力量为每侧 300～450 g。

应用主动或被动式𬌗垫进行后牙的垂直向控制。后牙𬌗垫覆盖过度萌出的后牙，咬合时仅后牙区的𬌗垫接触，通过咀嚼压力，使上下颌后牙都得到压低，这种方法在生长发育期患者会更加有效。有些患者可以采用后牙𬌗垫配合垂直头帽牵引，压低磨牙效果会更明显。

比较严重的骨性开𬌗畸形，通常伴有下颌的后旋，形成高角病例，𬌗平面倾斜度较大，下颌平面角较陡，前下面高增加，后面高减小。治疗该类开𬌗畸形，应设法向远中移动已经近中倾斜的牙齿，以改变倾斜的𬌗平面，矫治前牙开𬌗。因此解除后段牙弓的拥挤是治疗的前提，通常需要拔除第三磨牙，为第二、第一恒磨牙的直立提供足够的间隙。拔除第三磨牙后，还可消除第三磨牙的阻生，排除了开𬌗度进一步加重的因素。除此之外，拔除第三

磨牙，还会减小直立磨牙的皮质骨阻力，更利于磨牙的直立。根据牙列远中直立移动的量和后牙段拥挤程度，有些患者需要拔除第二磨牙，以直立第一恒磨牙，然后将第三磨牙前移，但一定要防止第三磨牙前移时产生近中倾斜，一般而言，对于第二磨牙位置不好、后牙区拥挤明显的患者才考虑拔除第二磨牙。单纯设计拔除第一磨牙矫治开𬌗的情况比较少见，一般见于第一恒磨牙为龋患牙，或者先天性发育不良。

采用多曲方丝弓技术（Multiple loops Edgewise Arch Wire, MEAW），通过牙列的远中直立，调整倾斜的𬌗平面，是矫治前牙开𬌗的一种有效手段（图 19-6）。唇弓由每侧五个弯曲组成，弯曲为水平垂直曲，从第二磨牙沿至侧切牙区，高度约 2.5 mm，水平长度 5～8 mm 不等。该弓丝可以在三维方向控制每个牙齿的移动。在唇弓置入牙列后，同时需要配合以前牙区的垂直牵引，可以使开𬌗得到矫治，而磨牙关系的调整，则主要通过上下颌间的Ⅱ类或Ⅲ类牵引来完成。

对于高角骨性开𬌗畸形，实现后部齿槽的压低是治疗的核心思想。但是大多数临床方法仅仅局限于磨牙的垂直向控制，真正有效实现磨牙压低的方法是借助于微螺钉骨性支抗手段。支抗钉的植入位置通常设计放在上颌磨牙间的颊侧和腭侧各一颗。在配合使用上颌横腭杆和下颌舌弓的情况下，支抗钉可以设计单独放在上颌的颊侧或腭中缝区域，以及下颌的颊侧。支抗钉的植入高度应尽量偏向口腔前庭沟位置，以获得有效的压低作用距离。

3. 正颌外科治疗　严重的前牙开𬌗畸形，𬌗平面严重倾斜，下颌平面角和下颌角平面陡峭，面下 1/3 高度明显增加，为明显的骨性开𬌗畸形。多表现为长面综合征。牙列中仅有少数牙齿咬合接触，磨

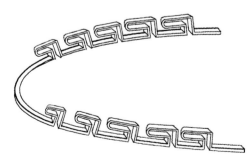

图 19-6　多曲弓丝示意图

牙多为Ⅱ类或者Ⅲ类咬合关系。上下颌前牙有代偿性伸长。该类开𬌗畸形是典型的手术治疗适应证，单纯的正畸治疗难以达到治疗目的，只能通过口腔正畸-正颌外科的联合矫治，达到矫治前牙开𬌗，改善面型的目的。术前通过正畸治疗去代偿，排齐上下牙列，正颌外科手术移动骨块，矫治前后向、垂直向、左右向上下颌骨的不调，术后正畸再进行精细的调整，以取得满意的矫治效果。

参考文献

[1] Beane RA. Nonsurgical management of the anterior open bite:a review of the options. Semin Orhtod, 1999, 5:275-283.

[2] Neilsen I L. Vertical malocclusions: Etiology, development, diagnosis and some aspects of treatment. Angle Orhtod, 1991, 61:247-260.

[3] Lopez Gavotp G, Wallen TR, Little RM, et al. Anterior open bite malocclusion:A longitudinal 10 year post retention evaluation of orthodontically treated patients. Am J Orthod, 1985, 87:175-186.

[4] Kim YH. Overbite depth indicator with particular reference to anterior open bite. Am J Orthod, 1974, 65:586-611.

[5] Kim YH. Anterior openbite and its treatment with Multiloop Edgewise Archwires. Angle Orhtod, 1987, 57:290-321.

[6] Chang Y, Moon SC. Cephalometric evaluation of the anterior open bite treatment. Am J Orthod Dentofac Orthop, 1999, 115:29-38.

[7] Enacar A, Ugur T, Toroglu S. A method for correction of open bite. J Clin Orthod, 1996, 30:438.

[8] Manna A, Miralles R, Guerrero F. The changes in electrical activity of the postural muscles of the mandible upon varying the vertical dimension. J Prosthet Dent, 1981, 45(4):438-445.

[9] Kim YH, Yan UK, Lim DD. Stability of anterior open bite conection with multiloop edgewise archwire therapy: a cephalometric follow up study. Am J Orthod Dentofac Orthop, 2000, 118(1):43-54.

[10] Chang YI, Moon SC. Cephalometric evaluation of the anterior open bite treatment. Am J Orthod Dentofac Orthop, 1999, 115f(1):29-38.

第二十章

横向不调的矫治

梁 炜

一、横向不调概述

（一）基本概念

横向不调（transverse discrepancy），即宽度不调，是指上牙弓与下牙弓宽度的不调，或者上颌骨与下颌骨宽度的不调。横向不调在错𬌗畸形中较为常见，常与其他牙颌畸形同时存在，例如后牙的反𬌗常与牙列的拥挤及前牙的反𬌗同时存在，后牙的锁𬌗一般与后牙段的拥挤有关。

（二）临床表现和分类

横向不调按毛燮均错𬌗分类法，为第Ⅲ类错𬌗，又按机制和症状分为三个分类。

1. 毛氏Ⅲ类第一分类 表现为上牙弓宽于下牙弓，后牙深覆盖或正锁𬌗。主要机制是上颌或上牙弓宽度较大，或下颌或下牙弓宽度较小，或二者兼

有（图20-1）。

（1）后牙正锁𬌗：又称剪刀咬合（scissors bite）是指上后牙舌尖的舌斜面锁结在下后牙颊尖颊斜面，𬌗面无咬合接触。个别后牙正锁𬌗及单侧多数后牙的正锁𬌗在临床上较为多见。

（2）布罗迪咬合（Brodie bite）：是指习惯性𬌗位时，双侧所有后牙正锁𬌗，下颌牙列完全被上颌牙列覆盖、包纳。常伴有下颌骨偏小畸形、下颌骨后缩或上颌骨巨大。有调查称发病率为0.01%。

2. 毛氏Ⅲ类第二分类 表现为上牙弓窄于下牙弓，后牙对𬌗、反𬌗或反锁𬌗。主要机制是上颌或上牙弓宽度较小，或下颌或下牙弓宽度较大，或二者兼有（图20-2）。

后牙反锁𬌗：是指上后牙颊尖的颊斜面锁结在下后牙舌尖舌斜面，𬌗面无咬合接触。反锁𬌗在临床上较为少见。

3. 毛氏Ⅲ类第三分类 临床表现为上下牙弓均

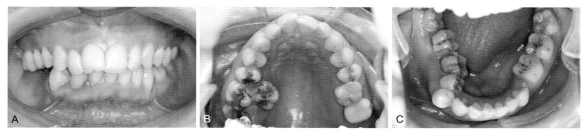

图 20-1　毛氏Ⅲ类第一分类。A. 正位𬌗像；B. 上颌𬌗面像；C. 下颌𬌗面像

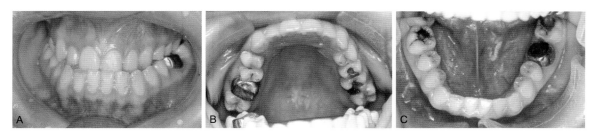

图 20-2　毛氏Ⅲ类第二分类。A. 正位𬌗像；B. 上颌𬌗面像；C. 下颌𬌗面像

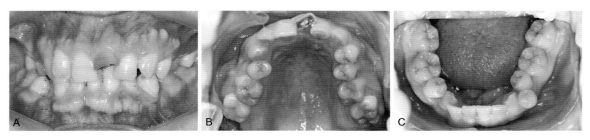

图 20-3　毛氏Ⅲ类第三分类。A. 正位𬌗像；B. 上颌𬌗面像；C. 下颌𬌗面像

狭窄。主要机制是上下颌或上下牙弓的宽度均过小（图 20-3）。

（三）横向不调的病因

1. 后牙反𬌗的病因　引起后牙反𬌗的病因很多，可以是牙性的、功能性的，也可以是骨性的。

（1）牙性因素：替牙障碍，如乳磨牙早失、滞留或恒牙胚位置异常等，都可能导致上颌后牙的腭向萌出和（或）下颌后牙的颊向萌出，引起后牙反𬌗。

（2）功能性因素：

1）偏侧咀嚼：一侧深龋，只能用另一侧咀嚼，导致长期一侧后牙失用，可以引起对侧多数后牙的反𬌗。

2）不良习惯：如长期有一侧托腮的习惯，对一侧下颌产生不正常的压力，可使下颌逐渐偏向另一侧，也可引起另一侧多数后牙反𬌗。长期吮指习惯可引起上颌牙弓变窄，引起后牙反𬌗。

（3）骨性因素：由于上下颌骨间宽度发育的不协调，上颌发育过窄、下颌过宽造成后牙反𬌗。例如唇腭裂患者，上颌及上牙弓宽度发育不足，常有双侧后牙反𬌗。而长期口呼吸患者，两颊压力增大，上牙弓逐渐变窄，可引起双侧多数后牙反𬌗。

2. 后牙锁𬌗的病因　后牙锁𬌗分为正锁𬌗和反锁𬌗。

（1）个别后牙的锁𬌗：由于个别牙齿的替牙障碍，使得上下颌后牙错位萌出造成。第二恒磨牙的个别牙锁𬌗较为常见，这往往是由于上颌牙弓后段长度不够、间隙不足造成的。替牙期过度后推第一恒磨牙经常会造成上颌第二磨牙的颊向萌出，也可导致第二磨牙正锁𬌗。

（2）多数后牙的正锁殆：双侧多数后牙的正锁殆较少见，一般由于上下颌骨间严重的宽度不调造成。单侧多数后牙的正锁殆，一般是由于一侧多数乳磨牙重度龋损或早失等原因，不得不用对侧后牙咀嚼，引起一侧后牙的长期失用，在失用侧易出现多数后牙的正锁殆。

（四）横向不调的危害

1. 个别后牙反殆或锁殆　可能对咀嚼功能及颌骨发育影响不大，但可能对颞下颌关节有不良影响。

2. 多数后牙反殆或锁殆　对功能、颌面部发育及颞下颌关节均有影响。

（1）单侧多数后牙反殆：常合并前牙反殆，其下切牙中线、颏部及下颌多偏向反殆侧，导致颜面左右不对称畸形。后牙反殆牙数越多，反殆的程度越严重，对咬合的锁结作用及咀嚼时的功能障碍也越大，对颌骨的发育及关节的影响也越大。多数后牙反殆合并前牙反殆者，其前颌骨发育不足，颜面的侧面还会呈现凹面型。

（2）双侧多数后牙反殆：上牙弓及上颌骨宽度发育多受限制，上颌牙弓狭窄，面部表现为狭长，常左右对称。

（3）单侧多数后牙正锁殆：由于锁结关系影响下颌的侧方运动，只能用非锁殆侧的后牙进行偏侧咀嚼，因此咀嚼功能降低，患侧后牙常有大量失用性牙石；由于锁殆，可导致下颌有关肌肉的异常动力平衡，形成下颌骨左右发育不对称和颜面不对称畸形；长期锁殆患者，颞下颌关节多有不同程度的损害。

（4）双侧后牙正锁殆：即布罗迪咬合（Brodie bite），常伴有下颌骨偏小畸形、下颌骨后缩或上颌骨巨大。

二、检查、诊断与治疗原则

（一）横向不调的临床检查

1. 病史询问　对于横向不调的患者，特别是有颜面偏斜等生长发育问题的患者，要详细询问有无遗传史、唇腭裂病史，有无外伤史，有无长期张口呼吸习惯，有无慢性鼻咽部的疾病，有无偏侧咀嚼、长期一侧托腮、长期吮指等不良习惯。

2. 口外检查　检查面中线，是否经过鼻、唇、颏的中点。面中线主要由面部软组织中线各点确定，包括两内眦连线的中点、鼻背、鼻尖、人中和颏前点。可以借助一根牙线从患者前额拉至颏部来检查。观察患者的颜面对称情况时最好让患者坐直，进行正面的目测观察；也可以让患者仰头，由颏下部向上观察其下颌偏斜情况。另外，还要注意上下牙齿中线是否与面中线一致。

颞下颌关节的检查非常重要。常规检查时要包括下颌最大开口度、开闭口型，以及咀嚼肌、关节区有无压痛，关节有无弹响。

3. 口内检查　咬合关系的检查，要同时观察正中殆位和正中关系位。特别注意下颌关闭过程中是否有功能性下颌移位，是否存在咬合干扰。由于殆干扰引起的下颌功能性移位常见于单侧后牙反殆和锁殆的患者。

4. 临床资料采集

（1）面殆像：包括面像（正、侧面），正中殆位的口内像（正位殆像、左右侧位殆像、上下牙弓殆面像、前牙覆盖等）。

（2）记存模型：模型应该包括所有牙齿，边缘延展要充分以包括尽可能多的齿槽骨和基骨。在模型上可以进行牙弓宽度的测量（图20-4）。横向不调的患者，应该取殆记录，在正中殆位记录牙齿咬合关系。可以在记存模型上用殆蜡来记录和定位咬合关系，也可以用硅橡胶等。对于偏斜的患者，面弓转移、可调/半可调殆架可以用来精确定位咬合关系。

（3）头颅正位X线片（图20-5）：即头颅后前位片，横向不调患者要常规拍摄此片。头颅后前位片能为面部横向生长异常和颜面不对称提供重要信息。

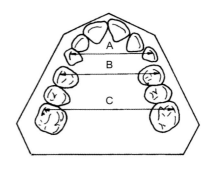

图20-4　牙弓宽度的测量。A. 尖牙间宽度；B. 双尖牙间宽度；C. 磨牙间宽度

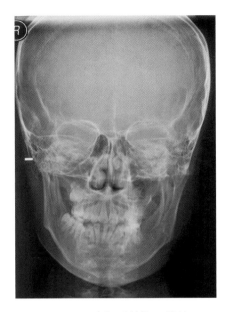

图 20-5 头颅后前位 X 线片

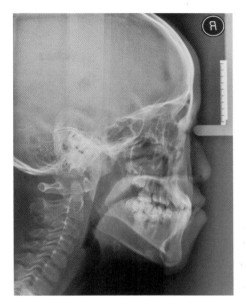

图 20-6 头颅侧位 X 线片

（4）头颅侧位 X 线片（图 20-6）：可以了解是否伴随长度和高度的不调。明显的颜面不对称，在头颅侧位片上，两侧下颌骨下缘完全不一致。

（5）全口曲面断层片（图 20-7）：可以了解下颌骨的对称程度、双侧髁突的发育情况、牙齿萌出情况，对于横向不调的诊断和治疗具有重要的参考价值。

（6）三维 CT 片：CT 片在诊断牙颌面骨骼形态、横向不调的部位和程度、埋伏牙、腭裂等方面均有重要作用。相比其他检查手段，三维 CT 片反映骨骼横向不调的情况更直观、更准确，可多角度观察。三维 CT 检查的最大优势是可以定量分析骨骼畸形

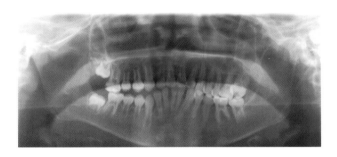

图 20-7 全口曲面断层片

程度。

1）牙颌面三维 CT 重建图像（图 20-8）：可以观察牙颌面骨骼的对称性、牙列咬合状况等。

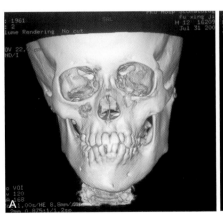
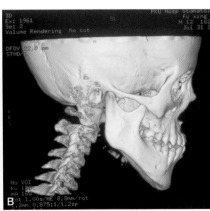
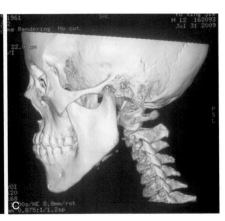

图 20-8 牙颌面三维 CT 重建图像。A. 正面观；B. 右侧面观；C. 左侧面观

2）CT 矢状位：可以观察舌体位置、上下切牙轴、气道形态等。

3）CT 冠状位（图 20-9）：可以观察颞下颌关节的形态和对称性、颈椎形态、寰枢关节左右对称性等。

4）CT 轴位（图 20-10）：可以观察牙齿的排列状态、下颌升支的对称性等。

5）CT 斜位：可以观察磨牙咬合高度的左右差别、磨牙与功能𬌗平面的关系等。

（7）肌电图（electromyography, EMG）、下颌运动描记仪（mandibular kinesiograph, MKG）、髁突运动轴图描记仪（computer aided diagnosis axograph, CADIAX）等检查和测量：可以对横向不调患者进行辅助诊断分析，观察左右咀嚼肌的肌电活动、下颌运动的轨迹、髁突运动轨迹是否在正常范围内以及对称性如何（图 20-11）。

（二）X 线测量

横向不调的 X 线测量，主要指头颅后前位片的测量，能为面部横径生长异常和颜面不对称提供重要信息。

1. 正中矢状参考线的确定　为了进行横向对称性的估计，需要画一正中矢状线作为参照线。常用的正中矢状参考线的确定方法有三种：

（1）连接两侧蝶眶点，过鸡冠中心点做该线的垂线，即为正中矢状参考线。

（2）连接左右颧突点，过鸡冠中心点做该线的垂线，即为正中矢状参考线。

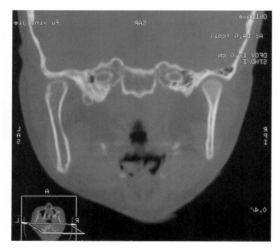

图 20-9　CT 冠状位片

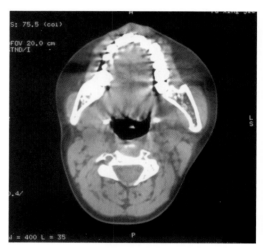

图 20-10　CT 轴位片

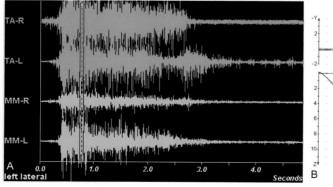
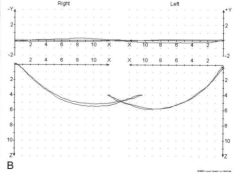

图 20-11　A. 左右咀嚼肌的肌电活动（TA 颞肌，MM 咬肌）；B. 双侧髁突运动轨迹（感谢刘怡医生提供此图）

（3）连接鸡冠中心点和前鼻棘点的直线，即为正中矢状参考线。唇腭裂患者一般不用此方法，因为单侧完全性唇腭裂患者的前鼻棘点多偏斜向患侧。

2. 常用测量项目

（1）一般由五条基本线来确定面部两边的大小是否相等（图20-12）。由这五条基本线与正中矢状参考线的关系，可以确定颜面不对称的位置和程度。

1）上面：额宽距（Mf-Mf），眶宽距（Bo-Bo）。

2）中面：颧弓横距（Bz-Bz），上颌宽距（Mx-Mx）。

3）下面：下颌角宽距（Go-Go）。

（2）中线结构点的偏斜程度：可以测量上下颌齿槽嵴顶点、上下颌中切牙点、颏点至正中矢状参考线的距离，来确定颜面不对称的程度。

（3）两侧结构点的水平非对称率和垂直差异：以下颌角部位的测量为例，如图20-13所示，从两侧下颌角点分别向正中矢状参考线做垂线，距离分别为G和K；两条垂线的垂足的距离为D。

1）下颌角水平非对称率 $Q = 100\% \times (G-K)/G$。一般认为，非对称率小于10%的颜面不对称属于正常范围，而非对称率大于10%则属于异常。

2）两侧下颌角垂直向差异：即为图中距离D。

（4）下颌的综合长度和升支高度（图20-14）：骨骼畸形严重的颜面不对称患者，下颌两侧的综合长度和升支高度的差异也较大。

（5）上第一恒磨牙的颊舌向位置的估计：连接Bo点和Mx点，并将该连线延长到上第一恒磨牙的表面。该线常近似于上第一恒磨牙颊侧轮廓的切线。从该线到磨牙颊尖的最近距离的正常值范围为 ±2 mm。如果该值小于 −2 mm，表明是骨骼性后牙反𬌗。因

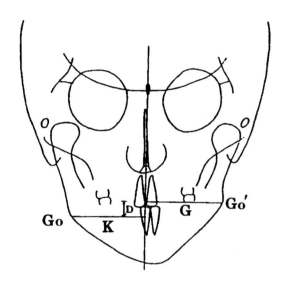

图 20-13　两侧结构点的水平非对称率和垂直差异

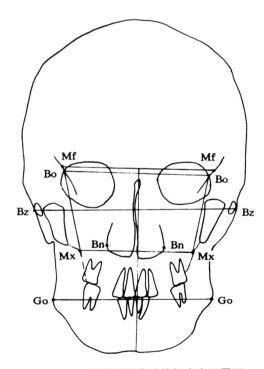

图 20-12　头颅后前位片的标志点及平面

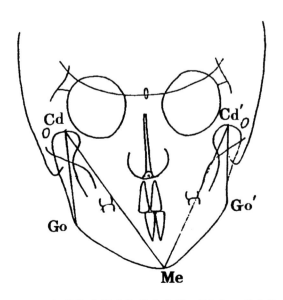

图 20-14　下颌的综合长度和升支高度。Cd-Co，Cd'-Co' 升支高度；Cd-Me，Cd'-Me' 下颌综合长度

为负值表明上第一恒磨牙在下第一恒磨牙的舌侧或表明上磨牙舌向错位。这时上颌倾向于狭窄，两侧上磨牙间距较小。

（三）诊断和矫治原则

1. 诊断横向不调时，建议临床用毛氏分类法，因为此分类法不仅包含机制，还包含了矫治原则。

（1）毛氏Ⅲ类第一分类：矫治原则为缩小上牙弓宽度，或扩大下牙弓宽度，或两者并用。

（2）毛氏Ⅲ类第二分类：矫治原则为扩大上牙弓宽度，或缩小下牙弓宽度，或两者并用。

（3）毛氏Ⅲ类第三分类：矫治原则为扩大上下牙弓宽度，或用肌功能训练矫治方法，并加强营养及咀嚼功能，促进颌骨和牙弓的发育。

2. 对于严重唇腭裂、严重的颜面不对称畸形患者，要首先考虑正颌外科手术治疗。特别是对于半侧颜面萎缩和半侧颜面肥大的患者，正颌手术的时机和矫治计划，需要正颌外科医生和正畸医生共同参与制订。

三、横向不调的矫治方法

多数横向不调问题能够引起殆颌面系统功能受限，如锁殆及多数后牙的反殆。对于横向不调应该及时矫治，避免对生长发育、颞下颌关节及口颌系统功能造成不良影响。另外，横向不调往往是患者所存在的错殆畸形的表现之一，通常患者还有其他错殆畸形的存在，并且均需要矫治。注意，一般的矫治原则是首先解决横向不调的问题，然后进行其他畸形的矫治。在临床治疗中一般首先进行牙弓狭窄或过宽、后牙锁殆的处理，然后解决牙列拥挤及矢状向、垂直向问题的矫治。

（一）后牙反殆的矫治

后牙反殆可以出现在乳牙期、替牙期及恒牙期。在乳牙期后牙的反殆一般较轻，可以暂时不进行矫治。替牙期轻度的后牙反殆对功能的影响较小，也可以暂时不进行矫治。但乳牙期和替牙期的较严重的后牙反殆需要及时进行矫治，避免影响颌面部横向的正常生长发育。恒牙期个别后牙的反殆一般不需要单独进行矫治，可以与其他错殆畸形在综合矫治中同时解决。

1. 单侧后牙反殆的矫治　可以使用活动矫治器，也可以使用固定矫治器。

对于单纯的一侧后牙反殆，可以使用对侧后牙殆垫加上反殆侧后牙区舌簧的活动矫治器。应用这种矫治器，需要注意在后牙反殆解除后逐渐调磨殆垫（一般分4~5次，每次调磨0.5~1 mm），直至反殆侧建立咬合。同时注意在矫治过程中，分次、适当地调磨反殆侧磨牙的牙尖，一般是上颌磨牙的舌尖和下颌磨牙的颊尖，以避免因长期反殆、牙尖未经磨耗而造成早接触、咬合干扰。

一侧后牙反殆伴随其他较复杂因素时可应用固定矫治器：①通过在矫治弓丝上弯制曲起到颊向扩展上颌牙弓或者缩窄下颌牙弓的目的；②通过上下颌间的交互牵引矫治后牙的反殆；③通过配合使用各类上颌扩弓矫治器调整上颌牙弓宽度，解除后牙的反殆。

2. 双侧后牙反殆的矫治　存在双侧后牙反殆的患者多数是由于颌骨的发育异常所致。对于生长发育期的患者可以采用腭开展的方法，通过打开腭中缝增加上颌的骨量，增加上颌的宽度。

还可以使用牙弓开展的方法，如分裂基托矫治器、四角腭弓矫治器（Quad-Helix）等调整上颌牙弓的宽度。对于反殆不严重者可以在使用固定矫治器的同时使用颊侧的扩弓辅弓装置（如扩大弓形的0.020英寸澳丝或0.018英寸×0.022英寸钢丝插入辅弓颊管中）。在扩弓的同时应注意加力后容易造成后牙舌尖的下垂，需要予以控制；也可以在扩弓治疗后使用颊侧矫治器时，在方弓丝上加上后牙根颊向的转矩抬高上颌磨牙的舌尖。必要时也可适当地调磨早接触的未经磨耗的牙尖。

（二）后牙锁殆的矫治

后牙锁殆可以出现在任何年龄段，但以替牙末期及恒牙期常见。锁殆对咀嚼功能、颌面发育及咀嚼器官的健康影响大，发现后牙锁殆后应尽早矫治以免产生不良的影响。存在锁殆的患者一般应先进行锁殆的矫治，再考虑其他畸形的矫治。矫治的原则是升高咬合，解除锁殆关系，以便矫治。

1. 单个后牙的锁殆　存在锁殆时，在个别锁结不严重、后牙过萌程度较轻、在息止颌位时后牙没有锁结关系的情况下，治疗时可以不用殆垫。一般的锁殆患者均需要在除锁殆牙以外的牙齿上制作殆垫，以支开咬合，同时在锁𬌗的上下颌后牙上制作带环并焊牵引钩，在锁𬌗的上下牙之间进行交互牵引。在矫治过程中逐渐磨减𬌗垫至锁𬌗牙建立咬合关系，并调磨锁𬌗牙齿未经生理磨耗的牙尖。必要时需要配合牙齿的脱敏治疗。对于极个别的成人患者，锁𬌗牙齿过萌程度较大，需进行较大量的调磨，甚至牙髓治疗。

2. 第二恒磨牙锁𬌗 临床上较多见，而且上颌第二磨牙的颊向错位程度常比下磨牙舌向错位的程度更为严重，如果存在将要萌出的健康的上颌第三磨牙，可以考虑将上颌第二磨牙拔除，第三磨牙在萌出的过程中可以向前自行调整与对颌第二磨牙建立咬合关系。这样就简化了治疗过程。

3. 多个后牙的锁𬌗 对于一侧多个后牙存在锁𬌗，一般均有牙弓宽度的不调。需要在治疗中调整上下颌之间的宽度关系。用扩弓装置扩大相对狭窄的牙弓，用弓丝缩窄相对过宽的牙弓。锁结严重者需要在健侧后牙上制作𬌗垫打开锁结，同时使用交互牵引或扩弓缩弓装置。

一侧多数后牙正锁𬌗，往往是由于下牙弓狭窄，锁𬌗侧下后牙舌侧错位严重，但上后牙颊侧错位不明显。这种患者可戴用下颌单侧𬌗垫矫治器，即在健侧下颌后牙上做𬌗垫，使锁𬌗牙脱离牙尖锁结，矫治器在锁𬌗侧下后牙舌侧放置双曲舌簧，矫治锁𬌗侧下后牙向颊向移动，以矫治正锁𬌗。由于健侧使用了𬌗垫，加大了颊肌的张力，有助于锁𬌗侧的上后牙向舌侧移动，以矫治锁𬌗。同时，也可以使用螺旋扩大器来扩大下牙弓。

锁结关系解除后，对𬌗垫进行分次调磨，同时调磨锁𬌗牙的过高牙尖，必要时配合脱敏措施。

在矫治锁𬌗时，需要考虑间隙问题，间隙不足则需要先开展间隙；如严重拥挤，则需要配合减数拔牙。特别是需要进行牙弓的缩窄或局部缩窄时，缩窄牙弓之前应创造出足够的间隙。

（三）横向不调常用的矫治方法

1. 活动矫治器

（1）可摘式螺旋扩大矫治器：需要患者配合调节螺旋开大器，一般每周2次，每次1/4圈（1圈1 mm）。牙弓的扩大以后牙颊倾为主。活动矫治器的固位力量稍有不足，但只要患者认真戴用，仍能达到很好的效果（图20-15）。

（2）分裂基托矫治器：通过调整两侧基托连接部分的菱形曲，来控制每次扩弓的量。

（3）Crozat矫治器：金属支架式矫治器，由粗细不等的不锈钢丝制成，无基托覆盖，体积小，影响美观程度小。可用于扩大上颌和下颌牙弓（图20-16）。

2. 快速腭开展和慢速腭开展

（1）快速腭开展（rapid palatal expansion, RPE）是目前临床常用的、非常有效的扩弓方法，属于矫形力。一般用于青少年时期。RME矫治中既有牙齿的变化又有颌骨的变化，颌骨变化的成分依骨缝的阻力大小而变，骨缝阻力随年龄的增大而增大。矫治可以从替牙早期开始，一般认为在15～17岁仍有打开腭中缝的可能。

RME装置常用Hyrax矫治器（图20-17）或Hass矫治器（图20-18）。注意图中通过粗钢丝焊接来连接带环和螺旋扩大器，并且钢丝要紧贴双尖牙。

相比其他扩弓装置，RME使磨牙更趋向于整

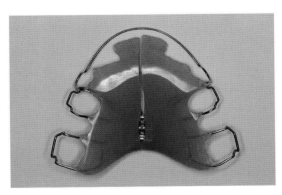

图20-15 可摘式螺旋扩大矫治器

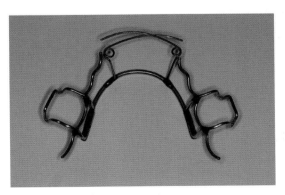

图20-16 Crozat矫治器

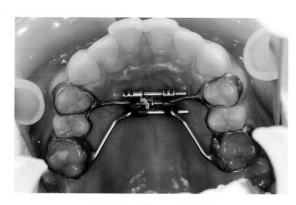

图 20-17　Hyrax 矫治器

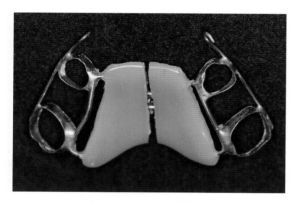

图 20-18　Has 矫治器

体移动。在最初的一些牙齿移动后，牙齿不能继续移动，而骨骼因腭中缝被打开而移动。一般每天调节螺旋开大器 1/4 ~ 1/2 圈（1 圈 1 mm），连续加力 1 ~ 3 周。比如获得 10 mm 开展量，其中将包括 9 mm 骨变化、1 mm 牙齿变化；保持 4 ~ 5 个月后，骨的改变约 5 mm，牙齿的改变为 5 mm。

快速腭开展时，腭前部打开快且幅度较大，这是由于后部受其他骨缝干扰所致，因此上中切牙会出现明显间隙，在随后几周，随着齿槽嵴上纤维的牵拉，中切牙间隙可能自动关闭。

另外注意，调节螺旋开大器时，要将"钥匙"用粗绳线安全地系于手指上，避免患者误吞钥匙，这在患者自行加力时有可能发生。

（2）慢速腭开展（Slow Palatal Expansion, SPE）是指相对快速腭开展而言，使用更缓慢的加力。一般以每周 1 mm 的速度，10 ~ 12 周可以获得 10 mm 左右的开展量。产生的变化骨骼和牙齿各占一半，均约 5 mm。以较慢的速度进行腭开展，能达到和快速腭开展同样的效果，但腭中缝组织能更好地适应，对组织产生的损伤小，且比快速腭开展效果稳定，并可获得更近于生理的反应。

另外，对于替牙早期患者，慢速腭开展也可以使用 W 形弓矫治器。W 形弓矫治器为 1.2 mm 的"W"形弓焊在第一磨牙的带环上，加力后产生力量较小，适用于替牙早期年龄较小的患者，也能将腭中缝打开，其效果类似于用螺旋扩大器慢速扩弓。

（3）螺旋扩大器也可以用于下颌牙弓的扩大（图 20-19）。但这种开展主要是牙及齿槽骨的变化，没有骨缝的变化。若要产生颌骨的绝对扩大，则需要外科手术辅助。

3. 正颌手术辅助 RME　成人患者，腭中缝结缔组织变得很薄，中缝细胞活跃性下降，腭中缝弯曲，上颌两侧骨架之间有骨组织交叉。这时若需扩大腭中缝，只能借助正颌手术。可以用骨皮质切开或 LeFord Ⅰ 型截骨术，联合使用 RME 装置（如 Hyrax 螺旋扩弓器）。

治疗中，要充分告知患者正颌手术的风险。亦有 Handelman 等认为，成人非手术 RME 也能获得足够的开展和良好的疗效，而且稳定性并不差。

4. 四角簧 / 三角簧 / 两角簧矫治器（Quad/Tri/Bi-Helix）

（1）两角簧矫治器：一般用于下颌牙弓的扩大，例如下牙弓狭窄或弓形扭曲的病例，也可用于辅助矫治严重正锁𬌗（图 20-20）。

（2）三角簧矫治器：一般用于唇腭裂患者的牙弓扩大。

（3）四角簧矫治器：在临床上较为常用（图 20-21）。相对于活动矫治器，固定的四角簧矫治器不需

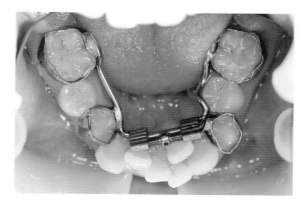

图 20-19　下颌螺旋扩弓装置

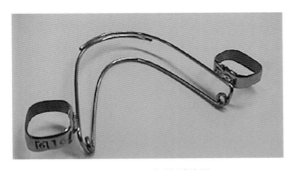

图 20-20　两角簧矫治器

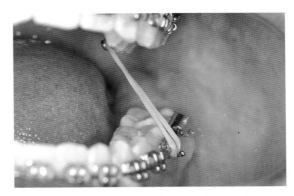

图 20-22　上下第一磨牙间的交互牵引

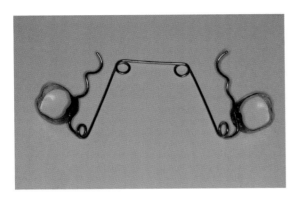

图 20-21　四角簧矫治器

止牙齿的倾斜移动。固定矫治器可以产生不对称扩弓的效果，但在牙弓扩大一侧要加上根颊向转矩来控制牙齿倾斜。

使用固定矫治器时，可以灵活使用上下后牙间的交互牵引来矫治单个或多个后牙反𬌗或正锁𬌗（图 20-22）。交互牵引时的支抗牙上应该使用较粗的弓丝，以避免支抗牙正常的转矩角度被破坏或产生明显的伸长。对于舌倾的磨牙，可以使用扩大弓形的方弓丝，适当增加冠唇向转矩；对于颊倾的磨牙，可以缩小弓形，适当增加冠舌向转矩。配合交互牵引，可以达到良好的矫治效果。治疗中要观察和及时处理咬合干扰和创伤，必要时增加对侧后牙𬌗垫，适当调磨未经磨耗的牙尖。

要依赖患者的配合，而产生的牙齿倾斜移动相对较少，且能产生一些差别性的扩弓，可以扭转磨牙。临床加力时，横向调整矫治器，使每侧扩大 1/2 磨牙的宽度，再粘接带环。

5. 固定矫治器　单纯用固定矫治器来扩弓，有效扩弓的量较为有限。可以使用较粗的澳丝或者方钢丝作为扩弓辅弓来进行扩弓。

固定矫治器扩弓时，需要使用较粗的方弓丝防

6. 功能矫治器　可以在功能矫治器中加入螺旋扩大器或者各种弯曲来主动扩弓。例如 Herbst 矫治器（图 20-23）和 Twinblock 矫治器（图 20-24），加入螺旋扩大器，横向开展上牙弓。

Frankel 矫治器能产生被动扩弓的效果，这是由

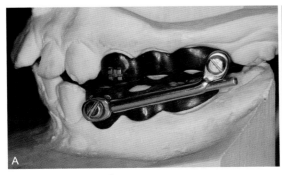
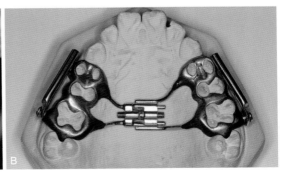

图 20-23　HERBST 矫治器中的扩弓装置。A. 侧面观；B. 𬌗面观

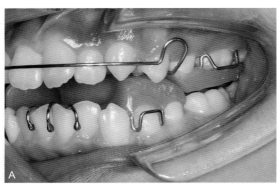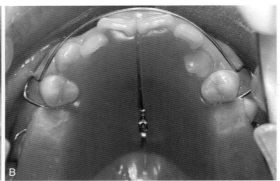

图 20-24　TWINBLOCK 矫治器中的扩弓装置。A. 侧面观；B. 𬌗面观

于颊屏与齿槽间有 3 mm 空隙，可以消除颊肌对颌骨弓侧方的压力而使其扩展。

7. 舌体功能训练和鼻呼吸的建立　日本学者近藤悦子认为，在横向不调患者的矫治中，通过可摘式螺旋扩弓装置，同时强调进行舌体上抬训练和正常吞咽动作训练，可以从功能上改变牙弓和齿槽弓的形态，不需要扩大腭中缝即可获得与正常肌功能协调一致的牙弓及齿槽弓的形态。通过舌体上抬训练，可以直立舌向倾斜的下颌磨牙，扩大固有口腔的空间，改善不良舌习惯及口呼吸习惯。并且这种肌功能训练方法能使矫治后的牙弓形态保持长期稳定性。

8. 种植体支抗辅助　种植体支抗（Temporary Anchorage Device, TAD）在正畸临床应用已相当普及。在正锁𬌗磨牙的矫治中，最理想的是同时产生牙齿的竖直和压低。这在微种植体的辅助下可以很好实现，例如在上颌磨牙腭侧和下颌磨牙唇侧分别植入微种植体，实现竖直并压低磨牙，矫治后牙锁𬌗，可以得到较为理想的矫治效果。

另外，通过腭部 TAD 和螺旋扩弓器相连接来进行快速扩弓，可在青少年期间获得 6~9 mm 甚至更多的腭中缝扩大；而在在成人患者，有可能实现 4~6 mm 以上的扩弓。TAD 辅助扩弓的另一优势，是可以同步在牙齿唇侧面进行托槽粘接和矫治。

9. 正畸 - 正颌联合治疗　对于重度牙弓狭窄、中重度颜面偏斜患者，要首先考虑正颌手术。横向不调合并前后向和（或）垂直向不调的骨性错𬌗畸形的成人患者，正畸 - 正颌联合治疗往往是首选方案。

四、横向不调矫治的复发和并发症

（一）复发及预防措施

横向扩弓后，极易发生复发，并且复发的量有可能多达 40%。各种形式的扩弓装置和方法都不能避免复发。

复发的因素很多，一般是由于磨牙的腭（舌）向倾斜复位引起，还包括齿槽骨的变形、牙周膜纤维的牵拉等。

为了防止横向扩弓的复发，一般要适当地进行过矫治，同时要增加保持的时间。例如快速腭开展（RME），一般认为要用开展矫治器保持 3~5 个月，以使新生骨组织在打开的腭中缝处沉积，再换活动保持器。

一般认为，固定保持器相对活动保持器而言，能减少扩弓的复发趋势。

（二）横向不调矫治的并发症

1. 牙弓的过度扩大，有可能引起后牙正锁𬌗，形成剪刀咬合（scissors bite）。特别在使用 Hass、Hyrax 等装置进行快速扩弓的时候，一定要计算好扩弓的量，并嘱患者及时复诊，以免形成正锁𬌗后，又需缩弓处理，引起牙齿过度往返运动而造成牙周损伤。

2. 过度的扩弓，有可能引起牙周组织的损伤。在牙弓扩大的过程中，牙齿移动能否伴随骨量增加（with bone）是关键，如果是牙齿移动仅仅是穿越齿槽骨（through bone），则其颊侧的骨板有吸收破坏的风险，从而引起牙龈的萎缩。成人患者，尤其是已有牙周损害的患者，过度扩弓加重牙龈萎缩的风险较大。

3. 横向扩弓容易引起上磨牙舌尖的下垂，因之造成的𬌗干扰若不及时处理，将引起咬合创伤，从而加重牙周的损害，或诱发颞下颌关节的不适。

4. 横向扩弓有可能增大上下颌平面角（MMP），增加面下高度，从而加重前牙开𬌗，在不同的临床病例中要予以关注。

5. 上下磨牙进行交互牵引时，应要求患者每次将脱落的牵引皮圈及时清除。特别是弓丝暂时还没有纳入第二下磨牙颊管的情况下，要避免皮圈进入牙周组织而造成损害。

6. 正颌手术辅助的快速腭中缝开展，要控制好开展的量，否则可能引起鼻中隔偏曲。

五、病例报告（图 20-25～图 20-28）

姓名：李 ×× 　　　　**性别**：女

年龄：13 岁

主诉：前牙反𬌗，后牙咬合不佳。

临床检查：面部基本对称，高角，下颌前突，凹面型。口内双侧上下第一磨牙完全近中关系，前牙区反𬌗，左侧后牙反𬌗，上牙弓较狭窄。上中线右偏 0.5 mm，下中线左偏 0.5 mm。下颌不可后退至切牙对刃位。

诊断：安氏Ⅲ类，毛氏Ⅱ^1＋$\underline{Ⅲ}^2$

矫治设计：1. Tip-Edge 技术；

　　　　　　2. 拔除双侧下颌第三磨牙。

矫治过程：总疗程 2 年 11 个月

1. 粘接 Tip-Edge 托槽，依次更换 NiTi 圆丝、澳丝、下颌𬌗垫，打开咬合，防止𬌗创伤，共 12 个月。

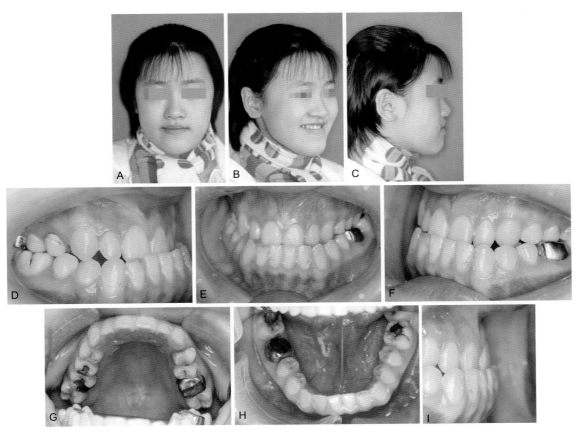

图 20-25　李 ×× 治疗前面𬌗像。A～C. 面像；D～I. 𬌗像

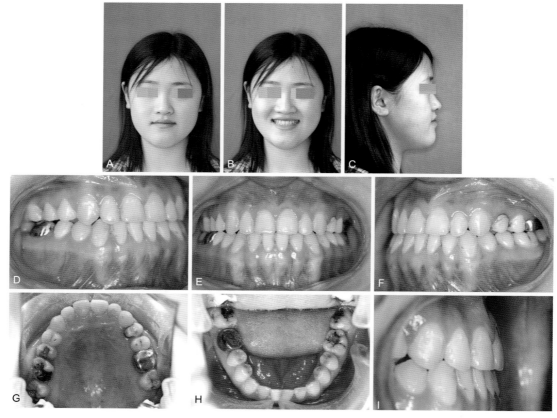

图 20-26　李 ×× 治疗后面殆像。A～C. 面像；D～I. 殆像

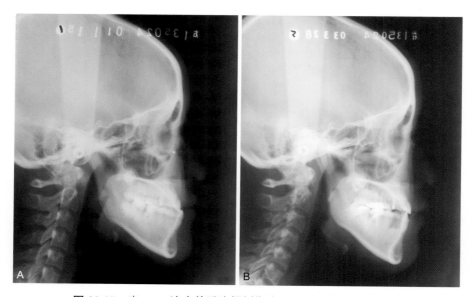

图 20-27　李 ×× 治疗前后头颅侧位片。A. 治疗前；B. 治疗后

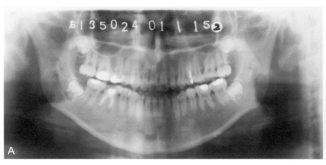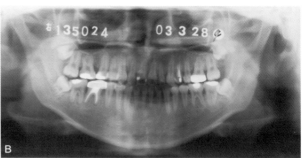

图 20-28　李 ×× 治疗前后全口曲面断层片。A. 治疗前；B. 治疗后

2. 上下颌 0.018 英寸澳丝，上颌弓丝扩大弓形以对上后牙进行扩弓，同时进行Ⅲ类牵引矫治前牙区反𬌗，14 个月。

3. 调整咬合关系，9 个月。

4. Hawley 保持器进行保持，嘱拔除下颌第三磨牙。

矫治效果：上下牙列整齐，前牙覆𬌗覆盖正常，磨牙中性偏近中，尖牙中性关系，上下中线正，双侧后牙尖窝关系良好，面型有所改善。

参考文献

[1] 傅民魁, 林久祥. 口腔正畸学. 北京: 北京大学医学出版社, 2005:225-228.

[2] 曾祥龙. 现代口腔正畸学诊疗手册. 北京: 北京医科大学出版社, 2000:209-213.

[3] Nikki Atack, Jonathan Sandy. Postgraduate Notes in Orthodontics MSc/MOrtho Programme. 2nd Edition. Bristol: Division of Child Dental Health, Bristol Dental Hospital, 2000:133-136.

[4] (日)近藤悦子著.基于呼吸及口周肌功能的正畸临床治疗. 白玉兴译. 北京: 人民军医出版社, 2009: 4-20.

[5] Harper DL. A case report of a Brodie bite. Am J Orthod Dentofacial Orthop, 1995, 108:201-206.

[6] Sung Won Yun, Won Hee Lim, Deuck Ryong Chong, et al. Scissors-bite correction on second molar with a dragon helix appliance. Am J Orthod Dentofacial Orthop, 2007, 132:842-847.

[7] Chang JY, McNamara JA, Herberger TA. A longitudinal study of skeletal side effects induced by rapid maxillary expansion. Am J Orthod Dentofac Orthop, 1997, 112: 330-337.

[8] Berger. Stability of orthopaedic and surgically assisted palatal expansion over time. Am J Orthod Dentofac Orthop, 1998, 115: 638-645.

[9] (美)Proffit著. 当代口腔正畸学(第3版). 傅民魁译. 北京: 人民军医出版社， 2007, 252-256.

[10] (美)Melsen著.成人口腔正畸学. 白玉兴等译. 沈阳: 辽宁科学技术出版社, 2013, 150-158.

第二十一章

替牙期治疗与殆诱导

谷 岩

本章内容

一、殆的发育与殆诱导

（一）牙齿的萌出与殆建立

牙齿萌出是指从牙胚形成的位置萌出到殆平面的过程，牙齿萌出的方向是沿着牙齿的长轴移动。牙齿的萌出机制尚不十分清楚，但是普遍认为牙根的形成是牙齿萌出的原因之一。此外，牙周膜的胶原纤维可产生收缩力，这可能也是使牙齿萌出的力之一。

乳牙和恒牙的萌出时间有一定变异，但是牙齿萌出的顺序比较稳定，左右两侧同名牙一般成对萌出，上颌的同名牙萌出常较下颌晚。乳牙一般的萌出顺序为：下Ⅰ，上Ⅰ，下Ⅱ，上Ⅱ，Ⅳ，Ⅲ，下Ⅴ，上Ⅴ。恒牙萌出顺序一般可概括为：

上颌：6→1→2→4→5→3→7；
下颌：6→1→2→3→4→5→7。

或为
上颌：6→1→2→4→3→5→7；
下颌：6→1→2→4→3→5→7。

殆是指下颌静止位时上下牙弓之间的关系。随着乳牙萌出，新生儿由无牙颌口腔过渡到乳牙建殆阶段，即乳牙列阶段。替牙列是指从6岁到12岁期间，在牙列中的乳牙及恒牙并存状态，这一时期的变化对将来形成正常殆有决定性意义。恒牙列是指第三恒磨牙萌出和建殆后的阶段。由于第三恒磨牙位置不正、阻生等原因，难以建立殆关系。因此通常认为前磨牙、尖牙和第二磨牙建殆后，则恒牙列建成。

正常殆的建立，除依靠牙的正常发育、萌出、排列等，还有赖于面颌肌肉的动力平衡。作用于牙弓前后、内外所有肌肉力量的平衡也是非常重要的。正常恒牙殆的特征如下：

（1）上下前牙的关系应该是下中切牙的切缘咬

于上切牙的腭侧面的切 1/3 与中 1/3 交接处，上颌尖牙咬在下颌尖牙远中及第一双尖牙的近中。上颌第一恒磨牙的近中颊尖咬在下颌第一恒磨牙的近中颊沟内，上颌第一恒磨牙的近中舌尖咬在下颌第一恒磨牙的中央窝。

（2）上下颌牙的接触关系，除上颌第三磨牙和下颌中切牙与一个对殆牙接触外，其余上下颌牙均与 2 个对殆牙接触。

（二）替牙障碍与殆诱导

1. 乳牙滞留　如果对侧同名牙已萌出，乳牙过期不脱落者称为乳牙滞留。X 线表现为恒牙正常，根形成 1/2 部分，殆面无骨质覆盖。其原因多为恒牙胚位置异常、萌出道异常造成乳牙根完全或部分未被吸收而滞留，此外乳牙根周感染造成与齿槽骨粘连也可导致乳牙滞留。临床最常见的是上下切牙舌向萌出，而相应的乳切牙未脱落；上尖牙向唇向萌出而相应乳牙未换。恒牙先天缺失也是乳牙滞留原因之一，需经 X 线进一步检查。治疗：

（1）对于上下切牙舌向萌出而相应乳牙未脱落者，应及早拔除乳牙，以便在恒牙萌出过程中尽快尽早地自行调整。

（2）对于上尖牙唇向萌出而相应乳牙未脱落者，除尽早拔除乳尖牙外并可适时进行正畸治疗，使其纳入正常牙列。

（3）根据造成乳磨牙滞留原因不同，采取不同方案，如恒牙胚完整，可拔除滞留乳牙，观察替牙；如恒牙先天缺失，可视牙列排列情况及突度，或尽可能保留乳牙，待其自行脱落后，修复缺失牙；或者拔除滞留乳牙，以备恒牙期进一步正畸治疗。

2. 乳牙早失　乳牙早失指在乳牙被正常替换前，由于龋齿、外伤或其他原因丧失或拔除。

乳牙早失使邻牙向缺牙方向倾斜，造成继替恒牙萌出困难，牙列不齐而造成不良恒牙咬合关系，甚至造成现有的错殆畸形进一步严重发展，进而对咀嚼功能造成影响。临床上常见由第二乳磨牙早失而引起第一恒磨牙前移占据第二双尖牙萌出间隙，从而引起牙列拥挤和咬合关系紊乱。此时可拍摄 X 线片检查恒牙胚发育情况。如恒牙根正在形成，殆面有骨质覆盖，则是缺隙保持器的适应证。常用的缺隙保持器有丝圈式保持器、活动义齿式保持器、舌弓保持器（图 21-1，图 21-2）。

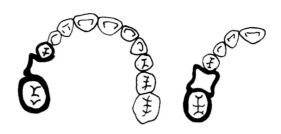

图 21-1　丝圈式保持器

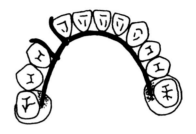

图 21-2　舌弓保持器

（1）丝圈式保持器：适合于个别乳磨牙早失，在邻近缺隙一侧牙上放置带环，并焊以较硬钢丝形成丝圈，丝圈宽度为缺隙宽度，不妨碍恒牙萌出，并与邻牙建立良好的接触关系。

（2）活动义齿式保持器：适合于多数乳磨牙早失，在保持缺隙的同时可恢复一定的咀嚼功能，但需定期复查，调整卡环位置以不妨碍恒牙正常萌出。

（3）舌弓保持器：在乳磨牙或第一恒磨牙上置带环，舌侧附固定舌弓，防止后牙前移，必要时可在舌弓上焊阻挡丝，保持个别缺牙间隙。

3. 恒牙早萌　乳牙早失，使继承恒牙在牙根刚刚开始形成或者尚未形成时过早萌出。由于萌出时间早且牙根短，早萌牙易受外伤、感染而脱落。临床上通过阻萌器阻止早萌牙进一步萌出并促进牙根形成。阻萌器为丝圈式保持器上加焊阻萌丝，接触并压住早萌牙殆面，定期观察牙根情况，当恒牙根形成 1/2 时，可去除阻萌器，使其自然萌出（图 21-3）。

4. 恒牙迟萌、阻生及异位萌出　恒牙在应萌出的年龄不萌出而对侧同名牙已萌出时称为迟萌。其原因为恒牙胚位置萌出道异常或缺乏萌出力而被阻生于齿槽骨中。无论是何种因素造成，都应首先拍摄 X 线片，然后针对病因进行矫治，必要时在开展足够间隙前提下可通过外科手术开窗，引导萌阻生牙及迟萌牙。

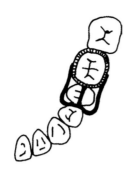

图 21-3 阻萌器

（三）替牙期暂时性错𬌗

乳、恒牙替换过程中，牙𬌗关系有可能出现某些暂时性错𬌗畸形，这种状况一般可随着生长发育自行调整，不需要进行矫治。这些暂时性错𬌗畸形包括：

（1）上颌左右中切牙于萌出早期出现间隙。这是由于侧切牙牙胚萌出过程中压迫中切牙根所造成的。但也应排除多生牙及上唇系带过低等因素。

（2）上颌侧切牙初萌时，牙冠向远中倾斜。因为上颌尖牙位置较高，萌出时压迫侧切牙根而造成。尖牙萌出后，侧切牙即可恢复正常。但有时也有可能由于尖牙的萌出力和方向异常，造成侧切牙根吸收，继而导致牙脱落。

（3）乳、恒切牙替换初期，由于恒切牙较乳牙大，牙列中可能出现轻度拥挤现象。随着颌骨的生长发育、恒切牙唇向萌出和乳磨牙与双尖牙的替换等变化，这种拥挤现象可有所缓解。

（4）上下颌第一恒磨牙建𬌗初期，可能为尖对尖的磨牙关系，随着下颌骨的生长发育及乳磨牙与双尖牙的替换产生的上下颌替牙间隙之差，尖对尖的磨牙关系可以调整为中性关系。

（5）上下恒切牙萌出早期，可出现前牙深覆𬌗。随着第二恒磨牙生长及双尖牙建𬌗，𬌗面部高度有所增加，深覆𬌗可自行解除。

二、口腔不良习惯的早期干预

（一）吮指习惯

吮指活动与口腔肌肉密切相关。Prendran 认为，吮指是婴幼儿最初学会神经反射的一种行为。正常

儿童几乎都有吮指习惯，儿童在 2 岁或 3 岁前有吮指习惯可视为正常的生理活动，这种习惯通常在 4～6 岁以后逐渐减少而自行消失。在这之前强制中止是很难的事，在这之后继续存在则属于不良习惯，可导致明显的错𬌗畸形。有长期吮指习惯的儿童，常见到手指上有胼胝及手指弯曲等现象，这是诊断吮指习惯的一个重要标志。

吮指习惯所造成错𬌗畸形的类型与吮指部位、颊肌收缩的张力及吮吸时的姿势有关。如吮拇指时，将拇指置于正在萌出的上下前牙之间，则会阻止前牙的正常萌出，形成前牙圆形开𬌗。在此基础上，可继发伸舌习惯，又加重开𬌗程度。吮拇指动作时，由于颊肌收缩，口腔内气压降低，使牙弓狭窄，上前牙前突，开唇露齿，并伴有单侧后牙反𬌗。拇指压在硬腭上，可使其造成凹陷，妨碍鼻腔向下发育（图 21-4）。吮小指或示指时，一般形成局部小开𬌗。

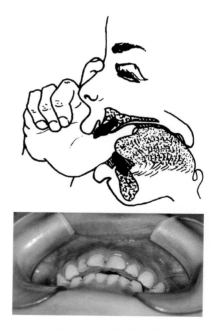

图 21-4 吮拇指习惯

吮指习惯的破除方法：具有吮指习惯的患者，可在吮吸的拇指或示指上涂小檗碱（黄连素）等苦味药水或将手指戴上指套以阻断其条件反射（图 21-5）。对于儿童期患者应首先进行思想教育，讲清道理，调动儿童自身的积极性，自行改正口腔的不良习惯。如果不良的吮咬习惯改正十分困难时，可使用破除不良习惯的矫治器（图 21-6、图 21-7）。

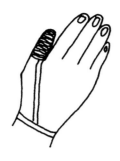

图 21-5　戴上指套以阻断吮指的条件反射图

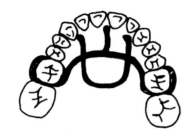

图 21-6　固定式腭刺

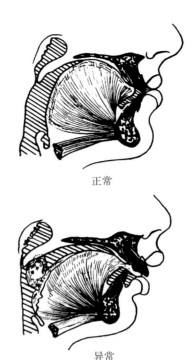

正常

异常

图 21-8　正常与异常吞咽习惯

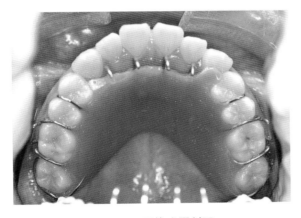

图 21-7　可摘式腭刺图

（二）异常吞咽及吐舌习惯

正常的吞咽动作是依靠咀嚼肌的作用，将上下颌牙弓紧密地咬合在正中𬌗位，上下唇闭合，舌体位于牙弓之内与牙齿舌面和硬腭接触，舌从内侧，唇颊肌肉从外侧对牙列、颌骨施加压力形成内外动力平衡，从而保证儿童𬌗、颌、面的正常生长发育（图 21-8）。

婴儿时期，舌体充满于口腔，紧贴着硬腭及上下唇。婴儿的吮吸功能，是由舌、唇和下颌的协调

活动而实现的。婴儿吃奶时，尤其是用奶瓶人工喂养时，舌位于上下齿槽嵴之间与唇保持接触，进行吞咽，这是婴儿时期的生理特有现象。随着上下颌骨的增大、牙齿萌出，使口腔扩大，吞咽方式亦适应随之改变，舌不再接触唇。但是，如果婴儿时的吞咽方式继续保留，吞咽时唇不能闭合，牙齿不能咬合，牙弓内外失去正常动力平衡，在吞咽动作中，舌对上下牙弓所施加的压力，使上前牙唇向倾斜，并将下前牙压低，逐渐形成上牙弓前突及开𬌗畸形。此外，下颌被降肌群向后下牵引，可发展成为下颌后缩畸形。

儿童在替牙期常用舌尖舔松动的乳牙、乳牙残根或初萌的恒牙，因而形成吐舌或舔牙习惯。由吮指及口呼吸等习惯造成开𬌗之后，极易继发舌习惯。舌习惯是一组症候群，因舌习惯性质不同，造成错𬌗畸形的机制及症状也不同。患儿有伸舌习惯时，经常将舌尖伸在上下前牙之间，使恒牙不能萌至𬌗平面，形成局部开梭形𬌗（图 21-9）。有时舌向前伸，舌尖置于上下前牙之前，并使下颌向前移位，造成前牙开𬌗畸形及下颌前突畸形。替牙期时，患儿常用舌舔下前牙的舌面或松动的乳牙，形成舔牙习惯，增大舌肌对下前牙的作用力，促使下前牙唇向倾斜，

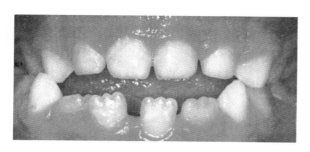

图 21-9　吐舌习惯

出现牙间隙，甚至形成反𬌗。如果舌同时舔上下前牙则形成双牙弓或双颌前突。

异常吞咽及吐舌习惯的防治方法：首先教导患儿正常的吞咽方法，改正不良吞咽和吐舌习惯。对于伴有扁桃体过大、慢性扁桃体炎的患者应进行治疗。必要时可做腭刺、腭屏（图 21-10）或腭网（图 21-11）破除伸舌、异常吞咽和吐舌习惯，同时训练正常的吞咽动作。

（三）咬唇习惯

咬唇习惯多发生在 6～15 岁之间，女孩较多见，可单独存在，也可伴有吮指习惯。鉴于咬上下唇对牙齿的压力不同，造成的错𬌗畸形也有异。

1. 咬下唇习惯　下唇处于上前牙舌侧和下前牙唇侧，从而增加了对上前牙舌侧的压力及对下前牙唇侧的压力，使上前牙向唇侧倾斜移位出现牙间隙。阻碍下牙弓及下颌向前发育并压下前牙向舌侧倾斜移位呈拥挤状态，在上下前牙之间形成深覆盖。深覆盖颜面表现为开唇露齿，上唇短而厚，上前牙前突和下颌后缩等症状（图 21-12）。

2. 咬上唇习惯　形成的错𬌗畸形机制与咬下唇者的压力相反，容易形成前牙反𬌗、下颌前突及近中错𬌗等畸形。

对于咬唇患者有建议在唇涂苦味剂或提醒的方法，也可以戴用焊唇档丝的上颌活动矫治器纠正咬下唇习惯（图 21-13）。

（四）口呼吸习惯

正常的鼻呼吸功能，保证颌面部的正常发育。由于鼻腔疾病导致的口呼吸，会引起上颌弓失去内外肌的正常动力平衡，使上颌弓的宽度得不到正常发育；逐渐导致牙弓狭窄，腭盖高拱，前牙拥挤或

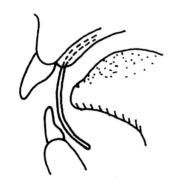

图 21-10　腭屏

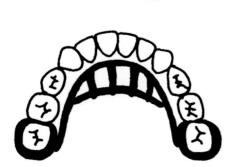

图 21-11　腭网

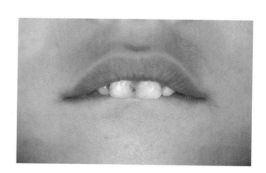

图 21-12　咬唇习惯

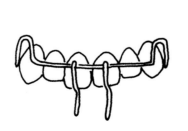

图 21-13　唇挡丝

前突。睡眠时，口呼吸的表现最明显，张口呼吸，舌及下颌后退，形成下颌后缩畸形。当扁桃体肥大时，咽腔变窄，为了减轻呼吸困难，舌体必须前伸，舌根离开会厌，带动下颌向前，久而久之，会造成下颌前突畸形。

口呼吸的治疗首先应消除呼吸道疾病，必要时切除过大的扁桃体，待鼻呼吸道完全通畅后，再进行错殆畸形的矫治。对于轻度错殆畸形的幼儿，除教育其不用口呼吸外，可用前庭盾改正口呼吸习惯（图21-14）。前庭盾置于口腔的前庭部分，双侧延伸至第一磨牙，前份与前突的上切牙接触，双侧后份离开后牙2～3 mm以减轻颊肌的压力。舌肌活动可扩大牙弓后段，闭唇时唇肌的压力可压上切牙向舌侧。如患者已为恒牙列，除教育不用口呼吸外，应视错殆的情况，全面考虑其治疗计划，进行一般性矫治。

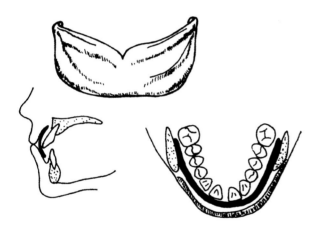

图21-14　前庭盾

（五）偏侧咀嚼习惯

偏侧咀嚼习惯多发生在乳牙后期。偏侧咀嚼可见于一侧有磨牙深龋，或有乳磨牙早失，或有错殆存在，从而影响了该侧牙列的正常咀嚼，儿童愿意用健侧咀嚼食物，形成偏侧咀嚼习惯。偏侧咀嚼下颌经常偏向咀嚼侧运动，牙弓向咀嚼侧旋转，趋于远中殆关系，失用侧趋于近中关系，下前牙中线向咀嚼侧偏移，颜面左右两侧发育不对称。健侧牙颌发育较充分，有自洁作用。失用侧咀嚼功能低下。牙颌发育较差且缺乏自洁作用，使牙垢、牙石堆积，易发生龋病和牙周病。

偏侧咀嚼习惯防治方法包括尽早治疗乳牙列的龋牙，拔除残冠、残根，去除殆干扰，修复缺失牙，并嘱患者必须用双侧咀嚼以改正单侧咀嚼习惯。如已形成单侧后牙反殆，可以使用活动矫治器开展上牙弓，解除后牙反殆。如果患者恒牙已完全萌出，根据错殆的情况进行一般性矫治。

三、牙弓的发育与替牙期拥挤矫治

（一）牙弓横向发育与扩弓时机

1. 牙弓横向发育　McNamara等对于未经治疗个体上颌牙弓宽度变化进行纵向研究，结果发现7～15岁上颌牙弓宽度平均增加2.6 mm（表21-1）。进一步将这些未经治疗个体按照最初的牙弓宽度分为三组：最初牙弓宽度＜31 mm（最窄）、31～35 mm（中间）和＞35 mm（最宽）组。各组个体7～15岁牙弓宽度变化分别为+3.3 mm、+2.5 mm和+1.7 mm（表21-2）。尽管最窄组个体7～15岁牙弓宽度增长最多，

表21-1　7~15岁牙弓宽度纵向变化

年龄	均值（mm）	标准差（mm）
7	32.7	1.4
8	33.2	1.5
9	33.2	1.4
10	33.7	1.5
11	34.5	1.4
12	35.2	1.4
13	35.4	1.5
14	35.2	1.4
15	35.3	1.4

*7~15岁牙弓宽度平均增加2.6 mm

表21-2　7～15岁牙弓宽度纵向变化

年龄（岁）	最初牙弓宽度＜31 mm		最初牙弓宽度31～35 mm		最初牙弓宽度＞35 mm	
	均值（mm）	标准差（mm）	均值（mm）	标准差（mm）	均值（mm）	标准差（mm）
7	28.9	1.3	32.8	0.9	36.5	1.2
8	29.3	1.1	33.1	1.1	37.1	1.2
9	30.0	1.1	33.6	1.3	37.4	1.1
10	30.3	1.4	34.0	1.4	37.5	1.1
11	30.4	1.6	34.3	1.7	37.5	0.9
12	30.9	1.3	34.5	2.1	37.5	1.2
13	31.4	1.4	34.7	1.6	37.5	1.6
14	31.7	1.6	35.0	1.6	37.8	1.6
15	32.2	1.4	35.3	1.9	38.2	1.9

但是与密歇根大学生长发育中心以往的研究资料相比，此时牙弓宽度与牙弓严重拥挤组牙弓宽度均值相似，而与正常𬌗组相差 5 mm。这一结果提示我们：如果替牙期患者牙弓宽度小于 31 mm，牙弓宽度很难仅依靠生长发育达到正常值，因此扩弓是十分必要的。

2. 扩弓的时机　Melsen 的研究表明上颌扩弓的效果与年龄和腭中缝发育阶段有关（图 21-15）。随着年龄的增长，腭中缝的形态越来越复杂，骨化程度增大，这增加了扩展腭中缝的难度。一般而言，上颌牙弓扩展的骨骼效应与年龄的增长呈反比。有研究表明在 12 岁前进行扩弓，骨的效应更加明显。种植体研究结果表明，腭中缝变化曲线与个体身高变化曲线相似，并且两者增长高峰出现的时间也基本一致。研究上颌扩弓时机时，不应该单纯考虑年龄，同时也应该结合骨龄，分析个体生长发育的阶段。

有学者将以 Hass 进行扩弓的个体按照颈椎分期法（cervical vertebral maturation）分为早期扩弓组（CS 1~3，即在生长发育高峰前，平均年龄 11 岁）和晚期扩弓组（CS 4~6，即在生长发育高峰后，平均年龄 13 岁 7 个月），每组扩弓的短期和长期效果分别与相应的对照组进行对比。扩弓前后，两组之间骨性和牙性变化没有统计学差异；但长期追踪结果表明，与生长发育高峰后扩弓组相比，生长发育高峰前扩弓组上颌骨的骨性改变更显著且有统计学差异。生长发育高峰后扩弓的长期效果主要表现在牙性改变。

（二）替牙期拥挤矫治

1. 乳恒牙牙齿大小的关系　密歇根大学生长发育中心的调查资料表明（表 21-3、表 21-4），上颌牙弓内乳恒牙大小的总差异为 6.6 mm，即如果乳牙列上颌牙弓内无生长间隙，则上颌乳牙脱落后，需要额外 6.6 mm 的间隙以容纳继替的恒牙。进一步的分析说明，上颌恒切牙比乳切牙总宽度大 8.2 mm；而上颌恒尖牙 / 前磨牙总宽度比乳牙小 1.6 mm，也就是说，所需的额外 6.6 mm 的间隙主要用于解除切牙段的拥挤。

对于下颌牙弓，值得注意的是下颌恒尖牙 / 前磨牙总宽度比乳牙小 4.8 mm，而下颌恒切牙比乳切牙总宽度大 5.6 mm。如果乳牙列下颌牙弓内无生长间隙，乳恒牙替换过程中下颌后部牙段的间隙全部用于缓解切牙段拥挤后，下颌牙弓的拥挤度为 0.8 mm，此种情形下末端平齐的乳磨牙关系往往不能自行调整为安氏 I 类恒磨牙关系。

在乳牙、恒牙交替过程中，恒前牙与相应乳前牙相差的量，可由下列几方面来补偿：

（1）乳牙间有适当的牙间隙；

（2）恒切牙萌出时更偏向唇侧；

（3）尖牙之间牙弓宽度增宽；

（4）双尖牙萌出时较乳牙偏向颊侧，增加了牙弓宽度；

（5）乳牙、恒牙的大小比例协调；

（6）替牙间隙的调节作用。

Leighton 等学者根据乳牙列间隙预测恒牙列的

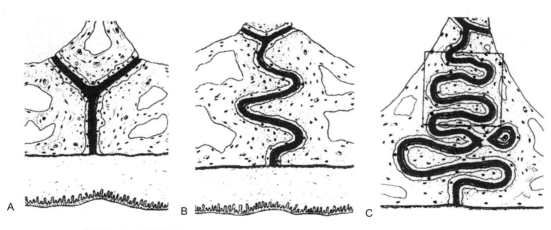

图 21-15　不同年龄患者腭中缝生长发育变化。A. 2 岁；B. 9 岁；C. 13 岁

表 21-3　男性、女性乳、恒牙列牙齿近远中径的差异

	男性			女性		
	乳牙均值（mm）	恒牙均值（mm）	乳、恒牙差异（mm）	乳牙均值（mm）	恒牙均值（mm）	乳、恒牙差异（mm）
上颌						
中切牙	6.4	8.9	2.5	6.5	8.7	1.2
侧切牙	5.3	6.9	1.6	5.3	6.8	1.5
尖牙	6.8	8.0	1.2	6.6	7.5	0.9
第一乳磨牙 / 前磨牙	6.7	6.8	0.1	6.6	6.6	0.0
第二乳磨牙 / 前磨牙	8.8	6.7	− 2.1	8.7	6.5	− 2.2
下颌						
中切牙	4.1	5.5	1.4	4.1	5.5	1.4
侧切牙	4.6	6.0	1.4	4.7	5.9	1.2
尖牙	5.8	7.0	1.2	5.8	6.6	0.8
第一乳磨牙 / 前磨牙	7.8	6.9	− 0.9	7.7	6.8	− 0.9
第二乳磨牙 / 前磨牙	9.9	7.2	− 2.7	9.7	7.1	− 2.6

表 21-4　乳、恒牙列牙齿大小的差异

	切牙总宽度（mm）	尖牙 / 前磨牙总宽度（mm）	合计（mm）
上颌			
恒牙列	31.6	43.0	74.6
乳牙列	23.4	44.6	68.0
乳、恒牙差异	8.2	− 1.6	6.6
下颌			
恒牙列	23.0	42.2	65.2
乳牙列	17.4	47.0	64.4
乳、恒牙差异	5.6	− 4.8	0.8

表 21-5　乳牙列间隙预测恒牙列拥挤状况

乳牙列	恒牙列拥挤概率
拥挤	1/1
无间隙	2/3
间隙＜3 mm	1/2
间隙 3 ~ 5 mm	1/5
间隙＞6 mm	0

拥挤度，发现当乳牙列出现拥挤时，恒牙列一定会出现拥挤；相反当乳牙列有 6 mm 以上间隙时，恒牙列不会出现拥挤（表 21-5）。

2. 牙齿大小与拥挤的关系　众所周知，当牙量大于骨量时，牙列产生拥挤或前突，因此人们推测，当牙齿过大或齿槽基骨过小时，则产生牙列拥挤。密歇根大学生长发育中心的研究者通过比较严重拥挤与正常𬌗个体牙齿大小的差别发现，两组个体之间任何牙齿的大小均没有显著统计学差异。进一步测量上颌牙齿的近远中径之和（从第二磨牙的近中面到对侧第二磨牙的近中面），发现正常𬌗组上颌牙齿的近远中径之和为（94.3 ± 3.9）mm；严重拥挤组为（95.5 ± 4.7）mm，尽管后者的近远中径之和较前者大 1.0 mm 左右，但两者之间无显著统计学差异。测量下颌牙齿的近远中径之和，正常𬌗组为

（85.5 ± 3.4）mm，严重拥挤组为（86.6 ± 4.1）mm，两组之间亦无显著统计学差异。综上所述，我们可以初步得出结论，即牙齿本身的大小与牙列拥挤无关。

3. 序列拔牙　对于间隙分析诊断为严重牙列拥挤的混合牙列期患者，序列拔牙法可早期解除牙列拥挤。通常在侧切牙萌出时采用序列拔牙，其适应证还包括：

（1）个别下颌切牙唇侧面出现龈退缩或齿槽骨吸收；

（2）下颌尖牙早失使中线不调；

（3）上颌中切牙近远中径大于 10 mm。

对于牙列严重拥挤且上颌牙弓狭窄的患者，序列拔牙可与上颌扩弓联合使用。在决定是否采用序列拔牙方案时，需要分析下颌切牙与颌骨及软组织的相对关系。值得注意的是，序列拔牙不适用于严重骨性不调和双牙弓前突的患者。

序列拔牙的程序如下所述：

第一期，拔除乳尖牙：当侧切牙萌出受到乳尖

牙的妨碍而产生严重扭转错位时，可拔除乳尖牙，让侧切牙利用乳尖牙的间隙调整到正常的位置。

第二期，拔除第一乳磨牙：拔除乳尖牙 6～12 个月后，可拔除第一乳磨牙让第一前磨牙尽早萌出。

第三期，拔除第一前磨牙：拔除第一前磨牙使尖牙萌出到第一前磨牙的位置上。

由于序列拔牙法疗程需要持续数年，采用序列拔牙法的病例一般牙齿不可能完全自行调整得非常理想，常常需要在恒牙列期再进行必要的矫治，而目前用现代固定矫治器技术对牙列拥挤的矫治并不困难，因此很多人不主张使用序列拔牙法矫治牙列拥挤，提倡在恒牙列早期进行一次性矫治。

四、颌骨矢状向不调的替牙期矫治

（一）安氏Ⅱ类错𬌗替牙期矫治

1. 安氏Ⅱ类错𬌗生长发育 安氏Ⅱ类错𬌗是临床常见的错𬌗畸形。学者们对安氏Ⅱ类错𬌗颅面形态特征进行了广泛研究。尽管对未经治疗的安氏Ⅱ类错𬌗的生长发育的长期研究不多，许多临床研究在比较分析各种安氏Ⅱ类错𬌗的矫治方法的效果时，常常与相应阶段的未经治疗的病例相比，而以此得到的安氏Ⅱ类错𬌗的生长发育的资料往往时间间隔短，不具代表性。一些学者们通过长期的纵向研究仍然发现随着年龄的增长，未经治疗的安氏Ⅱ类错𬌗下颌骨的"追赶"效应，使上下颌骨骨性不调有所改善，这种改善在低角安氏Ⅱ类错𬌗的患者更明显，同时患者下颌切牙更舌倾，而高角安氏Ⅱ类错𬌗患者下颌切牙表现为更加唇倾。

也有学者曾对乳牙列至替牙列未经治疗的安氏Ⅱ类错𬌗的生长变化进行纵向研究，并与正常𬌗进行比较。结果表明研究对象在乳牙列即具有安氏Ⅱ类错𬌗的典型颅面形态特征：下颌发育不足和下颌位置后缩。随着生长发育到替牙期，这种颅面形态特征不会发生自我调整，并且覆盖逐渐增大。替牙列安氏Ⅱ类错𬌗通常伴上颌牙弓宽度不足，并且随着年龄增长，上颌牙弓宽度不足不会改善，甚至会更加严重。自乳牙列到替牙列，与正常𬌗相比安氏Ⅱ类错𬌗上颌骨的增长量更大，且有显著性差异；下颌骨总长度和下颌骨体长度增长量小，亦有显著性差异。相对于下颌体，髁突向后向下倾斜。对未经治疗的安氏Ⅱ类错𬌗磨牙关系进行长期纵向研究，结果发现自乳牙列到恒牙列，远中阶梯的乳磨牙关系均发展为安氏Ⅱ类磨牙关系；末端平齐的乳磨牙关系有44%发展为安氏Ⅱ类磨牙关系。上述针对安氏Ⅱ类错𬌗的生长发育研究表明，宽度不调的矫治也应该成为安氏Ⅱ类错𬌗早期矫治计划的一个重要部分。

2. 替牙期安氏Ⅱ类错𬌗特征 学者们对替牙期安氏Ⅱ类错𬌗个体的研究表明，大多数个体上颌骨位置是正常的。对于上颌骨位置不正常的安氏Ⅱ类错𬌗个体，上颌后缩比上颌前突更为常见，下颌发育不足在替牙期安氏Ⅱ类错𬌗个体中十分常见。在牙弓的横向发育上，有学者针对替牙期安氏Ⅱ类错𬌗个体上下颌牙弓宽度进行分析，结果发现替牙列安氏Ⅱ类错𬌗存在上下颌牙弓宽度不调，即上下颌牙弓宽度的平均差异约为 -3.5 mm。由此可见下颌后缩和上颌牙弓宽度不足是替牙期安氏Ⅱ类错𬌗个体最常见的临床特征。

3. 安氏Ⅱ类错𬌗替牙期矫治 如前所述，由于下颌后缩和上颌牙弓宽度不足是替牙期安氏Ⅱ类错𬌗个体最常见的临床特征，也就成为安氏Ⅱ类错𬌗替牙期矫治的重点。以前曾针对安氏Ⅱ类错𬌗的矫治提出了"双期矫治"的概念，即在替牙期或恒牙早期使用功能矫治器矫治上下颌骨矢状向不调，然后采用固定矫治器进行全面矫治。许多替牙期患者由于切牙萌出异常及神经肌肉不协调，上颌牙狭窄使上下切牙不能建立正常覆𬌗、覆盖关系，导致下颌处于后退位。此时患者没有严重的骨骼畸形，但侧面观可见下颌后缩的Ⅱ类错𬌗面型，磨牙关系可为远中尖牙对尖或者完全远中关系。鉴于上述情况目前这个"双期矫治"的概念可被赋予新的含义：即第一阶段先进行上颌扩弓，解除上颌牙弓宽度不调，解除上颌牙弓对下颌牙弓的约束，促进下颌牙弓自主性前移。第二阶段应用功能矫治器矫治上下颌骨矢状向不调，特别是下颌后缩的矫治。其打破咀嚼肌平衡，引导下颌被迫向前向下固定于新位置，刺激和促进下颌向前生长，建立正常的覆𬌗覆盖，并通过后牙导面控制上下后牙萌出差异，从而调整磨牙关系。此阶段后立即进入固定矫治器全面正畸治疗阶段。

大量临床研究表明功能矫治器的使用应该在个体生长发育高峰期进行，从而使矫形治疗能有效促进下颌骨的生长。治疗时机远比采用矫治器的类型更重要。

4. 功能矫治器临床疗效与下颌骨生长发育关系 普遍认为功能矫治器通过改变面颌部肌肉环境从而促进颅面骨骼生长。动物实验证明，功能矫治器就位后下颌骨位置和咬合关系的改变引起颌面部的神经肌肉的相应变化。随着个体逐渐适应新的咬合关系，在新的颌面部肌肉作用环境下，下颌持续处于前伸状态，与此同时髁突表面软骨增生并形成新骨，颞下颌关节窝也发生适应性改变，从而促进下颌骨生长。

目前两个动物实验进一步表明，功能矫治器不仅能够促进处于生长发育阶段动物的下颌骨生长，而且长期追踪发现与对照组相比，治疗组下颌骨的改变仍然是显著的。但是对于功能矫治器长期的临床效果，目前仍有不同观点。

Tulloch 等学者对安氏Ⅱ类错殆治疗的随机临床研究发现，双期治疗组与单期治疗组对于安氏Ⅱ类错殆骨性、牙性改变相似，即以功能矫治器为第一期治疗的双期治疗组，对改变患者颌面形态没有优势，双期治疗组也不能降低患者进行拔牙矫治、外科正畸的可能性。Johnston 也比较安氏Ⅱ类错殆治疗双期还是单期治疗效果，其研究样本全部为安氏Ⅱ类错殆未拔牙病例。结果表明无论采用双期还是单期治疗，下颌骨生长速度和长度没有显著差异。由此提出第一期治疗实际上是下颌骨位置的改变，随后的第二期治疗才是髁突及关节窝适应性改建；双期治疗的效果完全可以通过单期治疗（即传统的固定矫治技术）实现。

然而支持双期治疗及功能矫治器的学者认为，多数针对功能矫治器疗效的临床研究忽略了患者的骨龄，即应该根据患者手腕骨片、颈椎片分析生长发育阶段以决定功能矫治器开始使用的时间，而不应单纯从年龄上评估患者的生长发育状况。功能矫治器开始使用的最佳时间是患者处于生长发育高峰时（CS 3）。通过对 22 个功能矫治器疗效的临床研究分析发现，其中 4 个属于随机临床研究，但均在生长发育高峰前使用功能矫治器，此时下颌长度的增长与相应的对照组进行比较没有临床意义。密歇根大学生长发育中心对 Herbst+ 固定矫治器进行双期治疗病例的研究发现，在使用 Herbst 矫治器阶段，下颌骨生长量显著大于对照组，但在固定矫治器阶

段下颌骨生长量小于对照组，总体看来，上述两个阶段下颌骨总生长量比对照组仅多约 1.0 mm，从临床角度而言，这个差别似乎没有临床意义。虽然这些现象显示 Herbst 矫治器不能长期促进下颌骨的生长，但是学者们认为 Herbst 矫治器对下颌骨生长的促进作用对于个体特定的生长发育时期仍然是十分重要的。

（二）安氏Ⅲ类错殆前牙反殆替牙期矫治

1. 安氏Ⅲ类错殆前牙反殆的生长发育及矫治的临床意义 安氏Ⅲ类错殆前牙反殆的正畸治疗一直是正畸学界的热点话题，其治疗计划的确立、方法的选择以及长期稳定性的预测都与前牙反殆的生长发育潜力密切相关。由于前牙反殆很容易在乳牙期和替牙期早期发现，患者及家长迫切要求治疗，因此大多数患者可以得到早期治疗。前牙反殆早期治疗目的在于尽早消除咬合创伤，避免由于长期前牙反殆对患者造成心理负担。同时通过骨性Ⅲ类错殆的早期生长改形治疗，利用患者的生长潜力，促进上颌骨生长，抑制下颌骨生长，治疗轻度的颌骨畸形或减轻颌骨畸形的发展。不容置疑，安氏Ⅲ类错殆前牙反殆的矫治有反复性，特别是骨性Ⅲ类错殆经矫治后随生长发育有复发的可能，因此一些病例矫治时间较长，甚至最终不得不选择正颌外科手术矫治颌骨畸形。

安氏Ⅲ类错殆前牙反殆的生长发育研究可分为横向和纵向研究。由于安氏Ⅲ类错殆前牙反殆的发生率低，早期治疗十分普遍，因此安氏Ⅲ类错殆生长发育纵向研究资料很少。日本学者曾对未经治疗1376 名安氏Ⅲ类错殆前牙反殆女性患者的生长发育进行了横向研究，其年龄跨度为 2.7 岁到 47.9 岁，将该样本以牙龄分组，结果发现在生长发育早期，上颌相对于颅底处于后缩位，这一位置在整个发育阶段保持相对稳定。而下颌骨在生长发育早期即表现为前突，并且随着患者的生长发育下颌前突越来越严重，前下面高及下颌平面角逐渐增大。同时随着生长发育，反覆殆稍减小，但反覆盖保持稳定，这与牙性代偿、骨性不调有关。密歇根大学生长发育中心对未经治疗的安氏Ⅲ类错殆前牙反殆与安氏Ⅰ类错殆进行长期追踪对比研究，发现自 8.5 岁 到15 岁前牙反殆个体面中部长度（Co-A）较安氏Ⅰ类个体增长少 2 mm，而下颌骨长度（Co-Gn）较安

氏Ⅰ类个体多增长4 mm，因此随着生长发育安氏Ⅲ类错拾前牙反拾个体上下颌骨矢状向不调日趋严重。根据颈椎发育阶段分析，男女性安氏Ⅲ类错拾前牙反拾个体下颌骨生长高峰出现在CS 3、CS 4阶段，此阶段历时大约18个月，下颌骨生长量分别为8 mm和5.5 mm，下颌骨的生长一直持续到成人期，在CS 4~6阶段男女性安氏Ⅲ类错拾前牙反拾个体下颌骨生长量分别为正常拾个体的3倍和2倍。面部垂直向显著生长不仅出现在CS 3、CS 4阶段，即尖牙和双尖牙萌出时，而且在生长发育的高峰期后即在第二、三磨牙完全萌出时，面部垂直向也有显著变化。上述研究结果提示我们安氏Ⅲ类错拾前牙反拾患者正畸治疗计划制订时需要注意，在生长发育高峰期后下颌骨仍有较大的生长潜力，同时生长发育高峰期后面部垂直向的显著改变不利于安氏Ⅲ类错拾前牙反拾矫治，这对于安氏Ⅲ类错拾前牙反拾矫治完成后的保持与长期稳定性十分重要。

2. 安氏Ⅲ类错拾前牙反拾早期矫治的预后 安氏Ⅲ类错拾前牙反拾矫治特别是早期正畸治疗的预后一直受到正畸学者的关注。由于安氏Ⅲ类错拾前牙反拾个体生长发育的复杂性，使前牙反拾矫治后的复发难以预测，早期治疗效果常常不尽如人意，许多病例经过若干年正畸治疗后，其生长型难以改变，最终错拾复发而使正颌手术成为治疗安氏Ⅲ类错拾前牙反拾的唯一手段，这使许多临床医生对早期治疗安氏Ⅲ类错拾缺乏信心。

近年来香港大学的学者对前方牵引器矫治前牙反拾的长期稳定性进行了研究，Ngan对前方牵引器矫治完成的病例于4年后追踪发现，75%的个体切牙呈正常覆拾覆盖或呈对刃位。Hägg等学者对前方牵引器矫治完成的病例进行了8年追踪（8.5~17.5岁），他们的研究结果表明约2/3患者维持正常覆拾和覆盖，但覆盖已减小至治疗结束时的1/2，其余1/3复发者覆盖与未治疗前相似。在这8年追踪期间，疗效稳定组和复发组牙性代偿相似，这说明复发的原因与骨骼生长型不同有关。尽管复发组在治疗结束时面下高度增加较稳定组大，同时下颌平面角也增大，但是追踪期间两组面下高度和下颌平面角改变无统计学差异。在追踪期间，复发组下颌骨生长量是上颌骨的4倍，而稳定组下颌骨生长量是上颌骨的2倍，进一步证明不利的骨骼生长型是反拾复发的原因。

随着研究手段的不断进步，近年来有学者将统计学的判别方法应用到正畸临床中，并以此筛选用于安氏Ⅲ类错拾前牙反拾矫治疗效预测的头影测量指标，这为正畸学的临床研究提供了广阔的前景，从而使正畸治疗的目标更加明确。通过对前方牵引器矫治的安氏Ⅲ类错拾前牙反拾患者进行长期追踪研究发现，矫治成功的病例下颌升支的高度及下颌平面角较小，颅底角较钝。通过将复发的病例与未治疗的Ⅲ类错拾个体的生长变化趋势进行对比，发现即使早期矫治后反拾出现复发，从生长发育的整体状况而言，其上下颌骨不调的程度轻于长期追踪的未治疗Ⅲ类错拾个体，从而进一步证明早期矫治为综合正畸治疗、甚至成人正颌手术创造有利条件。

目前在我国，更多情况下安氏Ⅲ类错拾前牙反拾患者矫治的难易以及疗效的预测通常还是基于医生的经验来推断。普遍接受的观点是出现在替牙期的前牙反拾，上颌切牙舌倾或直立，下颌切牙有散隙或唇倾，反覆拾深，反覆盖较小，下颌能够功能性后退至对刃位且下颌平面角正常或较低的患者，矫治的预后较好。

3. 安氏Ⅲ类错拾前牙反拾替牙期治疗 替牙期是治疗安氏Ⅲ类错拾前牙反拾的关键时期，尽管前牙反拾早期治疗的疗效是否稳定难以预测，但是其目标在于改善矢状关系不调，使上颌骨位于相对正确的位置，使口周肌肉与颌骨发育相协调，促进面部正常生长发育。文献认为功能性安氏Ⅲ类错拾前牙反拾中，下颌处于功能性前伸位，其原因除外哺乳姿势不正确、吮指及前伸下颌等不良习惯外，乳尖牙牙尖干扰和乳磨牙早失使患者下颌处于前伸位，上切牙直立或舌倾与下切牙之间形成咬合干扰也是造成功能性安氏Ⅲ类错拾前牙反拾的原因。临床检查发现功能性前牙反拾，磨牙关系多为中性或轻度近中，反覆拾深，反覆盖较小，上切牙直立或舌倾，下颌大小、形态正常，但位置前移，下颌可以后退使上下切牙咬合至对刃关系，另有一些功能性前牙反拾时也可见上颌轻度发育不足。功能性前牙反拾也应尽早矫治，以防止切牙区创伤拾及由此而导致牙龈退缩，促进双侧后牙Ⅰ类关系，并为尖牙和前磨牙萌出提供间隙。此外，由于前牙反拾特征性容貌，对患儿心理会造成压力，早期治疗通过改善儿童的面貌，有利于儿童心理及生理健康发展，提高自信心。

替牙期前牙反殆常采用的治疗方法有可摘矫治器、简单固定矫治器（2×4）、功能性矫治器和前方牵引矫治器。可摘矫治器和简单固定矫治器（2×4）的治疗原则是通过改变上下切牙轴倾度解除前牙反殆，建立正常覆殆覆盖关系，为上下颌骨正常生长发育创造条件。在替牙期唇倾上颌切牙以解除前牙反殆关系的同时，值得注意的是应明确未萌的上颌尖牙牙胚的位置。有时上颌尖牙牙胚与侧切牙牙根位置很近，特别是在上牙弓较窄情况下，因此当唇倾上颌侧切牙时，侧切牙牙根易受到尖牙牙胚压迫而导致根吸收。此时应等待尖牙萌出且向远中移动后，唇向移动切牙解除反殆关系。

功能性矫治器主要指FR3。适用于矫治替牙期的功能性或轻度上颌发育不足所致的骨性安氏Ⅲ类错殆前牙反殆（下颌能退至前牙对刃位置）。其机制为打破口周肌肉力量的平衡，促进上颌骨矢状向和横向生长，同时上颌前牙唇向倾斜、下颌前牙舌向倾斜，达到矫治前牙反殆的目的。值得注意的是FR3生长改形力量是十分有限的。FR3戴用的时间约为12个月左右。

替牙期上颌骨明显发育不足的前牙反殆的矫治，主要通过生长改形治疗，即矫形力矫治器，利用患者的生长潜力，促进上颌生长，抑制下颌骨的过度生长，减轻颌骨的畸形度。值得注意的是，替牙期矫形治疗的时机十分重要，随着年龄的增长，矫形力对颌骨矫形作用降低，因此应最大限度地使上下颌骨发生有利的改变。临床常用的矫形力矫治器为前方牵引器。使用前方牵引器的最佳时机是在上颌恒切牙萌出时，颈椎发育处于CS 3之前，即生长发育高峰期前。近年来研究表明，快速扩弓装置除开展腭中缝外，对上颌后部骨缝也有作用，而骨缝的开展有利于上颌骨前移。因此即使对于无宽度不调的上颌发育不足病例，也提倡先快速开展腭中缝再进行前方牵引，促进上颌骨前移。前方牵引装置产生矫形力，牵引上颌骨向前下方移动和上牙列前移，反作用力相应地作用于下颌，抑制下颌骨生长并使其向后下旋转。尽管有文献表明，在生长发育高峰期后，也可使用前方牵引器，但是与未经治疗的对照组相比，上颌骨前移缓慢且量小，无统计学差异，主要是上牙列的前移。但是此阶段使用前方牵引器可以显著抑制下颌骨的生长。因此，有学者提出"双机会矫治"的概念，即在生长发育高峰期前接受前方

牵引矫治的安氏Ⅲ类错殆前牙反殆患者，如果未能完全矫治错殆畸形，则在生长发育高峰期仍有第二次机会接受前方牵引矫治，此阶段主要效果是改变下颌骨生长方向及在一定程度上抑制下颌骨的生长。早期和晚期矫治都可发生显著的牙性变化。

五、面部垂直向生长异常的替牙期矫治

面部垂直向发育与下颌骨生长过程中的旋转有关。高角和低角面型不仅与下颌骨生长型的差异有关，也与前下面高及后面高的发育差异有关。决定前下面高的因素有上下颌后牙的萌出及上颌高度的变化；面后部的高度取决于髁突的生长和关节窝表面的生长变化。当髁突的生长大于牙齿垂直向萌出时，下颌骨向前旋转，下颌角变小；当牙齿垂直向萌出大于髁突的生长时，下颌骨向下向后旋转，下颌角变大。

上颌骨在生长过程中也发生旋转，但是由于硬腭口腔侧的骨组织改建，掩盖了上颌基骨的旋转。有学者曾提出如果上颌骨后部向下或前部向上旋转，此时后牙萌出间隙不足，则有开殆倾向；如果上颌骨前部向下或后部向上旋转，则有深覆殆倾向。

面下部垂直向高度对颏部的位置有很大影响。面下部高度增加可使颏部突度减小。对于处于生长发育阶段的个体，每年平均面下部高度增加约1 mm。而面下部高度增加的量与相应的颏部突度减小量相似。从另一个角度而言，面下部的生长可以掩盖下颌骨水平向的生长。同时面下部高度的变化也可以掩盖上下颌骨矢状向不调。例如头影测量分析发现某个体存在严重下颌骨发育不足，但是临床检查未发现有如此严重的下颌骨发育不足。导致这种现象的原因为该个体面下部高度不足，部分掩盖了下颌骨发育不足。由此可见，错殆畸形的正确诊断与分类有赖于对患者面下部高度的分析。

何时是矫治面部垂直向生长异常的最佳时机呢？我们知道面部垂直向生长过度的矫治机制为有效地促进下颌升支的生长，使下颌骨向前旋转。根据密歇根大学生长发育中心对于生长发育高峰期前后以扩弓和垂直牵引头帽矫治的开殆病例进行疗效分析，早期矫治组指在生长发育高峰期前（CS 1～2阶段），晚期矫治组指在生长发育高峰期或高峰期后（CS 3～6阶段）。结果发现平均戴用矫治器两年半

后，早期矫治组与对照组相比，下颌平面角、下颌角（gonial angle）和下颌升支长度没有变化。晚期矫治组与对照组相比，下颌平面角显著减小，下颌角（gonial angle）减小，下颌升支长度（Co-Go）显著增加，这些因素都是开𬌗矫治的机制。该研究结果提示我们，矫治面部垂直向生长过度的最佳时机应在生长发育高峰期或高峰期后。

参考文献

[1] Moyers RE, Van der Linden FPGM, Riolo ML, et al. Standards of human occlusal development. Ann Arbor: Center for Human and development, The University of Michigan, 1976.

[2] Leighton BC. The early signs of malocclusion. Trans Europ Orthod Soc, 1969, 45: 353-368.

[3] Leighton B C. Early recognition of normal occlusion.// McNamara JA. The biology of occlusal development. Ann Arbor: Center for Human andd development, The University of Michigan, 1977.

[4] Howe RP, McNamara JA, Jr, O'Connor KA. An examination of dental crowding and its relationship to tooth size and arch dimension. Am J Orthod, 1983, 83: 363-373.

[5] Melsen B. A histological study of the influence of sutural morphology and skeletal maturation of rapidpalatal expansion in children. Trans Europ Orthod Soc, 1972, 48: 499-507.

[6] Melsen B. Palatal growth studies on human autopsy material. A histologic microradiographic study. Am J Orthod, 1975, 68: 42-54.

[7] Melsen B, Melsen F. The postnatal development of the palatomaxillary region studied on human autopsy material. Am J Orthod, 1982, 82: 329-342.

[8] Baccetti T, Franchi L, Cameron C G, et al. Treatment timing for rapid maxillary expansion. Angle Orthod, 2001, 71: 343-350.

[9] McNamara JA. Components of Class Ⅱ malocclusion in children 8 ~ 10 years of age. Angle Orthod, 1981, 51:177-202.

[10] Baccetti T, Franchi L, Cameron C G, et al. Early dentofacial features of Class Ⅱ malocclusion: A longitudinal study from the deciduous through the mixed dentition. Am J Orthod Dentofac Orthop, 1997, 111:502-509.

[11] Bishara S E, Hoppens B J, Jakobsen J R, et al. Changes in the molar relationship between deciduous and permanent dentition: A longitudinal study. Am J Orthod Dentofac Orthop, 1988, 93:19-28.

[12] Tollaro I, Baccetti T , Franchi L, et al. Role of posterior transverse interarch discrepancy in Class Ⅱ, Division 1 malocclusion during the mixed dentition phase. Am J Orthod Dentofac Orthop, 1996, 110: 417-22.

[13] Tulloch J F, Proffit W R, Phillips C. Outcomes in a 2-phase randomized clinical trial of early Class Ⅱ treatment. Am J Orthod Dentofacial Orthop, 2004, 125: 657-667.

[14] Johnston LE Jr. A comparative analysis of Class Ⅱ treatments. //McNamara JA Jr, Carlson DS, Vig PS, Ribbens KA. Science and clinical judgment in orthodontics. Monograph 18, Craniofacial Growth Series. Ann Arbor: Center for Human Growth and Development, The University of Michigan, 1986.

[15] Miyajima K, McNamara J A Jr, Sana M, et al. An estimation of craniofacial growth in the untreated Class Ⅲ female with anterior crossbite. Am J Orthod Dentofacial Orthop, 1997, 112:25-434.

[16] Baccetti T, Reyes BC, McNamara JA. Gender differences in Class Ⅲ malocclusion. Angle Orthod, 2005, 75:510-520.

[17] Ngan P, Hagg U, Yiu C, et al. Treatment response and longterm dentofacial adaptation to maxillary expansion and protraction. Semin-Orthod, 1997, 3(4):255-264.

[18] Hägg U, Tse A, Bendeus M, et al. Long-term follow-up of early treatment with reverse headgear. Eur J Orthod, 2003, 25:95-102.

[19] 傅民魁, 林久祥. 口腔正畸学. 北京: 北京大学医学出版社, 2014.

成年人正畸

贾绮林　梁甲兴

经过多年不断地改进和发展，正畸治疗的理论与技术已经日臻完善，随着生活水平的提高，成年正畸患者在正畸临床患者中的比例不断上升。虽然成年人与青少年正畸治疗没有本质的区别，但是的确存在诸多差别。首先，成人患者受社会活动和心理因素影响较大，寻求正畸治疗的动机与青少年不尽相同；其次，成人正畸患者常伴随牙周病及其他口腔疾患，使得正畸治疗的难度增加；第三，成人患者不仅缺乏生长发育潜力，同时生物适应性降低。因此，成年人正畸治疗更为复杂，对治疗技术要求更高。由此可见，临床上对成年人正畸治疗应更加谨慎。

一、成年人正畸治疗的特点与种类

相对于儿童和青少年，成年人正畸治疗更为复杂，除存在牙颌形态和功能异常外，大多伴有不同程度的牙体、牙周等其他口腔问题。因此成年人正畸治疗具有一定的特殊性。

（一）成年正畸患者的特点

1. 生长发育基本完成　成年患者区别于青少年的最大特点是生长发育基本完成，因此，在成年人正畸治疗时，无法利用患者的生长发育潜力。成年正畸治疗主要通过移动牙齿来矫治错𬌗畸形，由于矫形力的来源主要是口外力和功能矫治器，一般很少用于成年正畸患者。10%～20%的骨性成年患者需要通过正畸-正颌联合治疗才能达到矫治目的。另外成年患者的生长潜力降低还表现在牙周组织的改建不及青少年患者，例如：成年人正畸治疗过程中，牙龈乳头的恢复潜力降低，容易出现"三角间隙"。另一方面，成年患者常常存在其他口腔疾病，例如：牙体、牙周疾患以及颞下颌关节紊乱，还有部分成年患者存在牙齿缺失，因此需要多学科综合治疗。对于成年正畸患者的临床检查和记录要更加全面细致，并要对其所存在的所有口腔疾患进行综合分析，制订切合实际的治疗目标。

2. 口腔问题与全身疾病 成年正畸患者不同于青少年，患有系统疾病的比例明显增加。正畸治疗前，对于风湿性心脏病及其他心脏疾病患者，正畸治疗前首先应该使疾病得到完全控制。接受抗凝血治疗的冠心病患者，应常规由内科医生监控病情。其他全身疾病也要重视，甲状腺功能减退患者的牙周敏感性会有所增加，而胃酸过多的患者，裸露的牙齿根面容易患龋病。另外，孕妇怀孕 3 个月以后，由于激素和菌群的改变，可能出现严重的牙周炎症。糖尿病患者如没有有效控制糖尿病，正畸治疗可导致严重的牙周问题。患有颞下颌关节病的成年正畸患者，必要时应该请关节科医生会诊，确定正畸治疗的最佳时机。

3. 成人患者的治疗预期 成人患者正畸治疗目标各不相同，对于正畸治疗的各个方面具有不同的要求，例如：成人患者对于面型美观的要求高。由于成年人社会活动较多，更注重矫治器的美观。另外，社会心理因素也是成人正畸治疗中正畸医师应该特别重视的问题。

综上所述，由于成年正畸患者常常具有牙体、牙周疾病，牙齿缺失甚至全身疾病等特点，因此对于成人患者，正畸医师应该与牙体牙髓医师、牙周医师、修复医师以及口腔外科医师等各有关专业医师密切合作，才能获得良好的治疗结果。

（二）成年人正畸治疗的种类

1. 辅助性正畸治疗 辅助性正畸治疗的目标比较局限，通过对牙弓某一局部的正畸牙齿移动，改善错𬌗畸形，以利于牙体治疗和缺失牙的修复，缓解因牙齿位置和排列不良所致的牙周异常。

2. 综合性正畸治疗 综合性正畸治疗目标与青少年基本相同，即改善牙齿、面型美观和咬合功能。由于成人正畸患者多伴有不同程度的牙体、牙周疾患，有些患者还具有颞下颌关节紊乱病。这类患者的正畸治疗较青少年更为复杂，需要全面考虑其他口腔问题对于正畸治疗的影响。在开始正畸治疗前，必须全面控制牙体、牙周疾病。在正畸治疗中要特别注意观察牙周情况的变化以及颞下颌关节功能紊乱患者的颞下颌关节情况。

（三）检查诊断

成人正畸患者的检查诊断较青少年更为复杂，资料收集应该更加全面。

1. 病史

（1）系统病史：对于患有全身疾病的成人患者应该询问所患疾病情况并进行记录，应该询问患者是否患有风湿性心脏病等心脏疾病、糖尿病、胃酸过多等病史，此类患者应该在疾病完全控制后开始正畸治疗。接受抗凝血治疗的冠心病患者，应常规由内科医生监控病情。甲状腺功能减退者的牙周敏感性会有所增加，病史中应该记录。对于育龄女性患者，应该记录是否怀孕，避免由于激素和菌群的改变而出现严重的牙周炎症。有颞下颌关节病的患者，应该记录关节症状，必要时在治疗前及治疗中，请关节科医生会诊。出血性疾病、癫痫等病史均应详细询问并记录。对于患者的用药史也要有所了解，例如类固醇类药物可能掩盖牙周炎症。其他如心脏病治疗用药以及止痛、镇静、抗凝血药等均应予以记录。

（2）口腔病史：了解并记录牙齿缺失、充填体修复的时间、牙体及牙周既往治疗情况。牙齿及颌骨外伤史对正畸的临床设计和治疗具有重要意义。此外，还要了解口腔颌面部手术史、放射治疗史等。

2. 检查 除一般检查项目外，还要进行以下检查与测量。

（1）X线检查：全颌曲面断层片能全面地反映牙齿和齿槽骨的现状。根尖片可显示被移动牙的牙周情况和牙根的改变。若显示牙根较短、圆钝，则表明可能存在牙根吸收，常需要追踪 3 ~ 6 个月以观察根吸收进展情况。根尖片显示充填体充填过深的牙齿，要进一步检查牙髓活力，以决定是否需要根管治疗。

（2）头影测量：为治疗设计提供依据，评估牙齿移动与面型改变。

（3）模型测量：分析牙弓形状、Spee 曲线，以及间隙分析等。

3. 综合分析 取得完备的基础资料后，按以下步骤进行综合分析。

（1）对所有口腔疾病做出诊断，并对各种疾病的治疗，依据轻重缓急标出治疗顺序，明确正畸治疗的地位和价值。

（2）必要时请有关专科医生会诊，对有关口腔疾患提出治疗意见，以确定正畸治疗的时机和正畸治疗的目标。有系统疾病的成年正畸患者，应请内科医师监控病情。

（3）让患者及其家属了解诊断和治疗计划，并根据需要指导患者进行相关的专科治疗。还有必要向患者解释正畸治疗的目标及意义、治疗时间及花费等。

（4）经过患者同意，确定正畸治疗的最终方案（图 22-1）。

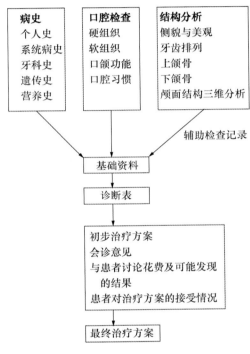

图 22-1　检查诊断程序

二、影响成年人正畸治疗的因素

（一）影响制订正畸治疗方案的因素

1. 口腔疾病

（1）龋病：成年人比青少年患龋率高。常见后牙龋坏严重，甚至存在残冠、残根等。

（2）牙周病：多数成年患者存在不同程度的牙周异常，不当的正畸治疗有可能引起齿槽骨吸收。

（3）不良充填体：比较常见，常常影响正畸附

件的粘接和定位。

（4）颞下颌关节病：成年患者颞下颌关节症状或功能紊乱比较常见，正畸治疗应予以重视。

2. 颌骨关系异常　由于成年患者生长发育已完成，正畸治疗只能改变牙齿关系异常，对于颌骨三维关系的改变非常有限，严重骨性错𬌗患者则需要采用正畸 - 正颌联合治疗。

3. 生物学特点

（1）神经肌肉：由于成人患者神经肌肉的适应能力降低，正畸矫治方法受到一定限制。对于成人患者，尽可能减小牙齿移动的范围。

（2）牙齿移动速度：成人患者正畸治疗过程中，牙周组织改建的速度一般认为较青少年慢，但是多数成年患者配合程度较青少年高，治疗时间与青少年差别不大。

4. 拔牙问题　在成年患者，要根据患者的具体情况进行设计，例如：为解除拥挤，不一定要像治疗青少年患者一样，对称地拔除四个前磨牙，要考虑到患者牙齿的健康状况，首先考虑拔除坏牙，故不对称拔牙相对于青少年患者较为常见。

5. 不良修复体　成人患者的不良修复体会影响正畸治疗，常常需要在正畸治疗开始前拆除。对于能够保留的大面积龋坏牙齿，必要时应该进行临时冠修复，以利于正畸治疗。

（二）影响患者接受治疗方案的因素

正畸治疗方案需要经过患者同意，影响成年患者接受治疗方案的因素有以下几个方面。

1. 社会行为的相互影响

（1）环境条件：成年患者对诊室的布置和设备条件比较注意。常常与医生讨论多方面的问题，有时要求单独进行。

（2）医生和工作人员的态度和素质：成年患者往往提出各种各样的问题，有时对正畸治疗持怀疑态度，因此要求医生既要耐心地听取患者的意见，又有能力解答患者提出的各种问题，消除他们的疑虑。此外，正畸医生还应具备较为全面的口腔医学知识，以便对成年患者的其他口腔疾患给予就医指导及口腔保健指导。

2. 治疗时间　由于职业和其他社会活动的影响，成年患者对戴用矫治器的时间和疗程非常敏感。当发现没能按预定时间完成治疗时，可能会认为是治

疗上的失误或技术上的欠缺。因此，应该尽可能缩短治疗时间。

3. 治疗费用　对有些患者来说，正畸费用可能是一个不小的经济负担。因此，应尽可能提高治疗效率，降低治疗费用。

4. 舒适程度　成年人对戴用矫治器引起的不适较青少年更为敏感，正畸治疗前进行充分的解释工作非常必要。

5. 正畸治疗的效果和风险　在与患者讨论治疗效果和意义的同时，还要将潜在的风险告之患者，并向患者说明可能出现的治疗反应，特别是牙周改变及治疗期间口腔卫生的维护。

6. 矫治器的选择　与青少年不同，成年人对于矫治器更为在意，例如：矫治器对美观、发音以及对社交活动的影响，另外还有特殊职业的要求等。对此，既要让患者认识到矫治器选择的必要性，也要有一定的灵活性。

三、成年人正畸前的牙体、牙周治疗

（一）牙周治疗

在儿童和青少年，正畸治疗期间很少考虑牙周问题。首先，处于这些年龄段的患者很少有牙周疾患，其次，青少年牙周组织对正畸治疗适应能力较强。相比之下，成年患者牙周问题较为突出。有研究发现，在 10～40 岁之间，随年龄增加，牙周袋深度大于 5 mm 的概率呈直线上升，而 35 岁以后几乎所有的正畸患者都有不同程度的牙周问题。当然，牙周异常并非正畸治疗的禁忌证。但是，此类患者进行正畸治疗时，应把牙周状况放到重要位置上来考虑。

1. 不存在牙周异常　没有牙周异常的成年患者，对正畸治疗有意义的影响因素主要是附着龈条件。如果附着龈宽度不够，特别是通过牙弓开展来排齐牙齿时，将增加牙龈退缩的可能。

2. 轻中度牙周疾病　存在牙周疾病的正畸患者，必须使牙周疾病得到控制，方可开始正畸治疗。假如经牙周治疗后，患者不能维持牙周健康，那么正畸治疗对其是一种潜在的损害。因此，成人综合正畸治疗必须在牙周疾病得到控制的情况下才能开始。正畸前牙周治疗方法包括洁治、刮治等等，为了保证彻底去净牙周袋内结石或炎性组织，最好行翻瓣手术，这样也有利于牙周健康的长期维持。正畸治疗期间，对中度牙周疾病患者要建立牙周维护卡。典型的中度牙周疾病患者要按常规每 2～4 个月进行一次牙周维护性治疗。

3. 重度牙周疾病　这类患者的牙周治疗原则与上述相似，但应注意两点：①牙周维护性治疗必须更勤。②由于齿槽骨高度降低，牙周膜面积减小，应该将矫治力维持在较低的范围内。

（二）牙体牙髓疾病

正畸治疗前必须控制所有牙体牙髓疾病，多数经过牙体牙髓治疗的牙齿，对于正畸牙齿移动没有影响。

四、成年人正畸治疗

（一）辅助性正畸治疗

辅助性正畸治疗的范围有限，主要针对一些简单的错𬌗畸形，可以在较短时间内完成错𬌗畸形的治疗，以利于其他口腔治疗的进行，特别是修复治疗。通过适当的正畸手段移动牙齿，为修复治疗提供最佳的牙列条件。修复前的正畸治疗多进行少量牙齿移动，尽管辅助性正畸治疗与综合性正畸治疗之间没有明确的界限。典型的辅助性正畸治疗包括：因牙齿缺失或牙周病所致的牙齿移位；冠折后牙齿的冠延长，以利于冠修复；影响修复的反𬌗；排齐影响美观修复的前牙。

辅助性治疗可以使用活动矫治器或固定矫治器，临床上后者比较常用。一般辅助性正畸治疗只是有限地移动牙齿，目标也比较局限，常常不需要改变每个牙齿的位置。使用部分固定矫治器时，要注意托槽的位置，以避免不需要移动牙齿的位置发生变化。

1. 直立倾斜磨牙　成人后牙缺失较为常见，特别是第一恒磨牙，由于其萌出早，容易罹患龋坏而致早失。后牙缺失后，邻近牙常常发生倾斜和扭转，同时前磨牙容易发生远中倾斜及扭转，对𬌗牙由于失去支持而伸长，修复治疗困难。这些改变不仅给修复治疗带来困难，而且易于造成𬌗干扰，影响功能。

临床上常见的情况是，由于下颌第一磨牙缺失，第二磨牙出现近中倾斜，使第二磨牙近中的牙龈出现堆积或吸收，形成不易清洁的菌斑聚集区。而菌斑的堆积可由其毒素或致敏物质对牙周组织造成直接损害，也可因免疫反应产生间接损害。另外，牙齿位置的改变，使咬合力不能沿牙体长轴传递，从而加大了牙周组织的侧向负载，易于造成牙周创伤。竖直磨牙的目的就是通过调整牙齿位置，利于缺牙的修复，改善牙周组织的健康及功能。

如果下颌第一磨牙缺失但是存在第三磨牙，首先应该考虑是否能够在竖直磨牙时，近中移动第二磨牙关闭间隙并同时矫治第三磨牙，从而避免修复。当然这种理想的方案能否实施，主要取决于殆关系的需要、支抗能力及缺牙区齿槽嵴的形态。如果齿槽骨过度吸收，尤其当齿槽嵴的颊舌向宽度变窄或过低时，粗大的磨牙根进入该部位不仅移动十分缓慢，而且有可能造成被移动牙近中颊舌面的垂直性骨吸收，牙根暴露，从而不利于牙齿的长期健康。对此，拔除第三磨牙，采取冠远中倾斜移动比根近中移动而关闭间隙更有利。另外，在竖直磨牙时还要先明确被竖直的磨牙数量。多数患者，如果为了修复第一磨牙而直立第二磨牙的同时也将第三磨牙竖直，可能会使第三磨牙远中移动到不能维持健康或无对殆牙的位置，对此，将第三磨牙拔除后单独竖直第二磨牙更为可取。

在磨牙竖直过程中是否允许有轻度的伸长或压低或维持现有的高度，也是一个重要问题。多数情况下，第二磨牙在竖直的同时，牙齿的近中会适当伸长，有利于减小磨牙近中面的假性牙周袋，而且随着伸长移动，龈附着的位置升高，而膜龈联合位置保持不变，附着龈宽度会增加。

有时竖直磨牙的同时要关闭前磨牙间隙。当第一磨牙缺失后，前磨牙会向远中移位，前磨牙之间出现间隙。通常情况下，直立第二磨牙时，应该关闭前磨牙之间的间隙（图22-2）。

多种矫治装置可以用于直立磨牙，一般为局部固定矫治器。矫治器的设计可以有各种形式。每种矫治装置分为两部分：加力部分和支抗部分。支抗部分通常要包括尖牙在内，为了提供足够的支抗，所选用的支抗牙常延伸到同侧的尖牙，必要时还可通过固定舌弓连接对侧尖牙，形成较强的支抗单位（图22-3）。尖牙和前磨牙可以粘接托槽，而要直立的磨牙则可以粘接颊管。这种方法在下颌磨牙竖直时可能是必需的。在伴有前磨牙缺失的病例，尖牙至尖牙稳定舌弓不仅能加强支抗，而且可以对抗支抗牙的颊舌向移动。

（1）直立磨牙的矫治方法：

1）单个磨牙的直立：首先使用镍钛圆丝排齐牙齿，牙齿基本排齐后，可以换用镍钛方丝，根据牙齿受力的情况，可以从0.016英寸×0.022英寸的镍钛方丝开始，逐渐更换到0.019英寸×0.025英寸镍钛方丝，然后再换用0.019英寸×0.025英寸不锈钢方丝，根据磨牙直立情况，还可以在不锈钢方丝上弯各种曲，最终达到磨牙完全直立的目的。

2）双侧单个磨牙缺失：上述方法可以用于单侧，也可用于双侧磨牙的直立。当直立双侧磨牙时，对于前牙支抗的要求会增加，多数情况下，需要粘接全牙列固定矫治器。

3）直立两个磨牙：在直立磨牙的过程中，竖直

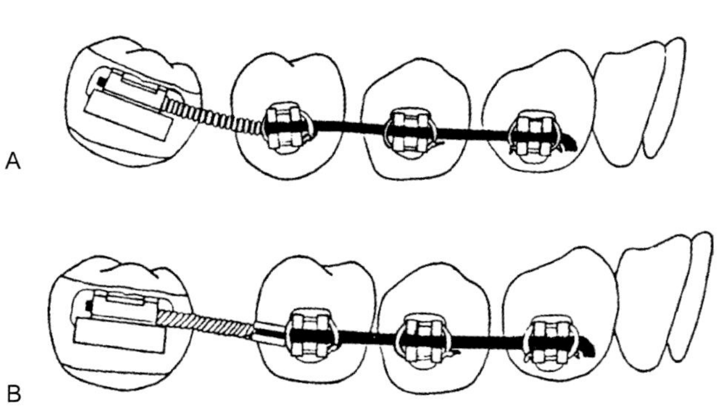

图22-2　用螺旋弹簧开展第一磨牙间隙并直立第二磨牙。A. 螺旋弹簧加力用于直立第二磨牙，同时可以关闭前磨牙间隙；B. 螺旋弹簧加力

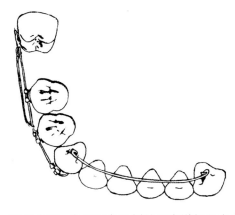

图22-3　下颌尖牙-尖牙固定舌侧丝用来增加竖直磨牙时的支抗

单个磨牙时，在被竖直磨牙上粘接颊管，其他牙齿粘接托槽。同时竖直两个磨牙时，第二磨牙粘接托槽，第三磨牙粘接颊管。假如需要同时调整前磨牙位置，则前磨牙上的托槽应置于理想位置。

（2）竖直磨牙可能出现的问题：

1）弓丝刺激软组织：竖直磨牙的部分固定矫治器最常出现的问题是刺激软组织。在竖直第三磨牙时，由于该部位前庭沟浅，颊黏膜紧靠齿槽突，有些装置，例如"T"形曲和"匣"形曲对牙周软组织有或多或少的刺激，会引起牙龈炎，因而要注意尽量使用有效而简单的设计，减少复杂曲的使用。

2）被竖直牙过度松动：直立磨牙时，由弹簧力过大或干扰所致。当加力过度时，应减小弹簧的力量。存在轻微干扰时，局部少量调𬌗，消除早接触点。当出现严重𬌗创伤时，可以在后牙放置𬌗垫，打开咬合，避免创伤。直立牙齿后，渐渐磨除𬌗垫。

3）竖直磨牙缓慢：竖直磨牙进展缓慢也与矫治力和𬌗干扰有关。如使用的是竖直弹簧，一般不至于出现矫治力不够的问题，此时应检查是否存在𬌗干扰。竖直磨牙所需的时间根据牙齿移动的方式和程度而有所不同。冠远中倾斜移动比根近中移动快。

4）支抗控制：竖直磨牙应使用轻力，如果这样仍不能防止支抗牙移动，可以使用种植体加强支抗。

5）口腔卫生的维护：大多数被竖直的磨牙都伴有牙周异常，保持口腔卫生非常重要。成年患者倾斜的磨牙常存在假性牙周袋，直立过程中由于弹簧和直立的弓丝弯曲等，不利于牙齿的清洁，有可能间接引起牙周损害。因此应要求患者尽力保持良好的口腔卫生习惯，同时对其进行定期和系统的牙周治疗和口腔卫生维护。

（3）直立磨牙后的保持：磨牙竖直后一般需要修复治疗，固定修复体可看做是永久性保持器。在永久性修复体保持器尚未戴上之前，由于牙周膜的改建尚未完成，牙齿易于移位，这时可以使用压膜保持器进行保持。

2. 冠折牙牵引伸长　临床上常见由于外伤引起冠折，给修复治疗等带来困难，这时常需使患牙适当伸长。通过牵引伸长牙齿以利于冠修复，不仅可使修复体边缘伸展到健康的牙齿结构上，而且便于形成美观的牙龈外形。随着牙齿的伸长，可以使附着龈加宽而有利于牙周健康。冠折牙齿牵引伸长前必须进行X线检查确定牙冠缺损的垂直高度、牙周支持组织、根形态和位置等。对于有些伴有牙根劈裂或牙根过短的牙齿，无法进行牵引伸长。

检查𬌗关系以明确被牵引伸长的牙齿与对𬌗牙的间隙情况。要使伸长后的牙齿得到满意的冠修复，必须使牙弓间有足够的间隙。当然，也要保证冠根比在1∶1以下。

对有牙髓症状的牙齿，应该在正畸治疗前进行根管治疗。牵引伸长牙齿所需时间长短不一，与年龄、牙齿移动的距离及牙周情况有关。牵引伸长的牙齿应该保持至少3个月，使齿槽骨改建。

在各种牙齿移动中，伸长移动最容易，而压低移动最难，被伸长牙两侧的牙齿可以提供足够的支抗。使用高弹性平直片段弓丝可以使牙齿伸长。粘接托槽时，被伸长牙的托槽应置于更龈向的位置，而支抗牙托槽则靠近𬌗方。一般情况下2~3个邻牙可以提供足够的支抗。伸长牙齿多使用高弹镍钛弓丝，如使用T形曲片段弓丝，要注意防止T形曲部刺伤牙龈组织。随着伸长的进展，必要时可以调磨冠折牙的𬌗面或切端，牙齿伸长达到预定目的后，用一段平弓丝扎入托槽维持至少3个月时间。

3. 排齐牙齿　牙齿扭转、牙列拥挤，常常为修复治疗带来麻烦，如果不进行正畸治疗，在此基础上进行修复，美观和功能均会受到很大影响。为了获得理想的修复结果，则应该正畸排齐牙齿后再进行修复治疗，会取得满意的治疗效果。辅助性正畸治疗所指的排齐牙齿的范围包括影响充填、修复和牙周治疗的扭转以及拥挤及牙轴倾斜等问题。排齐错位牙齿可以改善牙列条件，使充填治疗能在损失牙体组织最少的情况下顺利进行。牙根位置的调整，可以改善楔状间隙，有利于牙周疾病的控制，减少咬合创伤的可能性。

正畸排齐牙齿过程中，必须充分估计正畸治疗所需间隙，将牙齿舌向移动、矫治扭转前牙均需间隙。而扭正后牙、竖直倾斜牙齿及牙齿唇颊向移动可增加间隙（图22-4）。辅助性正畸治疗过程中，间隙的获得多依靠适当唇倾前牙。另外成人辅助正畸治疗中，邻面去釉也是增加间隙的一个途径，如果防龋措施得当，可适当采取邻面去釉法为拥挤牙齿的矫治提供间隙。通常情况下，前牙近远中邻面可以每侧磨除0.25 mm，整个上颌牙弓共能获得4~5 mm的间隙，而下颌牙由于近远中径较小，一般3~4 mm以下的间隙可以通过邻面去釉而来。超

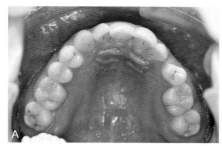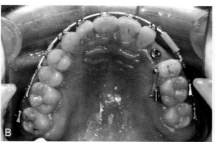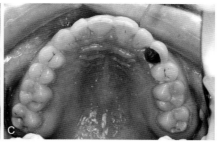

图 22-4　扭转双尖牙正畸治疗后修复尖牙。A. 正畸治疗前；B. 正畸治疗中；C. 修复治疗后

过 3 ~ 4 mm，则常需要拔除一个下切牙来获得间隙。当然邻面去釉时，应特别注重前牙的覆𬌗覆盖、前牙的美观及后牙的咬合关系。在制订治疗方案时，为了精确控制牙弓局部正畸治疗和预后，可以事先在研究模型上进行排牙试验，以期达到良好的咬合关系和美学效果。

辅助正畸治疗排齐错位牙多选用固定矫治器。开始时使用高弹性镍钛弓丝，初始弓丝可以使用0.012 英寸或 0.014 英寸的镍钛圆丝，尽量以轻力矫治，然后逐渐增加弓丝的直径并根据牙齿排齐的情况换用不锈钢圆丝或方丝。使用方丝，可以对牙根进行精确的位置调整。完成排齐后，即可结扎固定保持。对于扭转牙最好行龈纤维切断手术。拆除固定矫治器后应立即换用保持器，保持应该在 6 个月，才能开始修复治疗，如果扭转牙矫治后没有做龈纤维切断手术，则要求保持器长期夜间戴用。

4. 前牙间隙的关闭和间隙的再分配　牙齿之间的散在间隙对于修复治疗非常困难，正畸关闭散在间隙或将散在间隙再分配可大大简化修复过程和改善美观。前牙间隙的关闭相对比较简单，临床上多采用固定矫治器，对于简单病例，也可使用片段弓矫治器，而后牙散在间隙的关闭与间隙的再分配，或需要移动的牙齿较多，则应使用全牙弓固定矫治器。

成年患者拔牙间隙的关闭与青少年基本相同，一般都能关闭。而关闭成年人陈旧拔牙间隙时，由于齿槽骨往往存在不同程度的吸收，垂直高度降低，齿槽骨的颊舌向宽度变窄，可能难以关闭，有时需要依靠修复治疗。

（1）上颌中切牙间隙：常见的原因有多生牙、唇系带附着过低、侧切牙过小或后牙早失等，首先应该明确是否存在多生牙，如果存在上述情况，则

应该拔除多生牙，采用正畸矫治器关闭中切牙间隙。关闭切牙间隙时，应注意牙根的平行，否则既不美观，也不稳定。为了保证间隙关闭后牙根平行最好使用固定矫治器，在关闭间隙前应该使用弹力好的镍钛圆丝排齐，然后换用方丝配合弹力橡皮链关闭间隙。在关闭中切牙间隙时，还应考虑到前牙的覆𬌗覆盖及整个牙列的状况，若由于侧切牙或后牙的缺失，中切牙自然漂移导致中切牙间隙，则可以关闭中切牙间隙后，将间隙集中于侧切牙或后牙的部位，然后再修复治疗。

如果由于上颌侧切牙过小，呈锥形，常会出现上下前牙的牙量不调，一般不能将所有间隙关闭，因为这样会使后牙的咬合关系不良。因此，应该关闭中切牙间的间隙，在侧切牙的近远中保留适当间隙，然后以瓷贴面或烤瓷冠修复。

（2）集中牙列散在的间隙：由于个别牙的早失，过小牙、支持骨丧失等都可导致牙列散在间隙，使修复治疗难以进行。因此，应该进行正畸治疗，将间隙进行集中，便于修复治疗。

1）上颌前牙缺失：上颌个别前牙缺失多见于上颌中切牙或侧切牙缺失，常引起邻牙的倾斜移位，上颌中线偏斜，甚至出现前牙反𬌗。正畸治疗时，可以使用固定矫治器，在使用镍钛圆丝将牙齿排齐后，换用方丝利用螺旋推簧开展修复缺失牙齿所需要的间隙，然后进行修复。上颌多个牙齿缺失，多需正畸集中间隙后修复治疗。

2）上颌后牙缺失：上颌个别后牙缺失，首先应该考虑能否利于正畸的方法关闭缺失牙间隙，避免修复。若牙列存在拥挤，则可利用缺失牙的间隙来排齐牙列，如果拥挤比较严重或前突，可以根据情况拔除 3 颗其他象限的牙齿，同时解决拥挤和前突

的问题。另外，还可以考虑是否能够用其他牙齿替代缺失的牙齿，避免修复。如果第三磨牙位置和健康状况良好，上颌第一恒磨牙缺失，可以前移第二和第三磨牙，关闭缺失牙齿间隙。若第三磨牙无法利用，可以考虑直立缺隙两侧的牙齿，然后修复。多数上颌后牙缺失，应该考虑正畸集中间隙后修复治疗（图 22-5）。

若牙列排列整齐，面型良好，对于上颌后牙缺失伴有散在间隙的患者，则应该集中间隙修复。

3）下颌牙齿缺失：下颌牙齿缺失的治疗与上颌类似，可以参考上颌治疗方法进行。

5. 前牙和后牙反𬌗　前牙反𬌗时，给修复治疗带来困难，而且影响修复后的美观，应该进行修复前正畸治疗，前牙反𬌗的矫治要根据形成的机制进行，若由于上前牙缺失造成舌倾引起，可以采用固定矫治器，在使用镍钛圆丝将牙齿排齐后，换用方丝，利用螺旋推簧开展修复缺失牙齿所需要的间隙，建立正常的前牙覆𬌗覆盖，然后进行修复。若上前牙拥挤严重，则应该根据患者牙齿前突与拥挤的情况，考虑缺牙的象限不拔牙，而其余三个拥挤的象限拔除第一或第二前磨牙，在解除前牙反𬌗的同时关闭间隙，避免义齿修复，而只进行必要的牙齿改型，以达到美观的目的。若前牙反𬌗是由于下前牙的唇倾，且牙列中有多余间隙，则可以内收下前牙，关闭下牙列间隙，并解除前牙反𬌗。

对于后牙反𬌗的患者，由于上后牙的舌向倾斜或下后牙的颊向倾斜引起，严重者，可能出现后牙反锁𬌗。正畸治疗可以通过交互牵引，颊向移动上后牙、舌向移动下后牙，矫治后牙反𬌗或锁𬌗。成年患者进行交互牵引治疗锁𬌗时，最好使用后牙𬌗垫，打开咬合，避免𬌗创伤。

6. 前牙深覆𬌗　上下前牙咬合过紧，尤其上前牙内倾性深覆𬌗患者，可能造成咬合创伤。此时，无论是上前牙还是下前牙缺失，都很难进行修复治疗，在修复治疗前，应该进行正畸治疗，通过唇向移动上下前牙、压低上下前牙、升高后牙等方法建立正常的前牙覆𬌗覆盖关系，然后进行修复治疗。

（二）综合性正畸治疗

成年人综合性正畸治疗的目标和基本步骤与青少年相同。由于成人患者具有前面提到的种种特点，在治疗方案制订和临床处理过程中，治疗方案的选择及矫治器的设计等应视具体情况给予特殊考虑，方可取得满意的结果。

1. 矫治力　对于牙周组织健康的成年患者，正畸治疗中使用的矫治力与青少年患者区别不大。对于伴有牙周病的成年正畸患者，必须分析其牙周支持骨量。由于支持骨降低，牙周膜面积减小，同样的矫治力在患牙上所产生的单位面积压力要比正常牙大。因此，对牙周病患牙，其矫治力值应酌情减小，以防对牙周膜、牙骨质及齿槽骨造成损害。此外，支持组织丧失得越多，支持牙根的牙周膜面积就越小，则抗力中心就越靠近根尖。当矫治力作用于牙冠上的同一位置时，在牙周病患牙上，力的作用点距抗力中心就越远，从而一定量的力在患牙上所产生的倾斜移动力矩就越大。如欲使牙齿整体移动，则需要在患牙上增加更大的抗倾斜力矩的补偿力量，亦即支持骨丧失越多，对抗倾斜移动力矩所需的平衡力就越大。另外，每次移动牙齿的数量也很关键，要将牙齿移动的数目控制在支抗允许的范围内。

2. 矫治器选择　在成年人正畸治疗中，矫治器

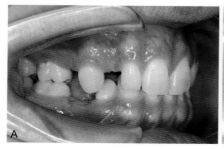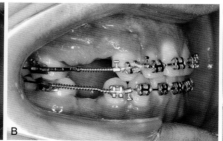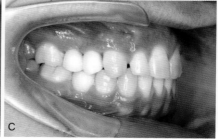

图 22-5　患者多数牙齿缺失，集中间隙修复。A. 正畸治疗前；B. 正畸治疗中；C. 修复治疗后

的设计除遵守一般原则外，成年患者对于美观要求比较高，近年来无托槽矫治器的使用呈现上升的趋势，但是控制牙齿三维移动的能力还不能与固定矫治器相比，对于复杂的正畸患者，为了达到良好的矫治效果，固定矫治器还应该作为首选。一般情况下，唇侧固定矫治器能够完成三维牙齿移动。而舌侧固定矫治器，由于位于舌侧，没有外露部分，受到美观要求较高的成年患者欢迎。但是舌侧矫治器价格昂贵，临床操作复杂，精确控制牙齿移动困难，因此临床应用有限。陶瓷托槽固定矫治器也是一种较为美观的矫治器，对成年人具有一定吸引力。但是，它们也存在价格昂贵、机械强度差等缺点。因此，只能在有限的范围内应用。

3. 成人综合正畸治疗　成人错𬌗的综合正畸治疗与儿童一般性正畸治疗类似，也包括前后、宽度及垂直三个方向的错𬌗畸形的治疗。

（1）成人前后向错𬌗：

1）安氏Ⅰ类错𬌗：多数患者不存在颌骨前后向位置关系的异常，正畸治疗的主要目的是排齐上下牙列、建立前牙正常的覆𬌗覆盖关系及良好的尖窝关系。成人综合正畸治疗与青少年正畸治疗相似，但生长发育已经完成，对于牙周情况不良的患者，矫治力要轻。成人患者牙齿移动较青少年慢，疗程可能延长，治疗中特别要注意口腔卫生。

①拥挤错𬌗：对于轻度拥挤的成年患者，可以采用邻面去釉，解除拥挤，排齐牙列，这样可以适当减少三角间隙。对于中度和重度拥挤的患者，则应该采用拔牙矫治。

②牙列间隙：对于牙间隙较小的成人患者，可以正畸关闭间隙，避免修复。对于牙列间隙较多的患者，应该正畸集中间隙，进行修复治疗。

2）安氏Ⅱ类错𬌗：对于成人安氏Ⅱ类错𬌗患者，要根据患者的主诉、年龄以及牙齿健康状况综合考虑，治疗应该首先考虑前牙覆𬌗覆盖，其次是磨牙关系。

①轻中度安氏Ⅱ类错𬌗：轻中度安氏Ⅱ类错𬌗常常表现为磨牙远中尖对尖，前牙覆盖大于3 mm。患者可以伴有轻度或中度的骨骼畸形，与青少年患者不同，治疗时无法依靠颌骨的生长潜力，或者以功能矫治器达到Ⅰ类的咬合关系。一般情况下，只能进行拔牙矫治。利用拔牙间隙调整磨牙关系至中性，而使前牙保持正常的覆𬌗覆盖关系。对于有些

中度骨性畸形的患者，可考虑只拔除上颌前磨牙治疗，使磨牙关系达到完全远中关系，前牙覆𬌗覆盖正常。

②重度安氏Ⅱ类错𬌗：重度安氏Ⅱ类错𬌗表现为磨牙完全远中关系，前牙覆盖大，对于严重骨性上颌前突或下颌后缩患者，单纯正畸治疗无法取得满意的治疗效果，需要通过正畸-正颌联合矫治，解决骨骼和牙颌畸形，获得正常的前牙覆𬌗覆盖关系和良好的后牙尖窝关系。

3）安氏Ⅲ类错𬌗：

①非骨性安氏Ⅲ类错𬌗：非骨性安氏Ⅲ类错𬌗表现为前牙反𬌗，磨牙近中或中性关系，前牙可后退至对刃，没有明显的颌骨异常。治疗时，只要解除前牙的锁结关系，下颌会自然后退至正常的位置，从而纠正前牙反𬌗，磨牙也会达到理想的Ⅰ类咬合关系。由于成年患者牙周组织改建速度慢，最好使用𬌗垫解除前牙锁结关系，避免咬合创伤而导致牙周组织的病理性改变。一般可采用活动或固定后牙𬌗垫，打开咬合，可以采用活动矫治器或固定矫治器唇向移动上前牙，纠正前牙反𬌗，然后精细调整尖窝关系。

②骨性安氏Ⅲ类错𬌗：骨性安氏Ⅲ类错𬌗表现为前牙反𬌗，磨牙近中关系，下颌不能后退，上下颌骨间存在明显的异常。由于成人没有生长发育的潜力，无法采用功能矫治器或口外矫治装置进行生长改良。对于轻中度骨性安氏Ⅲ类患者，可以通过掩饰性正畸治疗，达到代偿骨骼畸形的目的。在掩饰性治疗中，有时需要减数拔牙。最常使用固定矫治器唇向移动上前牙，舌向移动下前牙，解除前牙反𬌗，而骨骼畸形依然存在。对于重度骨性安氏Ⅲ类错𬌗，甚至全牙列反𬌗的患者，一般很难通过单纯的正畸治疗予以矫治，需要采用正畸-正颌联合治疗。

（2）成人宽度不调的治疗：

1）后牙反𬌗：后牙反𬌗也可以分为骨性及非骨性反𬌗，骨性后牙反𬌗多因上颌骨狭窄所致，而非骨性后牙反𬌗主要因为上颌后牙舌倾引起。

①上颌后牙舌侧倾斜引起的后牙反𬌗：因为上颌牙齿舌倾所致的反𬌗，治疗较为容易，可以采用上颌扩弓器，颊向移动上颌后牙，纠正牙齿唇舌向的倾斜度，使后牙反𬌗得以矫治。常见的扩弓器为分裂基托扩弓器、四角簧、上颌螺旋扩大器等。一

般情况下，3~6个月即可矫治后牙牙性反𬌗。对于有些后牙反𬌗的患者，也可采用上下颌牙齿间的交互牵引来矫治舌侧倾斜的上颌后牙。应注意，在交互牵引时，下颌牙弓换用较粗的弓丝，以避免上下颌交互牵引时的反作用力破坏下牙列牙齿正常的颊舌向倾斜度。

②上颌骨性牙弓狭窄引起的后牙反𬌗：对于轻度上颌骨性牙弓狭窄引起的后牙反𬌗，可以采用上颌牙弓扩弓器，如分裂基托扩弓器、四角簧、上颌螺旋扩大器等通过牙齿代偿性颊向倾斜移动来矫治反𬌗。对于中重度骨性上颌牙弓狭窄引起的后牙反𬌗，单纯的扩弓治疗难以打开腭中缝，起到扩大牙弓的作用，需要通过手术辅助的上颌快速腭扩展或者正颌外科手术来矫治（见后述）。

2）后牙锁𬌗：后牙锁𬌗分为后牙正锁𬌗和后牙反锁𬌗。后牙正锁𬌗是由上颌后牙的颊向错位或倾斜，或者下颌牙齿的舌向错位或倾斜引起。而后牙反锁𬌗则反之。

①后牙正锁𬌗：多通过上下颌间牙齿的交互牵引来矫治。首先应该确定错位牙齿的位置，对于上颌后牙错位，而下颌后牙位置正常，可以使用种植体支抗压低舌向移动错位牙，也可以使用不锈钢方丝固定下牙列，进行交互牵引。由于咬合锁结牙齿难以移动，故在牵引时，可以采用后牙𬌗垫打开咬合锁结。当锁矫治后，再逐渐磨除后牙𬌗垫。

②后牙反锁𬌗：矫治方法与正锁𬌗类似，情况相反。

（3）成人垂直向错𬌗的治疗：

1）开𬌗：开𬌗一般指前牙开𬌗，而磨牙关系可能是Ⅱ类或Ⅲ类，其形成机制为前部齿槽发育不足、后部齿槽发育过度，或二者兼有。根据骨骼发育情况，开𬌗又可分为牙性开𬌗和骨性开𬌗。对于成年患者，生长发育已经完成，单纯的破除不良习惯矫治器并不能矫治前牙开𬌗，往往需要通过改变牙齿前后向、垂直向的位置关系进行矫治。

①轻中度前牙开𬌗：轻中度开𬌗患者前牙垂直开𬌗度较小，首先要明确开𬌗发生的机制，对于前牙萌出不足的患者，一般采用上下颌前牙的垂直牵引，以轻力使前牙适当伸长进行矫治。对于前牙唇倾的患者，可以通过拔牙矫治，内收前牙的钟摆效应，伸长前牙，矫治开𬌗。对于下颌平面角较陡，面下1/3高度增加，口腔内仅有磨牙有咬合接触，磨

牙向近中倾斜的患者，应设法远中倾斜移动已经近中倾斜的牙齿，以改变倾斜的𬌗平面。矫治前牙开𬌗治疗中可以配合使用种植体支抗，压低及直立后牙，矫治开𬌗。

②重度前牙开𬌗：重度前牙开𬌗，下颌平面角增大，下颌平面陡峭，面下1/3高度明显增加，多表现为长面综合征。牙列中仅有少数牙齿咬合接触，磨牙多为Ⅱ类或者Ⅲ类咬合关系，单纯的正畸治疗难以达到治疗目的，应该通过正畸-正颌联合治疗才能获得良好的结果。

2）前牙深覆𬌗：前牙深覆𬌗是一种常见的错𬌗畸形，深覆𬌗的形成机制是前部齿槽或牙齿萌长过长，或后部齿槽或牙齿萌长不足，或二者兼有。

①牙性前牙深覆𬌗：成人由于没有生长潜力，牙性前牙深覆𬌗主要依靠移动牙齿进行治疗，可以通过以下几种方法进行矫治，a.伸长后牙：理论上，伸长磨牙只适合于后部牙齿或齿槽萌长不足的患者，即低角患者。对于下颌平面角正常者慎用。而对于高角患者，则避免伸长后牙。b.唇倾上下前牙：唇向移动上下前牙，改变牙齿唇倾度，可以减小前牙覆𬌗。只能用于舌倾或直立的上下前牙患者。c.压低前牙：对于上下前牙萌长过度，或者齿槽发育过多者，可以通过压低上下前牙，矫治前牙深覆𬌗，矫治中可以使用种植体支抗。

②骨性前牙深覆𬌗：对于严重骨性深覆𬌗的成年患者，尤其是短面综合征患者，单纯移动牙齿根本无法矫治前牙深覆𬌗，应该考虑正畸-正颌联合治疗，升高后部齿槽，增加下面高，或者通过上下颌前部的根尖下截骨术，降低前部齿槽骨高度减小前牙的覆𬌗。

五、完成与保持

成年人正畸治疗的内容较为广泛，情况也较复杂，因此在结束治疗和保持时也应对某些特殊问题给予关注。

（一）去除矫治器前的评价

1.牙根平行 特点是在辅助性正畸结束时，需要拍摄全颌曲面断层X线片检查正畸治疗后的牙根位置和平行情况。

2.牙齿尖窝关系 正中𬌗牙齿尖窝关系良好。

3. 覆𬌗覆盖 覆𬌗覆盖正常。

4. 颞下颌关节 颞下颌关节症状缓解。

5. 消除早接触 在正中𬌗位及功能𬌗位不应该有早接触，一旦发现即应调整。

6. 患者的要求 在合理范围内，尽量满足患者的要求。如无法满足也要向患者解释清楚。

7. 修复问题 如需修复，应请专科会诊以确定修复的时间，以及修复与保持是否结合进行。

8. 牙周再评价 检查牙齿松动度、牙周袋及牙龈情况并拍摄根尖片，以指导正畸后的牙周治疗。

9. 过小牙齿 若存在过小牙齿且未得到补偿，应在不改变后牙关系和斜度的情况下，请专科医生对牙冠形态进行处理，如光敏树脂修复等。

（二）保持器

一般保持器见有关稳定与保持章节。此外，用于成年正畸患者的保持方法还包括：

1. 修复体保持器 有缺牙的患者，在间隙调整或基牙竖直以后即可制作活动义齿或固定义齿，这样既可修复缺牙又可作为永久性保持。

2. 牙体恢复性保持 尤其在辅助性正畸治疗结束后，常需行牙体恢复性治疗，如前牙助萌后光敏树脂修复，既有利于美观和功能，又有利于矫治后的稳定。后牙的树脂充填或嵌体修复常在恢复邻接关系的同时起到保持作用。

参考文献

[1] Proffit W. Special considerations in comprehensive treatment for adults. In: Proffit W, Fields HW, Contemporary Orthodontics. 5th ed. St. Louis: Mosby; 2012.

[2] Bagga DK. Adult Orthodontics Versus Adolescent Orthodontics:An overview. J Oral Health Comm Dent, 2010, 4(2):42-47.

[3] Proffit W, Fields HW. Contemporary Orthodontics. 5th ed. St. Louis: Mosby; 2012.

[4] Gazit-Rappaport T, Haisraeli-Shalish M, Gazit E. Psychosocial reward of orthodontic treatment in adult patients. Eur J Orthod, 2010, 32(4):441-446.

[5] Zascinrinskiene E, Lindsten R, Baseviciene N, et al. Orthodontic treatment simultaneous to or after periodontal cause related treatment in periodontally susceptible patients. Journal of Clinical Periodontology, 2017, 45(2):213-224.

[6] Han JY. A comparative study of combined periodontal and orthodontic treatment with fixed appliances and clear aligners in patients with periodontitis. Journal of Periodontal & Implant Science, 2015, 45(6):193-204.

[7] Rowland H, Hichens L, Williams A, et al. The effectiveness of Hawley and vacuum-formed retainers: a single-center randomized controlled trial. Am J Orthod Dentofacial Orthop, 2007, 132:730-737.

[8] Padmos JAD, Fudalej PS, Renkema AM. Epidemiologic study of orthodontic retention procedures. Am J Orthod Dentofacial Orthop, 2018, 153:496-504.

[9] Steinnes J, Johnsen G, Kerosuo H. Stability of orthodontic treatment outcome in relation to retention status: An 8-year follow-up. Am J Orthod Dentofacial Orthop,2017,151:1027-1033.

[10] Riolo ML, Brandt D, TenHave TR. Associations between occlusal characteristics and signs and symptoms of TMJ dysfunction in children and young adults. Am J Orthod Dentofac Orthop, 1987, 92:467-477.

[11] McNeill RW, Joondeph DR. Congenitally absent maxillary lateral incisors: treatment planning considerations. Angle Orthod, 1973, 43:24-29.

[12] Mavreas D, Athanasiou AE. Factors affecting the duration of orthodontic treatment: a systematic review. Eur J Orthod, 2008, 30:386-395.

[13] Joondelph DR, Riedel RA. Retention and Relapse. In: Graber TM, Vanarsdall RL, editors. Orthodontics Current Principles and Techniques. 2nd ed. St. Louis: Mosby, 1994:908-950.

[14] Burstone CJ. The segmented arch approach to space closure. Am J Orthod, 1982, 82(5):361-378.

[15] Bearn DR. Bonded orthodontic retainers: A review. Am J Orthod Dentofac Orthop, 1995, 108:207-213.

[16] Robertsson S, Mohlin B. The congenitally missing upper lateral incisor: A retrospective study of orthodontic space closure versus restorative treatment. Eur J Orthod, 2000, 22(6):697-710.

[17] Conti A, Freitas M, Conti P, et al. Relationship between signs and symptoms of temporomandibular disorders and orthodontic treatment: a cross-sectional study. Angle Orthod, 2003, 73(4):411-417.

[18] Czochrowska EM, Skaare AB, Stenvik A, et al. Outcome of orthodontic space closure with a missing maxillary central incisor. Am J Orthod Dentofac Orthop, 2003, 123(6):597-603.

[19] Morris JW, Campbell PM, Tadlock LP, et al. Prevalence of gingival recession after orthodontic tooth movements. Am J Orthod Dentofacial Orthop. 2017; 151:851-859.

[20] Migliorati M, Isaia L, Cassaro A, et al. Efficacy of professional hygiene and prophylaxis on preventing plaque increase in orthodontic patients with multibracket appliances: a systematic review. Eur J Orthod, 2015, 37:297-307.

[21] Kuhlberg AJ, Priebe DN. Space closure and anchorage control. Semin Orthod, 2001, 7(1):42-49.

[22] Kusy RP, Tulloch JF. Analysis of moment/force ratio in the mechanics of tooth movement. Am J Orthod Dentofacial Orthop, 1986, 90(2):127-131.

第四篇
矫治技术篇

第二十三章

矫治技术的发展

许天民

本章内容

一、矫治器的发展与变革

矫治器是矫治错𬌗畸形的一种装置，通常分活动矫治器和固定矫治器两种。随着口腔正畸学矫治理论的不断发展，这两种矫治器的结构和性质也发生了相应的变革。同时，新材料、新工艺的不断产生，也为矫治器的发展与变革提供了必要的物质条件。

（一）活动矫治器的发展

早在 1808 年 Calalan 就使用斜导板矫治下颌后缩，随后，Kneisel（1836）、Ware（1848）及 Kingsley（1858）均有使用活动矫治器矫治错𬌗畸形的报道，Jackson 于 20 世纪初在美国倡导使用活动矫治器，但当时既没有塑料作为基托材料，也没有不锈钢丝弯制卡环和弹簧，所以当初的活动矫治器不过是硬橡胶与贵金属或镍钛丝的粗糙结合体。

完整的活动矫治器均有以下三个主要的组成部分：①固位体，由各种各样的卡环构成，用于矫治器的固位；②支架或基托；③移动牙齿的各种簧。活动矫治器的发展始终围绕着对这三个组成部分的不断改进而进行。活动矫治器作用的发挥常常受到其固位体的限制，再好的作用弹簧如果没有良好的固位，也不能发挥作用。而作用于牙冠，企图使牙根也发生移动的力通常是较大的。当活动矫治器释放较大的作用力时，矫治器本身是否依然能稳定于口腔之中，显然是一个最重要的问题。因而，活动矫治器的发展，很多体现在其固位卡环的改进上面。

1919 年，美国牙科医生 Crozat 发明了一种完全由贵金属制作的活动矫治器，这种矫治器由第一磨牙卡环作为固位体，粗的黄金丝作为支架，用细的黄金丝弹簧来移动牙齿。与此同时，出现了一种简单的固定矫治器，这种固定矫治器仅仅由第一磨牙带环和粗的唇弓或舌弓组成，用结扎丝结扎错位的牙来进行错𬌗的矫治，Crozat 矫治器类似于这种设计，但更加灵活多变，而且是可摘的。

Crozat 矫治器吸引了一小部分主要位于美国新奥尔兰地区的追求者，目前仍有部分正畸医生使用，但并未成为正畸学发展的主流。

尽管美国人不欣赏活动矫治器，但在欧洲，由于各种原因，活动矫治器却得到了持续的发展，主要原因可能有三点：①美国正畸学之父 Angle 对正常𬌗标准的刻意追求及他对个别牙精确位置的强调，对美国正畸医生的影响远远大于对欧洲正畸医生的影响。②社会福利系统在欧洲的迅速发展，使欧洲的正畸治疗面对更加广泛的公众，因而很多正畸治疗是由一般牙科医生，而不是由正畸专业医生完成的。③由于社会原因，固定矫治器使用的贵金属在欧洲很难得到，纳粹德国更是明令禁止在牙科使用贵金属，迫使德国的正畸医生采用能够获得制作材料的活动矫治器（不锈钢正畸材料直到第二次世界大战结束后很久才出现，在此之前，固定矫治器一直用贵金属）。

欧洲的活动矫治器中有一部分是功能性矫治器，用于生长引导。除了功能性矫治器的创始者外，还有两位欧洲正畸学家对活动矫治器的发展作出了杰出的贡献，一位是奥地利的 Schwartz 医生发明了各种分裂基托矫治器。这种分裂基托矫治器在 20 世纪中期在欧洲得到了广泛的应用；另一位是箭头卡的发明者，英国正畸医生 Adams，Adams 箭头卡至今仍然是活动矫治器最有效的固位卡环。

我国正畸学的历史亦开始于活动矫治器，为了提高活动矫治的效能，毛燮均教授设计了环托式活动矫治器，扩大了活动矫治器的适应证，为矫治技术的发展作出了贡献。

尽管活动矫治器具有巧妙灵活的设计，但其作用范围依然是有限的，对牙齿的移动不能像固定矫治器那样精确而有效。在近 20 年中，欧洲和美国正畸学的分歧逐渐消失，欧洲式的活动矫治器在美国得到了承认，特别是用于第一阶段的替牙期治疗；而在欧洲及世界其他地区，活动矫治器也逐渐被固定矫治器所取代，用于全面的正畸治疗。这一趋势随着正畸带环被直接粘接技术取代而加速，直接粘

接使固定矫治技术得到简化，既方便了正畸医生，又方便了错𬌗患者。

活动矫治器最新的进展当属无托槽隐形矫治器，这类矫治器使用一系列的透明牙套按顺序戴用的方法矫治错𬌗畸形，其最大的优势是美观，因此受到成人患者的喜爱，但和所有活动矫治器一样，它对牙位的控制能力仍然不如固定矫治器，而且非常依赖患者的配合。

（二）固定矫治器的发展

1. 原始的固定矫治器　公元 1728 年法国人 Fauchard 开始使用固定矫治器。但对现代矫治器真正产生影响的是美国"正畸学之父"Angle 于 19 世纪后期开始陆续发明的四种矫治系统。

（1）E 形弓矫治器：出现于 19 世纪后，将牙齿结扎到此唇弓上进行扩弓的矫治器。该矫治器仅在磨牙上有带环，一根粗弓丝作为唇弓。弓丝的末端有螺纹及螺母，可使唇弓前移。从而扩大牙弓长度，牙齿结扎在唇弓上以得到矫治（图 23-1）。

（2）钉管矫治器：E 形弓仅仅能倾斜移动牙齿，而不能精确调整个别牙的位置。为了克服这个缺点，Angle 开始在其他牙上粘接带环，并在每个牙的带环上焊竖管，于唇弓上焊接插钉，将插钉插入竖管矫治牙齿的错位（图 23-2）。每次复诊需要调整插钉的焊接位置，因而手工操作的难度很大。尽管从理论上讲该矫治器能精确控制牙齿的移动，但在临床上是不适用的。由于这种矫治器仍然使用粗丝作为主弓，因而唇弓的弹性较差，细小的调节比较困难。

（3）带状弓矫治器：Angle 的第三种矫治

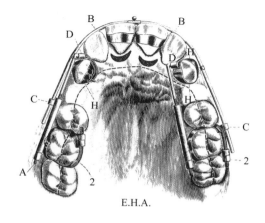
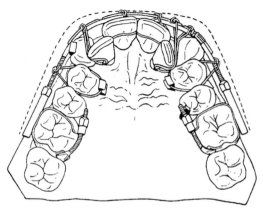

E.H.A.

图 23-1　E 形弓

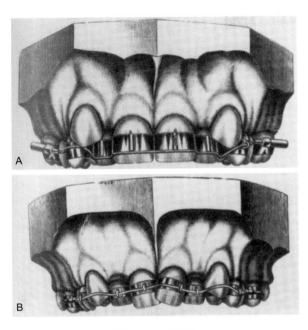

图 23-2　钉管弓

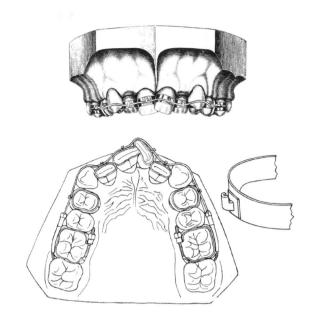

图 23-3　带状弓

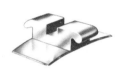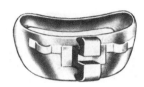

图 23-4　早期的方丝弓托槽

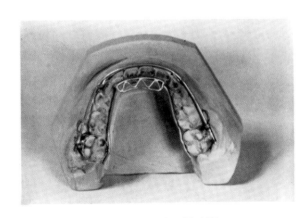

图 23-5　唇舌弓矫治器

器把牙齿上的竖管改成了垂直向的方槽，以 0.254 mm×0.508 mm（0.010 英寸 ×0.020 英寸）的带状黄金弓丝为唇弓，通过栓钉将唇弓固定在竖槽内（图 23-3）。带状弓最突出的优点是使用了细丝，因而具有很好的弹性，能十分有效地排齐牙齿。其主要的弱点是，尽管带状弓能够加上转矩力，但对牙根的控制力较小，带状弓的弹性使其不足以产生足够的控根力矩。

（4）方丝弓矫治器：为了克服带状弓的缺陷，Angle 将竖槽改变为横槽，并将带状弓丝的方向旋转 90°进入这种新的托槽，Angle 将这种矫治器命名为"方丝弓"（图 23-4）。槽沟的尺寸改变为 0.022 英寸 ×0.028 英寸，并使用 0.022 英寸 ×0.028 英寸的贵金属作为唇弓。实验表明：这一尺寸的唇弓能够从三维方向有效地控制牙冠及牙根的位置。

方丝弓矫治器自 1928 年问世以来，已成为最重要的固定矫治器，尽管带状弓矫治器在此之后仍被广泛使用了达十年之久。

另外两种早期的矫治器系统为唇舌弓矫治器（图 23-5）和双丝弓矫治器（图 23-6）。唇舌弓矫治器在第一磨牙上粘接带环，并在粗的唇舌弓上焊上指簧移动牙齿。双丝弓矫治器在切牙及磨牙上均粘有带环，用两根 0.010 英寸的细钢丝排齐切牙，从磨牙带环上向前伸出一粗管至尖牙附近，以保护这两根细丝。以上两种矫治器对牙齿的移动主要还是倾斜移动。

2. 方丝弓矫治器的发展阶段　第一代方丝弓矫治器即 Angle 最初发明的"方形弓"，为多带环矫治

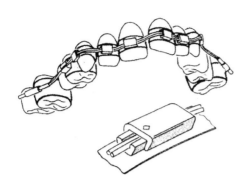

图 23-6　双丝弓矫治器

器，所使用的材料大多由黄金制成，如黄金带环、托槽、0.022 英寸 ×0.028 英寸的方丝，另外，还有锁环、垫圈等附件。使用的曲和牵引钩都是焊在主弓上的，第二序列弯曲一般只用于上牙弓。由于使用粗的方丝，使这种矫治器具有自始至终能对所有牙进行三维控制的特点，对于合作好的患者，其疗程只需 15 ~ 20 个月。

第二代方丝弓矫治器出现于 20 世纪 30 年代中期，其标志是以圆丝取代粗方丝进行关闭间隙、内收前牙、打开咬合等治疗。最后阶段所使用的方丝也由较硬的金合金取代，方丝的尺寸减小到 0.0215 英寸 ×0.025 英寸，并开始使用 Steiner 设计的用较硬的合金制作的单托槽。但使用圆丝打开咬合常会导致切牙唇倾、后牙前移，这时，很多正畸医生开始在上磨牙带环上焊接 0.045 英寸的圆管，以配合口外力。

第三代方丝弓技术又称 Tweed 方丝弓技术，始于 20 世纪 40 年代。此时期开始使用不锈钢丝制作的 0.0215 英寸 ×0.025 英寸的弓丝，并且在唇弓上直接弯制各种曲，取代了原来在主弓上焊曲的原始方法。这一阶段，拔牙矫治已为正畸界所接受。为了避免圆丝打开咬合时下切牙唇倾、后牙前移的情况，Tweed 首先提出在下牙弓制作第二序列弯曲配合Ⅲ类牵引，先加重Ⅱ类错𬌗以便获得下颌支抗的方法，随后又提出配合口外力加强支抗的方法。这两种方法的使用明显减少了矫治过程中出现的牙弓前突。由于口外力的使用，早期的 Tweed 方丝弓技术使用的矫治力较大。

1952 年，澳大利亚正畸学家 Storey 和 Smith 通过临床试验证明较轻的力可以更有效地移动尖牙，

于是正畸界开始寻找移动牙齿的最佳力，其结果是重力逐渐被轻而持续的矫治力所取代，也为随后 Begg 医生的差动力原理的提出奠定了基础。

3. Begg 矫治器　1956 年，澳大利亚正畸学家 Begg 医生提出充分利用差动力原理的 Begg 矫治技术。Begg 矫治器的托槽（图 23-7）类似 Angle 的带状弓托槽，只是将槽沟的开口由𬌗向改为龈向。此托槽的特点是其槽沟与弓丝为单点接触，而不是像方丝弓托槽的面线接触。因而允许牙齿作自由倾斜移动，可以较快地内收前牙、关闭拔牙间隙，且所需力轻微，有利于保持后牙支抗，故可以不使用口外力。Begg 矫治器所使用的弓丝为高张力不锈钢丝，刚度很高且几乎无应力衰减，因而在口腔咀嚼环境中不会轻易变形，可以保持较稳定的力值，有利于打开咬合。

4. 正畸弓丝的发展及性能比较　自 1929 年首批正畸用奥氏体不锈钢丝问世以后，由于其强度高、弹性模量大、抗腐蚀性能好及价格低等优点，很快取代了黄金弓丝在正畸临床中的地位。20 世纪 40 年代的 Tweed 方丝弓技术已普遍采用不锈钢丝。20 世纪 50 年代又出现钴-铬丝、β-钛丝、麻花丝，20 世纪 80 年代又出现玻璃纤维弓丝等新型弓丝。各类弓丝都有其特殊的性能，适用于不同情况，临床上常根据具体情况综合选用各类弓丝。

（1）不锈钢丝：不锈钢丝的刚度明显大于镍钛丝、β-钛丝、麻花丝等，其优点是能够抵抗口内或

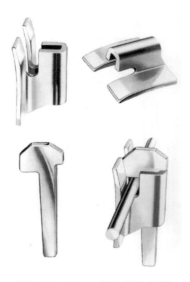

图 23-7　Begg 矫治器的托槽

口外牵引对弓丝的变形力，有利于保持牙弓的稳定性。缺点是移动牙齿时，力值变化的幅度大，所以需要经常加力或换弓丝。另外，在排齐较严重的错位牙时，需要选择细钢丝，以减小其刚度，但细钢丝与托槽槽沟的吻合程度差，所以对牙位的控制能力较差。

不锈钢丝可以根据临床需要弯制成各种曲，但弯曲后的剩余应力会明显影响钢丝的弹性性能，因此可在钢丝弯制成一定的弓形及各种曲之后进行一次热处理，释放出剩余的应力，以增强钢丝的弹性性能。热处理的方法是将弯制好的弓丝加热至 39℃，持续 11 分钟。

不锈钢丝可焊接，抗腐蚀性能也较好。实验表明，不锈钢丝在托槽中的摩擦力比其他弓丝均小。

（2）澳丝：这里特指澳大利亚 Wilcock 公司生产的高强度不锈钢丝，也属奥氏体钢丝，是 Begg 医生和 Wilcock 工程师合作研制的，它伴随着 Begg 技术而产生，并随着 Begg 技术的不断成熟，发展成为一类高张力的正畸不锈钢丝。这种钢丝的特点是屈服点特别高，所以应力衰减几乎为零，可在较长的时间内保持初始力值。此外，这种钢丝的刚度大，不会轻易变形，弹性恢复能力也大，所以可产生持续而稳定的力值，不需经常换弓。它的缺点主要是比较脆，弯制时易折断，为了避免折断，可采用以下方法：①将需要弯制的澳丝放在 40℃ 左右的温箱里预热；②弯曲应在钳子的平喙上进行，而不要在圆喙上进行；③钳子不要夹得太紧。

（3）钴-铬合金：钴-铬合金的商品名称有 Elgiloy、Azura 和 Multiphase，出自不同的厂家。Elgiloy 分四种质地：软的（蓝色）、易变形的（黄色）、半弹性的（绿色）、弹性的（红色），其弹性逐渐递增。其中蓝 Elgiloy 是四种弓丝中质地最软的，很容易弯制，适合于需要弯制多种曲及焊接辅弓时用，各种 Elgiloy 经过热处理均可增加其抗变形的能力。

钴-铬合金与不锈钢丝相比其优越之处在于对疲劳和扭转的抵抗力较强，弹性持续时间也较长，而其他方面与不锈钢丝基本一致。但钴-铬合金与托槽槽沟之间的摩擦力大于不锈钢丝。

（4）镍钛类弓丝：镍钛丝自 1971 年起开始应用于正畸临床，它的商品名有：Nitinal、Orthonol、Sentionol、Titnal 以及中国 NiTi 和日本 NiTi。各个厂家生产的镍钛丝性能不完全相同，但都具有回弹性和柔韧性好的特点，允许发生大的弹性变形，适用于需要变形大而作用力小的情况。实验表明，在同样弯曲或转矩的情况下，镍钛丝的回弹性和弹性恢复能力比不锈钢丝和 β-钛丝都要大，因此，临床上加力和换弓的次数均要减少，提高了临床效率，镍钛丝的突出优点是在治疗早期就可使用方丝，同时完成整平、转矩和扭正治疗。

镍钛丝经热处理可使其机械性能发生很大改变，热处理引起的晶体结构的改变可产生记忆效应，Andrensen 和 Morrow 描述了镍钛丝的形态记忆现象：当镍钛丝加热超过其转化温度范围时，具有恢复其原先形态的能力，即可以在热处理时，将弓丝弯制成要求的弓形。冷却后，弓丝在其应变限度以内可以任意弯曲。当弓丝再次超过其转化温度范围时，弓丝便又回到它最初的弓形。弓丝从变形状态恢复到原始弓形的过程，实际上是镍钛丝从马氏体阶段转变为奥氏体阶段的过程。Garner 等发现，镍钛丝与 0.022 英寸托槽槽沟之间的摩擦力大于钢丝和钴-铬丝，与 β-钛丝的摩擦力相等。Andreasen 和 Morrow 认为镍钛具有换弓次数少，门诊时间短，整平和扭转牙齿快，患者比较舒适的优点。但镍钛丝的另一些特性限制了它的应用，这种弓丝的可成形性差，所以最好用于有角度的托槽，在弓丝上弯制第一、二、三序列弯曲均较困难，且弯曲本身对镍钛丝的回弹性能也有不良影响，所以一般不主张在镍钛丝上弯制矫治曲。此外，由于温度对镍钛丝的性能影响较大，一般也不宜焊接，如果需要，可采用紧箍式钩或曲固定在弓丝上。若需要退火，可将弓丝烧至暗蓝色，过高的温度会使弓丝变脆。镍钛丝由于其特有的物理性能及价格高的缘故，一般都被反复回收使用。Mayhew 等发现，经过三次高温式化学消毒后，镍钛丝的性能没有明显的丧失，但口腔环境对弓丝性能的作用尚不明确，特别是临床反复使用和消毒的综合作用对于弓丝性能的影响尚有待于进一步研究。

（5）β-钛丝：β-钛丝用于正畸只有十来年的历史，它的弹性模量介于不锈钢丝和镍钛丝之间，所以适用于所需力值低于不锈钢丝，而镍钛丝又不足以产生足够力量的情况。β-钛丝的弹性范围比不锈钢丝大，可以在弯曲量大于不锈钢丝 2 倍的情况下，不发生塑性变形，与不锈钢丝直径相同的 β-钛丝释放的力值仅为不锈钢丝的一半。β-钛丝具有良好的可成形性，可弯制成各种曲，而且可通过点焊将矫治曲、钩和辅弓等焊接到弓丝上，但点焊机上的电压值必须严格控制，温度过高会使弓丝变脆。β-钛丝的抗腐蚀性能与不锈钢丝和钴-铬丝相同，但摩擦系数比不锈钢丝和钴铬丝均高。Deter 等对不锈钢丝、钴-铬丝、镍钛丝进行电镜观察发现，β-钛丝的表面最粗糙，所以摩擦力最大。

（6）麻花丝：由多股细不锈钢丝相互缠绕组成。Kusy 和 Dilley 研究了麻花丝在受弯曲应力时的强度、刚度和回弹性能，发现 0.0175 英寸的麻花丝与 0.010 英寸的不锈钢丝的刚度相同，但强度比后者大 25%，0.0175 英寸的麻花丝与 0.016 英寸镍钛丝的刚度相等，但镍钛丝的弹性范围比麻花丝大 50%，与 0.016 英寸的 β-钛丝相比，麻花丝的刚度仅为前者的一半。此外，麻花丝直径大小的改变对其弹性范围的影响不大。

（7）玻璃纤维弓丝：1989 年 Talass 到我国介绍了他和美国 Ormco 公司联合研制的玻璃纤维弓丝的情况，这种弓丝的最大优点是美观．其弹性模量低于所有正畸用弓丝，所以不能弯制任何曲，仅适用于排齐牙齿阶段的治疗。

5. 方丝弓技术的发展 Tweed 方丝弓的矫治方法极为灵活多变，没有固定模式，但正畸界还是在矫治程序上进行了一些探索，并在矫治方法上进行了一些改进。

以安氏 Ⅱ 类的拔牙矫治为例，Stoner 将矫治过程分为四个阶段：①排齐上下牙弓；②开始间隙关闭和矫治 Ⅱ 类关系；③完成间隙关闭和矫治 Ⅱ 类关系；④完成。Stoner 使用 0.018 英寸的托槽，在第一、第二两个阶段用 0.014 英寸或 0.016 英寸的圆丝，第三阶段使用小于托槽槽沟尺寸的方丝，第四阶段使用与托槽槽沟密合的方丝。

Thurow 根据错𬌗对发育和功能的危害程度、所需矫治时间和保持时间的长短，以及治疗过程中对弓丝弹性的同一性要求等考虑治疗的程序。他将矫治分为三个阶段：①开始阶段：使用最有弹性的圆丝排齐牙列，矫治扭转及矫治深覆𬌗，此阶段一般不使用弹性牵引装置。②巩固阶段：逐渐换用粗的圆丝，最后换成方丝，并用弹性牵引装置关闭间隙及调整颌间关系。③完成阶段：从三维方向对各个牙进行精确的调整。

国内傅民魁教授采用四步骤法：①排齐牙列。

②关闭拔牙间隙及矫治𬌗关系。③牙位及𬌗接触关系的进一步调整。④保持。

对 Tweed 技术进行了较大改进，并且获得 Tweed 本人首肯的是 Merrifield 提出的顺序定向力方丝弓技术。这种技术的特点是充分利用口外力作为支抗或直接移动牙齿，连 Tweed 用于准备下牙弓支抗的 Ⅲ 类牵引也被下颌的口外力所取代。由于支抗比较强，该技术在打开咬合的同时，就可以拉尖牙向后。Merrifield 把矫治过程分为六个阶段：①牙列准备阶段：a. 整平𬌗曲线，b. 排齐个别牙，c. 拉尖牙向后，d. 开始准备末端支抗。②牙列矫治阶段：a. 内收和直立下切牙至预定的位置，b. 完成间隙关闭，c. 完成后牙的轴倾。③顺序支抗阶段：将第二磨牙至第二双尖牙一一后倾至适当角度（过矫治），Ⅰ 类错𬌗到此暂停。④Ⅱ 类错𬌗的矫治：根据 ANB 角的大小及患者的合作程度，分别采用拔双侧第二前磨牙（ANB≤5°）、双侧第一前磨牙（5°＜ANB＜8°）、双侧第一恒磨牙（ANB＞8°）的方法矫治 Ⅱ 类错𬌗。⑤牙列完成阶段：a. 去除第一序列的不对称性、不必要的扩弓和上下牙弓间的不协调，b. 矫治剩余的扭转、不平行的牙根、前后牙不足的转矩及剩余间隙，c. 用"艺术曲"确定上切牙的位置，d. 垂直牵引建立好的牙尖交错关系。⑥牙列的自然复发阶段。

20 世纪 70 年代，随着对支抗问题研究的不断深入，Ricketts 提出了"生物渐进性治疗"的方丝弓技术。所谓"生物渐进性治疗"是指根据治疗计划分期粘接带环托槽，而不是一次粘接全口托槽，并且根据需要逐步进行矫治，最后逐渐去除托槽。其最重要的理论基础是：骨皮质支抗是进行牙齿移动的最主要的支抗源。治疗全部使用方丝，使下后牙受到根颊向转矩力而获得骨皮质支抗。该技术的另一个特点是先用片段弓进行局部牙段的治疗，最后用全牙弓进行整体调整。

另一种分段弓技术是 Burstone 提出的，该技术将牙弓分为若干段，每段根据不同需要使用不同粗细的弓丝，牙弓段之间的弓丝无直接联系，可减少连续弓丝带来的不利影响。其特点是可以同时进行各个牙段的治疗，而且可以把双侧后牙段连为一个整体，大大增强了口内支抗的能力，这一优点在打开咬合和关闭拔牙间隙阶段尤为突出，基本可不用口外支抗。

6. 现代固定矫治器 现代固定矫治技术的发展

主要表现在对方丝弓托槽的改进和结合 Begg 技术的应用上。

（1）方丝弓托槽的改进及现代固定矫治器：现代方丝弓矫治器保留了方丝在方槽中发挥作用这一基本原理，但较之原始设计有了很大的改进，方丝弓矫治器的改进主要有以下几个步骤：

1）自动扭转控制：Angle 原始的方丝弓是在带环的近或远中焊一金属圈，将圈与唇弓结扎来矫治扭转或控制牙齿移动过程中可能出现的扭转趋势。现在的方丝弓不需要这种额外的结扎，而是使用双翼托槽（图 23-8）或者附有伸展翼的单翼托槽，如 Lewis 托槽（图 23-9）来获得必要的力矩以矫治或控制牙齿的扭转。

2）槽沟尺寸的改变：现代方丝弓托槽的槽沟一般比 Angle 原始的设计要深，通常为 0.030 英寸，深槽沟有利于粗弓丝入槽，而且必要时可以同时扎入两根细弓丝。由于用不锈钢丝取代了 Angle 时代的黄金弓丝，因而托槽槽沟殆龈向的宽度也可从 0.022 英寸减小至 0.018 英寸，并可使用更细的唇弓以减小摩擦力。理想的槽沟尺寸应为在不同的治疗阶段大小不同，但可调槽沟的托槽尚未出现，最近已有人提出内外槽沟尺寸不同的托槽。

3）直丝弓矫治器：直丝弓矫治器将方丝弓技术中做在弓丝上的三维方向的弓丝弯曲直接做在托槽上，从而简化了方丝弓技术的临床操作难度。其主要形态特征是：

①托槽底板的厚度：原始的方丝弓矫治器需要在唇弓上弯制唇舌向的弯曲，即第一序列弯曲以补偿牙齿唇面外形的变化，直丝弓矫治器使这一补偿作用由托槽底板厚度的变化来完成，减少了唇弓上补偿弯曲的使用，但并没有完全去除补偿弯曲的使用，因为牙齿的厚度存在个体差异。

②托槽槽沟的角度：托槽上牙长轴的角度对于控制牙根位置是非常重要的，原始方丝弓是在弓丝上弯制第二序列弯曲来控制牙根的近远中位置，现代矫治器在托槽或槽沟上预制角度减少或省去了在唇弓上弯制第二序列弯曲。

③托槽槽沟的转矩：由于牙齿唇面与实际垂直平面存在不同的倾斜度，因此原始的方丝弓在方丝上弯制了不同的扭转角度，即第三序列弯曲来控制牙齿的唇舌向倾斜度，现代方丝弓将这种倾斜度做在托槽底板或槽沟上来补偿牙齿唇面的倾斜，减少了第三序列弯曲的使用。

4）自锁托槽：用结扎丝把唇弓固定在托槽上需要花费较多的时间，因而从 20 世纪 70 年代开始结扎丝逐渐被弹力圈所取代，用弹力圈固定唇弓简单快捷，而且连续的弹力圈还可用于关闭少量牙间隙或防止出现间隙。另一种固定唇弓的简便方法是在托槽上做一个帽子，这一类托槽在不同时期也出现过一些。到 20 世纪 80 年代，出现了一种门式弹簧夹托槽（SPEED 托槽），近来又出现了一些类似的托槽。与弹力圈结扎相比，这类托槽操作更加简便，但仍需要用弹力橡皮链来控制牙弓内的间隙。虽然单纯的放置及去除弓丝的速度并不是人人都欣赏的优点，但是，自锁托槽却大大减小了弓丝与槽沟之间的摩擦阻力。结扎弓丝进入托槽的力是决定弓丝

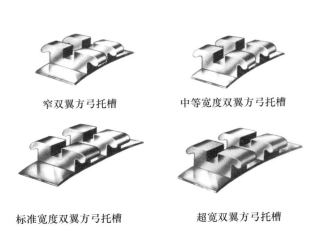

窄双翼方弓托槽　　中等宽度双翼方弓托槽

标准宽度双翼方弓托槽　　超宽双翼方弓托槽

图 23-8　双翼托槽

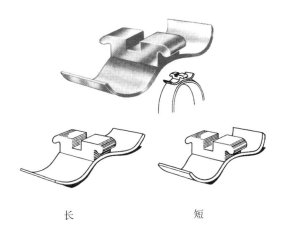

长　　短

图 23-9　Lewis 托槽

与槽沟之间摩擦力的主要因素，自锁托槽显著减小了这一力量，因而牙齿可以更加自由地沿弓丝滑动。但是，易于滑动这一优点恰恰又是内收间隙时的缺点，自锁托槽被认为不能产生足够的转矩以防止内收时的倾斜移动。

5）Begg 方丝弓结合型托槽：Begg 技术虽然在早期能快速解除拥挤、内收前牙、打开咬合，但在最后阶段精确调整牙位时会比较困难，而后者却是直丝弓矫治器的特长，于是产生了 Begg 技术与方丝弓技术结合的矫治器，目前主要有两种典型的结合方式：一种是在同一个托槽上既有 Begg 托槽又有直丝弓托槽，如现代 Begg 矫治器，又称结合支抗技术，该技术早期使用其 Begg 竖槽，最后阶段用方丝进入其直丝弓的托槽进行最后的精确调整；另一种结合型托槽是对方托槽进行了修改，使其允许牙齿在早期作倾斜移动，必要时再使用方丝，如 Tip-Edge 矫治器。

6）舌侧矫治器：对固定矫治器主要的反对意见是其位于牙齿的唇面，有碍美观，这也是使用活动矫治器的原因之一，20 世纪 70 年代出现直接粘接技术以后，使固定矫治器有可能粘在舌侧而成为看不见的矫治器，许多舌侧附件随着直接粘接技术的出现而产生。从理论上讲，舌侧矫治器也可以像唇侧矫治器一样对牙进行三维方向的控制，但小的槽间距给治疗带来很大麻烦。舌侧矫治器的弹性减小意味着需要经常加力，而这种矫治器的操作又非常困难，因此，虽然可以用来治疗一些简单的错𬌗，但疗程和费用都大大增加了。显然，要推广这一矫治器，还要进行大量的改进工作。

7）透明式无色矫治器：除了将固定矫治器放在舌侧来改进美观之外，另一种改善美观的方法是使用与牙齿颜色一致的唇侧矫治器。这类矫治器首先采用的是透明塑料托槽和包被塑料的弓丝，使矫治器几乎看不出来。但这种矫治器自 20 世纪 70 年代问世以来出现了不少问题，最主要的是这种塑料托槽和包被弓丝的塑料在口腔中难以保持足够长的时间，托槽常常变色破损，弓丝上的塑料套也易脱落。另外，普通弓丝在塑料托槽中难以自由滑动，而有塑料套的弓丝就更难滑动，唇侧透明塑料矫治器的失败促进了舌侧矫治器的研究。

20 世纪 80 年代后期，随着陶瓷托槽的出现，情况发生了改变。尽管最初的陶瓷托槽有许多问题，

但它们不会变色，即使使用没有塑料套的弓丝，患者也乐于接受其明显改善的美观效果。陶瓷托槽在临床应用中很快完成了塑料托槽难以完成的治疗效果，于是舌侧矫治器的应用开始减少。陶瓷托槽主要的优点是比较美观，另一方面，它比舌侧矫治器操作方便。

8）个体化托槽：随着现代数字化技术的发展，各种形式按照患者牙齿解剖形态制作的托槽不断涌现，这种具有个体化特征的托槽为舌侧矫治技术、隐形矫治器等提供了很大的便利。

（2）现代固定矫治技术：现代固定矫治技术倾向于结合各种技术之特长，使操作更加简单，患者更加舒适，疗效更加理想。

1）亚历山大技术：又称 Vari-Simplex 矫治技术，其中 Vari 指根据方便治疗的原则，在不同牙齿上选择不同类型的托槽，Simplex 指简化弓丝弯制的复杂程度，后者由直丝弓托槽来实现，亚历山大医生将他的矫治思想概括为"KISS"（Keep It Simple, Sir）原则，即"简单化原则"，他主张尽量不拔牙矫治，对拔牙病例则主张先开始矫治上牙弓，待上尖牙拉至与下尖牙建立 I 类关系后（此段时间让下前牙自动调整），再开始矫治下牙弓，下颌内收间隙时用闭合曲同时内收 6 个下前牙。该技术所用矫治力较大，大部分需用头帽，或使用 Nance 弓、横腭弓、舌弓等增强支抗。

2）差动直丝弓技术（Tip-Edge 矫治器）：Tip-Edge 矫治器源于 Begg 技术的矫治思想，但其托槽并不是 Begg 托槽和方丝弓托槽的简单结合，而是根据 Begg 技术在矫治牙齿过程中牙齿倾斜移动的特点，对直丝弓托槽进行了修改，使牙齿在第 I 期及第 II 期治疗中仍可以自由倾斜移动，第 III 期使用方丝后，配合正轴簧，可以对牙齿同时进行正轴及控根，其第三序列的转矩力是在第二序列正轴过程中，随着弓丝与托槽槽沟转矩作用面接触面积的增大而逐渐增大的，因而是持续的轻力，可以避免普通方丝弓或直丝弓技术在开始转矩控制时，由于过大的初始转矩力而可能造成的托槽脱落或弓丝变形的情况，使第三序列的控制更加有效而精确。Tip-Edge 矫治器主要使用轻力，因而无需头帽支抗。

3）滑动直丝弓技术：早期的直丝弓技术大多把方丝弓技术照搬到直丝弓托槽上，而滑动直丝弓技术的设计者充分考虑了直丝弓托槽的特点，并结合

了微力矫治的原则,使牙齿通过不断的小的倾斜-直立移动,最终达到理想的位置。滑动直丝弓技术所用的力值很轻,与 Begg 技术所使用的力值相近,对拔 4 个第一双尖牙的病例也是同时内收 6 个前牙,对深覆𬌗病例也使用澳丝减小深覆𬌗。可以说该技术是在直丝弓托槽上借鉴了 Begg 技术的某些方法。

4)自锁托槽矫治技术:自锁托槽设计的初衷是简化医生的操作,但正畸医生使用后发现它还具有降低摩擦力的效果,使牙齿的移动具有了自己的特点,于是正畸医生推测它可以提高正畸治疗的效率,但目前的系统评价并不支持自锁矫治器具有提高矫治效率的优势,因此其最大的优势主要是简化了医生的临床操作。

5)传动直丝弓技术:借鉴了 Tip-Edge 允许尖牙后倾的特点、自锁托槽低摩擦的优势及 Begg 技术倾斜移动的特点形成的具有我国自主知识产权的矫治技术。

6)PASS 矫治技术:基于生理性支抗丢失理论、Tweed 支抗预备原理、分差力矩原理及颅面生长发育规律等形成的具有我国自主知识产权的矫治技术。

7. 支抗技术的演变 正畸医生在托槽问世之前即开始使用磨牙颊管,全尺寸的弓丝在颊管中可以对磨牙近远中倾斜产生阻挡力矩,而对错位牙则采用往主弓丝上结扎加力的方法矫治,这实际上是用磨牙的整体移动来对抗前牙的倾斜移动,当磨牙颊管使用卵圆管并配合卵圆形主弓丝时,磨牙可以提供三维方向的支抗力,正畸医生认为用这种支抗对抗前牙的倾斜移动时磨牙是不会动的,因此将这种支抗叫着静止支抗。到了 Tweed 提倡拔牙矫治时代,对支抗的要求有了进一步的提高,因此 Tweed 提出了先用 J 钩头帽将磨牙推到后倾状态再用它们做支抗拉前牙的技术,即 Tweed 支抗预备。到了直丝弓时代,特别是镍钛弓丝广泛使用以后,J 钩头帽不再适用,镍钛丝上也很难打后倾曲,于是稳定磨牙支抗的方法就只能依赖横腭杆、Nance 弓以及直接作用在磨牙颊管上的口外弓。同时由于直丝弓托槽在所有牙上都预成了前倾角,对整体支抗的要求进而提高,支抗不足的问题日益突显,于是出现了支抗的终极武器——种植钉支抗,但由于其威力过强,选择适应证不当时,会出现齿槽骨开创、骨开裂、根吸收等问题。我们对直丝弓支抗的研究发现如果没有后倾曲,即使使用口外弓,磨牙也会前倾,进一

步的研究发现,即使没有矫治器上的牵引力,上磨牙自然的生长也表现为逐渐前倾,即拔牙病例的支抗丢失中有一部分是生理性的,于是提出了生理性支抗控制的概念。至此,支抗的理论体系日臻完善。

二、矫治器的类型

如上所述,为达到矫治错𬌗畸形的目的,正畸医生应根据错𬌗畸形的不同类型,选择适当的矫治器。而各类矫治器的基本结构,所使用的材料以及技术要求各不相同,通常对矫治器可以从以下几个方面加以分类。

(一)以矫治器的固位方式分类

1. 固定矫治器 固定矫治器利用焊有托槽或其他附件的金属带环粘接于牙齿之上作为固位部件;近年来随着粘合技术的发展,又广泛地利用金属托槽或高强度塑料托槽直接粘合于牙面之上作为固位部件,然后以各种金属弓丝纳入并结扎固定于托槽槽沟内,利用弓丝的弹力,使被矫治牙受力而移动。此类矫治器只能由正畸医生装拆调整,患者不能自行摘戴,常用的固定矫治器有方丝弓矫治系统和细丝弓矫治系统。

2. 可摘矫治器 可摘矫治器是一种可以由患者自行摘戴的矫治装置,一般由作用性弹簧、固位卡环和塑料基托几部分组成,此外,也有用铸造方法或用金属丝焊接而成的金属支架式可摘矫治器,其特点是不附带塑料基托。另外,各类功能性矫治系统也属于可摘矫治器。可摘矫治器的力学性能通常没有固定矫治器强,对患者自律性的要求更高。

(二)以矫治力的性质分类

1. 机械性矫治器 固定矫治器及大多数可摘矫治器都属机械性矫治器,此类矫治器的矫治力来源于各种金属丝变形后的回弹力,直接或间接地作用于牙颌器官,以达到移动错位牙齿和调整颌间关系的目的。

2. 功能性矫治器 功能性矫治器属可摘矫治器。其矫治原理是利用咀嚼或口周肌的功能作用力,通过矫治器传递到被矫治的部位,或通过戴用功能性矫治器,起到对抗这种肌力的作用,从而诱导牙颌器官的生长发育方向沿正常轨道进行,或改变已往

错位的牙颌器官的位置而矫治错𬌗畸形。

3. 磁力矫治器　近年来随着稀土永磁材料的发展，出现了高磁能、超小型的永磁体，使这一新材料在口腔内的应用成为可能。国内外一些研究者正致力于利用永磁材料同性磁极相斥和异性磁极相吸的作用力矫治错𬌗畸形，并已取得初步的成果。

（三）以矫治器的作用目的分类

1. 预防性矫治器　可为固定或可摘装置，其目的在于预防可能发生的错𬌗，如间隙保持器和保持牙弓长度的舌弓矫治器即属此类。

2. 治疗性矫治器　绝大多数固定和可摘矫治器都属作用性矫治器。正畸医生正是利用作用性矫治器对不同时期、不同类型的错𬌗进行积极主动的矫治，其作用力既可为机械力，亦可为口周肌肉的功能力。

3. 保持器　包括固定和可摘的保持器，其作用目的在于保持矫治后牙齿或牙弓能稳定在新的位置上而不致发生复发。

参考文献

[1] Proffit W R. Contemporary Orthodontics. 2 ed. The St. Louis: Mosby-Year Book Inc, 1993.

[2] Thurow R C. Edgewise Orthodontics. 4 ed. The St. Louis: Mosby, 1982.

[3] Begg P R, Kesling P C. Begg Orthodontic Theory and Technique. 3 ed. Philadelphia: W. B. Saunders, 1977.

[4] Alexander R G. The Alexander Discipline, Contemporary Concepts and Philosophies. California: Ormco Corporation, 1986.

[5] Kesling P C. Dynamics of the Tip-Edge bracket. Am J Orthod and Dentofacial Orthop, 1989, 96(1):16-25.

[6] Bennett J C, McLaughlin R P. Orthodontic Treatment Mechanics and the Preadjusted Appliance. England: Wolge Publishing, 1993.

[7] 许天民, 林久样. 方丝弓矫治技术的发展. 中华口腔医学杂志, 1991, 26(6):373-375.

[8] 许天民, 林久祥. 正畸弓丝的性能及其临床应用. 国外医学口腔医学分册, 1992, 19(2):94-98.

[9] 严开仁, 王邦康. 实用口腔固定正畸学. 北京: 人民卫生出版社, 1989.

可摘矫治器

李巍然　韩冰

本章内容

可摘矫治器是指可以由患者自行摘戴的矫治装置，它与固定矫治器共同构成矫治技术的两大体系。在我国 20 世纪 50～80 年代中期，可摘矫治器是主要的正畸矫治手段。

可摘矫治器的应用不像固定矫治器技术那样对错𬌗畸形的矫治形成各自的完整体系，它可以为产生特定的牙齿移动而进行各种具体的设计，所以它是一种灵活多变的矫治技术，也是一种便于推广应用的矫治技术，同时又是较为经济的矫治器，具有减少椅旁操作、不影响美观、易保持口腔卫生等优点，在必须矫治而又占相当比例的相对简单的错𬌗治疗中，无疑占有重要的地位。应该指出，由于可摘矫治器与牙面难以达到两点接触，限制了其对牙齿的控制力，同时支抗略显不足，且矫治效果依赖患者配合，为取得良好的预期效果，严格的病例选择十分重要，因此，矫治前的诊断分析、矫治器设计及复诊调整都要认真地进行，正因为可摘矫治器技术一般并无特定的矫治程序，要达到更高的矫治目标就应对每一具体细节加以更为细致严密的关注。如果认为可以简单地从事，将使整个矫治过程失去控制，最终将影响疗效甚至导致矫治失败。

一、可摘矫治器的构成

可摘矫治器包括固位装置、施力装置及连接装置。

（一）固位装置

固位装置是对抗矫治器脱位的装置。要使可摘矫治器在口内牢固地就位，就必须使矫治器通过自身的固位装置固定在口内的固位牙上，并能克服矫治器本身的重力、口颌系统的各种功能力以及各种加力装置所产生的矫治力等多种因素的影响而不发生脱位。只有获得良好的固位性能，矫治器才可能有效地发挥其矫治的作用。所以固位装置构成了可摘矫治器的重要组成部分。

目前应用的可摘矫治器的主要固位部件是 Adam 箭头卡环（可用于前牙或后牙）、Southend 卡环（用于两个相邻前牙，或单个前牙）、C 形卡环、单臂卡、邻间钩、Duyzings 卡环，唇弓及基托也起一定的固位作用。

1. 箭头卡环　通常设计在第一恒磨牙上，有时也可设计在双尖牙、尖牙以及切牙上，一般为单牙卡环，但也可设计成双牙卡环（图24-1），它卡抱在牙齿的颊侧近中或远中倒凹区，利用倒凹的固位力及舌侧的反作用力达到良好的固位。在儿童乳磨牙，倒凹区可能位于龈缘以下，因此应使箭头卡抱在龈缘稍下方；在成年人，特别是一些有牙龈退缩者，牙齿的倒凹可能较深，应使箭头离开龈缘，并使之刚伸入倒凹区界内即可。弯制恒磨牙箭头卡环时可使用直径0.7 mm的不锈钢丝；乳磨牙、双尖牙、尖牙和切牙可使用直径0.6 mm的不锈钢丝。一般不能在相邻的两个牙齿上同时各自设计箭头卡环，但可以设计单箭头卡环以增加其固位力。

2. Southend 卡环　常用于前牙段，卡环从上切牙切端延伸到唇面龈缘处的倒凹内，临床使用时需检查位置，确保钢丝进入倒凹区但不侵入牙龈。需要注意的是 Southend 卡环在唇倾的切牙上由于倒凹明显所以固位更好；在内倾的切牙上固位力有限。

3. 邻间钩　通常用于双尖牙及磨牙的邻接处，如相邻的两牙具有良好的邻接关系，邻间钩常可获得较强的固位力，制作时可把石膏模型上邻间隙处的龈乳头削去1 mm，用0.8～0.9 mm直径的不锈钢丝弯制，把末端弯入颊侧邻间隙内，然后沿面外展隙至腭侧，连接体埋入基托之内，为减少对龈乳头的刺激，也可以把末端弯成圆钝的圈状（图24-2）。对于牙齿邻接关系不好、牙间存在间隙者则不适合设计邻间钩。

4. 单臂卡环　单臂卡环成"C"形，用于双尖牙和磨牙的固位，也常用于乳磨牙起固位作用，用0.8～1.0 mm直径的不锈钢丝弯制，卡臂尖伸入邻间隙内0.5 mm，卡臂沿牙齿颊侧外形高线之下，龈缘之上弯至舌侧，连接体埋入基托之内。

（二）施力装置

可摘矫治器的作用性部件即矫治器发挥其矫治力的部分，有唇弓、弹簧、螺旋器和弹力皮筋等。

1. 唇弓　唇弓主要用于维持前牙的唇侧位置、切牙的内收和扭正矫治，有下列数种应用类型。

（1）双曲唇弓：用0.7～0.8 mm直径的不锈钢丝弯制，主要用于切牙的内收和扭正，可内收前牙散隙或减小覆盖，但要注意利用双曲唇弓内收切牙时，为了减小支抗丢失只限于在切牙覆盖不大于5 mm时使用，同时应注意对于需要内收的前牙，可以加焊切端钩，避免内收过程中由于上前牙下垂造成前牙覆盖加深；也可以在其上焊接其他加力装置，如指簧等。双曲唇弓的另一用途是作为可摘保持器的部件保持前牙的牙位（图24-3）。

（2）反转式唇弓：用0.7 mm直径不锈钢丝弯制，唇弓的加力部位弯制成反转环（图24-4），调节反转环可使唇弓产生腭向内收力。

（3）伸展式唇弓：用0.7 mm直径不锈钢丝弯制，由于带有伸展部分，因此增加了唇弓的弹性，可用于内收切牙和排齐切牙，调整时应特别注意勿刺激和损伤唇及龈部的软组织（图24-5）。

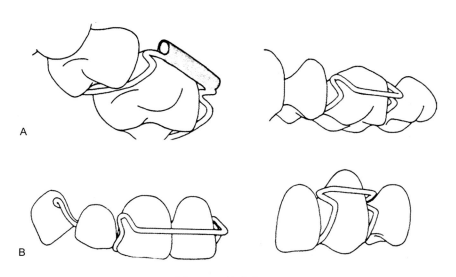

图24-1　箭头卡环
A. 单牙环卡；B. 双卡环卡

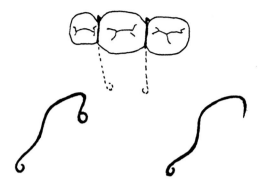

图 24-2 邻间钩

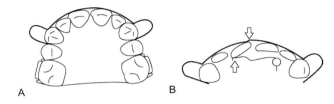

图 24-3 双曲唇弓。A. 用于可摘保持器；B. 用于矫治切牙扭转

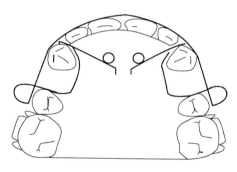

图 24-4 反转式唇弓

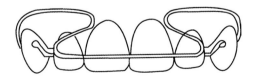

图 24-5 伸展式唇弓

（4）Robert 内收器：它是由 0.5 mm 直径不锈钢丝制作的弹性良好的唇弓，其两端插入不锈钢细管以获得支持，在钢丝出管口处形成直径 3 mm 的圈，管从基托的尖牙远中处伸出，调整圈下部的弹性部分，可内收和排齐切牙（图 24-6）。

2. 弹簧 可摘矫治器的弹簧为了获得良好的弹性，多数采用较细的不锈钢丝弯制。下面列举一些可摘矫治器中常用的弹簧。

（1）颊侧弹簧：唇颊侧弹簧位于牙弓的唇颊侧，主要作用是使牙齿作舌腭向和近远中向移动。

1）弓簧：用于近远中向移动切牙或推尖牙向远中，常用直径为 0.5 mm 的不锈钢丝弯制，其根部焊接在唇弓之上，簧臂如弓状，游离端缠绕唇弓两圈后在唇弓的舌侧形成圈状突起（图 24-7），并与牙齿近中或远中面接触。当打开弓状部时，弓簧即推动牙齿移动。

2）单曲纵簧：由 0.6 ~ 0.7 mm 直径不锈钢丝弯制，弹簧一般埋于需要移动牙齿的远中的基托中，主要用于矫治唇向近中低位的尖牙。单曲纵簧的游离部紧贴尖牙唇面颈部与龈的交接处，末端弯成小圈，与尖牙近中面接触，体部形成"U"形弯曲，连接体埋入第二双尖牙近中处的舌侧基托。当缩小曲部宽度时，尖牙即受力向远中移动并移向舌方（图 24-8）。

3）颊侧单臂簧：由舌侧基托伸至颊侧的各种单臂簧或焊接在箭头卡颊侧桥部的单臂簧，可推个别牙腭向移动。此类弹簧可采用 0.7 mm 直径的不锈钢

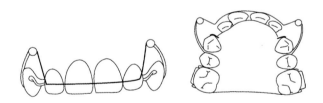

图 24-6 Robert 内收器

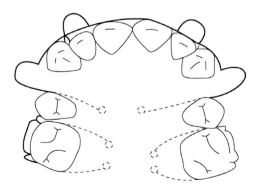

图 24-7 弓簧

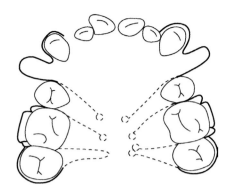

图 24-8 单曲纵簧矫治上尖牙唇向低位

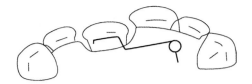

图 24-9 舌侧指簧推中切牙唇向移动

丝弯制，制作和调整时应注意勿刺激损伤颊侧软组织。实际应用时，可根据需要在临床上随时附加，以矫治颊向错位的牙齿。

（2）腭侧弹簧：位于牙弓的舌腭侧，主要用于唇颊向和近远中向移动牙齿。

1）指簧：用直径为 0.5 mm 或 0.6 mm 的不锈钢丝弯制，可唇向移动牙齿（图 24-9）和近远中向移动牙齿（图 24-10），加力时应当使圈开张推动牙齿移动。

2）双曲舌簧：多放置于切牙舌侧，常用于唇向移动切牙，用 0.5～0.6 mm 直径不锈钢丝弯制，双曲舌簧的游离臂应置于被移动牙的舌侧颈部，弹簧的双曲平面应基本与牙长轴垂直，以减小牙齿移动时的倾斜度，并可避免在矫治器戴入时弹簧沿牙齿舌面滑动。为增加双曲舌簧的弹性和可调范围，也可在双曲处弯制成圈（图 24-11）。

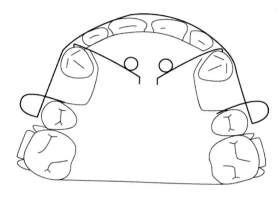

图 24-10 舌侧指簧推尖牙远中移动

3）双曲引簧：一般用直径为 0.7 mm 的不锈钢丝弯制，用于矫治磨牙的颊向错位，当收缩双曲时，可使颊向错位的磨牙腭向移动（图 24-12），但必须注意，如果磨牙已形成正锁𬌗，则同时应以𬌗垫解除其锁结关系，双曲引簧才能发挥其矫治作用。

4）分裂簧：用较粗的不锈钢丝弯制，一般为直径 0.8～1.0 mm 的钢丝。主要用于开展牙弓宽度，也可推磨牙向远中移动，形状如两个相对的蹄形簧（图 24-13），也可以做成菱形。根据所需扩展部位的不同，可改变分裂簧的位置，如需双侧对称开展，可把分裂簧置于腭中缝部位；如需双侧不等量开展，可将其置于偏向需扩大多的一侧；如需推磨牙远中移动，可将其置于被推磨牙之近中侧。制作时注意分裂簧应离开腭部组织面约 1.0 mm，且应完全暴露

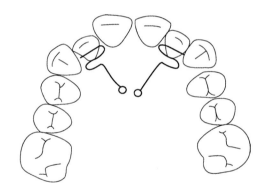

图 24-11 双曲舌簧推切牙唇向移动

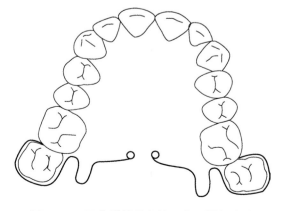

图 24-12 双曲引簧使上第二磨牙腭向移动

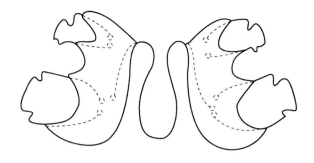

图 24-13 分裂簧扩大上牙弓宽度

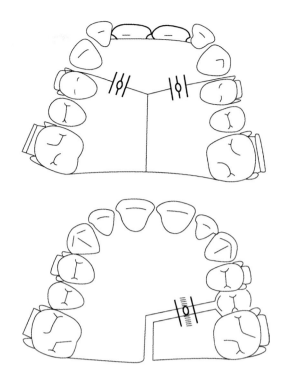

图 24-14 螺旋器颊舌向和近远中移动牙齿

在基托之外，以方便调整并避免压迫腭部。分裂簧加力时可使分裂基托的裂缝加宽 1~2 mm。

5）Z 形簧：多用于前牙的唇向移动，游离臂要和牙齿腭面平行，使力量均匀分布，若设计成点接触则能使牙齿扭转。需注意的是，Z 形簧靠着回弹力对牙齿施加作用力，回弹力本身也易导致矫治器脱位，因此在设计矫治器时，固位应尽可能好并靠近前牙。

6）T 形簧：用于颊倾前磨牙和磨牙，使用时要求矫治器有良好的固位力。随着牙齿颊向移动，应增加 T 形簧的长度以维持与牙齿的接触，并通过延展曲持续加力。

3. 螺旋器 螺旋器可用于多种牙齿移动，如牙齿的颊舌向移动、近远中移动等（图 24-14）。由于加力后可产生较大的力量，所以带螺旋器的可摘矫治器应具有良好的固位性能，以避免螺丝打开后矫治器向外脱出。

4. 平面导板 平面导板的咬合平面与𬌗平面平行，当下前牙接触𬌗平面时，上下后牙应脱离𬌗接触（图 24-15）。当下前牙接触导板时，下切牙的垂直向生长受到一定程度的抑制，同时后牙因脱离接触而促进了后牙及周围齿槽组织的垂直向生长，从而使前牙深覆𬌗得到矫治。平面导板也可以作为固定矫治中的辅助装置，在深覆𬌗病例中使用可以避免咬合妨碍下颌托槽的粘接。

5. 斜面导板 在上颌可摘矫治器的基托前部与平面形成约 45° 交角的斜面导板。适用于上颌正常、下颌后缩的远中错𬌗，当咬合时，下切牙沿斜面向前上方滑动从而引导下颌前调。由于斜面导板也可以使后牙脱离接触，后牙升高后建立新的咬合，所以也具有矫治前牙深覆𬌗的作用。

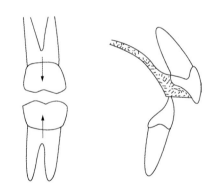

图 24-15 平面导板，戴用时后牙脱离接触

（三）连接装置

除 Crozat 矫治器外，多数可摘矫治器的连接装置是由复合树脂制成的基托。基托有若干功能，它支持并连接其他固位装置和施力装置，使矫治器形成一个整体，并把施力装置施力时产生的反作用力传递到支抗部位。塑料基托的应用使不需要移动的牙齿处于相对稳定状态，并有效地保护了腭侧弹簧。同时，应用在基托上形成𬌗垫或前牙导板，起到某

种矫治效果。基托应与组织面密贴，并与不被矫治力移动的所有牙齿接触，为了减小患者戴用的不适感，基托不应过度延展。在某些情况下，如要求进一步缩小基托的覆盖面积，可以在相应部位设计腭杆或舌杆，以代替部分树脂基托。

二、可摘矫治器的适应证

由于固定矫治器对于牙齿较为精确的控制，和固定矫治技术的广泛传播，目前固定矫治技术在错𬌗畸形的矫治中占有主导地位。但是，可摘矫治器具有制作简便、临床操作方便、价格便宜等特点，在口腔正畸临床矫治技术中至今仍占有一定的地位。但由于活动矫治器一般仅能完成倾斜移动，很难做到在三维空间使牙齿的移动得到控制，因而它的应用也受到一定的限制。目前，一般用于较简单的错𬌗畸形的矫治及配合固定矫治器使用。对那些需进行大量复杂牙齿和牙弓移动的病例，不要轻易地用可摘矫治器进行矫治，如果由于矫治器选择不当而使牙齿移动计划不能按预定目标实现，将使整个矫治工作陷入困境。临床上可以应用活动矫治器的情况如下：

（1）上前牙唇倾造成的深覆盖，同时存在间隙者，无明显的颌骨关系异常。

（2）无显著拥挤的生长发育期深覆𬌗。

（3）无明显颌骨关系异常及拥挤度过大的前牙反𬌗。

（4）上颌牙弓狭窄所致的后牙反𬌗。

（5）个别牙的扭转和倾斜。

（6）出现牙间隙的牙周病患者。

（7）牙釉质发育不全或口内龋齿较高发的错𬌗患者。

（8）作为固定矫治器的辅助矫治装置。

（9）牙根较短或对牙根吸收具有高易感性的患者。

（10）重度牙齿磨耗的患者。

（11）全口多修复体的患者。

三、临床常用可摘矫治器

可摘矫治器一般没有固定的设计模式和矫治程序，矫治器设计较为灵活，一般需要根据具体病例的错𬌗特征和牙齿移动计划，进行个别的矫治器设计。

1. 内收前牙的唇弓矫治器　为矫治前牙深覆盖，常需要内收上切牙，在下前牙有散在间隙或下牙弓减数矫治的病例中，也可能使用该矫治器内收切牙。内收切牙常用双曲唇弓，也可用反转式唇弓或 Robert 内收器。内收切牙时加力不宜过大，同时常在双曲唇弓上加焊切端钩以防止前牙伸长。对于前牙覆盖过大的患者，为保证尽可能利用间隙减小覆盖，需要考虑增加支抗，可以设计口外支抗，通常在固位箭头卡上焊接口外弓管，利用口外弓增加支抗。

2. 上颌𬌗垫矫治器　最常用的矫治前牙反𬌗的矫治器，该矫治器主要的功能部件是𬌗垫和舌侧弹簧。𬌗垫的作用是加大颌间距离以使前牙脱离反𬌗锁结关系，同时保持后牙的咀嚼功能，故一般均做成带有解剖面的𬌗垫，以不影响下牙弓位置的变化为宜。弹簧通常设计双曲舌簧，也可以设计带圈的交叉指簧。在前牙覆𬌗覆盖关系改善后应逐次磨低𬌗垫，使后牙逐渐建𬌗，避免出现磨除过快引起舌体进入后牙间隙造成的后牙开𬌗，在反𬌗纠正后需保持半年或以上时间。

3. 分裂基托矫治器　对牙弓狭窄或轻度拥挤的病例，常需要开展牙弓的宽度，开展牙弓常设计分裂基托，功能部件可用螺旋器也可以用分裂簧（见图 24-13）。需注意分裂簧应离开腭部 1.0 ~ 1.5 mm，防止加力后压迫腭部黏膜。尽管其力学系统较不理想，但对于少量的牙移动却颇具效果。

4. 上颌平面导板　常用于前牙深覆𬌗的矫治，导板位于前牙舌侧基托前缘，与𬌗平面平行，下前牙咬合在导板上可使后牙离开 1.5 ~ 2.0 mm 间隙，达到压低前牙、促进后牙伸长的作用。在后牙建𬌗后可再逐次加高导板至深覆𬌗解除。应当注意平面导板每次增高应适量，过多的增高量可能导致不良舌习惯并引起前磨牙区的开𬌗。该矫治器的效果受年龄及个体因素等影响，一般认为当面部垂直高度的生长发育已经完成的患者，用平面导板矫治深覆𬌗的效果不尽理想。另外，患者戴用时间的长短亦为一重要因素。

5. 斜面导板　是一种简单的功能矫治器，主要是利用咀嚼肌的力量达到矫治错𬌗的目的。常用于下颌后缩患者以引导下牙弓或下颌向前。

6. 推后牙向远中矫治器　整体推双侧后牙向远中需借助口外牵引力，即口外弓与分裂基托合并使用。推后牙向远中的同时，应适当开展后牙的宽度，以保持后牙覆盖正常。唇弓前部应离开前牙唇面，并且在相当尖牙处弯制"U"形曲，以调整唇弓一直保持与前牙唇面不接触，使口外力完全起到推后牙向远中的作用，推个别磨牙向远中以解除局部拥挤。也可以在有磨牙、前磨牙箭头卡的可摘矫治器上，配置矢状螺旋器来将后牙推向远中；此种方法，矫治器前部的反作用力可能会压迫齿槽黏膜或使前牙唇侧移动，故并不推荐使用。此外，还可使用下唇挡结合磨牙箭头卡，利用软组织的力量远中移动后牙。

7. 尖牙远中移动矫治器　对于拔除了双尖牙或尖牙远中存在间隙的前突的患者，为了保存支抗，常需单独向后移动尖牙进入拔牙间隙，然后再舌向移动4个切牙。使尖牙向远中移动有多种方法，如使用腭侧带圈的单臂弹簧；也可以在双曲唇弓上加焊弓簧推尖牙向远中；或在有箭头卡的可摘矫治器上设置橡皮圈支持臂，利用橡皮筋弹力拉尖牙向远中；对唇向低位的尖牙，可以用颊侧尖牙后移弹簧或单曲纵簧；远中移动下尖牙可以使用反转式尖牙后移弹簧。可摘矫治器远中移动尖牙过程中，可能有尖牙远中向舌侧转动的倾向，可以在腭侧基托上埋一双曲舌簧以适当给尖牙远中部动施一颊向力。尖牙远中移动完成后内收切牙时，尖牙近中处可加一阻挡丝以防止尖牙向近中复发。

8. 活动保持器　正畸治疗后多数情况下需要进行保持。活动保持器因其结构简单、制作简单、费用低、有利于口腔卫生、对牙周刺激小等特点而最为常用，也最受医生和患者的欢迎。临床常用得有Hawley保持器和真空压膜保持器，两者在咬合、适应性、卫生程度上没有显著区别，但真空压膜保持器在对言语的影响、美观舒适度、牙龈刺激性上具有更好的表现。可摘保持器应对咬合功能尽量避免干扰，故通过𬌗面的金属部件应尽可能少设计，保持器体积不宜过大，以保证戴用时舒适。图24-16为可摘保持器。

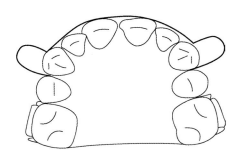

图 24-16　可摘保持器

9. Crozat 矫治器　是一种特殊的可摘矫治器，1919年由美国牙科医生 Crozat.G.B. 设计的可摘式唇舌弓弹簧矫治器的装置。该矫治装置用锻造的金属丝制成，为无基托型的可摘矫治器。因其体积小，矫治器外露少，对成年人来说更容易接受，因无大面积的基托覆盖，又可随时取下清洗，故更有利于口腔卫生。矫治器由主弓和固位卡以及各种弹簧和辅弓组成。该矫治器可以用于轻度拥挤需要牙弓开展的矫治、个别牙齿错位的矫治、牙弓间隙的集中、轻度颌间关系不调的矫治和矫治后的保持等。由于各个附属部件均由焊接连接，所以应用时也容易出现开焊等问题。其不足之处为常会造成牙齿的倾斜移动。

10. 环托式可摘矫治器　毛燮均教授于1973年开始设计研制一种新型的可摘矫治器（图24-17），

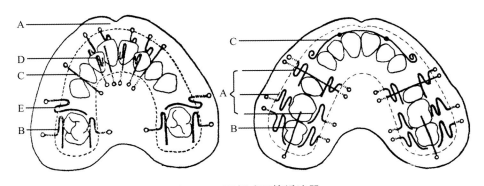

图 24-17　环托式可摘矫治器

该矫治器固位力强，矫治效能高，制作相对简单。矫治器的塑料环绕牙弓内外，并附带唇挡、颊屏等塑料部件。主要固位和施力装置为不锈钢丝弯制的各种固位卡、弹簧、牵引钩、丝弓等。此种矫治器因有环形基托，可以在牙弓内外同时放置固位卡环和矫治弹簧，所以提高了固位和矫治效能，是一种自成系统的矫治器。可以完成多种错𬌗畸形的矫治。

11. 舌习惯破除器　多用于矫治儿童因吐舌习惯形成的开𬌗，也可用于矫治咬下唇的不良习惯。可在早期治疗中应用，也可以用于开𬌗病例在固定矫治后防止因舌习惯导致的复发。

12. MRC（Myofunctional Research Co.）矫治器　在 1989 年由 Chris Farrell 在澳大利亚创建，适用于 3～15 岁儿童、青少年，根据年龄设计有不同矫治器，分阶段佩戴（图 24-18）。MRC 为一种预成矫治器，制作材料为软硅胶，包绕上下牙弓，带有舌顶、舌挡和较长的唇挡，能纠正不良舌习惯、训练舌体放置于正确位置，也能阻挡过强的唇肌力量。MRC 矫治原理为通过纠正不良唇、舌习惯，防止因其造成的错𬌗畸形，并结合肌功能训练，协调唇、颌骨、舌、肌肉至正常位置，带有一定排齐牙列、促进颌骨发育作用。其优点包括无需为通常配合度不佳的幼儿取模，节省医生椅旁操作时间。应该注意此类矫治器对于病例选择应有严格把控，临床应用需在准确掌握其适应证的前提下进行。

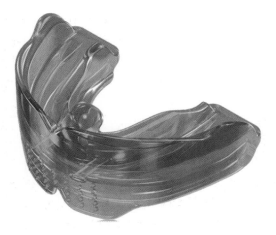

图 24-18　MRC 肌功能矫治器

四、可摘矫治器的临床应用与注意事项

（一）可摘矫治器的支抗控制

支抗控制一直是正畸治疗中无可避免的重要方面，不合理的支抗设计可能导致治疗失败，甚至加重原有的错𬌗畸形。在可摘矫治器的治疗中，操作因素、患者因素、制作因素三个方面都能导致支抗丢失。其中操作因素导致的支抗丢失原因如诊断、治疗计划不正确，弹簧过度加力，钢丝尺寸过大；患者因素有未按医嘱佩戴矫治器，弹簧变形产生额外矫治力等；制作因素包括设计单表述不明确导致的制作错误。

可摘矫治器多数采用口内支抗，尤其是颌内支抗，也可采用颌间支抗，少数在口内支抗不足的情况下可使用口外支抗，某些情况下也可以通过种植钉来增强支抗。

1. 分步移动牙齿　由于可摘矫治器完成的主要牙齿移动是倾斜移动，无法使牙齿完成整体移动，故而不能通过增大力值控制支抗。一般来讲，由于以倾斜移动为主，可摘矫治器的力的应用相对较小。在矫治器的设计中，应确保矫治器设计的正确性和科学性，考虑到需要移动牙齿的移动量及方向，同时通过增加抗基牙的数目，有计划地、分步移动需要移动的牙齿，以免在矫治过程中使牙齿的移动失去控制。

2. 严密的临床观察　在可摘矫治器的矫治过程中，随着被矫治牙的移位，抗基牙将发生不同程度的移位，这在矫治设计时应考虑在内。同时，抗基牙的移动是逐步发生的，需要在临床复诊时认真检查，必要时需增加支抗控制，避免支抗丢失。

3. 口外支抗的应用　矫治设计中，当对后牙的支抗要求较高时，可以考虑在应用可摘矫治器的同时加用头帽口外唇弓矫治器以避免出现后牙支抗的丧失。加用头帽口外弓时，口外弓的内弓可以插入在固位箭头卡上加焊的颊管中、固位卡上弯制的螺旋状管中或在支抗牙上直接粘接的带环的颊管中。

（二）可摘矫治器与固定矫治器的联合使用

某些难以用可摘矫治器单独矫治的牙齿错位，可以在使用可摘矫治器的同时，附加一些固定矫治器附件进行矫治。这样既克服了可摘矫治器在某些牙齿移动上的局限性，又减少了全口应用固定矫治器造成的不必要的复杂程序和费用的增高。

1. 扭转牙的矫治 对于轻度扭转的牙齿可以通过在可摘矫治器的颊舌侧设计力偶来完成矫治。但是，严重扭转的牙齿单独用可摘矫治器矫治却有一定困难。如果在矫治牙上附加一些固定矫治器的附件，可以使矫治简化。通常是在扭转牙上粘接焊有近远中或颊舌面牵引钩的带环或托槽、牵引钩等，同时在可摘矫治器的舌侧基托和唇弓上放置相应的拉钩，通过在可摘矫治器和牙面上固定的拉钩之间进行弹力牵引而完成矫治。拉钩的位置和方向依牙齿扭转的方向和程度而定，形成两个方向的牵引力，利用力偶的原理使扭转牙旋转矫治。

2. 牵引个别牙齿移动 最常用的例子是牵引尖牙向远中移动，在拔除第一双尖牙的病例，可在尖牙唇面粘接拉钩或带环，与固位磨牙上的箭头卡颊侧所焊拉钩构成颌内牵引，尖牙上的拉钩位置应靠远中龈向处，这样可以避免尖牙远中牵引过程中出现斜轴或远中舌向旋转。

3. 埋伏牙的矫治 对于替牙早期或无明显间隙问题的一些埋伏牙或低位牙的牵引，可在行外科暴露术后的埋伏牙或低位牙的牙面上粘接牵引钩，与唇弓上所焊的拉钩构成牵引，即可将此类错位牙齿逐渐牵出。

4. 推上颌磨牙远中移动 应用可摘矫治器后推磨牙时，由于口内支抗不足使磨牙向后移动困难或由于可摘矫治器固位不足应用口外力时造成可摘矫治器脱位等问题常会影响矫治。通过在第一恒磨牙上直接粘接焊有颊管的带环，利用头帽口外弓直接给第一恒磨牙施力推其向远中移动或起增强支抗的作用，常起到较好的治疗效果。患者需要白天戴用可摘矫治器——常为推磨牙向后的矫治器如 Nuger 矫治器或分裂基托矫治器，夜间戴用口外弓矫治器。口外唇弓不是插入箭头卡颊侧圆管而是插入带环颊管，由于带环颊管的存在不利于箭头卡的就位，可摘矫治器的固位装置可以弯制成变异型箭头卡环或其他类型的卡环。

（三）可摘矫治器临床应用注意事项

可摘矫治器由于可以在口腔清洁时摘下，对口腔卫生的影响较小，通过口腔卫生指导，患者一般能够较容易地保持良好的口腔卫生状况。但是，在可摘矫治器的应用当中，一些问题也需要引起足够重视。

1. 黏膜损伤 一些位于唇颊侧或舌腭侧的施力装置如各种弹簧、牵引钩、颊侧圆管及过度延伸的矫治器基托的边缘，有可能在戴用过程中对口腔软组织造成刺激而形成损伤或口腔溃疡。在矫治器加力时应认真检查，并设法消除刺激源，如去除过长的游离端，并将其打磨圆滑，缓冲受压部位相对应的基托，精确调整弹簧和唇弓的位置，使其不压迫舌腭侧或唇颊侧黏膜组织。

2. 牙齿的松动 正畸治疗中应用合理、适当的矫治力时，牙齿一般不会发生显著的动度增大。当发现牙齿动度增大时，应检查是否存在牙齿的早接触及𬌗干扰，通过调整牙齿的移动、增加相应部位的导板或𬌗垫、及时通过调磨干扰点消除早接触；另外，在应用可摘矫治器治疗时，如果患者对矫治器时戴时摘，使需要移动的牙齿受力时断时续，牙齿会在新旧位置之间来回移动而动度明显增加。因此，要求戴用可摘矫治器的患者坚持认真戴矫治器。

3. 牙齿移动不理想 可摘矫治器如认真戴用，牙齿的移动可达到每月 1.0～2.0 mm。如长期未见移动或移动过慢，应检查是否存在：①阻碍牙齿移动的因素如𬌗干扰；②施力装置是否与需要移动的牙齿正确接触，教会患者正确戴用矫治器并把各种弹簧放置准确；③患者是否认真戴用矫治器，应用可摘矫治器治疗成功的关键是患者的良好合作。

4. 牙齿过度倾斜 可摘矫治器移动牙齿主要靠倾斜移动，但是，过度的牙齿倾斜是需要避免的。发现移动牙过度倾斜时，应检查牙齿受力是否过大、牙齿受力部位是否过于接近𬌗方以及牙齿原有的倾斜度。如果牙齿治疗前的倾斜度不利于矫治，就会影响最终的牙轴方向，必要时需要在牙面上配合使用固定附件协助调整牙齿倾斜度。

5. 矫治器固位不良 可摘矫治器大部分使用塑料基托，当倒凹过大时会影响矫治器的就位；基托受热会发生变形，也会影响矫治器就位，从而影响矫治；另外，合理地设计、制作、调整固位卡环也是保证矫治器具有良好固位的重要因素。

参考文献

[1] 毛燮均. 环托设计活装矫治器. 中华口腔科杂志, 1980, 15: 65.

[2] 林久祥. Ⅲ类牵引矫治器对早期骨性前牙反𬌗硬软组织侧貌的影响. 中华口腔科杂志, 1986, 21:20.

[3] 林久祥. 下颌联冠式斜面导板矫治乳前牙反𬌗. 口腔医学纵横, 1986, 2:26.

[4] 林久祥. 上颌斜面导板矫治安氏Ⅱ类错𬌗的X线头影测量研究. 口腔医学, 1986, 6:192.

[5] 黄金芳. 对《环托设计活装矫治器》一文的补充说明和体会. 中华口腔科杂志, 1981, 16:154.

[6] Moyers R E. Handbook of Orthodontics. 3 ed. Chicago: Year Book Medical Publishers Inc, 1973.

[7] Graber T M. Removable Orthodontic Appliances. 2 ed. Philadelphia: W.B. Saunders Company, 1984.

[8] Houston W J B. A Textbook of Orthodontics. Bristol: J Wright, 1986.

[9] Houston W J B. Orthodontic Treatment With Removable Appliances. 2 ed. Bristol: J.Wright,1996.

[10] Proffit W R, Fields H W Jr. Contemporary Orthodontics. 3 ed. NewYork: Mosby, 1999.

[11] 傅民魁. 口腔正畸专科教程. 北京: 人民卫生出版社, 2007.

[12] 傅民魁, 林久祥. 口腔正畸学. 2版. 北京: 北京大学医学出版社, 2014.

[13] （英）弗雷迪·路德、扎拉那·尼尔森-木恩. 正畸保持器和活动矫治器: 临床设计与应用原则. 宋锦璘, 戴红卫译. 天津: 天津科技翻译出版公司, 2017.

[14] 丛赫, 刘继辉, 张桂荣. 无托槽隐形矫治技术研究进展. 广东牙病防治. 2014, 22:50.

[15] （意）丹狄. 口腔正畸矫治器图谱——结构、原理、应用. 姚森 译. 西安: 世界图书出版公司, 1995.

[16] Saleh M, Hajeer MY, Muessig D. Acceptability comparison between Hawley retainers and vacuum-formed retainers in orthodontic adult patients: a single-center, randomized controlled trial. Eur J Orthod, 2017, 39:453.

第二十五章

功能矫治器

姜若萍　徐宝华

本章内容

一、功能矫治器概述

功能矫治器，是指那些通过下颌再定位，改变面颌部肌肉环境从而促进咬合发育及颅颌面骨骼生长的一类矫治器。经典的功能矫治器多具有下述特点：①下颌移至新的位置；②上下牙列分开，咬合分离；③利用口面肌力，影响牙齿和骨骼；④吞咽时上下唇紧密闭合；⑤选择性地改变牙齿的萌出道。

最早提出功能矫治理念的是美国的 Kingsley 医生，他于 1879 年提出"咬合跳跃矫治器"的概念。但现代功能矫治器的真正发源地在欧洲。功能矫治器的原型始于 1907 年法国医生 Robin 的设计。到 20世纪 20 年代，挪威的 Andresen 医生结合大量临床研究，提出了肌激动器（Activator）和功能矫形理论。这一理论的核心要素是使 II 类错𬌗患者的下颌处于前伸位置，从而引起口颌肌肉功能发生变化，通过口颌肌肉功能的综合作用，促进下颌骨的生长发育，并由此治疗 II 类错𬌗。此后，欧洲学者们又设计出多种功能矫治器，如生物调节器（Bionator）、功能调节器（Fränkle）、Herbst 矫治器、双𬌗垫矫治器（Twin-Block）等。此后的数十年中，欧洲学者又陆续设计出 MARA、SUS 等固定的功能性矫治器；许多学者认为，固定的功能性矫治器无需患者配合，疗效更确切，效果优于可摘式功能矫治器。此外，学者们发现，功能矫治器与口外矫形力相结合，其疗效较单纯使用传统的功能矫治器或口外力有明显的提高。自 20 世纪 20 年代至今，功能矫治器在正畸临床上尤其是欧洲正畸界已被广泛使用近百年，在用于早期骨性错殆患者的治疗，特别是在骨性安氏Ⅱ类下颌后缩患者的治疗时，多数患者获得了良好的牙颌面综合治疗效果。尽管一直以来学术界关于功能矫治器的作用机制始终存有争议，功能矫治器已经成为现代正畸治疗学的一个重要组成部分，这一点是毋庸置疑的。

（一）分类

功能矫治器的设计形形色色，分类方式也有所不同。根据矫治器的作用方式可归为以下三大类：

1. 牙支持式功能矫治器　主要依靠牙齿支撑及传递矫治力的功能矫治器，大部分功能矫治器属于此类。如 Activator（肌激动器），Bionator（生物调节器）、Twin-Block（双殆垫矫治器）、Herbst、MARA 等。该类矫治器通过改变下颌位置，使被牵拉的软组织产生牵张力，咀嚼肌受到刺激而兴奋产生力，这些力再经过矫治器传递至牙齿、颌骨，来影响牙弓、颌骨的发育，起到生长改良的作用。

需要注意的是多数矫治器中的卡环或带环等机械装置一般仅用于固位，并不是矫治力的来源，一般也称为被动式牙支持式功能矫治器。有些时候出于临床需要，可对上述矫治器进行改良，加入主动加力装置，如扩弓螺旋弹簧，或用于个别牙齿移动的弹簧等，则归类为主动式牙支持式功能矫治器。随着隐形矫治技术的发展，近些年出现的带有下颌前导装置的隐形矫治器，在前导下颌的同时也可以进行适当的牙齿移动、牙弓矫治，属于不典型的主动式牙支持式功能矫治器。

2. 组织支持式功能矫治器　目前该类矫治器仅有 Fränkel 矫治器，又称功能调节器（function regulator），矫治器不通过牙齿固位，主要作用部位在口腔前庭，通过颊屏、唇挡的作用改变下颌位置，同时也改变口周肌肉的动力平衡，从而影响颌骨的发育；又因颊屏、唇挡可使唇颊部软组织不接触牙列，故有一定的扩弓效果。

3. 混合类功能矫治器　较为复杂的功能矫治器，为牙支持式与组织支持式功能矫治器的融合体，主要用于有特殊需求的颌骨不对称畸形的早期矫治。通过一侧抑制牙齿萌出，一侧允许牙齿萌出等措施，对牙弓、颌骨的生长进行三维调控。需注意严格把控适应证的选择。

另外，也可以依据摘戴方式将功能矫治器分为活动型和固定型两类。早期的功能矫治器多是可摘的活动矫治器，如 Activator、Bionator、Twin-Block 等；之后又出现了 Herbst 矫治器、Jasper Jumper 矫治器、MARA 及 SUS 矫治器等一系列固定型的功能矫治器。为了满足多样的临床需求，矫治器的固位形式也不是一成不变的，如以可摘型为主的 Twin-Block 功能矫治器也可以改良为固定型；固定型的 Herbst 矫治器也可以制作为可摘的。二者的主要区别在于固定型功能矫治器不依赖于患者的配合，因此在口内作用的时间一般较活动型功能矫治器长；另外，患者戴用固定型功能矫治器时可以行使各类口腔功能，此时亦在发挥其生长改良的功能矫治作用，同时也比较容易结合一些局部固定矫治装置联合使用，因而更有可能达到预期的治疗目标。

从能否行使口腔功能的角度考虑，无论采用何种摘戴方式，如果患者在戴用功能矫治器的同时还能进行各种功能运动，如语言、咀嚼等，则又可称为功能运动型矫治器，这包括全部的固定功能矫治器，及部分活动功能矫治器如 Twin-Block 矫治器等。

（二）适应证

功能矫治器是一种有效的生长改良治疗手段，但应注意其适应证。

1. 从病因学角度看　适用于口面肌肉功能异常引起的功能性错殆及早期轻中度骨性错殆。功能性错殆一般都是后天获得性的，有神经肌肉参与、由下颌位置及闭合道改变而引起的错殆畸形。

2. 从矫治时机看　适用于处于生长发育期、尤其是具有有利生长型的患者。生长发育已经完成的成年患者不适用。

3. 从错殆畸形的表现看　①牙列存在严重拥挤者，使用某些功能矫治器时存在一定困难，但不是严格的禁忌证；②安氏Ⅱ类殆患者，上颌正常或轻度前突，下颌后缩，前牙覆盖较大者较适合；③安氏Ⅲ类患者，上颌无严重发育不足，下颌无严重发育过度，反覆盖小或下颌能后退至对刃者适用；④安氏Ⅰ类患者，轻度拥挤或轻度的牙弓宽度不足者。

（三）优缺点

因为功能矫治器的使用尚存在一些不同观点，现将其优缺点简单归纳供参考，见表 25-1。

表 25-1　功能矫治器的优缺点

优点	缺点
1. 充分利用牙弓和颌骨的生长潜能，有可能在早期获得较好的容貌改善效果，增加患者自信	1. 不能精确移动牙齿到位
2. 不要求必须有牙齿固位，基本不受牙齿替换的限制，在替牙期即可开始治疗，在尖牙、双尖牙尚未萌出时即可产生矫治效果	2. 对青春期后的患者反应各不相同，对成人无效
3. 对于不存在拥挤的患者，有可能仅通过功能矫治器就完成正畸治疗，省时，经济	3. 对于生长型不利的患者治疗效果差
4. 对于需要双期矫治的患者，多数情况下可降低 II 期治疗的难度，缩短 II 期治疗时间	4. 有些功能矫治器体积较大，戴用可能引起不适
5. 椅旁操作时间短，复诊间隔长，复诊次数少	5. 可摘式的功能矫治器要依赖患者的配合
6. 对于安氏 II 类一分类患者，早期纠正深覆盖有利于减少因外伤导致的前牙损伤	6. 多数患者需要进行 II 期的综合正畸，双期矫治的总疗程一般较单期矫治长，总费用可能高

二、功能矫治器的作用原理

多数功能矫治器本身不产生力，其矫治力来自被牵张的肌肉、韧带及纤维。肌肉等被牵张后，产生一系列的适应性调整，即通过新的"功能型"达到新的"形态型"。尽管功能矫治器的基本原理是确定的，但矫治器设计的个体差异可能会影响每一种特定功能矫治器的作用效果。一般说来，功能矫治器有三种主要的作用方式。

（一）牙齿移动或萌长

戴用功能矫治器一段时间后会出现前牙的唇、舌向移动及后牙的颊舌向移动。这种移动或是由于牙齿与矫治器接触引起，或是因为矫治器改变了肌肉压力所致。功能矫治器改变了口面肌肉对牙齿、骨骼所施力的大小、方向和作用时间，同时，大多数矫治器都是牙支持式功能矫治器，即通过牙齿进而对颌骨施加矫治力，当受力平衡被打破时，牙齿必然会产生移动。以安氏 II 类一分类错𬌗纠正为例，所有的功能矫治器戴入后均会产生上牙列内收、下牙列近中移动的作用，从而减小前牙覆盖，改善矢状磨牙关系。

功能矫治器还通过对牙齿垂直发育的调控，引导或抑制牙齿萌长，从而改善关系。这与平导或传统矫治器中的𬌗垫作用相似。抑制前牙垂直萌出，同时促进后牙萌长，使𬌗平面变平，矫治深覆𬌗。相反，抑制后牙、促进前牙垂直萌出，则可矫治前牙开𬌗。研究证明，牙齿的垂直萌出常伴随一定的

近中移动和近中倾斜，故对于安氏 II 类错𬌗的矫治，可通过抑制上颌后牙的萌出而抑制其近中移动及倾斜，而允许下颌后牙自由萌出会促进其近中移动及倾斜，这种上下颌后牙差异萌长的协同效应，及伴随发生的功能𬌗平面顺时针旋转，均有助于磨牙关系的改善。反之，在安氏 III 类错𬌗，允许上后牙垂直萌出，抑制下后牙的向上、向前萌长，也有利于近中磨牙关系的矫治。

（二）骨性作用

对于使用功能矫治器的那些具有生长发育潜力的患者，当矫治器使牙齿脱离接触，下颌骨移位后，面部肌肉处于牵拉状态，产生收缩力，即会影响上下颌骨发育，并改变髁突的生长。同时，上下牙列咬合分离也有影响骨骼生长的作用。以针对 II 类错𬌗的功能矫治器为例，其骨性效应主要包括：

1. 影响上颌骨的生长量和生长方向　一般认为 II 类错𬌗的功能矫治器，仅能轻度抑制上颌骨的生长量或改变其生长方向。

2. 影响下颌骨的生长量和生长方向　关于功能矫治器对于下颌骨生长的影响目前尚存争议，多数学者认为，功能矫治器可以促进发育期儿童下颌骨的生长。但关于生长量的大小以及额外生长量的保持则还存在一定争议。

3. 颞下颌关节窝的改建　已有大量的动物实验证明了这一点，即功能矫治器不仅影响下颌骨的生长，同时还会通过口周肌肉动力平衡的变化，引起颞下颌关节窝的生长改建，引起髁突生长量、生长

方向及生长时间的改变，及颞下颌关节基部的适应性改变及肌肉附着处的骨改变等，从而影响牙、颌、面的综合形态。

（三）口周软组织环境的改变

戴用功能矫治器后，患者的下颌长期处于新的位置，通常还要求患者在吞咽时上下唇紧密闭合，因此受到牵拉的肌肉、韧带等软组织将会逐渐建立起新的神经肌肉反射关系。

三、功能矫治器的治疗程序

经过近百年的应用和发展，功能矫治器治疗已成为一个较为独立的矫治学体系，各种新型的功能矫治器不断涌现，其治疗程序也不尽相同，但基本的矫治程序如下。

（一）诊断

根据模型分析、X 线头影测量及口面部肌肉功能的检查来确定错𬌗畸形的类型，通过问诊及检查等了解患者生长发育状况，明确是否为功能矫治器的适应证及恰当的时机。

（二）设计

包括以下两方面：

1. 选择矫治器　根据诊断分析选择适合患者的矫治器。

2. 确定咬合重建的标准　不同类型的错𬌗，咬合重建的标准不同。所谓咬合重建，即是根据检查资料从三维方向（矢状、垂直向、横向）设计好下颌的新位置，并用口内取蜡的方法确定和记录该新位置的过程。通过𬌗蜡将下颌的新位置关系转移至𬌗架，在此关系上制作矫治器。

（三）咬合重建

1. 矢状方向　下颌在矢状方向的移动目的是建立中性磨牙关系。一般情况下，安氏 Ⅱ 类错𬌗下颌向前移动，两侧距离相等，临床上一般前移 4～6 mm，对于重度深覆盖，可分 2～3 次前移下颌；对于安氏 Ⅲ 类错𬌗，尽可能退至对刃关系；对于安氏 Ⅰ 类错𬌗，理论上，下颌应保持原来的矢状关系位置，但制作功能矫治器需上下颌垂直打开，为保持其磨牙中性

关系，需将下颌前移 2 mm 左右。

2. 垂直方向　对于传统肌激动器类的功能矫治器，下颌垂直打开应超过息止𬌗间隙；对于功能运动类的功能矫治器，打开咬合 1～2 mm 即可；对于 Ⅲ 类错𬌗，咬合蜡达到对刃关系即可。即垂直打开的多少取决于错𬌗类型、患者的生长发育阶段、功能矫治器的类型、覆𬌗覆盖情况等。一般来说，覆𬌗越深，垂直打开越大；覆盖越大，下颌前移越多，垂直打开越少。总的原则是使口面肌肉受到的刺激趋于平衡。

3. 横向　即上下中线的一致性。中线不正分为牙源性、功能性和骨源性三类。一般牙源性和骨源性中线不一致，不应通过功能矫治器来纠正，因此咬合重建时仍维持初始的上下颌中线关系。功能性中线偏斜，即息止位时中线居正，正中位时中线歪斜，是有可能通过功能矫治器纠正的，此时首先应观察息止位时的上下中线关系，然后嘱患者慢慢咬至习惯位，观察中线的变化。随后进行咬合重建时，应当遵循息止位的中线关系。

（四）技工室制作

与一般活动矫治器制作工序相似。需严格按𬌗蜡记录的关系将石膏模型转移上𬌗架，并保持整个制作过程中颌间关系的稳定。

（五）临床治疗期

1. 试戴期　为期 2 周，患者每日戴用 2 小时，逐渐增至 4 小时、6 小时、8 小时，直至 14 小时，使之渐渐适应矫治器，一般不做修改和调整。在排除患者不会戴用的情况下，若仍戴不上或易从口内脱出，则应仔细查明原因，必要时重做矫治器。

2. 矫治期　当患者度过适应期后，即要求患者尽可能长时间戴用矫治器，至少每天 12 小时，最好全天戴用，并同时行使口腔功能。一般每隔 4～6 周复诊。矫治期分为 3 个阶段：

（1）肌肉调整期：肌肉放松条件下，能保持下颌在新的位置。一般需 2～3 个月。

（2）齿槽反应期：6～8 个月。在此期，齿槽的生长使后牙或前牙开𬌗逐渐关闭；牙齿位置得到矫治（如前牙反𬌗变为浅覆𬌗浅覆盖，安氏 Ⅱ 类一分类的上中切牙轴得到改善）；𬌗关系得到调整；颌骨反应开始出现。在行使功能时，咬合也稳定，这是第

二阶段完成的标志。

（3）颌骨反应期：一般戴用功能矫治器至1年左右出现较为明显的颌骨反应。对于骨性错𬌗，所需时间应更长。

3. 保持期 牙性、功能性错𬌗至少保持6个月，骨性错𬌗应保持1年以上。可使用原功能矫治器进行保持，也可改用其他简单的装置，如斜导等进行保持。

（六）后期治疗

采用功能矫治器治疗的病例，其目的主要是改善颌间关系，因此替牙完成后或完全建𬌗后，多数患者还会有程度不等的其他方面错𬌗问题有待解决，多需要进行Ⅱ期的综合设计及全口矫治，以完善咬合关系，排齐牙齿等。根据病情需要，也不除外减数治疗的可能。

四、常用的功能矫治器

（一）Activator 矫治器

Activator 矫治器是由 Andresen 设计的，又称为 Andresen 矫治器或肌激动器（图25-1）。Andresen 和 Häupl 认为该矫治器将下颌引至前伸位置，而附着于下颌骨上的肌肉试图将下颌带回到初始位置，从而产生力。肌力通过矫治器的翼板和唇弓传递至上下颌牙齿，继而再传递至骨膜和骨，引起上下颌齿槽骨的改建，并抑制了上颌骨的向前生长，刺激下颌骨向前发育。在此基础上，许多学者对 Andresen 的肌激动器作了改良，如 Herren（1959）、Balters

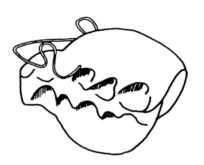

图 25-1 Andresen 肌激动器

（1964）、Bimler Gebissformer（1964）、Stockfisch，Kinetor（1971）以及 Harvold（1974），克服其缺点，扩大临床应用范围，使之成为治疗安氏Ⅱ类一分类错𬌗畸形最有效的功能矫治器。Activator 还可以用于治疗安氏Ⅱ类二分类、安氏Ⅲ类及开𬌗畸形，一般不用于安氏Ⅰ类牙列拥挤及上颌前突病例。

1. 矫治器的设计

（1）用于矫治安氏Ⅱ类错𬌗的肌激动器最为常用：矫治器由一整块塑料基托构成，没有固位卡环，也无产生机械力的加力装置。基托的上颌部分覆盖整个腭盖，下颌部分向下延伸至口底，远中达第一磨牙远中。上下基托相连接，在下前牙区形成下前牙塑料帽压住下前牙，以防止其垂直萌出和唇向倾斜。上颌尖牙间附有双曲唇弓，紧贴于上切牙唇面，可将肌力传递至上前牙。当上前牙腭侧包括齿槽部分的基托被调磨、缓冲时，上前牙在唇弓的影响下将向腭侧倾斜移动（图25-2A、B）。基托的后牙区有牙齿导面，通过调磨塑料导面，可以控制、引导后牙的垂直萌出（图25-2C、D）。

（2）肌激动器治疗安氏Ⅱ类二分类错𬌗：需先

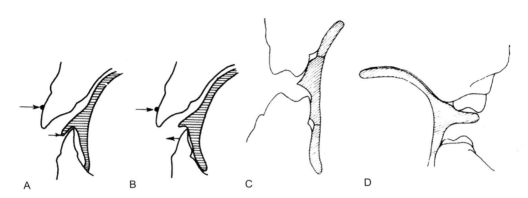

图 25-2 A. 塑料帽压住下前牙；B. 上前牙腭侧基托被缓冲，上颌唇弓可舌向移动上前牙；C、D. 调磨后牙区基托塑料导面，引导下后牙垂直向萌长

用活动或固定矫治器将舌倾直立的上切牙唇展排齐，建立一定的前牙深覆盖，然后再使用肌激动器。应注意的是，肌激动器上颌腭侧的基托，要与上切牙腭侧相接触，以保持第一期矫治获得的上切牙倾斜度。

（3）治疗安氏Ⅲ类错𬌗的肌激动器的设计：肌激动器的主要特征之一是能有效地控制上下后牙段的生长。在安氏Ⅲ类错𬌗时，后牙导面的结构正好与治疗安氏Ⅱ类错𬌗相反，即上颌后牙远离导面，使之在自然萌出力的作用下向前、向下移动，而下后牙与牙导面相接触，以阻止其萌长。这种设计仅仅适用于前牙反𬌗深、下颌平面角低，且下颌能后退到前牙对刃的情况，因此，用肌激动器治疗安氏Ⅲ类错𬌗的病例相对较少。

（4）开𬌗与高角病例的治疗相对困难：后牙导面的设计需做改良，以减小后牙的垂直发育，避免面部高度的增加和下颌向后旋转。通过使后牙导面与下后牙的牙尖斜面及上后牙接触，而下切牙切缘无塑料覆盖，舌侧用不锈钢丝取代塑料基托，这样，在抑制磨牙萌长以及磨牙区齿槽骨发育的同时，允许上下切牙自由垂直萌出，促进了前牙区开𬌗的纠正。

2. 作用原理　肌激动器的矫治力来源于咀嚼肌，它在口内的松散固位也主要依靠咀嚼肌。未戴入矫治器时，整个咀嚼肌群处于平衡状态。下颌只有处于向下、向前的位置时，才能戴入矫治器。戴入后，下颌受牙导面的引导被迫向下、向前固定于新的位置，打破了咀嚼肌的平衡，颌下肌群和提颌肌群被牵拉。颌下肌群反射性地拉下颌向后，产生向后的力，通过矫治器传导至上牙弓和上颌，使其向前的发育受到抑制。同时，下颌本身虽受到向后的拉力，但其位置被矫治器固定，因此，矫治器对下牙弓施以向前的推力。提颌肌群的收缩力使矫治器在口内得以固位，也有利于下颌稳定在新的位置。如果下前牙被塑料帽包压而后牙间无阻挡，这一收缩力还有助于抑制下前牙的萌出和刺激后牙萌长，从而矫治深覆𬌗。

有实验证明，下颌每向前移动 1 mm，可产生约 100 g 的力；若下颌垂直打开 8 mm，可产生高达 500 g 以上的肌肉牵拉力。因此也可以认为肌激动器引起的肌力是一种矫形力。

3. 病例选择　肌激动器最适用于下颌后缩为主

的安氏Ⅱ类一分类不拥挤病例，患者年龄在青春快速期前 1～3 年为最好。因其不受牙齿固位条件限制，故比较适合颌面部发育条件适合的替牙期患者。

对于上颌骨性宽度不足，或上颌牙弓明显狭窄的患者，因 Andresen 肌激动器没有相应的扩弓装置，故不适合直接戴用。此时可通过快速扩弓装置先行扩弓并保持，再制作 Andresen activator 矫治器；或者改用其他类型的 activator，如 Hamilton 扩弓型activator 等。

4. 临床使用及注意事项　矫治器试戴 1 周，嘱家长观察患儿入睡后矫治器在口内的情况。少数患者刚戴用的前几夜，入睡后矫治器与上下牙弓不能保持一体关系，甚至会不自觉地脱出口腔。多数患者会在 1 周内适应。若试戴 1 周后仍然夜间脱出口腔，应检查是垂直打开不足还是下颌前移过多。

矫治器一般仅在夜间戴用，每天坚持使用10～12 小时。戴用时间越长，疗效显现越快。复诊时注意检查：

（1）后牙导面是否影响乳恒牙替换和第二磨牙萌出。凡影响牙齿正常萌出的部位均应缓冲；相反，有个别牙齿萌出过多或希望阻止其萌出，则可于其𬌗面增加𬌗垫。

（2）上颌后牙导面的远中塑料被缓冲，近中部分与牙齿接触，因而上后牙在𬌗向萌出的同时向远中移动，利于建立Ⅰ类磨牙关系。下颌后牙导面的近中塑料被缓冲，以刺激下后牙向近中𬌗向萌出。复诊时，应该可以观察到每个后牙导面由于与牙齿的接触和摩擦滑动，接触区较为光亮。所有对矫治不利的光亮区均应磨除。如果缺乏光亮区，说明牙导面未起作用，应当在不改变下颌位置的前提下重衬；或说明患者戴用时间不足，应通过问诊进一步确认并采取相应措施。

（3）缓冲上切牙腭侧基托，并调整唇弓保持与上切牙唇面的接触，使其腭向移动。一旦判断上切牙位置合适，即重衬腭侧以保持该位置。注意，除非治疗前上切牙严重唇倾，唇弓一般不主动加力。

一般，安氏Ⅱ类一分类错𬌗在治疗 10～12 个月后，前牙覆盖关系正常，后牙中性关系稳定。治疗接近完成时，首先应逐渐缩短矫治器的戴用时间；其次去除后牙的导面，使后牙建立完善的尖窝咬合关系。肌激动器通常持续使用到患者生长高峰期后。

（二）Bionator 矫治器

Bionator 矫治器是 Balters 于 1965 年设计的。他认为舌功能在开𬌗、安氏Ⅱ类及Ⅲ类错𬌗的形成过程中起重要的作用，于是设计了通过调节舌的位置，促进唇闭合，改善牙弓形态和牙弓关系，以确定中性𬌗的一种颌骨功能矫形器，也称生物调节器。现就其标准型介绍如下（图25-3）。

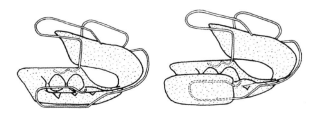

图 25-3 Bionator 矫治器的设计

1. 矫治器的设计 矫治器包括三个部分：塑料基托、腭杆和唇弓。

（1）基托：覆盖下牙弓舌侧至两侧第一恒磨牙远中，下切牙切缘无覆盖，上颌仅至双尖牙和磨牙的腭侧，上下颌基托的边缘各龈向延伸 5 mm，上颌前部无塑料覆盖，不影响发音。

（2）唇、颊弓：上颌唇弓（直径 0.90 mm）向远中延伸至两侧第一恒磨牙处形成一颊曲，再向近中折回，在尖牙和第一双尖牙之间进入腭侧基托内。颊曲可挡住颊肌压力。

（3）腭杆（直径 1.2 mm）：从上颌第一双尖牙的基托上缘引出，沿着腭盖的形状向远中做一椭圆形曲，曲远端达腭中缝相当于第一恒磨牙后缘，离开腭黏膜 1～1.5 mm。

现在常用的生物调节器做了一些改进：塑料基托进一步减小；用双曲唇弓取代了颊曲唇弓；腭弓形成较小的蹄形曲；沿上前牙舌隆突下方加弓形丝，防止其萌长，并可加固矫治器；上颌可附有螺旋扩弓器；下切牙区可加用塑料帽，防止切牙唇向移动和𬌗向萌出，帽厚约 2 mm，唇侧盖过下切牙牙冠的一半，舌侧缓冲以防止肌力直接传递至下切牙而使其唇向倾斜。

2. 作用原理 原设计者 Balters 认为舌是口腔反射活动的中心，舌与唇颊肌的功能平衡对𬌗的发育

有重要影响。Ⅱ类错𬌗是舌位置靠后的结果，颈区受到干扰，呼吸功能受阻而形成口呼吸，同时伴异常吞咽。Ⅲ类错𬌗是因为舌位置靠前，以及颈区过度发育的结果。Ⅰ类错𬌗是舌功能比颊肌功能弱，因而牙弓宽度发育不足，牙列拥挤。他还认为唇的封闭是生长潜力自由发展的前提，唇颊肌功能异常就会影响正常的生长发育。基于这种理论，Balters 设计出有颊曲的唇弓来阻挡颊肌的压力，腭杆用于引导舌的位置，同时在各类错𬌗的治疗中都引导下颌咬合至切牙对刃，促使上下唇闭合。

3. 病例选择 Balters 设计了三种生物调节器，用于治疗不同的错𬌗畸形。

（1）标准型：治疗安氏Ⅱ类一分类错𬌗，矫治舌后位；也可用于安氏Ⅰ类错𬌗，扩大牙弓。

（2）安氏Ⅲ类型：用于矫治下颌前突以及伴有的舌前位。

（3）开𬌗型：适用于前牙或后牙开𬌗，也用于颞下颌关节病。

改良的生物调节器又分为：

（1）深覆𬌗型：用下切牙塑料帽和上前牙弓形丝阻止前牙萌出，同时调磨后牙导面，引导后牙萌出。

（2）开𬌗型：上下后牙𬌗垫阻止后牙萌出，同时去除下切牙帽和上颌弓形丝，使切牙萌长。

（3）保持咬合型：用后牙𬌗垫、下切牙帽及上颌腭侧弓形丝，将所有牙齿的位置保持固定，同时下颌处于前移的位置。

改良后的生物调节器，扩大了其应用范围。综上所述，生物调节器可用于安氏Ⅱ类一分类、安氏Ⅰ类、安氏Ⅲ类错𬌗及开𬌗、深覆𬌗病例的矫治。

4. 临床应用及注意事项 生物调节器在口内固位欠佳，靠下颌、唇、舌保持其位置。由于体积小，一般不影响舌活动和发音。初戴的 2 周可在晚上戴用，适应后最好日夜均用。适应期过后每 4～6 周复诊 1 次，检查戴用情况、咬合的改变，调整弓丝，选磨基托牙面等。

（三）Fränkel 矫治器

Fränkel 矫治器是由 R.Fränkel 医生于 20 世纪 60 年代后期设计的，又称为功能调节器。它最初被设计用来训练肌肉功能，以促使颌面骨骼能够正常发

育。Fränkel（1974）认为颌面肌肉功能不足是Ⅱ类错𬌗的主要病因，因此通过肌功能训练可以使之得到矫治。该矫治器20世纪70年代传入北美正畸界，经改进后成为临床常用的功能矫治器之一。

1. 矫治器的设计及适应证 功能调节器可视为由前庭盾演化而来。以针对安氏Ⅱ类错𬌗的矫治器设计为例，为减少前庭盾的重量，可除去两上尖牙之间的塑料部分，以与切牙接触的唇弓和尖牙上的尖牙曲来代替。这样做的优点是向后的拉力不仅作用于上切牙，也作用于侧切牙和尖牙上。然后再将下切牙处的塑料除去，以唇挡代之。同时为增加矫治器强度，增设腭弓，若将腭弓放于磨牙的近中，就可向磨牙传递向远中的力；若腭弓末端在磨牙面形成支托，便能影响磨牙的萌长。所以功能调节器由塑料和钢丝两部分组成。

Fränkel矫治器根据其作用的不同分为4型，分别用于矫治不同类型的错𬌗畸形。在临床上，用于矫治Ⅱ类错𬌗的FR Ⅱ和矫治Ⅲ类错𬌗的FR Ⅲ最常用。现介绍如下：

（1）FR Ⅱ：塑料部分包括颊屏、下唇挡和下舌托。颊屏和下唇挡支开口周肌肉，使牙弓免受其压力；下舌托则使下颌保持在前伸位置。钢丝部分在上颌有唇弓、尖牙曲、前腭弓、腭弓和支托，在下颌有唇挡连接丝、舌托连接丝、舌簧及舌托加固丝（图25-4）。

（2）FR Ⅲ：用于矫治安氏Ⅲ类错𬌗，所以唇挡放于上颌前庭沟处，唇弓则与下切牙相接触。前腭弓仍与上前牙腭侧接触，用以防止上前牙的舌倾，并有助于使上前牙唇向倾斜。不使用下舌托和尖牙曲，因为在安氏Ⅲ类错𬌗，无需刺激下颌前部的生长（图25-5）。

FR Ⅲ适用于：替牙期或恒牙初期的功能性反𬌗，下颌能后退到切牙对刃或接近对刃，最好不伴有拥挤，切牙反覆𬌗深、反覆盖浅，磨牙为近中或近中尖对尖关系的病例。

2. 作用原理 Fränkel功能调节器不同于其他功能矫治器，它的主要作用部位在口腔前庭区。它用唇挡、颊屏挡住唇颊肌，使发育中的牙列免受异常口周肌功能的影响，创造一个新环境，使牙弓、颌骨在长、宽、高三方位上能最大限度地发育。在治疗安氏Ⅱ类错𬌗时，因下舌托使下颌前伸，主要支抗位于上磨牙；同时用支托阻止上颌磨牙垂直萌出，下磨牙则可自由地向上、向前萌长移动，使深覆𬌗改善的同时，也有利于建立Ⅰ类磨牙关系。尖牙曲可引导尖牙萌出，扩展尖牙区。有报道，覆盖的矫治63%来自牙齿的倾斜移动，37%来自骨骼的变化。

3. 临床使用及注意事项 初戴时勿过多调磨矫治器，给矫治器以足够的时间定位，并等待组织反应。复诊时要仔细观察组织反应，进行相应的修改、调磨。最初的2周，每日戴2小时，以后逐渐增加戴用时间，至第4周末，全天戴用。每4~6周复诊1次，一般3个月后出现疗效，6~9个月磨牙关系得到矫治。

Fränkel功能调节器的主要优点是颊屏及唇挡厚度不大，载入后患者易于接受，有可能全天戴用（除外吃饭），且不妨碍基本的语言功能。缺点是易断的部位多，如前腭弓等，使得调节较为困难；另外其总的体积较大，口裂小的患儿可能戴入有一定困难。

（四）Twin-Block 矫治器

20世纪80年代，英国医生Clark JW发明了Twin-Block矫治器，这是一种新型的功能矫治器，

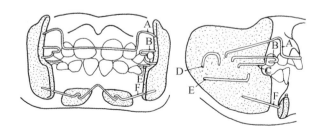

图25-4 用于安氏Ⅱ类错𬌗矫治的FR Ⅱ。A. 上颌唇弓；B. 上尖牙曲；C. 前腭弓；D. 上颌支托；E. 下颌支托；F. 下颌唇挡连接丝

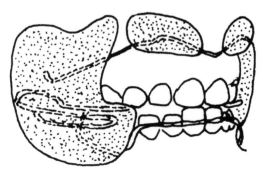

图25-5 用于安氏Ⅲ类错𬌗矫治的FR Ⅲ

不同于以往的单个整体基托，该矫治器设计为上、下颌两部分，因此也被称为双𬌗垫矫治器。戴入上下矫治器后，两个𬌗垫的斜面接触，会将下颌置于前伸的位置并闭合。下颌前伸产生的肌力再通过矫治器传递至牙列、颌骨，产生持续的主动刺激，从而产生生长改良的作用。

1. 矫治器的设计 矫治器由上、下两部分组成。上颌部分类似于有𬌗垫的活动矫治器，在上第二双尖牙和上第一磨牙上弯制箭头卡，卡的桥部可绕成管状孔或焊圆管，为放置口外弓用。前牙区用"U"形曲唇弓。对伴有牙弓宽度不足者可于腭部基托中央放置螺旋扩大器或分裂簧。自上第二双尖牙𬌗面起向后铺𬌗垫，并在上第二双尖牙处将𬌗垫制成向远中呈45°的斜面。对应的下颌矫治器则在双侧下第一磨牙或下第一双尖牙上弯制固位卡（箭头卡、三角形卡或单臂卡），前牙区放置邻间钩，钩的末端以焊金焊成球形以增强固位作用并防止刺伤牙龈（图25-6）。

𬌗记录在下颌前伸位上确定，原则上前伸量至少减小覆盖5~7 mm，同时上下尖牙之间打开3~5 mm，或使后牙分开的距离超过息止𬌗间隙，并尽量恢复中线关系。

2. 作用原理及治疗程序 Twin-Block 设计的出发点是能全天戴用，24 小时不间断，包括进食、睡眠及运动时。通过上下颌矫治器斜面的颌间咬合锁结，使下颌功能性移位，并诱导产生有利方向的力。牙列传递的力产生持续的主动刺激，从而影响生长速度和支持骨的骨小梁结构。同时，由于戴用矫治器后下颌前下移位，口腔内空间增大，使舌体脱离

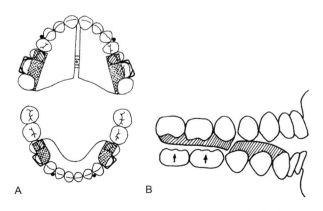

图 25-6 Twin-Block 矫治器结构图。A. 𬌗面观；B. 侧面观

了上下唇的接触，利于建立正常的口腔封闭及行使正常咀嚼、吞咽功能。

3. 病例选择 一般用于替牙晚期或恒牙初期所有安氏Ⅱ类错𬌗畸形。标准型 Twin-Block 矫治器用于治疗安氏Ⅱ类一分类错𬌗、深覆盖、深覆𬌗、牙弓形态良好的病例。治疗安氏Ⅱ类二分类错𬌗病例时可在上颌矫治器加上前牙舌簧，一边推上前牙唇向移动，一边调整下颌位置。当用于安氏Ⅲ类错𬌗时，上下矫治器的斜面正好与治疗Ⅱ类错𬌗者相反。

4. 临床使用及注意事项 试戴的前3天，进食时取下，逐渐增加戴用时间，直至24小时戴用。矫治分为3个阶段：

（1）作用期：通过上下颌斜面来矫治下颌位置，使下颌功能性前移，并调整了上下颌间垂直高度。一般2~6个月见效。一旦前牙建立正常咬合关系即可调磨上后牙𬌗垫。

（2）维持期：继续戴用 Twin-Block 矫治器，逐渐磨除上后牙𬌗垫，直到颊侧牙弓段完全建𬌗。一般需4~6个月。

（3）保持期：用一附有上颌斜面导板的 Hawley 保持器来维持获得的切牙关系，晚间使用10个月左右，主要是使骨小梁改建。

由于 Twin-Block 矫治器不存在唇、颊、舌侧板，不干扰正常的口腔功能，故在治疗时对患者的面部外形基本无不良影响。又因全天戴用，所以一般可以较快获得疗效。

（五）Herbst 矫治器

Herbst 矫治器是由 Emil Herbst 于 1934 年报道的一种固定式功能矫治器。最初这一矫治器并未引起注意，其后，Pancherz（1979）对其进行了改良和再介绍。到20世纪70年代才受到广泛重视。由于其一般将下颌前移并固定于最大前伸位置，故又称为咬合前移器。

1. 矫治器的设计 矫治器由机械部分和支抗部分组成。机械部分为套管系统，以保持下颌在前伸的位置，由套管、插杆、螺丝和轴座组成。支抗部分为上下颌第一磨牙和第一双尖牙带环。为了稳固，磨牙和双尖牙带环之间可焊钢丝相连，上颌第一磨牙间放置横腭杆，下第一双尖牙之间放置舌侧丝。

使用时，杆插入管内，从上第一磨牙区延伸至下第一双尖牙区，螺丝穿过管和杆末端的轴孔进入

轴座，轴座则焊接在矫治器的支抗部分上。这样便形成了类似上下颌之间的人工关节，将下颌保持在前移位置（图25-7、图25-8）。

这种设计的不足之处是：①带环易断，影响疗效；②支抗控制欠理想，造成牙齿过多的移动；③不适于替牙期患者。

鉴于此，有人对Herbst矫治器进行改进，即支抗部分改用塑料夹板，覆盖整个后牙的颊、舌、𬌗面，且所有后牙的颊舌面均绕有支持丝，位于牙冠高度的中央，上颌的横腭杆、下颌的舌侧丝、轴座均焊于其上，它们的位置与固定式支抗者相同。

塑料夹板支抗使用方便，操作简单，同时还可增设螺旋扩弓器、口外弓等附件。但塑料夹板体积大，患者感到不舒适，不易配合，且不能与固定矫治器同时使用。因此又有学者提出铸造夹板式Herbst矫治器，克服传统Herbst矫治器的缺点，又改进了塑料夹板式Herbst的不足，同时还可与固定矫治器、上颌快速扩弓器及口外弓相结合。这种改良的Herbst矫治器的支抗部分由上下颌双侧后牙的联冠式铸造夹板组成。上颌双侧后牙夹板以腭杆连接，下颌以舌杆连接，用以增强支抗。

该矫治器的错𬌗重建记录，要求一般下颌前移至少3～4 mm或到最大前伸位，切牙区垂直打开0～3 mm，且尽量使上下颌骨中线关系与治疗前一致。

2. 作用原理　动物实验和临床观察均发现，Herbst矫治器因持续前移下颌，刺激髁突生长而使下颌长度增加，上颌生长受到抑制，颞下颌关节窝产生相应改建，同时使上颌牙向远中移位，下颌牙向近中移位，实现对了安氏Ⅱ类错𬌗的矫治：①双侧磨牙由远中关系转为中性或轻度近中，下磨牙整体近中移动，上磨牙冠向远中倾斜；②上颌骨生长受抑制，下颌骨生长增加，下颌骨增大，颌间矢状关系改善；③随颌骨和牙𬌗关系的改善，咀嚼肌恢复正常的活动。

3. 病例选择　Herbst矫治器主要适用于替牙期或恒牙初期安氏Ⅱ类错𬌗，特别是下颌后缩的患者。因Herbst矫治器为固定的功能矫治器，可全天24小时发挥矫治作用，因此对于生长发育高峰后期的安氏Ⅱ类患者也可尝试使用，使用时应密切关注患者关节区的反应。对于替牙早期严重的骨性Ⅱ类错𬌗，亦可与头帽联合应用。因鼻呼吸道不畅无法使用Activator矫治器的患者，也可采用Herbst矫治器治疗。

4. 临床应用及注意事项　Herbst矫治器在试戴之前，先需安装在𬌗架模型上，检查前伸、开闭及侧方运动，以保证下颌运动自由。

试戴时首先检查上、下支抗部分是否合适，粘接矫治器上颌部分时，应先将套管与上颌支抗部分安装妥当再行黏固，然后将插杆插入套管，试戴下

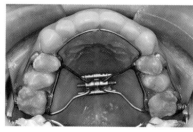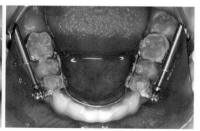

图 25-7　Herbst 矫治器𬌗面观

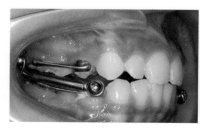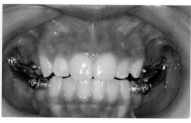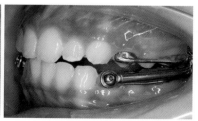

图 25-8　Herbst 矫治器正侧面观

颌，检查功能运动，调整合适后取下插杆，先黏固下颌矫治器，最后再连接插杆至套管中，此时下颌将受力前移，力均匀分布于两侧牙弓。矫治器戴入黏固后，下颌运动范围可能在一定程度上受限，但功能不应受到阻碍。应教会患者在大张口、杆自管内脱出时，自行再插入套管的方法，并嘱患者避免过度侧方移动和后缩下颌，以防止上颌支抗部分过度受力脱落。每4周复诊1次，复诊时可旋开两侧插杆部分的螺丝，取下插杆，允许下颌自由移动，以检查下颌颌位及磨牙关系等。若初始的下颌前伸量不足以获得Ⅰ类磨牙关系，在治疗2~3个月后，可于插杆近中端加焊一节适宜长度的套管，以进一步前移下颌。

一般6~7个月磨牙关系可获得矫治，为防止复发，可延长Herbst戴用时间至1年或1年半，或采用Activator矫治器保持，以稳定矫治效果。平均保持期约1年。

（六）Jasper Jumper 矫治器

20世纪70年代，Herbst矫治器再次流行后，很多学者对其进行了大量的研究，在肯定其疗效的同时，也对其存在的问题提出了改进设计。Herbst矫治器最大的缺点是在一期进行下颌功能矫治时不能同时排齐牙列，必须要等到二期固定矫治器治疗时方可排齐牙列、建立完善的咬合关系。因而在近三十年来，出现了多种有影响的改良式咬合前移器。其中以Jasper Jumper矫治器为弹性颌间固定功能矫治器的代表。

Jasper Jumper矫治器诞生于20世纪80年代后期，是由Jasper医生设计发明的一种高弹性的下颌前移器，其结构简单，口腔异物感小，患者戴用后的感觉比Herbst矫治器舒适。可与多托槽固定矫治器结合使用，因而可以在前移下颌、矫治Ⅱ类磨牙关系的同时，排齐牙列，建立完善的咬合关系，总体上缩短疗程，提高了矫治效率。

1. Jasper Jumper矫治器的结构　该矫治器包括左右两个弹力杆，每个弹力杆由中段起施力作用的弹力胶管和前后两端起固位作用的不锈钢连接环组成。前后两端连接环的作用是将弹力杆固定在口腔内，中段弹力胶管内部包裹着高弹性的不锈钢弹簧，此部分对下颌牙列施加弹性前推力，引导下颌至前伸位。弹力杆依长度不同分为七个型号，从26mm至38mm，

每间隔2mm为一个型号。在临床应用时，首先测量上磨牙颊管近中至下颌唇弓与Jasper Jumper矫治器前端连接环固定点的距离，然后再增加12mm，即为弹力杆的最适长度，依此长度选择弹力杆的型号。

2. Jasper Jumper矫治器的固位　通常情况下，在应用Jasper Jumper矫治器之前，应首先在口内常规安放上下颌固定矫治器，然后将Jasper Jumper矫治器固位于固定矫治器上。Jasper Jumper矫治器的后端固位方法是，以带有球帽的栓钉穿过弹力杆后端的连接环，然后将此栓钉由上磨牙带环口外弓颊管的远中口穿入，近中口穿出，再将栓钉在颊管的近中口向远中回弯，这样弹力杆的后端就被固定于上磨牙口外弓颊管上了。弹力杆的前端固位方法有两种，Jasper医生建议将弹力杆直接固位于下颌固定矫治器的唇弓上，具体方法是，将下颌唇弓在尖牙及双尖牙处做外展弯，在外展弯的远中穿入一个硬树脂球，弓丝在球的远中穿入弹力杆前端的连接环，这样弹力杆便固定在下颌唇弓外展弯处硬树脂球的后方，硬树脂球用于阻挡弹力杆连接环的向前滑动，从而导引下颌至前伸位。在患者开闭口时，弹力杆的前端连接环便可在下颌唇弓硬树脂球后方的唇弓上滑动（图25-9、图25-10）。

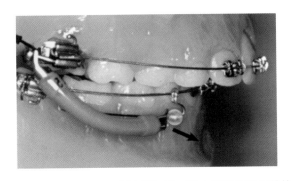

图25-9　Jasper Jumper矫治器初戴，弹力杆形变储备前伸力

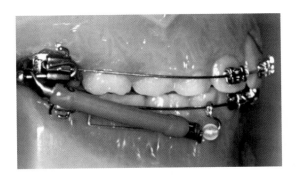

图25-10　Jasper Jumper矫治器戴入后导引下颌前伸

Jasper Jumper 矫治器前端另一种固定方法是，在下颌两侧后牙段各制作一辅弓，辅弓后端插入下磨牙辅弓颊管内，前方固定在下尖牙与第一双尖牙之间的唇弓处。主弓丝至少为 0.018 英寸 × 0.025 英寸的不锈钢丝，辅弓可使用 0.017 英寸 × 0.025 英寸不锈钢丝。在下颌使用辅弓固位 Jasper Jumper 矫治器前端，可使弹力杆离开双尖牙托槽，患者可更自如地进行下颌运动，另外，使用辅弓的方法进行固位，便于弹力杆的放置与调整。需要注意的是，辅弓要离开牙龈足够的距离，以防牙龈受损。为防止弹力杆前端连接环滑过辅弓的转弯处，应在辅弓前端放置硬树脂球作为阻挡（见图 25-10）。

Jasper Jumper 矫治器用于治疗替牙期 Ⅱ 类错𬌗患者时，上颌固位方式与前述相同，下颌固位方法略有不同。下前牙粘接托槽，下后牙粘接带环，若将弹力杆直接固位于唇弓上，则应在唇弓的下尖牙处制作外展弯及阶梯曲，同时放置用于阻挡连接环的硬树脂球。若使用辅弓方法固位，则辅弓的制作和放置方法同前。一般可使用下颌舌弓防止下磨牙颊倾；同时，要在下切牙区唇弓上加 5°～8° 冠舌向转矩，以防止下切牙唇倾。

3. 支抗设计　在放入 Jasper Jumper 矫治器之前，应使固定矫治器将牙列排齐整平，且放入大尺寸的不锈钢方丝。如果下颌第二磨牙已萌出，也应纳入固定矫治器内，以便加强支抗。正如 Herbst 矫治器一样，当使用此类功能矫治器时，控制下颌牙列的近中移动是非常重要的。上颌磨牙放置横腭杆可减少上磨牙的远中向移动；如果希望上磨牙远中移动，则不放置横腭杆。另外，为防止上磨牙颊倾，应将上颌固定矫治器的唇弓后段缩窄。如果使用横腭杆，应将腭杆中央的 U 形曲朝向近中，以防止磨牙远中倾斜。

4. 力量系统　以固定矫治器治疗 Ⅱ 类错𬌗，有多种矫治器和矫治方法，这些矫治方法可分为两大类，一类是产生牵拉力量，如 Ⅱ 类牵引，引导下牙列近中移动；另一类就是颌间固定式功能矫治器，如 Herbst 矫治器，对下牙列产生推力，引导下牙列近中移动。Herbst 矫治器是以刚性的套管前移下颌，使牙齿不能再进行牙尖交错位的咬合，由于矫治器是刚性地前移下颌，下颌的侧向运动也会受到限制。为克服上述问题，增加患者的舒适性，Jasper 医生设计出了弹性前移下颌的 Jasper Jumper 矫治器。该矫

治器的作用力可分解为矢状方向、垂直方向和侧向三个方向。矢状向力量产生远中移动上磨牙、近中推动下牙列及下颌骨的作用。垂直向力量产生压低上磨牙和下前牙的力量。由于弹力杆后段固位于上磨牙颊侧，因而会对上磨牙产生侧向作用力，引起上牙弓后段变宽，此外，弹力杆的弯曲方向朝向颊侧，也会对上磨牙产生颊向力。在上牙列若仅使用磨牙带环，而不使用全牙列固定矫治器，将会引起磨牙明显颊倾。横腭杆可有效控制弹力杆的颊向力。另外，上颌唇弓也应在后牙区做内收弯。

Ⅱ 类牵引将引发下后牙和上前牙伸长，在张口时，此力量会加大；相反，Jasper Jumper 矫治器在张口时，此垂直向力量会减小。理论上讲，Jasper Jumper 矫治器产生的推力，有利于垂直生长型患者的治疗。这种推力的方向几乎平行于面部生长发育的方向，有利于下颌在 Y 轴方向的生长。因而，该推力比 Ⅱ 类牵引力更有利于面部及牙列的生长。

（七）MARA 矫治器

MARA 矫治器是 20 世纪 90 年代，由 Toll 和 Eckhart 设计的一种较 Herbst 更为小巧、坚固的固定式功能矫治器，同样用于生长期的 Ⅱ 类错𬌗患者，能快速有效地改善面型，纠正 Ⅱ 类𬌗关系。因其涉及的支抗牙更少，装置更简洁，且不易损坏，故而患者的使用感受更为舒适。

1. 矫治器的设计与原理　标准的 MARA 矫治器如图 25-11、图 25-12 所示，由提供支抗及固位的上下磨牙金属冠、下颌舌弓，及固定于上下颌金属冠上用于引导下颌前伸的装置组成。引导前伸装置就

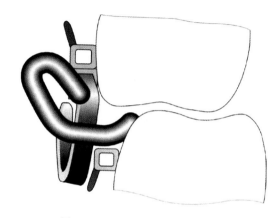

图 25-11　MARA 矫治器结构图

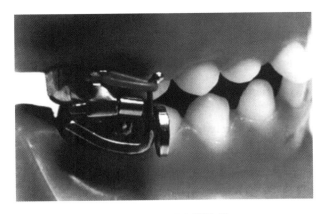

图 25-12　MARA 矫治器

位后，下颌唯有前伸避开干扰时才能闭口，因此能保持下颌持续前伸，此时患者仍可以正常行使各种口腔功能。MARA 矫治器也是通过下颌前伸再定位，持续刺激下颌骨的生长，来影响下面部的发育和下颌的位置的。有研究表明，MARA 矫治器对上颌具有一定的口外弓效应，对下颌的作用与 Herbst 矫治器相似或稍逊。

2. 临床应用　制作 MARA 矫治器，要求在下颌前伸时取咬合记录。一般情况下，下颌于正中关系位前伸 3～5 mm。矫治器戴入后，每 6～7 周复诊 1 次，根据需要，每次向前调节导下颌前移装置。大多数 Ⅱ 类错𬌗的病例，在 6～10 个月可得到矫治。当面部新的平衡已建立，𬌗关系也得到过矫治后，再改用 Activator 矫治器夜间戴用，以保持疗效。

戴用 MARA 矫治器，还应关注支抗磨牙的稳定及健康。

五、功能矫治器的作用机制及疗效

自 20 世纪 20 年代，Andersen 医生在提出肌激动器和功能矫形理论以来，功能矫治器在欧洲正畸临床上被广泛使用近百年了，功能矫治器已成为正畸临床上系统而丰富的矫治学体系。这一理论的核心内容是，使患者的下颌处于前伸位置，从而引起口颌肌肉功能发生变化，通过口颌肌肉功能的综合作用，促进下颌骨的生长发育，并由此治疗 Ⅱ 类错𬌗。

功能矫治器使用期间对下颌生长的加速效应已经得到不少研究的证实，然而关于其能否促使下颌骨产生具有临床意义的增大，学术界还存有一定争议。美国一些学者研究指出，功能矫治器虽然可以促进下颌骨的生长，但生长量很小，也有学者提出，尽管功能矫治器促进下颌骨生长效果良好，但在停止使用功能矫治器后，下颌生长速度反而低于正常生长速度，至生长发育期结束时，功能矫治器促进下颌骨生长的效果便基本消失了，因而认为功能矫治器不会引起下颌骨生长实质性的变化。关于这个问题，目前广为接受的高质量的研究来自于几项发表于 2000 年前后的随机临床对照试验，这些研究表明：相比未经治疗的患者，功能矫治器治疗对于安氏 Ⅱ 类错𬌗患者的颌骨间关系产生了具有统计学意义的小的改善。但是当这些患者都经过了后续的固定正畸治疗后再评估，发现两组患者的骨性关系基本趋同，在咬合关系的评价上也没有显著差别。

但在欧洲正畸学界，主流的观点仍然支持功能矫形的基本理论。他们认为，美国学者所进行的功能矫治器疗效的研究，大多是依据生物调节器（Bionator）、功能调节器（Fränkel 矫治器）以及传统肌激动器的治疗病例而进行评价的。欧洲主流观点认为，上述功能矫治器促进下颌生长的效果确实不够理想。原因是上述传统的功能矫治器要求患者佩戴的时间本来就比较短（相较固定型功能矫治器而言），且有相当多的儿童未能按要求每天戴够规定时间，因而，促进颌骨生长效果较差。欧洲学者后来陆续设计出 Herbst 矫治器、MARA 矫治器、SUS 矫治器等固定的功能性矫治器，不需要患者配合，每天 24 小时戴用，他们认为可以更有效地促进下颌骨生长，因而，疗效更加肯定，效果优于可摘式功能矫治器。此外，学者们发现，功能矫治器与口外矫形力相结合，其疗效较单纯使用传统的功能矫治器或口外力有明显的提高。当然，对于是否固定的功能矫治器，或结合口外弓的固定功能矫治器的矫治效果会优于前述随机对照研究结果，虽然有一些研究结论支持该观点，但目前学术界还没有公认的结论。

关于颅面部的生长发育及 Ⅱ 类错𬌗的矫治，美国的 Johnston 教授的研究也颇值得我们注意和借鉴。他认为目前几乎没有证据能证明下颌的生长可以被功能矫治器改变，同时上下颌的咬合关系使得上颌齿槽会跟随下颌骨生长而向近中代偿性生长，因此纠正 Ⅱ 类错𬌗的关键，是要预防、减缓甚至逆转上颌齿槽部对下颌生长的代偿。从这个角度来看，功能矫治器治疗中的下颌前伸再定位即便不能产生远期的下颌骨量的增加，但是这种咬合分离确实起到了预防和减缓上颌齿槽近中移动的作用，而功能矫治器，尤其是固定的功能矫治器对上颌牙列的压低及远移力，甚至也逆转了上颌齿槽已有的代偿，并在一定程度上抑制了上颌骨发育，因此，只要下颌能发挥出正常的生长潜力就可以使颌骨间关系得到改善，同时完全纠正牙弓间关系。而如果我们不在早期打破Ⅱ类错𬌗患者上下牙弓之间的锁结关系，则上牙列会代偿性地跟随下颌骨的生长而向近中移动，即便下颌骨的生长量完全正常，也不能改善牙弓间关系。因而功能矫治器即便不一定能够显著改变下颌骨的大小，其对于牙弓关系及时有效的纠正也是非常有意义的。

参考文献

[1] Martin J, Pancherz H. Mandibular incisor position changes in relation to amount of bite jumping during Herbst/multibracket appliance treatment: a radio-graphic cephalometric study. Am J Orthod Dentofacial Orthop, 2009, Jul; 136 (1):44-51.

[2] Wattanachai T, Yonemitsu I, Kaneko S, et al. Functional lateral shift of the mandible effects on the expression of ECM in rat temporomandibular cartilage. Angle Orthod, 2009, 79 (4):652-659.

[3] Panigrahi P, Vineeth V. Biomechanical effects of fixed functional appliance on craniofacial structures. Angle Orthod, 2009, Jul; 79 (4):668-675.

[4] Baccetti T, Franchi L, Stahl F. Comparison of 2 comprehensive Class Ⅱ treatment protocols including the bonded Herbst and headgear appliances:adouble-blind study of consecutively treated patients at puber-ty. Am J Orthod Dentofacial Orthop, 2009, Jun; 135 (6):698. e110; discussion 698-699.

[5] O'Brien K, Macfarlane T, Wright J, et al. Early treatment for Class Ⅱ malocclusion and perceived improvements in facial profile. Am J Orthod Dentofacial Orthop, 2009, May; 135 (5):580-585.

[6] O'Brien K, Wright J, Conboy F, et al. Early treatment for Class Ⅱ Division 1 malocclusion with the Twin-block appliance: a multi-center, randomized, controlled trial. Am J Orthod Dentofacial Orthop, 2009, May; 135 (5):573-579.

[7] Freeman DC, McNamara J A Jr, Baccetti T, et al. Long-term treatment effects of the FR-2 appliance of Fränkel. Am J Orthod Dentofacial Orthop, 2009, May; 135 (5):570. e16; discussion 570-571.

[8] De Angelis V. The headgear: an effective functional appliance adjunct to treatment of the common Class Ⅱ malocclusion in the adolescent—a clinical perspective. J Mass Dent Soc, 2009, Spring; 58 (1):28-30.

[9] Von Bremen J, Bock N, RufS. Is Herbst multi-bracket appliance treatment more efficient in adolescents than in adults? Angle Orthod, 2009, Jan; 79(1):173-177.

[10] Kinzinger G, Frye L, Diedrich P. Class Ⅱ treatment in adults: comparing camouflage orthodontics, dentofacial orthopedicsand orthognathic surgery—a cephalometric study to evaluate various therapeutic effects. J Orotac Orthop, 2009, Jan; 70 (1):63-91. Epub 2009 Feb5.

[11] Schiavoni R, Grenga V. Management of the Herbst splint appliance in Class Ⅱ malocclusion with different growth pattern. Prog Orthod, 2009, 10 (1):48-57.

[12] Bock N, Ruf S. Post-treatment occlusal changes in Class Ⅱ division 2 subjects treated with the Herbst appli-ance. Eur J Orthod, 2008, Dec; 30 (6):606-613.

[13] Noble J, Karaiskos NE, Wiltshire WA. The orthodontist gave my patient a rapid maxillary expander and then a functional appliance with a headgear component. The patient has achieved an outstanding result! What biological mechanism allows these appliances to work? J Can Dent Assoc, 2008, Dec; 74(10):895-896.

[14] Wiechmann D, Schwestkapolly R, Hohoff A. Herbst appliance in lingual orthodontics. Am J Orthod Dentofacial Orthop, 2008, Sep; 134 (3):439-446.

[15] Mang Chek Wey, Margareta Bendeus, Li Peng et al. Stepwise advancement versus maximum jumping with headgear activator. Europ J Orthod, 2007, 29: 283-293.

[16] Michael JF. Read, Scott Deacon, Kevin O Brien. A prospective cohort study of a clip-on fixed functional appliance. American Journal of Orthodontics and Dentofacial Orthopedics, 2004, (4):444-449.

[17] Du X, Hagg U, Rabie AB. Effects of headgear Herbst and mandibular step-by-step advancement versus conventional Herbst appliance and maximal jumping of the mandible. Eur J Orthod, 2002, Apr; 24 (2):167-174.

[18] Hagg U, Du Xi, Rabie AB. Initial and late treatment effect of headgear-Herbst appliance with mandibular step-by-step advancement. Am J Orthod Dentoficial Orthop, 2002, 122:477-485.

[19] Baltromejus S, Ruf S, Pancherz H. Effective tem-poromandibular joint growth and chin position changes: Activator versus Herbs treatment. A cephalometric ro-entgenographic study. Eur J Orthod, 2002, 24(6):627-637.

[20] Leung DK, Hagg U. An electromyographic investigation of the first six months of progressive mandibular advancement of the Herbst appliance in adolescents Angle Orthod, 2001, 71(3):177-184.

[21] Voudouris JC, Kuftindc MM. Improved clinical use of Twin-block and Herbst as a result of radiating viscoelastic tissue forces on the condyle and fossa in treatment and long-term retention: growth relativity. Am J Orthod Dentofacial Orthop, 2000, 117(3):247-266.

[22] Shigetoshi H, Takashi O, Yasuo I, et al. Neuromus-cular and skeletal adaptations following mandibular forward positioning induced by the Herbst appliance Angle Orthod,

2000, 70(6):442-453.

[23] Ruf S, Pancherz H. Does Bite-Jumping Damagethe TMJ? A prospective longitudinal clinical and MRI study of Herbst patients Angle Orthod, 2000,70(3):183-199.

[24] Aggarwal P, Kharbanda O P, Mathur R, et al. Muscle response to the Twin-block appliance: An electromyographic study of the masseter and anterior temporal muscles. Am J Orthod Dentofacial Orthop, 1999, 116(4):405-414.

[25] Ruf S, Pancherz H. Temporomandibular joint remodeling in adolescents and young adults during Herbst treatment: A prospective longitudinal magnetic resonance imaging and cephalometric radiographic investigation. Am J Orthod Dentofacial Orthop, 1999, 115(6):607-618

[26] Croft RS, Buschang P H, English JD, et al. A cephalometric and tomographic evaluation of Herbst treatment in the mixed dentition. Am J Orthod Dento-facial Orthop, 1999, 116(4): 435-443.

[27] Ruf S, Pancherz H. Dentoskeletal effects and facial profile changes in young adults treated with the Herbst appliance. Angle Orthod, 1999, 69(3):239-246.

[28] Franchi L, Baccetti T, McNamara JA. Treatment and posttreatment effects of acrylic splint Herbst appliance therapy. Am J Orthod Dentofacial Orthop, 1999,115(4):435-443.

[29] Paulsen HU, Karle A, Bakke M, et al. CT-scanning and radiographic analysis of temporomandibular joints and cephalometric analysis in a case of Herbst treatment in late puberty. Eur J. Orthod, 1995, 17(3):165-175.

[30] Woodside DG, Metaxas A, Altuna G. The influence of functional appliance therapy on glenoid fossa re-modeling. Am J Orthod Dentofacial Orthop, 1987, 92(3):181-198.

[31] 张瑾, 武冠英, 徐宝华. 骨性安氏Ⅱ类错𬌗双期矫治后形态美学研究. 中国美容医学, 2008, (04):555-557.

[32] 宫耀, 沈刚. Herbst矫治器矫治安氏Ⅱ类错𬌗. 中华口腔医学杂志, 2003, 38(06):480-481.

[33] 徐宝华. Herbst矫治器与头帽肌激动器矫治骨性安氏Ⅱ类错𬌗的比较研究. 口腔正畸学, 2001, 8 (1):6-8.

[34] 戴娟, 段银钟, 兰泽栋. Herbst矫治器治疗与颞下颌关节改建. 国外医学. 口腔医学分册, 2001, 28(5):313-315.

[35] 沈刚, U. Hgg, A.B.M. Rabie, 赵志河. 咬合前导矫治器引发的髁突软骨改建的定量评价. 口腔正畸学, 2000, 7(1):9-12.

[36] 赵健慧, 徐宝华, 林久祥. 口外力与Activator联合使用治疗安格尔Ⅱ类Ⅰ分类错𬌗的骨骼变化研究. 口腔正畸学, 1999, 6(01):7-10.

[37] 徐宝华, U.Hgg. 用Herbst矫治器治疗安氏Ⅱ类错𬌗的研究. 中华口腔医学杂志, 1998, 33(02):113-115.

[38] 梁文勇, 罗颂椒. 功能矫形前伸下颌后矫治限度及下颌骨生长量的研究概况及进展. 国外医学. 口腔医学分册, 1995, (02):98-100.

[39] 闫燕, 傅民魁, 冯江生. Herbst矫治器的结构与临床应用. 中华口腔医学杂志, 1995, (05):304-306.

[40] 徐宝华. 应用改良式Herbst矫治器治疗安氏Ⅱ类错𬌗. 口腔正畸学, 1994, 1(2):84-85.

[41] Tianmin Xu. Physiologic Anchorage Control. Switzerland: Springer, 2017:49-59.

第二十六章

矫形力矫治器

寻春雷　梁甲兴　周彦恒

一、矫形力矫治器概述

矫形力矫治器是通过对颌骨施加矫形力，影响颌骨的生长发育和功能，从而阻断、矫治和改善颌骨间关系的不调，并对颌面形态产生积极的治疗作用。矫形力的力值远大于正畸力，通常为间歇力，每天作用时间至少12小时以上，才能起到矫治骨性错𬌗畸形的目的。

存在颌基骨关系失调的错𬌗畸形又称骨性错𬌗。颌基骨关系失调可以表现为三维结构的改变，以前后向关系失调较为多见，对颜面形态美观的影响也较突出，表现为安氏Ⅱ类和Ⅲ类骨性错𬌗，是矫形治疗的主要内容。对于轻微的骨性错𬌗，如果生长

发育的趋势不使之恶化或生长发育已经停止，可以通过正畸牙齿移动进行掩饰性正畸治疗，补偿骨性关系的不调而取得满意的矫治效果。中度或重度的骨性错𬌗，单纯依靠牙齿移动往往不足以补偿骨骼关系的不协调，因而难以取得满意的面部美观改善和稳定的矫治结果，如果患者处于生长发育期，则可通过矫形力矫治进行生长改良，改善或解除颌骨间关系的不调，再配合牙齿移动，可望取得良好的矫治效果。但是，如果生长型极为不利如严重的遗传性骨性错𬌗，或矫形力治疗没有达到预期的目的，或生长发育已经停止，则骨骼关系的矫治需待生长发育完全停止后由正颌外科来完成。

矫形力矫治器在19世纪末期就已经开始使用。

1866 年 Kingsley 医生首先使用头帽口外弓矫治器，之后 Angle、Case 等也采用口外力矫治 II 类错殆。在20 世纪 40 年代，随着 Tweed 矫治技术的发展，头帽口外弓也得到普遍应用。1944 年 Openheim 提出了口外前方牵引上颌的设计，以矫治上颌后缩畸形，但没有引起正畸界的重视。直到 20 世纪 70 年代初，Delaire 医生设计的上颌前方牵引矫治器重新被认识并广泛应用于临床。20 世纪 60 年代，Hass 医生报道应用螺旋扩弓器进行腭中缝快速开展，矫治生长发育期的骨性上颌狭窄，开创了口内矫形力矫治器治疗的先河。大量的基础和临床研究已经证明，矫形力矫治器是对生长发育期骨性错殆畸形进行生长改良，以获得殆、颌、面综合矫治的重要的不可替代的治疗手段。此外，口外弓装置还可以配合固定矫治器，起到支抗控制的良好效果。

矫形力矫治器通常分为两大类。一类是口外矫形力矫治器，利用颅面部某些部位如额、颏、顶、枕、颈等的强大支抗能力，为矫形力矫治和正畸牙齿移动提供足够的支持，从而大大提高了矫治效果。这类矫治器主要包括头帽口外力矫治器（口外弓，J 钩）、头帽颏兜矫治器和上颌前方牵引矫治器等。另一类是口内矫形力矫治器，主要是上颌螺旋扩弓器。近些年来，随着种植体支抗技术的发展，基于骨性支抗的矫形力矫治器得到研究和应用。骨性支抗矫形力矫治器目前主要包括骨性支抗颌间牵引矫治器和骨性支抗螺旋扩弓器。

二、骨性错殆的临床分析

（一）形成骨性错殆的生长发育八因素

1. 下颌骨的前后向生长发育　如果髁突向后生长不足，下颌升支的前缘骨吸收不够，使下颌体变短，假如上颌骨生长发育正常，则倾向于形成骨性 II 类关系（图 26-1）。

反之，如果髁突向后生长过度，下颌升支前缘的骨吸收也过度，则下颌体变长而趋向于形成骨性 III 类关系（图 26-2）。

2. 下颌骨的垂直向生长发育和下颌角角度　如果髁突垂直向生长不足，则导致下颌升支变短，下颌角变钝，下颌体被迫向下向后旋转而成为骨性 II 类关系。但是，如果同时上颌的垂直向生长也不足，则可得到补偿而避免下颌的向下向后旋转，从而仍能维持骨性 I 类关系（图 26-3）。在该因素中包含着下颌升支短和下颌角钝双重因素。生长期间因下颌角的改变所致的下颌旋转，Bjork 称之为基体内旋转（intramatrix rotation）。

反之，如果髁突垂直向生长过度，则下颌升支变长，下颌角变锐，而使下颌体向上向前旋转，结果向着骨性 III 类关系发展（图 26-4）。假如同时上颌的垂直向生长也过度，则仍可维持协调的颌骨关系。

3. 上颌骨的前后向生长发育　前颌骨缝的生长

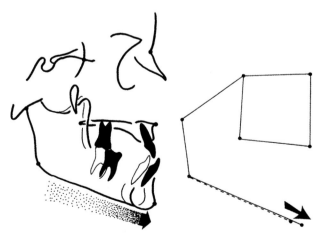

图 26-1　下颌骨向前发育不足　　　　　图 26-2　下颌骨向前发育过度

和（或）后部骨增生过度则向着骨性Ⅱ类关系发展
（图 26-5 ）。

相反，如果前颌骨缝的生长和（或）后部骨增生
不足则趋向于形成骨性Ⅲ类关系（图 26-6 ）。

4. 上颌骨垂直向生长过度 下颌被迫向下向后
旋转而形成骨性Ⅱ类关系（图 26-7 ）。反之则形成骨
性Ⅲ类关系（图 26-8 ）。

假如下颌升支能与上颌骨同步生长，则仍可维

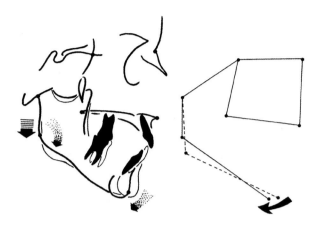

图 26-3 下颌升支垂直向生长不足和下颌角变钝

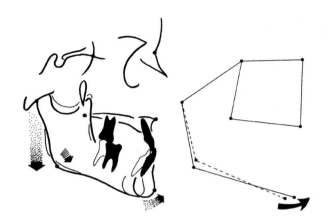

图 26-4 下颌升支垂直向生长过度和下颌角变锐

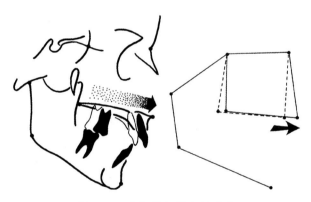

图 26-5 上颌骨向前生长过度

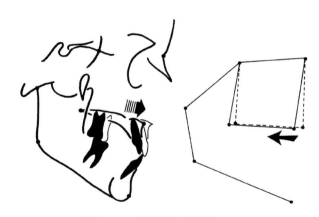

图 26-6 上颌骨向前生长不足

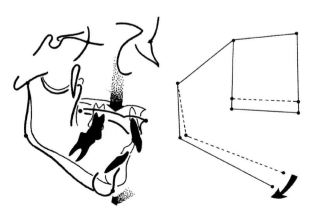

图 26-7 上颌骨向下生长过度，导致下颌向下向后旋转

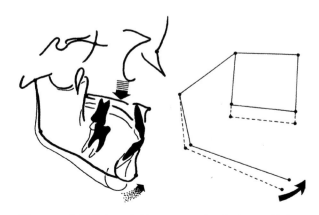

图 26-8 上颌骨向下生长不足，导致下颌向上向前旋转

持上下颌骨关系协调。

5. 上颌骨倾斜 如果上颌骨后部过低，则下颌向下向后旋转而形成骨性Ⅱ类关系（图26-9）。假如下颌升支生长过度，则可补偿上颌的倾斜而维持协调的颌骨关系。

反之，如果上颌后部过高，则下颌向上向前旋转而形成骨性Ⅲ类关系（图26-10）。

6. 后部齿槽突的生长发育 如果齿槽突过高及磨牙过度萌出，则下颌向下向后旋转，形成骨性Ⅱ类关系（图26-11）。若下颌升支也生长过度，则可维持颌骨关系协调。

反之，齿槽突过低和磨牙萌出不足，则下颌向上向前旋转而导致骨性Ⅲ类关系（图26-12）。

7. 颅前窝的长度 颅前窝过长则颞颌关节窝后移，从而使髁突及下颌体后移而形成骨性Ⅱ类关系

（图26-13）。反之，颅前窝过短则形成骨性Ⅲ类关系（图26-14）。

8. 颅底角的角度 如果该角较钝，则会使蝶枕联合连同关节窝及下颌向后大于向下，从而形成骨性Ⅱ类关系（图26-15）。同样，蝶枕联合的过度生长可使该因素加强。

如果颅底角较锐。则使关节窝及下颌的向下大于向后，形成骨性Ⅲ类关系（图26-16）。

（二）八因素的临床应用

以上是形成Ⅱ类和Ⅲ类骨性错𬌗的八个基本因素，临床上分析这些因素时，还应注意以下几个方面。

1. 遗传与环境对八因素的影响 几乎所有因素都部分受遗传影响，部分受环境影响。假如只受遗

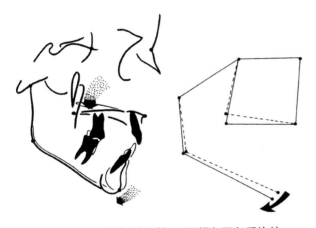

图26-9 上颌骨后部过低，下颌向下向后旋转

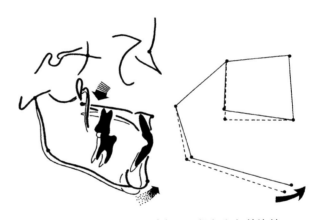

图26-10 上颌后部过高，下颌向上向前旋转

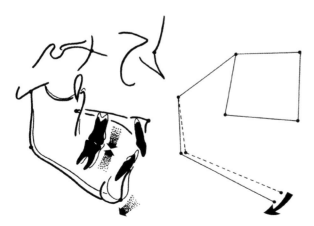

图26-11 后部齿槽突生长显著，下颌被迫向下向后旋转

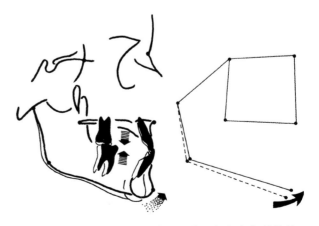

图26-12 后部齿槽突高度不足使下颌向上向前旋转

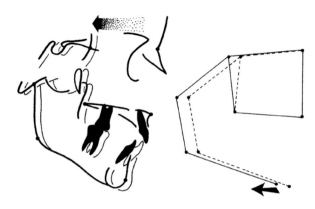

图 26-13　颅前窝过长，关节窝及全下颌后移

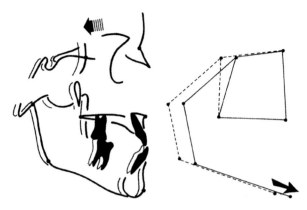

图 26-14　颅前窝过短，关节窝及全下颌前移

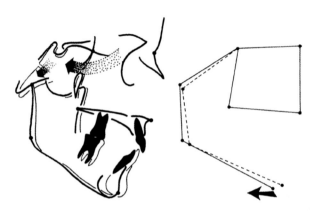

图 26-15　颅底角过钝，使关节窝及全下颌向后大于向下

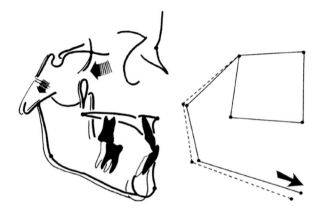

图 26-16　颅底角过锐，使关节窝及全下颌向下大于向后

传影响，则一般不存在各因素之间的相互补偿机制，矫形治疗也难以成功；如只受环境影响，那么矫形治疗可以取得良好效果。但是，关于遗传和环境对八因素的影响究竟各占多大比例，难以明确。一般来说矫形力对因素 7 是没有作用的。

由此看来，矫形治疗的目标以向着多个因素努力较为有利，这样即使某些因素没有反应，也可能对另一些因素产生作用。

若只限于治疗单个因素，则必须明确诊断。如安氏骨性 Ⅱ 错𬌗类病例，要区别究竟是上颌前突还是下颌后缩等，同时要尽量明确是遗传所致还是受环境影响。

2. 八因素的相互补偿　根据 Enlow 的颅面生长发育配对原理，任何一个因素的改变都可以被一个或多个因素的反向改变所补偿。例如，下颌过短可被过短的前颅底和过锐的颅底角所补偿，从而仍能维持良好的骨性 Ⅰ 类关系而非 Ⅲ 类。同样，下颌过长也可能被过长的前颅底和过钝的颅底角所平衡。由此可见，只测量单一因素是没有临床意义的，必须对所有因素进行综合测量分析，才能取得可靠的诊断依据。

3. 八因素的诊断要点

（1）明确是否存在骨性关系的失调及其程度，因而要首先区别牙性、齿槽骨性错𬌗与骨性错𬌗。

（2）垂直向骨性关系失调的存在与否及范围。

（3）上下颌基骨平面的角度，由于它包含了 2、4、5、6 四个因素，因而具有重要的诊断和预后价值。

（三）八因素的 X 线头影测量分析

X 线头影测量诊断见第七章，这里仅介绍与整形力矫治有关的 X 线头影测量检查项目及其正常值（表 26-1 和表 26-2），以供临床参考。

表 26-1　正常殆中国人角度测量均值

测量项目	替　牙　期		恒　牙　期	
	均值 (°)	标准差 (°)	均值 (°)	标准差 (°)
S-N-ANS	85.1	3.2	85.0	3.4
S-N-Po	77.7	2.8	80.5	3.9
N-S-Ar	124.7	5.3	125.1	4.7
S-Ar-Go	148.0	6.5	148.3	5.7
Ar-Go-Me	127.3	4.5	123.8	4.9
OP 与 S-N 夹角	21.0	3.6	16.1	5.0
Go-Gn 与 S-N 夹角	35.8	3.6	32.5	5.2

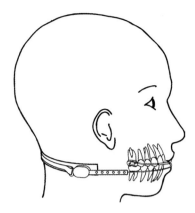

图 26-17　头帽口外弓矫治器

三、头帽口外弓矫治器

(一)矫治器的组成

头帽口外弓矫治装置的基本组成包括：口外部分(支抗部分)、连接部分、施力部分及口内部分(图 26-17)。

1. 口外部分　也称作支抗部分，主要是颈带或头帽。颈带主要作用于颈部，是颈牵引(低位后方牵引装置)主要的着力点，因为颈牵引着力点向后向下，所以称为低位牵引(图 26-18)。头帽则作用于头顶部和枕部，是头顶牵引和枕牵引(高位后方牵引装置)的主要着力点，因为牵引力方向向后向上，

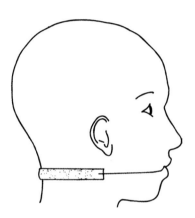

图 26-18　低位牵引

表 26-2　正常殆中国人测量均值(单位：mm)

测量项目	替牙期				恒牙期			
	男		女		男		女	
	均值	标准差	均值	标准差	均值	标准差	均值	标准差
Ar-N	80.4	3.5	81.6	4.16	93.3	2.4	88.9	3.4
S-N	59.4	2.1	61.2	2.5	66.3	2.4	64.7	2.4
Ar-S	29.5	2.8	29.4	2.9	38.2	2.8	33.7	2.19
Ar-Go	40.2	3.5	40.4	2.7	53.6	4.7	48.7	3.7
GoPo	65.6	3.3	66.5	3.3	79.1	3.0	74.8	3.5
ANS-Ptm	45.3	2.2	44.5	2.2	49.5	2.9	48.3	2.4
N-Me	109.8	4.8	106.9	4.2	130.0	4.8	119.7	4.6
N-ANS	49.0 2.2		48.1	3.3	57.9	2.6	53.8	2.8
ANS-Me	60.8	4.9	58.8	4.1	72.1	5.0	65.8	4.1
$\frac{\text{N-ANS}}{\text{N-Me}} \times 100\%$	44.6	1.3	45.0	1.5	44.6	2.3	45.0	2.1
$\frac{\text{ANS-Me}}{\text{N-Me}} \times 100\%$	55.4	1.3	55.0	1.5	55.4	2.3	55.0	2.5

* ANS-Ptm 为 ANS 到 Ptm 在 ANS-PNS 延长线上的投影点间的距离

所以称为高位牵引（图 26-19）。如果将颈部和枕部牵引联合起来，即枕部和颈部结合受力，形成一个合力，即为联合牵引（图 26-20）。

2. 连接部分　连接部分包括对称面弓、不对称面弓、复合体面弓及 J 钩等。

（1）对称面弓：对称面弓的基本结构包括内弓和外弓两部分。

内弓：为与牙弓形态一致的唇弓，唇弓较临床常用的直径大，以 0.9 mm 或 1.0 mm 硬不锈钢丝弯制。根据不同需要，内弓可以有多种形式，常用者为推磨牙向远中或作用于全牙列的内弓。这类内弓就位于磨牙颊管，并在磨牙颊管近中管口处形成阻挡曲如 U 形曲等（图 26-21），或在内弓相当于双尖牙部位焊一阻挡栓，然后在栓的远中穿入张开的螺旋弹簧。内弓就位于磨牙管后，自然状态下，其前牙区应位于牙冠的中三分之一与龈三分之一交界处。如只用于推磨牙向远中，则作用状态下，内弓不能与前牙有接触；若用于控制牙弓的向前生长，则内弓要与前牙有接触，而后者多采用内弓上焊栓

并穿入张开的螺旋弹簧的办法，作用状态下，弹簧被压缩而产生推磨牙向远中的作用，同时内弓与前牙接触，这样可以使作用力得到广泛而合理的分布。

此外，用于使双尖牙远中移动的面弓，常在内弓上弯成钩状挂于固定矫治器弓丝上（图 26-22）。当内弓宽于或窄于牙弓时，可同时产生使磨牙颊舌向移动的作用（图 26-23）。面弓与活动矫治器连接时，亦可使内弓与活动矫治器卡环上所焊的圆管相连，或内弓在适当部位弯向内而埋于活动矫治器基托或后牙𬌗垫内。

外弓是由口内伸向口外的一对连接臂，由一根 1.2 mm 直径的硬不锈钢丝弯制而成。弯制时，先于钢丝的中心段弯成与内弓的前牙段弧形一致的形态，在两侧侧切牙远中部垂直弯向下，于口裂线平齐部垂直弯向前，然后在向前 1 cm 处弯向两侧，并形成与口角至面颊部形态一致的弧形臂，两臂的末端各弯制成与面颊平行的圈环。按外弓臂的长短分为长外弓、中长外弓和短外弓，三者分别终止于第一恒磨牙远中、第一恒磨牙区及第一恒磨牙近中。

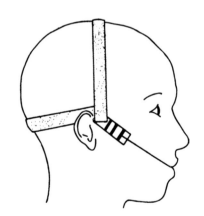

图 26-19　高位牵引

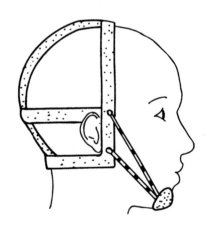

图 26-20　联合牵引

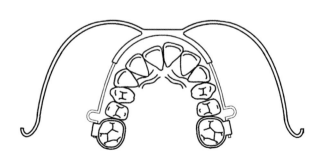

图 26-21　对称面弓

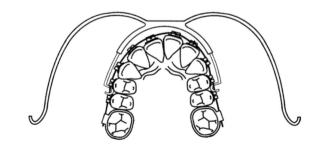

图 26-22　内弓上带钩的面弓口外牵引后退双尖牙

外弓的中部弧形段与内弓的相应部位焊接，即形成完整面弓，焊接时应将内外弓的重合部位完全焊合，以增加面弓的刚性（图26-24）。临床上根据不同的作用目的，可于外弓的出口裂线部位将外臂弯向上或向下，使之与内弓形成向上或向下成15°～30°的夹角，应注意使完成的面弓保持双侧对称。对称面弓只用于传递双侧对称的作用力。

（2）不对称面弓：其基本组成与对称面弓相同。所谓不对称，是指通过改变面弓的结构使之对牙弓两侧产生不对称的作用力。这类面弓随其结构形式的不同，作用亦不尽相同。

长短臂不对称面弓：即将对称面弓的一侧外弓臂延长，当在两侧施以相等的牵引力时，可在长臂侧的内弓上产生大于对侧的远中向作用力（图26-25）。

不对称焊接面弓：是指将内外弓焊接部位移向一侧，而外弓臂的末端仍处于对称位置，这样可以在焊接侧获得较大的远中向作用力（图26-26）。

旋轴不对称面弓：亦是将内外弓的连接部位移向一侧，但它不是通过焊接，而是用一转动的垂直轴将内外弓连在一起，从而传递不对称的远中向作用力（图26-27）。这种面弓的连接部制作起来比较复杂：弯制内弓时，在旋轴侧的侧切牙和尖牙邻接部的内弓上形成向唇侧的水平欧米伽（Ω）曲，使之刚好能允

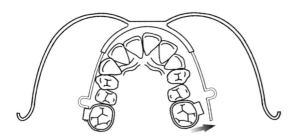

图26-23　内弓宽于牙弓，可使磨牙颊舌向运动

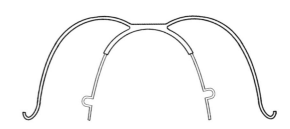

图26-24　内外弓的重合部位完全焊合，以增加面弓的刚性

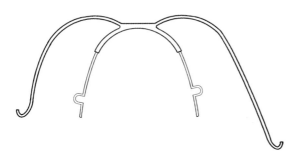

图26-25　长短臂不对称面弓

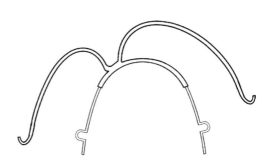

图26-26　不对称焊接面弓

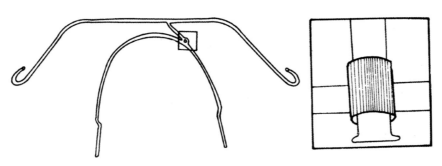

图26-27　旋轴不对称面弓及旋轴示意图

许直径 1.5 mm 的圆管穿入曲中，将 3.5 mm 长的圆管垂直向插入后，将欧米伽曲与圆管焊合；在弯制外弓时，先形成一斜向旋轴侧的与水平面平行的 T 形曲。在曲的顶端焊一伸向龈方的垂直轴，轴的直径为 1.2 mm、长 4.5 mm。内外弓完成后，将外弓的轴从𬌗方垂直插入内弓上的垂直管，轴超出管外的部分冲压成帽状，以防轴从管中脱出。

以上三种不对称面弓各具优缺点。长短臂面弓由于长臂侧牵引线角度增大，而容易使支抗部件滑向该侧，因此对支抗部分的稳定性要求较高，故不能与颈带联合使用。不对称焊接面弓虽能产生不对称作用力，但难以使牙弓两侧获得较大的远中向作用力差值。三种不对称面弓均在产生不对称远中向作用力的同时产生颊舌向分力。其颊舌向分力的大小为长短臂面弓大于不对称焊接面弓，后者又大于旋轴不对称面弓。由此看来，旋轴不对称面弓具有对支抗部件的稳定性要求较低、颊舌向分力最小等优点，但是制作起来较为复杂。

（3）复合体面弓：在普通面弓上合并其他正畸附件者可称为复合体面弓。常用者为合并前牙板的面弓（图 26-28）。此外还有合并前牙夹板、后牙𬌗垫等，直接连接于活动矫治器基托上的面弓亦可列入此类。

复合体面弓的优点是：除能起到普通面弓的作用外，还可产生其他正畸作用，如合并前牙板可同时压低前牙，合并前牙夹板可同时整体内收切牙。

（4）J 钩：是较为常用的一种口外力装置的连接部件，其制作比较简单，用 1.2 mm 硬不锈钢丝弯成 J 形，然后在口内端形成钩状，于口外端弯成与面颊平行的圈环，其长度可视具体情况而定（图 26-29）。

J 钩是成对的，其用途比较广泛，可用于各种口外后方牵引装置中。在口内可与各种固定矫治器和活动矫治器连接，产生各种牙齿移动，如前牙的压低移动、舌向移动，尖牙的远中移动以及后牙的远中移动等，也是口外力增加支抗的常用连接部件。

J 钩制作简单，使用方便，但是不稳定，而且由于双侧不是一个整体而缺乏相互支持，因而易于压迫面颊部软组织。此外，如使用不当易损伤口面部组织，临床应用时要特别注意。

3. 施力部分　为各种面弓和头颈部支抗装置的相连部分。面弓上都有一个挂钩装置，可以用来挂橡皮圈或者弹力带。在颈带或者头帽装置上有相应的悬挂橡皮圈的钩或者弹力带。弹力带上有很多小孔，孔越往后挂上面弓后力量越大。向后牵引的作用力就是来自橡皮圈或者弹力带的弹力，在临床上会根据需要来进行选择。

4. 口内部分　口内部分主要是安装于上颌牙齿上的装置，通常后方牵引装置是通过上颌第一恒磨牙来施力，所以在双侧第一恒磨牙上安置带环，带环的颊侧焊接上口外弓管。口外弓管可以龈向也可以𬌗向放置。其实口外弓管龈向放置比较好，利于口外力的作用，力点更接近于恒磨牙的抗力中心，这样不易导致磨牙远中倾斜，但是因为靠近龈向，不利于口腔卫生，患者戴口外弓时难度会大一些。因此，一般的口外弓管都是放在𬌗向，这样戴用方便，也利于清洁。

对于 J 钩，一般是挂在侧切牙和尖牙之间，左右侧分别有一个弯钩，焊在不锈钢方丝上。有时候也会挂在中切牙和侧切牙之间。当然 J 钩也可以直接挂在尖牙上，以拉尖牙向远中。尤其是 Tweed 矫治技术，在一开始就将 J 钩挂在尖牙上，远中移动尖牙，甚至在下颌也是这样，利用 J 钩远中移动尖牙。

（二）矫治器的作用机制

1. 抑制上颌骨向前的生长　对于生长发育期的骨性 II 类上颌前突患者，可以用头帽口外弓矫治器，

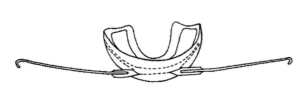

图 26-28　连于软垫的面弓

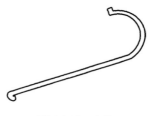

图 26-29　J 钩

来抑制上颌骨的生长，促使下颌骨向前生长。据研究表明，采用口外弓装置当每侧磨牙受到 350～500 g 力时，可对上颌骨起到矫形治疗的作用，对上颌骨有明显的抑制作用，减小上颌骨向前向下的生长量，同期下颌将加速生长，从而矫治上颌前突、下颌后缩，促使Ⅱ类骨骼型向Ⅰ类骨骼型转变，尤其是那些处于快速生长发育期的青少年患者，更为有效，一般 10～12 岁比较好。

2. 推磨牙向远中 对于需要远中移动磨牙的患者，通过口外弓远中移动磨牙，不仅可以矫治Ⅱ类磨牙关系，还可以为牙列前部提供间隙，从而解除牙列拥挤。对于Ⅱ类磨牙关系患者，如果设计不拔牙矫治，可以通过口外弓推磨牙向远中，达到矫治磨牙的目的。一般情况下每侧磨牙受到 250～350 g 力，每天戴用 10～12 个小时，如果患者配合好的话，甚至可以每侧向远中移动磨牙达 5～6 mm，为牙弓提供多达 12 mm 的间隙，能将完全Ⅱ类磨牙关系转变为Ⅰ类磨牙关系。当然对于一些单侧磨牙远中关系的患者，可以采用不对称面弓，单侧推磨牙向远中，以纠正单侧远中磨牙关系。有些患者采用其他装置推磨牙向远中时，仍然需要口外弓进行辅助治疗，比如采用钟摆型矫治器推磨牙向远中，往往牙冠先向远中倾斜，然后再以口外弓向远中移动牙根。

3. 增强后牙支抗 通常在拔牙矫治时我们要首先考虑支抗控制的问题。如果选择强支抗，为了减少磨牙的前移，经常需要选择头帽口外弓装置来加强后牙支抗。一般分为颈牵引（水平牵引）、高位牵引（枕牵引或顶部牵引）及联合牵引。颈牵引一般用于下颌平面角较低或者正常的患者，而高位牵引一般用于高下颌平面角患者，联合牵引可以用于平均下颌平面角患者或者轻度高下颌平面角患者。通过口外力可以减少后牙向前移动，减少支抗丢失。

4. 远中移动上下尖牙 一般只应用于 Tweed Merrifield 标准方丝弓矫治技术，采用 J 钩和高位头帽牵引远中移动上下颌尖牙，以减少支抗的丧失，并对牙齿移动进行垂直向控制。

5. 压低上颌前牙 对于前牙深覆𬌗、上颌前牙萌长过度患者，可以在内收前牙时采用 J 钩和高位头帽牵引装置，压低上颌前牙，矫治前牙深覆𬌗，改善露龈微笑。

6. 压低磨牙，矫治前牙开𬌗 对于高角前牙开𬌗患者，可以通过高位牵引，使牵引方向通过磨牙抗力中心之上，从而压低磨牙，使下颌向前上旋转，进而矫治开𬌗。

7. 轻度上颌扩弓作用 对于轻度上颌磨牙宽度不足患者，在使用口外力推磨牙向远中或者加强后牙支抗时，可以将口外弓的内弓宽度加宽，通常一侧放进颊面口外弓管，另一侧打开宽度约 5 mm，即可打开后牙宽度，颊向移动磨牙，矫治后牙反𬌗。

（三）矫治器的临床应用

1. 患者年龄的选择 不同适应证患者，年龄要求有所不同。对于通过抑制上颌向前生长来进行生长改良的患者，一般选择在患者的快速生长发育阶段进行治疗。最佳年龄在 10～12 岁，在此阶段上下颌骨发育比较快，戴用口外弓进行生长改型，就能有效抑制上颌骨的生长，使下颌顺利生长，从而矫治上颌前突畸形，也可以矫治下颌后缩畸形，以达到生长改型的目的。而且在生长改型结束后，可直接进入固定矫治阶段，无需进入生长改型后的保持阶段，使治疗结果更加稳定。

对于推磨牙向远中患者，矫治最佳年龄也在 10～12 岁的替牙晚期，此阶段正是患者替换牙齿阶段，由于 Leeway 隙的存在，通过口外弓不仅能够使离位隙得以保留，还能移动磨牙向远中，以增加牙弓的长度，为前面牙齿的萌长创造间隙。而且在此一阶段，第二恒磨牙尚未萌出，比较容易远中移动磨牙。但也要注意，由于第二恒磨牙尚在萌出阶段，可能因为第一恒磨牙的远中移动增加第二恒磨牙阻生的风险，因此要借助曲面断层 X 线片加以判断。对于第二磨牙萌出后，能否远中移动第一磨牙，过去有人认为推磨牙向远中只能在第二恒磨牙尚未萌出阶段，一旦第二磨牙萌出，就不能使用口外力远中移动磨牙。事实上根据临床观察，第二磨牙萌出后，推磨牙向远中依然有效，关键在于患者能否正确戴用口外弓以及戴用时间的长短。相对而言，第二磨牙萌出后，远中移动磨牙较慢一点，需要的戴用口外弓的时间更长一些。对于成年患者能否通过口外力远中移动磨牙的问题，答案是肯定的，只是牙齿移动更慢，戴用的口外弓时间更长。

对于加强磨牙支抗的患者，一般应用时间是在固定矫治阶段，所以加强支抗患者没有特殊的矫治最佳年龄段，只要进行固定矫治，只要是需要加强后牙支抗，都可以使用口外弓装置。

对于牵引上下颌尖牙向远中和压低前牙矫治深覆殆以及露龈微笑的患者，可以在任何年龄段利用J钩来进行牵引，青少年儿童期牙齿移动会相对快一些。

压低磨牙进行垂直向控制。对于开殆患者，可以早期进行，尤其在生长发育快速期进行尤为有效。一般也是10~12岁效果最佳，此时压低磨牙，下颌骨会产生逆时针的前上旋转，从而矫治开殆畸形。对于固定矫治器阶段磨牙的垂直向控制，12~14岁效果最佳，特别是第二恒磨牙尚未萌出阶段最为有效。在成人阶段也能取得良好的控制效果，成人患者需要考虑拔除第三恒磨牙，以利于上颌磨牙的向上移动。

对于轻度后牙反殆患者，任何年龄段都可以进行。

2. 牵引力方向的选择 头帽口外弓装置的牵引方向，需要根据患者骨骼型和用途来选择。

对于高角患者：当下颌平面角高于38°（SN-MP>38°）时，无论是生长改良型治疗还是加强后牙支抗，都需要选用高位牵引头帽。当然对于高角患者需要远中移动磨牙时，通常单纯的高位牵引头帽效果不理想，一般要增加水平向的牵引力。对于垂直向控制患者，也应采用高位牵引头帽，使矫治力通过磨牙抗力中心以上（图26-30），从而压低磨牙。对于压低前牙患者，采用J钩垂直向上牵引上颌前牙（图26-31），达到压低前牙的效果。对于拉尖牙向远中患者，则采用J钩以及高位头帽，牵引力方向是向后向上的。

对于低角患者：当下颌平面角低于27°（SN-MP<27°）时，无论是生长改型治疗、加强后牙支抗、推磨牙向远中，都选用低位牵引头帽。低位牵引采用颈带，牵引力方向低于上颌磨牙的抗力中心，因此能伸长磨牙，利于患者面型的改善。

对于均角患者：当下颌平面角为均角（27°~38°）时，无论是生长改型治疗、加强后牙支抗、推磨牙向远中，都可以考虑选用联合牵引，牵引力方向经过上颌磨牙的抗力中心。

对于拉尖牙向远中和压低前牙矫治深覆殆的患者，采用高位牵引，牵引力是通过高位牵引头帽作用于双侧尖牙或上颌前牙区，牵引力方向是向上向后的，使得在前后和垂直方向对前牙均能起到控制作用。

3. 牵引力大小和时间选择 对于生长改良的矫形治疗，需要抑制上颌骨的向前生长，通常采用较大矫形力，才能达到生长改型的目的。一般牵引力每侧为350~500 g。对于推磨牙向远中患者，通常采用每侧为250~350 g的力。对于加强后牙支抗的患者，通常采用每侧为200~300 g的力。对于牵引上下颌尖牙向远中患者和压低前牙矫治前牙深覆殆和露龈微笑的患者，通常采用每侧为100~150 g的力。

为了达到良好的治疗效果，一般要求患者每天戴用头帽口外弓矫治器达到10~12小时。当然戴用的时间越长越好。对于上颌前突生长改型治疗一般戴用2年左右，而加强支抗患者一般戴用1~1.5年，拉尖牙向远中和压低上颌前牙患者则根据疗程来定。

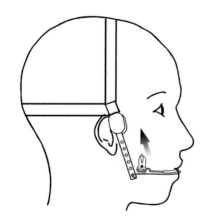

图 26-30 高位牵引，使矫治力通过磨牙抗力中心以上，从而压低磨牙

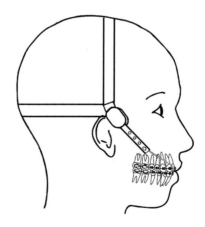

图 26-31 J钩垂直向上牵引上颌前牙，以压低前牙

4. 使用头帽口外弓装置的注意事项

（1）一定要注意安全，避免颌面部外伤的发生。在摘除头帽时，应该先摘除弹力橡皮圈，否则容易损伤眼睛。同时需要嘱咐患者戴用口外弓矫治器时避免剧烈运动，以免产生口外弓伤害事件。英国有学者研究了 40 年口外弓治疗的伤害事件，发现总共有 13 例患者发生了损伤眼睛的事故。

（2）戴用口外弓矫治器患者的依从性管理。患者对于佩戴头帽口外弓矫治器的合作程度，直接决定矫治的效果。和患者及其家属进行积极细致的宣教和沟通是非常必要的，尤其对于青少年患者，应加强其家属的监督监管作用。

四、头帽颏兜矫治器

（一）矫治器的组成

头帽颏兜与其他矫形力矫治器不同的是，其支抗部分和作用力的受力部分均在口外。

1. 支抗部分 为头枕部，通过头帽来发挥作用。

2. 力的作用部分 矫治器作用力的受力部分是颏部，通过与颏部形态相适应的颏兜来实现。颏兜可以用软质材料制作而成，一般选用 2～3 层平纹布按患者颏部大小裁剪成长方形，然后沿颏缘两侧各打一褶后缝上，应使打褶后形成的兜与颏部相适合，颏兜向下颌两侧的延伸不能过长或过短。临床上选用硬质材料制作颏兜较为常见，因为软质材料制作颏兜进行后方牵引时，更易压迫下前牙，导致下前牙唇侧齿槽骨吸收，下切牙过度舌向倾斜。颏兜设计有牵引钩，可以连接弹力皮圈。

3. 加力部分 与口外弓矫治器类似，需要在头帽和颏兜之间连接弹力橡皮圈或弹力带，通过颏部使下颌骨受到向后或向后向上的力量。

（二）矫治器的作用机制

1. 抑制下颌骨向前的生长 用于矫治下颌前突的骨性Ⅲ类患者，弹性牵引通过颏兜施加限制下颌骨向前生长的矫形力。事实上，对于头帽颏兜是否能有效抑制下颌骨的生长一直存在争议。目前大多数学者认为，头帽颏兜矫治器很难能改变下颌骨的生长量，但是可以改变下颌的生长方向，使得下颌向下向后旋转，从而使下颌的生长型变得有利，上下颌骨在矢状方向的相对关系变得协调，相应地得到了生长改良的效果。长期戴用头帽颏兜还是起到抑制下颌生长的作用，只是时间太长会导致患者下面高增加，也即增加了前面高，从而使面型变得更长。

2. 矫治下颌功能性前移位 对于下颌功能性前伸移位形成的功能性前牙反𬌗，头帽颏兜可以使下颌向后移动，达到矫治前牙反𬌗的效果、

（三）矫治器的临床应用

1. 适应证 由于头帽颏兜矫治器的主要效果是抑制下颌生长，使下颌产生向下向后的旋转，因此，使用头帽颏兜比较理想的适应证是：前下面高短的低角安氏Ⅲ类错𬌗；轻度下颌前突畸形；下颌可功能性后退；下颌切牙位置基本正常或稍许唇倾；无颞下颌关节疾病。高角长面型Ⅲ类错𬌗，不宜使用头帽颏兜矫治器。严重的下颌前突患者，头帽颏兜并不能有太大作用，应考虑成年之后进行正畸正颌联合治疗。

2. 牵引力的大小 有功能性下颌前伸的前牙反𬌗患者，头帽颏兜的牵引力每侧 300～500 g 力即可，幼儿可以减小至每侧 200～300 g 力。对于骨性下颌前突，需要下颌产生后旋转的患者，每侧牵引力至少需要在 500 g 力以上。

3. 牵引时间 骨性下颌前突畸形和生长发育密切相关，治疗上应尽早开始。治疗的周期考虑到生长的年龄跨度，一般需要持续到男孩 16～17 岁，女孩 14～15 岁，以便尽可能获得稳定的治疗效果。

4. 牵引力的方向 一般头帽颏兜牵引力的方向直接对着髁突，使下颌产生向下向后的旋转。对有开𬌗倾向的高角患者，牵引力应通过髁突的稍上方，以使得下颌产生向上向前的旋转，减小开𬌗的趋势。

五、上颌前方牵引矫治器

（一）矫治器的组成

口外前方牵引矫治装置的基本组成包括：支抗部分、连接部分、施力部分和口内部分（图 26-32）。

1. 支抗部分 上颌前方牵引装置的支抗部分主要是额托和颏托，是前方牵引装置主要的着力点（图 26-33）。颏托则作用于颏部，在前方牵引上颌骨时可以对颏部有一个反作用力，从而抑制颏部向前生长。

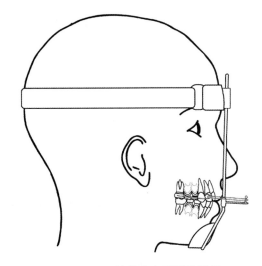

图 26-32　口外前方牵引矫治装置

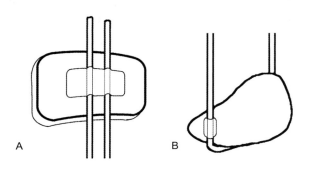

图 26-33　额托与颏托

颏托也可以称为颏兜，是一种较为常用的口外支持部件，根据不同需要，颏兜可以用软质材料或硬质材料制作。用于前方牵引时，通常采用硬质颏兜，因为软质颏兜更容易造成下前牙舌向倾斜移动。

颏兜有成品出售，也可以个体化制作，以使患者戴用更舒适。制作颏兜的硬质材料有自凝树脂或普通塑料，后者多用于制作预成颏兜。用自凝树脂制作颏兜时，先将印模胶或两层蜡片烤软，贴于患者颏部，形成颏部的个别托盘，然后用弹性印模材料取颏部印模，灌注石膏模型，在石膏模型上用铅笔标志出颏兜的边缘范围，涂分离剂后即可用自凝树脂涂塑形成颏兜，要求涂塑的厚度为 2 ~ 2.5 mm，待树脂凝固后，将颏兜取下，用球钻在其上钻一些散在的透气孔，并打磨光滑，尤其是边缘必须打磨圆钝。用于前方牵引时，则在颏兜的颏前点部用自凝树脂形成一长 1.5 cm、宽 0.5 cm、高 1.0 cm 的长

方形塑料块，水平穿孔后即形成颏部稳定管，供连接面具或面架用。需要注意的是在颏兜内面衬一层薄海绵或绒布，以防受力后压伤颏部软组织，或避免少数患者对塑料过敏。

额托是用于口外前方牵引的一种额部支抗部件，由硬质材料制成，其制作过程同硬质颏兜。颏托作用于颏部，在前方牵引上颌骨时可以对颏部有一个反作用力，从而抑制颏部向前生长。额托也需要做内衬，以更适合患者戴用，避免刺激软组织。

2. 连接部分　额托和颏兜必须通过面弓连接形成组合支抗装置，如面具和面架等。面具与面架的不同点在于其连接于额垫和颏兜之间的金属支架不同。形成面具的金属支架是按照面部轮廓而形成的一种支架（图 26-34）。该支架在两侧耳屏前各形成一向外向后的方形曲，用于调节面具的垂直高度，在支架的平口裂部水平连一横梁，横梁两端向上弯曲，于横梁中心段焊两个牵引钩，牵引钩亦可以从颏兜向上伸出垂直臂。金属支架与额垫的连接可以是可摘的，也可以是固定的。可摘者需在额垫上形成一横向稳定管，将两侧支架的水平末端穿入管内，亦可将每侧支架的末端穿入额垫上的软带后用橡皮圈将两末端连在一起。如为固定连接，只需将支架的末端弯曲后，用自凝树脂固定于额垫上即可。金属支架的下端与颏兜相连，其连接形式与额垫相同。但值得注意的是支架与额垫和颏兜的连接不能同时

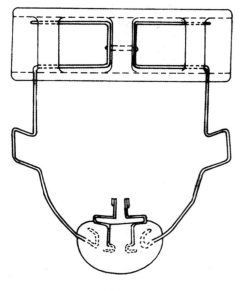

图 26-34　面具

是可摘的。为了增加面具的稳定性，可用一环头软带与额垫相连。

面架是面具的简化形式，可因各人的偏好制成各种面架和牵引钩（图 26-35 ）。面架与额垫和颏兜的连接同面具。

作为组合式支抗部件，面具和面架的作用没有明显区别。面具由于增加了方形垂直曲，因而可以做成预成品，使用时根据不同的面形大小，调节方形曲即可；面架的制作比面具简单。制作面具和面架的钢丝均不可细于 1.5 mm，以保证其强度。

3. 施力部分　为面具或面架上的牵引钩装置（图 26-36 ）。作用力通过连接于口内部分和口外部分之间的弹力皮圈而产生。

4. 口内部分　口内部分主要是安装于上颌牙齿上的装置，通常分为牙弓扩大式和非牙弓扩大式。

（1）固定牙弓扩大式口内装置：一般采用 Hyrax 扩弓装置（图 26-37 ），在上颌双侧第一乳磨牙和第一恒磨牙上安置带环或铸造冠，腭部中央放置螺旋扩大器，利用焊接技术将两侧带环或铸造冠连接起

来，颊侧也用 0.9 mm 的钢丝将带环或铸造冠连接起来。并在乳尖牙部位或恒尖牙的近中弯制牵引钩，便于和外部面具或面杆通过牵引皮圈相连。如果第一乳磨牙已经缺失或严重龋坏，则可以置于第二乳磨牙和第一恒磨牙上。对于恒牙早期，带环或铸造冠则置于上颌第一双尖牙和第一恒磨牙上。如果是处于乳牙期，则带环或铸造冠安置于上颌第一和第二乳磨牙上，其他部件同上述。对于乳牙期，也可以采用的扩弓式装置为牙弓殆面覆盖式的塑胶基托（图 25-38 ）。从乳尖牙开始，以自凝塑料或热凝塑料覆盖牙齿面，腭部中央仍然放置螺旋扩弓器，牵引皮圈的钩则埋在殆面的塑料中，在乳尖牙近中颊侧弯制牵引钩。

（2）固定牙弓非扩大式口内装置：一般在上颌双侧第一乳磨牙和第一恒磨牙上安置带环，带环颊舌侧分别焊接在一起，腭部也可以安置塑料托，增强固位，形成一个整体，颊侧也用 0.9 mm 的钢丝将带环连接起来，并在乳尖牙部位或恒尖牙的近中弯制牵引钩，便于和外部面具或面杆通过牵引皮圈

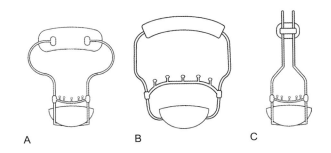

图 26-35　A. 面具式连接架；B. 面具式连接架；C. 杆式连接架

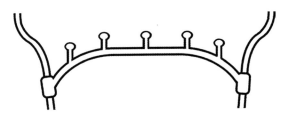

图 26-36　牵引钩装置

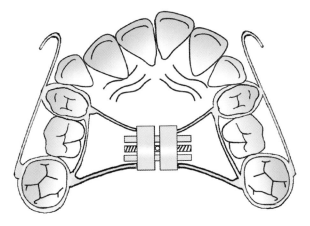

图 26-37　Hyrax 扩弓装置

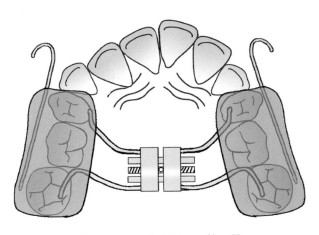

图 26-38　殆垫式 Hyrax 扩弓器

相连（图26-39）。如果第一乳磨牙已经缺失或严重龋坏，则带环可以置于第二乳磨牙和第一恒磨牙上。对于恒牙早期，带环置于上颌第一双尖牙和第一恒磨牙上。

（3）活动式口内装置：一般采用上颌殆垫式活动矫治器作为口内装置，第一恒磨牙采用箭头卡固位，第一和第二乳磨牙之间放置邻间钩增加固位，第一乳磨牙至第一恒磨牙面（替牙期）放置自凝或热凝塑料，并覆盖整个牙冠，在乳尖牙部位或者恒尖牙的近中颊侧弯制牵引钩，并埋于塑料中，见图26-40。活动式口内装置固位较差，受力时容易弹起，因此在临床上较少使用。

（二）矫治器的作用机制

1. 促进上颌骨的生长发育　对上颌骨发育不足的骨性Ⅲ类错殆患者，通过上颌前方牵引促进上颌骨向前向下的生长，达到生长改良的目的。颅面部的四条骨缝即额颌缝、颧颌缝、颧颞缝、翼腭缝对颅面的生长发育有非常重要的作用，对上颌骨施以矫形力牵引，使颅面的骨缝得以扩展，产生新骨沉积，起到促进上颌骨生长的矫形效果。有研究发现，在上颌前方牵引的同时，配合使用上颌骨宽度的反复扩缩，可增加上颌骨向前生长的效果。

2. 下颌的顺时针旋转　前方牵引在促进上颌骨向前生长的同时，可以使下颌骨产生向下向后的旋转。这对低角骨性Ⅲ类错殆有利于生长型的改变，对高角的骨性Ⅲ类患者，则加重高角趋势，使得面型更加变长。因此，高角Ⅲ类错殆使用上颌前方牵引，需要配合使用头帽颏兜高位牵引，以减少下颌的顺时针旋转作用。

3. 后牙前移或上牙列近中移动　对于拔牙患者或者牙列有间隙患者，当前牙不能向远中移动，只能近中移动后牙，可以在0.018英寸×0.025英寸或0.019英寸×0.025英寸的不锈钢方丝上焊牵引钩，牵引钩位于侧切牙和尖牙间，利于在颌内牵引关闭间隙的同时采用前方牵引装置，主要牵引后牙向前，关闭间隙。甚至对于牙列没有间隙的患者，采用此方法也可以牵引整个牙列向前。

（三）矫治器的临床应用

1. 年龄的选择　上颌前方牵引装置主要用于处于生长发育期的上颌发育不足的儿童患者，最佳年龄在8~10岁，在患者快速生长发育前进行。因为在此阶段正是上颌发育最快的阶段。当然10岁以后也可以进行前方牵引，甚至到了13~14岁还可以进行前方牵引，只是上颌骨的生长改型效果不佳而已。有报道表明在12岁以后进行前方牵引，颌骨的改型作用相对较差，而上颌前牙的唇向移动较为明显。也有学者采用钛板种植体或者骨膜下种植体作为上颌骨支抗，来进行前方牵引，取得了良好的生长改型效果。当然也有医生主张在乳牙期就开始进行前方牵引，一般年龄在4~5岁，因为此时上颌生长快，上颌骨缝也在快速生长，在短时间内就能促使上颌向前生长，纠正上颌后缩畸形。

2. 牵引力方向　由于上颌前方牵引容易造成上颌后部旋转，因此为了避免上颌后下旋转的副作用，

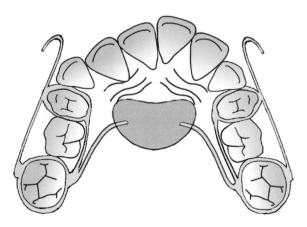

图26-39　固定牙弓非扩大式口内装置

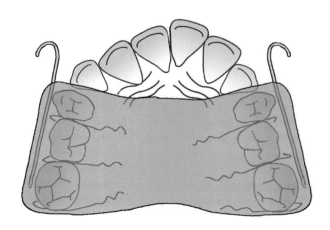

图26-40　活动式口内装置

牵引方向应该低于平面15°～30°。

3. 牵引力大小 为了起到颌骨改型作用，通常情况下，前方牵引力为每侧450～600 g。有人也会建议力量达到每侧1000 g，但很少使用这么大的牵引力。

4. 牵引时间 为了达到矫治效果，一般要求患者每天戴用时间不少于12小时，甚至有学者建议达到14小时。虽然大家都知道，戴用时间越长，效果越好，但毕竟患者很难做到。

5. 前方牵引的副作用 前方牵引常常会导致上前牙唇向倾斜、下前牙舌向倾斜、下颌后下旋转、面下高增加、下颌平面变陡等，宜在矫治过程中密切观察。尤其是前方牵引时不能采用软质材料制作的颏兜，否则可能会使下前牙严重舌向倾斜，甚至造成不良的下前牙齿槽骨吸收等。有些患者会出现皮肤过敏等，严重时应停止戴用。

6. 上颌前方牵引装置面具的选择 通常选择预成的前方牵引架，可调节式，以根据患者面型来调节面具的高低。

六、腭中缝扩展矫治器

（一）矫治器的组成

腭中缝扩展矫治器一般由螺旋扩弓器和固位装置组成。由于腭中缝开展需要较大的力量，因此经常选用固定的固位装置，如Hass螺旋扩弓器和Hyrax螺旋扩弓器。在上颌两侧第一恒磨牙和第一前磨牙（或第一乳磨牙）上制作带环，螺旋扩弓器焊接在两侧的带环上，为了增加支抗，带环的颊、腭侧可以焊接金属杆相连接。Hass矫治器还在螺旋扩弓器的两侧增加了树脂基托，以增强腭中缝扩张的效果。除了粘接带环提供固位，也可以选择可粘接的树脂基托提供固位，螺旋扩弓器的连接杆埋入树脂基托内。可粘接树脂基托矫治器的缺点是口腔卫生清洁比较困难，去除矫治器也比较麻烦。为了减小牙性支抗的不利作用，目前基于骨性支抗的螺旋扩弓器在临床得到发展和应用。

（二）矫治器的作用机制

腭部骨缝的生长可以持续到青少年晚期，这对颌骨宽度畸形的矫形治疗至关重要。对生长发育期的儿童患者，通过使用矫形力打开腭中缝，使腭中缝结缔组织产生新的骨组织，通过骨沉积的方式使上颌骨宽度增加。随着年龄的增大，腭中缝骨缝的骨化程度提高，打开腭中缝所需矫形力也需要增大。腭中缝扩展可以从替牙早期阶段开始，一般在13～15岁之前都可以打开腭中缝。15～17岁虽然仍可以打开腭中缝，但骨性开展的成分越来越少，相应的，后牙颊向移动和倾斜带来的牙性宽度开展的成分越来越多。

腭中缝扩展有快速腭开展和慢速腭开展两种方式。快速腭开展使用很大的矫形力，短期内达到几公斤的力量，大大超过牙周膜所能承受的生理范围，因此牙齿移动变得缓慢，而腭中缝被打开，产生骨性开展的矫形效果。临床使用一般每天2次打开螺旋，每次1/4圈，合计每天打开螺旋0.5 mm，2～3周后即可获得10 mm的扩展量。但在接下来的保持阶段，总的扩展量不变的情况下，牙齿的颊向倾斜移动逐渐增加，骨性开展的量逐渐减小。

慢速腭开展是每周打开螺旋1 mm，保持500～800 g的腭开展矫形力。获得10 mm的开展量，需要10～12周时间，其中骨性和牙性开展量各占一半。因此快速扩弓和慢速扩弓基本达到同样的开展效果，但是慢速扩弓可以获得比较接近符合生理的反应。

（三）矫治器的临床应用

1. 腭中缝扩展矫治器主要用于上颌骨宽度发育不足的后牙反𬌗患者。也可以扩大上颌牙弓宽度，增加牙弓周长获得间隙，有利于牙弓狭窄和拥挤病例的矫治。腭中缝的开展配合上颌前方牵引，有利于促进上颌骨向前的发育。

2. 腭中缝扩展矫治器所施加的矫形力，因年龄不同而有所变化，2～10磅（1～4.5 kg）不等，年龄越大需要腭开展的矫形力越大。腭中缝开展的结果会使上颌骨产生向前下的旋转。由于受到其他骨缝的干扰，腭中缝开展时腭前部打开的速度和幅度要大于后部。

3. 腭开展的方式需要根据患者的年龄和生长发育状态来加以选择。6～8岁替牙早期的患者，腭开展不需要太大的矫形力，可以应用慢速腭开展，更加符合生理性的变化。9～12岁替牙晚期或恒牙列早期，腭中缝发生一定的骨沉积，需要较大的矫形力开展，可以应用快速腭开展。

4. 腭中缝扩展的量需要过矫治，达到后牙深覆盖关系。腭开展的复发倾向比较明显，无论快速或慢速腭开展，均需要足够的保持期来稳定，一般保持 3 ~ 5 个月。

七、骨性支抗矫形力矫治器

为了克服传统牙性正畸支抗方法的不足，半个多世纪以来，骨性正畸支抗一直是正畸医师所关注和研究的热点。近 10 多年来，真正具有临床应用价值的正畸骨性支抗技术快速发展并得到普遍应用，其中主要包括微型支抗钉系统、微型钛板系统和腭部骨性支抗系统。骨性正畸支抗系统能够有效承载正畸力或矫形力而不发生移位，被有些学者称为"绝对支抗"。研究骨性支抗在矫形力系统中的应用是当前的一个重要探讨方向，目前发展了骨性支抗颌间牵引器（骨性支抗上颌前方牵引器、骨性支抗下颌前移器）和骨性支抗螺旋扩弓器，都属于口内矫形力矫治器。

（一）骨性支抗上颌前方牵引器

1. 适应证 骨性支抗上颌前方牵引器用于生长发育期骨性Ⅲ类、伴上颌后缩的错𬌗畸形患者的生长改良治疗。患者前牙反𬌗或对刃，磨牙关系Ⅲ类，Wits 值 <-1。治疗的时机一般选择生长发育高峰期前（CS1-CS2），为了防止钛板植入手术损伤下尖牙牙胚，需要在下颌恒尖牙萌出后开始治疗。

2. 机制效果 骨性支抗上颌前方牵引器可以有效改善骨性Ⅲ类上颌后缩患者的上下颌骨间关系，而不会引起下颌骨位置的改变和牙齿的代偿性变化。骨性支抗上颌前方牵引治疗后患者的软组织侧貌发生明显改善。研究发现，上颌骨 A 点前移 3 ~ 5 mm，显著大于传统上颌前方牵引组，其差异约为 2.3 mm。垂直向控制上骨支抗牵引好于传统上颌前方牵引，可以有效避免下颌骨顺时针旋转。上下切牙未发生明显的代偿性变化，而传统前方牵引则发生上切牙唇倾及下切牙直立。

3. 临床应用 骨性支抗上颌前方牵引需要在上下颌骨进行微型钛板的植入手术。植入的部位在上颌选择两侧的颧齿槽嵴，下颌选择双侧侧切牙和尖牙之间。手术需翻开黏骨膜瓣，用先锋钻预备后，

用 2 ~ 3 颗钛钉固定钛板，一般上颌 3 颗、下颌 2 颗。钛板延伸部分在靠近膜龈联合处穿出附着龈，形成口外部分，可以使用橡皮圈进行颌间牵引。手术 3 周后开始加力，初始力值每侧 150 g，牵引 1 个月后增加至每侧 200 g，牵引 3 个月后增加至每侧 250 g。患者只需每天更换一次皮筋即可，操作方便，利于提高患者的依从性。部分病例戴用Ⅲ类牵引 1 ~ 2 个月后需戴用𬌗垫来解除前牙𬌗干扰。患者每天至少更换 1 次皮筋，每天戴用 24 小时。

（二）骨性支抗下颌前移器

1. 适应证 骨性支抗下颌前移器用于生长发育期骨性Ⅱ类、伴下颌后缩错𬌗畸形的生长改良。患者一般均角或低角，前牙深覆盖≥5 mm，下牙列轻度拥挤，处于生长发育期的 MP3G 或 MP3H（Hagg，1982 手腕骨分期）。

2. 机制效果 下颌前移器的骨性支抗分为微钛板支抗与微螺钉支抗两种。骨性支抗结合 Forsus 矫治器和传统的 Forsus 矫治器，两种矫治方式都能促进下颌向前生长，但传统 Forsus 矫治器会导致下切牙明显唇倾，而骨性支抗结合 Forsus 矫治器下切牙角度无明显变化或变直立，没有使下前牙唇倾的副作用，更有利于治疗效果的稳定性。需要指出的是，一般认为，植入下颌前牙区的微钛板或微螺钉用作直接支抗引导下颌向前，才能起到有效促进下颌向前生长的矫形治疗作用。有些研究认为，如果使用微螺钉作为间接支抗引导下颌向前，并不能避免下切牙的唇倾，也不能进一步促进下颌骨生长。

3. 临床应用 骨性支抗下颌前移器在上颌可以直接作用于骨性支抗，也可以作用于上颌牙列上。上颌牙列的固定矫治器主弓丝应换至 0.019 英寸×0.025 英寸稳定弓丝，上牙列 8 字结扎，弓丝末端回弯或向后结扎。在下颌骨前部植入骨性支抗，骨性支抗分为微钛板支抗与微螺钉支抗两种。

下颌微螺钉支抗：在两侧下颌尖牙与第一前磨牙之间的膜龈联合水平各植入一颗微螺钉，可以作为直接支抗使用。如果使用间接支抗，则用不锈钢方丝弯制辅弓，连接微螺钉与下尖牙，树脂固定，使微螺钉作为间接支抗，或者在下颌后牙区植入微螺钉，以弹性结扎或被动结扎稳定下前牙，再结合使用下颌前移的引导装置（Forsus 等）。

下颌微钛板支抗：下颌微钛板的植入位置可以

是两侧侧切牙与尖牙之间，也可以是下颌骨两侧正中联合处各植入一块。在膜龈联合上方约 5 mm 处做 10 mm 长水平切口，翻起黏骨膜瓣。将钛板弯制成贴合骨表面的形态，用螺钉固定并缝合切口。Forsus 等前导装置直接作用于钛板口外牵引钩，微钛板作为直接骨性支抗。

（三）骨性支抗螺旋扩弓器

1. 适应证 骨性支抗螺旋扩弓器用于单侧后牙反𬌗、双侧后牙反𬌗或上牙弓狭窄，一般用于生长发育期儿童的矫形治疗。有研究认为，在使用重力的作用下，成人腭中缝会产生微骨裂而被打开，因此骨性支抗螺旋扩弓器也可以用于成人患者上颌骨骨性宽度不调的开展治疗。

2. 机制效果 骨性支抗螺旋扩弓器由于不依赖牙性支抗打开腭中缝，因此不会造成过度的后牙颊倾而产生牙周的问题。研究发现，牙支抗扩弓与骨支抗扩弓两种扩弓方式在第一磨牙牙冠水平、根尖水平及中切牙根尖水平均能实现有效扩弓。在第一前磨牙牙冠水平，牙支抗扩弓的量大于骨支抗扩弓；牙支抗扩弓会导致前磨牙区段颊侧骨板变薄，而骨支抗扩弓前磨牙区段颊侧骨板厚度则得以维持。牙支抗扩弓在前磨牙区域及鼻底的扩弓量大于骨支抗扩弓，但同时会造成更多的磨牙颊倾等牙性效应。

3. 临床应用 骨性支抗螺旋扩弓器所用微螺钉的数量和植入部位，因扩弓螺簧的类型而有所不同。

（1）两颗种植钉 + 两脚扩弓螺簧：种植钉植入位置为第一磨牙与第二前磨牙牙根之间距腭中缝约 6 mm 处的腭穹隆。局麻下，直径 8 mm 组织环切刀做圆形切口去除黏骨膜，先锋钻穿透骨皮质，拧入微螺钉种植体固定扩弓装置。

（2）两颗种植钉 + 四脚 Hyrax 螺旋扩弓器：种植钉植入位置为第一前磨牙水平，靠近第二、三腭皱，紧邻腭中缝处。局麻下植入种植钉，取硅橡胶印模，送技工室焊接制作 Hyrax 扩弓器。扩弓螺旋前脚固定于支抗螺钉，后脚固定于两侧磨牙带环。

（3）四颗种植钉 + 四脚 Hyrax 扩弓螺簧：种植钉植入位置为第一与第二前磨牙之间，及第二前磨牙与第一磨牙之间，距牙颈部约 7 mm，与腭部骨皮质呈 50°～70° 角。局麻下植入种植钉，取硅橡胶印模，送技工室制作扩弓器。扩弓螺簧的四脚固定于四颗微螺钉上。

骨性支抗螺旋扩弓器通常采用快速腭开张的方式，术后 1 周开始加力，加力方式为每天转 2 次（早晚各 1/4 圈），直至达到过矫治，上颌扩弓后可以锁住扩弓螺旋保持 6 个月。

参考文献

[1] Graber TM, Rakosi T, Petrovic, A G.Dentofacial Orthopedics with functional appliances. Saint Louis: Mosby, 1985, 68-91.

[2] Lin Jiuxiang. A cephalometric evaluation of hard and soft tissue changes during class il traction. Eur J Orthod, 1985, 7:201.

[3] Grandori F, Merlini C, Amelot C. A mathematical model for the computation of the forces exerted by facial orthopedic mask. Am J Orthod Dentofac Orthop, 1992, 101:441-447.

[4] Delaire J. Maxillary development revisited:relevance to the orthopedic treatment of class III malocclusions. Eur J Orthod, 1997, 19:289-311.

[5] Baccetti T,.McGill JS, Franchi L. Skeletal effects of early treatment of class III malocclusion with maxillary expansion and face mask therapy. Am J Orthod Dentofac Orthop, 1998, 113:333-343.

[6] Sugawara J. Long term effect of chincap therapy on skeletal profile in mandibular prognathism. Am J Orthod, 1990, 98(2):127-133.

[7] Graber LW. Chin cap therapy for mandibular prognathism Am J Orthod, 1997, 72(1):23-41.

[8] Kim JH, Viana MA, Graber TM. The effectiveness of protraction face mask therapy: a meta analysis. Am J Orthod Dentofac Orthop, 1999, 115(6):675-681.

[9] Ngan P, Yiu C, Hu A. Cephalometric and occlusal changes following maxillary expansion and protraction. Eur J Orthod, 1998, 20:237-254.

[10] Qzturk Y,Tankuter N. Class II :A Comparison of activator and activator headgear combination. Eur J Orthod, 1994, 16:149.

[11] Roberto MA, Filho L. Mandibular changes in skeletal class II patients treaded with Kloehn Cervical headgear. Am J Orthod Dentofac Orthop, 2003, 124:83-90.

[12] Wong GW, SoLL.Hagg U. A comparative study of sagittal correction with the Herbst appliance in two different ethnic groups. Eur J Orthod, 1997, 19(2):195-204.

[13] Cevidanes L, Baccetti T, Franchi L, et al. Comparison of two protocols for maxillary protraction: bone anchors versus face mask with rapid maxillary expansion. The Angle Orthodontist, 2010, 80(5):799-806.

[14] Nguyen T, Cevidanes L, Cornelis MA, et al. Three-dimensional assessment of maxillary changes associated with bone anchored maxillary protraction. American Journal of Orthodontics and Dentofacial Orthopedics, 2011, 140(6):790-798.

[15] Heymann GC, Cevidanes L, Cornelis M, et al. Three-

dimensional analysis of maxillary protraction with intermaxillary elastics to miniplates. American Journal of Orthodontics and Dentofacial Orthopedics, 2010, 137(2):274-284.

[16] Elkordy SA, Abouelezz AM, Salah Fayed MM, et al. Three-dimensional effects of the mini-implant–anchored Forsus Fatigue Resistant Device:A randomized controlled trial. The Angle Orthodontist, 2016, 86(2):292-305.

[17] Turkkahraman H, Eliacik SK, Findik Y. Effects of miniplate anchored and conventional Forsus Fatigue Resistant Devices in the treatment of Class Ⅱ malocclusion. The Angle Orthodontist, 2016, 86(6):1026-1032.

[18] Lagravère MO, Carey J, Heo G, et al. Transverse, vertical, and anteroposterior changes from bone-anchored maxillary expansion vs traditional rapid maxillary expansion: A randomized clinical trial. American Journal of Orthodontics and Dentofacial Orthopedics, 2010, 137(3):301-304.

[19] Mosleh MI, Kaddah MA, Abd Elsayed FA, et al. Comparison of transverse changes during maxillary expansion with 4-point bone-borne and tooth-borne maxillary expanders. American Journal of Orthodontics and Dentofacial Orthopedics, 2015, 148(4):599-607.

[20] Urban Hagg, John Taranger. Maturation indicators and the pubertal growth spurt. Am J Orthod, 1982, 82(4):299-309.

当代 Tweed-Merrifield 标准方丝弓矫治理论及技术

江久汇　张兴中　林久祥

本章内容

Tweed-Merrifield 固定矫治理论和技术是建立在方丝弓矫治器（edgewise appliance）基础上的，是对 Edward Hartley Angle（1855—1930）在 80 多年前（1925 年）所发明的方丝弓矫治器的不断应用、发展而形成的一种矫治原理和技术，或者称为标准方丝弓矫治技术。如今随着不断应用和大量优秀的临床医生的不断研究和总结，这一理论仍在不断地发展完善着。回顾这段历史，仿佛是回顾现代口腔正畸矫治技术的产生和发展。

说到历史，有必要简要了解 Tweed-Merrifield 方丝弓矫治技术和现今存在的另外两种常用矫治技术之间的关系。从方丝弓矫治器的发明到今天近百年的时间中，固定矫治器的发展，除了最早期的方丝弓矫治器之外的另两项重要的发明是 1933 年由 Paul Raymond Begg（1889—1983）提出的 Begg 矫治器和 1972 年由 Lawrence F Andrews 提出的直丝弓矫治器（straight wire appliance），其由方丝弓矫治器演变而来，实际上与之是一个体系。

Begg 早年也是 Angle 的学生，毕业后回到了自己的家乡澳大利亚，并用方丝弓矫治器治疗患者，2 年后他遇到了和 Tweed 相同的问题，由于受 Angle 的不拔牙理论的限制，他对治疗结果并不满意，同时通过对当地土著人的研究，他确信现代人类牙列拥挤的原因是因为缺少牙间磨耗。1928 年他开始拔除双尖牙，1933 年他发明了 Begg 托槽，看起来就是将 Angle 的带状弓（ribbon bracket）上下颠倒过来用。20 世纪 40 年代，他发明了澳丝，并逐渐形成了轻力细丝的 Begg 矫治技术，并将这种技术传回了美国，在 20 世纪 60—70 年代，这种技术在美国曾经相当流行。但遗憾的是，由于种种原因，在今天还在使用类似技术的人已经不多。

Andrews 在 1970 年提出理想验六要素（the six key to optimal occlusion）之后，在方丝托槽中加入了各种转矩、倾斜度和底板厚度，发明了直丝弓矫治器，从而在一定程度上缩短了临床操作时间，简化了治疗程序，因而受到许多人的欢迎。这种技术并没有摆脱通过矩形弓丝和托槽槽沟间相互作用而对牙齿进行三维方向控制的本质。由于一套数据不可能适用于所有患者，而且不同的临床医生对标准的牙颌状态又有不同的认识，因此又出现了以不同医生为代表的多种不同数据系统的直丝弓托槽系统。尽管存在多种预成数据系统，但是对于大多数病例而言，无论采用何种数据，一定程度的弓丝弯制实际上是在所难免的，而有的时候，由于预成数据的存在，其临床操作可能变得更加复杂，而这就与其简化临床操作的特点相违背。对于正畸医学生而言，如果在学习之初就以直丝弓矫治技术为主，由于其弓丝弯制训练不足，对于弓丝与托槽之间的相互作用对牙齿及牙周组织的影响理解不足，在以后的临床生涯中碰上一些较难病例，可能就会有束手无策之感。近年来，随着方丝弓技术的进一步发展，特别是 Tweed- Merrifield 矫治原理的发展，使方丝弓矫治技术更加完备，临床操作也更加简便，在各种固定矫治技术新方法不断出现的今天，其最精确的牙齿控制、最个性化的诊断治疗的特点，并没有被取代，而是变得更有生命力。它是现代正畸矫治临床技术的基础，是正畸学毕业生必须掌握的最基本和重要的临床技术之一。

一、历史回顾：从昨天到今天

（一）Angle 和 Angle 系统（Angle system）及方丝托槽（edgewise appliance）

Edward Hartley Angle（1855—1930）（图 27-1），在牙科学校毕业后经过了一段时间的临床和教学工作，使用过各种技术和方法，经历了困难和挫折后，认为有必要形成一种标准化的正畸矫治器，它由几部分组成，可以商品化，从而可以买到，并能应用到绝大多数患者。1887 年，在华盛顿特区举行的第九届国际医学会议上，他介绍了他的标准矫治器——由若干部件组成的最初的 Angle 矫治系统（Angle system）（图 27-2）。他认为作为正畸矫治器必须具有以下五个特征：

（1）简单：能够推、拉、旋转牙齿；

（2）稳定：能够固定在牙齿上；

（3）有效：基于牛顿第三定律；

（4）相容：能被周围组织接受，不引起炎症或疼痛；

（5）美观：不易被看到。

1899 年他提出了 Angle 错验分类。Angle 一生有 37 项发明，其中对于现代正畸学发展比较重要的有：以扩弓和颌间牵引为主的 E 形弓系统（E-arch, 1900）（图 27-3）；首个能进行转矩控制、移动牙

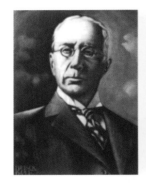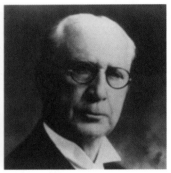

图 27-1　Edward Hartley Angle 肖像

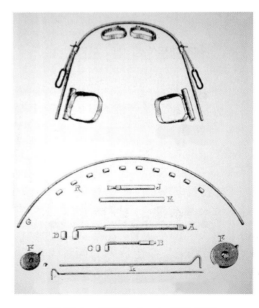

图 27-2　最初的 Angle 矫治系统

根的矫治器钉管弓系统（pin-tube appliance, 1910）（图 27-4）；后来成为 Begg 矫治器基础的带状弓系统（ribbon arch, 1916）（图 27-5）；以及方丝弓系统（edgewise appliance, 1925）。后者及其变体成为当今正畸界最常用的矫治器。

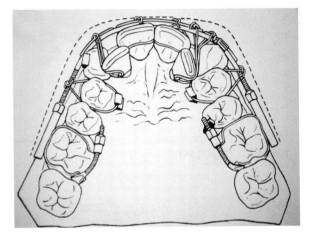

图 27-3　E 形弓系统

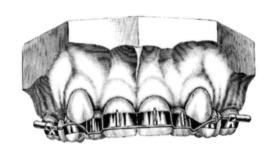

图 27-4　钉管弓系统

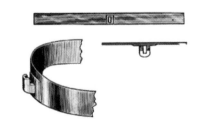

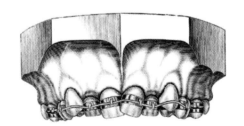

图 27-5　Angle 的带状弓系统

Angle 一生不懈地改进完善着他的矫治器系统，在他去世前 5 年开始研究方丝弓系统，3 年后才推出。他将带状弓托槽槽沟（slot）从垂直向改为水平向，三面的矩形槽沟开口向外，以水平向接纳矩形弓丝，槽沟的尺寸设计为 0.022 英寸 × 0.028 英寸以容纳直径最粗为 0.0215 英寸 × 0.0275 英寸的弓丝。从而更加准确和有效地实现牙齿的整体移动和转矩控制。早期的托槽是由金合金制成，其尺寸要比现今使用的小得多。当时不锈钢尚未出现，尽管金合金有许多优点，但当将其作为正畸矫治器使用时，其延展性（malleability）却带来了问题，经常出现托槽翼张开，几次调整后常导致托槽损坏。弓丝和带环也由金合金制作。金合金弓丝比不锈钢丝要软，金合金带环比不锈钢带环要厚。另外的问题还有铜制的结扎丝易折断，焊接于带环唇面的小环易损坏，带环常导致牙齿釉质脱矿等。因此，当时的医生不愿使用这种矫治器并不令人惊奇。

Angle 一生对正畸事业作出了巨大贡献。除了发明了方丝弓矫治器外，1899 年提出了 Angle 错𬌗分类法，同年建立了第一所正畸学毕业后教育学校——Angle 学校，在 1900 年倡导建立了世界上第一个正畸协会——美国正畸协会（ASO，即今天 AAO 的前身）。Angle 在后期坚信他的𬌗线理论（line of occlusion），即应该扩大牙弓以容纳所有牙齿而不需要拔除牙齿，他相信扩大牙弓可以刺激颌骨生长从而使得拔牙不再必要。

（二）Charles H. Tweed 及其 Tweed 理论

Charles H. Tweed（1895—1970）（图 27-6）最初是美国亚利桑那州的一名普通牙科医生，1925 年他初次申请到 Angle 正畸学校学习未被接受，1927 年再次申请被接受，在 George Hahn 的指导下经过了 8 个月的训练毕业。毕业时 Tweed 33 岁，而 Angle 已经 73 岁。Angle 当时对方丝弓矫治器未被一致接受很是失望，并对他的一些学生对方丝弓矫治器的篡改感到愤怒，他决定在《牙科纵横（Dental Cosmos）》杂志上发表一篇描述这种矫治器的文章。而当时 Tweed 刚刚完成 Angle 学校的培训，Angle 很欣赏他的才能，因而邀请 Tweed 帮助他一起完成这篇文章。他们一起工作了 7 周并成为密友。Angle 告诉 Tweed，除非他坚持在临床上应用这种矫治器，否则不可能真正掌握它。之后 Tweed 回到了亚利桑

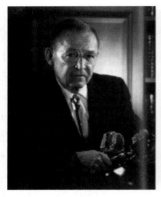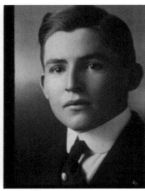

图 27-6　Charles H. Tweed 肖像

那州的凤凰城（Phoenix）建立了美国第一个纯粹的专科正畸诊所。

　　在接下来的 2 年中（亦即 Angle 生命的最后 2 年），Tweed 和 Angle 过往甚密。Tweed 在诊所诊断和治疗患者，而 Angle 进行指导。Tweed 每隔 4 个月将治疗记录送到 Angle 的住处——巴沙迪那（Pasadena）。Angle 研究后为他制订后 4 个月的治疗计划。Angle 对 Tweed 的治疗效果非常满意，并力邀他参加了一些重要组织。在这 2 年里，Angle 和 Tweed 的通信多达 100 封以上（现存于 Tweed 基金会图书馆）。Angle 对他这位年轻的学生寄予厚望，要求 Tweed 实现他的两个重要请求：

　　（1）将其毕生贡献于方丝弓矫治器的发展；

　　（2）竭尽所能将正畸学发展成为牙科职业中的一个专科。

　　Tweed 确实按 Angle 所要求的去做了。他游说患者，说服牙科医生，影响政治家，在各种会上讲话、签名请愿。终于，在他的不懈努力下，1929 年亚利桑那州通过了美国历史上第一部"正畸专科医师法"（Orthodontic Specialty Law），Angle 对此欣喜若狂。1933 年 7 月 22 日，Tweed 获得了亚利桑那州 1 号专科正畸医生证书（Certificate No. 1），成为了美国历史上第一个正畸专科医生。

　　1930 年 8 月 11 日，Angle 去世，享年 75 岁，在最后的日子里，他饱受病痛折磨，然而并没有停止工作，他不断地试验、选择，从来不对已经得到的结果满意，不断地思考可能的改进。在他去世的时候，他应感到平静，因为他知道，他已经找到了正确的人选能够继续完成他对理想的追求。

　　从 1928 年到 1932 年，Tweed 坚守着 Angle 不拔牙矫治的信条，并于 1932 年在 *Angle Orthodontist* 发表了他的第一篇论文——"方丝弓矫治技术治疗病例报告"（Report of Cases Treated with Edgewise Arch Mechanism）。但在接下来对保持期患者进行回访观察时，他对他的工作感到非常失望，一度几乎要放弃正畸职业。他知道他有最好的矫治器，也有很好的技能，可是治疗结果却如此不稳定和不满意。他接下来花了 4 年的时间来潜心研究他的成功病例和失败病例，期间他得到了一个重要发现：直立的下切牙与治疗成功及治疗后的面部平衡有很大关系，而为了直立下切牙必须预备支抗和拔除牙齿。于是 Tweed 选择了一些失败病例，拔除第一双尖牙，免费重新治疗。

　　1936 年，Tweed 向 Angle 协会递交并随后发表了他的第一篇有关拔牙矫治论文。然而 Angle 的妻子 Anna Hopkin Angle——"Angle 妈妈（Mother Angle）"，当时是 Angle 杂志的编辑，也是 Angle 协会会员，拒绝参加他的有关论文的讲座。他当年的老师、Angle 协会当时的领袖 George Hahn 也对他严厉批评，几乎所有人都认为他背叛了已知的最伟大的正畸学家 Angle。Tweed 被这种反应击垮了，他回到了家乡，但仍继续进行着他的研究工作。

　　到 1940 年他已拥有 100 例治疗病例。开始时不拔牙矫治后来又拔除第一双尖牙重新治疗的病例资料。他设法让自己参加了这一年在芝加哥举行的 Angle 协会的大会，在会上展示了他那 100 例病例并宣读了论文（图 27-7）。尽管那些病例的矫治结果是如此漂亮，但 Tweed 却遭受了更为严厉的批评。

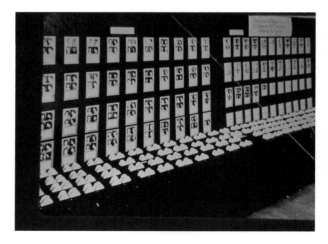

图 27-7　1940 年 Angle 大会 Tweed 展示的 100 例病例

Robert Strang 医生，一位 Angle 早年的学生是这样描述的：当 Tweed 宣读完他精心准备的论文后，这里没有一声掌声，整个房间里顿时充斥着指责甚至是漫骂，这个过程至少持续了一个小时。他们用你可以想到的最尖刻的语言进行批评而全然不顾那完美的治疗结果，就是因为违背了 Angle 的不拔牙原则。"尽管 Tweed 受到许多伤害，但他从来没有学会憎恨"西班牙的 Juan Canut 医生曾这么说过。

大约从这个时候，Tweed 形成了他的一句口头禅。当有人说他误治了某一个患者或拔了不该拔的牙，Tweed 通常会说"请把模型放到桌上（just put your plaster on the table）"，也就是说让治疗结果说话。就这样，在 Tweed 基金会形成了一个传统，在每次会议上，会员都会将模型带来，即便是在 Tweed 已 70 岁高龄之时，他也从来没有不带模型就参加会议的。

Tweed 决定成立一个研究俱乐部，1941 年，36 位医生一起参加了这个俱乐部的第一次课程（图 27-5）。其后，1942 年、1946 年、1947 年各举行一次。在 1947 年的会议上，研究会提出设立 Charles H. Tweed 正畸研究基金会（Charles H. Tweed Foundation for Orthodontic Research），1948 年 4 月基金会正式成立，地点在亚利桑那州图桑市（Tucson, Arizona），到 1980 年，这一组织开始变得国际化，而来自全世界（包括美国）的正畸医生、医学生络绎不绝地来到这里，把这里当做了现代正畸矫治技术的一个圣地（图 27-8、图 27-9）。

Charles H. Tweed 对现代正畸学专业的建立和发展作出了杰出的贡献。他在正畸学理论和治疗方法上的突出成就主要有以下一些方面：

（1）强调面部美观的重要性；

（2）提出将牙齿直立于基骨，尤其是下切牙直立于下颌骨的概念；

（3）使拔牙矫治能被接受，并普及第一双尖牙的拔除；

（4）促进了 X 线头影测量的临床应用；

（5）提出了诊断性面部三角，并以其作为诊断、治疗和评价治疗结果的工具（图 27-10）；

（6）提出顺序治疗、精确的矫治器调整，完善了第一、第二和第三序列弯曲；

（7）提出整体支抗预备；

（8）对替牙期患者提出了一整套顺序地拔除乳

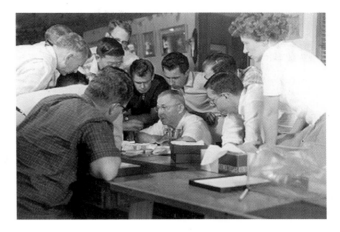

图 27-8　1941 年第一次 Tweed 学习班

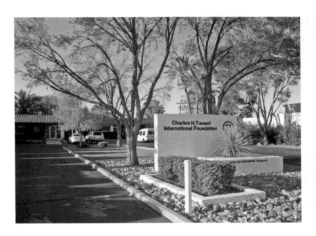

图 27-9　现在的 Tweed 基金会

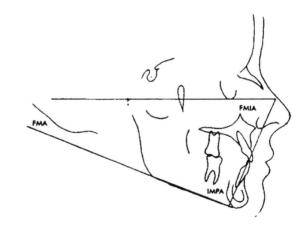

图 27-10　诊断性面部三角

牙和恒牙的序列拔牙治疗方法。

这样，Tweed 理论（Tweed philosophy）形成了。除此之外，Tweed 还比世界上其他任何人都更多地指导、鼓舞和领导了更多的正畸医生。正是由于他及其学生们的努力，方丝弓矫治器得以在全世界普及，正畸临床实践才被公众视为必需的一项医疗服务。

Angle 为正畸界提供了方丝托槽，而 Tweed 则为正畸医生提供"矫治器"。他毫无疑问地成为了 20 世纪最有影响力的临床正畸学家。他一生恪守对良师益友 Angle 的承诺，将其 42 年的职业生涯全部用于使用和完善方丝弓矫治器。1970 年 1 月 11 日，Charles H. Tweed 去世。

（三）Lester L. Merrifield 与 Tweed-Merrifield 矫治理论

Lester L. Merrifield（1921—2000）（图 27-11）1951 年在美国密苏里堪萨斯城大学（UMKC）完成正畸学研究生教育，1953 年他来到 Tucson 接受了 Tweed 培训，1955 年在 Tweed 的邀请下，正式加入了 Tweed 课程的教学班，1970 年 Tweed 去世后接替 Tweed 开始担任主任。Merrifield 为正畸事业奉献了 45 个春秋，他和 Tweed 研究基金会的教学人员一起，完善和扩大了 Tweed 理论，对矫治理论进行了深入的探讨，总结出包含许多至关重要概念的 Tweed-Merrifield 理论（Tweed-Merrifield philosophy），同时简化了治疗程序，将 Tweed 时代所需 12 组弓丝减少到最多 4~5 组，使方丝弓矫治技术成为当今世界上正畸临床矫治中最为精确、可靠、有效和易用的方法之一。

Tweed-Merrifield 矫治理论的治疗目标如下：

（1）调整牙齿位置达到最大的面部平衡和协调；

（2）调整牙齿位置达到最大的牙齿、颌骨、关节及周围软组织健康；

（3）调整牙齿位置达到最为有效的功能；

（4）调整牙齿位置达到最大的稳定和美观；

（5）对未成年患者调整牙齿位置以顺应正常生长型的生长，同时最大程度地补偿不正常生长型的生长；

（6）调整牙齿和牙列位置达到两者与周围环境最大的持续协调（此目标只有在前述五个目标达到后才能实现）；

（7）这些目标必须是在对公众利益超越一切的关注下，以合乎道德伦理并富于同情心的方式去实现。

Tweed-Merrifield 矫治理论对正畸学理论的贡献主要如下：

（1）牙列范围的基本概念。

诊断理论

（2）下面高范围；

（3）全面间隙分析；

（4）为实现以下目的的间隙管理方针：

1）达到最大的正畸改变

2）确定骨、面及牙列不协调位置

治疗理论

（5）治疗中的力的方向控制；

（6）顺序牙齿移动；

（7）顺序下颌支抗预备；

（8）各有目标的四步治疗。

二、Tweed-Merrifield 标准方丝弓矫治器及基本弓丝弯制技术

（一）托槽、带环和颊管

矫治器是实现正畸矫治目的的工具。正如 Angle 所言，矫治器应该满足简单、有效、舒适，同时还应美观、清洁和易用。Tweed-Merrifield 标准方丝弓矫治器的托槽（图 27-12）拥有 0.022 英寸的横向中央槽沟，深 0.028 英寸，除第一磨牙是双翼托槽外，其他都是单翼，托槽宽度上颌 6 个前牙最宽，双尖牙其次，下颌前牙最窄。0.022 英寸槽沟可以容纳相对更大尺寸的弓丝，从而更好地控制牙齿。所有托槽槽沟没有倾斜度，没有转矩，没有底板厚度不同，一般粘贴在牙齿牙面长轴上，距牙尖或切缘有相应的距离。通常从第一双尖牙开始向后应用带环，

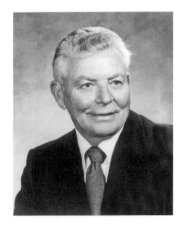

图 27-11 Lester L. Merrifield 肖像

第二磨牙带环颊侧有颊管，带环舌侧通常有舌侧夹（cleat），以方便对牙齿旋转等控制。

（二）弓丝

常用的弹性不锈钢方丝有：0.017 英寸 ×0.022 英寸，0.018 英寸 ×0.025 英寸，0.019 英寸 ×0.025 英寸，0.020 英寸 ×0.025 英寸，0.0215 英寸 ×0.028 英寸。有时在牙弓整平阶段还会用到 0.016 英寸 × 0.022 英寸弓丝。偶尔会用到澳丝（Australia wire）或镍钛丝（Ni-Ti wire）。

（三）辅助工具

Tweed-Merrifield 标准方丝弓矫治技术中最常用的辅助工具是弹性牵引和方向力头帽。弹性牵引可以在颌间也可以在颌内，可以由弹性橡皮圈、橡皮链、弹力线、不锈钢或镍钛推簧或拉簧来实现。方向力头帽是指高位牵引 J 钩或是中位牵引 J 钩，对患者颌骨牙列施加方向性的口外力。这些辅助工具的应用有时需要患者的配合。

（四）基本临床技术

1. 常见弓丝曲

（1）欧米伽曲（omega loop）（图 27-13）；
（2）关闭曲（closing loop）（图 28-14）；
（3）螺旋球形曲（helical bulbous loop）（图 27-15）；
（4）樱桃形曲（cherry loop）（图 27-16）；
（5）鞋拔曲（shoehorn loop）（图 27-17）；

常用弓丝弯制工具

欧米伽曲

关闭曲

鞋拔曲

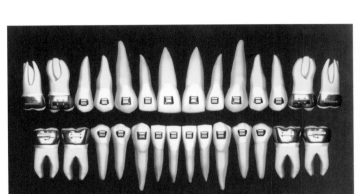
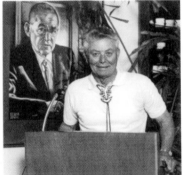

图 27-12　Tweed-Merrifield 标准方丝弓

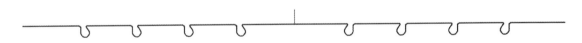

图 27-13　欧米伽曲 (omega loop)

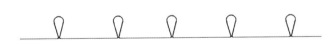

图 27-14　关闭曲 (closing loop)

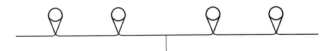

图 27-15　螺旋球形曲 (helical bulbous loop)

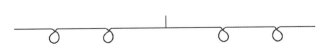

图 27-16　樱桃形曲 (cherry loop)

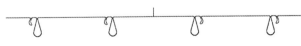

图 27-17　鞋拔曲 (shoehorn loop)

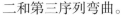

第一序列弯曲

2. 焊接技术

在弓丝上焊接各种不同作用的小钩是一项临床正畸基本技术，早年的正畸医生无一不是焊接技术的高手，有时它可以在某种程度上代替部分弓丝曲的弯制。焊接钩的作用有：①作为弹性牵引时的牵引钩；②作为头帽作用的牵引钩；③作为阻止点。

（1）常见焊接钩（图27-18）：上颌或下颌唇弓中切牙与侧切牙间的向上或向下并近中弯曲的用于J钩牵引的牵引钩，上颌唇弓侧切牙与尖牙间的十字交叉于唇弓上的用于Ⅱ类牵引和垂直牵引的牵引钩，上颌或下颌垂直向上或向下的垂直牵引钩。

（2）常见焊接设备：常用的焊接方法有银焊（图27-19）和电子点焊。银焊器材主要有：喷灯（torch lamp），焊媒（flux），焊锡（silver solder），铜丝，软不锈钢丝。

3. 弓丝第一、第二、第三序列弯曲

对作用力、反作用力以及牙齿在弓丝的作用下所产生的反应的理解是临床正畸治疗中的关键。Tweed-Merrifield标准方丝弓矫治技术对牙齿进行水平向、垂直向和转矩控制而在弓丝上所作的弯制，分别称为第一、第二和第三序列弯曲。

（1）第一序列弯曲（图27-20）：第一序列弯曲对牙齿进行颊舌向的调整。要注意到，当对后牙颊向调整时，将会影响到后牙的转矩。理想的上颌唇弓的第一序列弯曲应有侧切牙的内收（inset）、尖牙的外展（offset）、第一恒磨牙近中的外展和远中的内收（toe in）的作用，下颌唇弓的第一序列弯曲应有尖牙的外展、第一双尖牙的外展、第一恒磨牙近中的外展和远中的内收的作用。

上下颌唇弓的第一序列弯曲完成后，应检查符合度（coordination）（图27-21），相互符合的上下颌唇弓放在一起，应有如下特征：中切牙处相距2 mm；下颌尖牙部和上颌侧切牙部接触；下颌第一双尖牙部和上颌尖牙部后段接触；磨牙段平行接触；在没加第二序列弯曲前，弓丝完全平整。

个别理想基本弓形

个别理想基本弓形是弯制上下颌唇弓，形成个别弓形的基本依据之一，它是依据下颌牙列情况绘

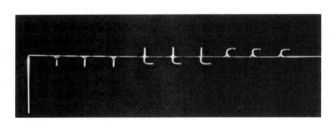

图 27-18　常见焊接钩

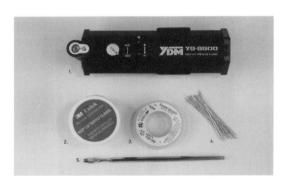

图 27-19　银焊设备

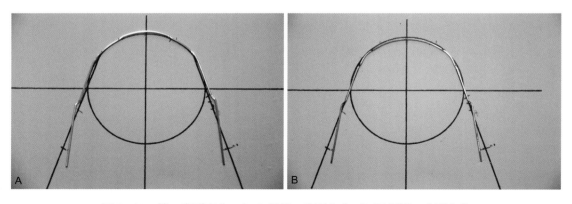

图 27-20　第一序列弯曲。A. 上颌第一序列弯曲；B. 下颌第一序列弯曲

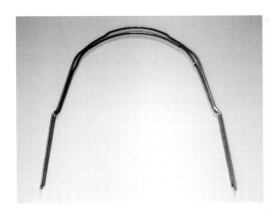

图 27-21　上下颌弓丝第一序列弯曲的匹配或符合度

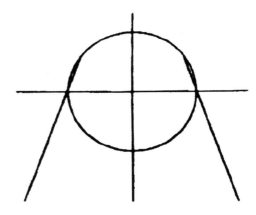

图 27-22　个别理想弓形的绘制

制的（图 27-22）。其步骤如下：

①准备一张具有十字坐标系的绘图纸。

②比照下颌模型，以第二双尖牙牙冠颊面间距离的一半为半径，以坐标系原点为轴，绘圆，与横坐标相交两点分别代表两侧第二双尖牙颊面点，与纵坐标相交上点将代表理想弓形两侧中切牙间点。

③分别测量下颌模型两侧中切牙中间点到尖牙颊面中点、第一及第二恒磨牙颊面沟之间的距离，在绘图纸上，分别以这些距离为半径，以上述所绘圆与纵坐标相交上点为圆心，在其下方绘制三段弧形。

④最上段弧形和最初圆相交两点，代表尖牙颊面点。

⑤测量第一恒磨牙颊面沟间距离，在中间段弧形上比照纵轴，标记出代表第一恒磨牙颊面的两点。

⑥测量第二恒磨牙颊面沟间距离，在最下段弧形上比照纵轴，标记出代表第二恒磨牙颊面的两点。

⑦绘制尖牙、第二双尖牙、第一恒磨牙、第二恒磨牙颊面点连线，并远中延长 8 mm。

（2）第二序列弯曲（图 27-23，表 27-1）：第二序列弯曲对牙齿进行垂直向的调整，是对𬌗颌面垂直向控制的关键。Tweed-Merrifield 标准方丝弓矫治技术要求对第二序列弯曲是由后向前逐渐加入的。在最终的完成弓丝上，在下颌唇弓，第二恒磨牙、第一恒磨牙、第二双尖牙上将有 20°、10°、5° 的后倾弯，在上颌唇弓，则分别是 25°、10°、5° 的后倾弯。要注意，在后牙加后倾弯会对下前牙产生不利的冠唇向转矩，因此常规要在下前牙辅以冠舌向转矩以对抗这种作用；而对上前牙则通常产生有利的压入作用和根舌侧转矩。另外，在完成弓丝的上

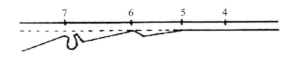
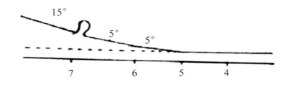
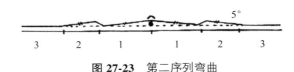

图 27-23　第二序列弯曲

表 27-1　上下弓丝第二序列弯曲后倾弯数值

	7	6	5	2	1
上牙列	后倾 25°	后倾 10°	后倾 5°	5°	3°
下牙列	后倾 15°	后倾 10°	后倾 5°		

颌唇弓应弯制美观曲（artistic bends），中切牙处唇弓近中倾斜 3°，侧切牙处唇弓近中倾斜 5°（图 27-23）。

后牙倾斜度检测——读出值（readout）

测量后牙的近远中倾斜度，是临床矫治中经常的动作。需要一根直的全尺寸测量弓丝，一端有一个手柄，另一端有一个小的刺刀曲（方便放入后牙颊管和托槽），和第二序列卡（图 27-24）。测量的原理如图 27-25，将测量弓丝有外展的一端置入将

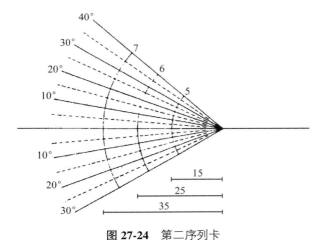

图 27-24　第二序列卡

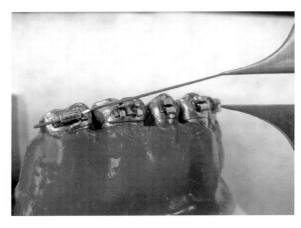

图 27-25　第二序列读出值的测量

要测量的磨牙或前磨牙的颊管或托槽，测量另一端距前牙托槽槽沟的垂直距离，然后再对照第二序列卡上对应的牙齿，将垂直距离值转换成角度值，即为读出值。第二序列卡下面所示的 35、25、15，表

示的是经研究总结发现，第二恒磨牙颊管近中、第一恒磨牙托槽近中、第二双尖牙托槽近中分别距离下颌前牙托槽的水平距离大约分别为 35 mm、25 mm、15 mm。

（3）第三序列弯曲（表 27-2）：

表 27-2　上下弓丝第三序列弯曲转矩数值

	前牙段	牙列中段	牙列后段
上牙弓	0°	− 7°	− 12°
检测	0 mm	下方 5 mm	下方 9 mm
下牙弓	− 7°	− 12°	− 20°
检测	上方 5 mm	上方 9 mm	上方 14 mm

第三序列弯曲是对牙齿转矩的调整。其中除了上颌前牙为根舌向转矩外，其余牙齿均有一定的冠舌向转矩。理想的转矩是：在下颌，前牙冠舌向转矩 7°，尖牙、第一双尖牙 12°，第二双尖牙到第二恒磨牙 20°；而在上颌，前牙 0° 或轻微的根舌向转矩，尖牙、第一双尖牙冠舌向转矩 12°，第二双尖牙到第二恒磨牙 20°，带有关闭曲的上颌唇弓的前牙转矩通常为根舌向 7°。应该注意，转矩的应用是逐渐、有顺序进行的。

转矩检测技术（图 27-26）

如图 27-26 所示，通过观察加载了转矩的唇弓的磨牙段在垂直方向上偏离的距离，从而判断所加载转矩的大小。

（五）矫治器的演变

在最近的 30 多年，Tweed-Merrifield 标准方丝弓矫治器又产生了许多新的变种。其中最主要的是 1972 年由 Larry Andrews 改进的直丝弓矫治器，它把第一、第二和第三序列弯曲直接做在了托槽上，希

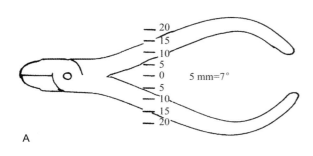

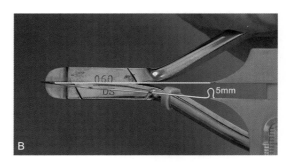

图 27-26　A. 转矩检测图示；B. 弓丝转矩的检测实例

望能够不用在弓丝上弯制这些弯曲。后来，不同的厂家根据不同医生的要求生产了带有不同倾斜度、转矩和底板厚度数据的直丝弓矫治器，其中比较有名的有 Burstone、Lindquist 和 Roth 系统，还有国内比较常见的 MBT 系统。另一种变化就是将托槽槽沟尺寸由 0.022 英寸变为 0.018 英寸。

三、当代 Tweed-Merrifield 标准方丝弓矫治技术基本理论

（一）牙列范围（dimension of the dentition）

牙列范围的概念是 Tweed-Merrifield 矫治原理中最重要、最基本的概念之一。无论是诊断原理还是治疗原理都是在这个重要的概念框架下发展起来的。

正畸学临床工作说到底是对牙齿及牙列的移动，而这种移动是三维的，包括垂直向、冠状向及矢状向，能够对牙齿及牙列进行近中、远中、唇颊向、舌向、压入和伸长六个方向的移动。然而这种移动是有范围的，它受周围骨骼、肌肉和软组织的物理环境的制约。因此，正畸临床治疗不得不考虑这种范围的界限是什么，因为任何一种矫治器所产生的矫治效果都是对这些界限的挑战。

在牙颌肌肉功能正常的情况下，牙列范围有以下四个原则：

1. 存在牙列的前方界限 牙齿不应被前移出基骨之外。Tweed 通过诊断性面部三角来确定牙列的前方界限。

2. 存在牙列的后方界限 牙齿不应被远中移动出上颌结节或者人为地埋入下颌磨牙后方的骨内。

3. 存在牙列的侧方界限 如果将牙齿唇颊向或舌向移动过大至影响嚼肌、颊肌与舌侧的肌力平衡，远期复发将会发生。

4. 存在牙列的垂直向界限 除深覆𬌗外，由治疗而引起的前面部垂直向的张开对面部平衡和协调而言是灾难性的。

总之，临床正畸医生在进行诊断和设计治疗计划时应明确这些范围，并遵循这些规律。

（二）个体化诊断及间隙分析系统

Merrifield 以及 Tweed 研究基金会的讲师、研究者们一起，如同 Tweed 当年一样，经常对大量的满意病例和不满意病例进行对比，并结合当代的正畸学研究新方法，经过仔细的研究，渐渐总结并形成了一套系统而有效的诊断和治疗理论。这些诊断理论试图帮助临床医生解决在正畸治疗中拔不拔牙以及拔什么牙的问题，而不再像 Tweed 当初一样只知道拔 4 颗第一双尖牙。

Tweed-Merrifield 诊断理论可以概括如下：

（1）了解牙列范围并在牙列范围内治疗错𬌗，对牙颌周围肌力平衡者不建议扩弓；

（2）了解下面部结构特征，尽可能实现面部的协调和平衡；

（3）了解骨骼生长型，使诊断和治疗尽可能地与对治疗结果有利的骨骼生长型相协调，或改善不利的生长型。

1. 面部不调

（1）面部的平衡与否是诊断中必须首先考虑的问题。正畸医生应该对协调平衡的面型有一种直觉。

从正面观，就面下 1/3 而言，下唇唇红缘点应平分颏下点到鼻翼间距离，而上唇唇红缘点应平分下唇到鼻翼间距离。从侧面观，面部平衡与否的常用评价方法有如下几种：

①侧貌线（profile line）：侧貌线是连接软组织颏部及最突出的上唇或下唇部唇红缘突点的连线。当此连线远离鼻尖，则面突存在（图 27-27）。当面部平衡协调时，此连线应与颏部、上下唇唇红缘突点相切并和鼻尖的前 1/3 相交。几个世纪以来已经证明颏、唇、鼻这样的关系是平衡和美观的。

②Z 角：Z 角由 Merrifield 提出，为 FH 平面和侧貌线相交所得的下后角，可以定量描述面部平

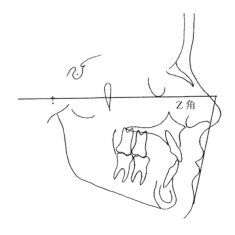

图 27-27　Z 角与侧貌线

衡与否（图 27-27 ）。正常值是 70°～80°，理想为 72°～78°，受性别、年龄影响。Z 角和 FMIA 一起可以评价面部美观，但比 FMIA 更有优势，它还能反映上切牙的位置，上切牙回收 4 mm 可能造成 4 mm 的上唇部回收和 3 mm 的下唇部回收，下颌骨的水平向变动也会影响这个值，垂直方向上前后面高的增加都会影响 Z 角。Z 角也是对 FMA、FMIA 以及软组织厚度不调的综合反映，这三者中有任何一个不在正常范围内，都能从 Z 角反映出来，从而指导通过牙齿移动来改善面型。

③ FMIA：Tweed 认为 FMIA 对建立下面部的平衡与协调十分重要。当 FMA 在 22°～28° 时，FMIA 的标准值是 68°；当 FMA ≥ 30° 时，FMIA 是 65°；当 FMA ＜ 22° 时，FMIA 有所增加。

（2）影响面部平衡与否的三个基本因素是：①牙齿的位置；②骨型；③软组织厚度。

面部平衡受牙齿的突度和拥挤影响。唇部是由上切牙支撑的。上唇部依附在上切牙唇面上 2/3，而下唇部则为上切牙唇面下 1/3 所支撑，因此唇突度反映上切牙的突度。而上切牙的位置又直接与下切牙位置有关。因此，牙齿前突导致了面部不平衡。

同时，面部不协调也与异常颅颌骨关系有关。临床医生应该了解骨骼生长型并且能通过改变牙齿位置来补偿异常颌骨关系。下颌平面角（FMA）是个体化诊断中关键的骨骼角度测量值。对于高角患者，需要过度地直立下切牙来代偿骨骼的不协调，往往能极大地促进其下面部的平衡。相反，对于低角患者，下切牙直立可以少些。

而对于不是由于骨骼或牙齿因素而造成的面部不协调，则通常是由于软组织的厚度分布不均所致。而此时颏总厚度和上唇厚度的测量是进行面部平衡分析所必需的。上唇厚度的测量（以 mm 为单位）是从上中切牙唇面最突处到上唇唇红缘点之间的距离，而颏总厚度为从软组织颏前点到 NB 线间的水平距离。一般颏总厚度应该等于上唇厚度。如果颏总厚度小于上唇厚度，那么前牙需要更多地直立内收以便获得更为平衡的面部侧貌，这是因为唇部会随着牙齿的内收而内收。

仔细分析牙齿的位置、骨型和软组织厚度可以为医生提供面部的关键信息，从而确定通过牙齿代偿能否改善面部平衡。在开始移动牙齿之前，医生必须明了它将对覆盖其上的软组织所产生的影响。

2. 骨性不调

（1）常用测量项目的定义（图 27-28 ）：

① FMA：即下颌平面角。FMA 可能是颅面分析中最重要的头影测量值，它表明了下面部在水平及垂直向上的生长方向。当骨骼生长型方向正常时，FMA 的范围为 22°～28°；当 FMA 高于正常范围时，表明更多的垂直向生长，而当 FMA 小于正常范围时，表明垂直向生长相对不足。

② IMPA：即下中切牙下颌平面角。此角度定义了下切牙轴倾度相对于下颌平面的位置，是定位下切牙与下颌基骨的相互位置关系的一个重要指标。如果患者 FMA 正常，此角度标准值是 88°，此时下切牙直立于下颌基骨，下面部软组织达到最大的平衡和协调。当 FMA 大于正常值，则正畸医生应通过进一步直立下切牙来进行必要的补偿；如果 FMA 小于正常值，则应当尽量维持矫治前的下切牙位置或在极少的情况下将下切牙稍稍唇倾，但不应破坏原有的肌力平衡。

③ FMIA：FMIA 即下中切牙 - 眼耳平面角，它是 Tweed 的诊断性面部三角中的三个角度之一。对于 FMA 为 22°～28° 的个体，其 FMIA 的标准值是 68°；若 FMA 为 30° 或以上，则 FMIA 的标准值应是 65°；如果 FMA 小于 22°，则 FMIA 应该增加。Tweed 认为 FMIA 是一个下面部是否协调平衡的一个重要指标。

④ SNA：SNA 表明上颌骨相对于颅底的水平位置。在生长发育结束时其正常范围为 80°～84°。

⑤ SNB：SNB 表明下颌骨相对于颅底的水平位置关系，当此角度为 78°～82° 时，表明下颌骨处于正常位置。当此角度小于 74° 或大于 84° 时，则表明

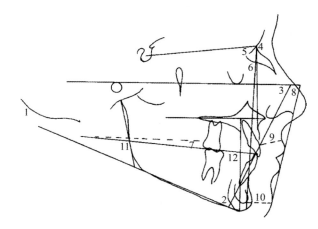

图 27-28　个体化诊断分析中的头影测量项目及定义

可能需要正颌外科等辅助治疗手段。

⑥ ANB：ANB 表明上下颌骨间的水平位置关系，正常范围为 1°～5°。ANB 角越大，Ⅱ类错𬌗的矫治难度成比例地增加。当 ANB 角大于 10° 时，通常表明可能需要配合手术治疗。负的 ANB 角可能反映更明显的矢状向骨骼失调。例如，当 ANB 角为 -3° 或 -3° 以下时，如果下颌处于真实的位置，那么Ⅲ类错𬌗的矫治需要仔细考虑手术治疗的可能性。

⑦ AO-BO：也反映上下颌骨的水平位置关系，但比 ANB 更敏感，是建立在𬌗平面基础上的测量值。如果 AO-BO 值超出正常范围（0～4 mm），则正畸治疗困难增加。𬌗平面的陡度影响 AO-BO 值。

⑧𬌗平面（角）（occlusal plane）：是反映𬌗平面和 FH 平面之间的牙 - 骨骼关系的角度值。正常范围为 8°～12°，男性和女性之间可有 2° 的差异。女性患者的平均值约为 9°，而男性约为 11°。大于或小于正常值范围均会增加治疗难度。在大多数矫治过程中应维持或减少这一数值，如果𬌗平面角增大，则意味着垂直向失控，这种矫治结果通常会不稳定。因为𬌗平面是由肌肉，主要是咀嚼肌决定的。如果在治疗过程中采用了将𬌗平面顺时针方向倾斜以协助𬌗关系矫治的方法，则在正畸主动治疗结束后𬌗平面常会回复至矫治前的角度值，导致不利的𬌗关系变化。

⑨后面高（posterior facial height, PFH）：后面高是指关节点（articulare）到下颌升支后缘切线与下颌平面交点间的距离（以 mm 为单位）。它是颅面分析中一个重要的测量项目。后面高影响面部在垂直和水平向的形态。下颌升支的生长而导致的后面高的增加是获得下颌骨向前、向下，朝有利方向移动所必需的。后面高和前面高之间的关系确定了下颌平面角（FMA）和下面部比例。对于处于生长期的Ⅱ类错𬌗患者，后面高变化及其与前面高变化间的关系，无论在比例上还是在绝对值上对治疗结果都有重要影响。

⑩前面高（anterior facial height, AFH）：前面高是指从颏下点（menton）到腭平面的垂直距离（以 mm 为单位）。12 岁儿童的前面高正常值约为 65 mm，如果超过 5 mm 或少于 5 mm，则在治疗中一定要注意了。在Ⅱ类错𬌗的矫治中，限制前面高增加非常关键。这可以通过控制上、下颌磨牙伸长以及于上颌前牙区段应用高位牵引头帽来实现。

⑪面高指数（facial height index, FHI）：Andre

Horn 于 1992 年提出，是指后面高和前面高的比例，其正常范围为 0.65～0.75。当面高指数大于或小于这个范围，治疗的复杂性和难度都将增加。

⑫面高变化率（facial change ratio）：面高变化率是用于评价治疗过程中的面部高度变化的一个极有价值的指标。Merrified 和 Gebeck 对大量Ⅱ类错𬌗治疗中的成功病例和不成功病例进行对比，发现成功病例均显示出下颌骨朝有利方向的变化，而这主要是由于前面高得到了控制而后面高增加所致，而不成功病例则显示了更多的前面高增加，他们总结道，对Ⅱ类一分类错𬌗患者的治疗过程中，后面高的增加量为前面高增加量的 2 倍，即面高变化率为 2：1 是较为理想的矫治变化。

（2）颅面分析：通常的颅面分析方法是将其所包含的头影测量项目中的患者实际测量值与相应的正常值进行对比，而比较其中的差距，Tweed-Merrifield 矫治技术也是这样，但它又进一步对这些差异进行了量化，从而形成了独具特色的 Tweed-Merrifield 颅面分析法，再加上后面要提到的牙列间隙分析（dental space analysis），将共同构成 Tweed-Merrifield 全间隙分析系统（total space analysis system）。这将构成 Tweed-Merrifield 个体化诊断分析的核心。

说到 Tweed-Merrifield 颅面分析法，我们不得不提到 Gramling，他在 Tweed 研究基金会曾长期担任研究主任直到去世（1993），正是在他和 Merrifield 以及 Tweed 基金会许多其他正畸医生的共同努力下，这一方法才得以诞生。最初，当他们把一批困难的Ⅱ类病例按矫治结果满意和不满意分开来进行对比的时候，可能只是想寻找正畸矫治和手术治疗之间的界限。在对这两组样本的许多测量项目矫治前后的变化的对比中，他们发现以下五个测量项目变化对比较强烈，分别是 FMA、ANB、FMIA、𬌗平面和 SNB（表 27-3）。对数据进行统计处理之后，他们发现当患者的测量数据在以下范围内时，患者的Ⅱ类错𬌗矫治容易成功。这一范围是：① FMA 应为 18°～35°；② ANB 应为 6° 或以下；③ FMIA 应 >60°；④𬌗平面角应为 7° 或更小；⑤ SNB 应为 80° 或以上。而当测量值超过了这一范围时矫治难度增大，他们又为每个测量值设置了权重，即难度系数（difficult factor），将超过范围的数值乘以这个权重系数并求和，即可得到这个患者的个别的矫治难度值，而这一过程即构成了 Tweed-Merrifield 个体

表 27-3 Gramling 的研究中成功病例和不成功病例的比较

	成功病例		不成功病例	
	治疗前	治疗后	治疗前	治疗后
FMA（°）	27	27	29	30
FMIA（°）	58	63	56	55
IMPA（°）	95	90	95	95
Z 角（°）	66	75	62	69
Y 轴（°）	62	62	65	65
SNA（°）	82	79	81	79
SNB（°）	76	76	75	75
ANB（°）	6	3	6	4
AO-BO (mm)	4	-1	7	5

化的颅面分析法。在以后的研究中，Gramling 等将 FMA 的正常范围调整为 22°~28°，并用 Z 角代替了 FMIA，增加了面高指数（FHI）（见表 27-4 中颅面分析部分）。

3. 牙性不调

全牙列间隙分析（total dentition space analysis）：对多数患者而言，常需要解决牙性不调。为了准确诊断牙性问题，需要进行细致的全牙列间隙分析（表 27-4）。为了更简明地确定间隙不足或剩余的牙列部位以及尽可能地作出精确的个体化诊断，Merrifield 将牙列分为三个区域：前牙列、牙列中段和牙列后段。

（1）前牙列间隙分析（anterior space analysis）：前牙列间隙分析包括两部分：前牙弓不调（tooth arch discrepancy）和头影测量不调（head-film discrepancy or cephalometric discrepancy）。前牙弓不调是指下前牙列可获得间隙与下前牙列牙量间的差值（以 mm 为单位），可获得间隙是指从一侧下颌尖牙远中到对侧尖牙远中的牙弓长度，而下前牙牙量是指 6 个下前牙的近远中宽度之和。前牙弓不调可表现为间隙不足（deficit）或过剩（surplus）。头影测量不调或称头影测量改变（cephalometric correct），是指将下切牙直立到下颌基骨适当位置所需要的间隙。这是 Tweed 诊断性面部三角在前牙列间隙分析中的应用。Tweed 在研究中发现具有理想面形者，不论其 FMA 多大，其 FMIA 均在 62°~70° 的范围内，因此提出了他的直立下切牙的头影测量矫治准则。为使患者获得合适的 FMIA 值，Tweed 认为：

FMA 21°~29°，FMIA 应为 68°；

FMA≥30°，FMIA 应为 65°；

FMA≤20°，IMPA 应不超过 92°。

Tweed 的头影测量不调的测量方法具体如下：在头颅侧位片描记图上，画出面部三角，然后自下切牙根尖画一条和 FH 平面相交下后角为 65° 的虚线，测量虚拟的下切牙切缘点与实际下切牙切缘点之间的距离（单位 mm）（图 27-29）。此距离即为下切牙舌倾以满足 FMIA 到 65° 的最小间隙需要量。因为考虑到双侧牙弓，因此本距离值应乘以 2。

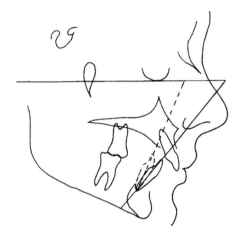

图 27-29 Tweed 头影测量不调的测量方法

前牙弓不调（不足或过剩）、头影测量不调之和即为前牙列间隙不调。这二者分别有各自的难度系数（表 27-4），可以计算出前牙列间隙分析所得治疗难度值。

②牙列中段间隙分析（midarch space analysis）：牙列中段包括下颌第一磨牙、第二双尖牙和第一双尖牙，是一个极为重要的区域。仔细分析可以发现该区域可能存在如下问题：第一磨牙近中倾斜、旋转、间隙、过深的 Spee 曲线、反𬌗、牙齿缺失、拥挤、不良习惯、阻生和𬌗关系不调等。

牙列中段间隙分析包括牙弓不调、Spee 曲线和𬌗关系不调。牙列中段的牙弓不调是由牙列中段可用间隙减去牙列中段牙量所得差值（间隙不足或过剩）。Spee 曲线则由分别测量牙列两侧 Spee 曲线最深处距𬌗平面的距离，再两侧相加所得。𬌗关系不调（Ⅱ类或Ⅲ类𬌗关系）的测量，是以上颌第一双尖牙颊尖为参照，正常𬌗时，上颌第一双尖牙的颊尖应咬在下颌第一、二双尖牙之间，在错𬌗时，测量这两者之间的近远中距离（Ⅱ类为正，Ⅲ类为负），

表 27-4　个体化诊断分析系统

颅面分析			
正常范围	头影测量值	难度系数	难度
FMA 22°～28°	——	5	——
ANB 1°～5°	——	15	——
Z 角 70°～80°	——	2	——
殆平面角 8°～12°	——	3	——
SNB 78°～82°	——	5	——
FHI 0.65～0.75	——	3	——
颅面分析难度总计			——

全牙列间隙分析			
前牙列			
牙弓不调	——	1.5	——
头影测量不调	——	1.0	——
合计	——		——
牙列中段			
牙弓不调	——	1.0	——
Spee 曲线	——	1.0	——
合计	——		——
殆关系不调（Ⅱ或Ⅲ类）	——	2.0	——
牙列后段			
牙弓不调	——		
预计牙弓后段增加	——		
合计（二者相减）	——	0.5	——
牙列间隙分析总计	——	间隙分析难度总计	

颅面分析难度总计	——	
间隙分析难度总计	——	
个体难度总计	——	

难度指数：	轻度	中度	重度
	0～60	60～120	120 以上

双侧之和即为殆关系不调值。殆关系不调的矫治难度系数为 2。之所以把殆关系不调也放入牙列中段间隙分析中是因为要改变这种殆关系不调需要移动这一牙弓范围内的牙齿。

　　③牙列后段间隙分析（posterior space analysis）：牙列后段是牙列中一个非常重要的部位，但在正畸临床中常被忽视，我们必须明白，牙列存在后方界限，而这一界限就是下颌骨升支前缘，位于升支前缘后方的牙齿是不可能拥有健康和良好功能的。

　　牙列后段间隙分析包括后段牙弓不调和预计牙弓后段增加两部分，前者减去后者即为所需牙弓后段间隙。牙弓不调为牙弓后段可用间隙（available space）与所需间隙（required space）或牙量之差。可

用间隙是指在殆平面水平从下颌第一磨牙远中到下颌升支前缘间的距离（以 mm 为单位），若在模型上测量时应向远中再加上 2～3 mm 的软组织厚度。所需间隙即为下颌第二磨牙和第三磨牙的近远中宽度之和，在未成年患者可能较难确定，可凭借 X 线片上牙胚近远中径值折算而得。

　　牙列后段间隙分析中，还应根据年龄和性别考虑预计牙弓后段增加。预计牙列后段增加与以下一些因素有关：

　　A. 下颌第一磨牙近中移动的速率；

　　B. 下颌升支前缘吸收速率；

　　C. 磨牙移动停止的时间；

　　D. 下颌升支前缘吸收停止的时间；

　　E. 性别；

　　F. 年龄。

　　复习和研究文献时我们发现，在第一恒磨牙萌出后，牙列后段每年增加 3 mm（每侧 1.5 mm），这种生长在女性持续到 14 岁，在男性到 16 岁。在临床上我们通常这样操作，从 8 岁以后开始，女性到 14 岁，男性到 16 岁，每年预计牙弓后段增加 3 mm（每侧 1.5 mm）。女性 15 岁以后，男性 17 岁以后，这个值为零。

　　临床医生轻率地将前牙列和牙列中段的不调转移到牙列后段而造成牙列后段的不调是缺乏考虑的。同样，如果不充分利用牙列后段的间隙来减轻牙列中段和前牙列的不调也是不明智的。在年轻患者中最常见的牙列后段间隙不足是第二恒磨牙的迟萌。牙列后段间隙分析得出的间隙过剩和不足只给以 0.5 的难度系数，它可以通过拔除第三磨牙而轻易解决。

　　4. 个体化的诊断分析系统（见表 27-4）　上述的颅面分析法和全牙列间隙分析法共同组成了 Tweed-Merrifield 个体化的诊断分析系统。使用此诊断分析法可以显著提高临床医生的诊断、设计和临床治疗能力。由颅面分析难度和全牙列间隙分析难度相加所得到的个体化的总难度值，为临床医生提供了一个定量评价每一个错殆患者矫治难度的方法。同时，此方法可以帮助临床医生明辨错殆畸形的主要不调所在部位，如面部、骨骼或牙齿，从而为治疗方案的确定提供指导。

　　其他的各种因素，如不良习惯、关节健康情况、肌力平衡情况、牙齿或颌骨的其他异常以及其他的一些头影测量值等，也应由正畸医生常规记录下来，

并在诊断中予以考虑。另外，患者寻求正畸治疗的动机和愿望也应加以考虑。根据错𬌗矫治难度值，我们将错𬌗畸形矫治难度分为：轻度，0~60；中度，60~120；重度，120以上。

（三）拔牙模式及拔牙选择的考虑

当代 Tweed-Merrifield 标准方丝弓矫治技术已经完全摆脱了 Tweed 当年只拔除第一双尖牙的模式，而是根据具体情况，灵活地应用各种各样的拔牙方式。下面给出了一些在诊断设计时常应考虑的因素和一些常见规律，以此来决定拔牙与否，以及拔牙模式的选择。临床医生应该明确，所有这些规律都不要教条僵化，针对每一个病例的个别诊断、全面分析以及医生的临床经验、矫治技术水平等都将决定最终治疗方案的选择。

1. 下前牙唇倾度 Merrifield 强调牙列的四个范围是正畸矫治中非常重要的概念，下前牙位置即为牙列前界的标志，它决定了上前牙的位置，也就决定了唇部的突度，就决定了下面部的协调与否。在 Tweed-Merrifield 标准方丝弓诊断技术中，它是以头影测量不调来描述的（head-film discrepancy）。在排除了牙列前部、中部和后部的任何拥挤之后，当这个值在 0~2 mm 时，可以考虑不拔牙矫治；当这个值在 3~5 mm 时，可以考虑拔除第三磨牙；当这个值在 5~7 mm 时，可以考虑拔除第二双尖牙；当这个值在 7~15 mm 时，可以考虑拔除第一双尖牙；当这个值大于 16 mm 时，可以考虑拔除一颗第一双尖牙和一颗磨牙，可以是第一、第二或第三磨牙。这是在下牙弓的拔牙选择，再结合上牙列的个别诊断，可以形成多种的拔牙模式。

2. 拥挤，即牙弓不调、Spee 曲线和𬌗关系不调

牙弓不调可以存在于前牙、牙列中段、牙列后段，牙列后段的牙弓不调不见得立即表现为拥挤，它是由牙列后界所决定的。有多少毫米的牙弓不调就需要多少毫米的拔牙间隙。同样，有多少 Spee 曲线和𬌗关系不调，也就需要多少毫米的拔牙间隙。这三者由于非常常见，是构成牙列间隙不足（deficit）的重要部分。如果不考虑其他因素，当牙列间隙不足小于 3 mm，考虑不拔牙治疗；3~5 mm，考虑拔除第三磨牙；5~7 mm，考虑拔除第二双尖牙；8~15 mm，考虑拔除第一双尖牙；超过 15 mm，考虑拔除一颗第一双尖牙和一颗磨牙，可以是第一、

第二或第三磨牙。这样上下颌一起，就可以有多种拔牙模式。另外，牙列间隙不足所集中的部位，是前牙，还是牙列中段或后段，对拔牙选择也有影响。

3. ANB ANB 是反映矢状向骨性不调的量。Ⅱ类错𬌗，当 ANB 在 3°~5° 时，可以考虑的拔牙模式有：拔除四颗第三磨牙，这要求患者能够很好配合，进行下颌牙弓顺序牙列预备，上颌远中移动磨牙，以得到Ⅰ类磨牙、尖牙关系，如果同时还存在有下前牙唇倾和（或）牙弓间隙不调问题，则有可能同时还要拔除上下颌各两颗双尖牙；只拔除上颌两颗第一双尖牙，适用于对磨牙关系要求不高，配合一般的患者；拔除上颌第一双尖牙和下颌第二双尖牙，下前牙唇倾轻微，牙弓间隙不调主要集中在Ⅱ类𬌗关系不调上。当 ANB 为 5°~8° 时，若同时还存在有下前牙唇倾和（或）牙弓间隙不调问题，则有可能再拔除上下颌各两颗双尖牙，此外，还要拔除下颌第三磨牙和上颌第二恒磨牙，这需要患者能良好配合，以远中移动第一恒磨牙到Ⅰ类关系。当 ANB 为 9°~12° 时，同样，若还存在下前牙唇倾和（或）牙弓间隙不调问题，则有可能拔除上下颌各两颗双尖牙，此外还要拔除下颌第三磨牙和上颌第一恒磨牙。当 ANB 大于 12° 时，考虑正畸联合正颌外科治疗，其中当 SNA 高于正常值 10° 或以上，考虑上颌手术；SNB 低于正常 10° 或以上，考虑下颌手术；当 SNB、SNA 在正常范围内，则进行双颌手术。

4. FMA FMA 是反映垂直向骨性不调的测量值。高角患者，下前牙需要更多的直立，拔牙间隙相对容易关闭，而对Ⅱ类磨牙关系采用远中移动上颌磨牙相对不易，而倾向于选择拔牙矫治；低角患者，下颌咀嚼力量增大，下颌骨密度增大，下颌拔牙间隙不易关闭，同时，下前牙容许维持在有一定唇倾的原位置上，因此倾向于选择下颌不拔牙或拔除后牙和上颌拔牙矫治。

5. 患者的配合 在 Tweed-Merrifield 的方向性力矫治系统中，患者的配合十分重要，口外力的佩戴、橡皮圈的应用及口腔卫生的保持均十分重要。可以说，在正畸矫治过程中，临床医生为一个决定因素，而患者积极配合是良好的治疗结果的另一个决定因素。对于不能良好配合的患者，我们可能考虑拔除更多的牙齿来实现既定的目标，或是尽可能进行正颌手术治疗，而且矫治效果也不尽如人意。

6. 年龄 成年患者和生长发育期的患者是不同

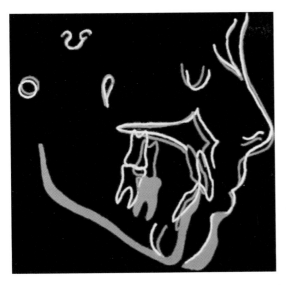

图 27-30　方向性力系统促进产生的良性的下颌骨反应

的。在生长发育期的患者，我们可以通过拔除一定的牙齿，应用 Merrifield 的方向性力系统来促进良性的下颌骨反应（mandible response）（图 27-30），从而对较大的骨性畸形予以矫治，但这在生长发育已经停止的成年患者则可能必须手术治疗。成年患者矫治中可能出现拔除单颗下前牙等的治疗方案，它倾向于不作大范围的牙齿移动，而维持虽可能并非理想但已长期平衡的原有的牙颌状态。

7. Ⅲ类错𬌗　Ⅲ类错𬌗在 Tweed 和 Merrifield 的病例中都仅占极小部分。下颌骨的向下向前的移动，对Ⅱ类错𬌗可能是有利的，但对于Ⅲ类错𬌗却是不利的，因此，Tweed-Merrifield 的方向性力矫治的力的控制应相应地调整，而对Ⅲ类错𬌗的诊断设计也要仔细地个别分析。常见的拔牙模式有：拔除下颌切牙；拔除上颌第二双尖牙和下颌第一双尖牙；或在拔除上下颌各两颗双尖牙后还需要拔除下颌磨牙等。Ⅲ类错𬌗的生长发育对其诊断和治疗有很大影响。

临床医生应该知道，所有这些因素都是相互影响的，针对每一个病例，要应通盘考虑，主次分明。另外，正畸矫治是一个延续多年的工作，是一个动态的过程，也是对患者自身一些情况逐渐认识的过程，在这一过程中，进一步的诊断时刻伴随着治疗过程。

四、当代 Tweed-Merrifield 标准方丝弓矫治技术治疗原理与治疗步骤

Levern Merrifield 和 Jack G. Dale、James L. Vaden、Herbertz A. Klontz 等一起，对 Tweed 的治疗理念加以发展形成当代的 Tweed-Merrifield 标准方丝弓矫治技术。Merrifield 的顺序方向力技术是一种简单、直接而有效的正畸矫治技术。而精确的弓丝弯制是其关键。Tweed-Merrifield 标准方丝弓矫治技术治疗原理包括如下五个方面：①顺序矫治器戴入；②顺序牙齿移动；③顺序下颌支抗预备；④方向性力；⑤适当的矫治时机。

（一）基本治疗原理

1. 顺序矫治器戴入　在拔除第一双尖牙的病例，一开始，第一恒磨牙并不粘接带环，而是在第二恒磨牙和第二双尖牙粘接带环。尖牙、中切牙和侧切牙粘接托槽，但并不是同时与弓丝结扎，其中不齐的个别牙齿通常不结扎或被动结扎。这样可以减少对患者的创伤，减少正畸医生临床操作的时间和难度。同时，由于弓丝在牙弓后段存在更大的托槽间宽度而使唇弓发挥更大的效能，从而快速地完成对第二恒磨牙的移动。顺序矫治器戴入使得正畸医生从一开始就能使用较粗的弓丝，而避免对牙颌不利的影响和增加弓丝扎入的困难。

当牙齿对唇弓和辅助力产生反应后，第一恒磨牙开粘接带环。通常情况下，上颌第一恒磨牙将在第一次复诊时粘接带环，下颌第一恒磨牙带环将在第二次复诊时粘接。

2. 顺序牙齿移动　牙齿不是同时移动的，不是像 Tweed 时代所介绍的那种上下颌牙齿整体移动。牙齿移动是一种迅速而精确的单个移动或小单位一起移动。

3. 顺序下颌支抗预备　Tweed 曾经尝试在Ⅲ类牵引的辅助力作用下，进行某种程度的下颌支抗预备，但那时，他是将所有的下颌第二序列弯曲同时加入牙弓内，这种做法的常见不利结果是下切牙唇倾和压入。Merrifield 的顺序下颌支抗预备迅速而简单，他每次只后倾两颗牙齿（左右各一颗），使用高位头帽 J 钩作为辅助力而不是Ⅲ类牵引。这样就形成了每次用十颗牙齿（拔除第一双尖牙病例）作为支抗来倾斜移动两颗牙齿达到支抗预备位置，这种方

法也被称为 Merrifield 的"10-2"系统。

在临床治疗的第一阶段，即牙列预备阶段，一开始，先是要将下颌第二恒磨牙后倾移动到达它所需要的支抗预备位置，然后在其近中的弓丝上弯制补偿曲，及第一恒磨牙后倾弯，补偿曲的作用是为了在弯制了第一恒磨牙后倾弯后，通过补偿曲而保证第二恒磨牙的后倾弯不变，也即维持了第二恒磨牙已预备的支抗位置，同时让第二恒磨牙加入了对第一恒磨牙进行支抗预备的"10-2"系统。同样的，在第一恒磨牙的支抗预备完成后，在其近中弯制补偿曲和第二双尖牙后倾弯，对第二双尖牙进行支抗预备。

4. 方向性力　方向性力系统是当代 Tweed-Merrifield 方丝弓矫治技术的标志之一。方向性力是一组被控制的力，实际上也就是 Tweed-Merrifield 方丝弓矫治技术在治疗过程中所应用或产生的力量的总称，它能够将牙齿移动到与其周围环境在功能上、生理上及美观上最为协调的位置。

对下颌后牙及上颌前牙的控制是方向力系统的关键。对于Ⅱ类错𬌗的矫治而言，所有力量的合力方向应该是向上、向前的，这样才有可能产生有利的骨骼变化（图 27-31），也即下颌反应。向上向前的力量系统要求将下切牙回收并直立于基骨之上以便上切牙向远中并向上回收（图 27-32）。实现这种向上、向前的力量系统的关键是垂直向控制。临床医生必须很好地控制下颌平面、腭平面和𬌗平面。如果相反，引起下颌骨 B 点的后下移动，下切牙唇倾，上切牙向下、向后移动而不是向上、向后移动（图 27-33），将导致令人遗憾的治疗效果：患者面型拉长，露龈笑，双唇闭合困难，颏部更为后缩。

J 钩头帽所产生的口外力是方向性力中的一个重要组成部分。Merrifield 等曾强调口外力对正畸矫治的重要性。他说："一种没有头帽的矫治技术就像一条没有舵的船，它沿着阻力最小的方向航行而从未考虑过它将驶向何方。我们可以对某个错𬌗患者未用头帽，但很难设想整个治疗技术不使用头帽。但是随便使用一种头帽并不能保证取得稳定而成功的治疗结果。"Merrifield 等经过对多种口外力头帽的作用力研究，选择了作用于牙弓前部的高位牵引或联合牵引头帽来施加口外力。在临床实践中，正畸医生还应仔细分析每个患者的具体情况，进而采用相应的方向性力。

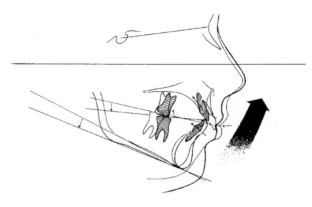

图 27-31　向上、向前的力量系统

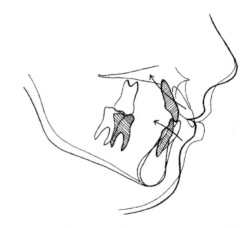

图 27-32　下切牙直立并上切牙向上、向后移动

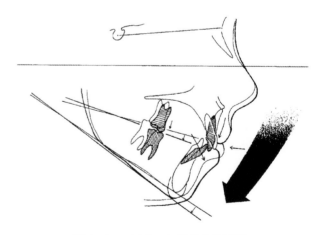

图 27-33　向下、向后的力量系统

5. 适当的矫治时机　正畸治疗应该在矫治目标最容易实现的时机开始。Tweed 在他后期进行了许多替牙期系列拔牙的研究，而对恒牙列患者可能

需要等待第二恒磨牙的萌出。正确的诊断是治疗的关键。

（二）基本治疗步骤

Tweed-Merrifield 方丝弓矫治技术的方向性力矫治可以分成四个步骤：牙列预备、牙列矫治、牙列完成、牙列恢复。每一步都有一定的治疗目标。下面分别详述各个步骤的基本过程。以下的治疗步骤所针对的病例是临床上可见的较难的Ⅱ类错𬌗患者，其基本情况如下：双牙弓唇倾前突、Ⅱ类磨牙尖牙关系、深覆盖、深覆𬌗、下颌平面角正常或高角，个别病例诊断分析难度值为 60～120，矫治需要回收下前牙以使其直立于基骨之上，同时回收压低上前牙以解除深覆盖、深覆𬌗，改善面部平衡，需要远中移动上颌磨牙以校正磨牙尖牙关系。矫治设计为拔除上下颌第一双尖牙，后期很可能拔除第三恒磨牙以利于牙列的后方范围改善。患者需配合矫治。其他各种类型错𬌗的各种拔牙方式或不拔牙矫治的治疗步骤，除了个别类型在这里有部分论述外，无详细介绍，但读者可根据这些基本步骤并结合个别诊断分析，具体问题具体分析，灵活运用，举一反三。

1. 牙列预备（denture preparation） 牙列预备即为错𬌗矫治作准备。这一阶段包括如下治疗目标：①整平；②排齐：个别牙齿的移动和扭转的矫治；③上下颌尖牙的内收；④最后磨牙的支抗初步预备。

此阶段大约需要 6 个月左右，上下颌各用一根弓丝来完成，尺寸分别是上颌 0.017 英寸 ×0.022 英寸，下颌 0.018 英寸 ×0.022 英寸（图 27-34）。之所

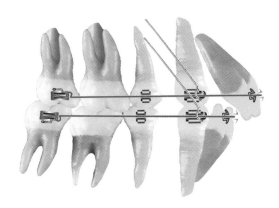

图 27-34 牙列预备：上颌 0.017 英寸 ×0.022 英寸，下颌 0.018 英寸 ×0.022 英寸

以下颌使用较粗弓丝是因为相对于上颌，下颌弓丝将承受较大𬌗力，也较多可能发生因𬌗力所致的弓丝变形。

首先，顺序戴入矫治器，第二恒磨牙、第二双尖牙粘接带环，前牙粘接托槽，此时，侧切牙常不结扎，原因有三：通常情况下，侧切牙常拥挤不齐，难于结扎；此时扎入，可能造成不利的前牙唇倾；可作为前牙原有位置的参照，以检验矫治过程中是否造成了前牙不应发生的唇倾或伸长。

然后置入上下颌弹性不锈钢唇弓。阻止曲（loop stop）要求紧贴第二恒磨牙颊管近中，以维持牙弓长度。对于这样一个病例，我们要求第二恒磨牙后倾曲（tip back）在上颌最终要达到 25°，在下颌最终要达到 20°，但这个过程是逐步的，每次在弓丝上能够弯制的最大有效后倾角度为 15°，这一点非常重要，否则可能造成牙根吸收。例如，对下颌第二恒磨牙，如果读出值（readout）是 -10°，表示近中倾斜 10°，那么在下颌唇弓阻止曲后弯制向远中 5°的后倾弯就能得到 15°的有效后倾；如果对上颌第二恒磨牙的读出值（readout）是 +20°，表示远中倾斜 20°，那么可以直接在上颌唇弓阻止曲后弯制向远中 25°的后倾弯，一步到位。这样做的目的是为了维持上颌磨牙的远中倾斜和对下颌第二磨牙的初步备抗。

第二双尖牙近中弯制外展弯（off set），其作用是预防尖牙在沿唇弓向后回收过程中由于弓丝宽度的增加而致唇侧移出齿槽骨。此时的上下颌唇弓的第三序列弯曲均为被动转矩，也即不产生对原有转矩的改变。高位牵引头帽 J 钩用来回收上下颌尖牙，力量 226.8～340.2 g，每天 14 小时，在矫治器戴入一周后开始应用。通常下个月第一次复诊后，上颌第一恒磨牙粘接带环，再下个月第二次复诊后，下颌第一恒磨牙粘接带环，并逐渐结扎入唇弓。随着尖牙的回收和牙弓的整平，侧切牙扎入唇弓。从第二次复诊开始，弹力橡皮链也开始和头帽 J 钩一起，拉尖牙向远中，具体先将第二恒磨牙、第一恒磨牙、第二双尖牙连续结扎，再在第二双尖牙到尖牙间挂弹力橡皮链，来拉尖牙向后（图 27-35）。

临床医生应该知道，每次复诊时都要将唇弓拆下来，仔细检查上下颌弓丝的一致性，检查所有第一、第二、第三序列弯曲。下颌第二恒磨牙的后倾弯要逐渐加至 20°，从而能得到 15°的磨牙后倾，上颌第二恒磨牙后倾弯要加至 25°，从而得到 20°的磨

牙后倾。在牙列准备阶段结束时应能做到牙列平整，尖牙和第二双尖牙之间无间隙，所有牙齿无扭转，下颌最后磨牙远中倾斜到支抗预备位置。

对于拔除上颌第一双尖牙和下颌第二双尖牙的病例，在牙弓准备阶段，下颌矫治器的应用有所不同。下颌第一恒磨牙粘接有颊管的带环，第二恒磨牙暂时不做处理，0.018 英寸 ×0.022 英寸的下颌唇弓的阻止曲放大成樱桃曲（cherry loop），并距第一恒磨牙颊管近中 5 mm，用结扎丝将其同颊管紧密结扎（图 27-36），其作用是防止前牙唇倾和直立下颌第一恒磨牙，其他第一、第二、第三序列弯曲同前所述。经过 3~4 次复诊，下颌第一恒磨牙已直立，牙根已向近中移动，下颌唇弓换成 0.019 英寸 ×0.022 英寸丝，在紧邻第一双尖牙托槽远中弯制鞋拔曲（shoe horn loop）的垂直关闭曲部分，再紧邻其远中弯制鞋拔部分，

通过结扎第一恒磨牙颊管和鞋拔曲的鞋拔部分对关闭曲加力（图 27-37），每次双侧各张开 1 mm，经过 2~3 次复诊，近中移动下颌第一恒磨牙，关闭拔牙间隙（图 27-38）。头帽 J 钩可以在夜间应用，以辅助对下前牙的控制，直接挂在尖牙近中，226.8 g 左右。上颌牙列的矫治步骤同前，最终实现应有的矫治目标。

2. 牙列校正（denture correction） 矫治的第二步称为牙列校正。在这一步中，将要用关闭曲来关闭上下颌牙列间隙。垂直方向上的支持，在上牙弓是通过高位头帽 J 钩牵引位于上中切牙和侧切牙之间焊接的牵引钩来实现的，在下牙弓是通过上下颌前牙垂直牵引来实现的。下颌唇弓是 0.019 英寸 × 0.022 英寸的工作弓丝（working arch wire），在侧切牙远中带有 6.5 mm 垂直曲，上颌唇弓是 0.020 英寸 ×0.022 英寸的工作弓丝，在侧切牙远中带有

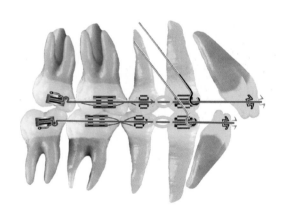

图 27-35 牙列预备：拉尖牙向后

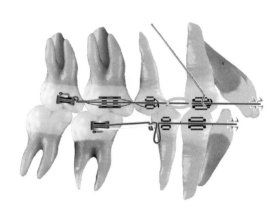

图 27-37 鞋拔曲关闭间隙之初

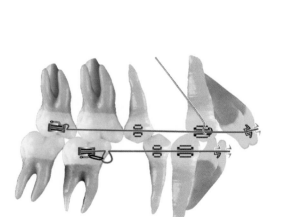

图 27-36 樱桃曲直立第一恒磨牙

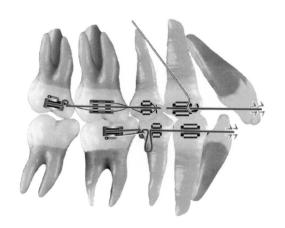

图 27-38 鞋拔曲关闭间隙之后

7 mm 的垂直曲。这些工作弓丝具有相应的第一、第二和第三序列弯曲，应当注意的是第一恒磨牙的外展弯紧邻第二双尖牙远中，上前牙有 7° 的根舌向转矩，下前牙有 7° 的冠舌向转矩，上第二恒磨牙处至少有 20° 后倾弯，下第二恒磨牙处至少有 15° 后倾弯，上下颌阻止曲（loop stop）均紧邻第一恒磨牙托槽远中，以提供尽可能多的前牙回收间隙（图 27-39、图 27-40）。

由于阻止曲的位置前移，为了维持上一阶段已经得到的第二恒磨牙的后倾及其位置不变，在阻止曲的远中臂要有补偿，使其高于近中臂，这在下颌牙列尤其需要，否则可能造成下前牙唇倾或不必要的磨牙过度压低。这种补偿将随着前牙的回收，阻止曲的远中移动，而在以后历次的复诊中逐渐调整减弱到零，而此时阻止曲和颊管近中接触。补偿的高度，以能将唇弓后段被动地放入牙列后段，也即此时弓丝对第一、第二恒磨牙不产生任何主动作用为准。在上颌，随着间隙的关闭，要在第一恒磨牙、第二双尖牙处加入后倾，使第二恒磨牙、第一恒磨牙和第二双尖牙处的后倾弯分别为 20°、10° 和 5°。

每次复诊时，应对上下唇弓进行必要的调整，通过结扎颊管和阻止曲对关闭曲加力，每次张开 1 mm，直到上下颌牙弓间隙全部关闭。此时，下颌牙列整平，第二恒磨牙保持相应的后倾，上颌牙列有增强的纵𬌗曲线。然后就要进入下颌牙列支抗预备阶段。

顺序下颌牙列支抗预备 也即顺序下颌后牙后倾移动，每次只积极移动两颗牙齿（左右各一颗），而其他牙齿位置保持不变，以作为稳定的支抗单位。又被称为"10-2"支抗系统（10 颗牙齿对 2 颗牙齿），它能够迅速而有效地控制牙齿移动，而不产生很大的不良反应。在垂直方向上通过患者佩戴头帽 J 钩加以支持，J 钩悬挂在下颌唇弓，焊接在中切牙和侧切牙之间的垂直刺上（图 27-41）。

顺序下颌牙列支抗预备的第一步，是对第二恒磨牙的后倾移动，实际上在上个阶段，牙列预备阶段已经完成。在关闭了下颌牙弓间隙后，检查牙弓，应能保证牙弓完全整平，并且在下颌第二恒磨牙有 15° 的读出值（readout）。然后，就要进入支抗预备的第二步，即对下颌第一恒磨牙的备抗。准备另外一根 0.019 英寸 × 0.025 英寸的不锈钢弓丝，有理想的第一、第三序列弯曲，阻止曲紧贴第二恒磨牙颊管近中，从第一恒磨牙颊管近中 1 mm 处向远中弯制 10° 的后倾弯，为了维持第二恒磨牙 15° 的后倾，而不是形成 25° 的后倾弯，在阻止曲近中弯制向上的补偿曲，在中切牙和侧切牙之间焊接垂直向下的垂直

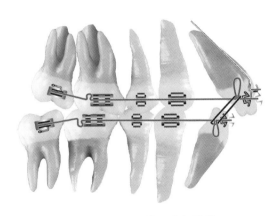

图 27-39 关闭曲回收间隙前

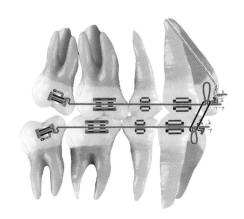

图 27-40 关闭曲回收间隙后

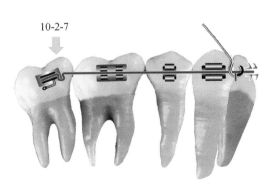

图 27-41 下颌牙列支抗预备"10-2-7"

刺（图 27-42）。这样，第二恒磨牙也加入了"10-2"系统中的稳定部分，而唯一被主动作用的牙齿是第一恒磨牙，这也被称为"10-2-6"。1 个月后的下次复诊中，我们应该能够检测到下颌第一恒磨牙的读出值为 5°～8°，而第二恒磨牙应仍保持 15°。

顺序下颌牙列支抗预备的第三步，也是最后一步是对下颌第二双尖牙的备抗，要在其托槽近中 1 mm 向远中弯制 5° 后倾弯，同样要在第一磨牙近中弯制补偿曲以维持其原有的支抗预备位置（图 27-43）。这样，第一、第二恒磨牙和其余牙齿一起构成"10-2"系统的稳定部分，完全被动不受力地置入颊管或槽沟内，第二双尖牙是唯一受到主动力量作用的牙齿，也称"10-2-5"，高位牵引头帽夜间佩戴即可（约 10 小时），力量为 226.8 g。下颌牙列支抗预备结束后，下颌第二恒磨牙应远中倾斜 15°，第一恒磨牙 5°～8°，第二双尖牙 0～3°。

对于拔除上颌第一双尖牙和下颌第二双尖牙的患者的顺序牙列支抗预备，与前所述有所不同。首先去除带有颊管的第一恒磨牙带环，粘接第二恒磨

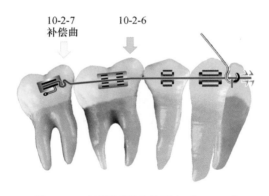

图 27-42　下颌牙列支抗预备"10-2-6"

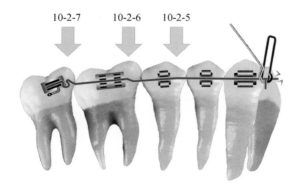

图 27-43　下颌牙列支抗预备"10-2-5"

牙带环，远中倾斜移动第二恒磨牙，根据读出值，弯制有效后倾弯 15°，到第二恒磨牙完全直立后，粘接带有双翼托槽的第一恒磨牙带环，共同支抗预备第二恒磨牙到使其远中倾斜 15°，即"10-2-7"，之后，同上，顺序完成"10-2-6"、"10-2-5"。

对于大多数原来的 I 类患者，以及拔除上颌第一双尖牙和下颌第二双尖牙的 II 类错𬌗患者，在顺序下颌牙列支抗预备完成之后，磨牙、尖牙关系中性，牙列矫治阶段也即完成。此时应该实现如下目标：上、下颌牙弓间隙完全关闭；下颌牙弓顺序支抗预备完成；上颌牙弓有增大的纵𬌗曲线；尖牙、双尖牙呈 I 类尖窝关系，上颌第一恒磨牙近中颊尖咬在下颌第一磨牙颊沟上，而远中尖及上下颌第二恒磨牙脱离𬌗接触。

对于严重 II 类错𬌗患者，或在完成顺序下颌牙列支抗预备后，磨牙关系仍为近中尖对尖或完全近中的患者，需要一种新的力量系统来远中移动上颌磨牙，又称为 II 类力系统（class II force system）。应用 II 类力系统是有条件的，而且同时需有上颌磨牙一定牙齿的拔除，但在什么情况下应用 II 类力系统，以及拔除什么牙齿，进一步的诊断分析在这个阶段是必要的。根据牙颌情况和患者配合程度，可大致将可能状态分成以下三类：

①上颌第三恒磨牙先天缺失，或者 ANB 小于 5°，而患者配合良好，可应用 II 类力系统来远中移动上颌磨牙，调整磨牙及尖牙关系。后者的第三磨牙在即将萌出之际应予以拔除。

② ANB 在 5°～8°，II 类磨牙关系并不严重，第三恒磨牙正常发育，非高角，配合良好患者，可考虑拔除上颌第二恒磨牙，应用 II 类力系统。

③如果 ANB 大于 10°，第三恒磨牙存在，或者患者配合极差，可考虑拔除上颌第一恒磨牙或正颌正畸联合治疗。

II 类力系统的应用，严重依赖患者的良好配合，如果患者不能很好配合而应用 II 类力系统，将可能造成上前牙严重唇倾，因此在应用 II 类力系统之前，要确保患者能够良好配合。

II 类力系统（class II force system）：在下颌顺序支抗预备完成后，下颌牙弓换成 0.0215 英寸 × 0.0280 英寸的稳定弓丝。这根弓丝具有理想的第一、第二和第三序列弯曲。阻止曲在第二恒磨牙颊管近中 0.5 mm，在侧切牙远中双侧焊接伸向龈方的垂直

刺。弓丝应能完全被动地结扎入牙弓，并将阻止曲和第二恒磨牙颊管紧密结扎。

上颌此时换成另一根 0.0215 英寸 ×0.0280 英寸的工作弓丝，这根弓丝带有理想的第一、第二、第三序列弯曲，在前牙有 0° 转矩，尖牙 7° 冠舌侧转矩，后牙 12° 冠舌侧转矩，在紧贴第二恒磨牙颊管近中弯制螺旋球形曲（helical bulbous loops），在此球形曲远中的弓丝上要增加 7° 的冠舌侧转矩，以对抗第二恒磨牙远中移动时可能的转矩失控。在中切牙远中焊接伸向龈方并弯向近中的高位头帽牵引钩，在中切牙和侧切牙之间焊接横跨弓丝的伸向骀方并弯向近中的 Ⅱ 类牵引钩，此牵引钩带有跨过弓丝伸向龈方的垂直突，在紧邻第二双尖牙托槽远中焊接垂直刺。每次复诊，双侧球形曲各扩张 1 mm，170.1 ~ 226.8 g 的 Ⅱ 类牵引力量一端在下颌第二恒磨牙颊管上，另一端在上颌弓丝伸向骀方的 Ⅱ 类牵引钩上，24 小时佩戴，前牙的垂直牵引挂在上下颌侧切牙和尖牙之间的垂直刺和垂直突上，每天戴 12 个小时，口外头帽 J 钩挂在上颌 J 钩的牵引钩上，力

量为 340.2 ~ 453.6 g，每天戴 14 小时（图 27-44A）。

这种力量系统能够非常有效地远中移动上颌第二恒磨牙，通过每次复诊，张开螺旋球形曲，逐渐使第二恒磨牙达到完全的 Ⅰ 类骀关系（图 27-44B），此时在第二双尖牙托槽远中和第一恒磨牙托槽之间旋转并压入螺旋弹簧（coil spring），螺旋弹簧的原长度应是第二双尖牙和第一恒磨牙托槽间宽度的 1.5 倍，同时在第二恒磨牙颊管和第一恒磨牙托槽远中翼之间悬挂弹性橡皮链，这样在弹性橡皮链的拉力和螺旋弹簧的推力的共同作用下，上颌第一恒磨牙向远中移动（图 27-45）。此时口内的 Ⅱ 类牵引和垂直牵引以及口外的头帽 J 钩牵引同前。

当第一恒磨牙远中移动到和第二恒磨牙接触，达到 Ⅰ 类骀关系或 Ⅰ 类过校正，去除第二双尖牙远中的垂直刺，螺旋弹簧放置于 Ⅱ 类牵引钩远中和尖牙之间，同时连续结扎第一、第二恒磨牙，以弹性橡皮链挂在第一恒磨牙托槽近中翼和第二双尖牙和尖牙之间，同样，以推力和拉力的共同作用来远中移动双尖牙和尖牙（图 27-46）。当所有后牙移动

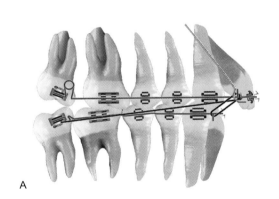

A

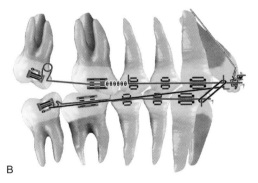

B

图 27-44　A. Ⅱ 类力系统：螺旋球形曲远中移动上磨牙；B. Ⅱ 类力系统：螺旋球形曲远中移动上磨牙

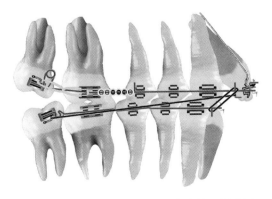

图 27-45　Ⅱ 类力系统：远中移动第一恒磨牙

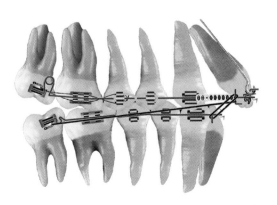

图 27-46　Ⅱ 类力系统：远中移动尖牙及第二双尖牙

到了Ⅰ类或Ⅰ类过校正的位置后，上颌更换另外一根0.020英寸×0.028英寸，带有侧切牙远中7 mm关闭曲和中切牙远中头帽牵引钩的工作弓丝。这根弓丝应该具有相应的第一、二、三类序列弯曲（图27-47）。而此时口内的Ⅱ类牵引力量可以减弱到113.4～170.1 g，垂直牵引以及口外的头帽J钩牵引同前。当上颌牙列全部间隙关闭后，"牙列矫治"这一阶段就此结束，准备开始下一阶段"牙列完成"。

3. 牙列完成（denture completion）　治疗的第三步称为牙列完成。上下颌牙弓应用0.0215英寸×0.0280英寸弹性不锈钢唇弓，弯制相应的第一、二、三序列弯曲，上颌唇弓在侧切牙之间有美观曲，下颌唇弓在尖牙近远中都焊有垂直刺，上颌唇弓焊有头帽牵引钩、有龈向垂直突的Ⅱ类牵引钩、尖牙远中的垂直刺等（图27-48）。

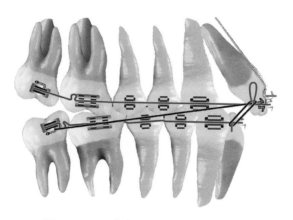

图27-47　Ⅱ类力系统：关闭前牙间隙

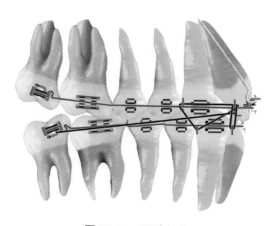

图27-48　牙列完成

正畸医生要仔细检查每个牙齿在牙列中的位置、上下颌牙列之间的关系以及牙列与周围组织之间的关系。检查唇线和上切牙之间的关系，上切牙的美观位置。拍摄新的X线片，进行相应的头影测量分析，检查下切牙的位置，上切牙的转矩，其他牙齿牙根之间的平行。牙列完成阶段，也可以称为"迷你"治疗阶段，根据检查的结果，对上下颌牙列进行必要的微调。牙列完成阶段结束后，牙列应具有如下特征：

（1）前牙排齐，浅覆𬌗，接近对刃，浅覆盖；

（2）上颌尖牙和双尖牙与下颌牙列为非常紧密的Ⅰ类关系；

（3）上颌第一磨牙近中颊尖咬合于下颌第一磨牙近中颊沟；

（4）第一磨牙远中尖和第二磨牙脱离𬌗接触；

（5）第二双尖牙前方的所有间隙完全关闭。

4. 牙列恢复（dental recovery）　Tweed-Merrifield矫治技术相信，复发是不可避免的，如果一种技术仅仅是最终实现了牙列的正常𬌗间关系，那么它是不稳定的，被移动的牙齿或牙列总是倾向于回到其原来的位置。在去除所有矫治器的主动作用，带上保持器后，在各种功能和环境因素作用下，最终达到稳定的牙颌位置，这一过程被称为牙列恢复。牙列恢复的基础在Tweed-Merrifield矫治技术中是"过矫治"。牙列恢复的力量，来源于周围组织，主要是肌肉和牙周组织。

Tweed-Merrifield矫治技术主动矫治结束后的𬌗间关系，也即其过校正的𬌗间关系，有时也被称为"Tweed𬌗"（Tweed occlusion），或正确地应称为"过渡𬌗"（transitional occlusion）（图27-49A）。其特征是：第二恒磨牙和第一恒磨牙的远中颊尖脱离𬌗接触，上颌第一磨牙的近中舌尖咬在下颌第一磨牙的中央窝内，上颌第一磨牙的近中尖近中斜面与下颌第一磨牙的近中尖远中斜面相接触。在牙列恢复阶段，在咀嚼肌的强大咀嚼力作用下，被轻度远中压入的第二恒磨牙将再萌出而达到无𬌗创伤、无早接触的健康的功能𬌗。而同样被过校正的前牙，也从近乎尖对尖的前牙关系过渡到正常的覆𬌗覆盖关系（图27-49B）。

吞咽、表情和咀嚼等肌肉在实现最终的稳定、美观的牙颌关系，也被称做"功能𬌗"（functional occlusion）的过程中起到了积极作用。Tweed-

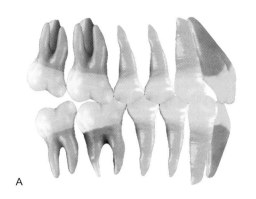 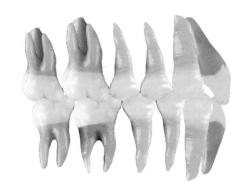

图 27-49　A. 牙列恢复初期 Tweed 殆；B. 牙列恢复后期

Merrifield 矫治技术相信，每个个体自身的口腔环境将决定其自身最佳的牙列位置，而"过校正"使患者能够有机会通过正畸治疗得到其自身最稳定和最佳功能的牙列位置。在临床上通常要求患者带上保持器后 6 个月复诊，以收集其功能殆时的治疗结果。

参考文献

[1] Angle EH. The malocclusion of the teeth. Philadelphia: SS White Co, 1907:21-24.

[2] Brodie AG. Some recent observations on the growth of the face and their implications to the orthodontist. Am J Orthod Oral Surg, 1940, 26:740-757.

[3] Downs WB. Variations in facial relationships:their significance in treatment and prognosis. Am J Orthod, 1948, 34:812-840.

[4] Downs WB. The role of cephalometrics in orthodontic case analysis and diagnosis. Am J Orthod, 1952, 38:162-182.

[5] Gebeck TR, Merrifield L L. Orthodontic diagnosis and treatment analysis: Concepts and values, part I. Am J Orthod Dentofacial Orthoped, 1995, 107:434-443.

[6] Gebeck TR, Merrifield LL. Analysis: Conceptsand values, part I. J Charles Tweed Foundation, 1989, 17:19-48.

[7] Graber TM, Vanarsdall RL. Orthodontics—Current Principles and Techniques. 2nd ed. St Louis: MosbyYear Book Inc, 1994:627-684.

[8] Gramling JF. A cephalometric appraisal of the results of orthodontic treatment on one hundred fifty successfully corrected difficult class Ⅱ malocclusions. J Charles Tweed Foundation, 1987, 15:102-111.

[9] Gramling JF. A cephalometric appraisal of the results of orthodontic treatment on fifty-five unsuccessfully corrected difficult class Ⅱ malocclusions. J Charles Tweed Foundation, 1987, 15:112-124.

[10] Gramling JF. The probability index. J Charles Tweed Foundation, 1989, 17:81-93.

[11] Gramling JF. The probability index. Am J Orthod Dentofacial Orthoped, 1995, 107:165-171.

[12] Horn A. Facial heighti ndex. Am J Orthod Dentofacial Orthoped, 1992, 102:180-186.

[13] Jacobson A. The "Wits" appraisal of jaw disharmony. Am J Orthod, 1975, 67:125-138.

[14] Klontz HA. Diagnosis and force systems utilized in treating the maxillary first premolar and mandibular second premolar extraction case. J Charles Tweed Foundation, 1987, 15:19-57.

[15] Ledyard BC. Astudy of the mandibular third molar area. Am J Orthod, 1953, 39:366-374.

[16] Merrifield LL. The profile line as an aid in critically evaluating facial esthetics. Am J Orthod, 1966, 11:804-822.

[17] Merrifield LL, Cross J J. Directional force. Am J Orthod, 1970, 15:435-464.

[18] Merrifield LL. Differential diagnosis with total space analysis. J Charles Tweed Foundation, 1978, 6:10-15.

[19] Merrifield LL. The systems of directional force. J Charles Tweed Foundation, 1982, 10:15-29.

[20] Merrifield LL. Edgewise sequential directional force technology. J Charles Tweed Foundation, 1986, 14: 22-37.

[21] Merrifield LL, Klontz H A, Vaden J L. Differential diagnostic analysis. Am J Orthod Dentofacial Orthoped, 1994,106:641-648.

[22] Merrifield LL. The dimensions of the denture:Back to basics. Am J Orthod Dentofacial Orthoped, 1994, 106:535-542.

[23] Merrifield LL, Gebeck T R. Orthodontic diagnosis and treatment analysis: Concepts and values, part Ⅱ. Am J Orthod Dentofacial Orthoped, 1995, 107:541-547.

[24] Nance HN. The limitations of orthodontic treatment. I. Mixeddentition diagnosis and treatment. Am J Orthod Oral Surg, 1947, 33:177-223.

[25] Nance HN. The limitations of orthodontic treatment.Ⅱ, Diagosis and treatment in permanent dentition. Am J Orthod Oral Snrg, 1947, 33:253-301.

[26] Pearson LE. Vertical control in treatment of patients having backward rotational growth tendencies. Angle Orthod, 1978,

43:132-140.

[27] Pearson LE. Vertical control in fully-banded orthodontic treatment. Angle Ortbod, 1986, 56:205-224.

[28] Richardson ME. Development of the lowe third molar from ten to fifteen years. Angle Orthod, 1973, 43:191-193.

[29] Tweed CH. Reports of cases treated with the edgewise arch mechanism. Angle Orthod, 1932, 2:236-243.

[30] Tweed CH. The application of the principles of the edgewise arch in the treatment of class Ⅱ, division 1 malocclusion: Part I. Angle Orthod, 1936, 6:198-206.

[31] Tweed CH. The application of the principles of the edgewise arch in the treatment of class Ⅱ, division1: Part Ⅱ. Angle

Orthod, 1936, 8:255-257.

[32] Tweed CH. The Frankfort-Mandibular plane angle in orthodontic diagnosis, classification, treatment planing, and prognosis. Am J Ortbod Oral Surg, 1946, 32:175230.

[33] Tweed CH. Indications for the extraction of teeth in orthodontic procedures. Am J Orthod Oral Surg, 1944, 30: 405-428.

[34] Tweed CH. A philosophy of orthodontic treatment. Am J Orthod Oral Surg, 1945, 31:74-103.

[35] Tweed CH. The Frankfort-Mandibular incisor angle (FMIA) in orthodontic diagnosis, treatment planing, and prognosis. Am J Orthod Oral Surg, 1954, 24:126-169.

Begg 矫治技术

林久祥

Begg 细丝弓矫治技术是由口腔正畸先驱澳大利亚的 P. R. Begg 医生于 20 世纪 30 年代开始研制，然后在 50 年代公布的。几十年的临床实践证明，这是一项高效能的矫治技术，目前它仍是广为流行的固定矫治技术之一。

细丝弓矫治技术是 Begg 医生根据其二三十年的临床经验和科学研究创立、发展起来的。

一、Begg 矫治技术的发展简史

1924 年 3 月至 1925 年 11 月，Begg 医生在美国加利福尼亚州的 Angle 口腔正畸学院学习口腔正畸技术。他参与了 Angle 矫治器的研制工作，这就是 edgewise 方丝弓矫治器。在与 Angle 医生相处的那一段时间，Begg 医生开始相信牙齿总是在向近中运动这一事实。

1926 年 Begg 医生在澳大利亚南部的阿德莱德独立从事正畸门诊工作。在头两年的实践中，使用 edgewise 矫治器，忠实地遵循 Angle 医生倡导的不拔牙矫治原则。但是，许多患者矫治后的侧貌使他不满意，且面临着严重复发的问题。1928 年他开始对牙量过多的患者采用拔牙或减径的矫治。Begg 医生在这方面的经验与美国 Tweed 医生 10 年后所进行的减数矫治工作，具有相同的意义。在拔牙病例的矫治中，Begg 医生开始发现 edgewise 矫治器在快速关闭拔牙间隙和减轻深覆𬌗方面的效果不太理想。于是，他在 1929 年开始使用圆丝弓替代方丝弓。但他很快认识到，在方托槽上即使使用圆丝也会引起不利的根运动，以至于大大加重口内支抗的负担，且可延长打开前牙咬合的时间。为了避免这些问题，Begg 丢弃了方托槽，开始使用过去曾使用过的带状弓托槽，只是其槽沟口朝向龈侧，而不是𬌗向，这就是所谓的 Begg 托槽。

在 Begg 托槽上使用细圆丝可使牙齿沿着尽可能小阻力的路线被压低或倾斜运动，因此，口内支抗是可行的。

20 世纪 40 年代初，Begg 结识了澳大利亚墨尔本大学的金属冶炼专家 A. J. Wilcock，两人经过多年合作，研制出一种冷拉伸、热处理弓丝。它的硬度和弹性趋于平衡，且具有 Begg 医生一直追求的几乎无应力衰减的特征。这种不同寻常的弓丝使 Begg 能顺利打开前牙深覆𬌗，同时有效地控制牙弓形态，保持磨牙的稳定性。在此基础上，Wileock 还生产了适应于 Begg 托槽的栓钉和特殊颊管等零部件。

在 Begg 研制新矫治器的同时，他还以文明影响尚未到达澳州大陆之前的土著人头颅骨为对象，研究了人类牙齿的自然磨耗。1939 年他写出了题为"人类颌骨和牙弓在演化过程中的减小和退化"的博士论文，为他以后制定矫治标准奠定了理论基础。1954 年，Begg 总结磨耗𬌗的研究工作，又发表了著名论文"石器时期的人类牙列"。在文章的末尾，他公布了他的新技术——圆丝弓技术，主张在改良的带状弓托槽（即 Begg 托槽）上使用直径为 0.018 英寸的不锈钢圆丝。尽管该文所描述的技术内容与现在的 Begg 技术有较大的差别，而且治疗结果也尚未完善，但是它仍引起了巨大的反响，受到了包括 S. Atkinson，R. Strang 和 Tweed 等一些著名正畸专家的关注。

1956 年 Begg 介绍了差动力（differential force）概念，为他所设计的新矫治器奠定了又一个理论基础。在这篇文章中，他提及每年用 Begg 技术矫治 200 多名患者，证实他的技术和理论能够产生满意的结果，而且在所有类型的错𬌗畸形的矫治中均缩短了疗程。他的文章被全世界的正畸学者一读再读，预示着这将引发一场正畸发展史上的变革。

美国的 H. D. Kesling 医生为 Begg 的论文所吸引，于 1957 年到澳大利亚，花了几周时间，向 Begg 学习新技术。返美后，Kesling 等放弃了 Tweed 方丝弓技术，改用 Begg 技术，且不断改进其附件和弓丝。他所取得的结果证明，Begg 技术能打开深覆𬌗，矫治前后关系不调，使基骨上的前牙重新定位，矫治时间相对缩短。1959 年，150 名正畸医生来到了 Kesling 和 Rocke 的正畸中心，看到了 Kesling 所展示的 100 例用 Begg 技术矫治完成的病例后，纷纷要求组织培训。这样，第一个 Begg 技术学习班于 1959 年 7 月在美举办。这些医生学完回去后，开始应用 Begg 技术。

就在 Begg 技术的支持者在美国努力工作的同时，Begg 在澳大利亚又在以下几方面发展了他的技术：

（1）使该技术更加成熟，其矫治质量已达到有经验的 edgewise 正畸医生所达到的水平。

（2）将该技术分为三期，每期有一定的矫治目标。

（3）发明了前牙控根附件。

（4）介绍了有关的近远中正轴簧，达到了个别牙的根运动。

（5）建议取阶段模型，以便更容易教和学。

自从 1960 年以来，数百个 Begg 学习班在世界各地举行，1400 多位正畸医生参加了 122 个由 Kesling 正畸中心举办的学习班。由 Begg 和 P. C. Kesling 合著的《Begg 正畸理论和技术》（1977）一书已翻译成数国文字。1964 年北美 Begg 正畸协会成立，接着欧洲、日本和澳大利亚也成立了 Begg 正畸协会。

Begg 矫治技术于 20 世纪 80 年代引入我国，于 1988 年 6 月在广州第一次召开了包括 Begg 矫治技术的固定矫治器学术会议。Begg 技术曾在我国得到过普及和提高。

二、与 Begg 矫治技术有关的诊断问题

在正畸临床所遇到的错𬌗畸形中，牙齿拥挤约占 70%。因此，多数正畸病例的诊断存在着决定是否拔牙的问题。然而对于同一病例是否拔牙，不同的正畸医生可作出不同的诊断。可以说，在正畸治疗中，最容易引起争论的病例，莫过于是否需要拔牙的病例了。这主要是由于拔牙与否往往取决于众多因素，例如错𬌗的类型、严重程度、治疗目的、医生的技能和经验、患者的年龄、牙齿的条件、所使用的矫治器、骨骼类型、患者的预期合作程度以及患者的意愿等。根据 Begg 技术的理论，医生还应考虑在矫治期间和治疗后牙齿不断近中移动及垂直萌长的影响。

在使用 Begg 技术时，若要作出正确诊断，除了其他因素外，还应仔细考虑其矫治技术和矫治器的效能及用途。已经证实，Begg 矫治技术可以矫治最为严重的错𬌗畸形，无论是拔牙病例还是非拔牙病

例。换言之，该矫治器的局限性很少，拔牙与否可以根据患者需要而定。减数的目的往往在于使现有牙弓长度与牙量达到平衡，且可增加稳定性，防止矫治后复发和牙齿的近中移动。应用 Begg 技术纠正安氏 I 类与 II 类颌间关系不需要减数。

如果认为通过减数较为理想，且选用 Begg 矫治技术治疗，那么还应作出进一步的选择，即拔哪些牙。

一般习惯于拔除 4 个第一双尖牙，但有些错𬌗患者可通过拔除 4 个第二双尖牙获得最佳矫治效果。当然，根据患者具体情况，也可能有其他拔牙选择的方案以达到最佳矫治目的。但是，一般不主张单颌拔除第一或第二双尖牙，因为这种拔牙治疗后的牙多数不理想或不稳定。

对于需要间隙不多或比拔除 4 个第一双尖牙少的一些边缘或临界病例，有时可以通过精细而有计划的牙齿近远中减径或切片来获得成功。少数病例可能需要既减数又减径。

有时，对同一患者供选择的方案很多，以至于可应用不同的治疗方案获得成功的矫治。当然，最终的关系、侧貌和稳定性可因诊断的选择、矫治方案不同而有所差异。

需要特别注意的是，使用 Begg 矫治技术时，不需用推磨牙向远中移动作为增加牙弓长度的方法。应根据磨耗𬌗研究所获得的知识作出诊断，必须理解在人的一生中后牙具有向近中移动的趋势。矫治设计要顺应这种近中移行而不是使之逆转。显而易见，不需要应用口外力，在使用 Begg 矫治技术时，口外力可能产生有害的作用。

为了帮助确定 Begg 矫治技术所引起的牙齿和齿槽改变，了解 Williams 的研究是有价值的。他先假设，后又证实了切牙后移的量与前牙、后牙之间各自的根与表面积有关。当决定是否拔牙的诊断时，Williams（1969）关于下切牙相对于 A-P 线（图 28-1）的前后位置和下面软组织轮廓之间相互关系的研究，确立了把下切牙相对该线的关系作为一个重要而简单的诊断标准。

在作出正确诊断的过程中，精确采取患者的牙记录模型，摄取 X 线曲面断层片和头颅侧位片以及牙颜面照相，是有必要的。头颅侧位片的测量分析应包括上述的下切牙切缘与 A-P 线的关系，即应用 A-P 线协助诊断和治疗（图 28-1）。

应用 A-P 线可以帮助确定患者是否需要拔牙。

可用 "是" 或 "否" 来回答以下 5 个问题。

（1）排齐下颌牙齿是否要使下切牙切缘前移远离 A-P 线（图 28-2）。

（2）减小下颌 Spee 曲线的曲度是否要使下切牙切缘前移远离 A-P 线（图 28-3）。

（3）调整或矫治磨牙关系是否会损失过多的支抗，致使下切牙切缘前移远离 A-P 线（图 28-4）。

（4）上齿槽座 A 点的改建（合并上切牙整体后移）是否会改变 A-P 线的位置，导致下切牙切缘前移远离 A-P 线（图 28-5）。

（5）在下颌生长或矫治期间，下颌的调位是否将改变 A-P 线的位置，使下切牙切缘前移远离 A-P 线（图 28-6）。

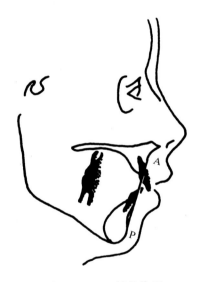

图 28-1　A-P 线的位置

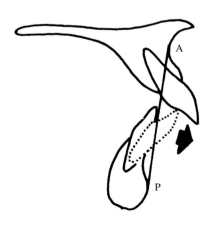

图 28-2　当排齐下颌牙齿时，下切牙切缘与 A-P 线的关系

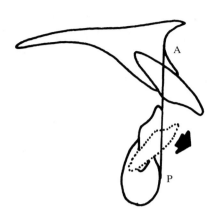

图 28-3 当减小 Spee 曲线的曲度时，下切牙切缘与 A-P 线的关系

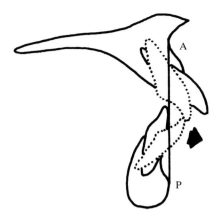

图 28-4 当调整磨牙关系时，下切牙切缘与 A-P 线的关系

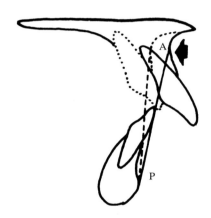

图 28-5 当 A 点重新整塑时，下切牙切缘与 A-P 线的关系

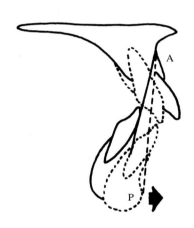

图 28-6 下颌生长或调整位置时，下切牙切缘与 A-P 线的关系

如果对上述问题的回答均为"否"，则表明该病例不需要减少牙量或减数。如果一个或一个以上的答案为"是"，则表明该病例需要减数或减径。

三、组成部分

（一）托槽

Begg 技术使用改良式带形弓托槽（图 28-7）。它含有槽沟和竖管。其槽沟的规格为 0.020 英寸×0.045 英寸，以容纳一根 0.020 英寸的弓丝加上一根 0.016 英寸的附弓（必要时）。其竖管内可插入栓钉。这种托槽的最大特点是允许牙齿在各个方向上自由地作倾斜移动，即三维空间运动，还容许牙齿

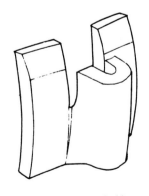

图 28-7 Begg 托槽

沿着弓丝滑动。该托槽分为焊在带环上的托槽和直接粘接在牙面上的托槽两种。

（二）带环及颊管

Begg 矫治器，在支抗牙上及已萌出全的其他牙上可粘接带环。因此它也可被称为多带环矫治器。目前有效的牙釉质黏合剂已在正畸临床得到广泛应用。因此，Begg 托槽可直接粘接到牙面上，而带环主要装置位于支抗磨牙上，例如第一恒磨牙上。国外多使用工厂制作的预成带环，有不同型号，可按需要选用。也可以由技术员个别制作，要求带环与牙齿的解剖形态一致，与牙面密合，固位好，切缘或𬌗缘不得妨碍咬合，龈缘处不得刺激牙龈组织。

在支抗磨牙带环的颊面焊有圆管和牵引拉钩（图 28-8）。圆管的内径为 0.036 英寸，长为 0.0250 英寸。该圆管允许唇弓在其中自由地作近远中移动。有时为了控制支抗磨牙颊舌向的倾斜度，而用扁圆管（图 28-9）。其内径为 0.072 英寸 × 0.024 英寸，长为 0.20 英寸。该颊扁圆管与唇弓末端双折弯曲相接触，两侧颊管的扁圆口径可为角度控制和弓丝自由滑动之间提供最佳平衡。

（三）弓丝

Begg 技术的成功实施要求配备高质量的不锈钢丝。Begg 医生曾反复说过，如果没有 A. J. Wilcock 专门制造的高质量弓丝，发展该技术简直是不可能的。这是一种硬而弹力很大的弓丝，俗称澳大利亚弓丝（澳丝）。这种弓丝的硬度与弹性之间趋于平衡且应力衰减极慢，临床实践 6 个月应力几乎无衰减。这些特性保证了 Begg 技术在迅速打开咬合的同时又能控制牙弓形态和保持磨牙的稳定性。

根据直径，这种弓丝分为 0.014 英寸，0.016 英寸，0.018 英寸和 0.020 英寸等不同规格。可根据不同的矫治阶段选择不同规格的钢丝。

目前国内正在研制类似澳丝的钢丝，这将有助于该项技术的开展。

（四）栓钉（pin）

栓钉主要用做将弓丝固位于托槽沟内，即将栓钉插入托槽的栓道中而起固定作用。常用的栓钉有四种类型（图 28-10）：①安全栓钉：多用于第一、二期。此栓钉不妨碍牙齿的近远中倾斜移动。②常规栓钉：主要用于第三期。对牙齿各个方向的移动有较为严格的控制。③沟形栓钉：常用于第三期，可牢固地将弓丝和转矩辅弓锁在槽弓内。④T形栓钉：可禁止牙齿自由地近远中倾斜，主要用于正轴后对牙齿起稳定作用。

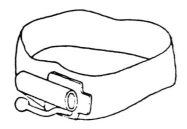

28-8 有圆管拉钩的磨牙带环

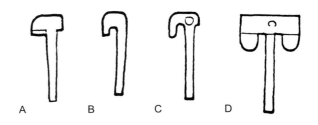

图 28-10 栓钉。A. 安全栓钉；B. 钩状栓钉；C. 双头安全栓钉；D. T 形栓钉

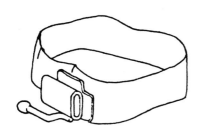

图 28-9 附有扁圆管及拉钩的磨牙带环

（五）弹力皮圈

分单圈和链式皮圈两种。主要用于打开咬合、关闭牙弓的间隙和矫治牙齿扭转等，常以颌间牵引和颌内牵引等方式使用。这类皮圈不仅要求弹性好而且亲水性不强，可较长时间在口腔环境中保持其强度。

（六）正轴簧和扭转簧

该弹簧带一臂弯，与其弹簧圈成90°，包括两种，一种是矫治近远中斜轴的竖直簧（图28-11）；另一种是矫治牙齿扭转的弹簧。使用时弹簧的一条臂垂直插入托槽管内，另一水平臂置于主弓上，以激活弹簧或使弹簧加力（图28-12）。这两种弹簧均十分有效，可由0.012英寸或0.014英寸的高弹性钢丝制成，主要用于矫治的第三期。近几年又出现一种微型的竖直簧，比常规竖直簧更简便、更有效。

（七）排齐辅弓

可由0.016英寸或0.018英寸的多股辫状丝或镍钛丝制成。该辅弓总是与更硬且更有抗力的主弓丝联合使用（图28-13）。这样辅弓的排齐牙齿作用和主弓的打开咬合作用各尽所能互不干扰，更加有效，通常在矫治第一期使用。

（八）转矩辅弓

该辅弓主要用于控制切牙的转矩矫治。它对于一个切牙或多个上切牙的转矩运动很有效。该辅弓的直径总是比主弓要细一些，主要用于治疗的第三期。

以下是常用的几种转矩辅弓。

1. 四曲突切牙控根辅弓（图28-14）　它由0.016

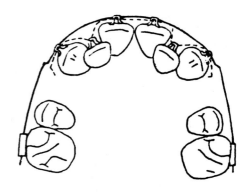

图28-13　排齐辅弓

（虚线：排齐辅弓；实线：主弓）

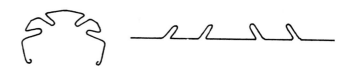

图28-14　四曲突控根辅弓

英寸或0.014英寸的高弹性钢丝弯制四个龈向切牙曲突而成，常与0.020英寸的主弓联合使用，多用于上切牙的腭向控根。对于安氏Ⅱ类错𬌗病例这种辅弓也可用于下前牙，但在应用前需检查下前牙舌侧的齿槽骨板是否足够厚。

2. 交互转矩辅弓（图28-15）　它是由两个龈向中切牙曲突和两个水平臂组成的辅弓。其龈向曲突可产生腭向根转矩力，而水平臂突可产生唇向根转矩力。通过中切牙和侧切牙之间辅弓的方向逆转，可产生交互控根或转矩的作用。如果侧切牙先于中切牙完成根的移动，可将辅弓的侧切牙曲突在其托槽的远中钳断，这样中切牙的曲突仍有足够的力达到腭向控根。该辅弓适于上侧切牙完全腭向错位的情况。

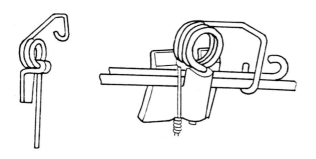

图28-11　正轴簧或竖直簧

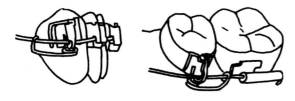

图28-12　扭转簧

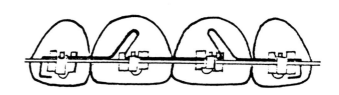

图28-15　交互转矩辅弓

3. 短曲突控根辅弓（图 28-16）　它是由两个龈向中切牙曲突和两个龈向侧切牙短臂突组成的辅弓。它不需要固定入尖牙托槽沟内，易于操作控制。如果用 0.018 英寸的弓丝制成，可产生相当于 0.016 英寸辅弓固定于尖牙托槽后所产生的转矩力。

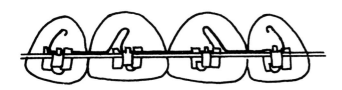

图 28-16　四个短曲突的控根辅弓

4. 个别牙转矩辅弓（图 28-17）　它是由个别曲突构成的辅弓，用于个别牙的转矩移动。辅弓的长度至少应越过一个邻牙，且要与牙弓形态一致，以达到最大的转矩效果。该辅弓上的曲突是朝向龈方还是𬌗方，取决于临床需要。若曲是朝向𬌗方，则可产生唇向根转矩移动。

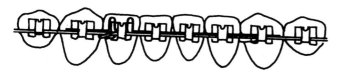

图 28-17　个别牙齿的控根辅弓

5. 一对一交互转矩辅弓（图 28-18）　它是由两个形状相同、力方向相反的水平臂组成的辅弓。主要适用于两个相邻牙齿需要相互反向转矩移动的病例，常用于下前牙。使用时，辅弓两端的加力程度应避免过大。

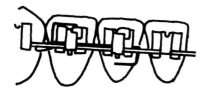

图 28-18　一对一交互控根辅弓

6. 下切牙唇向控根辅弓（图 28-19）　它是由四个水平臂突组成的辅弓。用于对四个切牙的唇向根

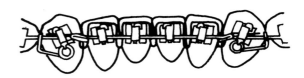

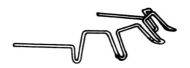

图 28-19　下切牙唇向控根辅弓

转矩移动，如果第三期下前牙明显前倾或唇倾时，可用之。该辅弓入托槽时，无需先去除主弓，可直接置于主弓的切方，其两侧应通过尖牙托槽沟。加控根力的短曲应插在主弓的舌侧，辅弓一般不需要固定结扎，但出于安全和保险起见，可在中间一个牙齿上结扎固定。

四、Begg 矫治技术的原理

（一）𬌗的生理磨耗

Begg 研究了石器时代晚期的澳洲土著人的牙情况。他发现这些土著人不仅具有广泛的𬌗及邻面磨耗，而且几乎不存在龋齿、牙周病及牙齿拥挤现象。随着这种硬质而粗糙的食物所引起的磨耗，牙弓特别是下牙弓不断向前调位，牙尖磨平，覆𬌗消失，以至于前牙对刃，后牙近于安氏Ⅲ类关系，第三磨牙的迟萌或阻生得到避免。他和其他学者认为，这些石器时代人类的磨耗𬌗实例反映了人类真正的牙𬌗情况而非病理现象（图 28-20）。换言之，这种磨耗𬌗应是人类唯一的实际正确𬌗，而现代教科书上的"正常𬌗"是不正确的。

虽然石器时期人类的磨耗𬌗是功能、形态上的正确𬌗，但 Begg 进一步认为把错𬌗患者牙齿矫治成磨耗𬌗是不现实的，而是应该把一些有价值的情况结合到正畸中去，例如：

（1）在安氏Ⅰ类和安氏Ⅱ类错𬌗的矫治中，为了取得最佳结果，Begg 技术要求将前牙矫治成对刃关系。

（2）牙量骨量不调的预测。虽然现代人缺乏牙磨耗，但牙齿仍前移不止。因此，设法减少牙量以

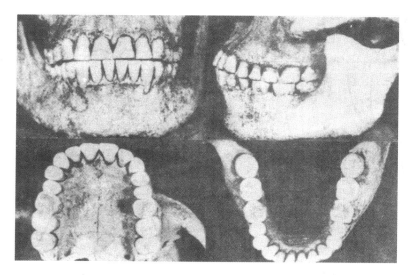

图 28-20　石器时期人类的磨耗𬌗情况

替代原始人类的自然磨耗是有必要的。Begg 认为以前所预测应减少的牙量往往估计过低。为了准确估计，用 Kesling 模型重排牙诊断法（diagnostic set up）更为精确。他主张应拔除 4 个第一双尖牙，而不是 4 个第二双尖牙，许多患者以后还需拔除 4 个第三磨牙。上述结果为 Begg 技术的矫治标准奠定了理论基础。

（二）差动力和牙齿倾斜移动

　　1956 年 Begg 介绍了差动力（differential force）概念。这是以 Storey 和 Smith（1952）的方丝弓矫治研究为基础的。该研究结果表明，尖牙整体后移的最高效力值范围是 150 ~ 200 g，在此范围内，尖牙可以快速整体后移而极少损伤组织，且磨牙无明显前移。随着力的增加，尖牙后移速度极慢，直至停止。但支抗磨牙开始前移，其最高效力值范围为 300 ~ 500 g（图 28-21）。这些结果使 Begg 深受启发，他认为上述研究符合差动力的原理，并恰恰证实了他的技术的可行性。Begg 技术的有利条件在于其托槽设计容许牙齿倾斜移动，因而利用细丝弓，使用微力（60 ~ 70 g），就能使根面积较小的前牙远中倾移，而根面积较大的磨牙不动。

　　1. 差动力的意义　根据差动力原理，当单根的前牙和多根的后牙之间使用交互微力（例如 60 g）时，前牙相对快速倾斜移动，而后牙几乎不动。如果较大的力应用于同一情况，则后牙趋向于近中移

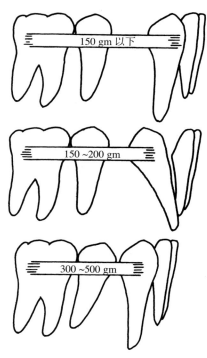

图 28-21　在 edgewise 矫治技术中，尖牙与后牙对同一作用力的反应（运动）情况

动，而前牙运动受阻。这实际上是不同牙齿对同一力的"不同反应"（differential reaction），这就是差动力的根本意义。Begg 矫治技术非常巧妙地遵循了差动力原理（图 28-22）。

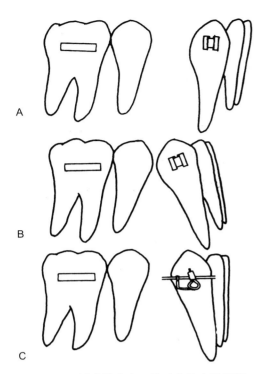

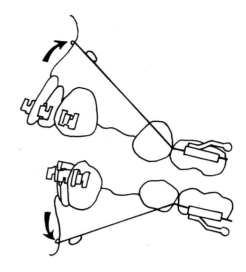

图 28-23　支抗磨牙颊管前方的弓丝后倾曲

图 28-22　在 Begg 矫治技术中，差动力的应用情况。A. 施力前；B. 施力 60～70 g 时，前牙迅速向后倾移；C. 过重的力加前牙制动闸使后牙前移

2. 关于口外力　由于 Begg 技术使用微力，充分利用了有利的差动力原理，因而成功地解决了口内支抗问题。这样就不需要口外支抗。Begg 认为使用口外支抗力是有害的。避免使用口外支抗是正畸临床学的一个重大改进。

五、适应证和临床应用

Begg 技术从原则上可矫治任何类型的错𬌗畸形。

Begg 技术把整个矫治过程分为三期或三个阶段，其优点是便于掌握。每一期均有专门的矫治目标，每一期的矫治过程几乎均是在上下牙弓同时进行，每一期上下牙弓矫治完成后再进入下一期。

（一）第一期

1. 打开（或关闭）前牙咬合

（1）使用高效能（高弹力、无疲劳）弓丝（0.016英寸）作为唇弓。

（2）在弓丝位于磨牙颊管近中某处弯制适当的后倾曲（图 28-23）。

（3）持续的安氏Ⅱ类（图 28-24）或安氏Ⅲ类颌间牵引，每侧 50～60 g 的轻力。

2. 解除前牙拥挤

（1）在每个拥挤前牙的近远中弯制垂直曲。

（2）在每个拥挤前牙的近远中弯制垂直曲，以解除前牙拥挤（图 28-25）。如果尖牙远中存在间隙，也可用直丝唇弓配合较细的排齐辅弓，以排齐前牙。

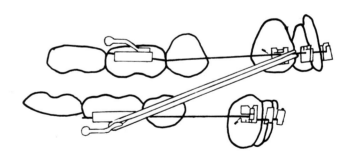

图 28-24　Ⅱ类牵引

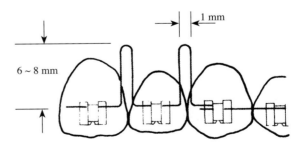

图 28-25　垂直曲

排齐辅弓应使用柔韧而弹性好的金属丝（图27-13）。当前牙排齐后，应用细钢丝进行尖牙结扎（图28-26）。

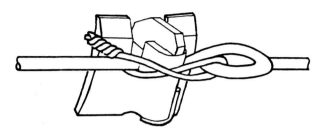

图28-26 尖牙结扎

3. 关闭前牙间隙 在尖牙至尖牙之间，挂橡皮链或连续结扎。

4. 过矫治扭转的尖牙和双尖牙

（1）用扭转簧、钩状栓钉（前牙）或边旁卡（双尖牙），将正轴簧及唇弓固定于托槽内（图28-12）。

（2）在扭转牙与唇弓或邻牙间，作交互牵引。

5. 矫治后牙反𬌗

（1）改变一侧或两侧的牙弓宽度。

（2）通常同时在两侧与内收或开展的唇弓相配合，挂交互牵引的橡皮圈。

（3）快速上颌扩展，在保持一个稳定阶段后，再全口戴固定矫治器，开始第一阶段矫治。

6. 必要时过度矫治近远中关系

（1）必要时继续作安氏Ⅱ类或Ⅲ类颌间牵引。

（2）上下颌唇弓弯有合适的支抗曲或后倾曲；注意：支抗磨牙必须始终保持有咬合关系。

在上述六个矫治目标中，第一个使前牙形成对刃关系最为重要，最后一个达到过矫治的安氏Ⅰ类磨牙关系最不重要。换言之，如果因某种原因要开始第二期矫治，而磨牙近远中关系尚未达到，仍然可以进行下一期矫治，但是如果还存在前牙覆𬌗问题，就不能进入第二期矫治。

在上下颌支抗磨牙间，有咬合关系是必要的。一般这不成问题，但当第一恒磨牙拔出后，上第二恒磨牙向远中倾斜，下第二恒磨牙向近中移动时，有无咬合关系的问题就会出现；非对称性拔牙也可以造成支抗磨牙无咬合关系。

当支抗磨牙无咬合关系时，唇弓及牵引装置所产生的矫治力可造成牙过度萌长，前牙咬合将难以

打开，这时可通过Ⅲ类颌间牵引来阻止和逆转支抗磨牙的位置变化。这是第一期唯一适用此方向牵引力的情况。

（二）第二期

矫治目标主要是关闭后牙区间隙。非拔牙病例无第二期。主要方法如下：

1. 保持所有第一期所取得的矫治结果。

（1）维持前牙切刃关系：使用0.020英寸不锈钢弓丝，减少后倾曲角度，必要时作颌间牵引。

（2）维持排齐前牙：使用平直弓丝，固定于前牙托槽内。

（3）关闭前牙间隙：使用弹力圈或结扎丝将尖牙托槽与弓丝上的牵引圈结扎在一起，即"尖牙结扎"（图28-26）。

（4）维持正常或过矫治的后牙颊舌向关系：①继续进行矫治后牙反𬌗的交互牵引；②用0.020英寸的不锈钢唇弓继续内收或开展牙弓。

（5）维持正常或过矫治的磨牙近远中关系：可继续用颌间牵引。

2. 关闭后牙间隙 用橡皮圈或橡皮链关闭后牙间隙。

若第二期需要关闭后牙较多的间隙时，可在尖牙托槽上置放"制动闸"（图28-27），以便在使用较大颌内水平牵引力（170～280 g）前移后牙时，防止前牙牙冠向远中倾斜。应用"制动闸"需要慎重，常常需要一定的临床经验。

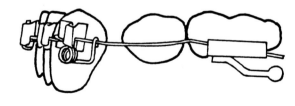

图28-27 尖牙"制动闸"

（三）第三期

矫治目标主要是获得牙齿较理想的近远中倾斜度（tip）或转矩度（tourque）。具体措施如下：

1. 保持所有第一、二期取得的矫治效果（图28-28）。

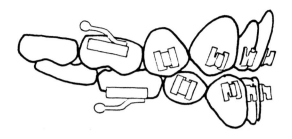

图 28-28 第二期末的矫治结果

（1）措施同第二期如何保持第一期矫治效果的方法，即保持已改善的前牙覆殆，可用 0.20 英寸的主弓丝。

（2）弓丝入颊管后要回弯。

2. 获得牙齿较理想的近远中倾斜度或转矩度。

（1）使用正轴簧对尖牙或双尖牙进行近远中向正轴（图 27-11）。

（2）切牙转矩度可使用转矩辅弓完成（图 28-14、15、16、17、18、19）。

在第一、二期用于保持六个前牙为一整体的"尖牙结扎"，在第三期可以不用。

六、病例报告

病例 1（图 28-29）

×××，女，23岁。

诊断为安氏Ⅱ类一分类牙颌畸形，Ⅱ类凸面型，

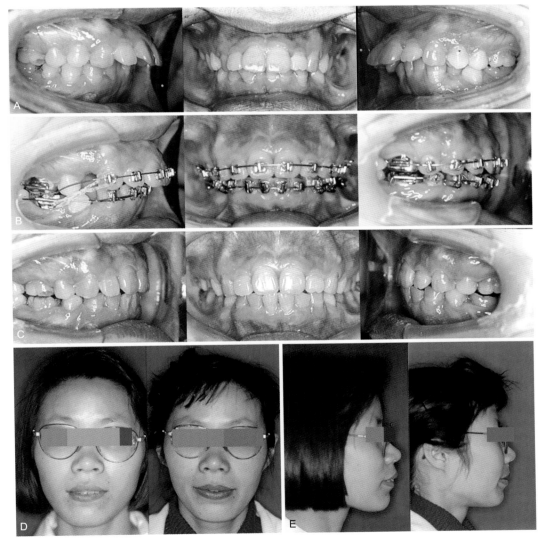

图 28-29 Begg 技术矫治Ⅱ类牙颌畸形病例。A. 矫治前殆像；B. 矫治中殆像；C. 矫治后殆像；D. 正面像（左：矫治前，右：矫治后）；E. 侧面像（左：矫治前，右：矫治后）

第一恒磨牙为远中殆关系，前牙Ⅲ度深覆殆深覆盖，上下牙齿Ⅱ～Ⅲ度拥挤。

设计及矫治：减数4个第一双尖牙，应用Begg矫治技术。矫治疗程为23个月。如图28-29所示，患者面部由矫治前的Ⅱ类凸面型改变为矫治后的Ⅰ类正常面型，上下牙弓关系由矫治前的远中关系变为Ⅰ类中性殆关系。

病例2（图28-30）

×××，女，14岁。

诊断为骨性安氏Ⅲ类牙颌畸形，侧貌为Ⅲ类凹面型，上下牙弓为近中殆关系，前牙反殆合并上前牙严重拥挤，两侧尖牙唇向低位，间隙严重不足，伴有下颌前突畸形，下颌不能后退。

设计及矫治：减数4个第一双尖牙，应用Begg矫治技术。矫治疗程为13个月。如图28-30所示，患者面部由矫治前的Ⅲ类凹面型改变为矫治后的Ⅰ类直面型；上下牙弓由矫治前的近中关系调整为矫治后的Ⅰ类中性关系，牙列排齐。

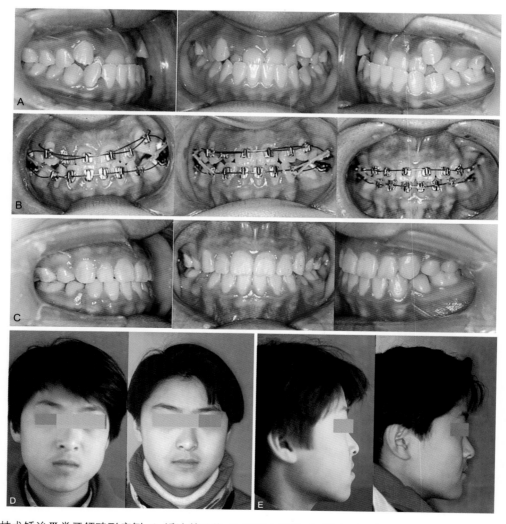

图28-30　Begg技术矫治Ⅲ类牙颌畸形病例。A.矫治前殆像；B.矫治中殆像；C.矫治后殆像；D.正面像（左：矫治前，右：矫治后）；E.侧面像（左：矫治前，右：矫治后）

参考文献

[1] 林久祥. 细丝弓矫治器矫治双牙弓前突. 临床口腔医学杂志, 1987, 3:166.

[2] 罗颂椒. Begg细丝技术的临床应用. 中华口腔医学杂志, 1990, 25:66.

[3] 林久祥, 许天民. 镍钛辅弓在Begg矫治技术中的应用. 临床口腔医学杂志, 1991, 7:186.

[4] 林久祥, 许天民. Begg矫治技术的探讨——矫治原理的正确和深入理解. 口腔医学纵横, 1991, 7:244.

[5] 林久祥, 许天民, 等. Begg矫治技术的探讨. 中华口腔医学杂志, 1992, 27:121.

[6] Xu TW, Lin JX. Effect of the Vertical force component of class Ⅱ elastics on the anterior intrusive force of maxillary archwire. Europ J Orthod, 1992, 14, 280.

[7] 许天民, 林久祥. Begg技术打开咬合的理论研究. 中华口腔医学杂志, 1993, 28:346.

[8] 许天民, 林久祥. Begg矫治技术中Ⅱ类牵引对前牙移动方式的影响. 中华口腔医学杂志, 1993, 28, 179.

[9] Begg, PR. Begg Orthodontic Theory and Technique.3rd. London: Saunders Company, 1977.

[10] Sims, MR. The Begg philosophy and fundamental principles. Am J Orthod, 1964, 50:15.

[11] Begg, PR. Stone age man's dentition.Am J Orthod, 1954, 40:298.

[12] Begg, PR. Differential force in orthodontic treatment. Am J Orthod, 1956, 42:481.

[13] Venzia, AJ. Pure Begg and edgewise arch treatment comparison. Angle Orthod, 1973, 43:289.

[14] Sims, M R. Loop systems: a contemporary assessment. Am J Orthod, 1972, 61:270.

[15] Barrer, HG. Nonextraction treatment with the Begg technique. Am J Orthod, 1969, 56:365.

[16] Kesling, PC. The diagnostic set up with consideration or the third dimension.Am J Orthod, 1956, 42:740.

第二十九章

简化改良方丝弓矫治技术

李小彤

一、简化改良方丝弓矫治技术的概念

（一）简化改良方丝弓矫治技术的发展

方丝弓矫治器（edgewise appliance）是 Angle 经过多年的努力钻研而于 1928 年提出的矫治器。这种矫治器的托槽槽沟为长方形，最初的矫治弓丝也是矩形的，其主要特点是能够控制牙齿在不同方向上的运动。20 世纪 40 年代初，Tweed 在 Angle 方丝托槽的基础上，加以改革，提出了所谓 Tweed 方丝弓技术，为后来被广泛接受的拔牙矫治程序奠定了基础。该矫治技术随着口腔正畸理论的发展而不断地变化和改进，至今已成为众多国家正畸临床上广泛应用的固定矫治器之一。我国于 20 世纪 80 年代初开始引进该项矫治技术，随后开展范围不断扩大。

目前这类矫治器的附件和弓丝不断改善及创新，使该矫治器的性能不断得到完善。其中比较突出的变化是，在该项矫治技术中的第一阶段排齐牙齿过程中，几乎均使用细圆金属丝而不是方形细丝。还有不少学者在拔牙矫治病例拉尖牙往远中移动时，也采用细圆弓丝，而仅在最后关闭剩余间隙、矫治牙轴及完成理想牙弓形态时，才使用方形弓丝，以利用方形弓丝能控根移动牙齿的特点。也就是说，目前广泛应用的各种方丝弓矫治技术中，虽均使用方托槽，但在整个矫治技术中包含了细丝弓和方丝弓的原理，故可称之为方丝、细丝矫治技术，或称简化改良方丝弓矫治技术。

（二）方丝弓矫治技术的原理

方丝弓矫治器使牙齿移动有两个原理：

1. 使被弯曲矫治弓丝的形变复位（图 29-1）具有良好弹性的矫治弓丝，当被弯曲成各种形态时，

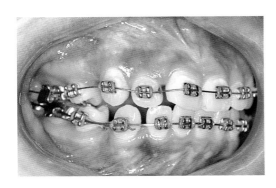

图 29-1 使被弯曲矫治弓丝的形变复位

便有趋于回复到原来位置的作用，当这种弓丝的原来位置与理想的牙齿移动位置相一致时，亦即将弓丝弯曲成各种形态及弯制成各种弹簧加力单位，将其结扎在矫治牙上。此时，弓丝有回复到原来位置的作用，也就对矫治牙产生矫治力，使发生所需要的移动。

2. 应用保持性弓丝作为固定和引导（图 29-2）保持性弓丝是指本身不具有变形能力，而与牙弓形态相一致的弓丝。这类弓丝结扎在支抗牙或需矫治的牙上，对牙齿的移动能起引导和控制作用。这一类弓丝的作用力是要外加的，最常用的是借助于橡皮弹力牵引圈或颌间牵引，而使矫治牙移动或改正颌间关系。

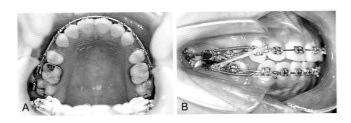

图 29-2 应用保持性弓丝作为固定和引导。A. 上𬌗面像；B. 右侧𬌗像

（三）方丝弓矫治技术的特点

1. 能有效地控制矫治牙各个方向的移动 正畸治疗主要是通过施力于矫治牙而使其移至需要的位置而建立正常的𬌗关系。若牙齿的移动过程能够得到有效的控制，则能缩短治疗时间，并有良好的治疗效果，同时可减少牙周组织的损害。方丝弓矫治器能使牙齿作近远中、唇颊舌向及𬌗向等各方向的移动，并且在牙齿移动时能做到控根移动，即牙齿除能作根冠相反方向移动的倾斜移动外，也能作根冠同一方向移动的整体移动，及牙冠相对固定而只移动牙根或根尖相对固定而只移动牙冠。其上述作用的原理在于所有牙上均有托槽，方丝弓嵌入槽沟后基本与之吻合。牙作水平向近远中移动时，槽沟沿弓丝滑动。在前牙唇向移动时，方丝弓沿方形末端管滑动。在牙作𬌗向移动时，弓丝对槽沟壁施以使牙升高或压低的力。在作控根移动时（以上前牙舌向移动为例），弓丝前部作适当的牙根舌向转矩后再嵌入槽沟施以转矩力，使牙根舌向移动及牙冠唇向移动；当同时以后牙作支抗施于前牙舌向移动的颌内牵引力时，则产生前牙倾斜移动即冠舌向移动根唇向移动。而当此两种力同时施于牙上，并在两个力的大小间作不同的调节时，即可使牙作整体移动或只是牙根移动或只是牙冠移动的控根移动。当然控根移动只是相对而言并非绝对的，施力于生物体终究不同于机械体，但方丝弓矫治器对于牙齿的控根移动其效果是肯定的。

2. 方丝弓矫治器的另一特点是，由于每个牙上都有托槽而弓丝嵌入槽沟后经结扎丝固定，牙弓由弓丝连成一整体，具有较大的支抗力，故能减少支抗牙的移位，在上下牙弓分别成一整体的情况下进行颌间牵引，有利于牙弓及颌骨位置关系的矫治。

以上两个特点的呈现，均与弓丝及托槽槽沟均为方形、两者能吻合有关。具有四个面的方形弓丝以其扁平的体部插入槽沟内，两个较大的面垂直于牙长轴，弓丝与槽沟间有较大的接触面及较小的可动度，这有别于圆形弓丝的点接触及可旋转滑动，因而能充分发挥矫治力的作用。

二、方丝弓矫治器的组成部分

（一）托槽

托槽是方丝弓矫治器的重要组成部分。弓丝被安置在托槽的槽沟内而对牙齿的移动发挥作用。按托槽的槽沟宽度和深度可分为两大类。一类是 0.018 英寸（宽）×0.025 英寸（深），另一类是 0.022 英寸（宽）×0.028 英寸（深）。分别简称为 0.018 托槽和 0.022 托槽。

1. 分型 按托槽的宽窄、形态及制作材料又可分为不同类型。

（1）按托槽的宽窄和形态分类：

1）单托槽或窄托槽（图29-3）：仅有一对托槽翼。与双托槽相比，该托槽较窄，故也称为窄托槽。其优点是托槽之间的距离（即托槽间距）较大，可增加弓丝的柔韧性和改善弹性。其不足之处是对于扭转牙的矫治不如双托槽。

2）双托槽或宽托槽（图29-4）：该托槽有两对托槽翼，两对托槽翼之间约有0.05英寸间隙。该托槽较宽，对扭转牙的矫治有较好的功能。由于其托槽间距较小，对弓丝的柔韧性有一定的不利影响。

3）Lewis托槽（图29-5）：属于单托槽，但带有叶状基板，所以除了具有单托槽的优点外，还适于矫治扭转牙。

4）Broussard托槽（图29-6）：在原始单托槽上加一0.018英寸×0.046英寸的垂直向方形槽沟，可加置辅弓，与主弓同时起作用。

（2）按不同制作材料分类：

1）金属托槽：由不锈钢材料制成，具有足够的强度，最为常用。

2）塑料托槽：具有透明性，不影响外观。但强度难以满足方丝弓矫治力的要求，且可发生变色。

3）瓷质托槽：由高强度的生物陶瓷材料制成，其色泽接近于牙齿，美观，强度也足够。

2. 托槽的位置 托槽在牙冠唇面上应有正确的位置。近远中向应处于牙冠唇面和颊面的中央。高度和轴倾度的要求如下：

（1）高度：指由牙尖或切端至托槽槽沟的向底面间的距离（图29-7）。不同的牙，其托槽高度有所不同：

$$\frac{6541 \ | \ 1456}{7654 \ | \ 4567} \ 4.5 \text{ mm} ; \quad \frac{3 \ | \ 3}{3 \ | \ 3} \ 5.0 \text{ mm} ;$$

$$\frac{2 \ | \ 2}{21 \ | \ 12} \ 4.0 \text{ mm}$$

（2）轴倾度：正常排列的牙长轴有一定的倾斜度，因而托槽的位置亦应有一定的倾斜度（图29-8）。常用的托槽轴倾度在双尖牙到磨牙设置为4°～7°，但在实际方丝弓托槽粘接过程中较难实现。

（二）颊管和带环

最初方丝弓矫治器在几乎所有萌出完全的牙上粘接带环，带环上焊有矫治附件，矫治弓丝被结扎在附件上发挥控制牙齿移动的作用，因此，过去曾称之为多带环矫治器。釉质黏合剂的发展可以将矫治附件，例如托槽等直接粘接在牙齿上。但在需要装备末端颊管的磨牙上，仍有可能需要粘接带环。

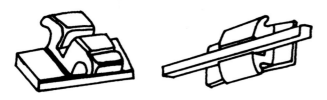

图29-3 单托槽

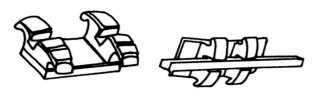

图29-4 双托槽

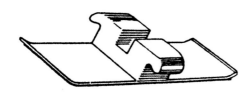

图29-5 Lewis托槽

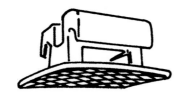

图29-6 Broussard托槽

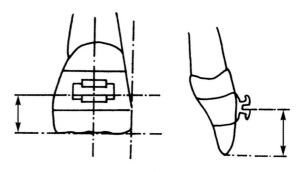

图29-7 托槽位置的测量

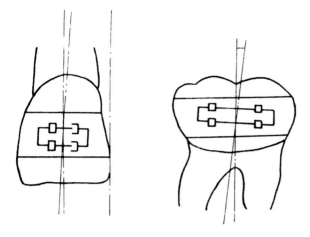

图 29-8　托槽轴倾度的测量

带环主要由不锈钢片或合金金属片制成，要求与牙齿紧密贴合粘接，具有良好的固位作用。带环边缘不应妨碍咬合，对牙龈无刺激。带环可以通过取模后在技工室个性化制作，也可以选用不同型号的预成带环。

颊管（图 29-9）是焊在矫治支抗磨牙带环颊侧面的金属管，现在也可采用固位的背板，用釉质黏合剂直接粘接在牙齿的颊侧面。它可使唇弓末端插入，起固定等作用。颊管在下颌通常是单的方管；上颌通常为双管、一方一圆，方管用于主丝弓插入，圆管用于口外弓插入。颊管的龈方常附有伸向远中的拉钩，用于牵引和结扎。

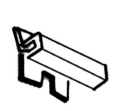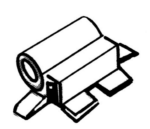

图 29-9　常用各类颊面末端管

（三）矫治弓丝

一般由不锈钢丝及钛镍合金丝等制成，前者具有良好的稳定性，后者具有良好的弹性，可用在方丝弓矫治技术的不同阶段。两种材料都有方形丝和圆形丝两种，只有方形弓丝放入方丝弓托槽内、才

可能产生转矩力。

1. 不锈钢丝　是正畸临床中使用最多的弓丝，具有较大的弹性模量，有良好的弯制性能，耐腐蚀，价格便宜。其原材料大部分为符合美国钢铁协会（AISI）规定的 302 和 304 奥氏体不锈钢。一定尺寸和性状的不锈钢丝能承受矫治力负荷而不发生形变，因而在关闭间隙和调整磨牙关系时常常会用做稳定弓丝。

2. 镍钛丝　是研究发展热门的弓丝材料，总称为 Nitinol，这个词从美国海军军需实验室（Nickel Titianium Nany Ordance Laboratory）的名称衍生而来，也是镍钛丝最早发明的地方。镍钛丝中镍和钛的含量几乎对半，其最重要的力学特点是超弹性和性状记忆效应，是排齐牙列阶段常用的弓丝。

三、方丝弓矫治器弓丝弯制原则

（一）标准弓形

标准弓形图也称为 Bonwill-Hawley 图（图 29-10）。该图的弓形态是方丝弓矫治技术中弓丝弯制的基本图形。具体绘制方法如下：

1. 在四条平行线的垂直中线两侧，分别将上中切牙牙冠的近远中径的宽度画出，并在远中再加 1 mm。同样依次画出侧切牙及尖牙近远中径各加 1 mm。然后，在垂直中线上，依上述画出的总距离（若左右两侧不等则取其均值）为半径（AA'），以 A' 点为圆心画圆，与垂直中线相交于 B 点。

2. 以 A 点为圆心，以上述同样半径画弧，分别与圆的两侧交于 C 和 C' 点，连接 BC 和 BC' 点，其延长线与平行线相交于 B' 和 B" 点，BB'B" 为等腰三角形（图 29-10）。

3. 以等腰三角形的等腰长（BB'）为半径，在正中垂线上取圆心作圆。使与 A 点相切，并与垂直中线相交于 D 点。

4. 以 D 点为圆心，以 BB' 为半径作弧，与圆交于 E 和 E' 点。

5. 连接 EC 及 E'C'。

6. 以 A 点为圆心、57.15 mm 为半径作弧分别与 EC 及 E'C' 相交，交点均定为 0 点。0 点以上的圆弧就代表牙弓的基本形态。其中 A 点为上中切牙之中缝点。

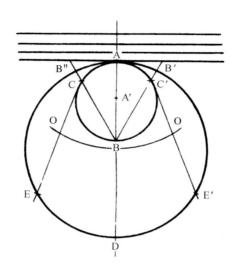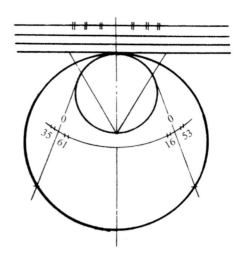

图 29-10 Bonwill-Hawley 图

7. 两侧 0 点的内外按不同距离定出 1、6 及 5、3 四点。其中，0～1 点的距离为 6.5 mm，0～6 点的距离为 4.0 mm，0～5 点的距离为 1.0 mm，0～3 点的距离为 4.5 mm。

以上的牙弓基本形态图是对每个病例个别制作的。而临床上常使用的是经统计分析而制成的预成标准弓形图（图 29-11）。

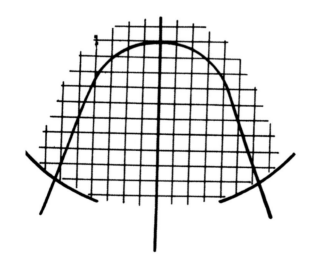

图 29-11 弓丝形态预成图（标准弓形）

（二）弓丝的三个序列弯曲

在方丝弓矫治器的弓丝弯制中，有三个常规序列弯曲，它们主要是按矫治牙齿移动方向的不同而设计的。

在弓丝序列弯制之前，需先用弓丝弧度形成器或弓丝钳将弓丝弯制成与上述预成标准弓完全重合的形态。

1. 第一序列弯曲（first order bend） 该序列弯曲是在弓丝弓形平面水平向上进行的弯曲，主要是为了达成牙齿在理想咬合状态下，相邻牙齿唇面的位置关系，即相邻牙齿唇舌向应有的位置差异。主要有两种基本型的弯曲。

（1）内收弯（inset）：其所弯制的弧度向内凹。具体做法是用细丝弯制钳夹紧需作内收弯曲的部位，在钳子的近中侧将弓丝向舌侧弯、远中侧向唇或颊侧弯，即完成内收弯。一般在上中切牙与侧切牙之间需要弯制内收弯。

（2）外展弯（offset）：其弯制的弧度向外凸。弯制方法与内收弯正相反，在钳子夹持的近中侧将弓丝向唇颊侧弯、远中侧向舌侧弯，完成外展弯。上侧切牙与尖牙之间，上下第二双尖牙与第一恒磨牙之间需要弯制外展弯。在弓丝末端插入末端颊管的弓丝部分要向舌侧弯曲，以防止支抗磨牙近中向扭曲。

在方丝弓矫治技术的基本操作中，上颌弓丝上各内收弯和外展弯的弯曲程度在不同部位上有不同的要求，需要参照之前绘制的 Bonwill-Hawley 图（见图 29-10）进行弯制。

（1）弯制上中切牙和侧切牙之间的内收弯时，细丝弯制钳近中之弓丝的舌向弯曲程度应使弓丝后部由原来的 0 点移至 1 点的位置，然后再将钳子远中部分向唇向弯曲，回到 0 点（图 29-12）。

（2）弯制侧切牙与尖牙之间的外展弯时，钳子近中侧的弓丝应弯曲到 3 点的位置，然后将钳子远中侧的弓丝作舌向弯制，恢复到 0 点（图 29-13）。

（3）弯制第二双尖牙与第一恒磨牙之间的外展弯时，钳子近中侧弓丝应颊向弯制到 5 点的位置上，然后将钳子远中部分作舌向弯曲，由 5 点至 6 点的位置（图 29-14）。弓丝末端之舌向弯曲则依据牙形态及矫治力的大小而定。

下颌弓丝只有外展弯，位于侧切牙与尖牙之间，第一双尖牙近中面后移 0.5 mm 处及第一恒磨牙近中面后移 1.0 mm 处。弓丝末端无需向舌侧弯曲。下颌

弓的前部弧形应离开标准弓形之前部弧段约 1.0 mm，以便适应正常的覆盖关系。

2. 第二序列弯曲（second order bend） 该弯曲是在弓丝弓形平面垂直向的弯曲。可用于升高或压低牙，也可使牙前倾或后倾。第二序列弯曲包括后倾弯、末端后倾弯、前倾弯及前牙轴倾弯（美观曲）（artistic positioning bend）。

（1）后倾弯：弯制方法是将细丝弯制钳夹住所需作后倾弯的部位，将钳子远中侧弓丝向龈向弯曲约 30°，将钳子近中侧的弓丝向𬌗向弯曲 30°。后倾弯有使其后的牙抬高、其前的牙压入的效果，末端后倾弯可防止末端支抗牙前倾。常置于第一、第二双尖牙及第一恒磨牙的部位。

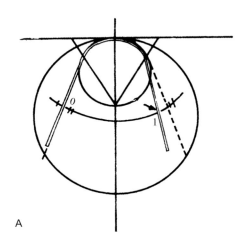 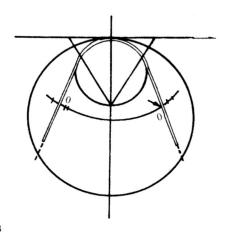

图 29-12　上侧切牙内收的弯制要求。A. 舌向弯曲；B. 恢复到 0 点

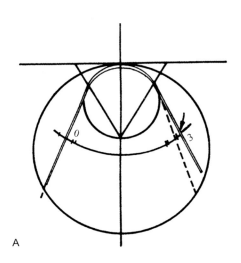 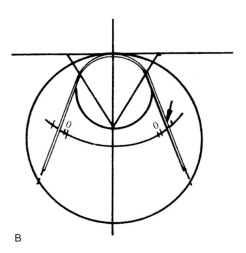

图 29-13　上侧切牙与尖牙外展弯的弯制要求。A. 唇向弯曲；B. 恢复到 0 点

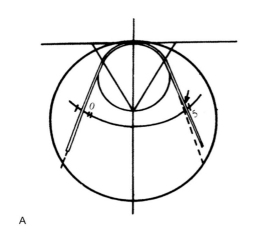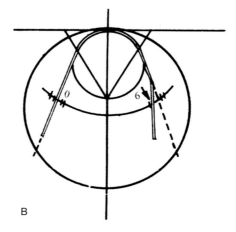

图 **29-14**　上第二双尖牙与第一磨牙间外展弯制的要求。A. 颊向弯曲；B. 舌向弯曲，由 5 点至 6 点

（2）前倾弯：其制作与后倾弯一样，只是方向相反，有使其后的牙压入、其前的牙抬高的效果。

（3）前牙美观曲：只用于上切牙。弯制方法是以细丝弯制钳夹住弓丝中央（上中切牙中缝处），将钳子两侧的弓丝均作龈向弯曲，然后钳子移至弓丝的中切牙与侧切牙之间的部位，将钳子近中部的弓丝弯向龈向，钳子的远中部分弯向龈向；其龈面弯度应稍大于龈向弯度，以适应于正常侧切牙轴倾度略大于中切牙轴倾度的需要。

第一、第二序列弯曲多用圆丝弯制，当然也可用方丝。

3. 第三序列弯曲（ third order bend ）　只用于方丝上。即在方丝上作转矩（ torque ）弯制（图 29-15 ）。可用于牙齿的控根运动，包括根舌向转矩及根唇向转矩。

（1）根舌向转矩：也称冠唇向转矩，可使牙根舌向移动或牙冠唇向移动或二者兼之。

在作这种转矩弯制时，要在需要弯制转矩的牙齿的近中和远中做两次操作。首先，用两把转矩钳的钳头相对交错夹住需要进行根舌向转矩移动牙齿的近中部位，近中钳子（握持手位于弓形舌侧）固定不动，远中钳子（握持手位于弓形唇侧）作龈向旋转需要的角度，并在量角尺上检查，即产生根舌向转矩（图 29-16 ）；之后，两把钳头的夹持部位移动到牙齿的远中，同样相对交错夹持，近中钳子（握持手位于弓形舌侧）固定不动，远中钳子（握持手位于

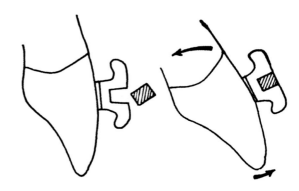

图 **29-15**　方形弓的转矩作用

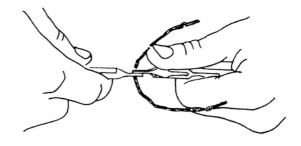

图 **29-16**　方形弓丝转矩的弯制方法

弓形唇侧）作龈向旋转之前的角度，即消除后牙的转矩。转矩的大小取决于临床要求。

（2）根唇向转矩：也称冠舌向转矩。可使牙根唇向移动或牙冠舌向移动或二者兼之。

（三）辅助矫治的常用曲（图 29-17）

1. 垂直开大曲 具有使牙舌向移动、唇向移动、颊向移动、扭转、升高（伸长）和压低（压入）牙等作用。

2. 垂直闭合曲 用于关闭间隙。

3. 靴形曲 用于压入、伸长及扭正牙齿。也可用做颌间牵引钩用。

4. T 形曲 在水平曲的基础上增加其曲的长度，以增加弹性。

5. 匣形曲 有伸长、压入和正轴作用。

6. 小圈曲 作牵引钩用。

7. 欧米伽曲（omega） 常与磨牙的末端颊管结扎在一起或起一定的支抗作用。

四、方丝弓矫治技术的临床步骤

方丝弓矫治器的矫治方法比较灵活多变，正畸医生在对患者存在的牙颌畸形及其机制进行全面分析的基础上，制订和选择矫治设计方案，针对不同的畸形机制采取相应的方法。为使该矫治技术更容易理解和掌握，将该技术分为三个阶段，分别是：

①排齐牙列和整平牙弓，②调整磨牙关系和关闭拔牙间隙，③牙𬌗关系的精细调整及复发与保持。

（一）第一阶段

第一阶段的目标和任务是排齐牙列、整平牙弓（即矫治深覆𬌗或开𬌗）。

1. 排齐牙齿 是在控制切牙的前后位置、后牙弓宽度和牙弓形状的基础上，使错位牙入列。控制切牙的前后位置，就是要明确切牙矫治后的位置，注意不要在排齐过程中唇向移动切牙。进行排齐步骤之前，应该确认后牙没有明显宽度不调，因为如果后牙宽度存在狭窄，很难能单纯通过弓丝得以矫治，需要先行后牙宽度开展。在排齐过程中牙齿的移动主要是唇舌向、近远中的倾斜移动和扭转。

（1）排齐牙列的弓丝：钛镍丝具有排齐矫治弓丝所需要的特性，较易于在托槽沟内滑动，在排齐和初步整平牙弓过程中被广为选用。排齐拥挤牙齿的原理是利用弓丝产生的弹性回复力使牙齿相互作用而散开排齐。初始弓丝一般选用 0.014 英寸或 0.016 英寸较细的钛镍圆丝，从细到粗、从圆到方、从软到硬，顺序更换弓丝、直至牙列初步排齐，再换用 0.018 英寸的不锈钢丝。

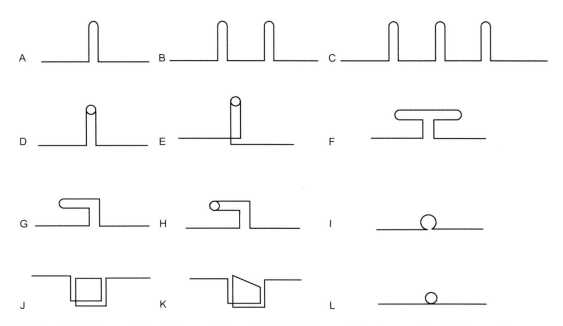

图 29-17 常用的各类弯制曲。A. 垂直开大曲；B. 垂直开大曲加力单位；C. 连续垂直开大曲加力单位；D. 带圈垂直开大曲；E. 带圈垂直闭合曲；F. T 形曲；G. 靴形曲；H. 带圈靴形曲；I. 欧米伽曲；J. 垂直作用匣形曲；K. 正轴作用匣形曲；L. 小圈曲

对于一些错位较严重牙齿，初始弓丝不一定完全结扎入槽，只需轻轻带住或仅结扎一个托槽翼即可，使其逐渐接近牙弓内后再结扎入槽。或者使用直径为 0.014 英寸或 0.016 英寸的带曲的不锈钢丝。由于带曲，增加了托槽间弓丝的长度，从而增加了作用范围。不过应使用少而简单的曲，以免过多的曲所带来的潜在麻烦。通常会用到三个曲的设计，分别是垂直曲、水平靴形曲或匣形曲。在垂直向上，曲不宜过长，一般 5~6 mm 高，以免刺激黏膜和唇。在拔除 4 个第一双尖牙、前牙拥挤严重的病例中，也可先独立地完成尖牙的远中移动，然后再于切牙上粘接托槽排齐。

（2）排齐牙应注意的问题：

1）反𬌗的矫治：在第一阶段矫治后牙反𬌗和轻度前牙反𬌗是重要的。而严重的前牙反𬌗常等到第二阶段才开始矫治或将来做外科矫治。在矫治反𬌗时，非常重要的是进行骨性或牙性反𬌗的识别，并定量确定其错𬌗的严重程度，以有益于正确的矫治设计。

2）阻生牙或埋伏牙应在这一阶段矫治。

2. 整平（leveling）纵𬌗曲线　在前牙扭转和牙异位完全或几乎完全矫治后，开始通过整平矫治，达到深覆𬌗或开𬌗的矫治，并同时进一步排齐牙列。

造成牙弓垂直向纵𬌗曲线异常常有不同的机制，可以是前牙段牙-齿槽骨的异常，也可以是后牙段牙-齿槽骨的异常或兼而有之。因此整平的方法需要根据其机制及患者生长发育的阶段而定。对于前牙段牙-齿槽骨过长造成或下颌平面角较大而生长发育已基本停止的深覆𬌗患者，整平应以压低前牙为主；而对于后牙段牙-齿槽骨过低造成或下颌平面角较小的深覆𬌗病例，则要用升高后牙的方法。因此，在方丝弓矫治技术的深覆𬌗矫治中，笼统地提"打开咬合"的概念而忽视造成深覆𬌗的机制是不恰当的。

前牙深覆𬌗或 Spee 曲线过大的患者通过以下的方式达到整平。

（1）顺序更换弓丝：由于托槽在牙齿表面粘接位置的特点和要求，连续、平直的弓丝本身就是在调整牙和牙之间的垂直位置关系，使牙弓趋于整平，但因为使用弓丝的性能原因，整平的效果不能完全表达，通过按照由软到硬、由细到粗、由圆到方顺序更换到较大弹性模量的弓丝后，更有利于整平效能的表达。

（2）调整托槽的位置：深覆𬌗的患者前牙托槽较后牙更靠近切缘 0.5 mm，开𬌗的患者前牙托槽更靠近龈方 0.5 mm，可以补偿原有托槽位置的整平效果。要注意的是，这种托槽垂直向的位置调整不能过于夸张，一般以 0.5 mm 为宜，否则容易造成前后牙邻接点的差异。

（3）摇椅形唇弓：深覆𬌗的患者为达到整平矫治，可把上颌弓丝弯制成加大的 Spee 曲度，下颌弓丝弯制成与 Spee 曲线相反的曲度，如此可以通过压低前牙、升高双尖牙、后倾磨牙来整平牙弓的纵𬌗曲线，使深覆𬌗得到矫治。通常在将最初的高弹力排齐弓丝更换为稍硬的弓丝后使用，在过软的弓丝上弯制摇椅形弓丝的整平效果有限。使用时注意弓丝的末端应回弯，防止前牙唇倾。

（4）上颌平面导板矫治器（图 29-18）：可以采用活动或者固定的平面导板，戴入上颌腭侧，上下颌牙齿咬合时，仅有前牙与平导面接触，后牙脱离咬合，打开一定距离。平面导板适用于后牙齿槽萌出不足、要刺激上下后牙萌出的深覆𬌗患者，同时配合方丝弓固定矫治器的应用，能有效地整平这类患者的 Spee 曲线。

（5）Ricketts 多用途弓（图 29-19）：弓丝在双

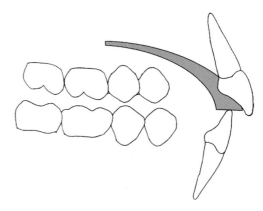

图 29-18　上颌平面导板矫治器

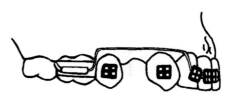

图 29-19　用 Ricketts 多用途弓整平牙弓

尖牙区形成龈向的台阶，前牙段直接结扎入切牙托槽槽沟，后牙区形成后倾曲，主要是利用磨牙支抗，压低前牙，整平牙列。使用中需要注意，后倾曲不超过30°为宜，以免支抗磨牙伸长，影响切牙压低的效果；压低前牙的力处于抗力中心之前（图29-20），切牙有向前倾斜的倾向，弓丝末端应稍回抽加力、以防止前牙唇倾。

（6）Burston片段弓（图29-21）：两侧后牙段和前牙段分别用片段弓连成三个单位，两侧后牙段采用尽量与槽沟尺寸相当的粗弓丝，必要时还可以用腭杆等将两侧后牙段相连，增强后牙支抗；压低辅弓在磨牙近中形成龈向的曲，插入磨牙带环的辅弓管，末端回弯、防止前牙唇倾；将连在一起的前牙段视为一个单位整体，压低辅弓与前牙段的结扎部位选在中切牙和侧切牙之间或在侧切牙远中，可使施力点比较偏后，即改变压入切牙段的力点，一定程度上防止了切牙段的唇倾，减轻支抗负担。这一方法克服了多用途弓后牙支抗不足的弊端，对牙弓的前段和后段做到最有效的控制，前牙压低与后牙升高的比值达到4∶1，对于下颌角较大的病例也可以使用。

应该记住，应在牙排齐和整平矫治后再进行第二阶段的矫治。

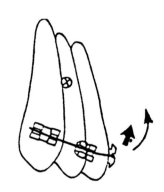

图29-20 压入力处于抗力中心之前

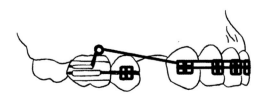

图29-21 Burstone片段弓技术整平牙弓

（7）口外力：应用头帽和J钩在尖牙近中部位进行高位牵引，适用于上颌前部齿槽骨过高、即下垂、上前牙露龈笑的患者。

（8）种植体：可以灵活地在前后牙段配合唇颊侧/腭侧植入微种植体支抗，辅助前牙、后牙的压入，达到整平牙列的效果。使用时，需要注意区分纵𬌗曲线不调的形成机制，种植体整平牙弓适用于牙齿或牙段需要压入的情况，而因为牙齿或牙段萌出高度不足造成的深覆𬌗或开𬌗，则不适合用种植体的方法。

（二）第二阶段

第二阶段的目标和任务是关闭拔牙间隙，调整磨牙关系。

1. 关闭拔牙间隙 到底是通过前牙后移还是后牙前移关闭拔牙间隙，需要根据前牙内收程度和磨牙关系调整的要求，即矫治的牙齿目标位置，来选择矫治方法和支抗，实现对前后牙齿移动比例的控制。有关支抗的控制会有专门的章节系统介绍，这里仅介绍方丝弓细丝弓技术关闭间隙的操作方法。

在传统方丝弓矫治技术中，关闭间隙应用关闭曲的方法，通常有T形曲和垂直关闭曲（泪滴形曲）两种形式（图29-22）。对于0.022英寸×0.028英寸托槽系统，选用0.018英寸×0.025英寸或0.019英寸×0.025英寸的不锈钢丝可以实现对前牙位置的较好控制。但使用垂直关闭曲时，加力1mm以上两种尺寸的弓丝所产生的水平力分别每侧是392g和429g，而使用T形曲时分别产生的矫治力每侧为268g和296g，相对更符合内收前牙需要的矫治力，更常用于临床。两种关闭曲的开张度都以不超过1mm为宜。在关闭曲内收弓丝中，还需在关闭曲前后分别弯制15°～20°的人字形曲（图29-22），使间隙前后的牙齿在间隙关闭后牙根平行。关闭曲的位置距前牙托槽远中1～2mm处。为了更好地控制磨牙的直立，还需在磨牙前加后倾曲（图29-23）。

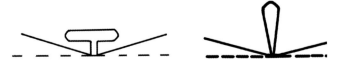

图29-22 T形曲和垂直关闭曲

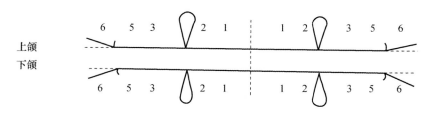

图 29-23 上下颌关闭间隙弓丝（泪滴形曲）模式图

而关闭拔牙间隙的过程，方丝弓矫治技术在关闭拔牙间隙时常分次后移前牙，即远中移动尖牙，然后再用关闭曲内收 4 个切牙，可以减轻后牙支抗的负担。

尖牙远中移动有以下三种方法。

（1）弹力牵引拉尖牙沿弓丝滑动：简单，不用经常更换弓丝，最为常用。强调一定要在牙弓完全排齐和整平后开始，减少弓丝与托槽槽沟之间的摩擦力和弓丝在矫治力作用下弯曲所产生的成角阻力，妨碍尖牙远中移动，增加后牙支抗负担。在 0.022 英寸 × 0.028 英寸的托槽系统应选用 0.018 英寸的不锈钢弓丝，牵引力量不宜过大，100～150 g 为宜。

（2）片段弓拉尖牙远中（图 29-24）：优点是没有弓丝与槽沟之间的摩擦力和成角阻力，减轻了后牙支抗的负担。但由于弓丝不连续，尖牙和磨牙的位置难以控制，需加辅助装置稳定磨牙位置。

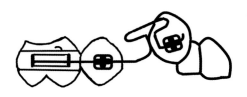

图 29-24 片段弓拉尖牙远中

（3）J 钩牵引尖牙向远中（图 29-25）：用 J 钩在尖牙近中牵引。这种方法不消耗后牙支抗，同时可以压低前牙，辅助矫治深覆𬌗。但对患者的配合要求高，且不能全天戴用，效率受限。J 钩的前端直接挂在尖牙托槽近中的弓丝上，对尖牙向远中施力，牵引方向与𬌗平面平行（或略高于𬌗平面）。J 钩的远端与头帽相接，牵引力每侧为 150～200 g。

2. 磨牙关系的矫治 矫治磨牙关系是指由 Ⅱ 类或 Ⅲ 类磨牙关系矫治为 Ⅰ 类磨牙关系，可以通过①关闭拔牙间隙时调整上下颌磨牙不同的矢状向移动量来完成。这与矫治开始前的支抗设计有关，而在矫治过程中的调整方法，主要体现在颌内牵引、颌间牵引或颌外牵引等方法的灵活、配合使用，实现矫治设计中的支抗控制、调整磨牙向前移动的量。②通过 Ⅱ 类或 Ⅲ 类颌间牵引，下颌颌位的少量改变来矫治磨牙关系。

以上两种方法中都涉及颌间牵引——Ⅱ 类和 Ⅲ 类牵引。但使用的目的和力值会有差别。以调整上下磨牙的差异移动为目的的颌间牵引，使用的力值在 150 g，要小于调整颌位为目的的颌间牵引力量——300 g。

需要注意的是颌间牵引同时具有矢状向和垂直向的分力。Ⅱ 类牵引不仅产生前后向和横向效果，

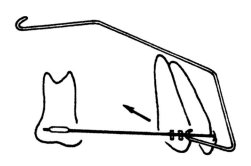

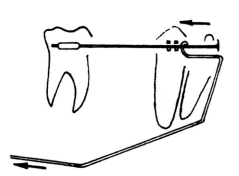

图 29-25 使用 J 钩牵引尖牙向远中

而且还产生垂直分力（图 29-26A）。该垂直分力可伸长下磨牙和上切牙，使𬌗平面后部向上、前部向下旋转。如果磨牙伸长超过升支的垂直生长量，则下颌本身将向下旋转。因此，在那些不容许下颌向下、向后旋转的非生长成人病例中，Ⅱ类牵引是禁忌的。这意味着Ⅱ类牵引可产生在牙模型上看起来很好、但从骨骼关系和面部外观上看会产生不满意的结果。因此使用Ⅱ类牵引的时间不宜过长，一般在 3 ~ 4 个月内完成Ⅱ类磨牙关系的矫治。Ⅲ类牵引也有垂直分力，倾向于伸长上磨牙和下切牙（图 29-26B）。颌间牵引导致的磨牙伸长在Ⅱ类错𬌗的矫治中是灾难性的，但在一定的限度内却有助于矫治Ⅲ类错𬌗。如果Ⅲ类牵引在内收下切牙方面的效果是满意的，则可戴高位牵引头帽以控制上磨牙的伸长量。但下切牙的伸长仍是所期望的。

（三）第三阶段

这一阶段可称为矫治完成阶段。到第二阶段结束时，牙齿应达到排齐，间隙全部关闭，后牙为中性关系。然后进入第三阶段。这一阶段的主要目标和任务是精细调整牙𬌗关系，控制牙轴和进一步改善垂直关系。这一阶段不仅要对𬌗、颌位及各类错𬌗畸形机制有正确的理解，还需要有敏锐的观察力和极大的耐心，必要时需要取阶段模型进行研究分析。

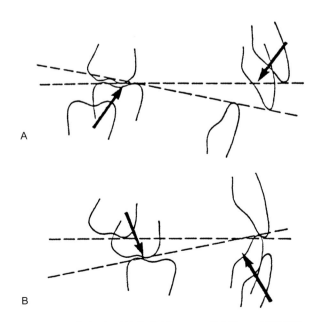

图 29-26 颌间牵引的力分析。A. Ⅱ类牵引；B. Ⅲ类牵引

1. 根平行 拔牙隙两侧的牙齿在关闭间隙时容易向拔牙隙倾斜，在第二阶段关闭间隙的时候，在关闭曲部位弯制人字形曲，防止倾斜发生。如果已经发生倾斜，则在第三阶段需要直立。需要选择合适的方弓丝完成。如果牙齿存在中等程度的倾斜，0.019 英寸 × 0.025 英寸的不锈钢方弓丝可以完全放入槽沟，可以起到直立的效果。将弓丝制成理想形状，结扎于槽沟内，以完成根平行；如果可能，还可再换一次 0.020 英寸 × 0.025 英寸的不锈钢方弓丝，以达到更好的根平行结果。如果有更明显的倾斜，有可能需要重新从镍钛丝顺序换丝，直立牙齿，也有的需要匣形曲或水平曲才能有效地正轴。

需要注意的是，在进行更平行的调整时，应将拔牙区的邻牙结扎在一起或在磨牙颊管远中将弓丝末端做向龈端的回弯曲，以防止间隙复发。

2. 切牙转矩矫治 方丝弓矫治技术对切牙转矩的控制最好在第二阶段关闭间隙时使用方丝同时完成。如果间隙关闭后，切牙存在一定的舌倾或唇倾度不满意，则需要做舌向根转矩矫治。一般使用 0.019 英寸 × 0.025 英寸或 0.020 英寸 × 0.025 英寸的不锈钢方弓丝，即可完成切牙的转矩运动。

转矩的量取决于两个因素，即托槽槽沟相对于方弓丝截面的倾斜角度和弓丝与托槽槽沟之间的适合或密合程度。这可根据实际情况和临床需要加以调整。

3. 垂直关系的改善 这是在第一阶段将曲线整平治疗基础上进一步调整覆𬌗垂直关系。重要的是要仔细地分析所存在的问题，特别是要观察上唇和上切牙之间的垂直关系是否适宜。如果垂直关系和覆𬌗仍需要进一步调整，其措施与第一阶段的整平方法是一致的。

4. 中线不正的矫治 严重的中线不正，从矫治设计开始，在排齐整平和关闭拔牙间隙的整个过程中都应考虑中线的矫治。第三阶段对于遗留的轻度中线不正尽量予以矫治，以免影响后牙咬合就位。由于牙齿位置引起的上颌牙弓或下颌牙弓中线的偏斜，应鉴别中线的不正是由于上颌牙弓还是下颌牙弓所致。上颌中线正、下颌中线偏斜少许的情形，比较容易改善，上颌牙弓用粗的不锈钢方丝稳定控制，配合颌间两侧分别进行Ⅱ类和Ⅲ类牵引，必要时前牙区做斜行牵引（图 29-27）。上颌牙弓的中线对美观影响较大，如果上颌中线偏斜，无法单纯通

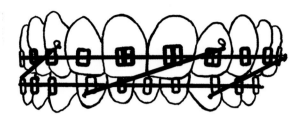

图 29-27 斜行牵引矫治下牙弓中线偏斜

过颌间牵引调整下颌位置改善，需要在上颌内寻找间隙纠正。也有时上颌中线不正与上中切牙的牙轴偏斜有关，因此这种情况下注意检查、调整牙轴可以相应纠正中线不正。

5. 保持 为了巩固疗效，保持是绝对有必要的。可先除去上下唇弓，用结扎丝将所有的上牙"8"字形的交叉连续结扎，固定 4 周以上。如果牙齿和关系趋于稳定，则可改用保持器。必要时，可戴一段时间的正位器。

五、支抗控制

（一）支抗大小的分类

根据拔牙后允许后牙前移的量为度，将支抗分为三类（图 29-28）。

除了从矫治设计开始就要考虑不同患者的支抗装置设计，还有一些是所用病例都要关注的问题。

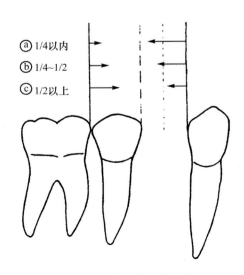

ⓐ 1/4以内
ⓑ 1/4~1/2
ⓒ 1/2以上

图 29-28 支抗的三度划分

首先，使用适当的矫治力，这种最适力值就是使希望移动的牙齿产生最大的反应。而对支抗牙齿产生尽量小的影响的力值；过大的力值，牙齿移动速度不会增加，反而对牙根造成损伤，也容易造成支抗丢失。第二是减少矫治器系统的摩擦阻力，这种摩擦力是牙齿在弓丝滑动时托槽与弓丝之间的摩擦，其损耗了作用于牙齿的外力，必须增加外力才能达到移动牙齿的阈值，相对于支抗牙提出了更高的要求；因此矫治中要让牙弓充分地排齐整平，才能尽可能减少摩擦阻力，保护支抗牙。第三，高角病例的支抗更易丢失，因为下颌平面角较高的病例后牙容易前移，支抗易丧失，矫治中应采取措施保护或增强后牙支抗，而低角病例的情况正好相反。同时，上颌后牙相对下颌后牙因为骨质密度的差异，容易前移。

1. 最小支抗 这种支抗设计允许后牙前移量超过拔牙间隙量的 1/2 以上，可用于前牙需要间隙量较少的病例。应注意上下后牙近中移动的潜在差异，即上颌后牙比下颌后牙更容易向近中方向移动。临床上常常在设计中会偏后拔牙，比如拔除第二双尖牙，有利于后牙前移，同时配合颌间牵引，调整上下颌之间后牙的支抗差异。

2. 中度支抗 这种支抗设计允许后牙前移量为拔牙间隙量的 1/4 ~ 1/2。与最小支抗相比，需要中度支抗的患者，要求更多地限制后牙前移，以便将更多的拔牙间隙用于前牙的矫治。临床上中度支抗的病例会选择偏前拔牙，比如拔除第一双尖牙，一般会增加横腭杆、Nance 弓、舌弓等装置，牙齿移动的过程上分次移动前牙后牙，保护后牙支抗。

3. 最大支抗 这种支抗允许后牙前移量不得超过拔牙间隙的 1/4。前牙严重前突或牙列严重拥挤需要前牙大量后移而不希望后牙前移时，一般需要最大支抗。对这类患者而言，除了牙齿移动过程中要尽量减少系统内摩擦力外，应选用颌外支抗如口外弓、J 钩等，以及微种植体支抗。

（二）垂直向支抗控制的考虑

1. 颌间牵引力的使用 方丝弓矫治技术中颌间牵引经常灵活使用，以达到调整上下颌位置和牙齿支抗等目的。但对垂直生长型（高角）的患者要特别谨慎使用，由于骨质密度、肌肉牵拉的力量和方向等不利因素，即使很轻的牵引力也易导致垂直生长型患者的磨牙伸长，治疗后很难压低，且面部垂直高度异常加剧。因此高角患者在特别需要垂直向控制和矫治时，有必要考虑口外力配合和种植体支抗配合，需要短时间颌间牵引时，应使用靠前的短牵引，避免造成后牙伸长的牵引。水平生长型（低角）患者则相反，磨牙难以伸长，相对安全。

2. 弓丝　弓丝更换至较粗、硬的稳定弓丝，方便施加外力，调整牙齿位置。弓丝使用遵循"由细到粗、由软到硬"顺序更换的原则，能保持牙齿受力稳定、均匀，保持牙齿移动平缓，包括垂直向牙齿移动。尤其在垂直生长型的患者，要防止弓丝的跳跃变换，导致磨牙伸长，而低角病例的弓丝更换可有一定跳跃。

3. 矫治力　垂直生长型和水平生长型患者对矫治力的反应不同，与二者肌肉力量及骨质密度的差异有关。高角病例更强调宜使用轻力，避免过大的力值导致牙齿垂直向移动异常，双尖牙和磨牙伸长，加剧垂直高度异常。水平生长型的患者矫治力可以适当加大。

4. 第二磨牙　牙齿萌出的过程中，第二磨牙与第一磨牙间的邻接关系常常适应性地形成一定的角度差异，第一磨牙少量近中倾斜、第二磨牙远中倾斜，在排齐整平牙列阶段，会通过弓丝力量加以矫治。这个过程第二磨牙会伸长、排齐。在水平生长型的患者，第二磨牙的这种改变顺应了面高改变，

但在垂直生长型的患者则导致面高异常的加剧。所以在垂直生长型的患者排齐整平中，有时第二磨牙暂时不参与矫治系统，不粘接矫治器，避免对面型的不利影响。

参考文献

[1] 傅民魁. 方丝弓矫治器的原理和应用. 中华口腔科杂志, 1985, 20(1):38-40.

[2] Andrews LF. The straight-wire appliance. J Clin Orthod, 1976, 10(2):99-114.

[3] Burstone CR. Deep overbide correction by intrusion. Am J Orthod, 1977,72(1):1-22.

[4] Ricketts RM.Bioprogressive therapy as an answer to orthodontic needs. Part II. Am J Orthod, 1976, 70(4):359-397.

[5] Ayala Perez C, de Alba JA, Caputo AA, et al. Canine retraction with J hook headgear.Am J orthod, 1980, 78(5):538-547.

[6] Roberts WE, Sarandeep SH. Chapter 4-Bone Physiology, Metabolism, and Biomechanics in Orthodontic Practice. In: Graber TM, Vanarsdall RL, Vig KW, Huang GJ, editors. Orthodontics-Current Principles & Techniques. 6th ed. Elsevier Mosby, 2017:131.

[7] Proffit WR. Chapter 8-The Biologic Basis of Orthodontic Therapy. In: Proffit WR, Fields HW, Sarver DM, editors. Contemporary Orthodontics. 5th ed. Elsevier Mosby, 2013:297.

[8] Ganzer N, Feldmann I, Bondemark L. Anchorage reinforcement with miniscrews and molar blocks in adolescents: A randomized controlled trial. Am J Orthod Dentofacial Orthop, 2018, 154(6):758-767.

第三十章

Andrews 直丝弓矫治技术

孙燕楠　何丹青　许天民

本章内容

直丝弓矫治器是美国正畸学家 Lawrence F. Andrews 于 1970 年推出的一种起源于方丝弓矫治器的新型矫治器，并且在之后由 Andrews 不断总结、创新，最终形成了较完善的理论体系和矫治系统。直丝弓矫治器不仅仅是将方丝弓矫治器的三个序列弯曲从弓丝上转移到托槽中，它是一种具有自己理论基础的新型矫治器，其中核心理论基础包括最佳自然牙合的六标准（six keys），以及近年来 Andrews 提出新的"口颌面协调六要素"诊断系统（six elements）。本章将介绍 Andrews 直丝弓矫治体系的核心理念以及矫治技术的特点。

一、最佳自然牙合的六标准

最佳自然牙合的六标准（Six Keys）是 Andrews 直丝弓矫治技术最重要的理论基础，我们首先讲解几个关键的概念。

（一）关键概念解释

1. Andrews 平面　牙齿位置理想时，所有牙冠中部横断平面所组成的平面。

2. 临床冠　此章的临床冠指替牙晚期或恒牙期，牙龈健康情况下，牙体在口腔中可见的部分。临床冠的长度也可用牙尖或切缘至釉牙骨质界的距离减去 1.8 mm 获得。

3. 临床冠的面轴（facial axis of the clinical crown, FACC）　前牙和双尖牙牙冠唇颊面中部最突出的一条长轴线及磨牙的颊沟。

4. 面轴点（facial axis, FA 点）　临床冠面轴的中点。

5. 冠角或轴倾角　临床冠面轴与牙合平面垂线的交角，代表牙冠的近中、远中倾斜度。临床冠面轴向近中倾斜时，冠角为正值；向远中倾斜时，冠角为负值（图 30-1）。

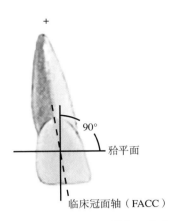

图 30-1 冠角或轴倾角，临床冠面轴向近中（右侧）倾斜时，冠角为正值

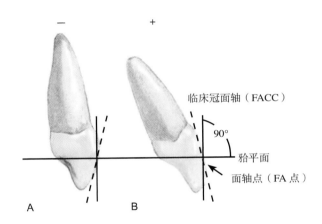

图 30-2 冠倾度或转矩。A. 负值；B. 正值

6. 冠倾度或转矩 面轴点纵向切线与平面垂线的交角，反映牙冠的唇（颊）舌向倾斜度。牙冠向唇（颊）向倾斜时，冠倾斜度为正值；向舌向倾斜时，冠倾斜度为负值（图 30-2）。

（二）最佳自然𬌗的六标准

Andrews 从 120 副最佳自然𬌗样本中总结了以下六项标准：

1. 牙弓间关系

（1）上第一恒磨牙的近中颊尖咬合于下第一恒磨牙的近中颊沟。

（2）上第一恒磨牙的远中边缘嵴咬合于下第二恒磨牙的近中边缘嵴。

（3）上第一恒磨牙的近中舌尖咬合于下第一恒磨牙的中央窝。

（4）上下双尖牙颊尖咬合于对颌牙的邻间隙。

（5）上颌双尖牙舌尖咬合于下颌双尖牙的中央窝。

（6）上颌尖牙咬合于下颌尖牙与第一双尖牙的邻间隙，且其牙尖略偏近中。

（7）上切牙覆盖下切牙，上下牙弓中线一致。

标准 1 的牙弓间关系包含所有牙齿，而不仅仅只是第一磨牙。对于双尖牙，标准 1 要求上颌双尖牙颊尖咬合在对牙的邻间隙，而舌尖咬合在下颌双尖牙的远中窝，应该注意的是上双尖牙的舌尖位于它们颊尖的近中，这一事实并未被普遍认识到。有些学者认为舌尖与颊尖在同一水平，因而提倡轻度的 II 类关系以达到上下尖窝咬合的关系，自然牙如果采用这种关系，则需要改变后牙和切牙的解剖形态以实现好的功能和稳定，后牙形态需要改变以避免侧方运动时的牙尖撞击，切牙需要增大唇舌径以避免由于过大的覆盖关系而导致的深覆𬌗。上尖牙必须咬合在下尖牙与第一双尖牙邻间隙的偏近中部位，以实现尖牙保护。上切牙必须覆盖下切牙 1～2 mm，而且上下切牙间应有少许间隙，上下牙弓中线应对齐。

要想完成双尖牙 I 类关系，上第一磨牙的远中边缘嵴必须咬合在下第二磨牙的近中边缘嵴，否则会影响前方的牙齿达到 I 类关系。当上下第一磨牙尖窝关系正确，但与下第二磨牙近中边缘嵴未建立咬合关系时，上第一磨牙的冠角可能为负值或小的正值，这时上第一磨牙的近中龈方占据了第二双尖牙的部分空间，导致其前、后向牙齿均不能达到最佳位置的连锁反应，从而影响到弓线（有关弓线的解释见本章第三部分）和美观（图 30-3）。

磨牙 I 类关系的第三个方面是上磨牙的近中舌尖咬合在下磨牙的中央窝。这要求上磨牙的近中舌尖略长于其颊尖，但要避免磨牙舌尖过分𬌗向伸长，以防止咬合打开、干扰、磨牙症、颞下颌关节问题及牙周病变。

牙尖占据息止𬌗间隙的问题通常不能自行解决，而必须借助于正畸、调𬌗重建或外科手段。在治疗阶段，我们通常情愿上磨牙被压低而不要被伸长，因为压低的磨牙在其他牙齿关系正常的情况下更容

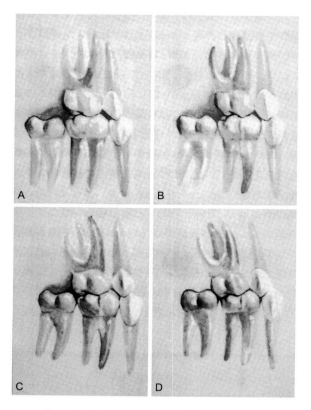

图 30-3 第一磨牙关系对双尖牙关系的影响。A、B、C 中的磨牙均为中性关系，但只有 D 的磨牙殆关系允许双尖牙建立中性关系

易自行调整到正常位置。方丝弓上弯制 Spee 曲度可以改变牙齿的龈向位置，但其副作用是在弓丝上增加了正的冠倾度而可能引起上磨牙舌尖下垂，因此必须注意控制弓丝的倾度或转矩度。

标准 1 中的一个例外情况是只拔上颌双尖牙，治疗结果是磨牙 II 类关系，而其他牙仍为 I 类关系，这种结果也是可以接受的。

标准 1 中的磨牙关系并不要求在替牙期就出现，但适合于所有的恒牙期牙列。这与 Bjork 的发现一致，即在面部生长发育过程中，牙齿的萌出方向会发生代偿性改变以适应颌骨发育的影响。

Tweed 建议将磨牙冠矫治至后倾位，远中尖脱离咬合关系，依靠殆的自行调整完成接触，但治疗后的模型显示，这种调整作用并不是总会发生。上颌第二磨牙刚刚萌出时，常为负冠角，随着牙冠的不断萌长，在第一磨牙远中邻面的引导下逐渐直立并推动上第一磨牙远中边缘嵴与下第二磨牙近中边缘嵴接触。正畸医生常常忽视第二磨牙，但这些牙

齿如果被常规地排除在正畸治疗之外，可能导致功能性殆干扰而引发磨牙症、颞下颌关节问题和牙龈退缩。如果治疗目标为最佳自然殆的六标准，那么治疗计划中必须包括所有的牙。

2. 冠角或轴倾角

最佳自然殆的所有牙冠角均为正值，即近中倾斜，且同类牙的冠角大致相同。按照标准 2，所有临床冠的面轴角（或冠角）都应该为正角，不同牙型角度的大小不同。需要注意的是临床冠的面轴与牙冠或牙齿的长轴以及牙冠的近远中面均不平行，比如，最佳定位的上磨牙冠角为 5°，而冠长轴与平面垂线的交角几乎为 0°（图 30-4A）。

在最佳自然殆的研究中发现，上颌牙的冠角型与下颌牙的冠角型不同，上中切牙、侧切牙和尖牙的冠角分别为 5°、9° 和 11°，双尖牙最为直立，冠角为 2°，上颌磨牙冠角为 5°；下颌牙的冠角均较小，除了尖牙为 5° 外，其他均为 2°。为了达到最佳结果，有时需要过矫治，如根据可能的复发方向，加大某些冠角，使牙齿在复发后达到最佳位置。拔牙隙出缝是治疗后常见的复发。这一问题可以通过完全关闭拔牙间隙、过矫治拔牙间隙前后牙的冠角，使其复发倾向于拔牙间隙方向，而不是前后分开，从而预防复发。在第一双尖牙拔牙病例，尖牙和双尖牙冠角常常不到位。冠角不正确并不影响这些牙所占的间隙，但影响它们的稳定性、牙龈健康、关系和美观。

大多数正畸医生不把尖牙的冠角矫治到 11°，因为这样做比较费事，但如果治疗目标包括了功能，正确的尖牙角度就很重要了，尖牙保护的概念要求下颌侧方运动时，只有工作侧的切牙和尖牙接触。直立的上颌尖牙不能保护工作侧的后牙脱离接触关系，因为上尖牙牙尖在侧方运动时正好在下尖牙与下双尖牙的邻间隙内穿过；而在下颌前伸运动时，上尖牙的远中斜面咬合在下双尖牙颊尖的近中斜面，使后牙脱离殆接触，这一任务在尖牙冠角正常时，应由尖牙和切牙共同承担，而不是由尖牙单独承担。上下双尖牙仅需要 2° 的冠角，以便双尖牙在侧方运动时能穿过对殆牙的邻间隙，双尖牙行使最佳功能的起始位置是颊尖与对的邻间隙咬合，而舌尖与对的舌面窝咬合。上第一磨牙应有 5° 的冠角，使其远中边缘嵴咬合在下第二磨牙的近中边缘嵴上，同时，5° 的冠角也使得上磨牙颊尖的殆平面与下磨牙颊尖

的殆平面相平行，防止了下颌工作侧的殆干扰，下磨牙的冠角为 2°。

3. 冠倾度或转矩

（1）大多数上切牙牙冠倾度为正值，而下切牙牙冠倾度为轻度负值，上下切牙间冠交角小于180°。

（2）上中切牙冠倾度大于上侧切牙；尖牙和双尖牙的冠倾度为负值而且大小相同；上第一和第二磨牙冠倾度相同，均为负值，且都大于尖牙和双尖牙。

（3）下颌牙牙冠倾度均为负值，且从切牙到第二磨牙逐渐增大。

上牙弓牙冠转矩具有明显的牙型特征，切牙通常为正的转矩，后牙冠几乎总是负的转矩。Andrews 的测量表明，上中切牙的转矩平均为 7°，侧切牙为 3°，尖牙与双尖牙为 −7°，而磨牙为 −9°（图 30-4B）。

下牙弓牙冠转矩也表现出一定的牙型特征，下切牙的转矩一般为负值，但也不尽然；尖牙和双尖牙转矩总是负值，而且从尖牙到磨牙其负值逐渐增大。测量表明，下切牙转矩平均为 −1°，尖牙为 −11°，第一双尖牙为 −17°，第二双尖牙为 −22°，第一磨牙为 −30°，第二磨牙为 −35°。

最佳自然殆标准要求所有牙冠，而不仅仅是切牙牙冠要有适当的转矩。上磨牙的转矩应该能使其舌尖超出颊尖的水平，而咬合于下磨牙的中央窝；相反，下磨牙的转矩应该能使其舌尖低于颊尖水平。

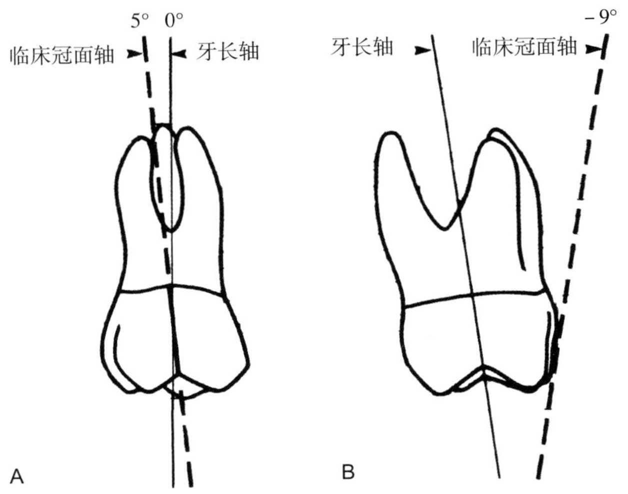

使用临床冠面轴作为参考标志相比于牙长轴来说标志更加明确。图 30-5 显示了切牙间冠交角和切牙间交角的关系，在最佳自然殆样本中，切牙间冠交角平均为 174°，而切牙间交角平均为 139°。在头影测量分析中，中切牙的牙长轴被用于测量切牙的倾度，但从托槽设计的角度来讲，切牙面轴相对于殆平面的倾度却更为重要。

头颅侧位片上，中切牙面轴的倾度不如切牙牙长轴明显，因此，切牙临床冠倾度与牙长轴之间的平均交角对于弓丝弯制、弓丝成形或选择托槽都很有帮助，Andrews 的测量表明，上中切牙冠转矩与牙长轴的交角平均为 18°，而下中切牙冠倾度与牙长轴的交角平均为 16°。切牙间角 139° 时要求切牙间冠交角 174°，上下中切牙牙冠转矩之和应与平面的垂线相差 6°，比如颌间关系协调的情况下，上中切牙冠转矩为 7°，而下切牙的冠转矩为 −1°。

4. 旋转

最佳自然殆中牙齿没有扭转。磨牙和双尖牙旋转时，占据较大的空间；中度旋转的尖牙并不总是占据较大或较小的间隙，因为它们是圆锥形的，但尖牙的旋转影响美观和功能；切牙旋转后占据的间隙较小，下切牙旋转会破坏牙弓的拱形结构，旋转的下切牙通常偏离牙弓核心线，使牙齿之间拥挤错叠、舌向倾斜、伸长等。旋转牙通常应在治疗早期

![图30-4 冠角及转矩示意图]

图 30-4 A. 冠角或轴倾角，B 冠倾度或转矩

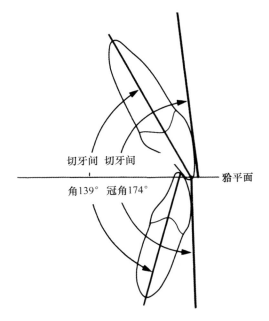

图 30-5 切牙间冠角与切牙间角

即开始矫治，一般用细的弓丝矫治牙扭转，如果弓丝太硬，也可应用旋转簧和其他装置。

需要整体移动的牙，在治疗结束时，常可见发生了旋转。因为正畸力不能直接作用于牙齿的抗力中心，整体移动的力间接传至抗力中心而产生旋转力矩，不使用完全程序化的矫治器，这种力很难调节。为了保证牙齿整体移动后最后位置的准确性，治疗必须包括过矫治以补偿治疗后的复发。过矫治的量应该与牙齿移动的距离成正比。如果不用完全程序化的矫治器，过矫治整体移动的牙需要应用扭正簧或将弓丝弯曲。

5. 邻面接触

相邻牙应该紧密接触，无间隙，除非牙齿有近远中宽度不协调。治疗后若仍有间隙，表明治疗不完全，牙冠大小不协调或治疗受到某种限制。大多数情况下，牙弓内的牙齿可以排列得符合标准5。

正畸医生处理牙冠近远中径不协调的方法各不相同。牙冠大可以减径，牙冠小而导致的间隙该如何处理？有些正畸医生选择关闭间隙而牺牲𬌗关系；另一些正畸医生认为存在牙间隙总比追求邻牙紧密接触而牺牲𬌗关系更健康。Andrews 则坚持用复合树脂或全冠来增大小牙的牙冠。Andrews 认为，大多数治疗后的牙间隙并不是由于牙齿大小不协调，而是由于治疗不完全（如上切牙冠角度不足，切牙冠倾度不正确，或近远中向牙齿位置不正确）而引起。

6. Spee 曲线

正常 Spee 曲线较为平直，或稍有曲度。整平 Spee 曲会加长正中矢状线和周长线，但不加长核心线。治疗至形成平的核心线和 Spee 曲是一种过矫治，这样的治疗使下牙冠面暴露较多，允许上牙有足够的空间与下牙完全接触（图 30-6B）。凹陷的核心线使下牙面暴露给上牙𬌗面较少（图 30-6A）。如果上颌核心线由于牙冠小而稍短于正常时，下颌核心线曲度略大于正常曲度是较适宜的治疗目标。凸形的下颌核心线暴露出过多的下颌𬌗面（图 30-6C）。对于正常牙的个体，核心线深度超过 2.5 mm 则不可能达到最佳𬌗的六标准。

二、全程序化直丝弓矫治器的特点

全程序化直丝弓矫治器是指能够引导牙齿移动至其目标位置，而不需要弯制弓丝的成套托槽。全

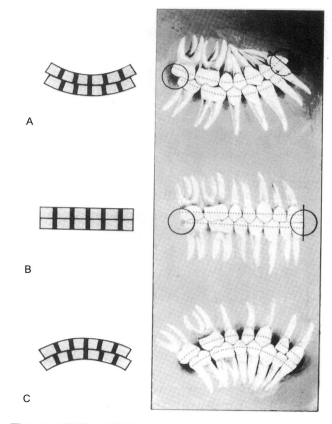

图 30-6　凹形和凸形的 Spee 曲与核心线。A. 过凹的 Spee 曲及下颌核心线使下牙弓面暴露给上牙弓𬌗面较少；B. 平的或稍凹的 Spee 曲及下颌核心线使上下牙弓𬌗面建立最好的𬌗接触关系；C. 凸形的 Spee 曲和下颌核心线暴露出过多的下颌𬌗面

程序化矫治器是基于传统方丝弓托槽的基础上不断改进而来的。改进传统方丝弓矫治器的要求可以从以下两个方面来理解：一是现代人们对牙齿的形态和位置有了新的了解；二是现代正畸治疗的目标包括了因面部美观需求而采取的拔牙和正颌外科治疗。方丝弓矫治器由于其每个托槽槽沟都是一样的，而牙列中大多数牙的最佳方位都是不同的，因而需要大量的弓丝弯制，加之该矫治器主要为非拔牙矫治所设计，因而对于拔牙病例，所需的弓丝弯制就更多，但方形槽沟本身对三维控制牙齿位置仍然是十分有效的。

活动矫治器和设有竖槽沟的固定矫治器能够成功地控制倾斜移动，但对于牙齿的整体移动和精确调整缺乏效率，带有方槽沟的固定矫治器既能对牙齿进行三维控制，又能允许牙齿倾斜移动，因而它

的适用范围最广。使用非程序化矫治器要想达到最佳的标准则需要更多的努力和技巧。

（一）传统方丝弓托槽的设计缺陷

1.方丝弓矫治器的组成

传统的方丝弓矫治器为非程序化矫治器，即所有牙齿形态均采用相同的托槽设计，完全依赖弓丝弯制将牙齿移动到最佳位置（图30-7）。Angle认识到所有牙齿的最佳位置有一些共同的特点，因此设计了理想弓，但Angle并没有将这些治疗目标设计到他的矫治器中。事实上，Angle时代的方丝弓托槽除了近远中宽度稍有变化外，对所有牙型都采用相同的设计。但是，在一个牙弓内，几乎每个牙的最佳牙冠倾度、角度和冠突度都是不相同的，由此也引起了一系列的问题，弓丝弯制就无法避免了。

2.传统方丝弓托槽的设计缺陷

对于不需要整体移动的牙列，有五大因素导致了非程序化托槽在定位后总是需要弯制弓丝，其中任何一个因素都可能导致槽沟的角度和倾度比正常偏差2°以上，而龈向、近远中向和唇舌向的误差超过0.5 mm，包括：①托槽基板与托槽干垂直；②托槽基板没有龈向曲度；③槽沟没有角度；④托槽干的唇舌向厚度都是相同的；⑤上磨牙补偿角没有做在托槽上。这些因素对槽沟定位的影响如下：

（1）垂直基板：非程序化托槽的基板与托槽干的唇（颊）舌向轴相垂直（图30-8），这一特点导致了槽沟倾斜度和龈向位置的问题。

牙弓内每个牙齿都有它自己的最佳冠倾度，但

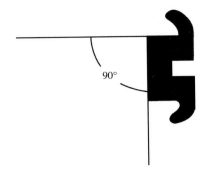

图30-8 非程序化托槽的基板与托槽干垂直

是，基板与托槽干相垂直的托槽，当其以托槽基点与牙冠面轴点定位托槽时，将导致槽沟表现不同的轴倾度和龈向高度（图30-9）。

即使非程序化托槽的基点黏在最佳定位的各个牙冠的面轴点上，槽沟的龈向位置与Andrews平面之间的距离也不会相同，槽沟的倾度也随牙冠倾度的不同而表现出不同的角度（图30-9中放大的托槽与其相对应的牙齿上的托槽位置是相同的）。

（2）托槽基板无龈向曲度：传统方丝弓托槽基板在龈向是平的，但牙冠的唇面是有曲度的，当这样的托槽粘接在牙冠唇面时，必然会产生𬌗向或龈向的翘动。因而，当正畸医生粘接托槽时，由于重力、手用力不稳等因素可能导致托槽基板与牙冠唇面的接触部位不同，这将进一步加重图30-9所示的槽沟倾度和龈向位置的不协调，其对牙齿位置的影响比图30-10所示的情况还要严重，如果粘接材料固化后，槽沟的位置不是我们所希望的，必然需要

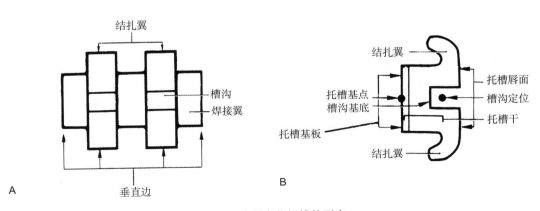

图30-7 非程序化托槽的形态

托槽基点：托槽基底的中点；托槽基板：托槽与牙冠粘接的部分；托槽干：包括托槽基底、槽沟舌侧半及两者之间的部分；托槽水平边：托槽的𬌗龈边；托槽垂直边：托槽和结扎翼的近远中边；槽沟基底：槽沟最邻近牙齿的一面；槽沟点：槽沟的中点

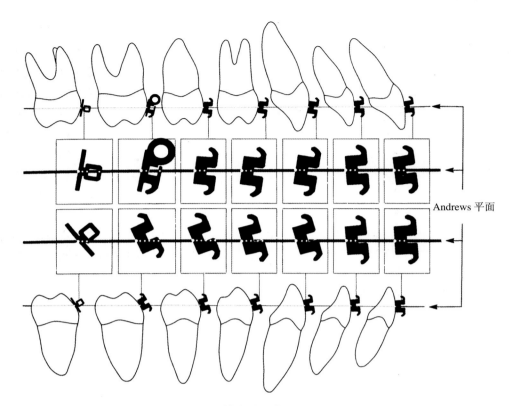

图 30-9　槽沟的倾度与龈向定位

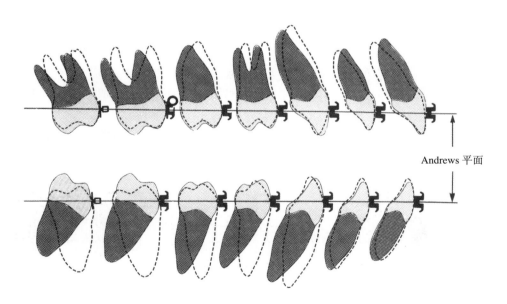

图 30-10　当传统方丝弓托槽如图 30-9 所示定位时，在最大尺寸的方丝入槽后，对牙齿倾度和龈向位置的影响

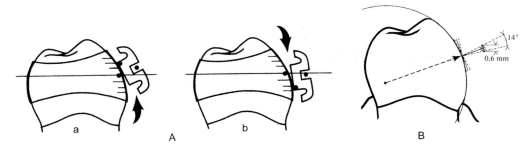

图 30-11　当平的托槽基板定位于曲面时，槽沟倾度和龈向位置可能的变化范围。A. 下第一前磨齿槽沟位置的范围，a 𬌗向翘动，b 龈向翘动；B. 下第一前磨齿槽沟倾度和龈向位置定量的变化范围

在弓丝上弯制补偿性弯曲。

对某个牙齿而言，由于平的基板所导致的翘动，槽沟倾斜度的变化范围大于 2°；对很多牙齿而言，槽沟龈向的变化范围大于 0.5 mm。对下颌第一前磨牙而言，槽沟倾度的变化范围是 14°，龈向位置的变化范围为 0.6 mm（图 30-11）；对于下颌第二前磨牙来说，这个范围会更大。这些槽沟定位的误差，虽然视觉上不易察觉，但却有明显的临床意义，需用第二、第三序列弯曲来补偿。

图 30-12 显示由于平底托槽可能存在许多不确定的定位方式而造成槽沟位置不协调，图中奇数牙的托槽基板龈方与牙冠接触，而偶数牙的托槽基板𬌗方与牙冠接触。当托槽如图所示定位，并使用最大尺寸的方丝入槽后，对牙齿冠倾斜度和龈向位置的影响如图 30-13。

（3）槽沟无近远中向角度：牙齿在牙弓内排列在最佳位置时，每个牙冠都有它自己的最佳近远中向角度，而且每个牙的面轴点都在 Andrews 平面上。

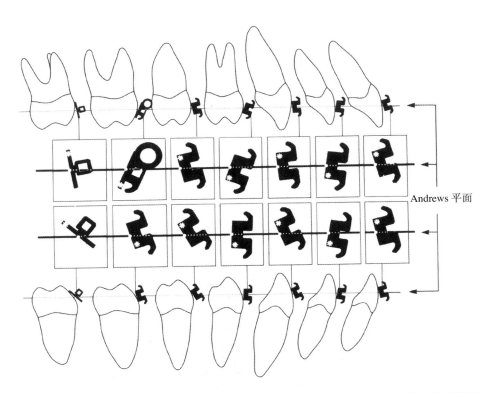

图 30-12　当传统方丝弓托槽以间隔交替的方式接触牙冠方或龈方时，槽沟所表现的倾度及龈向位置的不协调。白点为托槽基点，白星表示托槽基板与牙冠接触的部位

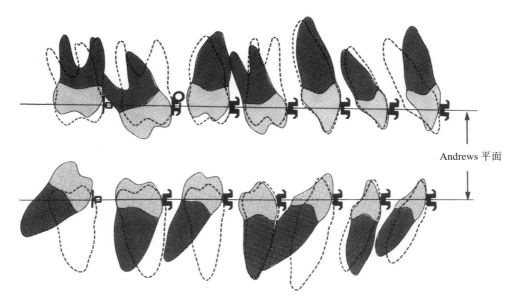

图 30-13　当传统方丝弓托槽如**图 30-13**所示定位时，在粗方丝的作用下，对牙齿、冠倾度和龈向位置的影响。虚线代表最佳牙位置

图 30-14 显示当托槽基板的近远中曲度与牙冠曲度不同时，槽沟定位在近远中向的不协调。

当托槽的垂直边与临床冠面轴平行，托槽基点与最佳排列的牙冠之面轴点重合时，槽沟的角度将与牙冠的临床冠面轴一样，不同牙的角度各不相同

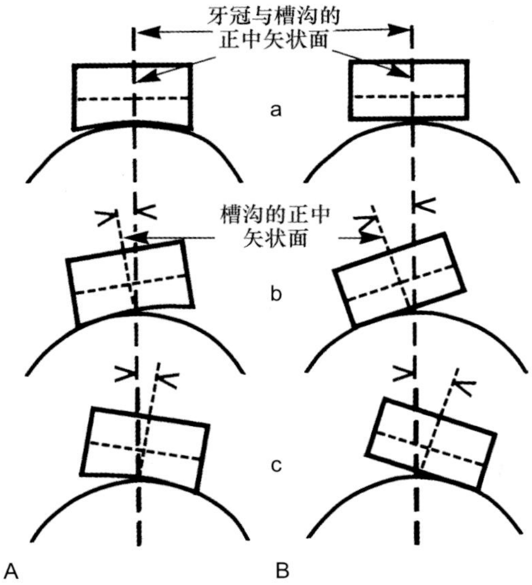

牙冠与槽沟的
正中矢状面

槽沟的正中
矢状面

a

b

c

A　　　B

图 30-14　槽沟近远中向定位的范围。A. 基板有部分曲度的托槽；B. 基板无曲度的托槽。a 槽沟的正中矢状面与牙冠一致；b 槽沟位置的最大近中向范围；c 槽沟位置的最大远中向范围

（图 30-15）。在直的弓丝作用下，图 30-15 中的牙齿将发生的牙冠角和龈向位置的变化如图 30-16 所示。如托槽的垂直边与临床冠面轴平行，同时发生了翘动（图 30-17），则槽沟殆龈向位置的不协调更加明显，在粗方丝的作用下，牙齿的角度和倾斜度发生如图 30-18 所示的变化。

为了减少或去除弯制第二序列弯曲，许多正畸医生将托槽倾斜一定的角度，但是传统方丝弓托槽的基板只有近远中向的曲度，不适合做这样的倾斜，如果将这样的托槽倾斜一个角度，则托槽基板将以对角的两个点与牙冠接触（图 30-19），在这种情况下，槽沟倾斜度和龈向变异的范围会比不倾斜托槽时更大。

（4）托槽干厚度一致：传统方丝弓托槽从托槽基底至槽沟中心的距离对每个托槽都是相同的，因此，槽沟的唇向突度与牙齿在最佳排列时牙冠的唇向突度一样，对于每个牙齿来说是不相同的（图 30-20）。图 30-21 显示在粗方丝作用下，由于托槽干厚度一致所造成的影响。

（5）上磨牙托槽无补偿弯曲的角度：最佳排列的上磨牙的近中颊尖比远中颊尖更为唇向，因而其托槽槽沟的正中矢状面与牙冠的正中矢状面不一致，图 30-21 显示粗丝入槽后，对上磨牙的旋转作用，要想避免这一作用，必须弯制第一序列的补偿弯曲。

Andrews 平面

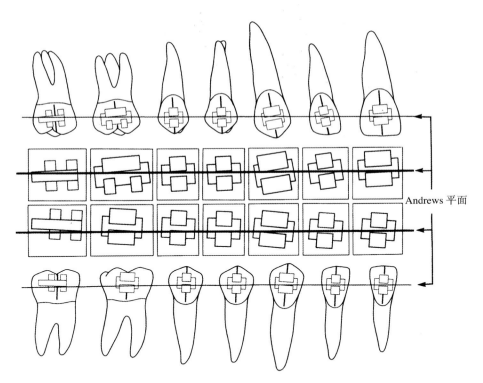

图 30-15　当非程序化托槽以临床冠面轴及面轴点为参考，黏在最佳定位的牙齿唇面时，槽沟角度及龈向位置与 Andrews 平面是不协调的

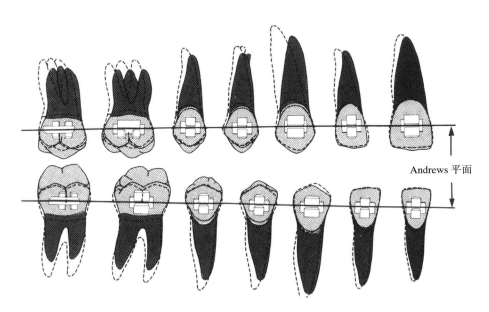

图 30-16　当以粗的方丝扎入图 30-15 所示，图中虚线表示牙齿的最佳位置

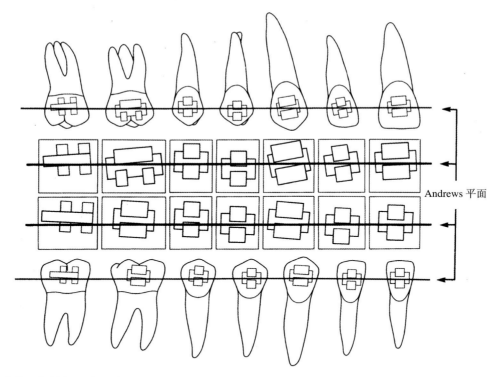

图30-17　传统方丝弓托槽沿最佳排列的牙齿的临床冠面轴定位，但托槽的基板翘动，此时槽沟殆龈向位置的不协调更加明显

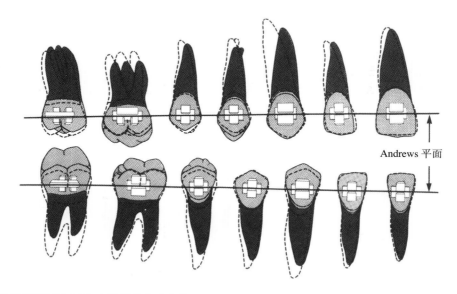

图30-18　传统方丝弓托槽以图30-17中所示的方式定位于牙冠上时，在粗方丝的作用下，对牙齿角度和龈向位置的影响。虚线代表牙齿的最佳位置

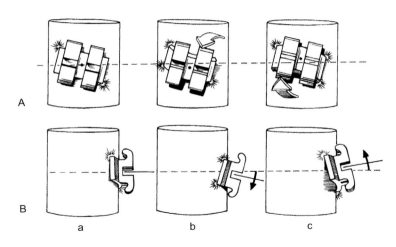

图 30-19 倾斜传统方丝弓托槽可能导致的槽沟倾斜度和龈向位置的变化范围。A. 唇向观;B. 远中面观。a. 托槽倾斜但无摆动时,两个对角点与牙冠接触;b. 托槽倾斜且向下摆动而形成三点接触;c. 托槽倾斜且向上摆动,形成另一种三点接触

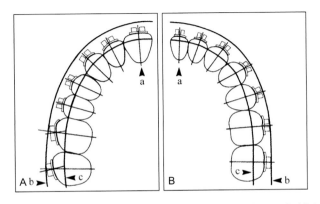

图 30-20 唇舌向及近远中向槽沟的定位,传统方丝弓托槽定位于最佳排列的牙齿的面轴点,每个牙的正中矢状面与槽沟一致(上颌磨牙除外);此时每个托槽唇(颊)向最突点所构成的 b 线与连接邻面接触点的 C 线之间的距离对大多数牙齿来说各不相同。A. 上颌;B. 下颌

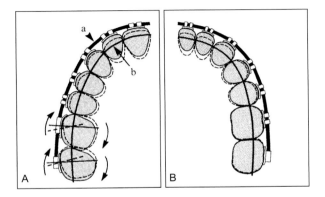

图 30-21 当托槽如图 30-20 所示黏在最佳定位的牙齿上,并置入粗的方丝(a)时,所有牙冠的唇面与邻间隙线(b)的距离相等了,上磨牙发生旋转。A. 上颌;B. 下颌 虚线表示牙齿的最佳位置

　　传统方丝弓托槽的设计存在缺陷,与此同时,托槽定位技术的不完善导致槽沟位置不一致,从而更进一步加重了传统方丝弓托槽粘接时的不确定性,从而影响治疗效果。

　　正畸医生往往选择以下 5 个标志中的一种作为托槽定位的标志,包括:牙冠长轴、牙齿长轴、切缘、边缘嵴和接触点,但这 5 个标志都存在其不确定性。

　　牙冠或牙的长轴难以直观确定,看不见摸不着,托槽不可能被准确地重复粘到一个看不见的内部标志上而误差不超过 0.5 mm 或 2°。牙接触点虽然不是内部标志,但却不易确定位置,因而也不是实用

的参考标志。切缘虽看得见摸得着,但在黏托槽确定托槽角度时,其参考价值不大。因为它们距槽沟太远。此外,切缘经常会有缺损和磨耗。有些临床医生使用边缘嵴作为后牙托槽粘接的标志,但边缘嵴距托槽槽沟的距离太大,凭视觉难以精确定位。

　　采用冠长轴或牙长轴作为牙齿倾度的参考标志也不可靠,这是因为牙冠的唇面与冠长轴或牙长轴均不平行,它是一条弧线,因此,它表面上没有任何两点的切线与牙冠长轴或牙长轴具有相同的角度,更重要的是牙冠唇面没有任何两个部位与正常排列牙齿的牙冠𬌗面、冠横断平面或牙弓𬌗平面具有相同的角度(图 30-22)。

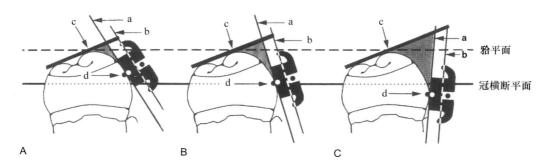

图 30-22　托槽定位于牙冠表面不同的龈向位置，造成托槽槽沟基底平面与牙冠骀面之间的角度不同，槽沟的骀龈向位置也不同。A~C 代表正常排列的下颌第一前磨牙，每个牙上将同样的传统方丝弓托槽黏在不同的龈向高度位置。a. 牙冠骀面轴点的切线和托槽的基底平面；b. 槽沟基底平面；c. 牙冠的骀平面；d. 托槽与牙冠的接触点

　　正畸医生采用距切缘或牙尖多少毫米的方法来定位托槽，这个方法也是不可靠的。因为以这种方法定位的托槽槽沟倾度将会因为人与人之间牙冠高度的不同而不同。最佳倾斜的短牙冠的牙与同类长牙冠的牙，在距切缘或牙尖距离相同时，倾度是不同的（图 30-23A）。采用这种方法时，槽沟倾度的范围会大于 2° 的误差限度。

　　而当我们将托槽定位于牙冠的面轴点时，不管牙冠的长短，槽沟的倾度与牙冠倾度始终是一致的（图 30-23B）。因此，牙冠的面轴点是一个较好的托槽定位标志。

　　槽沟精确反映某牙冠标志的角度和倾度的范围很难用视觉来判断，每个槽沟的位置也不能由牙弓内其他槽沟的位置来确定。对于经转的患者，使用传统方丝弓托槽的正畸医生，必须写明托槽定位的方法及距参考点多少距离或角度，即使这样，托槽的设计和传统标志点的不可靠性，仍会使这些资料不可靠。

　　托槽设计的缺陷及参考标志所造成的槽沟位置的不一致性，可以部分解释为什么正畸医生们的治疗结果存在如此大的差距。除此之外，治疗效果还受弓丝弯制的影响。

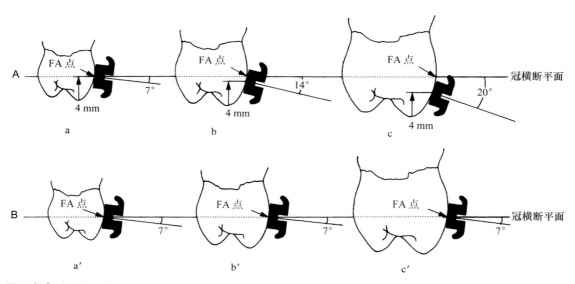

图 30-23　牙冠高度对槽沟倾度的影响。A. 托槽定位于最佳定位的短、中、长牙冠，距牙尖距离均为 4 mm 时，槽沟的倾度相对于牙冠的横断平面是不同的；B. 当托槽定位于最佳定位的短、中、长牙冠的面轴点时，槽沟的倾度相对于牙冠的横断平面是相同的。FA 点：临床冠面轴点

（二）弓丝弯制

传统方丝弓托槽设计简单，制作方便，价格便宜。然而，由于需要大量的弓丝弯制工作，增加了临床上的使用难度。除了托槽设计和标志点的缺陷之外，需要大量弓丝弯制的最明显的原因是传统方丝弓托槽全是一样的，但大多数牙型却是不同的。除了牙弓整平、排齐和改变牙齿角度，还有所有牙齿的位置调整全部要通过弓丝成形和弓丝弯制来完成，而且这种弓丝弯制是三维方向的，通常用第一序列、第二序列、第三序列弯曲来描述弓丝在这三个平面的弯制。

使用传统方丝弓矫治器在这三个平面弯制弓丝的原因主要有以下4点：①开始或保持牙齿的移动；②补偿托槽设计不足及定位误差所导致的槽沟位置的不一致；③补偿弓丝弯制和弓丝成形的副作用；④改正前面弓丝弯制的人为误差。本章将所有弓丝的弯制分为三组。

1. 第一组弓丝弯制 包括第一序列、第二序列和第三序列弯曲，正畸医生用托槽槽沟来间接反映牙冠标志的冠角度、𬌗龈向位置、倾度和唇向突度，如果槽沟确实精确反映了这些标志，那么所需第一组弓丝弯制的大小和数量可以计算出来。

图 30-24 中牙位排列正常，托槽的垂直边与牙冠面轴平行，托槽基点定位于牙冠面轴点，在这种情况下，托槽槽沟间接反映了：①牙冠面轴的角度；②槽沟点龈向位置与牙冠面轴点的差距（图 30-25）；③牙冠唇面中点切线的倾斜度（图 30-26）；④上磨牙的补偿曲和牙冠的突度（图 30-27）。

假定没有𬌗龈向或近远中向的"摇摆"（尽管这在临床上是不可能的），托槽像上面解释的那样定位，牙齿用理想方形弓丝被动入槽，则这些弓丝上的第一、第二和第三序列弯曲的数量和大小是可以定量的。上下颌共需要 26 个第二序列弯曲，合计112°（图 30-24）；另外，还需要 16 个第一组的第二序列𬌗龈向弯曲，合计约 2.36 mm（图 30-25）。由于托槽倾斜度，需要 16 个第一组的第三序列弯曲，合计 215°（图 30-26）。由于牙冠突度，需要 14 个第一序列弯曲，总计约 6.5 mm，上颌磨牙必须有 4 个第一序列补偿弯曲，总计 40°（图 30-27）。

因此，当托槽定位于最佳排列的牙齿上时，最后的"理想弓"需要 76 个第一组弓丝弯曲才能被动入槽，这其中包括了冠角度、倾度和补偿弯的 46 个弯曲（总计 484°）以及由于牙冠突度和𬌗龈向槽沟位置的不一致所需要的 30 个弯曲，这里的总计还不包括平行移动和过矫治所需要的弯曲，也不包括在治疗过程中那些不计其数的各种弯曲。

2. 第二组弓丝弯制 指第一组弓丝弯制以外的

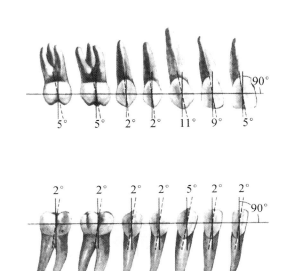

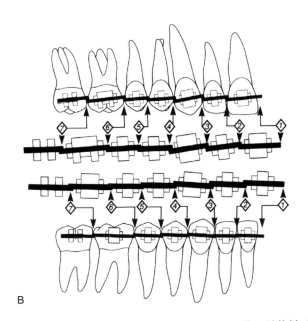

图 30-24 冠角的第二序列弯曲。A. 最佳牙冠的角度；B. 传统方丝弓托槽定位于最佳排列的牙冠面轴点，为了使弓丝能被动地入槽，每个象限需要 6 个第二序列弯曲，还有一个在中线，B 中间为放大的托槽位置和弓丝的弯制

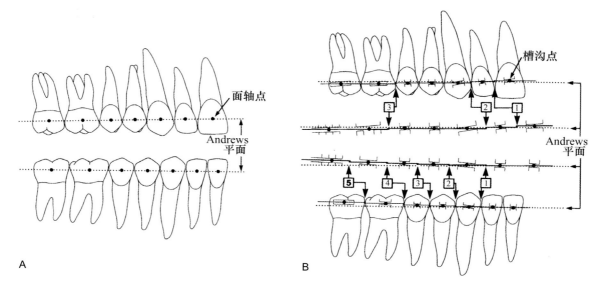

图 30-25 槽沟龈向位置的第二序列弯曲。A. 最佳定位的牙冠，显示牙冠面轴点与 Andrews 平面一致；B. 传统方丝弓托槽沿临床冠面轴且托槽基点定位于牙冠面轴点时，槽沟中点（大的圆点）却位于 Andrews 平面（虚线）的上方或下方，为了补偿这些槽沟位置的不一致，每个象限需要 3 个上颌第二序列弯曲和 5 个下颌第二序列弯曲，B 中间为放大的托槽槽沟和槽沟点

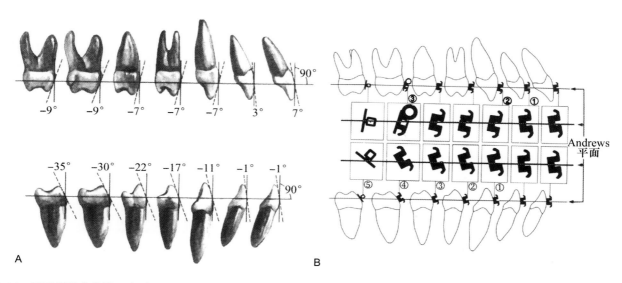

图 30-26 牙冠倾斜度的第三序列弯曲。A. 最佳牙冠倾斜度；B. 传统方丝弓托槽定位于临床冠面轴点，槽沟倾斜度与牙冠倾斜度不同的程度是一致的，为了补偿槽沟的不一致，每侧需要 3 个上颌第三序列弯曲和 5 个下颌第三序列弯曲（图中数字处）

调整牙位的弓丝弯曲，用以补偿由于托槽设计和定位方法不可靠所造成的槽沟位置的不协调、弓丝弯制和成形的副作用、弓丝弯制时的判断误差。

（1）槽沟位置的不协调：正畸医生往往在治疗前就知道牙齿上的某些标志所需移动的范围和方向。但由于槽沟的尺寸很小，我们很难凭视觉判断出槽沟是否精确地反映了这些牙冠上的标志点。采用传统方丝弓托槽，由于托槽的设计、传统的参考标志以及托槽定位技术的缺陷，使槽沟的定位无法协调。

（2）副作用：传统方丝弓托槽所需要的弓丝弯制和成形花去的时间比其他任何操作都多，即使槽沟准确地反映了牙冠的位置，第二组弓丝弯制也是

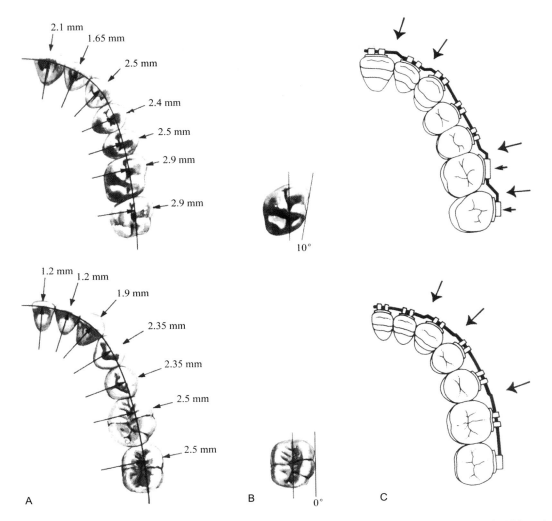

图 30-27　传统方丝弓托槽所需要的第一序列弯曲。牙冠突度的不同（A）和上磨牙的补偿弯（B）要求每侧有 4 个上颌第一序列弯曲和 3 个下颌第一序列突度弯曲（C，大箭头处），上颌磨牙还需要 2 个补偿弯曲（C，小箭头处）

不可避免的，因为弓丝弯制和成形过程中会产生一些对其他牙的副作用，导致不期望的牙齿移动。

（3）人为误差：不同临床医生之间，弓丝弯制的差别很大，这种差别有时甚至发生在同一名临床医生身上，正畸医生很难或者说不可能仅凭看一眼托槽在牙齿上的位置就能精确地了解需要多大的第一组弓丝弯曲。同样，要弯制到所需的角度或者把这些角度准确地转换到新换的另一根弓丝上，也是非常困难的。

3. 第三组弓丝弯制　第三组弓丝弯制与调整牙位无关，如用于阻挡的"Ω"曲，用于增加弓丝柔韧度的曲，以及用于挂牵引皮圈的曲。

正畸操作不是一个简单的动作。防止或者控制不期望的牙移动比对一个牙施力需要更多努力。有些情况临床上不易觉察，但却会使牙移动至正常范围以外，因而影响到治疗的质量和效率。因此，我们需要更科学、更有效的托槽的设计和定位系统，来克服矫治过程中一系列的牙齿排列的问题，同时，好的矫治器还可以最大程度的减少或去除弓丝弯制，更利于获得稳定的矫治效果。而这对诊断、治疗计划的要求则相对变得更高。

（三）第一代全程序化直丝弓矫治器的设计

完全程序化矫治器是指能够引导牙齿移动至其

目标位置，而不需要弯制弓丝的成套托槽。Andrews将他的完全程序化矫治器分为两大类，即完全程序化标准托槽和完全程序化整体移动托槽。前者有8项托槽特征，后者再增加3项而成为11项托槽特征。

特征1：托槽槽沟、托槽干的正中横断平面与牙冠的正中横断平面一致（图30-28）。

特征2：托槽基板的倾度必须与牙冠面轴点的纵向切线倾度一致（图30-28）。

特征3：托槽基板在龈向的曲度必须与牙冠唇面的曲度一致（图30-29）。

特征4：托槽槽沟、托槽干的正中矢状面与牙冠的正中矢状面一致（图30-30）。

特征5：托槽基板的𬌗向水平面与牙冠在面轴点的近远中向水平面必须一致，在上磨牙该角度为100°（图30-30A），而其他牙为90°（图30-30B）。

特征6：托槽基板的近远中向曲度与牙冠唇（颊）面的近远中向曲度必须一致（图30-31）。

特征7：槽沟与托槽垂直边的夹角同牙冠正中横断面与牙冠正中矢状面或面轴的夹角一致（图30-32）。

特征8：同一个牙弓内，所有托槽槽沟点与邻间隙点连线的距离相等（图30-33）。

对于需要整体移动的牙齿，其托槽上又增加了"抗近远中倾斜""抗旋转"以及上颌磨牙上的"抗颊舌向倾斜"三个特征。

特征9：抗近远中倾斜指在槽沟中增加第二序列的角度，以对抗牙齿整体移动时的近、远中倾斜，

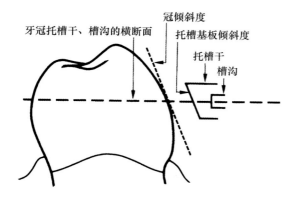

图30-28 槽沟、托槽和牙冠的正中横断平面是一致的，托槽基板与牙冠面轴点的切线具有相同的倾度

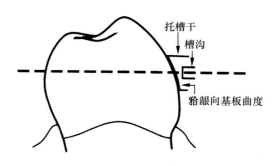

图30-29 托槽基板与牙冠唇（颊）面的龈向曲度一致

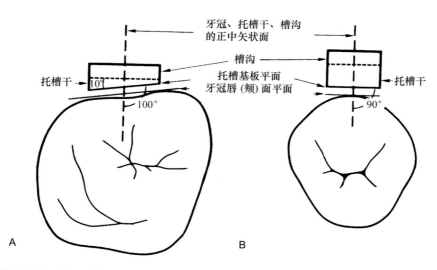

图30-30 槽沟、托槽干和牙冠的正中矢状面是一致的，托槽基板与牙冠唇（颊）面的倾斜度一致，在上颌磨牙，这一角度为100°，而其他牙为90°

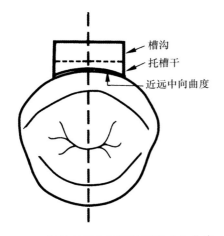

图 30-31 托槽基板与牙冠的近远中向曲度一致

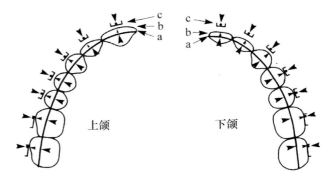

图 30-33 托槽突度的设计

在同一牙弓内，邻间隙点连线（a）与所有托槽槽沟点（c）之间的距离是相等的，图中 b 为牙冠唇（颊）面的最突点，ab 之间的距离与 bc 之间的距离成反比

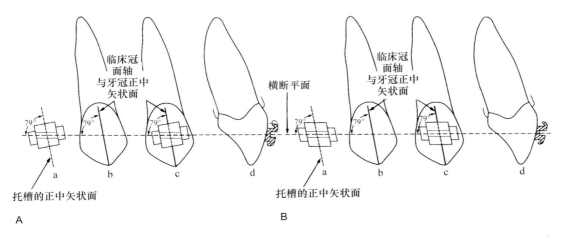

图 30-32 托槽的角度设计。A. 方形托槽；B. 平行四边形托槽；槽沟与托槽正中矢状面的角度（A 中 a，B 中 a）与牙冠正中横断面与牙冠正中矢状面或面轴的夹角（A 中 b，B 中 b）一致。当托槽定位正确时，托槽与牙冠的正中矢状面和正中横断面是一致的（A 中 c、d，B 中 c、d）

并使之过矫治。

特征 10：抗旋转指在槽沟中增加第一序列的角度，以对抗牙齿在整体移动时的旋转，并使之过矫治。

特征 11：抗颊舌向倾斜指上磨齿槽沟中增加的第三序列的角度，以对抗牙齿整体移动时的颊舌向倾斜，并使之过矫治。

完全程序化标准型托槽用于不需要整体移动牙齿的情况，每个牙型都有一套标准型托槽，但切牙有 3 套标准型托槽，上磨牙有 2 套标准型托槽。切牙的 3 套标准型托槽分别适用于Ⅰ类、Ⅱ类和Ⅲ类错𬌗，它们的临床冠面轴的倾斜度分别为 7°、2° 和 12°（上切牙）；4°、-1° 和 -6°（下切牙）。上磨牙

的两套标准型托槽分别适用于治疗结果磨牙为Ⅰ类关系和Ⅱ类关系两种情况。后者出现在仅仅拔除上颌双尖牙的病例，此时上磨牙要求比较直立；而Ⅰ类关系时，上磨牙有 5° 的前倾。

完全程序化整体移动托槽适用于需要整体移动牙齿的情况，整体移动型托槽除了具有标准型托槽的所有特点外，其槽沟一般还带有另外两个特点：一是抗近远中倾斜的角度，另一个是抗扭转的角度。这些特点加上托槽上伸向龈方的力臂，可以确保牙齿的整体移动及过矫治。Andrews 根据牙齿需要整体移动的距离，把整体移动型托槽分为：①最小整体移动托槽（牙齿整体移动的距离小于 2 mm）：托

槽上增加 2° 抗倾斜角和 2° 抗旋转角；②中度整体移动托槽（牙齿整体移动的距离在 2 ~ 4 mm）：托槽上增加 3° 抗倾斜角和 4° 抗旋转角；③最大整体移动托槽（牙齿整体移动的距离大于 4 mm）：托槽上增加 4° 抗倾斜角和 6° 抗旋转角。

（四）第二代全程序化直丝弓矫治器的特点

Andrews 设计第一代全程序化直丝弓矫治器的初衷是希望能够设计出适合每一位临床患者的特定的矫治器，但结果设计出的十几套不同数据的托槽系列，每一个系列当中每一个牙齿的设计也都不一样，系统繁杂，临床应用很不方便。由此，Andrews 继续改进，总结出了第二代 Andrews 2 全程序化直丝弓矫治器。

在第二代 Andrews 2 全程序化直丝弓矫治器中，Andrews 对部分托槽数据作了调整和简化：上颌中切牙转矩从原来的三个数据调整为 7°，更接近于上颌中切牙的理想转矩值。Andrews 认为通过正确的诊断设计，准确计算出前后牙移动的距离并选择合适的托槽类型后，在移动过程中上前牙的转矩自然而然地能够达到理想的转矩值，而不需要通过在上前牙托槽中预置高转矩值来抵抗因关闭间隙可能造成的前牙舌倾。上颌尖牙的轴倾度则由原来的 11° 减小为 8°，因为 Andrews 认为保证轻力关闭间隙的情况下上颌尖牙很少发生远中倾斜，不需要增加额外的轴倾度。下颌前牙转矩从原来的 -1° 减小至 -6°，通过减小下前牙的转矩从而抵抗下切牙的唇向倾斜。下颌尖牙的轴倾度也减小，从原来的 5° 减小至 3°。而上下磨牙的轴倾度和转矩值基本保持不变（表 30-1）。

在针对拔牙病例的平移型托槽中，Andrews 同样设计了最小整体移动型 T1（牙齿移动 0.5~2 mm），中度整体移动型 T2（牙齿移动 2.5~4 mm），最大整体移动型 T3（牙齿移动 >4 mm）三种类型，添加了不同的抗倾斜和抗旋转的角度，以便适用于不同的临床情况（表 30-2）。另外，还有一种仅为上颌磨牙设计的 T4 矫治器，适用于在上颌牙弓中单纯拔除前磨牙，治疗后磨牙关系为完全远中的情况（表 30-2）。

Andrews 的直丝弓矫治器是唯一由诊断确定矫治器类型的固定矫治系统，通过 ICD 值的分析（见本章第三部分），从 +14 mm（牙间隙）到 -14 mm

表 30-1　第二代 Andrews 2 标准型托槽的角度值

上颌	倾斜度	轴倾	抗旋转
中切牙	+7°	+4°	0°
侧切牙	+4°	+8°	0°
尖牙	-7°	+8°	0°
第一双尖牙	-7°	+2°	0°
第二双尖牙	-7°	+2°	0°
第一磨牙	-10°	+5°	0°
第二磨牙	-7°	0°	0°
下颌	倾斜角	轴倾	抗扭转
下前牙（1 和 2）	-6°	+1.5°	0°
尖牙	-11°	+3°	0°
第一双尖牙	-17°	+2°	0°
第二双尖牙	-22°	+2°	0°
第一磨牙	-30°	+2°	0°
第二磨牙	-35°	+2°	0°

表 30-2　第二代 Andrews 2 平移型托槽的角度值

上颌	倾斜度	轴倾	抗旋转
尖牙（T2）	-7°	+10°	2M°
尖牙（T3）	-7°	+11°	3M°
第一双尖牙（T2）	-7°	+4°	2M°
第二双尖牙（T1）	-7°	+1°	1D°
第二双尖牙（T2）	-7°	0°	2D°
第二双尖牙（T3）	-7°	-1°	3D°
第一磨牙（T1）	-13°	+4°	1D°
第一磨牙（T2）	-14°	+3°	2D°
第一磨牙（T3）	-15°	+2°	3D°
第一磨牙（T4）	-10°	0°	0°
第二磨牙（T1）	-13°	+4°	1D°
第二磨牙（T2）	-14°	+3°	2D°
第二磨牙（T3）	-15°	+2°	3D°
第二磨牙（T4）	-10°	0°	0°
下颌	倾斜度	轴倾	抗旋转
尖牙（T2）	-11°	+5°	2M°
尖牙（T3）	-11°	+6°	3M°
第一双尖牙（T2）	-17°	+4°	2M°
第二双尖牙（T1）	-22°	+1°	1D°
第二双尖牙（T2）	-22°	0°	2D°
第二双尖牙（T3）	-22°	-1°	3D°
第一磨牙（T1）	-30°	+1°	1D°
第一磨牙（T2）	-30°	0°	2D°
第一磨牙（T3）	-30°	-1°	3D°
第二磨牙（T1）	-35°	+1°	1D°
第二磨牙（T2）	-35°	0°	2D°
第二磨牙（T3）	-35°	-1°	3D°

（牙拥挤），均可选择不同类型的托槽进行矫治。Andrews 托槽有 5 个类型：标准型（S），最小整体移动型（T1），中度整体移动型（T2），最大整体移动型（T3）和Ⅱ类磨牙关系型（T4）。这 5 型托槽交互搭配可产生 12 套常见的托槽组合，分别适用于不同的情况（图 30-34）。

三、Andrews 口颌面协调六要素诊断体系

随着 Andrews 直丝弓矫治理念和体系的不断发展，最终总结出了 Andrews 口颌面协调六要素诊断体系，基于此体系，通过以软组织侧貌入手的诊断分析后，进一步确定拔牙牙位以及矫治器的使用类型，从而保证临床良好而稳定的治疗效果。

（一）面部协调的六要素

面部协调与健康是一致的，如果能达到面部协调的六个因素，也应该符合面部健康的要求。对于公认的美貌人群来说，一般都具备面部协调的六因素，如果不完全具备面部协调的六要素，那么这种情况通常是不健康的。面部协调的六要素具有一定的普适性，能满足正畸医生、患者、患者家庭和朋友等不同人群的要求，同时也有利于患者的颌面组织健康及美观。

Andrews 总结的口颌面协调六要素代表了牙齿、牙弓和颌骨的最理想的治疗目标。

要素一：理想的牙弓形态

理想的牙弓形态表现为：每颗牙根都在基骨中央，接触面紧连，每个牙冠都相互靠拢以便其咬合面能与另一牙弓上的牙齿实现最优化功能作用；Spee 曲线深度在 0~2.5 mm；中心轴线长度相当于牙弓上所有牙齿的近远中径之和；上颌和下颌牙弓的形状相互匹配。

目标：①牙根：所有牙的牙长轴的根端应该位于基骨唇（颊）舌向边界的正中，牙根排列的最佳弓形由基骨的形态决定。②牙冠：牙冠的最佳弓形是所有牙牙冠在正常轴倾度时所形成的弓形。下颌牙牙冠倾度是否正确可由下颌牙的临床冠面轴点与牙龈缘下方的软组织嵴（WALA 嵴）之间的关系来判断，下颌牙倾度正常时，下颌牙牙冠的面轴点与 WALA 嵴之间的水平距离在磨牙区应为 2 mm，此距

ICD 值	托槽配置
（+）9～14 mm	T3 T3 T3 S S S
（+）5～8 mm	T2 T2 T2 S S S
（+）1～4 mm	T1 T1 T1 S S S
0 mm（减数）	T3 T3 T3 S S
0 mm	S S S S S S
（−）1～5 mm	S S S S S S
（−）6 mm	T2 T2 ¦ T2 T2 S
（−）7～8 mm	T2 T2 T2 ¦ T2 S S
（−）9～10 mm	T2 T2 T2 ¦ T3 S
（−）11～13 mm	T1 T1 T1 ¦ T3 S
（−）14 mm	S S T1 ¦ T3 S
（−）14 mm 只限上颌减数	T4 T4 ¦ T3 S S

图 30-34 12 套托槽相对应的适应证

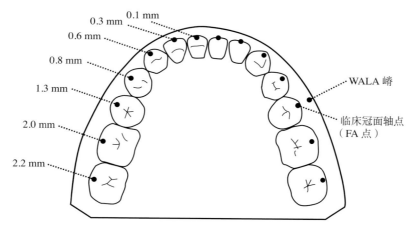

图 30-35　下颌牙牙冠面轴点与 WALA 嵴的水平距离。在磨牙区为 2 mm，逐渐减小至切牙区为 0.5 mm 左右

离逐渐减小至切牙区时为 0.5 mm 左右（图 30-35）。牙冠与牙根的正确定位是确保最佳接触的先决条件。上颌牙牙冠的正确倾度：磨牙 -9°，前磨牙 -7°，尖牙 -7°。当上下颌牙冠轴倾度正常，但上下牙弓宽度不匹配时，上颌需要扩弓。

要素二：理想的颌骨前后向位置关系

上颌中切牙面轴点（FA 点）应与前额的面轴点（FFA 点）在前后向的位置一致，如果前额的倾斜度大于 7°，则每增加 1°，上中切牙面轴点向前移动 0.5 mm，但上中切牙面轴点的位置不应该位于眉间点（G 点）的前方。我们通过 FFA 点作一条铅垂线，为前额前界线 FALL 线，通过前额倾斜度的校正将 FALL 线前移作出目标前界线 GALL 线，而 GALL 线前移不应超过眉间点。研究显示，多数中国人的目标前界线 GALL 线是经过眉间点的，因此，为简化临床操作，在临床实际应用中，可以将 GALL 线定为通过眉间点的铅垂线。

上中切牙面轴点与 GALL 线的关系反映了上颌骨与前额的关系。患者处于直立头位时，当上切牙根尖位于齿槽突的中央，上切牙牙冠倾度正确时，理想的上中切牙位置位于 GALL 线上，如果上中切牙面轴点位于 GALL 线的前方，表示上颌前突，反之表示上颌后缩（图 30-36）。

要素三：理想的颌骨水平向位置关系

下颌基骨的宽度决定上颌基骨的宽度，因为上颌存在可以改建的骨缝，而下颌骨没有。当上下颌第一磨牙位于基骨中央，同时转矩角正常时，上颌第一磨牙的近中舌尖咬合于下颌第一磨牙的中央窝

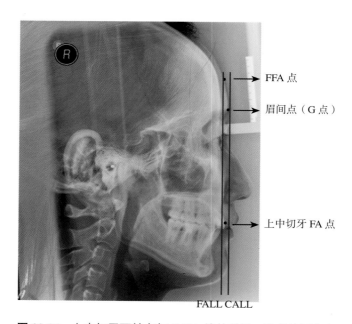

图 30-36　上中切牙面轴点与 GALL 线的关系。患者处于直立头位时，当上切牙根尖位于齿槽突的中央，上切牙牙冠倾度正确时，理想的上中切牙位置位于 GALL 线上

即为上下颌骨宽度匹配（图 28-37）。如上颌骨宽度小于下颌骨宽度时，则可考虑上颌扩弓增加上颌骨宽度。

要素四：理想的颌骨垂直向位置关系

（1）前方：发际点至眉间点、眉间点至鼻下点，以及鼻下点至颏下点的距离应该相等，鼻下点至位置正常的上中切牙临床冠面轴点的长度应为整个下面部高度的 1/3。

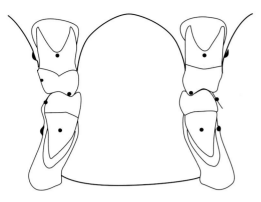

图 30-37 当上下颌第一磨牙位置正常时，上颌第一磨牙的近中舌尖咬合于下颌第一磨牙的中央窝，即为上下颌骨宽度匹配

（2）后方：若在通过耳点且平行于额平面的垂线上测量，耳点到下颌点的距离应该等于前面高的 1/3。

要素五：理想的颏部突度

当𬌗平面为 2°～10° 时，相对于𬌗平面的垂线，颏前点的前后向位置应与下颌切牙的临床冠面轴点一致（图 30-38）。

要素六：理想的咬合关系

（1）静态：符合最佳自然𬌗的六标准（位于正中关系）。

（2）功能：尖牙保护𬌗。

（二）六要素三维分类系统

Andrews 六要素理念采用一套全新的、定位准确的三维分类系统，以目标软组织侧貌入手，定义了牙弓和上下颌骨位置的分类，以便更好地达到基于口颌面协调六要素的牙弓、上下颌骨位置的治疗目标。

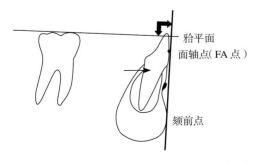

图 30-38 相对于𬌗平面的垂线，理想颏前点的前后向位置应与下颌切牙的临床冠面轴点一致

1. 牙弓分类

与要素一相关的牙弓诊断揭示了临时核心差异（Interim Core Discrepancy, ICD）。ICD 揭示了产生理想要素一牙齿位置所需要的间隙量，即患者解决牙弓内所有问题所需的间隙，包括：①核心差异，②牙齿前后向位置，③宽度不调，④垂直向不调，⑤牙弓内其他牙齿问题等。

（1）核心差异：核心差异等于预矫治核心线（见后文核心线的定义）与牙冠近远中直径之和之间的差异，相当于牙列拥挤度。

（2）牙齿前后向位置：根据要素二的要求，当患者处于直立头位时，当上颌中切牙处于要素一的理想位置时（即上切牙根尖位于齿槽突的中央，上切牙牙冠倾度正确时），理想的上中切牙 FA 点应位于 GALL 线上。如上切牙位于 GALL 线之前，则回收上切牙所需的间隙为上切牙至 GALL 线的距离的 2 倍。

（3）宽度不调：上颌磨牙的理想转矩值为 -9°，如磨牙过于舌倾，则颊倾过程中每颊倾 1° 能够带来 0.2 mm 间隙；下颌磨牙的宽度标准为下颌磨牙距 WALA 嵴的距离，理想情况下为 2 mm，如下磨牙过于舌倾，则在直立过程中可获得间隙。

（4）垂直向不调：为整平 Spee 曲所需的间隙。

（5）牙弓内其他牙齿问题：需要解决牙弓内其他问题所需的间隙，包括 Bolton 不调、过小牙等。

ICD 值可以帮助我们进行诊断，同时可指导临床上的 Andrews 直丝弓矫治器托槽系统的选择。

2. 颌骨分类

Andrews 六要素三维分类系统采用不同的颜色（表示方向）、不同的数字（表示大小）来对颌骨和颏部位置进行分类。红色表示过大，黑色表示过小，而绿色表示恰好。

分类为红色的颌骨和颏部位置表示前后向前突，宽度过宽，垂直向距离过大；分类为黑色的颌骨和颏部位置表示前后向过于后缩，宽度过窄，垂直向距离过小；唯有分类为绿色代表了颌骨和颏部位置在三维方向上达到了六要素所要求的治疗目标。

如果颌骨在前后向、横向及垂直向存在不协调，需要达到理想的六要素所要求的颌骨位置及理想的颌骨关系，则需要外科手术辅助。如果患者拒绝手术，那么其结果难以达到六要素所要求的理想状态和面部协调，需要进行一定的代偿。

（三）弓线

1. 几个相关概念

弓线——用以测量患者牙弓已有的或计划将来要达到的牙弓长度的若干条假想线。

Andrews 建议的三条弓线为核心线、正中矢状线和周长线，这三条线与最佳自然殆六标准的关系最大。它们之间相互影响，如果一条或一条以上的弓线不正确，那么六标准中就有一条或一条以上的标准不正确。

（1）核心线：是一条假想线，代表牙弓核心部位的长度，它于近远中向穿过每个牙的牙冠的中心，与牙弓形态一致，延伸至牙弓最后一个牙的远中面。如果其长度短于牙弓中每个牙近远中邻面接触点之间距离的总和，表示核心线长度不足；如果其长度等于所有牙近远中径之和，则为最佳长度。

（2）正中矢状线：代表牙弓前后向长度的一条假想线。测量方法是在牙弓的正中矢状面从核心线的前界至核心线两侧末端连线的距离。当核心线短，或核心线的龈向或颊舌向形态不正确时，正中矢状线长度不足；当核心线长度和形态最佳时，正中矢状线长度最佳。

（3）周长线：是代表牙弓向唇颊面牙弓长度的假想线，它是连接在核心线上的所有牙牙冠面观最唇（颊）向点的连线，末端与核心线的末端平齐。当核心线上的牙齿唇（颊）舌向倾斜度正常，但核心线短时，或者核心线是正确的，但核心线上的牙齿倾度小于正常时，周长线表现为长度不足；当所有牙都在核心线上，且牙齿倾度正确时，周长线为最佳长度。

影响弓线的牙性因素有：不正确的牙齿倾度、冠角或者牙扭转都会影响弓线。影响弓线的颌骨因素有Ⅱ类、Ⅲ类颌关系及异常弓型。这些因素中有的立即影响到弓线，有的在以后才影响到弓线，还有的对弓线无影响。比如，磨牙旋转马上表现出占据了更多的近远中间隙，而切牙旋转则不会，但切牙旋转可导致其他牙的近中移动，从而最终影响到弓线。尖牙或第一双尖牙旋转则对弓线无影响。下面具体讨论各种因素对弓线的影响。

2. 倾度　上下切牙倾度为正值时，仅仅影响牙弓周长线；上下切牙倾度为负值时，3条弓线均受影响；后牙的倾斜度仅影响周长线。

（1）上切牙：核心线理想时，上切牙唇倾度加大则周长线增长，若上切牙表现为舌倾，则周长线过短。如果磨牙呈Ⅰ类关系且下弓线正常，上切牙倾度为小的正值或者负值，则上颌周长线短，但上颌核心线和正中矢状线较长。

（2）下切牙：下颌切牙倾度为正值时，下牙弓周长线过长；下切牙倾度为轻度负值时，周长线最佳；下切牙舌倾（负值）较大时，周长线短。如果上下颌磨牙和切牙关系正常，则长的下颌周长线会导致上颌核心线、正中矢状线和周长线过长（图30-39）。

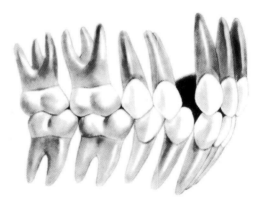

图30-39　下切牙唇倾使下牙弓周长线增长，如果上下磨牙和切牙为Ⅰ类关系，则上牙弓会出现间隙

如果上下切牙关系正常，上牙弓核心线、正中矢状线长度正确，则较长的下牙弓周长线会导致后牙Ⅱ类关系（图30-40）。

当上切牙倾度为适当的正值，而下切牙倾度为轻度的负值时，上下牙弓周长线为最佳，此时如果没有牙弓间关系不协调或最佳六标准均达标，则上下牙弓可建立最佳关系（图30-41）。

下切牙过分舌倾致下牙弓周长线过短，如果此时上下切牙关系正常，而且上下牙弓核心线协调，则颊侧牙关系为Ⅲ类（图30-42）。

注意：上述三种情况的图示中，上下切牙间角均小于180°，虽然都符合最佳自然殆六标准中的第三条，但并不都能达到最佳标准，因此最佳的建立要兼顾最佳弓线、上下颌关系等因素。

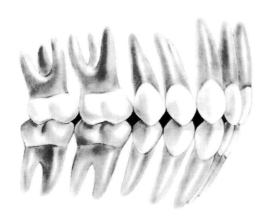

图 30-40 下切牙唇倾增长了下牙弓周长线，如果上下切牙关系为Ⅰ类且无上牙弓间隙，则磨牙出现Ⅱ类趋势

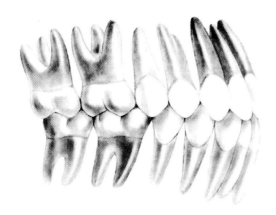

图 30-41 上下切牙倾度正确时，上下牙弓周长线最佳，上下牙弓可建立最佳关系

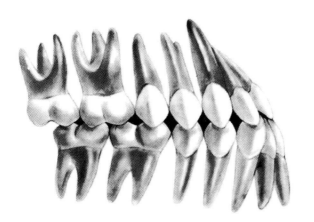

图 30-42 下切牙舌倾致下牙弓周长线过短，如果上下牙弓的核心线协调，切牙为Ⅰ类关系，则磨牙表现Ⅲ类趋势

（3）后牙：只有牙弓周长线受后牙倾度的影响。

3. 冠角度 上切牙的冠角度可以影响核心线、正中矢状线和周长线，而其他牙的冠角对弓线的影响较小。上中切牙冠角从 0° 增加至正常冠角 5° 时，其近远中径增大 0.15 mm，而上侧切牙冠角从 0° 增加至正常冠角 9° 时，其近远中径增大 0.25 mm，上切牙直立位与正常冠角位相比，核心线长度相差0.8 mm。

4. 旋转 第一双尖牙、尖牙或切牙的旋转并不会像磨牙的旋转那样立即影响到牙弓的核心线。但切牙旋转，导致接触点被破坏，会引起牙齿的近中移动，从而影响到三条弓线的长度。相关试验表明：当上颌第二双尖牙和第一磨牙的颊面向近中旋转 20°时，核心线分别增加了 0.268 mm 和 0.287 mm。

5. 近远中位置 牙齿大小、数量正常时，如果牙弓内出现间隙，则弓线增长。矫治牙冠近远中位置的异常，可采用倾斜移动；矫治牙齿近远中位置的异常，则需要整体移动。

6. 唇舌向位置 双侧后牙颊舌向位置的改变会影响核心线和牙弓周长线。上颌扩弓会增长这些弓线，颊向倾斜牙齿也会增长这些弓线，舌向倾斜牙齿则缩短这些弓线，唇、舌向倾斜四个切牙会影响所有三条弓线。

7. 龈向位置 单个牙龈向位置的改变不会立即影响到弓线，但是当牙弓核心线的长度正常时，形态呈凸形或凹形，则正中矢状线较短。同样情况下，如果牙弓内有足够的间隙供整平牙弓用，而不需要改变磨牙或切牙的位置，则正中矢状线可以被矫治，此时牙弓核心线和周长线也变为正常。

8. 颌关系 前后向及颊舌向颌关系不协调会影响弓线。

（1）前后向：

1）Ⅱ类颌：中度至重度Ⅱ类颌，切牙为Ⅰ类关系时，上切牙表现为负的倾斜度，下切牙表现为正的倾斜度，因而下牙弓周长线长，上牙弓周长线短（见图 30-41）；如果磨牙为Ⅰ类关系，上切牙倾斜度为大的负值，则上核心线和正中矢状线较长（见图 30-40）。Ⅱ类颌时，骨皮质界限限制了切牙在获得最佳倾斜度的同时获得最佳上下切牙关系，因此，矫治上下颌不协调是矫治切牙倾斜度及上下切牙间关系并获得最佳弓线的基础。

2）Ⅰ类颌：Ⅰ类颌为最佳弓线，为符合六标准提供了最好的条件。

3）Ⅲ类殆：如果切牙为Ⅰ类关系，则下切牙倾斜度表现为大的负值，而上切牙倾斜度表现为大的正值，因而下牙弓周长线较短，而上牙弓周长线较长。Ⅲ类颌时，骨皮质界限不允许切牙同时获得最佳倾斜度和上下切牙间关系。

（2）颊舌向：颌骨宽度增加则牙弓核心线和周长线增长，颌骨宽度减小则牙弓核心线和周长线缩短，而正中矢状线不受颌宽度变化的影响。

四、Andrews 矫治程序

（一）弓丝成形

弓丝成形与弓丝弯曲是两个概念。弓丝弯曲是指在弓丝上弯一个或多个曲，如第一、二、三序列弯曲，用以移动一个或几个牙齿，而不是所有牙齿；弓丝成形却是为了在一个或几个平面内移动同一牙弓内的所有牙齿，以改变或维持现有的牙弓核心线、正中矢状线或牙弓周长线。直丝弓技术避免了大量的弓丝弯曲但仍需要弓丝成形。

用弓丝移动牙齿，正畸医生必须了解：①每个牙冠的目标位置；②每个托槽槽沟所反映的托槽定位；③弓丝弯曲与弓丝成形所产生的副作用。

弓丝弯曲的副作用：在上切牙区弯制第三序列弯曲可导致前牙冠角的改变。这一改变会影响到牙弓核心线、正中矢状线和牙弓周长线。当上切牙在方丝的冠唇向转矩作用下唇倾时，它们的冠角会由正值减小至零，甚至负值，倾度与其所产生的冠角之间的比例大约为 4：1（图 30-43）。弓丝弯曲的这种副作用可以通过在托槽上预成正确的角度来避免。如使用完全程序化的直丝弓托槽可以避免弓丝弯曲，因而也就不会产生这种副作用。

弓丝成形：图 30-44A 显示的是一个深 Spee 曲的下牙弓和其凹形的核心线，整平这一核心线需要一根反向的凸形弓丝。如果这一牙弓内没有间隙，则牙弓的正中矢状线会增长；如果我们使用圆丝，由于其唇倾下切牙的作用，则牙弓周长线也会增长（图 30-44B）。这一作用可使下切牙倾斜度由轻度的负值变为正值，是否需要这一改变取决于切牙前部界限和倾度的最终目标。如果用粗的方丝来整平这一牙弓的核心线，那么，由于在弓丝上弯制反向

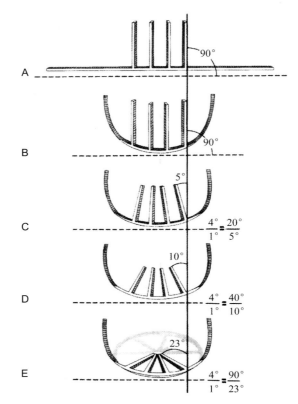

图 30-43 弓丝转矩倾度改变上切牙冠角的比例为 4：1。A. 4 根直立的钢丝代表上切牙联结在一根直的方丝上；B. 方丝形成弓形；C. 弓丝前端加 20° 的冠唇向转矩后，代表上切牙的直立钢丝由 90° 变为 85°，说明弓丝唇倾 4°，切牙冠角减小 1°；D. 40° 冠唇向转矩产生 –10° 的冠角；E. 90° 冠唇向转矩时，4 个上切牙呈轮辐状散开

Spee 曲，会在弓丝前端产生冠唇向转矩，5 mm 的反向 Spee 曲可使弓丝前端的倾斜度由 0° 增加至 15°（图 30-45）。这个比例约为 3：1，即每毫米 Spee 曲度产生 3° 的冠唇向转矩，这一副作用使方丝比圆丝整平牙弓产生更大的冠唇向倾斜（图 30-44C），因而牙弓周长线增长得更多。另一个可能的副作用是弓丝后端同时产生的冠颊向转矩（图 30-44C 和图 30-45）。

理论上，整平牙弓核心线所需的弓丝成形也可以通过调节前牙托槽的位置来解决。但这种方法与托槽中点定位系统相矛盾，会产生不需要的及不可预料的槽沟位置的变异。高效的治疗要求切牙托槽始终定位于牙冠的面轴点。尽管这一方法在整平牙弓核心线时需要使弓丝成形，但弓丝成形的副作用是可以预料的，也是可以定量的，因而也就可以

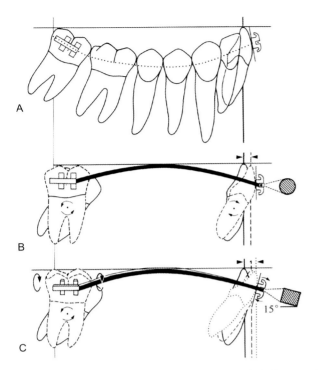

图 30-44 整平牙弓的副作用。A. 凹形的牙弓核心线；B. 圆丝整平核心线时对切牙产生的唇倾及对磨牙产生的后倾作用；C. 方丝整平核心线时，除了具有与圆丝相同的作用外，增加了前牙唇倾度和后牙颊倾度

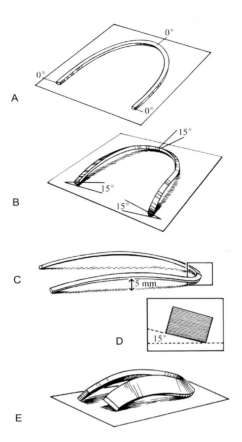

图 30-45 在弓丝上弯 Spee 曲产生的副作用。A. 平弓；B、C、D. 增加 5 mm 反向 Spee 曲后，产生 15° 的弓丝唇（颊）向倾斜度；E. 放大的示意图

得到控制，甚至加以利用。

仍以图 30-45 的情况为例，我们可以先在弓丝上增加 -15° 的倾斜度，再弯 5 mm 的反向 Spee 曲度，则弓丝前端的倾斜度被中和为零（图 30-46）。

当在上颌弯制 Spee 曲整平上牙弓时，所产生的副作用正好相反。此时弓丝前端的唇倾度往往是我们所需要的；但后端的颊倾度却常常是不需要的，弓丝后部的颊向倾斜度应该从侧切牙起逐渐由正值变为负值。具体做法是用两把转矩钳，一把夹住侧切牙的远中部位，另一把夹住弓丝的末端，扭转弓丝至弓丝末端磨牙区产生 -15° 的冠舌向转矩（图 30-47）。

获得最佳的有效治疗策略包括：最佳弓线，最佳自然六标准，完全程序化矫治器，应用临床冠面轴及面轴点作为托槽定位的标志，以及控制弓丝成形时的副作用。

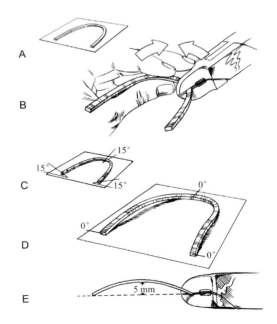

图 30-46 中和弓丝成形时的副作用。A. 平弓；B、C. 在弓丝上增加 -15° 的舌向倾斜度；D. 弯制 5 mm 的反向 Spee 曲，弓丝上原有的 -15° 倾斜度被抵消；E. 最后的弓丝形态

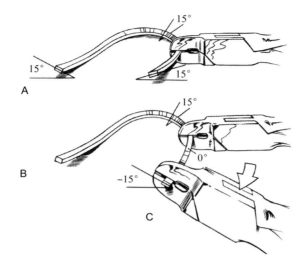

图 30-47　利用弓丝的副作用。A. 平弓；B. 弯制 5 mm Spee 曲后，在弓丝上产生 15° 唇倾度；C. 使用转矩钳在弓丝后端产生 -15° 的冠舌向倾斜度，此时从侧切牙远中至磨牙段产生了逐渐增大的冠舌向转矩

（二）Andrews 矫治程序

1. 颌骨整形　如头帽推上颌向后，快速腭开展等。

2. 排齐和整平　在 0.022 英寸槽沟中，由细到粗使用直径 0.014 英寸、0.016 英寸、0.018 英寸和 0.018 英寸 ×0.025 英寸四种弓丝。值得注意的是，作为直丝弓技术的创始人，Andrews 并不使用完全尺寸即槽沟所能容纳的最大尺寸的方丝。0.018 英寸 ×0.025 英寸是 Andrews 使用的唯一方丝，其主要目的不是为转矩，而是作为稳定弓丝。对于深覆𬌗，Andrews 主要使用"摇椅形"唇弓，在方丝上增加反 Spee 曲度时要注意控制弓丝成形时的负向作用。

3. 间隙控制　包括非拔牙病例的间隙获得和拔牙病例的间隙关闭。前者使用滑动牵引钩及唇挡的方法，后者采用滑动法整体内收六个前牙。有趣的是 Andrews 在内收前牙关闭间隙时是使用直径为 0.018 英寸的圆丝，或者较小尺寸的方丝。由于 Andrews 在诊断设计时，已为前后牙选定了符合各自移动类型的托槽，理论上，患者只要按医嘱去挂皮圈，前后牙齿将自动移至各自的目标位置。

4. 完成阶段　牙位调整至最佳自然的六标准，并可作适当过矫治。

5. 保持　下颌采用固定保持，上颌大多数不需要保持器。

五、病例报告

女性患者，24 岁，主诉：开𬌗、牙齿前突。
临床检查：
口外：凸面型，双颌前突。上前牙位于面部侧貌线 GALL 线前方 4 mm（图 30-48）。
口内：恒牙列，前牙开𬌗、Ⅲ° 深覆盖；双侧磨牙中性关系；上下中线正（图 30-49）。
治疗前头颅侧位片显示患者上下前牙唇倾，下颌平面角增大（图 30-50）。
诊断：
1. 安氏：Ⅰ 类
2. 毛氏：Ⅱ² + Ⅳ² 类
3. 骨性：Ⅰ 类高角
矫治设计：
1. 拔除 14、24、34、44，Andrews 直丝弓矫治技术，上颌强支抗；
2. 托槽选择：后牙选用 Andrews T1 托槽，尖牙选用 Andrews T3 托槽，前牙选用 Andrews S 托槽。
矫治过程：总疗程 24 个月
1. 粘 Andrews² 直丝弓矫治器，镍钛丝排齐整平上下牙列（图 30-51）；
2. 0.018 英寸 ×0.025 英寸关闭间隙，内收前牙（图 30-52）；
3. 精细调整后拆除固定矫治器，保持。

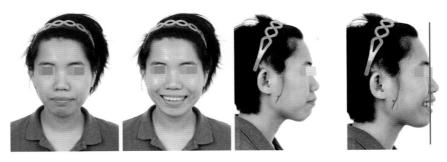

图 30-48 治疗前面像。凸面型，双颌前突。上前牙位于面部侧貌线 GALL 线前方 4 mm

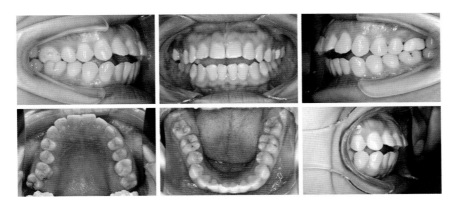

图 30-49 治疗前𬌗像。前牙开𬌗、Ⅲ°深覆盖；双侧磨牙中性关系；上下中线正

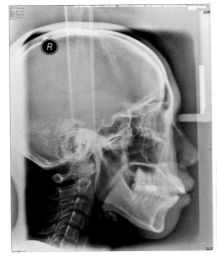
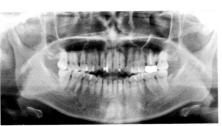

图 30-50 治疗前曲面断层片及头颅侧位片。上下前牙唇倾，下颌平面角增大

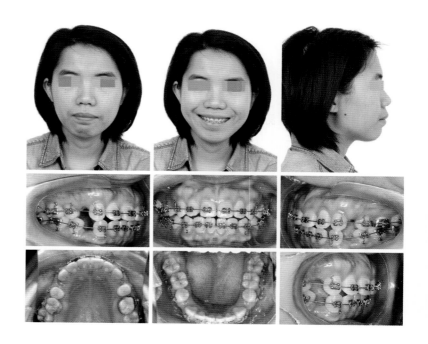

图 30-51　治疗中面像及口内像

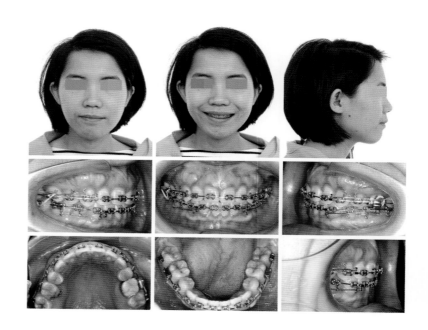

图 30-52　治疗中面像及口内像

矫治结果：

上前牙位于面部侧貌线 GALL 线上（图 30-53），获得良好的侧貌美学。上下牙列排列整齐，上下中线正。覆𬌗覆盖正常。尖牙磨牙中性关系，符合六关键的咬合标准（图 30-54）。治疗后 X 线片显示侧貌良好，上下前牙直立于基骨，牙根平行度好（图 30-55）。

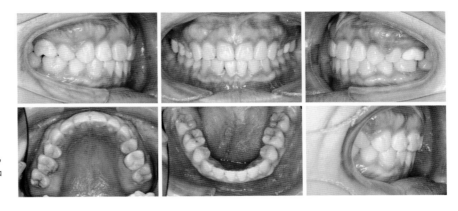

图 30-53　治疗后面像。侧貌明显改善，上前牙位于面部侧貌线 GALL 线上

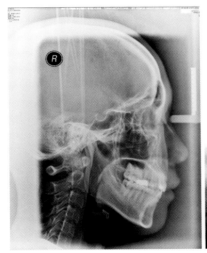

图 30-54　治疗后𬌗像。上下牙列排列整齐，上下中线正。覆𬌗覆盖正常。尖牙磨牙中性关系

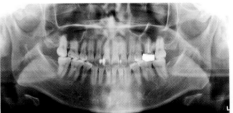

图 30-55　治疗后头颅侧位片及曲面断层片。侧貌良好，上下前牙直立于基骨，牙根平行度好

参考文献

[1] Andrews LF, Straight Wire.The Concept and Appliance. California: L. A. Wells Co, 1989.

[2] Andrews LF. The 6-elements orthodontic philosophy: Treatment goals, classification, and rules for treating. Am J Orthod Dentofacial Orthop, 2015, 148:883-887.

[3] Andrews WA. AP relationship of the maxillary central incisors to the forehead in adult white females. Angle Orthod, 2008, 78:662-669.

[4] Andrews LF, WA A. Syllabus of the Andrews Orthodontic Philosophy. 9th ed. In: Andrews LF, editor. San Diego, 2001.

[5] Andrews L F. Syllabus of Philosophy and Techniques. 4th ed. San Diego: The Andrews Foundation, 1995.

第三十一章

传动矫治技术——健康矫治理念的提出及实施

林久祥　陈莉莉　陈　斯　孙燕楠　韩　冰　刘晓默　张杰铌

本章内容

一、传动矫治器及技术研发背景

　　自从 1925 年 Angle 公布 edgewise 矫治器，已经 80 余年了，固定矫治器及其矫治技术发生了巨大的变化。20 世纪 40 年代，Tweed 将 Angle 发明的、仅用于不拔牙原则的 edgewise 矫治器改进到既可用于不拔牙矫治，又适于拔牙矫治的成熟地步。后来又改良成 Tweed-Merrifield edgewise 矫治技术，也可称之为标准方丝弓技术，成为整个 edgewise 矫治器系统的基础。50 年代，Begg 异军突起，发明了与 edgewise 系统完全不同原理的差动细丝弓矫治器，即 Begg 细丝弓矫治技术，它是差动技术的基础。到

60 年代，这两种技术已成为正畸领域固定矫治技术的两大支柱。这两类技术的显著不同之一体现在牙齿移动的方式和作用力上。Edgewise 系统追求较大的口外力，实施整体牙移动，对牙齿可达到三维控制。Begg 托槽结构有利于实施持续微力，实现快速牙齿倾斜移动，对牙齿几无三维控制。在许多病例的治疗上，二者均能达到杰出的结果，可谓异曲同工。尽管二者已退出历史舞台，然而对以后的矫治器发展具有较大的影响。在 70 年代初期，Andews 在现代 edgewise 矫治器的基础上，提出了最佳自然殆的六标准，创立了便捷的直丝弓矫治器及其技术。其牙齿移动的方式仍是整体移动。到了 80 年代末，

Kesling 在 Begg 技术的基础上，兼容了 edgewise 系统的一些特点，提出了 Tip-Edge 直丝弓矫治器及其技术；虽然 Tip-Edge 托槽类似于 edgewise 托槽，却有利于牙齿倾斜移动，实现轻力矫治，符合 Begg 技术原理。后来又出现了 MBT 直丝弓矫治器及各类自锁托槽等，可谓门类繁多。那么，到底什么是理想的唇侧固定矫治器呢？

（一）唇侧固定矫治器理想要求

作者综合了既往固定矫治器的优缺点，认为理想的唇侧固定矫治器应具备以下条件：

1. 适宜轻力　这是实施健康矫治的先决条件。

2. 高效矫治　适宜轻力应产生比重力矫治更高的效果。

3. 无创健康　几乎不需要种植体支抗，更不需要繁重的口外力。

4. 精准稳定　矫治完成时，能使牙齿精确定位而比较稳定。

5. 便捷易学　符合直丝弓矫治器便捷原则，在矫治技术层面上，学起来并不复杂。

（二）适宜轻力

正如上所述，适宜轻力是实施健康矫治的先决条件，也是理想固定矫治器的首要条件。那么，何谓适宜轻力？

让我们先回顾一下以往固定矫治器的施力情况。对于需要减数四个第一双尖牙的病例，Tweed 矫治技术首先使用 8～12 盎司（相当于 225～340 gm）口外力远中整体移动尖牙，向第二双尖牙靠拢，然后再实施 12～16 盎司（340～450 gm）口外力使侧切牙至侧切牙（2-2）整体舌向移动。同样的情况，如果口内加力整体远中移动尖牙，澳大利亚学者 Storey 等（1952）的实验显示，当矫治力小于 150 gm 时，尖牙及磨牙几乎不动，当加力至 150～200 gm 时尖牙较快地远中移动，而磨牙相对不动，当加力至 300～500 gm，磨牙明显前移，而尖牙相对不动；后来一些著作及论文提到，口内施力移动尖牙的最佳力值为 150 gm，可能来源于此。到了直丝弓时代，传统直丝弓托槽单独移动尖牙的力值，Proffit 主编的"当代口腔正畸学"（Contemporary Orthodontics）（2019，第 6 版）书中提供的力值为 200 gm。遇到减数四个第一双尖牙的病例，Begg 技术及 Tip-Edge

技术采用 2 盎司（约 60 gm）持续轻力使尖牙至尖牙（3-3）6 个牙一起远中倾斜移动。

以上显示，不同的矫治器移动牙齿施力大小不同，可能与不同矫治器的摩擦力有关。

1. 摩擦力　1997 年，Kusy 和 Whitley 提出滑动摩擦力（resistance to sliding, RS）可包括三部分：经典摩擦力（classical friction, FR）、约束力（elastic binding, BI）和刻痕阻力（physical notching, NO）。同时，Kusy 等还提出了临界角（θc）概念，即当牙齿发生倾斜、弓丝刚开始同时接触龈𬌗两端槽沟壁时的托槽沟与弓丝之间的角度定义为临界角（θc）（图 31-1），每类托槽均有自己的临界角范围。当牙齿倾斜移动处于托槽的临界角以内被称为被动范围（即 θ<θc, passive frictional configuration）的滑动；如果牙齿移动超出了托槽的临界角（θc），则牙齿处于主动范围（即 θ≥θc, active frictional configuration）的移动。不同范围内滑动摩擦力的组成不同，大小也不同。已证实，当牙齿倾斜移动时，弓丝在槽沟内处于 θ<θc 的被动范围时，所要克服的主要是结扎丝或结扎皮圈引起的结扎摩擦力。然而，在 θ≥θc 的主动范围时，可出现弓丝被迫弯曲，移动的摩擦力则显著增加，需要克服较大的摩擦力——弹性约束力（elastic binding, BI），这时可称之为主动范围早期；如果发生弓丝不可恢复的弯折时，则会出现更大的刻痕阻力（physical notching, NO），以至于牙齿移动被迫停止（图 31-2），可称之为主动范围晚期，这种情况罕见。换言之，我们在临床上主要面临的是，需要克服结扎摩擦力及弹性

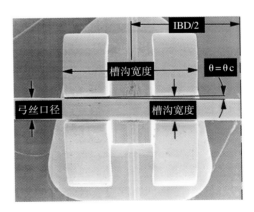

图 31-1　托槽与弓丝倾斜成角。当托槽与弓丝倾斜成角（θ）与临界角（θc）相等时，为被动低摩擦力范围（θ<θc）（RS=FR=μFN）

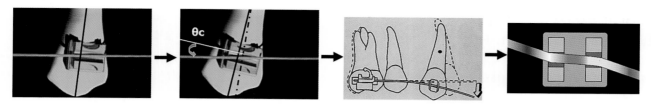

图 31-2　托槽与弓丝倾斜成角（θ）与临界角（θc）的关系。被动摩擦力状态或范围（θ＜θc）→主动摩擦力状态或范围（θ＞θc）→RS=BI（较大的弹性约束力）→RS=NO（更大的刻痕阻力）

约束力两个摩擦力。

根据上述的摩擦力概念，可以判断各类托槽的摩擦力情况。例如，MBT 托槽的临界角（θc）=2.6°，当牙齿移动在此范围内（θ＜θc）（常常非拔牙矫治时），主要需克服结扎摩擦力，当拔牙矫治时，牙齿移动往往要超出此临界角范围（θ＞θc），而进入主动范围，则需要克服比较大的弹性约束力（BI）。自锁托槽消除了结扎摩擦力，由于临界角比较小，例如，Speed 自锁托槽临界角（θc）=3.6°，Damon Ⅲ 自锁托槽临界角（θc）=3.1°，拔牙矫治时牙齿移动肯定要超出这个范围，进入主动范围，需要克服比较大的弹性约束力（BI），这意味着传统自锁托槽的最佳适应证一般是非拔牙病例，而矫治拔牙病例时，则需要加强支抗，如种植体支抗等。Tip-Edge 托槽的临界角（θc）=28°，即使拔牙矫治，牙齿移动仍可在被动范围，只需要克服结扎摩擦力，而消除了较大的弹性约束力（BI），显然，其矫治拔牙病例优于传统自锁托槽。Begg 托槽的临界角（θc）=60°，矫治初期，通过栓钉时槽沟形成自锁状态，既可消除结扎摩擦力，又不会出现约束力（BI），属于零摩擦力矫治器。以上表明，传统的方丝弓矫治器及直丝弓矫治器矫治力比较大与其托槽的摩擦力较大有关，而 Tip-Edge 矫治器摩擦力较小，Begg 矫治器摩擦力为零，因而实施较小的矫治力。如何评价上述矫治力大小呢？

2. 矫治力分级

（1）Schwarz 矫治力分级标准：

第一级：力量过小或作用时间短，不能引起组织的反应，牙齿无移动。

第二级：温和而持久的矫治力，压强小于毛细血管压，引起牙周组织的反应，但不发生组织损伤。牙齿产生移动，且移动较快。

第三级：矫治力强度较大，超过毛细血管压，引起组织局部坏死，阻碍生理性的骨改建过程。牙齿移动较慢，可能产生齿槽骨的潜掘性吸收，并伴有牙根吸收。

第四级：矫治力强度过大，造成牙周膜破坏，使齿槽骨与牙根直接接触，产生粘连，牙齿不能移动。

（2）以矫治力强度划分：

轻度力：小于 60 g；

中度力：60～350 g；

重度力：大于 350 g。

上述表明，Tweed 矫治器（225～340 gm）、传统方丝弓矫治器（150～200 gm）、传统直丝弓矫治器（200 gm）的矫治力及拔牙矫治时的传统自锁托槽矫治力均属于非轻力；而 Begg 矫治器（50～60 gm）及 Tip-Edge 矫治器（50～60 gm）的矫治力属于轻力。虽然后二者属于轻力矫治，且省支抗，牙齿移动速度也快，但是在国内外正畸界并不流行，说明其存在问题，例如 Begg 托槽要求弓丝竖直入槽，大家不太习惯，该托槽对牙齿唇舌向及近远中向几无定位设计，几乎全靠牙齿本身自行定位，这与当今牙齿到位后应较精确的三维定位原则是相悖的。Tip-Edge 矫治器属于直丝弓矫治器，虽然设计类牙齿定位数据，然而是靠充满槽沟的全尺寸方丝定位，对牙周组织可能有一定的安全风险；两种矫治器均要求所有的牙齿大范围倾斜移动，对初学者掌握有一定困难，也不习惯；牙齿倾移后需要医生弯制较复杂的正轴簧，有些繁琐。传统的方丝弓矫治器及直丝弓矫治器在排齐牙列、牙齿精确定位等方面具有明显的优势，初学者也较易掌握，数十年来一直是国内外正畸界比较流行的固定矫治器；但是，其矫治力确实比较大，常常需要加强支抗等，种植体支抗本身对机体毕竟是个创伤，是否符合健康矫治理念，尚需探究。

作者想在国内外比较流行的传统直丝弓矫治器基础上，仅改进尖牙托槽至零摩擦力，既保留了传统直丝弓矫治器原有的优点，尊重大家的习惯，又使该矫治器具备轻力矫治等优势，这就是传动矫治器及技术设计的初衷。

二、传动矫治器的设计思想及健康矫治理念的提出

（一）尖牙位置的特殊性

尖牙处于牙弓的拐角或转弯处（图31-3），4个切牙位于其近中，以唇舌向移动为主，真正远中移动的牙是尖牙及第一、二双尖牙，如果后两个牙暂时不粘托槽，无摩擦力之说，而尖牙近远中倾斜度最大（约11°），牙根最长，整体移动困难，故Tweed矫治器采用口外力解决之；如果口内牙冠加力远中移动尖牙，即产生倾斜移动，而传统方托槽或双翼直丝弓方托槽槽沟临界角较小，较容易产生较大的弹性约束力（BI），妨碍尖牙远中倾移。如果将尖牙托槽改变为零摩擦力，就可以实施轻力（50～60 gm）矫治了，牙齿的远中移动将迎刃而解。

（二）传动矫治器的关键设计——尖牙托槽的改进

首先，仿照Tip-Edge托槽，沿着槽沟对角方向切掉两个三角（图31-4），大幅度增加其被动范围，以至于消掉了比较大的弹性约束力（BI）。

然后在托槽两个翼之间增加一个台阶，其高度超过弓丝的直径，斜结扎时，结扎丝碰不到弓丝，形成自锁状态，以至于结扎摩擦力为零（图31-5）。

尖牙托槽零摩擦力设计可使传统直丝弓矫治器非轻力而非高效的牙齿移动转变为传动矫治器及技术高效的轻力（50～60 gm）矫治（图31-6）。

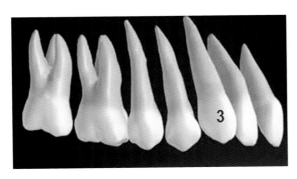

图31-3　尖牙位置及特点

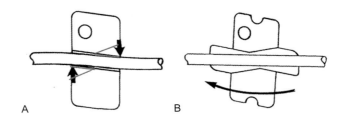

图31-4　尖牙托槽的改进。A. 切掉对角方向的两个三角；B. 明显增加了被动范围，消除了比较大的弹性约束力，十分有利于尖牙远中移动

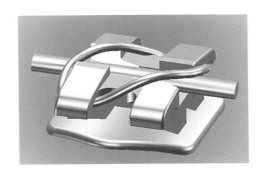

图31-5　斜结扎（第二代传动托槽）

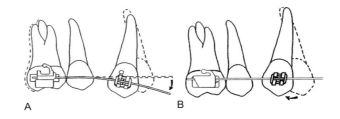

图31-6　不同牙齿移动模式的比较。A. 传统矫治器；B. 传动矫治器

综上所述，传动矫治器与Begg矫治器及Tip-Edge矫治器类似，均可实施轻力矫治。那么该轻力是否为最佳矫治力或适宜轻力？是否符合健康矫治理念呢？

（三）适宜轻力的生物学及生物力学基础

1. 生理性牙移动　牙齿萌出的现象表明牙周膜本身产生的力能够引起牙齿移动；一牙齿处于静止多年，当对颌牙被拔除后，会再度萌长；当一恒牙缺失一段时间后，相邻牙齿会自行倾移等。这些都可以视为生理性牙移动现象。其组织变化也可见于正畸牙移动。这种机制的持续存在表明它不仅使得牙齿在正常环境下萌出，还能在承受长时间的轻力

作用后保持稳定。以上表明生理性牙移动需要的力相当小，以至于机体感觉不出来，牙齿移动后不会发生复发，即结果是稳定的。

2. 正畸牙移动　研究证实，轻力正畸性牙移动与生理性牙移动的组织改变，基本无大的区别。正畸牙移动后骨吸收区开始成骨需要的时间比生理性牙移动要长一些，即二者组织改变只存在程度的差别。以往研究表明，矫治力作用于牙齿的效应和力值的大小有关：重力产生迅速的疼痛，牙周膜内细胞成分的坏死，牙齿临近齿槽骨"潜掘性吸收"（undermining resorption）。轻力则维持牙周膜内细胞的生存，齿槽骨无痛性的"直接性骨吸收"（frontal resorption）。正畸治疗应尽可能地应用直接性骨吸收，可产生类似或近似于生理性牙移动。

3. 最佳矫治力如图 31-7 所示，在矫治力达到某一关键点之前，正畸移动量与压力（矫治力）的大小呈正比，但超过该点之后，牙齿移动量和压力的大小几乎无关，这样就产生了正畸有效压力的平台期。正畸移动最佳力是以最轻的力值产生接近最大反应的作用（例如：在平台期的边缘，即临界点），可维持牙周膜内细胞的生存，产生齿槽骨无痛性的"直接性骨吸收"。超过最佳力的力量虽然产生牙齿移动作用，但是容易造成不必要的疼痛、创伤和支抗牙的受力移动，可发生牙齿临近齿槽骨"潜掘性吸收"。

最佳的正畸牙齿移动力值应该是大到恰好刺激细胞活性但不至于完全阻断牙周膜内的血管。具体如表 31-1 所示。

表 31-1　正畸牙齿移动的最佳力值

牙齿移动方式	力值＊（gm）
倾斜移动	35～60
整体移动	70～120
牙根直立	50～100
旋转运动	35～60
伸长	35～60
压低	10～20

＊力值部分依赖牙齿大小不同，较小的力适用于前牙，较大的力多用于多根的后牙（引自 Proffit WR.Contemporary Orthodontics. 6th ed, Elsevier, 2019）

4. 最高效力　持续力每天作用 24 小时能够产生最有效的牙齿移动（图 31-8）。

以上表明，持续轻力可引起直接性骨吸收发生，牙齿移动将是连续的过程。较重的持续力可使牙齿的移动延迟，直到潜掘性吸收清除了牙齿移动必须清除的骨质，牙齿移动是断续的。持续重力对牙周组织结构和牙齿本身都是有破坏性的。理论上，持续轻力能够产生最有效的牙齿移动，牙齿移动是连续的。

5. 适宜轻力　综上所述，适宜轻力应符合以下条件：①可以产生最大作用的最轻力量；②大到恰好刺激细胞活性但不至于完全阻断牙周膜内血管的力；③ 24 小时 / 天能产生最高效牙齿移动的最佳持续轻力。具体言之，适宜轻力应是约 60 gm 持续力 / 天（24 小时），是可以产生类似或近似于生理性牙移动的力，从而可使矫治达到健康而高效。

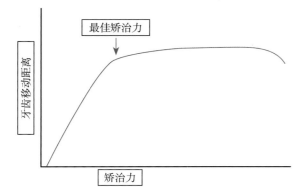

图 31-7　图示为牙周膜承受的压力（矫治力）与牙齿移动量之间的关系。在到达临界点之前，牙齿移动量随着压力增加而增加,在此点之后的很大范围内,牙齿移动的速率几乎不变。在极大的力量作用下牙齿移动速率降低（引自 Proffit WR. Contemporary Orthodontics. 6th ed, 2019）

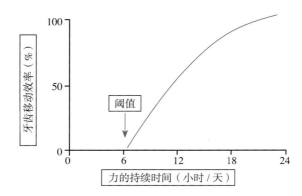

图 31-8　牙齿移动效率——每日力持续时间的理论示意图。持续力每天作用 24 小时能够产生最有效的牙齿移动，不过持续力发挥较短的作用时间也可获得成功的牙齿移动，阈值大约是 6 小时 / 天（引自 Proffit, WR., et al, Contemporary Orthodontics 6th ed, Elsevier, 2019）

根据上述最新概念再次评价以往正畸界比较流行的固定矫治器，就会发现，Tweed矫治器（225～340 gm）、传统方丝弓矫治器（150～200 gm）、传统直丝弓矫治器（200 gm）及拔牙矫治时的传统自锁托槽矫治力不仅仅非轻力，而且是矫治力过重；这意味着以往使用这些矫治器的矫治，未必符合健康矫治理念。可喜的是传动矫治器可以达到适宜轻力水平，从而可以实现健康矫治理念。

鉴于此，本书第一主编从科学的层面上，于2018年初郑重提出"健康矫治（正畸）理念"及实施措施；将使现代口腔正畸学的矫治目标从 Proffit（2019）的"美观、功能殆"矫治目标、国内"口腔正畸学"教科书的"平衡、稳定与美观"矫治目标及 Graber LW.（2017）的"美观、功能与稳定"矫治目标，迈向林久祥（2018）"健康、美观、功能与稳定"更高层次的新矫治目标（参见第1章）。

三、高效传动效应——高效组牙移动机制

（一）传动力及传动效应

图31-9是大家所熟悉的悬吊球运动现象，当第一个球受力后、最后一个球发生移动，然而最后一个球并没直接受力，说明这个力是可以传递的，可称之为传动力，产生了传动效应，致使最后一个球也发生了移动。

同样，拱桥受力现象也符合这个原理（图31-10）。如果桥基过薄，桥顶重物过重，桥基可能会下沉，表明桥顶的重力传到了桥基，这也是传动力及传动效应现象。

可以把拱桥比作附有唇弓的上牙弓（图31-11）。如果在唇弓前端施加一个力，比如矫治力，可以借助于上下唇弓之间的颌间牵引获得这个力，应该可以通过牙齿邻面接触点传递，直至最后一个牙，比如第二恒磨牙，当该牙近中邻面接触点受到传递过来的力，只要合适，第二恒磨牙应该向远中倾移，致使整个牙弓远中移动。这就是传动矫治器的传动效应（图31-12）。如果要使这种传动效应达到高效，还需几个前提，即尖牙托槽零摩擦力，两个双尖牙

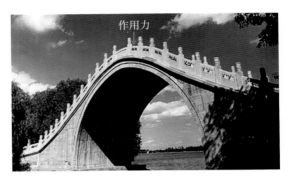

图31-10 拱桥受力现象：传动力及传动效应原理的体现

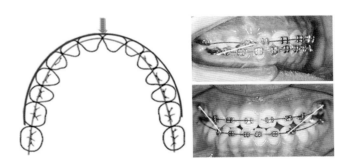

图31-11 高效的传动力及其传动效应在矫治中的体现

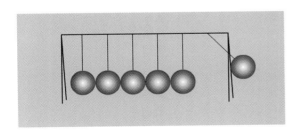

图31-9 悬吊球现象：传动力及其传动效应

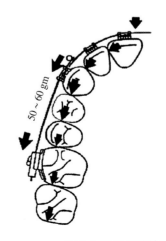

图31-12 传动力及其传动效应

暂时不粘托槽，也无摩擦力。这样，颌间牵引力仅需 50 ~ 60 gm 适宜轻力即可。

　　例如某骨性Ⅲ类患者，12 岁，完全近中磨牙关系合并前牙反咬合，下颌一点儿也不能自行后退（图31-13）；矫治初，双尖牙暂时不粘托槽，关键的尖牙托槽零摩擦力设计，施加约 60 gm Ⅲ类牵引，当反𬌗解除，磨牙关系中性时，再粘着双尖牙托槽。从侧貌的改善可判断出，主要是下牙弓后移了。第二磨牙并没有任何装置，唯一的力源来自于Ⅲ类牵引；这意味着确实该牵引力通过邻面接触点，传递至下第二磨牙邻面接触点，后者受力后，一旦向远中倾移，整个下牙弓将随之后移，这就是高效的传动力及传动效应的例证。

　　传动力及传动效应现象存在于所有固定矫治器，但是传统直丝弓矫治器摩擦力较大，达不到高效（图31-14），而传动矫治器施以适宜轻力矫治，即可达

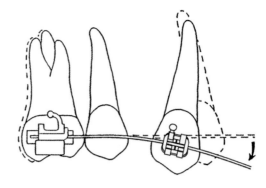

图 31-14　传统矫治器需施加较重的力，方能克服摩擦力较大的弹性约束力，因而传动效应难以高效

到高效的传动效应（图 31-15），从而可产生高效的组牙移动；换言之，高效的传动力及传动效应是产生高效组牙移动的机制。

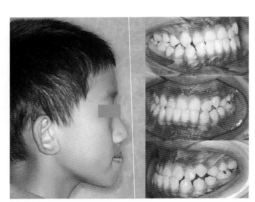

矫治前

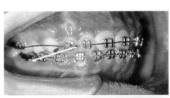

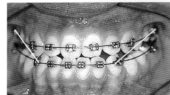

矫治中：下尖牙托槽零摩擦力设计，60 gm Ⅲ类牵引

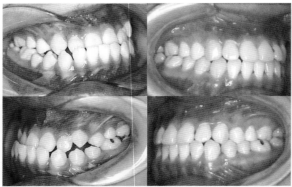

矫治前（口内）　　矫治后（口内）

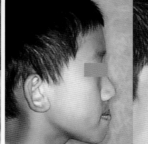

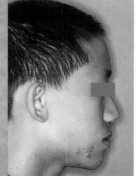

矫治前（侧貌）　　矫治后（侧貌）

图 31-13　某骨性Ⅲ类牙颌畸形患者矫治情况

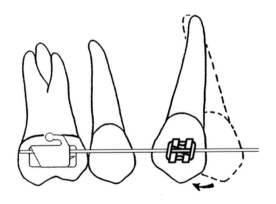

图 31-15　传动矫治器关键的尖牙托槽零摩擦力设计，可实施适宜轻力，产生高效的传动效应

（二）实现适宜轻力矫治及高效传动效应的意义

1. 突破了远中移动磨牙传统理念的局限性　Proffit 主编的第 6 版（2019）《当代口腔正畸学》（Contemporary Orthodontics）专著中提到，研究表明仅凭Ⅱ类颌间弹性牵引根本无法实现上颌磨牙的远中移动，因此，头帽再一次被应用于临床推上磨牙向远中，腭部支抗也被用来推上磨牙向远中，获得间隙来内收前牙，通过牙根尖上方骨性种植支抗远移上磨牙 4～6 mm 是有可能的，但远移磨牙需要其远中侧有间隙，可以拔除第二磨牙获得足够的间隙，并强调要成功远中移动磨牙，仅靠其他牙齿提供支抗是远远不够的。然而，传动矫治器及技术通过适宜轻力及高效的传动效应，可实现高效的组牙移动，包括整个牙弓的移动。从而为较疑难的骨性牙颌畸形，特别是骨性Ⅲ类牙颌畸形的非手术矫治开辟了新的途径。

2. 实现健康高效矫治的新模式　以上已表明，传统直丝弓矫治器矫治力偏重，往往引起潜掘性吸收，未必符合健康矫治理念；较大范围移动牙齿常常需要采用造成创伤的种植体或繁琐的口外力等措施，以加强支抗，且移动牙齿效率也未必高。传动矫治器及技术对关键的尖牙托槽采用零摩擦力设计，致使可实施适宜轻力矫治，达到高效的组牙移动，实现健康高效的矫治理念；可使矫治设计更加理性科学，例如可扩大非拔牙矫治适应证，切实实现少拔牙原则，可以避免有创伤的种植体支抗，实施生理性牙支抗，使矫治便捷而高效。

四、传动矫治技术的支抗设计

由于传动矫治器及技术可实施适宜轻力矫治，十分省支抗。例如需要减数 4 个第一双尖牙的安氏Ⅱ类一分类病例，可在下唇弓颊管近中某处弯制后倾弯，也可称支抗弯，加以约 60 gm Ⅱ类牵引力（图 31-16）；鉴于上尖牙托槽零摩擦力设计，致使上前牙（3-3）快速远中倾移，而不足以或难以使下第一恒磨牙整体前移，这就是高效的传动生理牙支抗。

五、传动矫治技术的矫治标准

（一）矫治标准的历史演变

从 Angle 时代的理想𬌗到 Tweed 时代比较强调下切牙直立于下颌平面，再演变到 Andrews 的最佳自然𬌗，都是一个矫治标准。其中，Andrews 最佳自然𬌗的下切牙转矩度与 Tweed 是一致的，即下切牙应直立于下颌平面（图 31-17）。长期的临床实践

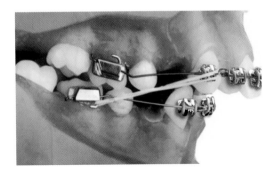

图 31-16　传动支抗设计。下唇弓在颊管近中少许弯制后倾弯（支抗弯）

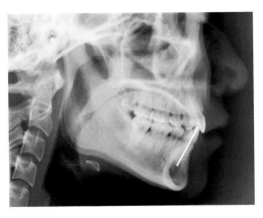

图 31-17　下切牙直立于下颌平面

使笔者认识到，这主要适用于安氏Ⅰ类及Ⅱ类牙颌畸形，未必适用于骨性Ⅲ类牙颌畸形的非手术矫治。

（二）重新认识骨性Ⅲ类牙颌畸形下切牙舌倾现象

骨性Ⅲ类牙颌畸形伴有的下切牙舌倾一直被认为是异常现象，却又称之为代偿性或补偿性舌倾。言外之意，这种补偿是有益的现象；可以设想，如果下切牙不舌倾，可能就会影响上下切牙的切割功能。尽管伴有下切牙舌倾的骨性Ⅲ类牙颌畸形患者的面型常常显示所谓异常的凹面型，然而笔者长期的临床印象是，如果缺乏这种补偿，面型可能更差。诸如正颌外科术前对下切牙舌倾去代偿直立后，面型反而恶化是比较可靠的佐证（图31-18）。

Bo Wang 和 Bing Fang（房兵）等对Ⅰ类及骨性Ⅲ类牙颌畸形的下中切牙进行了 CBCT 的研究（2012），发现二者均有冠根角（图31-19），然而骨性Ⅲ类牙颌畸形下中切牙冠根角明显大于Ⅰ类牙颌畸形，具有显著性统计学意义。这意味着骨性Ⅲ类牙颌畸形在下切牙舌倾补偿的基础上，通过增加冠根角进一步加大补偿趋势，即这表现出机体自我补偿的生理趋势或机制，应该视为对机体本身有益的积极现象。如果这样，非手术矫治骨性Ⅲ类牙颌畸形过程中，适当加大这种补偿，未必不可。因为这顺应了机体自我补偿的生理趋势。至于这类牙颌畸形矫治中下切牙是否应做转矩矫治或正颌外科术前矫治是否应做去代偿处理或如何进行去代偿矫治，需要慎重考虑，可能需要深入的研究。

（三）传动矫治技术矫治标准

上述内容表明，矫治标准细化是必要的。传动矫治技术矫治标准在传统矫治标准的基础上，增加了另一个矫治标准，即两个矫治标准。

1. Ⅰ类及Ⅱ类牙颌畸形矫治标准 牙殆及颜面（主要是侧貌）矫治后正常或患者及家属满意，允许下切牙与下颌平面维持直立关系，与传统的矫治标准一致。

2. 骨性Ⅲ类牙颌畸形矫治标准 矫治后牙殆达到个别正常殆，允许下切牙维持代偿性舌倾关系，咬合功能正常，颜面（主要是侧貌）明显改善，患者及家属满意。

根据以上要求，传动矫治器设计实施了分型原则，具体如下。

六、传动矫治器设计原则及组成

（一）传动矫治器设计原则

1. 优势组合原则 传动矫治器分为尖牙托槽及非尖牙托槽。尖牙托槽零摩擦力设计，具有显著的移动优势。非尖牙托槽类似于传统直丝弓双翼托槽，具有排齐牙齿、稳定优势，是最为流行的托槽样式，符合大多数正畸医师的使用习惯。

2. 分型原则 传动矫治器分为标准型及Ⅲ型。前者适合于矫治Ⅰ类及Ⅱ类牙颌畸形，要求矫治牙齿及侧貌都达到正常标准或患者满意；后者适于矫

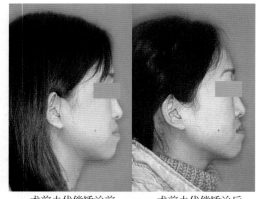

术前去代偿矫治前　　术前去代偿矫治后

图31-18 正颌外科术前去代偿后面型恶化图

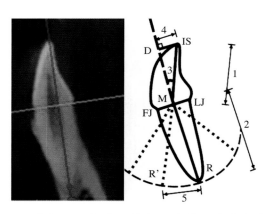

31-19 下中切牙冠根角。线条图中的 3 为此角（引自 Bo Wang, Bing Fang et al., Crown-Root Morphology of Lower Incisors in Patients With Class Ⅲ Malocclusion. J. Craniofacial Surg.; 2012; 23（4）:e349-54）

治Ⅲ类牙颌畸形，要求矫治牙殆至个别正常殆，且功能正常，而侧貌至少达到患者满意。

3. 实事求是原则　大量实践证实，传动矫治器在前后向牙移动及前牙垂直向控制等方面具有强大的优势，无需种植体支抗。不可否认，传动矫治器在磨牙垂直向控制比较有限，因此陈莉莉建议，对于高角显著的病例，必要时可应用种植钉有效压低磨牙，并提供了出色的病例（详见后文病例4），可能这是传动矫治器及技术需要使用种植体支抗的唯一适应证。

（二）托槽

传动矫治器分为尖牙托槽及非尖牙托槽。

1. 尖牙托槽　第二代槽尖牙托槽如图31-20所示，槽沟对角线各切掉一个三角，如同Tip-Edge托槽，如此消除了较大的弹性约束力（BI）；两翼之间有一台阶，其高度超过弓丝直径，当斜结扎时，结扎丝或结扎圈接触不到弓丝，形成自锁空间，如同自锁托槽，可以消除结扎摩擦力（图30-5）。托槽基底设有能容纳0.018英寸NiTi圆丝的横管，其横管含有尖牙最佳近远中倾斜度（Tip），用作正轴；还设置了与横管处于同一水平面的竖管。

第三代传动托槽为含盖的双翼自锁托槽，牙齿移动时，无需结扎，必要时也可结扎，操作方便；尖牙传动自锁托槽的槽沟含内外两层，里层对角线的三角被切掉，可容纳0.016英寸圆丝，容许牙齿大幅度倾斜移动，如同Tip-Edge托槽槽沟；外层为0.022英寸常规槽沟，如使用0.014英寸×0.025英寸至0.019英寸×0.025英寸NiTi方丝，可达到正

轴兼转矩效果（图31-21）；已去掉横管及竖管，故托槽厚度比第二代要薄一些。另外，陈莉莉提出了另一种复合型传动自锁双翼托槽，即该型包括两款托槽，一款为类似Tip-Edge槽沟的传动自锁双翼托槽，用于牙齿移动阶段；另一款为类似非尖牙托槽，即槽沟为正常设计，当牙移动到位、需要粘着双尖牙托槽时，同时将尖牙托槽置换为这款托槽，利用槽沟达到尖牙正轴效果。实践证明，这也是不错的选择。

2. 非尖牙托槽　第二代非尖牙传动托槽如图31-22所示，除了槽沟，其他如同尖牙托槽结构，即0.022英寸规格的双翼宽托槽。

第三代非尖牙传动自锁托槽除了槽沟，其他如同第三代尖牙托槽结构，即0.022英寸规格的双翼宽托槽（图31-23）。

3. 托槽槽沟的预成数据　托槽槽沟预成数据应以自然殆与矫治好的群体的牙殆均值相结合为依据，

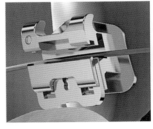
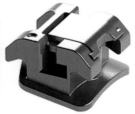

图31-21　第三代尖牙传动自锁托槽。底层槽沟可容纳0.016英寸圆丝，可使牙齿产生较大幅度的倾斜移动，外层槽沟为0.022英寸规格，可容纳0.014英寸×0.025英寸及0.019英寸×0.025英寸NiTi方丝

传动自锁矫治器

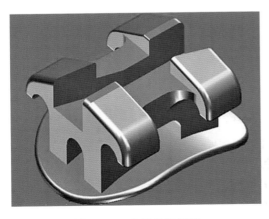

图31-20　尖牙传动托槽

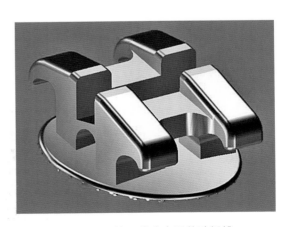

图31-22　第二代非尖牙传动托槽

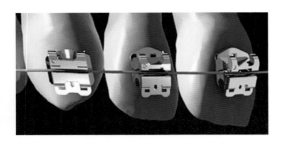

图 31-23　非尖牙传动自锁托槽

加以修正。分为标准型及Ⅲ型，前者适于Ⅰ类、Ⅱ类牙颌畸形，Ⅲ型适于Ⅲ类牙颌畸形。

（1）标准型（Tip/Torque）：

U7	U6	U5	U4	U3	U2	U1
1.5/-10	1.5/-10	3/-7	3/-7	11/-3	6/16	4/22
6/-30	6/-30	2/-20	2/-15	1.5/-10	1/-2	1/-2
L7	L6	L5	L4	L3	L2	L1

（2）Ⅲ型（Tip/Torque）：

U7	U6	U5	U4	U3	U2	U1
8/-12	8/-12	5/-5	5/-5	12/0	6/15	4/24
0/-35	-2/-35	-2/-25	-2/-25	0/-10	0.5/-5	0.5/-7
L7	L6	L5	L4	L3	L2	L1

（三）支抗磨牙颊管

1. 标准型颊管　为标准型传动托槽配置，当矫治Ⅰ类及Ⅱ类牙颌畸形时使用。上颌为双管设计，圆管偏龈方，长度为 6.0 mm 以上，直径为 0.91 mm；方管偏殆方，管口与上牙托槽槽沟处于同一水平。下颌为单方管，管口与下牙托槽槽沟处于同一水平。

2. 普通颊管　当矫治Ⅲ类牙颌畸形时，使用流行的普通颊管。

（四）弓丝

1. 圆丝　包括澳大利亚不锈钢圆丝及 TiNi 圆丝，根据情况均可使用；口径为 0.012 英寸到 0.020 英寸不等。

2. 方丝　包括流行的不锈钢方丝及 TiNi 预成方丝，均可使用。尺寸为 0.016 英寸 ×0.025 英寸到 0.019 英寸 ×0.025 英寸的方丝。

七、传动矫治技术矫治程序

一般非减数病例矫治可分为二期，减数病例矫治可分为三期，每期都设计一定的矫治目标。第一期矫治目标设计旨在解决患者的主要矛盾，例如深覆殆、深覆盖及牙齿拥挤不齐等。矫治开始，根据情况某些牙齿暂时不粘托槽，以减少摩擦力；例如不拔牙病例，双尖牙暂时不粘托槽；减数 4 个第一双尖牙病例，第二双尖牙暂时不粘托槽等。矫治过程中，遵从同步原则及组牙移动原则等，即矫治深覆殆、深覆盖及牙齿拥挤不齐等同时进行。这样十分有助于缩短疗程，并且使患者在矫治开始不久，就会因取得明显疗效而增加信心。

下面以具有深覆殆、深覆盖、远中磨牙关系、需要减数 4 个第一双尖牙的安氏Ⅱ类二分类的牙颌畸形为例，具体介绍其矫治程序。

（一）第一期

1. 矫治目标

（1）排齐前牙。

（2）矫治覆殆到正常覆殆。

（3）矫治覆盖到正常覆盖。

2. 第一期措施

（1）使用 0.016 英寸的硬不锈钢圆弓丝作为唇弓，利用托槽竖管结扎（图 31-24）或配合 TiNi 辅弓，排齐前牙（图 31-25）。

（2）分阶段粘接托槽，即部分牙齿暂时不粘接托槽；例如，对于减数 4 个第一双尖牙的病例而言，4 个第二双尖牙暂时不粘接托槽。

（3）使用 0.016 英寸硬不锈钢圆弓丝，在距磨

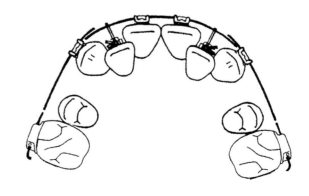

图 31-24　竖管结扎，排齐前牙

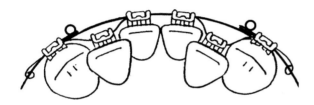

图 31-25 辅弓技术，前牙排齐辅弓为 TiNi 圆丝，带牵引圈的主弓丝为 0.016 英寸的硬不锈钢圆丝

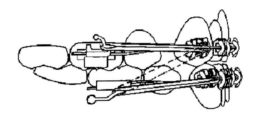

图 31-27 "Z"形牵引，其中，虚线为Ⅱ类牵引

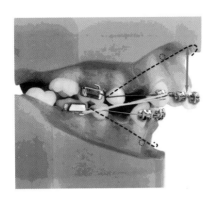

图 31-26 虚线所示为含有后倾弯的弓丝处于无力状态时，Ⅱ类牵引皮圈挂在支抗磨牙颊管的牵引钩上和弓丝的牵引圈上

牙颊管近端 3~5 mm 处弯制合适的后倾弯（图 31-26），即弓丝前端距离中切牙托槽槽沟约 20 mm，有助于打开咬合。

（4）采用合适的Ⅱ类牵引（50~60 gm），配合打开咬合和前牙远中移动，矫治深覆盖（图 31-26）。

（5）采用托槽对角线结扎，即自锁结扎，可使之呈自锁托槽滑动状态。

第一期一般持续 6 个月左右。

（二）第二期

1. 矫治目标

（1）保持第一期结果。

（2）关闭剩余间隙。

（3）调整磨牙关系。

2. 第二期措施

（1）使用 0.016 英寸硬不锈钢圆丝作为唇弓。

（2）采用"Z"形牵引（图 31-27），即上下牙弓合适的水平牵引，加上 50~60 gm 的Ⅱ类牵引。如果需要前牙继续后移，则颌内牵引仅需要 60 gm；当需要后牙前移时，则颌内牵引需要加大到

150~200 gm 以上。

（三）第三期

1. 矫治目标

（1）保持第一、二期结果。

（2）尖牙等近远中向正轴。

（3）转矩矫治。

2. 第三期措施

（1）使用钛镍圆弓丝，由细到粗，逐步置换，插入托槽基部横管内，进行尖牙等牙齿的正轴；可将 TiNi 弓丝剪为两段，由中切牙之间分别插入两侧牙列，直至第二双尖牙远中。

（2）采用 0.016 英寸 ×0.025 英寸到 0.019 英寸 ×0.025 英寸直方丝弓，置入托槽槽沟内，由细到粗，逐步置换，进行转矩矫治。

（四）保持

一般牙颌畸形矫治后，均需要保持疗效，以防止畸形复发。传动直矫治技术可实施适宜轻力矫治，复发率低。但矫治后仍需要保持。多数患者选用常用的 Hawley 保持器即可。为了美观，可选择透明压膜式可摘保持器，不过不宜长期戴用，且需要仔细戴用，以免损坏。

八、小结

传动矫治器及技术创新要点在于：①尖牙托槽设计成零摩擦力结构，可以实施高效的适宜轻力（约 60 gm）矫治，符合生物学基础；②移动牙齿仅需要便捷而高效的生理性牙支抗；③高效传动力及效应可以产生高效的组牙移动，为解决疑难病例开辟了新的途径；④传动矫治器分型理念更新了传统的单一矫治标准，便于有效地解决恒牙期骨性Ⅲ类牙颌

畸形的非手术矫治，符合精准医疗理念；⑤零摩擦力矫治、组牙移动及矫治程序同步进行等共同作用可明显缩短疗程。

以上表明，传动矫治器基本符合唇侧固定矫治器的理想要求：①适宜轻力，②高效矫治，③健康无创，④精准稳定，⑤便捷易学。应用传动矫治器及技术可以积极地实施健康矫治理念，实现"现代口腔正畸学——健康、科学、艺术的统一"所要求的矫治目标。

据不完全统计，作者约矫治完成了 200 余例恒牙期骨性Ⅲ类牙颌畸形，取得了患者及家属满意的疗效，并于矫治后追踪了 50 余例病例。在矫治后疗效稳定方面，稳定型（牙𬌗及侧貌均稳定）占多数；相对稳定型（牙𬌗轻度复发，侧貌稳定，患者满意，拒绝再次矫治）占一定的比例；复发型（牙𬌗及侧貌均复发）极少。

传动矫治器的问题：在显著高角合并下颌发育不足或后缩的病例，需要垂直向压低磨牙，尚需借助于微螺钉种植体支抗。这是传动矫治器及技术应用种植体支抗的唯一适应证（见下文病例 4）。

九、病例报告

病例 1（图 31-28）　　　　主治医师：林久祥

姓名：李××；性别：男；初诊年龄：24 岁 3 个月。

主诉：要求矫治"兜齿"。

临床检查：下颌前突合并前牙反𬌗；磨牙关系：左侧：完全近中，右侧：近中尖对尖，下切牙明显舌倾，下颌完全不能后退。

诊断：被正颌外科诊断为骨性Ⅲ类牙颌畸形及手术适应证，但患者不愿手术，希望非手术矫治。

　　𬌗型：Ⅲ类

　　骨型：Ⅲ类合并高角

　　面型：Ⅲ类凹面型

矫治设计：①减数下 4 上 5，②应用传动矫治器

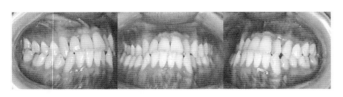

图 31-28-1　矫治前：左侧完全近中磨牙关系，右侧近中尖对尖关系，前牙反𬌗，下切牙舌倾

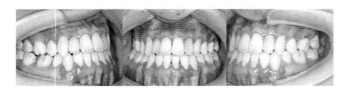

图 31-28-2　矫治后：基本中性磨牙关系，前牙覆𬌗正常

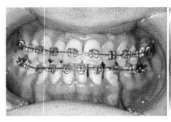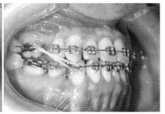

图 31-28-3　矫治中：减数下 4 及上 5，应用Ⅲ型传动矫治器及技术

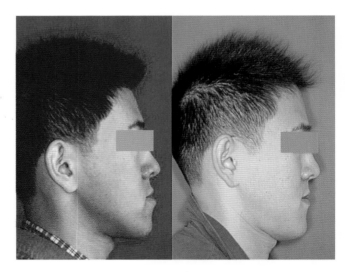

图 31-28-4　矫治前：Ⅲ类凹面型　矫治后：Ⅰ类正常面型，与手术效果一致

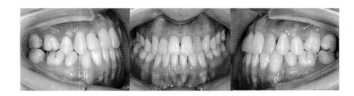

图 31-28-5　矫治后追踪 7 年：33 岁，牙𬌗疗效稳定

图 31-28　传动矫治器及技术非手术矫治成人骨性Ⅲ类牙颌畸形

（Ⅲ型）及技术实施非手术矫治。

　　疗程： 2年5个月，疗效：覆𬌗、磨牙关系及侧貌正常，患者及家属满意。

　　矫治后追踪： 追踪7年（33岁），疗效稳定。

病例2（图31-29）　　　　　　主治医师：陈莉莉

姓名：张××；性别：女；初诊年龄：13岁。

主诉："地包天"求治。

临床检查： 下颌前突合并前牙浅反𬌗；磨牙关

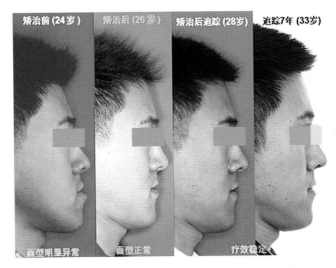

图31-28-6　矫治前：Ⅲ类凹面型　矫治后：Ⅰ类正常面型　矫治后追踪7年：Ⅰ类正常面型

图31-28 （续）

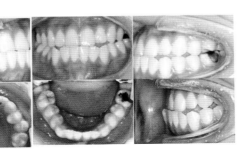

图31-29-1　矫治前：磨牙关系完全近中，前牙反𬌗，下切牙舌倾，左下6龋坏

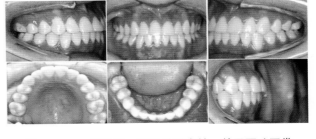

图31-29-2　矫治后：磨牙关系中性，前牙覆𬌗正常

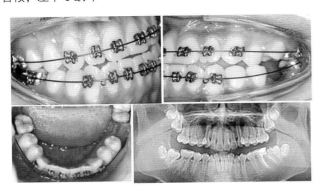

图31-29-3　矫治中：减数左下龋坏6及右下7，应用Ⅲ型传动矫治器及技术

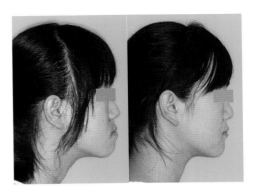

图31-29-4　矫治前：Ⅲ类凹面型　矫治后：Ⅰ类正常面型，与手术效果一致

图31-29　传动矫治器及技术非手术矫治成人骨性Ⅲ类牙颌畸形

系：完全近中，下切牙舌倾，下颌勉强自行后退少许；左下6大面积龋坏，已治疗；X线曲面断层片显示4个第三磨牙均存在，下8牙冠已形成。

诊断：骨性Ⅲ类牙颌畸形，患者及家属希望非手术矫治。

殆型：Ⅲ类

骨型：Ⅲ类合并高角

面型：Ⅲ类凹面型

矫治设计：减数右下7及龋坏的左下6，应用传动矫治器（Ⅲ型）及技术。

疗程：2年3个月。

病例3（图31-30）　　　　主治医师：陈斯

姓名：张××；**性别**：男；**初诊年龄**：12岁。

主诉：要求矫治嘴凸。

临床检查：前牙深覆殆Ⅲ度、深覆盖超Ⅲ度，磨牙关系远中尖对尖，凸面型。

诊断：恒牙期骨性Ⅱ类牙颌畸形，骨性安氏Ⅱ类一分类。

矫治设计：非减数矫治，应用标准型传动矫治器及技术。

疗程：11个月。

病例4（图31-31）　　　　主治医师：陈莉莉

姓名：杨××；**性别**：男；**初诊年龄**：17岁。

主诉：要求矫治开殆，开唇露齿，面凸。

临床检查：磨牙关系：中性偏近中，上下中切牙开殆约12 mm，全口牙齿仅上下颌第二磨牙有咬合接触，其他牙齿均无咬合接触，高角。

诊断：恒牙期骨性Ⅲ类牙颌畸形合并明显开殆。

矫治设计：

1.减数4个第一双尖牙。

2.应用传动矫治器及技术。

3.必要时上6颊侧及腭侧种植体压低磨牙。

矫治前后X线头影测量显示：矫治前下颌平面角（MP-SN及MP-FH）显著，呈明显高角，矫治后覆殆及磨牙关系正常，侧貌明显改善，患者对疗效满意。

疗程：23个月。

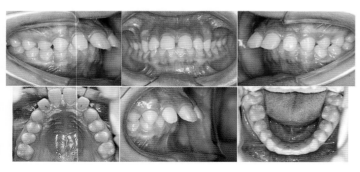

图31-30-1　矫治前：磨牙关系远中尖对尖，前牙深覆殆Ⅲ度，深覆盖超Ⅲ度，上牙列散在间隙

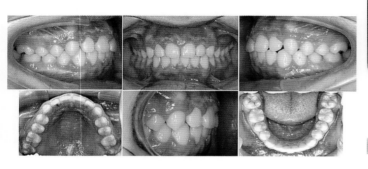

图31-30-2　矫治后：磨牙关系中性，前牙覆殆覆盖正常

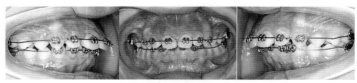

图31-30-3　矫治中：非减数，应用标准型传动矫治器及技术

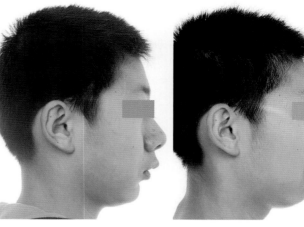

图31-30-4　矫治前：凸面型　矫治后：基本达到Ⅰ类正常面型

图31-30　传动矫治器及技术非手术矫治恒牙期骨性Ⅱ类牙颌畸形

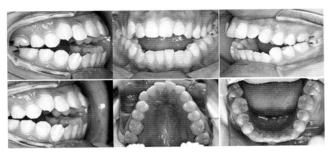

图 31-31-1　矫治前牙殆情况，前牙开殆约 12 mm

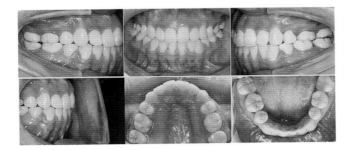

图 31-31-2　矫治后牙殆情况

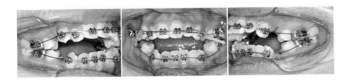

图 31-31-3　矫治初，传动矫治器改善前后向及前牙垂直向问题

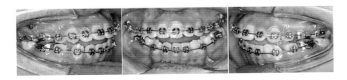

图 31-31-4　传动矫治器矫治 5 个月时，应用种植体压低上磨牙

图 31-31　传动矫治器及技术结合种植体矫治恒牙期骨性Ⅲ类牙颌畸形合并明显垂直向不调

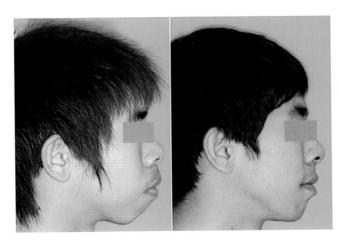

图 31-31-5　矫治前后侧貌，左：矫治前，右：矫治后

病例 4 治疗前后的头影测量结果

测量项目	正常值		测量值	
	均值	标准差	治疗前	治疗后
SNA（°）	82.8	4.0	83.3	79.2
SNB（°）	80.1	3.9	74.3	76.7
ANB（°）	2.7	2.0	9.0	3.5
FH-NP（°）	85.4	3.7	82.7	87.1
NA/PA（°）	6.0	4.4	21.6	9.3
U1-NA（mm）	3.5	6.5	0.0	0.0
U1/NA（°）	22.8	5.7	33.2	24.5
L1-NB（mm）	6.7	2.1	0.1	4.8
L1/NB（°）	30.5	5.8	50.4	31.1
U1/L1（°）	124.2	8.2	87.4	120.9
U1/SN（°）	105.7	6.3	116.5	103.7
MP/SN（°）	32.5	5.2	53.8	36.3
MP/FH（°）	31.1	5.6	44.0	34.3
L1/MP（°）	93.9	6.2	102.3	89.1
Y axis（°）	66.3	7.1	67.6	62.0
Pg-NB（mm）	1.0	1.5	0.0	1.0

参考文献

[1]　林久祥. 传动直丝弓矫治器及技术的研发和临床初步应用. 中华口腔正畸学杂志, 2011, 18(2):61-67.

[2]　林久祥, 许天民. 现代口腔正畸学——科学与艺术的统一, 4版.北京: 北京大学医学出版社, 2011.

[3]　林久祥. 口腔正畸学. 北京: 人民卫生出版社, 2011

[4]　Proffit, WR. Contemporary Orthodontics. 6th ed. Elsevier Inc., 2019.

[5]　Graber, LW., Orthodontics-Current Principle and Techniques. 6th ed., Elsevier Inc., 2017.

[6]　Angle EH. The Malocclusion of the Teeth. Philadelphia, PA: SS White Co, 1907:21-24.

[7]　Tweed CH. The application of the principles of the edgewise arch in the treatment of class Ⅱ, division 1 malocclusion: Part I. Angle Orthod, 1936, 6:1984:206.

[8]　Tweed CH. The application of the principles of the edgewise arch in the treatment of class Ⅱ, division 1: Part Ⅱ. Angle Orthod, 1936, 8:255-257.

[9] Tweed CH. A philosophy of orthodontic treatment. Am J Orthod Oral Surg, 1945, 31:74-103.

[10] Merrifield LL, Cross JJ. Directional force. Am J Orthod, 1970, 15: 435-464.

[11] Begg PR., Begg Orthodontic Theory and Technique, 3rd. ed. WB. Saunders Company, 1977.

[12] Xu TM, Lin JX. Effect of the vertical force component of class Ⅱ elastics on the anterior intrusive force of maxillary archwire. Europ J Orthod, 1992, 14:28.

[13] Bo Wang, Bing Fang. Crown-root morphology of lower incisors in patients with Class Ⅲ malocclusion. J. Craniofacial Surg, 2012, 23(4): e349-354.

[14] Xu Tian-Min, Lin Jiu-Xiang, Bite-opening mechanics as applied in the Begg technique, British Journal of Orthodontics. 1994, 21:189-195.

[15] Kesling PC. Dynamic of the Tip-Edge bracket. Amer. J Orthod Dentofac Orthop, 1989: 96:16.

[16] 林久祥. Tip-Edge矫治技术. 中华口腔医学杂志, 1992, 27:375.

[17] Kusy RP, Whitley JQ. Friction between different wire-bracket configurations and materials. Semin Orthod, 1997, 3:166-177.

[18] Lin Jiuxiang, Gu Yan. Preliminary investigation of nonsurgical treatment of severe skeletal Class Ⅲ malocclusion in the permanent dentition. The Angle Orthodontists, 2003, 73(4):401-410.

[19] Lin Jiuxiang and, Yan. Lower second molar extraction in correction of severe skeletal Class Ⅲ malocclusion. The Angle Orthodontists, 2006, 76(2):217-225.

[20] 陈莉莉, 林久祥. Tip-Edge Plus 直丝弓技术矫治安氏Ⅱ类错𬌗的临床应用初探. 中华口腔医学杂志, 2008, 43(12):719-722.

[21] Glenys A. Thorstenson, Robert P. Kusy. Effects of ligation type of method on the resistance to sliding of Novel orthodontic brackets with second-order angulation in the dry and wet states. Angle Orthod, 2003, 73:418-430.

第三十二章

Roth 直丝弓矫治技术

徐宝华　贾绮林

本章内容

20 世纪 70 年代，美国口腔正畸专家 Andrews 发明了全程序化直丝弓矫治器，数年后美国正畸专家 Roth 医生对此矫治器进行了改良设计，于 1976 年研发生产出 Roth 矫治器，同时提出 Roth 矫治理念及矫治技术。此后，Roth 矫治理念、矫治器及矫治技术在世界口腔正畸学界广泛流行，各国正畸医生都不同程度地受到 Roth 矫治理念的影响。迄今为止，Roth 直丝弓矫治器仍然是国际上使用率最高的直丝弓矫治器。因此，学习和研究 Roth 矫治理念、矫治器及矫治技术，对于我们当今正畸实践中错殆畸形的诊断和治疗仍具有重要的临床意义。

一、Roth 正畸矫治理念概述

Roth 医生认为，传统矫治技术总是从 Angle 分类和是否需要拔牙的观点出发。然而，Angel 分类法并没有明确错殆畸形的实质，也没有考虑到患者面型对矫治技术的反应。因此，Roth 医生认为，明确正畸患者的治疗目标、诊断和治疗计划，是我们选择及应用矫治技术的基础。

（一）Roth 正畸矫治目标

Roth 医生提出，正畸治疗目标必须包括三个主要的方面：（1）面部美观；（2）牙列整齐；（3）功能咬合。这三个因素互相依存，又相对独立。因为整齐的牙列和良好的牙齿外观可能并不一定具有良好的功能咬合和美观的面型。另一方面，可能有美观的面型和整齐的牙列，但功能咬合却很差。另外，有些人面型美观、咬合功能良好，但牙齿排列不佳。所以，三个因素互相依存，但又不是完全对应，即并不是当某一因素有欠缺时必将影响另一个因素。很明显，必须有足够好的骨型、理想的牙弓关系，才能达到令人满意的美观面型和完美的功能咬合。正畸治疗的计划和目标是在这三个单独的方面都取得尽可能好的矫治效果，而每个方面都有其自己一系列的标准来明确定义最佳效果。

关于面部美学，Roth 的治疗目标是：在头影测量中，以 Rickett 测量法为标准，下切牙位于 A-Pog 平面前 1 mm，并尽可能达到最好的上下颌骨关系。从静态的牙齿排齐方面来说，牙列的治疗目标主要是与 Andrews 的"正常殆六个标准"相一致。

关于功能咬合的目标，Roth 坚信应该达到"相互保护殆"，这样，当达到最大的牙尖交错位时，髁突在横断面上处于正中央，而且处于关节盘的上后位。在所有离开完全咬合的运动中，前牙区应该作为平缓的滑道，使后牙轻而迅速地脱离殆接触。在完全咬合时后牙应该为平稳、均匀的中央尖接触，咬合力尽可能沿牙长轴传递，而前牙不应该有殆接触，应该有 0.127 mm（0.005 英寸）的间隙。这样，在咬合运动时，前牙保护后牙不会受到侧向压力，而在咬合接触时后牙保护前牙不会受到侧向力。达到这个目标所需的自然牙列的牙齿位置殆应与 Andrews 的"六个标准"相一致，同时，牙齿在最大牙尖交错位时髁突位于正中关系位。

Roth 强调，要研究解剖殆架上精确安置的模型的功能性咬合情况。在正中关系位与正中殆位（习惯性位置）不调大于 2 mm 的病例中，就需要将头影测量片重新调整至下颌处于正中关系位，才能制订治疗计划。如果希望达到正中关系，诊断和治疗计划必须来自于正中关系位。治疗目标影响治疗计划。因此，本章的第一部分，论述的是治疗目标及临床医生在选择矫治技术前的考虑。

（二）矫治技术的选择

要选择最合适的矫治技术，有必要对试图达到的准确治疗目标有一个透彻的认识。做到这一点，需要有完整的诊断，有效的治疗计划，明确患者的当前状况后，临床医生对问题就有了清晰的认识。这种认识应包括准确理解牙齿位置、功能咬合（下颌骨位置）及面部美观这三个应达到的目标。然后必须将达到这些变化的手段可视化。为达到治疗目标是应用牙齿移动、牙齿生长、颌骨关系的调整，还是以上手段的结合？这些都需要进行量化分析。必须清楚知道在这三个方面中，需要多少生长量，需要调整多少颌骨关系，需要将牙齿向哪个方向移动以及移动多少距离才能达到理想目标。不了解这些方面，即便是达到了面型美观、牙列排齐、功能咬合的满意效果也只会是碰巧做到的事情，而没有能力在绝大多数病例中实现这三个治疗目标。为了准确地预测每一个患者开始矫治后将发生的变化，需要理解不同面型对推荐的矫治技术的反应，以及生长量的多少、下颌骨预计的生长方向，还有在此技

术中必须使用什么样的手段来改变这种生长。另外，还要了解治疗对患者的软组织所带来的影响。这些方面在选择治疗计划时是必不可少的，以使矫治后的殆关系具有固定的髁突位置，此时前牙"匹配"或彼此有合适的功能。

矫治技术的选择应该基于现有的条件，以及此条件下的各种参数。这样医生在治疗中完成一定的牙齿移动时，就知道哪些是要努力达到的，哪些是要避免的。例如，如果要整平下颌牙弓 Spee 曲线，那么，不论是 I 类、II 类或 III 类关系，都是没有差别的。此时要考虑的因素是面型，是否可以通过升高后牙整平 Spee 曲线或是否需要压低前牙来整平，以及哪种弓丝力量可安全地应用而不会引起不希望见到的矫治技术引起的下颌平面的打开或关闭。关键之处在于，在所有的 I 类、II 类或 III 类病例中使用同一矫治技术是不合适的。这些错殆存在于不同的面型中，必然对任一系列矫治技术产生不同的反应。矫治技术必须适应个体情况及患者面型。尽管如此，我们仍然可以对矫治技术进行分类，而且某些牙齿移动技术可以在各种病例中以统一的方式进行应用。一般情况下，Roth 技术在临床应用时主要可分为两种：①用于治疗普通型或短面型；②用于治疗长面型。

在大多数情况下，在治疗早期必须做一些事情将病例"解锁（unlock）"。在初期，矫治技术在不同的患者中是很不相同的；但在治疗的中期，大多数病例的矫治技术类型将很相似；而在治疗末期，不同的病例间矫治技术将越来越相似。

（三）面部评价

Jarabak 分析法可以提供良好的面型定性评价以及面型对各种矫治技术和生长发育可能产生的反应。在 Jarabak 分析法中最重要的测量是前面高 / 后面高的比率，个体面型在生长发育中顺时针或逆时针旋转的趋势，以及对某一矫治技术的反应。具有正中关系位调整后的头影测量图的 Ricketts 的可视性治疗目标（VTO）与 Jarabak 分析法的结合，使正畸医生能全面地了解问题所在，并能选择适当的矫治技术以达到一个有可能达到的理想结果。一旦确定了临床医生在治疗中试图达到的目标，而且确定了治疗计划之后，下一步就是选择一种矫治技术及合适的矫治器。换言之，医生必须建立一个治疗目标先后

顺序清单，以明确第一步做什么，第二步做什么等等。然后将清单付诸实践，医生就可以在治疗的每一步选择适当的矫治技术。

（四）Roth 功能𬌗的理念与实际诊断流程

Roth 理念的正畸治疗非常重视颌骨位置，而且记录方法有别于传统正畸。除此之外，目前，还没有别的方法可以满足患者"改善咬合"的功能要求。这种方法并非是正畸学专用，其他专业也同样使用。正畸医生应用此方法，可以收集患者口颌功能方面更多的信息，为我们综合诊断、设计提供了更全面的内容，同时也为正畸治疗扩大了范围。下面，我们尽量简单明了地介绍 Roth 功能𬌗的记录方法和调整髁突位置的方法。

1. 面弓转移 以面弓记录上颌及上牙列相对于颅部的三维位置关系。与口腔修复以及𬌗学面弓转移方法一样。

2. 正中𬌗咬合记录 正中𬌗位（CO）咬合通常使用薄层蜡片来获取患者的习惯性咬合位置。CO 蜡记录对使用髁突位置显示牌（CPI）测量颞下颌关节层面的颌骨偏移。

3. 正中关系位咬合记录 初诊时获取患者正中关系位（CR）的蜡片记录。初诊时很难在椅旁获得患者的真正的正中位，但是至少可以通过 CR 蜡片记录下当时状况，使患者髁突位于颞下颌关节窝内的最佳位置。真正正中位的 CR 只有在下颌位置稳定后才能获取（图 32-1）。

4. 上𬌗架 安装上颌的模型，根据上颌模型，运用 CR 蜡片记录，确定下颌模型的位置（图 32-2）。

5. 模型分裂检验 通过模型分裂的方法来检验模型安装𬌗架操作是否正确（图 32-3）。

6. 髁突位置显示牌（Condylar position indicator, CPI） 利用 CO 蜡片记录确认 CPI 上髁突在三维方向上的偏移。CR 蜡片咬合记录、CO 蜡片咬合记录、模型的精度、安装𬌗架的精度都会对该步骤产生影响。包括 CPI 在内的每个步骤都需要小心谨慎地操作。

7. CPI 数据 CPI 数据是来自于𬌗架上的图标，该图标是由左右两个垂直面的图表（上方）和一个横向图表（下方）三部分组成。上方的左右两个图表测量垂直平面的偏移，髁突的偏移用红点表示。坐标原点是初诊时 CR 蜡片记录获取的髁突位置。CO 蜡片咬合记录时的髁突位置也用红点表示。下方图表记录了横断面的髁突偏移情况，大于 0.5 mm 以上的偏移要引起重视。

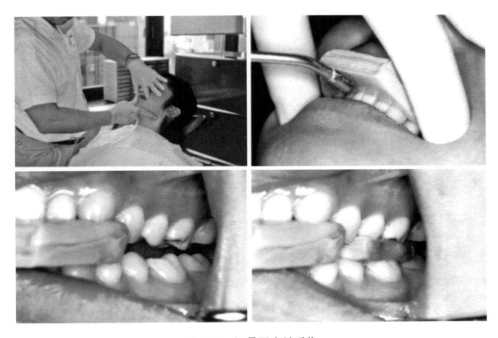

图 32-1 记录正中关系位

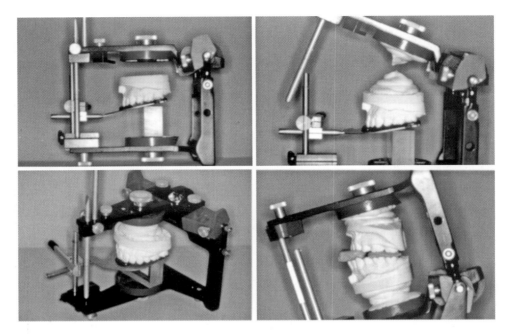

图 32-2 在𬌗架上确定正中关系位

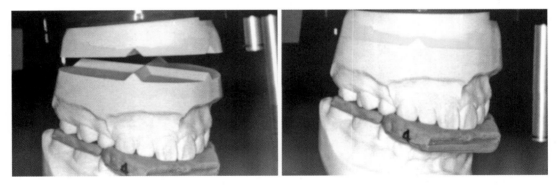

图 32-3 以模型分裂方法确认模型在𬌗架上位置是否正确

8. CO-CR 不调的评价 初诊时口腔内的照片显示的是患者习惯咬合位置，即 CO 位置。模型展示的是同一患者根据其正中位 CR 所制作的上下牙列的模型。根据初诊时口内 CO 咬合位照片与根据初诊时获取的 CR 制作的𬌗架上模型的咬合位置差异，正畸医生便可以获得很多口颌功能的信息。

9. CO-CR 转换 头侧位片通常在 CO 获取。CO CR 转换就是根据 CR 测出的髁突的变化量，将 CO 的头侧位片转换为 CR。

10. 𬌗垫治疗 为了保持颌骨位置的稳定性，使用稳定型𬌗垫。在𬌗架上制作的时候，要注意向前方或侧方移动时，上下颌磨牙不要产生接触，闭口时左右的磨牙同时接触，以减轻前牙区的负担（图 32-4）。

11. 稳定型𬌗垫 稳定型𬌗垫装在患者口内的样子如图 32-5 所示。可以注意看一下𬌗垫的表面是非常光滑的。𬌗垫放在患者口中时患者多少会有异物感，为了尽可能减轻患者的不适感，𬌗垫表面要做光滑处理，而且𬌗垫的形态要尽量简单。

12. 𬌗垫的功能和形态 要检查𬌗垫在口腔内的功能。确认其在下颌前伸、向左右两侧运动时，磨牙部有适度的空间。

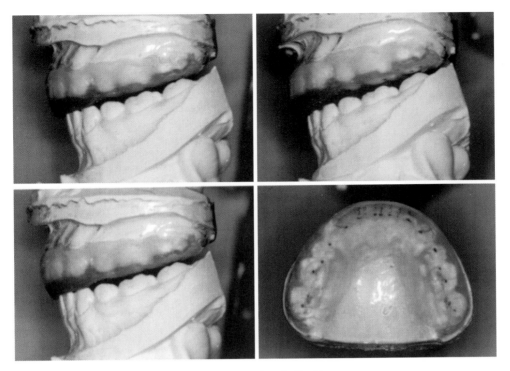

图 32-4 殆垫在殆架模型上

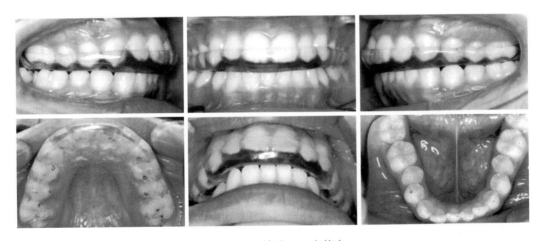

图 32-5 殆垫装入口内状态

13. 殆垫治疗过程中对下颌位置改变的监测 在殆垫治疗过程中要定期对下颌位置的改变进行监测。医生扶住患者下颌，让其闭口咬住蜡片，进行治疗中的下颌位置确认。定期采集 CPI 数据，可以监测髁突位置的变化。随着时间的推移，可以看到髁突在颞下颌关节窝中的位置变化。

到一定时期后，髁突在颞下颌关节窝中发生的变化趋于稳定。当下颌位置不再发生变化时，可在头侧位片，殆架模型以及患者口内观察到同样的下颌位置。这种情况下，无论用何种殆蜡记录片，无论使用何种颌位记录的方法，无论任何操作者所得到的结果是相同的。

目前，尚无其他更好的临床方法可以更加准确有效地检测三维的颌骨位置。一旦养成习惯使用这个诊断方法进行正畸治疗，你会发现仅仅凭借口内照片、手工石膏模型以及 X 线侧位片来提供治疗意见和诊断病例是不全面的，因此，最终治疗结果也有差异。

二、Roth 矫治器的设计

Roth 医生早年使用 Lawrence Andrews 医生设计的、美国"A"公司生产的直丝弓矫治器。这种矫治器是当时唯一的直丝弓矫治器，是"真正的直丝弓矫治器"。即当牙齿处于正确位置时，所有托槽的槽沟在三维上等高且水平。为了实现这个目标，要将所有的转矩、旋转、厚度的特征都加入到托槽底部，而这正是美国"A"公司的专利权特征。只有"A"公司才被允许将之应用到托槽制作中。这样就使这种矫治器与当时市场上其他所谓的直丝弓矫治器区分开来。任何不像"A"公司这样将转矩加入托槽底部的矫治器，都不可能获得此种槽沟的排齐。

通过一段时间的临床验证，Roth 医生将 Andrews 直丝弓矫治器中的数值进行了改良，设计出至今仍然广为流行的"Roth 系统"。Roth 系统的目的是要在托槽被去除前，使牙齿尽量排列到符合 Andrews 的正常𬌗标准的理想位置上。

但是，有几个事实是客观存在的，那就是：①粘上矫治器后，由于托槽的干扰，不可能将牙齿精确排齐成未经正畸治疗的正常𬌗那样的𬌗关系。②去除矫治器后，不管矫治效果如何，牙齿都将轻度偏离矫治结束时的位置，呈现复发的趋势。因此，Roth 将 Andrews 的直丝弓矫治器的数值加以改进，同时要达到一个三维平面上的轻度过矫治的状态，但又不会过矫治到牙齿无法回到理想位置。另外还考虑到，由于未经正畸治疗的正常𬌗有轻度的 Spee 曲线，托槽位置必须改变为允许放入一根未弯制的（除了弓形外）的最大尺寸的平直弓丝，以完全整平 Spee 曲线，并达到 Roth 的"最终矫治目标"。

Roth 系统有直径 0.022 英寸和 0.018 英寸两种托槽槽沟尺寸。但 Roth 选择的是 0.022 英寸槽沟系统的双翼托槽。Roth 认为 0.018 英寸托槽对弓丝尺寸的选择上太受限，在同时使用了上述两种托槽系统后，他更倾向于 0.022 英寸托槽，原因是它符合 Roth 的矫治技术。使用 0.022 英寸托槽具有很多优点，例如弓丝尺寸的选择占优势，可作为稳定弓丝成为支抗整体且适于正颌手术，在后牙段更利于控制转矩（这一点在建立功能咬合上是非常重要的）。另一个在讨论矫治器结构时常涉及的问题是双翼托槽与带旋转臂的单翼托槽（例如 Steiner 或 Lang 抗旋转托槽）哪个更好。有人争论说，单翼托槽提供了更大的托槽间距，因此在对牙齿加力方面更有优势。这在某些类型的矫治技术中也是对的。但是，Roth 认为，要使用真正的直丝弓矫治器，在治疗过程中就必然要使用很多高弹性的弓丝，因此，没有必要像其他矫治技术那样将托槽间距视为关键因素。

Roth 托槽的数据在 Andrews 直丝弓矫治器的基础上进行改良，选取最常用的数据，然后进行改进，加入过矫治、抗倾斜、抗扭转以及上前牙增大转矩设计，从而形成 Roth 矫治器托槽数据，经过三十余年临床实践，这一设计仍是国际上使用率最高的托槽。Roth 托槽的具体数据如下（表 32-1）。

三、Roth 系统的托槽定位

在 Roth 技术中，关于托槽放置位置也有其特殊要求，与 Andrews 提倡的托槽位置略有不同。在 Roth 系统中对托槽位置有一些轻微的改进，这样，一根平直、无曲、最大尺寸的方丝可以作为结束弓丝，而不需要弯制反向 Spee 曲或补偿曲。下表即为 Roth 托槽定位标准（表 32-2）。

表 32-1　Roth 直丝弓矫治器托槽设计

牙位	上颌							下颌						
	U1	U2	U3	U4	U5	U6	U7	L1	L2	L3	L4	L5	L6	L7
转矩角度（°）	12	8	−2	−7	−7	−14	−14	−1	−1	−11	−17	−22	−30	−30
轴倾角度（°）	5	9	13	0	0	0	0	2	2	7	−1	−1	−1	−1

表 32-2　Roth 托槽定位标准

U1	U2	U3	U4	U5	U6	U7（上牙位）
4	4	5	4	3.5	3	2.5（mm）
4	4	4.5	3.5	3.5	3.0	3.0（mm）
L1	L2	L3	L4	L5	L6	L7（下牙位）

Roth 认为，决定全口托槽高度的关键是尖牙和前磨牙（拔牙病例中为第二前磨牙的情况）。理想状态下，在后牙应将托槽中心置于牙冠的表面最凸处。在牙龈附着高度均匀时，这就是临床冠的中心。但是，若要使托槽位置适于用一根平直弓丝整平 Spee 曲线，还要考虑到后牙与尖牙和切牙在冠高度上的差异。通常这需要调整尖牙托槽。最好的方法是使尖牙牙尖比邻近的侧切牙高出 1 mm。使用真正的直丝弓矫治器的目的是在正畸治疗中尽可能减少或消除弓丝弯制。如果托槽安放正确，一个真正的直丝弓矫治器的应用可将托槽在三个平面上排齐，于是牙齿将自动移动到最理想的位置。另外还有其他几个明显的优点：

（1）不论弓丝粗细，弓丝更换只需要极短的时间；

（2）牙齿松动减轻，且患者的不适感减少；

（3）随着疗程进展和弓丝尺寸的增加，牙齿持续地、逐渐地被引导至正确位置上。

无论使用何种技术，如果要获得最佳矫治效果，矫治器安放位置是否正确都是极为重要的。医生要想达到良好的疗效，在进行任何技术操作时都应该做到仔细地安放矫治器。Roth 医生认为，只要矫治器托槽位置安放正确，使用直丝弓矫治器绝对没有任何缺点，效果总是更好，牙齿位置总是更理想，而且对于患者和医生来说治疗时间更短、更省力。

四、治疗目标的排序和完成的次序

Roth 系统与 Andrews 系统直丝弓矫治技术的主要区别在于牙齿移动的方式，而不是最终的期望结果或达到的效果。Andrews 试图在治疗中整体移动牙齿而不产生倾斜，这样就必须使用滑动技术和大量不同系列的托槽（取决于牙齿移动的距离）来移动牙齿。在 Roth 系统中，允许牙齿倾斜移动，但要使倾斜控制在最小范围内，这样才不需要复杂的技术去直立牙齿。Roth 的观点是，整体移动牙齿的技术效果不佳且效率不高。因此，在治疗中必须借助于一

定的牙齿倾斜来提高效率。然而，如果在托槽中加入了正确的角度，医生只需将未弯曲的弓丝放入槽沟，就能逐渐移动牙齿至理想位置。总而言之，重要的事情是治疗结束时牙齿的位置在哪里，而不是牙齿如何到达这个位置，只要是使用了有效而高效的方法就是好的技术。

在矫治错𬌗畸形的患者时，应遵循一定的程序来进行正畸治疗，虽然有些个体病例的错𬌗类型有其特殊性，但是，归纳起来，矫治总是有一定的顺序，总有些目标必须先于其他目标需要更早完成。因此，遵循一定的矫治次序是非常重要的。下面将 Roth 医生倡导的矫治程序罗列如下：

（1）解除反𬌗；

（2）改善颌骨关系；

（3）解除严重拥挤；

（4）为严重错位、阻生的牙齿开展间隙；

（5）排齐牙齿；

（6）关闭间隙；

（7）结束下牙弓的矫治；

（8）在后牙达到 I 类关系；

（9）后移，必要时压低上前牙；

（10）精细调整牙齿位置和咬合关系。

任何错𬌗畸形的治疗都可分为三期。第一期是"解锁"错𬌗畸形，这个阶段中，严重拥挤、反𬌗、严重错位牙齿得到了处理。在第一期，托槽被排齐，从而达到牙齿排齐和整平，这样就可以更换较粗的弓丝去进行第二期矫治，也就是"工作期"。在第二期，关闭拔牙间隙，矫治前后向牙弓关系和（或）颌骨关系。治疗的第三期是"完成期"或称为𬌗关系精细调整期。

1. 第一期　第一期治疗目标往往是在排齐、整平槽沟时消除反𬌗，开始调整颌骨关系，并解除拥挤。治疗起始阶段经常需要使用下列装置：Haas 型上颌分裂基托矫治器，四角簧，横腭杆，舌弓。还可以在第一磨牙上使用向后牵引头帽或面弓。如果超过 5 mm 拥挤，在起始阶段可能需要使用 0.016 英寸的不锈钢丝弯制 Jarabak 型的带圈垂直曲弓丝。但是，更常用的是将麻花丝作为初始弓丝。有时在严重扭转时也用 0.016 英寸的镍钛弓丝。

第一期治疗常常需要排齐和整平托槽，并创造间隙。这是通过推动牙齿到拔牙位置，以获得前牙的排齐。然后粗的方丝才能纳入托槽中。第一期常

用的治疗顺序是，要么先使用0.016英寸不锈钢丝做带圈垂直曲弓丝，紧接着用多股麻花丝；要么先使用0.015英寸麻花丝，逐渐换为0.019英寸麻花弓丝，然后用0.018英寸的澳丝来完成任何顽固的扭转牙的矫治，直至将牙齿排齐。有时，在第一期里，如果需要压低切牙，有必要使用0.019英寸×0.025英寸不锈钢多用途弓。

2. 第二期　在治疗第二期常用的技术就是著名的"双匙孔"关闭曲技术（图32-6）。双匙孔关闭曲技术隐含的概念和意义是：①允许医生用一套弓丝完成间隙关闭；②在严重倾斜移动和滑动技术之间找到了一种合理的方法；③允许医生选择间隙关闭的方式，并可选择牙齿移动的量。这个技术也离不开患者的配合，就像其他各种"相互配合"的技术系统一样。双匙孔弓丝常用0.019英寸×0.026英寸的方丝（图32-6），由圆喙钳弯制。

六个前牙常作为一组牙齿整体后移。在治疗恒牙列的起始阶段，第二磨牙常规黏带环。前牙后移使用的是改良的Asher面弓，配合使用颈带，可后移上下前牙。或配合高位牵引头帽，不仅可后移前牙，还有压低前牙的作用。当支抗非常关键时，前牙可以用Asher面弓后移，而不用激活双匙孔曲。但是，当医生希望激活双匙孔曲（可将弓丝远中结扎到最后磨牙颊管上）并使后牙前移时，双匙孔弓丝的放置就起作用了。另外，双匙孔技术可在关闭拔牙间隙时控制尖牙的旋转，而且还可在需要使用弹性牵引时作为方便的牵引钩。

间隙关闭结束后，多需要（常在拔牙病例）去掉0.019英寸×0.026英寸双匙孔丝，换用0.018英寸×0.025英寸不锈钢丝，并下颌弓丝加反Spee曲，上颌弓丝弯制加大的补偿曲。由于这些曲会产生不需要的转矩，要对之进行调整以消除不需要的转矩。

将这些弓丝热处理、结扎入槽，并向后扎紧。它们将提供快速的牙根排齐、Spee曲线整平以及上切牙根舌向转矩。达到效果后，再更换为除了弓形外无任何弯曲的0.021英寸×0.025英寸不锈钢方丝。有时，如果发生了牙齿严重倾斜，有必要在关闭间隙后退回直径为0.018英寸澳丝，或利用0.016英寸×0.022英寸不锈钢丝整平槽沟并使下颌牙根平行，然后再换用0.018英寸×0.025英寸不锈钢弓丝。然而，后一种方法比较少用。通常TMA丝或镍钛弓丝是在精细调整之前必须使用的。当患者的前后高比例不佳或为短升支及长面型时，最好不要用刚性高的弓丝，如0.018英寸×0.025英寸钢方丝或直径0.018英寸的澳丝。在这些情况下，应使用0.019英寸×0.025英寸TMA或镍钛丝，或Force 9弓丝即0.021英寸×0.025英寸的麻花丝来使牙根平行。

四角簧可用来使磨牙向远中旋转，并可在需要时扩弓。在磨牙向远中旋转时，四角簧也可以保持轻度的扩弓。这就允许利用颊肌效应轻度远中移动磨牙。双匙孔技术常用于拔牙病例。然而在有少量间隙的非拔牙病例，双匙孔曲技术仍可使用。

3. 第三期　正畸治疗的最后阶段，要求使槽沟排齐以纳入足够粗的方弓丝，以充分表达托槽的特征，这就是因为直丝弓矫治器可精确调整牙齿位置。如前所述，牙齿位置的精细调整在逐渐更换粗弓丝时几乎是自动发生的。通常情况下，Roth医生推荐使用0.021英寸×0.025英寸的不锈钢丝，有时也会使用0.022英寸×0.028英寸不锈钢方丝，从而使托槽数据充分表达。对于前后面高比例不佳的病例，要表达托槽特征应采用更柔软的弓丝，例如TMA丝、镍钛丝和多股麻花丝，用来精细调整牙齿位置。

在使用较粗的不锈钢方丝调整牙齿位置后（通过在直丝托槽中加入特征性的技术），退回到上下颌

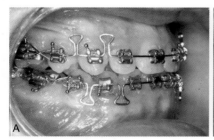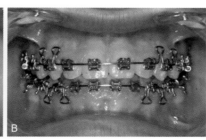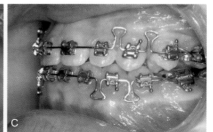

图32-6　Roth技术的双匙孔曲

均使用 Force 9 弓丝（麻花丝），并在需要时使用弹性牵引。Roth 推荐使用短的 II 类牵引，以免伸长磨牙，但又能很有效地完成前后向的牙弓调整。

在双颌前突的病例，起始阶段可用直径为 0.018 英寸的澳丝，接着用 0.020 英寸的不锈钢方丝弯制双匙孔曲弓丝，并配合 Asher 面弓牵引，以内收前牙。如果需要压低前牙，这时可使用多用途弓技术压低切牙，随后再像生物渐进技术一样用弹力丝压低尖牙。当前后牙段处于同一水平时，换为连续弓丝，然后换用常规的 0.019 英寸 ×0.026 英寸双匙孔曲弓丝关闭间隙。

在需要最大程度地后移上前牙，同时又要求压低前牙并控制前牙转矩时，可使用 0.021 英寸 ×0.025 英寸的不锈钢丝弯制双匙孔曲弓丝。但是，后牙段弓丝需要用抛光器进行打磨，并做松滑结扎。这样，在使用 Asher 面弓和高位头帽牵引来后移和压低前牙时，弓丝的滑动更为容易。

在某些情况下，起始阶段有严重拥挤并已经拔除第一前磨牙，以 0.016 英寸不锈钢丝弯制带圈垂直曲弓丝以远中移动尖牙进入拔牙间隙，同时排齐前牙。在极度拥挤的病例，当前牙排齐后，整个拔牙间隙可能几乎都被前牙占据，此类病例的初始阶段就完成了整个疗程的大部分工作，后续的工作只需要整平牙列、使牙根平行和精细调整牙齿的位置。

在前后面高比例不佳的病例，且为长面型、有顺时针生长趋势，不要使用过硬的弓丝。对这些儿童要应用细丝进行矫治。常常采用拔牙治疗，以前移后牙，并在磨牙区域"去除支点"，这样下颌才可以逆时针旋转。在这些病例中转矩控制是通过所谓的"太空材料弓丝"（TMA 丝和镍钛丝）和麻花丝来完成的。最粗的麻花丝可用到 Force 9 即 0.021 英寸 ×0.025 英寸的麻花弓丝。当然使用这些弓丝更难以控制牙齿位置。但是，正畸医生必须牢记，在这种特殊类型病例中，使用不锈钢弓丝往往会产生磨牙支点效应，或引发前牙开殆。

以下总结了各种类型的弓丝在何时应用：

（1）带圈垂直曲唇弓：无前牙前突，但存在严重拥挤（超过 5 mm）、异位萌出、阻生、严重扭转、严重错位的牙齿。

（2）多用途弓：用于混合牙列、非拔牙病例以及需要压低切牙来整平 Spee 曲线时。

（3）双匙孔曲弓丝：用于关闭拔牙间隙、合并

间隙以及作为主弓丝。

（4）附加反 Spee 曲或补偿曲的 0.018 英寸 ×0.025 英寸不锈钢弓丝：用于整平殆平面、对上切牙施加转矩或根据需要前移下颌后牙。

（5）完成弓丝：镍钛丝用于长面型的托槽排齐和后牙转矩调整，Force 9 麻花方丝用于混合牙列和治疗末期的完成和咬合调整，而 0.021 英寸 ×0.025 英寸和 0.022 英寸 ×0.028 英寸不锈钢弓丝，用于完成期的精细调整、支抗控制和牙弓的稳定。

Roth 医生经常提倡的是双匙孔曲弓丝和 Asher 面弓的联合使用，有以下建议：

（1）当上前牙段需要大量的后移和转矩控制时，使用 0.019 英寸 ×0.026 英寸或 0.021 英寸 ×0.025 英寸弓丝。当上颌和（或）下颌前牙极度前突时，在使用方丝前用直径 0.020 英寸圆丝来后移牙齿并将之直立。如果使用 0.018 英寸 ×0.025 英寸方钢丝并弯制双匙孔曲弓丝，Roth 推荐对弓丝进行热处理，否则将不能取得内收同时压低上前牙的效果。

（2）直到下前牙被直立或后牙前移到你想达到的位置，才可以回弯弓丝、激活关闭曲。

（3）用头帽后移前牙段时，将弓丝后牙段打磨减径，并在第一磨牙远中切断弓丝。松滑结扎后牙区，以利于切牙的后移。

（4）在拔牙病例，将轻度的人字曲放置于尖牙和第二前磨牙之间，同时在上颌弓丝上稍加补偿曲，在下颌弓丝上稍加反 Spee 曲。

（5）当选择了双匙孔曲弓丝时，在侧切牙托槽和第一个匙孔曲间留出 1~1.5 mm 间隙。

五、小结

Roth 矫治技术包含了矫治理念、矫治器和矫治技术，特别是 Roth 医生着重要表达的基于面部美观、牙齿排列和咬合功能三位一体的治疗目标的矫治理念。Roth 理念的特征就是治疗目标的明确化。只有治疗目标明确化，才有助于改善诊断能力，减少误诊。同时，明确的治疗目标，可以使治疗平稳地按照设想发展，并提升治疗效果。随着效果的提升，可以达到临床预想的治疗结果。治疗结果的稳定性是所有医生都关注的。Roth 认为导致治疗结果不稳定的主要原因是颌骨位置偏移。他的重要贡献之一就是测量了颌骨位置偏移值，并将其导入正畸临床。

Roth 通过在颞下颌关节层面上测算颌骨偏移量，从而使得正畸从"牙齿的排列技术"转变成"着重咬合功能的治疗理念"。虽然 Roth 托槽至今仍是国际正畸临床使用率最高的直丝弓矫治器，但国际正畸学界认为，Roth 对正畸学的最大的贡献是将改善咬合功能作为正畸的任务（这其实也是口腔学的本质），从而将正畸学从一个仅仅是把牙齿排列整齐为目的学科，转化为一个建立良好咬合关系的学科。其治疗结果除了改善患者口腔颌骨功能，延长颞下颌关节、肌肉、牙周组织及牙齿的使用寿命。进而，通过牙齿排列的改变，提升面部美观，改善生活质量。

今天，尽管直丝弓矫治技术已经有了很大的变化与发展，Roth 托槽仍在使用。正畸医生讨论直丝弓矫治技术时，还会提到 Roth 矫治理念和矫治技术。虽然本章介绍的 Roth 矫治技术已不再是流行的正畸矫治技术，或许只有少部分正畸医生还在坚持使用标准的 Roth 矫治技术，但是 Roth 的矫治理念对我们今天的正畸临床仍具有一定的指导意义。

参考文献

[1] Thickett E, Taylor N G, Hodge T. Choosing a preadjusted orthodontic appliance prescription for anterior teeth. J Orthod 2007, 34(2):95-100.

[2] Cash A C, Good S A, Curtis R V, et al. An evaluation of slot size in orthodontic brackets—are standards as expected? Angle Orthod, 2004, 74(4):450-3.

[3] Sims A P, Waters N E, Birnie D J. A comparison of the for ces required to produce tooth movement ex vivo through three types of pre-adjusted brackets when subjected to determined tip or torque values. Br J Orthod, 1994, 21(4):367-73.

[4] McKnight M M, Jones S P, Davies E H. A study to compare the effects of simulated torquing forces on preadjusted orthodontic brackets. Br J Orthod, 1994, 21(4):359-65.

[5] McLaughlin R P, Bennett J C.Anchorage control during leveling and aligning with a preadjusted appliance system.J Clin Orthod, 1991, 25(11):87-96.

[6] Howells D J. The straight-wire appliance. Dent Update, 1986, 13(8): 367-368, 370-371, 374-376.

第三十三章

Tip-Edge 矫治技术

陈莉莉

本章内容

一、Tip-Edge 矫治技术的由来

（一）传统直丝弓矫治技术的发展

1. Angle 医生与方丝弓托槽　Edward Angle 医生是历史公认的固定矫治之父，早在 1925 年他就发明了方丝弓托槽，至今仍是固定矫治器的主流。它提供了实现三维控根最简便的方法，这远远超越了当时他所处年代的矫治技术。然而随着方丝弓矫治系统的不断应用，其局限性与许多的内在问题开始显现出来。

鲜有人知的是 Angle 医生本人认为通过牙齿的倾斜移动可加速牙齿的移动速度。早在 1900 年，Angle 医生提出在一些病例中，可进行矫治前的拔牙。为了关闭拔牙间隙，他设计了一些矫治装置，可使邻牙（常常是尖牙）倾斜移动至拔牙间隙，如 E 形弓矫治器（图 33-1），并强调了使牙齿自由倾斜的重要性。但是，他无法完成后续的牙根直立。

后来（1910 年），他改变了原来的设计思想，主张保留全数牙齿。他认为通过扩大牙弓，使牙冠移至"线"达到排齐后，骨生长可被激发，以至于牙根唇向移动，达到直立。这时，他开始感到需要一种矫治器，能对牙齿进行全面的三维控制。

首先，他设计出钉管矫治器（1910 年），后来又

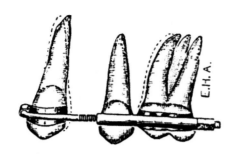

图 33-1 E 形弓矫治器

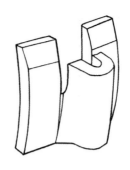

图 33-3 Begg 托槽

应用了带形弓矫治器（1915 年），最后（1925 年），发展成"结扎式托槽"或 edgewise 矫治器（图 33-2）。上述三种矫治器都可使前牙根做唇向转矩移动。钉管矫治器可对牙齿施以严格的三维控制，但非常难以掌握或操作。带形弓矫治器是钉管矫治器的简化版，但缺乏对牙齿近远中向的严格控制。相比之下，edgewise 托槽要比前几种矫治器强得多。这种托槽的槽沟面向唇侧，不仅可进行转矩矫治和对牙的倾斜控制，而且易于更换弓丝。于是它被 Angle 医生称为最新和最好的矫治器。

2. Begg 医生与差动力牙移动 Ramond Begg 医生是来自澳大利亚的正畸先驱，他曾在 Angle 处接受过带形弓技术和 edgewise 技术的培训。当他使用 edgewise 矫治器进行不拔牙矫治数年后，发现大量的病例出现复发现象，且一味地扩大牙弓并不利于改善软组织侧貌。为了获得稳定的疗效，针对一些拥挤或严重牙量骨量不调的患者，一些正畸医生重新提出了拔牙矫治。为了更好地治疗拔牙病例，Begg 医生推出了 Begg 托槽（图 33-3），它是对 Angle 早期"带状弓"托槽的改良，将托槽槽沟开口由𬌗向改为龈向，同时将方丝弓放弃，改为细圆丝

弓。这种托槽和圆弓丝配合可使牙冠作近远中倾移，易于使牙齿后移，关闭拔牙间隙和打开前牙咬合。Begg 医生提出的差动力牙移动就是牙冠先倾斜移动，然后竖直牙根。这为牙颌畸形的矫治开辟了新的途径。

来自美国亚利桑那州的 Tweed 医生在 20 世纪 40 年代提出了与 Begg 医生类似的矫治目标，以加强矫治后的稳定性和改善面侧貌。不过，Tweed 医生继续使用 edgewise 矫治器装置，并设计出克服 edgewise 方托槽槽沟限制牙齿自由移动的一些装置。他增加了牵引力量和弓丝力，并采用口外支抗来帮助控制牙齿移动的方向。

对于 edgewise 托槽槽沟与弓丝的摩擦力过大和托槽间距过小影响弓丝柔韧性等不利方面，有的学者曾试图加以改进。例如，Sved 医生于 1937 年推出一种改良的 edgewise 托槽（图 33-4）。他消除了 edgewise 托槽槽沟内所有近远中的角度控制部分，即除掉上下近远中 4 个楔形三角，从而大大增加了有效的托槽间距，明显地减少了托槽与弓丝之间的摩擦力，十分便于牙齿的近远中移动。但是，由于 Sved 型托槽完全丧失了 edgewise 托槽槽沟内赖以控制牙

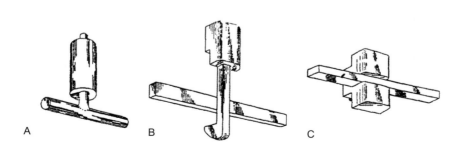

图 33-2 扩弓矫治器的演变。A. 钉管矫治器；B. 带形弓矫治器；C.edgewise 矫治器

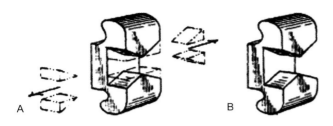

图 33-4 Sved 型托槽的设计。A. 除掉 4 个楔形三角；B. Sved 型托槽

齿近远中轴倾度的边角（edge）部分，也就失去了对牙齿近远中轴倾度的有效而必要的控制，因而使得这种托槽没有得到推广。

由上可见，Begg 和 Tweed 都在为类似的矫治目标而努力，但都采用了由 Angle 创造的、适于非拔牙扩弓治疗的不同矫治装置，因而在治疗拔牙病例上依然存在着诸多的不足。

3. Andrews 医生与预调矫治器 Andrews 是世界公认的预调托槽系统之父。1972 年由他设计的第一代直丝弓矫治器（straight wire appliance，SWA）问世，该矫治器是基于 120 名未经正畸治疗的正常𬌗的测量，然后以测量结果作为设计托槽系统的基础而设计的。

直丝弓矫治器的关键在于将弓丝弯制的三个序列预置到了托槽当中，从而大大简化了临床弯制弓丝的操作时间，为正畸医生带来了极大的便利，这是直丝弓矫治器受到追捧并且得以长足发展的基础。

虽然直丝弓矫治器本质上是一种新的矫治器，但却仍然沿用方丝弓矫治器传统的重力，并且没有使用特殊的支抗控制方法。由于矫治力过大，并可能由于前牙轴倾角的加大，直丝弓矫治器的早期在矫治技术上遇到了困难。许多病例中可以见到前牙覆𬌗变深、后牙开𬌗，即所谓的"过山车"效应。为了解决这些问题，Andrews 对直丝弓矫治器进行了改进，之后又设计出多种托槽系列。但多种系列的托槽不仅造成了库存困难，而且给临床医师在托槽的选择上带来了极大的困惑。因而，Roth 医生推荐了单一的矫治系统，其组成主要为拔牙病例用最小支抗托槽，他认为这一系统既可用于拔牙病例，也可用于不拔牙病例。Roth 系统被称为第二代预调托槽，此系统在临床上得到了广泛使用。

（二）传统矫治技术的局限性

1. 传统方丝弓托槽的各种不足 方丝弓矫治器在 Angle 最初设计时是针对不拔牙矫治病例的，因此也不涉及关闭拔牙间隙的问题，这种矫治器满足了那个时期的正畸需求。但随着很多不拔牙矫治患者出现了复发倾向，拔牙矫治被越来越多的正畸医生所接受，Charles H Tweed 医生的正畸治疗理念使拔牙成为可以接受的正畸治疗方法，再后来又逐渐发展出了 Tweed-Merrifield 方丝弓矫治理论体系。但方丝弓矫治技术在处理拔牙病例时常常需要口外弓作为支抗，而且移动牙齿的效率低下，常常使得拔牙病例的矫治时间变得很长。

2. Begg 矫治器的缺陷 Begg 阐述了一种截然不同的牙移动的全新顺序，即首先使牙冠倾斜移动至正确位置，随后竖直牙根。他使用 Begg 矫治器以意想不到的速度，缩短疗程，其灵活的牙移动方式使其仅要求很轻的力量，也因此降低了对支抗控制的要求。但 Begg 矫治器也存在缺陷，如有时牙根无法从过大的倾斜角度恢复直立，虽然使用了正轴簧，但因不运用方丝，不能完成精确的磨牙控制和后牙转矩控制。

（三）Tip-Edge 矫治技术的诞生及其优势

1986 年，Peter Kesling 医生公布了他发明的 Tip-Edge 托槽（图 33-5）。他对托槽的改进很简单，基本就是去掉托槽矩形槽沟对角线上的两个转角，同时拥有竖管。再配合差动力牙齿移动的理念和多种附件的灵活使用，近乎兼具了以往矫治器所有的优点：

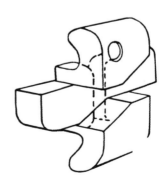

图 33-5 Tip-Edge 托槽

1. 第一、二阶段快速移动牙齿 相比于直丝弓矫治技术，Tip-Edge 技术在排齐牙齿方面并没有特别的优势。但在移动牙齿方面，无论是拔牙还是非拔牙病例，越是牙齿移动困难的病例，Tip-Edge 托槽越能显示其优势。因为 Tip-Edge 托槽的特殊设计，使得弓丝与托槽之间的摩擦力大大降低，再加上差动力牙移动原理使牙齿仅需要十分小的力量就可以轻松移动。最终，Tip-Edge 矫治器能使覆盖迅速变小，同时快速获得磨牙与尖牙的Ⅰ类关系，而且支抗消耗更小，这一切都使得患者的疗程大大缩短。

2. 第三阶段对每个牙齿转矩及倾斜度的精确控制 通常临床上使用的 0.019 英寸 ×0.025 英寸弓丝和 0.022 英寸 ×0.028 英寸弓丝槽沟间存在 10° 余隙，使得目标牙不可能获得预先设计的精确转矩度，除非在托槽上添加过度的转矩补偿或者在弓丝上进行调整，同时添加了转矩的主动弓丝，不可避免地对邻牙的转矩产生不良反应。但 Tip-Edge 托槽在第三阶段使用了全尺寸弓丝（0.0215 英寸 ×0.028 英寸）后，不但可以精确控制磨牙，而且通过第二序列竖直牙齿，矫治牙齿的倾斜，同时完全表达第三序列转矩，在此过程中不会引起明显的弓丝变形，从而避免了邻牙不必要的转矩干扰。

在接下来研发的 Tip-Edge Plus 托槽中，更是只用通过辅弓管中的镍钛弓丝代替之前使用的 Side-Winders 辅簧来完成转矩和倾斜的控制就可以了。

3. 对治疗疑难错𬌗畸形的优势 通常认为 Tip-Edge 矫治技术的优势在安氏Ⅱ类一分类和安氏Ⅱ类二分类病例中，主要表现在前中期快速解决覆𬌗覆盖，形成后牙段的Ⅰ类关系，后期在方丝阶段又能轻易地控制牙根直立，明显地节约治疗时间。其原理也可以灵活地在其他类型的错𬌗畸形中使用，使得在治疗疑难错𬌗畸形时可以大大缩短治疗时间，降低难度。

（四）Tip-Edge 矫治技术在我国的应用

Tip-Edge 差动直丝弓矫治技术于 1988 年底由林久祥教授引入国内，经过数年的努力，矫治完成了部分病例，完成了数篇论文，分别发表于国内一级杂志和三次国际会议上，并在国际会议上展出了矫治完成的病例，受到好评。

随着 Tip-Edge 矫治技术硬件和软件的引入和开发，相信该技术不仅在国外，而且在国内也逐步得

到应用和推广，并显示出强大的生命力。

由林久祥教授研发并推广使用的传动力矫治技术正是在 Tip-Edge 矫治技术原理的基础上发展起来的。

二、Tip-Edge 托槽的构造及原理

（一）Rx-1 型 Tip-Edge 托槽与 Plus 型 Tip-Edge 托槽

最好的发明往往是最简单的，Peter Kesling 医生最初的目的是在方丝托槽表面实现差动力牙移动。因此，他仅用一把金属锯就完成了设计，Tip-Edge 托槽的雏形是仅仅切去了 0.022 英寸直丝弓托槽槽沟对角线位置上相应的两个转角。这种设计使得每个牙齿可以按照预先确定的方向倾斜移动，当置入全尺寸的粗弓丝时，可以阻止相反方向的牙倾斜移动。这时就需要预测牙齿的倾斜来预判托槽的选择，然而通常情况下，牙齿粘接了托槽后牙冠趋向于远中倾斜，除了第一前磨牙拔除的病例中第二前磨牙需要向拔牙间隙作近中倾斜移动外，极少需要有牙齿的近中倾斜移动。这使得通过预测托槽的牙齿的倾斜来预判托槽的选择变得简单（图 33-6）。

Tip-Edge 托槽（Rx-1 型）相对于传统的方丝弓与直丝弓矫治技术具有快速移动牙齿、节省弓丝以及对第二、三序列表达充分等优势。但随着 Ni-Ti 弓丝飞速发展，使得传统矫治过程得到了大大的简化，Tip-Edge 托槽的优势也随之逐渐减小。于是就想到了将 Ni-Ti 弓丝的改进运用于 Tip-Edge 技术并提高治疗的效率，于是乎 Tip-Edge Plus 托槽便诞生了。

Plus 型托槽（图 31-7）由 Rx-1 型托槽的外部结构和形似 "+" 号的内部结构组成。Plus 托槽的规格和槽沟的几何形状和 Rx-1 型托槽是一样的。但是，

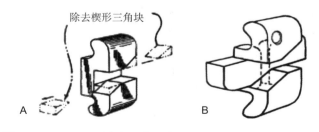

图 33-6 Tip-Edge 矫治器的设计。A. 切去了槽沟对角线的两个转角；B. Tip-Edge 托槽

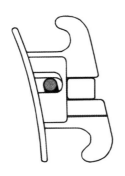

图 33-7　Tip-Edge Plus 托槽的水平辅弓管

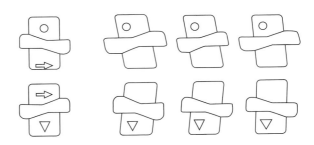

图 33-8　减数 4 个第一前磨牙病例所使用的一套 Tip-Edge 托槽

Plus 托槽内部创新地设计了形似"隧道"的水平方向的辅弓管。在结束阶段，通过穿入一根细细的不起眼的 Ni-Ti 弓丝，就能有效地同时完成转矩和轴倾角度的控制，从而不再需要使用 Side-Winders 辅簧。临床中，这种设计大大简化了治疗过程，降低失误率，对患者来说，舒适度和美观性都得到了提升。

对于使用 Rx-1 型托槽的医生，转而使用 Plus 型托槽是件轻而易举的事。基本上第一阶段和第二阶段的技术是相同的，在第三阶段，主弓丝是相同的方丝，不同的是穿入水平辅弓管的镍钛弓丝代替 Side-Winders 辅簧。由于取出主弓丝时不再需要先去除所有的 side-Winder 辅簧，因此更简化了第三阶段的操作。

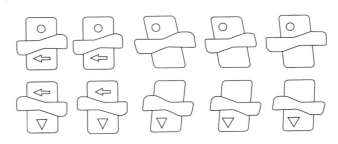

图 33-9　非拔牙病例所使用的一套 Tip-Edge 托槽

（二）Tip-Edge 托槽的表面与内部

Tip-Edge 托槽的优势正是通过其独特的托槽设计配合差动力牙移动的原理使其大放异彩，接下来便来讲讲托槽的设计。

1. 表面设计　对于惯用方丝和直丝弓托槽的医生来说，Tip-Edge 托槽的表面设计并不陌生，包括使用传统结扎翼，远中龈方托槽结扎翼的识别标记，在上前牙托槽为圆点，下前牙用三角形标记。识别标记与槽沟的设计及牙齿的倾斜移动的方向是相匹配的。Tip-Edge 托槽槽沟可使牙冠在最初作近远中倾斜移动的时候，防止在牵拉牙齿向后和（或）关闭间隙时弓丝变形，并可自动加强必要的支抗。图 33-8、图 33-9 和图 33-10 显示在不同的情况下，按照牙冠倾移方向的不同需要而选择有关的托槽组。选择托槽组时主要根据前磨牙移动的方向来选择，前磨牙移动方向应与箭头所指方向相同。

2."动力"槽沟　"倾斜限制面"与"结束面"共

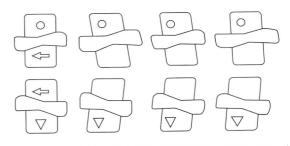

图 33-10　减数 4 个第二前磨牙病例所使用的一套 Tip-Edge 托槽

同构成了 Tip-Edge 托槽的"动力"槽沟，这是 Tip-Edge 托槽的重要核心之一（图 33-11）。"倾斜限制面"就是前面所说的 Peter Kesling 医生切去托槽槽沟对角线位置上相应的两个转角所产生的斜面，这两个斜面之间的垂直距离为 0.028 英寸，限定了牙齿移动过程中可倾斜的角度范围。"结束面"就是未被切割的槽沟面，结束面之间的垂直距离为 0.022 英寸，限定了每个牙治疗结束时的预置角度和转矩（表 33-1）。"倾斜限制面"与"结束面"交汇的转折点构成了中央嵴，直到结束阶段前，在上下相对的中央嵴提供垂直向的控制，而到了最后的方弓丝阶段，在竖直辅簧的作用下施加转矩。吸收了 edgewise 托槽的优势，三个序列的数据都已经预置在了托槽当

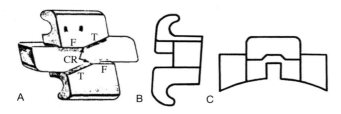

图 33-11 Tip-edge 托槽设计示意图。A. 正面观，CR（中央嵴），T：倾斜限制面，F（结束面）；B. 远中侧面观；C. 切端观

中，在矫治的第三个阶段，当方丝与槽沟的结束面相接触时，三个序列的数据将会完全表达。第一和第二双尖牙具有类似的转矩角度和近远中倾斜角度。上颌双尖牙的倾斜度为 0°，转矩角度为 -7°；下颌双尖牙的倾斜度也为 0°，转矩角度为 -20°（图 33-12）。

以右上尖牙为例，在治疗的最初阶段主要为解除拥挤、减小覆盖，牙冠将向远中倾斜，以达到 Ⅰ 类关系。由于没有对牙根施加力量，这一阶段支抗要求很小。在极度倾斜的病例中牙冠远中倾斜的程度受到"倾斜限制面"的限制，以防止过度倾斜。尖牙托槽的倾斜限制面与水平面成 25° 角，其余牙为 20°，实际临床中很少需要如此大的倾斜角。一旦所有的牙冠都正确到位后，主槽沟内使用一根被动的方丝，在竖管内放置 Side-Winders 辅簧（Rx-1 型）或者在水平辅弓管穿入 Ni-Ti 弓丝作辅弓丝（Plus 型）。这时牙根发生远中移动，相应地，槽沟的上下结束面与主弓丝逐渐贴近，直到牙齿矫治到预置轴倾度，所以牙齿竖直阶段有自限性。

由于"倾斜限制面"的垂直距离（0.028 英寸）

比"结束面"的垂直距离（0.022 英寸）大，再加上结束面宽度不到托槽表面横径的一半，上下槽沟边缘结束面与倾斜限制面的转折点不是正对着的。所以，中央嵴在两侧均少许偏离托槽正中轴。随着托槽的倾斜，"扩大"了槽沟的垂直内径。槽沟垂直内径越大，则托槽与弓丝之间的摩擦力越小。再者 Tip-Edge 托槽槽沟中央嵴这种特殊结构，大大增加了相邻托槽间的有效距离，使 Tip-Edge 托槽的托槽间距远远大于任何种传统双翼托槽。

无论使用方丝或者直丝托槽整体内收牙列，尤其在尖牙沿弓丝向远中移动时，众所周知的不良反

表 33-1 Tip-Edge 托槽槽沟预成角度值（Rx-1 型）（槽沟宽：0.022 英寸）

上颌	初始近远中冠倾斜度	最终近远中冠倾斜度	最终根转矩度
中切牙	20°（远中向）	5°	12°
侧切牙	20°（远中向）	9°	8°
尖牙	25°（远中向）	11°	-4°
第一前磨牙	20°（远中或近中向）	0°	-7°
第二前磨牙	20°（远中或近中向）	0°	-7°

下颌	初始近远中冠倾斜度	最终近远中冠倾斜度	最终根转矩度
中切牙	20°（远中向）	2°	-1°
侧切牙	20°（远中向）	5°	-1°
尖牙	25°（远中向）	5°	-11°
第一前磨牙	20°（远中或近中向）	0°	-20°
第二前磨牙	20°（远中或近中向）	0°	-20°

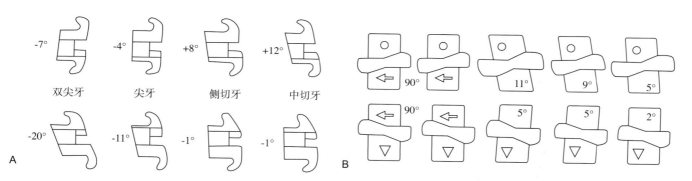

图 33-12 Tip-edge 托槽的预成结构。A. 预成于不同牙齿托槽基底部的转矩角度；B. 不同牙齿托槽近远中的预成倾斜角度

应是将产生垂直向改变的趋势。这是由于以上的托槽限制牙齿必须整体移动。根据简单的物理原理，牙根部的阻力将使牙冠向远中倾斜，连带着弓丝发生一定程度的弯曲，相应地导致前牙段伸长和后牙段压低，产生所谓的"过山车"效应。但是由于差动力牙移动中牙根的移动滞后，内收时牙冠的倾斜不会引起垂直向的不良反应，从而避免了前牙产生严重的"车轮效应"。当然最后必须竖直所有牙根，使其垂直向排列到位；然而在这一阶段，必须使用粗弓丝，稳定已经建立的尖窝交错关系。

综上所述，"动力"槽沟的设计不仅使托槽与弓丝之间的摩擦力大大减小，加快了牙齿移动的速度，减少了牙齿倾斜移动时带来的垂直向副作用，还使弓丝的更换更加方便，而且开拓了控制转矩的全新途径，即当添加辅簧或在水平辅弓管穿入 NiTi 弓丝时，托槽垂直内径伴随牙齿的竖直逐渐减小直至槽沟与矩形主弓丝紧密贴合，达到最终在三维方向上的精细调节。

3. 竖管与横管 竖管即是垂直辅弓管，其槽沟直径是 0.020 英寸，两端呈漏斗形开口以便放置辅件。通常为 Rx-1 型 Tip-Edge 托槽在第三阶段使用，当全尺寸弓丝放入槽沟后，在竖管中插入 Side-Winders 辅簧使托槽的第二和第三序列得以充分表达，此为 Rx-1 型 Tip-Edge 托槽的另一大核心。

横管即是水平辅弓管，是 Tip-Edge Plus 托槽的重要内部结构，是一项革命性的创新。水平辅弓管形似隧道，这在正畸史上是独一无二的。水平辅弓管和垂直辅弓管垂直相交构成类似加号的结构（图 33-13），这也是 Plus 托槽命名的缘由。和垂直辅弓管一样，水平辅弓管的直径也是 0.020 英寸，两端漏斗形开口，Ni-Ti 弓丝只能从近远中向穿入托槽。一旦 Ni-Ti 弓丝进入水平辅弓管后，它将很好地平整牙

列，NiTi 丝提供了矫治第二序列轴倾角的力量，竖直牙根到正常位置，通过与主槽沟中硬弓丝联合使用，完成第三序列转矩的表达。竖管与 Ni-Ti 弓丝的配合使用，使 Plus 型托槽无需原来 Rx-1 型 Tip-Edge 托槽第三阶段 Side-Winders 辅簧的复杂操作。

（三）磨牙颊管

1. 表面设计 Tip-Edge 托槽设计了双管颊管，主要是为了结合直丝弓技术和 Begg 技术在临床上的各自优势。双管颊管由位于常规位置的预置角度的直丝弓矩形管（0.022 英寸 ×0.028 英寸）和靠近牙龈的 0.036 英寸内径的圆形管组成。根据需要有两种双管颊管供操作者选用，一种是带结扎翼的双管颊管，其矩形弓管可以掀盖而转为托槽型颊管（图 33-14），另一种不可掀盖的双管颊管，这种双管颊管去除了结扎翼，外形更小，不但避免了殆方的咬合干扰，而且患者更加舒适（图 33-15）。

2. 圆管 圆管主要运用于深覆殆病例治疗初期打开咬合阶段。在第一阶段中，圆管起了相当重要的作用，通过支抗弯曲加强磨牙支抗和打开咬合时，圆管更贴近龈方的位置，提供了较好的保护，避免咬合创伤。此外，在打开咬合时，加长的圆管增加

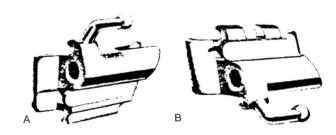

图 33-14 掀盖型磨牙颊管。A. 左上磨牙颊管；B. 左下磨牙颊管

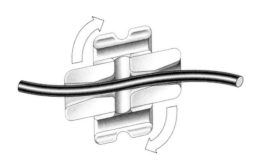

图 33-13 Tip-Edge 托槽的横管与竖管

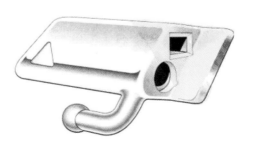

图 33-15 不可掀盖的双管颊管（右下磨牙）

了支抗弯曲的效能，同时减少了随之产生的摩擦力。圆管还用于 Plus 型托槽在第三阶段时镍钛辅弓的插入固位（图 33-16）。

3. 矩形管　矩形管主要用于关间隙和竖直牙根阶段。矩形管内腔的后端向𬌗方轻微开大，Christoper Kesling 医生设计的目的是便于取出末端回弯的弓丝，当弓丝从颊管中拔出的时候，颊管的这个结构能逐渐撸平弓丝上末端回弯的折痕，使其更易滑出。这种设计不会影响转矩、轴倾和旋转的控制（图 33-17）。𬌗侧方管与前磨牙托槽槽沟处于同一水平。这可在打开咬合后，直丝弓通过托槽槽沟和颊管（图 33-18）。

三、附件的构造、作用原理与使用时机

Tip-Edge 矫治技术的顺利开展离不开各种附件的灵活使用，这些附件是从 Begg 系统衍化而来，最初为使用转矩弓丝而设计。尽管当今的正畸医生不需要再做精细的弓丝弯制以及 Plus 型托槽的使用使得 Tip-Edge 矫治技术的使用大大简化，但矫治的顺利进行依然需要这些附件的配合使用，下面就让我们依次学习这些附件。

（一）Side–Winders 辅簧

对于 Rx-1 型 Tip-Edge 托槽的使用者来说，Side-Winders 辅簧几乎是每天都要使用的附件。Side-Winders 辅簧由直径 0.014 英寸的高弹不锈钢圆丝弯制而成。由圈簧部分、弹簧固定臂和加力臂三部分组成（图 33-19）。圈簧部分是 Side-Winders 辅簧的主体，用来连接弹簧固定臂和加力臂，更是重要的蓄力部分；弹簧固定臂是固位部分，用来插入到托槽垂直辅弓管中起到固位作用；加力臂是施加力量的主要部件，其末端为一固位钩，当固位钩被置于主弓丝上时，Side-Winders 辅簧被激活。Side-Winders 辅簧应该始终是由𬌗方插入而不是龈方。Side-Winders 辅簧被激活后，加力臂上的力量传导至固位臂，使托槽产生第二序列方向的旋转移动，当托槽槽沟的结束面与主弓丝接触时（此时仅为点或线接触），托槽第二序列的旋转就会停止，而此时 Side-Winders 辅簧的力量依然存在，则会使托槽结束面与主弓丝（方丝）的接触逐渐变为面接触，最终托槽发生第三序列的旋转而使转矩充分表达出来。

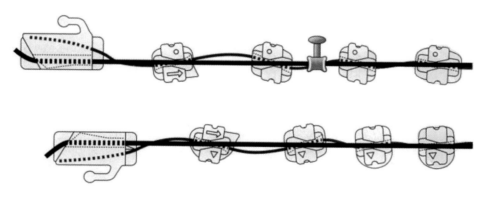

图 33-16　第三阶段镍钛丝穿过圆管与水平辅弓管的使用

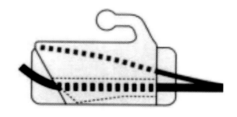

图 33-17　双管型磨牙颊管（上方为圆管，下方为方管）

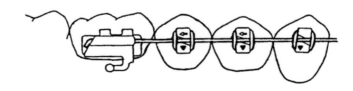

图 33-18　磨牙𬌗侧方管与前磨牙托槽槽沟处于同一水平，有利于直丝弓的使用

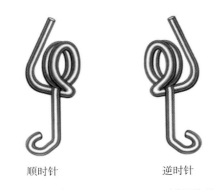

图 33-19 两种型号 Side-Winders 辅簧构造示意

顺时针　　　　　逆时针

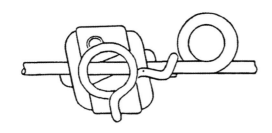

图 33-20 逆时针 Side-Winders 辅簧用于右上尖牙

Side-Winders 辅簧分为顺时针和逆时针两种型号，互为镜像，医生需要根据牙根所需移动的方向来挑选正确的型号。挑选正确的 Side-Winders 辅簧十分简单，只需根据从唇侧判断每颗牙的第二序列移动方向即可。比如上颌右侧尖牙牙根应向远中移动，就需选择逆时针的 Side-Winders 辅簧（图 33-20），而竖直下颌右侧尖牙应使其牙根远中移动则需要顺时针的 Side-Winders 辅簧，依此类推。使用 Tip-Edge Rx-1 型托槽时只需要考虑第二序列的移动方向，而不必考虑牙齿的转矩需要。

如何识别两种 Side-Winders 辅簧也是一个问题，有一个简单易识别的办法：挟持住 Side-Winders 辅簧，面对固位钩，观察钩子弯向哪里。从游离末端开始，如果钩子顺时针弯曲，那么这就是一个顺时针型的 Side-Winders 辅簧，反之亦然。

Side-Winders 辅簧只能在硬度较高的不锈钢弓丝上使用，因为镍钛丝或者多股麻花丝的硬度不足以抵抗正轴簧激活后产生的垂直向分力而弯曲。同时，使用 Side-Winders 辅簧时不宜用结扎丝结扎。因为结扎丝弹性不够，将阻碍托槽沿弓丝旋转，而这恰恰是矫治倾斜和转矩所需的。所以，固位 Side-Winders 辅簧只可以用弹力圈。

（二）动力栓钉

动力栓钉是用较软的不锈钢制作而成，为放置在托槽垂直辅弓管内的牵引钩，可用来悬挂各种牵引圈，十分方便。一般是从龈方置入，末端 90° 回弯固定。严格来讲，末端回弯的方向应和牵引力的方向相反，从而避免栓钉在弹性牵引时做"U"形旋转而滑脱（图 33-21）。

栓钉的侧面观可见其头部和体部之间相互成角（图 33-22）。栓钉置入后，应使其头部向远离牙面或龈缘的方向倾斜，而不能对着。无论是治疗中期还是后期，都可以使用动力栓钉，操作简单，方便快捷。

（三）扭转簧

扭转簧与 Side-Winders 辅簧十分相似，是用 0.014 英寸的高弹性不锈钢弓丝制成，也是由圈簧部分、弹簧固定臂和加力臂三部分组成，也分顺时针和逆时针两种型号（图 33-23）。

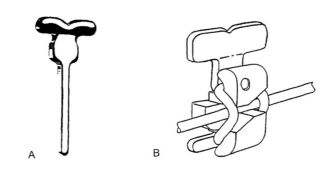

图 33-21 A. 动力栓钉；B. 动力栓钉从龈方插入垂直槽沟内

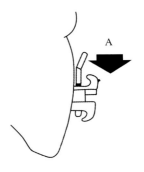

图 33-22 龈向插入动力栓钉

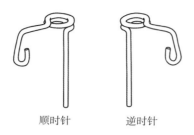

顺时针　　　　逆时针

图 33-23 两种方向的扭转簧

扭转簧一般在矫治的中后期使用，此时主弓丝为硬丝，无法直接排齐因各种原因而造成的牙齿扭转，因而只能使用扭转簧。扭转簧只能矫治存在近远中向旋转的牙齿，即被矫治的牙齿的托槽槽沟必须与弓丝在同一水平面上，如果不在同一个水平面上，弓丝将很难被压入槽沟内。

扭转簧在使用前必须先结扎，但只能结扎单侧，即只结扎与托槽相接触侧的弓丝，而另一侧结扎丝将穿过托槽与弓丝之间，只有这样才能使牙齿在扭转时不至于使结扎丝脱落。扭转簧总是从龈方置入的，用持针器夹着穿过垂直辅弓管。弹力臂向着唇侧与牙面成 90° 垂直，扭转簧的长末端与弹力臂固定在托槽的同一侧，贴着牙面在弓丝下面朝龈方回弯固定。只有当长末端和牙面相抵，弹簧臂钩住弓丝，才能激活扭转簧。最后，使用钳子夹紧弹簧臂末端，使固位钩闭合（图 33-24）。同样，扭转簧也只能在硬丝上使用，不然扭转簧的弹力臂力量将使牙齿唇倾。

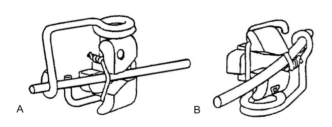

图 33-24 逆时针扭转簧的应用。A. 用于上尖牙；B. 用于下前牙

（四）结扎圈

1. 常规结扎圈 对于 Tip-Edge 矫治技术来说，应尽量使用结扎圈而避免使用结扎丝固定，因为不锈钢结扎丝缺乏弹性，增加了牙齿移动的摩擦力，阻碍了托槽的自由倾斜，进而易于在错误的地方增加支抗（图 33-25）。不过 Tip-Edge 矫治技术在很多时候还是需要使用结扎丝的，一般结扎丝用在初始阶段，牙齿没有完全排齐时，使用结扎丝将不整齐的牙齿悬吊在钢丝上，同时也使钢丝不至于滑脱，还有就是使用扭转簧时也应使用结扎丝。

2. Tip-Edge 结扎圈 Tip-Edge 结扎圈被设计用于保持弓丝就位和防止牙齿近中或远中倾斜（图 33-26）。该结扎圈有斜横梁，斜横梁两端有两个舌向突起，该突起位于弓丝和托槽之间，以控制牙的近远中倾斜度。一般在第 Ⅲ 期使用 Tip-Edge 结扎圈，以保持牙齿于直立位。

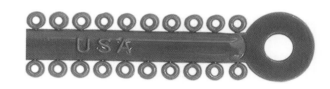

图 33-25 结扎圈

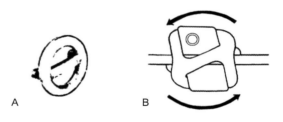

图 33-26 Tip-Edge 结扎圈。A. Tip-Edge 结扎圈包含斜横梁及舌侧突起；B. Tip-Edge 结扎圈可维持牙齿直立

（五）E-links 弹力链

E-links 弹力链是在 Tip-Edge 矫治技术的第 Ⅱ 期使用，用以关闭拔牙间隙。使用 E-links 弹力链关闭间隙优于传统的弹性橡皮链。传统的弹性橡皮链通过调节橡皮圈的数目粗略地调整牵引力，而 E-links 弹力链则有不同的规格可供选择（图 33-27）。它的力量取决于弹力链的长度而不是根据超出拔牙间隙的小部分长度决定。临床经验提示尽量在临床中每 6 周时间更换 E-links 弹力链，它在口内的作用时间可保持 3 个月。

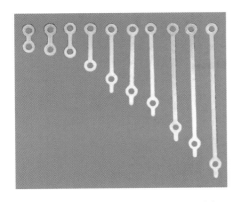

图 33-27　10 种不同型号的 E-links 弹力链

E-links 弹力链施力于尖牙圈和磨牙牵引钩。前磨牙拔除的病例多使用 E-6 型，有时间隙差不多关闭时，可使用 E-5 型。由于 E-links 弹力链近端放置于尖牙圈上，第二阶段及之后的治疗阶段中，均不需要将尖牙托槽与尖牙圈结扎。因为 E-links 弹力链能整体关闭间隙，同时防止弓丝从一侧滑至另一侧。使用 E-links 弹力链时，可将弹力链与前磨牙一起结扎，这样不仅可以防止弹力链的抖动，还可以增强患者的舒适度。

（六）Outrigger 牵引钩

相对于其他矫治技术，Tip-Edge 矫治技术更需要患者的配合度，特别是安氏 II 类错𬌗的患者是需要长期佩戴 II 类牵引的，而很多青少年出于对矫治的抗拒还有就是成年人不想太过影响日常工作社交因而不能积极佩戴皮筋，这将会大大降低矫治的效果，同时使矫治时间大大延长。为此 Kesling 医生于 20 世纪 90 年代末发明了 Outrigger 牵引钩（图 33-28）。此附件应谨慎使用，仅仅针对不能好好配合挂牵引或经常忘记挂牵引的患者。

Outrigger 牵引钩由一对牵引钩卷曲缠绕于一段 0.016 英寸不锈钢丝的两端而组成。根据两侧牵引钩

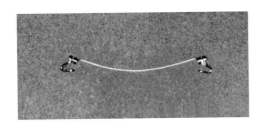

图 33-28　Outrigger 牵引钩

的距离也分为不同型号。牵引钩应该在侧切牙和尖牙托槽之间但不与两者接触。当不戴牵引时，牵引钩会向外 90° 弹出造成患者的上唇不适；当佩戴牵引时，垂直向的分力将旋转牵引钩并使其垂直向下，患者的不适感就会消失。Outrigger 牵引钩可确保完全的牵引依从性，正畸医生和患者都会发现，当颌间牵引一直戴用时，治疗过程非常高效，没有临床和治疗时间的浪费。当然，医生都希望患者能自动配合而不是使用强制的手段。

四、矫治程序与矫治目标（包含各阶段弓丝使用技巧）

由于 Tip-Edge 矫治技术主要用于治疗伴深覆𬌗、深覆盖和牙列拥挤的严重错𬌗畸形，针对大多数安氏 II 类一分类和二分类错𬌗具有非常明显的优势，所以现在介绍的矫治程序主要是针对这类患者的。

（一）第一阶段

1. 矫治目标
　　排齐上下前牙
　　关闭前牙间隙
　　矫治深覆盖或反覆盖
　　尽早矫治后牙段反𬌗

2. 矫治方法　Tip-Edge 矫治技术是综合了 Begg 技术和直丝弓矫治技术的优点而发展出来的，其第一阶段主要是采用了 begg 技术的理念，使用 II 类牵引提供支抗，而不是头帽，原因是使用 II 类牵引佩戴方便舒适，患者容易配合，依从性好。但如何使 II 类牵引发挥足够的支抗作用的同时避免其带来的副作用，是 Tip-Edge 矫治技术的精髓所在。

在治疗初期，先不粘接前磨牙托槽及第二磨牙颊管，使用 0.016 英寸高弹不锈钢丝作为初始主弓丝，同时前牙使用 0.014 英寸镍钛辅弓排齐牙齿（图 33-29）。

不粘接前磨牙托槽及第二磨牙颊管是为了减少前期牙齿排齐移动时的摩擦力，同时使主弓丝支抗曲的力量直接发挥至前牙。

0.016 英寸不锈钢上下主弓丝首先应弯制尖牙圈（为常规的小圈曲，因位置靠近尖牙而在这里称为尖牙圈），尖牙圈一般位于尖牙近中，前期可作为颌间牵引的挂钩，之后可与尖牙结扎从而防止前牙出现

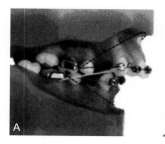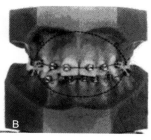

图 33-29　第一阶段矫治示意（虚线为唇弓未入槽时的状态或位置）。A. 侧面观；B. 正面观

间隙。随后弯制后倾曲作为上下支抗曲，支抗弯曲的正确位置应该在磨牙颊管前方 2 mm 左右，支抗弯曲不仅能增加第一磨牙支抗，而且具有垂直向控制的作用，能快速打开咬合以及抵抗Ⅱ类牵引在垂直向的副作用；对于支抗弯曲的角度没有严格的要求，这个角度是根据中线处弓丝的龈向偏移程度来确定的，对于无需或需要少许打开咬合的病例，支抗弯曲小，只需抵抗下颌磨牙的近中倾斜即可，相当于在牙弓中线处弓丝向龈方偏移几毫米；但是，对于低角深覆𬌗病例，支抗弯曲应该发挥更大的打开咬合作用，相应产生更强的磨牙支抗。这种病例所允许的最大龈方偏移量为弓丝前段到达前庭沟。尽管这样，分布到上颌 6 个前牙上的压入力仅 50 g（或 2 盎司），在下颌可能更小。弯制完支抗曲后，需要稍扩大下颌弓丝的宽度，因为当使用Ⅱ类牵引和支抗弯曲时，两者的合力会引起磨牙伸长和牙冠舌向倾斜。一般磨牙区每侧扩大 5 mm 就足够了，但对于重度深覆𬌗病例，应扩大至 10 mm。即使这样弓丝也不会起到扩大牙弓的效果。

主弓丝准备好后，应先在上下前牙放置 0.014 英寸镍钛辅弓，并结扎错位或扭转的牙齿（使用 Plus 系统的医生应注意第一阶段辅弓应放在主槽沟内，而不要放入水平辅弓管，因为镍钛丝入辅弓会使根竖直，从而阻碍牙冠的倾斜移动，前牙会因此缺乏间隙）；辅弓放好后，开始放主弓丝，将主弓丝的末端置于磨牙圆管，然后将两侧尖牙托槽用结扎圈与主弓丝结扎，最后结扎其他能与主弓丝结扎的托槽。

弓丝安放好后，嘱患者全天戴用轻力（50 g）Ⅱ类牵引减小覆盖，牵引皮圈从上颌两侧尖牙近中的"尖牙圈"挂到下颌第一磨牙颊管远中弓丝末端。在整个治疗过程中，保持轻力是极为重要的，这也是 Tip-Edge 技术能避免颌间牵引不良反应的主要原因

之一。因为在应用大于 50 g 的牵引力时，由于抵消了上颌支抗弯曲产生的前牙压入作用易导致上切牙伸长，同时使下颌磨牙失去控制。使用 Tip-Edge 技术的正畸医生很快就能体会到轻力的重要性，并且意识到，如果出现治疗进程缓慢往往是由于患者没有配合弹性牵引的结果，而不是牵引力量太小，所以患者的配合对于第一阶段的治疗效果至关重要。

一次或两次复诊后，前牙可能已基本排齐，覆𬌗覆盖有所减小，可以去除镍钛辅弓了。这时有必要调整尖牙圈的位置至尖牙托槽更近中，利于尖牙继续远中移动，排齐错位的切牙。前牙段排齐后，尖牙不需要再向远中移动，用弹性结扎圈结扎尖牙圈和尖牙托槽以稳定弓丝同时防止上前牙出现间隙。

每 6 周复诊一次，检查患者覆𬌗覆盖、磨牙宽度以及弓丝的情况，一般无需做很大调整，主要是叮嘱患者全天戴用轻力Ⅱ类牵引。

第一阶段的治疗时间一般为 3~4 个月，第一阶段结束时临床上表现为上切牙切缘咬在切牙托槽上缘，前牙段已排齐，此时可以进入第二阶段。

（二）第二阶段

1. 矫治目标

通过前牙段后移或后牙段前移关闭剩余间隙

中线的矫治

第一磨牙去扭转

第一磨牙整平

继续矫治反𬌗

第一阶段矫治效果的维持

2. 矫治方法　进入第二阶段矫治的安氏Ⅱ类患者，垂直向不调已矫治，此时宜用传统的后牙段长弧形弓（即摇椅形弓）代替后牙支抗弯曲，以保证在间隙关闭过程中保持前牙覆𬌗。事实上，第二阶段 Tip-Edge 矫治的原理与直丝弓大致相同，其显著优势在于正畸医师可以选择是否在尖牙上放置 Side-Winders 辅簧，以决定通过前牙后移或后牙前移关闭间隙（图 33-30）。

第二阶段初始应先去除 0.016 英寸不锈钢弓丝，粘接前磨牙托槽，使用相同的弓丝，用后牙长弧形弓代替后牙支抗弯曲以保持咬合打开的效果，上颌为加大的 Spee 曲线，下颌为反 Spee 曲线，与直丝弓相同，同时在接下来的治疗中，弓丝均进入磨牙方管（图 33-31）。

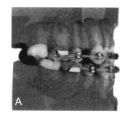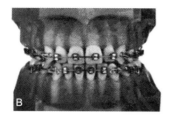

图 33-30　第二阶段矫治示意。A. 侧面观；B. 正面观

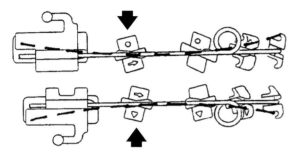

图 33-31　第一阶段末期、第二阶段初始粘接前磨牙托槽，使用相同的弓丝，用后牙长弧形弓代替后牙支抗弯曲

长弧形 0.016 英寸不锈钢弓丝可以很快排齐前磨牙，对于错位比较严重的前磨牙，可以使用镍钛辅弓或弹力链扭转来辅助排齐。

前磨牙排齐后，就可以更换第二阶段关闭间隙的弓丝了，主要使用 0.020 英寸的高弹不锈钢弓丝。这种弓丝具有足够的硬度保证关闭间隙过程中水平向和垂直向的控制，同时也具有足够的弹性，在第二阶段结束时矫治第一磨牙扭转。有些情况下，如拔除第一磨牙的病例或后牙反𬌗需要上颌后牙颊向扩展的病例，也可以使用 0.022 英寸的不锈钢弓丝作为关闭间隙的主弓丝。同样，使用 0.020 英寸的高弹不锈钢弓丝在尖牙近中弯制尖牙圈，以作为关闭间隙的牵引钩，在安放弓丝前增加后牙段的长弧形以维持覆𬌗。为保持第一阶段咬合打开的状态，保持上下切牙切对切的咬合关系，应让患者在第二阶段治疗期间夜间佩戴Ⅱ类牵引。第二阶段关闭间隙时也应控制磨牙的扭转，方法为对弓丝做简单的调整。在前磨牙与第一磨牙间弯制 1 mm 的外展弯和 10° 的内收弯。弓丝末端退火并龈向回弯以防止间隙复发。对于在第一阶段由于支抗弯曲导致的磨牙冠远中倾斜，在第二阶段也可纠正，方法为在第一磨牙与前磨牙之间，弓丝弯制一个不超过 10° 的对抗倾斜的弯曲，使第一磨牙远中尖建立咬合。弓丝放置后，

使用 E-links 弹力链关闭，舒适度高而且美观。

Side-Winders 辅簧在第二阶段可以发挥很大的作用，主要是作为制动装置的使用。第一，当后牙需要前移时，可用 Side-Winders 辅簧在两侧尖牙处实施制动，制动会使尖牙牙根朝远中移动，由于尖牙牙根粗大，此时将会大大增加前牙支抗，有利于后牙的前移。第二，在中线不调时，在中线偏斜的一侧使用 Side-Winders 辅簧制动，则关闭间隙时中线会向对侧偏移，从而纠正中线。

第二阶段也可 6 周复诊一次，复诊时检查患者间隙关闭情况，如中线、覆𬌗覆盖、磨牙情况等，根据情况看是否需要调整弓丝，最后更换 E-links 弹力链。

第二阶段对于非拔牙病例来说或许只需要 1~2 个月，对于拔牙病例会稍长一些，但也很少超过 4 个月。此阶段结束时，拔牙间隙基本关闭，中线应达到居中对齐，磨牙的扭转和倾斜也已纠正。

（三）第三阶段

1. 矫治目标
- 调整每个牙的转矩角和倾斜角
- 获得和谐稳定的侧貌
- 保持Ⅰ类咬合关系
- 精细调整

2. 矫治方法　第三阶段是 Tip-Edge 矫治技术的精髓所在，因为它在此阶段采用的方法是全新的，充分地表达了托槽内置的第二、三序列数据，这在正畸学中是独一无二的。对于 Rx-1 型托槽，在第三阶段是方丝与 Side-Winders 辅簧的共同使用；对于 Plus 型托槽，在第三阶段是方丝与镍钛竖直辅弓的共同使用（图 33-32）。

第三阶段使用的主弓丝是 0.0215 英寸 ×0.028 英寸不锈钢丝（图 33-33），有两种成品弓丝可供选择，即平直弓丝和预置转矩弓丝，预置转矩弓丝则在上颌切牙段预置了 5° 的冠舌向转矩，下颌切牙段预置了 8° 的冠舌向转矩。需要根据患者情况来选择相应的弓丝。治疗前为浅覆𬌗或者开𬌗的病例，治疗中后牙段不做长弧形弓，零转矩平弓丝是最佳选择，全程使用零转矩的平直弓丝，托槽底部预置的度数即为每一颗牙齿的转矩。对于深覆𬌗患者，打开咬合是第一阶段主要目标之一，在第二、三阶段是需要维持该目标状态，一旦方丝后牙段弯制了垂

直向长弧形弯曲，就会在前牙段弓丝形成冠唇向转矩，导致前牙唇倾，而使用预置转矩弓丝后，预置转矩抵消了后牙段长弧形弓导致的切牙唇倾，使不利的牙冠移动不会出现。有时对于轻度深覆𬌗的患者，打开咬合很容易，不需要大的磨牙后倾弯及长弧形弓。这种情况下，只需在上颌使用极轻柔的长弧形弓，同时下颌使用平弓丝，即可达到维持打开咬合的作用，由于上颌的长弧形弓极轻柔，因而产生的前牙转矩改变也很小，故也可使用平直弓丝。Ⅲ类病例的矫治需要通过下切牙的舌倾来代偿发育过度的下颌骨，为了建立前牙正常覆盖，上前牙的适度唇倾有时候也是必要的，这些改变可以通过使用预置转矩弓丝来达到，下颌弓丝前牙段预置了8°冠舌向转矩，故下颌可直接使用此弓丝而不用弯制长弧形，仅需的转矩调整是将双侧后牙段的转矩调整为零转矩，因为上颌弓丝前牙段预置的是冠舌向转矩，而Ⅲ类病例的治疗不需要前牙舌倾，可将弓丝𬌗龈向反过来安放，前牙5°的舌倾就变成5°的唇倾了，对于较严重的Ⅲ类患者，可以使用另一种办法，即将下颌弓丝用于上颌，这要求操作者扩大弓丝宽度以适用于上颌，弓丝方向不需改变，下切牙的8°冠舌向转矩自然就成为上切牙的8°冠唇向转矩，这是十分有利的。

选定主弓丝后，需将弓丝适当扩大，只需将弓丝放在平板上，并扩大弓丝末端即可。宽度应扩开至两侧末端距磨牙2 mm。然后再确定"标志点"，比照模型估计弓丝长度并大致剪去多余部分，使试戴时更加舒适。准确标记弓丝中点，挟持弓丝在口内，剪断弓丝末端，在每侧磨牙颊管后方留3mm长的弓丝。用记号笔在第一磨牙和前磨牙接触点处作标记，此处弯制内收弯，内收弯大约为5°，在尖牙和侧切牙间作标记，以安放牵引钩。最后将伸出第一磨牙颊管的3 mm长弓丝末端应磨细并退火，方便之后的插入与回弯。

作为主弓丝的方丝弯制好后就可以置入槽沟内了，方丝安放好后需要进行末端回弯，但不能回弯过紧，因为牙冠近远中向竖直时需要额外牙弓长度，尤其是尖牙和前磨牙。在末端回弯时，需要考虑到这个长度。牙齿邻接过紧会造成治疗进程受阻，也可能导致牙齿旋转，尤其是使用辅簧时。假如牙弓中没有间隙，尤其当接触点有重叠时，弓丝末端需预留很小的一段以备向前滑动满足牙弓排齐需要。

弓丝安放好后，Rx-1型托槽需要放置Side-Winders辅簧了，辅簧的选择与安装在之前已经进行过讲解，辅簧激活后，最后使用结扎圈结扎，第三阶段的力量就开始正式发挥了。对于Plus型托槽，此时就应该在水平辅弓管中穿入镍钛竖直辅弓了，穿入镍钛竖直辅弓有两种方法，一种是中线穿入法，由于这种放置辅弓的方法从近中方向观察每个托槽都很方便，因此推荐初学者使用，该方法要求使用预成形的镍钛弓丝，穿引前按牙弓长度剪短，弓丝从中线处开始，弓丝应按反向弯曲的方向穿引。这意味着上颌弓丝左侧远中端由患者上颌右侧中切牙、侧切牙依次穿入，反过来也一样，弓丝一旦穿引入上颌4个切牙就不会滑脱了。当然在此阶段中线处会突起一个弓丝大圈，通过尖牙及双尖牙近中向后穿引一侧弓丝是很容易的，不要同时穿引双侧弓丝，此时中线处的圈直径随之逐渐缩小，最后，随着竖直辅弓完全就位，中线处的圈翻转消失。另一种方法是远中穿入法，要求使用一根没有预成形的直长镍钛弓丝。弓丝长度按主弓丝长度比量，相对前一种方法，这种弓丝长度略长。弓丝一端预留3 mm进行退火处理并弯制成一个小"保护圈"。这是游离端，一开始位于患者面颊外侧而不伤及面部，另一端从邻近磨牙的前磨牙远中穿引入槽。除非使用镜子，这种方法采用盲穿，但熟练后会变容易，一旦通过了前磨牙，依次向前穿引，跨过中线，然后在对侧向远中继续穿入。穿入端应该延伸超出第一磨牙，这样保护小圈就挨近穿引起始处的前磨牙，然后在前磨牙远中剪掉退火保护小圈。最后，将弓丝反向移动一小段距离，插入起始侧磨牙颊管，这时可以放置主弓丝了，镍钛竖直辅弓常规插入圆管。

之前我们已经介绍了Tip-Edge托槽的构造，现在我们就来看看Tip-Edge矫治技术是如何通过方丝与托槽的特殊构造来充分表达第二、三序列数据的。

Tip-Edge托槽的上下结束面彼此之间存在偏移，因此不可能直接相对。插入有活性的转矩方丝将升高一侧的结束面而降低另一侧。事实上，Tip-Edge托槽通过增加了槽沟垂直向的距离而使弓丝的转矩作用力分散。最终的结果将导致牙齿在近远中方向上的倾斜，而不是根部发生转矩，这种现象称为"转矩逃逸"。但在置入Side-Winders辅簧或镍钛竖直辅弓后情况发生了改变，粗的基本弓丝作为一个被动的平台，维持三维方向的控制，而正轴簧或镍钛竖直辅

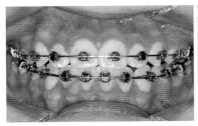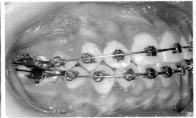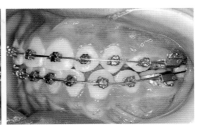

图 33-32　第三阶段矫治示意图

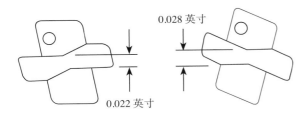

图 33-33　Tip-edge 槽沟随着牙冠的倾斜，垂直向宽度增大，有利于使用粗钢丝

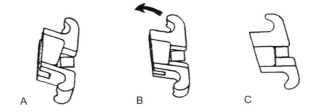

图 33-34　A. 方丝入槽初；B. 控根中；C. 控根完成

弓通过提供给每个托槽转矩和倾斜移动的弹性力使其与弓丝相适应。随着倾斜的矫治，托槽垂直宽度的减小，矩形弓丝的两个对角与槽沟形成点接触。这时托槽内有两个接触点。因水平辅弓管内的辅弓丝在水平方向上发挥的作用，这两点能进一步减小槽沟垂直向宽度，产生轻压力作用于弓丝。由于两个与转矩平面相关的压力点位置偏移，弓丝这时被看成是逐渐关闭的夹心三明治，随着转矩开始作用以及进一步的倾斜变化，在轻压力下继续保持两点接触，直到最后托槽在垂直向上与弓丝完全闭合，即托槽的上下平面与弓丝的上下平面相接触。直到所有的转矩和倾斜完全表达出来，而没有剩余的"转矩间隙"。在此期间不用担心正轴簧会对方丝或殆平面产生什么影响，因为细的辅簧相较硬的矩形弓丝而言产生的力很小，在临床上可忽略不计（图 33-34）。

在第三阶段的复诊时间为 2 个月一次，每次都需要观察牙齿竖直的情况，以及弓丝和辅簧是否出现问题，还有就是剩余间隙的观测，如间隙太少，则需要松解弓丝；如间隙过多，则利用牵引钩关闭多余间隙，有时也需要调整个别托槽，但调整后或有主弓丝无法置入的风险。待牙根竖直，间隙完全关闭后就可以进行精细调整了。

（四）精细调整

Tip-Edge 矫治技术的精细调整主要包括第二磨牙的纳入以及咬合关系的最后调整。由于第二磨牙在矫治前期会对矫治产生影响，因而直到最后，才将第二磨牙纳入矫治体系，一般使用 0.016 英寸高弹不锈钢丝排齐即可。咬合关系的最后调整可使用多股麻花方丝配合牵引钩进行垂直牵引，可使最后的咬合变得密实。

第三阶段是 Tip-Edge 矫治技术的精髓所在，也是三个阶段中耗时最长的，经常达到整个矫治过程一半的时间，经常会有 9 个月或更长。

五、Tip-Edge Plus 矫治技术介绍

（一）Tip-Edge Plus 托槽在设计上的进步之处

Rx-1 型 Tip-Edge 托槽在移动牙齿方面具有明显的优势，借助于持续轻力和简捷的口内支抗，可以使牙齿产生大范围的倾斜移动，因而比较有利于改善面型。由于初始牙移动是倾斜移动，因而在后期，即第Ⅲ期需要进行牙齿正轴矫治，这就需要弯

制较复杂的正轴簧。正轴后，还需要使用只有 TP 公司才能提供的 Tip-Edge 弹力圈，加以巩固。这在临床应用时，有些不便。特别是那些习惯于使用便捷直丝弓的医生，对于弯制这种较复杂的正轴簧，很难接受。如果购买预制的正轴簧和 Tip-Edge 弹力圈，又存在一定的成本问题。显然，这有些不利于 Tip-Edge 托槽及技术的普及和推广。

鉴于此，Kesling 对 Rx-1 型 Tip-Edge 托槽进行了改良，即在 Tip-Edge 托槽基础部分增加了口径为 0.51 mm 的横圆管，镍钛圆丝可以插入进行牙齿正轴，可以避免使用弯制比较困难的正轴簧及特殊的 Tip-Edge 弹力圈，不仅有效，而且实施起来比较方便。该横圆管与原先存在的竖管处于同一平面，形成 "+" 形状，正是英文单词 "plus" 之意，故 Kesling 将改进的托槽称为 Tip-Edge Plus 托槽（图 33-35）。

（二）Tip-Edge Plus 矫治技术在第三阶段治疗的优势

Rx-1 型 Tip-Edge 托槽的正轴作用是靠弯制较复

杂的正轴簧来完成的。如上所述，临床操作比较麻烦，不便于普及。Plus 托槽实施正轴作用简便多了，仅仅需要将合适尺寸的镍钛（NiTi）圆丝插入托槽基部的横管即可。Kesling 提供了镍钛圆丝插入横管的方法，即中线穿入法（图 33-36）与远中穿入法（图 33-37）。

应用 Plus 托槽的矫治程序的内容与 Rx-1 型 Tip-Edge 托槽是一样的，只是在第Ⅲ期达到牙齿正轴及转矩矫治的方法不同。第Ⅲ期的主要矫治目标是牙齿正轴及转矩矫治，Rx-1 型 Tip-Edge 托槽是靠正轴簧的正轴动作和充满槽沟的 0.0215 英寸 ×0.028 英寸直方丝弓的协同作用来完成的。而 Plus 托槽借助于镍钛圆丝插入托槽横管和充满槽沟的 0.0215 英寸直方丝弓的协同作用实现牙齿正轴及转矩矫治同步进行和完成（图 33-38）。相比而言，后者要便捷多了。镍钛圆丝选用，应遵循由细到粗的渐进性原则，以利于牙周健康。随着正轴效果的显示，逐步更换更粗的镍钛圆丝。

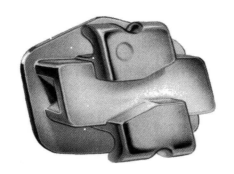

图 33-35　Tip-Edge Plus 托槽

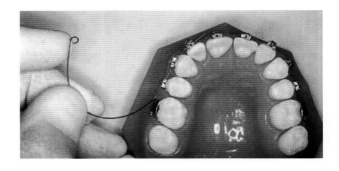

图 33-37　远中穿入法

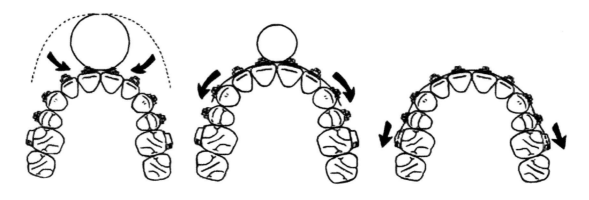

图 33-36　中线穿入法步骤

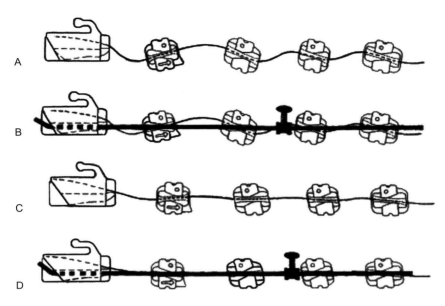

图 33-38　A. 合适的镍钛圆丝插入托槽基部的横管；B. 将 0.0215 英寸的直方丝弓置入槽沟；C. 继续更换镍钛圆丝，直至完成正轴矫治；D. 将 0.0215 英寸的直方丝弓置入 0.022 英寸槽沟内

（三）Tip-Edge 及 Tip-Edge Plus 矫治技术的学习方法

Tip-Edge 矫治技术总体来说还是非常复杂的，对于没有正畸基础的医生学习起来将会更加的困难，因为 Tip-Edge 矫治技术的学习需要对弓丝及托槽的关系有一定深入了解。而对于长期使用传统直丝弓矫治技术的医生来说，学习起来也是有一定难度的。一方面是 Tip-Edge 矫治技术全新的理念很难一下子被接受，另一方面是在使用 Tip-Edge 矫治技术治疗患者时极易与原先的理念搞混从而不利于对患者的矫治。

Tip-Edge 矫治技术是一门非常讲究程序的正畸技术，每一阶段都有非常明确的目标，在前一阶段目标未完成前最好不要急忙进入到下一阶段，否则会使矫治效果大打折扣。虽然学起来较难，但至少 Plus 技术的运用容易令人信服。Tip-Edge 技术令牙齿和牙齿片段倾斜移动而不是整体移动到新的位置，因此要确保轻力牵引。在处理其他矫治器不能解决的困难病例之前，从中等难度的病例开始着手是明智的，可以快速获得信心。

但如果是已对 Begg 细丝弓矫治技术有比较系统深入了解的医生来学习 Tip-Edge 矫治技术，那必将会事半功倍，因为这两种技术在很多理念上是相通的，能够理解 Begg，也必将会理解 Tip-Edge。

（四）必要的说明

差动直丝弓矫治技术不取决于牙齿的拔除，它不是单纯拔牙的矫治技术。当治疗不拔牙的病例时，也能在相对短的时间内获得出色的结果。Begg 医生有关人类正常殆的正确概念包括对牙齿不断近中迁移的确认，导致他及其他学者在出现拔牙将有助于获得令人满意的软组织侧貌和稳定结果的适应证时，才拔除牙齿。对差动牙运动的另一误解是，以为垂直曲是治疗的必需组成部分。其实，只有不到 10% 的病例需要前牙垂直曲，且可尽快地被更换掉。

与许多人的误解相反，差动牙运动可被精确地加以控制。这是因为使牙冠运动的力及使根运动的力可以与弓丝力分开。因此，这可以使每一牙齿的倾移或转矩移动的量和方向达到个别化，而不会对（倾移周围的）邻牙或支抗磨牙产生有害的影响。这种技术可以通过使用镍钛弓丝或同轴前牙排齐辅弓使前牙排齐，而不会使主弓发生弯曲。常用于治疗末期的前牙转矩辅弓可减少对主弓的有害力干扰，使主弓能够维持对颊舌向和垂直向的控制，使矫治不仅快，而且可达到理想的程度。

六、病例报告（图 33-39～图 33-44）

基本情况：奇××，男，15 岁。

主诉："地包天"，双颌前突。

临床检查：下颌前突，开唇露齿，侧貌呈凹面型。Ⅲ类错𬌗，两侧磨牙完全近中，上下牙弓前突，上下前牙唇倾，前牙反𬌗，牙列重度拥挤。

ANB=2.09°，1-NA=41.26°，1-NB=42.52°，Wits=-2.2 mm，UL-E =2.12 mm，LL-E=4.57 mm。

设计：

1. 拔除 14，24，34，44。

2. Tip-Edge Plus 差动直丝弓矫治技术。

结果：总疗程 18 个月，上下牙列排列整齐，前牙覆𬌗覆盖正常，中线居中对齐，磨牙关系中性，后牙尖窝关系良好，侧貌明显改善。

ANB=3.31°，1-NA=18.73°，1-NB=28.32°，Wits=1.0 mm，UL-E=-0.52 mm，LL-E=0.01 mm。

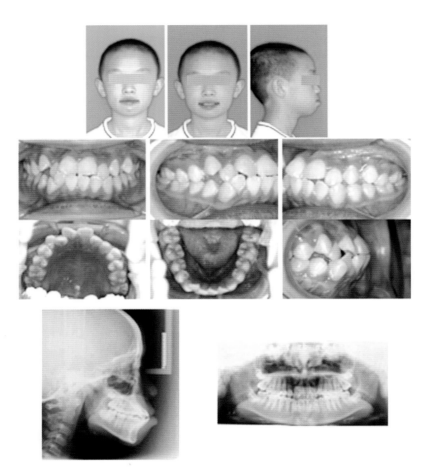

图 33-39　治疗前

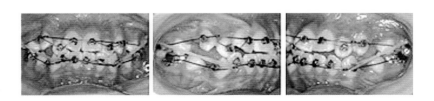

图 33-40　第一阶段——解除反𬌗

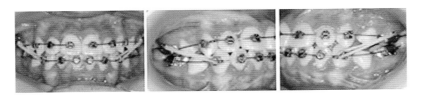

图 33-41 第二阶段——关闭拔牙间隙

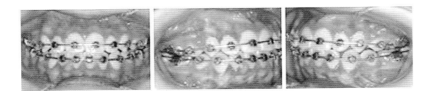

图 33-42 第三阶段——正轴与转矩

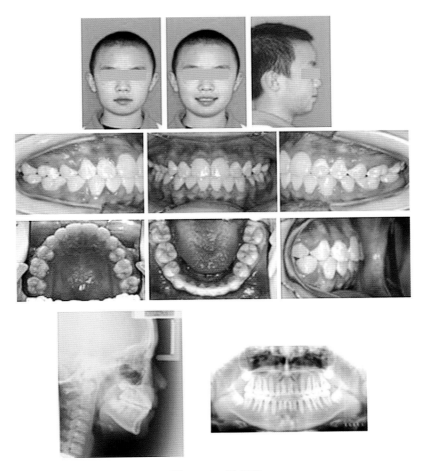

图 33-43 结束照

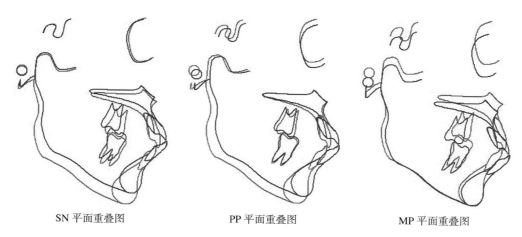

SN 平面重叠图　　　　　PP 平面重叠图　　　　　MP 平面重叠图

图 33-44　治疗前后的头影重叠图

参考文献

[1] Lin JX. Tip Edge appliance and its advantages. International Conference on Orthodontics and Surgical Orthodontics, 1991, Abstr: 95.

[2] Lin JX. Study of Tip-Edge appliance treating Class I, Division I malocclusion in growing period. J Japan Orthodontic Society, 1992, 51:323.

[3] 林久祥. Tip-Edge矫治技术. 中华口腔医学杂志, 1992, 27:375.

[4] 陈莉莉, 林久祥, 许天民.Tip-Edge Plus 直丝弓技术矫治安氏 II 类错𬌗的临床应用初探. 中华口腔医学杂志, 2008, 43(12):719-722.

[5] Xu LL, Chen LL, Du XY, et al. Clinical effect of Tip-Edge plus appliance in children with angle II (1)malocclusion. J Huazhong Univ Sci Technolog Med Sci, 2013, 33(6):886-891.

[6] Richard Parkhouse. Tip-Edge Orthodontics and the Plus Bracket. Mosby, 2009:1-199.

[7] Kesling PC. Expanding the horizons of the edgewise arch wire slot. Amer J Orthod Dentofac Orthop,1988, 94:26.

[8] Kesling PC. Dynamic of the Tip Edge bracket. Amer. J Orthod Dentofac Ortho, 1989, 96:16.

[9] Kesling PC. Treatment with Tip Edge bracket and differential tooth movement. Amer J Orthod Dentofac Orthop, 1991, 99:387.

[10] Kesling PC. Tip Edge plus Guide and Differential Straight Arch Technique. 6 edition. Westville: TP Orthodontics, Inc, 2003.

[11] Lin JX, Gu Y. Preliminary investigation of nonsurgical treatment of severe skeletal Class III malocclusion in the permanent dentition. The Angle Orthodontists, 2003, 73(4): 401-410.

[12] Lin J X, Gu Y. Lower second molar extraction in correction of severe skeletal Class III malocclusion. The Angle Orthodontist, 2006, 76(2): 217-225.

第三十四章

亚历山大矫治技术

魏 松

本章内容

一、亚历山大矫治技术的矫治理念及概述

亚历山大矫治技术是美国德克萨斯州的亚历山大医生（Dr. R. G. "Wick" Alexander）集近 40 年、13 000 例患者的诊治经验创立的一种独具特色的矫治理念和矫治系统。它具有直丝弓矫治技术的基本特点，并吸取了 Tweed 经典方丝弓矫治技术及其他诸多矫治技术的特点，力图以简捷的方法达到高质量的矫治效果，并追求矫治结果的长期稳定。在 40 年的发展中，世界各地的正畸医师们用大量完美的矫治病例和临床研究证实了这一矫治理念和矫治系统的有效性和矫治结果的长期稳定性。

（一）矫治理念

1. 追求矫治结果的长期稳定　"控制"是正畸治疗的关键词。控制前牙唇舌向倾斜度、磨牙的近远中向轴倾度、前牙的近远中向轴倾度以及牙弓宽度，寻求牙位、颌位与口周肌群的动态平衡，是亚历山大矫治技术的基本原则，也是实现矫治结果长期稳定的基础。

2. 将托槽的特点与牙齿的特点巧妙结合　1978 年，亚历山大医生将其矫治理念融入到他发明的第一代托槽系统中，即所谓的"不同 - 简易矫治技术"（the Vari-Simplex Discipline），其中"Vari"的原意是"不同"，这里指使用不同种类的托槽。即不同形态的牙齿、牙弓中不同位置的牙齿使用不同类型的托槽。

3. 将正畸治疗中的主动性控制与颌、殆、面的生理性变化结合在一起　对于处于生长期的患者，通过主动性的正畸治疗，解除患者固有的咬合锁结关系，同时利用患者的生长潜力，进一步矫治殆关系，将正畸控制与患者的生理性变化巧妙地结合。此外，在某些Ⅰ、Ⅱ类错殆的减数矫治中，拔牙后下颌并非立即矫治，而是进行短期的自行调整，利用患者口周肌群的生理性力量来移动牙齿，达到简化下颌拥挤病例的矫治、便于尽快建立尖牙Ⅰ类关系、同时提高矫治后的长期稳定的目的。

（二）矫治技术概述

1978 年，亚历山大医生在其发明的第一代托槽系统，即所谓"不同 - 简易矫治技术"（the Vari-Simplex Discipline）中，除了前面提到的使用不同类型的托槽之外，还强调了在提高矫治精确性的前提下尽可能简化操作、提高矫治效率的理念，即"Simplex"之意——"简单"；"Discipline"的原意为"教程和方法"，这是希望正畸医师们在学习一种新的直丝弓矫治技术前，应该接受严格的正畸技能培训，掌握经典方丝弓矫治技术控制牙齿移动的基本原理、方法、选择矫治力的原则，重视牙弓形态与弓丝形态的关系、殆的基本概念以及矫治的稳定性等。在此基础上，他于 1987 年、1997 年以及 2008 年依次发明的第二代即 Mini-Wick 托槽系统、第三代即 Alexander Signature Line 托槽系统及第四代即 LTS（Long Term Stability, LTS）托槽系统，在遵循其第一代矫治系统的理念基础上，进一步制定了面向稳定的矫治目标及其实现稳定需重视的关键因素。

二、托槽的特点

亚历山大矫治技术中托槽的特点可以浓缩为三个字，即"直""窄"和"翼"。

（一）托槽中"直"的含义

所谓"直"，即直丝弓矫治器的"直"。根据直丝弓矫治器的基本原理，在托槽槽沟内预置特定的转矩、轴倾，并以托槽底板厚度的差异反映牙齿在牙弓中的凸凹度，即托槽本身就具备了牙弓中的三个序列弯曲，从而简化了弓丝的弯制。亚历山大托槽在托槽转矩、轴倾和底板厚度设计上的特点如下所述。

1. 托槽的转矩　亚历山大矫治技术采用 0.018 英寸托槽系统，完成弓丝为 0.017 英寸 × 0.025 英寸，余隙仅为 0.001 英寸，目的是减少转矩丢失，使有效转矩尽量接近托槽设计的理想转矩。

转矩的数值（图 34-1）是以 50 例治疗效果完美的病例所使用的完成弓丝的转矩的平均值为基础制定的，这与其他直丝弓矫治技术使用的转矩值通常来自未经治疗的理想殆牙弓所测数据的平均值有所不同。

尽量不唇倾下切牙以及维持两侧下尖牙之间原来的宽度是亚历山大矫治技术实现矫治结果长期稳定所要达到的重要目标，下切牙和下尖牙的转矩为达到该目标奠定了基础。下切牙托槽 -5° 的冠舌向转

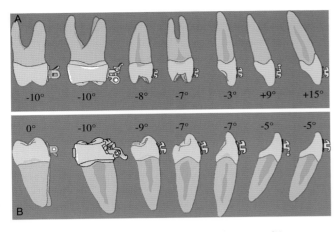

图 34-1 托槽的转矩值。A. 上颌；B. 下颌

矩是该技术最具特征的转矩，研究证明：在Ⅱ类病例非减数矫治中，下切牙粘接 -5° 转矩的托槽，使用柔软的 0.017 英寸 ×0.025 英寸麻花方丝 3 个月，排齐了牙齿，其间未使用任何其他防止下切牙唇倾的措施，矫治前后头影测量结果显示：下切牙切缘舌向移动平均不足 0.5 mm，根唇向移动平均 1 mm，结果趋向于将下切牙保持在原来的位置，牙弓得到额外的间隙排齐了牙齿。由此看来，下切牙 -5° 转矩的托槽与柔软的 0.017 英寸 ×0.025 英寸的初始弓丝联合使用具备了一定的控制下切牙唇倾的能力，从而在轻度拥挤甚至临界病例的非减数矫治中达到控制下切牙唇倾的目的。这也正是一些临界病例得以非减数矫治成功的原因之一。

下尖牙 -7° 的冠舌向转矩结合 0.017 英寸 ×0.025英寸麻花方丝，也是为了防止下尖牙在排齐整平过程中出现唇倾，从而维持两侧下尖牙之间原来的宽度。

需要说明的是，下颌第二磨牙颊管转矩值为 0°，并非意味下颌第二磨牙转矩为 0°。这是因为亚历山大矫治技术常规需要把下颌第二磨牙融入到治疗中，强调了在下颌第二磨牙近中弯制 Ω 曲，并通过将Ω 曲与下颌第二磨牙颊管结扎的方式来稳定下牙弓。为防止 Ω 曲压迫牙龈，需要将 Ω 曲弯向颊侧，这样自然在 Ω 曲远中的弓丝上形成了下颌第二磨牙的冠舌向转矩，因此将下颌第二磨牙颊管的转矩值设计为 0°。

2. 托槽的轴倾 托槽的轴倾关系到冠、根的排列位置，直接影响着矫治后的稳定性。亚历山大矫

治技术将远中竖直下颌第一磨牙，以及下前牙牙根在近远中向上呈分散状排列作为获得长期稳定应达到的矫治目标，下前牙和下颌第一磨牙轴倾的独特设计也是实现这些目标的基础（图 34-2）。

下颌第一恒磨牙 -6° 的轴倾是亚历山大矫治技术最具特征的轴倾度，它体现了 Tweed 矫治技术后牙备抗的矫治理念。研究证明：在非减数矫治的Ⅱ类病例中，下颌第一恒磨牙粘接 -6° 轴倾的托槽，使用 0.017 英寸 ×0.025 英寸多股麻花方丝平均 3 个月，排齐了牙齿，其间未使用任何其他控制下切牙唇倾的措施，结果显示下颌第一恒磨牙的牙根近中移动不到 0.5 mm，牙冠向远中移动平均达 1 mm，说明下颌第一磨牙不仅直立，而且整个牙弓长度增加 2 mm。由此看来，在不唇倾下切牙的前提下，下颌第一恒磨牙 -6° 轴倾、下切牙 -5° 转矩再结合柔软的 0.017 英寸 ×0.025 英寸的初始弓丝可以为牙弓提供 2～3 mm的额外间隙。此外，-6° 的轴倾就如同在弓丝上弯制6° 的后倾曲，便于整平牙弓、增加牙弓长度并且增加下颌第一磨牙支抗。

下颌中切牙、侧切牙和尖牙的轴倾分别为 +2°、+6°、+6°，目的是希望矫治后下前牙的牙根在近远中向上呈分散状排列（图 34-3），尤其是下颌侧切牙轴倾度的设计明显大于其他直丝弓矫治器。

3. 托槽底板的厚度 托槽底板的厚度反映牙弓不同部位的凸凹程度，即方丝弓技术中的第一序列弯曲（图 34-4 和表 34-1）。

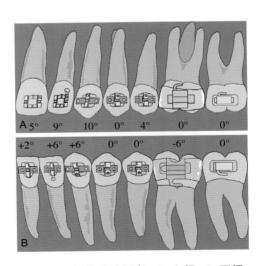

图 34-2 托槽的轴倾度。A. 上颌；B. 下颌

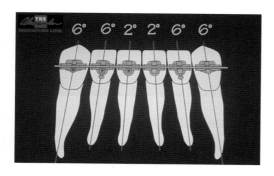

图 34-3 下前牙的轴倾度

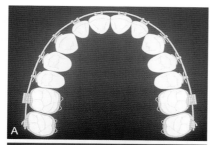
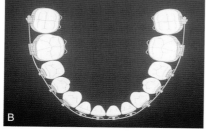

图 34-4 托槽基底的厚度。A. 上颌；B. 下颌

表 34-1 托槽基底的厚度

	上颌	下颌
中切牙	标准	厚
侧切牙	厚	厚
尖牙	薄	薄
前磨牙	薄	薄
磨牙	极薄	极薄

　　磨牙的颊管或托槽上设计有抗旋转的角度，相当于弓丝上常做的磨牙外展弯。它是由颊管或托槽近远中部位的不同基底厚度表达的。上颌第一、二磨牙分别为15°、12°（用于矫治后磨牙关系为中性时）以及0°、0°（用于矫治后磨牙关系为完全近中或完全远中时），下颌第一、二磨牙的抗旋转角度分别为0°、6°。

（二）托槽中"窄"的含义

　　亚历山大托槽的"窄"是指托槽的槽沟大小"窄"，以及托槽的近远中径"窄"。

　　1. 亚历山大矫治技术采用 0.018 英寸托槽系统　迄今为止，固定矫治器采用两种托槽系统，即 0.018 英寸和 0.022 英寸托槽系统，其中的差别是托槽槽沟的垂直向宽度，前者为 0.018 英寸，后者为 0.022 英寸，亚历山大矫治系统选择相对较"窄"的 0.018 英寸托槽系统的原因主要在以下几方面。

　　（1）尽可能有效地控制牙齿的转矩和轴倾：在方丝弓和直丝弓矫治技术中，托槽的转矩和轴倾能否通过弓丝充分表达，受到余隙即托槽槽沟与弓丝之间的空间大小的影响（图 34-5）。研究发现：0.001 英寸余隙将丢失约 4° 的转矩（图 34-6）。例如，在 0.018 英寸的托槽上使用 0.017 英寸 ×0.025 英寸的弓丝，其中的余隙仅为 0.001 英寸。在保持 0.001 英寸余隙的前提下，如果使用 0.022 英寸的托槽，就需要用 0.021 英寸 ×0.025 英寸的弓丝。但绝大多数使用 0.022 英寸托槽的方丝弓、直丝弓矫治技术都很少使用如此大尺寸的弓丝（表 34-2）。同理，牙齿近远中向的轴倾也受余隙的影响。正是由于余隙的存在，才导致弓丝完全进入槽沟后实际产生的有效转

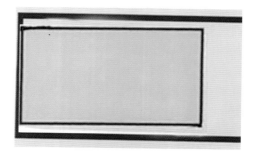

图 34-5 托槽的槽沟与弓丝之间有余隙

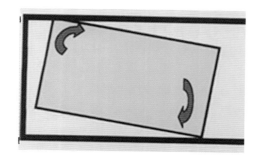

图 34-6 0.001 英寸的余隙将丢失约 4° 的转矩

矩和轴倾与理想转矩和轴倾之间存在差异。由此可见，相比于 0.018 英寸槽沟的托槽，要想提高有效转矩和轴倾，使用 0.022 英寸托槽的正畸医生需要使用尺寸更大的弓丝或在托槽中增加转矩或在弓丝上弯制额外的转矩才能达到理想转矩值和轴倾值。因此，从余隙影响转矩、轴倾等方面考虑，0.018 英寸托槽系统更便于控制牙齿的转矩和轴倾。

表 34-2　亚历山大矫治系统与 MBT 矫治系统所用的主要弓丝及托槽余隙

	亚历山大矫治系统	MBT 矫治系统
槽沟宽度（英寸）	0.018×0.025	0.022×0.028
主要工作弓丝（英寸）	0.017×0.025	0.019×0.025
余隙（英寸）	0.001	0.003

（2）采用关闭曲法关闭拔牙间隙：亚历山大矫治技术绝大多数情况下提倡采用在弓丝上弯制关闭曲的方法来关闭拔牙间隙，而不是采用无曲弓丝的滑动方式。在保持 0.001 英寸或 0.002 英寸余隙的前提下，0.018 英寸的托槽系统相应用 0.017 英寸 × 0.025 英寸或 0.016 英寸 ×0.022 英寸的弓丝弯制关闭曲。以此推断：如果采用 0.022 英寸的托槽系统，要想保持 0.001 英寸或 0.002 英寸的托槽余隙，就要用 0.021 英寸 ×0.025 英寸或 0.020 英寸 ×0.025 英寸的弓丝弯制关闭曲。那么，无论从正畸力值，还是弓丝弯制的难易度考虑，0.018 英寸托槽系统都轻于 0.022 英寸托槽系统。

（3）便于弓丝完全就位于托槽槽沟内：亚历山大矫治系统以窄托槽为主，与宽托槽相比，托槽间距明显增加，这就使得弓丝的弹性相应增加。在此基础上，弓丝尺寸越小（如 0.017 英寸 ×0.025 英寸），刚性就越小，力就越轻，便于弓丝进入托槽槽沟内，这也是亚历山大矫治技术提倡使用 0.018 英寸托槽系统的原因之一。

2. 亚历山大矫治技术是以窄托槽（槽沟近远中径窄）为主的矫治系统　与其他矫治技术采用同一种形态和结构的托槽不同，亚历山大矫治技术在不同的牙齿使用不同的托槽。托槽的选择需要充分考虑到牙齿大小、形状、近远中宽度、唇面弧度以及牙齿在牙弓中所处的位置等因素，因为这些因素可能影响托槽间距，从而影响托槽控制牙齿扭转和整平牙弓的能力。

（1）窄托槽：除磨牙和 4 颗上切牙外，其他牙齿均采用窄托槽。共有两种槽沟近远中径窄的托槽。一种由 Howard Lang 医生发明，称为 Lang 托槽。它用在位于牙弓转角处、唇面圆突的上下颌尖牙（图 34-7）。Lang 托槽向近、远中两侧延长形成较长而且平直的金属翼，宛如飞机的翼，称为"抗扭转翼"（稍后将详述该翼的作用）。与常用的宽托槽相比，Lang 托槽的优势体现在：①增加了侧切牙与尖牙之间以及尖牙与第一前磨牙之间的托槽间距，也就相应提高了弓丝弹性，假设同一患者使用同一根弓丝，尖牙为窄托槽时的矫治力值要轻一些（图 34-8），原

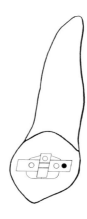

图 34-7　Lang 托槽用在牙弓转角处、唇面圆突的上下颌尖牙

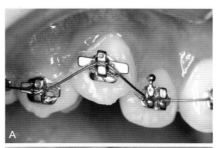

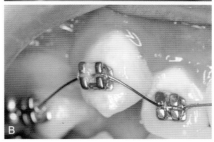

图 34-8　尖牙为窄托槽时侧切牙与尖牙之间的托槽间距要大于尖牙为宽托槽时两个牙的托槽间距。假设同一患者使用同一根弓丝，尖牙为窄托槽时的矫治力值要轻一些。A. 尖牙为 Lang 托槽（窄托槽）；B. 尖牙为宽托槽

因在于相邻托槽之间弓丝长度较大。同时尖牙使用窄托槽便于尺寸较大的方丝在矫治的早期阶段就可以进入托槽槽沟，以控制尖牙的转矩和轴倾（图34-9）；②尖牙位于牙弓转角、弧度最大的部位，与宽托槽相比，弓丝更容易充分地进入近远中径较小的窄托槽槽沟。尤其在减数矫治的排齐整平阶段，尖牙可以在弓丝的控制下，较快地远中移动（图34-10）；③窄托槽小，可以减少使用宽托槽时，由于上尖牙牙尖接触下尖牙托槽所致的上尖牙牙尖磨损或下尖牙托槽脱落，尤其是上下尖牙呈尖对尖关系的深覆𬌗病例（图34-11）。

另一种窄托槽由Lewis医生发明，故称为Lewis托槽。它用于牙冠唇面圆突但不在牙弓转弯处的前磨牙及牙冠较窄、唇面较平坦的下颌切牙（图34-12）。Lewis托槽的形态、结构与Lang托槽大致相同，只是抗扭转翼不是平直的，而是向外稍弯曲，更便于保持托槽与弓丝的三点接触，另外翼的长度也小于Lang托槽。下颌侧切牙托槽的远中龈向焊有牵引钩，便于挂Ⅲ类牵引的橡皮圈。Lewis托槽的特点

是：①托槽间距较大，可以相对提高弓丝弹性，充分发挥弓丝的效能；②弓丝与托槽的三点接触可以减小前磨牙和下切牙区域不必要的弧度，有利于弓形的维持；③抗扭转翼的弯曲度可以由正畸医生调整，即使不更换弓丝，也可以增加矫治扭转牙的力矩值；④当牙齿扭转、间隙不足时，如果是宽托槽，很难在扭转牙上粘接托槽或难以保障粘接位置的准确度，需要首先扩大间隙（如使用镍钛螺旋推簧），或者随着扭转牙的逐渐矫治，调整托槽位置并重新粘接。如果使用Lewis托槽（或Lang托槽），就可以去除妨碍粘接的一侧甚至两侧的抗扭转翼，从而将托槽粘接于牙面乃至正确的位置（图34-13），减少了螺旋推簧的使用和重新粘接托槽的必要性。

（2）宽托槽：宽托槽即双翼托槽是绝大多数固定矫治器采用的托槽。亚历山大矫治技术仅将宽托槽用于唇面宽而且平的上颌中切牙和侧切牙（图34-14）。其中上颌侧切牙托槽的远中龈向附有牵引钩，便于挂Ⅱ类牵引的橡皮圈。上颌中切牙与侧切牙之间的托槽间距通常保持在5～6 mm，弓丝弹性可以

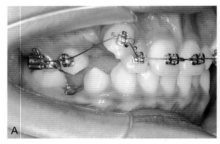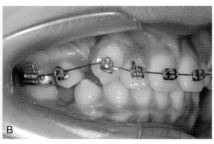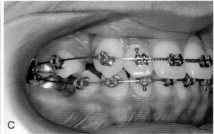

图34-9　A. 患者初始弓丝0.013英寸铜镍钛丝；B. 1个月后（第一次复诊），换为0.016英寸铜镍钛丝；C. 3个月后（第三次复诊），换为0.016英寸×0.022英寸镍钛丝（0.018英寸托槽系统）

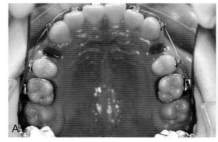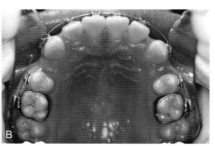

图34-10　该患者矫治约3个月后，上颌尖牙明显远中移动，此期间并未对上尖牙施以任何远中牵引力或推力。A. 矫治开始时；B. 约3个月后，上尖牙明显远中移动

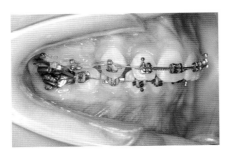

图 34-11　上下尖牙呈尖对尖关系时，如果前牙深覆𬌗，上尖牙牙尖容易接触到下尖牙的托槽

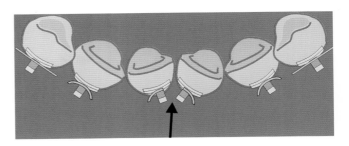

图 34-13　去除两个下中切牙近中的抗扭转翼，以便于托槽粘接在正确的位置

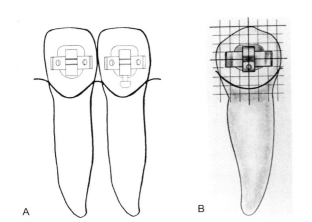

图 34-12　Lewis 托槽用在牙冠窄小而且唇面平坦的下切牙以及位于牙弓非转角处、唇面圆突的前磨牙。A. 下切牙的 Lewis 托槽；B. 前磨牙的 Lewis 托槽

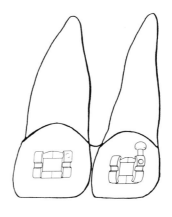

图 34-14　宽托槽用在牙冠较宽大而且唇面较平的上颌中切牙和侧切牙

充分发挥，便于弓丝进入托槽槽沟。就像所有固定矫治器的宽托槽一样，该托槽的近远中径宽大，既便于控制上切牙扭转，又便于控制上切牙转矩。

（3）附件：第一磨牙带环的颊管是可以掀盖的。如果第二磨牙粘带环或颊管，就可以把第一磨牙颊管表面的盖去掉，按照常规托槽使用。用于口外牵引的圆管位于上颌第一磨牙颊管的颊𬌗向（图 34-15），以减小口外弓对牙龈的刺激，同时避免干扰弓丝后部的 Ω 曲。下颌第一磨牙宽托槽的颊龈方必要时还焊有放置唇挡的圆管。此外，上下颌第二磨牙带环均为常规的颊管。

（4）窄托槽的优势：亚历山大矫治系统除磨牙和 4 个上切牙外，其他牙均使用窄托槽，因此可以认为该矫治系统是以窄托槽为主的固定矫治系统，与常用的宽托槽矫治系统相比，托槽间距增加了。实际测量发现：与宽托槽相比，下颌的窄托槽增加

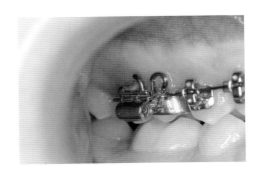

图 34-15　上颌第一磨牙带环的口外弓圆管位于颊管的颊𬌗向

了近一半的托槽间距（图 34-16）。窄托槽可以使托槽间距明显增加，从而具备以下优势：

1）弓丝弹性相对提高，矫治力值减小：托槽间距增加，意味着两个托槽之间的弓丝长度增加，弓丝的性能在局部发生变化，即刚性相对减小、弹

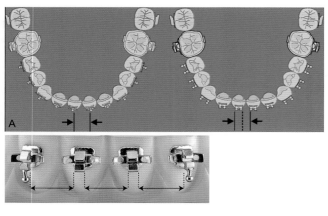

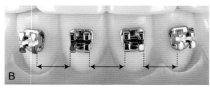

图 34-16　窄托槽矫治系统与宽托槽矫治系统（下颌）比较，托槽间距增加了近一半。A. 下颌托槽间距的比较，图左部为亚历山大托槽系统，右部为宽托槽系统；B. 下颌切牙托槽间距的比较，图上部为亚历山大托槽系统，下部为宽托槽系统

性相对增加。研究发现，相邻牙齿托槽之间的距离如果增加至原来的 2 倍，矫治力值将减小至原来的 1/8。弹性增加可以使弓丝尽早进入槽沟，减少排齐整平阶段更换弓丝的次数，提高了矫治效率。尤其在矫治近远中宽度较窄的下切牙扭转时（图 34-17），弓丝弹性的增加可以增大加力的范围。此外，在排齐牙齿的阶段，弓丝弹性增加相对减小了作用于牙齿的力，患者的不适更小，体现了矫治初期排齐、整平阶段持续轻力的矫治理念。

　　2）能够尽早使用不锈钢方丝：在减少患者不适的前提下，尽快使用 0.017 英寸 × 0.025 英寸的不锈钢丝、控制牙齿的转矩和轴倾、建立并维持适宜的弓形是亚历山大矫治技术重要理念之一。当托槽间距增加、弓丝弹性相对提高后，0.017 英寸 × 0.025 英寸的钢丝可以较早地进入托槽槽沟，直丝弓托槽的特点可以早期表达并长期维持（图 34-18）。

　　3）弹性弓丝的效能可以充分发挥：临床经验表明，扭转牙的矫治依赖于适宜的托槽间距和弓丝的弹性性能。相同的弓丝，托槽间距的大小与相邻托槽之间的弓丝弹性呈正向关系，即托槽间距越大，弓丝弹性越好。下切牙牙冠的近远中宽度较小，如

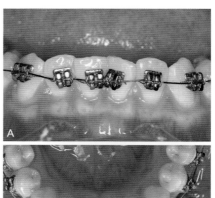

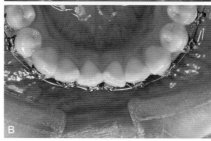

图 34-17　对于近远中宽度相对窄的下切牙扭转来说，矫治相对困难些，原因是相邻宽托槽之间的弓丝长度太小，弓丝弹性不足，可加力的范围小。A. 下切牙正面观；B. 下切牙𬌗面观

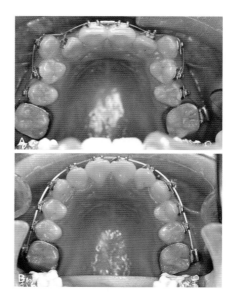

图 34-18　患者初始弓丝为 0.013 英寸铜镍钛丝，5 个月后换为 0.017 英寸 × 0.025 英寸的镍钛方丝。A. 初始弓丝时的牙弓形态和牙齿排列；B. 5 个月后的牙弓形态和牙齿排列

果粘接宽托槽，相邻牙间的托槽间距更小，造成弓丝的弹性特点不能发挥，因此用宽托槽矫治下切牙的轻度扭转（外翻或内翻）并非容易（图 34-19）。当使用窄托槽、托槽间距增加后，弓丝被压入槽沟就相对容易些，其弹性可以体现，在抗扭转翼的配合下，能够快速矫治下切牙的轻微扭转。

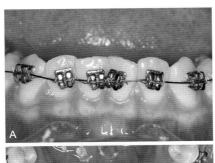

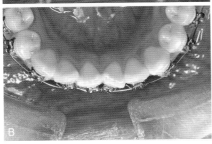

图 34-19　两个下颌中切牙外翻，其间的托槽间距很小，即使是 0.012 英寸的镍钛丝，也难以充分发挥弹性。A. 下前牙正面观；B. 下前牙𬌗面观

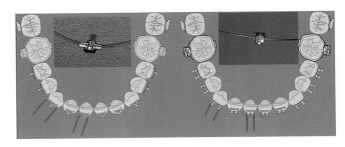

图 34-20　图左侧部分为亚历山大托槽，其力臂的长度要大于图右侧部分的宽托槽

中，扭转牙被矫治后，如果继续朝唇（颊）向弯曲远中侧的抗扭转翼，仍然可以加大该侧的弓丝与抗扭转翼之间的接触的压力，也就增加了抗扭转力矩，达到过矫治扭转牙的目的（图 34-22）。

（3）托槽粘接：受托槽间距不足的影响，在扭转牙上粘接托槽时，很难将托槽放在牙冠近远中向的正中，尤其在牙齿扭转而且间隙不足的情况下。在使用宽托槽时，通常的做法是：先为扭转牙扩展间隙，然后粘接托槽，矫治中有时还需要改变托槽位置、重新粘接。但是，如果是有抗扭转翼的窄托槽，就可以先去除妨碍托槽粘接的金属翼，将托槽粘在牙冠的正中，从而减少了重新粘接的必要性（图 34-23）。

（4）托槽近远中位置不理想时的补救措施：当托槽近远中向的位置不理想时，有时不必重新粘接，仅需朝唇（颊）向弯曲其中一侧的金属翼就可以产生控制牙齿扭转的力。例如，对外翻的下切牙来说，在近远中向上，托槽难以粘在正确的位置，往往稍偏远中粘接，这常造成排齐阶段后期矫治牙外翻的力不足。医生有时并不需要调整托槽位置重新粘接，只是将托槽远中侧的翼朝唇向弯曲一些，从而加大了弓丝与托槽在此处的接触力，就可以顺利、简捷地完成外翻牙的排齐（图 34-24）。

三、附有抗扭转翼的窄托槽的临床使用

在近远中径较窄的托槽上附有向两侧延伸的翼，是亚历山大矫治技术独特的托槽特点，在扭转牙的矫治中具有优势，故称为抗扭转翼。它的临床使用特点概述如下。

（三）托槽中"翼"的含义

1. 抗扭转翼的结构　亚历山大托槽系统的独特性之一就是在窄托槽的近、远中侧均附有抗扭转翼。之所以称为"抗扭转翼"，也是针对它在矫治牙齿扭转方面具有优势来说的。这种抗扭转翼的存在，使窄托槽控制牙齿扭转的能力强于宽托槽；此外，正畸医生可以适量地唇（颊）向弯曲抗扭转翼，为尖牙、前磨牙和下切牙的扭转过矫治提供额外的力值。

2. 抗扭转翼的作用　抗扭转翼的作用主要体现在以下几方面：

（1）矫治扭转牙：扭转牙的矫治依赖于力矩或力偶矩，而力矩是矫治力值与力臂的乘积。当力矩大小确定后，如果力臂越长，矫治力值就越小。与宽托槽相比，附有抗扭转翼的窄托槽具有较长的力臂（图 34-20），矫治扭转牙所需的力值较小，因此更易于矫治扭转牙。如果牙齿轻度外翻，弓丝弹力不足时，正畸医生还可以把该牙托槽远中侧的金属翼朝唇（颊）向弯曲，这就加大了托槽的远中侧与弓丝的接触力，从而获得更多的抗扭转力矩以矫治外翻的扭转牙（图 34-21）。

（2）过矫治扭转牙：在如图 34-21 的病例治疗

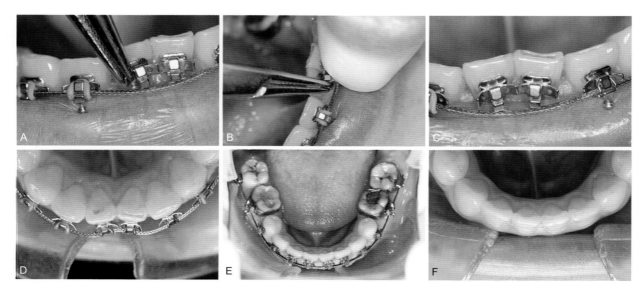

图34-21　两个下颌中切牙稍外翻，分别调整其远中的抗扭转翼，有利于矫治扭转牙。A. 用持针器夹住托槽的远中抗扭转翼；B. 另一手固定好托槽后，向唇向弯曲抗扭转翼；C. 两个抗扭转翼已经向唇向弯曲；D. 0.017英寸 × 0.025英寸的多股麻花丝进入槽沟后的弯曲状态；E. 下牙弓排齐；F. 矫治结束后的下前牙殆面观

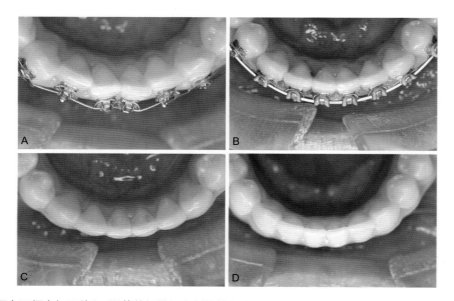

图34-22　该病例的两个下颌中切牙外翻，调整其托槽远中侧的抗扭转翼，达到过矫治目的。A. 矫治刚开始时的下前牙殆面观（请注意：两个下颌中切牙近中的翼已经被去除）；B. 下前牙排齐后，将两个下颌中切牙远中的翼朝唇向弯曲；C. 矫治结束后下颌中切牙处于过矫治的状态；D. 矫治结束后半年下前牙依然处于稳定的排列状态

（一）明确托槽近、远中侧的抗扭转翼的作用

托槽两侧的抗扭转翼是否都起作用，取决于矫治前牙齿是否扭转。

1. 无扭转的牙　当牙齿无扭转时，两侧的抗扭转翼通常不起作用。一旦牙齿沿着弓丝移动，就有出现扭转的倾向，此时抗扭转翼会有防止牙齿扭转的效应。这其中抗扭转翼的长力臂是发挥该作用的关键因素。例如，在拉上尖牙向远中的过程中，上尖牙有远中腭向扭转的倾向。托槽近中的抗扭转翼

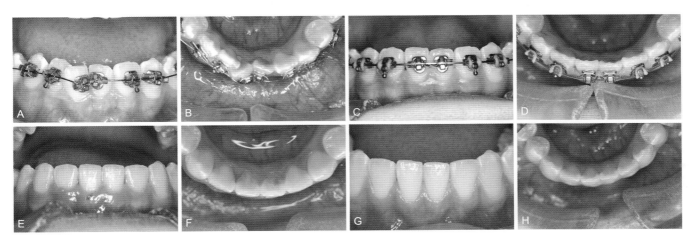

图 34-23　该病例的两个下颌中切牙外翻，调整其远中的抗扭转翼，达到过矫治的目的。A. 矫治刚开始时的下前牙正面观；B. 矫治刚开始时的下前牙殆面观（注意：两个下颌中切牙托槽近中侧的翼已经被去除）；C. 6个月后下前牙正面观；D. 6个月后下前牙殆面观；E. 矫治后下前牙正面观；F. 矫治后下前牙殆面观；G. 矫治后1年下前牙正面观；H. 矫治后1年下前牙殆面观

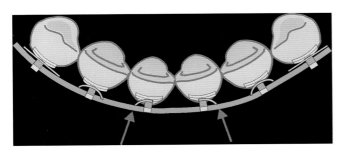

图 34-24　将托槽远中的抗扭转翼朝唇向弯曲，就加大了弓丝与托槽的接触力

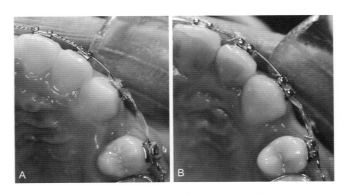

图 34-25　在拉上尖牙向远中过程中，上尖牙托槽的近中端可以防止上尖牙的远中腭向扭转。A. 上尖牙是附有抗扭转牙翼的窄托槽，力臂较长；B. 上尖牙是常见的宽托槽，但力臂较图A短

会与弓丝轻接触，弓丝的刚性对近中的翼产生朝向腭侧的力，这个力的效应可以防止上尖牙的远中腭向扭转。与常用的宽托槽比较，抗扭转翼使得抗扭转的力臂长度大大增加，预防扭转的作用更为明显（图 34-25）。

2. 有扭转的牙　如果是扭转牙，位于舌向扭转一侧的抗扭转翼通常不起作用，为了便于粘接托槽，甚至可以去除该侧的翼，另一侧的翼足以保障该扭转牙的矫治。扭转牙矫治后，通常不需要更换新的托槽重黏。下面这个病例的左上尖牙近中腭向扭转，具体做法是：确认托槽近中的长翼对该牙扭转的矫治不起作用，因此可以去除托槽近中的翼，这样就可以顺利地将托槽粘接在左上尖牙的正确位置上，

直至该牙扭转矫治，甚至到结束矫治前也没有再更换托槽（图 34-26）。

（二）扭转牙的托槽粘接位置

扭转牙的矫治需要两个力，它们位于牙齿阻力中心的两侧，方向相反，大小相等，而且不在一条直线上，即力偶。通常扭转小于 45° 的牙齿，单纯的唇侧（或舌侧）固定矫治器就可以解决扭转问题。托槽在近远中向上位置，对于扭转牙的矫治来说至关重要，它需要同时满足以下两个条件：

1. 确保矫治扭转牙的力偶效应　力偶是矫治扭转牙的关键，即需要在扭转牙的阻力中心的近中和远中各有一个力（图 34-27）。例如矫治下颌右侧中

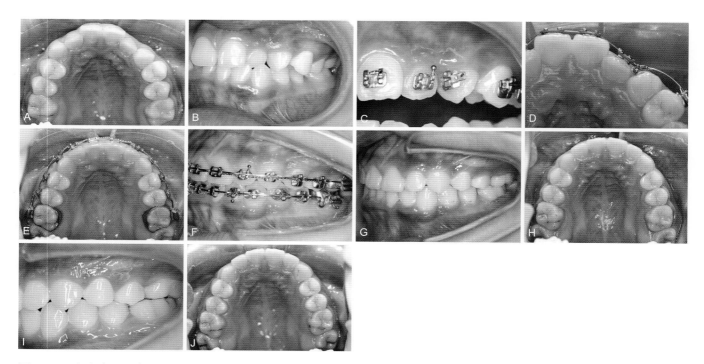

图 34-26 左上尖牙近中腭向扭转的矫治过程。A. 矫治前上颌𬌗面像，左上尖牙近中腭向扭转；B. 矫治前上颌左侧𬌗像，左上尖牙近中腭向扭转；C. 刚粘接托槽时的左侧𬌗像，已去除托槽近中的抗扭转翼，这样托槽可以放置在正确的近远中向位置上；D. 0.012 英寸的镍钛丝结扎后的上颌𬌗面像，请注意左上尖牙托槽近中的长翼已去除；E. 即将拆除矫治器前的上颌𬌗面像，请注意左上尖牙的托槽仍是初始状态时的那个托槽；F. 即将拆除矫治器前的上颌左侧𬌗像；G. 矫治后的左侧𬌗像；H. 矫治后的上颌𬌗面像；I. 矫治后 2.5 年时的左侧𬌗像；J. 矫治后 2.5 年时的上颌𬌗面像

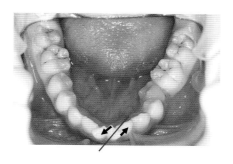

图 34-27 阻力中心位于扭转牙近远中向的正中，一对位于阻力中心两侧如箭头所示的力偶可以保障扭转牙的矫治

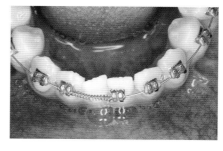

图 34-28 螺旋推簧可以为扭转的右下中切牙扩大间隙，以便托槽正确粘接

切牙近中舌向扭转。在粘接托槽时，托槽位置最好在下颌右侧中切牙的正中（近远中向）。如果间隙不足，托槽不能放在正确的位置，需要先扩展间隙后，再考虑粘接托槽（图 34-28）。

2. 确保足够的力臂大小　对于扭转牙来说，如果能够增加力臂的长度，就可以相应减小矫治力的力值，从而简化扭转牙的矫治。但是，即便是常用的宽托槽，在增加扭转牙一侧的力臂同时，必然会

减小另一侧力臂长度。亚历山大托槽的特点是带有抗扭转翼，翼的长度充足，即使增加了扭转牙一侧的力臂，另一侧仍有较长的力臂长度（图 34-29）。

3. 巧妙地缓解力臂长度增加与托槽间距过小之间的矛盾　要想增加力臂长度，就需要将托槽尽可能远离牙齿中心放置。例如，在矫治下颌左侧中切牙近中舌向扭转时，首先将托槽近中端的扭转翼去除，托槽尽可能向近中侧粘接，以增加近中端的力

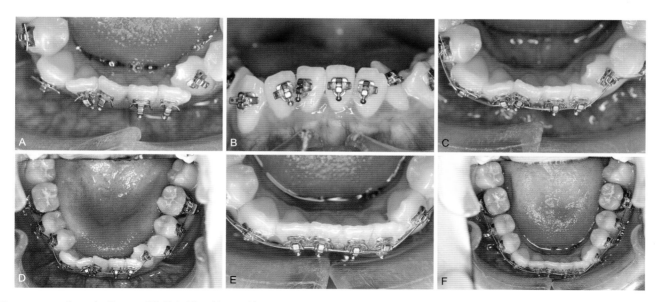

图34-29 41和42扭转。A. 刚粘接托槽后的下颌前牙区殆面像。粘接托槽前事先分别去除41托槽远中和42托槽近中的抗扭转翼，这有利于托槽粘接位置尽量靠向牙齿舌向扭转的一侧。即使如此，托槽另一侧的长翼仍能保持充足的力臂大小，从而有效地矫治41和42的扭；B. 刚粘接托槽后的下颌前牙区正面像；C. 初始弓丝为0.012英寸镍钛丝的下颌前牙区殆面像；D. 初始弓丝为0.012英寸镍钛丝的下颌殆面像；E. 矫治2个月后（其间复诊加力1次）的下颌前牙区殆面像；F. 矫治2个月后（其间复诊加力1次）的下颌殆面像

臂长度。由于下颌切牙近远中宽度较小，托槽远中端的翼仍具备较长的力臂。但过于将托槽向近中粘接，势必缩小了下颌右侧中切牙托槽的近中端与左侧扭转牙托槽的近中端的距离，托槽间距过小，弓丝的效能无法发挥出来，也就难以产生矫治力。亚历山大托槽绝大多数是窄托槽结合抗扭转翼，它的优势就是既能保障调整舌向扭转一侧的矫治力值，又能保障另一侧的力臂长度。具体操作中，可以去除托槽近中端的翼，这样托槽就可以粘在下切牙的正中，甚至可以稍偏近中粘接，在确保近中端有托槽间距的同时，远中端也有充分的力臂长度。

（三）扭转牙过矫治的临床处置

扭转牙矫治后容易复发，过矫治是缓解复发的措施之一。亚历山大矫治技术通过以下措施过矫治扭转牙：

1. 调整托槽的近远中向位置 在近远中向上，托槽位置可以稍向牙齿舌向扭转的一侧移动些，从而可以继续加力，使扭转牙排齐后还可以产生相反方向扭转的效应，达到过矫治的目的。例如，针对下中切牙近中舌向扭转的矫治，托槽位置可以稍偏近中些，达到排齐后还有一定的近中唇向扭转的

效应。在图34-22的病例中，外翻的左下中切牙上的托槽即使偏近中粘接，远中的抗扭转翼也可以保障扭转牙矫治所需的力偶，从而产生过矫治的加力效应。

2. 调整扭转翼的弯曲角度 也可以采取另一种方法，即用针持器械将唇向扭转侧的托槽抗扭转翼向唇向弯曲些，从而产生同样的过矫治效应（见图34-21）。

四、正畸治疗成功的15个要素

亚历山大医生根据自己40余年的临床经验，精简了头影测量的指标，提出了Tetrogon-PLUS头影测量分析法，并根据X线头影测量、曲面体层X线片、研究模型以及面部检查及面像等资料，提出了有助于取得正畸成功且稳定的15个要素。

（一）头影测量的Tetrogon-PLUS分析法简介

"Tetrogon"是指"四边形"，由SN平面、UI-SN、LI-MP形成的"四边形"，并形成以下四个常用的测量项目（角度）：即SN-MP、UI-SN、LI-MP和UI-LI。"PLUS"是"附加"的意思，包含ANB角和

UL-E、LL-E（线距），即上、下唇相对于审美平面的突度（图 34-30）。

1. 矢向骨型　尽管 ANB 角的准确性受 N 点位置的影响较大，但是临床上依然将其视为鉴别矢向骨型的常用指标。ANB 角的正常值为 2.7°±2.0°，即 I 类骨型；ANB 角大于 4.7° 时，即 II 类骨型；ANB 角小于 0.7°，即 III 类骨型。

2. 垂直向骨型　SN-MP 角是垂直向骨型的重要指标之一，正畸治疗目标、尤其是正常前牙唇倾度的大小是由垂直向骨型决定的。SN-MP 角的正常值为 33.4°±5°，即均角病例；SN-MP 角大于 38.4° 时，即高角病例；SN-MP 角小于 28.4° 时，即低角病例。

3. 前牙唇倾度　前牙唇倾度是对正畸治疗最敏感的指标，UI-SN、LI-MP 和 UI-LI 角反映了前牙唇倾度。在正畸治疗中，垂直向骨型决定了前牙唇倾度的大小。对于均角病例来说，UI-SN、LI-MP 和 UI-LI 角的正常值分别为 106°±6°、93°±7° 和 125°±8°。对于高角病例来说，前牙的唇倾度应做适当调整，以适应垂直向骨型：UI-SN 和 LI-MP 或其中之一，可以适当减小、等于或略小于正常值的 1 倍标准差的下限，即 UI-SN 和（或）LI-MP 分别等于或略小于 100° 和 86°；UI-LI 角可以适当增大、等于或略大于 133°。由此推断，对于低角病例来说，UI-SN 和（或）LI-MP 可以等于或略大于 112° 和 100°，UI-LI 角等于或略小于 117°（图 34-31）。

4. 软组织侧貌　UL-E、LL-E（线距），即上、下唇相对于审美平面的突度，反映了软组织侧貌。正畸治疗方案从根本上是要基于建立或维持患者协调的软组织侧貌。

（二）头影测量中的要素（要素 1~5）

1. 要素 1——下颌平面角　正畸治疗应尽可能维持下颌平面角不变，主要是避免增大下颌平面角。这对于高角病例来说，尤为重要。磨牙伸长是导致下颌平面角增大的主要原因。可能导致磨牙伸长的医源性因素有：①相邻牙间托槽高度的不协调；②磨牙支抗丢失；③推磨牙向远中；④低位牙（尤其是牙周膜面积较大的尖牙）的排齐和整平；⑤颌间牵引等。在以上因素中，有些是必需的治疗手段，有些是治疗中出现的问题。正畸治疗中，应选择合适的时机运用这些手段（如 II 类牵引），同时避免出现问题（如磨牙支抗丢失）。

2. 要素 2——下切牙唇倾度　正常的下切牙唇倾度与垂直向骨型密切相关。高角病例，LI-MP 可以

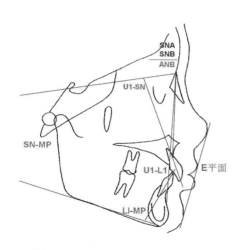

图 34-30　Tetrogon-PLUS 的构成

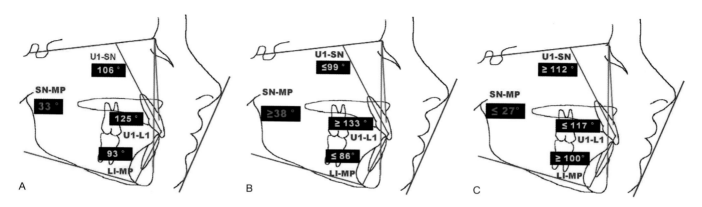

图 34-31　前牙唇倾度的矫治目标受垂直向骨型的影响。A. 均角时前牙唇倾度的矫治目标；B. 高角时前牙唇倾度的矫治目标；C. 低角时前牙唇倾度的矫治目标

减小至 86°、甚至再稍小些，因此减数矫治、内收下前牙的可能性要大些。而低角病例，LI-MP 可以增大至 100°、甚至再稍大些，因此非减数矫治的可能性要大些。而对于均角的非减数病例，应尽可能防止下切牙唇倾，即使 LI-MP 治疗中需要增加，也不要超过 3°，这就是亚历山大矫治技术理念的"3°法则"。

3. 要素 3——上中切牙唇倾度　正常的上切牙唇倾度与垂直向骨型密切相关。UI-SN 正常值为 106°±6°。高角病例，上切牙可以再直立些，UI-SN 减小至 100° 或再小些；而低角病例，上切牙可以稍唇倾些，即 UI-SN 再增大些。对于占绝大多数的均角病例来说，应在减数矫治内收上切牙时，控制上切牙转矩，不要过于内倾，以建立充足的切导斜度。

4. 要素 4——上、下中切牙交角　正常的上、下中切牙交角也与垂直向骨型密切相关。UI-LI 正常值为 125°±8°。例如高角病例，由于允许上、下切牙更直立些，因此 UI-LI 可以增大至 133° 或再稍大些。但对于均角的非减数病例来说，由于 LI-MP 尽可能保持不变，要想建立正常的 UI-LI，需要更多的上切牙的内收。

5. 要素 5——四边形的附加项

（1）ANB 角：将 Ⅱ 类骨型变为 Ⅰ 类骨型或缓解 Ⅱ 类骨型的严重程度，从生长发育的规律上来说，是有可能的。这是因为 A 点在矫治力的作用下可以适当后退，即 SNA 可以减小；对于处于生长期的患者来说，下颌向前生长的潜能，可以使 B 点前移，即 SNB 可以增加，最终使得 ANB 角减小，Ⅱ 类骨型得以矫治。但是，如果医源性因素导致磨牙升高，下颌平面角增大，会影响 ANB 角的良性变化。

将 Ⅲ 类骨型变为 Ⅰ 类骨型，难度要大很多。由于 A 点在矫治力的作用下，有前移的效应，因此对于以上颌发育不足为特征的 Ⅲ 类骨型，ANB 角会产生良性的变化。从生长发育的规律来说，以下颌发育过度为特征的 Ⅲ 类骨型，ANB 角很难有良性的改变。

（2）唇的突度（审美平面）：东方人的颜面美学特征适合用审美平面（E 平面）来评估。上下唇最凸点位于审美平面上、但绝不要超过审美平面是比较公认的审美标准。

（三）研究模型上的要素（要素 6～10）

1. 要素 6——下颌尖牙间的宽度　无论是减数还是非减数病例，为了保障矫治后牙齿排列状态的长期稳定，维持下牙弓两侧尖牙之间原始的宽度是正畸治疗的关键，这可以通过弓形的控制来实现。其中矫治前下颌原始弓形，尤其是下尖牙间的原始宽度，是弓形弯制中的重要参照物。任何需要成形的弓丝，都应该保障其弓形在下尖牙区无明显扩宽的力（图 34-32）。

有一种例外的情况：当下尖牙舌向错位时，需要唇向移动下尖牙排齐牙齿。此时下尖牙之间的宽度会有增加。这种情况下，长期保持非常重要。

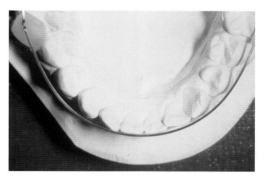

图 34-32　弯制下颌弓丝时，参考矫治前下颌模型下尖牙的位置，确保弓形尽量不要产生唇向移动下尖牙的力

2. 要素 7——上颌磨牙间的宽度　两侧上颌第一磨牙牙颈部腭侧发育沟之间的距离代表上颌磨牙间的宽度。恒牙期的正常范围在 34～38 mm 之间。如果上颌磨牙间的宽度不足 33 mm，可以考虑横向扩弓。研究表明，上颌磨牙区和前磨牙区是可以横向扩弓的，而且扩弓的长期稳定性也很好。由此推断，为保证后牙区正常的覆盖关系，下颌两侧磨牙区以及前磨牙区域的宽度，也可以横向扩大（图 34-33）。

3. 要素 8——弓形　亚历山大矫治技术强调建立卵圆形的牙弓。这是由于下颌尖牙间宽度是不希望过分扩大的，为保障尖牙的正常覆盖，相应的上颌尖牙间的宽度也不能过分扩大。而前磨牙和磨牙间的宽度可以扩大，这就自然形成了卵圆形的弓形。卵圆形弓形特点是：磨牙间、前磨牙间宽度充足，减小了微笑时颊旁区的黑色区域。

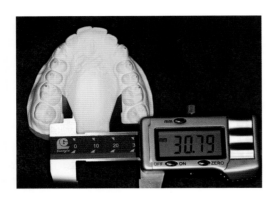

图 34-33　上颌磨牙间宽度

4. 要素 9——整平下牙弓　除前牙开𬌗和前牙反𬌗外，整平下牙弓是防止前牙深覆𬌗复发的重要指标。下颌第一磨牙托槽或颊管近远中向 -6° 的轴倾度、下颌摇椅形弓、下牙弓的向后结扎（tie back）以及下切牙托槽 -5° 的转矩，有助于整平下牙弓，并尽可能减小下前牙的唇倾（图 34-34）。

5. 要素 10——咬合关系　平衡的咬合关系是矫治结果稳定的基础。这包括正中𬌗位时，尖牙关系中性、上颌第一磨牙远中颊尖咬在下颌第一和第二磨牙之间和（或）后牙牙尖呈交错关系、前牙覆𬌗覆

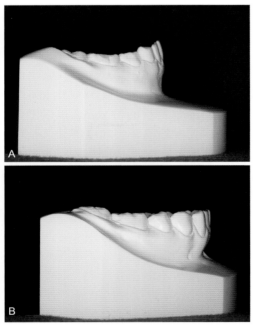

图 34-34　整平下牙弓。A. 矫治前下颌 Spee 曲线陡；B. 矫治后（非减数）下颌 Spee 曲线平直

盖正常、充分的切导斜度等；前伸𬌗时，前牙接触、后牙不接触；下颌侧方运动时，形成尖牙保护𬌗；此外，正中关系位与正中𬌗位尽可能一致。

（四）曲面体层 X 线片上的要素（要素 11～13）

1. 要素 11——牙根的排列　在曲面体层 X 线片上，尖牙到尖牙的牙根应确保相互分开，其中下颌尖牙和侧切牙的牙根接近平行。在托槽近远中向的轴倾设计上，上颌中切牙、侧切牙和尖牙依次为 +5°、+9° 和 +10°，下颌中切牙、侧切牙和尖牙依次为 +2°、+6° 和 +6°，便于实现前牙牙根排列的这一目标。

下颌第一磨牙应处于直立甚至稍向远中倾斜的位置，这非常有助于深覆𬌗矫治后的稳定性。下颌第一磨牙托槽或颊管轴倾设计为 -6°，也是为了实现这个目标。此外，拔牙间隙邻近的牙根应平行。

2. 要素 12——牙周的健康　曲面体层 X 线片上可以整体显示齿槽间隔的水平高度，齿槽骨高度的稳定是矫治结果稳定的基础。当然，进一步的牙周状况评估还需要根尖片和 CBCT。

3. 要素 13——颞下颌关节　曲面体层 X 线片可以观察髁突的大小和形态，初步判断颞下颌关节的情况。当然，如果发现异常，还需要进一步的关节检查。

（五）面部照片上的要素（要素 14～15）

1. 要素 14——软组织侧貌　白种人理想侧貌应是软组织颏前点、下唇凸点、上唇凸点的连线能平分鼻小柱（图 34-35）。蒙古人种理想侧貌略有不同，用审美平面（E 平面）作参考，上、下唇凸点不要超过 E 平面，其中下唇凸点在 E 平面上，上唇凸点在 E 平面后 0.5 mm 左右（图 34-36）。前牙的唇倾度、颏部和鼻部的向前生长会影响软组织侧貌。

由于增龄因素的影响，软组织侧貌有逐渐变平的倾向，因此正畸医生应控制前牙唇倾度的减小，尤其是颧骨凸出的女性患者，在矫治刚结束时，侧貌宜稍稍突一点。

2. 要素 15——笑容　矫治后正面的容貌应显示以下特征：

（1）协调一致的上下牙列中线。

（2）协调一致的面部中线（图 34-37）。

（3）牙齿排列整齐。

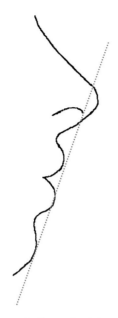

图 34-35 白种人理想的软组织侧貌

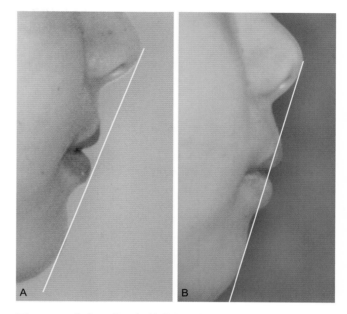

图 34-36 蒙古人种理想的软组织侧貌。A. 某患者经减数 4 个第一前磨牙矫治后理想的软组织侧貌；B. 该患者矫治前的软组织侧貌

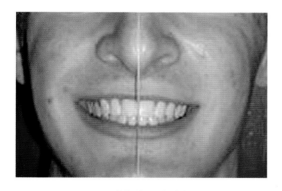

图 34-37 上下牙列中线一致并与面部中线一致

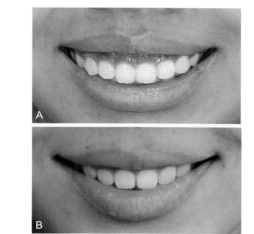

图 34-38 笑线的高低水平对容貌的影响。A. 该患者矫治前，笑线过高，呈现明显的"露龈"笑；B. 该患者正畸后，笑线高低适宜，"露龈"笑消除

（4）笑线的高度适宜：笑线是指微笑时上唇唇红缘的曲线。微笑时，笑线在龈缘殆方 2 mm 和龈方 2 mm 的范围内，这需要矫治中控制上前牙的高度（图 34-38）。

（5）协调的微笑弧度：微笑时，下唇缘形成的弧度与上牙切缘连线形成的弧度平行，这同样需要在矫治中控制上前牙的高度（图 34-39）。

（6）尽可能减小颊旁"黑色"区：矫治中上颌前磨牙和第一磨牙区域的横向扩弓有利于颊旁"黑暗"区减小（图 34-40）。

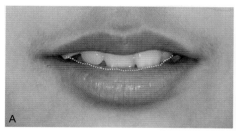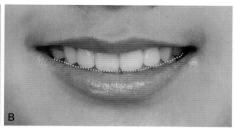

图 34-39　协调的笑弧应该是上牙切缘连线形成的弧度与下唇缘形成的弧度平行。A. 该患者矫治前，笑弧不协调；B. 该患者矫治后，笑弧协调

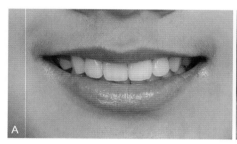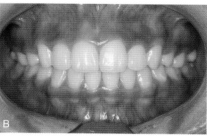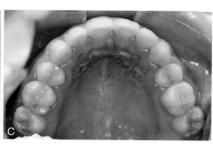

图 34-40　颊旁黑暗区域尽量减小。A. 该患者矫治后微笑时颊旁"黑暗区"较小。如果再理想的话，可以再努力减小些左侧的颊旁"黑暗区"；B. 该患者矫治后的正𬌗像可以适当颊向移动左上第一磨牙的牙冠；C. 该患者矫治后的上颌𬌗面像，可以适当颊向移动左上第一磨牙的牙冠

五、生长期安氏 Ⅱ 类错𬌗畸形的非减数矫治策略

（一）哪些生长期患者适合非减数矫治

生长期患者最大的优势是颌骨的生长发育。但是并非所有具备生长潜力的患者都符合非减数矫治的策略。此外，牙𬌗的特点也是重要的因素。从替牙期患者中选择那些有可能通过非减数矫治成功的病例，是正畸医生应该具备的素质。这可以从骨的垂直生长型和下牙弓的拥挤度两方面来考虑。

1. 骨的垂直生长型　低角型患者是最适合非减数矫治的骨型，原因在于：

（1）以水平生长为主：下颌骨向前的生长量大于向下的生长量，下颌骨生长有助于磨牙关系的自然缓解甚至改善。

（2）口周肌群容积充足：即使下颌位置前移，咀嚼肌群被牵拉，仍可以在相对短的时间内适应下颌位置的改变。肌肉的适应能力是下颌位置前移后

得以稳定的关键因素。

（3）下切牙的唇倾度：垂直生长型决定了下切牙应处于什么样的唇舌向位置。低角型的下切牙可以适当唇倾，甚至唇倾的程度略大一点。如果下切牙可唇倾，下牙弓就可以获得额外间隙。

高角型患者不适合非减数矫治。由于下颌骨向下的生长量大于向前的生长量，口周肌群肌力弱，肌肉容量不能适应下颌位置改变后的长度和高度的增加。此外，高角型的下切牙需要内倾一些，LI-MP 需要减小到 86°，甚至还可以略小一点，才能与口周肌群协调、达到良好的软组织侧貌。因此，如果下切牙不允许唇倾，下牙弓就难以获得额外的间隙。

均角型患者介于以上两种垂直生长型之间，还需结合下颌位置、颏部形态、软组织侧貌、牙𬌗特征等进一步分析。

2. 下牙弓的拥挤度　对于安氏 Ⅱ 类来说，判断下牙弓是否减数很关键。因为如果下颌减数，上颌肯定减数。对于替牙期安氏 Ⅱ 类来说，预估下颌继承恒牙萌出间隙是否充足、预估未来恒牙期下牙弓

的拥挤程度同样重要。如果根据曲面体层片和牙龄情况判断恒牙期未来拥挤程度不大，就应早期矫治，通过常规的固定矫治器或功能性矫治器为恒牙顺利萌出创造条件，从而为恒牙期的非减数治疗打好基础。

（二）早期矫治

颅面骨的解剖和生长发育特点是正畸医生进行早期矫形治疗的理论基础，下颌位置的改变、殆重建、颌骨的生长以及口周肌群的适应是殆关系改善的前提条件。

1. 颅面骨的解剖和生长发育特点 上颌骨与周围其他颅面骨的连接方式都是骨缝连接，形成额颌缝、颧颌缝、颧颞缝和翼腭缝，这些骨缝之间充满结缔组织间质，骨缝的方向都呈斜向上、相互间几乎平行。骨缝的间质增生是上颌骨生长发育的重要形式之一。在前后向上，正畸医生既可以牵拉骨缝（如上颌前牵引）辅助上颌骨的前生长，也可以压迫骨缝（如上颌口外弓），抑制上颌骨的前生长。

下颌骨与上颌骨不同，它似乎"游离"于颅面骨，通过肌肉"悬吊"，与颅面骨相连。下颌骨是管状骨，其间没有骨缝。髁突表面的软骨成骨是下颌骨的生长方式之一。由此看来，很难找到一种像上颌骨一样牵拉或压迫骨缝的方法来左右下颌骨的生长。

2. 下颌位置的改变与稳定 下颌骨的"悬吊"式特征，决定了其位置的可变性，特别是可以前伸下颌。这对于下颌骨发育并非不足、只是下颌位置偏后的下颌后缩的患者是非常有利的。但前伸下颌后，新的位置稳定性受到多种因素的制约，如下颌骨的生长、髁突软骨的改建、口周肌群、牙殆关系等，其中任何一个因素的制约都可能导致下颌新位置的不稳定。

（三）上牙弓宽度的控制宜先于长度的控制

对于低角型和部分均角型的替牙期或恒牙早期安氏Ⅱ类畸形患者来说，如果下牙弓轻度拥挤或预计下牙弓拥挤不重，都有可能非减数矫治并获得成功。但是，早期矫治非常关键。

1. 优先考虑上牙弓宽度的益处 安氏Ⅱ类畸形虽然是前后向的失调，但解决该问题还是从上牙弓宽度入手，其益处如下所述。

（1）抓住促进上颌骨横向生长的时机：上颌尖牙到尖牙的宽度6～8岁增长最快，12岁接近完成。在替牙早期和中期，扩展腭中缝，可以促进上颌骨横向的生长，增大上牙弓宽度。

（2）在上牙弓获得额外间隙：宽度的扩大可以为上牙弓提供间隙。

（3）便于恒牙萌出：上牙弓获得的间隙便于恒牙顺利萌出。

（4）便于上前牙舌向移动：上牙弓获得的间隙还可以用来内收上前牙，减小前牙覆盖，有利于安氏Ⅱ类一分类的矫治。

（5）解除后牙固有的殆关系：扩弓改变了上颌前磨牙和第一磨牙的位置，也就改变了原有的殆关系。

（6）便于下颌的前生长：当后牙原有的殆关系不存在后，没有固有殆关系的制约，下颌骨的向前生长潜能自然表达，下磨牙随之前移，有助于远中磨牙关系的缓解甚至达到中性。

2. 扩大上牙弓宽度的适应证 符合以下情况中的一项或多项可以考虑扩大上牙弓宽度。

（1）前牙深覆盖时，后牙呈反殆或对刃关系（图34-41）。

（2）虽然正中殆位时，前牙深覆盖、后牙覆盖

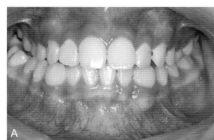
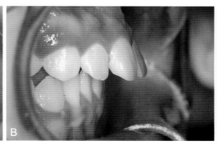
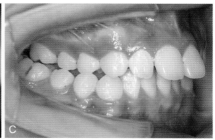

图34-41 前牙深覆盖时，后牙反殆或对刃。A. 正殆像；B. 覆盖像；C. 右侧殆像

正常，但下颌前伸至正常覆盖状态时，后牙反𬌗或对刃（图 34-42）。

（3）上颌两侧磨牙牙颈部腭侧沟之间的距离小于 33 mm（图 34-33）。

（4）上牙弓为尖圆形（图 34-43）。

（5）上尖牙唇向错位（图 34-44）。

3. 扩大上牙弓宽度的方法　上颌快速扩大装置、四角簧扩大器、常用上颌固定矫治器、侧方牙段的

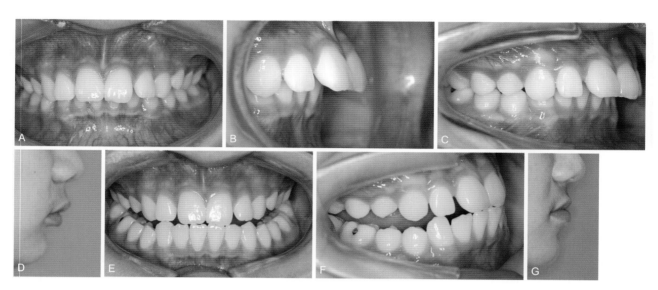

图 34-42　正中𬌗位和前伸位时后牙覆盖及面下 1/3 侧貌的变化。A. 正𬌗像；B. 覆盖像；C. 右侧𬌗像；D. 面下 1/3 侧貌像；E. 同一患者前伸下颌时的正𬌗像；F. 同一患者前伸下颌时的覆盖像；G. 同一患者前伸下颌时面下 1/3 侧貌像

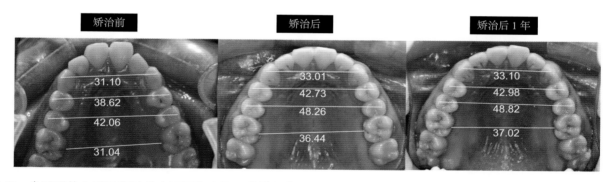

图 34-43　尖圆形的上牙弓经过前磨牙区和磨牙区的横向扩弓及上切牙的内收，变成卵圆形。图中的数字表示牙弓的宽度（单位：mm）

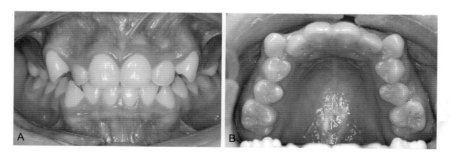

图 34-44　根据交互支抗的原理，在排齐唇向错位的上尖牙过程中，上颌前磨牙和磨牙会产生颊向移动的效应，从而增加了上牙弓的宽度。A. 正𬌗像；B. 上颌𬌗面像

交互牵引以及扩弓辅弓等。

（四）上牙弓的排齐整平与固定

上颌扩弓后（如快速扩弓），需要原力保持 3~6 个月，然后进入固定矫治器的治疗。

1. 上牙弓排齐整平的临床意义 早期治疗的患者主要处于替牙期，上颌大多使用"2×4"弓类型的简单固定矫治器。所谓排齐整平的意义，主要针对 4 颗上切牙，特别是解除上颌侧切牙的腭向错位。因为腭向错位的上颌侧切牙，可能阻碍下颌位置的前移。此外，上牙弓的排齐整平还可以通过弓丝的宽度保持上颌扩弓的效果，同时为固定上牙弓做准备。

2. 固定上牙弓的方法 上牙弓排齐后，换用 0.016 英寸×0.022 英寸或 0.017 英寸×0.025 英寸的不锈钢丝，在上颌第一磨牙带环颊管近中弯制 Ω 曲，并确保 Ω 曲与磨牙颊管之间有 0.5~1 mm 的距离，用 0.014 英寸的不锈钢丝将第一磨牙带环的颊管、口外弓管与 Ω 曲结扎紧，这样就完成了固定上牙弓的工作（图 34-45）。如果是前牙深覆𬌗、特别是闭锁型深覆𬌗，可以弯制轻度的"摇椅"形，辅助压低上前牙，以减小前牙覆𬌗。

（五）用口外弓控制前牙覆盖

1. 口外弓控制前牙覆盖的机制 固定上牙弓的目的就是将上牙弓结扎成为一个整体。在此基础上，作用于上颌第一磨牙向后的口外力（如口外弓颈牵引或联合牵引），就可以传递到整个上牙弓，使得上牙弓整体受到向后的力（图 34-46）。这是一个通过上

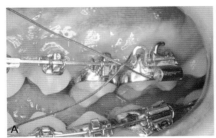
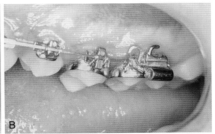

图 34-45 固定上牙弓的方法。A. 用 0.014 英寸不锈钢丝将 Ω 曲和上颌磨牙带环的口外弓管、颊管结扎；B. 结扎后

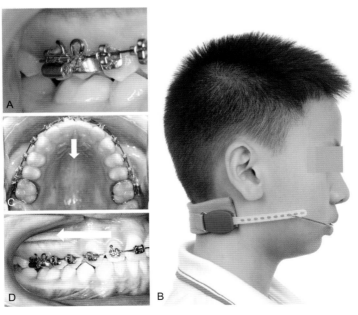

图 34-46 口外弓的作用。A. 固定上牙弓；B. 口外弓颈牵引；C. 整个上牙弓受到向后的力；D. 整个上牙弓受到向后的力

牙弓，抑制上颌骨向前生长的作用。如果通过上颌横向扩弓获得间隙，还可以在口外力的作用下，腭向移动上切牙，减小上切牙的唇倾度。随着上切牙唇倾度的减小，前牙覆盖也随之减小，达到非减数矫治中控制前牙覆盖的目的。

2. 口外弓的优势和劣势　口外弓以头颈部为支抗，支抗充足，其优势体现在：①力值大，甚至达到300克左右。这一作用并非仅仅作用于上颌第一磨牙，而是作用于整个上牙弓；②增加上颌磨牙支抗；③减少Ⅱ类牵引的使用。如果口外弓能够达到减小前牙覆盖的目的，就可以大大减少Ⅱ类牵引的使用时间，避免Ⅱ类牵引的副作用。

但是口外弓属于可摘性矫治装置，需要患者的积极配合。如果患者不配合，也不可能产生以上积极的效应。

3. 使用口外弓的注意事项

（1）前提条件：用口外弓控制前牙覆盖，并非单纯地推上颌磨牙向后，因此固定上牙弓，即将弓丝的Ω曲与上颌磨牙带环结扎紧，是佩戴口外弓的前提条件。

（2）口外弓牵引方向的选择：根据患者的垂直生长型，选择牵引方向。①低角病例：用颈牵引，牵引方向以向后为主，略有伸长上磨牙的垂直向作用；②均角病例：用联合牵引，牵引方向以向后为主，对上磨牙的垂直向作用不明显。③高角的安氏Ⅱ类非减数病例很少，因此几乎不用高位牵引。

（3）戴用时间：充分的戴用时间是产生矫治作用的保障。一般根据ANB角大小来确定戴用时间。ANB角大于5°，每天戴用时间超过12小时；ANB角小于5°，每天戴10小时。要求患者夜间睡觉时务必戴口外弓。研究认为，夜间睡眠静态环境中，是人体生长发育的主要时间段。在睡眠中施以矫治力，对上牙弓向后的作用最佳。同时口外弓的外弓部分对面颊部的挤压不适，也迫使侧卧睡的患者改变睡姿，头枕部正面与枕头接触，为下颌骨对称发育提供条件。

（六）生长期安氏Ⅱ类错𬌗畸形非减数矫治𬌗关系改善的机制

1. 安氏Ⅱ类错𬌗畸形自然生长中𬌗关系的特点　Johnston、许天民等学者的研究表明，安氏Ⅱ类错𬌗在生长发育中，上颌磨牙随着下颌骨的发育而前移。这已经足以解释为什么在颌骨的自然生长中，Ⅱ类错𬌗的远中磨牙关系很难变为中性磨牙关系。

2. "解锁"的意义　除了自然生长的特点使远中磨牙关系难以变为中性外，磨牙作为最主要的功能牙，一旦建𬌗后，自然形成的固有的𬌗关系，像一把"锁"一样，"锁"住了磨牙，尤其是进入恒牙𬌗后，远中磨牙关系几乎不可能自行变成中性。这也给了正畸医生重要的提示：如果解除生长期患者固有的磨牙锁结关系，同时对上牙弓进行相应的控制，再利用生长潜能，或许在患者生长阶段，就能矫治远中磨牙关系。

3. 下颌位置（颌位）是主动求变还是依赖其自然的生长变化　"解锁"有两种方法：一种是用矫治力改变磨牙位置，另一种是主动支开后牙咬合并改变颌位，进行𬌗重建。有时需要结合以上两种方法。

通过主动改变颌位矫治生长期安氏Ⅱ类畸形的患者具备以下特征：①以下颌后缩为主的安氏Ⅱ类（图34-47）；②垂直生长型为低角；③当下颌前伸至对刃时，患者的软组织侧貌有明显的改善，即由凸面型变为直面型（图34-48）。这种类型的患者，通常选择可摘的Activator或Twin Block等类型的功能性矫治器，支开后牙咬合，引导下颌向前，必要时结合口外弓，用口外力抑制上颌的发育，形成良好的Ⅱ类错𬌗畸形的逆时针矫治力系统。随着下颌磨牙区齿槽骨垂直向的生长，磨牙在下颌新位置建𬌗，新建的𬌗关系趋于稳定（图34-49）。

通过改变磨牙位置，解放下颌，利用下颌自然生长潜能矫治生长期安氏Ⅱ类畸形的患者具备以下特征：①以轻度上颌前突或上前牙唇倾为主的安氏Ⅱ类畸形（图34-50）；②垂直生长型为低角或均角；③上牙弓宽度明显不足（图34-51）；④当下颌前伸至对刃时，患者的软组织侧貌改善有限或无改善。这种类型的患者，通常选择先上颌扩弓，解除后牙锁结关系（图34-52）。用固定矫治器排齐整平上牙弓，然后固定上牙弓，用口外弓控制前牙覆盖（图34-53），并结合下颌的自然生长，改善𬌗关系（图34-54、图34-55）。

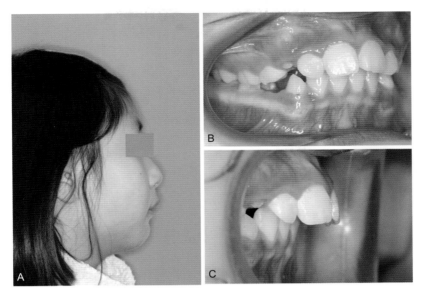

图 34-47　以下颌后缩为主的安氏Ⅱ类一分类，初诊时 9 岁 5 个月。A. 凸面型，下颌后缩为主；B. 远中磨牙关系；C. 前牙Ⅲ度深覆盖

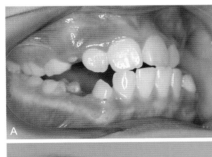

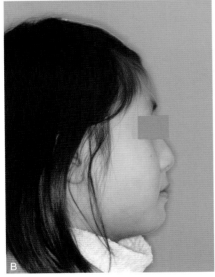

图 34-48　下颌前伸至前牙对刃时，侧貌变为理想的直面型。A. 下颌前伸至前牙对刃时的右侧𬌗像；B. 直面型侧貌

六、生理性漂移的矫治理念

（一）牙齿生理性漂移的现象

如果牙弓中出现间隙（如拔牙后），其余的牙齿特别是邻近拔牙间隙处的牙齿会发生移动。

1. 替牙期的序列拔牙　这种牙齿自行移动的特点最早被正畸医生应用在替牙期的序列拔牙治疗中。对于替牙期骨性Ⅰ类、磨牙关系中性的患者，如果发现前牙严重拥挤错位，恒牙萌出间隙严重不足，就可以采取有计划、顺序性依次拔除乳尖牙、第一乳磨牙、第一前磨牙的策略，在不用任何矫治器的情况下，前牙拥挤错位程度自行缓解、甚至消除，同时为继承恒牙的顺利萌出提供了间隙。

2. 生理性漂移的现象　借鉴了替牙期序列性拔牙的牙齿变化情况，亚历山大矫治技术在某些下颌减数第一或第二前磨牙的病例上，也采取了这样的策略：即拔牙后，暂不粘托槽矫治，而是观察了一段时间（3～6 个月），发现下牙弓的拥挤错位程度有所缓解（图 34-56）。亚历山大医生称之为"生理漂移性矫治"（Physiological Driftodontics）。所谓"矫治"，是因为的确产生了矫治器所能带来的效果；所谓"生理"，是因为并非对牙齿施以机械性外力，而是在日常功能运动中，口颌系统多因素共同作用的

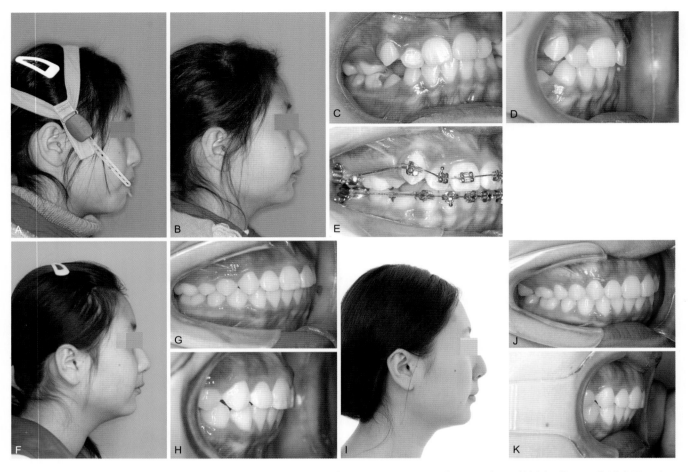

图 34-49 图 3-48 病例完整的治疗过程。A. Activator 结合口外弓的侧面像；B. 戴矫治器 7 个月时的侧面像；C. 戴矫治器 7 个月时的右侧𬌗像；D. 戴矫治器 7 个月时的覆盖像；E. 开始第二阶段固定矫治器的治疗；F. 矫治后的侧面像；G. 矫治后的右侧𬌗像；H. 矫治后的覆盖像；I. 矫治后 7 年回访时的侧面像；J. 矫治后 7 年回访时的右侧𬌗像；K. 矫治后 7 年回访时的覆盖像

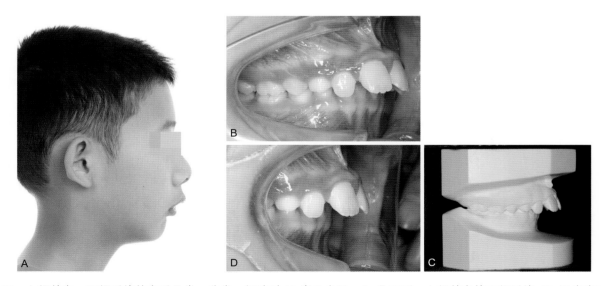

图 34-50 上颌前突、下颌后缩的安氏 Ⅱ 类一分类，初诊时 11 岁 8 个月。A. 凸面型，上颌前突伴下颌后缩；B. 远中磨牙关系；C. 远中磨牙关系（石膏模型）；D. 前牙深覆盖 13.5 mm

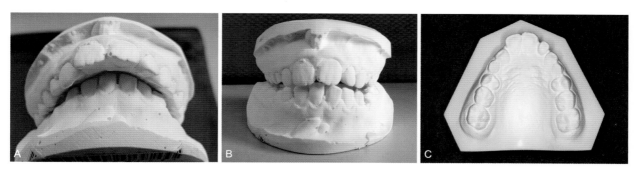

图 34-51　上牙弓宽度不足。A. 正中𬌗位时，后牙覆盖是正常的；B. 模拟进行下颌前伸到前牙对刃时，预计后牙呈对刃甚至反𬌗关系，说明上牙弓宽度不足；C. 上牙弓呈尖圆形

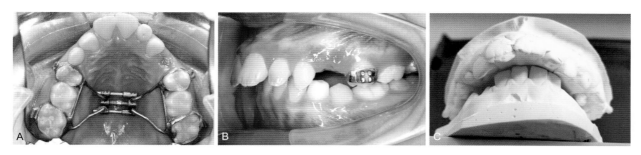

图 34-52　快速扩弓 2 周并原力保持 1.5 个月。A. 上颌𬌗面像；B. 左侧𬌗像；C. 左侧后牙扩弓后接近正锁𬌗

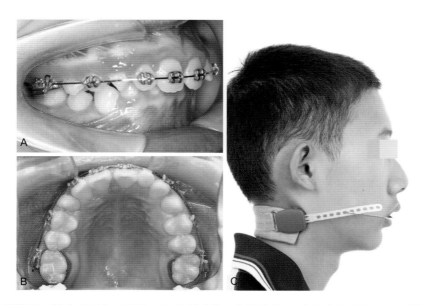

图 34-53　上颌固定矫治器，排齐并固定上牙弓。A. 右侧𬌗像，向后结扎 Ω 曲固定上牙弓；B. 上颌𬌗面像；C. 口外弓颈牵引

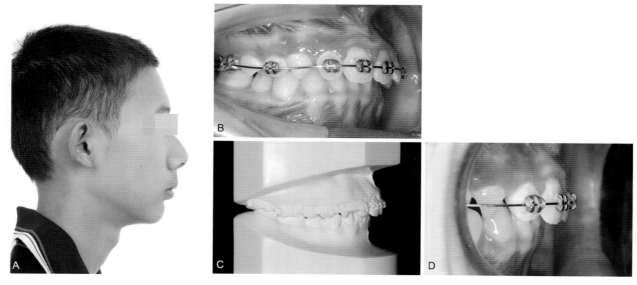

图 34-54　替牙期矫治 2 年后，侧貌明显改善，前牙覆盖明显减小，磨牙关系接近中性。A. 侧貌像；B. 右侧𬌗像；C. 右侧𬌗像（石膏模型）；D. 覆盖像

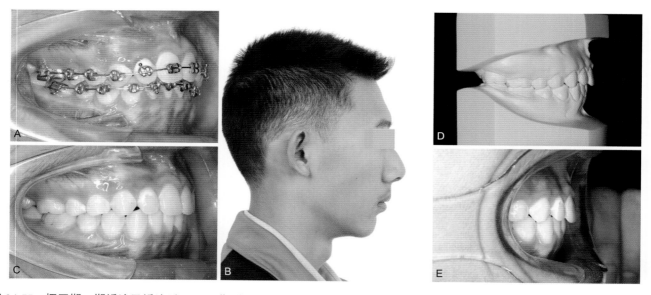

图 34-55　恒牙期二期矫治及矫治后。A. 二期矫治中右侧𬌗像；B. 矫治后侧面像；C. 矫治后右侧𬌗像；D. 矫治后右侧𬌗像（石膏模型）；E. 矫治后覆盖像

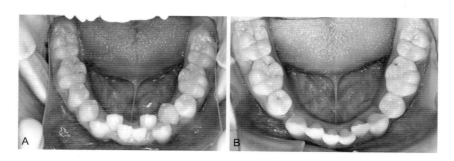

图 34-56　下牙弓拔牙后的自行调整。A. 拔除下颌 2 颗第一前磨牙；B. 8 个月后，下牙弓牙齿错位程度自行缓解

结果。所谓"漂移"，是指牙齿处于一种自然、无控制的移动状态。

3. 生理性漂移的机制　口颌系统是在一种动态平衡状态下行使功能的。牙弓中的每一颗牙齿都处于一个三维的动态平衡中，唇（颊）/舌肌、邻牙的相互接触、与对𬌗牙的接触、𬌗力的大小以及颌骨生长的共同作用，维系着这个动态平衡系统。这个系统的任何一个因素缺失，都会导致平衡失调，表现为牙齿无控制的自由移动，以寻求新的动态平衡。例如，牙齿缺失后，长期不修复，导致对𬌗牙过长（图34-57）。生理性漂移的具体表现就是牙齿无控制的移动，多是牙冠向拔牙间隙的倾斜移动。有些是积极的移动，有些带来新的牙齿错位。

（二）下颌减数矫治中短期生理性漂移的优势

牙齿"漂移"是一种无控制的变化，因此不宜长期放置不管。但是，某些下颌减数病例，短期的生理性漂移的确产生了积极的效应。

1. 缓解患者不适，提高牙齿排齐的效率　临床经验表明：下颌唇舌向错位牙、接近拔牙间隙的牙、牙冠近中倾斜的下尖牙、低位的下尖牙等在拔牙后即时不受任何外力的作用，也能发生程度不等的移动，从而缓解下牙弓的拥挤、错位，但是扭转牙的自行调整很少，成人自行调整现象也少于儿童。

在唇向错位的牙齿上粘接托槽最易刺激唇黏膜，尤其位于口角处唇向错位的尖牙。此外，舌向错位的牙齿由于空间不足，通常会使用一些辅助的装置（如推簧）首先扩展间隙，向外凸出的推簧也常刺激唇黏膜（图34-58）。拔牙后邻牙向拔牙间隙处的漂移，将缓解错位的程度，减少推簧的使用，也就减少了装置对唇黏膜的刺激（图34-59）。

由于生理性漂移缓解了牙齿错位程度，也就缩短了实际排齐牙齿的时间、减少了过渡性弓丝的使用，提高了排齐牙齿的效率（图34-60）。

2. 提高排齐后的稳定性　牙齿发育规律表明，牙齿的自然萌出是生理现象，并非外力作用的结果，因此可以说自然萌出的牙齿处于一个相对稳定的位置。牙齿的生理性漂移类似牙齿的萌出，环境因素

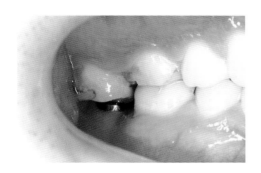

图34-57　下颌右侧第二磨牙缺失，上颌右侧第二磨牙过长

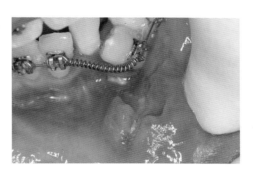

图34-58　左下尖牙唇向错位，向外凸出的推簧导致下唇黏膜溃疡

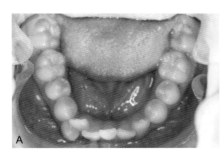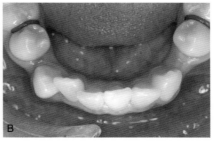

图34-59　该病例右下侧切牙舌向错位，间隙不足，在减数下颌第一前磨牙后，一般要用推簧或远中牵引右下尖牙的方法为右下侧切牙提供排齐所需的间隙，然后粘接托槽。但是经过约6个月自行调整，右下侧切牙的间隙明显增加，可以直接粘接托槽进行矫治，这就简化了操作程序。A. 矫治前下𬌗面像；B. 约6个月后下𬌗面像，右下侧切牙间隙较前增加

的变化促使牙齿产生自发的适应性变化，并非机械性矫治力的"强制"所为。可以设想，下颌拔牙后，如果经过一段时间的自行调整，下前牙的错位程度减轻，在常规矫治后，即使不用保持器保持，牙齿最多复发到自行调整后的位置，而不是最初的位置。因此，生理性的漂移至少可以减少复发的程度（图34-61）。

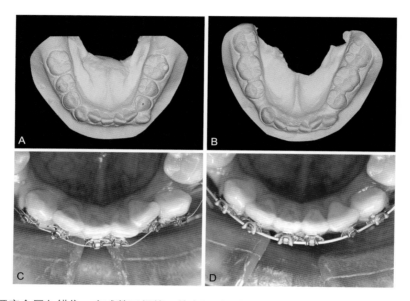

图 34-60　该病例左下尖牙完全唇向错位，在减数下颌第一前磨牙后，如果立即粘接托槽矫治，势必造成医生粘接托槽和结扎时操作不便，左下尖牙的托槽刺激下唇。自行调整 5 个月后，左下尖牙明显进入牙列，便于粘接托槽和结扎等操作，对患者的下唇刺激也减小。在粘接托槽后，仅复诊一次，下牙排齐。A. 矫治前下𬌗面像；B. 自行调整 5 个月后，左下尖牙错位明显减轻；C. 下颌刚粘接托槽时的下前牙𬌗面像；D. 仅复诊一次，下牙排齐

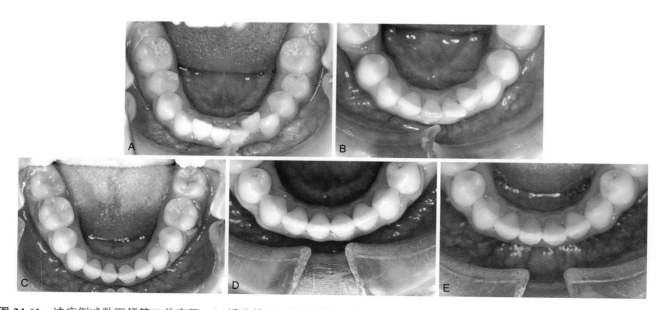

图 34-61　该病例减数下颌第二前磨牙。A. 矫治前；B. 自行调整 5 个月后，左下侧切牙舌向错位程度减轻，其远中与尖牙近中的连接基本自然；C. 矫治后；D. 矫治后 1 年；E. 矫治后 2 年

（三）下颌减数矫治中生理性漂移可能出现的问题

生理性漂移过程中，邻近拔牙间隙的牙齿多是牙冠向拔牙间隙倾斜移动，随着这些牙的移动，切牙间出现间隙，切牙也随着向拔牙间隙倾斜移动，同时它们还向舌向倾斜移动，因而可能会带来以下问题：

1. 前牙覆𬌗加深 下颌拔牙后生理性漂移导致下切牙舌向移动，由于钟摆效应，下切牙舌向移动的过程就是前牙覆𬌗自然加深的过程。因此前牙覆𬌗变深，下颌 Spee 曲线的曲度增大。

2. 磨牙支抗丢失 下颌减数第二前磨牙时，下颌第一磨牙近中倾斜移动，导致下磨牙支抗丢失。尽管减数第二前磨牙的目的允许消耗一些磨牙支抗，但磨牙过度近中倾斜，也给后续治疗带来不便。高角病例自然支抗弱，拔除第一前磨牙，自行漂移过程中，下颌第一磨牙也会近中倾斜，导致磨牙支抗丢失，这不利于下颌强支抗设计方案的实施。

3. 齿槽骨颊舌向宽度 如果牙齿漂移时间过长，拔牙处长期缺乏功能刺激，有可能导致该区域齿槽骨宽度变小。

鉴于生理性漂移的一些问题，建议不宜过长时间做漂移，一般控制在 6 个月之内。

（四）下颌拔牙后生理性漂移的适应证

下颌拔牙后生理性漂移通常是指拔除第一或第二前磨牙的病例。拔除磨牙等非常规的拔牙模式不建议进行生理性漂移。

（1）唇、舌向错位的尖牙、前磨牙和侧切牙

（2）低位的尖牙和前磨牙

（3）前牙覆𬌗正常或不超过Ⅱ度的深覆𬌗

（4）均角或低角病例

需要说明的，扭转牙在生理性漂移中，几乎没有任何缓解，这是因为生理性漂移更多的是牙齿的倾斜移动，不是旋转移动。另外，下颌拔牙后的生理性漂移的目的是提高排齐牙齿的效率、减少患者的不适以及提高唇、舌向错位牙矫治后的稳定性。如果不能达到这些目的，也就没有必要进行生理性漂移。

七、非减数矫治

在所有矫治的患者中，一部分病例是必须减数矫治的，一部分是必须非减数矫治的，还有一部分属于临界病例。从理想正常𬌗的角度考虑，提高临界病例的非减数矫治成功率，是对正畸医生的重大挑战。非减数矫治的优势体现在：①保持了全部牙列（智齿除外）；②牙弓形态更接近于自然（矫治前）的形态；③保持切牙自然的切导和正常的𬌗生理状态；④前牙覆𬌗容易控制；⑤疗程短。基于非减数矫治的优势，应尽可能对临界病例中的低角、均角患者进行非减数矫治。但是非减数矫治也存在一些问题，例如：①如何防止前牙排齐后过度唇倾？②如何维持或改善侧貌？③如何调整𬌗关系？④如何保持矫治结果的长期稳定？下面将以恒牙早期安氏Ⅱ类一分类为例，来说明亚历山大矫治理念在非减数矫治中的应用。

（一）先矫治上颌

1. 优先解决上牙弓宽度不足的问题 如本章第五部分所述，如果符合上颌横向扩弓的条件，最好考虑先横向扩弓。这不但可以为非减数矫治创造间隙，而且更重要的是解除了磨牙固有的𬌗关系，下颌颌位处于不稳定的状态，有助于下颌生长能力的表达。

2. 下牙弓的适应性调整 横向扩弓将加大后牙覆盖，甚至达到正锁𬌗的状态，解除了固有𬌗关系的锁结。为发挥牙齿咀嚼和切割食物的作用，患者下颌会适应性地前伸。这对处于生长期的患者来说，是非常有利的变化，它会帮助远中磨牙关系向中性磨牙关系发展。这种变化不同于功能矫治器主动的使下颌处于一个前伸位，而是颌位、神经、肌肉、关节在生长中自我调节、缓慢衍变、逐渐适应的过程，因此下颌、下牙弓的适应性调整状态逐渐趋于稳定，不会复发。

3. 上牙弓的排齐和整平 排齐、整平的目的是尽快形成一个理想的上颌弓形。在换为 0.016 英寸 × 0.022 英寸或 0.017 英寸 × 0.025 英寸的不锈钢丝后，弓形的弯制要参考下颌矫治前模型两侧尖牙之间的宽度。上颌弓形弯制的原则是：在尽可能不扩大下

尖牙之间宽度的前提下，维持或略扩大上颌后牙区的宽度。

4. 固定上牙弓 固定上牙弓是亚历山大非减数矫治理念中重要的一个步骤，是使用口外弓前务必要做的工作。相对于宽托槽矫治器来说，窄托槽优势是可以较快进入不锈钢方丝阶段，即 0.017 英寸 × 0.025 英寸的不锈钢方丝，从而达到尽早控制上颌牙齿的转矩、轴倾以及形成适宜的牙弓形态的目的（图 34-62）。

固定上牙弓的目的是将上牙弓连成一个整体，其方法详见本章第五部分所述。

5. 针对上颌的口外力 固定上牙弓后，就可以戴口外弓，用口外力控制上牙弓及上颌前后向和垂直方向的生长，同时可以控制前牙覆盖（图 34-63）。特别要注意的是：将 Ω 曲与磨牙带环颊管和口外弓管紧密结扎是使用口外力、产生矫形变化的关键，如果不结扎 Ω 曲，上颌第一磨牙将单独远移（即所谓的"推上磨牙向后"），在上磨牙的近中出现间隙，但上前牙变化不明显。口外弓的牵引方向和戴用的注意事项详见本章第五部分所述。

（二）自始至终控制下切牙的转矩

在安氏 II 类错𬌗的治疗中，下颌治疗通常比上颌要晚一些，其原因在于：①避免 II 类深覆𬌗病例由于咬合过紧、𬌗力过大所致的下牙托槽脱落、带环松动变形、弓丝折断等问题（图 34-64）；②随着上牙弓的整平、排齐以及上颌牙弓宽度的改变，原有的尖窝锁结关系被解除，也就消除了影响下颌自由前移的𬌗因素，有利于下颌前移和𬌗关系的改善；③如果能在相对较长时间内保留下牙弓原始形态，就可以在矫治上牙弓时将其作为参考，以避免上牙弓形态过于偏离下牙弓；④有时深覆𬌗病例需要借

助于上颌平面导板压低下前牙、升高后牙，辅助打开咬合。上牙弓形成连续、自然的牙弓形态后，再开始制作平面导板，可减小患者的不适，便于平面导板的就位；⑤III 类牵引可以防止下牙弓排齐过程中下前牙的唇倾，尽早排齐整平上牙弓，并在 0.017 英寸 × 0.025 英寸的不锈钢丝上整体固定上牙弓，可以为 III 类牵引提供良好的上颌支抗；⑥下颌第二磨牙纳入治疗，有利于打开咬合、矫治前牙深覆𬌗。因此，延缓下颌矫治，等待下颌第二磨牙的萌出，就可以在下牙弓治疗开始时，放置第二磨牙带环；⑦下牙弓的治疗时间通常比上牙弓短，绝大部分非减数矫治病例下颌仅需要不到 1 年的治疗时间。

下牙弓的治疗通常在上牙弓治疗 6~12 个月后开始。对均角型的非减数病例来说，尽可能减少下前牙的唇倾，遵循"3°法则"是亚历山大矫治理念始终强调的矫治目标之一（详见本章第四部分所述）；即使是低角型病例，也应以控制下切牙的唇倾为准则。为了努力达到这一目标，需要做以下工作：

1. 下颌初始弓丝的选择 0.017 英寸 × 0.025 英寸的多股方丝是下颌初始弓丝的最理想选择，其柔软性好，由于下牙弓的托槽间距较宽，因此适合于一部分下牙弓轻度拥挤的病例。此外，托槽余隙仅为 0.001 英寸，使得该弓丝与下切牙 -5° 转矩的托槽槽沟吻合性好，在排齐牙齿、消除扭转的同时，还可以早期控制下切牙转矩，防止下切牙唇倾（图 34-65）。

但是，对于下切牙严重错位、扭转、舌倾、间隙不足以及深覆𬌗的病例来说，弹性更好的镍钛圆丝可以作为初始弓丝，目的是用细丝、轻力迅速解除拥挤错位，但应尽量减少用螺旋推簧扩展间隙，以免造成下前牙唇倾。特别是严禁在唇向错位的下切牙上使用推簧。图 34-66 展示的病例，左下中切

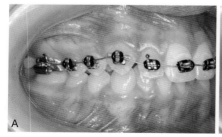 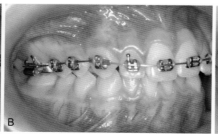 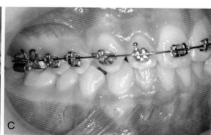

图 34-62 由于托槽间距较大，可以较快地使用 0.017 英寸 × 0.025 英寸的不锈钢方丝。A. 初始弓丝为 0.013 英寸铜镍钛丝；B. 1 个月后为 0.016 英寸 × 0.025 英寸铜镍钛丝；C. 2 个月后为 0.017 英寸 × 0.025 英寸不锈钢丝

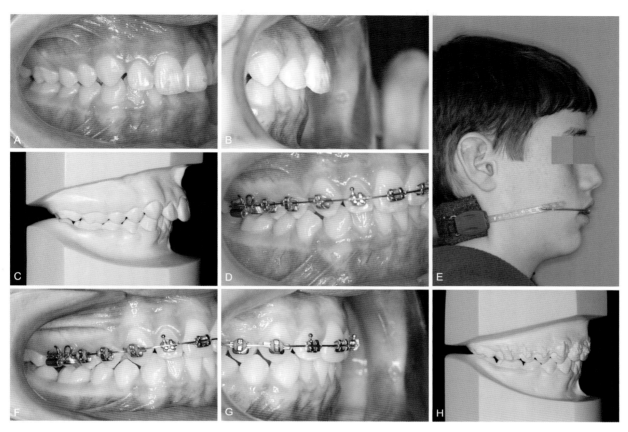

图 34-63　患者 12 岁，矫治前的两侧磨牙关系均为Ⅱ类，尖牙关系均为Ⅱ类，前牙覆盖 3.5 mm。A. 矫治前右侧𬌗像；B. 矫治前覆盖像；C. 矫治前右侧𬌗像（石膏模型）；D. 矫治中排齐整平上牙弓，换为 0.017 英寸 ×0.025 英寸不锈钢丝，并固定上牙弓；E. 与 D 同时戴用口外弓、颈牵引；F. 戴口外弓 4 个月后的右侧𬌗像；G. 戴口外弓 4 个月后的覆盖明显减小；H. 戴口外弓 4 个月后的右侧𬌗像（石膏模型）

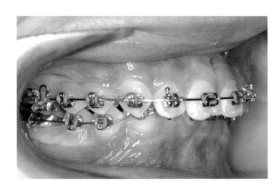

图 34-64　Ⅱ类深覆𬌗病例的侧方𬌗关系为尖对尖，咀嚼时容易造成托槽脱落

牙扭转、间隙不足，用推簧扩展间隙；2 个月后，虽然供排齐左下中切牙的间隙已够，但其代价是下切牙唇向倾斜。

亚历山大窄托槽的特点是可以大大减少螺旋推簧的使用，在去除一侧甚至两侧抗扭转翼后，绝大多数情况下托槽都可以粘接在下牙上，当弓丝入槽结扎后，交互支抗的作用使下前牙在有控制的前提下扩弓排齐，这就减少了唇倾下前牙的程度。图 34-67 展示的病例，右下侧切牙舌向错位，间隙不足，去除该牙托槽的近、远中翼，就可以容纳托槽粘接，初始弓丝用 0.012 英寸镍钛丝，并逐渐换用其他尺寸的弓丝（待右下侧切牙进入牙列后，调整托槽位置重新粘接），9 个月后排齐下牙。图 34-68 的前牙深覆𬌗病例，下颌初始弓丝采用 0.012 英寸镍钛丝，允许下前牙唇倾，以便于排齐下前牙、矫治深覆𬌗。

尽管某些病例的初始弓丝难以采用 0.017 英寸 ×0.025 英寸的多股麻花方丝，但在下牙初步排齐后，应尽快换为该弓丝或同尺寸的镍钛方丝，以确保下前牙转矩的尽早控制（图 34-69）。

2. 下牙弓的邻面去釉　邻面去釉可以为下牙弓

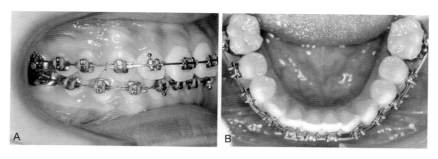

图 34-65　下颌初始弓丝为 0.017 英寸 ×0.025 英寸多股麻花方丝。A. 右侧𬌗像；B. 下颌𬌗面像

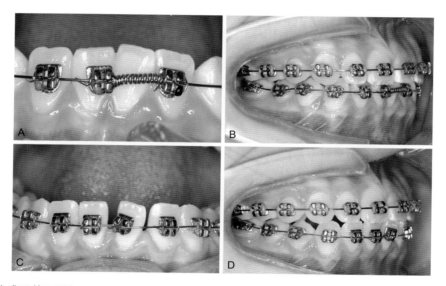

图 34-66　推簧容易造成下前牙唇倾。A. 左下中切牙间隙不足，暂不粘接托槽，用推簧扩大间隙；B. 刚放推簧时的右侧𬌗像；C. 容纳左下中切牙的间隙明显扩大；D. 但下前牙唇倾、覆盖变小

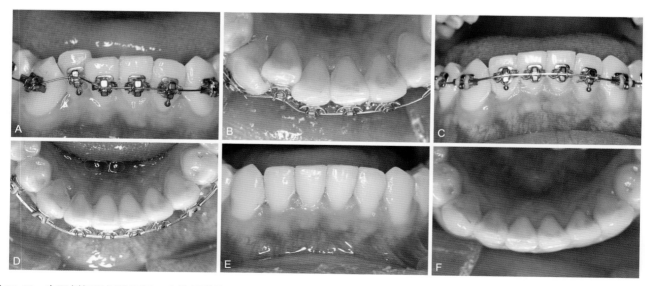

图 34-67　右下侧切牙间隙不足，未使用推簧，直接粘接托槽。A. 正𬌗像，去除 2 个托槽翼，直接粘接托槽；B. 下前牙𬌗面像，初始弓丝 0.012 英寸镍钛丝；C. 排齐时的下前牙正面像；D. 排齐时的下前牙𬌗面像；E. 矫治结束时的下前牙正面像；F. 矫治结束时的下前牙𬌗面像

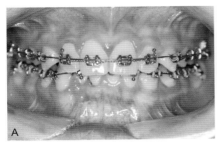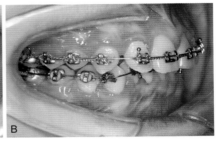

图 34-68　该病例前牙深覆殆，初始弓丝为 0.012 英寸镍钛丝，希望下切牙唇倾些。A. 正殆像；B. 右侧殆像

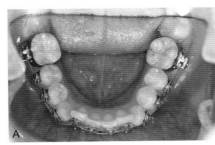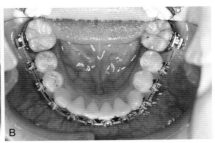

图 34-69　尽早控制下前牙的转矩。A. 初始弓丝 0.014 英寸镍钛丝；B. 1 个月后，换为 0.017 英寸 ×0.025 英寸麻花方丝

提供额外空间，这就可以减小扩大牙弓、唇倾下前牙的必要性或程度。理论上，从第一恒磨牙近中开始向前，磨除每颗牙邻接面的釉质约 0.25 mm，整个下牙弓可以获得可观的 5～6 mm 的间隙。但是，考虑到牙齿外形、龋病的易感、患者的接受与否及其具体操作的风险等情况，实际邻面去釉所获得的间隙并没有如此之多。邻面去釉时注意保持牙齿外形，磨除釉质后局部需抛光、涂氟，以降低龋患发生的可能。此外，邻面接触面积已经很大的牙齿、釉质发育不良的牙齿、龋患率高者应慎用邻面去釉。

3. 下颌尖牙向后结扎（laceback） 从初始弓丝开始，通过下尖牙向后结扎，防止下尖牙牙冠近中倾斜，进而防止下切牙唇倾。如果下牙弓做了邻面去釉，下尖牙与下第一前磨牙之间的间隙，可以通过下尖牙向后结扎，转换到下颌侧切牙的远中，这非常有利于排齐下切牙。

4. 短期Ⅲ类牵引 在排齐下牙弓的同时，用Ⅲ类牵引防止下前牙唇倾。Ⅲ类牵引的橡皮圈从上颌第一磨牙挂至下尖牙。考虑到Ⅲ类牵引的副作用并非对矫治有利，因此在使用时应遵循以下原则：①上颌使用 0.017 英寸 ×0.025 英寸的不锈钢丝，并

将上牙弓向后结扎（tie back）固定为一个整体；②挂Ⅲ类牵引的同时，继续戴口外弓，防止上前牙唇倾；③Ⅲ类牵引力小于 100 g；④在下颌弓丝排齐加力后的第一周内，每天除进食和刷牙之外，均挂皮圈。一周后，仅夜间睡觉时挂皮圈，以逐渐减小Ⅲ类牵引的使用。

5. 下颌过渡弓丝和工作弓丝（working wire）的选择 在下牙弓排齐整平后，理想的过渡丝是 0.017 英寸 ×0.025 英寸的 TMA 丝，其性能介于镍钛丝和不锈钢丝之间。如果是前牙深覆殆病例，需弯制适量摇椅形，并将弓丝后端的 Ω 曲与磨牙颊管紧密结扎，目的是继续排齐牙齿、控制下切牙转矩、打开咬合并防止下切牙唇倾。如果下颌第二磨牙已粘接带环或颊管，Ω 曲应位于第二磨牙近中，将 Ω 曲与第二磨牙颊管紧密结扎在一起（图 34-70）。

下颌的工作弓丝为 0.017 英寸 ×0.025 英寸的不锈钢丝，弯制适量的摇椅形弓，目的是整平下颌殆曲线、打开咬合，弓丝末端务必弯制 Ω 曲并与下颌磨牙颊管结扎，以尽量防止下前牙唇倾。另外，下颌摇椅形弓会产生冠唇向转矩的副作用，需要在弓丝的下切牙段弯制冠舌向转矩，以抵消摇椅形弓的

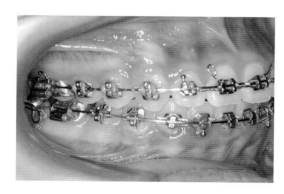

图 34-70 固定下牙弓。将 Ω 曲与第二磨牙颊管紧密结扎在一起

这个副作用。

6. Ⅱ类牵引时尽量防止下前牙唇倾 Ⅱ类牵引是矫治后期调整殆关系、协调正中关系位和正中殆位的重要手段，由于该牵引形式会唇倾下前牙，使用中要注意以下几点：①下颌在换成 0.017 英寸 × 0.025 英寸的不锈钢丝后再使用Ⅱ类牵引；②固定下牙弓，即把 Ω 曲和下颌磨牙颊管结扎在一起。

（三）摇椅形弓整平牙弓的殆曲线

整平牙弓、打开咬合是调整殆关系的关键之一，摇椅形弓是打开咬合的有效手段。研究发现，在垂直向上，摇椅形弓可以升高前磨牙并轻度压低磨牙和切牙；在前后向上，它可以远中竖直磨牙并唇倾前牙；在颊舌向上，它可以使磨牙牙冠颊向倾斜。对于安氏Ⅱ类一分类病例来说，下牙弓 Spee 曲线较深，是形成前牙深覆殆的主要原因，整平下牙弓的 Spee 曲线也就成为打开咬合、矫治前牙深覆殆的重要突破点。下颌摇椅形弓的弯制是从过渡丝（0.017

英寸 ×0.025 英寸 TMA 以及 0.016 英寸 ×0.022 英寸不锈钢丝）开始的，并延续到 0.017 英寸 ×0.025 英寸的不锈钢丝，其中后者对整平下牙弓起着举足轻重的作用。

1. 摇椅形弓的弯制方法 在弯制基本弓形后，一手持转矩钳夹住弓丝 Ω 曲的近中，另一手的拇指和示指夹住弓丝，并由后向前弯曲弓丝至下尖牙远中，这就在 Ω 曲至下尖牙一段形成凸向上的曲度（图 34-71）。

2. 尽量减小下切牙唇倾 方丝弯制摇椅形弓会产生冠唇向转矩，导致下前牙唇倾。因此，可以在弯制摇椅形弓前，先在弓丝的 4 颗下切牙段弯制冠舌向转矩，从而使方丝的下切牙段实际的净转矩为零。此外，务必将 Ω 曲与磨牙颊管结扎紧，即固定下牙弓，进一步防止下切牙唇倾。

3. 防止下颌磨牙颊向倾斜以及颊尖被压低 如果摇椅形弓的力过大，有可能压低第一磨牙颊尖，导致与对殆牙无接触；还可能引起该牙牙冠颊向倾斜，导致与对殆牙呈对刃甚至反殆关系。因此，摇椅形弓的弯曲度不宜过大。

（四）矫治后期使用Ⅱ类牵引

1. Ⅱ类牵引的时机 Ⅱ类牵引是解决Ⅱ类殆关系的重要手段。为了尽可能减小Ⅱ类牵引在垂直向上的副作用，原则上尽可能缩短使用时间。通常在矫治后期，下牙弓殆曲线基本变平后，再开始进行Ⅱ类牵引，这更利于下颌位置以及下牙弓的前移，从而达到调整后牙殆关系的目的。

2. 使用Ⅱ类牵引的注意事项

（1）上下颌均为 0.017 英寸 ×0.025 英寸的不锈钢丝：该弓丝与托槽之间的余隙较小，托槽转矩和

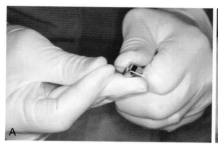
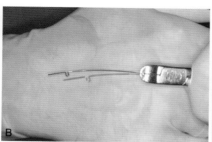
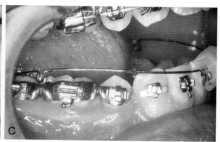

图 34-71 下颌摇椅形弓的弯制。A. 由后向前弯制曲度；B. Ω 曲至下尖牙一段形成凸向上的曲度；C. 下颌摇椅形弓在口内（尚未入槽沟）

轴倾能够得到较好的维持。

（2）确保上、下牙弓的固定：将弓丝上的Ω曲与磨牙颊管紧密结扎，以保障在Ⅱ类牵引作用下，上、下牙弓的整体移动，尽可能减小下前牙的唇倾。

（3）轻度的摇椅形弓，并做热处理：上颌摇椅形弓用来防止Ⅱ类牵引伸长上切牙以及上切牙转矩丢失等副作用，下颌摇椅形弓可以抵消Ⅱ类牵引伸长下磨牙的副作用。

（4）口外牵引：如果前牙覆盖较大，磨牙关系远中，在做Ⅱ类牵引的同时，可以继续戴颈牵引型口外弓，以辅助减小前牙覆盖和调整𬌗关系。

图34-72的病例展示了通过摇椅形弓及其Ⅱ类牵引的作用，𬌗关系改变的过程。

3. Ⅱ类牵引的力值、位置以及每天牵引时间

Ⅱ类牵引最好能从下颌第二磨牙挂至上颌侧切牙，这样的Ⅱ类牵引前后向分力力值较大，而垂直向分

力力值较小。Ⅱ类牵引采用1/4英寸的橡皮圈，每侧力值约170 g（6盎司）。每天除刷牙外，其余时间均挂皮圈。

（五）患者的合作程度

口外弓的使用及颌间牵引都需要患者的合作和努力。患者的合作尽管是正畸医生难以控制的因素，但是医生的解释、鼓励、矫治结果的展示以及具体的监控手段将有助于患者的合作。在与家长及患者商量矫治计划时，应把矫治方案的选择权交给患者。如果是一个生长期的患者，能坚持戴口外弓，就可以通过非减数矫治获得成功；但如果不能配合戴口外弓和挂皮圈，就只能采用减数矫治的方案。患者和家长通常会选择非减数的方案。如果方案是由患者自己选择的，那么他的主观配合的能动性就会强。在向患者交代戴口外弓时间时，应具体到小时数，

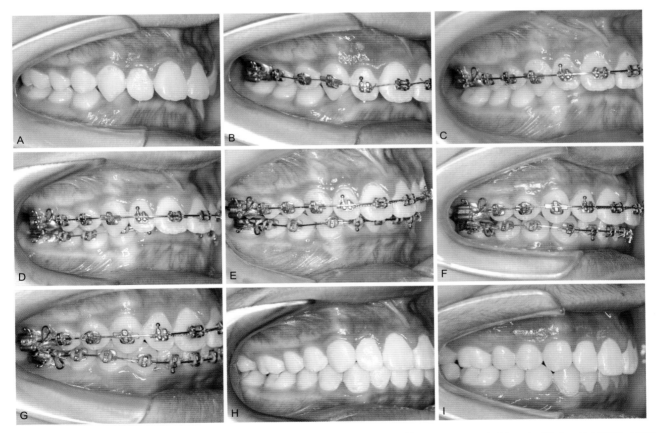

图34-72 摇椅形弓及其Ⅱ类牵引的作用效果。A. 矫治前右侧𬌗像；B. 开始排齐整平上牙弓；C. 上颌0.017英寸×0.025英寸钢丝，固定上牙弓；D. 开始下牙弓排齐；E. 4个月后，下颌0.017英寸×0.025英寸钢丝摇椅形弓，并固定下牙弓；F. 2个月后，下牙弓𬌗曲线基本整平，开始Ⅱ类牵引；G. 2个月后，前牙覆𬌗覆盖正常，𬌗关系正常；H. 矫治后右侧𬌗像；I. 矫治后2年右侧𬌗像

不宜笼统地说"戴半天面弓或夜间戴"等。使用戴面弓登记卡，嘱咐患者每天像记日记一样记录戴的时间和情况，也利于督促患者坚持戴面弓。Ⅱ类牵引也是矫治成功所必需的，由于是矫治后期才开始挂Ⅱ类牵引皮圈，因此可以告诉患者和家长挂皮圈的目的，鼓励患者如果坚持每天 24 小时挂皮圈，就可以很快结束矫治，否则就要延长几个月的时间。患者在就要看到"光明"的关键一刻，通常会有以往不曾有的"冲刺"动力来配合治疗。

（六）非减数矫治的弓丝使用程序

典型的非减数矫治的弓丝使用程序见表 34-3 和表 34-4。需要注意的是，表中列出的弓丝，是一种理想情况下的使用程序，由于牙齿错位的程度差异较大，为了兼顾矫治初期细丝、轻力的矫治原则，必要时需要减小初始弓丝的尺寸，或选择相同材质、但性能更优的弓丝。

八、减数矫治

尽管使用亚历山大矫治技术可以使多数临界病例通过非减数矫治获得成功，但在美国仍有 25% 的病例需要减数矫治；在以蒙古人种为主的亚洲，减数矫治的病例甚至超过 50%。减数矫治方案可以获

得更多的间隙，以供减小牙弓突度、排齐牙齿、改善侧貌以及调整𬌗关系所用。对于牙列严重拥挤、高角、下颌生长趋势呈现向下后方旋转、侧貌凸的病例来说，减数矫治是一种极其有效的矫治方案。

减数矫治必然带来拔牙间隙如何利用的问题。亚历山大矫治理念在减数矫治策略上强调了将矫治过程中关注的重点放在尖牙关系上，尽快建立尖牙中性关系，并以尖牙关系为中心，完成关闭间隙、建立正常𬌗关系的工作。本节将以安氏Ⅱ类一分类减数 4 个第一前磨牙为例，对其理念做具体说明。

（一）先矫治上颌

1. 先矫治上颌的原因　同非减数矫治一样，减数矫治的基本原则也是先矫治上颌，一段时间后，再开始下颌的矫治。其中的原因，在非减数矫治中已经说明，这里将着重说明其他几点。但是，对于双颌前突及Ⅲ类病例来说，由于尖牙关系并非远中，上下颌同期矫治更利于尽快达到矫治目标。

（1）利于尽快建立尖牙中性关系：尽快达到尖牙中性关系是亚历山大减数矫治理念所追求的早期目标，即力求上尖牙移动到下尖牙的远中。就像田径场上百米赛跑一样，既然上下尖牙不能站在同一起跑线上，要想尽快建立尖牙中性关系，就让上尖牙"犯规"，即"抢跑"，这便于上尖牙先朝远中移动（图 34-73）。

表 34-3　上颌弓丝使用程序

弓丝的程序	使用目的	弓丝的尺寸和性能
初始弓丝	排齐、消除扭转	0.016 英寸镍钛丝
过渡性弓丝①	关闭散在间隙	0.016 英寸不锈钢丝
过渡性弓丝②	排齐、整平	0.017 英寸 ×0.025 英寸镍钛丝
完成弓丝	①形成适宜的弓形	0.017 英寸 ×0.025 英寸不锈钢丝
	②控制转矩和轴倾	

表 34-4 下颌弓丝使用程序

弓丝的程序	使用目的	弓丝的尺寸和性能
初始弓丝	①排齐、消除扭转	0.016 英寸镍钛丝
	②控制前牙转矩	0.017 英寸 ×0.025 英寸多股麻花丝
过渡性弓丝	①排齐、整平	0.017 英寸 ×0.025 英寸镍钛丝
	②整平𬌗曲线	0.016 英寸 ×0.022 英寸不锈钢丝
完成弓丝	①整平𬌗曲线	0.017 英寸 ×0.025 英寸不锈钢丝
	②形成适宜的弓形	
	③控制转矩和轴倾	

（2）下牙弓减数后的生理性漂移：这是亚历山大矫治技术的理念之一。有关生理性漂移的临床意义、可能出现的问题以及适应证等详见本章第六部分的说明。下牙弓比上牙弓晚矫治一些的原因之一，就是给下牙弓留出一段自行漂移的时间。

2. 上牙弓的排齐、整平 上颌的初始弓丝为0.016英寸的镍钛丝，由于希望通过上尖牙的远中移动来建立尖牙中性关系，因此任何细丝、低摩擦、轻力的方式都是应该提倡的。以往的托槽结扎方式使得结扎丝与弓丝有两点接触（图34-74）；上尖牙托槽采用改良的"8"字结扎方式（采用0.20 mm的结扎钢丝），结扎丝与弓丝仅有一点接触（图34-75），从而减小了弓丝与结扎丝之间的摩擦力，上尖牙有可能在排齐过程中就自由地向远中移动了，这就减少了后续的远中牵引上尖牙的工作量（图34-76）。一般排齐上牙平均需要3个月（图34-77）。

3. 远中移动上尖牙 要想尽快建立尖牙中性关系，最好是先远中牵引上尖牙，然后再内收4个上

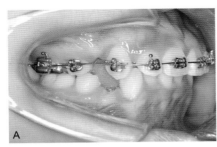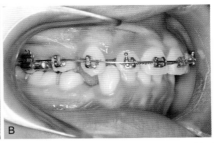

图34-73 该患者矫治前尖牙为偏远中关系。先矫治上颌，3个月后尖牙变为中性关系。A. 矫治刚开始时的右侧𬌗像；B. 3个月后的右侧𬌗像

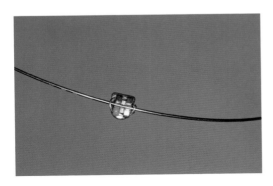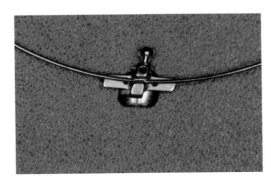

图34-74 常用的两点接触的结扎方法

图34-75 改良的"8"字结扎方式为一点接触的结扎方法

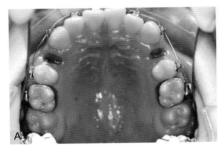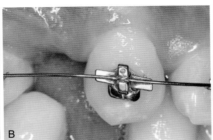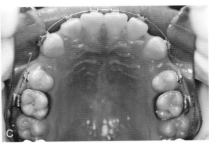

图34-76 该病例在排齐时上尖牙就"自由地"远中移动了。A. 上颌矫治刚开始时；B. 上尖牙采用"8"字结扎方式；C. 4个月后，上尖牙已经"自由地"沿着弓丝向远中移动了一段距离

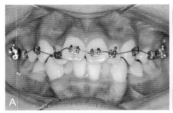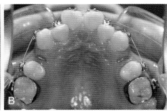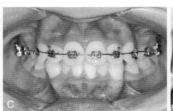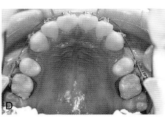

图 34-77 该病例减数 4 个第一前磨牙，初始弓丝 0.014 英寸镍钛丝，2 个月后上牙排齐。A. 矫治前正𬌗像；B. 矫治前上𬌗面像；C. 2 个月后的正𬌗像；D. 2 个月后的上𬌗面像

切牙。由于尖牙的牙根粗大，因此尽快将上尖牙远中移动到尖牙中性的位置，可以为后面的治疗提供重要的监控参照标志，只要后续的治疗能不失去尖牙中性关系，就基本能保障矫治的成功。开始远中牵引上尖牙的指征是：弓丝能顺利进入上尖牙托槽槽沟，即对上尖牙没有任何压力。要做到这一点，上牙弓充分地整平和排齐是前提条件。

上颌的第二根主要弓丝是 0.016 英寸的不锈钢丝，在弓丝上弯制 Ω 曲。关于 Ω 曲的位置有两种情况：①如果用口外弓增加上磨牙支抗，Ω 曲最好在上颌第一磨牙颊管近中 1 mm 处，入槽后需要将 Ω 曲与磨牙带环颊管结扎（tie back）；②如果不用口外弓，Ω 曲可以抵住磨牙颊管，此时的 Ω 曲是作为停止曲（stop loop），维持上牙弓长度。需要注意的是，Ω 曲远中的弓丝要弯制内收弯和后倾弯，以防止远中牵引尖牙时上磨牙的近中倾斜和近中舌向扭转。从 Ω 曲近中到上尖牙远中这一段弓丝需要弯制适量的摇椅形弓，以控制前牙覆𬌗（图 34-78），弓丝做热处理后，入槽结扎。

上尖牙采用 "8" 字结扎，以减轻摩擦阻力（图 34-79）。用 3 ~ 4 个单位的链状弹力圈从上颌第一磨牙挂至上尖牙，目的是远中牵引上尖牙。放入链状圈前，先在口外将其反复牵拉数下，以减小链状弹

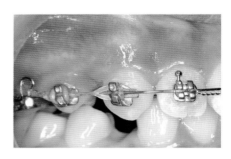

图 34-79 远中牵引上尖牙时，上尖牙采用 "8" 字结扎方式以减小摩擦力

力圈的初期力值。弹力链在初期会产生 150 g 左右力，这一牵引力将使上尖牙牙冠远中倾斜和（或）牙冠远中舌向旋转，进而会发生托槽槽沟的底板近中侧与弓丝接触（远中舌向旋转时）和（或）槽沟近中侧的龈向壁、远中侧的𬌗向壁分别与弓丝接触（牙冠远中倾斜时）等现象，所接触之处均产生摩擦阻力妨碍上尖牙的远移。但是，有摩擦力阻力并非全是不利。有利的是摩擦力阻力可以防止上尖牙进一步的倾斜和旋转。这是因为弹力链产生的弹力在几天后将迅速衰减，当上尖牙牙冠因摩擦力的影响停止移动时，弓丝的抗形变能力将反作用于托槽，使上尖牙牙冠近中舌向移动（抗旋转）、牙根向远中移动

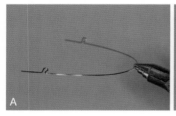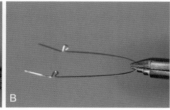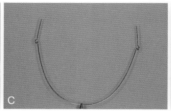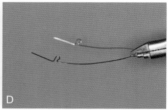

图 34-78 在 0.016 英寸的不锈钢丝上远中牵引上尖牙。A. Ω 曲位于上磨牙颊管近中 1 mm；B. Ω 曲远中段做后倾弯；C. Ω 曲远中段做舌向弯；D. 弯制适量的摇椅形弓

（抗倾斜）。由此可见，在牵引力的作用下，上尖牙沿弓丝的移动实际是倾斜移动和控根移动交互出现的组合移动形式，即上尖牙在周而复始的"倾斜（旋转）-抗倾斜（抗旋转）"的过程中向远中移动。基于上尖牙以上的动态变化过程，弹力链不宜更换过勤，否则弓丝的刚性难以发挥，反而导致上磨牙支抗丢失、前牙覆𬌗加深等副作用。一般6周后再更换。因此，远中移动上尖牙时，复诊间隔时间可以延长到6周。如果是骨性Ⅱ类病例在远移上尖牙的同时，需戴口外弓以增加上磨牙支抗。远中牵引上尖牙至与第二前磨牙靠拢通常需要4~8个月（图34-80）。

（二）建立尖牙中性关系后，开始下颌矫治

1. 下牙弓的排齐与整平 当上尖牙远中移动到尖牙中性关系的位置时，开始下牙弓的矫治（图34-81）。下颌的初始弓丝为0.016英寸镍钛丝，用来排齐牙齿、消除扭转；在遵循轻力原则下，选择适宜的镍钛圆丝继续排齐牙齿，消除扭转。并用0.016英寸×0.022英寸或0.017英寸×0.025英寸的镍钛丝结合摇椅形弓，控制转矩、形成适宜的牙弓形态并打开咬合。当下牙弓排齐后，将6个下前牙连续结扎在一起，以防下前牙之间出现间隙。

2. 监控尖牙关系的变化 在下颌减数第一前磨牙的病例，即使没有内收下前牙关闭间隙，在排齐整平过程中，下切牙和下尖牙就分别会有舌向移和远中移动的可能。这可能导致已经建立的尖牙中性关系重新回到远中关系。所以监控尖牙关系的变化，预估下尖牙远中移动的程度非常重要。以下两种方法可以预防尖牙关系的异常变化：其一，继续远中牵引上尖牙，直至与第二前磨牙靠拢。对于绝大多数减数4颗第一前磨牙的病例，尤其是安氏Ⅱ类病例，上尖牙最好远中移动到与第二前磨牙靠拢。其二，限制下尖牙的远中移动。如果预估到在排齐中，下尖牙远中移动可能会使尖牙关系变为远中的话，就暂时用辅助装置阻挡下尖牙的远中移动（如塑料套管或推簧）。总之，尽可能在条件具备的条件下，当下牙弓排齐、整平的工作时，尖牙至少处于一个非远中关系的状态。

（三）关闭间隙过程中始终保持尖牙的中性关系

1. 用关闭曲关闭间隙 为了整平下牙弓的𬌗平面，需要换用0.016英寸×0.022英寸不锈钢方丝并弯制摇椅形弓。当上、下牙弓的弓丝所形成的两个平面平行时，就可以开始内收前牙、关闭间隙了。

上牙弓用0.017英寸×0.025英寸不锈钢方丝，在上颌侧切牙托槽远中1mm的部位弯制5mm高的泪滴形关闭曲（图34-82），并将关闭曲远中的弓丝磨细至0.016英寸×0.022英寸，以便于弓丝在第二

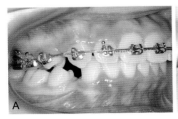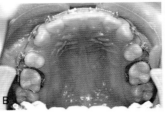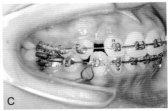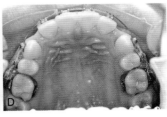

图34-80 该病例远中牵引上尖牙，4个月后上尖牙与上颌第二前磨牙靠拢。A. 开始牵引时的右侧𬌗像；B. 开始牵引时的上𬌗面像；C. 4个月后的右侧𬌗像；D. 4个月后的上𬌗面像

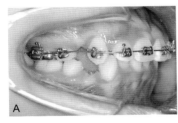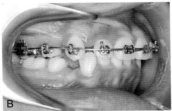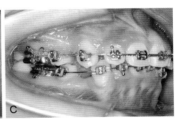

图34-81 尖牙呈中性关系时，开始下颌矫治。A. 矫治开始时；B. 远中牵引上尖牙；C. 3个月后尖牙呈中性关系，下颌粘接托槽

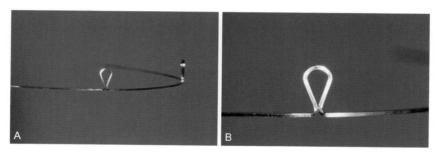

图 34-82　上颌用 0.017 英寸 ×0.025 英寸带关闭曲的不锈钢弓丝关闭间隙。A. 弓丝全貌（未加力的平弓）；B. 在上颌侧切牙托槽的远中弯制泪滴形关闭曲

前磨牙托槽和磨牙颊管中滑动。而在前牙段，弓丝尺寸仍为 0.017 英寸 ×0.025 英寸，以保障上前牙内收时，上切牙的转矩得到有效控制。如果需要非常严格地控制上切牙转矩，可以用 0.018 英寸 ×0.025 英寸不锈钢方丝，同样把关闭曲远中的弓丝磨细。为防止上切牙内收时前牙覆𬌗加深，在泪滴形曲的近远中弯制 10°～20° 的"人"字形曲，这有助于切牙内收时压低上切牙并控制上切牙转矩（图 34-83）。弓丝完全入槽并结扎后，末端应伸出颊管 5 mm，便于用霍氏钳或持针器夹住弓丝。加力时，夹住弓丝末端向后拉，使泪滴形曲打开 0.5 mm，再将弓丝末端龈向弯 45°（图 34-84）。每 6 周复诊一次，复诊时打开泪滴形曲 0.5 mm，可以继续内收上切牙。

下牙弓在整平和排齐后，用 0.016 英寸 ×0.022 英寸的不锈钢方丝，在下尖牙托槽远中 1 mm 的部位弯制 5 mm 高的泪滴形曲。这样在加力后，6 个下前牙将一起向后移动，而不是像上颌那样，先远移尖牙，再内收 4 个切牙。如果是深覆𬌗病例，应在泪滴形曲的近远中弯制 10°～20° 的"人"字形曲，目的是打开咬合并防止内收切牙时覆𬌗加深。下牙弓泪滴形曲的加力方法与下颌第二磨牙是否纳入矫

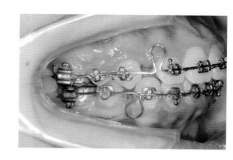

图 34-84　打开泪滴形曲，末端回弯，可以内收上切牙

治有关，如果下颌第二磨牙没有参与矫治，那么加力方法与上颌相同。如果下颌第二磨牙已经粘带环，那么颊管远中就没有足够的空间为泪滴形曲加力了。此时需紧贴第一磨牙托槽的远中弯制 Ω 曲，并将 Ω 曲向颊侧倾斜一些，这可以防止 Ω 曲压迫颊侧牙龈，并为第二磨牙提供了充分的冠舌向转矩（图 34-85）。每次复诊加力时，用 0.014 英寸不锈钢结扎丝紧密结扎 Ω 曲和第二磨牙颊管，使泪滴形曲打开 0.5 mm（图 34-86）。当 Spee 曲线较深时，过早内收前牙将很难控制覆𬌗加深，因此不宜过早打开泪滴形曲，而是首先利用如上所述的"人"字形

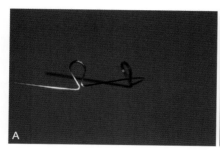

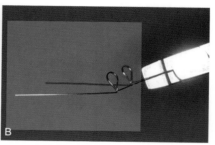

图 34-83　泪滴形关闭曲。A. 在泪滴形曲的近远中"人"字形曲；B. 在弯制"人"字形曲后上切牙有冠唇向转矩

曲，放入托槽后，将 Ω 曲被动性结扎（不打开泪滴形曲），从而压低下前牙、打开咬合。使用关闭曲弓丝关闭间隙通常需要 4～8 个月的时间（图 34-87）。

2. 间隙关闭过程中，保持尖牙中性关系　如果失去了尖牙中性关系，也就失去了建立正常前牙覆盖的前提条件，这意味着安氏 Ⅱ 类减数矫治的失败。在关闭间隙过程中，任何加力的不当，都可能造成尖牙中性关系的丢失。因此，如何保持在矫治初期已经建立的尖牙中性关系，就有着举足轻重的意义了。

（1）当尖牙关系依然是中性时，可以同时内收 4 个上切牙并开始关闭下颌拔牙间隙。但是仍需控制上颌内收切牙的力值，警惕上磨牙支抗丢失（图 34-88）。

（2）当尖牙关系有变为远中的倾向时，原因在于上磨牙支抗丢失和（或）下前牙内收过多，可以选用以下手段：①停止关闭间隙；②增加上磨牙支抗，必要时用口外支抗等；③希望下颌间隙复发些；④如果覆𬌗加深者，可以适当加大"人"字形曲的曲度；⑤采用 Ⅱ 类牵引（图 34-89）。

（3）当尖牙关系有变为近中的倾向时，原因在于上尖牙远移过多、下前牙内收不明显、Ⅱ 类牵引等，可以选用以下处理方法：①如果与 Ⅱ 类牵引有

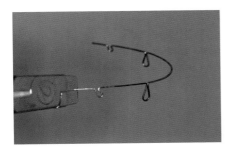

图 34-85　当下颌第二磨牙纳入矫治后，弯制带有 Ω 曲的关闭曲弓丝

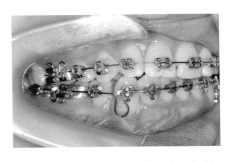

图 34-86　通过紧密结扎 Ω 曲和下颌第二磨牙颊管，使泪滴形曲打开 1 mm，达到加力的目的

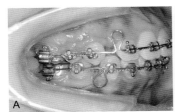
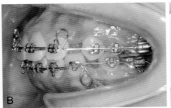
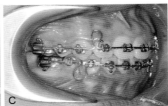
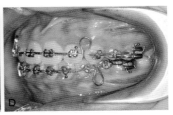

图 34-87　用关闭曲关闭间隙。A. 开始关闭间隙——右侧𬌗像；B. 开始关闭间隙——左侧𬌗像；C. 6 个月后，间隙已关闭——右侧𬌗像；D. 6 个月后，间隙已关闭——左侧𬌗像

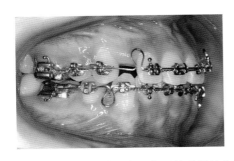

图 34-88　关闭间隙过程中，尖牙关系保持中性

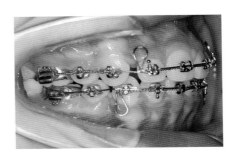

图 34-89　关闭间隙过程中，尖牙关系为远中

关，将停止牵引，观察1个月后，再决定以后的措施；②停止内收上切牙；③继续内收下前牙；④停止增加上磨牙支抗的辅助装置（如口外弓等）（图34-90）。

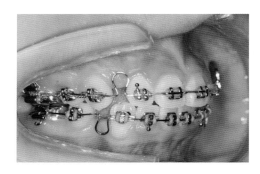

图34-90 关闭间隙过程中，尖牙关系为近中

（四）适时使用Ⅱ类牵引

1. Ⅱ类牵引的作用特点　Ⅱ类牵引利用颌间支抗辅助调整颌间关系。其最大的优势就是使上前牙、上牙弓后移，同时下颌骨、下前牙、下牙弓前移，从而辅助解决安氏Ⅱ类畸形前后向的问题。但在前后向上可能出现一些不必要的移动现象需要加以控制，如上切牙的牙冠舌倾和下切牙的牙冠唇倾。因此，最好是在方丝上进行Ⅱ类牵引，尽可能减小切牙牙冠不必要的倾斜移动。此外，Ⅱ类牵引在颊舌向上可能引起下磨牙的舌倾，这同样需要下颌弓丝最好是方丝，同时适当增加下颌弓丝在磨牙区的宽度。

Ⅱ类牵引在提供前后向力的同时，也给予了牙弓垂直向的力。即上切牙和下磨牙均出现殆向移动的现象，这些力使得上切牙伸长，前牙覆殆加深；下磨牙伸长，殆平面、下颌平面由后向前呈现向下倾斜的趋势。综合前后向和垂直向的作用，Ⅱ类牵引整体呈现出上下颌骨顺时针旋转的效应，这虽然有利于咬合关系的改善，但并不利于Ⅱ类畸形的侧貌改善。基于Ⅱ类牵引的这些不利作用，最好在槽沟余隙相对小的不锈钢方丝上进行牵引。亚历山大矫治技术通常是在0.017英寸×0.025英寸或0.016英寸×0.022英寸的不锈钢方丝上进行Ⅱ类牵引。

2. 使用Ⅱ类牵引的时机　原则上Ⅱ类牵引不宜过早使用，也不要长期使用。在以下情况下可能会使用Ⅱ类牵引：

（1）远中牵引上颌尖牙过程中，前牙覆盖过大：下颌减数第一前磨牙的低角病例，由于颏唇肌的作用，下前牙容易舌向移动，导致前牙覆盖加大。使用Ⅱ类牵引可以抵抗下前牙的舌向移动。此时的Ⅱ类牵引是在治疗的中前期进行的，上颌弓丝是0.016英寸的圆丝，但下颌弓丝最好具备正常的牙弓形态和转矩的控制能力，选择0.017英寸×0.025英寸的镍钛方丝或0.016英寸×0.022英寸的不锈钢方丝，并弯制摇椅形弓。

（2）远中牵引上颌尖牙过程中，辅助增加上磨牙支抗：对于上颌强支抗病例或者难以建立强大的尖牙中性关系的病例来说，适时的短期Ⅱ类牵引可以辅助增加上磨牙支抗，同时前移下牙弓，有利于建立相对强大的尖牙中性关系。此时的Ⅱ类牵引也是在治疗的中前期进行的，上颌弓丝是0.016英寸的圆丝，但下颌弓丝最好具备充分的牙弓形态、转矩的控制能力，弓丝选择同（1）。由于远中牵引上颌尖牙的链状弹力圈弹力值衰减很快，通常3天（72小时）后，力值基本衰减为0，因此前3天上磨牙支抗受到的威胁最大。建议复诊换链状弹力圈后的前3天挂Ⅱ类牵引皮圈，此时上切牙受到的舌向力，通过上磨牙颊管近中的Ω曲传递到上磨牙，即上磨牙在Ⅱ类牵引的作用下受到向远中的力，从而达到增加上磨牙支抗的目的。3天后，由于链状圈的弹力衰减为0，就可以缩短每天挂Ⅱ类牵引的时间（仅夜间挂），这样持续1周，然后停挂Ⅱ类牵引的皮圈。

（3）内收前牙关闭间隙过程中，尖牙关系有变成远中的倾向：此时，可能需要停止下颌关闭曲加力，改成用Ⅱ类牵引来调整尖牙关系和控制前牙覆盖。此种情况下，Ⅱ类牵引通常需要长时间挂，至下次复诊，观察尖牙关系能否恢复成中性。必要时需要继续Ⅱ类牵引。

（五）精调阶段

如果在精调前的阶段，能建立并保持住尖牙中性关系，那么当所有间隙关闭后，后牙的交叉咬合状态以及前牙覆盖不会有很大的出入。此时，需要拍摄曲面体层片，观察牙根的排列情况，必要时需要调整托槽位置，连续结扎牙弓，重新排齐牙列。必要时做适当的短距离的颌间上下牵引，使尖窝嵌合关系更紧密。

（六）减数矫治的弓丝使用程序

典型减数矫治的弓丝使用程序见表34-5和表34-6。需要注意的是，表中列出的弓丝，是一种理想情况下的使用程序，由于牙齿错位的程度差异较大，为了兼顾矫治初期细丝、轻力的矫治原则，必要时可以减小初始弓丝的尺寸，或选择相同材质、但性能更优的弓丝。

表34-5　上颌弓丝使用程序

弓丝的程序	使用目的	弓丝的尺寸和性能
初始弓丝	排齐、消除扭转	0.016 英寸镍钛丝
过渡性弓丝①	远中牵引尖牙	0.016 英寸不锈钢丝
过渡性弓丝②	内收前牙，关闭间隙	0.017（0.018）英寸 × 0.025英寸带关闭曲的不锈钢丝
完成弓丝	控制转矩和轴倾控制牙弓形态	0.017 英寸 × 0.025 英寸不锈钢丝

表34-6　下颌弓丝使用程序

弓丝的程序	使用目的	弓丝的尺寸和性能
初始弓丝	①排齐、消除扭转	0.016 英寸镍钛丝
	②控制下颌第一磨牙	0.017 英寸 × 0.025 英寸多股麻花丝
过渡性弓丝①	①排齐、整平	0.017 英寸 × 0.025 英寸
	②整平殆曲线，关闭间隙	TMA
过渡性弓丝②		0.016 英寸 × 0.022 英寸带关闭曲的不锈钢丝
完成弓丝	①整平殆曲线	0.017 英寸 × 0.025 英寸
	②形成适宜的弓形	不锈钢丝
	③控制转矩和轴倾	

九、病例报告

病例1

女，初诊年龄12.5岁。

主诉： 牙齿排列不齐。

检查： 恒牙殆，磨牙关系为远中尖对尖，尖牙关系为远中尖对尖；前牙覆殆 3.0 mm，覆盖 10.5 mm；上牙弓重度拥挤，下牙弓轻度拥挤；上下中线正；直面型，下颌后缩

诊断： 骨性Ⅱ类，牙性Ⅱ类

矫治设计：

1. 非减数矫治；

2. 亚历山大矫治技术。

矫治过程：

1. 矫治从上颌开始，依次用0.013 英寸、0.014英寸、0.016 英寸以及 0.016 英寸 × 0.022 英寸铜镍钛丝，排齐整平上牙。

2. 矫治第 5 个月时，开始下颌矫治。下颌依次用 0.012 英寸镍钛丝、0.017 英寸 × 0.025 英寸多股麻花丝排齐整平下牙弓。

3. 上颌换为 0.016 英寸 × 0.022 英寸、下颌换为 0.017 英寸 × 0.025 英寸镍钛丝继续整平上、下牙弓。

4. 矫治第 9 个月时上颌换为 0.016 英寸 × 0.022 英寸不锈钢丝，矫治第 11 个月时下颌换为 0.017 英寸 × 0.025 英寸不锈钢丝，上下颌均做末端向后结扎（tie back），并开始做Ⅱ类牵引。

矫治结果：

矫治疗程 22 个月，矫治后上下牙列排齐，前牙覆殆覆盖正常，磨牙、尖牙关系均为中性。矫治后 9年半回访时，牙列基本齐，殆关系稳定。

矫治前、后及矫治后 9 年半回访时的 X 线头影测量结果见表 34-7。

矫治前、中、后及矫治后 9 年回访时的面殆像、X 线片及头颅侧位 X 线片的重叠图见图 34-91。

表34-7　X 线头影测量结果

测量项目	矫治前	矫治后	正常值
SNA（°）	82.0	81.8	82.8 ± 4.0
SNB（°）	77.0	79.2	80.1 ± 3.9
ANB（°）	5.0	2.6	2.7 ± 2.0
SN-MP（°）	35.0	36.5	32.5 ± 5.2
Yaix（°）	72.0	72.0	66.3 ± 7.1
FMA（°）	32.0	29.3	31.3 ± 5.0
FMIA（°）	53.0	51.2	54.9 ± 6.1
IMPA（°）	95.0	99.5	93.9 ± 6.2
U1-SN（°）	115.5	107.8	105.7 ± 6.3
U1-L1（°）	113.5	116.8	125.4 ± 7.9
U1-NA（°）	33.8	25.5	22.8 ± 5.7
U1-NA（mm）	10.5	6.8	5.1 ± 2.4
L1-NB（°）	28.5	34.2	30.3 ± 5.8
L1-NB（mm）	7.5	7.5	6.7 ± 2.1
L1-AP（mm）	4.0	5.0	4.9 ± 2.1

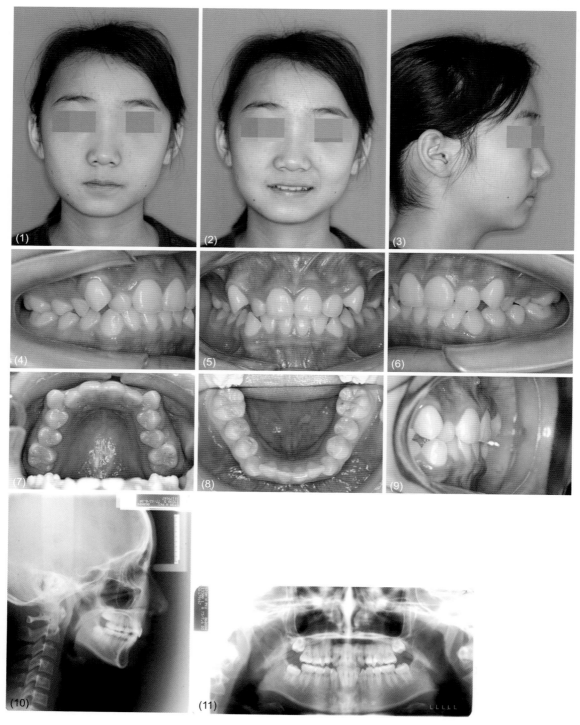

图 34-91 (1)～(3)：矫治前面像；(4)～(9)：矫治前殆像；(10)：矫治前头颅侧位 X 线片；(11)：矫治前曲面体层 X 线片

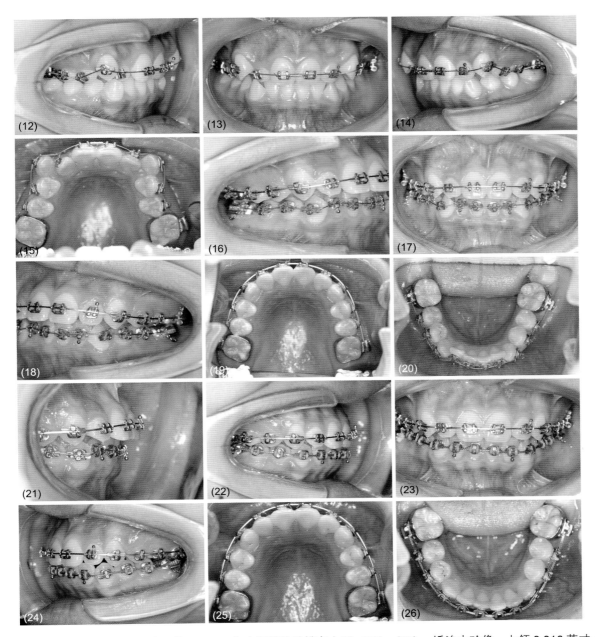

图 34-91 （续）(12) ~ (15)：矫治中骀像，0.013 英寸铜镍钛丝排齐上牙；(16) ~ (21)：矫治中骀像，上颌 0.016 英寸 × 0.022 英寸镍钛丝，继续排齐整平上牙弓；下颌开始矫治，下颌初始弓丝为 0.012 英寸镍钛丝，排齐整平下牙弓；(22) ~ (26)：矫治中骀像，下颌第 2 根弓丝为 0.017 英寸 × 0.025 英寸多股麻花丝，用来排齐下牙弓同时控制下切牙转矩

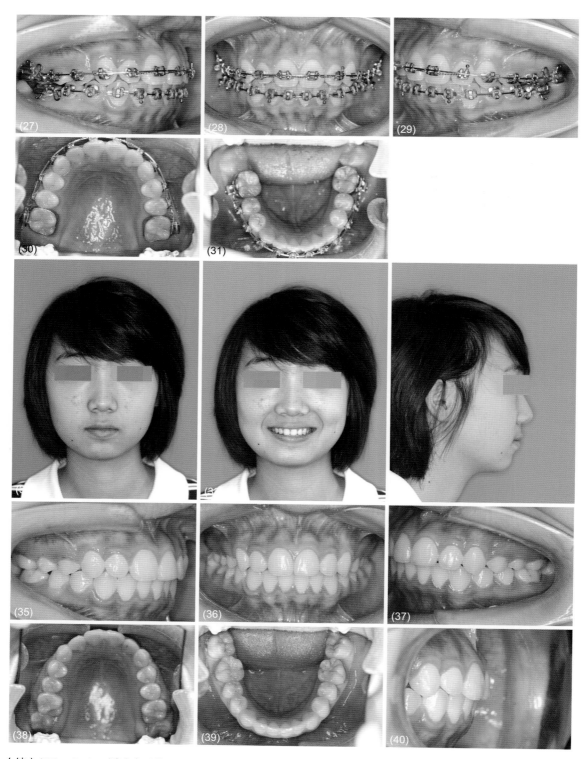

图 34-91（续）(27)~(31)：矫治中殆像，上、下颌 0.017 英寸 ×0.025 英寸不锈钢丝，固定上、下牙弓，Ⅱ类牵引；(32)~(34)：矫治后面像；(35)~(40)：矫治后殆像

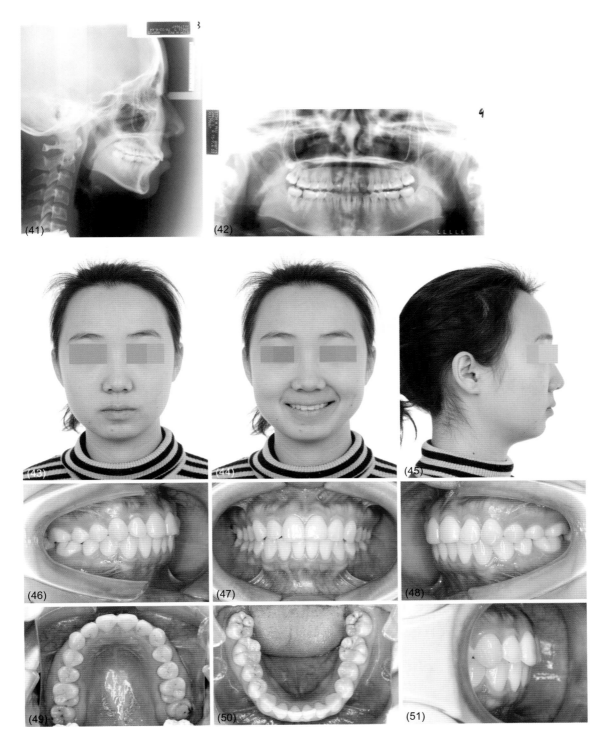

图 34-91 （续）(41)：矫治后头颅侧位 X 线片；(42)：矫治后曲面体层 X 线片；(43)～(45)：矫治结束后 9.5 年回访时的面像；(46)～(51)：矫治结束后 9.5 年回访时的𬌗像

病例2

女，初诊年龄12岁。

主诉：牙齿排列不齐。

检查：恒牙𬌗，左、右侧磨牙关系分别为远中尖对尖和完全远中，两侧的尖牙关系远中；前牙深覆𬌗Ⅲ°，覆盖3.5 mm；上牙弓拥挤Ⅲ°，下牙弓拥挤Ⅰ°；上中线左偏1 mm，下中线右偏1 mm；凸面型。

诊断：骨性Ⅱ类，牙性Ⅱ类。

矫治设计：

1. 减数14，24，35，45；
2. 亚历山大矫治技术。

矫治过程：

1. 矫治从上颌开始，初始弓丝为0.012英寸镍钛丝，并依次用用0.016英寸和0.016英寸×0.022英寸镍钛丝，弯制摇椅形弓，末端回弯，用以排齐整平并压低上前牙。下牙弓暂时未开始矫治，拔牙后自行调整。

2. 上颌第二根弓丝为0.016英寸不锈钢丝，在上颌第一磨牙颊管近中弯制Ω曲，将Ω曲和上磨牙带环颊管结扎，以固定上牙弓，开始远中牵引上尖牙。

3. 待上尖牙与第二前磨牙靠拢后，开始下颌矫治。

4. 下颌依次用0.012英寸、0.016英寸和0.016英寸×0.022英寸镍钛丝并弯制摇椅形弓排齐、整平下牙弓𬌗曲线

5. 上颌换为0.016英寸×0.022英寸的不锈钢丝，弯制关闭曲和"人"字形曲，压低并内收上切牙；下颌第二磨牙粘接颊管，继续整平下颌𬌗曲线。

6. 上下颌均换为0.017英寸×0.025英寸的不锈钢丝，控制转矩和轴倾，维持弓形。

矫治结果：

矫治疗程29个月，矫治后上下牙列排齐，前牙覆𬌗覆盖正常，磨牙、尖牙关系均为中性。软组织侧貌明显改善。

X线头影测量结果见表34-8。

矫治前、中、后及矫治后5年回访时的面𬌗像、X线片及头颅侧位X线片的重叠图见图34-92。

表34-8　X线头影测量结果

测量项目	矫治前	矫治后	正常值
SNA（°）	86.5	88.0	82.8±4.0
SNB（°）	79.2	82.0	80.1±3.9
ANB（°）	7.3	6.0	2.7±2.0
SN-MP（°）	40.0	37.0	32.5±5.2
Y轴（°）	70.0	68.5	66.3±7.1
FMA（°）	33.0	35.0	31.3±5.0
FMIA（°）	46.0	54.5	54.9±6.1
IMPA（°）	101.0	90.5	93.9±6.2
U1-SN（°）	109.0	100.0	105.7±6.3
U1-L1（°）	110.0	133.5	125.4±7.9
U1-NA（°）	21.0	10.5	22.8±5.7
U1-NA（mm）	4.5	0.5	5.1±2.4
L1-NB（°）	41.8	29.5	30.3±5.8
L1-NB（mm）	10.0	6.0	6.7±2.1
L1-AP（mm）	5.8	3.0	4.9±2.1

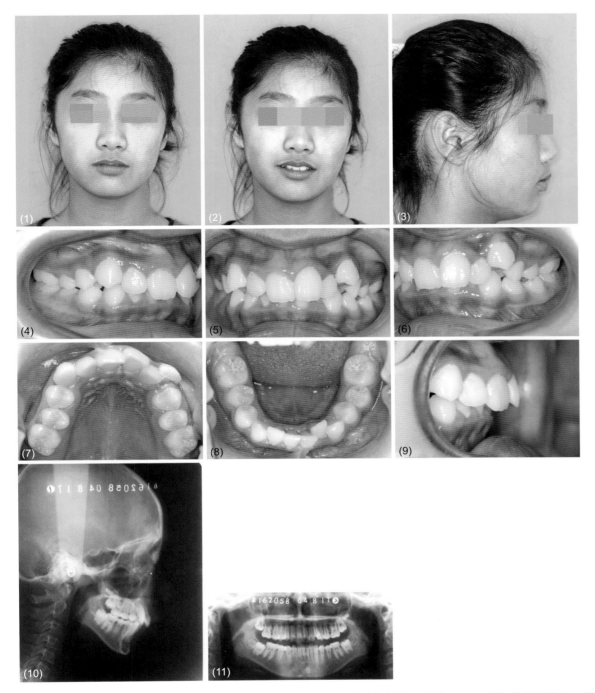

图 34-92　(1)～(3)：矫治前面像；(4)～(9)：矫治前𬌗像；(10)：矫治前头颅侧位 X 线片；(11)：矫治前曲面体层 X 线片

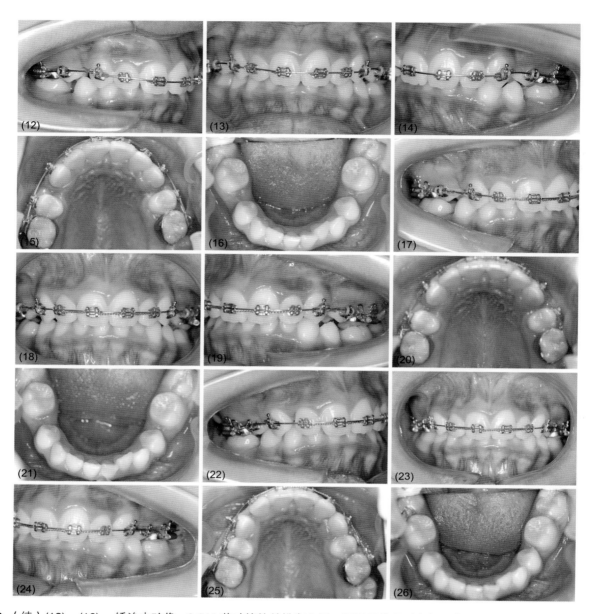

图 34-92 （续）(12)～(16)：矫治中𬌗像，0.016 英寸镍钛丝排齐上牙，下牙弓拔牙后自行调整；(17)～(21)：矫治中𬌗像，上颌 0.016 英寸不锈钢丝，远中牵引上尖牙；(22)～(26)：矫治中𬌗像，上颌尖牙被远中牵引至与第 2 前磨牙靠拢

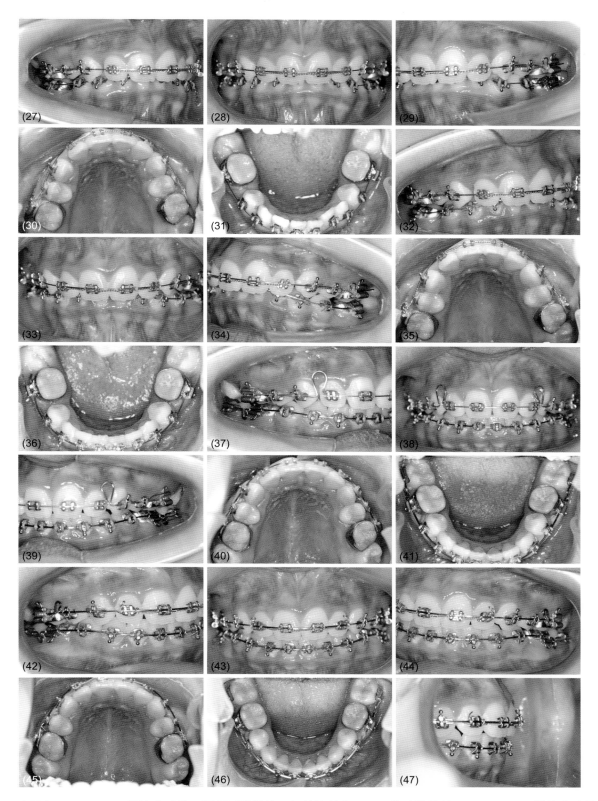

图 34-92 （续）(27)～(31)：矫治中殆像，下颌开始矫治，初始弓丝为 0.012 英寸镍钛丝；(32)～(36)：矫治中殆像；下颌继续用 0.016 英寸 ×0.022 英寸镍钛丝，弯制摇椅形弓继续整平下颌殆曲线。(37)～(41)：矫治中殆像。上颌 0.016 英寸 ×0.022 英寸不锈钢丝，弯制关闭曲和"人"字形曲内收并压低上切牙；下颌第二磨牙粘接颊管，继续依次用 0.016 英寸 ×0.022 英寸镍钛丝和不锈钢丝，弯制摇椅形弓继续整平下颌殆曲线，减小前牙覆殆；并结合 II 类牵引，矫治远中磨牙关系；(42)～(47)：上下颌均换为 0.017 英寸 ×0.025 英寸不锈钢丝完成弓丝

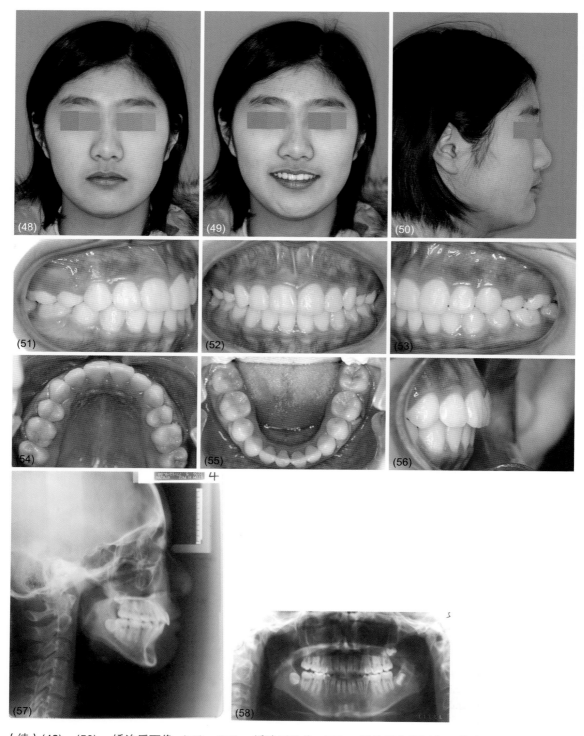

图 34-92 （续）(48)～(50)：矫治后面像；(51)～(56)：矫治后殆像；(57)：矫治后头颅侧位 X 线片；(58)：矫治后曲面体层 X 线片

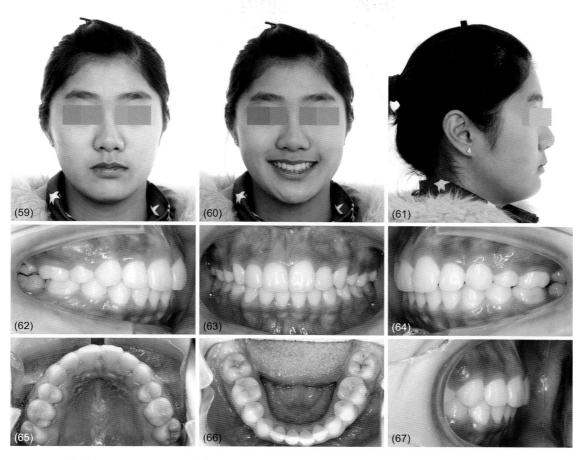

图 34-92　（续）(59)～(61)：矫治结束后 5 年回访时的面像；(62)～(67)：矫治结束后 5 年回访时的𬌗像

参考文献

[1] Alexander RG. The Alexander Discipline, Contemporary concepts and Philosophies. Glendra, California: Ormco Corp, 1986.

[2] Alexander RG. The 20 Principles of the Alexander Discipline. Quintessence Publishing Co. Inc, 2008.

[3] Alexander RG. The Alexander Discipline, Long-Term Stability. Quintessence Publishing Co. Inc, 2007.

[4] Alexander RG. The Alexander Discipline, Unusual and Difficult Cases. Quintessence Publishing Co. Inc, 2015.

[5] Song WEI, Jing LI. Three-dimension model analysis for physiological drift of the mandibular dentition after extraction of mandibular second premolars of Angle class Ⅱ patients. J of Peking University(Health Science), 2013, 45: 81-87.

[6] Tian CAO, Song WEI. Analysis of the plaster casts of Class Ⅱ division 1 non-extraction patients treated with the Alexander technique. Chinese J of Stomatology, 2013, 48:518-522.

[7] Fu-liang LIU, Fu-jia WEN, Song WEI. The Comparison of effect in differ extraction patterns treated with the Alexander Discipline. Chinese J of Orthod, 2015, 22(3):127-131.

[8] 魏松. 正畸矫治的"航向标"——尖牙中性关系. 中华口腔正畸学杂志, 2009, 16(3):121-125.

[9] 魏松. 正畸矫治成功15个关键因素. 中国实用口腔科杂志, 2013, 3(1):18-23.

[10] 魏松. 安氏Ⅱ类一分类非拔牙矫治中口外弓作用的初步研究. 中华口腔正畸学杂志, 2010, 17(1):6-12.

[11] 魏松, 傅民魁. 亚历山大矫治技术减数矫治的稳定性研究. 中华口腔医学杂志, 2005, 40(1):271-274.

第三十五章

MBT 矫治技术

李魏然

本章内容

一、概述

固定矫治器的矫治机制及矫治力的水平决定了矫治器的设计，它们紧密相关。自 Andrews 医生发明直丝弓矫治器以来，通过在临床上广泛应用、不断改进与调整，出现了多种直丝弓矫治器系统。MBT 矫治技术就是其中一类，其吸收了传统的直丝弓矫治器、Roth 直丝弓矫治器的精华，并进行了改进与创新，形成了第三代的直丝弓矫治器。MBT 矫治器的创始人 McLaughlin 和 Bennet 开始的十几年在 Andrews 直丝弓上使用尖牙向后结扎、弓丝末端回弯及轻力滑动法关闭间隙等，形成了滑动直丝弓矫治技术，并在 1993 年出版了他们的第一部专著。之后，在临床应用中不断完善，在 1997 年出版他们第

二部专著时，作者为 McLaughlin、Bennet 和 Trevici，才真正有了 MBT（三人名字的首字母）矫治技术。2001 年出版了 MBT 滑动直丝弓矫治技术的第三部著作，使得滑动直丝弓矫治技术更加系统。

MBT 技术的产生及发展大概分以下三个阶段。

第一阶段（1993 年前）：采用传统直丝弓托槽，托槽粘接在牙冠中心，选用卵圆形弓丝，轻力滑动法。

第二阶段（1993—1997 年）：应用 MBT 托槽，托槽粘接在标尺的辅助下进行（参考粘接图），选用卵圆形弓丝，轻力滑动法。

第三阶段（1997 年后）：应用 MBT 托槽，托槽粘接在标尺的辅助下（参考个性化粘接图），弓丝根据患者情况选取卵圆、尖圆或方圆形弓丝，调整后

的轻力滑动法。

经过长期的改进和发展，MBT 矫治系统逐渐形成了自己成熟的矫治理念。包括：

1. 托槽的多样性与灵活性　MBT 矫治器有多种托槽选择，包括金属、陶瓷、mini 等。同时，托槽设计的通用性也降低了库存及弓丝弯制的需求。

2. 托槽的精准定位　强调托槽粘接的精准性，粘接时辅助应用定位尺（图 35-1）及个性化托槽粘接图。重新粘接定位不准的托槽是 MBT 矫治技术重要的部分，以保证治疗的精准。

3. 持续轻力系统　认为持续轻力是牙齿移动最有效的力量，同时降低对后牙支抗的威胁，避免牙齿移动中较大力量的应用造成牙齿及牙弓的失控。

4. 0.022 英寸托槽系统　弓丝有更多选择，同时关闭间隙时选用的 0.019 英寸钢丝较硬，易于维持弓形，打开咬合效果良好。0.018 英寸系统可选的弓丝通常较细，易在关闭间隙时产生弓丝的形变（图 35-2）。

5. 治疗早期的支抗控制　治疗初期应用软丝，配合"laceback"（图 35-3）和末端回弯（图 35-4），

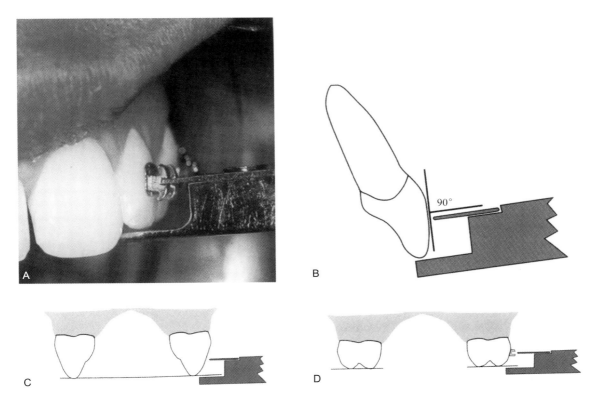

图 35-1- 托槽定位器的应用。A. 切牙区，托槽定位器与牙齿唇面成 90°；B. 托槽定位器在切牙区应用示意图；C. 尖牙与双尖牙区，托槽定位器与𬌗平面平行；D. 磨牙区，托槽定位器与磨牙的𬌗平面平行

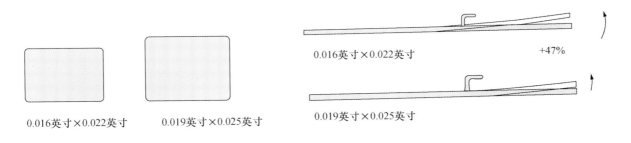

0.016英寸×0.022英寸　　0.019英寸×0.025英寸

0.016英寸×0.022英寸　　+47%

0.019英寸×0.025英寸

图 35-2　MBT 应用 0.019 英寸 ×0.025 英寸不锈钢方丝打开咬合效果更好

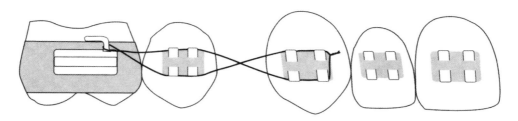

图 35-3 MBT 中尖牙向后结扎（laceback）是排齐整平阶段的一个重要控制手段

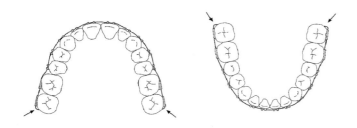

图 35-4 弓丝末端回弯可以减少排齐整平阶段前牙的唇倾并有助于支抗控制

降低支抗损失。

6. 组牙移动 早期应用尖牙向后结扎远中移动尖牙同时排齐前牙，之后提倡前牙的组牙移动关闭间隙。一般不将尖牙远中移动过多，但是应该保证尖牙的Ⅰ类关系。

7. 三种弓形的应用 从最初的仅用尖圆形弓形，到目前三种弓形均用（图 35-5）。根据患者牙弓形态选择。

8. 一种尺寸的不锈钢丝焊钩使用 0.019 英寸的方丝具有足够的硬度且对牙齿控制良好，可用作关闭间隙的工作丝，而且是唯一的一根不锈钢方丝。弓丝上在侧切牙与尖牙间焊接牵引钩可做多种用途。

钩间距最常用的上颌为 36 ~ 38 mm，下颌为 26 mm。

9. 弓丝结扎的方法 无论应用结扎圈还是结扎丝，每根热激活镍钛弓丝第一次结扎都不一定要完全入槽，可以等到第二次复诊再入槽，有时可能需要冰棍辅助。不锈钢丝第一次结扎建议用结扎圈，第二次再换成结扎丝紧扎以使托槽上的数据完全表达。

10. 对牙齿大小的关注 治疗前及治疗中应关注牙齿大小的协调，牙量不协调会影响良好关系的获得。

11. 完成阶段的精细调整 尽管托槽与矫治器不断完善，但是，完成阶段的精细调整是需要的。完成弓丝应选用较软的圆丝（0.014 英寸不锈钢丝）。但是，不要过早去掉弓丝。

二、MBT 矫治技术基础

MBT 滑动直丝弓技术的发明者将该技术定位为第三代直丝弓矫治技术。其基础是 Andrews 直丝弓与 Roth 直丝弓技术，同时汲取了 Begg 细丝弓轻力和组牙滑动的理念与三位医生多年临床经验的结合而成。在 MBT 技术形成的初期，Bennet 和

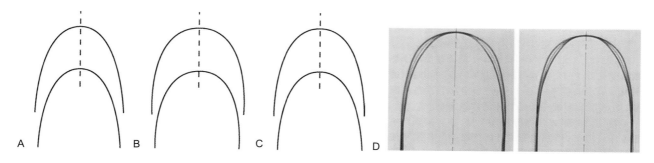

图 35-5 MBT 滑动直丝弓矫治系统提供三种常用的弓丝形态。A. 尖圆形；B. 方圆形；C. 卵圆形；D. 三种弓形重叠后的差异

McLaughlin 是在传统的直丝托槽系统上尝试应用尖牙向后结扎和轻力滑动法，并逐渐形成矫治系统。Andrews 直丝弓和 Roth 直丝弓技术请参阅相关章节。

（一）目标引导的矫治

目标引导的正畸治疗是非常重要的，如果治疗目标不能贯穿诊断、设计、治疗和保持整个过程，则会出现很多错误，如治疗的有效性差、治疗结果不满意等。然而，一直铭记治疗目标，即使在治疗中可能产生小的折中，医生也会理解并避免其产生，治疗结果也会比较稳定。

MBT 的治疗目标如下：

（1）髁突在正中𬌗时位置正常（在关节窝的中央、最上位）；

（2）肌肉健康放松；

（3）Andrews 六关键；

（4）理想的功能运动；

（5）功能保护；

（6）牙周健康；

（7）最可能获得的最佳面型。

（二）切牙位置的确定

不拔牙矫治时代，由于治疗主要采取的是扩弓治疗的方法，对磨牙位置及关系的关注较多。随着临床中发现不拔牙治疗对面型、稳定及牙周健康的不利影响，对前牙的关注如前牙的位置及唇倾度等逐渐加强。

诊断设计时对治疗后前牙位置的确定，决定着最终的治疗目标。MBT 矫治技术强调在治疗前明确最终的切牙位置，这里指的是上切牙位置（planned incisor position, PIP）。Tweed 之所以把下切牙位置作为治疗最重要的一个标准，是因为 20 世纪 40 年代尚无正颌外科治疗，只能考虑正畸掩饰治疗所带来的变化。MBT 更强调于将上颌切牙放置在颌面美学更理想的位置上进行治疗设计。MBT 应用 Arnnet 的分析法，选用真正垂直线（true vertical line, TVL）（自然头位时过软组织鼻下点与水平面垂直的线）做评价参考线（图 35-6）。治疗前确定好前牙尤其是上切牙的矢状及垂直位置（图 35-7、35-8、35-9）。大多数 Ⅱ 类、Ⅲ 类错𬌗及双颌前突的患者均会涉及前牙位置的调整。对于一些病例，其设计的切牙位置就是理想的切牙位置，而对于另一些患者，由于种

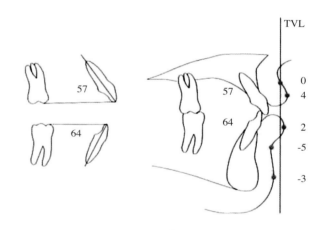

图 35-6　Arnet 分析的正常关系

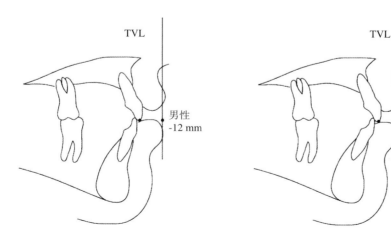

图 35-7　应用 Arnnet 真正垂直线（TVL）确定切牙位置，存在性别差异

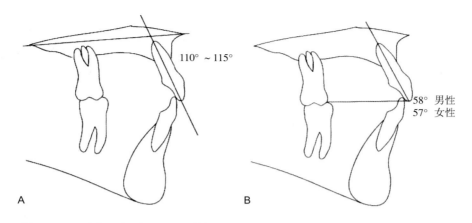

图 35-8 A.上切牙相对于腭平面转矩；B.上切牙相对于𬌗平面转矩，存在性别差异

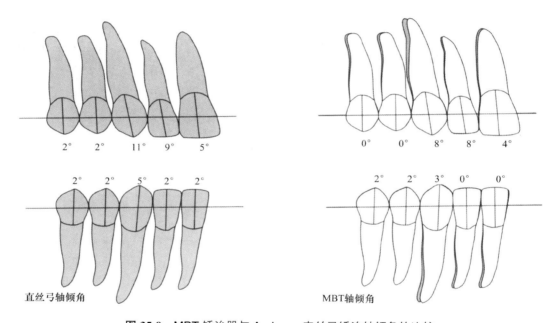

图 35-9 MBT 矫治器与 Andrews 直丝弓矫治轴倾角的比较

种原因，切牙不能通过正畸放置在理想的位置上，治疗设计可以考虑一个可接受的位置。而对于一些病例应该考虑正颌外科手术治疗。

治疗设计时关于切牙的四步考虑：

1. 确立上切牙位置 包括切牙前后向位置、转矩及垂直向位置。这个位置是否可以单纯通过正畸获得？是否需要手术？

2. 确立下切牙位置 是否可以把下切牙放在与上切牙计划位置协调的位置上？是否仅通过正畸就能实现？是否需要将上颌切牙调整至可接受的位置？

3. 下颌其他牙齿的位置 其他下颌牙齿的位置如何设计以适应下切牙的位置？是否需要拔牙？综合考虑拥挤、Spee 曲线、中线等。

4. 上颌其他牙齿的位置 上颌其他牙齿的位置，间隙怎样分配？是否需要拔牙，如何矫治磨牙关系？

三、MBT 矫治技术特点

（一）托槽的特点与多样性选择

自 MBT 滑动直丝弓矫治技术开始产生，三位发明者就一直根据临床问题及经验的总结不断进行着矫治器的改进，从而形成了其特定的系统，使矫治器及矫治系统日臻成熟。矫治器托槽具有更加实用、便利、多样性的特点。

1. 托槽形态　MBT 矫治器最初的托槽的形态为矩形，目前已经改成长菱形，以便于确定托槽位置，精确粘接。

2. 托槽种类　MBT 矫治器有金属标准型、迷你型和陶瓷三种托槽以满足患者的不同需要。MBT 托槽的槽沟系统为 0.0220 英寸 ×028 英寸系统。该矫治系统可以有更大范围的弓丝选择，对牙齿控制相对更好。

3. 托槽的辨识　以往托槽的远中龈向结扎翼上涂有颜色标记，用作辨识。目前 MBT 的金属托槽的结扎翼上有激光蚀刻的数字，更加易于托槽的辨识。

4. 托槽的轴倾角　MBT 矫治器减小了以往直丝弓矫治器上的轴倾角（表 35-1、35-2）从而①减小对后牙的支抗需求；②减轻排齐阶段前牙覆𬌗的加深；③减轻尖牙与双尖牙牙根靠近或接触的可能。MBT 的上前牙应用 Andrews 正常𬌗上原始的轴倾角（图 35-10），上前牙区共减小 10° 轴倾角。为了进一步减小对后牙支抗的需求，同时上颌双尖牙处于较直立的位置更利于建立磨牙的中性关系，所以 MBT 将双

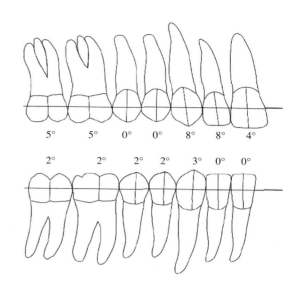

图 35-10　MBT 矫治器上全部牙齿的 Tip 设计

尖牙上的轴倾角减小至 0°，双侧后牙区共减小 8° 轴倾角。

5. 托槽的转矩　直丝弓矫治中预置在托槽上的第一、第二序列弯曲均较容易表达，而第三序列弯曲即转矩的控制由于作用区域较小；同时 MBT 矫治系统中一般不用全尺寸钢丝，钢丝与托槽槽沟间存在余隙使得预置在托槽上的转矩相对难于表达（图 35-11）。另外，考虑到一些常见错𬌗畸形矫治机制的应用易产生的问题，MBT 矫治器系统对矫治器的转矩设计做了独特的处理，具有一定优势（表 35-3、35-4，图 35-12、35-13）。

表 35-1　MBT 与 Andrews、Roth 矫治器上颌牙齿的轴倾角比较

	1	2	3	4	5	6	7
Andrews 正常𬌗	3.59°	8.04°	8.4°	2.7°	2.8°	5.7°	0.4°
Andrews	5°	9°	11°	2°	2°	5°	5°
Roth	5°	9°	13°	0°	0°	0°	0°
MBT	4°	8°	8°	0°	0°	5°	5°

表 35-2　MBT 与 Andrews、Roth 矫治器下颌牙齿的轴倾角比较

	1	2	3	4	5	6	7
Andrews 正常𬌗	0.53°	0.38°	2.5°	1.3°	1.54°	2.0°	2.9°
Andrews	2°	2°	5°	2°	2°	2°	2°
Roth	2°	2°	7°	-1°	-1°	-1°	-1°
MBT	0°	0°	3°	2°	2°	2°	2°

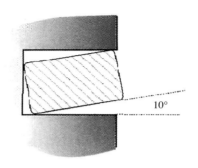

图 35-11　0.019 英寸 ×0.025 英寸钢丝放入 0.022 英寸 ×0.028 英寸槽沟存在 10° 余隙

表 35-3　MBT 与 Andrews、Roth 矫治器 上颌牙齿的转矩比较

	1	2	3	4	5	6	7
Andrews 正常殆	6.11°	4.42°	-7.3°	-8.5°	-8.94°	-11.5°	-8.2°
Andrews	7°	3°	-11°	-7°	-7°	-9°	-9°
Roth	12	8	-2	-7	-7	-14	-14
MBT	17	10	-7	-7	-7	-14	-14

表 35-4　MBT 与 Andrews、Roth 矫治器 下颌牙齿的转矩比较

	1	2	3	4	5	6	7
Andrews 正常殆	-1.71°	-3.24°	-12.7°	-19°	-23.6°	-30.7°	-36°
Andrews	-1	-1	-11	-17	-22	-30	-35
Roth	-1	-1	-11	-17	-22	-30	-30
MBT	-6	-6	-6	-12	-17	-20	-10

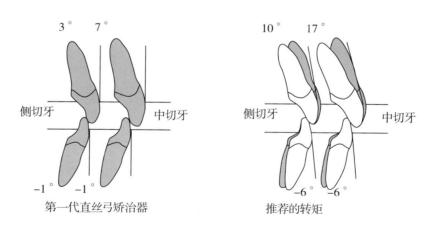

图 35-12　MBT 前牙转矩设计，避免前牙内收中的过度直立

（1）MBT 矫治技术应用的整平及关闭间隙的弓丝一般为 0.019 英寸 ×0.025 英寸不锈钢方丝，钢丝与槽沟之间有约 10° 的余隙。Andrews 矫治器上切牙预置的 7° 转矩相对太小，不足以对切牙进行控制，尤其是拔牙矫治的病例。对于多数拔牙病例来讲上

切牙在内收过程中易产生过度的直立或舌倾，Ⅱ类错殆的矫治中Ⅱ类牵引的 使用会加剧上切牙舌倾的程度，所以 MBT 矫治器中把上切牙的转矩增加了 10°。

（2）下颌切牙直立于齿槽骨中对获得良好的咬

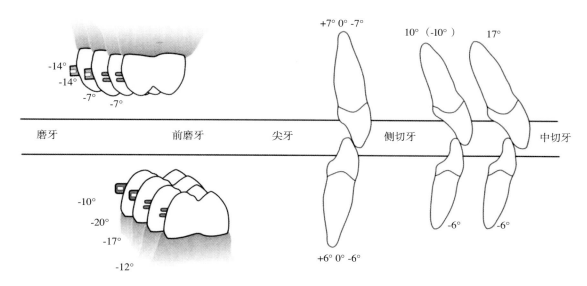

图 35-13　MBT 矫治器转矩的设计

合关系及治疗的稳定性十分重要。错𬌗的矫治中Ⅱ类牵引的应用易使下切牙发生唇倾，另外，Ⅲ类错𬌗的正畸治疗常需要下切牙适当舌倾代偿以便更好地建立前牙的咬合关系，所以 MBT 在下切牙增加了根的唇向转矩。

（3）上颌尖牙 -7° 转矩，在多数情况下是可以的。但是，下颌尖牙在 Andrews 矫治器上是 -11°，临床应用中表明有些过大，造成尖牙牙根过于颊向突出，MBT 将下尖牙的转矩减小到 -6°。

（4）考虑到上颌后牙常见的舌尖下垂问题，需要对上颌后牙增加根颊向转矩的控制，Andrews 矫治器上预置的 -9° 转矩不足，MBT 将其增加至 -14°，

以更好地控制上颌后牙的舌尖的下垂。

（5）在传统的直丝弓矫治器上，Andrews 根据120 例正常𬌗的测量值设置了下颌后牙托槽的转矩。但是，MBT 发现在错𬌗畸形的患者中较多的患者需要进行上颌的扩弓，下颌常需要进行牙弓宽度的适应与调整，所以降低了后牙的牙根的负转矩以便更好地适应上颌牙弓。

6. 托槽的灵活性　MBT 托槽根据患者情况，某些牙位托槽可以有不同选择。使得矫治程序更加个性化，同时减少了弓丝的弯制，更便于达到最终的治疗目标。MBT 托槽具有多样性，其表现如下（图35-14）：

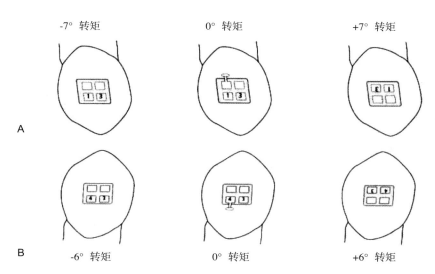

图 35-14　上（A）、下（B）尖牙托槽的灵活选择

（1）上下尖牙的三种转矩和两种托槽的选择：一般情况下上下尖牙的转矩见分别为 -7° 和 -6° 。但是当尖牙过于突出、牙弓狭窄、牙龈退缩明显的患者应用负转矩的尖牙托槽会造成尖牙牙根的进一步突出及牙龈退缩。所以 MBT 矫治器设计了 0° 转矩的上下尖牙托槽以减小这种副作用。对于尖牙牙根非常突出、牙弓狭窄严重或治疗中尖牙牙根紧挨骨皮质且需要远中移动较多的患者也可以考虑将尖牙托槽旋转 180° ，倒粘将转矩变为正转矩，以便于将尖牙牙根移向舌／腭侧的松质骨中。对于一些上侧切牙缺失且将以尖牙代替侧切牙的患者，也应将尖牙托槽倒粘。

（2）腭向错位的侧切牙常见于拥挤病例，排齐过程中常会出现牙齿冠唇向移动而根移动不理想所致的牙齿唇倾度增大的情况。将侧切牙托槽 180° 倒粘可以利于腭向的牙根唇向移动，避免排齐后牙齿的唇倾。

（3）以下托槽可以通用：由于下颌切牙的转矩均为 -6° 且倾斜角为 0° ，所以，下颌 4 个切牙的托槽可以互换。上颌第一、第二双尖牙的轴倾度为 0° 、转矩均为 -7° 。所以，上颌第一、第二双尖牙间及左右双尖牙间托槽可以互换。

（4）上颌第二双尖牙在 20% 的患者中牙冠较小，针对这种情况，特殊的上颌第二双尖牙托槽增加了托槽底板的厚度，以弥补牙齿形态的异常，有助于获得更佳的牙齿排列和边缘嵴位置。

（5）上颌磨牙转矩及轴倾相同，在不用口外弓的情况下可以在第一磨牙上粘接第二磨牙的托槽。

（6）MBT 建议当以磨牙远中关系结束治疗时，可以在上颌第一、第二磨牙上使用对侧下颌第二磨牙颊管。下颌第二磨牙颊管上未设计抗扭转，可以使上颌磨牙治疗后略近中舌向扭转，另外在粘接时可以将托槽的远中部分略向𬌗方以使上颌磨牙更加直立，更易与下颌牙齿建立良好尖窝关系。

（7）MBT 托槽在第一磨牙上有可掀盖的带环或颊管和普通的颊管或带环，并改进设计以利于口腔卫生的维护。

（8）下颌磨牙双颊管，便于下颌使用口外弓或偏于片段弓的应用，但是 MBT 技术是连续弓丝技术。

（二）托槽的定位与粘接

1. 托槽的粘接　MBT 提倡光固化粘接以便有充足的时间调整托槽位置，一般情况下一次粘接所有托槽以减少不适的刺激。但是在一些特殊情况下可以不全粘接托槽。如：严重错位的牙齿可以等到间隙足够时再粘接；深覆𬌗的患者下颌牙齿可能需要上颌牙齿调整后再粘接；需要进行后牙控制和替牙期患者、需要进行邻面去釉的患者等。

2. 托槽的定位　粘接托槽于正确的位置对直丝弓矫治器尤为重要，这样才能保证预置在托槽上的各种设计的表达、治疗中更少地弯制弓丝和获得精准的治疗结果。托槽定位粘接包括水平向、垂直向及扭转等几方面的考虑。MBT 矫治技术的托槽定位也经历了一定的修正和完善。

（1）水平向定位：MBT 托槽改成长菱形后以近远中两个平行的边与牙长轴平行来定位托槽。托槽的中线与牙长轴一致来保证托槽粘接时正确的水平向位置，避免产生牙齿轴倾的错误。托槽粘接时避免直视或从上或下方观察粘接位置，最好用口镜从𬌗方观察托槽位置，避免视觉上产生的误差。对于尖牙、双尖牙这类颊面较突的牙齿，水平向定位不准易产生牙齿扭转。为了获得下前牙良好的排列与接触关系，下颌尖牙的托槽可以在粘接时略偏向近中。对于扭转的切牙，粘接时也可以根据情况将托槽稍向近中或远中移动以利矫治。

（2）垂直向定位：托槽粘接时垂直向最难把握。Andrews 提出以牙齿的临床冠中心为准粘接托槽。但是，临床冠中心的精准把握也并不是容易的事。1990 年 MBT 通过研究测量牙齿的临床冠高度得出了托槽粘接的定位图，提倡在托槽粘接时应用托槽粘接标尺（见图 35-1）结合托槽定位图（表 35-5）。儿童患者经常存在牙齿萌出不足的情况，托槽的粘接位置与成年患者也存在差异（表 35-6）。另外，对于一些具有较尖牙尖的尖牙或双尖牙粘接时需进行个性化调整。托槽常需在粘接时龈向粘接 0.5 mm，对于存在切缘磨耗或有切端外伤折断的牙齿，如果设计调磨切端则也需调整托槽的粘接高度。对于拔除双尖牙的患者磨牙的托槽高度也需调整。如拔除第一双尖牙的患者，第二双尖牙及磨牙上的托槽高度需要调整；拔除第二双尖牙的患者需要调整磨牙上的托槽高度；以便于建立良好的边缘嵴高度关系。随着 MBT 矫治器的应用，托槽的定位图也发展成现在的个性化托槽定位图便于在牙齿萌出不足、牙齿错位等特殊情况下获得良好的牙齿排列及边缘嵴位置。

表 35-5 MBT 托槽粘接定位表

7	6	5	4	3	2	1	上
2.0	4.0	5	5.5	6.0	5.5	6.0	+1.0 mm
2.0	3.5	4.5	5.0	5.5	5.0	5.5	+0.5 mm
2.0	3.0	4.0	4.5	5.0	4.5	5.0	平均
2.0	2.5	3.5	4.0	4.5	4.0	4.5	-0.5 mm
2.0	2.0	3.0	3.5	4.0	3.5	4.0	-1.0 mm
7	6	5	4	3	2	1	下
3.5	3.5	4.5	5.0	5.5	5.0	5.0	+1.0 mm
3.0	3.0	4.0	4.5	5.0	4.5	4.5	+0.5 mm
2.5	2.5	3.5	4.0	4.5	4.0	4.0	平均
2.0	2.0	3.0	3.5	4.0	3.5	3.5	-0.5 mm
2.0	2.0	2.5	3.0	3.5	3.0	3.0	-1.0 mm

表 35-6 儿童及成年人托槽粘接高度的对比（单位：mm）

7	6	5	4	3	2	1	上颌	
2.0	2.5	3.0	4.0	4.5	4.0	4.5	平均	儿童
2.0	3.0	4.0	4.5	5.0	4.5	4.5		成人
7	6	5	4	3	2	1	下颌	
2.0	2.0	2.5	3.0	4.0	3.5	3.5	平均	儿童
2.5	2.5	3.5	4.0	4.5	4.0	4.0		成人

（3）带环的粘接：MBT 在磨牙上较多地应用了带环。带环粘接前应提前分牙以便带环就位。上颌磨牙带环上的颊管要骑跨在中央沟上，带环的殆缘应与颊尖平行，同时避免带环远中过于龈向，最好将颊管焊在偏殆向的位置上；下颌第二磨牙带环的颊管应骑跨在中央沟上，第一磨牙颊管骑跨在近中颊沟上，对于牙齿较大的下颌第一磨牙，带环粘接时，也应避免颊管过于近中，另外也应避免带环的近中过于龈向。

（三）弓丝的特点与选择

1. 弓丝的种类 MBT 应用的弓丝包括初始时的麻花丝、镍钛原丝、镍钛方丝、不锈钢圆丝及不锈钢方丝等。由于近年来热激活镍钛丝的出现，麻花丝的使用逐渐减少。

2. 弓形 长期以来许多学者试图寻找具有普适性的理想弓形，诸如椭圆形、抛物线、悬链曲线等几何名词以及 Hawley、Scott 及 Brader 描述过的理想弓形。但是对现代正畸的指导意义不大。牙弓形态的个体差异极大，由其下的颌骨基骨形态决定，在牙齿萌出后，还受到牙弓内外肌肉的影响，很难有一种弓形适合全部患者。许多研究表明正畸治疗改变患者的牙弓形态，结束治疗后牙弓形态复发至治疗前的形态。为了增加正畸治疗后结果的稳定性，正畸治疗中应该保持患者治疗前的牙弓形态。自 Chuck 1932 年将牙弓形态分为尖圆形、卵圆形和方圆形后被广为接受，三种形态的牙弓基本涵盖了牙弓形态的分类。矫治器生产厂家也依据这三种弓形生产出各种材质的成品弓丝。MBT 参考了以往许多关于牙弓形态的重要研究，其弓丝应用也经历了一系列的变化。Andrews 正常殆中尖圆形、卵圆形和方圆形弓形的比例约为 27%、53% 和 20%。学者的研究并未发现各类错殆中优势的弓形。MBT 矫治技术的一个 200 例患者的研究中发现三种弓形的比例是 50%、42% 和 8%。弓形具有种族差异性。亚洲人的弓形卵圆形和方圆形所占比率很高，而尖圆形牙弓则相对较少。三种弓形差别最大的是尖牙间宽度，可以相差 6 mm 之多。不同人种的弓形比例指导正畸材料的库存（图 35-15）。

（1）尖圆形弓丝：这类弓形的尖牙间宽度最窄，

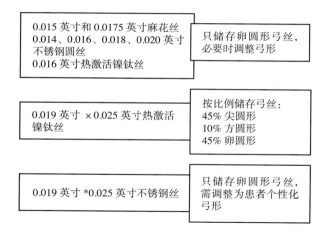

图 35-15　MBT 技术建议的弓丝应用

一般在牙弓狭窄或尖牙、双尖牙区域牙龈退缩的患者选用。在单颌矫治的患者为了避免弓丝对牙弓的开展，一般也应选择尖圆形的弓丝，以便与对颌建立良好的咬合关系。

（2）卵圆形弓丝：在 MBT 滑动直丝弓技术产生的前 15 年期间，在大部分患者中应用此形弓丝并取得了良好的治疗结果。但是，由于后来对患者弓形的研究发现患者中牙弓呈尖圆形者约占 50%，为了避免对患者尖牙间宽度的较大幅度的改变，降低了卵圆形弓丝使用的比例。

（3）方圆形弓丝：一般在方圆形牙弓的患者使用，对于需要直立下颌后牙或需要上颌扩弓的患者在治疗之初可以使用方圆形弓丝，待扩弓完成后再改用卵圆形弓丝。方圆形弓丝也用在快速扩弓后的患者用以维持牙弓宽度。

3. 治疗中弓形的控制　正畸治疗中牙弓的形态需要注意维持，患者治疗前的下颌牙弓形态作为治疗中弓丝形态选择和调整的依据。一般用透明弓形板确定治疗前弓形。MBT 建议所有圆丝均储存卵圆形弓丝。对于较细的弓丝如 0.015、0.0175 英寸麻花丝、0.016 英寸热激活镍钛丝以及 0.014 英寸不锈钢丝，由于力量较小且使用时间较短，对弓形的影响不大，弓丝形态一般无需特殊调整。当弓丝更换至较粗的方丝或钢丝后，需要根据患者情况调整弓丝形态。热激活镍钛方丝不能调整，所以需要储备三种形态的弓丝。方钢丝对牙弓形态的影响最大，需要根据患者情况进行个性化调整。当热激活方镍钛弓丝发挥完作用后，用软蜡片在患者下颌牙弓的颌

面印制下颌弓形作为其个性化弓形，并在患者治疗前的下颌模型上检查是否与治疗前的弓形一致，并以此为标准制作 0.019 英寸 ×0.025 英寸不锈钢丝，并以下颌唇弓为基准制作上颌弓丝（超出 3 mm）。MBT 矫治器由于增加了上颌后牙的负转矩且减小了下颌后牙的负转矩，有些情况下可能出现后牙反𬌗的趋势，如果发生这样的情况上颌弓丝可以超出下颌 5 mm。

4. 应用弓丝扩弓　对于一些单个牙弓较小的患者或者用四角舌弓扩弓后的患者可以考虑用不锈钢方丝进行扩弓或保持。一般需将患者用蜡做的个性化弓形的后牙段调宽。弓丝调整要保证弓丝末端压入后弓丝前部尤其是前牙段不能形变，必须与标准协调一致（图 35-16）。对于宽度相差较大的患者，可以在患者更换成不锈钢方丝后使用"骑士弓"进行扩弓，但要注意后牙牙根的转矩控制。对于牙弓不对称的患者也可以用不锈钢方丝制成反向的弓丝进行弓形的调整。

5. 弓丝序列　MBT 矫治技术弓丝的应用是从细到粗再到细，从软到硬再到软。该技术强调持续轻力的应用，因此，在治疗之初选择能够产生轻力的软丝，并在弓丝结扎时也分步进行以避免力量过大造成牙齿失控。该技术应用的方钢丝仅有 0.019 英寸 ×0.022 英寸一根丝，用于整平𬌗曲线和关闭间

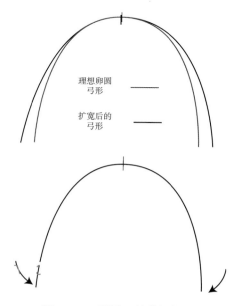

图 35-16　利用弓丝进行扩弓

隙，且不在不锈钢方丝上结束治疗。结束治疗前的弓丝一般要换成软丝以便让牙齿进行咬合的定位调整。上颌一般为 0.014 英寸用于前部的片段弓丝，下颌用 0.014 英寸或 0.016 英寸镍钛弓丝。可以在后牙段进行上下颌间的轻力三角形牵引，牵引时间约 6 周，期间 2 周复诊一次。Ⅱ 类错𬌗结束时为防止覆盖的复发，一般上颌也使用全牙弓弓丝并做末端回弯。为了避免下前牙的复发，MBT 建议下颌应用舌侧固定丝作为保持器，拔除第一双尖牙的患者固定丝延长至第二双尖牙上。

（四）支抗的控制

MBT 矫治技术强调支抗的控制始于治疗初期，从托槽的粘接、尖牙向后结扎、末端回弯即开始进行支抗的控制。

1. 支抗辅助装置 MBT 矫治器减小了托槽上轴倾的设计从而减小了后牙的支抗需求，但是，对于后牙需要较强支抗的患者，仍然需要配合使用头帽口外弓、Nance 弓或 TPA 增加后牙支抗。MBT 矫治器在磨牙上应用带环，第一磨牙上附带口外弓管。对于需要加 Nance 弓或 TPA 的患者，MBT 的作者强调应在口内试带环，挑选大一号的带环，取模型后将带环就位后由技工制作，以便 Nance 弓或 TPA 更好地就位且与牙面贴合。

2. 尖牙向后结扎 直丝弓上托槽的轴倾角以及前牙拥挤的存在易造成排齐时前牙的唇倾，从而增加后牙支抗丧失的风险。MBT 应用 0.020 英寸的结扎丝从磨牙向前到尖牙进行"8"字的结扎

（laceback）可以在排齐时使尖牙冠先行小量向远中移动，随后牙根远中移动而控制减小前牙排齐时的唇倾。尖牙向后结扎一般用到牙齿排齐更换至不锈钢方丝上。尖牙结扎一般在弓丝放入前进行，每次复诊时拧紧两圈即可，注意尖牙结扎不要过紧使牙龈发白。

3. 主动结扎 MBT 关闭间隙时主要在末端磨牙与弓丝牵引钩之间应用主动结扎，利用弓丝的滑动来关闭间隙。主动结扎是将 0.02 mm 直径的不锈钢结扎丝与结扎圈相连后加力。建议使用前先拉伸扎圈以降低牵引力的大小。MBT 技术建议的关闭间隙的力量为 100～150 g 力。主动结扎依牵引圈放置的位置又分为 Ⅰ 型主动结扎和 Ⅱ 型主动结扎。

（1）Ⅰ 型主动结扎（远中弹力圈）：将 0.019/0.025 英寸的不锈钢丝放入，用结扎丝或结扎圈结扎所有托槽。弹力圈放于第一或第二磨牙牵引钩上。用 0.010 英寸的结扎丝一个臂放于弓丝下（图 35-17A、B）。这可以使主动结扎更稳定，且使结扎丝远离牙龈组织。

（2）Ⅱ 型主动结扎（近中弹力圈）：这种方法和 Ⅰ 型主动结扎的原则相同。但是，Ⅱ 型主动结扎的弹力圈放于弓丝上的牵引钩上。将 0.019/0.025 英寸的弓丝放入后，用结扎圈或结扎丝结扎除双尖牙外的所有牙齿上的托槽（图 35-18A）。将 0.010 英寸的结扎丝扎于第一或第二磨牙的牵引钩，拧几圈后与一个弹力圈相连扎于弓丝的牵引钩上。最后，在双尖牙上用结扎圈将主动结扎丝及弓丝一并结扎覆盖（图 35-18B）。用 Ⅰ 型和 Ⅱ 型主动结扎，加力时常

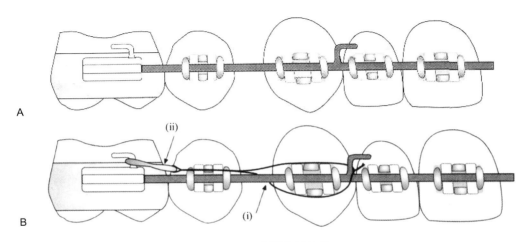

A

B

(ii)

(i)

图 35-17 Ⅰ 型主动结扎

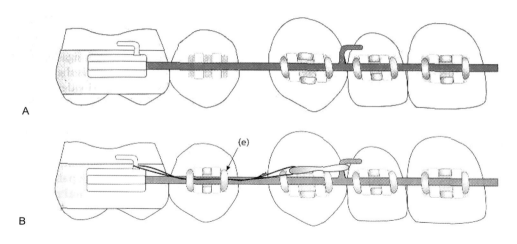

图 35-18　Ⅱ型主动结扎

将结扎圈拉伸至静止状态的 2 倍。如果口腔卫生状况良好，弹力圈的更换不必太频繁；可以在 4~6 周后调整并保留至下次复诊。如果口腔卫生状况不好，弹力圈可能受损，需要每次更换。

四、关于Ⅱ类错𬌗的治疗考虑

　　Ⅱ类错𬌗的治疗由于多数情况下需要解决拥挤、矢状向不调及垂直向不调，治疗存在一定的难度。错𬌗治疗前需要确定畸形是否可以单纯通过正畸治疗完成，还是需要结合正颌外科手术治疗。治疗设计也要经历确立上切牙的最终位置（理想的或可接受的）、下切牙的最终位置以及上下颌剩余牙齿的位置等四个步骤。需要学会辨别出严重的Ⅱ类错𬌗，避免骨性畸形严重的患者单纯正畸治疗造成的上前牙内收过度带来的面型和牙齿的问题。

（一）Ⅱ² 错𬌗的矫治

　　Ⅱ² 错𬌗的患者上颌切牙常过于直立或舌倾，远离 TVL，治疗时上切牙需要前移至目标位置，变成Ⅱ¹ 错𬌗。前牙覆盖增大，同时 SNA 角也可能增大。对于多数生长发育期的患者，可以用正畸掩饰治疗的方法完成矫治，但是对于一些成年患者，可能需要结合正颌手术的方法进行治疗。

　　Ⅱ² 的矫治，可以先粘上颌矫治器进行上颌前牙的唇向移动和牙列的排齐，待换至不锈钢方丝后再开始下颌托槽的粘接；也可以同时粘接上下颌托槽，同时戴用平面导板支开咬合，避免造成下颌托槽的脱落，待前牙咬合打开后再去除平导。这样Ⅱ² 错𬌗患者就可以按照Ⅱ¹ 错𬌗进行矫治了。对于Ⅱ² 错𬌗患者，对于上下颌前牙一般均需唇向移动。

（二）Ⅱ¹ 错𬌗的矫治

　　对于Ⅱ¹ 错𬌗，正畸治疗一般需要远中移动上颌前牙，利用牙弓中的间隙或者通过拔牙来实现这一牙齿移动。下颌前牙如果能够前移则有利于前牙深覆盖及远中颌间关系的矫治，因而对于下颌最好能够避免拔牙，因为下前牙的内收将会使前牙的深覆盖矫治更为困难。但是，如果患者下颌存在明显的拥挤或 Spee 曲线较深，应该考虑下颌的拔牙以避免下前牙在排齐整平过程中过度的唇倾。这一点需综合评价，此处不再赘述。

　　由于治疗中上前牙需要较多的远中移动，下颌牙弓由于磨牙需要近中移动来矫治磨牙的远中关系。生长发育完成的Ⅱ¹ 错𬌗患者多数会选择拔除上颌第一和下颌第二双尖牙。这种拔牙选择有助于实现上前牙的内收和下颌磨牙的近中移动，从而使Ⅱ类前牙和磨牙关系得以矫治。对于少数成年患者也可以考虑仅拔除上颌第一双尖牙，以远中关系结束治疗。

　　在Ⅱ类患者的前牙内收中一般应用主动结扎的方法滑动内收，但治疗中应注意力量的控制，应用轻力，避免过大力量导致的支抗的丧失和前牙覆𬌗的加深等不希望发生的牙齿移动。由于前牙内收过程中易产生牙齿的转矩丢失，在内收的弓丝上可以先小量加上一些前牙根的舌向转矩以保证前牙内收过程中转矩的良好控制。

轻度Ⅱ类的磨牙关系有时可以考虑不拔牙矫治，利用口外弓等装置推磨牙远中移动（<1~3 mm）。当需要较多的磨牙远中移动时，这种方法常较难获得好的效果。对于存在第三磨牙的患者可以考虑上颌第二磨牙的拔除便于上颌牙弓的远中移动，80%的第三磨牙会自行萌出。对于第三磨牙缺失的患者，当需要较多地移动上颌磨牙时拔除双尖牙是较好的选择。

（三）Ⅱ类错𬌗矫治需要注意的事项

Ⅱ类错𬌗成功矫治的关键在于上颌前牙的内收及上颌磨牙支抗的控制，以改善患者存在的深覆盖及尖牙磨牙的远中关系等矢状向不调。

1. 前牙转矩的控制　由于大部分Ⅱ类错𬌗在正畸掩饰治疗中需要上前牙的内收来解决前突及前牙深覆盖的问题，所以治疗中应格外注意上颌前牙的转矩控制。因为关闭间隙时应用0.019/0.025英寸的不锈钢弓丝与托槽槽沟间存在余隙，虽然MBT技术因此增加了托槽在前牙的正转矩，但是前牙的大量内收易造成牙齿的舌倾，在内收的过程中也需要密切观察，必要时需要在上颌弓丝上加适当的转矩或反Spee曲线以避免内收过程中前牙转矩的丢失而使前牙过于舌倾影响美观及口颌系统的功能。对于下颌前牙，一般需要尽可能维持原来的矢状向位置，但是整平𬌗曲线打开咬合、Ⅱ类牵引矫治矢状向关系常会使下颌前牙发生唇倾，导致对治疗的稳定性及牙周风险的担忧。所以，Ⅱ类错𬌗的治疗中下颌的拔牙以及下切牙托槽上预置的负转矩可以减轻治疗后下切牙的唇倾。另外，正畸治疗中应避免长时间的Ⅱ类牵引产生的副作用。

2. 后牙支抗的控制

（1）对于拔除上颌第一和下颌第二双尖牙的Ⅱ类错𬌗患者，通常需要对上颌进行强支抗控制，下颌设计较弱的支抗来解决Ⅱ类尖牙与磨牙关系。虽然MBT滑动直丝弓技术在设计上已经采取了节省支抗的办法，但是，对于上颌需要强支抗控制的Ⅱ类错𬌗患者，有时也需要配合附加装置增加支抗，如口外弓、Nance弓、横腭杆以及种植体支抗等。虽然MBT滑动直丝弓矫治技术提倡前牙的组牙滑动内收，但是对于Ⅱ类错𬌗患者，在关闭间隙前将尖牙关系调整至中性可以起到对后牙支抗的保护作用，同时对最终获得中性关系也十分重要。一般，在弓丝更换至0.019/0.025英寸的不锈钢方丝后单独拉尖牙向后至中性关系后再采用滑动内收的方法关闭剩余的拔牙间隙。下颌由于是弱支抗设计，磨牙需要较多的近中移动，需要考虑的是如何消耗下牙的支抗。MBT技术建议较早地前移磨牙，避免拔牙时间过长所致的齿槽骨萎缩给磨牙前移带来困难。在排齐整平牙列的过程中，可以通过laceback或弹力牵引来前移下颌磨牙，消耗支抗。

（2）对于只拔除上颌双尖牙的Ⅱ类患者的治疗，一般上颌的支抗是中度或中强支抗。需要将尖牙关系从远中调整成中性关系，而磨牙最终以完全远中关系结束治疗。治疗的重点在尖牙关系的中性和良好的Ⅱ类尖窝关系的获得。为获得良好的远中尖窝交错关系，建议通过将上颌磨牙颊管换成对侧下颌第二磨牙颊管且将颊管的远中略𬌗向来把上颌磨牙略直立和略外展。仅拔除上颌双尖牙的患者还要注意上下颌牙量的协调问题。

五、关于Ⅲ类错𬌗的治疗考虑

安氏Ⅲ类错𬌗的矫治是正畸治疗中难度较大的，需要同时解决拥挤、近中关系异常，同时需要兼顾垂直向控制及宽度的协调。对于安氏Ⅲ类错𬌗患者，在治疗前需要判断畸形来自于上颌发育不足、下颌发育过度还是上下颌均存在畸形。畸形的严重程度是否能够单纯由正畸治疗解决还是需要配合正颌手术治疗。

对于上颌发育不足引起的Ⅲ类错𬌗，需要将上前牙前移才能达到理想或可以接受的切牙位置。生长发育期的患者可以通过上颌的扩弓和前方牵引来解决，大量研究表明上颌发育不足所致的Ⅲ类错𬌗应较早开始治疗以避免对发育产生不利影响；成人患者及生长完成的青少年需要考虑前移上前牙，但是避免前牙唇倾过度。尚具生长潜力的患者应考虑存在下颌后续生长带来的畸形加重的风险。上颌发育严重不足的患者需要通过手术解决。正畸治疗存在限度，对于严重骨性Ⅲ类患者单纯掩饰治疗存在牙周风险。

下颌发育过度造成的Ⅲ类错𬌗，或者较重的骨性Ⅲ类畸形一般应该待生长发育基本完成后开始治疗。下颌发育过度的Ⅲ类患者，上颌前牙的位置一般是可接受的，治疗的重点需要将下颌前牙远中移动来解决前牙的反𬌗及磨牙关系的近中。受下颌骨解剖限制，下前牙的整体内收很难，通常以舌倾为主。同样，要评价畸形的严重程度，避免下颌过度舌倾。严重的下颌前突需要结合正颌外科治疗。

（一）Ⅲ类错𬌗的拔牙

Ⅲ类错𬌗的患者治疗设计也要先确定上切牙的理想位置或可接受位置、下颌切牙的位置以及剩余牙齿的位置后方能确定治疗方案。在Ⅲ类错𬌗的治疗中一般应避免上前牙的内收，上颌拔牙较为慎重，拔牙与否取决于上颌，如上颌的拥挤、上牙弓的突度等。①Ⅲ类错𬌗依据牙弓突度、拥挤度、拥挤部位，可以选择拔除上颌第二和下颌第一双尖牙，便于下前牙内收及上颌磨牙的近中移动。②对于上颌位置正常且无明显拥挤的患者，可以考虑拔除下颌第二或第三磨牙以利于下颌牙弓的远中移动。③一般情况下不单纯拔除下颌双尖牙，因为上颌双尖牙与下颌磨牙很难建立良好的尖窝关系。

（二）Ⅲ类错𬌗矫治机制的应用

Ⅲ类错𬌗的矫治中经常用到Ⅲ类牵引，因为这有利于下颌牙弓的远中倾斜。下颌拔牙有利于下前牙的内收及舌倾。对于拥挤不显著的患者有时也可以考虑拔除下颌第二磨牙，便于下颌第一磨牙的远中移动改善近中磨牙关系同时也能避免上颌前牙的内收对面型的不利影响。下颌在完全不拔牙的情况下，很难将下牙列调整至理想的位置上，尤其难于对尚存生长潜力的患者进行适度的过矫治。MBT矫治器上预置较大的上前牙正转矩及下切牙负转矩也是有利于Ⅲ类矫治的一个设计。但是，Ⅲ类牵引的应用还需注意，避免牵引造成上前牙的过度唇倾。牵引时上颌需应用方钢丝，有时需要先增加上颌的支抗后再配合使用Ⅲ类牵引，以使下颌牙列的远中移动加强而避免Ⅲ类牵引对上颌牙弓产生的近中移动或前牙过度的唇倾。

（三）Ⅲ类错𬌗矫治注意事项

对于Ⅲ类错𬌗矫治，虽然希望通过矫治前移上前牙，但是对于多数生长发育完成的患者上前牙的整体前移是困难的，一般需要通过唇倾来前移。但是，需要注意的是，在治疗前评价上颌前牙的可接受位置是否能够通过这种前移获得。过度唇倾上切牙对美观及前牙的功能造成不利的影响，上前牙位置过于后缩的患者应考虑结合正颌外科手术治疗，避免上前牙前移不足而造成的不能建立正常的覆盖对牙齿的损伤。

六、MBT矫治技术矫治过程

McLaughlin、Bennet和Trevici医生经过多年的研究与实践，对MBT矫治器及矫治技术不断改进，形成了成熟的治疗理念及程序。

（一）牙齿排齐与整平

牙列的排齐与整平是MBT直丝弓矫治技术的第一阶段的治疗。完成排齐整平后的牙列应该是在0.022英寸系统的托槽中0.019英寸的方丝能够完全被动地入槽。

1. 托槽的粘接或不完全粘接 MBT一般要求全部粘接牙列牙齿以维持牙弓的形态。但是，在一些萌出不足、错位严重的牙齿可以考虑部分粘接矫治器，待开拓出足够的间隙后再粘接这些牙齿从而避免严重错位牙齿对牙弓形态、牙根位置产生不利影响。对于咬合过紧或前牙深覆𬌗的高角患者可以先不粘接下颌托槽，待上颌牙齿稍排齐整平后再行粘接下牙；而对于前牙深覆𬌗的低角患者则可以戴用前牙平导，同时粘接下颌牙齿。

2. 弓丝序列 MBT排齐整平的弓丝序列在应用中也进行了优化和改进。MBT早期应用的弓丝序列为0.015、0.0175英寸麻花丝和0.014、0.016、0.018、0.020及0.019英寸×0.025英寸不锈钢丝。随着镍钛丝尤其是铜镍钛（热激活）丝的出现弓丝的使用序列改变很大。由于铜镍钛丝的弹性更好且在口腔中37℃的温度下回复原型，患者戴用舒适性提高，同时医生也不需要像以前那么频繁地更换弓丝。MBT目前应用的弓丝序列是0.016英寸热激活镍钛丝、0.019英寸×0.025英寸热激活镍钛丝、0.019英寸×0.025英寸不锈钢方丝以及0.014不锈钢圆丝。但是，弓丝的使用序列也会根据患者的错𬌗情况做些调整。①如严重拥挤的患者初始弓丝应用可以弯制麻花丝以减小牙齿排齐阶段患者的不适；②尖牙向后结扎的患者及需要应用螺旋开大簧的患者应用不锈钢圆丝替代热激活镍钛丝减小弓丝弹性过大产生的弓形的变形；③热激活镍钛丝的弹性太好，很难完成牙弓的完全排齐整平，有时，在更换至0.019英寸×0.025英寸的不锈钢丝之前还需要用一根不锈钢圆丝协助进一步排齐和整平。④在打开咬合和关闭间隙阶段，热激活镍钛丝很难完成相应的控制，硬度更大的不锈钢方丝的作用更好。

3. 避免不该发生的牙齿移动　正畸治疗强调避免治疗过程中牙齿的往复移动。所有牙齿从矫治的开始即应该向治疗的目标位置移动，治疗过程中兼顾牙齿排列的近期及远期目标，最终获得牙齿在颅面结构中理想的位置关系。直丝弓托槽上预置的轴倾角及一些原发的错𬌗畸形如尖牙的低位及尖牙冠的远中倾斜等都可能在牙列排齐之初导致不希望发生的牙齿移动，从而延长正畸治疗的时间，影响正畸治疗的结果。MBT矫治技术在治疗初始阶段，应用尖牙向后结扎和弓丝的末端回弯，有效减小了拥挤病例牙齿排齐阶段易产生的前牙唇倾。

4. 排齐整平中的支抗控制　由于直丝弓上设计的轴倾，对前牙产生唇向倾斜的力，易产生前牙覆盖的增加从而对后牙支抗产生挑战。MBT矫治技术从治疗的开始即注意支抗的控制。

（1）托槽设计：MBT托槽上牙齿轴倾的设计较传统的直丝弓矫治器减小了约22°（上颌）和17°（下颌），减小了对后牙的支抗需求。

（2）尖牙结扎与末端回弯：MBT拔牙治疗的患者在排齐之初的尖牙向后结扎和弓丝末端回弯对前牙的近远中向的控制，减小了排齐整平过程中尖牙及切牙的唇倾对后牙支抗的挑战。

（3）口外弓：对于支抗需求较大的患者，上颌增加支抗可以应用头帽口外弓。根据患者的垂直面型选择高位、低位及联合牵引口外弓。由于上颌磨牙更易近中移动、上颌前牙较大、上颌牙齿上的轴倾设计更大、上切牙整体移动需求大、Ⅱ类错𬌗更多等原因，一般情况下，上颌的支抗需求高于下颌。

（4）横腭杆：对于需要增加上颌支抗的患者，MBT也比较常用横腭杆。一般应用0.045英寸或0.051英寸不锈钢丝制作，横腭杆离开腭部黏膜2 mm。

（5）舌弓：对于双颌前突或牙列拥挤严重的患者，下颌在排齐阶段早期可以使用舌弓增加支抗。

（6）Ⅲ类牵引和头帽：对于下颌支抗要求更高的患者，MBT常在排齐阶段的尖牙区加牵引钩同时配合上颌头帽口外弓进行Ⅲ类牵引远中移动下颌前牙，增强下颌后牙的支抗。

（7）垂直向支抗控制：牙列排齐整平时远中倾斜的尖牙弓丝入槽后易致前牙覆𬌗加深，这种情况下开始可以不粘接前牙托槽或弓丝在切牙的𬌗向结扎，避免排齐中切牙的伸长而使前牙覆𬌗加深。对于拥挤病例常见的低位的尖牙在治疗早期应避免将尖牙结扎在弓丝上，防止切牙及双尖牙产生相对压低而出现局部开𬌗及牙弓形态的变化。高角的病例需要在排齐整平阶段就注意磨牙垂直向的控制，避免磨牙在治疗中伸长。一般是通过在治疗早期不粘第二磨牙或加第二磨牙的台阶、应用横腭杆、后牙𬌗垫或避免磨牙舌尖下垂等方法进行控制。

5. MBT矫治技术有利于节省支抗　正畸治疗中如果能减少支抗的需求则会减小对支抗辅助装置如Nance弓、TPA及口外弓的需求而简化治疗。

（1）托槽设计：MBT托槽设计，减小了上前牙的轴倾角共10°，下前牙的轴倾度减小12°。上颌双尖牙区每侧减小4°。从托槽的设计上已经减小了对后牙支抗的需求。

（2）弓丝选择：MBT提倡使用轻力，在排齐时的弓丝选择上也是以宁细勿粗、宁软勿硬为原则。在弓丝的选择上，遵循轻力原则，即减小支抗需求，又使患者感到舒适。

（3）避免弹力链的使用：排齐之初应用的弓丝较细、软，对弓形的维持不足。以往传统直丝弓中应用较大力量的弹力链远中牵引尖牙解除前牙的拥挤，很容易使弓丝发生较大形变导致前牙覆𬌗加深，且双尖牙区出现开𬌗即所谓的"过山车效应"（图35-19）。MBT在排齐阶段持续使用尖牙的向后结扎

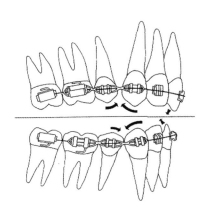

图35-19　过山车效应

"laceback"，一则防止排齐过程中前牙的唇倾，二则尖牙的向后结扎也可以提供小量的前牙排齐的间隙，又不导致不希望的牙齿移动的发生。

（二）牙列的整平与覆𬌗控制

在牙列的排齐整平阶段，随着弓丝的逐渐变粗、变硬，牙列在排齐的同时，也渐渐整平。但是，在一些深覆𬌗较重的患者，牙列排齐后还需要较长的一段时间进行单独的整平。牙列的整平一般需要通过伸长或远中移动磨牙及压低或唇倾切牙来实现。对于生长发育期的患者因为患者下颌的生长与后牙的继续萌出，可以通过控制切牙的继续萌出和磨牙的伸长来实现深覆𬌗的打开。而成人患者由于缺乏生长，覆𬌗的控制比青少年难。磨牙的伸长与远中倾斜对于多数均角和低角的患者矫治结果易复发，主要需通过前牙的压低和唇倾实现，由于唇倾切牙是有限的，压低前牙对咬合打开尤为重要。

1. 前牙平导或平导效应的应用　对于均角或低角的深覆𬌗患者，下颌很难粘接托槽，戴用平导可以便于下颌托槽的粘接。同时在青少年患者，可以控制前牙的萌出同时有助于后牙的萌出改善深覆𬌗状况。但是，平导需要全天戴用，包括进食时，随着牙齿的移动平导可能出现不合适的情况。对于一些平导不方便戴用的患者，也可以在上颌前牙的舌侧面用树脂粘接成小平导。

2. 第二磨牙粘接　深覆𬌗患者应及早粘接第二磨牙，有助于深覆𬌗的矫治。

3. 摇椅形弓　MBT 一般不在方钛丝上加反 Spee 曲线，更换至方钢丝后再加。0.019 英寸 ×0.025 英寸不锈钢方丝更换之初，一般采用平直弓丝放置 6 周后，可以在钢丝上加反 Spee 曲线。加在上颌的曲线对前牙产生根舌向的转矩（图 35-20），对多数患者有利，而下颌弓丝上产生的根舌向转矩通常是副作用，所以在下颌加反 Spee 曲线前，前牙区应额外加根唇向转矩。

4. 颌间牵引　Ⅱ类或Ⅲ类颌间牵引在矫治颌间矢状关系不调的同时也有助于深覆𬌗的打开。但是，颌间牵引需在不锈钢方丝上进行以免对前牙转矩控制不良。由于颌间牵引易致磨牙伸长，成人患者需谨慎使用。

5. 间隙关闭与覆𬌗控制　前牙的内收和舌倾会加重前牙的覆𬌗。所以，在关闭间隙前需要将牙弓整平，控制覆𬌗并注意在间隙关闭的过程中对前牙覆𬌗的控制，避免内收时覆𬌗加深对继续关闭间隙的不利影响。另外，MBT 应用滑动法关闭间隙，牙弓没有完全整平前牙的深覆𬌗没有得到有效的控制，弓丝滑动时摩擦力就会增大，影响矫治的效果。

6. 治疗中轻力　MBT 提倡轻力矫治，贯穿治疗的整个过程，包括排齐整平、间隙关闭等。此处不再赘述。

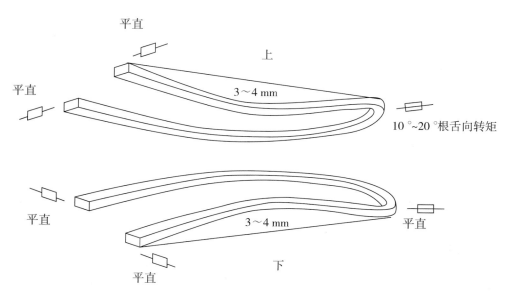

图 35-20　摇椅形弓对前牙产生正转矩

（三）间隙关闭

拔牙间隙的关闭根据患者的错𬌗表现和治疗设计可以通过前牙的内收、后牙的近中移动或者前后牙齿的相对移动来实现。

MBT 在长期的正畸实践中发现，以往直丝弓矫治器中应用的关闭曲法和重力滑动法关闭拔牙间隙，由于力值较大，会造成间隙邻牙出现不希望发生的倾斜、扭转及支抗的丢失变化。传统直丝弓在托槽上设计了额外的抗扭转、倾斜及转矩，因此在拔牙患者治疗早期即需要采用较强的支抗，在治疗结束时，牙齿常过矫治。

Bennet 和 McLaughlin 在 1990 年首次提出了轻力滑动法有控制地关闭间隙的方法。滑动法减少关闭曲法弓丝弯制的麻烦，轻力应用也避免了产生一些不希望发生的牙齿倾斜和扭转。

1. 弓丝应用　在 0.022 英寸槽沟系统推荐使用 0.019/0.025 英寸不锈钢方丝作为关闭间隙的弓丝且是唯一方钢丝。因为这一尺寸的弓丝允许弓丝在槽沟中沿后牙段自由滑动，同时弓丝硬度也能很好地控制覆𬌗。较细的弓丝虽然滑动自如但是对覆𬌗及转矩的控制不好。较粗的弓丝有时会限制磨牙及双尖牙的自由滑动。MBT 关闭间隙的弓丝上焊接 0.7 mm 的铜钩，也可以用 0.6 mm 的软不锈钢丝焊钩代替。最常用者为钩间距为 36 mm 或 38 mm 的上颌和 26 mm 的下颌弓丝。

2. 被动向后结扎　在关闭间隙之前，建议将 0.019/0.025 英寸的弓丝被动结扎至少 1 个月，为个别牙齿的倾斜、转矩变化和最后整平牙弓提供时间，从而使主动结扎应用时能顺利滑动。

3. 用结扎圈的主动结扎　在日常的临床实践中，这种方法简单、经济且有效。放置不困难经常更换也不复杂。也可以使用镍钛螺簧，关闭间隙更为有效，但是 MBT 经典关闭间隙以结扎圈为主。MBT 最初的主动结扎是用结扎丝将结扎圈固定并将其拉伸 2 倍后应用。但是，要求在使用前将结扎圈预拉伸，产生 50～100 g 的力。如果不拉伸直接应用，则产生的力会超过 200～300 g。弹力圈产生的力因弹力圈的类型、使用前拉伸及拉伸的量而不同。但是，原则是轻力。力值并不是临床成功的关键，如果遵循基本原理，大部分病例都能有效地关闭间隙。临床经验表明，对于几个月未能复诊进行正常调整

的患者，甚至弹力圈的状况已经很差，明显地仅能产生很小的力的情况下，间隙仍能持续关闭，MBT 将其解释为蹦床效应。

4. 一步法和两步法关闭间隙　滑动法关闭拔牙间隙有一步法和两步法。一步法为整个前牙段同时移动内收关闭间隙，而两步法关闭间隙，通常需远中移动尖牙后再内收前面的 4 个切牙。MBT 技术中关闭拔牙间隙提倡组牙移动，可以通过一次性同时移动 6 个或 8 个前牙的一步法来完成，即一步法；但是对于尖牙关系不是中性的错𬌗，建议先行远中移动尖牙至中性关系后，再内收前牙关闭间隙的方法。

对于大部分拔牙间隙基本关闭、仅留很小间隙时，部分患者可以使用链状橡皮圈辅助关闭间隙。

5. 滑动法关闭间隙注意事项　由于滑动法关闭间隙需要克服滑动摩擦力，要求在关闭间隙之前将牙弓完全整平以减小滑动过程中的摩擦力。通常更换至 0.019 英寸 ×0.025 英寸的不锈钢丝后先不开始关闭间隙，而是将弓丝结扎并在弓丝牵引钩与磨牙牵引钩间用结扎丝被动结扎至少 1 个月后至完全整平牙弓再开始关闭间隙。间隙关闭的滑动牵引力控制在 100～150 g 力、每月关闭 1 mm 左右的速度。链状皮圈及螺旋弹簧的初始力值常较大，所以 MBT 关闭间隙采用"圈丝"（弹力圈＋结扎丝）的方法降低了关闭间隙时的力。关闭间隙阶段，每次复诊时应检查弓丝末端伸出颊管的长度，以判断滑动关闭是否顺利并磨除弓丝末端。当间隙关闭速度过慢时，应检查是否有妨碍弓丝滑动的因素如托槽变形、牵引力过大造成的弓丝变形、牙根与骨皮质的接触、对𬌗牙齿的干扰或牙弓未完全整平等并及时消除影响，避免盲目增加牵引力造成支抗失控等不利的牙齿移动。

（四）精细调整

在精细调整阶段要关注正畸目标：①髁突在关节窝中的正中关系位；②肌肉放松；③ Andrews 六关键；④功能运动良好；⑤牙周健康；⑥最可能获得的最佳面型。

从正畸治疗之初就应向着治疗的最终目标移动牙齿，在各个方向上严格控制。并不是到最后阶段才考虑精细调整。治疗过程控制得越好，精细调整阶段的工作越少。在精细调整阶段需要检查长、宽、高关系及牙齿匹配及功能情况。

1. 矢状关系的关注 在此阶段需要检查患者上下颌牙齿的匹配情况、牙齿的轴倾、转矩、扭转、间隙关闭情况等。

（1）牙齿匹配情况：临床中约 20% 患者上下牙齿匹配，20% 上颌牙量过大，60% 下颌牙量过大。20% 上颌牙量过大的患者常见于Ⅲ类错𬌗，上前牙唇倾。一般通过上颌前牙的邻面去釉后调整即可。而 60% 下颌牙量过大的情况稍复杂，表现为在治疗末期时，前牙覆盖正常的情况下，上颌存在小量拔牙间隙关闭困难；或前牙覆盖正常的情况下后牙轻度远中关系。需要注意上颌牙齿的轴倾度及转矩的调整。

（2）牙齿轴倾：直丝弓矫治器上上、下前牙轴倾设计的不同［上前牙（40°）、下前牙（6°）］使上前牙能够占据更多的间隙以消除下颌牙量过大带来的不匹配问题。上颌双尖牙变成 0° 轴倾使双尖牙更直立，便于使偏Ⅱ类的磨牙关系调整成中性关系。

（3）转矩的表达：MBT 直丝弓矫治器不能应用全尺寸弓丝，弓丝与槽沟间存在余隙，矫治器已经在上颌托槽上加了额外的根舌向转矩、在下切牙上加了根唇向转矩，以加强对前牙转矩的控制，同时也帮助减轻下颌牙量过大带来的不匹配。由于转矩表达较困难，治疗中常需要额外加上下前牙的转矩，以实现控制。在上下颌牙量相差过大时，应同时考虑邻面去釉或对于过小牙齿的修复以获得上下颌牙齿的联合匹配。

2. 垂直向关系 托槽的粘接定位准确是十分重要的，精确的粘接可以保证在牙齿排列阶段就解决牙齿高度不调的问题。对于一些形态异常的牙齿，在治疗前就应计划是否进行形态调整以确定托槽准确的位置。精细调整阶段应检查牙齿的高度及边缘嵴和接触点高度，对于小的不调可以通过弓丝的弯制来调整。及早调整高度问题有利于治疗结果的稳定。对于存在前牙深覆𬌗或开𬌗的患者在治疗结束前最好有一定的过矫治，以增加治疗的稳定性。深覆𬌗的患者应注意彻底整平𬌗曲线，保证前牙浅覆𬌗关系；对于前牙开𬌗的患者可以不完全整平𬌗曲线，保留后部（第二磨牙区）的𬌗曲线，同时注意患者舌习惯的控制。

3. 横向关系 从治疗开始应就注意上下弓丝的匹配，方丝使用时更是需要注意个体化牙弓的应用，以保证上下颌牙弓宽度的协调。MBT 由于减小了下后牙上的负转矩，有增宽下颌牙弓的趋势，易产生后牙的反𬌗。可以通过调整上颌弓丝后部的宽度或在上颌应用骑士弓协调颌间宽度关系。对于上颌牙弓明显狭窄的患者应过矫治并进行保持以维持关系。

4. 功能运动 在治疗开始前需确定髁突的正中关系位并保持这一位置。在治疗结束前应检查下颌功能运动中是否存在𬌗干扰与早接触，需及时消除。

5. 尖窝定位 治疗中覆𬌗的控制、牙弓的整平、间隙的关闭及颌间关系的调整需要应用较硬的不锈钢方丝。但是，在完成阶段，最后一根弓丝应使用硬度稍小的弓丝，以利于上下颌牙齿尖窝关系的进一步定位。上颌一般是侧切牙至侧切牙的 0.014 英寸的不锈钢圆丝，下颌使用 0.014 英寸或 0.016 英寸的热激活镍钛丝，上下后牙间进行垂直三角牵引使后牙尖窝交错关系更好。此阶段时间不会持续太长，一般不超过 6 周，2 周复诊一次为佳。

（五）结束与保持

1. 托槽的去除 治疗结束时矫治器的拆除可以根据情况一次或分次进行。托槽去除需用专用钳，托槽移除后，需要清洁牙面，去掉残留的釉质粘接剂。可以用洁治器或去带环钳去掉大部分粘接剂，配合使用抛光橡皮杯及抛光膏。去除托槽或粘接剂时可以让患者咬上棉卷，以消除患者紧张。托槽去除后，有些患者尤其是高氟患者在托槽粘接处会出现明显的托槽印记，一般经过一段时间后会再矿化，印记消除。对于高氟的牙面，托槽去除后酸蚀过的牙面颜色白于未酸蚀处。建议高氟患者在托槽粘接的牙面酸蚀时应将唇面全部酸蚀。由于口腔卫生不佳所致的牙面脱矿，可以让患者含漱 0.2% 洗必泰漱口水 1～2 周，改善患者口腔环境。正畸治疗中，口腔卫生需要全程控制，控制不好的患者经反复教育后仍不见效者，应果断拆除固定矫治器。

2. 保持器佩戴 患者拆除矫治器后需要给患者写一封信，郑重交代保持器戴用的时间与要求，引起患者足够重视。

MBT 矫治技术常用的粘接性保持器，认为这是减轻青春期后期下颌拥挤的一个重要措施。常用 0.015 英寸或 0.019 英寸麻花丝制作，为增加保持丝的精确性，取模型后在技工室制作较好。下颌应用舌侧保持丝较多。舌侧丝一般放置在尖牙到尖牙之间，对于拔牙患者要延伸至双尖牙。上颌由于咬合关系，不常规使用舌侧丝。对于成人顽固性的间隙，上颌可以使用保持丝。但粘接前需要仔细检查前牙覆𬌗覆盖，避免产生𬌗干扰。舌侧保持丝尤其是下颌保持丝的粘接较困难，酸蚀后有效的隔湿是保证粘接效果的关键步骤。

对于一些合作良好高要求的患者、遗留顽固性舌习惯或者其他原因提前拆除固定矫治器的患者可以制作牙齿的正位器，继续调整咬合关系，但是，需注意，正位器对牙齿复杂的移动如扭转、转矩或较严重的倾斜的控制效果不佳。

压膜保持器及传统的 Hawley 保持器都可以作为治疗后长期有效的保持装置。

七、病例报告

病例 1（图 35-21）

男性，13 岁。主诉为牙列不齐。

检查：面部对称，唇齿关系正常，侧貌略突。下颌平面均角。磨牙中性，上下牙列中度拥挤，右

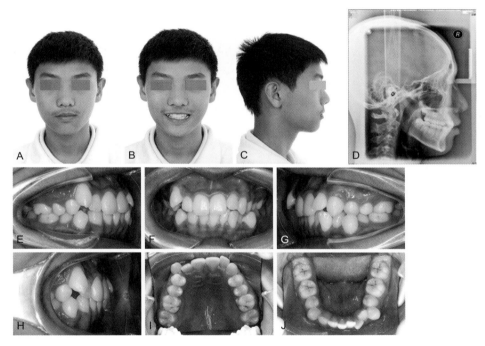

图 35-21-1　治疗前面𬌗像（A~J）

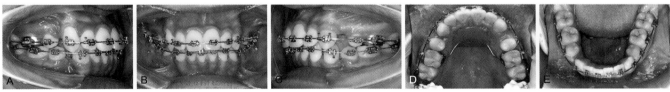

图 35-21-2　排齐阶段𬌗像（A~E）

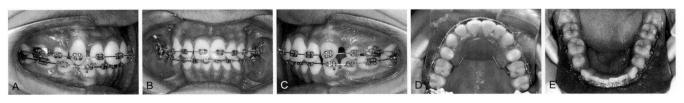

图 35-21-3　完全排齐后重粘上颌尖牙托槽（倒粘）（A~E）

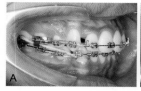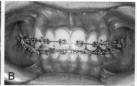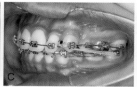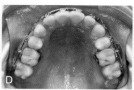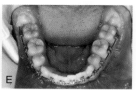

图 35-21-4　调整尖牙关系至中性后滑动关闭间隙（A~E）

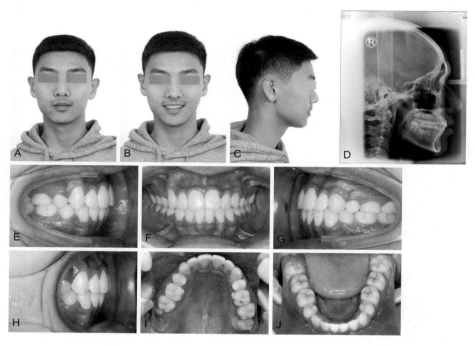

图 35-21-5　治疗后面𬌗像（A~J）

上尖牙颊向突出，左侧尖牙为远中关系。

诊断：安氏 I 类，骨性 I 类，毛氏 I^1，均角。

治疗设计：拔除 4 个第一双尖牙，上颌中强支抗，Nance 弓加强支抗，两步法关闭间隙。

治疗过程：Nance 弓增加上颌支抗。尖牙通过向后结扎及主动牵引调整至中性关系后，整体滑动法关闭间隙。精细调整后结束治疗，活动保持器保持。

病例 2（图 35-22）

女性，24 岁。主诉为牙列不齐。

检查：面部对称，唇齿关系正常，面部略突。磨牙中性关系，上下牙列 III 度拥挤。覆𬌗覆盖基本正常，牙列中线一致。全口齿槽骨高度降低约 1/3，牙龈萎缩。

诊断：安氏 I 类，毛氏 I^1+II^5

治疗设计：拔除 4 个第一双尖牙，上下颌强支抗。

治疗过程：上颌牙弓后部微螺钉植入，托槽粘接后前牙不全入槽，分次结扎。上颌尖牙托槽 180° 倒粘，尖牙向后结扎，待侧切牙间隙足够后结扎上下颌侧切牙。顺序更换矫治弓丝至 0.019 英寸 × 0.022 英寸不锈钢方丝，滑动法关闭间隙。精细调整后结束治疗，活动保持器保持。

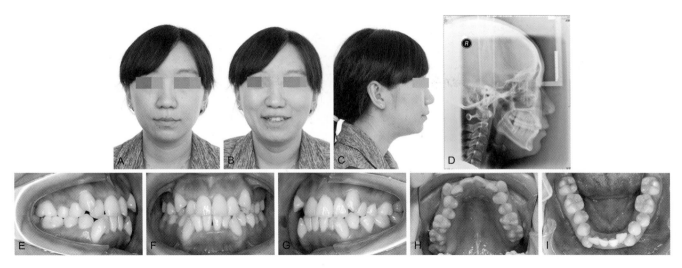

图 35-22-1　治疗前面𬌗像（A～I）

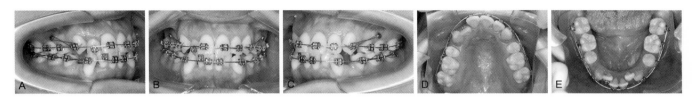

图 35-22-2　尖牙向后结扎，治疗中分次结扎托槽（A～E）

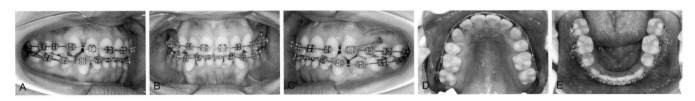

图 35-22-3　牙列排齐（A～E）

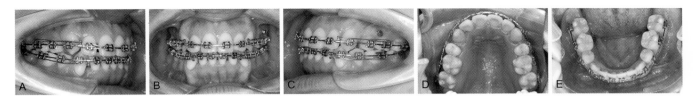

图 35-22-4　牙弓整平后，滑动法关闭间隙（A～E）

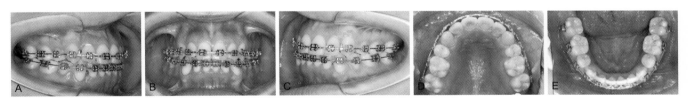

图 35-22-5　间隙关闭后，精细调整（A～E）

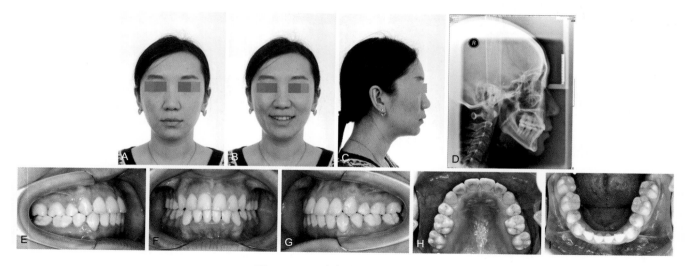

图 35-22-6　治疗后面𬌗像（A～I）

参考文献

[1] Bennet JC, McLaughlin RP. Orthodontic Treatment Mechanics and the Preadjusted Appliance System. London: Mosby-Wolfe, 1993.

[2] Bennett JC, McLaughlin RP. Orthodontic Management of the Dentition with the Preadjusted Appliance. Oxford: ISIS Medical Media, 1997.

[3] McLaughlin RP, Bennet JC. Bracket placement with the preadjusted appliance. J Clin Orthod, 1995, 29:302-311.

[4] McLaughlin RP, Bennet JC. The transition from standard edgwise to preadjusted appliance system. J Clin Orthod, 1989, 23:142-153.

[5] McLaughlin RP, Bennet JC, Trevisi HJ. Systemized Orthodontic Treatment Mechanics. Mosby International Ltd, 2001.

第三十六章

东方人轻力直丝弓矫治技术

徐宝华　高雪梅

本章内容

一、概述

亚洲国家广泛使用现代固定正畸技术的时间已经近50年。日本是在20世纪70年代引入方丝弓矫治技术，80年代引入直丝弓矫治技术，中国口腔正畸临床系统全面地使用现代固定正畸技术的时间已经三十余年。回顾中国口腔正畸学发展的历史，我们可以清晰地感受到当代口腔正畸矫治技术发展的轨迹。方丝弓矫治技术、Begg矫治技术传入中国并普及于正畸临床始于20世纪80年代。1991年，美国著名直丝弓技术专家亚历山大医生在中国系统传授"亚历山大直丝弓技术"后，直丝弓矫治技术逐渐在中国得以普及和推广。此后，滑动机制直丝弓矫治技术、Tip-Edge差动直丝弓技术陆续引入国内。20世纪90年代后期，MBT滑动直丝弓技术在中国广泛开展，自此，中国正畸临床逐渐进入直丝弓技术时代。迈入21世纪，口腔正畸临床新技术不断涌现，特别是自锁托槽矫治器及矫治技术开始应用于正畸临床，进一步促进了正畸临床技术的发展。

但是，上述正畸矫治技术的发明者们，大多是欧美国家的口腔正畸专家，他们的技术主要源于治疗白种人错𬌗畸形患者的临床研究和科学实验，而东方人由于牙颌面的解剖结构、错𬌗特点以及审美要求与欧美国家的白种人有较大不同，因而，在应用这些技术治疗东方人错𬌗畸形时，就应针对东方人错𬌗畸形的特点、治疗要求及审美取向，对上述技术作适当调整，方能获得最佳的临床效果。关于东西方人种牙颌面解剖结构、错𬌗畸形及生物力学上的差异，日本学者进行了大量的研究，最有影响的当属日本小坂肇医生提出的OPA-K矫治技术，即"东方人直丝弓矫治技术"。此技术对于我们中国正畸医生的临床实践有较好的参考价值。自20世纪90年代后期以来，中国正畸学者在临床实践中也同样发现，东西方人的牙颌面解剖结构、错𬌗畸形特点和矫治力学特点均有所不同，并进行了很多有价值的研究。中国正畸专家徐宝华教授根据自己多年应用方丝弓矫治技术、直丝弓矫治技术和自锁托槽矫治技术的临床实践，以及针对上述技术的实验研究，于2001年提出东方人个性化口腔正畸矫治技术，在应用于正畸临床的实践中，取得了较好的治疗效果。2005年，"东方人个性化口腔正畸直丝弓技术暨徐氏滑动直丝弓技术"成为国家卫生部十年百项计划推广项目。2008年中国著名正畸专家林久祥教授设计发明的"传动直丝弓技术"再次成为国家卫生部十年百项计划推广项目。此后，中国学者陆续研发出LF、Z2、PASS等直丝弓矫治技术，丰富和发展了中国学者在直丝弓矫治技术领域的研究和实践。至今为止，东方人直丝弓矫治器及矫治技术每年矫治患者数十万例，效果良好。下面作者仅就日本学者小坂肇发明的OPA-K矫治技术以及徐氏直丝弓矫治技术进行介绍。

二、OPA-K直丝弓矫治技术

OPA-K为Oriental Preadjusted Appliance "KOSAKA"的缩写，即由日本学者小坂肇医生设计的适于东方人的直丝弓矫治器。小坂肇医生是亚洲地区最早开始直丝弓矫治技术临床应用及理论研究的医生之一，20世纪70年代末从师于直丝弓矫治技术的发明人Andrews医生，此后对Andrews矫治器及Roth矫治器进行大量的临床实践及临床理论研究工作。他发现，目前国际上流行的各类直丝弓矫治器及矫治技术都是美国及欧洲学者依据白种人的牙颌面特征及治疗白种人患者的临床经验为基础研究和发展起来的。但东方人与白种人的牙颌面结构特征有很多不同之处，在正畸临床中，若不注意东西方人牙颌面结构特征的差异，常常会出现最终治疗结果不甚理想，若要使最终结果更理想，则常常需要在弓丝上弯制各种补偿曲以达到东方人理想的咬合关系。而这又必然要减弱直丝弓矫治技术简单、高效的技术优势。因此，在正畸临床中开发和研究适合东方人牙颌面人类学特征及矫治力学特点的直丝弓矫治器及矫治方法是非常有意义的。

小坂肇医生于1984年在对日本人正常儿童牙颌面特征研究的基础上提出了适用于蒙古人种牙颌畸形正畸治疗的直丝弓矫治器的各项数据，并研制出面向日本人的直丝弓矫治器。1995年小坂肇医生在分析了1984年以来的临床矫治结果及日本人正常殆的基础上，重新评估了适用于蒙古人种牙颌畸形正畸治疗的直丝弓矫治器的各项数据，以及与日本人

正常牙弓形态的关系，研究和开发出新一代面向广大蒙古人种使用的直丝弓矫治器。在1995年研制开发出一种新型矫治器，相对美国研制的面向白种人使用的直丝弓矫治器而言，由于其面向广大蒙古人种使用，因此将其命名为"东方人预成直丝弓矫治器"（The Oriental Preadjusted Appliance KOSAKA），简称OPA-K。这是一种0.018英寸槽沟的直丝弓矫治器系统。

（一）OPA-K直丝弓系统及其特征

1. OPA-K平直弓系统的基本概念　该系统是以下列特征为基础的直丝弓矫治技术。

（1）明确蒙古人种与白种人在解剖学上的差异，专为蒙古人种设计的预成直丝弓矫治器。

（2）从生物学的角度考虑，提倡使用轻力，选择0.018英寸×0.025英寸托槽系统。

（3）应充分发挥方丝弓矫治系统的特性，在矫治的最终阶段，充分发挥矫治器上预置转矩的特性，从而达到高标准的矫治目标。

（4）整个治疗过程原则上仅需3根弓丝。

2. 治疗阶段概述及其所使用的弓丝　欧美国家流行的滑动直丝弓矫治技术在整平排齐后，一般是将尖牙在内的6个前牙作为一个整体来关闭间隙，并最终完成矫治。而本治疗系统分为以下四个阶段：

第一阶段：①尖牙少量远中移动；②排齐与整平。使用0.016英寸镍钛丝。

第二阶段：远中移动尖牙。使用0.016英寸×0.016英寸Co Cr合金丝。

第三阶段：内收前牙。使用0.016英寸×0.016英寸Co Cr合金丝。

第四阶段：完成阶段。使用0.017英寸×0.022英寸Co Cr合金丝。

（二）OPA-K直丝弓系统的四个治疗阶段

1. 第一阶段

（1）第一阶段的目标：尖牙少量远中移动，排齐、整平牙弓。特别是在直丝弓矫治技术中，由于弓丝需要在槽沟和颊管中滑动，因此更强调第一阶段中的整平与排齐。

（2）第一阶段牙齿移动与注意事项：第一阶段有以下两个亚阶段：①磨牙整平与排齐后，尖牙远中移动。②前牙粘接托槽，开始前牙的整平与排齐。

由于在标准方丝弓技术中，槽沟内不含有角度，因此一般都同时粘接前后牙托槽，进行排齐和整平。

但由于日本人以拥挤为主的病例较多，拥挤的解决应首先确保有充足的间隙，因此先使尖牙向远中移动少许后，再粘接前牙托槽进行整平与排齐似乎更合理。特别是在直丝弓矫治技术中，由于托槽中含有角度，在没有充分解除拥挤的情况下就开始排齐与整平，将带来以下不好的影响：①容易产生前牙唇向倾斜；②由于托槽中有不同的角度，因此在排齐过程中，牙冠易向近中移动；③由于弓丝在尖牙处受到尖齿槽沟角度的影响，易造成前牙覆𬌗加深。在前牙拥挤的情况下急于排齐整平，还易于出现磨牙近中倾斜和支抗丢失，特别是在尖牙牙冠远中倾斜病例，在使用具有较大倾斜角度的托槽时，这种倾向尤为明显。

以上是第一阶段分成两部分的理由。但当弓丝的末端回弯不充分时，也可能出现弓丝的移动和滑出。在有这种担心的时候要尽早粘接着前牙托槽。当然，如果没有牙列拥挤问题，就应前后牙同时粘接托槽。下面将此阶段的步骤与注意要点依次说明如下。

（3）本阶段的临床要点：在上下 0.016 英寸 Sentloy 弓丝上做弯曲，上颌加较大的 Spee 弯曲，下颌加反 Spee 弯曲。具有前面所说特性的弓丝是能够加这些弯曲的，它是用来减小尖牙小量向远中移动时，伴随牙齿向拔牙侧倾斜所造成的弓丝变形。

关于后牙的整平与排齐，后牙与尖牙粘接上托槽后，放入弓丝结扎（此时尖牙仅需单纯结扎）。大多数情况下，尖牙的近中与侧切牙的远中接触，通过托槽槽沟和弓丝的作用，使牙根竖直。后牙整平后，要连续结扎，以作为支抗。

尖牙开始远中移动，在尖牙基本竖直后，用弹性链状圈向远中轻轻牵引上尖牙，最初的力为 70～100 g。如果没有经验，使用较强的牵引力，就可能产生尖牙远中倾斜和弓丝变形，因此绝不能用过大的力。弹性橡皮链作用一般 3 周明显衰减，因此需要更换。但放入时不延伸较大程度情况下，力的衰减也小，因此可以通过减短链状圈的长度来达到加力的目的。远中移动尖牙解除前牙拥挤间隙后，要保持弹性链的力衰减状态，不再更换链状圈，仅将尖牙结扎紧，以使尖牙得到竖直。确认弓丝在前牙切端没有大的弯曲后，开始粘接切牙托槽。

关于前牙区的整平与排齐，只要严格按照此步之前的各步的要求进行，前牙拥挤可在极短的时间内解除。

2. 第二阶段

（1）第二阶段的目标：在 0.016 英寸 ×0.016 英寸弓丝上完成尖牙的远中移动。与 MBT 技术有理念上的不同，在 OPA-K 系统的概论部分，已经提及了。基于白种人牙颌特征而研发的直丝弓技术，将包括尖牙在内的 6 个前牙采用一步法关闭间隙，在许多情况下并不适合蒙古人种，这是因为，蒙古人种：①以前牙拥挤为主的病例较多；②与白种人比较，后牙牙轴近中倾斜较明显；③颜面前后向深度较浅，高角病例较多。

由于蒙古人种的颜面特征及直丝弓矫治器托槽所含的角度的共同作用，表现出支抗易丧失。另外单独拉尖牙向远中，可有效地防止覆𬌗加深。因此，原则上，首先应远中移动尖牙，确定后牙支抗单位后，再内收前牙。

（2）第二阶段中牙齿移动特点及其注意事项：在第一步排齐和整平磨牙及前牙后，更换弓丝，拉尖牙向远中。在此阶段牙移动中应依次注意以下问题：

① 0.016 英寸 ×0.016 英寸的 Co Cr 合金弓丝上做弯曲，在上下颌加轻微或反向 Spee 曲线，不做任何热处理，直接放入槽沟内。

从较低弹性度的整平弓丝到方丝时，都不应向牙周组织施以急速的强力，由于尖牙远中移动时，钢丝要具备不弯曲的刚度，而且摩擦力要小，因此选择大小仍类似于圆丝、但有一定刚度的 0.016 英寸 ×0.016 英寸的 Co Cr 合金弓丝。上颌做轻度的 Spee 弯曲，下颌做反 Spee 弯曲。

②尖牙远中移动：用弹性橡皮链拉尖牙向远中，需要边观察移动距离和牙齿移动的反应距离，边决定橡皮链的长度和力的大小。一般橡皮链放入时，用 120～150 g 的力。在使用习惯前，最好用测力计检查力的大小。根据弹性橡皮链的特性，最好每隔 3 周换一次。但也需根据牙移动的状况进行判断。如果有稍微倾斜的倾向时，橡皮链不要加力，间隔一次。如果不间隔一次继续加力的话，会出现尖牙的倾斜和扭转。

③尖牙远中移动结束前向后移前牙的时机：在不需要最大支抗的病例，有时希望前牙尽早后移。

此时可能先停止尖牙的移动，而使前牙向后移动，当前牙接近尖牙时，再开始尖牙远中移动。重复这一步骤最终关闭间隙。

④防止覆𬌗加深的方法：深覆𬌗病例或尖牙移动过程中覆𬌗易加深的病例，与下一步一样使用具有 Spee 弯曲（上颌）和反 Spee 弯曲（下颌）的弓丝，并进行热处理。

3. 第三阶段

（1）第三阶段的治疗目标：第三阶段的治疗目标是使上下前牙后移（根据病例支抗要求不同，有时需后牙前移），关闭间隙。此阶段的关键是：防止覆𬌗加深，前牙的转矩尽可能不丧失，始终保持弓丝平衡的滑动。

（2）第三阶段的牙齿移动及其注意事项：继续使用第二阶段的弓丝关闭间隙。但在 0.018 英寸 × 0.025 英寸的槽沟中，由于选择的是更加易滑动的 0.016 英寸 × 0.016 英寸弓丝，因此需密切观察牙移动的情况。

①使用前一阶段所使用的 0.016 英寸 × 0.016 英寸的 Co Cr 合金丝，可有轻度的 Spee 曲或反 Spee 曲，但未做热处理。以后，当需要打开咬合时，可进一步增加弯曲的曲度，并做热处理，再远中拉尖牙。当前牙后移时，如果想防止覆𬌗加深，需要再加大 Spee 曲和反 Spee 曲的曲度。未做热处理就完成了尖牙远中移动的情况下，必要时需加各种弯曲，做热处理，为前牙后移作准备。此时正像 Andrews 指出的那样，由于磨牙托槽内也有转矩，特别是上颌磨牙内有冠舌向转矩，因此可以抵消各种弯曲的不良影响。

②前牙舌向移动：在弓丝位于上侧切牙远中处所焊的牵引钩与第一或第二磨牙牵引钩之间挂弹性链状圈，一般上颌牵引力为 200 g 左右，下颌 150 g 左右。每隔 3 ~ 4 周来医院复诊时，要检查牙的移动和橡皮链的力量衰减情况，去掉无法加力的橡皮链，或通过更换新的橡皮链，继续关闭间隙。如果滑动移动顺利的话，末端回弯的弓丝从最后一个磨牙的颊管后方滑出，此时需要将长出来的部分钢丝磨除或刻断。

③使滑动更顺利的注意事项：如果边使用直丝弓矫治器、边使用有曲的弓丝，则不能称为纯粹的直丝弓矫治技术，只不过是在各自的方丝弓矫治技术中使用了直丝弓的装置而已。虽然可以使矫治稍微变得简单些，但并未发挥出高效能的直丝弓矫治技术的特性。只有应用简单的弓丝，才能 100% 地发挥其作用。无曲滑动直丝弓矫治技术，是一种主弓丝边平滑移动、边关闭间隙的滑动技术。因此，在滑动直丝弓矫治技术中，只有使弓丝平滑地移动，才是矫治成功的关键。因此，必须充分考虑阻碍滑动的、影响摩擦力的托槽、弓丝和结扎丝三因素。OPA-K 技术针对这三个组成部分各自的摩擦情况进行了相应的改进，采用了日本人正常数据的经典的直丝弓托槽，可减小摩擦力；使用稍偏圆形的 0.016 英寸 × 0.016 英寸的细方丝，也能减小弓丝摩擦力；另外，由于结扎产生的张力也是摩擦力形成的原因，后方牙列如果是用结扎丝来结扎，结扎后要适当保持结扎丝与方丝间的间隙，这样有利于弓丝滑动。

（4）咬合打开：如前面说明的一样，对覆𬌗较深的病例，在远中移动尖牙的同时，在弓丝上加 Spee 曲或反 Spee 曲，并做热处理，以打开咬合。通常在进入第三阶段时施行这些处理，以防止前牙后移的同时，覆𬌗加深。但要注意过度的曲线可能会妨碍滑动。

4. 第四阶段

（1）进入第四阶段前牙的检查：完成阶段需检查的内容中，包括了许多之前必须完成的工作，有以下几方面：

①确认正中关系位和正中位；

②关闭拔牙间隙；

③确立Ⅰ类关系；

④上下中线一致；

⑤建立适当的覆盖与覆𬌗。

其中上下中线的早期改善，是本矫治系统的特点之一，在此说明如下。

一般认为中线的矫治是在治疗的最后阶段，但在最后阶段通过颌间牵引和牙冠倾斜改善的中线很易复发。而本治疗系统是在前牙尚存在间隙的时候（第二或第三阶段），通过单个牙的整体移动进行积极的矫治。有时需要配合颌间牵引，但在打开咬合时，最好避免使用前牙的颌间牵引。中线的矫治，可以与第二、三阶段的治疗同时进行。

此外，在本治疗阶段中，由于使用较粗的、余隙小的 0.017 英寸 × 0.022 英寸的平直弓丝，因此要特别注意确认托槽位置是否正确，以及第二磨牙如何纳入治疗。

矫治开始时，由于第二磨牙萌出不全，粘接托槽或带环是不可能的。此外，在某些情况下，最初粘接托槽或带环较难，在咬合及功能运动方面虽然没有问题，但大多数情况下，有必要正确地排列牙齿。在本治疗系统中，在进入使用较粗的弓丝的最终阶段之前，要完成以下工作：

①第二磨牙粘接颊管或带环；

②第一磨牙托槽表面的盖掀去；

③将 0.016 英寸 ×0.016 英寸或 0.017 英寸 × 0.017 英寸的镍钛合金丝，以片段弓的形式，放入第二双尖牙和第一和第二磨牙 0.016 英寸 ×0.016 英寸的主弓丝上。根据情况，针对主弓，片段弓放于上颌或下颌。约 2 个月后，较容易地完成整平或排齐。此后，换成 0.017 英寸 ×0.022 英寸的完成弓丝。

（2）第四阶段的治疗目标：使用上下牙弓形态协调的、余隙较小的 0.017 英寸 ×0.022 英寸的弓丝，从而能充分发挥这种适合于东方人特点的托槽的功能，使每一个牙齿获得适宜的角度、转矩和凸凹度，上下牙弓具有稳定的尖窝嵌合关系和功能性的咬合。

在直丝弓矫治技术中，为了充分体现出托槽本身的特点，都希望选择接近槽沟尺寸的粗弓丝，但考虑到牙之间的差异及矫治医生粘接托槽时位置上的差异，有必要允许有少量的余隙。在临床实践中，既要满足接近槽沟尺寸的弓丝，又要允许有少量的余隙，结果证明 0.017 英寸 ×0.022 英寸的弓丝是首选。

①近远中倾斜度和转矩的改善：当以前牙后移为主的间隙关闭阶段刚结束时，会出现上颌曲线变平、下颌有过度的反 Spee 曲线等现象。伴随曲线的变化，拔牙间隙两侧的牙向拔牙间隙倾斜，前牙转矩丧失。另外，上颌侧方的牙向颊侧倾斜，下颌侧方的牙向舌侧倾斜。

因此，上颌弓丝做轻度的 Spee 弯曲，下颌做轻度的反 Spee 弯曲，不做热处理。这样可使牙根平行，前牙部冠的唇舌向倾斜度（转矩）得到改善。此时为防止牙冠向唇向倾斜及出现间隙，弓丝末端一定要回弯（bendback），而且在上颌有弓丝的情况下，用较弱的Ⅱ类牵引；下颌有弓丝的情况下，可以短期使用弱的Ⅲ类牵引。对侧方运动产生影响的侧方牙的转矩，可以通过方丝的转矩调整得到改善。

②检查牙弓形态和扭转的改善：对于弓形，有必要的话，要以初诊时的牙列为参考，在宽度和形态上实行若干的修整后，再将弓丝入槽。根据托槽中所包含的凸凹度，牙齿将向唇侧或舌侧移动以达到正常位置。此时如果有扭转，需立即改正。特别是上下颌第一磨牙，由于经常出现近中扭转，需密切注意。

③结扎的重要性：原则上讲，滑动阶段结束后，为了充分发挥预成直丝弓矫治器的特性，要特别注意结扎。完成弓丝至少要在托槽中 3 个月，这期间要反复结扎紧。为了尽可能减小弓丝与槽沟间的余隙，有必要结扎紧。在最后阶段紧密的结扎是方丝弓矫治技术中重要的一步，如有可能可使用结扎钳。

④过矫治与热处理：不同病例有不同的过矫治方法和量，如果将固定规格的过矫治量放入托槽内是危险的。另外，这样固定规格的过矫治量常是引起采用种族特点设计的直丝弓矫治器之间应用混乱的原因。因此在需要过矫治的病例，在前一阶段结束和本阶段开始时，根据病例的情况，最好做一些适宜的弯曲。由于弓丝的刚性，其效果较明显。作者常做的过矫治是深覆𬌗病例中的打开咬合，如果需要更强的矫治力时，最好将弓丝热处理。

⑤功能性咬合的检查：在治疗的最终阶段，要确认是否达到功能性咬合关系。

作为矫治医生，既要追求理想的矫治标准，又要了解骨性错𬌗与掩饰性治疗的本质，因此，作为正畸医生有时要意识到矫治自身的局限性，不应单纯追求修复学上的完美咬合理论。

三、徐氏轻力直丝弓技术

中国医生徐宝华教授在多年应用 Roth 矫治技术、MBT 矫治技术、OPA-K 矫治技术以及自锁托槽矫治技术及研究东方人牙颌模型、颅面结构的基础上，于 2001 年设计研发出适用于东方人的个性化滑动直丝弓技术，简称徐氏直丝弓矫治技术。该技术包括三方面内容：①东方人易滑动托槽轻力矫治器；②个性化的治疗目标；③程序化的治疗方法。这三项内容密切联系，共同构成了本项技术的核心内容。

在口腔正畸临床实践中，口腔正畸学的内容分为两大部分，一为诊断学，另一部分即为治疗学。对于错𬌗畸形的治疗而言，诊断设计与矫治技术是同等重要的。作者认为，无论怎样强调诊断学的作用也不为过，因为正确的诊断与矫治设计是治疗成功的基础和保证。但在当前的各种矫治技术中，多数矫治技术都是只谈矫治器和治疗步骤，没能将诊断设计与治疗技术密切结合。Begg 矫治技术、Tweed 矫治技术、生物渐进技术、Roth 矫治技术等技术均是以矫治目标为导向的矫治技术，非常值得我们当今的正畸医生参考。徐氏直丝弓技术就是以个性化治疗目标为导向的直丝弓技术，以达到东方人错𬌗畸形个性化治疗的目的。因此，关于诊断设计的理论，特别是如何确定错𬌗畸形患者的个性化治疗目标必然是本技术的重要内容。

口腔正畸治疗学的内容主要是各种矫治器的设计原理和及其矫治技术，但核心内容就是探讨各种矫治器及其矫治技术所应用的生物力学原理。因此，本节将对东方人滑动直丝弓的生物力学机制进行讨论。

（一）东方人滑动直丝弓矫治器的基本设计原理

1. 矫治器托槽结构的设计

（1）转矩角度的设计：作者在研究和设计东方人直丝弓矫治器时发现，大多数的直丝弓矫治器设计者都将他们的矫治理念融入转矩角度的设计中，即直丝弓矫治器的转矩角度体现着设计者的矫治理念。目前，在国际正畸学界有很多种不同数据的直丝弓矫治器，除第一代直丝弓矫治器即 Andrews 直丝弓矫治器，是将白种人牙齿数据的平均值预置到托槽槽沟中外，几乎所有的直丝弓托槽的数据，都因设计者的矫治理念不同，而给出了不同的转矩角度。每一种矫治器的转矩数据，代表了设计者各自的矫治设计理念。

作者自 1991 年开始系统学习和使用直丝弓矫治技术，其中系统而正规地学习了亚历山大直丝弓矫治技术、MBT 滑动直丝弓矫治技术、OPA-K 东方人直丝弓矫治技术，同时又使用 Roth 矫治器治疗了大量的正畸患者，从大量的临床实践体会到，亚历山大矫治器以及 MBT 矫治器的角度预置原理有相似之处，特别是关于前牙转矩，两者都是在白种人正常平均值的基础上将上前牙转矩增大，下切牙转矩减小至 -5° 或 -6°，其原理都是在 Andrews 为白种人Ⅲ类错𬌗设计的前牙转矩托槽的基础上改良而来的，且都是为西方大多数不拔牙患者而设计的。而我们东方人为突面型人种，正常人群的下前牙就比白种人唇倾 3°～4°。此外，我们的患者中，50%～60% 需要拔牙治疗，因此，从大的原则来讲，以西方人

直面型不拔牙患者为治疗对象而设计出的矫治器，不可能很好地适应我们东方人突面型人种的大多数拔牙病例。所以，设计和开发东方人滑动直丝弓矫治器具有非常重要的临床意义。同时，我们也发现，用一套托槽设计、一种弓丝配置去治疗临床上各种各样病例显然不是非常科学合理的。

中国学者以及日本学者研究表明，东方人上下切牙比白种人更唇倾，东方人上切牙比白种人牙多唇倾 2°～3°，下切牙多唇倾 3°～4°，即东方人上切牙唇倾度为 9°～10°，下切牙唇倾度为 1°～3°。那么中国人的前牙转矩应如何设计呢？MBT 矫治器上前牙的转矩设计是在白种人正常值的基础上增加 10° 转矩，以实现上前牙的整体内收，下前牙转矩比白种人正常值小 5°，以利于不拔牙矫治。Roth 的设计思想是上前牙托槽的转矩比白种人平均值增加 5°，内收上前牙时不追求完全的整体移动，而是采用半整体半倾斜内收前牙方式，既有利于支抗控制，也利于牙齿移动，下前牙转矩直接预置白种人的平均值，不额外增减角度。这种设计思想得到了多数正畸医生的认同。根据全球口腔正畸临床直丝弓矫治器使用情况统计，Roth 托槽的使用率最高，大多数正畸医生选择了 Roth 的设计思想。作者通过多年的临床实践后，也更加认同 Roth 的矫治理念，因而，作者在设计中国人直丝弓托槽的转矩时，以 Roth 的理念为指导，将上中切牙的转矩增加 5°，即在中国人上中切牙转矩正常值 10° 的基础上再加大 5°，下前牙转矩维持中国人转矩的平均值，即形成了上前牙 +15°、下前牙 +2.5° 的徐氏托槽角度。从而在拔牙病例内收前，能较好地控制上下切牙转矩，同时又有利于牙齿的移动。

另外，作者对 Roth、MBT 以及 OPA-K 矫治器进行临床应用的比较研究后发现，在拔牙病例使用上述矫治器托槽，下后牙都会出现不同程度的舌倾问题。若将下后牙托槽的转矩角度设计为较小的转矩值，可有效地防止拔牙病例关闭间隙过程中可能出现的下双尖牙及磨牙的舌倾问题。使用 Roth 和 MBT 矫治器托槽，上后牙有舌倾倾向，不利于后牙的前后向移动以及咬合关系的调整。而 OPA-K 矫治器上后牙负转矩数值小于 Roth 和 MBT 矫治器的负转矩数值，在矫治中国人错𬌗时，能更快速、有效地建立良好的后牙咬合关系。因此，作者在设计中国人（东方人）直丝弓托槽时，将下后牙负转矩的数

值由 -30° 减小为 -15°，从而有利于防治下后牙的舌倾。而上后牙的转矩，则以中国人的平均值 -10° 预置上后牙托槽的转矩角度（表 36-1）。

表 36-1　徐氏直丝弓矫治器转矩角度表

转矩角	15°	9°	-3°	-7°	-7°	-10°	-10°
上牙列	1	2	3	4	5	6	7
下牙列	1	2	3	4	5	6	7
转矩角	2.5°	2.5°	-6°	-12°	-12°	-15°	-15°

（2）冠轴倾角：本套托槽所设计的轴倾度，基本上以中国人轴倾角度的平均值为基础，预置于托槽中。具体角度见表 36-2。

表 36-2　徐氏直丝弓矫治器冠轴倾角

上牙列	4°	6°	8°	2°	2°	0°	-2°
上牙列	1	2	3	4	5	6	7
下牙列	1	2	3	4	5	6	
轴倾角	0°	0°	4°	2°	2°	2°	2°

（3）低摩擦力设计：自 1989 年 Bennett 和 Mclaughlin 提出滑动直丝弓技术以来，滑动直丝弓技术已成为当今国际口腔正畸临床上的主流技术，滑动直丝弓技术以其简捷、高效、快速的特点，获得各国正畸医生的认同。在应用滑动直丝弓技术时，如何降低托槽槽沟与弓丝间的滑动摩擦力便成为各国正畸学者研究的热点。只有低摩擦力托槽才能更好地发挥滑动直丝弓技术的优势。近些年来，各种低摩擦力托槽、自锁托槽不断涌现，进一步推动了滑动直丝弓技术的发展。作者在设计直丝弓托槽时，在低摩擦力概念的引导下设计了两种低摩擦力托槽，分别是徐氏托槽和五翼托槽。

徐氏托槽外形结构与传统直丝弓托槽的双翼托槽结构相似，但在龈向的两个结扎翼和殆向的两个结扎翼之间，各设计一个连接壁，连接壁高度大于 0.635 mm（0.025 英寸），在托槽槽沟下面设计一个直径为 0.30 mm 的垂直孔，可穿过 0.20 ~ 0.25 mm 直径的结扎丝。此种连接壁与垂直孔的联合设计，可以通过垂直结扎的方式实现对方形弓丝的低摩擦力结扎，从而降低弓丝与托槽槽沟间的滑动摩擦力（图 36-1）。经实验室检测，徐氏托槽配置 0.019 英寸 ×0.025 英寸的不锈钢丝，若以常规方式结扎，摩

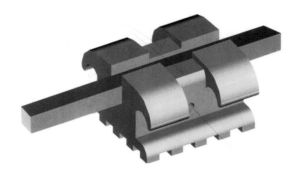

图 36-1　徐氏直丝弓托槽

擦力为 100 ~ 125g，若使用 0.20 ~ 0.25 mm 的结扎丝以低摩擦力方式做垂直结扎，摩擦力仅为 15 ~ 20 g。这种低摩擦力垂直结扎设计，非常有利于应用轻力内收前牙、关闭拔牙间隙，因而可以很好地保护磨牙支抗。

五翼托槽是作者 10 年前设计的低摩擦力、轻力托槽。作者在应用六翼托槽的临床实践中发现，六翼托槽也是有常规结扎和低摩擦力结扎两种方式。但在六翼托槽上安放结扎圈较容易，去除托槽却不太方便。六翼托槽改良为五翼托槽后，低摩擦力的性能不变，但结扎圈的安放与去除却更加方便。当实行五翼结扎时，托槽与弓丝间为常规结扎方式，弓丝对牙齿三维方向控制力好，当实行三翼结扎时，如图 36-2 所示，槽沟与弓丝间为低摩擦力状态，有利于弓丝在槽沟中滑动。

（4）槽沟尺寸的改良：作者在多年的成人正畸以及牙周病正畸的实践中发现，0.022 英寸槽沟配置 0.019 英寸 ×0.025 英寸的不锈钢方丝，产生的矫治力非常大，容易引起牙龈萎缩和齿槽骨丧失，尤其是成人薄牙龈型患者，更显得力量过大、牙龈萎

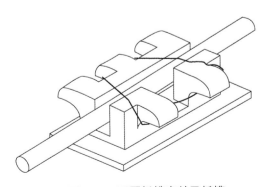

图 36-2　五翼托槽直丝弓托槽

缩明显。因此，作者新设计的五翼托槽，采用的是 0.020 英寸的槽沟，配置 0.017 英寸 × 0.022 英寸、0.018 英寸 × 0.022 英寸或 0.017 英寸 × 0.025 英寸的不锈钢方丝，较好地保护了牙周组织，同时又保证了正畸治疗的精准、高效。

2. 轻力滑动直丝弓技术的矫治力学原理　在正畸临床中，若讨论矫治力学，必然会讨论到矫治力学的基本概念。何为轻力，何为重力，何为最适矫治力。正畸医生在应用滑动直丝弓矫治技术时，只有深刻理解矫治力学的基本概念和理论，才能恰当灵活地应用滑动直丝弓技术和方法治疗各类错𬌗畸形。

（1）最适矫治力与适宜的矫治力：广泛接受的观点认为，最适矫治力，在牙周膜上造成的压强，应接近于毛细血管的压强，即 20 ~ 26 g/cm² 。大于此力值，毛细血管供血中断，将引起组织坏死，不能形成直接骨吸收；小于此力值，不足以引起牙周组织反应，牙齿不产生移动。

目前，国际上尚无统一明确的标准来界定适宜的矫治力，一般认为，临床上判断适宜的矫治力的方法是：牙齿移动顺利，患者无明显不适感，牙齿无明显松动，牙周组织无明显损伤。

（2）轻力与重力：临床上常强调要使用轻力移动牙齿，而不提倡使用重力。目前，关于轻力与重力的判断标准尚不统一，Begg（1954）认为 60 g 以下为轻力，Storey 和 Smith（1952）认为 200 g 以内为轻力，Alexander 则认为 300 g 以内即为轻力。Mclaughlin 认为，很难为"轻力"这一术语准确定量，传统上认为低于 200 g 的力为轻力，600 g 以上的力为重力，重要的是正畸医生应当认识矫治力过大的征兆，诸如组织发白、患者不适以及不期望的牙齿移动（如"过山车"效应），如未发生上述现象，便都属于轻力范畴。

作者根据多年的临床实践和临床研究，将滑动直丝弓技术的牵引力粗略地分成轻、中、重三级：

轻力，200 g 以内，前牙远中移动，磨牙基本不动。

中力，300 g 以内，前牙远中移动，磨牙近中移动。

重力，350 g 以上，磨牙近中移动，前牙基本不动。

上述分级是个平均数值，但在临床实践中，个体间差异是广泛存在的，正畸医生在对具体病例施加牵引力时，应以上述数值为参考，根据每名患者的牙齿受力反应作出个性化的调整。

（3）牵引力与摩擦力：在滑动直丝弓技术中，牙齿移动均是通过滑动力学的方式来实现的，即通过弹力牵引的方法使弓丝与托槽槽沟间产生相对滑动以实现牙齿移动。因此，若要使牙齿产生预期的移动，必须对牵引力与摩擦力有深入的理解。如果希望以轻力的方式并使用方钢丝内收前牙，则必须要使用低摩擦力托槽或自锁托槽方可实现轻力直丝弓技术。作者经过多年的正畸临床实践后，更深刻体会到在矫治中国人错𬌗畸形时，多数病例应提倡轻力直丝弓技术。

（4）徐氏直丝弓技术中矫治弓丝的使用：在正畸临床实践中，错𬌗畸形的种类众多，畸形的程度也各不相同。若要以一种托槽、一种弓丝来矫治所有患者终究不恰当。本技术当中介绍的徐氏直丝弓托槽是以骨性Ⅰ类面型为基础而设计的。即当患者是骨性Ⅰ类错𬌗时，应用徐氏托槽，配置 0.019 英寸 × 0.025 英寸不锈钢丝作为主要工作弓丝。当矫治骨性Ⅱ类错𬌗时，主要工作弓丝应使用 0.018 英寸 × 0.025 英寸不锈钢丝，此弓丝比 0.019 英寸 × 0.025 英寸方丝多产生 5° 左右的余隙，这样可使上下前牙产生 5° 的代偿，从而有利于骨性Ⅱ类错𬌗的掩饰性矫治（图 36-3）。当矫治骨性Ⅲ类错𬌗时，应将下切托槽旋转 180° 粘接，则下切牙转矩角变为 -2.5°，从而使下前牙产生舌倾 5° 的代偿。对于严重骨性Ⅲ类的错𬌗畸形，也建议使用 0.018 英寸 × 0.025 英寸不锈钢丝作为主要工作弓丝，如前所述，此弓丝比

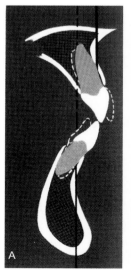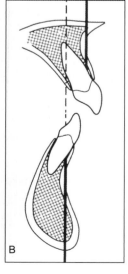

图 36-3　骨性Ⅱ类错𬌗的掩饰性矫治

0.019英寸×0.025英寸方丝多产生5°左右的余隙，这样可使下前牙产生-5°的代偿，从而有利于骨性Ⅲ类错殆的掩饰性矫治（图36-4）。对不拔牙病例，也应将下切牙托槽旋转至-2.5°粘接，有利于下前牙以整体移动方式扩弓。由此便可以一套托槽设计灵活地对安氏Ⅰ、Ⅱ、Ⅲ类错殆及拔牙与不拔牙病例进行个性化治疗。这是本套托槽设计及矫治技术的一大特点。

（二）个性化的治疗目标

口腔正畸的治疗目标是正畸治疗的方向和终点，因此本技术的原则是，首先确立患者个性化的治疗目标，然后以目标为导向，制订治疗程序和矫治力学方法。由于个体间牙列形态、颌骨特征、面型特点以及治疗要求均有所不同，确定每名患者的个性化治疗目标尤为重要。下面介绍诊断设计的要点。

1. 颅面关系分析 作者根据多年研究发现，一个发育基本完成的东方人正常美貌面型人，其颅面部存在着一个近乎完美的等边三角形，即由鼻根点（Na）至Bolton（Bo）点连续形成的颅底长度，与Bolton（Bo）点至颏顶点（Gn）连续形成的面深度与前面高基本等长（图36-5）。

2. 颌面关系分析 ANB角是口腔正畸医生用来判断上下颌相对突度的重要测量指标。正常值为2.7°±2°。ANB角是由鼻根点至上齿槽座点连接线与鼻根点至下齿槽座点连接线所构成的角，严格上讲，ANB角反映上下颌之间相对鼻根点为参照的前后向位置关系，即鼻根点的位置变异会对ANB角的数值产生影响。

因此，作者还以AB平面与FH平面的夹角观察上下颌之间的前后向关系，从而更加综合地评价上下颌骨间的相对位置关系。作者在本章中公布的一组新的X线投影测量值，是对年龄处于青春发育期后的美貌人群的测量结果，AB-FH角标准值为81°±5°。

若要观察患者面型，首先要选择好基准平面。眼耳平面能比前颅底平面更直观地显示上下颌关系是凸面型还是凹面型。AB平面与FH平面的夹角能更准确地反映出患者的侧面型特征。因此，在分析上下颌骨与面部的关系时，作者采用由Tweed三角改良而来的颌面三角，即由FH平面、AB平面及下颌平面（MP）构成的三角形。Tweed三角最初是为上下颌骨关系正常而上下牙列前突畸形患者设计的，其矫治目标是改善下切牙角，从而改善面部侧貌，而我们在此推荐给读者的颌面三角是用来评价上下颌关系以及下颌是否为高角或低角，即用来评价上下颌骨之间关系以及与面部的关系（图36-6）。

3. 牙颌关系分析 上下齿槽座点连线称为AB平面，代表了上下颌骨的综合位置特征。当患者发育基本定型后，ANB角就基本稳定了，AB平面也

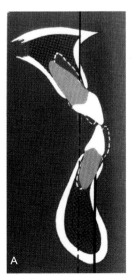
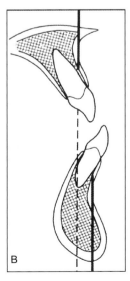

图36-4 骨性Ⅲ类错殆的掩饰性矫治

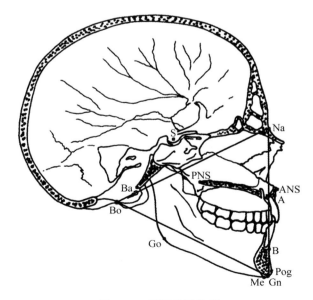

图36-5 颅面关系分析

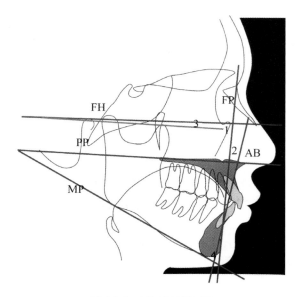

图 36-6　AB-FH 平面角

就基本稳定了，直丝弓矫治技术的治疗目标主要是改变牙齿与上下颌骨的相对位置，因此，作者推荐以 AB 平面分析上下切牙相对上下颌骨突度（图 36-7A、B），对于制订个性化的治疗目标，具有更明确的临床价值。

标准值：颏前点到 AB 线距离：Pg-AB：4/3 mm（男/女）；

下切牙切点到 AB 线距离：LI-AB：3/4 mm（男/女）；

上切牙与 AB 线夹角：UL-AB：30°±3°；
下切牙与 AB 线夹角：LL-AB：25°±3°。

（三）程序化的治疗方法

徐氏直丝弓矫治技术的基本治疗步骤分为五个阶段：

（1）第一阶段：排齐牙齿，整平牙弓；

（2）第二阶段：远移尖牙，控制覆𬌗；

（3）第三阶段：减少覆盖，调控磨牙；

（4）第四阶段：关闭间隙，控制支抗；

（5）第五阶段：完成阶段，精细调整。

在临床实践中，根据错𬌗类型、治疗目标以及支抗要求不同，采用个性化、程序化的治疗步骤。

1. 第一阶段：排齐牙齿、整平牙弓

几乎任何固定矫治技术的起始阶段的矫治目标都是排齐牙齿和整平牙弓。它是以后各阶段牙齿、牙段移动所必需的准备阶段。排齐牙齿是指消除可能存在的牙齿唇（颊）向、舌（腭）向、近远中向、高低位以及扭转倾斜等牙齿错位现象。整平牙弓是指改善异常的纵曲线曲度。若存在前牙反𬌗，则应在治疗的初始阶段首先解除前牙反𬌗，然后再进一步排齐整平牙列。对后牙区存在的反𬌗、锁𬌗以及牙弓宽度问题一般是在排齐牙齿、整平牙列之后再行处理。

（1）排齐牙齿：对于直丝弓矫治器的排齐整平牙列阶段还应给予特殊的考虑。首先，由于直丝弓

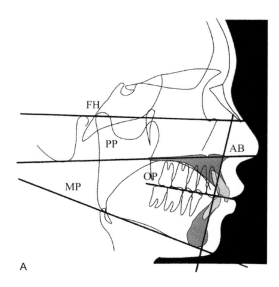
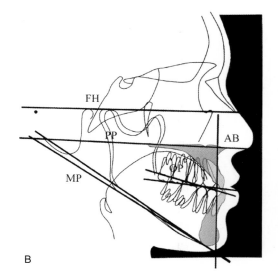

图 36-7　上下切牙与 AB 线关系示意图。A. Ⅱ类错𬌗以 AB 线确定个性化治疗目标；B. Ⅲ类错𬌗以 AB 线确定个性化治疗目标

托槽包含有冠轴倾角，特别是当尖牙呈直立位或远中倾斜位置时，在初始弓丝入槽后，牙齿便受到正轴力，但因为牙根向远中移动阻力大，便产生牙冠近中移动，从而出现前牙唇向移位。此外，在排齐阶段放入第一根镍钛方丝弓时，因为直丝托槽已经预置了转矩角度，前牙便受到根舌向、冠唇向转矩力，但根舌向移动阻力变大，便会出现冠唇向移动。不论是牙冠近中倾斜还是前牙唇向移动，都意味着以后阶段内收前牙时将会消耗更多的支抗。因此，直丝弓矫治技术在治疗的第一阶段，若不加以注意保护支抗将会引起支抗丢失。

（2）牵引尖牙：MBT 技术认为，若要防止排齐牙齿阶段出现尖牙近中移动、支抗丧失问题，理想的方法是使用尖牙向后结扎技术，此方法既不会消耗很多支抗，又可控制住尖牙倾斜问题，并可产生少许的尖牙远中向移动。而 OPA-K 技术对此问题的处理方法是使用轻力弹力链（70~100 g），由磨牙向后拉尖牙。小坂肇医生认为使用轻力弹力链时磨牙支抗安全而尖牙移动速度更快。

（3）弓丝末端回弯：在 MBT 滑动直丝弓技术中，为防止排齐整平牙列阶段出现前牙唇倾、前移，提倡使用末端回弯方法。但根据我们的临床实践研究，作者认为，在镍钛丝上做末端回弯，并不能有效地防止尖牙近中倾斜，切牙唇向移动，因为弓丝末端过于柔软，控制力量不足。若要控制前牙唇向移动，必须用弹力牵引尖牙或尖牙向后结扎。在镍钛丝上做末端回弯对于防止弓丝左右窜动而从颊管末端滑出、损伤粘接膜更有实际意义。

但是，当镍钛丝将牙列基本排齐，再换入不锈钢圆丝进行整平牙弓时，也必须做好弓丝末端回弯，回弯处弓丝必须要事先做好退火处理，从而准确地在颊管远端处将弓丝回弯，以保证有效地控制好牙弓的长度，防止前牙唇倾。

（4）前牙覆𬌗的控制：对于存在尖牙远中倾斜的病例，在放入初始弓丝时，切牙先不粘接托槽，待尖牙轴纠正后，切牙再粘接托槽。从而在排齐牙列阶段有效地控制好前牙覆𬌗。

（5）牙弓宽度不足：牙弓宽度不足可能是骨性狭窄，也可能是单纯牙性问题。一般情况下在恒牙阶段使用螺旋快速扩大器，很难取得骨性扩弓的效果，主要是引起牙性扩弓。因此在恒牙时期，在固定矫治器治疗牙弓狭窄时常常使用四角簧帮助扩弓。

在此年龄段使用四角簧扩弓，可产生快速而肯定的效果。种植支抗技术，则可能产生骨性扩弓效果。

（6）整平牙弓：整平牙弓的原理就是压低前牙、升高后牙或两者兼有。在大多数病例，通常是弯制摇椅形弓，一般 0.016 英寸、0.018 英寸的不锈钢圆丝，作者推荐使用澳丝，大量的临床实践证明在使用圆丝整平牙弓时，澳丝是最佳选择。在临床上大多数病例使用 0.018 英寸澳丝便可达列第一阶段整平牙弓的要求，进而开始下一阶段的治疗。

2. 第二阶段：远移尖牙、控制覆𬌗

此阶段治疗是体现个性化治疗的一个重要阶段，在 MBT 技术中，前牙整体内收，不单独设置拉尖牙步骤，他们认为一次内收 6 颗前牙与分次先拉尖牙再收切牙疗效相同，支抗磨牙移位无差别。OPA-K 技术中，小坂肇医生认为蒙古人种牙颌面特征以及支抗磨牙的位置状态不同于白种人，认为在滑动直丝弓技术中必须常规先拉尖牙，然后再内收前牙。作者自 1993 年在国内正畸临床上开展滑动直丝弓技术以来，以滑动直丝弓技术矫治了大量的病例，临床研究结果显示，在中度支抗的拔牙病例中，使用 MBT 技术比 OPA-K 技术消耗了更多的支抗，两组病例支抗磨牙的前移量有显著性差异。由此，作者认为在中度支抗及强度支抗病例，使用整体内收 6 颗前牙方法与分两次内收前牙的方法（先拉尖牙再内收切牙）是有临床差异的。因此，作者认为，对于上颌是中度支抗或是强度支抗的病例，内收上颌前牙必须先设置拉尖牙向远中的阶段，对于下颌有强支抗要求的病例，也应设置拉尖牙向远中的阶段。具体情况是：①双颌前突病例：上颌、下颌通常需强支抗设计，上下牙列都必须先拉尖牙向远中（图36-8）；②深覆盖及Ⅱ类错𬌗病例：上颌牙列需设立拉尖牙向远中阶段，下牙弓则 6 颗前牙同时内收（图36-9）；③反𬌗或Ⅲ类错𬌗病例：下牙列需设立拉尖牙向选中阶段，而上牙列一般是 6 颗前牙同时内收做弱支抗处理；④如果使用微螺钉种植支抗，则可以同时内收 6 颗前牙，关闭拔牙间隙。总之，对中国人错𬌗畸形拔牙病例治疗，如果不使用种植支抗，多数病例不应选择整体内收 6 颗上下前牙，而应依据磨牙支抗要求的不同进行个性化治疗。

（1）拉尖牙向远中的方法：对于 0.022 英寸的直丝弓托槽，在排齐与整平牙弓之后，用 0.018 英寸的澳丝，尖牙托槽可沿弓丝自由地滑动。同时弓丝要

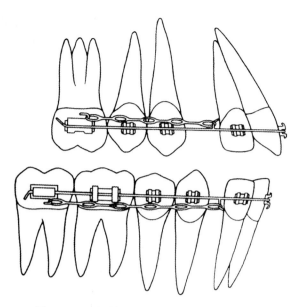

图 36-8　双颌前突病例上下颌拉尖牙示意图

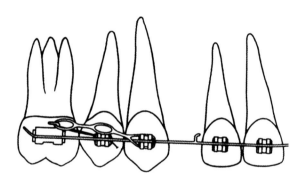

图 36-9　深覆盖病例上颌拉尖牙示意图

呈轻度的摇椅形状，以防止拉尖牙过程中前牙覆𬌗加深。加力的方法是使用链状皮圈，由第一磨牙向后牵引尖牙，牵引力在 150 g 左右，一般不可超过 200 g，以免磨牙支抗丧失。

（2）保持磨牙支抗的方法：若需要加强支抗控制，传统方法将 Nannce 弓与横腭弓联合使用，以增强支抗的控制。在完成拉尖牙向远中的工作后，准备内收切牙时应磨除 Nannce 弓，仅保留横腭弓。为了减小拉尖牙时尖牙托槽与弓丝间的摩擦阻力，作者通常将弹力链挂在尖牙托槽远中翼上，托槽上不使用钢丝结扎。此阶段若是使用作者设计的徐氏滑动直丝弓托槽，可使用结扎丝对托槽进行垂直结扎，然而再在远中翼上放置弹力牵引链，此时结扎丝、牵引链都不会对弓丝产生正压力，因此，摩擦阻力

会变小，更利于尖牙滑动。

（3）前牙覆𬌗的控制：此阶段控制覆𬌗包含两方面含义，一是指在拉尖牙过程中防止覆𬌗加深，二是指深覆𬌗的病例，有时可将拉尖牙与打开咬合同时进行。对于第一种情况，最常规的方法是在弓丝上做摇椅形曲，这样既可以防止尖牙过度地远中倾斜，又可较好地控制前牙覆𬌗。若发现前牙覆𬌗不易控制时，作者建议使用压低辅弓，由磨牙颊管向前延伸至切牙处，帮助压低前牙，此方法多用于严重深覆𬌗患者在拉尖牙阶段的上前牙长度的控制。

3. 第三阶段：减小覆盖，调整磨牙

减小覆盖是正畸治疗尤其是安氏 Ⅱ 类错𬌗以及深覆盖病例治疗的关键阶段。深覆盖病例以及安氏 Ⅱ 类错𬌗病例都必须经过本阶段的治疗，方可取得高质量的治疗效果。对于深覆盖病例，应用滑动直丝弓技术减小覆盖，方法如下：①抑制上颌骨及上牙列的向前生长；②下牙列向前移动；③内收上切牙；④前移下切牙。

（1）抑制上颌骨生长及上牙列前移：对于有生长潜力的上颌前突或上牙列前突患者，及时正确地使用口外弓矫形力来抑制上颌生长，将会收到良好的疗效。此时口外弓头帽的作用不仅是为了加强支抗，更重要的是控制上颌生长，从而平衡了上下颌骨的生长速度，取得协调上下颌骨关系的良好效果。

（2）下牙列前移：一般认为与固定矫治器结合使用的固定 Herbst 矫治器以及由此改良的类似的矫治器，引起下颌骨超常生长是客观存在的；而由 Herbst 矫治器原理而改良的带有弹簧的运用弹力推下牙列前移的装置，则主要是通过下牙列运动，特别是下切牙的前移来快速有效地减小覆盖。因此，对这类矫治器的作用原理应有较为准确、清晰的认识，从而在临床实践应用时取得良好的疗效。

（3）上切牙内收：上切牙内收可快速地减小覆盖，但是应先打开咬合才可快速实现内收前牙的目标。内收上前牙时，若使用上颌颌内牵引，而患者使用强支抗，磨牙不发生或较少发生前移。在徐氏滑动直丝弓矫治器上，设计了垂直方向的竖孔，当需要弓丝沿托槽快速低阻力滑动时，在尖牙及第二双尖牙的托槽与弓丝间做竖直结扎处理，这样，每侧只需施加 150 g 牵引力，便可内收上前牙，而上磨牙支抗会非常安全。此阶段若是使用一般直丝托槽，再对尖牙及双尖牙做常规结扎，则每侧滑动摩擦力

都将达到 150～200 g，再加上同时内收切牙的力量，则每侧牵引力必须超过 300 g 才能内收上切牙，但此时上磨牙也必将近中移动。因此，使用带有竖结扎孔的滑动直丝弓托槽（低摩擦力托槽）在此阶段将会取得良好的效果。

（4）调整磨牙关系：对于磨牙关系是Ⅱ类或Ⅲ类的错𬌗患者，应在调整前牙覆盖阶段，同时调整好磨牙关系。通常是使用颌内牵引同时辅助颌间牵引来实现上下前牙、磨牙的差动滑动。

（5）本阶段所用弓丝：对于前牙覆盖大、上前牙唇倾的病例，上颌弓丝可先使用 0.018 英寸澳丝或不锈钢圆丝内收上前牙，待上切牙唇倾度接近正常时，则需改换不锈钢方丝。对于上下颌骨关系基本正常的病例一般选用 0.019 英寸 ×0.025 英寸方丝，并附 2～3 mm 摇椅弓形。对于骨性Ⅱ类错𬌗，作者建议用 0.018 英寸 ×0.025 英寸方丝，这一型号的方丝既有利于上前牙产生牙轴代偿，同时又可利于弓丝滑动降低摩擦力。

4. 第四阶段：关闭间隙、控制支抗

此阶段是滑动直丝弓技术的标志性阶段，也是与以往方丝弓矫治技术、直丝弓矫治技术的差别最为显著的阶段。此阶段的目标是关闭拔牙间隙，但同时要保持前牙覆盖正常以及支抗磨牙关系正常。治疗中应防止的问题是覆𬌗不能加深、前牙转矩不可失控、支抗磨牙维持中性关系，若要实现上述要求，就应使用轻力，使弓丝始终保持平稳地滑动。

（1）区分关闭间隙所需的磨牙支抗等级：若要保持磨牙强支抗，则应使用 150～200 g 之内的轻力；若是中支抗病例，上磨牙至前牙的牵引力为 200～300 g；若是弱支抗设计，上颌颌内牵引力应在 300 g 以上。下颌弱支抗的病例还要附加Ⅱ类颌间牵引，以保证下磨牙产生较多的近中移动。

（2）关闭间隙的方法：对于骨性Ⅰ类关系的拔牙病例，一般选用 0.019 英寸 ×0.025 英寸不锈钢方丝配置 0.022 英寸系统的直丝托槽。对骨性Ⅱ类、Ⅲ类的病例，则需牙齿产生一定的代偿性唇倾变化以掩饰上下颌骨长度不调问题，常常是选用 0.018 英寸 ×0.025 英寸方丝来关闭间隙。因为 0.018 英寸 ×0.025 英寸的方丝和 0.019 英寸 ×0.025 英寸的方丝与 0.022 英寸托槽的余隙分别是 15° 和 10°，两者相差 5°，有利于牙轴的代偿性变化。

施力的方法是，采用平直略带摇椅状的弓丝，

在侧切牙远中处的弓丝上放置或焊制牵引钩，以弹力链由磨牙牵引钩至弓丝的牵引钩进行牵引，每 3～4 周复诊加力一次。

（3）影响弓丝滑动的因素：

①托槽：推荐使用低摩擦力托槽。另外，还应注意检查托槽有无变形，颊管有无损坏，一经发现，立即更换，以确保弓丝可自如地滑动。

②弓丝：每次复诊时都应取下弓丝，检查弓丝有无变形，以便及时修改、磨光。有些患者牙石较多，也会出现在弓丝上，应注意对弓丝上牙石的去除。

③结扎：一般情况下，使用 0.23 mm 的不锈钢结扎丝结扎托槽，弓丝与托槽间产生 100 g 左右的摩擦力，若使用结扎圈结扎则滑动摩擦力为 130 g 左右，作者在临床实践中，通常是在需要滑动的托槽如第二双尖牙及尖牙处，使用垂直孔的竖结扎方法，使每个托槽与弓丝的滑动摩擦力降至 15 g 左右，因而可实现前牙快速后移而支抗磨牙基本稳定的差动力学效果。

5. 第五阶段：精细调整、完成治疗

滑动直丝弓矫治技术的优势在完成与精细调整阶段表现得最为突出。若医生在使用滑动直丝弓技术治疗错𬌗时，前四个阶段能严格按照技术要求规范地矫治患者，那么第五阶段便几乎没有多少工作可做了。此时应按照正常的六项标准检验患者的牙齿排列，对存在的微小问题进行精细调整。此阶段需调整的具体牙工作包括：①前牙覆𬌗覆盖是否正常、②上下前牙中线是否一致、③尖牙是否呈中性关系、④后牙是否为中性关系或尖窝关系、⑤上下弓型是否协调、⑥前牙冠轴角及唇舌向倾度是否合适、⑦上下后牙是否需转矩调整、⑧纵曲线是否适宜、⑨上下牙列有无剩余间隙、⑩是否存在早接触或𬌗干扰等。然后根据患者存在的问题进行有针对性的个性化处理。

（四）总结

关于东西方人种牙颌面解剖结构、错𬌗畸形类型、生物力学特点以及审美取向的差异，早在 20 世纪 80 年代日本学者就进行了大量的研究，最有影响的当属日本学者小坂肇医生提出的 OPA-K 矫治技术，即"东方人直丝弓矫治技术"。此技术对于我们中国正畸医生的临床实践具有较好的参考价值。自 20 世纪 90 年代后期以来，中国正畸学者在临床实践中也

同样发现，东西方人的牙颌面解剖结构、错殆畸形特点和矫治力学特点均有所不同，并作出了很多有价值的研究。随着我国口腔正畸临床治疗以及科研工作的深入，越来越多的正畸医生在实践中会发现，在应用西方学者研发的正畸技术治疗中国错殆畸形患者时，必须要根据东方人的颌面部结构特征和审美要求进行正畸治疗。因此，设计和研发适合东方人牙齿矫治的正畸技术具有重要的临床价值。中国学者林久祥教授、徐宝华教授先后研发的具有自主知识产权的"徐氏滑动直丝弓技术"和"传动直丝弓技术"，以其创新性、先进性和实用性分别在2005年和2008年入选"国家卫生部十年百项计划推广项目"。这标志着我国政府对具有中国特色固定正畸技术的肯定，也说明在我国正畸临床开展东方人直丝弓矫治技术的研究和实践具有重要的临床意义和社会意义。

四、Z2 直丝弓矫治技术

（一）基于中国人的牙殆测量参数

1. 牙列咬合测量及托槽参数

（1）中国人牙列咬合的特点：在人类学上，东方人属蒙古人种，欧美人属高加索人种，骨骼差异是比较明显的。总体上，蒙古人种的颅面宽度发育较为充分，上下颌矢状向短，下颌和颏部后缩，咬合平面呈后上至前下倾斜；而高加索人种的颅面矢状长度较大，所以智齿阻生的发生率、正畸中拔牙的比率都明显较低。在蒙古人种的正畸矫治中，上颌控制、颏部控制、垂直向控制都成为被强调的要点；针对高比率存在的切牙唇向表现，将上颌磨牙向远中后移是比较困难的，拔牙矫治比例较高。

蒙古人种之中，例如中、日、韩等不同国家和地区之间，形态学表现上也有相对轻微的区别，所以对于国人的诊疗推荐基于中国人的牙列咬合参数。曾经有罗颂椒、饶跃等（成都1992）对40例国人参数进行分析；陈惠君（台湾1996）对45例国人参数进行分析，均认为有必要对中国人进行牙列参数分析。

（2）中国人牙列参数的探索：1997年杨新海、曾祥龙等对67例正常牙列模型进行分析，得出中国人相对于高加索人种存在以下牙列咬合特点：轴倾度方面，上颌侧切牙向近中倾斜，上下颌双尖牙向

近中倾斜，下颌磨牙向近中倾斜，上颌第二磨牙向远中倾斜；转矩方面，上下颌切牙唇倾度大，上下颌尖牙舌倾度小，上下颌双尖牙舌倾度稍小，下颌磨牙舌倾度更小；凸度方面，上颌凸度大，下颌磨牙颊向。

2006年陈琳、曾祥龙等对30名恒牙期不拔牙病例使用了Z2数据的临床验证。这些病例采用了第一代托槽产品，光固化粘接，矫治全程未在弓丝上弯制任何补偿曲，仅允许少量调整托槽，完成弓丝以0.021英寸×0.025英寸NiTi满尺寸静置。矫治结果由5位副高职称及以上人员的主观评价和激光三坐标仪的定量评价组成，得到牙齿排列情况、牙齿近远中倾斜、牙齿唇舌向倾斜、覆殆覆盖完成度较好，而后牙咬合方面一些下后牙略舌倾，之后根据临床验证结果对下颌后牙转矩角度进行了改进。说明Z2矫治器基本符合中国人的临床矫治需要。

（3）Z2托槽系列的牙列参数：根据国人的牙齿排列特点，Z2托槽对相应牙位的轴倾度、转矩、冠凸角等进行了调整，见表36-3和表36-4。

表36-3　Z2 矫治器上颌牙列参数

牙位	底厚（mm）	轴倾（°）	转矩（°）	补偿角（°）
U1	2.5	4	11	
U2	2.7	6	7	5
U3	1.5	7	-3	3
U4	1.5	2	-7	
U5	1.5	4	-7	
U6	1.35	2	-11	8
U7	1.33	-2	-11	8

表36-4　Z2 矫治器下颌牙列参数

牙位	底厚（mm）	轴倾（°）	转矩（°）	磨牙补偿角（°）
L12	2.6	0	0	
L3	1.5	0	-3	5
L4	1.5	3	-15	
L5	1.5	4	-23	
L6	0.99	4	-32	-4
L7	0.85	4	-32	

关于表36-3、36-4中的补偿角，Z2托槽由于底板较薄，患者粘接后口内舒适感较好，但是弓形向心收缩一圈，并不是均匀地缩进即可，前牙区段尾端的牙齿需要增加补偿角，添加方式类似于拔牙间隙两侧的抗扭转角，但是意义和大小不同，这是为

配合底板变薄进行的工艺改进。

Z2 矫治器为更贴合临床冠中心的外形，底板在近远中方向和龈𬌗方向均为弧形，同一颗牙齿的近远中弧度比龈𬌗向弧度明显，双尖牙和尖牙近远中弧度和龈𬌗向弧度比切牙、磨牙明显，上下颌同名牙的近远中弧度和龈𬌗弧度相似。

Z2 矫治器均有第二磨牙的直接粘接颊管，强调磨牙矫治。据李若萱等的调查，牙弓后部拥挤在上颌发生率为 49.2%，在下颌发生率为 89.5%。从两次全国错𬌗畸形流行病学调查趋势来看，全牙弓牙量骨量不调的矛盾将逐年愈加严重。后牙段牙弓拥挤可能导致第二磨牙阻生、正锁𬌗、前牙开𬌗、安氏Ⅲ类下颌前突、TMJD 等表现，因此 Z2 提出纳入 28 颗牙的矫治目标。

2. 弓形　弓形体现了设计者的审美倾向及对牙颌生理的理解，对前牙排列和颊廊的消除有一定影响。

一种极致的选择为个体弓形，其代表是Andrews，根据每位患者的齿槽骨弓及牙齿大小进行个别设计，之后每次更换弓丝则按照个别弓形进行调整。Roth 技术提出 Tru-arch 弓形，特点是前部弧度加宽，完成病例前牙覆盖较大，适合下颌功能运动。Roth 技术的弓形分成大、中、小三个型号。MBT 技术注意到人群中存在尖圆形、卵圆形和方圆形三种牙弓形态，所以预制这三种弓形的上下弓丝，临床上根据患者个体情况再进行调整。

Z2 技术综合考虑各种弓形的优缺点，简洁起见，以大、中、小三种规格的卵圆形弓形预制弓丝，临床上可个性化加以调整。

3. 支抗　Z2 技术由于上切牙轴倾度较小，所以在排齐时较少发生唇倾情况，对后牙支抗有一定保护作用。另外，Z2 技术强调第二磨牙纳入矫治，所以一定程度上增加了后牙支抗。第三，在关闭间隙阶段，Z2 技术注意到弓丝稳定和轻力牵引的重要性，对弓丝的硬度及充分预先静置有一定要求。

（二）Z2 直丝弓矫治技术及流程

1. 排齐整平阶段

（1）基本流程和阶段目标：

①完成全口托槽的直接粘接，目测法粘接至牙齿临床冠中心。

②首根弓丝可以为细圆 NiTi，如 0.014 英寸

NiTi，推荐使用持久轻力的高弹铜 NiTi，配合低摩擦结扎圈，也可直接采用 Z2 自锁系列。遵循从细到粗、从圆到方的换丝原则，如 0.016 英寸 ×0.022 英寸 NiTi 方丝或 0.016 英寸不锈钢圆丝，更替至 0.019 英寸 ×0.025 英寸 NiTi 方丝，直至牙齿排列整齐、深覆𬌗得到纠正。

（2）需注意的技术要点：

①目测法直接粘接强调垂直方向直视，以避免干扰。

②国人通常具有的上颌前突和牙列拥挤，形成对支抗的要求。Z2 上切牙较小的轴倾角在排齐时有利于减少前牙唇倾和覆𬌗加深，可节省后牙支抗。此外，施加尖牙 8 字结扎、弓丝末端回弯，以进一步减少前牙唇倾的发生。

2. 关闭间隙阶段

（1）基本流程和阶段目标：

① Z2 技术使用滑动法关闭拔牙间隙。建议在 0.019 英寸 ×0.025 英寸不锈钢方丝上，采用 150 g 颌内牵引力。

②方丝更换的前一两个月，被动结扎，不急于施加颌内牵引力，令弓丝充分整平。整平后，尖牙近中设置牵引钩，弹性向后结扎，覆𬌗较深病例继续添加深度为 2 mm 的摇椅形曲，控制牙齿移动速度在每月 1 mm 为宜。

③本阶段的目标是，关闭拔牙间隙，继续打开咬合和调整颌间关系。可配合种植钉及各种颌间牵引。

（2）需注意的技术要点：

①卢燕勤等使用三维非线性有限元手段，展示了轨道弓丝形变对于牙齿摩擦阻力、牙周应力分布等方面的影响，提示临床上需要重视弓丝及牵引力的匹配。过于大的牵引力、过软的弓丝不但会导致牙齿移动受阻，而且可能形成牙根损伤。

②在滑动过程中，杨新海等研究表明两步滑动法与一步滑动法比较磨牙前移减少 0.25 mm，但多耗时 4 个月，所以两步滑动关闭间隙的临床意义不大。可配合种植支抗，满足最大支抗要求。

3. 精细调整阶段

（1）基本流程和阶段目标：本阶段精细调整各个牙位以及调整颌间覆𬌗覆盖关系。对于差异大的部位可以重新粘接托槽，可以在 0.016 英寸不锈钢圆丝上弯制各种曲，可以进行各种牵引。Z2 技术的特

别之处在于，推荐使用 0.0215 英寸 ×0.025 英寸方 NiTi 或 TMA 丝作为完成弓丝，静置 2 个月，令转矩充分表达，这一做法可以节省椅旁时间。

（2）需注意的技术要点：

①全尺寸弓丝的转矩表达：需要给予一定的齿槽骨反应时间，并且要在托槽调整之后进行。

②第二磨牙的纳入矫治时期：可以在矫治初期即粘接颊管，也可以在此阶段方开始粘接。前者的好处是，可以将第二磨牙纳入支抗后牙，增加支抗，并且对于第二磨牙可以形成较久的弓丝保持，不容易复发；但是有时候后牙段拥挤处骨量不足需要后牙前移，有时候第二磨牙萌出较晚，则需要借其他牙齿精细调整之机，将第二磨牙纳入矫治。

③Bolton 指数不调较为严重者，一般在此阶段实施去釉，牙齿釉质并不是均一硬度的，而是最外层最为坚硬，所以去釉宜慎重进行，结合年龄和牙周等表现，首选后牙代偿的方案。

4. 保持阶段　Z2 托槽系列接受常规保持方案，压膜式保持器、Hawley 保持器等均可应用于保持期中，至少 6 个月的昼夜保持，之后逐步减少至夜间保持、隔夜保持等。

五、病例报告

一例 Z2 矫治技术非拔牙病例（图 36-10）：

主诉：牙列不齐。

检查：恒牙𬌗，磨牙中性关系，上下牙列轻度拥挤，深覆𬌗Ⅱ度。

诊断：安氏 Ⅰ 类，毛氏 Ⅳ ^{1}+I^1。

主要治疗：Z2 直丝弓矫治器，结束弓丝为 0.021 英寸 ×0.025 英寸镍钛方丝，全程未使用方丝。

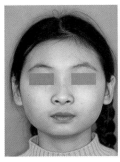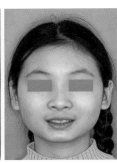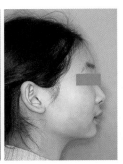

36-10-1　治疗前

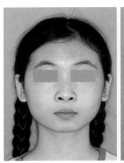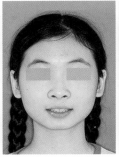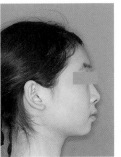

36-10-2　治疗后

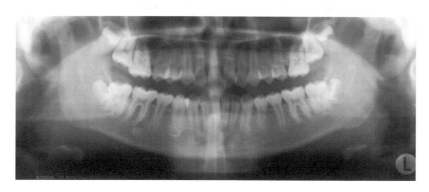

36-10-3 治疗前

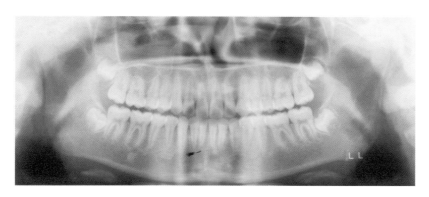

36-10-4 治疗后

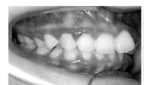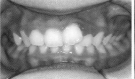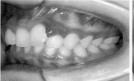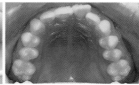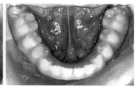

36-10-5 治疗前

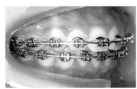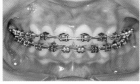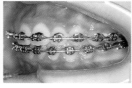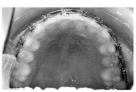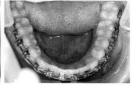

36-10-6 治疗中（0.021 英寸 ×0.025 英寸镍钛方丝）

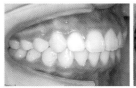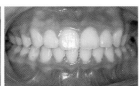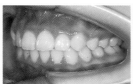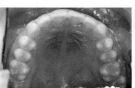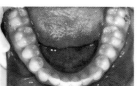

36-10-7 治疗后

图 36-10 Z2 矫治技术非拔牙病例一例（病例由陈琳博士提供）

参考文献

[1] 徐宝华. 滑动直丝弓MBT 矫治器与Roth矫治器治疗拔牙病例的比较研究. 口腔正畸学, 2003, 10(2), 76.

[2] 徐宝华. 尖牙向后结扎法应用于直丝弓矫治器及方丝弓矫治器的比较研究. 口腔正畸学, 1995, 2(4), 154.

[3] 徐宝华. 滑动机制直丝弓矫治技术. 临床口腔医学杂志, 1994, 10 (3), 181.

[4] Armstrong D, Shen G, Petocz P, et al. A comparison of accuracy in bracket positioning between two techniques—localizing the centre of the clinical crown and measuring the distance from the incisal edge. Eur J Orthod, 2007, 29 (5):430-436.

[5] Thickett E, Taylor N G, Hodge T. Choosing a preadjusted orthodontic appliance prescription for anterior teeth. J Orthod, 2007, 34 (2):95-100.

[6] Mandall N A, Malik O. Scientific evidence for preadjusted edgewise mechanics. Dent Update, 2007, 34(1):4546, 48, 50-51.

[7] Moore MM, Harrington E, Rock W P. Factors affecting friction in the pre-adjusted appliance. Eur J Orthod, 2004, 26 (6):579-583.

[8] Currie L, Gillgrass T J. Advances in fixed appliance orthodontics. Dent Update, 2004, 31 (8):463-464, 466-468, 471.

[9] Cash AC, Good S A, Curtis R V, et al. An evaluation of slot size in orthodontic brackets—are standards as expected? Angle Orthod, 2004, 74 (4):450-453.

[10] Gioka C, Eliades T. Materials-induced variation in the torque expression of preadjusted appliances. Am J Orthod Dentofacial Orthop, 2004, 125 (3): 323-328.

[11] Epstein MB, Epstein JZ. Benefits and rationale of differential bracket slot sizes: the use of 0.018-inch and 0.022-inch slot sizes within a single bracket system. Angle Orthod, 2002, 72 (1):12.

[12] Fiorelli G, Melsen B, Modica C. The design of custom orthodontic mechanics. Clin Orthod Res, 2000, 3 (4):210-219.

[13] Parkhouse RC. Rectangular wire and third-order torque: a new perspective. Am J Orthod Dentofacial Orthop, 1998, 113 (4):421-430.

[14] Rock P. Apractical introductiont of ixed appliances. The straight wire appliance. 2: Fitting and management. Dent Update, 1995, 22 (2):61-65.

[15] Rock P. A practical introduction to fixed appliances. The straightwire appliance. 1: Design principles. Dent Update, 1995, 22 (1):18-21.

[16] Sims A P, Waters N E, Birnie D J. A comparison of the forces required to produce tooth movement ex vivo through three types of pre-adjusted brackets when subjected to determined tip or torque values. Br J Orthod, 1994, 21 (4):367-373.

[17] Postlethwaite KM. Advances in fixed appliance design and use: 2. Auxiliaries, adhesives, appliance care and debonding. Dent Update, 1992, 19 (8):331-335.

[18] Fowler PV. Variations in the perception of ideal bracket location and its implications for the pre-adjusted edgewise appliance. Br J Orthod, 1990, 17(4):305-310.

[19] Germane N, Bentley B E Jr, Isaacson R J. Three biologic variables modifying faciolingual tooth angulation by straight-wire appliances. Am J Orthod Dentofacial Orthop, 1989, 96 (4):312-319.

[20] Thompson WJ. Begg and straight wire: a combination approach to treatment. Am J Orthod, 1981, 79(6):591-609.

[21] Andrews LF. The straight-wire appliance: explained and compared. J Clin Orthod, 1976, 10 (3):174-195.

[22] Andrews LF. The straight-wire appliance: origin, controversy, commentary. J Clin Orthod, 1976, 10(2):99-114.

生物渐进矫治技术

晋长伟

一、生物渐进矫治技术概述

1928 年 Angle 发明方丝弓矫治器以后，方丝弓矫治器就成了最常用的矫治器系统，在过去的几十年中有了很大的发展和改进，并形成了不同的分支和体系。Robert M Ricketts 等学者通过对颅面生长发育的研究，将生长因素融入矫治目标中，创立了以 VTO（visual treatment object）为主的诊断体系，并根据颌、殆、面的解剖生理、病理学等生物学特点，吸取了 Begg Jarabak 等的分差力、细丝弓技术及 Burston 的片段弓技术特点，提出了生物渐进矫治技术。Ricketts 所倡导的生物渐进矫治技术，不仅仅是意味着单纯的一种临床技术，而是包含着诊断、治疗计划、治疗目标的设计、矫治方法、保持、咬合理论等具有广泛内容的临床矫治学体系，生物渐进矫治技术，不单单是以片段技术来提高治疗效果，而是通过诊断治疗计划的确立来考虑如何移动牙齿。还同时将对骨骼系统的整形治疗作为基本方针加以考虑。

在临床技术方面也不仅局限于片段弓来治疗，还包括以功能性矫治器为主的各种辅助矫治器。

但现在有一种倾向，就是将生物渐进疗法看成仅仅是一种应用各种复杂的少见的种种弓丝曲，是需要有非常熟练临床技巧的难以掌握的一种技术，而被人们敬而远之。其实，生物渐进疗法的本质是为达到矫治目的而提高牙齿移动效率的一种手段。生物渐进疗法最大特点是考虑病例所具有的生物学，即解剖学、生理学以及病理学的背景。要把握这些问题，就特别要理解生长期的生长发育与治疗体系的关联问题。

生物渐进矫治技术的"生物"一词（bio-）是基于生物学背景的治疗体系，与渐进（progressive）连在一起即是阶段性地运用矫治装置。

二、生物渐进矫治技术的诊断方法

在治疗目标中，要考虑生长因素，即 VTO 理论，VTO 是依据解剖学的头影测量而制定的，它不仅在生物渐进技术中被采用，在其他矫治技术中也得到了普遍应用。

　　生物渐进矫治技术是通过应用 Ricketts 分析法将头影测量赋予生命。将此方法作为必不可少的诊断工具，不仅在诊断时，在治疗计划的确立、VTO 制作、重叠、治疗过程中的校对以及治疗结果的评价等方面都被作为活的信息源而被应用。

三、Ricketts 分析法的应用

　　1. 为正确应用 Ricketts 分析法，首先要了解其独特的测量点（图 37-1、37-2）　Xi 点是指几何学的中心，在解剖学方面相当于下颌孔的位置，是相对比较稳定的部分（图 37-3）。

　　2. Ricketts 分析法应用的平面及其意义　见图 37-4、图 37-5。

　　3. 极点轴现象　Ricketts 认为翼腭窝的周围，即蝶骨体的底部的翼状突起的起始部附近是头影测量学上的颜面生长中心，包括下颌在内的颜面以此为中心，呈放射状生长的现象为极点轴现象（图 37-6）。

　　4. 记载分析内容　记载分析应是广泛的，包括

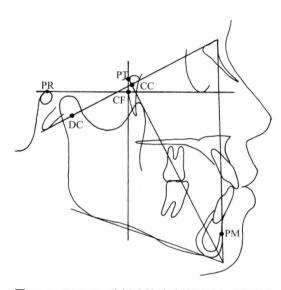

图 37-1　Ricketts 分析法的特殊的测量点（侧貌）

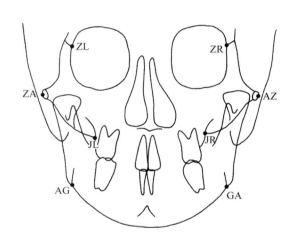

图 37-2　Ricketts 分析法的特殊的测量点（正貌）

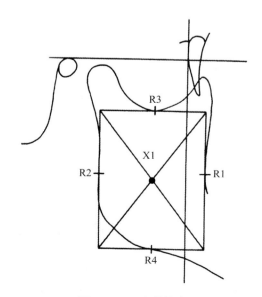

图 37-3　Xi 点的设定

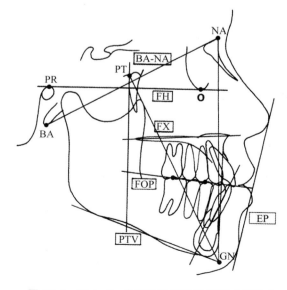

图 37-4　Ricketts 分析法的特殊的平面（侧貌）

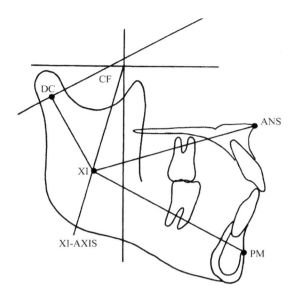

图 37-5 通过 Xi 点的平面

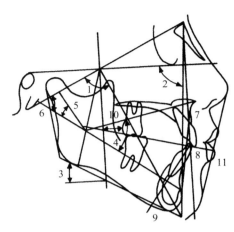

图 37-7 Ricketts 11 项头影测量分析项目

1. 面轴角；2. 面深度；3. 下颌平面角；4. 下面高；5. 下颌弧度；6. 面高；7. 上颌突度；8. 下前牙突出量；9. 下前牙倾斜度；10. 上磨牙位置；11. 下唇突出量

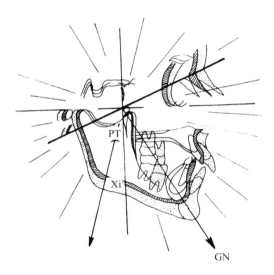

图 37-6 极点轴现象

正貌、侧貌、牙列、上下颌骨问题，相对于骨骼的牙列位置，审美问题——与口唇的关系，颅与颜面的关系，内部构造、气道问题，共 51 项。这些分析，详细地进行了角度测量与实际长度测量，如将其统一处理，能够制作出正侧貌的复合描记。将基于临床标准的复合描记作为可见的标准，将病例的摹图与其重叠，就能够把握具体病例的形态特征。

5. 11 项分析要点与面型记载（图 37-7，表 37-1）

在 X 线头影测量学方面，垂直向面型基本上为中面型（mesiofacial）、长面型（dolicifacial）、短面型

表 37-1　Ricketts11 项头影测量分析的正常值（日本 9 岁儿童）

11 项	正常值	标准差	随生长的变化量
下颌角			
面轴角（facial axis）	86°	3.0°	无
面的深度	86°	3.0°	＋0.3°/年
（facial depth）			
下颌平面角	30°	4.0°	－0.2°/年
（mandi-bular plane			
angle）			
下面高	49°	4.0°	无
（lower face height）			
下颌弧度	25°	4.0°	＋0.3°/年
（mandibular arc）			
面高	64°	3.0°	无
（total facial height）			
上颌骨			
上颌突出量	4 mm	2.0 mm	每年－2.0 mm
（con-vexity）			
牙列			
下前牙突出量	3 mm	1.5 mm	无
1-APO（mm）			
下前牙倾斜度	25°	5°	无
1-APO（°）			
上磨牙的位置	11 mm	2 mm	每年＋1.0 mm
（upper molar position）			
软组织侧貌			
下唇的突出量	2 mm	1.5 mm	逐渐减少
（lip position）			

（brachyofacial）。因各种面型的生长变化和对治疗的反应不同而制订不同的治疗目标。医生必须预先对此作出判断。中面型表示介于短面型和长面型之间，临床最多见。长面型多为面下部，特别是颏部呈垂直性生长的长面型，临床矫治中生理支抗弱，治疗过程中有可能会发生颏部向后下方的后退，改善侧貌较难。短面型则与长面型相反，颏部呈水平向生长，颜面短，颏部多突出，临床上生理支抗强，在深覆𬌗患者打开咬合时常遇到困难。面型的分析评价，可应用11项中的1~6项。

6. 应用 McNamara 线　通过 N 点垂直于 FH 平面的直线称为 McNamara 线，用此线来评价 A 点以及下颌骨的 Po 点，判断上、下颌骨相对于颅的前后向关系，用于面型的诊断（表37-2）。

表37-2　上下颌相对于 McNamara 线的位置（日本9岁儿童）

	正常值	标准差	随生长变化量
A 点	+ 1 mm	2 mm	无
Po 点	− 6 mm	2 mm	每年+ 0.5 mm

Gugino 将 McNamara 线称为"miniVTO"，根据此线判断面型，再决定是否对 A 点进行整形治疗（图37-8）。

对于安氏Ⅱ类错𬌗病例，当 A 点突出量较大时，A 点明显位于 McNamara 线前方时，应该考虑积极应用头帽并施以整形力，以使 A 点后退。但是，同样 A 点突出量大的安氏Ⅱ类病例，如果从 McNamara 线看，A 点并不突出，颏部后退时，不应使用矫形力使 A 点后退。在安氏Ⅲ类病例中，从 McNamara 线看，A 点后退，而颏部并不明显前突时，可应用前方牵引器，将 A 点前移，但是，同样是安氏Ⅲ类病例，从 McNamara 线看，A 点不后退且颏部明显前突时，不应使用整形方法牵 A 点向前。

7. 颌、𬌗、面的内部结构的分析与应用 Ricketts 分析法的内部结构分析　根据相对于颅颌面的下颌位置和形态特点，在诊断生长期的安氏Ⅲ类以及安氏Ⅱ类错𬌗时判定由下颌原因引起的异常程度和治疗上的难易度，同时有助于判断是否应用外科手段加以治疗（图37-9，表37-3）。

8. Ricketts 的生长预测法与 VTO　Ricketts 提出的 VTO 理论是基于他的生长预测法，又被称为"看得见的矫治目标"。他根据长期研究头影测量分析结果而得出颜面生长中心是 PT 点的结论。

Ricketts 的生长预测法有以下两种方法：

（1）短期的生长预测法：此方法是适用于1~3年的短期预测法，一般以2年标准进行生长预测，

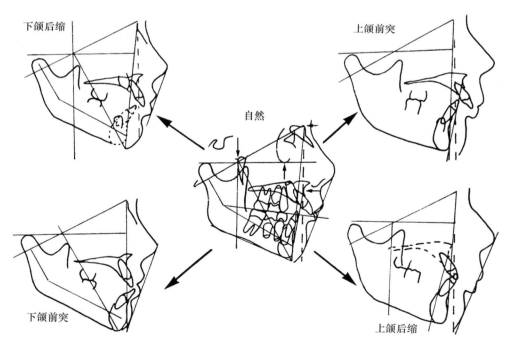

图37-8　根据 McNamara 线判断 A 点、Po 点的前后向位置

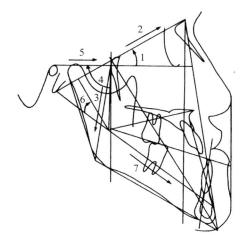

图 37-9 内部结构的测量项目

1. 颅底偏斜度；2. 前颅底长；3. 后面高；4. 下颌升支位置；5. 耳点位置；6. 下颌弧度；7. 下颌体长

表 37-3 Ricketts 内部结构头影测量正常值（日本 9 岁儿童）

	正常值	标准差	随生长变化量
颅底偏斜度 （cranial deflection）	28°	2°	无
前颅底长 （cranial length-anterior）	55 mm	3 mm	每年 + 0.5 ~ 0.8 mm
后面高 （posterior facial height）	57 mm	4 mm	每年 + 2.2 mm
下颌升支位置 （ramus position）	75°	3°	无
耳点位置 （porion location）	− 39 mm	2 mm	每年 − 0.4 mm
下颌弧度 （mandibular arc）	25°	4°	每年 + 0.3°
下颌体长 （corpus length）	63 mm	3 mm	每年 + 1.5 mm

通常 VTO 的制作应用此方法。

（2）长期的生长预测法：此方法是适用于 5 年以上的长期预测法。此理论是基于极点轴现象，并考虑下颌弧形生长理论，即长期的生长结果的获得需要一边考虑随年龄的增长下颌的圆弧形态变化，一边进行预测（图 37-10）。

为求得预测下颌圆弧状生长半径，Ricketts 研究了 3 个实验式圆弧。图 37-11 是第一圆弧，从 PM 经 Xi 以及髁突的大的圆弧，与平均的生长相比较，下颌过度开大，下颌角过大。在安氏Ⅲ类病例中，下颌骨可能发生这样的生长变化。

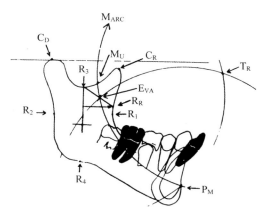

图 37-10 长期的生长测量法

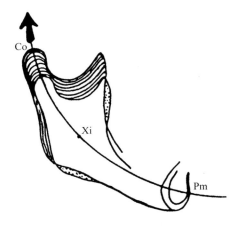

图 37-11 第一圆弧

图 37-12 是第二圆弧，从 PM 经下颌支前缘（R1）通过冠突的小圆弧。由于此种圆弧的曲度过大，可能引起安氏Ⅱ类二分类等深覆𬌗间的生长变化。

适当的下颌生长是圆弧从 PM 开始通过下颌支的中央 Xi 和前缘 R1 间，如图 37-13。

9. VTO 的制作 以生长期患者自然生长的短期预测为基础，将治疗反应考虑到治疗后的生长预测称为 VTO。

（1）VTO 的作用：正畸前、后的头影测量扫描图与 VTO 的描图重叠，可以帮助我们判断：

①牙齿的移动量、移动方式与方向；

②支抗的种类与大小；

③矫治方法及整形方法的选择；

④疗效评价；

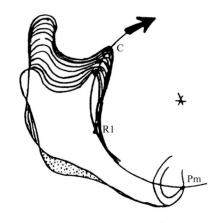

图 37-12　第二圆弧

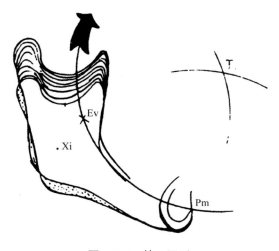

图 37-13　第三圆弧

⑤预后的稳定性；

⑥实际效果与矫治目标是否一致；

⑦是否有异常生长。

（2）制作 VTO 前应作出的判断：

①是否要控制颏部：根据颏的前后向与垂直向位置，判断控制颏的必要性。

②是否要控制 A 点：根据 A 点与 McNamara 线的距离，判断 A 点的突出量，结合软组织侧貌的突度，再决定如何调整 A 点的位置。

③是否进行矫形治疗：根据 A 点和 Po 点相对于McNamara 线的前后位置关系，决定是否对上颌进行整形治疗。

④有关牙列位置：下前牙是否需要移动及移动方向，上颌第一恒磨牙是否需要这种移动。通过下切牙与 APO 的前后距离结合垂直骨面型，判断下切牙是否需要移动及移动方向；通过上颌第一磨牙远中外形高点与 PTV 的垂直距离来判断是否需要远中移动。

⑤软组织侧貌平衡性的判断：根据下唇与审美平面的距离了解唇的突度，同时结合下唇下部有无软组织功能的异常，判断是否可以改善软组织的侧貌。

（3）制作 VTO 前，在做常规正畸检查的基础上，分析头影测量结果，测量下颌拥挤度、性别、骨龄及年龄。

规律 VTO 的制作顺序：

①颅底的生长预测；

②下颌骨的生长预测；

③上颌骨的生长预测；

④咬合平面的预测；

⑤牙列位置的预测：按下前牙 - 下第一恒磨牙 -上第一恒磨牙 - 上前牙的顺序确定牙列位置；

⑥软组织侧貌的预测：根据上下唇与审美平面的前后距离判断。

10. 呼吸道的障碍与呼吸道分析　由于腺样体、扁桃体过大等原因，均能造成气道的障碍，使之不能进行正常的鼻呼吸。如养成口呼吸习惯，将对颜面的生长、口周肌群的发育产生较大影响，有可能诱发各种错殆畸形。McNamara 气道分析法是针对鼻咽呼吸道和口咽呼吸道的分析法。测量鼻咽腔后壁与软腭前半部的最短距离，如此距离小于 5 mm，则怀疑由于腺样体肥大，阻碍呼吸道，其判断标准随年龄增大而增加，一般成人男女为 7.4 mm。测量口咽腔后壁到舌缘和下颌下缘的交点的最小距离，其标准是 10 ~ 12 mm，与年龄变化无关，此值在15 mm 以上时，怀疑是由于舌位置异常或者是扁桃体肥大而引起呼吸道障碍，如此距离缩小则对生长发育无影响。

四、生物渐进矫治技术的临床特点

Ricketts 运用众多研究人员的成果，将正畸学的大量资料合成为一个体系，提出了从诊断到临床的整个体系。例如，根据 Brodie 的线索，提出了生长预测法。在临床上应用的多用途弓的后倾曲的样式就是继承了 Begg 法中的后倾曲，还有其弓丝的片段化的思考方法是通过 Burstone 的片段弓演化而来的。另一方面，Gugino 等从生物渐进的临床应用的立场出发，采用 Management 的概念，进一步发展，创立了一个实用的临床系统。

生物渐进矫治技术的临床体系的特点概括起来如下所述：

（1）灵活运用头影测量；

（2）合理地诊断与治疗计划，特别是 VTO 的制作；

（3）错𬌗畸形的阶段性治疗；

（4）应用各种辅助矫治器，不局限于应用特定的临床技能，根据不同的病例而灵活运用；

（5）应用片段弓治疗；

（6）系统化治疗。

五、生物渐进矫治技术的治疗原则

（一）错𬌗的阶段性治疗

所谓阶段性治疗，是阶段性地应用矫治装置，在混合牙列期等早期治疗时，应着眼于有无功能障碍，并改善其障碍，并不是一下子进入全面治疗，而是应用部分装置开始治疗，阶段性地过渡到更广范围的治疗。阶段性治疗的意义在于：

（1）对于错𬌗畸形进行阶段性治疗，根据各个不同阶段而使用各种治疗装置，以提高治疗效率。

生物渐进矫治技术在技术方面的选择，是根据治疗目标而制定的，它不拘泥于特定的治疗方法，只要对完成治疗目标有益的装置及各种技术都可以使用，如四角簧、反向 Nance 弓等辅助矫治器，Frankel 矫治器、肌激动器等功能性矫治器、平面导板、Crozat、活动基托式等可摘矫治器。根据不同病例，阶段性地应用片段弓的固定矫治器、头帽、颈兜等口外装置。

（2）由于阶段性治疗，容易纠正错𬌗。一般认为错𬌗在与其周围环境与结构相适应了的情况下，正畸使牙弓宽度、长度发生大量变化，治疗后往往不易稳定。但是，错𬌗产生的功能障碍，不仅对牙列，还包括颞颌关节的口颌系统的生长发育都将产生不良影响，因而使其不能正常生长，功能的异常有时能引起生长发育的异常。

生物渐进技术中对生长发育期的治疗，是通过各种手段，恢复口颌功能，使其正常地生长发育。

（二）牙弓分段与片段弓的使用

所谓牙弓的分段，是指把上、下牙弓分为前牙、尖牙、前磨牙、第一磨牙、第二磨牙五个部分（图 37-14），在各个部分应用各种各样的分段弓以及多用途弓等来进行治疗。此时，分段了的牙弓整体形态与连续弓型一样，各部分有着连续性，必须保持弓型的协调性。

将牙弓分段化，使用片段弓的目的主要是基于以下几点：

1. 提高牙齿的移动效率

（1）减少弓丝的摩擦力：各种各样的曲所组成的片段弓与多用途弓在移动牙齿的同时，能够将摩擦力降到最低限度，但是，如何将片段弓放入口中，并使其发挥作用，需要灵活的操作。另外，对于口腔前庭较浅的病例，有时无法设计垂直曲，并非所有病例都能应用此种曲。此种情况下，可同时应用没有曲的片段弓（0.016 英寸 × 0.016 英寸 Blue Elgiloy）或镍合金片段弓与链状橡皮圈。

（2）各片段弓同时发挥治疗作用：被分段化的各部分同时进行着不同形式的牙齿移动，因而能够提高治疗效率，图 37-15 所示为一边向后移动尖牙，一边打开咬合。

2. 同时有效地控制前牙和磨牙　治疗初期的原则是极力避免应用圆丝进行整平。首先应用多用途弓丝完成磨牙的直立和正轴。同时进一步保持磨牙

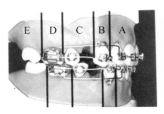
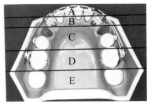

图 37-14　牙弓的分段化，左图为侧面观，右图为𬌗面观

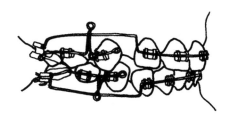

图 37-15　应用片段弓提高牙齿移动效率

与前牙的牙弓长度，控制其位置，按其治疗目的来移动牙齿。

3. 控制面角与咬合平面　在侧方牙齿上使用某些片段弓丝，一边获得侧方咬合，一边稳定第一磨牙，通过使用多用途弓连结前牙与第一磨牙，将所有侧方牙作为支抗，压低前牙，打开咬合。即使不需要打开咬合，除开𬌗和明显的长面型等病例外，原则上都应使用多用途弓压低上、下颌前牙，避免前牙咬合创伤。多用途弓绕过尖牙及前磨牙的连续弓丝，为了方便和舒适，弓丝在侧切牙和第一磨牙间形成一台阶以避开咬合。磨牙和切牙之间的弓丝避免了尖牙与前磨牙受力，并可减小咀嚼过程中弓丝变形的危险。多用途弓可以在垂直向和矢状向前移切牙。

此方法与应用反 Spee 曲线的连续弓丝打开咬合的技术比较，磨牙伸长少，前牙的根尖牙周膜负担较轻。

4. 支抗的设计　在生物渐进疗法中，没有必要像 Tweed 技术中那样，通过制作第二序列弯曲进行支抗预备，支抗主要基于生理支抗，并可运用矫治技术而获得。通过运用支抗，可以缩短治疗时间。应用技术，意味着使用片段弓。获得支抗，除应用口外力外，基本上依赖于多用途弓的样式的选择和辅助矫治器的运用。

5. 控制转矩　应用多用途弓后移上颌前牙的方法是通过片段化控制转矩的有代表性的例子。根据病例不同，分别使用 3 种多用途弓（图 37-15、图 37-16、图 37-17）。在弯制时需用 0.016 英寸 × 0.016 英寸 Blue Elgiloy。

6. 打开咬合　如图 37-18、图 37-19、图 37-20、37-21 所示，应用多用途弓打开咬合是生物渐进疗法的具有特色的技术之一。Ricketts 根据 Begg 技术的旁侧弓原理，增加了弓丝的自由跨度。Begg 第一期矫治过程中压低切牙的机制给人留下了最深刻的印

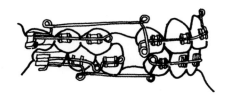

图 37-16　各片段弓同时发挥作用

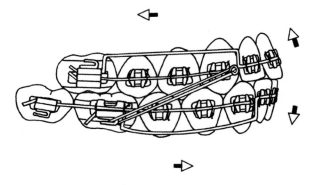

图 37-17　Ⅱ类深覆𬌗牙弓分段与过矫治

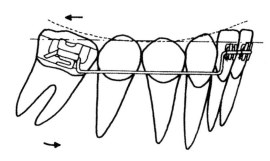

图 37-18　应用多用途弓打开咬合的方法（1）
为取得𬌗平衡，当磨牙近中倾斜时，应该使用多用途弓直立磨牙

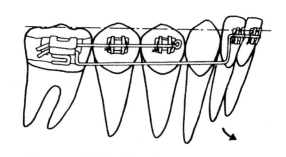

图 37-19　应用多用途弓打开咬合的方法（2）
直立磨牙后用片段弓稳定侧方，同时应用多用途弓压低前牙，为避免根尖与下颌结合部舌侧的骨皮质接触，下颌前牙应加根唇向转矩

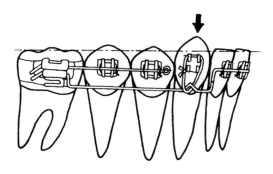

图 37-20　应用多用途弓打开咬合的方法（3）
打开咬合后，尖牙可如图所示进行单独的压低

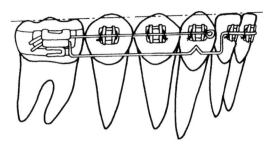

图 37-21　应用多用途弓打开咬合的方法（4）

打开咬合整平牙弓后，得到的稳定拾平面

象，但由于圆丝在 Begg 托槽中可以转动，无法控制下颌切牙的转矩，Begg 技术为了克服下颌切牙牙冠的不利移动（如唇倾）就必须要应用颌间牵引。但是，如果用多用途弓来压低下颌切牙，可通过根唇向转矩，防止前牙唇倾，同时使下切牙根尖避开舌侧骨皮质。

应用多用途弓打开咬合主要是考虑在应用以往技术时，压低上、下颌前牙比较困难。

7. 侧方拾的稳定　将侧方拾（包括尖牙、前磨牙、磨牙），特别是尖牙、前磨牙、第一磨牙所形成的咬合平面作为功能性的拾平面，将此平面作为矫治后所取得的咬合关系来进行 X 线头影测量分析和 VTO 设计。

8. 过矫治治疗　进行牙弓分段，将其分为侧方牙段与前牙段，如图 37-17、图 37-22 所示，在安氏 Ⅱ、Ⅲ类错拾时，能够完成必要的过矫治。图 37-17 示安氏 Ⅱ 类深覆拾病例的过矫治。上颌的侧方牙段保持后位，同时利用多用途弓继续打开前牙咬合，并可使近远中向、垂直向达到过矫治。图 37-22 是

安氏 Ⅲ 类错拾，应用 Ⅲ 类牵引使下颌侧方牙段处于后位，并能进一步利用多用途弓加深前牙的覆拾。

（三）治疗中持续地控制转矩

1. 灵活运用方丝弓进行整平并控制转矩　应用生物渐进疗法初期的原则是避免单独应用圆丝来移动牙齿。一般下颌应用 0.016 英寸方丝，上颌应用 0.16 英寸方丝或 0.016 英寸 × 0.022 英寸的方丝弓（均为 Blue Elgiloy）制作的多用途弓。一面调整前牙和磨牙间牙弓的长度以及控制前牙与磨牙转矩，一面逐步治疗。在最后阶段，一般不需要采用与托槽槽沟宽度尺寸相同的方丝弯制复杂的第三序列弯曲来达到必需的转矩。最后的弓丝往往使用 0.016 英寸的钴铬丝，多半无需进行热处理，根据需要有时使用 0.016 英寸 × 0.022 英寸的方丝弓。因为在生物渐进疗法中，从治疗初期开始就对侧方牙列与前牙的转矩进行控制，因此在最后阶段，应用如此细的弓丝，且弓丝托槽间有一定间隙即可视为理想弓丝，因为此时牙弓各段所需的必要转矩已基本完成。

因下颌第一磨牙是控制咬合的关键部分，在治疗初期，必须判断其直立状态和扭转程度，并给予必要的纠正。如图 37-23 所示，在确认下颌磨牙近中倾斜时，应用多用途弓，一定要在治疗初期即对此进行治疗，使其与功能性咬合平面相吻合，如有近中舌侧扭转则通过远中舌侧方向的转动来加以纠正，如图 37-24 所示。因此，要优先考虑用某些固定装置对下颌第一磨牙进行正轴，纠正扭转，这是与上颌磨牙建立咬合关系、将来获得良好咬合关系的必要条件。

2. 打开咬合和控制转矩　应用以往的方丝弓方

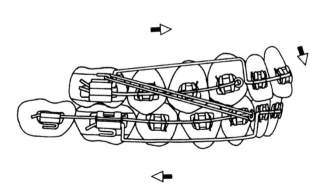

图 37-22　Ⅲ类错拾的牙弓分段过矫治

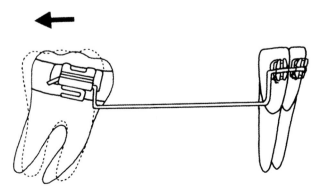

图 37-23　直立下颌第一磨牙

法的缺点之一就是由于采用连续弓丝，因而打开咬合比较困难。特别是在对 Spee 曲线过大的病例进行整平时，对于前牙的压低是不可能的。在应用连续弓丝进行治疗时，应用反 Spee 曲线进行整平。此法如图 37-25 所示。不仅压低前牙较难，并且能引起前牙的唇倾和前磨牙的伸长，很难对牙齿移动过程中的三维方向的运动进行控制。由于前磨牙的过度伸长，在治疗后可能出现由于复发造成的粭曲线凹陷。此时，下颌前牙唇倾的重要原因之一就是在压入过程中，根尖碰到了下颌联合部的舌侧平坦的密质骨，因受阻而引起。

通过运用多用途弓，可以解决类似的应用连续弓丝的方丝弓难以打开咬合等技术问题。

图 37-18 ~ 图 37-21 所示为应用多用途弓打开咬合的一个示例。在侧方牙列的功能性粭面上，为了能得到稳定的咬合，应用多用途弓可以控制前磨牙的伸长，直立磨牙压低前牙。此时，一般为了避免根尖碰到下颌联合部的舌侧骨皮质，在多用途弓的

下颌前牙部加轻度的根唇向转矩，打开咬合后，如发现尖牙伸长，可单独将其压低。因侧方牙列和前牙被分段压低，所以牙弓各部分可随意移动。

3. 后移上颌前牙与转矩的控制 后移上颌前牙时，根据不同病例，主要使用三种类型的多用途弓，即如图 37-26 所示的上颌前牙的加根舌向转矩的多用途弓。图 37-27 所示的后移上前牙和为维持转矩的内收而加转矩的多用途弓。图 37-28 所示为以上颌前牙倾斜移动为目的，但不希望加根舌向转矩的双向多用途弓，也是内收多用途弓。

在内收前牙时需加较大转矩力时，以转矩为主的后移尽量不要过快。至少要用 6 ~ 10 个月，必须要一面等转矩的反应，一面缓缓地内收前牙。

（四）骨皮质的应用

生物渐进疗法认为生理支抗是由来源于患者本身的解剖、生理条件所决定的，由肌力支抗和骨皮质支抗所组成。

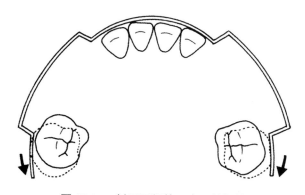

图 37-24 纠正下颌第一磨牙的扭转

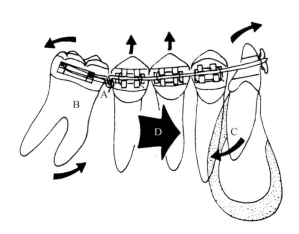

图 37-25 应用连续弓丝进行整平

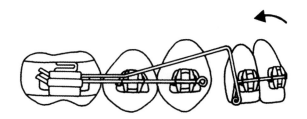

图 37-26 以内收上前牙为主的加根舌向转矩的多用途弓

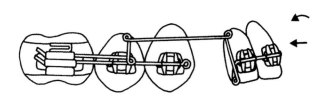

图 37-27 后移上前牙且加转矩的多用途弓

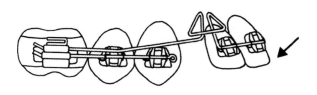

图 37-28 以上前牙倾斜内收移动为主的多用途弓

骨皮质支抗是由于致密骨板的骨皮质的存在而取得的支抗，特别是在 X 线断层片上可清楚地看到下颌磨牙颊侧存在的骨皮质，它可作为下颌多用途弓的抗基。骨皮质支抗的强弱与骨皮质的发达程度有重要关系。骨皮质越厚，离牙齿越接近，支抗越强，相反如骨皮质不很发达，则支抗也较弱。另一方面，为了使牙齿能够顺利移动，应尽可能避免与骨皮质接近，而利用血液供给丰富的细胞活性高的骨松质，将此概念称为回避骨皮质。

以上两点，即是利用骨皮质增加支抗和回避骨皮质减弱支抗来控制牙齿的移动。

1. 利用骨皮质支抗 在按弓形弯制多用途弓时（如图 37-29、图 37-30 所示的咬合面观以及侧面观），如希望应用多用途弓在磨牙区取得强支抗时，如图 37-31 所示，可通过于后磨牙区应用 0.016 英寸方丝加 45° 的根颊向转矩，将磨牙牙根压向颊侧的骨皮质。此时如图 37-32、图 37-33 所示，弓丝左右侧距颊管各扩大 1 cm，以防止由于加入的根颊向转矩而引起冠舌倾。图 37-34 所示为应用辅助矫治器加强支抗。

2. 回避骨皮质 为了能迅速移动牙齿，有必要考虑使牙根避免与骨皮质接触，来提高牙齿的移动效率。

（1）弱支抗的多用途弓：与强支抗的多用途弓相反，在磨牙区不需要支抗时（如图 37-35 所示下颌多用途弓），为了使磨牙能自如地向近中移

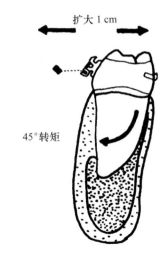

图 37-31 通过磨牙部加根颊向转矩，利用骨皮质增加下磨牙的支抗

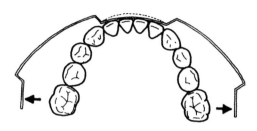

图 37-32 强支抗多用途弓的𬌗面观，为防止牙冠舌倾，在颊管左右各扩大 1 cm

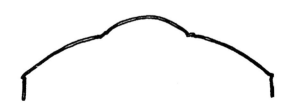

图 37-33 下颌标准的多用途弓

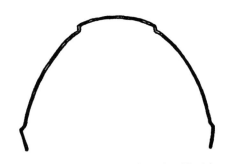

图 37-29 被动状态的多用途弓的形态

图 37-30 多用途弓的侧面观

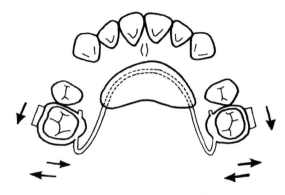

图 37-34 应用反向 Nannce 弓增强支抗

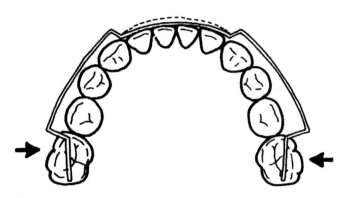

图 37-35　弱支抗的多用途弓的形态

动，将多用途弓的磨牙区的左右侧宽度均缩小，随着牙齿向近中移动，颊侧骨皮质的抵抗在最小的限度内。作为被动支抗，再应用颌间支抗，牵引磨牙，使其近中移动时，应加强末端内收弯曲的角度（10°～20°），希望近中移动下颌牙弓时，可将磨牙处的台阶曲与颊管的近中相接触，能够防止牙弓长度的变化。还有，为单独近中移动下颌磨牙，台阶曲应根据近中移动量而进行调整，根据需要制作后倾曲来打开咬合。

（2）压低上颌前牙：在安氏Ⅱ类二分类，并有深覆殆且上颌前牙舌倾和伸长的状态时，如图 38-36 所示，在牙根与上颌前牙的唇侧骨皮质接触时，即使沿牙轴方向施以压低力，由于碰到了骨皮质，也很难顺利地压低，遇到这种情况，要避开唇侧齿槽部的骨皮质，首先要将上颌前牙唇倾，使牙根离开唇侧骨皮质后，再开始压低。

（3）压低下颌前牙：在压低下颌前牙时必须注意的是，下颌前牙牙根与下颌联合部的舌侧平坦的骨皮质间的关系。在很多病例中，由于舌侧骨皮质的存在，都有当沿下颌牙轴压低牙齿时受阻的现象，特别是在骨皮质发达的短面型患者的下颌骨，牙齿唇倾显著。因此，以打开咬合为目的的多用途弓，应如图 37-37，在下颌前牙加 5°～15° 的冠舌向转矩，在根尖逐渐离开舌侧骨皮质的同时，持续性地压低下颌前牙。

（4）压低尖牙：图 37-20 是压低尖牙的例子。在应用多用途弓打开咬合的过程中，如需要单独压低尖牙时，应使用图中所示的弹力线结扎的手段来压低尖牙，此时，应注意不要对前牙施以伸长的力。根据此方法，因为尖牙根避免了与骨皮质的接触，

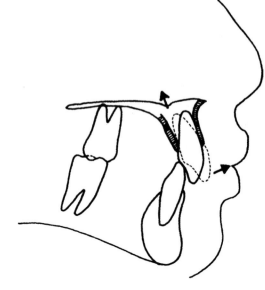

图 37-36　应用多用途弓压低上前牙打开咬合时需回避骨皮质支抗

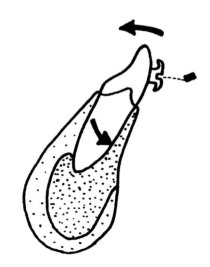

图 37-37　压低下前牙时需回避骨皮质支抗

容易移动，因此，复诊 1～2 次即可完成。

（5）后移尖牙：使用片段弓后移尖牙时，一般来说较难控制，图 37-38 所示的是曲的形态，图 38-39 所示的是内收 90°、后倾曲 45°、前倾曲 45°，图 37-40 为安装以后的状态。在使用片段弓牵引尖牙时，最常见的失败原因是由于内收不足，造成与尖牙远中唇侧的骨皮质接触，一边唇倾，一边向左侧远中舌侧旋转，或由于前倾及后倾不足，发生倾斜移动。

图 37-38 后移尖牙的内收片段弓①（被动状态）

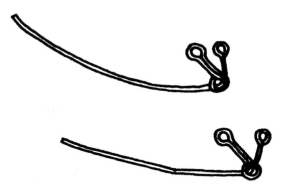

图 37-39 后移尖牙的内收片段弓②

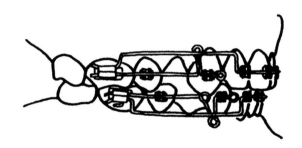

图 37-40 后移尖牙的内收片段弓③

（五）打开咬合优先于覆盖的改善

在治疗安氏Ⅰ类、安氏Ⅱ类错𬌗时，无论是否拔牙，只要需要打开咬合，那么打开咬合的治疗都应优先于覆盖的改善。生物渐进矫治技术中，打开咬合的原则是，在侧方牙列应用片段弓，一方面获得侧方牙咬合，另一方面稳定磨牙关系，用多用途弓连接前牙和第一磨牙，将侧方牙作为支抗，压低上下前牙。为完成此目的，对于深覆𬌗病例，由于上颌前牙将下颌牙列闭锁于远中位置，下颌骨本身也可能向后移位。对于这样的病例，在改善覆盖之前，要应用多用途弓压低上、下颌前牙。打开咬合优先的意义在于解除髁突在关节腔内的远中偏移，有利于促进下颌骨的正常生长。作为Ⅱ类错𬌗深覆

𬌗的过矫治方法，一般是在前牙区一方面使用多用途弓持续地打开咬合，另一方面在侧方牙区将上颌侧方牙保持在稍稍靠后的位置，这样在前后向和垂直向都可能达到过矫治。因此，在治疗Ⅱ类深覆𬌗病例时，在未充分打开咬合时就进行覆盖改善的情况下，就不可能完成侧方牙列的近远中向过矫治。因此，无论是否拔牙，只要覆𬌗深的安氏Ⅰ、Ⅱ类错𬌗，必须在改善覆盖关系之前，打开咬合。但对于长面型、覆𬌗浅和有开𬌗倾向的病例，自然没有必要优先打开咬合，相反，要重视维护牙列的高度和控制颌部。另一方面，对于安氏Ⅲ类病例，在快速生长期希望下颌骨向后下方旋转和牵引上颌骨向前时，为打开咬合在下颌应用平面导板，为扩大牙弓在上颌应用四角簧或使用快速扩弓装置，口外应用颏兜和前方牵引器。在进行以移动牙齿为主的安氏Ⅲ类错𬌗时，仍同前述的Ⅰ类、Ⅱ类病例一样，在改善覆盖前先打开咬合。

（六）下颌牙列的治疗要优先于上颌牙列的治疗

除少数病例外，一般的治疗原则是下颌牙列的治疗要优先于上颌牙列治疗的完成。

Ricketts 提出了以下几种论据：

1. 在正畸诊断方面下颌的重要性 在进行正畸诊断、确定治疗计划、评价治疗过程时，首先要考虑的是下颌牙列的位置，其次是上颌牙列的位置。下颌前牙对于 APO 平面的位置，在确定治疗目标方面尤为重要，在绝大多数病例中，为制订正畸治疗计划，都是希望首先将下颌牙列调整到理想位置后，再将上颌调整至适合于下颌的位置。

2. 在牙弓的生长发育方面，下颌牙列的优越性 观察乳牙列到混合牙列、恒牙列的牙齿替换和牙列弓的生长发育情况，一般来说有下颌牙齿较上颌牙齿优先萌出的倾向，因而在牙弓的形成方面，下颌牙列仍是优先的，可以认为上颌牙列有适应下颌牙列形态的能力。

3. 上颌牙齿相对容易移动 从临床方面看，上颌牙列的牙齿比下颌牙列的牙齿容易移动，并且允许移动的范围也大。因此，常将下颌牙列的位置作为确定上颌牙列位置的目标。

4. 先进行下颌牙列的治疗 在上下牙弓应用片段弓进行治疗时，对于绝大多数病例，下颌治疗优先于上颌治疗完成。其根据是下颌前牙在绝大多数

病例中无需加转矩，其移动方式仅仅是单纯的倾斜移动。而上颌前牙根据不同的病例，其移动方式各种各样，要求控制转矩移动时，需要更长的时间。但是，对于伴有面中份异常的腭裂和伴有上颌明显发育不良的安氏Ⅲ类错𬌗，对上颌牙列的矫治是极为有限的。因此，应首先治疗上颌牙列，然后调整下颌牙列，使其适应于上颌牙列。

（七）正确地使用矫治力

应该明确区分和正确使用以牙齿移动为目的的矫治力和要求有整形变化的整形力。

生物渐进疗法中，移动牙齿的矫治力基本上是按照 Begg 提出的 Begg 疗法和 Jarabak 提出的 Jarabak 疗法所代表的细丝弓（0.018 英寸槽沟）差动力技术。

如果使用方丝弓托槽，在治疗初期多使用 0.016 英寸方丝弯制的多用途弓，并根据病例的需要加必要的转矩，但另一方面，否定以往的方丝弓应用重力的概念，而是采用适应生理的、对牙周组织损伤小的并且能有效地移动牙齿的、与被移动牙齿的表面积相适当的矫治力。

R. W. Bench、C. F. Gugimo 和 J. J. Hilgers 提出在牙齿的移动方面适当的矫治力定义为被移动牙齿的每平方厘米牙根表面积（enface root surface）应受 100～150 g 的力量，图 37-41、图 37-42、图 37-43 所示的是与各个牙齿的前后向移动及压低牙齿时有关的牙根表面积。假定适当的矫治力是 100～150 g/cm²，根据图 37-41、图 37-42、图 37-43 所示的比值乘上 100～150 g，即可以得到所希望的牙齿的前后向、侧方、上下移动时的矫治力的范围。

例如下前牙牙轴方向的牙根表面积的对比值如图 37-43 所示。1 颗牙约 0.2 cm²，应用此平均值，一般压低或伸长下颌 4 颗前牙时的矫治力是 0.2×4×（100～150 g）等于 80～120 g。压低或伸长上颌前牙时，适当的矫治力是（0.4×2＋0.3×2）×（100～150 g）等于 140～210 g。上下颌尖牙远中移动时的矫治力是 0.75×（100～150 g）等于 75～115 g。

但是，对于不同的病例，还要考虑其牙根形态、长度的不同，其表面积也会有较大的偏差。因而要从临床的立场出发，在考虑这些因素的基础上，设定适当的矫治力，核对每次的反应，进行治疗。还有，由于倾斜移动和整体移动等移动方式的不同，

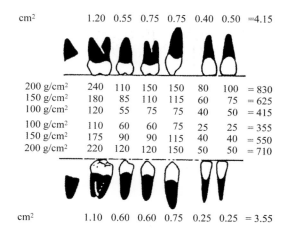

cm²	1.20	0.55	0.75	0.75	0.40	0.50	=4.15
200 g/cm²	240	110	150	150	80	100	= 830
150 g/cm²	180	85	110	115	60	75	= 625
100 g/cm²	120	55	75	75	40	50	= 415
100 g/cm²	110	60	60	75	25	25	= 355
150 g/cm²	175	90	90	115	40	40	= 550
200 g/cm²	220	120	120	150	50	50	= 710
cm²	1.10	0.60	0.60	0.75	0.25	0.25	= 3.55

图 37-41　牙齿前后向移动的牙根表面积

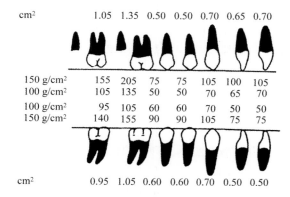

cm²	1.05	1.35	0.50	0.50	0.70	0.65	0.70
150 g/cm²	155	205	75	75	105	100	105
100 g/cm²	105	135	50	50	70	65	70
100 g/cm²	95	105	60	60	70	50	50
150 g/cm²	140	155	90	90	105	75	75
cm²	0.95	1.05	0.60	0.60	0.70	0.50	0.50

图 37-42　牙齿横向移动的牙根表面积

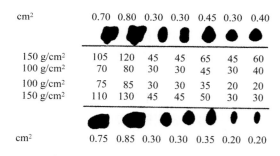

cm²	0.70	0.80	0.30	0.30	0.45	0.30	0.40
150 g/cm²	105	120	45	45	65	45	60
100 g/cm²	70	80	30	30	45	30	40
100 g/cm²	75	85	30	30	35	20	20
150 g/cm²	110	130	45	45	50	30	30
cm²	0.75	0.85	0.30	0.30	0.35	0.20	0.20

图 37-43　牙齿压低移动的对比值，通过计算和测量牙根的最大断面获得

从齿槽嵴顶到根尖部齿槽骨的范围内矫治力的分布，都是其重要的参考因素。

图 37-44 是应用多用途弓，对下颌前牙施以 80～120 g 的力，压低下前牙。应用多用途弓对上颌前牙施以 140～210 g 的力，压低上前牙，在结扎之前，需要用弹簧秤测量，一般情况下，使用

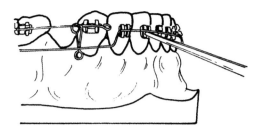

图 37-44　应用正确的矫治力
应用测力器测量多用途弓压低下前牙的力

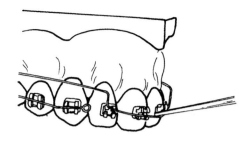

图 37-45　应用正确矫治力压低上前牙

0.016 英寸方形 Blue Elgiloy 弓丝制作多用途弓以压低下颌前牙，加 40°~45° 的后倾曲，从后方的垂直台阶（vertical step）之后进行热处理。另一方面，在上颌，使用 0.016 英寸方形 Blue Elgiloy，如加入 40°~45° 的后倾曲，则不必像下颌那样进行部分热处理，而仍能够得到所需的压低力。还有，因多用途弓的压低力是受第一磨牙至上颌侧切牙之间的距离的影响，因此既要注意从前方的垂直台阶至后方垂直台阶的颊侧弓长度，同时注意调整后倾曲。

在将以打开咬合为目的的多用途弓放入口内时，上颌如图 37-45 所示，下颌如图 37-44 所示，由于后倾曲的作用，弓丝将压向龈颊移行部，所以从前方垂直台阶开始的弓丝向外扩展，在压低的过程中，注意避免颊侧弓丝到牙龈。在压低上下颌前牙时应该注意的问题是多用途弓和前段（如图 37-46、图 37-47 所示），上颌做反微笑曲，下颌做微笑曲。其目的是防止在使用片段弓压低时，侧切牙较中切牙受更强的作用力。在上颌前段制作反微笑曲，下颌前段制作微笑曲，能够使矫治力均等地分配至 4 颗前牙，以便更顺利地将其压低。

在牙齿的移动过程中，对矫治力的控制是必要的，M. M. Stomet 将此用矫治力的 4D 原则来说明：①力的大小（degree of force）；②作用时间（duration of force）；③作用方向（direction of force）；④力的分布（distribution of force）。

在应用不锈钢丝和钴铬弓丝时，可根据需要弯制弯曲。弓丝的长度加长，矫治力减弱，能够得到温和而持久的力。在生物渐进疗法中，经常使用钴铬丝制作各种片段弓和多用途弓，必然要用很多式样的曲。随着超弹性弓丝的开发及发展，此技术将会成为一种弯曲逐步减少，易操作且简洁的优秀技术。

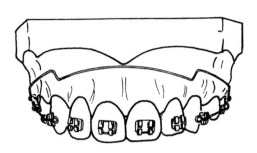

图 37-46　放入多用途弓

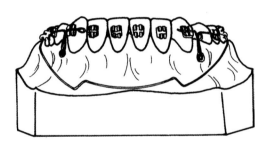

图 37-47　前牙部微笑曲

（八）矫形治疗

对于生长发育期的矫治，如希望改善骨性错𬌗，特别是希望改善颌骨间前后位置不调时，很重要的是从混合牙列期就开始进行上、下颌骨间的矫形治疗。

抑制上颌骨生长的整形手段中具有代表性的有低位头帽牵引、联合头帽牵引等。矫形的低位头帽其水平方向的牵引力强，矫形效果最好。

另一方面，使用联合头帽时，向后的牵引力比低位牵引力弱，使上颌骨向下旋转达到最小限度，因为有防止磨牙伸长的作用，所以有利于𬌗的控制。另外，与高位头帽相比较，其矫形效果较好，适应长面型病例。

对于上颌骨来说，前方牵引装置有前方牵引器高位颏兜等，前方牵引器针对上颌，其目的是促进上颌向前生长，而高位颏兜是应用于希望向前牵引上颌并且希望下颌骨有整形旋转的病例。有很多情况是在上颌一边应用四角簧、上颌快速扩大器、反向南氏弓等舌侧装置，以扩大牙弓，增强支抗，一边应用颏兜和前方牵引器等口外装置；对于覆𬌗较深的反𬌗病例，应使用平导压低下颌牙列。对下颌骨的矫形手段是进行高位牵引的同时加颏兜。关于应用颏兜对下颌骨的整形效果方面的问题有种种异议。治疗安氏Ⅲ类的错𬌗病例时，控制其生长方向，使其向后下方旋转，要比积极抑制其生长更为有效。

但是，作为矫形治疗的手段，不应是仅仅单独使用矫形力，抑制骨骼系统的生长，而应给骨骼系统带来通过自然生长不能得到的结构上的变化。在临床上可通过各种不同的手段，例如通过下颌骨的过咬合治疗安氏Ⅲ类错𬌗，并非对骨骼系统直接采用矫形力，而是通过四角簧等扩大上颌牙弓，同时使用下颌平导改善咬合的方针，其结果是下颌骨向后下方旋转，并解除对上颌的闭锁，在以后的生长期内就能取得好的稳定的骨骼系统平衡。如此通过控制牙列而产生骨骼系统的变化，此变化涉及颞下颌关节、咀嚼肌时，将明显展现出此治疗是一种矫形治疗。从广义上讲，像这种不依赖口外力的临床手段也是矫形手段。适用于安氏Ⅱ类错𬌗的弗兰克矫治器等所有功能矫治器和固定式的 Herbst 矫治器等，从刺激下颌生长、产生矫形变化这一点来讲，都可以说是属于此范围的。

矫形治疗的理想时机是到混合牙列期的个体生长快速期，并且在口颌系统，特别是颞颌关节、咀嚼肌的功能和形态未成熟、适应能力强的阶段进行，骨骼系统的矫形变化和包括颞颌关节在内的周围结构的生理适应性，在青春期以后与以前相比程度是极其有限的，对于成人，矫形治疗基本上是不可能的了，骨骼系统的改善只能依赖于外科治疗。

在制订生长期的矫治计划时，在考虑治疗牙列之前，要优先考虑矫形治疗。矫形治疗的目的是在保证矫治后牙齿取得理想咬合关系的前提下，达到骨骼关系的平衡。其改善的程度，通常由错𬌗的类型、骨骼畸形的程度以及要求改善的程度、病例的颜面形态、年龄与发育阶段等因素所决定。

（九）理想牙弓形态的特点

1. 牙弓形态与5种类型图　正畸治疗的目的之一就是根据每一个病例所特有的解剖、生理条件调整其牙弓形态，并使其在颌面部的空间位置得到稳定，以恢复其咬合功能。

以往，作为牙弓形态的代表，有 Bonwill-Hawley（图 37-48）和 Brader（图 37-49）的弓形。

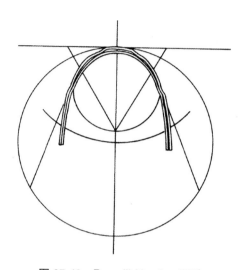

图 37-48　Bonwill-Nawley 弓形

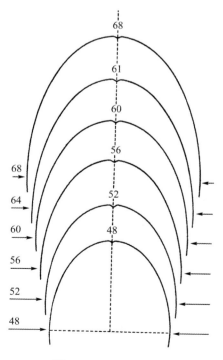

图 37-49　Brader 弓形

Bonwill-Hawley 是由 Tweed 技术开始，被广泛应用到方丝弓技术中来的。在应用于病例时，通过前牙部弯的扩大、缩小，以及根据牙的宽度调整台阶曲去适应病例的个性化牙弓形态，但是，仅靠此来适应种种变异是很难的。另外，根据邻接点的连线形成的曲线与牙弓的弯曲间有误差，在矫治时弓形必然较邻接点向外数毫米，因此，必须修正由此所产生的与牙列外周连线的距离。

Ricketts 认为自然的正常牙弓的唇颊侧仅仅为从第一前磨牙开始到第一磨牙的 3 个牙齿的一部分呈直线，其他部分都有弧度。他观察了 52 例正常殆，发现在上颌牙列中尖牙位于直线内侧 1 mm 多一点，第二磨牙则位于内侧约 2 mm 外，在下颌牙列中，尖牙位于直线内侧 1.7 mm，第二磨牙位于内侧处（图 37-50）。

关于正常咬合的 Spee 曲线，Ricketts 通过 41 例正常咬合模型中得出，上颌第二磨牙位于第一磨牙上方 1.75 mm 处，下颌尖牙位于前牙上方 0.4 ~ 0.55 mm，上颌中切牙在尖牙上方 0.5 mm，侧切牙较中切牙向上方 0.5 mm，即在尖牙上方 1 mm。还有，希望上颌尖牙牙尖和上颌第二前磨牙的颊舌侧牙尖、第一磨牙的近中舌侧以及远中颊侧尖在一个平面上。

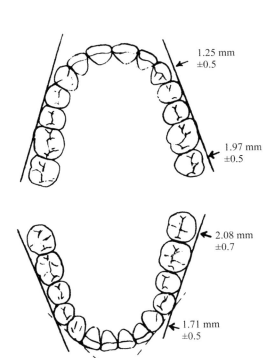

1.25 mm ±0.5

1.97 mm ±0.5

2.08 mm ±0.7

1.71 mm ±0.5

图 37-50 自然牙列的曲度与直线部分

关于横殆曲线（Munson 曲线），Ricketts 认为前磨牙区平坦，而上颌第一磨牙颊尖略高于舌尖，这与一般的说法相反（Ricketts 在上颌侧方牙的治疗中，不加渐进性的冠舌向转矩，其根据在此）。

G. A. Engel 将 100 例正常样本和在 Ricketts/Bench 诊所里的所有错殆经治疗已稳定的治疗后模型用计算机处理，得出 9 种弓型。在此基础上，Ricketts 通过对 20 个正常样本和各种典型错殆经治疗后稳定的病例的牙弓形态进行了讨论，认为 9 种中的 4 种较类似，并提出临床方面的 5 种弓形（图 37-51），并于 1979 年发表。

2. 理想弓形的形态

（1）理想弓形的内收、外展和协调：在不应用直丝托槽的方丝弓技术时，理想弓形的形态是基于 5 种类型图模板的内侧，加以必要的内收、外展。图 37-52 是未拔 4 颗第一前磨牙的病例的理想弓形。图 37-53 是拔 4 颗第一前磨牙的病例的理想弓形。

1）上颌理想弓丝的特征如下：

①上颌侧切牙近中不加腭向内收曲。安氏Ⅰ、Ⅱ类时，为达到侧方牙列的过矫治，上颌侧切牙的近中不加腭向内收，以利于下颌牙列向前调整。但是，安氏Ⅲ类错殆的治疗不必如此。在保持期，需要作舌向内收曲时，调磨保持器侧切牙舌侧基托，在唇弓上加内收曲。

②尖牙的近中加"人"字形曲（gable bend），把尖牙压入舌侧。使尖牙与侧切牙的接触关系在唇侧稍稍错开一点，这样使尖牙牙根接近支持它的舌侧骨皮质，以达到尽可能不改变尖牙间宽度的目的。

③前磨牙近中区的外展，目的是让前磨牙直立，预防前磨牙舌尖早接触。

④磨牙区的刺刀曲（bayonet，位于第一、第二磨牙近中）以保证磨牙向远中舌侧旋转，并取得稳定的上下颌磨牙间关系。

2）下颌理想弓丝的特点：

①尖牙近中的"人"字形曲，如图 37-52，尖牙的牙轴唇倾，牙根被唇舌侧的坚固的骨皮质所支持。"人"字形曲的目的是使尖牙舌侧位在取得更加坚固的支持的同时，由于侧切牙和尖牙的接触在唇舌向稍稍错开一点，可防止下颌前牙拥挤的复发，同时又尽可能不改变尖牙宽度。

②前磨牙近中区的外展，与上颌同样目的，使前磨牙直立，防止与上颌牙的早接触。

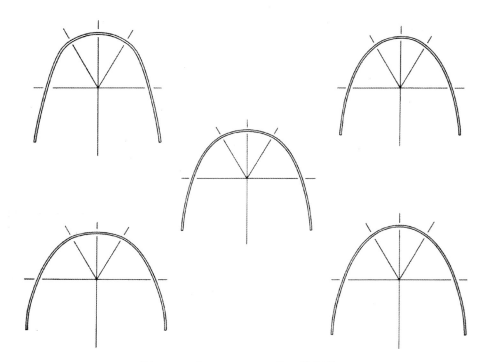

图 37-51　Pentamorphic 的 5 种弓形

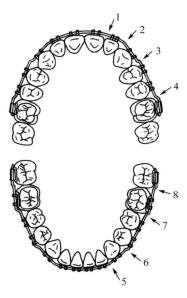

图 37-52　未拔牙病例的理想弓形

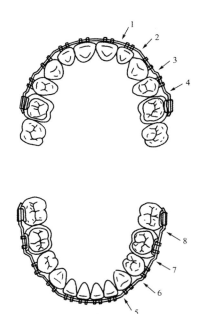

图 37-53　拔除第一前磨牙病例的理想弓形

③第一、第二磨牙近中使用刺刀曲，以确保第一、第二磨牙的远中向旋转，取得上下颌磨牙稳定的咬合。

3.矫治器的组成

（1）临床上常用的托槽：表 37-14 所示为临床常用的一种 BSC 型托槽及颊管，槽沟为 0.018 英寸 ×

0.025 英寸，托槽都是双翼托槽，属于标准方丝弓托槽。根据上颌前牙需要移动量和前牙唇倾度，所应用的转矩度分别为 22°、14°（上颌或双颌重度前突，需转矩控制的拔牙病例）以及 14°、7°（上颌或双颌轻度前突、拥挤、不拔牙病例或拔牙无需加转矩病例），而安氏Ⅲ类时使用的转矩是 0°、0°。这种系列的托槽中未加第一、第二牙列弯曲，临床上根据不同病例而进行调整。关于尖牙的牙轴和转矩，如图 37-54 所示，这是因为尖牙牙冠较圆，唇面膨隆大，牙轴舌倾。事实上，上下颌尖牙的牙轴在解剖学上牙根略向舌倾，牙根被骨皮质所支持。Ricketts 认为，上下颌牙轴交角是 134°，上下颌尖牙均应使用有 7° 根舌向转矩的托槽。因东方人尖牙覆盖过大，日本学者根津浩等较多使用的托槽是仅在下颌尖牙加 +7° 转矩，上颌则是 0°。

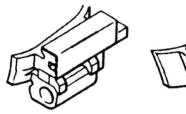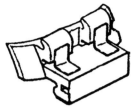

图 37-55　磨牙带环颊管。左侧为上颌，右侧为下颌

（3）弓丝：初始阶段用镍钛丝，以后使用 0.016 英寸 ×0.016 英寸和 0.016 英寸 ×0.022 英寸的不锈钢丝，应尽量避免使用圆丝。

（4）辅助装置：与标准方丝弓矫治器应采用的辅助装置相同。

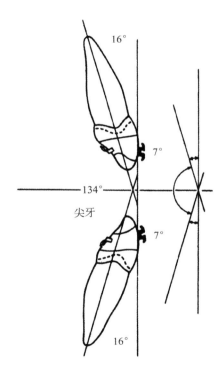

图 37-54　尖牙的牙轴与转矩

（2）第一磨牙带环颊管：上颌磨牙上有三个管，口外弓管位于口内弓管的龈向；口内弓管有两个，主弓管居中，用于通过片段弓和矫治后期的理想弓丝，辅弓管位于龈向，用于通过多用途弓。下磨牙带环有两个管，辅弓管位于主弓管的龈向（图 38-55）。

参考文献

[1] Brodie AG. On the growth pattern of the human head from the third month to the eighth year of life. AM J Anat, 1941, 68:209-262.
[2] Downs WB. The role of cephalometrics in orthodontic case analysis and diagnose. Amer J Orthodont, 1952, 38: 162-182.
[3] McNamara JA. Components of class Ⅱ malocclusion in children 8-10 years of age. Angle Orthodont, 1981, 51:177-202.
[4] Moss ML, L. Salentijn. The logarithmic growth of the human mandible. Acta Anat, 1970, 77:341-380.
[5] Pancherz H. The mechanism of class Ⅱ correction in Herbst appliance treatment. Am J Orthod, 1982, 82:104-113.
[6] Ricketts RM. Facial and denture changes during orthodontic treatment as analyzed from femporo-mandibular joint. Am J Orthod, 1955, 41:163-179.
[7] Ricketts RM. The keystone triad, Ⅱ, growth, treatment and clinical significance. Am J Orthod, 1964, 50:244-264.
[8] Ricketts RM. The keystone triad, Ⅱ, growth, treatment and clinical significance. AM JOrthod, 1964, 50:728-750.
[9] Ricketts RM, Analysis the interim. Angle Orthodont, 1970, 40:129-137.
[10] Ricketts RM, Bench RW, Hilgers JJand Schulhof R. An overview of computerized cephalometrics, Am J Orthod, 1972, 61:1-28.
[11] Ricketts RM. A principle of arcial growth of the mandible. Angle Orthodont, 1972, 42:368-385.
[12] Ricketts RM. A four-step method to distinguish orthodontic changes from natural growth. J Clin Orthodont, 9:1975, 9:208-228.
[13] Ricketts RM. Dr. Robert M. Ricketts on growth prediction. J Clin Orthodont, 1975, 9:340-362.
[14] Ricketts RM. The divine Proportion new movement in

orthodontics, proceedings of the foundation for orthodontic research. 1980 and 1981, 29-43.

[15] Steele CH. Fairchild RC, Rickets RM. Forum on the tonsil and adenoid problem orthodontics. Am J Orthod, 1968, 54: 485-514.

[16] Tweed CH. Indications for the extraction of teeth orthodontic procedure. Am J Orthod & Oralsurg, 1944, 30:405-428.

[17] 永田　賢司, 根津　浩. Bioprogressive Therapyを応用いた臨床報告とその注意点. 日矯歯誌, 1981, 40:467.

[18] 永田　賢司, 根津　浩. Bioprogressive Therapyを応用した成人矯正症例の検討. 日矯歯誌, 1983, 42:530.

[19] 永田　賢司, 根津　浩. Bioprogressive Therapy における臨床上の注意点-canine retraction について. 日矯歯誌, 1984, 43:626.

[20] 根津　浩, 永田　賢司, 吉田　恭彦. Cephalometric comparison of clinical norms between the Japanese and Caucasians. 日矯歯誌, 1982, 41:465-550.

[21] 根津　浩, 永田　賢司, 吉田　恭彦. 日本人の8歳, 12歳および成人における cephalometric clinical norms について. 日矯歯誌, 1983, 42:518.

[22] 根津　浩, 根津　泰, 飛田　佳子. Class Ⅲ症例のV.T.O作製における上下口唇の予測について. 日矯歯誌, 1984, 43:622.

[23] 根津　浩, 根津　泰, 飛田　佳子. Nasion-perpendicular (McNamara line) から見た日本人の反対咬合の形態分類. 日矯歯誌, 1985, 44:748-749.

[24] 根津　浩, 飛田　佳子, 根津　泰. Nasion-perpendicular (McNamara line) から見た日本人のⅡ級不正咬合の形態分類. 日矯歯誌, 1985, 44; 749.

[25] 吉田　恭彦, 根津　浩, 永田　賢司. Ricketts の成長予測法を用いた日本人の顎顔面の成長に関する検討. 日矯歯誌, 1979, 38:101-102.

[26] 吉田　恭彦, 永田　賢司, 根津　浩,. 日本人正常咬合者9歳児の側貌セファロにおけるclinical norms. 日矯歯誌, 1981, 40:166-167.

第三十八章

多曲方丝弓矫治技术

晋长伟

本章内容

一、概述

在口腔正畸学的发展史上，各类矫治技术不断更新，1928 年 Angle 最早提出了方丝弓矫治技术，这一技术不断地被全世界的正畸医生应用和改进，在世界上占绝对的主导地位。此技术不断地被正畸专家实践和改进，并形成了一些新的治疗体系，如 Burstone 的片段弓技术、Ricketts 的生物渐进技术、Alexander 直丝弓矫治技术、MBT 直丝弓矫治技术等，其中还包括多曲方丝弓（multiloop edgewise arch-wire MEAW）矫治技术。20 世纪 60 年代末，韩裔美籍著名口腔正畸医生 Young. H. Kim 发明了多曲方丝弓矫治技术，他首先将这一技术应用于矫治严

重的开𬌗病例，取得了惊人的效果，甚至令一些正畸医生感到不可思议。对于骨性错𬌗畸形，临床上往往借助于外科手术来完成治疗，但手术也不是万能的，并存在一定的风险性，使一些患者望而生畏，鉴于此，在正确的诊断与设计下，应用多曲方丝弓技术也使得一些有骨性问题的病例取得了较满意的效果，现在这一技术已经逐渐被应用于各类错𬌗畸形的矫治中。

Kim 医生 1949 年毕业于汉城国立大学医学部，毕业后到美国学习口腔正畸学，以后在美国执教。1967 年 Kim 医生在波士顿大学任副教授时，首先将多曲方丝弓技术应用于一名开𬌗相当严重的女学生，仅用不到半年的时间就完成了这一病例的矫治。但

当时这一技术在美国本土并未得到迅速推广，原因是一些美国医生对多曲方丝弓技术矫治后的稳定性提出质疑，同时认为弯制多曲方丝弓丝操作复杂，不易掌握。然而这一技术却在日本、韩国等亚洲国家得到迅速发展。随着矫治实践与追踪观察，人们发现应用多曲方丝弓技术矫治效果显著而且稳定，多曲方丝弓技术逐渐在美国、欧洲的正畸界得到认可，也有了临床应用的报道。这一技术具有在三维方向上有效控制每个牙齿的特点，因此为更多的人所接受，它为治疗较困难的骨性错𬌗畸形提供了较为有效的方法，同时也使正畸医生倍感该矫治技术的神奇。因其英文 Multiloop Edgewise Arch Wire 的缩写 MEAW 与汉语中的"妙"谐音，故东方人将其称为"妙"技术。

Kim 医生应用 0.016 英寸 × 0.022 英寸的不锈钢丝，从侧切牙远中开始弯制"L"形曲，并根据需要加一定程度的后倾曲，配合皮圈的牵引，牙齿在持续的轻力作用下，每个牙齿都能够单独移动，并能有效地控制磨牙高度。多曲方丝弓技术的治疗效果，主要在于有效地直立磨牙，去除𬌗干扰，伴随𬌗平面的改变，在不需口外力的情况下，诱导下颌至生理位置，确定良好的咬合关系。因该技术具有使所有牙齿同时移动的特点，所以在短时间内即可达到满意的治疗效果。同时应特别注意提醒患者保持良好的口腔卫生，并按医嘱认真佩戴牵引皮圈。完成后的多曲方丝弓在上颌形成较强的𬌗曲线，下颌形成反 Spee 曲线。一般情况下，每个曲向后加了 3° 后倾弯曲。当远中直立磨牙 5°、10°、15° 可依次得到 1.5 mm、3.0 mm、4.5 mm 间隙。一般情况下，直立磨牙后，应去除后倾弯曲，并恢复正常的𬌗曲线。

Kim 医生认为，各种高效能矫治器使得正畸医生对牙齿的控制越来越容易，因而造成了一种倾向，就是在错𬌗畸形的治疗中正畸医生为了追求咬合理想化，迫使下颌骨的位置适应咬合，而不是根据上下颌骨的位置确定𬌗关系。每个患者的咬合状况都与其骨骼型密切相关，对于有颌骨关系异常的患者，治疗设计往往采取补偿机制，通过牙轴代偿达到相对满意的治疗结果。如果机械地去追求标准值，强迫下颌骨改变位置，其后果可能导致咬合不稳定、复发或颞下颌关节损伤等现象。

Kim 医生通过大量临床实践，于 20 世纪 70 年代提出了垂直向异常指数（overbite depth indicator, ODI）和前后向异常指数（anterior-posterior dysplasia indicator, APDI），并根据这两个指标确定了拔牙指数（extraction index, EI）。根据这些来判断患者的骨骼形态以及是否需要拔牙治疗。Kim 医生初次来华讲学是在 1995 年 11 月，以后又多次来华举办讲座，使中国口腔正畸医生有机会亲身接受 Kim 医生的教导。这一技术正在不断地被更多的口腔正畸医生所接受并应用。日本神奈川齿科大学矫治学佐藤贞雄教授和他所在的教研室应用多曲方丝弓技术治疗了大量的各种疑难病例，他曾来华讲学。晋长伟、傅民魁于 1997 年测得中国人正常𬌗的 ODI 平均值和标准差是 72.83±5.22，APDI 的平均值和标准差是 81.10±4.04。同时也应用这一技术治疗了大量患者并取得了非常好的疗效。

二、多曲方丝弓技术的诊断法

自 1931 年 Broadbant 将 X 线头影测量学应用到口腔正畸学领域以来，可以说对诊断起到了重要的作用，这期间，Downs（1948）、Riedel（1952）、Tweed（1954）、Steiner（1960）、Ricketts（1962）、Sassouni（1969）、McNamara（1984）等提出了众多的头影测量方法，但是这些分析方法几乎都是将具有正常咬合的人的平均值作为基准，然后讨论治疗对象的错𬌗与平均值有何种程度的不同，并把治疗后测量值接近正常咬合的平均值作为目的，可以说这是以审美为目的的分析法。安氏分类法是依据磨牙近远中关系而分类，忽略了颅面骨骼及牙齿的垂直向不调。单纯依靠下颌平面角来判断患者是否具有开𬌗倾向或深覆𬌗倾向往往不够准确。

与此相比，Kim 医生的分析法是为了确切地表现患者的骨骼形态，主要是反映上下颌骨之间的垂直与水平向位置的相对关系。整个诊断系统包括上下颌骨垂直向异常指数（ODI）、上下颌骨前后向异常指数（APDI）、综合因素（CF）和拔牙指数（EI）。

（一）垂直向异常指数（ODI）

Kim 医生通过对 119 名正常𬌗及 500 名错𬌗儿童的调查发现，MP-AB 平面夹角与 PP-FH 平面夹角之和与切牙覆𬌗深度呈高度正相关，并将上述两个夹角之和称为垂直向异常指数。ODI 是 overbite depth indicator 的简称，是显示上下颌骨间垂直向异常的指数，即垂直向异常指数。

研究 ODI 与前牙覆𦠿深度间的关系时发现：随着 ODI 的增加，前牙覆𦠿有增加的趋势；随着 ODI 的减小，前牙覆𦠿有减小即开𦠿的趋势。

1. ODI 的计算方法

ODI 值＝ AB 平面与下颌平面的夹角＋腭平面与 FH 平面的夹角（图 38-1）。

当腭平面相对于 FH 平面向前、下倾斜时，角度为正值；

当腭平面相对于 FH 平面向前、上倾斜时，角度为负值。

2. ODI 与前牙覆𦠿的关系

（1）白种人、中国人正常𦠿的 ODI 见表 38-1、表 38-2。

（2）开𦠿或开𦠿倾向：对于中国人来说，当 ODI＜72.83°时，表现为开𦠿或是有开𦠿倾向。ODI 愈小，骨性开𦠿的可能性愈大。

（3）深覆𦠿或深覆𦠿倾向：对于中国人来说，当 ODI＞72.83°时，表现为前牙深覆𦠿或具有深覆𦠿倾向。ODI 愈大，深覆𦠿的可能性愈大。

3. ODI 的临床意义

（1）通过 ODI 值可以帮助判断错𦠿畸形垂直向的问题是以骨性因素为主，还是以牙性因素为主。开𦠿程度相同的两个患者，ODI 值可能相差很大，其形成机制与治疗方法的差异可能很大。

（2）在诊断与矫治过程中，可以帮助判断患者是否具有开𦠿倾向或深覆𦠿倾向。例如一位 ODI 值为 50°的患者即使治疗前无开𦠿表现，但治疗中如

表 38-1　白种人正常𦠿的 ODI 值和标准差（Kim）

小	正常平均值	± 标准差	大
开𦠿或开𦠿倾向	74.5°	±6.07°	深覆𦠿或深覆𦠿倾向

表 38-2　中国人正常𦠿的 ODI 平均值和标准差（晋长伟、傅民魁）

小	正常平均值	± 标准差	大
开𦠿或开𦠿倾向	72.83°	±5.22°	深覆𦠿或深覆𦠿倾向

不加以注意也可能出现开𦠿。相反另一个现象是矫治中也可能出现深覆𦠿。

（3）牙齿移动速度与 ODI 呈反比，即 ODI 越小，牙齿移动速度越快。这是由于 ODI 越小，上下𦠿平面倾斜度就大，后牙近中倾斜度也越大，使咬合力向前的分力加大，从而增加牙齿的移动速度，这一点对于支抗的影响，在诊断设计时应加以注意。

（二）前后向异常指数（APDI）

APDI 是 anterior-posterior dysplasia indicator 的简称，是显示上、下颌骨前后向异常的指标。

ANB 角在头影测量中，作为测量前后向异常的指标，已被广泛应用，但 Kim 医生认为，多数学者对于 ANB 角的研究集中于对正常𦠿人群与错𦠿人群的 ANB 角差异的报道，而没有人注意到磨牙关系的异常程度与骨骼异常程度的关系。虽然 ANB 角被广泛应用，但认为 ANB 角不够可靠的报道也很多。Taylor 指出，如果鼻根点 N 在垂直方向上有改变的话，会使 A 点与 B 点在前后向上存在差异的病例表现出相同的 ANB 角；而在其他骨骼位置不变的情况下，仅仅由于鼻根点在前后向的变化，ANB 值就会发生变化。Hitchcok 认为测量 AB 平面与咬合平面的关系比 ANB 角更能准确地判断是正常𦠿，还是安氏 Ⅱ类一分类错𦠿。图 38-2A、B 两患者的 ANB 角相同，但是 AB 平面角与腭平面角不同，因此，APDI 有较大差异。从图中看到 APDI 更能有效地反映上下颌骨前后向的关系。Ferrazzini 使用腭平面作为参照平面分析咬合关系，在其他颜面要素不变的情况下，当上颌平面的角度、上颌突度和颜面长度变化时，ANB 测量值将有较大差异。Jaclbson 认为测量 A、B 点在功能性𦠿平面上投影的差值比测量 ANB 角更能准确地反映颌骨前后向关系，它可以排除与牙齿排列无关的前颅底平面这一因素，他将这一测量方法

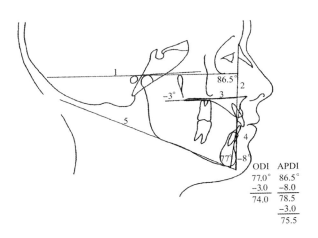

	ODI	APDI
	77.0°	86.5°
	−3.0	−8.0
	74.0	78.5
		−3.0
		75.5

图 38-1　APDI 和 ODI

1.FH 平面；2. 面平面；3. 腭平面；4. AB 平面；5. 下颌平面

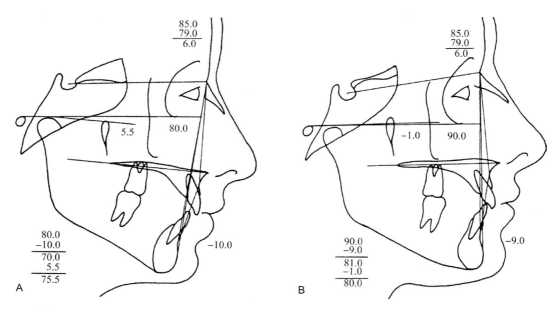

图 38-2 A、B 两患者的 ANB 角相同，但是 AB 平面角与腭平面角不同，因此 APDI 有较大差异。从图中看到 APDI 更能有效地反映上下颌骨前后向关系

命名为"Wits 法"。但 Wits 值受殆平面变化的影响较大。

Kim 医生通过对 102 名白种人正常殆儿童及 874 例错殆病例进行研究，发现面平面与 FH 平面、面平面与 AB 平面、FH 平面与 PP 平面夹角之和与上下第一磨牙间错位的距离有高度相关性，并将这三个角度之和称为前后向异常指数（APDI）。

1. APDI 值的计算方法

APDI 值＝面平面与 FH 平面夹角＋AB 平面夹角＋腭平面与 FH 平面夹角（图 38-1）

当腭平面相对于 FH 平面向前、下倾斜时，角度为正值；

当腭平面相对于 FH 平面向前、上倾斜时，角度为负值。

当 B 点位于 A 点后方时为负值，B 点位于 A 点前方时为正值。

2. APDI 与骨面型的关系

（1）白种人、中国人正常殆的 APDI 见表 38-3、表 38-4。

（2）Ⅲ类或Ⅲ类倾向：对于中国人来讲，当 APDI＞81.10° 时，磨牙关系偏近中，表现为Ⅲ类或具有Ⅲ类倾向，APDI 越大，骨性Ⅲ类的可能性越大。

（3）Ⅱ类或Ⅱ类倾向：对于中国人来讲，当

表 38-3 白种人正常殆的 APDI 平均值标准差（Kim）

小	正常平均值 ± 标准差	大
Ⅱ类或Ⅱ类倾向	81.37° ±3.79°	Ⅲ类或Ⅲ类倾向

表 38-4 中国人正常殆的 APDI 平均值和标准差（晋长伟、傅民魁）

小	正常平均值 ± 标准差	大
Ⅱ类或Ⅱ类倾向	81.10° ±4.04°	Ⅲ类或Ⅲ类倾向

APDI＜81.1° 时，磨牙关系偏远中，表现为Ⅱ类或具有Ⅱ类倾向，APDI 越小，骨性Ⅱ类的可能性越大。

（三）综合指数（combination factor, CF）

CF ＝ APDI ＋ ODI

CF 是 APDI 与 ODI 之和，Kim 医生通过对安氏Ⅱ类错殆非拔牙矫治病例和安氏Ⅱ类错殆拔牙矫治病例的对比研究发现，两组患者 ODI 与 APDI 之和有显著性差异，Kim 医生利用此数值来判断拔牙的必要性。

W. N. chung 和 Kim 医生通过研究得出 CF ＝ 152° 是拔牙与非拔牙的界限，CF 值低于 152° 时需要拔牙。

CF 是以骨性因素为主的分析，此外还应考虑到

上下切牙交角以及口唇突度，才能满足正畸治疗中对于审美的要求，Kim 医生结合了上下唇突度和上下切牙的交角，提出了拔牙指数的概念。

（四）拔牙指数（extraction index, EI）

拔牙指数是在综合指数的基础上，加入了上下中切牙夹角及唇突度因素，为确定是否需要拔牙矫治的一个指标（图 38-3）。

1. 当上下中切牙角＞130° 时

$$EI = ODI + APDI + \frac{上下中切牙夹角 - 130}{5} -$$

（上唇突度＋下唇突度）

2. 当上下中切牙角＜130° 时

$$EI = ODI + APDI + \frac{130 - 上下中切牙夹角}{5} -$$

（上唇突度＋下唇突度）

上唇突度：上唇突点位于 E 线（E-line）的唇侧为"＋"，舌侧为"－"，单位为 mm。

下唇突度：下唇突点位于 E 线（E-line）的唇侧为"＋"，舌侧为"－"，单位为 mm。

白种人的 E 线为鼻小柱中点至颏前点。

蒙古人的 E 线为鼻顶点至颏前点。

$$\frac{150 \qquad\qquad\qquad\quad 155}{拔牙矫治 \quad\ 临界病例 \quad\ 不拔牙矫治}$$

拔牙指数越接近 155，不拔牙的可能性越大；拔牙指数越接近 150，拔牙的可能性越大。

Kim 医生对矫治成功的 55 例安氏 Ⅱ 类一分类病例进行对比研究，结果显示拔牙组 ODI 值明显低于非拔牙组。ODI 值越低，拔牙的可能性越高，这意味着骨骼在垂直向上的异常越严重，越需要通过拔牙矫治来补偿。

临床上我们应结合 EI 值及从模型上分析得到的牙弓拥挤度，同时参考 APDI 及 ODI 各自数值大小，综合判断拔牙矫治的必要性。

三、关于减数问题

从 20 世纪 20 年代开始，Angle 医生坚持不拔牙矫治，他认为每个人都有潜力使 32 颗牙齿自然排列建立理想𬌗关系，通过扩弓使牙齿重新建𬌗，牙齿将稳定在新的位置上。到 20 世纪 30 年代，Tweed 对扩弓后复发的病例重新采用拔牙矫治，疗效肯定。

Begg 提出了"磨耗𬌗"理论，认为磨耗是牙齿的正常发育，并采用拔除前磨牙的方法处理现代人牙齿邻面磨耗不足的问题，这意味着几乎所有患者都需要拔牙。到了 20 世纪 60 年代，美国 50% 以上的正畸患者采用拔牙矫治。近年来，通过对颞下颌关节综合角度考虑，以及对复发的重新认识还有矫治技术的不断改进，不拔牙矫治方法又被重新提倡。

拔牙与不拔牙矫治是正畸领域内分歧最大、争议时间最长的一个问题。在错𬌗畸形的矫治设计中是否拔牙、拔什么牙对于正畸医生而言既重要又困难，它直接关系到矫治效果，它需要综合地分析各种搜集到的定性资料和定量资料。

在进行正畸治疗过程中，当需要拔牙时，历来被人们所接受的方法是首先考虑拔除前磨牙。在应用多曲方丝弓技术时，由于大多数情况下是把直立磨牙作为治疗中心，因此，大多考虑拔除后面的磨牙（第二、三磨牙）。在多曲方丝弓技术中，特别重视后牙不调的问题，所谓不调是指牙量骨量不调，特别是指牙弓后部，磨牙长度的总和过多，磨牙区拥挤的状况。

Kim 医生认为：拥挤度＞12 mm，双牙弓前突严重，上下切牙夹角＜110°，CF＜150° 时，可考虑拔除前磨牙。

（一）拔除前磨牙可能带来的主要问题

1. 关闭拔牙间隙时，保持邻牙牙根平行需要有较高的技术，治疗时间较长；另外，由于磨牙的前移，易丢失后牙支抗，并且不利于对深覆𬌗的矫治，

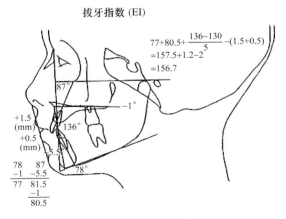

图 38-3　拔牙指数

拔牙指数 (EI)

$$77+80.5+\frac{136-130}{5}-(1.5+0.5)$$
$$=157.5+1.2-2$$
$$=156.7$$

尤其是 ODI 值很高的病例。

2. 切牙的转矩较难控制，即使能够很好地关闭拔牙间隙，拔牙处也常会因复发而出现间隙，这种现象在成人病例中更加显著。

3. 牙列失去连续性，上下牙难以建立完整的咬合关系。

4. 拔除前磨牙会引起固有口腔减小，牙弓长度变短，而引起口腔功能降低。

5. 在拥挤与前突不太严重的病例，还可能引起前牙后退量过大，并易引发上前牙舌倾，这可能限制下颌的活动，特别是限制下颌前伸运动，可能会对颞下颌关节有影响。有时，为了避免这一现象的出现，在前牙加入过度的转矩，可能会造成牙根吸收。

6. 对于一些边缘病例，如果内收过于明显，将造成口唇向内凹陷，呈凹面型，影响美观。

（二）较少选择拔除第一磨牙的理由

在多曲方丝弓技术中，很少拔除第一磨牙，其理由如下：

1. 第一磨牙的作用非常重要，担负着 60% ~ 70% 的咀嚼功能。

2. 拔除上颌第一磨牙时，如果上颌窦较低，使上颌第二磨牙的牙根与上颌窦底的骨皮质接触，上颌第二磨牙的近中移动一定非常困难。

（三）拔除上颌第二磨牙的相关问题

1. 拔除上颌第二磨牙的指征

（1）上颌有第三磨牙，且大小形态基本正常，牙轴与上颌第二磨牙牙轴相比，向远中倾斜，表面可以有骨质覆盖，但不能有明显颊舌向的扭转。

（2）拥挤不太严重的边缘病例，可保持美观的侧貌。

（3）Ⅱ类病例治疗失败或治疗后有复发倾向的病例。

（4）上颌后牙向近中倾斜较多的病例。

（5）上颌第二磨牙发育不良，有较大龋坏的病例。

（6）上颌结节部位间隙较小或后牙牙量骨量不调，有拥挤的病例。

2. 拔除上颌第二磨牙的优点

（1）能有效地解除后牙区的拥挤。

（2）与拔除前磨牙相比，使用技术单纯，患者如能认真配合，可以缩短治疗时间。

（3）由于第一磨牙前面牙齿全部被保留，对于咬合功能不会有不良影响，容易取得良好的咬合关系。

（4）有利于近中倾斜的第一磨牙远中直立。

（5）固有口腔没有被缩小，也不存在拔牙间隙关闭后复发等问题。

（6）代替拔除前磨牙，可以避免前牙覆𬌗加深问题。

四、多曲方丝弓的结构、生物力学原理及功效

（一）多曲方丝弓的结构

多曲方丝弓技术中使用的是 Kim 医生提倡的 0.018 英寸标准方丝弓双翼托槽及颊管系统。Kim 医生建议不使用预成转矩托槽和 0.022 英寸的方丝弓托槽，认为每个患者的牙齿唇面形态改变较大，如运用多曲方丝弓丝，在预成转矩托槽中调节转矩力比较困难；0.022 英寸的方丝弓托槽不能对牙齿进行精细控制，所以推荐使用 0.018 英寸标准方丝弓双翼托槽及颊管系统 0.016 英寸 ×0.022 英寸的不锈钢方丝，直径较粗的弓丝产生的转矩力过大，无法对牙齿进行精细调控。一般从侧切牙远中开始，由多个 "L" 形曲组成，多曲方丝弓的大小与长度则因患者的不同各有差异。图 38-4 所示为一 "L" 形曲，各部的名称及作用如图所示。

1. 曲的水平部分 此部分作为曲的主要部分。其作用为缓冲垂直向的力，还能垂直向地移动牙齿。

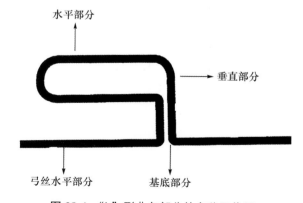

图 38-4 "L" 形曲各部分的名称及作用

2. 曲的垂直部分　此部分能够水平向移动牙齿，同时可以使每个牙齿单独移动，使其尽可能互不影响，从而做到对每个牙的精细调整。

3. 曲的基底部分　相当于直角的部分，分为前角和后角，用于加后倾曲和转矩。

4. 弓丝水平部分　这个部分被放入托槽的槽沟内，将弓丝的作用力传递到牙齿上。为保证伴随牙齿的移动，弓丝能够在槽沟内滑动，此部分必须保证平直。

（二）多曲方丝弓矫治技术的特点与适应证

多曲方丝弓矫治技术主要特点是利用"L"形曲作为矫治的加力单位，分别控制牙齿的近远中、颊舌向、垂直向的移动。每个牙齿托槽槽沟内的"L"形曲相对独立，分别控制单个的牙齿移动。"L"形曲使弓丝长度增加，因此对被矫治牙齿的矫治力小而柔和。多曲方丝弓矫治技术具有使所有牙齿同时移动的特点而且互不干扰。由于多曲的存在使托槽间的弓丝长度增加，并增加了托槽间可倾斜范围。由此产生的矫治力，即使是邻牙，也几乎不受影响。依据不同的错殆畸形，采取不同方式的颌间牵引。

多曲方丝弓矫治技术对所有错殆畸形均有治疗效果。但多曲方丝弓矫治技术最初是为矫治开殆所设计的，因此更适合于矫治前牙开殆和安氏Ⅲ类错殆畸形的病例。

但严重的骨性下颌前突、上颌发育不足或者严重骨性前牙开殆，或伴有严重上、下颌骨长度不调的病例，仍然需要采取外科手术的方法。对于骨性开殆和骨性Ⅲ类患者矫治成功的关键是竖直近中倾斜的磨牙和前磨牙，使后牙牙轴与咬合平面垂直。多曲方丝弓矫治技术可同时通过后倾弯竖直后牙，且力量更柔和、更持续。随着后牙的竖直，可为牙弓提供间隙，咬合平面也发生了变化。通过竖直磨牙，可使开殆患者分离的两个殆平面合二为一，形成一个新的殆平面。对下颌不对称或上下牙弓不对称造成的两侧殆平面垂直高度不一致，可通过多曲弓丝压低殆平面高的一侧牙，伸长殆平面低的一侧牙。与无曲弓丝相比，利用多曲弓丝对磨牙垂直向位置的调整要容易得多。多曲方丝弓更容易获得良好的咬合关系，在矫治的精细调整期，利用多曲方丝弓对每个牙进行三维方向的控制，可在短时间内获得良好的尖窝咬合关系。

（三）多曲方丝弓的生物力学原理

由于弓丝上加了很多曲，弓丝的长度比普通的无曲弓丝长了2.5~3倍，因此，矫治力小，更加柔和而持续，并可以同时对所有牙齿进行三维方向的调整。由于多曲方丝弓矫治技术在矫治多种错殆畸形时所具有的良好效果，很多学者对其矫治的生物力学原理进行了研究。力学研究表明弓丝长度增加1倍，力值将降为原来的1/4，而多曲弓丝的长度是无曲弓丝的2.5倍，所以与同样粗细、性能的无曲弓丝相比，多曲弓丝的矫治力是无曲弓丝的1/10，力量更为柔和、持久，对于控制后牙高度有特殊作用。持续的力量能更有效地控制牙齿的转矩。Yoshimura等应用光弹分析法，通过对开殆病例应用垂直牵引时多曲方丝弓与平直弓丝的比较发现：

（1）多曲方丝弓对个别牙齿移动方向的控制比无曲弓丝更有自由度。"L"形曲成功地减少了应用在牙齿上的力量。

（2）多曲方丝弓治疗开殆的原理是使后牙直立，应用与平直弓同样的垂直向弹性牵引，使牙齿更有效地向远中旋转。

（四）多曲方丝弓的功效

多曲方丝弓在使用时一般需加后倾弯曲，后倾弯的量则根据病例的差异和治疗计划的不同而各有差异。通常每个牙均后倾2°~3°，整个弓丝后倾弯大约为15°，将此弓丝放入口腔内后，通过使用不同的牵引，使整个牙列得到改善，皮圈牵引通常有如下几种情况（图38-5）。

1. 垂直牵引（vertical elastics）：图38-5A。

2. 短Ⅱ类牵引（short class Ⅱ elastics）：图38-5B。

3. 短Ⅲ类牵引（short class Ⅲ elastics）：图38-5C。

4. 三角牵引（triangle elastics）：图38-5D。

5. 矩形牵引（box form elastics）：图38-5E。

在多曲方丝弓与橡皮圈牵引的共同作用下，可以直立近中倾斜的牙齿，并逐渐取得良好的咬合关系。多曲方丝弓的主要作用是直立磨牙，调整殆平面，调整咬合高度，确立殆关系，还能有效地控制牙轴，使磨牙在近远中向移动，控制前牙的转矩。

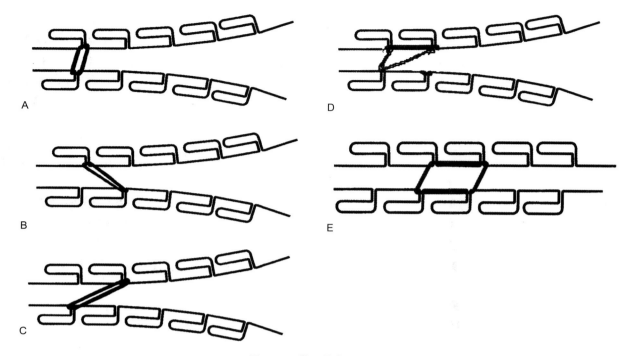

图 38-5　常见的牵引方式

（五）多曲方丝弓的灵活运用

根据需要，可以对多曲方丝弓的某一部分加以调整。

1. 多曲方丝弓的各种调整曲（图 38-6）

（1）无调整；

（2）后倾弯曲；

（3）后倾弯曲（咬合平面不发生改变）；

（4）连续的台阶曲；

（5）部分台阶曲。

2. 口腔内调整多曲方丝弓的弓丝的方法

多曲方丝弓的弓丝的调整通常是在每次复诊时，将弓丝取下，进行调整。然后，再安装弓丝，这一过程大约需要 20 分钟。如果想校对弓丝整体加力的状态或需要整体加力时，则需要拆下弓丝调整。如只需调整一颗牙齿，可以不必取下弓丝，从某种意义上讲，这比取出弓丝进行调整时更能正确地调整好每颗牙齿的位置。

（1）唇、颊向移动 1~2 颗牙齿：让 1~2 颗牙向唇侧或者颊侧移动时，这是最单纯而且是临床上最多见的情况。此时将该处的结扎丝去除，将此处弓丝拉直或用钳子向唇侧或颊侧拉，垂直放入托槽

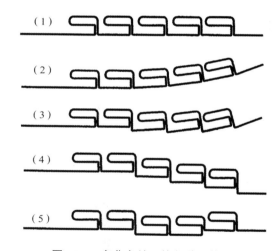

图 38-6　多曲方丝弓的各种调整曲

内，然后再扎紧。

（2）改善扭转牙齿：当牙齿近中舌侧扭转时，需要将钳子夹住该牙近中部位的弓丝，向颊侧牵拉，而远中部分向舌侧牵拉，只对此牙的部分加扭转曲。此种情况下，此处的牙齿均被稍稍向颊侧扩大，装上弓丝后，在原来的位置上要想将弓丝向舌侧调整是不可能的。因此，在需要改善扭转并需要舌侧移动时，只有取下弓丝加以调整。

（3）伸长或压低1~2颗牙齿：临床上经常会碰到需要伸长或压低1~2颗牙齿的情况。这种情况与颊向移动相似，将相关部位的弓丝从槽沟中取出，将该牙前方曲的水平部分的纵向用平头钳夹紧，使其变窄，同时，用钳子夹住后方曲水平部分的上面弓丝或槽沟内的部分，使曲扩大，可使两曲之间的牙齿伸长；相反，则可压低两曲之间的牙齿。

综上所述，在口内可进行很多调整，在一定程度上，能够使前部牙齿唇倾、压低、伸长，但这些一般仅限于1~2颗牙齿的调整。通常情况下，第2~3次复诊时，应将整个弓丝取下，进行整体调整。

五、多曲方丝弓的弯制及使用方法

即使是熟练的医生，弯制多曲方丝弓丝也需要一定时间，因此一般来讲，最好不要在治疗椅旁进行弯制。通常是在医生认为可以放入多曲方丝弓丝时，取上下颌印模，在模型上弯制多曲弓丝。在第二磨牙已萌出的情况下，通常是弯至第二磨牙的远中（如第二磨牙已拔除，则应弯至第一磨牙的远中）。当需弯至第二磨牙时，通常的长度——14英寸不够，而应使用15英寸长的不锈钢丝，此时弓丝长度是平时理想弓丝长度的2.5倍。

Kim医生根据多年临床经验，提出多曲方丝弓技术应使用0.018英寸×0.025英寸的标准方丝弓托槽，弓丝规格为0.016英寸×0.022英寸的不锈钢方丝。

（一）多曲方丝弓的基本形态

从𬌗面观所见的多曲方丝弓的基本形态与方丝弓完成阶段的形态一致（图38-7）。

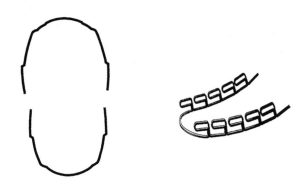

图38-7　多曲方丝弓的𬌗面观与理想弓丝形态

（二）多曲方丝弓的结构模式

见图38-8。

（三）多曲方丝弓的弯制

1. 需要以下材料（图38-9）

（1）0.016英寸×0.022英寸不锈钢丝（长15英寸）；

（2）一把方丝转矩钳；

（3）一把Kim钳；

（4）一把Tweed钳；

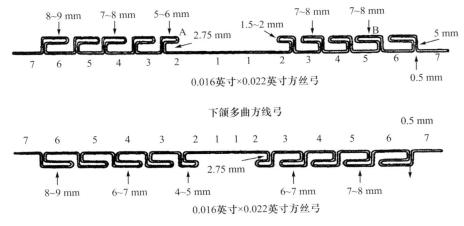

上颌多曲方丝弓

8~9 mm　7~8 mm　5~6 mm　　1.5~2 mm　7~8 mm　7~8 mm　　5 mm
A　2.75 mm　　　　　　　　B
7　6　5　4　3　2　1　1　2　3　4　5　6　7
0.5 mm
0.016英寸×0.022英寸方丝弓

下颌多曲方线弓

0.5 mm
7　6　5　4　3　2　1　1　2　3　4　5　6　7
2.75 mm
8~9 mm　6~7 mm　4~5 mm　　6~7 mm　7~8 mm
0.016英寸×0.022英寸方丝弓

图38-8　多曲方丝弓模式图

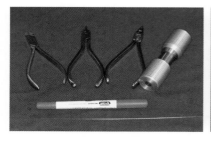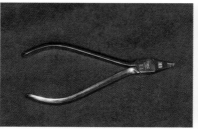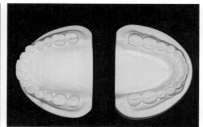

图38-9 弯制弓丝所需材料

（5）一个弓丝成型器；

（6）一副正常𬌗石膏模型；

（7）一支标记笔。

2. 弯制步骤（图38-10）

（1）取一根长15英寸的方丝，标记中心。

（2）将弓丝中心放在弓丝成型器的0°槽沟，转动成型器，每侧都旋转至3点钟处，形成弓丝前部弧度。

（3）检查牙弓弧度的对称性，如果弓形不对称，可以应用钳子加以调整。

（4）把弓丝放到模型上，标记侧切牙内收弯的位置，弯制侧切牙内收弯。

（5）将弓丝放在模型上，在侧切牙和尖牙之间标记第一个曲的位置。用Kim钳夹紧标记点近中，钳子的圆头朝𬌗向。

（6）钳子远中弓丝龈向弯曲45°。

（7）钳子远中弓丝龈向再弯曲45°。

（8）改变钳子方向，夹紧弓丝垂直部分，用Kim钳平喙部（一般应用2.75 mm部分）接触弓丝，将弓丝向前弯90°。该部分应与主弓丝平行。

（9）在中切牙与侧切牙之间，夹紧弓丝，柱状缘向上，向龈向弯曲90°。

（10）远中向弯制弓丝，与最初平面平行，完成"U"形曲。

（11）距"U"形曲2.5 mm处，用钳子柱状缘的尖端夹紧弓丝，向下弯制80°曲，再将钳子稍向远中移动约2 mm，再弯制10°曲，形成一个弧形弯曲，曲的前后臂相互平行，两臂之间相距约0.5 mm。

（12）完成了的"L"形曲，如垂直向尖牙位置需要调整，下一个曲可作相应调整。在对侧弓丝上重复步骤（5）~（11）。检查弓丝的对称性和平整度。

（13）完成了的多曲方丝弓丝。

（四）弓丝上制作后倾弯曲及热处理

在完成的弓丝上做后倾弯，后倾角度的大小依据每个后牙所需竖直角度的大小而定，需要远中直立的程度越大，后倾弯的角度也越大。后倾弯一般从第一双尖牙开始，依次向后至第二磨牙。弯制的"L"形曲向后倾斜3°，一侧5个牙齿共计后倾约15°。多曲弓丝在完成弯制后，应对其进行500 ℃的热处理，并行电解处理，消毒后再装入口内，也可用打火机加热，但一定要防止温度过高使弓丝变性。

六、应用多曲方丝弓技术矫治各类错𬌗畸形

（一）骨性Ⅲ类错𬌗畸形的矫治

1. 骨性Ⅲ类错𬌗畸形的一般特征　骨性Ⅲ类错𬌗畸形一般表现为前牙反𬌗或对刃，后牙呈近中关系，下颌不能后退，通常伴有上前牙代偿性唇倾，下前牙代偿性舌倾，常伴有开𬌗或开𬌗倾向，多为高角，且有遗传倾向。如果通过非手术方法治疗相当困难。早期常常应用前方牵引和颏兜治疗，对于成年患者则可通过外科手术治疗，但一些人不愿接受手术治疗，而选择非手术治疗。对骨性Ⅲ类错𬌗畸形进行检查时，常发现磨牙区拥挤，磨牙近中倾斜，造成𬌗干扰，引起下颌向前旋转。从形态学上看，往往是上颌骨发育不足，下颌骨过度生长，下颌平面角大，骨皮质薄，牙齿萌出力强，牙冠较长。

2. 骨性Ⅲ类错𬌗畸形的治疗目标　恢复下颌的功能运动，调整颌骨关系，消除后牙拥挤，直立、远中移动下颌磨牙，舌倾、远中移动下切牙，调整后牙咬合关系，纠正前牙反𬌗（图39-11）。

3. 骨性Ⅲ类错𬌗畸形的治疗方法　首先要消除

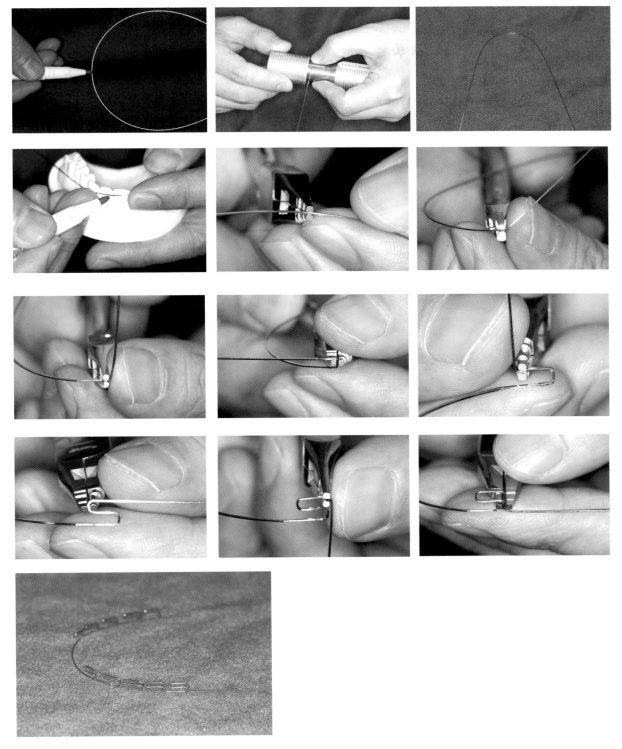

图 38-10 多曲方丝弓的弯制

后牙拥挤。一般多选择拔除下颌第三磨牙或同时拔除上下第三磨牙。

具体治疗方法：

（1）粘接所有托槽和带环，用 0.014 英寸的 NiTi 圆丝排齐。

（2）上、下颌安放多曲方丝弓丝，从双尖牙区

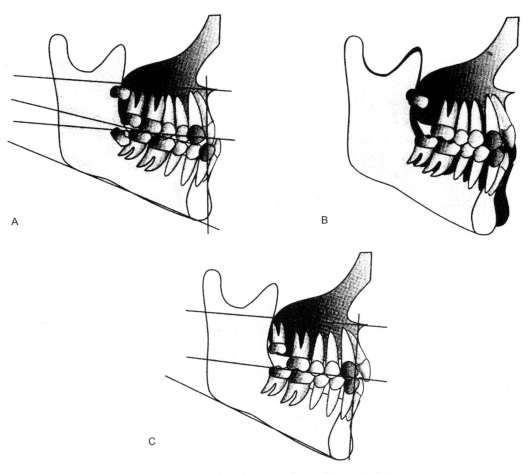

图38-11　A. 排齐阶段；B. 去除殆干扰；C. 殆重建

开始至磨牙区加后倾弯曲，配合短Ⅲ类牵引，牵引必须24小时戴用，如不做牵引，会导致畸形变得更严重。去除磨牙区殆干扰，使磨牙直立并远中移动。

（3）进一步加大磨牙区后倾弯曲，对于低位的前磨牙则去除后倾弯曲，加台阶曲，使其伸长，以获得适当的咬合高度和生理稳定的下颌位置。

（4）去除多曲方丝弓丝所有的后倾弯曲，恢复Spee曲线，重建殆关系。

（二）开殆病例的矫治

开殆病例常表现为上下颌牙在正中殆位以及下颌功能位时无殆接触。主要原因是上下颌牙弓及颌骨在垂直向的关系异常。开殆的范围可以涉及前牙区、前磨牙区甚至磨牙区。开殆是一种严重的错殆畸形，直接影响患者的切割功能及咀嚼功能。对于骨性恒牙期的开殆病例的矫治一直被正畸医生认为是比较困难的。

1. 开殆的原因　开殆的原因很多，主要有以下几种：

（1）遗传因素：生长型所致的骨性开殆；

（2）不良习惯：吐舌、吮指、咬唇、异常吞咽；

（3）呼吸障碍：扁桃体肥大、腺样体肥大、口呼吸、过敏性鼻炎等；

（4）磨牙区牙列拥挤：磨牙区因萌出的间隙不足而造成拥挤，磨牙过度萌出等；

（5）其他因素：不良修复体（后牙咬合过高的修复体）、巨舌症等。

2. 开殆病例的形态特征

（1）ODI小，磨牙伸长，磨牙区拥挤；

（2）腭平面角小，上颌殆平面向前上倾斜；

（3）下颌角大，上颌殆平面较平，下颌平面较陡，下颌向后下旋转，下颌殆平面向前下倾斜；

（4）后牙区齿槽高度增加，后牙轴近中倾斜；

（5）前面高增大、后面高减小；

（6）前牙唇倾，上、下切牙夹角变小。

3. 开𬌗的危害

（1）颜面不协调；

（2）功能异常：包括咀嚼、吞咽、发音、语音、呼吸等；

（3）易造成心理障碍。

4. 开𬌗的治疗目标　通常情况下，上下颌牙齿在同一个𬌗平面上，而开𬌗病例则具有两个𬌗平面。在上下嘴唇闭合时，上颌中切牙切端应在口唇线下方 3～4 mm，下中切牙切端与口唇线等高，上下第一磨牙接触点的中点（Mo）与上下中切牙切缘的中点连线即为𬌗平面。开𬌗时则分上颌𬌗平面与下颌𬌗平面。上颌𬌗平面为上𬌗中切牙的切缘与 Mo 的连线，下颌𬌗平面为下颌中切牙与 Mo 的连线。对于每个病例的𬌗平面的设定，应基于正常𬌗平面来确定，在𬌗平面异常侧放置多曲方丝弓丝，如需要改变上下颌𬌗平面，上下颌都应放置多曲方丝弓丝。开𬌗的治疗目标就是依据上切牙切缘与唇线的关系确定并形成一个新的理想𬌗平面，重建咬合关系，恢复其咀嚼功能，而多曲方丝弓技术的应用，可直立磨牙，使开𬌗患者分离的𬌗平面合二为一，形成一个新的咬合平面（图 38-12）。

5. 开𬌗的治疗步骤

（1）排齐：多数情况下，治疗的第一阶段是排齐，如无拥挤，可省略此步骤，有些病例则采用直接上多曲方丝弓丝，一边纠正反𬌗，一边排齐。

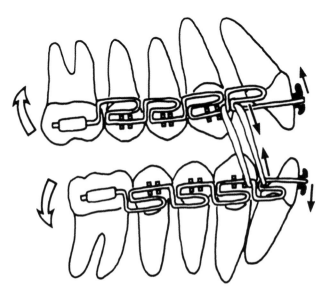

图 38-12　加后倾曲后的 MEAW 配合前牙垂直牵引矫治开𬌗

（2）放置多曲方丝弓丝：根据对𬌗平面的判断，在异常侧放置多曲方丝弓丝，并加后倾弯曲，前牙区应用垂直牵引，牵引力在 50～170 g，在对侧可放置平直弓丝加牵引钩。

一般情况下，经过 2～3 个月，开𬌗就能得到改善，随着前牙区𬌗关系的改善，磨牙区可能出现无𬌗接触的现象。待前牙区覆𬌗正常后，调整弓丝，改善后牙咬合关系，这期间应该一直使用垂直牵引。

（3）完成阶段：此阶段可换用完成弓丝，也可将多曲方丝弓作为完成弓丝，继续使用。

6. 多曲方丝弓矫治开𬌗的复发问题　开𬌗病例的复发是一个较为敏感的问题。Lopez 等报道，根据 Denison 的研究，正畸治疗后开𬌗复发率为 35%。与以往固定矫治方法不同，多曲方丝弓矫治技术很少拔除前磨牙，这与其诊断和治疗机制有关。拔除前磨牙并利用其间隙，使磨牙近中移动，使其咬合高度降低，来改善前牙覆𬌗关系。而拔除第三磨牙，消除后牙拥挤，才能达到标本兼治的目的。

Kim 医生在对应用 MEAW 矫治的开𬌗病例进行跟踪调查时发现，开𬌗的复发是轻度的。

7. 治疗中应注意的问题　将加力后的多曲方丝弓丝放入托槽后，前磨牙受到伸长的力，前牙受到压低的力并唇倾，磨牙受到压低的力向远中倾斜移动。因牙齿的移动与牙根表面积有关，因此，实际上前牙所受的力更大，前牙将一面唇倾，一面被压低，这对于Ⅱ类二分类伴有舌倾的深覆𬌗病例来说是最好不过的，因为这种力能够非常有效地改善前牙部的深覆𬌗与舌倾。相反对于开𬌗病例来说，压低唇倾前牙的力是绝对禁止的。MEAW 的后倾曲对前牙的压低力被作用于前牙部的垂直牵引所产生的升高力所抵消。应用加后倾曲的 MEAW，加上前牙部的垂直牵引，产生了一个压低后牙的力量。为此必须在前牙区加垂直牵引，以保证牙弓的整体后移、磨牙的直立、上下颌前牙的伸长内收、下颌逆时针旋转。牵引时要求患者积极配合，否则将会造成不良后果，因此要向患者或患儿家长反复交代。

8. 开𬌗病例的治疗顺序　对于恒牙𬌗的开𬌗病例，消除后牙拥挤是非常重要的，因此通常需拔除上、下第三磨牙，有时也可拔除上颌第二磨牙，同时，也应考虑去除不良习惯、进行肌功能训练等。如不考虑这些，可能达不到预期的治疗效果或易引起复发。

七、多曲方丝弓矫治技术的发展现状

自多曲方丝弓问世以来，不断有医生提出应用各种改良的弓丝来替代多曲方丝弓，希望以此减少医生工作强度，利于患者口腔清洁等。例如LH矫治法中的LH-MEAW，的确在一定程度上可以代替MEAW，但笔者认为从弓丝长度的不同、对每个牙齿的三维控制、各牙齿间干扰等方面，MEAW仍有其不可替代之处。通过大量临床病例显示出多曲方丝弓矫治技术在矫治开𬌗、反𬌗、偏𬌗等疑难病例，包括一些带有骨性问题的病例时，显示出了其所具有的独特优势。Dr Kim发明的多曲方丝弓技术，对

方丝弓的发展作出了重大贡献。先是在日本、韩国得到了广泛的应用，随之在中国也深受广大正畸医生的欢迎。近年来，在美国、欧洲也被很多医生所接受、所应用。随着这一技术被不断丰富与完善，同时被更多的正畸医生所接受，相信它会帮助更多的正畸专业医生拓宽诊断思路，提高矫治技术，解决更多的疑难病例。

八、病例报告

病例1

张××，男，19岁，前牙反𬌗、轻度开𬌗，上

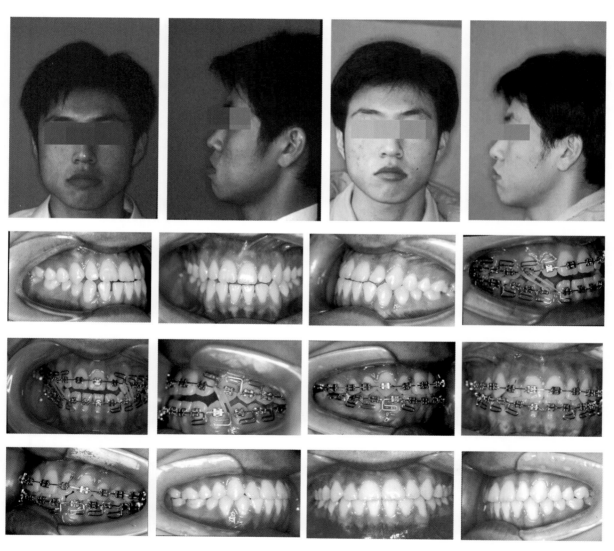

图38-13　患者张某治疗前、中、后的面𬌗像

下牙齿中线不齐，下颌前突，下中线左偏 3 mm，右侧磨牙完全呈近中关系，左侧磨牙中性偏近中关系。全口曲面断层示磨牙明显近中倾斜。

头颅侧位片：SNA = 80.2°，SNB = 83.5°，ANB = −3°，FMA = 30.8°，ODI = 62°，APDI = 88°。

诊断及治疗：本病例为偏𬌗伴有轻度骨性反𬌗、开𬌗。左右侧咬合高度不一致，𬌗平面倾斜。

治疗计划：上下颌应用多曲方丝弓，直立磨牙，消除后牙𬌗干扰。调整左右侧咬合高度，纠正𬌗平面。

治疗过程：上下颌用 0.014 英寸镍钛圆丝排齐；3 个月后，上下颌放置多曲方丝弓丝。非偏𬌗侧应用短Ⅲ类牵引，使下后牙直立，远中移动。偏𬌗侧应用短Ⅱ类牵引 3/16 英寸、171.6 g），使上牙弓整体远中移动；15 个月后，去除固定矫治器，戴保持器。

经过 15 个月的治疗，偏𬌗、反𬌗、开𬌗得到纠正，下前牙明显直立。上下颌骨关系得到协调改善，侧貌也得到改善。尖牙、磨牙已基本达到安氏Ⅰ类关系，前牙覆𬌗覆盖关系良好（图 38-13）。

治疗要点：偏𬌗病例一般情况下不要使用中线牵引方法来纠正中线不齐的问题，因为采用中线牵引将会进一步加重咬合平面的左右倾斜。无法改变两侧咬合高度，不能从根本上解决咬合问题（图 38-14）。

病例 2

陈××，女，21 岁，下颌偏斜，上、下牙齿中线不正，颞下颌关节不适，下颌向左侧偏，左右不

对称。磨牙关系，右侧完全近中，左侧中性偏近中，下颌中线向左偏 5 mm，左侧轻度反𬌗。

头颅侧位片所见：FH-MP = 38.0°，SNA = 78.5°，SNB = 81.5°，AB-MP = 51.5°，OP-Mp = 23.8°，ODI = 57.5°，APDI = 96.0°，显示下颌偏斜，𬌗平面倾斜。

全口曲面断层片：前磨牙与磨牙明显近中倾斜。

诊断：两侧咬合高度不调，中线不正。

治疗目标：排齐牙列；通过改善左右侧𬌗平面改善偏斜；减少左侧颞下颌关节的负担。

治疗经过：首先用 0.014 英寸镍钛圆丝排齐牙齿。3 个月后用带有 tip-backbend 及 step-bend 的多曲方丝弓丝，非偏𬌗侧使用短Ⅲ类牵引，使对侧下磨牙明显直立向远中移动，偏𬌗侧则根据不同阶段可采用短Ⅱ类牵引、垂直牵引，垂直牵引使偏𬌗侧上磨牙远中移动，磨牙关系得到明显改善，同时纠正前牙中线不齐（图 38-15）。

使用 MEAW 技术矫治下颌偏斜的要点：

（1）偏𬌗病例首先检查确定𬌗平面是否倾斜，后牙两侧的高度关系。

（2）偏𬌗病例一般情况下不要使用中线牵引的方法来改变中线不正。因为采用中线牵引将会使对侧后牙伸长而进一步加重咬合平面的左右倾斜，难以改变两侧咬合高度。

（3）使用加大多曲方丝弓后倾曲来压低非偏𬌗侧磨牙，用多曲方丝弓上加台阶曲来升高偏𬌗侧磨牙（图 38-16）。

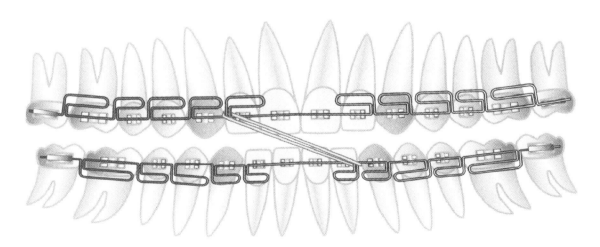

图 38-14　不适当的牵引方式

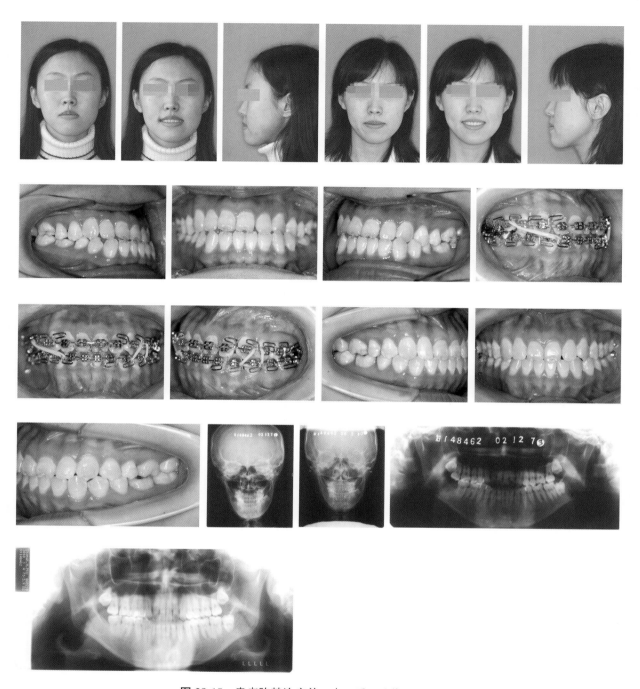

图 38-15　患者陈某治疗前、中、后面殆像及 X 线片

（4）合理应用多曲方丝弓的治疗方法，对左、右侧通常分别使用短Ⅱ类及短Ⅲ类牵引。根据需要也可能采用垂直牵引、三角牵引及矩形牵引等。

（5）通常患者常用下颌偏殆侧进行单侧咀嚼，当偏殆改善后应尽量使用对侧下颌咀嚼并进行咀嚼训练。

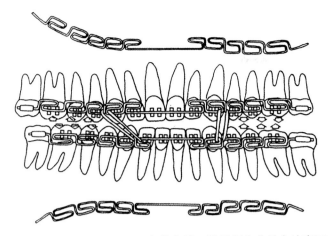

图 38-16 非偏殆侧用加大多曲方丝弓的后倾弯曲的方法来压低磨牙；偏殆侧在多曲方丝弓上加台阶曲升高磨牙

参考文献

[1] Shudy FF. Cant of the occlusal inclination of teeth. Angle Orthod, 1963, 33:69-82.

[2] Young H kim. The Versatility and Effectiveness of the Multiloop Edgewise Archwire(MEAW) in Freatment of Various Malocclusion. World Journal of Ortho Dontics, 2001, 2 (3):208-218.

[3] Kim. Anterior openbite and its treatment with Multiloop Edgewise Archwires. Angel orthod, 1987, 57:290-321.

[4] Enlow DH, Kuroda T and Lecois A B. Intrinsic craniofacial compensations. Angle Orthod, 1971, 41:271-285.

[5] 大雄信幸. 咬合平面の成长に伴う变化について. 北海道杂志, 1992, 20:7-16.

[6] 吉田秀治. MEAW テクニックによる非拔齿成人治验例. について日成人矫杂志, 1995, 77-83.

[7] 吉武 崇. 思春期にぉいて下颌骨の著しい年间成长量を示した骨格性下颌前突症例. 明海大齿志, 1998, 27(3):319-327.

[8] Sato Sado. Case Report: Development characterization of skeletal Class Ⅲ malocclusion. Angle Orthod, 1994, 64 (2):105-111.

[9] Sato Sado. Importance posterior tooth-denture base discrepancy in the development of skeletal open-bite malocclusion. J Jpn Orthod Soc, 1990, 49:322-330.

[10] Yang WS, Kim. B H, Kim Y H. A study of the regional load deflection rate of multiloop edgewise arch wire. Angle Orthod, 2001, 71(2):103-109.

[11] Sato Sado. Importance posterior tooth-to-denture base discrepancy in the development of skeletal open-bite malocclusion. J Jpn Orthod Soc, 1990, 49:322-330.

[12] 晋长伟, 傅民魁. 正常殆中国人 APDI、ODI的测量. 口腔正畸学, 1997, 4:150-151.

[13] Young H. Kim, 福原達朗, 铃木祥井. 现代矫正学の潮流ニューーパラダィムを求めてOP. 矫正临床ジーナル, 1990, 11-39:3.

[14] Kim, YH. Anteroposterior dysplasia indicator an adjunct to cephalometric differential diagnosis. Am J Orthod, 1978, 73:619.

[15] Young H. Kim, 佐藤貞雄, 张英一. MEAWテクニックによる诊断と治疗. 矫正临床ジャーナルノレ, 1992, 5:11-13.

[16] Kim, YH. A comparative cephalometric study of class Ⅱ division, nonextraction and extraction cases. Am J Orthod, 1979, 49:77.

[17] Yang WS, Kim B H, Kim Y H. A study of the regional load deflection rate of multiloop edgewise arch wire. Angle Orthod, 2001, 71(2):103-109.

第三十九章

PASS 矫治技术

许天民

PASS 是 Physiologic Anchorage Spee-wire System 的缩写，中文全称应为：生理性支抗 Spee 弓矫治系统。该系统 2006 年开始研发硬件，2010 年开始国内推广，2012 年在美国正畸学会（AAO）年会首次亮相，连续 4 年应邀在 AAO 年会大会发言后，于 2016 年应 Springer 出版社邀请撰写了 *Physiologic Anchorage Control* 英文专著，形成了一套具有我国自主知识产权的矫治体系。

一、PASS 矫治理念

如果说方丝弓的矫治理念是牙齿的三维控制和整体移动，Begg 技术的矫治理念是分差力和磨耗𬌗理论，PASS 的矫治理念则是在生理性支抗丢失特点、分差力矩原理、颅面生长发育规律与𬌗代偿以及 Tweed 支抗预备原理等基础上建立起来的新的矫治体系。它与以往固定矫治器最大的不同在于几乎所有固定矫治器都只强调施力方——矫治器自身的力学特点，比如托槽结构适合于整体移动还是倾斜移动？需要轻力还是重力？低摩擦还是高摩擦？PASS 则首次将受力方在生理力作用下的移动规律考虑在了矫治器的设计之中。在 PASS 理论体系中，牙齿即使不受矫治器的力也在按照自己的规律生长变化，因此矫治器可以因势利导，通过暂时性地抑制某些不利的生长变化（比如上磨牙的前倾代偿），而引导另外一些有利的生长变化（比如尖牙的后倾生长）来达到增强支抗、简化矫治技术的目的。所以它的设计是既考虑了施力方的机械力，又考虑了受力方的生理力，以及两者交互作用对牙位产生的综合影响。

（一）PASS 概念的起源

1. 前瞻性随机临床试验的启示 1997 年我们用 MBT 矫治器启动了一个比较一步法和两步法谁对支抗更有利的前瞻性随机临床试验，该试验收集到了 64 例需要最大支抗控制的病例，随机抽签后分到一步法组和两步法组，所有患者都使用了口外弓支抗，结果发现两组的支抗丢失量没有差别，于是我们比较了年龄和性别对支抗丢失量的影响，发现男性患者比女性患者更加容易丢失支抗，而生长发育高峰期前的患者比生长发育高峰期后的患者更加容易丢失支抗，提示我们支抗丢失并不完全由矫治器或矫治技术决定，生长发育在其中具有重要的影响。于是我们开始了对磨牙生长发育规律的研究，发现在生长发育过程中，上磨牙前倾具有普遍性。由于在上面的前瞻性随机临床试验中一步法与两步法对支抗的影响没有差别，我们将两组合并后统计，发现对于拔4个双尖牙的病例，即使都戴了口外弓，上磨牙平均前倾了7.2°，平均前移了4.3 mm。

2. 生理性支抗新概念　传统上正畸医生用磨牙前移量占一颗双尖牙拔牙间隙的1/3以内、大于1/3但小于2/3，以及大于2/3这三种情况，将支抗强度分为强支抗、中度支抗和弱支抗，一颗双尖牙的宽度平均是7.5 mm，按照这个定义，强支抗磨牙前移量应小于2.5 mm，上述前瞻性随机临床试验中所有病例都采用了口外弓强支抗手段，结果上磨牙仍然前移了4.3 mm，远超过了强支抗定义的2.5 mm，为什么？Johnston教授2014年用Case大学Bolton生长发育中心的资料，以及我们用中国青少年颅面生长发育资料的研究都显示上磨牙即使没有矫治器，也会逐渐前移，两年可以平均前移2 mm左右，我们的前瞻性随机临床试验平均疗程2.5年，因此我们可以推断在4.3 mm的支抗丢失总量中，有不少于一半是生理性的支抗丢失，剩下的支抗丢失量则是矫治器牵引力产生的机械性支抗丢失，完全符合1/3双尖牙拔牙间隙以内的强支抗定义。因此，我们提出患者在拔牙矫治中的磨牙支抗丢失总量应该由生理性支抗丢失和机械性支抗两部分构成，而生理性支抗丢失的牙齿移动类型是上磨牙逐渐前倾。

（二）生理性支抗丢失的机制和特点

1. 颅面生长发育与𬌗代偿　既然支抗丢失总量中有不少于一半是生理性的支抗丢失，那哪些因素影响生理性支抗丢失，以及生理性支抗丢失的特点对于我们如何控制支抗就有了重要的指导意义。*Physiologic Anchorage Control*一书的作者Johnston教授对颅面生长发育的研究显示上磨牙向近中移动的量约等于下颌骨在矢状方向上超过上颌骨的生长量，这一重要发现与正畸医生临床观察到的即使生长发育规律是下颌骨向前的生长量大于上颌骨，但绝大多数Ⅱ类错𬌗都不会自行矫治到中性𬌗的现象相符，我们可以理解为这是上磨牙对上下颌骨生长差异的代偿。因此，下颌骨的生长潜力越大或相对

应的上颌骨的生长潜力越小，上磨牙生理性支抗丢失的量也可能就越大。Johnston测量的上磨牙近中邻接点的位移，并没有告诉我们磨牙移动的形式，而我们自己的研究同时测量了上磨牙的位移和角度的改变，发现上磨牙生理性支抗丢失的形式主要是逐渐前倾。

2. 现代直丝弓矫治器的弊端　现代直丝弓有一个基本的假设，就是最佳自然𬌗六标准提出的第六条——𬌗曲线平坦。Andrews认为只有在𬌗曲线平坦时，上下牙列所有牙咬合面的接触面积最大，因而咀嚼效率最高。然而，早在120年前，Spee医生就发现，在所有具有上颌前结节的动物，牙列都不是平直的，而是存在一个曲线，因为上颌前结节阻止了下颌骨平直向前的移动，后人因此称之为Spee曲。Spee医生在他的文章中并没有定义Spee曲应该在上颌还是在下颌，只是描述了这个曲线开始在上颌比较明显，下颌比较平，由于在牙弓前后端咬合压力的差异，上颌曲线逐渐变小，下颌的曲线逐渐变大而表现出补偿特征。可见Spee曲源自上牙弓，如果上牙弓生长初期是曲线，上后牙必然是从前向后逐渐后倾的，如果要达到𬌗曲线平坦的目标，上后牙就得都直立于某个平直的𬌗平面（图39-1），而我们治疗的患者70%以上是处于𬌗发育初期的青少年患者，上磨牙都还处于逐渐后倾的状态，𬌗曲线大都还不平坦，此时如果用直丝弓去整平𬌗曲线，相当于给了后牙一个加速前倾的力矩。我们前面提到的颅面生长发育研究显示，上磨牙在不受力的自然状态还会逐渐前倾丢失支抗，那么我们的直丝弓在第一根镍钛丝入磨牙颊管后，就可能加速这种生理性的支抗丢失。虽然理论上说口外弓应该可以防止上磨牙的前倾，但由于口外弓的戴用时间远小于主弓丝的作用时间，所以在我们的前瞻性随机临床试验

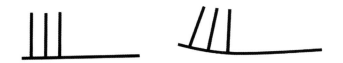

图39-1　线条图示Spee曲与上后牙牙轴倾斜度的关系（横线代表后牙𬌗面构成的𬌗曲线；竖线代表上颌5、6、7三颗牙的倾斜度）

中，上磨牙平均前倾了 7.2° 也就并不意外了。

（三）分差力矩矫治错殆的力学原理

1. 什么是分差力矩？　在直丝弓之前的经典技术，无论是方丝弓，还是 Begg 技术，在支抗磨牙近中都会弯制一个后倾曲以防止磨牙前倾，在 Begg 技术中，由于托槽是单点接触式的，这个后倾曲在托槽中只有力，没有力矩，但在方丝弓托槽上，只要弓丝与槽沟有两点接触，就会产生力矩，而这个力矩的大小不仅受后倾曲角度的影响，还受后倾曲位置的影响。以图 39-2 为例：

当后倾曲位于两牙邻间隙约中间位置时（图 39-2A），两颗牙上受到的力矩大小相等，方向相反，符合静力平衡的条件；当后倾曲向右侧移动偏离了中间位置时（图 39-2B），右侧牙齿受到的力矩就会加大，而左侧牙齿受到的力矩就会减小，此时，系统力矩等于右侧大的顺时针力矩减去左侧小的逆时针力矩，系统净力矩为顺时针力矩，为了达到静力平衡条件，前后牙上必然会出现一对阻止系统顺时针旋转的力，因此，左侧牙会受到伸长力，右侧牙会受到压低力；当后倾曲进一步向右侧移动至两牙邻间隙靠近右侧牙约 1/3 距离时（图 39-2C），弓丝有可能正好平行于槽沟穿过左侧牙托槽，也就意味着左侧牙上受到的力矩可能恰巧是零，该系统只有右侧牙上有一个顺时针方向的力矩，为了达到静力平衡条件，左右两牙上必须出现一对更大的垂直向作用力形成一个与右侧牙上的顺时针力矩大小相等但方向相反的力矩；当后倾曲进一步向右侧牙靠近，到两牙邻间隙靠近右侧牙约 1/4 距离以内的时候（图 39-2D），弓丝有可能弯曲着穿过左侧牙托槽槽沟，因而给了左侧牙一个反方向的力矩，即与右侧牙托槽上相同方向的力矩，此时，系统力矩为这两个力矩之和，形成了一个大的顺时针力矩，为了达到静力平衡条件，左右牙上要有一对更大的力形成与系统殆力矩大小相等方向相反的力矩。可见，即使是相同的后倾曲，放在两牙间不同的位置，前后牙上的力矩也会不同，这就是分差力矩的概念。在上述的四种情况中，当后倾曲逐渐向左侧移动时，弓丝与左侧槽沟的夹角越来越大，因而力矩也就越来越大，而右侧槽沟与弓丝的交角越来越小，因而力矩也越来越小，所以系统力矩的方向由左侧托槽上的大的力矩决定，这个力矩与右侧力矩的矢量和还决

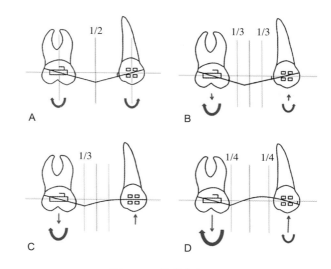

图 39-2　分差力矩原理

定了左右侧牙齿所受到的垂直向作用力的大小，因此，我们把该系统中大的力矩称为主导力矩。在上述四种情况中，主导力矩的方向是确定的，而从属力矩（右侧牙上）的方向则是可变的。有了这个概念后，我们来分析一下直丝弓的力系统。在直丝弓托槽中，后齿槽沟上的近远中预成角都是 0°，而前牙上的托槽都是前倾角，因此当一根直丝入槽时，弓丝在前牙段的角度必定大于在后牙段的角度，也就是说前牙段会占据主导力矩，后牙段是从属力矩，前牙错殆越严重，弓丝与槽沟的夹角越大，占据主导力矩的可能性就越大，而处于支抗地位的后牙由于是从属力矩，所以方向是不确定的，既可以受到向前的力矩，也可以受到向后的力矩，也可以没有力矩，完全取决于前牙的错殆状态。可见，直丝弓把主导力矩完全交给了错殆，或者说错殆主导了矫治器的力系统，从而置支抗磨牙所受力矩的方向于不确定状态。如果力系统不由正畸医生掌控，而是由错殆自己主导，出现正畸医生不希望看见的牙齿移动也就不足为奇了。

2. 如何掌控正畸力系统？　从上面介绍的分差力矩原理我们了解到当一根直丝入槽后，只有弓丝和槽沟之间夹角最大的那颗牙上的力矩或称主导力矩的方向是确定的，而其他牙上的力矩方向是可变的，那么我们希望主导力矩放在哪颗牙齿上呢？显然是支抗牙，因为我们只希望它受到一个对抗支抗丢失方向的力矩，而不是相反方向的力矩。在经典

的方丝弓和 Begg 技术中，正畸医生都要在支抗磨牙近中打一个后倾曲，这其实就是在将主导力矩放在支抗磨牙上；而现代直丝弓包括自锁托槽矫治器在用镍钛丝排齐整平阶段，主导力矩是在前方的错位牙上，所以支抗磨牙受到前倾力矩的概率是比较大的，这也是我们那个前瞻性随机临床试验发现上磨牙平均前倾了 7.2° 的可能影响因素之一。那么怎么让接近直立甚至略后倾的上磨牙能占据主导力矩呢？在 PASS 技术中我们设计了一个非常特殊的颊管——XBT 颊管，它由一个 -25° 的细圆管和一个 -7° 的标准方管组成（图 39-3A），-25° 是平均磨牙高度一半所能允许的最大角度，通常都大于前方错位牙的倾斜度，因此可以在细镍钛圆丝排齐牙列阶段确保磨牙上只受到后倾力矩，从而防止生理性的支抗丢失，待前方错位牙接近排齐时，弓丝与槽沟的夹角也就接近了 0°，此时再换用 -7° 的方管接纳 0.018 英寸以上粗圆丝或方丝，主导力矩就仍然是在支抗磨牙上，从而确保了支抗磨牙自始至终占据主导力矩的地位。有一个特别大的误解是：-25° 颊管先将磨牙后倾了 -25°，换成 -7° 颊管时磨牙会向前恢复 18°，造成支抗磨牙往复移动。事实上 -25° 的细圆管只能插入 0.018 英寸以下的细圆丝，即 0.010～0.016 英寸的细圆丝，除非上磨牙开始就明显前倾，否则这些细镍钛圆丝都不足以让上磨牙主动发生后倾旋

转，因为这个力矩比方丝弓和 Begg 技术中的后倾曲产生的力矩要小约 5 倍以上，它的主要作用表现为防止磨牙生理性前倾，而不是主动后倾磨牙，而只要磨牙在矫治过程中没有发生生理性前倾，在最后阶段关闭间隙时，它就处于相对后倾的状态，从而可以借助于 Tweed 支抗预备的原理增强支抗。Tweed 在上第一磨牙的后倾曲是 -10°，我们使用 -7° 的原因是我们的前瞻性随机临床试验显示上磨牙在口外弓的作用下平均前倾了 7.2°，四舍五入我们选了 7°。XBT 颊管在下第一磨牙的角度是 -20° 和 -4°（图 39-3B），原理同上颌。

（四）低摩擦与高效矫治的悖论及解决方案

1. 低摩擦为什么不等于高效矫治？　自锁托槽推出时告诉正畸医生因为降低了摩擦力，所以可以提高正畸治疗的效率。然而，正畸界的学术研究并不支持自锁托槽矫治器的效率比非自锁矫治器高，为什么感性直观的判断与理性科研的结果不相符？如果我们仔细分析一下自锁托槽降低摩擦的原因，其实不难解释这两者的矛盾。Kusy 教授将弓丝与槽沟之间的滑动阻力分为三种状态（图 39-4），即弓丝发生弹性变形前的经典摩擦力状态，发生弹性变形但未发生塑性变形的约束阻力状态，以及发生塑性变形后的刻痕阻力状态。其中经典摩擦力的状态滑

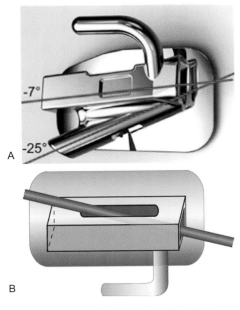

图 39-3　A. 上 6 颊管；B. 下 6 颊管

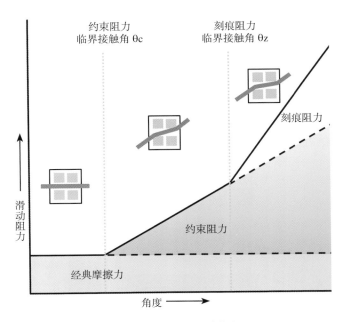

图 39-4　滑动阻力的三种状态

动阻力最低，而一旦弓丝弯曲超过弓丝与槽沟的关键余隙角 θc 而进入约束阻力阶段，滑动阻力会明显增加，而弓丝进一步弯曲超过 θz 而进入刻痕阻力阶段时，滑动阻力最大。那么弓丝的滑动阻力是不是越小，牙齿移动的效率就越高呢？试想一下，如果弓丝悬在槽沟中央，四壁都不接触，此时的滑动阻力无疑是最低的，但牙齿此时没有受到弓丝的矫治力如何能高效移动呢？所以 Kusy 教授指出，移动牙齿最高效的弓丝 - 槽沟关系应该是弓丝与槽沟的夹角约等于约束阻力的关键余隙角 θc。因为在这一状态时，弓丝对牙齿有矫治力，而滑动阻力又接近经典摩擦力。那么 θc 由谁决定呢？它由弓丝与槽沟之间的余隙决定，自锁托槽增加了弓丝在槽沟内第一序列方向的余隙（图 39-5A），因而 θc 变大，允许弓丝在第一序列方向有比普通托槽更大的变形而不进入约束阻力阶段，因此降低了每颗牙上的摩擦力。但弓丝与槽沟之间余隙大以后，每颗牙上受到的扭正力却是减小的，或者说弓丝对牙位的控制能力降低了，所以解除大体拥挤的时间有可能会缩短，但扭正每颗牙的时间却可能延长了。从上面的分析就可以看出，自锁托槽低摩擦的优势是会被其牙位控制能力减弱的劣势抵消的，这大概可以从力学的角度解释为什么低摩擦不等于高效矫治。

2. 如何解决摩擦力与牙位控制力之间的矛盾？　从上面的力学分析可知，摩擦力越低，弓丝对牙位的控制能力也就越低，所以难以获得总体效率的提高。那么，有没有可能按照 Kusy 教授说的让弓丝与槽沟的余隙角始终约等于约束阻力的关键余隙角 θc 呢？基于这个思路，我们设计了让 θc 可变的 MLF（Multilevel Low Friction）托槽，即多水平低摩擦托槽。MLF 在标准双翼托槽的基础上将翼下方的槽沟外壁做成了斜坡状（图 39-6），因此结扎时结扎丝会沿着斜坡滑向结扎翼方向，使槽沟在第一

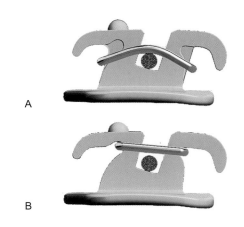

图 39-6　普通结扎托槽。A 去除黄色部分的钢材后变身 MLF 多水平低摩擦托槽 B

序列方向的尺寸变大，而且是越细的结扎丝形成的第一序列方向的余隙尺寸越大；越粗的结扎丝产生的这个深度方向的尺寸越小。在这个空间里用不同粗细的弓丝，就会产生不同的余隙，理论上说如果有 n 种尺寸的弓丝，配合 m 种尺寸的结扎丝，就会形成 n×m 个 θc，θc 多了以后，弓丝与槽沟的夹角约等于 θc 的机会将大大增加。它与自锁托槽相比的优势是，当选定某尺寸的弓丝时，如果用被动自锁托槽，槽沟深度尺寸只有一个，所以 θc 只有一个；但用 MLF 托槽时，可以在不同牙位上根据需要选择不同粗细的结扎丝，从而产生不同的 θc，这样每颗牙都有可能高效地移动，而不是像自锁托槽那样只有恰巧牙齿的扭转程度让弓丝与槽沟的余隙角约等于 θc 时，牙齿才能高效移动，大于这个角度的牙位约束阻力明显加大，而明显小于这个角度的牙位由于余隙太大，可能根本就受不到扭正力。这也是为什么我们没有将这款托槽加个盖片做成自锁托槽的原因，因为自锁虽然简化了医生的椅旁操作，但却会丧失多水平低摩擦的性能。

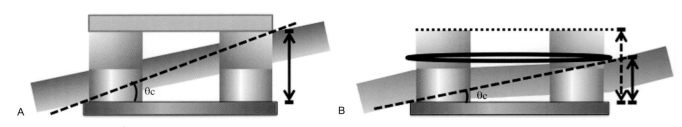

图 39-5　被动自锁托槽与普通结扎托槽在第一序列方向的余隙。A. 自锁托槽第一序列方向的余隙大，因而 θc 大；B. 普通结扎托槽第一序列方向的余隙小，因而 θc 小

二、PASS 矫治技术

（一）基于生理特点的 PASS 矫治器设计

1. Spee 曲的变化规律　根据 Spee 医生的研究，上颌 Spee 曲度在建𬌗期间会发生由大变小的改变，而下颌 Spee 曲则发生由小变大的改变，最后上下颌 Spee 曲度趋于一致。上颌的 Spee 曲是由上牙列所有牙齿的𬌗面共同组成，如果上牙列 Spee 曲在生长发育的过程中是逐渐变小的，我们就可以推断上后牙在逐渐前倾，而上前牙在逐渐后倾。那么，这个推断正确吗？为了验证这个假设，我们采用了美国带有金属标记钉而且拍摄了 45° 斜侧位头颅影像的纵向生长发育样本，在金属标记钉上重叠观察上颌尖牙到第二磨牙的角度变化（图 39-7），结果发现从 8.5 岁到 16 岁，上第二双尖牙角度改变最小，而上第一磨牙前倾了 8.16°，上第二磨牙前倾了 18.31°；而第一双尖牙后倾了 9.93°，尖牙后倾了 9.41°，与 Spee 曲的变化趋势完全吻合。那么，如何利用 Spee 曲的这个变化规律来增强支抗呢？

2. 如何利用 Spee 曲增强支抗？ 既然上后牙在生长发育过程中逐渐前倾，从而造成了上颌 Spee 曲逐渐减小，我们就可以推断，在 Spee 曲比较明显的个体，上后牙是处于尚没有前倾到位的生长状态。所以，只要我们的弓丝能防止这些牙前倾的趋势，这些牙就可以处于相对后倾的角度，而上后牙从前向后逐渐后倾的状态正是 Tweed 技术中支抗预备好的状态。因此 PASS 矫治器不仅在上颌第一磨牙设计了 -25°/-7° 两个后倾角度，还在上颌第二磨牙设计了 -9°，而在上颌第二双尖牙设计了 -3°，这样后牙段从前向后依次是 -3°、-7°、-9° 逐渐加大的后倾角（图 39-8A），这样不仅有助于维持上颌 Spee 曲度，而且可以在最后关闭间隙阶段起到类似于 Tweed 支抗预备后（-5°、-10°、-20°）的增强支抗强度的效果（图 39-8B）。而对于拥挤低位的上尖牙来说，我们知道其自然的生长就是向下向后倾斜移动，拔牙隙越隔纤维的重建也有利于尖牙远中移动，所以只要尖牙托槽的摩擦力足够低，尖牙就会沿着弓丝的方向自己向双尖牙拔牙隙滑动。这种尖牙远中移动的方式既不同于方丝弓类矫治器的重力整体移动，

也不同于 Begg 类矫治器的轻力倾斜移动，而是在分差力矩作用下，尖牙生理性移动力在低摩擦托槽上的综合效应的表达。当尖牙不用拉，自己向后移动解除前牙拥挤时，磨牙没有了机械力支抗负担，而 -25° 的后倾管又抑制了生理性的支抗丢失；随着治疗中第二双尖牙和第二磨牙的逐渐加入，其上的后倾角度进一步抑制了这两颗牙的前倾代偿。因此，当治疗进入最后一期关闭间隙阶段时，所有后牙就都处于相对后倾的姿势，或类似于 Tweed 支抗预备好的姿势，从而大大减少了对口外弓或种植钉支抗的依赖，进而简化了正畸治疗。

（二）PASS 矫治技术的步骤

生理性支抗 Spee 弓矫治技术的基本原则是：利用口腔内所有的生理性力量，在尽量降低矫治器机械力内耗的情况下，把牙齿引导到尽可能符合生理特点的协调位置。口腔内所有生理性的力量包含唇颊舌肌力、咬合力、牙齿萌出力及牙周韧带的力量等；降低矫治器的机械力内耗主要指降低牙齿沿弓丝滑动时的摩擦阻力；而牙齿生理性的协调位置则主要考虑牙列生理形态、牙轴与咀嚼功能以及牙齿移动的边界范围等。PASS 技术可以在理解其内在原理的基础上灵活应用，但对于初学者，可以参照以下步骤，以安氏 II[1] 类拔除 4 个第一双尖牙矫治的病例为例：

1. 第一期：解除前牙拥挤不齐

（1）矫治目标：

①解除前牙拥挤，开始矫治扭转牙，启动中线矫治。

②防止磨牙前倾或直立已经前倾的支抗磨牙。

③对于深覆𬌗患者则开始打开咬合。

（2）矫治方法：

①上、下颌 6 个前牙粘 MLF 托槽，第一磨牙粘 XBT 颊管，0.014 英寸 NiTi 弓丝（根据拥挤程度可以选 0.012~0.016 英寸的弓丝）入后倾管（图 39-9），扭转牙托槽单侧翼结扎。尖牙用最细的结扎丝结扎以减小摩擦力。如果中线不正，可以在希望牙齿远中移动多的一侧用细结扎丝，而另外一侧用粗结扎丝，促进中线的矫治，这是 MLF（multi-level friction）托槽优于被动自锁之处。此期不粘第二双尖

牙，用磨牙上的后倾管提供 24 小时后倾力矩，防止磨牙生理性支抗丢失，同时矫治不齐的前牙。大多数情况下磨牙上的后倾颊管会占据主导力矩，尖牙会受后倾力矩，加上其远中越隔纤维的牵引力，尖牙在摩擦力极小的情况下大都会沿弓丝向远中"自动漂移"，解除前牙拥挤，而切牙在解除了其远中尖牙阻挡后也会在唇肌的作用下自动向舌侧移动。

②对于深覆𬌗病例或磨牙已经发生前倾的病例，可在前牙基本排齐后，借助压低辅弓减小深覆𬌗或直立磨牙，方法是将压低辅弓悬扎于前牙段（即不入槽，见图 39-10），需要防止切牙唇倾时可做辅弓的回抽结扎，必要时配合尖牙 Ⅱ 类牵引。

2. 第二期：建立上颌正常 Spee 曲，整平下牙弓

（1）矫治目标：

①完成扭转牙矫治，矫治中线不齐问题。

②建立上颌正常 Spee 曲度及切牙正常唇倾度。

③建立上后牙稳定支抗单位。

④打开前牙咬合，矫治后牙颊舌向转矩。

（2）矫治方法：

①粘 5、7 牙位托槽，5 偏龈向少许，7 偏𬌗向少许（图 39-11），其目的是为了有助于形成上颌的生理性的 Spee 曲度。

② 0.016 ~ 0.018 英寸 NiTi 圆丝 / 正常 Spee 曲线（下颌反 Spee 曲），弓丝入 6 主管（图 39-12），中线偏斜的可以配合尖牙 laceback，必要时尖牙 Ⅱ 类牵引，防止上切牙前倾。前牙基本排齐后，弓丝与槽沟的夹角通常接近 0°，因此弓丝入上磨牙 -7° 或下磨牙 -4° 的主管后磨牙将仍能占据主导力矩的地位，仍然会受到 24 小时的后倾力矩，防止其生理性的支抗丢失。

3）上下牙列在 0.018 英寸 NiTi 圆丝上排齐后，视情况决定下一根弓丝的选择：如果切牙明显唇倾，下一根弓丝换为 0.018 英寸圆丝小圈曲唇弓 / 正常 Spee 曲，继续中线矫治，配合 tieback 和（或）Ⅱ 类牵引矫治切牙至正常唇倾度；如果切牙直立，则下一根弓丝为 0.018 × 0.025 英寸 NiTi 方丝 / Spee 曲 + 轻力 Ⅱ 类牵引；深覆𬌗病例下颌尽早换为 0.018 × 0.025 英寸不锈钢方丝 / 反 Spee 曲。

3. 第三期：关闭拔牙间隙并调整咬合关系

（1）矫治目标：

①关闭间隙。

②建立符合上下基骨关系的最佳咬合。

（2）矫治方法：

①上颌 0.018 × 0.025 英寸方丝 / 生理性 Spee 曲线 + 游离牵引钩；

②下颌 0.018 × 0.025 英寸方丝 / 反 Spee 曲线 + 游离牵引钩；

③链状圈关闭间隙，必要时配合颌间牵引调整咬合关系（图 39-13）。

三、病例报告

病例 1

患者女，13 岁，因严重拥挤寻求正畸治疗。临床检查上颌 2 颗尖牙完全唇向低位，牙弓无任何间隙，右侧磨牙中性关系，左侧磨牙远中尖对尖。

设计减数 4 个第一双尖牙，应用 PASS 矫治技术，疗程 13 个月，如图 39-14 ~ 图 39-18 所示。

病例 2

患者女，13 岁，因牙弓前突寻求正畸治疗。临床检查上下切牙唇倾，上下唇前突，牙列轻度拥挤，诊断为安氏 Ⅱ[1] 亚类，中线不正。

设计拔除上颌及右下第一双尖牙、左下第二双尖牙，应用 PASS 矫治技术，疗程 20 个月，如图 39-19 ~ 图 39-24 所示。

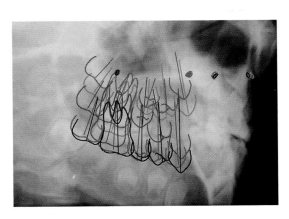

图 39-7　斜侧位 X 线片重叠显示的上后牙生长发育规律。引自 AJODO, 2018, 153(5),673.

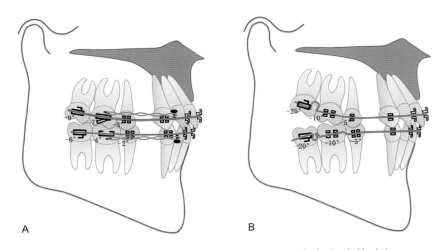

图 39-8　PASS 后牙角度（A）与 Tweed 后牙角度（B）的对比

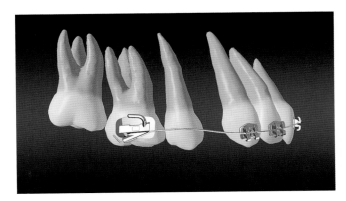

图 39-9　初期细镍钛丝解除前牙拥挤

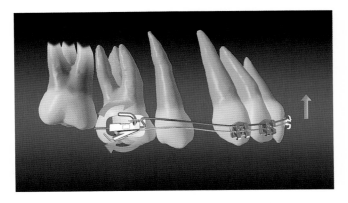

图 39-10　压低辅弓（更多用于下颌）

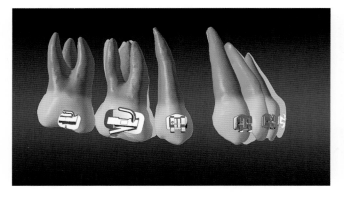

图 39-11　前牙拥挤解除后粘上颌 5 托槽、7 颊管

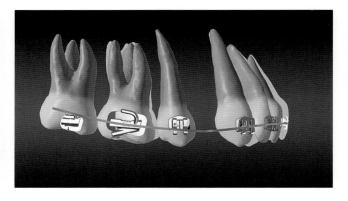

图 39-12　入上 6 主管的弓丝要加生理性的 Spee 曲度

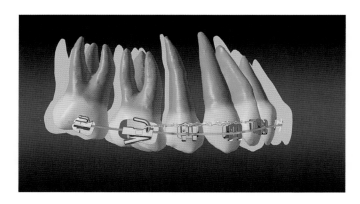

图 39-13　链状圈关闭拔牙间隙

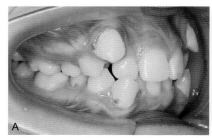
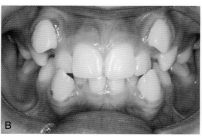
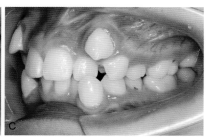

图 39-14　治疗前严重拥挤（A~C）

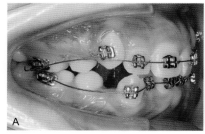
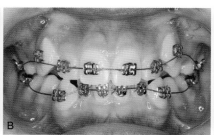
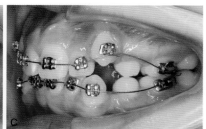

图 39-15　上矫治器 1 个月后（A~C）

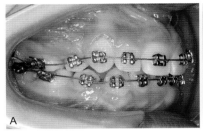
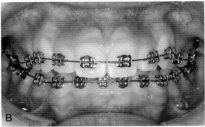
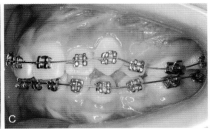

图 39-16　矫治 5 个月后（A～C）

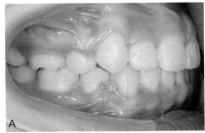
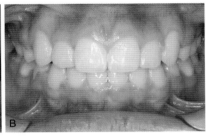
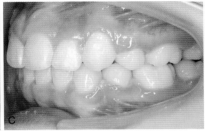

图 39-17　13 个月完成矫治（A～C）

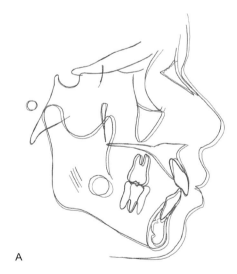
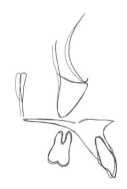
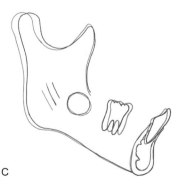

图 39-18　治疗前后头影测量重叠图显示达到最大支抗强度（A～C）

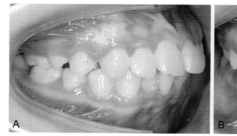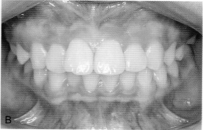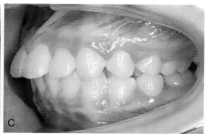

图 39-19　治疗前切牙唇倾，右侧完全远中关系（A～C）

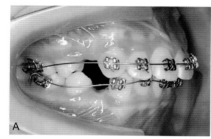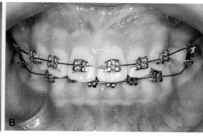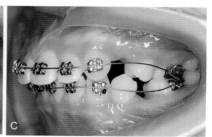

图 39-20　第一期矫治器（A～C）

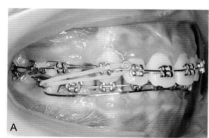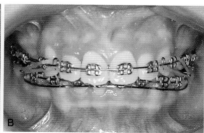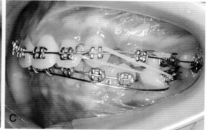

图 39-21　第二期矫治器（A～C）

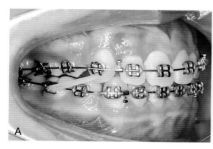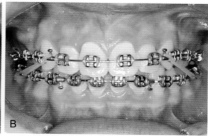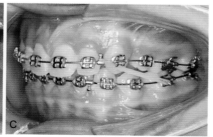

图 39-22　第三期矫治器（A～C）

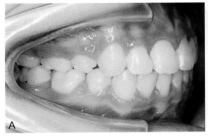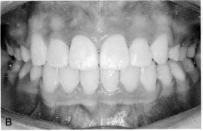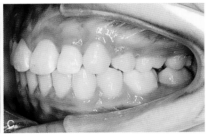

图 39-23　治疗后𬌗像（A～C）

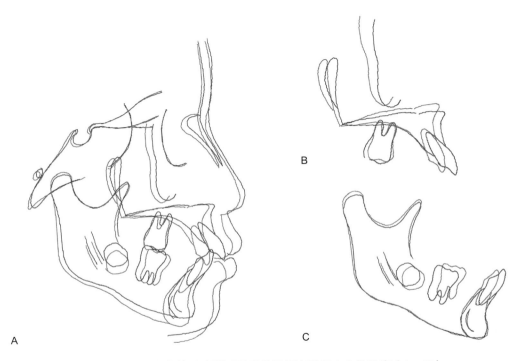

图 39-24　治疗前后头影测量重叠显示达到最大支抗强度（A～C）

参考文献

[1] Xu TM, Vaden JL, Johnston LE, Ko CC, et al. Physiologic Anchorage Control. Springer, 2017.

[2] Xu TM, Zhang X, Oh HS, et al. Randomized clinical trial comparing control of maxillary anchorage with 2 retraction techniques. Am J Orthod Dentofacial Orthop, 2010, 138(5): 544. e1-9.

[3] Damon DH. The Damon low friction bracket: a biologically compatible straight-wire system. J Clin Orthod, 1998, 32: 670-680.

[4] DiBiase TA, Nasr HI, Scott P, Cobourned TM. Duration of treatment and occlusal outcome using Damon3 self-ligated and conventional orthodontic bracket systems in extraction patients: a prospective randomized clinical trial. Am J Orthod Dentofacial Orthop, 2011, 139: e111-e116.

[5] Ong E, McCallum H, Griffin PM, Ho C. Efficiency of self-ligating vs conventionally ligated brackets during initial alignment. Am J Orthod Dentofacial Orthop, 2010, 138:138. e1-138. e7.

[6] Kusy RP. Ongoing innovations in biomechanics and materials for the new millennium. The Angle Orthodontist, 2000, 70(5): 366-376.

[7] Zhang XY, Baumrind S, Chen G, et al. Longitudinal eruptive and posteruptive tooth movements studied on oblique and lateral cephalograms with implants. AJODO, 2018, 153(5):673-685.

第四十章

舌侧矫治器及技术

徐宝华　丁　云　贾培增　梁　炜　林久祥

本章内容

一、概述

　　隐形矫治器，是指在口腔正畸过程中，矫治器无明显暴露的一类矫治器。包括无托槽隐形矫治器（即透明塑料矫治器）和舌侧隐形矫治器。舌侧隐形矫治器顾名思义就是粘接在牙齿的舌侧面进行正畸治疗的固定矫治器，在正畸治疗过程中，矫治器完全隐形于牙齿的舌侧面，不影响患者的日常工作和社交活动。目前，舌侧隐形矫治器是口腔正畸临床

上最美观的、最隐形的矫治器，它是能够治疗各类常见错𬌗畸形隐形矫治器，舌侧正畸矫治技术也是操作难度最大的矫治技术。

　　20世纪70年代，成人患者由于职业、社交或美观原因，希望得到"隐形的或美观的正畸治疗"，其中最为著名的是美国的Kurz医生及日本的Fujita医生先后发明了"隐形矫治器"——舌侧矫治器。这种矫治器一问世，便受到成人患者特别是演员、模特、律师、教师、政府公务员等美观或职业要求较高患

者的热烈欢迎。

在20世纪80年代初期，这种隐形于舌侧的矫治器曾风靡一时。但是，当时国际口腔正畸学界对于舌侧正畸技术生物力学机制的认识非常浮浅，很多正畸医生在应用舌侧矫治器疗较复杂成人病例时陷入了困境。事实上，舌侧正畸技术无论是生物力学方法还是临床操作技巧都远比唇侧正畸技术复杂。首先，舌侧正畸必须采用间接粘接技术，这也是舌侧正畸成功的基础，而这在唇侧正畸技术中是不需要的。其次，由于舌侧正畸要求整体移动6颗前牙，因而对支抗要求较高，在微种植支抗技术出现之前，正畸医生就要使用数种替代的生物力学方法内收前牙并保护磨牙支抗。最后，由于当时主流的舌侧正畸矫治器均是采用水平槽沟，当内收前牙时，弓丝易从槽沟内滑脱，引起转矩失控。有舌侧正畸学者形象地说：舌侧正畸成功于间接粘接，失败于前牙转矩失控。正是上述数种原因增加了舌侧正畸治疗的技术难度，阻碍了此项技术的推广和普及。

进入20世纪90年代，口腔正畸专家们在舌侧正畸技术领域取得了突破性的研究成果，同时，有大量的复杂成人正畸病例应用舌侧正畸矫治技术治疗后取得了成功。经过30年的发展，舌侧矫治器及矫治技术已成为一种成熟、系统的固定矫治体系，并在欧洲及亚洲国家逐渐流行起来。鉴于舌侧正畸技术在托槽设计、力学原理、支抗控制、治疗流程、弓丝弯制等方面与传统唇侧正畸存在非常大的不同，欧洲和日本学者相继成立了欧洲舌侧正畸学会、日本舌侧正畸学会，以期传播和推广舌侧正畸技术。2005年，世界舌侧正畸学会在美国纽约成立并召开第一届世界舌侧正畸学大会，从此舌侧正畸学作为口腔正畸领域中独特的分支，在世界范围内广泛发展起来，世界上很多优秀的牙科学院，也纷纷开设舌侧正畸技术培训，舌侧正畸由此走向普及。在舌侧隐形正畸的发展过程中，美国的Kurz医生、法国的Fillion医生、意大利的Scuzzo医生、日本的Takemoto医生为当代舌侧隐形正畸技术的发展作出了重要贡献。

在众多的舌侧矫治器中，最具代表性的舌侧矫治器就是由美国的Kurz医生发明、由Ormco公司生产的第七代舌侧矫治器。进入21世纪，意大利Scuzzo医生和日本的Takemoto医生在多年应用Kurz矫治器的临床实践基础上，设计发明了STB舌侧矫治器。此后，越来越多的正畸医生开始应用STB矫治器替代Kurz矫治器。与此同时，德国学者和意大利学者在对舌侧正畸技术进行了深入研究后，先后提出了数种舌侧带状弓矫治器及矫治技术。其中具代表性的有德国FORESTADENT公司推出的3D舌侧自锁带状弓矫治器、德国Adenta公司推出的舌侧垂直槽沟自锁托槽。2001年，德国Wiechmman医生设计发明了基于CAD/CAM技术生产的个体化舌侧带状弓托槽技术，至此，舌侧正畸技术变得更加简捷易于操作，并在欧美发达国家快速普及，5年后，舌侧带状弓个性化矫治技术即成为欧洲最流行的舌侧正畸技术。本章作者以东方人牙齿数据为基础，结合国际舌侧正畸技术的发展趋势，于2008年设计开发出舌侧带状弓矫治器即徐氏舌侧矫治器及治疗技术，并应用于正畸临床，取得了很好的临床效果，受到中国正畸医生欢迎。目前，舌侧正畸矫治技术正逐渐成为当今国际正畸临床上的高端热门技术，在发达国家，很多著名的学院或医院已将其作为常规技术供患者来选择，它是当今正畸矫治技术中美观效果最好、技术含量最高的矫治技术。

本章将重点对当今口腔正畸临床较流行的两种舌侧隐形正畸技术进行介绍，即舌侧方丝弓矫治器及矫治技术和舌侧带状弓矫治器及矫治技术。

二、舌侧矫治器及技术简介

目前，国际口腔正畸学界有多种类型的舌侧正畸矫治器，每种矫治器均有其各自的特点，我们仅就当前国际上较流行的几种舌侧矫治器进行介绍。

（一）常见舌侧矫治器种类

舌侧矫治器粘接于牙齿的舌侧面，由于舌侧托槽的托槽间距小，与唇侧矫治器相比，同尺寸的舌侧弓丝的刚性大于唇侧弓丝的刚性。因此，舌侧托槽一般选用0.018英寸的槽沟。虽然市场上也可见到0.022英寸槽沟的舌侧托槽，但国际上流行的仍是0.018英寸槽沟的舌侧托槽。

经过40多年的发展，舌侧正畸矫治器发展出了多个流派和系统，分类方法也有数种。

1. 舌侧矫治器分类

（1）根据托槽槽沟方向分类：根据托槽槽沟方向以及弓丝入槽的方向不同，可以将舌侧托槽分为两大类：

①水平槽沟型舌侧托槽：弓丝自舌侧水平入槽，以 Ormco 7th Kurz 矫治器以及 STb 矫治器为代表（图 40-1A、图 40-2）。优点是：有利于前牙倾斜的纠正和控制；关闭间隙时较少出现牙齿倾斜；后牙水平槽沟有利于弓丝滑动；上切牙托槽可以添加平面导板有助于打开咬合。缺点是：不利于控制旋转；内收前牙时，弓丝易从槽沟中滑脱，造成转矩失控；由于槽沟无法直视以及口腔解剖条件所限，安放弓丝时操作相对困难，增加椅旁工作时间。

②垂直槽沟型舌侧托槽：弓丝自舌侧𬌗向垂直向入槽，以德国 FORESTADENT 公司的 3D 舌侧自锁带状弓矫治器和 Adenta 公司生产的舌侧垂直槽沟自锁托槽为代表（图 40-1B）。优点是：有利于前牙转矩的控制和纠正；有利于控制牙齿旋转；牙齿唇舌向排齐时弓丝施力柔和。缺点是：不利于前牙倾斜的纠正和控制；远中移动前牙时尖牙容易发生倾斜；关闭间隙时不易控制后牙轴倾角度。

③组合槽沟型带状弓舌侧托槽：前牙垂直槽沟、后牙水平槽沟、舌侧带状弓矫治器，弓丝以带状弓方式入槽。以德国 Wiechmman 个体化舌侧托槽和国产徐氏舌侧托槽为代表。

此外，还有一些系统如 Fujita 系统、Unitek Creekmore 托槽等使用水平槽沟和𬌗向槽沟结合的双槽沟系统或多槽沟系统。

（2）传统与自锁：早期传统的舌侧托槽的外形、结扎翼和槽沟的设计，基本都是沿袭唇侧托槽的结构特征，进入 21 世纪后，受唇侧自锁托槽的影响，舌侧托槽也出现了几款自锁托槽，如德国 FORESTADENT 公司的舌侧自锁带状弓矫治器、德国 Adenta 公司推出的舌侧垂直槽沟自锁托槽（见图 40-8）。丰富了舌侧正畸矫治器的种类。

（3）标准化与个性化：自 20 世纪 70 年代舌侧矫治器问世后，舌侧矫治器的设计和制造都是标准化的，每个牙位的托槽形状、尺寸、槽沟转矩角、槽沟轴倾角都是统一的，这种托槽称为标准化托槽。2001 年德国 Wiechmman 医生基于 CAD/CAM 制造技术，研发出个体化舌侧托槽——Incognito 矫治器（见图 40-9），这种个体化舌侧托槽与牙面贴合性好、患者异物感小、临床操作简单、治疗精准度高，因而一问世便迅速成为欧洲主流舌侧正畸技术。

2. 常见舌侧托槽的结构特征

（1）Fujita 舌侧矫治器：1979 年第一代 Fujita 舌侧托槽采取的是垂直向槽沟型设计。目前的 Fujita 托槽则较为复杂。前牙和双尖牙托槽有三个槽沟：水平槽沟、𬌗向槽沟和一个类似 Begg 矫治器的垂直槽沟。磨牙托槽则有 5 个槽沟：一个𬌗向槽沟，两个水平槽沟，两个垂直槽沟。通过这三种槽沟对牙齿各方向的运动进行控制（图 40-3）。

（2）Creekmore "Conceal" 舌侧矫治器　1989 年 Creekrnore 公布了其设计的 Conceal 舌侧系统。它是由𬌗向主槽沟和 0.016 英寸的水平槽沟和 0.022 英寸的垂直槽沟组成的系统。与 Kurz 矫治器相比，它具有较宽的近远中翼，因而可以更有效地控制旋转，但转矩控制不如前者。另外，托槽翼过于尖锐，其口腔异物感较明显（图 40-4、图 40-5）。

（3）Ormco Kurz 矫治器：Kurz 矫治器是 20 世纪口腔正畸临床上使用最多的舌侧矫治器。Ormco 公司在 1976 年生产了第一代 Kurz 矫治器，至 20 世纪 90 年代发展到第七代。Kurz 矫治器属于水平槽沟型，槽沟宽度有 0.018 英寸和 0.022 英寸两种。临床上广泛使用的是第七代 Kurz 舌侧托槽。由于转矩角度较

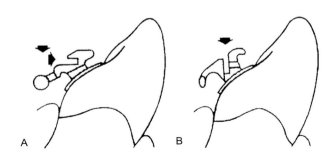

图 40-1　A. 水平槽沟型舌侧托槽；B. 垂直槽沟型舌侧托槽

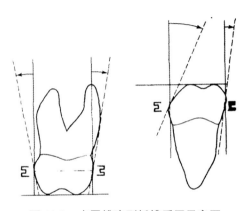

图 40-2　水平槽沟型托槽后牙示意图

大，弓丝完全入槽十分重要，同时，内收前牙时，弓丝易于从槽沟中脱出，因而前牙常常需要对折结扎（图40-6）。产生的结扎力使弓丝更易落入槽沟底部，所以结扎时弓丝一定要完全落入槽沟中。

（4）STb矫治器托槽：是由意大利的Scuzzo医生与日本的Takemoto共同研发的，因此，称为STb舌侧矫治器，该矫治器较Kurz矫治器更为小巧，口腔异物感小。由于STb托槽宽度减小，便增加了托

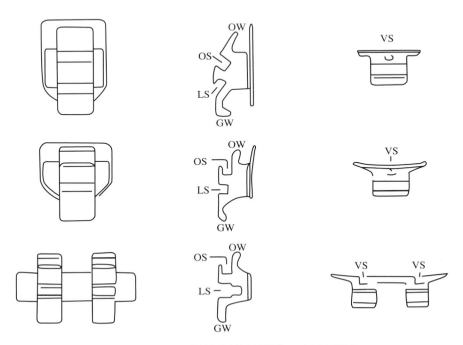

图 40-3 Fujita 托槽（前牙托槽和双尖牙托槽）

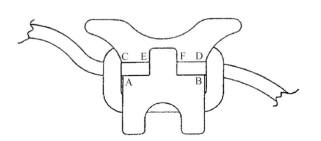

图 40-4 Creekmore 后牙舌侧托槽

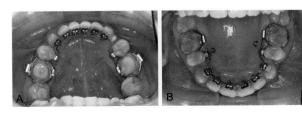

图 40-5 Creekmore 托槽𬌗面像。A. 上颌𬌗面像；B. 下颌𬌗面像

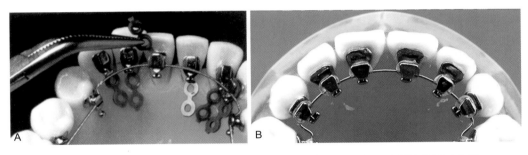

图 40-6 Kurz 托槽对折结扎。A. 下牙对折结扎示意图；B. 上牙对折结扎后示意图

槽间距离，提高了舌侧弓丝的弹性，且该矫治器托槽设计了低摩擦力结构，因此，在正畸治疗初期排齐整平阶段，弓丝施力柔和，牙齿排齐速度快（图42-7）。

（5）Adenta自锁舌侧托槽：是由德国Adenta公司设计生产的新一代舌侧自锁垂直槽沟托槽，垂直槽沟便于弓丝放入和取出，自锁托槽使临床操作更加简化，缩短椅旁操作时间，当使用方丝时，摩擦力较小，使用圆丝时几乎没有摩擦力，口腔卫生易于维护。（图40-8）

（6）Incognito舌侧托槽：2001年，德国Wiechrnman医生基于CAD/CAM制造技术开发出个体化舌侧托槽。该托槽的制作，首先是在牙颌模型上模拟正畸排牙，然后以三维扫描的方法获得牙齿牙列的三维数字模型，再后获得牙齿牙列的三维CAD模型，依此模型设计出每个牙齿的个体化三维CAD托槽模型，再通过三维打印技术获得每个托槽的蜡模，最后采用融模铸造技术铸造出每个牙齿的个体化托槽（图40-9）。该技术制造的托槽与牙面匹配性好，托槽在牙面上定位准确，在托槽粘接以及每次复诊加力时，临床操作简单。同时，该矫治器体积小、异物感小，因而，短短数年，该矫治器便成为欧洲最流行的舌侧正畸矫治器。

（7）徐氏舌侧矫治器托槽：2008年，我国徐宝华医生以中国人牙齿舌侧平均值为基础，参考欧洲流行的带状弓设计理念，同时借鉴Kurz矫治器的基本外形，设计研制出具有中国人牙齿数据的带状弓舌侧矫治器托槽。矫治器前牙为垂直槽沟，后牙为水平槽沟，充分发挥了垂直槽沟和水平槽沟各自的技术优势。该矫治器托槽大小适中，定位简单，操作方便且价格适宜，经过十余年的临床应用，矫治效果良好，随着该种国产舌侧矫治器的使用，将会较好地促进我国舌侧正畸治疗的普及（图40-10）。

（8）eBrace个性化直丝弓舌侧矫治器：由中国林久祥医生及广州瑞通生物技术公司合作研发，于2012年联合提出，是将直丝弓理念与个性化设计结合而形成的舌侧矫治器及技术。详见下文有关内容。

除上述舌侧矫治器以外，目前在口腔正畸临床上还有很多种舌侧矫治器，如美国GAC公司生产的舌侧自锁托槽、德国FORESTADENT公司生产的3D舌侧自锁托槽、美国AO公司生产的舌侧托槽等等，在此就不一一介绍了。

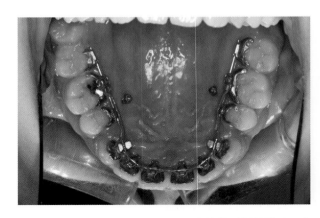

图40-9　Wiechmman CAD/CAM个体化舌侧托槽骀面像

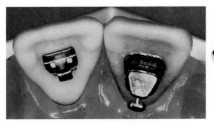

图40-7　图中三翼托槽为STb托槽

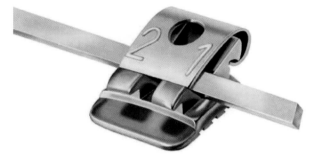

图40-8　Adenta舌侧自锁托槽

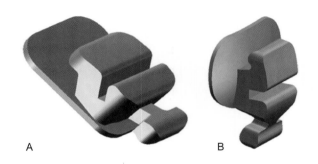

图40-10　国产舌侧带状弓矫治器。A.前牙托槽；B.后牙托槽

3. 常见舌侧正畸弓丝的标准弓形

（1）标准舌侧矫治器弓形：Fujita 最早提出舌侧标准弓形。1979 年他将舌侧弓形命名为蘑菇状弓形（mushroom arch），如图 40-11 所示。

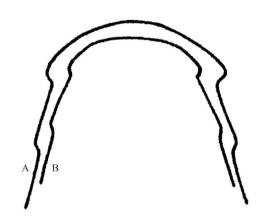

图 40-11 Fujita 蘑菇状舌侧弓形

1986 年，美国学者 Smith 和 Kurz 医生提出了白种人的舌侧弓形图。

2001 年徐宝华和梁炜通过对 50 副中国人正常𬌗模型的研究，将牙弓分为宽牙弓、普通牙弓和小牙弓三类，分别绘制了三类牙弓的舌侧标准弓形（图 40-12），并提出了个体化的理想舌侧弓形绘制方法。

（2）个体化舌侧弓形：近些年来，舌侧正畸领域更倾向于使用个体化舌侧弓，使用个体化弓形的最大优点就是弓丝更贴近牙齿的舌侧面，口腔异物感小，患者感觉更加舒适。目前，在国内的临床实践中，正逐渐采用个体化弓形替代标准弓形。

（3）舌侧直丝弓形：早在 21 世纪初，日本学者 Takemoto 就设计发明了舌侧直丝弓矫治器托槽，同时提出了舌侧直丝弓矫治器的弓形图。但由于该矫治器前牙托槽过大、口腔异物感明显，该矫治器没能流行起来。10 年前，法国 Fillion 医生通过计算机辅助设计技术，实现了舌侧托槽的直丝弓化排列，提出了新一代舌侧直丝弓弓形图以及舌侧直丝弓矫治技术，该技术以操作简便、制作简单、价格适宜为特点，正逐渐成为一种流行的舌侧正畸技术。

（二）舌侧正畸的生物力学研究

舌侧正畸的生物力学特点与唇侧正畸有较大的不同。无论是对牙齿的施力方式，还是牙齿受力后

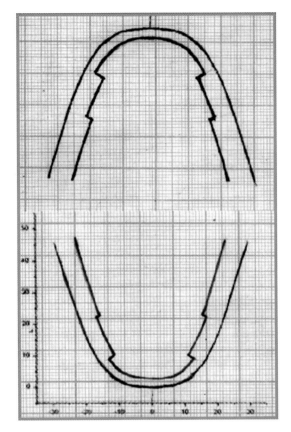

图 40-12 中国人舌侧弓形图

的运动方式，都与唇侧正畸有很大差异。另外，由于牙齿的舌侧较窄，面积较小，舌侧矫治器的托槽间距也相对较小，这势必会降低弓丝的弹性，使弓丝的刚性增加，从而增加了舌侧正畸临床操作的难度和矫治难度。因此，舌侧正畸在托槽设计、弓丝选择、矫治程序、施力方式方面均与唇侧正畸有所不同。从生物力学角度讲，舌侧矫治器托槽本身的尺寸越小越好。所以一般舌侧托槽多为单翼托槽，这样虽不利于纠正牙齿的旋转，却增加了托槽间的距离，有利于发挥弓丝的弹性。另外，由于舌侧正畸在内收前牙时易于出现转矩失控，所以，当今国际上在治疗拔牙病例时，采用前牙为垂直槽沟的舌侧托槽已成为首选。

1. 托槽间距减小所产生的影响 在舌侧正畸技术中，常规使用 0.016 英寸 × 0.022 英寸的方钢丝，但舌侧正畸要求 6 颗前牙同时内收，需要施加较大的牵引力，故易于造成弓丝变形，从而引起牙列排列变形，咬合紊乱。为了防止在关闭间隙时弓丝变

形进而引起牙弓变形，舌侧正畸专家建议在弓丝上弯制弧形抵抗曲。但是，在临床中，我们也发现，弯制抵抗曲就会增大弓丝与托槽槽沟间的滑动摩擦力，而不得不增加牵引力，造成支抗丧失。作者在实践中，更推荐使用0.017英寸×0.022英寸或0.018英寸×0.022英寸的不锈钢方丝，以提高弓丝的刚度。在完成阶段，应使用0.017英寸×0.022英寸TMA丝，对牙齿进行精细调整。

（1）舌侧托槽的槽沟设计：和唇侧矫治器相比，舌侧正畸托槽间距小，为提高弓丝的弹性，使用的弓丝型号也就更细小，因此，舌侧正畸多采用0.018英寸的槽沟，而不是0.022英寸的槽沟。

（2）舌侧正畸的弓丝选择：舌侧正畸对弓丝的要求比唇侧正畸弓丝更高。在排齐牙列阶段，要选用相对较柔软、型号更小的弓丝，如超弹性的镍钛丝、低滞后镍钛丝。在建立前牙转矩阶段，Kurz医生、Takemoto医生都推荐使用既有弹性又可弯制成型的TMA弓丝，可使预置托槽槽沟转矩角度充分释放。在内收前牙关闭间隙阶段，推荐使用刚度高、不易变形的不锈钢方丝。

2. 唇、舌侧施力的生物力学特点　舌侧正畸对牙齿的施力点基本是在牙齿的舌侧面，由于施力点与牙齿的抗力中心位置关系的不同，就会出现舌侧正畸与唇侧正畸牙齿运动规律的差异。

（1）前牙舌向移动：在临床实践中，正畸医生们发现，在内收前牙关闭拔牙间隙时，舌侧正畸比唇侧正畸更易出现切牙舌倾、转矩失控现象。大量生物力学研究证实，由于舌侧正畸的施力点比唇侧正畸的施力点更远离牙齿抗力中心，由于力矩的作用，牙齿更易舌倾。因此，在舌侧正畸内收前牙时，需要在弓丝上施加更多的转矩，方能确保前牙的整体舌向移动，或仅有较小的转矩丧失（图40-13）。

（2）前牙压低：临床经验提示，舌侧正畸打开咬合的疗程比唇侧正畸更短。生物力学研究结果显示，与唇侧正畸相比，舌侧正畸的施力点更接近牙齿的抗力中心，因而，打开咬合的周期短、效果好（图40-14）。

（3）磨牙受力分析：临床经验和生物力学研究都显示，唇、舌侧正畸时，牙齿产生旋转方向不同，但受到近中方向牵引力时，牙齿近中向移动的趋势和程度相似。即舌侧正畸同唇侧正畸一样，都需要严格控制支抗，以确保矫治效果。

（三）舌侧矫治器的间接粘接程序和方法

舌侧正畸矫治器的间接粘接方法和程序包括：技工室制作方法和临床间接粘接方法。技工室制作方法即技工室定位舌侧托槽方法，目前有很多种，如美国的C.L.A.S.S.系统、法国的TARG系统、日本的Hiro系统以及意大利的Ray Set系统，我们在多年的临床实践中，改良并发展了Hiro系统，设计

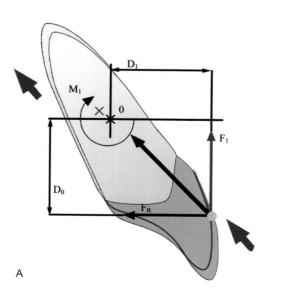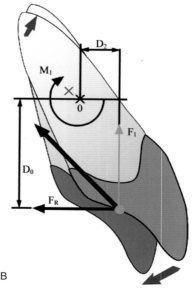

图40-13　前牙舌向移动时的唇舌侧施力分析。A. 唇侧正畸内收前牙；B. 舌侧正畸内收前牙

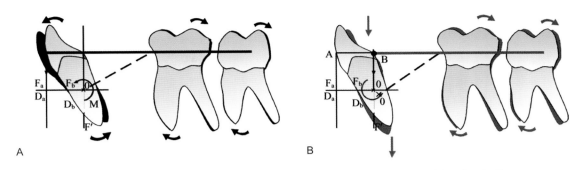

图 40-14　压低前牙时的唇舌侧施力分析。A. 唇侧正畸压低前牙；B. 舌侧正畸压低前牙

出可多次使用的单个牙齿定位托盘制作方法。另外，又研发出个体化金属底板舌侧托槽的加工定位方法，提高了临床操作精度，简化了操作难度。

大量的临床研究表明，托槽安放位置是否准确是舌侧正畸治疗成功的关键。从形态学上看，牙齿的舌侧面与唇侧面有很大的不同，舌侧面形态变异非常大。细小的托槽位置变化就可能在牙齿移动中产生很大的差异。因此，在舌侧矫治中托槽位置的准确性非常重要。舌侧正畸学者一致认为，一定要使用间接法粘接舌侧托槽，方能保证托槽位置的准确。

1. 技工室制作方法

（1）模型排牙：技术员按照医生的治疗计划，在治疗前的模型上模拟正畸结果，将石膏牙重新排列。模型排牙的质量直接决定着舌侧正畸治疗的效果。

（2）舌侧托槽的技工室定位：所谓托槽定位就是在技工室，由技术员在经模拟正畸排牙后的石膏模型上，通过特殊的仪器，确定舌侧托槽的位置和角度（图 40-15）。

（3）制作定位托盘：定位托盘可以是单颗牙齿硬塑料定位托盘（图 40-16），也可是全牙列硅橡胶

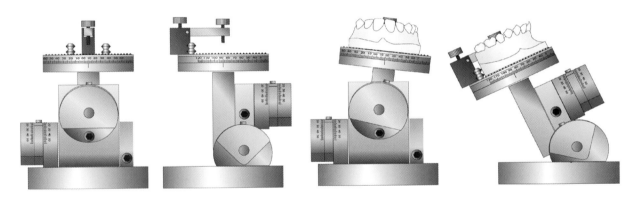

图 40-15　通过仪器在模型上定位舌侧托槽

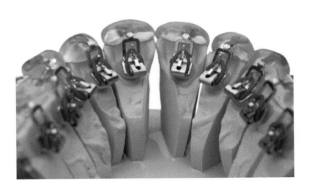

图 40-16　石膏模型上单颗牙齿舌侧托槽定位托盘

定位托盘。

2. 临床间接粘接方法　在舌侧矫治中要使用间接法进行托槽粘接。准确的粘接在舌侧矫治技术中非常重要。其具体粘接步骤如下：清洁牙面、隔湿、酸蚀、冲洗和干燥、使用底胶和托槽粘接剂、放置托槽定位托盘、粘接剂固化、托盘去除（图40-17）。

（四）舌侧矫治技术的矫治程序及临床要点

舌侧正畸矫治程序与唇侧正畸治疗程序有所不同，其临床操作要点与唇侧正畸治疗也有很大不同。在舌侧正畸技术中，主要分为两大类，一类是以STb、Kurz矫治技术为代表的舌侧预调方丝弓矫治技术，另一类是以德国Wiechmman个体化舌侧矫治技术、Adenta舌侧自锁托槽矫治技术、德国FORESTADENT公司生产的3D舌侧自锁托槽为代表的舌侧带状弓矫治技术。两类技术在矫治拔牙病例时（以拔除4个双尖牙为例），其矫治步骤稍有不同。STb技术常规分为四个治疗步骤：①整平排齐；②控制转矩；③关闭间隙；④精细调整。而带状弓技术对转矩控制力强，不需单独设置"控制转矩"这一阶段，因而治疗步骤常规分成三阶段：①整平排齐；②关闭间隙；③精细调整。

1. 舌侧带状弓矫治技术　我们以德国的舌侧带状弓技术为基础，并参考当前国际舌侧正畸矫治程序以及微种植支抗技术，对舌侧隐形带状弓正畸技术进行归纳总结。舌侧带状弓正畸技术的拔牙矫治常规分为三阶段：①整平排齐；②关闭间隙；③精细调整。

本章介绍的舌侧带状弓矫治程序与步骤适用于德国Adenta公司的舌侧垂直槽沟自锁托槽、德国FORESTADENT公司的3D舌侧自锁带状弓矫治器、德国Wiechmman医生的个体化舌侧矫治器以及国产徐氏舌侧带状弓矫治器。具体治疗程序如下：

（1）第一阶段：前牙整平排齐。

排齐初期，首先尖牙稍远移，以减小拥挤以及为排齐上下颌4个切牙创造间隙。前牙整平还可以分为以下两个步骤：尖牙远移和前牙整平。

此阶段所用弓丝为0.012英寸、0.014英寸、0.016英寸镍钛丝及0.022英寸×0.017英寸镍钛带状弓方丝。由于舌侧弓丝为带状弓，弓丝在颊舌向弹性较好，若牙列仅表现为颊舌向不齐，可较早使用镍钛（NiTi）方丝，既快速排齐前牙，又可较早确立前牙转矩，从而缩短疗程，提高治疗效率。此阶段的排齐与整平具体方法与唇侧正畸方法相似。但有三点需注意，一是初戴舌侧矫治器后，患者都会出现不同程度的不适或异物感，告诉患者，一般1周后均能适应，必要时可在舌侧托槽上覆盖可食用软蜡，以免黏膜破损、溃疡；二是弓丝末端一定要回弯充分，防止弓丝末端刺伤口腔黏膜；三是在没有粘托槽的牙齿或拔牙间隙处的弓丝上，放置塑料套管，以防舌黏膜损伤。

在整体内收之前，应该进行转矩整平，特别是前牙的转矩整平。使用弓丝顺序为先使用0.022英寸×0.017英寸镍钛方丝1~2个月，然后使用0.022英寸×0.017英寸不锈钢丝。此时，弓丝一定要做对折结扎。上颌弓丝要弯制少许摇椅曲，以保证上颌牙齿转矩的充分建立。

（2）第二阶段：整体内收前牙。

在舌侧矫治技术中，6个前牙是作为一个整体进行内收，而在唇侧矫治技术中通常先内收尖牙，因此，这两种矫治方法在美观以及矫治力的使用方面存在着差异。

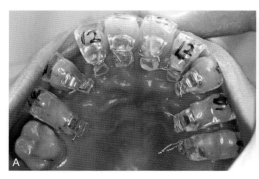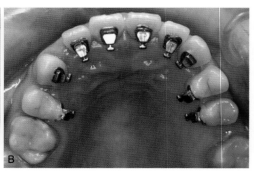

图40-17　舌侧托槽粘接。A. 在定位托盘引导下粘接托槽；B. 去除定位托盘后托槽粘于牙面的状态

在舌侧正畸治疗时，在前牙整体内收过程中，弓丝常常会出现弓丝弯曲现象（bowing effect），其中上颌牙弓比下颌牙弓更容易发生弯曲现象。其原因是，与唇侧正畸相比，舌侧正畸托槽间距过小，不得不使用较细的弓丝，以确保牙列及牙周组织健康，当施加与唇侧正畸相同大小的牵引力时，舌侧弓丝就容易发生弓丝变形。因此，在整体内收过程中，应该尽量避免这种负向作用。发生这种情况，主要有以下原因：①弓丝过细；②牵引力过大；③没有预制抵抗弯曲。以前的舌侧正畸技术多使用0.022英寸×0.016英寸不锈钢丝内收前牙，由于弓丝刚性弱，在内收前牙过程中，弓丝易变形弯曲，目前，更多的舌侧正畸学者推荐使用0.022英寸×0.017英寸甚至0.022英寸×0.018英寸不锈钢丝，Wiechmman技术推荐使用0.024英寸×0.016英寸不锈钢丝，目的是增加弓丝刚性，减小弓丝出现弯曲变形现象，并可较好地关闭拔牙间隙，同时，能更较好地控制前牙转矩，并防止后牙颊舌向倾斜。

①实施整体内收的技术：有两种整体内收前牙的方法，即闭合曲（loop）技术和滑动技术。在舌侧带状弓矫治技术中，推荐使用滑动机制方法内收前牙，关闭间隙。

②上颌牙弓内收：推荐使用0.022英寸×0.017英寸弓丝。在滑动机制中上颌应用后倾曲和补偿曲对牙齿增加压低作用力，防止弓丝垂直向弯曲变形。同时，有必要弯制弧形抵抗曲，以防止弓丝发生横向的弯曲变形。

在强支抗病例，建议使用腭侧微种植支抗技术，内收前牙（图40-18）。

③下颌牙弓：建议使用0.022英寸×0.017英寸不锈钢丝。在整体内收时，下颌弓丝为平直弓丝，

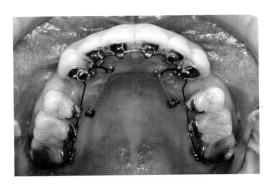

图40-18 腭侧微种植支抗整体内收前牙

不需要做后倾曲、反Spec曲、前牙区台阶以及任何形式的垂直弯曲，后牙段也呈简单平直的形态。在水平向，要弯制少许弧形抵抗曲，以防止弓丝发生横向的弯曲变形。以滑动技术关闭间隙。

④滑动机制中需要注意的问题：应该明确生物力学机制以及支抗要求。应该彻底进行后牙的整平和建立前牙转矩。不要独立结扎后牙以减少滑动摩擦力。不要使用过大的力量，以免导致垂直向弓丝变形。

（3）第三阶段：精细调整。

在整体内收完成后，需要进行精细调整获得稳定、良好的尖窝关系。这时应该使用0.022英寸×0.017英寸TMA弓丝。

在此阶段的弓丝也可作为理想弓。在临床实际应用过程中，经常使用带有小的内收、外展弯、阶台、转矩以及其他必要弯曲的0.022英寸×0.017英寸不锈钢丝或0.022英寸×0.017英寸TMA弓丝作为理想弓，对牙齿的最终位置作精细调整。最后，以0.016英寸不锈钢丝作为结束弓丝（图40-19）。

舌侧带状弓技术中应用弓丝顺序如下：
排齐整平阶段：0.012～0.016英寸镍钛圆丝
　　　　　　　0.022英寸×0.017英寸镍钛方丝
　　　　　　　0.022英寸×0.017英寸不锈钢方丝
关闭间隙阶段：0.022英寸×0.017英寸不锈钢方丝
精细调整阶段：0.022英寸×0.017英寸TMA方丝
　　　　　　　0.016英寸不锈钢圆丝

2.STb舌侧矫治技术

意大利舌侧正畸专家Scuzz医生、日本舌侧正畸专家Takemoto医生根据多年的临床研究和实践提出STb舌侧正畸技术，其具体程序与带状弓技术相似，只是在弓丝使用方法上有较大区别。治疗程序概括如下：

（1）第一阶段：前牙整平排齐。
（2）第二阶段：转矩整平。
（3）第三阶段：整体内收前牙。
（4）第四阶段：精细调整。
详见本章的下一节。

（五）舌侧正畸治疗的保持

由于舌侧矫治患者多数为成人，对其保持也应该特别注意。

成人患者的保持应该考虑到以下几点：

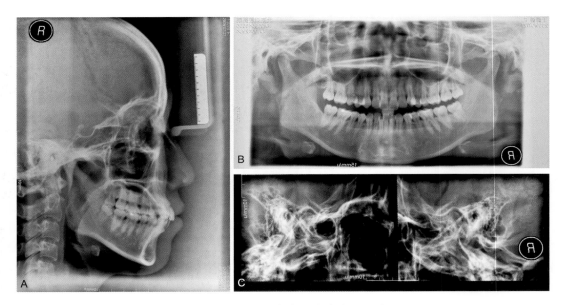

图 40-19（1）　治疗前 X 线片（A～C）

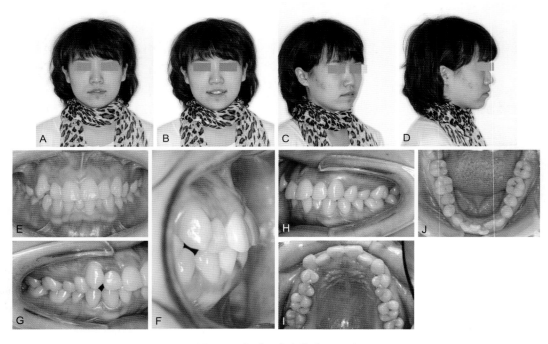

图 40-19（2）　治疗前（A～J）
图 40-19　徐氏舌侧正畸拔牙矫治病例

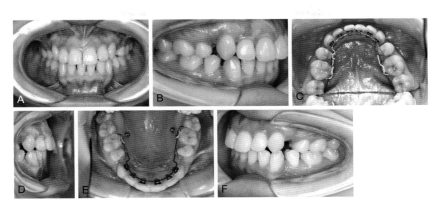

图 40-1（3） 治疗中（A～F）

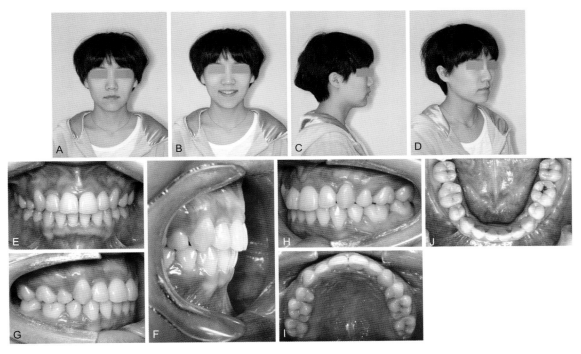

图 40-19（4） 治疗结束（A～J）

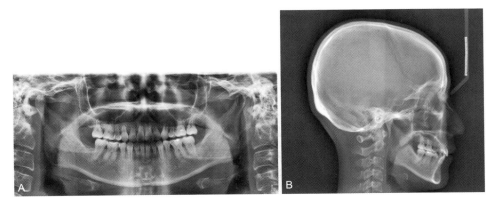

图 40-19（5） 治疗结束 X 线片（A～B）

图 40-19 徐氏舌侧正畸拔牙矫治病例

（1）成人患者对美观要求更高，不喜欢明显可见的保持器。

（2）由于社交原因，成人佩戴可摘式保持器的时间有限。

（3）许多成人患者存在类似牙龈萎缩、不良修复、缺牙、颞下颌关节紊乱等问题，在保持过程中需要进一步的口腔治疗。

（4）有些成人患者，由于牙周健康问题，可能要终生保持，因此，在保持器的设计方面，要综合考虑，以确保患者方便戴用。

因此，舌侧矫治时常用的保持器有透明保持器和固定舌侧保持器（粘接式），以保证患者的戴用时间充足，从而确保矫治效果的稳定。

当前，舌侧隐形正畸技术的使用率在世界范围内已经走向普及，越来越多的正畸医生开始应用舌侧正畸技术治疗成人患者。随着我国经济社会的发展，以及国产舌侧矫治器的研制成功，舌侧正畸技术将会成为我国成人患者的首选技术。很多学者预测，隐形舌侧正畸技术必将成为21世纪成人正畸治疗中的主流技术。

三、STb 舌侧矫治器

（一）STb 舌侧矫治器的特点

在 Ormco 第七代 Kurz 托槽的基础上，Kyoto Takemoto 医生和 Giuseppe Scuzzo 医生共同开发出了 STb 舌侧矫治器，全称为 STb Light Lingual System。矫治器位于牙齿的舌侧面，从唇侧看完全隐形，同时提供了对牙齿最大限度的三维控制（图 40-20）。和前代矫治器相比，STb 矫治有着新的结构和特点：

（1）矫治器具有降低摩擦力的结构，有利于牙齿的快速移动。

（2）矫治器体积小，高度低，患者舒适程度高，对语音影响小。

（3）简化了技工室操作程序。

（4）提高了疗效的可预测性，有利于获得高质量的矫治结果。

1. 托槽 STb 舌侧矫治器的托槽为横槽沟设计，水平方向入槽，体积较第七代 Kurz 托槽明显缩小，高度降低至 1.5 mm。托槽槽沟依旧是 0.018 英寸 × 0.025 英寸。托槽体部近远中有一定高度的阶梯，使

用直径小于 0.016 英寸的矫治弓丝时，结扎丝并不是直接将弓丝压至槽沟底，而是结扎丝在阶梯上，和另外三个槽沟壁共同构成与被动自锁托槽相似的管状结构，大大降低排齐阶段的系统内摩擦力，有利于轻力舌侧矫治的实现。

STb 舌侧托槽设计为单翼结构，有利于减小对于舌体的刺激，降低患者的不适感。前牙的托槽体并不在托槽底板中央，而是接近底板的龈向边缘。在维持托槽体和槽沟位置不变的同时，托槽底板更偏向𬌗方，不仅增加了粘接面积，而且底板与牙龈之间距离的增加更有利于局部清洁（图 40-21）。

（1）上前牙托槽：STb 托槽的最大特点是去除了第七代 Kurz 托槽的咬合板，大大减小了托槽的体积。

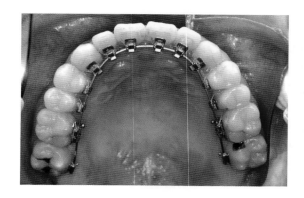

图 40-20 STb 舌侧矫治器

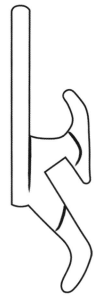

图 40-21 STb 舌侧前牙托槽

由于没有咬合板的遮挡，弓丝水平入槽的时候，从殆向可以清楚判断弓丝是否完全入槽。6颗上前牙托槽预置的转矩同为55°。

（2）下前牙托槽：下前牙托槽为单翼托槽，预置转矩为40°。

（3）双尖牙托槽：双尖牙托槽底板在近远中向和龈殆向上均为弧形，面积较小，转矩统一为11°正转矩。

（4）第一磨牙托槽：第一磨牙托槽为双翼宽托槽，有利于磨牙扭转纠正，以及间隙关闭过程中磨牙抗旋转作用。近中龈向翼附球形钩设计。

2. 弓丝 STb舌侧矫治器中的弓丝选择原则与唇侧矫治器相似，在治疗的不同阶段，根据使用目的的不同选择使用不同刚度和弹性的矫治弓丝。

（1）镍钛丝：主要在治疗的排齐整平阶段使用，包括镍钛圆丝和镍钛方丝。利用镍钛弓丝的超弹性和形状记忆性排齐牙列，辅助整平殆曲线。由于托槽槽沟为0.018英寸×0.025英寸，镍钛弓丝通常不超过0.016英寸或0.016英寸×0.022英寸。

（2）不锈钢丝：不锈钢丝主要用于关闭间隙阶段，以及利用颌间牵引调整颌间关系的时候。利用不锈钢丝的刚度，在牙齿移动中起到引导作用。舌侧隐形正畸中，很少使用不锈钢圆丝，使用最多的是不锈钢方丝。由于舌侧托槽间距明显小于唇侧，同样直径的不锈钢丝会产生更大的矫治力，牙齿彼此之间的影响也较大。

（3）β-钛丝：舌侧正畸中还经常使用到含钼的镍钛丝——β-钛丝。和镍钛丝相比，这类弓丝具有更好的弯制性能；和不锈钢丝相比，β-钛丝具有更低的刚度和更好的弹性，主要用在排齐整平阶段以及最后精细调整阶段，使各牙齿托槽底板预置的数据更好表达。还可以在弓丝上做一些弯曲，对牙齿的位置进行精细调整。

（二）舌侧直丝弓矫治技术

人类不同位置的牙齿颊舌向厚度差异非常大，特别是尖牙与第一双尖牙之间、第二双尖牙与第一磨牙之间。舌面解剖形态的变异同样非常大。单一标准化的理想弓形在舌侧正畸中并不适用。为了弥补这些解剖上的差异，舌侧矫治弓丝需要常规弯制多个弯曲进行补偿。20世纪70年代，Fujita医生提出了舌侧蘑菇状弓丝形状，尖牙远中和第二双尖牙

远中分别弯制内收弯，以此匹配舌侧的牙弓形态。这些弯曲贯穿于正畸治疗的整个过程。舌侧弓丝弯曲的存在大大增加了弓丝弯制的难度，也大大增加了椅旁时间。同时，这些弓丝弯曲也不利于间隙关闭中滑动机制的实现。而且，这些弯曲往往是应力集中的位点，也是弓丝疲劳折断的常见部位。因此，如何消除这些弯曲，降低医生的操作难度，提高舌侧正畸的效率和效果，为矫治器的发展提出了新的要求。舌侧直丝弓矫治技术就是这样一种进展。

尽管牙齿的唇/颊舌向厚度彼此相差很大，但是研究发现越接近牙齿颈部，这种颊舌向厚度的差异越小。而且，唇/颊舌向厚度的差异，从前牙到磨牙是均匀增加（图40-22）。这就提供了一种可能，如果槽沟和弓丝的位置逐渐向龈方放置，在接近牙齿颈部的部位，是可能实现舌侧矫治器的直丝化的。舌侧直丝弓矫治器就是遵循这样一种思路发展而来的。舌侧隐形矫治器的直丝化主要通过综合应用以下几种方法。

1. STb舌侧矫治器槽沟位置的确定 将托槽槽沟和弓丝靠龈方放置，使其位于临床冠的颈1/3，可以充分利用临床冠的唇/颊舌向宽度差异小的特点。为此，托槽体部不再位于牙齿舌面的中1/3，而是更接近牙齿颈部。但是，为了局部清洁的便利，托槽体不能直接接触牙龈，而是与龈缘保持一定的距离（图40-23）。

2. 舌侧直丝化弓形的调整 由于牙齿的唇/颊舌向厚度从前牙向磨牙逐渐增加，因此，舌侧直丝弓形与唇侧直丝弓形并不相同，整体弓形的宽度更小。此外，为了实现尖牙、双尖牙区域弓丝的光滑过渡，弧形较大的前段弓丝与弧形较小的后段弓丝的转角

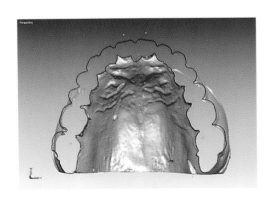

图40-22 牙冠中部水平的牙齿唇/颊舌向厚度

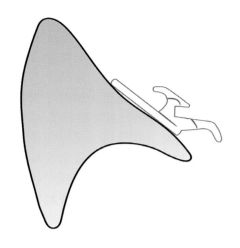

图 40-23　舌侧直丝弓矫治器的位置

处从尖牙区域前移至侧切牙和尖牙之间的区域（图40-24）。

3. STb 舌侧矫治器的迭代　STb 舌侧矫治器从诞生起，结构细节也在不断优化。托槽体部位置确定在临床冠颈 1/3 的同时，为了避免托槽底板直接刺激牙龈，而且底板与牙面之间有足够的接触面积，前牙 STb 托槽体部不再位于底板中央，而是接近底板龈向边缘。这种结构保证了托槽底板的位置并不在临床冠的颈 1/3，而是接近中 1/3（见图 40-20）。

通过对模拟排牙、托槽位置、底板代偿等一系列步骤进行优化调整，将矫治器在三个方向上的弯曲预置在托槽底板，实现舌侧隐形正畸直丝化。舌侧正畸矫治弓丝的直丝化可以有效降低弓丝弯制和临床操作难度和复杂性，减少椅旁时间；由于弓丝

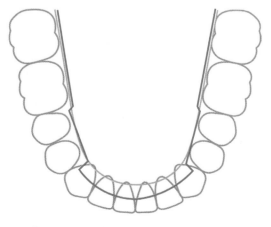

图 40-24　舌侧直丝弓形和蘑菇型弓形

平直，可以提高患者的舒适性；平直的舌侧矫治弓丝有利于牙齿沿弓丝滑动，充分体现滑动为主的牙齿移动方式，牙齿在治疗初期就向着最终的理想位置移动，进而提高矫治效率；有利于更多的正畸医生掌握舌侧矫治技术，有利于这项矫治技术的推广（图 40-25）。

（三）STb 舌侧矫治器的治疗程序

STb 舌侧矫治技术遵循一定的矫治程序，以拔牙矫治为例，完整的矫治过程包括三个阶段：排齐整平阶段；关闭间隙阶段；精细调整阶段。

1. 排齐整平　排齐整平是 STb 舌侧隐形正畸的第一步，目的是在第一序列上排齐牙列，在第二序列上整平殆曲线，打开咬合，在第三序列上使得前牙的转矩得到整平，托槽底板的转矩充分表达。

牙列的排齐主要是利用镍钛弓丝的弹性，弓丝的使用顺序遵循从细到粗、从圆到方的原则。由于舌侧托槽间距明显小于唇侧矫治器，相同直径的镍钛圆丝产生的矫治力要明显大于唇侧矫治器。因此，注意选择弹性更好、摩擦力更低的弓丝。对于 0.018 英寸系统的 STb 舌侧矫治器，0.012 英寸和 0.014 英寸的超弹镍钛圆丝或者热激活镍钛圆丝是排齐阶段常用的弓丝。有时候局部的一些拥挤妨碍弓丝结扎，甚至妨碍拥挤牙的托槽粘接，需要局部开展间隙后再粘接矫治器进行排齐。

（1）带阻挡曲的连续弓丝拉尖牙向远中：当前牙段拥挤度不大，只需要尖牙少量远中移动就可以为排牙牙列创造足够间隙的时候，可以使用带阻挡曲的连续弓丝，远中移动尖牙。选择 0.014 英寸、0.016 英寸澳丝或者 0.016 英寸 β- 钛丝，尖牙远中的内收弯抵住双尖牙托槽近中。如果使用直丝弓矫治技术，可以在双尖牙近中放置阻挡曲（stop），抵住双尖牙托槽的近中。从双尖牙开始，用链状橡皮

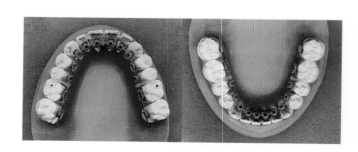

图 40-25　舌侧直丝弓矫治器的间接粘接

圈以轻力向远中牵拉尖牙。出于美观的需要，舌侧正畸中，一般不采用完全拉尖牙向远中与双尖牙靠拢的策略。拉尖牙向远中获得所需间隙后，通常需要更换直径更细、弹性更好的镍钛圆丝进行牙列排齐。

（2）镍钛推簧局部开展间隙：如果患者的局部条件不允许拉尖牙向远中，或者前牙允许一定程度的唇倾，或者拥挤主要位于中切牙区域，可以在拥挤局部放置镍钛推簧，以轻力局部开展间隙（图40-26）。

（3）利用弓丝弹性局部开展间隙：如果局部拥挤比较严重，不易放入镍钛推簧，或者牙列不齐严重，不能放入大尺寸镍钛圆丝，还可以利用镍钛圆丝的弹性进行局部开展间隙。选择0.012英寸镍钛圆丝或者0.014英寸镍钛圆丝，将超过局部长度的弓丝留置于拥挤处近远中邻牙之间。在弓丝的弹力作用下，局部牙齿做唇/颊向移动，起到局部扩弓、获得间隙的作用（图40-27）。

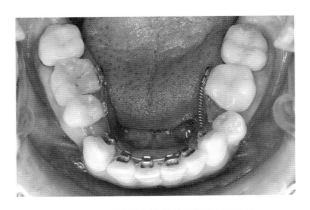

图40-26　利用镍钛推簧开展局部间隙

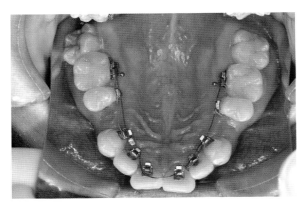

图40-27　利用镍钛弓丝的弹性开展局部间隙

对于需要整平殆曲线，打开咬合的患者，矫治器粘接后，下前牙很容易咬到上前牙的托槽，下前牙因此受到压低的力量，而此时后牙脱离咬合，有利于后牙的升高，起到类似平导的作用。临床研究也证实，舌侧正畸患者治疗后下前牙出现一定程度的压低，而且下前牙的压低作用主要发生在排齐整平这一阶段。

排齐牙列、整平殆曲线完成后，第一阶段还有一个重要的阶段性目标——前牙的转矩整平，使前牙的槽沟走行达到一致，使个性化托槽底板预置的转矩充分表达。应用0.017英寸×0.025英寸镍钛方丝，或者0.017英寸×0.017英寸β-钛丝，为确保弓丝完全入槽，前牙全部双重结扎。完成前牙的转矩整平后，才可以进入第二阶段——关闭间隙。如果前牙转矩整平不充分，用于内收前牙的不锈钢方丝不能完全就位，会妨碍接下来的前牙内收，出现弓丝脱出，甚至前牙转矩丢失。

2. 关闭间隙　第二个阶段是关闭间隙，内收前牙。舌侧正畸中，因为美观的原因，不提倡先拉尖牙向远中、然后内收切牙的两步法关闭间隙策略，否则尖牙近中会阶段性出现比较大的间隙，影响美观。因此，舌侧正畸通常是一步法策略，6颗前牙整体内收，关闭间隙。

闭合曲关闭拔牙间隙的方法现在已经很少使用，主要是因为弯制弓丝比较复杂，局部的闭合曲会增大患者的不适感。目前，主要使用滑动法关闭拔牙间隙，特别是舌侧直丝弓矫治技术的出现和发展，为滑动法的广泛使用创造了条件。

上颌滑动法关间隙使用0.016英寸×0.022英寸不锈钢方丝，弯制个体化舌侧弓丝，加入摇椅形弓，防止垂直弯曲效应。从双尖牙远中渐进性向颊侧弯制成弧形曲线，使弓丝结扎前的第二磨牙远中比现有牙弓宽一个牙尖，防止水平弯曲效应。6颗前牙"8字"结扎，防止出现散隙。另外，每颗前牙独立进行双重结扎，以保证主弓丝完全入槽不脱出。链状皮圈轻力从支抗牙齿拉到尖牙，从而完成前牙的内收（图40-28）。

下颌滑动法关闭间隙使用0.016英寸×0.022英寸不锈钢方丝，弯制个体化舌侧弓丝，不需要加入摇椅形弓和弓丝后段的补偿弯曲。6颗前牙"8字"结扎，防止出现散隙。另外，每颗前牙独立进行双重结扎，以保证主弓丝完全入槽不脱出。链状皮圈

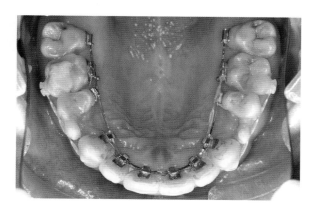

图 40-28 滑动法关闭拔牙间隙

轻力从支抗牙拉到尖牙。

3. 精细调整 拔牙间隙全部关闭后进入精细调整阶段，解决前两个阶段遗留的全部颌内和颌间的小问题。通过精细调整，获得正确的牙齿接触关系、稳定的尖窝咬合关系和上下牙弓的匹配。

由于舌侧矫治器的托槽间距大大小于唇侧矫治器，不锈钢方丝硬度大，不适合进行牙齿局部的精细调整，而镍钛丝又很难进行精确的弯制，所以 β - 钛丝是个很好的选择。既有比不锈钢丝更好的弹性，又有比镍钛丝更好的可弯曲性。选择 0.017 英寸 ×0.017 英寸的 β - 钛丝，使得个体化托槽底板包含的三个序列上的数据完全表达。拔牙处近远中的牙齿进行钢丝 "8 字" 结扎，防止拔牙间隙复发。前牙区独立的双重结扎，弓丝完全入槽，放置 1～2 个月。在此基础上，根据精细调整的具体需要，在弓丝上弯制微小的补偿弯曲，对个别牙齿进行三维方向的调整。

（四）技术要点

精确的托槽定位是成功正畸治疗的重要因素。托槽定位包括了龈𬌗向（高度）位置、近远中向位置、转矩和轴倾度四个方面。由于牙齿形态以及轴倾度等不同，以及不同的矫治方案，例如拔牙矫治或者不拔牙矫治，托槽位置也有不尽相同的要求。此外，还有一些技术细节需要加以注意。

1. 结扎 将矫治弓丝结扎于托槽槽沟，主要有以下三个目的：①弓丝就位，使弓丝形变产生矫治力；②使弓丝 - 托槽 - 牙齿成为一体，将矫治力传递给牙齿；③牙齿移动过程中，弓丝不从槽沟脱出。

STb 托槽的槽沟向舌向开口，由于前牙的形态

原因，槽沟与托槽底板的关系并不垂直。传统的结扎方式并不能把弓丝很好地固定在槽沟底，影响矫治力的产生和传递。STb 托槽设计为弓丝水平入槽，间隙关闭、内收前牙的过程中，矫治力的方向是把弓丝拉出槽沟。传统的结扎方式同样不能把弓丝很好地固定在槽沟底。因此，前牙区必须使用双重结扎，使弓丝完全入槽，并且牢牢地固定在槽沟底部（图 40-29）。

2. 扭转牙的矫治 由于解剖的原因，舌侧正畸中托槽间距比唇侧正畸小。在排齐阶段，相同直径的镍钛丝产生的矫治力明显大于唇侧正畸，因此较难产生纠正扭转牙齿的适宜矫治力。而且，舌侧托槽的近远中径较唇侧托槽小，不利于纠正牙齿的扭转。需要一些特殊的处理方法。

（1）确保扭转牙齿局部有足够的间隙：前牙的近远中径大于唇舌径，扭转牙齿占据的间隙较小。纠正扭转牙齿首先要确保扭转牙齿局部间隙充足。如果局部间隙明显不足，需要首先局部开展间隙。

（2）Smith 旋转结扎：将链状皮圈从弓丝和牙齿之间穿过，链状皮圈的一端从另一端最后一个链状皮圈中穿过，这样使链状皮圈的一段系在弓丝上。链状皮圈从扭转牙齿一侧邻间隙经唇面绕到该牙的对侧邻间隙，穿过对侧邻间隙后结扎在扭转牙托槽的牵引钩上（图 40-30）。

（3）扭转牙齿之间的交互支抗：如果同时存在临近的多颗牙齿扭转，可以扭转牙齿彼此之间作为交互支抗，以链状皮圈同时纠正。

3. 精确的力学系统 STb 舌侧矫治器的托槽为 0.018 英寸 ×0.025 英寸的方形槽沟，属于方丝弓矫治器系统。弓丝为水平入槽，因此，STb 舌侧矫治

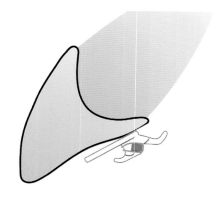

图 40-29 双重结扎适用于舌侧矫治的前牙区

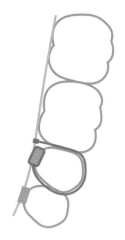

图 40-30　Smith 结扎

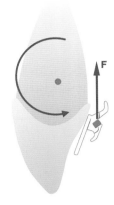

图 40-31　位于抗力中心舌侧的矫治器，施加压低力时会引起牙齿的舌向旋转

器和唇侧直丝弓矫治器在基本原理上是相似的。在排齐和整平阶段，利用矫治弓丝的超弹性和形状记忆性，通过弓丝暂时形变产生矫治力排齐牙列，整平殆曲线，整平转矩。在间隙关闭阶段，利用弓丝的刚度，控制牙弓形状，额外施加的矫治力引导牙齿沿着弓丝移动。

舌侧隐形矫治使用间接粘接，牙齿三维方向上理想的位置数据和角度数据全部预置在矫治器底板，形成个性化的底板。排齐整平阶段，镍钛圆丝的逐级应用使托槽底板第一序列和第二序列上的数据逐渐表达。镍钛方丝的使用使第三序列上的数据开始表达，有利于实现转矩的整平。关闭间隙阶段，不锈钢方丝的使用有利于防止转矩丢失。而在精细调整阶段，STb 舌侧矫治器使用 0.017 英寸 ×0.017 英寸的 β-钛丝，比不锈钢丝更好的弹性有利于将接近全尺寸的弓丝入槽结扎，而较镍钛丝更大的刚度有利于内置于托槽底板的牙齿三维数据更全面地表达。

由于矫治器位于牙齿的舌侧面，所以，舌侧隐形正畸遵循与唇侧正畸不尽相同的的矫治力学原则。而通过舌侧矫治器对前牙施加压低力的时候，矫治力更接近唇倾度正常前牙的抗力中心，易于实现牙齿的压低运动。对唇倾度过大的前牙进行压低时，压低力位于抗力中心的唇侧，但是由于力臂较小，产生的逆时针力矩较唇侧矫治器小，引起不利的前牙唇倾程度小。对于前牙舌倾的安氏 II² 错殆畸形的前牙进行压低时，压低力通过上前牙的舌侧，由此产生的转矩将导致牙齿的进一步舌向旋转，加重舌倾和闭锁（图 40-31）。

内收前牙时，同时施加一定的压低力和内收力，合力多数时候位于前牙抗力中心的舌侧，形成前牙顺时针旋转力矩，导致牙齿更容易直立、舌倾。如果前牙整体内收的矫治力过大，则会出现上前牙舌倾、伸长，下前牙与上前牙的舌侧托槽接触，后牙近中倾斜，开殆，侧方咬合功能丧失，这种现象称为"垂直弯曲效应"。为了预防这种不利的现象，上颌内收前牙的不锈钢丝上需要增加补偿曲线以增加前牙压低的力量，同时减小内收前牙时施加的水平方向的矫治力，使合力更接近前牙的抗力中心。

内收前牙的时候，支抗磨牙受到持续的颌内牵引力，容易出现上颌第二磨牙宽度缩窄，双尖牙区宽度增加，这种现象称为"水平弯曲效应"。为了预防这种不利的现象，需要在内收弓丝的双尖牙远中开始逐渐向颊侧弯制弧形。弓丝在上颌第二磨牙区处扩大一个牙尖的宽度。同时，适当减小前牙内收施加的水平方向矫治力。磨牙近中舌向扭转被视为后牙支抗丧失的早期表现。

4. 拔牙病例的支抗控制　舌侧隐形正畸中，整平加深的殆曲线的时候，关闭间隙阶段弓丝上增加补偿的时候或者弓丝前段增加冠唇向转矩的时候，矫治力都会通过弓丝传递给后牙，使后牙受到远中直立的力，有利于防止后牙支抗丢失。因此，舌侧隐形正畸中，支抗后牙通常可以提供比唇侧正畸更强的支抗。内收前牙的时候，磨牙近中舌向扭转被视为后牙支抗丢失的表现之一。舌侧正畸中，支抗磨牙持续受到远中舌向的矫治力，进一步增强了磨牙的支抗。而在垂直方向，磨牙受到的远中直立的力对后牙舌尖产生一定的压低作用，可以很好地控制舌尖下垂，防止磨牙伸长导致的下颌顺时针旋转（图40-32）。

　　舌侧隐形正畸的后牙支抗较强并不意味着支抗总是可以满足临床需要，也不意味着不需要支抗控制。支抗设计和支抗控制是正畸治疗的一项核心内容。诊断设计阶段，根据间隙的需要量确定支抗的强度。根据支抗的需求强度确定支抗的类型。能用颌内支抗解决的问题，尽量不用颌间支抗。如果常规的颌内支抗不能满足需要，可以从对颌寻找额外

的支抗来源，甚至使用辅助支抗，例如TPA，甚至种植体支抗。但是，由于TPA和舌侧矫治器都位于牙齿的舌面，本来狭小的舌面会非常拥挤，为矫治器安放带来困难，需要技师精心制作。舌侧隐形正畸中，微螺钉种植体因为其应用部位灵活而且支抗强大的优点成为最常用的辅助支抗措施（图40-33）。

（五）病例报告

1. 不拔牙病例（图40-34）

患者成年女性，主因牙列不齐，前牙咬合不适

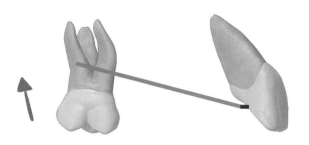

图40-32 弓丝前牙段的冠唇向转矩对支抗磨牙产生远中直立的作用

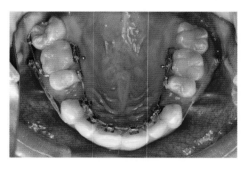

图40-33 种植体加强后牙支抗，辅助内收前牙，关闭间隙

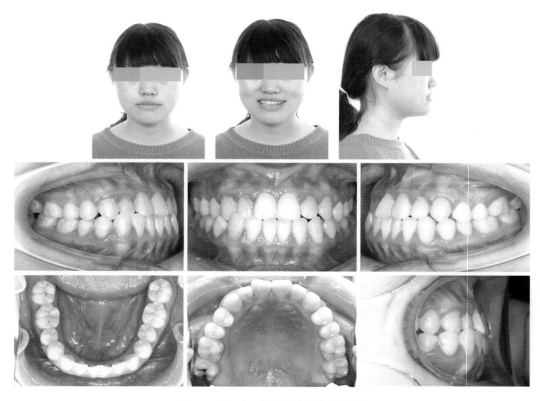

图40-34（1） 患者治疗前的面𬌗像

要求舌侧正畸。患者面部双侧基本对称，凹面型，鼻旁区凹陷。上下牙列轻度拥挤。双侧磨牙完全近中关系，尖牙近中关系，前牙对刃，右侧尖牙和双尖牙区反𬌗。X线片显示Ⅲ类骨骼型，上前牙唇倾，下前牙直立。

诊断： 牙型：安氏Ⅲ类；骨型：Ⅲ类。

由于患者拒绝正畸-正颌联合治疗，所以选择单纯正畸治疗的方法进行掩饰性治疗。通过直立、远中移动下颌后牙，从而创造间隙，内收下前牙，解除反𬌗，建立正常的牙𬌗关系。使用舌侧直丝弓矫治技术。

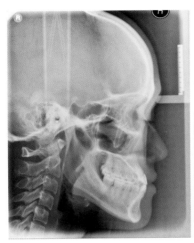
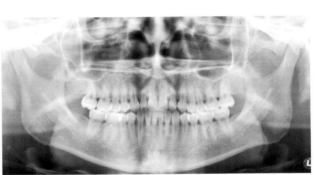

图 40-34（2） 患者治疗前的 X 线片

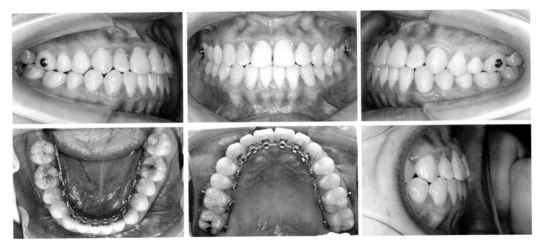

图 40-34（3） 患者治疗中的𬌗像

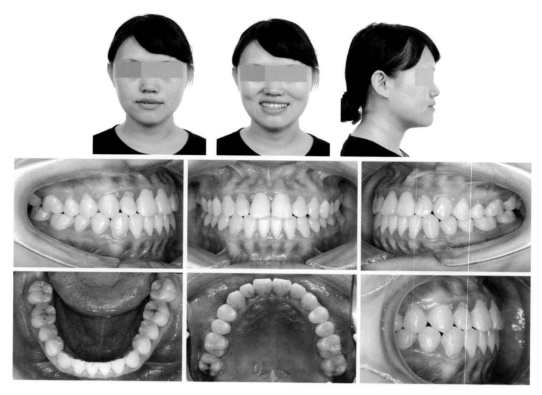

图 40-34（4） 患者治疗后的面𬌗像

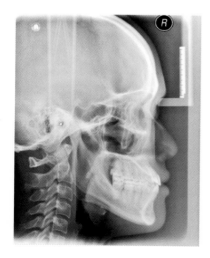

图 40-34（5） 患者治疗后的头颅侧位片

2. 拔牙病例（图 40-35）

患者成年女性。主诉：口唇前突，要求舌侧正畸。患者面部左右基本对称，口唇前突。开唇露齿，露龈微笑。上下牙列轻度拥挤。双侧磨牙中性偏近中关系，尖牙近中关系，前牙浅覆盖，覆𬌗 0 mm，下牙弓中线右偏 1 mm。X 线片显示 Ⅱ 类骨骼型，上下前牙唇倾。

诊断：牙型：安氏 Ⅰ 类；骨型：Ⅱ 类。

矫治方案包括减数拔除 14、24、34、44，排齐牙列，关闭拔牙间隙，内收前牙，使用舌侧直丝弓矫治技术。

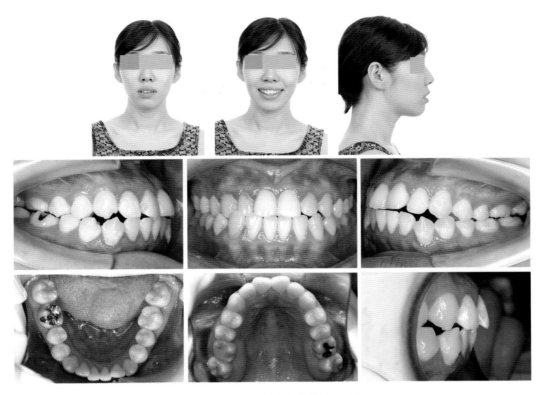

图 40-35（1） 患者治疗前的面殆像

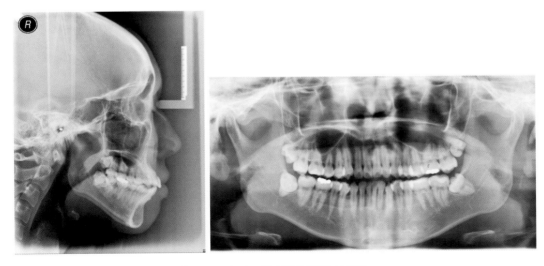

图 40-35（2） 患者治疗前的 X 线片

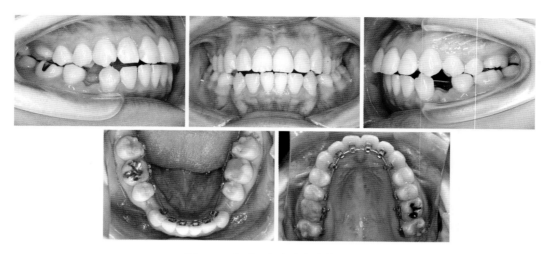

图 40-35（3）　患者治疗中的殆像

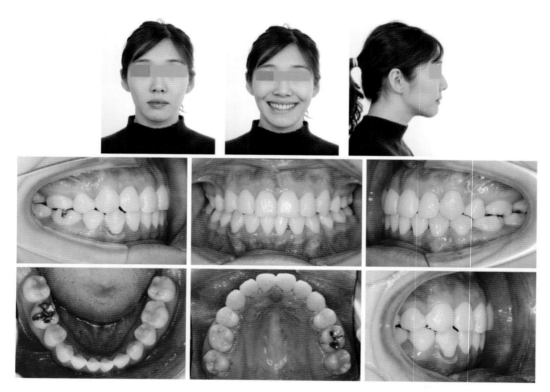

图 40-35（4）　患者治疗后的面殆像

四、个性化舌侧矫治技术

舌侧矫治技术（lingual orthodontics）起源于 20 世纪 70 年代，是将矫治器粘接于牙齿舌侧面，在整个治疗过程中完全看不到矫治器的、最美观的固定矫治技术，也称为"隐形矫治技术"（invisible orthodontics）。此项技术一经问世，既以其绝对的"美观性"受到患者、尤其是成人患者的青睐，舌侧矫治技术立即进入快速发展期，矫治技术日益成熟，矫治器的精度不断提高，患者的舒适性也不断提升，但是，以 Kurz 第七代舌侧矫治系统为代表的传统舌侧技术仍然存在着临床操作繁杂、矫治精确性较差以及患者适应周期较长等不足之处，使之成为让正畸医师望而生畏的、"象牙塔"式的矫治技术，限制了舌侧矫治技术的推广和普及。

为了研制一种让患者感觉更加舒适、医师操作更简单、临床疗效更好的舌侧矫治系统，多年来广大的舌侧正畸学者们一直致力于传统舌侧矫治系统的改良，经过四十多年的不断探索和发展，至 21 世纪初终于诞生了能有效克服传统舌侧矫治技术不足之处的个性化舌侧矫治技术，从而真正使舌侧矫治技术成为常规的固定矫治技术在临床上供患者选择。个性化舌侧矫治技术（Incognito）是当代舌侧矫治技术的代表性技术之一。

（一）个性化舌侧矫治技术简介

个性化矫治器是指根据每位患者、每个牙齿的具体形态而"量体定做"的矫治器，这是提高正畸矫治的精确性以及简化临床操作最行之有效的方法，也是正畸矫治技术多年来一直不懈努力的方向。

从唇侧固定矫治器的发展史中可以看出，从标准方丝弓矫治器到全程式化直丝弓矫治器，不仅托槽的底板形态越来越和牙齿唇侧面形态相吻合，而且还将方丝弓矫治技术中的第一、第二以及第三序列弯曲有效地融入至托槽设计中，减少了临床操作的繁杂性以及提高了矫治的精确性。迄今为止，唇侧固定矫治器的数值还是依据理想殆人群牙齿的平均值加工制作的，由于每位患者牙齿的数值和人群平均值之间尚存有一定的差异，医师在临床上还需要根据患者的实际情况进行调整，尚未能真正实现"个性化唇侧矫治器"。

然而，对于舌侧矫治技术来说，"个性化矫治器"的设计理念则尤其重要，这是因为舌侧矫治器是粘接于牙齿的舌侧面的固定矫治器，和牙齿唇侧形态相比，牙齿舌侧面的形态不仅变异较大，而且舌侧托槽间距还更小，因此，临床上牙齿位置不理想的时候，很难像唇侧矫治技术那样，通过弓丝弯制来精细调整牙齿的最终位置。另外，由于舌侧矫治力的作用点距离牙齿阻抗中心较远，通过弯制弓丝达到对牙齿位置的精细调整的难度也越大，这也是传统舌侧矫治技术的难点，有时还成为了不可逾越的瓶颈，还可能导致最终矫治精确度的下降。

个性化矫治技术的发展离不开 CAD/CAM 技术，即计算机辅助设计和计算机辅助制造技术。此技术是 20 世纪 70 年代开始广泛应用于工业自动化和航天领域的高科技技术，它主要有 3 个组成部分：数据采集、计算机辅助设计和计算机辅助制造。近十年来 CAD/CAM 技术在口腔领域的应用发展迅速，无论是在口腔修复、种植、外科以及牙体等都得到了广泛应用。在正畸学领域，此技术主要应用于个性化舌侧矫治器以及无托槽隐形矫治器的加工和制作。

2000 年德国 Wiechmann 医生率先将 CAD/CAM 技术应用于舌侧矫治器的生产和加工，研制开发了个性化舌侧矫治系统（Incognito system）。患者的石膏模型经过技工室排牙后，采用高分辨率的三维激光扫描仪（GOM，Braunschweig，德国）将模型的三维信息输入计算机内，然后，在计算机上根据每颗牙齿舌侧面的具体形态，设计个性化的托槽底板、托槽体以及牵引钩等附件，最后通过精密铸造完成托槽加工，并使用机械手为每位患者弯制各个矫治阶段的个性化矫治弓丝。该系统有效地克服了以 Kurz 第七代矫治系统为代表的传统舌侧矫治技术固有的局限性，成为当今正畸临床上使用率第一位的舌侧矫治技术，深受广大患者以及医师的欢迎。

（二）个性化舌侧矫治器的组成

个性化舌侧矫治器主要由托槽、舌面管、弓丝、舌侧扣以及美观义齿等矫治附件组成。

1. 托槽的种类及其特征　个性化舌侧托槽是由托槽底板、托槽体以及牵引钩三个部分组成。

托槽底板外形为个性化底板，和传统舌侧托槽相比，底板面积较大，并和相应牙齿舌侧面形态完全吻合，对于舌侧解剖形态不明显的牙齿，如前牙等，为了形成托槽底板和牙齿舌侧面一对一的"锁结"关系，还可以将底板延伸至牙齿切端，形成切端翼，这样，当托槽脱落的时候，就不再需要转移托盘，而是可以像唇侧矫治技术一样在患者口内进行直接粘接复位，并可以确保托槽粘接的精确性。

托槽体相对较小，除了第一磨牙外，均为单翼托槽，而且托槽体的位置可以根据牙齿的初始位置进行调整。如图 40-36 所示，左上中切牙因拥挤无法将托槽体置于托槽底板近远中的中央时，也可以将托槽体置于托槽底板的一侧，这种设计，可以尽

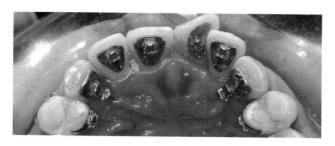

图 40-36 当左上中切牙因拥挤无法将托槽体置于托槽底板近远中向的中央时，可以将托槽体置于托槽底板靠近中的位置

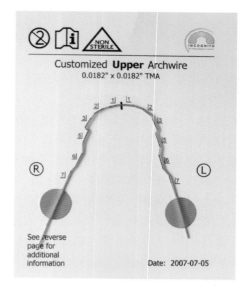

图 40-37 根据患者排牙模型设计的"个性化矫治弓丝"

早粘接托槽，加快矫治进程。

每个托槽都设有牵引钩，其位置和角度也需要根据牙齿颈部的解剖形态以及临床需要进行调整，便于临床使用。

托槽槽沟为 0.018 英寸。个性化舌侧托槽的槽沟系统非常独特。至今为止临床上使用的唇侧以及舌侧矫治器均采用水平槽沟或者垂直槽沟，而个性化舌侧矫治器的槽沟系统则为复合式，即其前齿槽沟为垂直向，而后齿槽沟为水平向。这种复合式设计极大地改善了舌侧技术对前牙转矩控制较弱的缺点。

2. 舌面管 舌面管用于末端磨牙的舌侧，其形态和磨牙颊管的形态类似，但是为了便于安放矫治弓丝，对其近中弓丝入口处进行了改良，采用了喇叭口式设计，便于弓丝的插入。

和传统舌侧矫治器不同，个性化舌侧矫治的末端磨牙很少使用带环，而是将舌面管直接和个性化底板铸造在一起，直接粘接使用。

对于末端磨牙需要使用带环时，也可以设计铸造带环，带环的邻面从牙齿邻接点的𬌗向经过，因此，可以直接粘接带环，无需进行分牙。

3. 矫治弓丝 传统的舌侧矫治技术采用"蘑菇状"舌侧标准弓形。由于尖牙舌侧面厚度通常比切牙大很多，导致 4 个切牙托槽底板和牙齿舌侧面的距离明显加大，需要较厚的前牙树脂垫，虽然这样可以简化弓丝弯制，但是，却显著地降低了舌体空间，增加了患者的不适性以及发音障碍。

个性化舌侧矫治技术则采用个性化弓形，在弓丝上通过弯制第一序列弯曲代偿牙齿舌侧厚度的差异，完全不需要树脂垫，为舌体提供更多的空间，最大限度地提高了患者的舒适度。

个性化舌侧弓丝先由计算机根据患者的排牙模型设计出每位患者的个性化舌侧弓形（图 40-37），

然后，再由机械手弯制矫治弓丝，确保了弓丝的精确性。

4. 矫治附件 舌侧矫治技术中常用的附件有美观义齿、舌侧扣等。

美观义齿主要用于拔牙病例，用来遮挡患者的拔牙间隙，最大限度地降低了因拔牙对于患者在治疗过程中美观性的影响。

粘接美观义齿时，义齿的龈向需要预留 1～2 mm 间隙，以利于口腔的清洁，美观义齿的咬合端需要调和，使其与对𬌗牙齿无咬合接触，防止义齿受力脱落。

美观义齿粘接后，每次患者复诊时，均需要仔细检查，避免美观义齿妨碍牙齿移动或者拔牙窝的愈合。对于拔除第一双尖牙的患者，通常选择在第二双尖牙的近中面粘接美观义齿，这样不仅可以提高美观义齿的粘接强度，而且可以最大限度地降低拔牙间隙对患者的影响。

对于拔牙患者，要随着前牙的内收，分次调磨美观义齿，以免妨碍拔牙间隙的关闭。通常，每次复诊时需将义齿磨小约 2 mm，当拔牙间隙过小时，则去除美观义齿。

5. 常用的辅助装置 和传统的舌侧矫治技术不同，个性化舌侧矫治技术中很少使用横腭杆、口外弓以及 Nance 弓等，对于需要强支抗的患者则使用微种植钉。

（三）个性化舌侧矫治器的加工制作

个性化舌侧矫治器采用计算机辅助设计和加工技术（CAD/CAM）进行加工生产，其制作过程如下：

1. 制取硅橡胶印模　首先，在临床上为患者制取高精度的硅橡胶印模，这是确保矫治器精度的重要步骤。制取硅橡胶印模前，医生需要仔细检查患者的口腔卫生状况，对于有牙结石、牙龈红肿的患者，需要先给患者进行洁治，待牙龈恢复正常后再制取印模，否则会影响矫治器的边缘设计。

制取硅橡胶印模的托盘建议采用不锈钢托盘或者厂家推荐的塑料托盘，不建议使用铝制托盘，因为铝制托盘容易脱模，导致印模变形。

制取后的硅橡胶印模，邮寄给加工厂，在加工厂进行石膏模型的灌注（图40-38）。

2. 模型排牙　技师根据医生对患者的矫治设计进行人工排牙（图40-39）。

3. 激光扫描形成数字化模型　采用高分辨率的三维激光扫描仪扫描排牙后的模型，形成单个牙齿以及整个牙列的数字化模型，技师应用相应的软件设计舌侧矫治器。

随着数字化技术在口腔的应用日益深入，目前，已经可以应用高精度的口内数字扫描仪直接在患者口内扫描，生成患者初始的数字化模型，然后，技师直接应用此模型在计算机内进行数字化排牙以及矫治器的设计。

4. 个性化托槽底板的设计　个性化托槽底板是根据牙齿舌侧面的解剖形态，为每个牙齿量体定做的"个性化托槽底板"（图40-40）。通常，个性化舌侧托槽的底板不仅面积较大，而且充分利用牙齿舌侧面的解剖形态，有时候也可以将底板延伸至牙齿殆面的特殊解剖结构，如下磨牙的舌侧沟上，以使托槽底板和牙齿舌侧面之间形成稳定的一对一的"锁合"关系，从而实现了舌侧托槽脱落后的直接粘接，并能确保粘接的精确度，而传统舌侧矫治技术则必须进行间接粘接复位，增加了临床复诊时间。

托槽底板的厚度仅为0.2～0.3 mm，非常薄，极大地提升了患者的舒适度。

5. 托槽体的设计　个性化舌侧托槽除了第一磨牙外均为单翼、带牵引钩的托槽。槽沟尺寸为0.018英寸，槽沟为混合式，即前牙托槽槽沟为垂直向设计，弓丝从托槽殆面垂直进入槽沟，后牙托槽则采

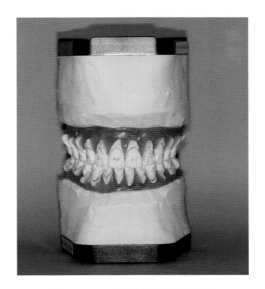

图40-39　患者的石膏模型排牙

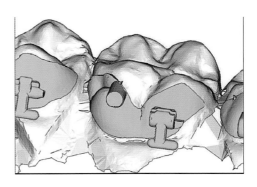

图40-40　个性化舌侧托槽底板

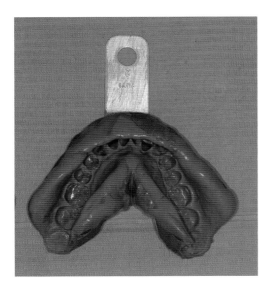

图40-38　精确的硅橡胶印模

用水平向槽沟设计，弓丝从托槽舌侧面水平进入槽沟（图40-41）。

技师从托槽体库中选取相应的托槽体，放置在相应的牙齿背板上，所有托槽的槽沟均需要排列在预定的弓丝平面，并在槽沟内预置相应的轴倾度以及转矩角度。由于是个性化设计，无论是托槽体位于托槽底板的位置，还是槽沟内的转矩以及轴倾角度均可以根据医生的要求进行设计。例如：对于拔牙矫治病例，为了预防牙齿内收过程中上前牙的舌倾，可以适当增加上前牙正转矩值，提高矫治效果。

牵引钩的角度也可以根据患者牙冠与齿槽骨的形态调整其角度，既可以防止牵引钩过度舌向，刺伤患者的舌体，引起不适感，还可以防止牵引钩过度贴近牙龈，压迫牙龈以及妨碍临床操作。

6. 精密铸造托槽 数字化舌侧托槽设计完成后，通常打印出蜡型，并采用精密铸造技术进行托槽的生产加工。

目前常用的有金合金个性化舌侧托槽以及不锈钢个性化舌侧托槽。金合金托槽，例如3M公司的Incognito，由于金合金具有更好的生物相容性，和不锈钢托槽相比，对牙龈等的刺激性更小，患者更加舒适，但是，其价格也相对较高。不锈钢托槽，例如广州瑞通公司的eBrace舌侧托槽，也在临床应用。

7. 制作间接转移托盘 个性化舌侧托槽生产加工完成后，需要技师将托槽粘接在患者初始的错𬌗模型上，并制作间接转移托盘（图40-42），供临床医生使用。对于错位严重无法在初始模型上准确粘接托槽的牙齿，则采用分步法进行粘接。也就是，在初始转移盘中暂时不粘接此托槽，而是另外单独制作此牙的个别转移托盘，随着临床治疗的进展，当给严重错位的牙齿提供足够的间隙后，再使用个别转移托盘粘接托槽。

间接转移托盘通常有两种，一种是硅橡胶转移托盘，另外一种是压模转移托盘。硅橡胶转移托盘是由两层硅橡胶组成，内层为较柔软的硅橡胶，而外层为超硬型硅橡胶，以确保托槽准确就位。压模转移托盘也常采用双模式，内层较柔软，防止取下转移盘时将托槽剥脱，外层较硬，以确保托槽定位的精确性。

临床粘接前，还需要对托槽底板进行喷砂以及清洁处理，以提高托槽的粘接强度，降低其脱落率。

8. 个性化矫治弓丝的弯制 计算机根据患者的牙列以及牙齿舌侧面的形态设计"个性化舌侧弓形"，并使用机械手弯制个性化矫治弓丝，确保弓丝的精确性（图40-43）。

个性化舌侧矫治弓丝非常有特点，其形状呈带状，这点有别于传统的舌侧以及唇侧弓丝，而且为了补偿牙齿舌侧面厚度的差异，弓丝上还增加了第一序列弯曲。由于个体差异大，每位患者的舌侧

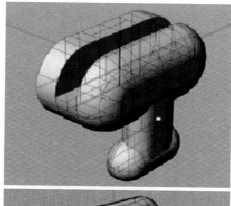

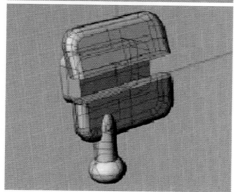

图40-41 前牙托槽采用垂直向槽沟设计，后牙托槽采用水平向槽沟设计

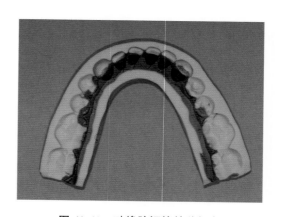

图40-42 硅橡胶间接转移托盘

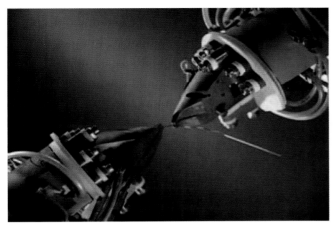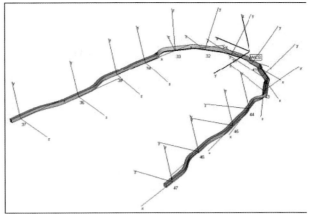

图 40-43 机械手精确弯制个性化弓丝

弓形都不相同（图 40-43），而且弓丝也不一定左右对称。

（四）个性化舌侧矫治技术的特点

1. 个性化托槽底板 个性化托槽底板是个性化舌侧矫治技术的核心之一。

根据患者每个牙齿的舌侧面形态设计、制作的个性化托槽底板与牙齿舌侧面非常吻合，不需要树脂垫，明显地减小了托槽厚度，托槽底板的平均厚度仅为 0.2～0.3 mm。另外，托槽底板与牙齿舌侧面之间具有一对一的"锁结"关系。其优点如下：

（1）托槽厚度降低，提高了患者的舒适性：如图 40-44 所示，个性化托槽底板省略了传统预成舌侧托槽需要的树脂垫，最大限度地降低了托槽厚度，为舌体提供了充足的空间，也因此降低了矫治器对舌体的刺激作用，极大地提高了患者的舒适度以及口腔卫生。

（2）托槽底板的面积增大，提高了托槽的粘接强度，而且由于托槽薄，降低了咀嚼时托槽的脱落率。

（3）提高了托槽脱落后再粘接的精确性：传统舌侧托槽脱落后的再粘接不仅需要技工室重新加工制作树脂垫，而且临床操作繁杂，降低了粘接的准确性，最终影响矫治效果。而个性化舌侧托槽底板是根据每个牙齿的舌侧形态设计的，其位置是唯一的，不但临床上可以进行直接粘接，简化了临床操作，而且确保了托槽粘接的精确性，提高了矫治效率。

2. 小巧的托槽体 根据每个牙齿的位置以及临床医师的需求设计小巧而个性化的托槽体，其优点为：①托槽体积小，提高了患者的舒适性。②托槽体近远中径小，有效地增大了舌侧托槽的间距。较

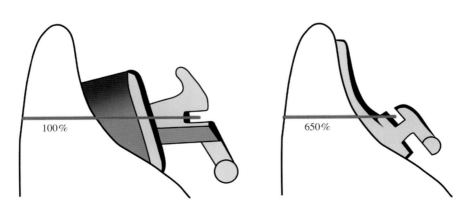

图 40-44 传统舌侧托槽和个性化舌侧托槽厚度的对比

小的托槽间距不仅不利于临床操作，而且相对增加了弓丝硬度，临床操作时易造成牙周组织的损伤等。个性化舌侧矫治系统增加了托槽间距，临床操作时产生的力量更加柔和，有利于牙齿的移动以及牙周支持组织的健康。

3. 槽沟的个性化设计 前齿槽沟采用垂直式槽沟设计。前牙转矩控制是舌侧矫治的难点之一，也是取得舌侧矫治成功的关键因素之一。个性化舌侧矫治技术采用前牙垂直槽沟设计，其优点为：①临床上可以直视托槽槽沟，易于临床操作。②内收前牙、关闭前牙间隙时，可以有效地防止弓丝从前牙托槽槽沟中脱出，从而有效地确保弓丝对牙齿转矩的控制，提高了矫治效果。③有效地解决了 TMA 方丝、不锈钢方丝等较硬弓丝的较难安放及取出的问题。

后牙采用水平式槽沟设计，其优点为：①对牙齿扭转的控制力较强；②弓丝从牙齿舌侧取出，便于临床操作。

托槽槽沟内预置了轴倾度以及转矩值，这些数值均可以根据临床需要进行调整。例如：对于舌侧错位的上侧切牙，为了更好地控根，可以减小甚至在槽沟内预置一些负转矩而非常规的正转矩值。

4. 机械手弯制个性化矫治弓丝 由机械手弯制个性化舌侧弓丝，确保弓丝的精确性。公司提供一套完整的个性化矫治弓丝，从矫治开始的镍钛丝、关闭间隙的不锈钢丝以及精细调整的 TMA 丝等各个阶段的弓丝，免除了临床上更换弓丝时所进行的复杂的弓丝弯制工作，不仅提高临床效率，而且提高了矫治的精确性。

5. 精细调整更加简单、便捷 牙齿的最终位置受多种因素影响，例如：托槽槽沟和弓丝间余隙，前牙转矩的丢失，托槽定位不准确度，托槽脱落后再粘接的精确度不足，弓丝弯制过于繁杂等。牙齿最终位置的调整将在精细调整阶段进行。如果前期矫治过程中牙齿控制不良，则精细调整阶段将会面临难题，甚至，降低矫治效果。

存在于托槽槽沟和完成弓丝之间的余隙会影响牙齿的最终位置。传统舌侧矫治器采用预成托槽底板，由于此底板和相应的牙齿舌侧面不相吻合，需要使用树脂垫进行补偿，较厚的树脂垫会使矫治力的作用点更加远离牙齿阻抗中心，而这将会进一步加大余隙对牙齿位置的影响，树脂垫越厚造成的误

差也越明显。而个性化舌侧矫治托槽由于采用了精密铸造技术，极大地提高了托槽槽沟的精确性，降低了弓丝和托槽之间的余隙，而且由于底板和牙齿舌侧面紧密相贴，不需要树脂底板进行代偿，弓丝矫治力的作用点更加接近牙齿，这也降低了槽沟余隙对牙齿位置的影响，提高了矫治的精确性。

传统舌侧矫治技术需要人工弯制复杂的矫治弓丝，不但费时，而且精确性差，从而影响矫治效果，个性化舌侧矫治技术采用计算机设计，机械手弯制矫治弓丝，并提供整套的从治疗开始至结束阶段的弓丝，确保了弓丝的精确度，提高了矫治的精确性。

个性化的底板设计提高了托槽定位以及再脱落后粘接的精确度。

综合上述因素，个性化舌侧矫治技术的精细调整阶段较传统舌侧矫治技术而言，不仅便捷而且矫治效果更优良。

（五）个性化舌侧矫治技术的临床应用

1. 适应证的选择 原则上讲凡是能用唇侧矫治的病例也同样适用于舌侧矫治。Gorman 等将舌侧矫治的病例分为理想病例、较难病例和禁忌病例三类。

（1）理想病例：①安氏Ⅰ类轻度拥挤病例；②安氏Ⅱ类一分类或者二分类，拔除上颌双尖牙而下颌不拔牙的病例；③前牙间散在间隙的病例；④低角深覆𬌗的病例。

（2）较困难病例：①拔除 4 个双尖牙的病例；②高角并伴有开𬌗倾向的病例；③牙齿舌侧形态异常的病例；④后牙反𬌗的病例；⑤正颌外科病例。

（3）禁忌病例：①牙齿临床冠过短；②严重牙周疾患的病例；③急性颞下颌关节紊乱综合征的病例；④合作性差的患者。

2. 矫治器的粘接 个性化舌侧矫治器的粘接采用间接粘接技术。其临床粘接过程如下：

（1）试戴间接粘接托盘：粘接矫治器之前，需要先在患者口内试戴间接托盘，以确定最佳的就位方向。如果间接托盘不容易就位时，这种情况常见于牙齿错位明显以及拔牙时间较长，粘接托槽时牙齿已经产生轻微漂移的患者，如果托盘不能完全就位，还可以将托盘分割成 2～3 部分，分段就位。托盘的彻底就位非常关键，是精确粘接的核心。

（2）托槽底板的处理：间接托盘能完全就位后，取下托盘并用丙酮小棉球擦干净每个托槽的底板，

以彻底去除遗留在托槽底板上的分离剂等残留物质。注意不要使用小海绵球，因为丙酮可以溶解某些品牌的小海绵球，这样会再次污染托槽底板。擦拭后吹干备用。

（3）粘接前患者牙齿的预备：仔细检查患者的牙齿以及牙列，对于有结石以及明显牙龈炎的患者，需要先进行基础牙周治疗，待牙周组织恢复健康后再粘接矫治器。粘接前需要对所有牙齿进行洁治和喷砂处理。托槽底板也需要喷砂处理牙釉质3秒钟，以提高托槽的粘接强度。

（4）安装舌侧开口器：舌侧开口器是专门为粘接舌侧矫治器设计的开口器，其舌托将患者的舌体完全包裹住，并经过吸唾管随时吸出口内唾液，确保口内干燥。

（5）酸蚀牙齿舌侧面：用酒精棉球清洁牙齿舌侧面后，将其吹干，用37%的磷酸凝胶进行酸蚀。酸蚀30秒后，彻底冲洗、干燥牙齿舌侧面，使其呈现白垩色。

如果是烤瓷修复体，则需要先进行氢氟酸处理，并使用陶瓷粘接处理液处理后再进行粘接。如果是金属修复体，则需要使用金属粘接处理液进行粘接。

（6）粘接矫治器：在酸蚀后的牙面上涂布粘接处理液，在托槽底板上放置适量的粘接剂，粘接剂过多不易清除干净，剩余的粘接剂将会刺激牙龈，粘接剂过少则影响粘接效果。迅速将间接托盘完全彻底就位，等待粘接剂固化。在粘接剂固化过程中，谨防移位托盘。待粘接剂完全固化后轻力取下间接托盘，使用高速钻针去除牙齿周围多余的粘接剂，并使用牙线检查牙齿邻面是否存有多余粘接剂。

（7）不同材质修复体的粘接方法：烤瓷冠粘接前需要使用专用的陶瓷酸蚀剂（小心！）进行酸蚀。不同材质的修复体在粘接前都需要进行喷砂处理，然后使用专用的粘接处理剂，如银汞处理剂、金属处理剂以及树脂处理剂等处理后再常规进行粘接。

（8）放置矫治弓丝：排齐阶段通常选择热激活镍钛丝，根据拥挤的严重程度选择相应的尺寸。对于严重拥挤的患者，如果初始弓丝无法完全入槽，也可以将弓丝直接放置于托槽𬌗向结扎翼背面，不需要结扎，待有足够的间隙后再将弓丝入槽结扎。

（9）弓丝的结扎：个性化舌侧矫治技术中的弓丝结扎方法除了常用的普通结扎方法外，还有其独特的结扎方法。常用的结扎方法如下：

1）普通的弹性结扎：和唇侧弹性结扎相同，直接使用弹性结扎圈进行结扎，此方法常用于牙齿排列较整齐的部位。当用于单翼舌侧托槽时，这种结扎方式不能提供轴倾度的矫治。

2）对折结扎：这是舌侧矫治独特的结扎方式。由于唇侧托槽的弹性结扎技术不能使矫治弓丝充分就位于舌侧托槽的槽沟底部，因而会减少弓丝向牙齿传递力量的效能，使整平过程变慢，而且在前牙内收过程中，还会导致弓丝从槽沟中脱出，导致前牙转矩失控。因此，对折结扎尤其重要，特别是拔牙病例关闭间隙阶段。通常对折结扎既可以使用不锈钢丝，也可以使用弹力圈。①弹性对折结扎：适用于需要弓丝完全入槽时使用。先将4个单位的弹性链状圈套在托槽上，并将其游离端朝向𬌗方，再放置矫治弓丝，然后将链状圈对折，用舌侧推子推压矫治弓丝完全入槽后，让链状圈包绕弓丝并套入龈向的牵引钩内，完成结扎。②不锈钢丝对折结扎：适用于需要弓丝完全入槽时使用。通常用于远中移动尖牙或者内收前牙关闭间隙时使用。将0.25 mm的不锈钢结扎丝从矫治弓丝的下方穿过后，将一侧的钢丝返折，压住弓丝，绕过舌侧牵引钩并和对侧端紧密结扎。

3）矫治扭转结扎：适用于扭转牙齿的矫治。例如对于近中唇向旋转的牙齿，将弹性链状圈套在其远中的矫治弓丝上，从牙齿远中邻接点的下方绕过牙齿远中，并将近中端套在托槽的牵引钩上。

4）O型结扎：适用于矫治严重错位、无法直接入槽结扎的牙齿。

3. 临床矫治步骤　个性化舌侧矫治技术的矫治步骤通常分为以下五个阶段：

第一阶段：排齐和整平阶段。

第二阶段：确立前牙转矩阶段。

第三阶段：内收前牙、关闭拔牙间隙阶段。

第四阶段：精细调整阶段。

第五阶段：保持阶段。

（1）第一阶段：排齐和整平阶段。排齐牙齿和整平牙弓是舌侧矫治技术起始阶段的主要任务。排齐是指矫治牙齿唇（颊）向、舌（腭）向、近远中向、高低位以及扭转、斜轴的牙齿，使之形成良好的牙弓形态。牙弓整平是指整平牙弓的𬌗平面，一般是指使Spee曲线变平。另外，对于后牙的反𬌗或者锁𬌗、上颌骨宽度不足、埋伏牙等的矫治，也通常需要在第一阶段解决。

由于个性化舌侧矫治技术的托槽间距小，通常初始弓丝需要选择弹性大的弓丝，如热激活镍钛丝以及铜镍钛丝等。目前，临床上排齐阶段一般从0.016英寸铜镍钛圆丝为初始弓丝。

当前牙区的拥挤度较大时，为了防止排齐过程中导致前牙唇倾，通常需要先部分远中移动尖牙，以为前牙排齐提供足够的间隙。此时通常推荐选用0.022英寸×0.016英寸铜镍钛方丝为初始弓丝（图40-45），并使用弹性链状圈轻力牵引尖牙远中移动，此时使用镍钛方丝可以防止牵引尖牙时主弓丝变形，从而导致垂直向支抗失控。不过在镍钛丝上移动尖牙时一定要注意轻力移动，否则会引起支抗的丢失以及尖牙的倾斜移动。

埋伏牙的牵引也需要在镍钛方丝或者不锈钢丝上进行，以防止弓丝形变。

对于间隙不足的牙齿，不要急于将初始弓丝入槽结扎，而是先使用镍钛螺簧扩大间隙，待间隙足够后再将弓丝入槽结扎，进行排齐。

对于扭转严重的牙齿，由于个性化舌侧托槽为单翼托槽，普通结扎很难完全矫治牙齿扭转，往往需要采用扭转结扎法，逐步矫治牙齿扭转。

排齐低位尖牙、远中倾斜的尖牙以及低位并远中倾斜的尖牙时，要特别注意加力轻柔，防止主弓丝形变，导致垂直向支抗失控。

对于深覆𬌗的患者，安装上颌舌侧矫治器时，通常需要在下第一磨牙的颊尖上粘接树脂垫，防止咀嚼时将上颌矫治器咬掉。

对于下牙弓难以整平的患者，由于舌侧矫治无

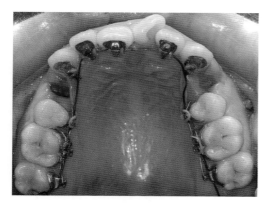

图40-45　选用0.022英寸×0.016英寸铜镍钛丝牵引尖牙远中，防止主弓丝变形

法使用平导等辅助矫治器，可以在设计的时候在尖牙托槽上设计咬合板以打开咬合，也可以通过微种植钉压低上、下前牙，整平Spee曲线。

顺序更换矫治弓丝至牙列完全排齐和整平。

（2）第二阶段：确立前牙转矩阶段。由于舌侧矫治技术独特的力学作用机制，在前牙内收时容易舌倾，转矩容易丢失，因此，内收前牙之前，充分建立前牙转矩是非常关键的。

建立前牙转矩的关键是要确保弓丝能够完全入槽沟，并且进行紧密结扎。推荐前牙采用不锈钢丝的对折结扎。弓丝通常使用0.024英寸×0.016英寸不锈钢方丝。上颌弓丝上可适当弯制摇椅形曲以打开咬合，而下颌通常使用平直弓丝。

（3）第三阶段：内收前牙、关闭拔牙间隙阶段。由于舌侧矫治技术对美观性的要求高，不采用两步法关闭间隙，即先远中移动尖牙、再内收4个切牙的间隙关闭方式，而是采用整体内收6个前牙的一步法关闭间隙。

关闭间隙阶段的注意事项：①为了防止弓丝从前齿槽沟中脱出，影响对前牙转矩的有效控制，前牙采用不锈钢丝的对折结扎。②内收前牙之前一定要充分建立前牙转矩。③内收前牙时的转矩控制非常重要，一旦丢失很难恢复，因此，间隙关闭的速度每月不超过1.5 mm。④关闭间隙的力量不可过大，否则会导致支抗失控，出现水平支抗失控现象以及垂直向支抗失控现象。⑤下颌磨牙近中移动时，容易舌向倾斜。

个性化舌侧矫治技术中最常使用滑动法关闭拔牙间隙。其优点是弓丝弯制简单，患者较舒适，滑动法关闭间隙时通常使用0.022英寸×0.016英寸或者0.024英寸×0.016英寸弓丝。

滑动法关闭间隙的注意事项：①充分整平牙弓，以减小系统滑动摩擦力；②关闭间隙前需要充分建立前牙转矩；③矫治力不可过大，以防止弓丝变形，支抗丢失；④每月间隙关闭速度不大于1.5 mm，以防止力量过大，同时为倾斜牙齿的直立提供足够的恢复时间；⑤配合𬌗间牵引。

（4）第四阶段：精细调整阶段　整体内收前牙、关闭拔牙间隙后，需要进行精细调整以获得稳定的尖窝咬合关系以及良好的上下牙弓的匹配。使用理想弓丝进行精细调整。常用0.0182英寸×0.0182英寸TMA弓丝。此阶段不宜使用硬度大的不锈钢方丝。

（5）第五阶段：保持阶段　由于舌侧患者对美观性的要求较高，往往不喜欢明显可见的保持器。常用的保持器有透明压膜保持器以及舌侧固定粘接式保持器等。患者在保持的第一年内，应该全天戴用，第二年开始可以逐渐减少戴用时间，再持续一年或者更长的时间。

（六）病例报告

病例 1（图 40-46 ~ 图 40-49）

患者女，33 岁，牙齿不齐要求进行隐形矫治。

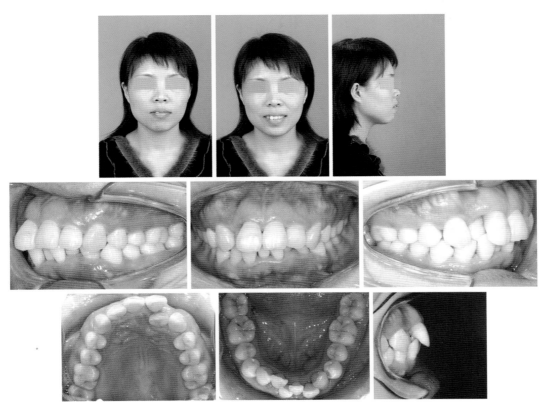

图 40-46　病例 1 治疗前的面𬌗像

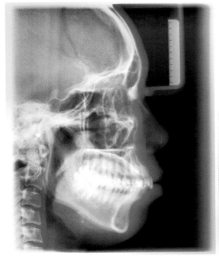
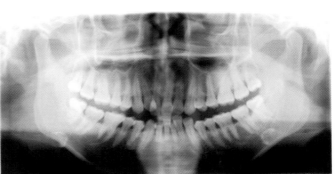

图 40-47　病例 1 治疗前的头颅侧位片和曲面断层片

由于患者为中度牙周炎患者并对现有面型满意，仅要求排齐牙列，因此，矫治方案为拔除左下中切牙，上颌邻面去釉以排齐牙列。采用个性化舌侧矫治技术，滑动法关闭拔牙间隙，疗程为13个月。矫治后牙齿排列整齐，磨牙中性关系，覆𬌗覆盖正常。

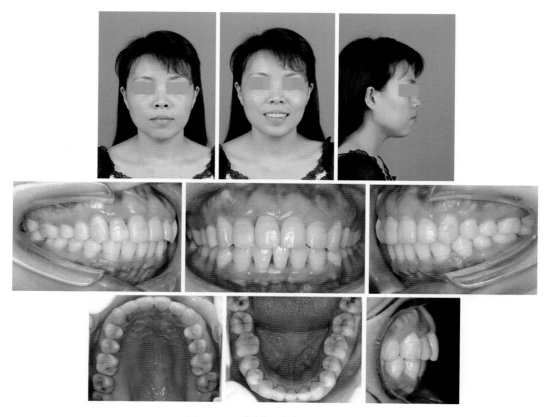

图 40-48　病例 1 治疗后的面𬌗像

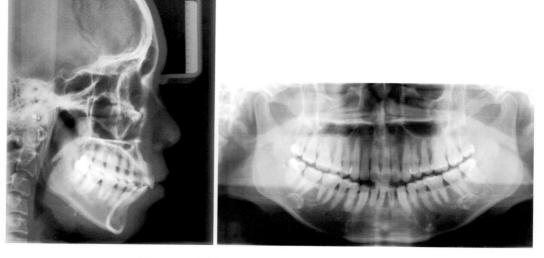

图 40-49　病例 1 治疗后头颅侧位片和曲面断层片

病例 2（图 40-50 ~ 图 40-53）

患者女，25 岁，牙齿不齐以及上牙前突要求进行隐形舌侧矫治。口内检查：右侧磨牙为远中尖对尖关系，左侧磨牙为完全远中关系，Ⅲ度深覆𬌗、深覆盖，上、下颌拥挤度均为Ⅰ度，上中线右偏。患者为凸面型，上颌前突，下颌后缩，面下 1/3 短。

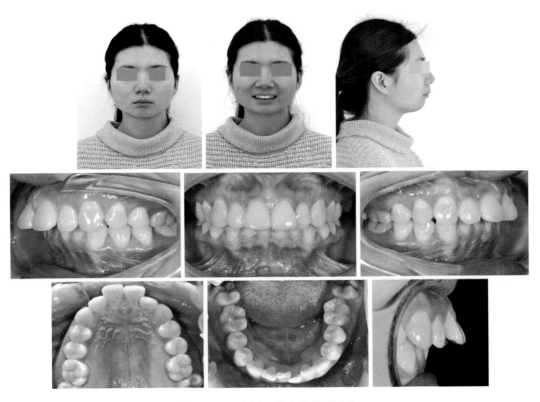

图 40-50　病例 2 治疗前的面𬌗像

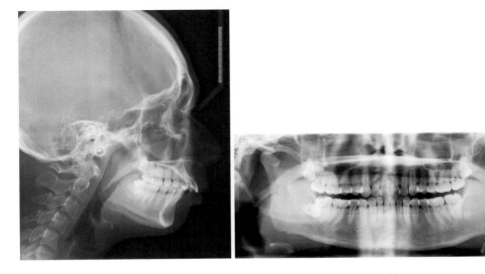

图 40-51　病例 2 治疗前的头颅侧位片和曲面断层

诊断为：安氏Ⅱ类一分类，骨性Ⅱ类。矫治方案为：拔除双侧上颌第一双尖牙，采用个性化舌侧矫治技术，滑动法关闭上颌拔牙间隙。疗程为 23 个月。矫治后牙齿排列整齐，正常覆𬌗覆盖，磨牙两侧均为完全远中关系，面型改善。

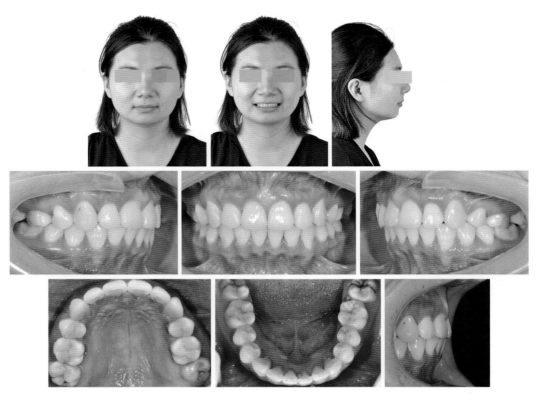

图 40-52 病例 2 治疗后的面𬌗像

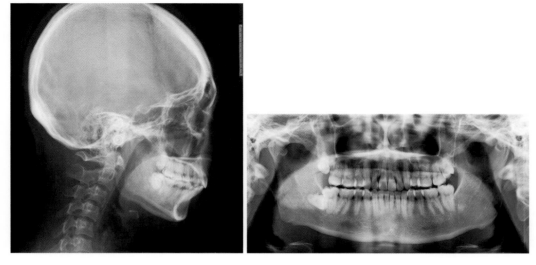

图 40-53 病例 2 治疗后头颅侧位片和曲面断层片

病例 3（图 40-54 ~ 图 40-57）

患者女，23 岁，牙列不齐以及嘴凸要求进行隐形舌侧矫治。口内检查：双侧磨牙均为 I 类磨牙关系，正常覆𬌗覆盖，上、下牙弓轻度拥挤，中线正。患者面型为凸面型，双颌前突。诊断为：安氏 I 类，骨性 I 类。矫治方案为：拔出双侧上颌第一双尖牙以及下颌第二双尖牙，采用个性化舌侧矫治技术，滑动法关闭上颌拔牙间隙。疗程为 20 个月。矫治后牙齿排列整齐，正常覆𬌗覆盖，磨牙为中性关系，面型为直面型。

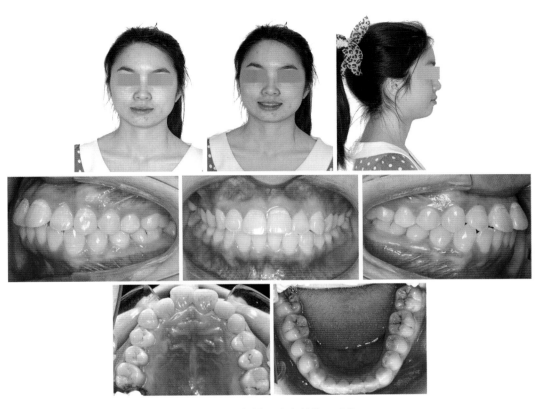

图 40-54 病例 3 治疗前的面𬌗像

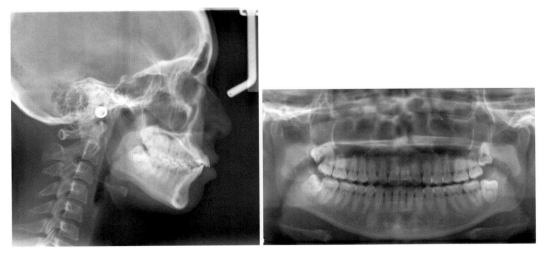

图 40-55 病例 3 治疗前的头颅侧位片和曲面断层片

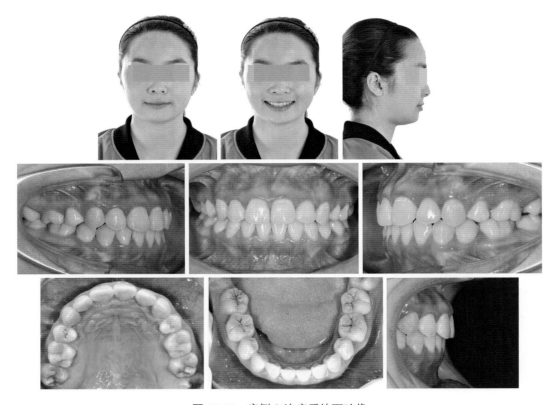

图 40-56　病例 3 治疗后的面𬌗像

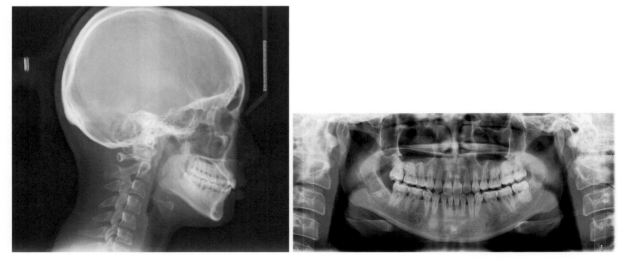

图 40-57　病例 3 治疗后头颅侧位片和曲面断层片

第四篇　矫治技术篇

五、eBrace 个性化直丝弓舌侧矫治器及技术

（一）eBrace（易美）个性化直丝弓舌侧矫治器研发背景及原理

eBrace（易美）个性化直丝弓舌侧矫治器（eBrace costumed and straight-wire lingual appliance）及技术由中国正畸学者林久祥及广州瑞通生物技术公司合作研发，于 2012 年联合提出，是将直丝弓理念与个性化设计结合而形成的舌侧矫治器及技术。

1. 早期舌侧矫治技术（lingual orthodontics）　早期的技术起源于 20 世纪 70 年代，美国加州大学洛杉矶分校 Craven Kurz 医师与美国 Ormco 公司合作，于 1975 年研发出专用于舌侧矫治的 Kurz 舌侧塑料托槽，1976 年获得美国专利局世界上第一个固定舌侧矫治器的专利，同年由 Ormco 公司制作出第一代 Kurz 舌侧托槽，1979 年正式投入生产了 Kurz-Ormco 舌侧托槽。到 1990 年已发展成第七代 Kurz 舌侧托槽。与此同时，20 世纪 70 年代初，日本 Kinya Fujita 医师提出舌侧矫治理念，并在临床应用，1979 年在美国正畸杂志（AJO）发表了使用舌侧矫治器矫治牙颌畸形取得良好疗效的论文，首次提出蘑菇状舌侧弓丝（mushroom arch wire），证明了舌侧矫治技术的可行性和科学性（见图 40-11）。一般称之为早期的舌侧矫治器。

这种隐形的"舌侧矫治器及技术"虽然最初受到广大患者、尤其是成人患者的热烈欢迎，然而却存在一些明显的不足。例如，上前牙托槽易于脱落、临床医师操作困难、弓丝弯制的精确性差等；再加上早期舌侧托槽体积较大，可能导致患者舌体不适感甚至疼痛、发音障碍等，患者需要数周时间适应。影响了舌侧正畸技术的推广和普及。

20 世纪末至 21 世纪初，意大利 Scuzzo 医师和日本 Takemoto 医师合作研制出的 STb 舌侧矫治器及技术，德国 Wiechmann 医师创建的个性化舌侧矫治器及技术（Incognito），这些舌侧矫治器的患者体验更好、医生操作更为简单、矫治效率更高，使舌侧矫治技术的发展掀开了新的一页。

2. 个性化舌侧矫治器的优缺点　由德国正畸学者 Wiechmann 于 2000 年提出，应用计算机辅助设计和计算机辅助制造技术（CAD/CAM），根据个体牙冠舌侧解剖形态而"量体定做"的舌侧矫治器。

个性化舌侧矫治器的突出优点在于个性化设计，即托槽底板采用个性化设计，和早期舌侧托槽相比，底板薄而面积较大，并和相应牙齿舌侧面形态完全吻合，托槽体则相对较小，因而舒适度及粘接度大为改善；利用计算机根据患者的排牙模型计算出每位患者的个性化舌侧弓形，然后由机械手弯制矫治弓丝，不仅显著降低了托槽的厚度，提高了患者的舒适度，而且确保了弓丝的精确性（请参考有关章节）。由于舌弓个性化，而非直丝弓化（见图 40-43），故在牙齿移动方面不如 STb 直丝弓矫治器

3. eBrace 个性化直丝弓舌侧矫治器原理　该矫治器是将直丝弓理念与个性化设计结合而形成的舌侧矫治器及技术。其原理在于前牙牙冠舌侧解剖形态个体变异或差异较大，托槽底板及槽沟"量体定制"个性化设计为妥。后牙牙冠舌侧面解剖形态与颊侧面类似，个体变异或差异较小或甚微，托槽槽沟按直丝弓理念设计可行，而与牙齿舌侧面接触的托槽底板可采取个性化设计，而舌侧弓丝遵从直丝弓理念。

（二）eBrace 个性化直丝弓舌侧矫治器的组成及特点

1. 前牙托槽　竖直槽沟的转矩度及托槽底板根据个体的特征，实施"量体定制"的个性化设计及制作。

2. 后牙托槽　水平槽沟的转矩及近远中倾斜度等根据直丝弓理念设计，槽沟底可消除第一序列弯曲的补偿。托槽底板根据个体牙冠舌侧面的表面弧度，实施"量体定制"的个性化设计及制作。

3. 矫治弓丝　舌弓的前牙部分及后牙部分均体现直丝弓原则。尖牙与第一双尖牙之间按其解剖特征体现个性化设计，即整个弓形呈蘑菇状。

（三）eBrace 个性化直丝弓舌侧矫治器的加工制作

参见个性化舌侧矫治器及技术。

eBrace 个性化直丝弓舌侧矫治器

（四）eBrace 个性化直丝弓舌侧矫治技术的临床实施

基本类似于个性化舌侧矫治器及技术。临床矫治程序有其特点。以减数 4 个第一双尖牙为例，简

述如下：

1. 排齐和整平阶段 选择口径较细而弹性柔和的蘑菇状标准弓形的预制圆丝弓，除了尖牙远中有内收弯外，前牙段及后牙段均呈直丝弓状态。可从0.012英寸或0.014英寸镍钛圆丝开始，逐步加粗。必要时，可在弓丝上附加阻挡装置，以有利于前牙段扩弓排齐。前牙一旦排齐，不得再出现间隙，贯彻美观矫治原则始终。

2. 内收前牙、关闭拔牙间隙阶段 荐使用预制的标准弓形的不锈钢或镍钛直方丝弓，例如0.016英寸×0.022英寸或者0.016英寸×0.024英寸不锈钢直方丝或0.016英寸×0.022英寸铜镍钛丝或者0.0175英寸×0.025英寸TMA弓丝。6个前牙一起移动，用力不宜过大，既可维持前牙转矩，同时不易丢失支抗，必要时使用腭部种植体支抗。

（五）特点

矫治器设计兼容了个性化舌侧矫治器及STb舌侧矫治器的优点，摒弃了二者的不足。既体现了个性化设计原则，托槽较大面积的薄底板与牙齿舌侧面完全吻合，弓丝呈蘑菇状，按个体牙弓形态定做，使患者舒适度显著改善，托槽不易脱落；同时由于弓丝后牙部分呈直丝弓状态，有利于后牙滑动，前牙直丝弓便于临床操作，矫治效率高。

eBrace个性化直丝弓舌侧矫治器的制作及临床实施操作如下（视频40-1）：

1. 前期准备：由医生完成。

根据患者的牙齿弓形，选择合适的托盘，建议托盘的边缘比牙齿的唇面、颊面宽约5 mm，托盘应能覆盖过第二磨牙或者萌出的第三磨牙。

快速混合硅橡胶初印材料均匀填入托盘内。然后将一片稍大于托盘的塑料薄膜铺盖在初印模材料上，整个过程中注意保持患者口腔干燥。

将托盘戴入患者口内，后部先就位，并由后向前逐步就位以避免产生气泡，托住患者下颌，对托盘加压，一般固化过程4分钟左右。

初次印模固化后取出托盘，去除塑料薄膜，如果有必要的话，可以修去牙龈线3 mm以外的硅橡胶材料。

将调和均匀的高流体双组分硅胶印模注入初印模托盘中，注入时应将注射头埋入流体终印模材料中，避免产生气泡。

将托盘旋入患者口内，就位后轻力加压，待固化3~4分钟后取出，印模的牙冠解剖形态应清晰（图40-58），特别是牙齿的舌侧面不能有气泡和缺损，牙龈线清晰光滑连续，精确取模是个性化舌侧矫治成功的第一步。

填写设计单：应将各种要求尽量填写清楚，避免出现不必要纠纷。

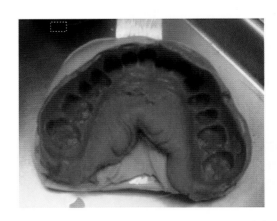

图40-58 精确取模，印模的牙冠解剖形态应清晰

2. 生产制作：由厂商或公司完成。

厂商收到印模托盘后首先会取石膏模，并根据模型的清晰程度判断是否需要再次取模。

然后根据医生要求选择电脑排牙或者手工排牙，医生可在设计单上对排牙做具体要求，比如牙齿的移动量、转矩、轴倾等。

排牙完成后，厂商会将排牙的结果发送给医生确认，医生可以提出修改意见，填写到设计单上；只有在医生确认排牙结果后才能在电脑上进行托槽制作设计。

厂商会发送托槽设计结果给医生确认，同样只有在医生确认设计正确时，才会进行托槽制作。

托槽的制作最好使用3D打印技术，以确保托槽底板的形状与牙齿舌面完全吻合。

托槽制作完成后，技术人员会将托槽精确置于间接安装定位托盘内。除了托槽和间接定位托盘，厂商还会提供一套预制的矫治弓丝，医生可以根据需要选择不同型号的弓丝，或者根据弓丝图纸自己弯制需要的弓丝。

最后，厂商将一整套的舌侧矫治器包括舌侧托槽、间接安装托盘（图40-59），配套弓丝、托槽设计截图、排牙理想模型等，寄送至医生。

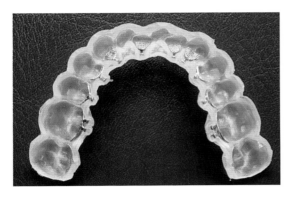

图 40-59 间接安装托盘及舌侧托槽

3. 临床粘接及操作：由医生完成。

个性化舌侧矫治器安装过程中保持口腔干燥是安装成功的关键，整个安装过程应尽量保证口内干燥，有条件的可使用舌侧矫治专用的吸唾器。

酸蚀过程中应注意不要酸蚀到牙齿的邻面，酸蚀后至少要冲洗 15 秒保证去除所有酸蚀剂，清洗后应再次干燥牙面。

在托槽上涂抹粘接剂之前可在托槽底板上预先涂抹一层预处理剂，涂抹在底板上粘接剂应适量，以免在安装时过量溢出，造成结扎困难或者槽沟堵塞。

在将间接安装托盘安装在牙齿上之前，还需要在牙面涂抹一层预处理剂，间接安装托盘就位后，可从颌面适当加压，以保证托盘充分就位。

间接安装托盘分为硬质托盘和软质托盘两层，可分层取下。取下时从后磨牙向前牙方向并由外向内轻轻摘取。

取下间接安装托盘后可以再次光固化保证粘接牢固。

安装弓丝时，先将弓丝插入末端的舌管，再根据前牙中心标记点确定弓丝的具体位置，然后从前牙往后牙方向依次结扎，保证每段弓丝都能准确入槽。剪掉弓丝末端避免弓丝炸伤患者，注意剪断的弓丝应用牙钻磨圆滑，也可以回弯末端弓丝。

六、二维简易舌侧矫治器

舌侧矫治器自发明以来，已经有了 50 年左右的发展史，各类舌侧矫治器层出不穷。从 Kurz 矫治器到 STb 矫治器，以及 Incognito 矫治器，其托槽定位原理都源自 C.L.A.S.S. 和（或）T.A.R.G 间接粘接技术。由于牙齿舌侧面的解剖形态变异很大，舌侧托槽的精确定位就显得极为重要，否则不能对牙齿进行三维方向的精确控制。尤其是在拔牙病例，没有精确的舌侧托槽定位，前牙的转矩控制就无从谈起，矫治效果也将大打折扣。

但是另一方面，复杂的技工室间接粘接程序，也带来更多的工作量和更高的费用；对于一些不拔牙的简单排齐病例，如果不需要严格的转矩控制，是否可以简化间接粘接程序呢？因此有些正畸医生就开始对舌侧托槽和间接粘接程序进行一些改进，其中有代表性的是德国 Forestadent 公司的二维简易舌侧矫治器。所谓的"二维"，并不是严格意义上的"二维平面"，而是指这个舌侧矫治系统只关注第一序列和第二序列弯曲方向上的牙齿调整，对牙齿的第三序列方向——即转矩——不加以控制。因此，其槽沟是圆形而不是方形的，所用的弓丝也是圆丝。

另外，循着二维简易舌侧矫治器的思路，我们在临床应用中也可以将三维舌侧矫治器（例如 STb 托槽）进行二维化处理，即对简单排齐病例，不去特意控制其转矩，而用圆丝去调整和排齐牙齿。这种"降维"处理，也将大大简化间接粘接程序。

（一）适应证

（1）牙弓轻度拥挤，适当扩展牙弓和（或）使用邻面去釉技术即可排齐牙齿，不需要拔牙，不需要控制牙齿转矩。

（2）少许间隙需要关闭的病例，前牙覆盖不大，不需要格外内收前牙，不需要拔牙，不需要控制牙齿转矩。

（3）轻度深覆𬌗。

（4）尖牙阻生的矫治。

（5）轻度的反𬌗。

（6）不需控制牙齿转矩的正畸正颌联合治疗。

（二）二维舌侧矫治器的特点

Forestadent 公司的二维简易舌侧矫治器，有以下特点：

（1）小巧而薄，紧贴牙面粘接后，外形不突出，异物感轻。

（2）没有传统托槽的方形槽沟设计，即不对牙齿转矩产生控制。

（3）由两个"弹片夹"固定弓丝，是一种特殊的自锁托槽形式。弹片夹并没有很大弹性，由类似调拌刀的器械轻轻"撬开"即可放入弓丝，用多用途钳或持针器（携棉卷）轻轻夹持即可合拢并固定弓丝。弹片夹可以反复弯折50次左右不折断（图40-60）。

（三）二维舌侧矫治器的临床应用

1. 直接粘接 直接粘接舌侧托槽一般不为大多数正畸医生所认可。但对于极为简单的排齐病例，例如下颌6个前牙的片段弓丝排齐，由于这几个牙齿舌侧面可以在较好的直视下进行操作，可以尝试用直接粘接的方法来通过临床经验粘接二维舌侧简易托槽。Cacciafesta等甚至尝试用一种压膜片来进行简单定位，即在膜片上标记牙长轴和托槽高度后，就进行二维舌侧简易托槽的临床直接粘接（图40-

61）。其步骤和一般的唇侧直接粘接技术类似，在清洁牙齿表面后，在严格的隔湿环境下，常规酸蚀牙齿舌侧面，涂抹树脂粘接处理液，然后在舌侧托槽底板放置自凝或光固化树脂，再将托槽紧贴牙面，进行定位和固化树脂。注意要清除干净所有溢出的树脂，否则容易产生龋齿或造成牙龈红肿甚至牙周损害。

2. 间接粘接 舌侧二维简易托槽只进行第一序列弯曲和第二序列弯曲维度的控制，因此在进行技工室间接粘接时，往往也不用进行排牙（或借助仪器进行三维定位）。间接粘接（图40-62）的步骤如下：

（1）在精确翻制的超硬石膏模型上，先标记好切牙、尖牙的切缘和双尖牙、磨牙的舌尖轮廓。

（2）然后画出每个牙齿的舌侧面牙长轴，标记

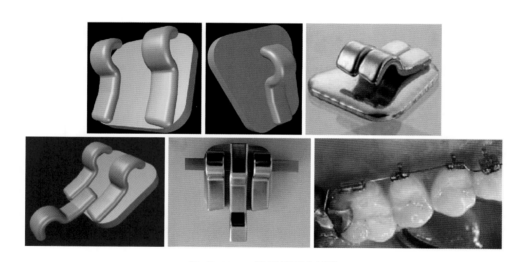

图40-60 二维舌侧正畸托槽

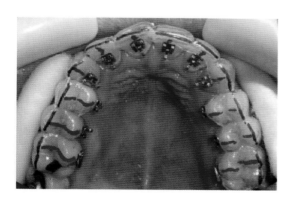

图40-61 直接粘接舌侧托槽

牙齿舌侧面中心点高度，这样就能较好地定位舌侧二维简易托槽。

（3）在石膏模型上涂抹分离剂，在舌侧二维简易托槽底板放置光敏树脂，然后将其紧贴牙面进行定位，勾掉托槽周围多余的光敏树脂。定位时要注意前后牙舌侧托槽高度的协调和左右同名牙舌侧托槽的对称性。对于覆𬌗较深的病例，可以尽量将舌侧托槽位置放于中心点以下靠近牙龈位置。定位完成后，进行足够时间的光固化。

（4）制作转移托盘。可以使用硅橡胶，或使用

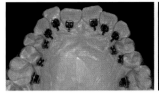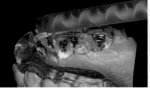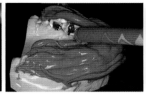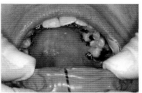

图 40-62　间接粘接舌侧托槽

压膜法，或其他方法。

（5）从模型上拿下带有托槽的转移托盘，清洁树脂基底面，按标准程序进行临床粘接。注意将多余树脂去除干净，避免牙周损害。可以使用双组分都是液体的树脂粘接剂，这样残留的多余树脂最少，而且最容易清理干净。

3. 舌侧弓丝　舌侧弓丝一般标准形态为蘑菇状弓形。可以使用镍钛丝按照患者模型，参照标准舌侧弓形，弯制蘑菇状舌侧弓丝。一般尺寸为 0.012 英寸、0.014 英寸、0.016 英寸等。德国 Forestadent 公司也有成品的舌侧弓丝，每个尺寸有 3 种标准形态（大号、中号、小号），方便了临床应用。

参考文献

[1] Liang W, Rong Q, Lin J, Xu B. Torque control of the maxillary incisors in lingual and labial orthodontics: a 3-dimensional finite element analysis. Am J Orthod Dentofacial Orthop, 2009, 135(3):316-322.

[2] Wiechmann D, Schwestka-Polly R, Hohoff A. Herbst appliance in lingual orthodontics. Am J Orthod Dentofacial Orthop, 2008, 134(3):439-446.

[3] Hiro T, Iglesia F, Andreu P. Indirect bonding technique in lingual orthodontics: the HIR Osystem. Prog Orthod, 2008, 9(2):34-45.

[4] Wiechmann D, Gerss J, Stamm T, et al. Prediction of oral discomfort and dysfunction in lingual orthodontics: a preliminary report. Am J Orthod Dentofacial Orthop, 2008, 133(3):359-464.

[5] Fuck L M, Wiechmann D, Drescher D. Comparison of the initial orthodontic force systems produced by anew lingual bracket system and a straight-wire appliance. J Orofac Orthop, 2005, 66(5):363-376.

[6] Caniklioglu C, Oztürk Y. Patient discomfort: a comparison between lingual and labial fixed appliances. Angle Orthod, 2005, 75(1):86-91.

[7] Hohoff A, Stamm T, Goder G, et al. Comparison of 3 bonded lingual appliances by auditive analysis and subjective assessment. Am J Orthod Dentofacial Orthop, 2003, 124 (6): 737-745.

[8] Wiechmann D, Rummel V, Thalheim A, et al. Customized brackets and archwires for lingual orthodontic treatment. Am J Orthod Dentofacial Orthop, 2003, 124(5):593-599.

[9] Hohoff A, Fillion D, Stamm T, et al. Oral comfort, function and hygiene in patients with lingual brackets. A prospective longitudinal study. J Orofac Orthop, 2003, 64(5):359-371.

[10] Wiechmann D. A new bracket system for lingual orthodontic treatment. Part 2: First clinical experiences and further development. J Orofac Orthop, 2003, 64(5):372-388.

[11] Hohoff A, Wiechmann D, Fillion D, et al. Evaluation of the parameters underlying the decision by adult patients to opt for lingual therapy: an international comparison. J Orofac Orthop, 2003, 64(2):135-144.

[12] Melsen B, Biaggini P. The Ray Set: a new technique for precise indirect bonding. J Clin Orthod, 2002, 36(11):648-654.

[13] Fritz U, Diedrich P, Wiechmann D. Lingual technique—patients' characteristics, motivation and acceptance. Interpretation of a retrospective survey. J Orofac Orthop, 2002, 63(3):227-233.

[14] Wiechmann D. A new bracket system for lingual orthodontic treatment. Part 1: Theoretical background and development. J Orofac Orthop, 2002, 63(3):234-245.

[15] Hong R K, Kim Y H, Park J Y. A new customized lingual indirect bonding system. J Clin Orthod, 2000, 34(8):456-460.

[16] Rummel V, Wiechmann D, Sachdeva R C. Precision finishing in lingual orthodontics. J Clin Orthod, 1999, 33(2):101-113.

[17] Miyawaki S, Yasuhara M, Koh Y. Discomfort caused by bonded lingual orthodontic appliances in adult patients as examined by retrospective questionnaire. Am J Orthod Dentofacial Orthop, 1999, 115(1):83-88.

[18] Muir JC. Lingual orthodontic appliances: invisible braces. N Z Dent J, 1991, 87 (388):57-59.

[19] Bounoure G M, Salvadori A. Lingual orthodontics—prosthetics. Orthod Fr, 1986, 57(1):5172, 123-144, 195-216.

[20] 徐宝华. 舌侧正畸矫治技术. 口腔正畸学, 1999, 6(2):80-82.

[21] 梁炜, 徐宝华. 正常牙齿舌侧形态特征的研究. 中华医学杂志, 2003, 38(4):66.

[22] 吴威, 徐宝华. 舌侧托槽间接粘接技术——C.L.A.S.S系统制作方法. 口腔正畸学, 2001, 8(3):120.

[23] 张瑾, 吴雯, 徐宝华, 等. 成人双颌前突患者舌侧正畸的X线头影测量分析. 中国美容医学杂志, 2010, 19 (4):552-554.

[24] Rafi Romano. Lingual Orthodontics. London: B.C. Decker Inc, 1998: 3-34.

[25] Giuseppe Scuzzo, Kyoto Takemoto. Invisible Orthodontics. Quintessnez Verlag, 2003:52-85.

[26] 丁云，徐宝华，Dirk Wiechmann. 个性化舌侧矫治技术的特点及其临床应用. 口腔正畸学, 2007, 14:138-139.

[27] Fujita K. New orthodontic treatment with lingual bracket mushroom arch wire appliance. Am J Orthod, 1979, 76(6): 657-675.

[28] Kurz C. The use of lingual appliances for correction of bimaxillary protrusion(four premolars extraction). Am J Orthod Dentofacial Orthop, 1997, 112(2):357-363.

[29] 林久祥，许天民.现代口腔正畸学——科学与艺术的统一.4版. 北京:北京大学医学出版社, 2011.

[30] Rafi Romano. Lingual & Esthetic Orthodontics. London: Quintessence Publishing Co., 2011.

[31] 蔡留意，林久祥，张月兰，等.个体化舌侧矫治器微种植体支抗滑动法内收上前牙的三维有限元模型的构建. 中华口腔正畸学杂志, 2014, 21(1): 14-18.

[32] 孔卫东，林久祥，林巍，等.个性化舌侧矫治器的初步实验研究.国际口腔医学杂志, 2011, 38(5):518-523.

[33] 孔卫东.国产个性化舌侧矫治器治疗下颌牙列拥挤一例. 中华口腔医学杂志, 2012, 47(4):253-254.

[34] 徐宝华主译. 隐形口腔正畸治疗—当代舌侧正畸学的新概念与治疗技术. 北京: 中国医药科技出版社, 2005.

[35] Vittorio Cacciafesta.The 2D lingual appliance system. Journal of Orthodontics, 2013, 40:sup1, s60-s67.

[36] Nidoli G, Lazzati M, Macchi A. Migliora l'estetica con l'incollaggio linguale dei bracket. Attualita Dent, 1988, 18: 12-20.

[37] Nidoli G, Lazzati M, Macchi A, Castoldi A. Analisi clinicostatistica della morfologia dentale in rapporto al posizionamento dei bracket linguali. Mondo Ortod, 1985, 10: 45-53.

[38] Nidoli G, Lazzati M, Macchi A. Applicazione diretta o indiretta dei bracket linguali. Mondo Ortod, 1984, 9: 63-72.

[39] Tagliabue A, Levrini L, Macchi A. Attacchi linguali Philippe: considerazioni cliniche. Mondo Ortod, 2000, 25: 187-192.

[40] Macchi A, Norcini A, Cacciafesta V, Dolci F. The use of 'bidimensional' brackets in lingual orthodontics: new horizons in the treatment of adult patients. Orthodontics, 2004, 1:21-32.

[41] Cacciafesta V, Sfondrini MF, Norcini A, Macchi A. Fiber reinforced composites in lingual orthodontics. J Clin Orthod, 2005, 39:710-714.

[42] Cacciafesta V, Sfondrini MF. One-appointment correction of a scissor bite with 2D lingual brackets and fiberreinforced composites. J Clin Orthod, 2006, 40: 409-411.

第四十一章

自锁托槽矫治技术

姜若萍

本章内容

一、自锁托槽矫治器概述

自锁托槽（self-ligating bracket），是相对传统结扎托槽（conventional bracket）而命名的，指不需要借助结扎丝或弹力结扎圈来连接矫治弓丝与托槽，而通过托槽自身的特殊结构完成"结扎"的一类托槽。这类托槽内置不同种类的开关结构，可以通过这些结构的开闭，或暴露托槽槽沟，或将弓丝限定在槽沟内，起到类似"结扎"的作用。

（一）自锁托槽发展历史

固定矫治器问世之初，使用方丝弓矫治器的医生都是通过结扎丝来连接托槽与弓丝的，Begg矫治器则使用栓钉固位弓丝，20世纪60年代末，弹力结扎圈的出现给医生们带来了很大的便利，因此之后由方丝弓矫治器及Begg矫治器发展而来的直丝弓矫治器以及Tip-Edge矫治器，也多采用了弹力结扎圈为主、金属结扎丝为辅的结扎形式。

自锁托槽的发展则较为曲折，它的历史最早可追溯至20世纪30年代初。1933年，C.E.Boyd医生发明了世界上第一个自锁托槽，以他自己的名字命名为Boyd托槽（图41-1），并获得了专利。几乎与此同时，J.W.Ford医生也发明了一种自锁托槽——Ford Lock。然而，这两种自锁托槽均体积较大且价格昂贵，加之没有被当时的矫治医生理解和接受，因此根本没有得到发展就被放弃了，但却从此开启了自锁托槽的历史。2年以后的1935年，纽约的正畸医生Jacob Stolzenberg发明了方丝弓自锁托槽——

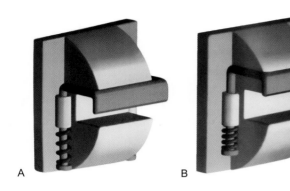

图 41-1　Boyd 托槽。A. 槽沟关闭；B. 槽沟打开

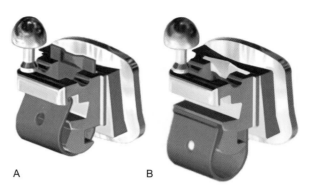

图 41-2　SPEED 托槽。A. 槽沟关闭；B. 槽沟打开

Russell Lock 矫治器，托槽像一个带有槽沟的螺母，通过螺栓来实现弓丝的"结扎"，并通过控制螺栓旋入的量来调节"结扎"的松紧，Stolzenberg 医生认为这样可以调控患者的疼痛感及牙齿的移动速度，并于 1946 年发表报告指出使用该托槽的患者感觉更舒适，复诊次数减少同时总疗程缩短。但该矫治器也因未被其他正畸医生认可而没能得到发展。

此后近 40 年的时间里，陆续还有一些自锁托槽问世，但都没有引起更多的关注。直到 1971 年，美国医生 Wildman 设计出滑道式自锁托槽——Edgelok 托槽，这是第一个获得商业成功的自锁托槽。时隔 2 年，德国医生 Franz Sander 也推出了与其类似的滑道式 Mobil lock 自锁托槽。遗憾的是，由于这两种矫治器对牙齿的控制能力较差且同样存在体积大、价格昂贵的问题，最终仍未能在临床上广泛应用。当然，早期研发自锁托槽的目的主要是为了减少取放弓丝时间，但受当时制作工艺的局限，自锁托槽没能充分表现出方便结扎的优势；而正如我们前述提及的，这一时期口腔材料学的发展推动了正畸用各类弹性材料的研究和临床应用，弹力结扎圈的出现及普及，也使得自锁托槽未获得广泛的接受。

1976 年，加拿大开业医生 Herbert Hanson 结合方丝弓矫治技术的基本原理，设计出了内置转矩、轴倾角、内收及外展的弹簧夹式自锁托槽——SPEED 矫治器（图 41-2）。托槽借助自身高弹性的弹簧夹锁定弓丝以代替结扎，并通过弹簧夹与弓丝的相互作用提供持续、轻柔的矫治力及精确的牙齿三维控制。Hanson 医生从 1977 年 10 月到 1980 年 1 月，应用该矫治器在临床上成功治疗了 600 多例患者，

并于 1980 年 9 月对该矫治系统的临床实用性及矫治原理作了详细的论述，最后将其正式推出。SPEED 的命名，则是根据他归纳总结的该矫治器的几大特点：Spring loaded（弹簧夹的有效作用），Precision（牙齿三维位置的精确控制），Edgewise（方槽沟和方弓丝），Energy（矫治能量的存储），Delivery（持续轻力的释放）等，提取首字母组成的。高弹性弹簧夹是 SPEED 矫治器设计的核心，这一独特的自锁方式完全不同于以往的滑道式自锁托槽，堪称正畸托槽设计史上的一个重大创新。

1986 年，Erwin C.Pletcher 医生推出了滑道式 Activa 自锁托槽，通过可旋转的锁帽结构，实现对矫治弓丝的"结扎"，它的主要不足之处在于：患者自己能轻易地打开托槽，且托槽的近远中宽度较大等。1995 年，奥地利医生 Wolfgang Heiser 受到 SPEED 矫治器的启发，推出了 Time 自锁托槽，在外形上与 SPEED 托槽相似。但它的弹簧夹不像 SPEED 托槽那样龈殆向滑动提拉，而是围绕龈方结扎翼旋转打开和关闭。1998 年，Wildman 医生又推出了滑道式 Twin-lock 自锁托槽。由于种种原因，这几种自锁托槽最终都没有得到正畸界的广泛认可和应用。

1996 年，美国医生 Damon 设计出滑道式直丝弓自锁托槽矫治器——Damon SL（SL，self-ligating）托槽（图 41-3）。该矫治器设计了包绕托槽唇颊侧结扎翼的刚性金属滑盖，通过其龈殆向的滑动提拉实现对槽沟的开放与封闭"结扎"。滑盖关闭后槽沟形态类似于磨牙的颊管，不过滑盖比较容易损坏及脱落。2000 年改良后的 Damon Ⅱ 自锁托槽，将滑盖由

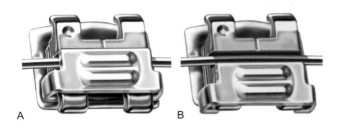

图 41-3 Damon SL 托槽。A. 槽沟关闭；B. 槽沟打开

对托槽翼的包绕改为有内置滑道的嵌入型，可用性得以提高。

2004 年，Damon 医生再次改进并推出了由金属和树脂结合制成的 Damon Ⅲ 托槽，增加了美观和舒适度，但经过临床应用，很快发现该托槽树脂与金属部分结合强度不够、较易损坏；至 2005 年全金属的边缘较为圆润的 Damon Mx 自锁托槽问世，大大降低了托槽损坏率，提升了临床可用性及患者舒适感，得到了广泛的认可；2008 上市的 Damon Q 自锁托槽（图 41-4）在减小托槽总体尺寸的基础上，增加了水平辅弓管及用于放置牵引钩的垂直沟槽，滑盖的开合方式设计也更为合理，成为滑盖类自锁托槽的典型代表。

同样受 SPEED 矫治器的启发，1999 年，

Voudouris 医生结合了 Andrews 直丝弓矫治器的理念和 Roth 直丝弓托槽的数据，设计了另一种弹簧夹式的自锁托槽 In-Ovation（图 41-5），与单翼的 SPEED 托槽不同，它是稍宽一些、带有结扎翼的双翼托槽，弹簧夹上没有为打开托槽设计的唇侧孔，且它的弹簧夹没有弹性，不是由超弹性的镍钛材料制成的。

随着自锁托槽技术及矫治理论体系的发展成熟，很多正畸材料公司都推出了自己品牌的自锁托槽。如 Smart Clip 托槽（2004 年 3M 公司，图 41-6），Quick 托槽（2006 年 Forestadent 公司，图 41-7），Victory Active SL 托槽（2017 年 3M 公司，图 41-8）等多种自锁托槽问世。近些年来，中国本土的牙科材料公司也陆续推出了各种类型的自锁托槽，托槽质量也在不断提高。

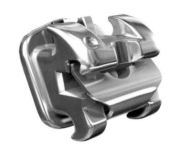

图 41-5 In-Ovation R 托槽

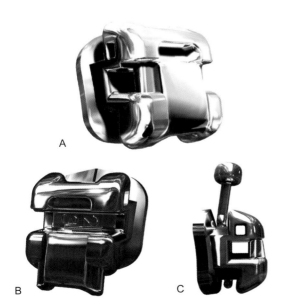

图 41-4 Damon Q 托槽。A. 槽沟关闭；B. 槽沟打开；C. 槽沟侧面观

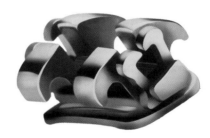

图 41-6 Smart Clip 托槽

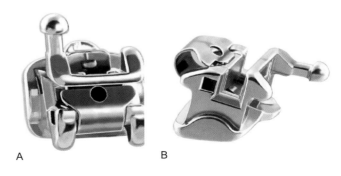

图 41-7 Quick 托槽。A. 槽沟关闭；B. 槽沟打开

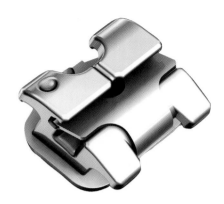

图 41-8　Victory Active SL 托槽

另外，随着托槽制作技术工艺的进步，各种特殊类型的自锁托槽也陆续问世，如采用陶瓷或者复合树脂材料，取得美观透明效果的美观自锁托槽，包括 GAC 公司的 In-Ovation C 托槽、3M 公司的 Clarity SL 托槽、Genstenco 公司的 Oyster 托槽，Ormco 公司的 Damon Clear 等。另外，为了解决舌侧结扎困难的痛点，一些舌侧自锁托槽也被推出，如 Forestadent 公司的 2D 托槽、3D 托槽和 GAC 公司的 In-Ovation L 托槽，不但使自锁托槽大家族增添了新的成员，也丰富了舌侧矫治技术的矫治器种类。

（二）自锁托槽分类

自从 80 多年前第一款自锁托槽问世以来，正畸界一直没有停止对已有自锁托槽的试用和改进，和对新的自"结扎"形式的探索，迄今至少有 40 多种不同的自锁托槽先后问世，在不断推陈出新的过程中，许多自锁托槽已经鲜为人知了，而那些经过了时间考验和临床检验的好产品也逐渐沉淀下来，越来越为广大正畸医生们所接受。目前临床上接受度较高的一些自锁托槽，虽然品牌、样式繁多，但是万变不离其宗，根据其"自结扎"结构的特点，主要分为两大类：

1. 被动式自锁托槽（passive self-ligation）　该类托槽多数是通过唇侧刚性的滑盖，龈𬌗向提拉、翻转，或近远中向旋转，来实现自锁的——即槽沟的打开与封闭。滑盖锁定后，槽沟成为一个类似磨牙颊管的矩形管腔，四壁坚固没有弹性。虽然当牙齿错位时，弓丝的形变会对槽沟或唇侧的滑盖施加矫治力，但托槽自身的结构则一般都不会对槽沟内的弓丝主动施力，是一种无压力"结扎"，也就是

说即使是全尺寸的方丝入槽后，也不会受到唇侧刚性滑盖主动施加的"结扎"压力。因此此类托槽称为"被动式"自锁托槽。当然，如果牙齿与邻牙唇舌向排列不齐，那么对于舌向错位的那颗牙齿，当使用有弹性的镍钛丝时，弓丝形变入槽、滑盖关闭后，弓丝要恢复形变的属性会对滑盖施加唇向的推力，但坚硬的滑盖不会发生位移或形变，可以保证弓丝始终在槽沟内，也就是形成了一种可靠的"结扎"；如果此时使用的是没有弹性的不锈钢丝，错位的牙齿使弓丝不能完全入槽，滑盖就无法关闭，也不会像传统结扎托槽那样，对弓丝有任何推向槽沟底部的"结扎"力，因此不存在部分"结扎"状态，此时最好的办法是更换为弹性弓丝继续排齐牙列。Damon 系列托槽是被动自锁托槽的典型代表，Vision LP、Oyster、Carrière LX、Lotus 和 Axis 等也属此类。Damon 系列托槽虽然也是双翼托槽，但一般较传统结扎托槽窄，托槽宽度一般为 2.7 ~ 2.9 mm。

另一种被动自锁的类型是"C"形弹性夹式，在托槽的近远中具有"C"形弹簧夹，弹簧夹由刚性的材料制成，同时具有一定的弹性，弓丝通过挤压弹簧夹使之变形开张来出入槽沟，弓丝入槽后就不会再接触到弹簧夹，基本上仅与坚固的槽沟壁接触，因此也具备被动自锁托槽的特征。目前只有 2004 年推出的 Smart Clip 托槽这一款。与其他的被动自锁托槽大多数会减小托槽宽度、增加托槽间距不同，Smart Clip 托槽的主体宽度与传统结扎托槽基本相同，但托槽两侧的弹簧夹会带来减小托槽间距的效果；另外，此类托槽对弹簧夹的弹力开张程度的精度要求很高——既要保证各种尺寸和材质的弓丝都能够在合适的推力下进入槽沟，又要确保即便是最小尺寸的弓丝也不会自行脱离槽沟。

2. 主动式自锁托槽（active self-ligation）　也称弹簧夹式，这类托槽通过内置的滑道，引导托槽唇侧的弧形弹簧夹进行龈𬌗向旋转，来开放或封闭槽沟，以完成弓丝的取放。弹簧夹可以是高弹性的，如 SPEED 托槽；也可以是没有弹性的，如 In-Ovation 系列、Victory Active SL 及 Quick 系列等。不过，无论弹簧夹有无弹性，这类托槽的共同特点是：弓丝纳入槽沟后，在某些特定条件下，如弓丝较粗或牙齿舌向错位时，弓丝与槽沟唇颊方的弹簧夹接触，弧形弹簧夹储备的"结扎"力就会对弓丝主动施以持续轻柔的向槽沟侧壁及底部的推力，此推

力可帮助牙齿实现排齐、转矩、正轴等；因此被称为"主动式"自锁托槽。SPEED矫治器是主动式自锁托槽的典型代表，它的另一个特点是托槽宽度较窄（约2.3 mm），且为单翼托槽；而其他大多数的主动自锁托槽，则多为双翼自锁托槽，托槽宽度一般约在3 mm左右，略小于传统结扎托槽。

另外，与被动式自锁的矩形槽沟不同，主动自锁托槽的另一个基本特点是：槽沟都是不规则形的，一般殆侧壁为标准槽沟深度，龈侧壁较短（在0.022英寸槽沟系统，龈侧一般缩短为0.018英寸）这样弧形的弹簧夹就可以在龈端嵌入槽沟内；这样的槽沟结构设计，使得弹簧夹与槽沟内的弓丝，可以形成三种位置关系；弹簧夹与弓丝之间力的作用，也会因弓丝的截面形状、尺寸以及弓丝在槽沟内的位置（受牙齿的错位情况影响）而改变。因此，主动自锁托槽弓丝与弹簧夹之间力的相互作用关系，也经常被归为以下三种状态（图41-9）：

（1）被动态（passive phase）：当较小尺寸的圆丝（0.022英寸系统中直径0.018英寸以下的圆丝）放入槽沟，牙齿与邻牙的唇舌向位置也基本排齐时，弹簧夹关闭后不接触弓丝，弹簧夹的龈方搭在槽沟壁上，弹簧夹本身不发生形变或位移，因此不会对弓丝产生"结扎"力。弓丝与托槽之间没有交互的力的作用，因此称为主动自锁托槽的被动状态。一般用在矫治早期的排齐整平阶段。

（2）临界态（inter active phase，或expressive phase）：当牙齿与邻牙唇舌向排齐，方丝尺寸合适时（0.022英寸系统中0.022英寸×0.018英寸、0.016英寸×0.022英寸或0.020英寸×0.020英寸方丝），弓丝锁入槽沟后，并不与唇侧的弹簧夹接触，弹簧夹

也没有发生位移或形变，其龈方搭在槽沟壁上，但此时弓丝与弹簧夹的距离几乎为零，弓丝与弹簧夹之间随时可能由于牙齿位置的改变而出现力的相互作用；这个尺寸的方丝主要用于托槽数据的表达、扭转的纠正，及在滑动关闭间隙的过程中减小"结扎"压力并保持牙齿位置。因其介于被动与主动之间，视条件转换，故名临界状态。

（3）主动态（active phase）：当弓丝的尺寸较大（0.022英寸系统中直径0.018英寸以上的圆丝或矩形方丝），或牙齿与邻牙的唇舌向位置差距较大时，弓丝锁入槽沟后，必定会与唇侧的弹簧夹接触，弹簧夹发生位移或形变，其龈方离开槽沟壁一定距离，弓丝与弹簧夹二者之间出现力的相互作用；弹簧夹自身的弹力，或储备的回弹力会对弓丝施以正压力，类似于传统矫治器中的结扎力，因此称为主动自锁托槽的主动状态。在主动状态，具有高弹性的弹簧夹，相较没有弹性的弹簧夹，或者不同弹力储备的弹簧夹，其对弓丝的作用力都会有所不同，因此可能影响托槽三维数据的表达，临床使用时应对此有所关注。主动态主要用于托槽数据的充分表达，如牙根平行度及转矩表达等。

二、自锁托槽的特点

（一）快速取放弓丝

自锁托槽最初设计的动机，是要替代结扎和拆除都很耗时的不锈钢结扎丝。受当时设计和工艺制造的限制，早期的自锁托槽并不能很好地满足上述需求。不过随着技术的进步，自锁托槽的滑盖或弹

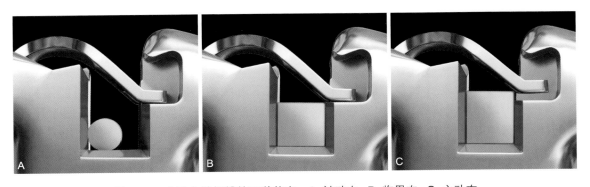

图41-9 主动自锁托槽的三种状态。A.被动态；B.临界态；C.主动态

簧夹也越来越适于临床应用。首先，设计上更加人性化，多数的自锁结构设计合理，根据常识就可以判断其如何打开和关闭，基本没有学习障碍，更易于接受和掌握。其次，绝大多数主动自锁托槽，已经不需要借助特殊的工具，门诊必备的探针几乎可以满足所有类型主动自锁托槽弹簧夹的打开——无论是唇侧弹簧夹带孔的，还是龈方带凹槽的；而以DamonQ为代表的被动自锁托槽，一般使用配备的简单工具或探针，也可以方便快速地打开滑盖。最后，两种类型的自锁托槽，都可以仅通过手指来实现滑盖或弹簧夹的关闭，都不需要牙科助手配合传递结扎丝或结扎圈，有助于提高临床"结扎"效率。

关于自锁托槽取放弓丝效率的研究很多，均证实自锁托槽能在不同程度上缩短取放弓丝所需时间。Maijer 和 Smith 比较了 SPEED 托槽与传统托槽使用不锈钢结扎丝的结扎过程，发现传统托槽的结扎时间是前者的 4 倍。Turnbull 和 Birnie 更进一步研究了 DamonII 被动自锁托槽与 Orthos 结扎托槽在取放不同序列弓丝时的效率，发现 Damon II 托槽的"结扎"速度比 Orthos 传统结扎托槽快 2 倍，同时还发现两种托槽均表现出随着弓丝尺寸的增大，取放弓丝所需时间的缩短，间接说明牙列拥挤度对"结扎"速度的影响。需要指出的是上述研究采用的自锁托槽还是比较早期的使用便利性不高的品类，目前国际上临床使用较多的各类自锁托槽，如 DamonQ，In-Ovation R 等，操作的便捷性均有很大提高，已经进入矫治器发展的成熟阶段，可以稳定地满足临床"结扎"这类基本需求。

（二）可靠的"结扎"效果

我们熟悉的不锈钢丝结扎，可以通过弓丝就位器使弓丝充分入槽、通过结扎时加大力度来保证结扎的有效到位，没有弹性的结扎丝只要没有折断就可以持续提供稳定的结扎力，因此是一种可靠的结扎方式。弹力圈结扎，因为橡胶圈的弹力在戴入口内后会快速衰减，不能提供恒定的结扎力，不能保证矫治弓丝持续的形变、释放矫治力，尤其不利于牙齿扭转的纠正，因此需要患者每隔 4 周左右复诊，通过更换结扎圈再次加力；而如果为了加强结扎力，对弹力圈进行 8 字结扎，又会大幅增加托槽与弓丝间的摩擦力，带来其他不利影响，因此临床中一般会根据实际情况，结合使用可靠的不锈钢丝结扎和

弹力较快衰减的弹力圈结扎。那么自锁托槽的"结扎"效果如何呢？

1. 典型的被动自锁托槽 一般是通过唇侧的刚性滑盖锁定弓丝的，因此只要托槽本身的质量有保证，就不存在弓丝从槽沟内滑脱的问题，是一种完全可靠的"结扎"，而且相比有一定形变度的不锈钢结扎丝，被动自锁托槽的滑盖是坚硬没有形变的，所以仅从这个角度说，其对弓丝的锁定效果更胜于结扎丝。Mezomo 的一项研究就发现当回收尖牙时，粘接自锁托槽的尖牙，其抗扭转控制效果更好。当然，曾经出现过的各种类型的被动自锁托槽中，有些滑盖过松患者能自行开启，有些滑盖固位不佳会在复诊间隔自行打开甚至脱落，这些不能满足临床使用要求的托槽已经逐渐被淘汰了。

2. 主动自锁托槽 各种主动自锁托槽的弧形弹簧夹，外观上比较相似，不过选用的材料不尽相同，SPEED 托槽的弹簧夹具有高度弹性，弹簧夹持续释放的轻微弹力可以推动弓丝在槽沟内就位，因此建议使用的一种初始弓丝是 0.018 英寸的麻花丝，目的就是为了使弹簧夹能够接触弓丝进而释放弹力。其他的如 In-Ovation、Quick、Victory Active SL 等托槽的弹簧夹则是不具弹性的，它们是通过弹簧夹微小的位移改变来激活储备的"结扎"力，因此弹簧夹的刚性是否足够对抗"结扎"带来的变形力就决定了其"结扎"是否可靠；对这一类的托槽，在拥挤病例建议使用细的镍钛圆丝作为初始弓丝，其目的则是要尽量利用托槽与弓丝的被动状态初步排齐牙列，同时避免粗弓丝释放的矫治力过大损坏弹簧夹；在治疗中，如果不循序渐进地更换弓丝，当弓丝还较难就位时，尤其是使用镍钛方丝的情况下，勉强压入弓丝关闭弹簧夹，就可能出现弓丝回弹力过大，使得弹簧夹弹开、甚至发生塑性形变失效的可能；当然，这也可以作为一个合理更换弓丝时机的提示，因为过大的矫治力不仅容易损坏弹簧夹，也不利于齿槽骨的改建。

另外，如果旋开弹簧夹时的操作不当，对其施加了过大的唇向反折力，也有可能使其变形损坏，因此推开龈方凹槽的方式更适合用于开启不带弹性的自锁弹簧夹。关于弹簧夹的使用寿命，Pandis 等回收了使用过的 SPEED 托槽和 In-Ovation 托槽，与同类未经使用的托槽进行比较，发现两种托槽的初始的刚性及弹性范围确实不同（设计如此），临床使

用后的 SPEED 托槽，其弹簧夹各项性能基本没有显著改变，而 In-Ovation 托槽弹簧夹的刚性使用后平均减低了 50%，意味着其"结扎"效能的一定减低。

总体来说，被动自锁托槽一般都能保证持续稳定的可靠"结扎"，主动自锁托槽在正确使用的前提下，也多能提供持续可靠的"结扎"，但使用不当弹簧夹损坏时，则难以保证"结扎"效果。

（三）灵活的复诊间隔

传统的固定矫治，复诊间隔一般 4~6 周，既然自锁托槽也属于直丝弓固定矫治技术，遵循这样的复诊间隔是完全合理的。不过，鉴于多数自锁托槽可以提供持续可靠的结扎效果，因此我们可以根据治疗需要，灵活把握患者的复诊间隔——不需要因为顾虑到结扎力的衰减而复诊，只在认为需要更换弓丝，或者监控咬合改变、患者是否配合时来复诊。正常的复诊间隔范围可以扩大到 2~12 周。

（四）患者舒适感与口腔卫生维护

自锁托槽不需要结扎丝和弹力结扎圈，就避免了结扎丝末端翘起划伤口腔黏膜带来的不适，降低了治疗中意外及急诊问题的发生；同时不使用结扎圈（丝），也减少了菌斑堆积，更易于清洁，减少了软垢、食物残渣的堆积；而且目前许多种类的自锁托槽都体积小巧、外形轮廓圆缓，因此安放于患者口内后没有明显的异物感和刺激，较为舒适。

需要注意的是，自锁托槽的种类繁多，对患者舒适感与口腔清洁的影响，主要取决于每种托槽的结构设计，不可笼统概括。相对而言，主动自锁托槽一般都有龈𬌗方向的内置滑道，其间的缝隙容易积存食物残渣，清洁的时候需要特别关注，因此对患者进行卫生宣教时，与结扎托槽宣教的侧重应有所不同。

（五）弓丝与托槽间摩擦力的降低

正畸治疗涉及大量牙齿在三维空间的移动，牙齿移动的阻力来源主要有两种：齿槽骨阻力和矫治弓丝阻力。牙根在齿槽骨中移动需要通过齿槽骨改建来实现，因此能促进齿槽骨改建的措施就会有利于牙齿移动，比如使用最适矫治力，这首先是需要医生在理念上认同，然后通过合适的手段来尽量满足。矫治弓丝的阻力则着眼于弓丝与托槽的关系，

当二者发生相对移动时，即会产生滑动阻力。有研究指出，在滑动机制中摩擦阻力可导致矫治力丧失 12%~60%，因此，克服了摩擦力后剩余的矫治力才是牙齿的真实受力。

现有的研究发现，托槽与弓丝的结扎力大小是影响滑动摩擦力大小的重要因素，因此改变结扎方式调节结扎力大小，成为调节摩擦力的一种可供选择的手段。自锁托槽与结扎托槽最本质的区别在于其改变了弓丝与托槽的连接方式，虽然自锁托槽问世的初衷是为了节省取放结扎丝的时间，但是其对托槽与弓丝间摩擦力的降低却成为了最大的亮点，引起正畸界广泛的兴趣与关注。

1997 年，Kusy 和 Whitley 首先提出正畸过程中的滑动阻力（resistance to sliding，RS）包括三部分：经典摩擦力（classical friction，FR）、约束阻力（elastic binding，BI）和刻痕阻力（physical notching，NO）。同时他还认为，根据托槽-弓丝倾斜成角（θ）与约束阻力的临界角（θc）的关系，可划分为两种状态：被动状态（θ<θc）和主动状态（θ≥θc），不同状态下滑动阻力（RS）的组成不同，大小也不同（图 41-10）。

1999 年，Kusy 和 Whitley 又从理论上用公式论证了决定临界角 θc 大小的三个影响因素：托槽槽沟的尺寸、托槽的近远中宽度和弓丝的尺寸，认为窄托槽、大尺寸的槽沟、较小尺寸的弓丝均可以增加 θc，同时还经计算得出临床常规应用的托槽与弓丝

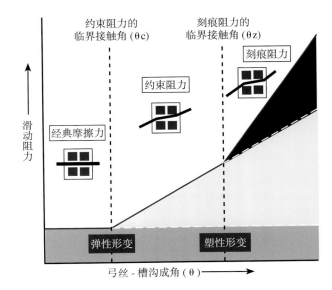

图 41-10　不同状态下的滑动阻力

组合的临界角 θc 在 0° ~ 4°。

自锁托槽矫治器设计的不同，主要表现在锁定弓丝（自结扎）的方式及结构的不同，据此一般将自锁托槽分为被动式和主动式两大类。研究发现不同类型的自锁托槽之间摩擦力大小不同，而这种不同主要由于自锁方式的不同，我们来看不同状态下两类自锁托槽的摩擦力：

1. 被动状态下自锁托槽的摩擦力　该状态下滑动阻力仅由经典摩擦力 FR 决定，大小与结扎弓丝产生的正压力成正比。由于不对弓丝产生结扎力，滑道式自锁托槽在干、湿状态下均产生很小的摩擦力，即使弓丝尺寸增加，摩擦力也近乎为零，显著低于弹簧夹式自锁托槽；因后者的弹簧夹与弓丝接触后的相互作用类似于"结扎"，其摩擦力的大小因结扎力的不同而各有差异，其中结扎力大小与弓丝和槽沟的相对尺寸、余隙的大小以及弹簧夹的材料和生产方法均有关。SPEED 托槽具有高弹性的弹簧夹，对弓丝施加的结扎力较大，随着弓丝尺寸的增加，摩擦力会显著增大，甚至与传统结扎托槽的摩擦力相差无几。

2. 主动状态下自锁托槽的摩擦力　这里所讲的主动状态仅包括临床上滑动仍能够持续进行的状态，当托槽 - 弓丝成角很大、进入刻痕阻力阶段时，滑动也就相应停止，不再属于正畸摩擦力研究的范畴，也是我们在临床上要避免的，因此在这里不作介绍（以下同）。该状态下滑动阻力 RS 由经典摩擦力 FR 和约束阻力 BI 共同组成，BI 与相对倾斜成角 θr（即 θ−θc）成正比，即随着托槽 - 弓丝倾斜成角的增大，约束阻力也增大，二者呈线性关系；而 FR 相对保持不变，其大小为 θ = θc 时的摩擦力。有研究发现，仅考虑托槽 - 弓丝倾斜成角对滑动阻力的影响，对于同样大小的 θr，约束力大小相近，而与自锁托槽的类型无关，这样，滑动阻力的差异就来自作为常量的经典摩擦力 FR，而 FR 与自结扎方式决定的结扎力大小密切相关。因此，在主动状态，相同的托槽 - 弓丝倾斜成角 θ 下，具备较高的初始经典摩擦力 FR（θ = θc 时的滑动摩擦力）或较小临界角 θc 的自锁托槽表现出较高的滑动阻力水平。例如，主动式托槽 In-Ovation 和 SPEED 具有较高的 FR 值，滑动阻力较大，而被动式托槽 Damon 因为具有较低的 FR 值和较高的 θc 值（Damon 托槽为窄托槽），滑动阻力比较小。

值得一提的是，目前一些自锁托槽的发明者在设计托槽时也考虑了托槽自锁结构对摩擦力的影响，例如 Quick 托槽虽然属于主动弹簧夹式托槽，但槽沟的近远中边角设计为圆滑的喇叭口状，这种设计在不减小托槽宽度的前提下，增大了约束阻力的临界角 θc，降低了主动状态时托槽边角对弓丝的约束阻力，也就减小了滑动阻力。

综上所述，一般来讲，不论在被动状态下还是主动状态下，滑道式自锁托槽均比弹簧夹式自锁托槽呈现出更低水平的摩擦力。目前许多关于自锁托槽摩擦力的研究都支持这一观点。

（六）自锁托槽的矫治力水平

轻力矫治，或最适矫治力是被正畸界绝大多数人认可的矫治理念。一般认为使用轻的矫治力，有助于减少牙周膜透明样变，加快牙齿移动速度；保护支抗；减小因过大矫治力引起的患者疼痛不适感，及牙根吸收等不利反应。

自锁托槽矫治技术经常会被界定为低摩擦、轻力矫治技术，那么是否降低了弓丝与托槽之间的摩擦力，就会自动地减小弓丝释放的矫治力，实现轻力矫治呢？实验证明这一观点是错误的，当矫治弓丝的规格相同时，自锁托槽的使用并不会降低矫治力，甚至牙齿会比使用结扎托槽的受力更大，因为结扎托槽更大的摩擦力消耗了部分弓丝释放出来的矫治力。Baccetti 等的试验显示错位 3 mm 的牙齿，放置 0.012 英寸的镍钛弓丝，使用自锁托槽时，错位牙净受力达 90 g，而使用结扎托槽的装置里，受力仅 50 g；当牙齿错位增加到 4.5 mm 时，约束阻力大大增加，受其影响，自锁托槽组的牙齿受力减小至 80 g，但结扎托槽组的排齐力已经消耗至 0 g。

因此，对于自锁托槽与轻力矫治，正确的表述应该是——自锁托槽有助于轻力矫治的实现。也就是说，当使用自锁托槽时，其低摩擦的特点，使得较轻的矫治力可以不被摩擦力消耗，而更好地分布到错位牙齿上，能够更有效地进行矫治。而如果是结扎托槽，当矫治力过轻时，被邻牙结扎的摩擦力消耗后，剩余的矫治力就可能小到不足以纠正错位牙了。

但是，实现轻力矫治的大前提是，只有当医生的观念里是希望进行轻力矫治时，他才会有意识地使用更轻的矫治力，比如更小尺寸或物理性能更佳的矫治弓丝。例如，Damon 自锁托槽系统一般建议使用 0.013 英寸的热激活含铜镍钛丝作为初始弓丝，并延长排齐阶段的复诊间隔，其目的之一就是要适当减小牙齿的受力。正畸牙受力后，作为炎症及疼痛反应的标记物神经肽酶 P 物质水平会升高，Yamaguchi 等检测了放置弓丝加力 24 小时后，患者龈沟液内的 P 物质水平，他们发现使用 Damon 自锁托槽组显著低于传统结扎托槽组。

总之，虽然使用了低摩擦的自锁托槽，但是如果矫治过程中仍沿用传统的加力方式或力值，则牙齿受力相对结扎托槽会更大，并不能够实现轻力矫治。自锁托槽的优势在于，可以使较轻的矫治力有效地分布到更多的牙齿上。

（七）自锁托槽的转矩控制

转矩控制是正畸治疗的关键环节，因此自锁托槽的转矩控制能力也备受关注。我们知道，当带有一定转矩度的方丝纳入方形槽沟后，弓丝的对角与托槽槽沟的龈𬌗侧壁发生相互作用，产生转矩力。带转矩度的不锈钢方丝入槽后与槽沟之间会呈现两种关系：一种是存在着积极的主动转矩状态，弓丝对槽沟壁施加一定的转矩力；另一种是弓丝没有主动对槽沟施以转矩力的被动转矩状态。至于弓丝与槽沟处于何种转矩状态，取决于弓丝的转矩度、弓丝与槽沟间的余隙角等。

主动自锁托槽与被动自锁托槽，在转矩表达上的差别，来源于托槽结构的不同，被动自锁托槽的槽沟是矩形的，其龈𬌗两侧壁高度一致，弓丝入槽关闭滑盖后，弓丝的对角可以完全作用于槽沟壁，转矩可能的损失度数由余隙角决定，是确定的；而主动自锁托槽，由于关闭槽沟时弹簧夹末端伸入槽沟内，减小了槽沟龈方一端的深度，即缩短了槽沟壁，因此减小了转矩产生的力臂，也就减小了在某一方向上的转矩控制能力，比如应用 SPEED 托槽在上前牙施加根舌向转矩（正转矩）时就会受到影响（图 41-11）。在临床中，我们应用这类托槽矫治双牙弓前突病例时，滑动法关闭拔牙间隙后在精细调整阶段，有些患者的上前牙牙轴较直，说明转矩控制不足，其原因之一就是减小的槽沟深度不利于正转矩的表达。但另一方向的转矩控制能力则基本不受影响（即在上前牙施加冠舌向转矩时）。

另外，关于结扎产生的舌向力对转矩表达的影

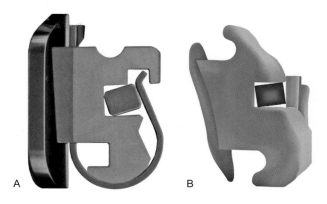

图 41-11　两类自锁托槽的转矩控制。A. SPEED 托槽的转矩控制；B. Damon 托槽的转矩控制

响，Sifakakis（2014）和 Al Fakir 等（2014）的研究均显示，当使用弹性圈结扎时，不会产生具有临床意义的转矩增强效果。Al Fakir 等的研究同时还发现，当使用结扎丝结扎时，对于弓丝处于被动转矩状态的情况下，通过旋紧结扎丝，确实能使弓丝充分入槽、转矩形变增加、转矩表达有少量加强，但如果在结扎前弓丝就处于主动转矩状态，则增大的结扎力也不会使转矩有更多的表达。Major 和 Brauchli 等的研究也证实了这一点，他们均发现主动自锁托槽（SPEED, In-Ovation）弹簧夹的弹力并不能提供更多的转矩力。可见，虽然主动弹簧夹式托槽弓丝受到的舌向力比被动自锁托槽更大，但由于转矩力产生的本质不在于此，增大的舌向力并不能增加转矩力。

需要指出的是，不同种类的自锁托槽之间的槽沟尺寸结构、弹簧夹的强度等均存在明显的差别，因此对转矩的影响也不尽相同，切不可笼统地一以概之；临床中，在需要加强转矩的步骤，应该密切观察治疗变化，及时调整。

三、正畸牙齿移动与摩擦力

（一）自锁托槽的牙齿移动特点

在正畸临床中，牙齿的三维精确控制与矫治系统的摩擦力是关系到矫治效果的两个重要因素，但同时也是相互矛盾的两个方面：降低矫治系统的摩擦力，让牙齿易于移动，就会在一定程度上影响对

牙齿的三维控制；而加强对牙齿的三维控制，就要尽量限制和减少牙齿的滑动，则需要增加矫治系统的摩擦力。

在错𬌗矫治中移动牙齿的技术可以归纳为两大矫治理念：一种为控制的牙齿整体移动；另一种为非控制的牙齿自由倾斜移动。前者以经典方丝弓技术为代表，所有牙齿的移动都要在正畸医师的控制下完成，因此对正畸医师手工弯制弓丝的精准度要求最高；后者以经典 Begg 技术为代表，其单点接触式托槽允许牙齿自由倾斜移动，因此初期牙齿移动效果明显，只是后期如果要移动牙根，则移动速度明显不如移动牙冠时的速度，前期的快和后期的慢中和之后，与方丝弓整体移动的矫治速度基本相同；但对于部分骨性畸形，进行牙代偿性矫治时，经常可以省略切牙控根的步骤，因而缩短了最后一期的疗程，所以更适合于骨性畸形的矫治。这两种矫治技术，因为托槽的形态差异和结扎方式的差异，使得牙齿移动中弓丝与槽沟的受力特点各不相同。

自锁托槽，虽然大多是方槽沟的滑动直丝弓矫治体系，但托槽宽度一般又较传统托槽窄——为 2.3～3 mm，结扎方式也完全不同，因此其牙齿移动特点就介于经典方丝弓与 Begg 技术之间，有其自身的特点，值得我们关注和研究。

例如在临床中，正畸医师发现在矫治初期牙齿严重拥挤不齐时，自锁托槽能减少牙齿沿矫治弓丝滑动的阻力；同时由于矫治初期用非常细的镍钛圆丝放在 0.022 英寸 ×0.027 英寸或 0.022 英寸 ×0.028 英寸的槽沟中，加之稍窄的托槽宽度，实际上允许牙齿在三维方向的自由倾斜移动，因此在解除拥挤阶段具有类似于 Begg 技术第一期的矫治效率。但对于牙齿的扭正来说，特别技术是被动自锁托槽，由于余隙较大的原因，如果沿用传统结扎托槽的弓丝序列则效率会明显降低，需要改变以往的弓丝使用习惯，比如第二根丝即更换为 0.014 英寸 ×0.025 英寸镍钛方丝或者使用 2 根镍钛圆丝，以减小弓丝在槽沟唇舌向的余隙，帮助纠正扭转，并在后续的治疗过程中尽可能一直使用方丝保持治疗的效果。遗憾的是这样会失去不锈钢圆丝的一些优势，因为正畸牙齿移动并不总需要方丝带来的力矩，对于只需要单纯力而非力矩的牙齿移动类型，圆丝更加高效。

可见，快速滑动与牙位控制这一对矛盾，需要我们在使用自锁托槽时根据矫治目的协调二者的侧重与平衡，同时兼顾矫治效率。

（二）不同矫治阶段与滑动摩擦力

正畸过程中一般会发生大量的牙齿移动，而弓丝与托槽之间的相对移动则会产生滑动摩擦力，我们分析在正畸过程中与滑动摩擦力密切相关的三类常见的牙齿移动是：拥挤错位牙齿的排齐、滑动法关闭间隙、推簧开展间隙；而与滑动摩擦力关系不太密切的三类常见牙齿移动是：排齐牙列的扩弓、关闭曲法关闭间隙、牙齿的转矩移动。

由于摩擦力贯穿整个治疗过程的始终，正畸医生应该根据各阶段的矫治目标，合理选择矫治弓丝和托槽，进而达到对摩擦力的有效控制。在矫治严重拥挤不齐的牙齿时，在早期排齐阶段，选用尺寸小、弹性好的弓丝，有助于降低各种自锁托槽矫治系统的滑动摩擦力，有利于牙齿的快速排齐；而在治疗的后期阶段，不期望牙齿产生过多的移动时，选用尺寸大、硬度大的弓丝可以增大自锁托槽矫治系统的摩擦力，有利于稳定牙齿的位置。结合临床具体建议如下：

1. 初始排齐阶段　较粗的弓丝虽能提供较大的矫治力，但牙齿并不会因此快速排齐，因为在拥挤的阶段，越粗的弓丝，托槽与弓丝的倾斜角 θ 就越接近约束阻力的临界角 θc，摩擦力越大，不利于牙齿快速移动；而高弹性的细弓丝可以减小约束力，利于牙齿快速排齐。这提示我们在临床上一般使用较细的初始弓丝排齐牙列，只要没有发生永久性变形，同一根弓丝维持数月也可以，没有必要频繁逐级更换弓丝。

2. 关闭间隙阶段　由于托槽与弓丝的位置关系不断改变，摩擦力是一个动态的变化过程，应用滑动法关闭拔牙间隙前，一定要充分排齐牙列，尤其是应用宽度较窄的自锁托槽时应该选择较粗的工作弓丝，以加强对牙齿的三维控制。此外还应该充分利用自锁托槽降低了系统摩擦力的特点，在间隙关闭时尽可能使用轻力，这一方面可以减小前牙的倾斜，有利于治疗过程中倾斜牙齿的直立以及防止弓丝的变形，以减小滑动阻力；另一方面，轻力关闭间隙也是对支抗的保护，而支抗牙移动越少，滑动阻力也越小。也可以适当延长加力间隔时间，让牙齿在托槽与弓丝作用下充分地自行调整，尽可能减少主动状态（θ≥θc）的发生，减小约束阻力。

3. 精细调整阶段 由于该阶段需要较大的摩擦力以获得牙齿的稳定，可以使用全尺寸的 TMA 弓丝，既增大了矫治系统的摩擦力，又利于托槽数据的充分表达，加强牙齿三维位置的精确控制。另外，如果因为颌间牵引需要更换为小尺寸的弹性弓丝，一定要注意由于矫治系统摩擦力低，前牙可能会散开而出现间隙，或者已经关闭的拔牙间隙重新出现，可以通过全口连续结扎预防散隙。当然，多数自锁托槽设计有结扎翼，必要时可以通过结扎来增加摩擦力。

四、自锁托槽矫治器的应用原则

（一）矫治设计

同其他任何矫治技术一样，矫治设计要在医生全面仔细检查、明确诊断的前提下，根据患者的骨型、牙型、软组织侧貌以及生长发育阶段，并结合患者主诉等主客观情况，综合分析，谨慎制订。对于是否需要配合正颌手术、是否需要减数治疗、使用何种支抗、是否需要扩弓等各类问题的判断，起决定性作用的不是我们使用何种矫治装置，矫治器只是帮助我们实现治疗目标的手段。在这一点上我们切不可本末倒置。

自锁托槽引起误解最多的话题就是拔牙矫治和不拔牙矫治。一些人认为自锁托槽具有神奇的扩弓作用，使用自锁矫治器就可以将原本设计需要减数的病例改为不拔牙矫治；一些人认为自锁托槽不能用于拔牙矫治，或者用于拔牙矫治没有优势；还有些人认为自锁托槽的使用可以大大节省支抗，因此用于减数病例时不需要考虑支抗。这些观点都有一定的片面性甚至是错误的。

1. 关于拔牙与不拔牙矫治 在临床矫治设计中，拔牙或不拔牙矫治病例，有其各自的适应证。确定一个正畸患者是否需要拔牙矫治的客观因素有很多，比如牙齿拥挤度、前牙唇倾度及凸度、骨面型、软组织侧貌等，当应用自锁托槽矫治时，这些因素也同样需要加以考虑，并且同样应该坚持以健康、功能、美观、稳定为矫治目标。

被动自锁托槽 Damon 矫治器的发明者 Damon 医生认为应该以患者面部的美观作为矫治设计的出发点，如果治疗前患者的鼻、唇、颏部关系协调，或者是凹面型，那么即使牙弓中存在严重拥挤，也不是一定要采用拔牙矫治，此时应用 Damon 矫治器，通过低摩擦轻力的矫治系统的"扩弓作用"，充分激活口周肌（唇肌、颊肌）和舌肌的功能运动，甚至在口周肌力的作用下实现一定的"唇挡""口外弓"的效应，使严重拥挤的牙齿得以排齐，同时仍能维持或改善原有软组织侧貌。

Damon 医生的矫治理念中提到 Damon 矫治器具有"扩弓效应"或"唇挡、口外弓效应"，甚至认为齿槽骨可以跟随牙根的移动而改建增加，他也提供了许多非减数治疗后牙弓大量扩宽的病例及 CT 资料，但是病例报告在科学研究的证据链中不是最有说服力的证据，目前尚没有循证医学证据支持这一论点。姜若萍等分析比较了中重度拥挤的非减数病例，使用 Damon Ⅲ 自锁托槽与传统结扎托槽解除拥挤的机制，发现两组患者治疗后均出现了牙弓宽度的增加及下切牙的唇倾，但自锁组的第一磨牙宽度增加及下切牙唇倾量均大于结扎组，同时还通过回归分析发现自锁组的下切牙唇倾度，不仅受治疗前拥挤度及牙弓宽度的影响，还与患者自身骨面型及牙弓宽度的变化有关。我们认为，由于东西方人种的差异（鼻、颏部发育及牙弓宽度不同），不同患者个体之间唇颊肌紧张度、舌肌力量不同，实现上述"扩弓效应"及"唇挡、口外弓效应"的程度也不一样，很可能不同个体牙弓宽度与长度的改变量不同，并且两者间很可能是相互制约的，因此矫治效果会存在较大的个体差异。

实际上，我们应正视自锁托槽，既不能夸大它在矫治中的作用，也不能贬损它的价值，自锁托槽矫治器并不能成为正畸临床矫治设计的主导因素，换句话说，自锁托槽仅仅是一种固定矫治的手段，正畸医生借助它来实现所设定的矫治目标，它本身不能成为决定矫治方案尤其是拔牙与否的主要因素。在此，笔者总结了严重拥挤患者可以考虑尝试应用自锁托槽进行不拔牙矫治的适应证，供读者参考：

（1）侧貌为直面型或凹面型（Ⅲ类错𬌗患者掩饰性治疗或术前正畸除外）；

（2）上下中切牙较为直立或舌倾；

（3）上下牙弓有较明显的狭窄，或后牙明显舌倾；或个别双尖牙严重舌向错位；

（4）安氏Ⅱ类二分类患者；

（5）前述患者，均应具备健康的牙周组织，良好的口唇肌功能。

应用自锁托槽，对于以下情况，则仍需要考虑拔牙矫治：

（1）双颌前突，侧貌为凸面型；

（2）手术患者术前正畸需要去代偿；

（3）明显中线偏斜患者；

（4）严重拥挤的直面型患者，牙弓并不狭窄，或牙轴并不直立而是较为唇倾；

（5）部分前牙开𬌗病例；

（6）拥挤不明显，但上下前牙明显唇倾患者。

2. 关于支抗设计 自锁托槽矫治技术中支抗设计的基本原则与传统直丝弓矫治技术应该是一致的，在整个治疗过程中占有很重要的地位，可以说是治疗成败的关键。应用自锁托槽进行拔牙矫治，它的优势在于能够更加简洁高效地实现滑动机制关闭拔牙间隙。因为自锁托槽属于"低摩擦矫治系统"，有助于实现轻力矫治，而轻力的使用，可以快速、安全地移动牙齿，从而更好地实现"差动力"效应，节省后牙支抗，较明显地内收上下前牙，改善凸面型患者的软组织侧貌，这一点已经被一些研究所证实。

但选择应用自锁托槽，只是为我们节省后牙支抗提供了一个前提，得益于它的"低摩擦矫治系统"，可以实现轻力矫治，这并不意味着只要使用自锁托槽就一定能够节省后牙支抗，绝不是为我们的治疗上了一个"保险"，因为自锁托槽矫治技术中并不包含特殊的、不同于传统直丝弓矫治技术的支抗加强部分。如果想充分体现它的这一优势，还有赖于正确合理的使用。应用自锁托槽，整个矫治过程中应该使用比传统直丝弓矫治技术小得多的矫治力，在这种很轻的矫治力作用下，才有可能使支抗牙不发生或少发生移动，而移动牙较多地发生希望的移动。如果相反地，在关闭间隙时使用较大的牵引力，由于矫治系统内摩擦力的减低，支抗磨牙受力移动的可能性反而会比使用结扎托槽时更大，因此是不利于支抗保护的。

应用自锁托槽采用轻力矫治，有助于节省后牙支抗，并不意味着后牙支抗没有丢失。对于一些需要绝对支抗控制的患者，仍需要借助微螺钉种植体来实现，才有可能实现真正所谓的支抗零丢失。

（二）自锁托槽的选择

1. 主动式自锁托槽与被动式自锁托槽的选择

一般来讲，正畸医生在临床上会根据自己的喜好选择不同类型、不同品牌的自锁托槽，两类自锁托槽并没有严格的适应证和禁忌证。但两者的特点不同，导致了矫治系统摩擦力、对牙齿的三维控制、临床应用特点不同，在临床中可以根据具体情况的不同，结合患者正畸治疗过程对摩擦力以及牙齿精确控制的要求，进行适当的选择。

2. 不同转矩度前牙托槽的选择 目前很多自锁托槽都具有几种不同转矩度的切牙托槽，最常见的就是 MBT 转矩度和 Roth 转矩度，这两者之间有一定的差别，不过与应用在传统结扎托槽上的 MBT 或 Roth 数据切牙转矩是一样的。

主动自锁托槽，当弓丝尺寸为 0.018 英寸 × 0.018 英寸以上的方丝时，其弹簧夹结构会对弓丝施加一定的"结扎力"，转矩维持及控制与结扎托槽相似，因此一般不需要采取异于传统直丝弓技术的转矩控制措施，治疗中根据牙齿转矩的改变，密切监控及调整即可。

以 Damon 托槽为代表的被动自锁托槽，由于其极低的"结扎力"，使得即便是临床常用的较大尺寸方丝，入槽后弓丝与槽沟之间仍然存在确定的余隙，如 0.019 英寸 × 0.025 英寸不锈钢丝在 Damon 托槽 0.022 英寸 × 0.027 英寸系统的槽沟中，即有约 10° 余隙，这意味着在弓丝的初始状态，就将有约 10° 的转矩损失。当然余隙的存在是非常必要的，它对于方丝的顺利纳入以及治疗中始终保持低摩擦的状态均有积极的作用，因此为了在留有余隙的同时又能达到需要的转矩，Damon 被动自锁托槽系统设计了三种前牙转矩数据，即标准转矩、高转矩及低转矩度的托槽。在治疗前就根据病例的类型及矫治设计来灵活选择适宜转矩度的切牙托槽，以便从镍钛方丝阶段就开始表达转矩，而不是等到最后在不锈钢丝上加入额外的转矩，这样既可以保持弓丝的平整顺滑、弓丝与槽沟间的余隙，同时又能有效地实现转矩控制。

选择不同转矩托槽的原则是预判正畸治疗过程对切牙转矩的可能影响，尤其是那些我们不希望发生的转矩改变。对于预期治疗中前牙不会有很多转矩改变的病例，建议选择标准转矩托槽，标准转矩托槽的转矩、轴倾角和补偿角数据与 Roth 直丝弓托槽数据接近。以下情况则可以考虑选择高转矩的上切牙托槽：

（1）安氏Ⅱ类二分类病例；

（2）需要大量使用Ⅱ类牵引的病例；

（3）大多数需要回收上前牙的拔牙病例。

以下情况可以考虑选择低转矩的上切牙托槽，同时要密切关注患者牙周状况并综合考虑：

（1）需要直立甚至舌倾上切牙的病例，比如骨性Ⅱ类错𬌗的掩饰性治疗需要上切牙代偿性移动；

（2）需要大量使用Ⅲ类牵引的病例；

（3）中重度拥挤但拟采用不拔牙矫治，或伴有吐舌或吮指习惯，不希望上前牙唇倾的病例；

（4）侧切牙腭向错位，需要唇向移动较多者，可选择单个的低转矩的侧切牙托槽。

另外，在一些病例中，需要控制下切牙的唇倾度，可以选择 -6° 低转矩的下切牙托槽，防止治疗过程中下切牙过度唇倾：

（1）下前牙段中重度拥挤但拟采用不拔牙矫治的病例；

（2）需要大量使用Ⅱ类牵引的病例；

（3）结合应用固定功能矫治器如 Herbst 等的病例；

（4）下切牙舌向错位，需要唇向移动较多者。

3. 磨牙托槽的选择　许多品牌的自锁托槽矫治器还配有第一及第二磨牙自锁托槽，针对第二磨牙错位明显的病例，第一磨牙可以不粘接掀盖带环或颊管，而是粘接第一磨牙自锁托槽，同样可以起到掀盖带环或颊管的作用，方便了带曲弓丝的放入，而且与前者相比，还省去了掀盖后的结扎丝（圈）结扎，降低了矫治系统的摩擦力，有利于弓丝滑动。

（三）自锁托槽的安放

准确粘接是治疗成功的重要的环节。目前的唇侧自锁托槽均为预置牙齿三维数据的直丝弓托槽，因此粘接托槽时也应该按照直丝弓托槽的要求粘接。粘接的要点包括长轴和垂直高度两点。

1. 长轴　粘接托槽时一般要求托槽的长轴与牙齿的临床冠长轴一致。但对于托槽较窄的如 Damon 被动自锁托槽，为了弥补宽度的不足，建议粘接尖牙或扭转牙托槽时适当向近中侧或扭转侧调整 0.5 mm，对于近远中移动需求较多的牙齿，粘接托槽时也可稍稍将托槽长轴倾斜偏离临床冠长轴并向间隙侧少量调整，以利于牙根移动及预防扭转；如果自锁托槽宽度基本接近结扎托槽的则无需做此调整。

另外，为了满足自锁结构的设计要求，目前有些自锁托槽还不能做到像传统结扎托槽那样，保持主体部分的长轴与托槽底板的长轴一致，如 SPEED 托槽等（图 41-12），则粘接时要使托槽底板长轴与牙齿临床冠长轴一致，而不是托槽主体部分的长轴对准牙冠长轴，这可能会给临床粘接带来一定的困扰。

2. 垂直高度　关于自锁托槽粘接时垂直高度的要求，可以参考 MBT 滑动直丝弓矫治技术粘接托槽的相关数据，借助托槽定位器进行粘接。结合不同错𬌗畸形的具体表现，个别牙位的托槽在粘接时垂直高度会有所调整，但强调同一牙弓内各牙齿之间托槽的垂直高度要协调。

3. 几点注意事项　粘接自锁托槽时除了特别关注长轴和垂直高度外，还有以下几点需要注意：

（1）排齐早期每次复诊检查托槽粘接定位情况，如有位置不佳，及时调整位置重新粘接，这样做要优于后期在弓丝上弯制补偿曲。

（2）注意清理托槽周围尤其是龈方残留的粘接

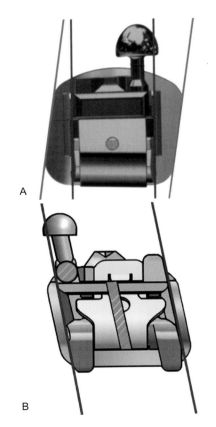

图 41-12　自锁托槽的粘接。A. SPEED 托槽底板长轴与牙长轴一致；B. Quick 托槽主体长轴与牙长轴一致

剂，以免堵塞托槽弹簧夹滑道导致无法正常打开。

（3）如果因为托槽体积较大，预计下颌托槽有可能出现咬合干扰或被上颌牙齿咬脱落时，不建议将下颌托槽整体偏龈方粘接，因为这样会导致直丝弓的数据表达出现偏差，也不利于患者口腔卫生的维护。建议通过推迟下颌粘接时间，或配合上颌平导，或在后牙咬合面粘接树脂材料来垫开咬合等措施解决。

（4）自锁托槽的弹簧夹或滑盖有特定的打开方向，一般不要像 MBT 托槽那样为改变个别牙齿转矩，采用托槽倒置粘接的方法。而且不同种类的自锁托槽，打开方向并不都一致，使用前应检查确认。

（四）矫治弓丝的选择及应用顺序

应用自锁托槽矫治技术时，同传统直丝弓矫治技术一样，主要采用两类矫治弓丝：即高弹性的镍钛丝和硬度大的不锈钢方丝，排齐阶段采用弹性好、有记忆性能的镍钛合金弓丝，目前很多自锁托槽配套的是热激活镍钛弓丝，根据牙列拥挤不齐的程度，初始弓丝可以采用 0.012 英寸或 0.014 英寸的镍钛圆丝，然后也遵循由细到粗、由圆到方的弓丝使用顺序，直到更换至 0.019 英寸 × 0.025 英寸镍钛方丝（0.022 英寸），中间可以有一定的"跳跃性"；而关闭拔牙间隙、颌间牵引阶段则采用硬度大的不锈钢方丝，为了提高对前牙的转矩控制，一般采用 0.019 英寸 × 0.025 英寸或 0.018 英寸 × 0.025 英寸不锈钢方丝（0.022 英寸托槽系统）作为工作弓丝。最后在精细调整阶段仍可继续使用原来的工作弓丝，有时也会应用全尺寸的 β 钛丝（TMA 弓丝），以加强托槽三维数据的表达或个别牙齿精细调整。

值得一提的是，传统的直丝弓矫治技术里，预成弓形的镍钛丝及不锈钢丝，一般分为尖圆形、方圆形和卵圆形三种不同的弓形，并且上下颌的弓形是也是不同的。绝大多数自锁托槽系统配套的弓丝形状，是沿用这种传统直丝弓技术的弓丝使用理念的。临床中根据患者治疗前的弓形，在三种不同的弓形中选择尽可能匹配的一种来使用，理论上认为这种方式有助于正畸结果的长期稳定。

不过 Damon 被动自锁托槽系统所配套弓丝的弓形则有所不同，其排齐阶段使用的热激活含铜镍钛弓丝，包括圆丝及方丝，均没有特定弓形和上下颌之分，所有患者的上下颌都可以使用同一根镍钛圆丝或方丝。依照 Damon 医生提出的矫治理念，这种镍钛弓丝主要是提供一个激活牙周组织改建的轻力，而最终由牙列内外的唇颊舌肌和齿槽骨等口腔内外的平衡力，来共同决定新的牙弓形态，实现每个患者完全个体化的弓形；只有当进入不锈钢方丝阶段时，才根据患者已经形成的个体化弓形，来制作上下颌弓丝，并确保良好的上下颌匹配。Damon 医生认为通过这种方式获得的个体化弓形更有利于矫治结果的长期稳定。

临床实践证明，这两种弓形选择及使用方式，均可以达到良好的治疗效果。至于远期的稳定性评估是否存在差别，目前还没有公认的相关文献证据。

五、自锁托槽的基本矫治步骤

自锁托槽矫治技术，与传统直丝弓矫治技术并没有本质的区别，积极矫治的过程也大致分为牙列的排齐整平阶段，关闭拔牙间隙（拔牙病例）、调整颌间关系阶段，和精细调整阶段，拆除固定矫治器后的保持原则也完全相同。不过，由于主动自锁托槽与被动自锁托槽，它们的自锁方式、槽沟的结构、摩擦力特点等有所不同，矫治理念上也有一些差别，因此具体的矫治步骤、弓丝序列等也有所不同，下面分别加以说明。

（一）主动自锁托槽矫治步骤及弓丝使用顺序（以 0.022 英寸系统的 In-Ovation 托槽为例）

1. 排齐整平阶段 一般先后使用镍钛圆丝和镍钛方丝。

（1）镍钛圆丝：初始弓丝的选择，一般视牙列的拥挤程度而定。对于严重拥挤不齐的牙列，可以选择 0.012 英寸的热激活镍钛圆丝作为初始弓丝；轻中度拥挤的牙列，可以选择 0.014 英寸的热激活镍钛圆丝作为初始弓丝，而一些没有拥挤的牙列也可以直接采用 0.016 英寸的热激活镍钛圆丝作为初始弓丝。对于 0.018 英寸以下尺寸的初始弓丝，主动自锁托槽的弹簧夹多数情况仍处于被动状态，因此矫治系统总体的摩擦力水平较低，有利于拥挤的解除。

（2）镍钛方丝：矫治过程中的第二组弓丝可以直接选择高弹性的热激活镍钛方丝。一般选择 0.016 英寸 × 0.022 英寸的热激活镍钛方丝，第三组弓丝一般选择 0.018 英寸 ×0.025 英寸或 0.019 英寸 ×0.025 英寸的热激活镍钛方丝，继续排齐整平上下牙列，为矫治第二阶段采用硬度大的不锈钢方丝作充分准备。第二组弓丝的作用时间一般持续 4~6 周，第三组弓丝的作用时间一般持续 6~8 周，以上下牙列中托槽槽沟内的镍钛方丝完全直线化为该阶段结束的标志，最终实现所有牙齿的完全排齐，纠正所有扭转，并获得牙齿转矩度、轴倾度的基本表达。

2. 关闭拔牙间隙（拔牙病例）、调整颌间关系阶段　采用刚性较大的不锈钢方丝。

根据对转矩控制的需要及参考其他因素（如咬合力大小、患者配合程度等），选择 0.019 英寸 ×0.025 英寸的不锈钢方丝，或 0.018 英寸 ×0.025 英寸的不锈钢方丝。牙弓未完全排齐整平之前不要匆忙进入该阶段，该阶段的矫治目的是关闭牙列间隙，同时进行颌间关系的调整。多数情况下，建议采用一步滑动法整体内收上下前牙关闭间隙，通过摇椅形弓打开前牙咬合，通过 II 类或 III 类颌间牵引调整上下牙弓间的矢状向关系等。复诊间隔周期可以为 4~6 周，基本与传统滑动直丝弓技术相同。

需要注意的是，由于使用了较大尺寸的不锈钢方丝，各种主动自锁托槽的弹簧夹均处于激活状态，弓丝与托槽间存在一定的"结扎力"。正如前面介绍过的，不同品类的主动自锁托槽，弹簧夹的物理特性不同，所提供的"结扎力"大小及可靠度也不同，虽然一般来说主动自锁托槽提供的"结扎力"是低于传统弹性结扎圈的，但是确实有实验发现有些主动自锁托槽的"结扎力"甚至超过了结扎托槽，因此其摩擦力水平也较高。临床中应注意了解并熟悉所用自锁托槽的特点，采取合理的应对措施。对于摩擦力水平较低的主动自锁托槽，降低关闭间隙所用的牵引力，一般采用 50~100 g 的轻力即可；而如果所用托槽摩擦力较高，并观察到牙齿移动效果不佳，也可以适当加大牵引力值。当然，较大的矫治力和过于频繁加力易于导致支抗丧失，牙齿失控，因此应谨慎对待。

另外，主动自锁托槽，在关闭间隙阶段还有一种弓丝选择，即可以使弓丝与槽沟处于临界态的弓丝，如 0.022 英寸 ×0.018 英寸或 0.020 英寸 ×0.020 英寸的不锈钢方丝等，此类弓丝正如我们前述提到的，可以在维持托槽数据表达的前提下，有效地降低摩擦力。

3. 精细调整阶段　该阶段可以继续使用上一阶段的不锈钢方丝作为结束弓丝，也可以更换为 0.019 英寸 ×0.025 英寸甚至全尺寸的 TMA 弓丝。该阶段的目的是按正常𬌗六项标准和功能𬌗目标对牙齿及𬌗关系进行精细调整。

主动自锁托槽的弹簧夹具备一定的可让性，因此在弓丝上弯制少量的转矩或第一、第二序列的补偿曲，一般还是可以关闭弹簧夹加力的。此时应仔细检查弹簧夹是否充分关闭就位，有无损坏，必要时可以采用传统方式牢固结扎。

（二）被动自锁托槽矫治步骤及弓丝使用顺序（以 0.022 英寸系统的 Damon 托槽为例）

1. 初始镍钛圆弓丝阶段

目的：提供接近最适矫治力的轻力，激活牙周膜细胞活性，刺激齿槽骨改建；适当排齐整平错位牙齿；不要求完全纠正扭转；初步建立个体化弓形；为下一阶段做准备。

弓丝序列：

1）第一根弓丝：严重拥挤时使用 0.013 英寸热激活含铜镍钛丝（CuNiTi, Copper NiTi）；轻中度拥挤时使用 0.014 英寸 CuNiTi；注意，镍钛丝阶段皆可使用不区分上下颌的 Damon 弓形弓丝，下同。

2）第二根弓丝：0.016 英寸 CuNiTi，扭转严重时选用，作为镍钛方丝之前的过渡。

临床事宜：Damon 托槽较窄，宽度仅 2.7~2.9 mm，被动式自锁方式相当于在全口牙齿上都粘接了颊管，配合细而高弹性的初始弓丝，使得矫治系统整体的经典摩擦力、约束阻力均大大降低，这样即使很轻的矫治力也可以传递到全部牙齿上，提供适宜的矫治力，有利于牙齿的排齐。因此确保初始的轻力，并且让弓丝在牙弓中有充足的作用时间，不频繁加力很重要。一般可 8~10 周复诊一次，至少持续 10~20 周。如果条件允许，最好治疗初始就在第二磨牙上粘接矫治器，将其纳入矫治系统。

2. 高效能方丝阶段

目的：实现完全排齐（转矩、扭转、轴倾角）；继续整平；进一步表达个体化弓形；为进入不锈钢方丝阶段做准备。

弓丝序列：

1）第一根弓丝：0.016 英寸 ×0.025 英寸 CuNiTi（扭转较轻时）；0.014 英寸 ×0.025 英寸 CuNiTi（扭

转明显时）。

2）第二根弓丝：0.018 英寸 ×0.025 英寸 CuNiTi（常规）；0.017 英寸 ×0.025 英寸或 0.019 英寸 × 0.025 英寸前牙段加入正转矩的 CuNiTi（上前牙内倾或过长时）。

临床事宜：6～8 周复诊一次，继续保持持续轻力；拍摄全口曲面断层片确保牙根平行，必要时更换托槽；配合肌肉功能训练。以上下牙列托槽槽沟内的镍钛方丝完全直线化为该阶段结束的标志，最终实现所有牙齿的完全排齐，矫治所有扭转，并获得牙齿转矩度、轴倾度的基本表达，获得个体化弓形的进一步确立。

注意，0.016 英寸 ×0.025 英寸及 0.014 英寸 ×0.025 英寸的热激活含铜镍钛弓丝，在结扎托槽及主动自锁托槽矫治时均不会使用，这些是特别适用于被动自锁托槽的弓丝，其颊舌径尺寸大，与槽沟的深度之间差距很小，可以尽可能减小弓丝与槽沟间第一序列方向的余隙，有利于牙齿扭转的充分矫治；同时弓丝的龈𬌗向尺寸较小，这样便于入槽，矫治力也不会过大。

3. 不锈钢方丝阶段

目的：关闭间隙；牙弓三维关系调整。

弓丝：0.019 英寸 ×0.025 英寸不锈钢丝（常规，上颌为主）；0.018 英寸 ×0.025 英寸不锈钢丝（需要时，下颌使用更多）。

临床事宜：该阶段又称为工作弓丝阶段，未完全排齐整平之前不要匆忙进入该阶段，特别注意应根据个体化弓形弯制不锈钢弓丝。对于拔牙病例，一般采用一步滑动法整体内收上下前牙关闭间隙，通过摇椅形唇弓打开前牙咬合，配合相应的颌间及颌内牵引。由于矫治系统的低摩擦环境，很轻的矫治力就可以使牙齿快速移动，但要始终注意轻力的使用，一般可采用 50 g 左右甚至以下的轻力，过大的矫治力和过于频繁加力会导致支抗丧失，牙齿失控。复诊间隔周期可以为 4～6 周。

注意，被动自锁托槽的弓丝与槽沟的余隙较大，对于拔牙病例需要特别关注转矩控制，可以在治疗前选择相应的高转矩切牙托槽，并在关闭间隙阶段使用大尺寸的弓丝，制作摇椅形弓，甚至必要时在方丝上加冠唇向转矩。关键是每次复诊时密切关注前牙转矩变化。

4. 精细调整阶段

目的：按正常𬌗六项标准和功能𬌗目标对牙齿及𬌗关系进行精细调整。固定保持。

弓丝：前一阶段使用的弓丝；镍钛丝、TMA 丝或麻花丝（需要较多调整时）。

临床事宜：如果治疗初托槽粘接定位准确，治疗过程中的控制也很好，这一阶段需要完成的工作量不会很多。但如果有较多牙位需要调整，因为弓丝上加第一序列曲后，关闭托槽滑盖会有一定困难，因此可以考虑重新粘接托槽。如果仅是个别牙调整，可以使用便于进行弓丝弯制的 TMA 丝。

由于被动自锁托槽的摩擦力很低，还要特别注意预防因牙齿容易移位导致牙列间隙的出现，拔牙病例尤其明显，采用弓丝末端回弯、全口被动结扎，或使用轻力链状皮圈等手段都可较好地稳定牙齿位置。另外，如后期为了进行颌间垂直牵引完善咬合，需要更换为小尺寸的弓丝，一定要注意圆丝会导致已经纠正的扭转出现复发，因此应选用镍钛方丝或小尺寸的不锈钢方丝，以维持牙齿的排齐。

六、病例报告（图 41-13）

姓名：陈某某　　**性别**：男　　**初诊年龄**：12 岁
主诉：牙不齐求治。
临床表现及检查：
口外：颏部右偏 1 mm，无开唇露齿，无露龈笑；直面型，颏唇沟明显，鼻唇角稍锐。
口内：恒牙𬌗；两侧磨牙关系中性；前牙深覆𬌗Ⅰ°，深覆盖Ⅰ°；上中线右偏 1 mm，下中线右偏 3 mm；上牙弓拥挤Ⅱ°，13 口内未见；下牙弓拥挤Ⅲ°；17 及 27 未萌出；16、12、26 与 47、43、37 呈反𬌗关系。
口腔卫生状况：口腔卫生差，个别牙齿有脱矿。
关节检查：双侧关节区无压痛、无弹响，两侧髁突动度稍不一致，开口度三指，开口型无异常；无开口受限史。
病史及家族史：患者还未变声；尚未进入身高快速增长阶段；其余无特殊。
不良习惯：否认。
X 线检查及头影测量分析：曲面断层片显示 13 阻生；38、48 牙胚发育中；多颗牙齿根尖孔未闭合；

两侧髁突形态基本对称；头颅侧位片颈椎形态提示患者可能处于生长高峰期，治疗前后头影测量指标数值见表41-1。

诊断：安氏：Ⅰ；毛氏：$I^1 + IV^1$；骨性：Ⅰ类偏均角。

治疗设计：加强口腔卫生及维护；暂不减数；全口直丝弓被动自锁托槽固定矫治；初步排齐后对面型进行再评估，决定是否需要减数。

矫治过程：两侧上下7交互牵引解除后牙反𬌗；初期排齐阶段在43、41间放置推簧，采用42悬吊结扎，上颌、下颌依次更换0.013英寸或0.014英寸Damon CuNiTi，0.014英寸×0.025英寸Damon CuNiTi，0.018英寸×0.025英寸Damon CuNiTi进行排齐整平，配合口腔肌功能训练，此阶段约6个月，4次复诊；排齐后再评估，患者及家长对面型满意，确定继续非减数治疗方案；通过上颌0.018英

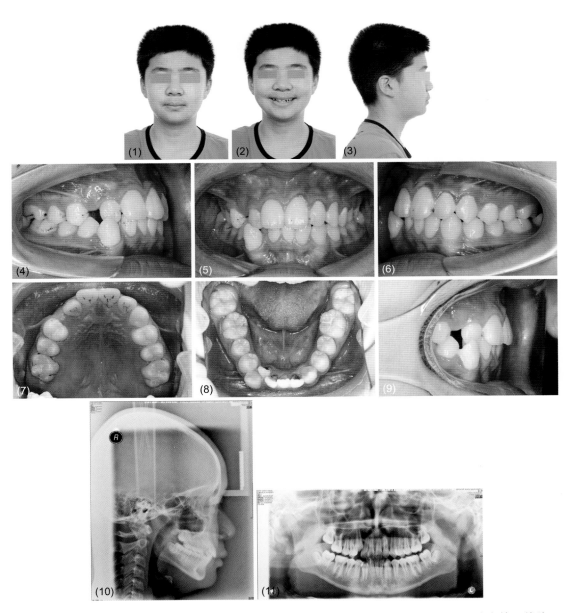

图41-13　患者治疗前、中、后面𬌗像及X线片。(1)～(9)治疗前面𬌗像；(10)～(11)治疗前X线片

寸 ×0.025 英寸、下颌 0.016 英寸 ×0.025 英寸不锈钢方丝进行间隙关闭及颌间关系调整；拆除矫治器，戴用保持器。

矫治解析：患者经过非减数正畸解除严重拥挤，其唇部凸度治疗前略显丰满，治疗后却位于审美线后方的正常值范围内，鼻唇角也稍稍变钝，说明结合患者生长发育阶段的分析，对其进行的不拔牙矫治设计是合理的，预计随着年龄增加，其唇部外形轮廓可能更易于表现出男性的阳刚之美。另外，患者治疗后牙弓形态接近卵圆形，宽度均有所增宽（图 41-13，表 41-2），这并非通过不锈钢方丝刻意调整所致，而是得益于治疗早期的细丝、轻力矫治，帮助形成患者了个体化弓形，以及患者的口腔肌功能训练；患者的正常生长亦扮演非常重要的角色。

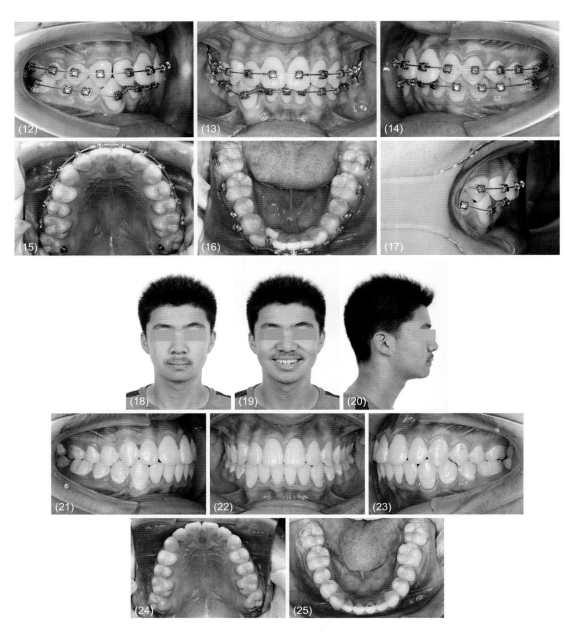

图 41-13　(续)(12)~(17) 矫治 5 个月戴用 DamonQ 被动自锁托槽矫治器殆像；(18)~(25) 治疗后面殆像

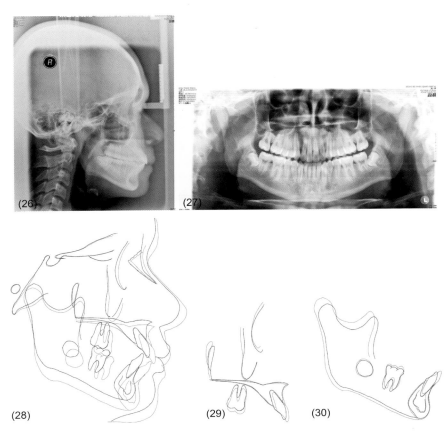

图 41-13 （续）(26)~(27) 治疗后 X 线片；(28)~(30) 治疗前后头颅侧位重叠图

表 41-1 患者治疗前后头影测量值

测量项目	正常值（均值 ± 标准差）	治疗前测量值	治疗后测量值
SNA (°)	82.80 ± 4.00	85.34	85.23
SNB (°)	80.10 ± 3.90	81.49	82.36
ANB (°)	2.70 ± 2.00	3.85	2.86
U1-NA(mm)	3.60 ± 6.50	3.58	6.35
U1/NA (°)	22.80 ± 5.70	25.48	25.00
L1-NB(mm)	6.70 ± 2.10	5.31	8.16
L1/NB (°)	30.50 ± 5.80	30.67	34.37
U1/L1 (°)	124.20 ± 8.20	120.01	117.77
U1/SN (°)	105.70 ± 6.30	110.82	110.23
MP/SN (°)	32.50 ± 5.20	31.57	31.85
MP/FH (°)	31.10 ± 5.60	23.14	23.90
L1/MP (°)	93.90 ± 6.20	97.60	100.16
上唇 - 审美平面 (mm)	-0.1 ± 1.9	1.77	-1.11
下唇 - 审美平面 (mm)	1.4 ± 1.9	1.42	-0.11

表 41-2 患者治疗前后上下颌牙弓宽度的改变

测量牙位	上颌牙弓间宽度		下颌牙弓间宽度	
	治疗前	治疗后	治疗前	治疗后
3-3	35 mm	39 mm	29 mm	31 mm
4-4	42 mm	47 mm	34 mm	41 mm
5-5	49 mm	53 mm	42 mm	48 mm
6-6	55 mm	56 mm	47 mm	49 mm

参考文献

[1] Graber TM, Vanarsdall RL, Vig KWL. Orthodontics: current principles and techniques. 4th ed. St. Louis: Mosby, 2005, 717-779, 826-833.

[2] Stolzenberg J. The efficiency of the Russell attachment. Am J Orthod Oral Surg, 1946, 32: 572-582.

[3] Wildman AJ, Hice TL, Lang HM, et al. Round Table: The Edgelok bracket. J Clin Orthod, 1972, 6: 613-623.

[4] Berger J L. Self-ligation in the year 2000. J Clin Orthod, 2000, 34: 74-81.

[5] Proffit WR, Fields HW. Contemporary Orthodontics. 3rd ed. St. Louis: Mosby, 2000: 308-311, 338-349, 389.

[6] 丁鹏, 周彦恒, 林久祥. 自锁托槽矫治器的发展、分类及特点. 口腔正畸学杂志, 2006, 13 (1):40-43.

[7] Harradine N. The history and development of self-ligating brackets. Semin Orthod, 2008, 14:5-18.

[8] Hanson GH. The SPEED System: A report on the development of a new edgewise appliance. Am J Orthod Dentofacial Orthop, 1980, 78:243-265.

[9] Berger JL. The SPEED appliance: A 14-year update on this unique self-ligatingorth odontic mechanism. Am J Orthod Dentofacial Orthop, 1994, 105:217-223.

[10] 缪耀强. SPEED矫治技术. 广州: 广东世界图书出版公司, 2005:33-38.

[11] Garino F, Favero L. Control of tooth movements with the SPEED system. Prog Orthod, 2003, 4:23-30.

[12] Hanson GH. JCO interviews on the SPEED bracket. J Clin [Orthod, 1986, 20:183-189.

13] Berger JL. The influence of the SPEED bracket's self-ligating design on force levels in tooth movement: A comparative in vitro study. Am J Orthod Dentofacial Orthop, 1990, 97:219-228.

[14] Berger JL. The SPEED System: An overview of the appliance and clinical performance. Semin Orthod, 2008, 14:54-63.

[15] Hanson GH. The SPEED bracket auxiliary slot. J Clin Orthod, 1999, 33:318-321.

[16] Geron S. Self-ligating brackets in lingual orthodontics. Semin Orthod, 2008, 14:64-72.

[17] 林久祥. 现代口腔正畸学——科学与艺术的统一. 第3版. 北京: 中国医药科技出版社, 1999:461-467.

[18] Harradine NWT, Birnie DJ. The clinical use of Activa self-ligating brackets. Am J Orthod Dentofacial Orthop, 1996, 109:319-328.

[19] Heiser, W. Time: A new orthodontic philosophy. J Clin Orthod, 1998, 32:44-53.

[20] Damon DH. The Damon low-friction bracket: A biologically compatible Straight-Wire system. J Clin Orthod, 1998, 32:670-680.

[21] Birnie D. The Damon passive self-ligating appliance system. Semin Orthod, 2008, 14:19-35.

[22] 丁鹏, 周彦恒, 林久祥. SPEED矫治器治疗双牙弓前突牙结构变化的研究. 口腔正畸学杂志, 2007, 14(1):33-36.

[23] 丁鹏, 周彦恒, 林久祥. Damon III矫治器拔牙矫治软硬组织变化的研究. 中华口腔正畸学杂志, 2009, 16(1):19-22.

[24] Damon DH. The rationale, evolution and clinical application of the self-ligating bracket. Clin Orth Res, 1998, 1:52-61.

[25] 丁鹏, 周彦恒, 林久祥. 自锁托槽矫治器的摩擦力研究进展. 口腔正畸学杂志, 2007, 14 (3):140-143.

[26] Thorstenson GA, Kusy RP. Comparison of resistance to sliding between different self-ligating brackets with second-order angulation in the dry and saliva states. Am J Orthod Dentofacial Orthop, 2002, 121:472-482.

[27] Kapur R, Sinha PK, Nanda RS. Frictional resistance of the Damon SL bracket. J Clin Orthod, 1998, 32:485-489.

[28] Pizzoni L, Ravnholt G, Melsen B. Frictional forces related to self-ligating brackets. Eur J Orthod, 1998, 20:283-291.

[29] Khambay B, Millett D, McHugh S. Evaluation of methods of archwire ligation on frictional resistance. Eur J Orthod, 2004, 26:327-332.

[30] Thomas S, Sherriff M, Birnie D. A comparative in vitro study of the frictional characteristics of two types of self-ligating brackets and two types of pre-adjusted edgewise brackets tied with elastomeric ligatures. Eur J Orthod, 1998, 20:589-596.

[31] Thorstenson GA, Kusy RP. Effect of archwire size and material on the resistance to sliding of self-ligating brackets with second-orderangul ation in the dry state. Am J Orthod Dentofacial Orthop, 2002, 122: 295-305.

[32] Thorstenson GA, Kusy RP. Resistance to sliding of self-ligating brackets versus conventional stainless steel twin brackets with second-order angulation in the dry and wet (saliva) states. Am J Orthod Dentofacial Orthop, 2001, 120:361-370.

[33] Voudouris JC. Interactive edgewise mechanisms: Form and function comparison with conventional edgewise brackets. Am J Orthod Dentofacial Orthop, 1997, 111:119-140.

[34] Harradine NW T. Self-ligating brackets: where are we now? Journal of Orthodontics, 2003, 30: 262-273.

[35] Sims APT, Waters NE, Birnie DJ, et al. A comparison of the forces required to produce tooth movement in vitro using two self-ligating brackets and a pre-adjusted bracket employing two types of ligation. Eur J Orthod, 1993, 15:377-385.

[36] Read-Ward GE, Jones SP, Davies E H. A comparison of self-ligating and conventional orthodontic bracket systems. Br J Orthod, 1997, 24:309-317.

[37] Bednar JR, Gruendeman GW, Sandrik J L. A comparative study of frictional forces between orthodontic brackets and wires. Am J Orthod Dentofacial Orthop, 1991, 100:513-522.

[38] Hain M, Dhopatkar A, Rock P. The effect of ligation method on friction in sliding mechanics. Am J Orthod Dentofacial Orthop, 2003, 123:416-422.

[39] Berger J L. The clinical efficiency of self-ligated brackets. J Clin Orthod, 2001, 35:304-308.

[40] Shivapuja PK, Berger JL. A comparative study of conventional ligation and self-ligation bracket systems. Am J Orthod Dentofacial Orthop, 1994, 106:472-480.

[41] Maijer R, Smith DC. Time savings with self-ligating brackets. J Clin Orthod, 1990, 1:29-31.

[42] Harradine NWT. Self-ligating brackets and treatment efficiency. Clin Orth Res, 2001, 4:220-227.

[43] Miles PG, Weyant RJ, Rustveld L. A Clinical trial of Damon 2 vs conventional twin brackets during initial alignment. Angle Orthod, 2006, 76:480-485.

[44] Kusy RP, Whitley JQ. Friction between different wire-bracket configurations and materials. Semin Orthod, 1997, 3:166-177.

[45] Frank CA, Nikolai RJ. A comparative study of frictional resistances between orthodontic bracket and arch wire. Am J Orthod, 1980, 78:593-609.

[46] Braun S, Bluestein M, Moore B K, et al. Friction in perspective. Am J Orthod Dentofacial Orthop, 1999, 115:619-627.

[47] Hain M, Dhopatkar A, Rock P. A comparison of different ligation methods on friction. Am J Orthod Dentofacial Orthop, 2006, 130:666-670.

[48] Smith DV, Rossouw PE, Watson P. Quantified simulation of canine retraction: evaluation of frictional resistance. Semin Orthod, 2003, 9:262-280.

[49] Sims A P T, Waters NE, Birnie D J. A comparison of the forces required to produce tooth movement ex vivo through three types of pre-adjusted brackets when subjected to determined tip or torque values. Br J Orthod, 1994, 21:367-373.

[50] Kamelchuk LS, Rossouw PE. Development of a laboratory model to test kinetic orthodontic friction. Semin Orthod, 2003, 9:251-261.

[51] Kusy RP, Whitley JQ. Influence of archwire and bracket dimensi on sonsliding mechanics: derivations and determinations of the critical contact angles for binging. Eur J Orthod, 1999, 21:199-208.

[52] Nanda RS, Ghosh J. Biomechanical basis of extraction space closure. In: Nanda R, eds. Biomechanics in clinical orthodontics. Philadelphia: Saunders, 1997, 156-187.

[53] Creekmore TD. The importance of interbracket width in orthodontic tooth movement. J Clin Orthod, 1976, 7:530-534.

[54] Schudy GF, Schudy FF. Intrabracket space and interbracket distance: critical factors in clinical orthodontics. Am J Orthod Dentofacial Orthop, 1989, 96:281-294.

[55] Pandis N, Strigou S, Eliades T. Maxillary incisor torque with conventional and self-ligating brackets: a prospective clinical trial. Orthod Craniofacial Res, 2006, 9:193-198.

[56] Iwasaki LR, Beatty MW, Nickel JC. Friction and orthodontic mechanics: Clinical studies of moment and ligation effects. Semin Orthod, 2003, 9:290-297.

[57] Henao SP, Kusy RP. Frictional evaluations of dental typodont models using four self-ligating designs and a conventional design. Angle Orthod, 2004, 75:75-85.

[58] Hain M, Rock P. The effect of ligation method on friction in sliding mechanics. Am J Orthod Dentofacial Orthop, 2003, 123:416-422.

[59] Articolo LC, Kusy RP. Influence of angulation on the resistance to sliding in fixed appliances. Am J Orthod Dentofacial Orthop, 1999, 115:39-51.

[60] Alpern MC. Gaining control with self-ligation. Semin Orthod, 2008, 14:73-86.

[61] Rinchuse DJ, Miles PG. Self-ligating brackets: present and future. Am J Orthod Dentofacial Orthop, 2007, 132:216-222.

[62] 姜若萍, 傅民魁. 自锁托槽非拔牙矫治下牙列拥挤的临床研究. 中华口腔医学杂志, 2008, 43(8): 459-463.

[63] 姜若萍, 许天民. 摩擦力与正畸牙齿移动. 中华口腔医学继续教育杂志, 2017, 20(1): 44-48.

第四十二章

无托槽隐形矫治技术

刘　妍

本章内容

一、无托槽隐形矫治技术的发展背景及现状

随着计算机软件技术的蓬勃发展，20世纪末期在正畸专业领域中逐步实现了将用于诊断和记录的实物牙齿模型转化为数字化的三维虚拟模型，并通过三维软件进行牙齿平移、倾斜及旋转等各种移动。无托槽隐形矫治技术正是基于这项三维数字化技术在正畸领域的应用而发展起来的。

然而，早在1945年Kesling医生就曾经提出了相似的概念。他首次在临床上引入了牙齿正位器，用于关闭拆除矫治器后剩余的带环间隙。在模拟𬌗架上将矫治结束后剩余牙齿间隙关闭，并基于这一牙齿排列状态制作牙齿正位器。虽然此时所有牙齿移动一次完成，但是Kesling医生已经预见并提出可以将矫治中的牙齿移动分为一系列步骤的概念。由于当时的科技水平有限，他的这一设想如果通过手工排牙是无法将整个矫治阶段牙齿移动的总量平均细分为若干个精确的、微小的步骤。随着计算机时代的来临，Align公司终于将Kesling医生当年的设想通过计算机三维软件加以实现，并制作出透明可摘矫治器应用于临床患者的矫治中。这一矫治技术

就是无托槽隐形矫治技术。

无托槽隐形矫治技术完全不同于当今的固定矫治技术，它摒弃了传统的托槽、弓丝作为矫治器主体的设计。这种隐形矫治技术是建立在正畸专业领域的三维数字化技术的迅速应用和生物材料不断更新的基础上，完全实现了无托槽化矫治，为患者在追求美的过程中提供了更加美观的矫治器。无托槽隐形矫治技术的原理是采用CT扫描和计算机三维系统实现牙齿模型的数字化，并通过三维软件模拟错𬌗畸形的整个矫治过程，并按照此虚拟矫治步骤，制作出一系列透明树脂的可摘矫治器，通过依次更换矫治器来逐步实现牙齿移动，最终获得排列整齐、美观的牙列。

无托槽隐形矫治技术代表着正畸领域中挑战传统牙齿移动理念的一项根本性变革。然而，它的到来并不意味着传统正畸治疗的原则失效，而是将这些经过时间考验的骨生物学、生物力学、支抗以及咬合的原则和概念应用到隐形矫治技术中去。

无托槽隐形矫治器自2000年进入市场以来一直在变革。在其发展早期，它被认为是一个"妥协"的正畸矫治器，只适于少量的牙齿移动，例如治疗安氏Ⅰ类轻度拥挤的病例，主要通过邻面去釉解决。经过20年的不断发展和革新，隐形矫治器在材料学方面不断突破，在软件设计中不断增添优化附件设计和优化矫治步骤，使得其矫治效果日益优化、矫治效率逐渐提升。当今的隐形矫治器系统是一个"综合性"的正畸矫治器，适用于治疗较为广泛的错𬌗畸形，例如深覆𬌗、安氏Ⅱ类或Ⅲ类、开𬌗以及拔牙矫治。本章将会讨论无托槽隐形矫治技术的原则、特点以及如何在隐形矫治中应用正畸的原则。

二、无托槽隐形矫治技术矫治特点及适应证

（一）无托槽隐形矫治技术的生物力学特点

作为一门新兴技术，无托槽隐形矫治技术的生物力学特点既保留了传统矫治中的生物力学概念，又表现出与固定矫治器所不同的力的施加方式、力的控制方式以及支抗控制特点。

1. 力的施加方式　托槽弓丝系统和隐形矫治器移动牙齿最根本的区别在于，固定矫治器采用托槽和弓丝移动牙齿时使用的是"拉力"，而隐形矫治器使用的是"推力"。在固定矫治器中，弓丝的弹性形变回复将带动牙齿移动至理想弓形内。在无托槽隐形矫治器中，由于其是在前瞻性三维数字化设计基础上制作出来的序列矫治器，通过每一副矫治器逐渐完成牙齿的移动，因此当戴入隐形矫治器时，矫治器上牙齿的位置（即软件中设计的虚拟牙齿移动后的位置）与口内牙齿的实际位置有微小的差异。矫治器包裹在牙齿上时发生变形，矫治器材质的弹性将推动牙齿向设计的位置移动。隐形矫治器作用于优化附件的加力面来辅助实现牙齿移动，如伸长或扭转。

2. 力的控制方式　传统固定矫治器是通过弓丝与托槽的共同作用来控制牙齿移动，弓丝越粗，对牙齿的控制越强。在直丝弓矫治器中，通过预置在托槽底板的三个序列弯曲与较粗尺寸的不锈钢丝的共同配合，从而表达出各个牙位的三维数据，对牙齿的位置进行有效的三维控制。

与传统固定矫治器相比，隐形矫治器则是通过包裹于牙齿表面，且与粘接于牙面的各种形式的附件共同作用来实现牙齿控制。矫治器包裹面积越大，控制效果越好。当牙齿临床冠长、表面积大时，牙齿的控制更好，从而牙齿移动表达效果更好。相反，当牙齿临床冠短、表面积小时，牙齿的控制更差，从而牙齿移动表达的效果更差。对外形较小的牙齿，例如锥形侧切牙，增加隐形矫治器控制力的方法就是放置附件（图42-1），这将增加牙齿的表面积，从而增加矫治器对牙齿的控制并帮助牙齿移动实现临床有效表达。对于较难实现的牙齿移动，如伸长移

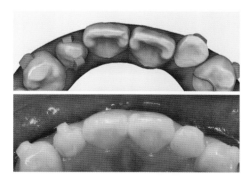

图42-1　右上侧切牙扭转的矫正。由于锥形侧切牙的外形不利于矫治器施力，因而在舌面增加附件以加强矫治器对扭转牙的控制

动，也需要在牙面上增加附件来辅助矫治器实现牙齿移动的预期效果。

（1）垂直向移动：无托槽隐形矫治技术对牙齿垂直向的控制能力较强。压低移动和伸长移动往往是一对方向相反的、互为支抗的移动类型。对于深覆𬌗病例，过长的前牙需要被压低或后牙需伸长来整平过陡的Spee曲线，此时在软件设计中可以模拟需伸长或压低的牙齿移动，并且可以设计分步压低前牙，即分别压低尖牙和切牙，以获得更好的压低效果。对于需要被压低的牙齿，无托槽隐形矫治器通过作用于牙齿的切端或𬌗面来施加压低力；而对于需要伸长或作为支抗的牙齿，则是在这些牙齿上添加附件来辅助完成（图42-2）。

对于伸长量较多的牙齿移动可以采用局部弹力牵引来辅助矫治器效果的表达（图42-2）。如果成组牙伸长，例如上颌切牙伸长关闭前牙开𬌗，采用无托槽隐形矫治器可成功实现。而对于压低量较多的牙齿移动，除了借助两侧相邻牙作为支抗以外，还可以采用种植钉支抗辅助压低（图42-3）。

（2）倾斜移动：在无托槽隐形矫治中，最初是采用垂直矩形附件控制牙根近远中向的轴倾度。随着隐形矫治生物力学研究的进一步深入，优化控根附件的出现为牙根轴倾度的控制提供了良好的保证。特别是在拔除下切牙或前磨牙的病例中，拔牙间隙两侧的牙齿相对移动或尖牙远移时都可以采用优化控根附件，以保持牙根的平行移动。此外，还可以

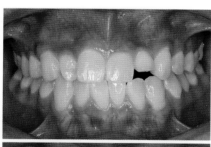

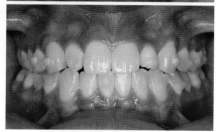

图42-2　单颗前牙伸长可借助局部牵引辅助实现

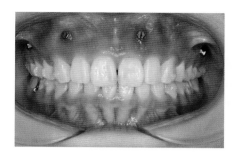

图42-3　前牙压低量较多时可辅助种植钉支抗

在软件设计中采用虚拟人字形曲来确保拔牙间隙关闭时牙根轴倾度的良好控制。

除了对关闭间隙两侧牙齿的倾斜控制外，对磨牙远移时的倾斜度控制也是非常重要的。无托槽隐形矫治器最适于采用远移磨牙的方式纠正安氏Ⅱ类或Ⅲ类磨牙关系以及通过远移提供的间隙排齐前牙。通常在远移磨牙时采用序列远移的方式，其目的就是为了在被移动牙的两侧形成间隙，矫治器可以包裹进入邻间隙，从而对牙齿的轴倾度进行有效控制。一般而言，远移磨牙时不需要添加附件，而远移后磨牙的倾斜度控制较好，远中倾斜角度一般在5°左右。同样的，对于磨牙近中移动的病例，为了确保牙齿整体移动，有效控制近中倾斜，在方案设计时往往也采取序列近移的方式。

（3）转矩：无托槽隐形矫治器对根唇舌向转矩的控制主要是通过在矫治器龈缘或切端附近添加压力脊来实现。对于每一个患者个体，我们将根据初始的错𬌗、理想的结束咬合牙根周围齿槽骨的状况以及软组织唇部突度来设计治疗后前后牙的转矩。无托槽隐形矫治设计的理想转矩与实际转矩的表达之间还是存在一定差异的。如同固定矫治器中，由于弓丝尺寸和槽沟尺寸不完全一致，也就是存在常说的"余隙"。正是由于槽沟与弓丝之间"余隙"的存在，固定矫治系统中往往会出现实际转矩表达会低于设置的转矩度数。因此，在拔牙病例中由于对转矩控制要求较高，且长距离的牙齿移动，往往会出现一些转矩丧失的情况，软件设计最终咬合位置时应适度增加前牙转矩。

对于个别牙异位转矩不良的病例，如上颌侧切牙腭向错位（图42-4），无托槽隐形矫治器在排齐该牙的同时，对其冠根同步唇向移动的控制还是比较可靠的。一般而言，在首次方案设计时不需要模拟

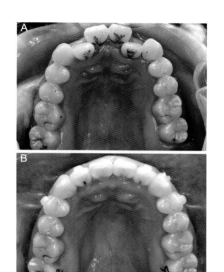

图 42-4　A. 上颌侧切牙腭向错位；B. 上颌侧切牙排齐后转矩控制良好

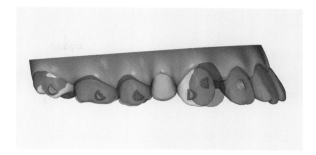

图 42-5　尖牙远中移动至拔牙间隙（优化附件控制牙根轴倾度），切牙和磨牙作为支抗

固定矫治中在弓丝上施加个别牙额外转矩，在精细调整阶段根据侧切牙转矩情况再做进一步调整。

3. 支抗控制　在无托槽隐形矫治中，支抗的概念也适用牛顿第三定律。但是相比固定矫治而言，隐形矫治往往需要在矫治前的方案设计时就提前确定作为支抗的区段牙齿，并且在治疗的不同阶段支抗牙齿会改变。就此方面而言，隐形矫治由于可以在牙齿移动的不同阶段设置哪些牙齿作为支抗牙齿不动，因而不同阶段支抗牙的数量也不同，从而可以提供非常好的支抗控制。例如，在上颌序列远移牙齿的步骤中，治疗之初仅有第二磨牙远中移动。牙弓中从一侧的第一磨牙到另一侧的第一磨牙均不移动，作为支抗部分"推"第二磨牙远中移动来纠正矢状向关系。

在拔除前磨牙的最大支抗设计方案中，治疗初始阶段，只有尖牙被允许远中移动，切牙不动且作为前部支抗来远中移动尖牙至拔牙区并关闭间隙，后牙仅在颊舌向做少量调整（图 42-5）。在治疗的后期阶段，第二前磨牙和磨牙不动，作为后段支抗来回收尖牙和切牙，关闭剩余间隙。

（二）无托槽隐形矫治的优势与局限性

无托槽隐形矫治作为正畸三维数字化发展方向的代表性技术，它的出现和发展必然要经历一个从不完美到完美的漫长历程。经过 20 年的积累，目前的无托槽隐形矫治技术已经能完成相当部分的正畸矫治病例。我们需要清楚地认识其优势、利用其优势，同时对于其现阶段的局限性也需进行必要的预防和规避。

1. 无托槽隐形矫治的优势

（1）矫治力轻柔，舒适度高：无托槽隐形矫治器是一种计算机辅助设计和制作的透明弹性塑料可摘式矫治器，通过膜片的弹性改变来施力，树脂膜片的应力与弹性模量呈正比，弹性模量越大，应力越大，弹性越小。无托槽隐形矫治器初戴时瞬间应力很大，施加的矫治力在刚佩戴时最大可至 1.96 N（200 g）左右，就位后牙周膜被强行压缩，随时间推移而迅速衰减，24 h 以后矫治力迅速衰减到 0.784 N（80 g）左右，48 h 以后再衰减到 0.392 N（40 g），矫治器在初始 4 天的应力状态下存在较快的矫治力衰减，继而达到合适的水平，最后矫治器残余应力稳定而不再改变。这一力值是可以维持大多数类型牙移动所需的最适力。因此，患者在佩戴矫治器后的前 3 ~ 4 天更应保证全天佩戴，以获得最佳的矫治效果。正是由于隐形矫治力总体轻柔的特点，患者的主观疼痛感轻微且易缓解，舒适度较高。

（2）前瞻性矫治设计：隐形矫治最突出的特点是前瞻性矫治设计，这就体现在医生需要在软件上根据正畸的治疗目标，数字化模拟设计一系列牙齿移动。这其中包括对于牙殆初始位置准确与否的判断、牙齿移动最终目标位置合适与否的判断以及牙齿移动过程中分步移动合理性的判断。

对于牙齿分步移动的合理性，我们首先要明确上下颌牙齿移动的先后顺序、开始移动的不同时间点是否合理，这其中往往是需要医生根据支抗的需求、牙齿移动的难度和上下颌协调移动等几方面来做判断的。例如，对于拥挤问题的解决，可以先创造一定量的间隙，再移动拥挤区段的牙齿，避免在拥挤排齐时出现不希望的牙齿唇倾。

前瞻性设计的优势还体现在隐形矫治设计软件中可以精准地计算出牙齿大小是否存在不调，并将根据临床医生的偏好，或者在过小的侧切牙两侧预留间隙，或者在对颌牙弓进行邻面去釉，来解决牙齿比例不调的问题。

3D方案的前瞻性设计也包括对牙齿移动速度的控制。不同的隐形矫治器制作公司所设计的每步牙齿最佳移位量从0.1 mm到0.4 mm不等，通常为0.25 mm。随着隐形矫治移位量的增加，牙齿移动方式随之变化。有研究认为每步骤0.35 mm是无托槽隐形矫治器对尖牙在唇舌向平移的最佳移位量。因此，可以根据医生经验和患者自身情况调整牙齿移动的步距。对于特定牙齿进行分步移动设计时，除了步距的设置可根据患者需要调整之外，还应对所要实现的三维牙齿移动进行分析，对较难实现的某一维度的移动应考虑优先实施，并结合相应的附件使用，其他维度的移动可延后进行。这样可以有利于降低牙齿移动难度，提高牙齿移动的可预测性。

（3）医患沟通的良好手段：良好的医患沟通是正畸治疗成功的关键因素之一。采用固定矫治技术治疗时，医生往往难以直观地与患者交流整个正畸矫治过程中牙齿如何移动以及最终的治疗效果。无托槽隐形矫治的3D设计方案则模拟了牙齿移动的整个过程，并且对比显示出牙齿初始错𬌗和矫治后咬合的变化差异，从而使患者更为直观地了解自己的牙齿将经历的整个矫治过程，更增加了对正畸治疗的信心。此外，在矫治过程中，医生也可以通过3D方案模拟的牙齿移动与实际患者牙齿发生的移动进行对比，使患者清晰地认识到目前牙齿移动的状况是否顺利，抑或需要加强配合，增加矫治器佩戴时间，从而达到理想的矫治效果。

2. 无托槽隐形矫治的局限性

（1）矫治疑难病例的局限性：目前无托槽隐形矫治器的力学特点决定了其在一些特殊疑难病例的矫治方面尚无法达到和传统固定矫治器一样的矫治效果。如果整体移动一颗牙齿需要100 g力量，当力施加于阻抗中心10 mm之外则需要1000 g力，隐形

矫治器的材质决定了它很难准确传递这样一个力值，尤其是在根方更难以表达。通过已有的文献报道我们可以发现，上下前牙的牙根移动量在虚拟设计和实际效果对比时存在2 mm左右的差距。这就意味着前牙转矩表达的严重滞后。使用ABO标准评价固定矫治技术和无托槽隐形矫治技术治疗的骨性Ⅰ类错𬌗畸形的拔牙病例时发现两者得分并无差异，但后者在𬌗接触和转矩控制上不如前者。在提高前牙转矩表达方面，压力脊和压力区、压力点这些辅助设计造成矫治器包裹性变差，因此增强转矩控制的作用有限，特别是在拔牙病例的转矩控制方面有待加强。

（2）患者配合度：无托槽隐形矫治器由于其可摘的特点，其矫治效果的发挥很大程度上依赖患者的良好配合。由于患者每天进食和刷牙时必须摘下矫治器，而矫治器戴用时间长短与矫治效果密切相关，因此无托槽隐形矫治对患者依从性要求较高。在每次复诊时，医师需要不断强调佩戴矫治器时间、正确戴用方式的重要性，从而使患者在整个治疗过程中始终保持良好充分的配合度。

（三）无托槽隐形矫治技术的适应证

病例选择是无托槽隐形矫治成功的关键因素之一。随着对该技术的经验积累，临床医生采用隐形矫治器治疗各类错𬌗的范围也将扩大。隐形矫治经验缺乏的医生可以从简单病例开始，逐渐增加至中等难度病例并积累经验，一旦他们成功矫治一些数量的病例后，则可以尝试治疗难度更高的病例。这里所说的矫治难度是指通过计算机模拟的牙齿移动和矫治结果在临床上实现的难易程度。

1. 牙列拥挤

（1）轻度拥挤：对于牙列拥挤小于4 mm的病例，往往通过牙弓中段的少量扩弓和（或）邻面去釉提供充分的间隙用于排齐，此时可以维持前牙的唇倾度不变；当前牙舌倾时，矫治方案允许唇倾前牙至正常角度，此时可以通过唇倾获得部分间隙用于排齐。

（2）中度拥挤：对于牙列拥挤介于4~8 mm的病例，除了通过扩弓和（或）邻面去釉和（或）唇倾前牙获得间隙之外，还可以通过拔除一颗下切牙解除拥挤。当磨牙关系为远中/近中关系时，可以通过远移磨牙获得中性关系的同时解除拥挤。

（3）重度拥挤：对于牙列拥挤超过 8 mm 的病例，往往需要通过减数拔牙的方式获得间隙，排齐牙列。对称性拔牙原则适用于此类病例，排齐牙列后剩余间隙的关闭需要拔牙间隙两侧相邻牙齿的平行移动，因而对隐形矫治的要求较高，属于矫治难度较大的病例。

2. 垂直向不调　解除深覆𬌗的生物力学方式主要通过压低前牙和伸长后牙。对于压低前牙的方式可以分为相对压低和绝对压低。相对压低是通过牙齿唇倾导致的覆𬌗减小，对于无托槽隐形矫治来说是相对比较容易实现的；而绝对压低是指牙齿的抗力中心点发生了垂直向的压入移动，这种移动方式在隐形矫治中是较为难以实现的（图 42-6）。

在固定矫治器治疗中解除深覆𬌗时往往采用摇椅形弓的方式，在压低前牙的同时也会伸长后牙。而无托槽隐形矫治器由于其位于上下牙弓咬合间的矫治器厚度较大，使得后牙伸长移动比较难以实现，特别是在聚合型垂直生长型的病例中体现得更加明显。

在前牙开𬌗错𬌗畸形中，开𬌗可通过前牙伸长结合 / 不结合后牙压低关闭。少量后牙压低是可实现的，但是后牙压低超过 2 mm 就需要植入种植钉支抗辅助压低了。前牙伸长移动往往是开𬌗矫治的最主要移动方式，1 ~ 2 mm 的前牙绝对伸长移动通过前牙伸长优化附件可以实现，但是如果开𬌗程度更加严重，无托槽隐形矫治很难通过绝对伸长前牙来关闭开𬌗，较为可行的方式是结合前牙的舌倾移动，从而产生一定程度的相对伸长，也就是我们常说的"钟摆效应"来进一步改善开𬌗。随着前牙开𬌗和垂直向不调的严重程度增加，病例的复杂性也增大。

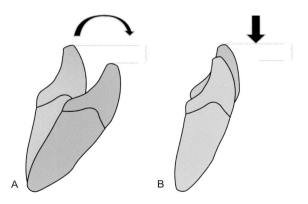

图 42-6　A. 显示相对压低移动；B. 显示绝对压低移动

因此，在选择隐形治疗适应证病例时，应根据错𬌗畸形矫治时通过哪些牙齿方式来实现，如果该牙齿移动方式是隐形矫治比较容易完成的，则该病例的矫治预后将比较可靠。

3. 矢状向不调　一般来说，矢状向不调分为牙性不调和骨性不调，包括安氏Ⅱ类、Ⅲ类和骨性Ⅱ类、Ⅲ类。无论是固定矫治技术还是无托槽隐形矫治技术，骨性不调的正畸掩饰性治疗都是难度更大的，特别是需要通过拔牙矫治的正畸掩饰性治疗，间隙的关闭主要用来改善磨牙尖牙关系，牙齿移动范围较大，因而也属于无托槽隐形矫治的疑难病例范畴。

在无托槽隐形矫治中，如果矢状向不调小于 2 mm（半个牙尖或更少）则可通过后牙邻面去釉和（或）颌间牵引矫治。如果矢状向不调介于 2 ~ 4 mm（半个牙尖至整个牙尖）则需邻面去釉结合弹力牵引和序列远移。如果不调超过 4 mm 或更多（整个牙尖）则考虑保持现有咬合关系或拔牙矫治。随着矢状向不调量的增加，病例矫治的难度也增大。对于有生长潜力的患者，矢状向不调除了通过牙齿移动之外，还应将骨骼发育的因素考虑进去。

4. 横向不调　对于单颗牙齿的反𬌗，无托槽隐形矫治器由于其"𬌗垫"效应，可使牙齿解除反𬌗时脱离开对颌的干扰，从而更有利于反𬌗的矫治。

对于一侧或两侧后牙反𬌗时，则需要通过扩弓矫治来解决。一般而言，无托槽隐形矫治器能够较为可靠地实现每侧 2 mm 的扩弓量，且主要以第一、二前磨牙和第一磨牙扩弓量最为明显。如果需要扩弓量较大或需要骨性扩弓，则可以在隐形矫治前采用快速或慢速扩弓装置［包括快速扩弓器（RME）、手术辅助扩弓（SARPE）和种植钉辅助扩弓（MARPE）］先期获得理想的扩弓效果，再开始隐形矫治。

具体而言，对无托槽隐形矫治的适应证简单归纳如下：

1. 低难度矫治病例

（1）临床冠高度充足；

（2）少量间隙的关闭；

（3）在间隙足够的情况下旋转切牙；

（4）2 mm 的唇颊侧扩弓治疗；

（5）拔除下切牙解除拥挤；

（6）单颗前牙反𬌗；

（7）修复间隙的开辟。

2. 中等难度矫治病例

（1）牙齿的控根移动；

（2）远中移动后牙2～3 mm，并需要配合Ⅱ类颌间牵引；

（3）错𬌗畸形伴有轻中度牙周组织疾病；

（4）牙齿完全萌出的青少年患者（14岁以上）；

（5）内收切牙关闭Ⅰ～Ⅱ度开𬌗（非拔牙），内收切牙关闭Ⅱ～Ⅲ度开𬌗（拔牙）；

（6）后牙压低1～2 mm（前后有邻牙）；

（7）Ⅱ度以下深覆𬌗。

3. 高难度矫治病例

（1）在拔除前磨牙的病例不需要后牙整体前移，或近中移动后牙超过2 mm；

（2）中度或重度的牙齿异位萌出；

（3）前磨牙和下颌尖牙严重的扭转（>35°）；

（4）垂直向单纯伸长牙齿（>2 mm）；

（5）牙齿临床冠短或萌出不全；

（6）末端后牙压低2 mm以上；

（7）Ⅲ度深覆𬌗；

（8）Ⅲ度以上开𬌗、高角骨型；

（9）错𬌗畸形伴有重度牙周组织疾病。

总之，对于隐形矫治适应证的选择应基于矫治器材料学的特性、错𬌗畸形的诊断、矫治方案设计以及矫治中发生的牙齿移动类型等几方面进行综合判断。只有适于隐形矫治器矫治能力的病例才能取得良好的最终矫治结果。

三、无托槽隐形矫治技术的工作流程

无托槽隐形矫治器虽然由隐形矫治公司通过计算机模拟牙齿矫治并加工制作而成，但是这并不意味着隐形矫治可以不依赖于正畸医生的专业知识，而单纯依靠计算机和加工设备来完成。从本质上来说，无托槽隐形矫治技术仍然是以正畸医生的矫治方案为核心，只是利用了当今先进的科技力量，分阶段、定量地去实现医生设计的牙齿移动。相比固定矫治技术而言，无托槽隐形矫治技术对牙齿移动的控制更加精确、力量更加柔和。

无托槽隐形矫治技术的工作流程完全不同于传统的固定矫治技术（图42-7）。下面介绍一下它的基本工作步骤以及如何体现正畸医生在其中的核心作用。

（一）临床检查与诊断

临床医生应首先对患者进行全面的临床检查，包括面部、口内的检查、X线头影测量分析和模型分析等，通过对骨性、牙性和软组织因素的评估，临床医生做出初步诊断和治疗方案。随后，医生需要进一步考虑正畸治疗过程中牙齿移动的类型和采用的生物力学机制。需要何种牙齿移动类型，如压低、伸长、转矩、倾斜、整体移动或控根移动？支抗如何考虑？是否需要骨内支抗？根据对骨型、牙齿错𬌗和软组织侧貌的初步诊断，同时考虑到牙齿移动的类型和治疗错𬌗所需支抗，决定使用哪种矫

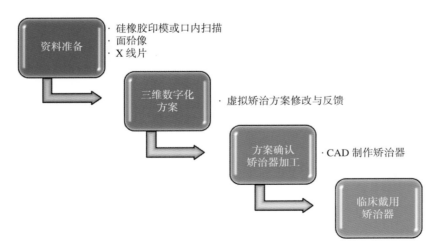

图42-7 工作流程图

治器能最佳实现牙齿移动和满足支抗需求。目前而言，隐形矫治器的治疗范围虽然已经不断扩大，矫治病例的难度不断提升，但是仍需通过正确的诊断设计，在兼顾美观和治疗时效的前提下，为患者选择一个最适合的矫治器。

（二）资料准备、提交及方案制订

在确认可以采用无托槽隐形矫治技术治疗后，医生需向制作矫治器的公司提交一套详细、准确的临床资料，其中包括采集硅橡胶印模或口内扫描图像、拍摄口内及面部照片、拍摄X线片（头颅侧位片、曲面断层片）。其他诊断资料可以包括三维锥体束CT片、根尖片、头颅正位片、手腕骨片、颞下颌关节MRI和任何其他有必要的诊断资料。必须注意的是，硅橡胶印模是牙齿三维数字化模型的基础，因此它的准确性将直接影响到矫治器的贴合度以及临床治疗效果。此外，在提供的资料中还应包括医生制订的详细正畸治疗方案。制订详尽的矫治计划是完成高质量病例的关键，在填写矫治计划时，除了列出矫治的目标之外，还应具体描述一些特殊牙齿移动的方向、位移量，有时甚至是扭转的度数。计划越明确，软件技师越能够准确地理解医生的意图并能通过计算机来实现。

口内扫描技术是口腔领域的一项重要变革。在患者第一次就诊时就可以完成全部数字化资料的获取。此外，在对患者牙列和咬合进行数字化扫描后，还可以为患者模拟治疗后的咬合，使治疗结果可视化。当医生为患者进行临床检查时，可以根据对已获得正畸资料的分析，与患者共同针对治疗方案进行更为详细地讨论。

（三）三维数字化模型建立及虚拟矫治

通过计算机三维辅助设计软件，可以实现在数字化模型上将整个牙列的每一个牙齿进行分割并可对分割后的牙齿进行三维空间的独立移动，完成牙弓的排列和咬合的重建。

根据医生的治疗方案，软件技师在计算机上对数字化的牙齿错𬌗进行虚拟矫治，包括排齐牙列、矫治覆𬌗覆盖、关闭间隙等。软件技师将对整个治疗过程中每颗牙齿的移动分割为若干步骤，每一步中单颗牙齿移动距离不超过0.25mm，旋转不超过4°，同时还将确定各个牙齿移动的先后次序。对每一步中牙齿移动距离的限制是基于牙齿移动前的初始位置、矫治器材料的弹性形变性能和厚度而定的，移动距离过大将无法在临床中实现。最后，这一虚拟矫治的动态过程被制作成演示版本通过网络发给医生。

（四）三维数字化方案的检查、修正及反馈

医生可以下载并演示牙𬌗的虚拟矫治过程，即三维数字化方案，确认该矫治过程和结果是否与医生本人制订的矫治设计相符，虚拟的牙齿移动是否合理、可行。如需要修改，可将修改意见实时发回公司。公司的技师按照医生提出的修改意见对三维数字化方案做进一步的调整，并把修改后的三维数字化方案再次发回给医生确认。因此，采用无托槽隐形矫治技术最突出的优点在于，医生可以通过在计算机上从各个角度观察牙齿虚拟矫治过程，评价该矫治方案的预期结果是否理想。同时，医生还可以与患者一同观看，使患者能够更加直观地理解医生的设计方案及预期结果。

在医生最终确认之后，公司将计算机三维数字化方案通过机器人加工出相应各步骤的隐形矫治器。

该部分内容将在第四部分详细讲解。

（五）临床矫治程序

在首次复诊时，医生可根据喜好，将粘接附件推迟到第二、三或四副矫治器。这样可以使医生重点指导矫治器的戴入和摘取，以及口腔卫生宣教，同时也可以让患者在没有附件的情况下更好地适应矫治器的戴用，更容易摘取。然后患者在几周后复诊继续粘接附件。如果从效率角度考虑，也可以从第一副隐形矫治器时粘接附件。

根据错𬌗类型和软件设计的牙齿移动类型，隐形矫治器的更换时间和复诊间隔可以不同。每一副隐形矫治器一般戴用1～2周不等，每天戴用至少20小时以上。只要患者依从性好，一般认为隐形矫治患者的复诊间隔比固定矫治器更长。简单排齐病例可以间隔10～12周复诊。更为复杂的病例，如拔除前磨牙病例，需要更为严密地监控。到治疗的最后几步时，医生可能会让患者复诊更频繁，在矫治器最后阶段做一些"精调"，或者使用一些调整咬合的技巧。在矫治的最后阶段，医生可以根据当前牙齿移动的实际效果决定是否结束治疗，如果仍有不满

意之处，与虚拟矫治结果之间还有差距，可以再申请加工附加矫治器进行精细调整。

在附加矫治器阶段，如果需要加工较多的矫治器完成治疗，则需要去除附件，拍阶段照片和数字化扫描或取硅橡胶印模。当需要较多的牙根移动，如拔除前磨牙和下切牙的病例，或是种植前准备的多学科联合治疗，则需要拍摄曲面断层片来评价牙根倾斜度。

在矫治结束后，为患者拍摄治疗后照片、头颅侧位片、曲面断层片以及模型记录，并戴用活动或固定保持器，按照保持阶段常规流程定期复诊。

四、无托槽隐形矫治技术临床矫治要点

（一）三维数字化方案的评价及修改

无托槽隐形矫治技术与固定矫治技术最大的区别就在于三维数字化方案模拟正畸过程中的牙齿移动。因此，矫治开始前医生对三维数字化方案的审阅与修改是至关重要的，它体现出医生对病例治疗整体过程的设计思考，也是对医生正畸临床经验是否充分的考验。医生在对初诊资料进行诊断分析并制订治疗方案后，通过矫治加工单提交治疗目标、治疗计划和需特殊注意的牙齿移动设计。技师将根据医生提出的设计，通过软件模拟出牙齿移动的全部过程，从而形成一个可视化的三维数字化方案。

审阅和修改方案需要包括以下几个方面：

1. 审阅初始咬合关系　在审阅首次发布的三维数字化方案时，医生需要谨慎地对比数字化的咬合关系是否与患者的真实咬合一致，此时往往将患者的正面、颊侧咬合照片与相同角度的数字化牙𬌗进行比对（图42-8）。当初诊检查发现患者咬合不稳或是有咬合早接触导致正中关系与正中𬌗位不一致时，需要在硅橡胶印模之外再提交咬合记录。对于有咬合早接触的患者，需按照该位置记录咬合，并采用咬合纸记录咬合接触点，并照相上传。通过这些资料，可以帮助技师真实地建立数字化三维咬合关系，这样患者的矫治过程和结果才更加准确。

2. 审阅"意见"栏　在软件右侧"意见"栏部分往往是技师与医生交流的重要平台。初次发布三维数字方案时，技师将提出以下几方面的建议：

- 印模或口内扫描质量和牙弓末端牙齿部分是否完整。
- 需医师提供更多指令来达到特定的治疗目标。
- 关于附件和精密切割使用的意见。

对于印模变形的提示或牙齿远中末端软组织有干扰导致矫治器变短的提示，医生需决定是否重新取印模，对于软组织覆盖是否采用外科切除软组织龈瓣以便更好地获取牙齿最远中的形态，并重新取模或重扫。

3. 审阅牙齿移动步骤　修改审阅三维数字化方案时非常重要的一步就是评估牙齿移动步骤的合理

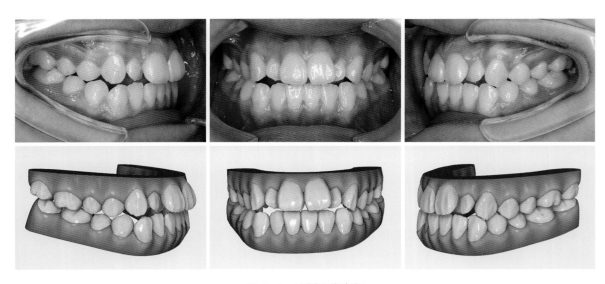

图 42-8　正侧𬌗像审阅

性。由于无托槽隐形矫治前瞻性设计的特点，全口牙齿的先后移动顺序可根据医生的矫治方案而灵活调整。例如，在不拔牙解除拥挤的病例中，往往先做前磨牙区扩弓后再利用间隙排齐前牙。对于中线偏斜的调整，可以先在对侧做少量扩弓或邻面去釉获得间隙，再将中线逐步进行纠正。对于舌倾前牙的压低和回收，则需要先做控根移动直立前牙，再做压低和内收移动（图42-9）。对于上颌前牙的内收，要注意对颌牙齿是否提前做了充分的压低移动，提供了足够的覆盖空间。合理的牙齿移动步骤往往是隐形矫治获得成功的关键因素。

为了对牙齿移动步骤的全程有清晰的了解，医生可以来回拉动演示动画下方的滚动条，此时将演示从初始错𬌗到最终咬合的牙齿移动过程。分别从正面、左右两侧和上下𬌗面观看动画，并随时拉动滚动条，可以帮助医生发现一些不合理的牙齿移动。

4.审阅矫治步骤　屏幕下方有滚动条显示主动、被动治疗以及过矫治的步数。矫治步数的多少取决于错𬌗的严重程度和牙齿所需的移动。如果单颌牙齿移动步骤明显少于对颌牙，则需有与对颌相应数量的被动矫治器戴用，且此时医生可以选择矫治器数量较少的单颌是与对颌同时开始治疗、提前结束还是推迟开始时间、与对颌同时结束。如果错𬌗的矫治依赖于生长发育或口内较长时间的弹性牵引，则医生需确保主动矫治错𬌗的这段时间有足够量的

矫治器可供戴用。

5.审阅最终咬合　临床医生应检查最终咬合的建立是否达到治疗目标。Andrews 的理想𬌗六要素是评价最终咬合关系的重要参考标准。对终末咬合的审阅应从正面观、颊侧观、前牙区覆盖观、上下𬌗面观以及舌面观这些角度依次观察，对牙齿排列、轴倾度和转矩等进行个性化调整。对于咬合接触的修改，主要借助咬合接触点查看工具，可以观察哪些区域咬合接触较重、哪些区域咬合接触较轻（图42-10）。需要指出的是，在三维数字化软件中从舌侧观察所有后牙区的咬合接触情况十分便捷。由于无托槽隐形矫治中容易在最后精调结束阶段出现后牙失𬌗或接触不紧密的特点，在软件设计的终末咬合中可以适当增加后牙区的咬合接触面积。

此外，医生在设计终末咬合时还需结合 X 线检查的相关资料。例如通过查看治疗前曲面断层片，确保牙根倾斜在终末咬合中得以纠正。通过 CBCT 影像明确牙齿周围齿槽骨和基骨的情况及位置关系，在做牙齿转矩调整以及垂直向压入时，要根据局部的解剖结构对牙齿进行合理范围的移动。

需要强调的是，最终咬合不一定是最理想的咬合，理想𬌗标准只能作为参考依据。由于模拟的牙齿移动与临床实际发生的牙齿移动有一定的差距，因而在模拟最终咬合时往往根据错𬌗矫治的难点，对个别牙齿或咬合关系适当地增加一些虚拟过矫治的设计，从而达到满意的临床矫治结果。

6.审阅重叠工具　重叠工具可以将治疗前和治疗后牙齿的位置进行对比。它可以用于评价以下几方面：
- 上下切牙唇舌向位置
- 切牙唇倾或内收量

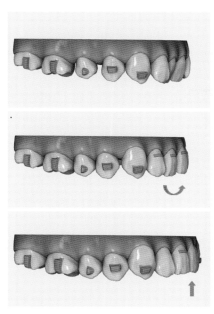

图 42-9　前牙压低的分步移动

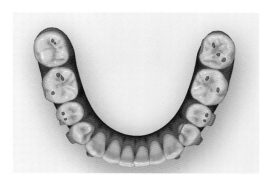

图 42-10　终末咬合接触点

- 扩弓量
- 排齐过程中的往复移动
- 远中移动量或拔牙病例中的支抗丧失量
- 压低或伸长量

重叠工具可以为医生呈现出虚拟治疗前后的牙齿变化、是否达到了医生的治疗目标、是否超出了牙齿移动的合理范围、是否满足了医生在治疗方案中提出的要求（图42-11）。必须指出的是，通过重叠显示的牙齿移动不一定在临床上都能有效表达。医生在审阅时必须运用正畸的生物力学知识，分辨出哪些牙齿移动是临床很可能实现的，哪些牙齿移动与临床实际有一定差异。例如，对于拔牙病例最强支抗的三维设计方案，往往后牙不做移动，前牙发生超大量的内收移动。但是在临床实际中，后牙作为支抗牙也会发生近中移动，因而前牙内收量可能小于模拟的移动量。

7. 审阅牙齿移动评估量表　在三维数字化软件中可以查看治疗前后每颗牙齿在三维方向上发生的移动量，包括距离和角度。根据牙齿移动量的大小可分为简单、中等、过度三种不同程度的移动。当牙齿移动量达到中等或过度移动量时，牙齿移动量表将通过蓝色或黑色标记对医生提出警示，此时医生需审慎地检查，这些较大幅度的牙齿移动是需要在临床上完全表达的，还是有意设计的虚拟过矫治

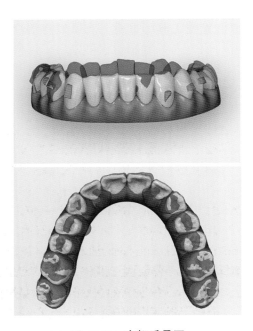

图42-11　审阅重叠图

的牙齿移动量。如果是前者，那么此时医生需考虑如何在临床上确保完成设计的移动量，是否添加了适合的附件、是否需要通过一些辅助手段来实现，抑或减少牙齿移动量，以期获得较好的移动效果。如果是后者，那么临床医生则需在治疗前与患者进行良好的沟通，使得双方的心理预期一致。

8. 审阅附件设计　当完成前面所述的审阅步骤后，牙齿移动的步骤已经明确，牙齿终末位置已经确定，此时医生需考虑要想在临床上实现这些电脑模拟的牙齿移动，仅通过隐形矫治器本身是否可以满足需要，还是必须添加不同方式的附件来增加矫治器推动牙齿移动的能力。

一般来说，三维设计软件会根据牙齿移动的需求，自动计算出牙齿移动所需力和力矩方向，同时根据临床冠表面的形态和大小自动添加不同大小、不同形式的附件，以帮助实现理想的牙齿移动。附件的不同形式和作用将在后文进行详解。

医生在审阅附件设计时，可以反复拉动动画下方的滚动条，对重点移动的牙齿或移动量较大的牙齿进行观察，根据其移动方向、移动类型、移动量以及移动的时间顺序，判断软件自动给出的附件设计是否能满足临床需求，必要时临床医生可以自行更换附件。例如，在做下前牙压低设计时，用作支抗的第一前磨牙往往需要放置压低支抗附件。但如果治疗前前磨牙有一定程度扭转或倾斜，软件则会自动生成抗扭转或直立牙齿的优化附件。该附件设计将弱化前磨牙作为压低支抗的能力，从而导致覆𬴃改善不理想。此时，医生可根据需要将优化附件换为支抗附件，优先进行压低前牙的移动，待覆𬴃改善后再对前磨牙进行调整。

9. 审阅邻面去釉　邻面去釉（IPR）是正畸临床上常用的解除拥挤、排齐牙齿、改善Bolton比不调以及减小牙齿黑三角的方法之一。由于前瞻性设计的特点，隐形矫治的邻面去釉部位和去釉量均能可视化，对预期效果可以进行良好的预期。在提交矫治设计单时，临床医生就将对治疗方案中是否采用邻面去釉的方式以及邻面去釉的区域给予明确指示。当审阅方案时，根据矫治设计单检查动画模拟的邻面去釉是否符合设计要求。具体包括以下几点：

- 邻面去釉量
- 邻面去釉部位
- 邻面去釉时机

关于邻面去釉的设计要点将在后文进行详解。

10. 审阅精密切割设计　精密切割可以在初始处方表中选择定制与否。但是，在审阅牙齿移动设计时，临床医生仍有机会添加或修改精密切割设计，在三维控制中拖拽添加或去除牵引钩或舌扣预留设计。在矫治矢状向咬合时，精密切割可用于颌间弹性牵引以增强支抗。在一些难度较大的牙齿伸长移动中也可以使用舌扣来辅助完成（图 42-12 ）。

为了避免优化附件力学效应的衰减，精密切割设计不能与优化附件在同一颗牙齿上同时使用。此时，医生需根据临床需要选择继续添加精密切割，更换优化附件为传统附件，还是保留原有优化附件设计。

11. 与技师沟通的技巧　在全面审阅完发布的三维数字化方案后，临床医生需要对方案提出进一步的修改意见，其中包括：最终咬合关系、最终牙齿位置、牙齿移动的步骤顺序、附件设计、邻面去釉设计、精密切割设计等。

对三维数字化方案的修改可以分为两个方面：①通过文字描述的方式提交给技师：包括牙齿移动的步骤顺序、舌侧扣或牵引钩添加的时机（如果不是全程都需要）或特殊的位置（牙齿的近中或远中）、中线的调整、覆𬌗或覆盖的过矫治设计、矫治中间某一步更换附件类型或添加删除附件。②使用"三维控制功能"进行修改。这个功能允许医生在软件中自行调整，赋予医生更自由便捷的工具，避免了文

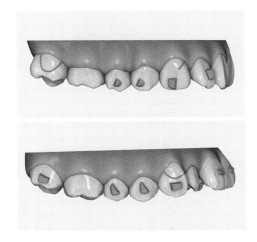

图 42-12　精密切割设计用于佩戴颌间牵引，包括牵引钩设计和牵引扣开窗设计。下图的尖牙需做垂直向伸长，因而设计牵引扣开窗

字描述的费时费力或沟通不清楚造成反复几次的无效修改，从而提高了方案修改的效率。医生可以自行修改的方面包括：牙齿的终末咬合接触关系、牙齿的三维位置、牙弓形态、传统附件的添加或修改、牵引扣或精密切割牵引钩的添加或删除、邻面去釉的添加或删除以及去釉量的修改。医生可以通过"显示咬合接触情况"工具明确调整后的𬌗接触关系是否理想，通过"治疗前后重叠"工具明确调整后的牙齿终末位置是否合理。

在与技师通过文字描述提交修改意见时，医生需要注意以下几点：

（1）意见表述简单明了。有时临床医生在提交修改意见时用过于冗长的句子，造成技师在阅读和理解方面有一定困难和偏差。在提交修改意见前，医生应该先梳理所需修改的问题，哪些是可以通过三维控制功能自行修改的，就不必在文字里做描述了。哪些是必须通过文字让技师做出修改的（上面已经提及）。对于修改的内容以要点的形式提出，每一要点涉及一个问题，如覆𬌗、覆盖、上牙、下牙等分别进行描述。

（2）明确牙位、方向及量化移动。如果医生不习惯在"三维控制功能"中自行修改牙齿位置，在提交修改意见时需要用通用的牙位符号指明所需修改的牙齿，并写明牙齿在唇颊 / 舌腭向 / 近中 / 远中方向上牙根 / 牙冠所需进行的移动以及具体的数值（度数或 mm ）。例如，远中唇向扭转的右上中切牙在终末位置需要进行过矫治，可以指明"右上中切牙或牙齿 1.1 作远中腭向扭转过矫治 5°"。又如，覆𬌗的过矫治，一般可以在治疗设计单中提出"矫治后 0 mm 覆𬌗"，此时技师往往不清楚覆𬌗的过矫治是更多地压低上牙或是下牙还是兼而有之。而临床医生可以根据患者微笑时上牙的暴露量，对过矫治的覆𬌗提出明确的指导意见，比如"上前牙压低 2 mm"，此时技师就很明确在上前牙压低 2 mm 后，其余的覆𬌗改善来自于下颌，下前牙压低至 0 mm 覆𬌗。

（3）通过滚动条显示的步数修改牙齿移动步骤及附件舌扣修改。隐形矫治的特点就是牙齿移动顺序可以根据患者个案的特点和医生的临床经验进行前瞻性的设计。有些情况下，医生希望先移动某些牙齿，而其他牙齿暂不做移动。此时，可以根据首个三维数字化方案下方的滚动条显示的步骤，医生

在提交修改意见时明确指出"在第几步之前哪些牙齿不移动"。如果需要在治疗中间步骤对某颗牙齿的附件、舌扣/牵引钩位置进行更换或删除/添加，也可以明确指出"在第几步时对哪颗牙齿进行添加/更换附件，或舌扣/牵引钩"。

（4）借助参考位置进行说明。有时临床医生对牙齿移动距离无法给出具体的数值，可以借助参考位置来说明。例如，上颌磨牙远中移动所需量不能明确给出数值，在修改意见中可以写"上颌磨牙远中移动至中性偏近中 1 mm"。又如，上前牙排齐时不希望唇倾，可以表述为"以右上侧切牙的近中位置排齐上前牙"，此时技师就很明确医生希望排齐牙齿后达到的效果。

在每一次方案修回后，医生都要审阅上一次的修改意见是否按照要求一一完成修改，如果还有进一步的修改意见可以再提出。但是必须注意的是，医生在反复修改方案时所提的修改意见前后尽量保持一致，否则易造成技师理解执行修改意见时产生困惑。

（二）附件的设计要点

无托槽隐形矫治技术是通过矫治器包裹于牙齿的唇颊、舌腭、𬌗面以及邻面对牙齿进行三维移动的，而附件可以被比作是"把手"，用来增强矫治器推动牙齿移动的效能。需要指出的是，不是在牙齿

上放置的附件越多，对牙齿移动的控制就越好。过多的附件设计易导致矫治器不容易在所有牙位上均能良好就位。就好比固定矫治器中，托槽间距越小，弓丝弹性越差。当矫治器上的凸起不能与附件形成良好包裹时，有时即使是微小的脱轨，也会出现附件不仅不能起到固位作用，反而成为矫治器戴入时的阻碍，并造成相应牙位的牙齿被压入。有实验数据表明，传统的矩形附件也易降低颌间Ⅱ类或Ⅲ类牵引力在牙齿之间的传导。因此，附件的设计原则要遵循必要性的原则，在软件自动生成的优化附件基础上做必要的更换。

通常而言，附件可以分为两类：传统附件和优化附件。

1. 传统附件　传统附件是增加矫治器包裹牙齿的被动附件。它们是矫治器移动牙齿的"把手"。这些附件默认可以在软件里通过三维控制功能，使用"拖拽和放置"功能添加在牙齿上。

有三种传统附件，分别是椭圆形附件、矩形附件和楔形附件（图 42-13）。

（1）椭圆形附件：椭圆形附件是用于固位或支抗的被动附件。它是无托槽隐形矫治器早期使用的主要附件类型。现在仍偶尔会被用到，特别是当牙齿表面积有限的情况下，例如，上颌侧切牙唇面或舌倾的下颌第二磨牙的舌面。

（2）矩形附件：矩形附件是被动附件，可以垂

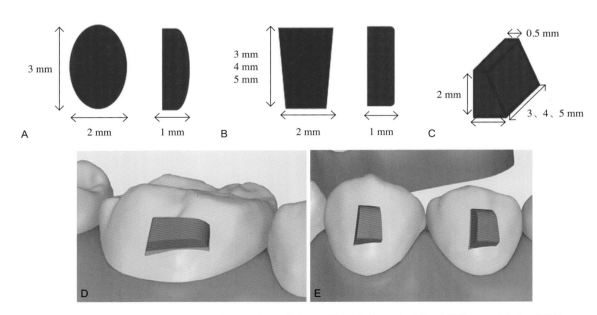

图 42-13　传统附件。A. 椭圆形附件；B. 矩形附件；C. 楔形附件 D. 水平楔形附件；E. 垂直楔形附件

直向或水平向放置。垂直矩形附件可用于控根，当软件里同时放置控根优化附件和精密切割牵引钩冲突时可以使用。软件中默认不在下切牙放置控根附件，除了在拔除下切牙的病例中。如果存在明显的下切牙倾斜需要控根，那么可以放置垂直矩形附件。

水平矩形附件主要用在临床冠较短的磨牙或前磨牙上，也可以用于控根，特别是对磨牙根颊向转矩表达时有帮助。

（3）楔形附件：垂直矩形附件和水平矩形附件都可以变成楔形附件。与普通矩形附件不同的是，该附件的楔形面是"加力面"。斜面为矫治器施加压力提供作用面，从而实现需要的牙齿移动。在后部磨牙做伸长移动时，斜向龈方水平楔形附件十分有效。对于压入移动的支抗牙齿，则可以放置斜向殆方的水平附件。

2. 优化附件　与传统附件不同的是，优化附件是由三维数字化软件自动添加的，医生无权添加，只能删除和更换为传统附件。当软件探测到牙齿移动量达到一定阈值时，优化附件将被自动添加到牙齿上。这些附件是根据每颗牙齿外形、长轴、施力方向、施力点和施力大小量身定制的。所有优化附件都分为施力面和非施力面，施力面的几何设计是

根据每颗牙齿独特的外形完成的。矫治器里在附件施力面的相应位置也预置了斜面角度，与附件施力面紧贴以便施加所需方向的矫治力，但是在非施力面一侧预留出一定空间，允许牙齿沿着受力方向移动。因此，牙齿上的附件大小和矫治器上附件空泡大小不完全一致。正因为如此，如果需要在治疗中重新粘接优化附件时，临床医生需要使用治疗前的附件模板，或者再定制一个附件模板重新粘接附件，而不是用上一副矫治器作为模板粘接。

优化附件的主要形式包括：优化旋转附件、优化控根附件、优化伸长附件、优化多平面移动附件、优化深覆殆附件、优化支撑附件、多颗前牙伸长附件、成组牙的内收附件等（图42-14）。此外，还有一些精密切割设计，例如：前牙唇舌侧压力脊、舌侧压力区、精密平导（图42-15）。

（三）邻面去釉的设计及实施要点

邻面去釉是正畸矫治中解除轻度拥挤、提供间隙的一种方式，在Bolton比不调的情况下也可以采用邻面去釉的方式进行改善。

1. 邻面去釉的适应证

（1）非龋齿易感者；

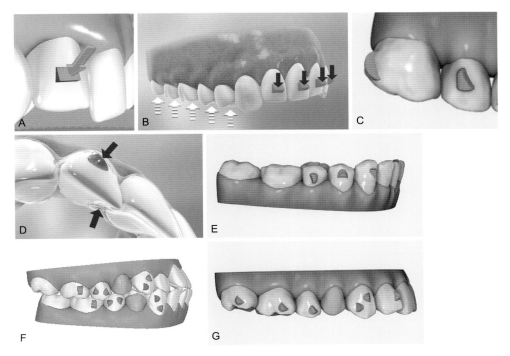

图42-14　优化附件。A.优化伸长附件；B.多颗前牙伸长附件；C.优化旋转附件；D.优化多平面附件；E.优化深覆殆附件；F.优化控根附件；G.成组牙内收附件

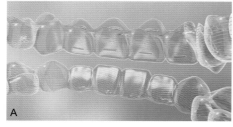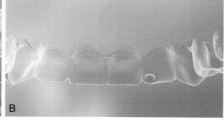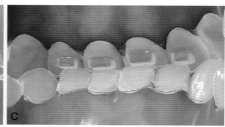

图 42-15　精密切割设计。A. 前牙唇舌侧压力脊；B. 舌侧压力区；C. 精密平导

（2）轻度拥挤；

（3）牙体组织宽度充足；

（4）相邻牙之间有明显的黑三角。

2. 邻面去釉的禁忌证

（1）牙列拥挤达中度以上且完全通过邻面去釉解除；

（2）口腔卫生差的患者及龋易感者；

（3）畸形过小牙；

（4）冷热刺激敏感牙；

（5）大面积充填或修复的牙齿。

3. 邻面去釉的要点

（1）邻面去釉量：邻面去釉量要根据牙齿的宽度而定，一般来说在相邻两颗牙之间不超过0.5 mm。三维数字化软件将计算出解除拥挤或协调牙齿比例不调所需的邻面去釉量。通过对数字化方案中的邻面去釉量进行评估，医生可以明确是否足以解除拥挤，并可以决定是否增加或减小邻面去釉量。对于年轻患者，最好尽量少设计邻面去釉。而对于年纪较大的患者伴有三角形牙齿及相应的牙齿间黑三角间隙时，可以增加邻面去釉设计量。

（2）邻面去釉部位：在三维数字化方案设计中，软件将根据医生提出的邻面去釉量和去釉区域，自动将邻面去釉量均分到每个相邻牙面。但医生可以进行个体化调整。一般而言，牙齿宽度较大时往往意味着釉质厚度较厚，相对更适于采用邻面去釉。对于所需邻面去釉量较大的情况，医生可以将邻面去釉集中在某几颗相对较宽的牙齿，而不是大量的牙齿均采用邻面去釉。在选择邻面去釉牙位时，临床医生应根据牙齿的解剖外形进行选择。三角形外形且邻接区小、牙齿之间有黑三角的情形更宜于邻面去釉。对于一些偏小的牙齿，如上颌侧切牙、下颌中切牙，应尽量避免邻面去釉。

（3）邻面去釉时机：邻面去釉的时机是指在牙齿移动的某一阶段实施邻面去釉，一般在初次审阅的三维数字化软件中会自动生成。软件默认设计邻面去釉时机是在牙齿排齐后临床医生可以找到邻接点时进行邻面去釉并回收关闭去釉间隙。但是如果排齐牙齿后再进行邻面去釉，往往会出现明显的往复移动。此时，临床医生可以拉动滚动条来确定在哪一步可以尽早实施邻面去釉，以减少牙齿的往复移动。必须注意的是，在早期相邻牙齿没有建立邻接点位置关系时，宜对邻面去釉量进行保守操作，分多次完成设计去釉量。

（4）邻面去釉操作要点：为确保获得最佳的邻面去釉的效果，应注重以下几个方面：①根据矫治说明在合适的阶段进行邻面去釉，如果牙齿邻接关系不明确，可以少量分次完成所需去釉量。②有效的邻面去釉工具，包括高速金刚砂钻针、低速片切盘和金刚砂条（图42-16）。③准确地测量邻面去釉量。使用间隙测量尺能够精确地测量0.1～0.5 mm等非常微小的间隙，避免过度去釉导致牙齿外形及邻接点被破坏，或者造成治疗后期残留剩余间隙，并进而影响最终咬合关系的建立和口腔卫生的维持（图

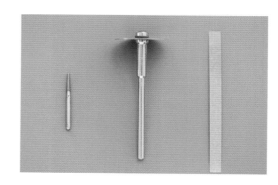

图 42-16　邻面去釉工具（高速金刚砂钻针、片切盘、砂条）

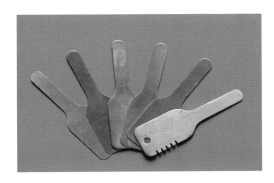

图 42-17　邻面去釉间隙测量尺

42-17）。如果邻面去釉量不足，治疗后期仍存在少量拥挤未解除。因此，在矫治的每一阶段，应密切注意拥挤区牙齿接触点的松紧程度，使用无蜡牙线在每次复诊时检查，如存在紧密接触的邻接点，可用金刚砂条进行少量松解，解除牙间拥挤造成的移动束缚。

4. 在完成邻面去釉之后，应及时在牙齿表面涂抹氟凝胶，以帮助牙面重新再矿化。

（四）矫治过程中复诊的检查要点

无托槽隐形矫治复诊的操作相对固定矫治器而言更为简便、省时。复诊时除了做一些必要的操作外，更多的时间需要用于监控患者的依从性，牙齿移动的实际效果与数字化方案的对比，并对未来矫治中可能出现的问题作出预估。

复诊检查主要从以下几方面进行：

1. 患者依从性　患者的依从性对于隐形矫治的成功十分关键。每次复诊时，常规询问患者是否按照要求的时间戴用矫治器以及按计划更换矫治器。医生要善于从与患者的日常沟通中发现患者戴用矫治器的真实情况，并需要在治疗全程反复评估患者的依从性并强调其重要性。一旦发现患者依从性欠佳，应及时与患者讨论造成依从性不佳的困难以及如何解决。

2. 口腔卫生　无托槽隐形矫治器对口腔卫生的维护相对有利。即便如此，医生仍需要评估牙齿健康和牙龈问题，以确保患者保持良好的口腔卫生。特别是有些患者戴用矫治器喝碳酸饮料时，往往使牙齿会发生脱矿，有时甚至造成釉质缺损。因此口腔卫生宣教仍是复诊时的一项重要任务。

3. 牙齿有无脱轨　由于无托槽隐形矫治器是前

瞻性设计加工的矫治器，因而检查治疗中牙齿的实际移动是否与虚拟设计的移动一致十分重要。一旦实际发生的牙齿移动相对虚拟设计的移动滞后，则矫治器与牙齿之间的贴合度不佳，矫治器设计传递的矫治力就不能正常施加到牙齿表面，并表达出相应的牙齿移动，有时不贴合的矫治器还将对牙齿移动带来不利的作用力。临床复诊需要评估以下三方面内容：

（1）当前矫治器贴合度：检查当前矫治器贴合度以确保与牙齿包裹良好。观察矫治器与牙齿𬌗方是否有大于 0.5 mm 的间隙（图 42-18）。但是有一种情况除外，这就是在使用优化附件的牙位，矫治器切端往往与牙齿切缘保留一定量的间隙，使牙齿在附件加力面受力的情况下发生充分的移动（图 42-19）。

（2）附件贴合度：检查附件贴合度是为了进一步明确矫治器是否贴合的关键步骤。有时很难肉眼直接识别矫治器空泡与附件是否完全贴合，此时可以采用记号笔在附件上做出标记，戴入矫治器时可很清晰地分辨出矫治器附件空泡与附件之间是否贴合（图 42-20）。

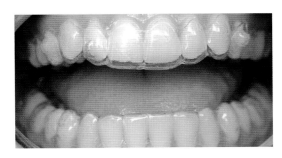

图 42-18　矫治器不贴合

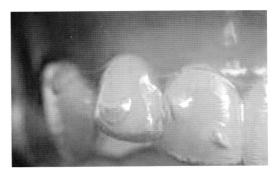

图 42-19　优化附件，对应的牙齿切端留有一定间隙

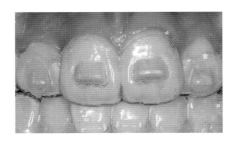

图 42-20 记号笔在附件上做出标记，戴入矫治器后可分辨出矫治器附件空泡是否与附件贴合

此外还要检查并确保附件完整，重粘脱落或断裂的附件。如果需要重粘，离断原有模板，使用部分模板粘接附件。

（3）整体是否脱轨：审阅三维数字化方案当前状态的步骤并与口内牙齿位置进行对比。一个关键问题是，"口内牙齿位置是否与三维数字化方案同一步骤的牙齿位置相同？"

4. 牙齿邻接点 使用牙线检查邻接点松紧度，特别是牙弓中异位明显的牙齿周围。如果邻接点紧、有束缚，即便没有要求做邻面去釉，也要使用金刚砂条松解邻接点，这将为牙齿提供排齐移动的必要间隙（图 42-21）。

5. 本次复诊需要的操作 审阅治疗单看看本次复诊是否需要做邻面去釉。在某些治疗阶段需要粘

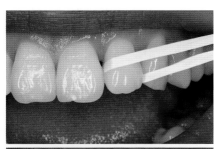

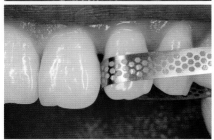

图 42-21 每次复诊检查所需移动牙齿的近远中邻接点松紧度，必要时用砂条进行松解，以利于牙齿的后续移动

接新的附件。有时治疗方案中会包括粘接舌扣、弹力牵引来精调咬合，可能要检查弹力牵引戴用情况。

6. 下一副矫治器贴合度 复诊检查时除了戴入患者正在戴用的矫治器外，还应尝试戴入下一副矫治器并检查是否完全就位以及包裹牙齿是否完好。有时由于矫治器本身发生形变，导致临床检查时矫治器看似贴合度较好。但有时在戴入下一副矫治器时，往往很难戴入，或是某几颗牙齿与矫治器之间的空隙很大，这也说明牙齿的实际移动有一定滞后。

7. 后续新矫治器交给患者及医嘱 根据本次检查结果、未来一段时间是否需要粘接附件或邻面去釉以及患者戴用的配合程度，医生将决定到下一次复诊之前患者更换矫治器的周期是否需要调整、给患者矫治器的数量以及复诊间隔时间。每次复诊都要不断强化患者佩戴依从性对矫治效果的影响以及口腔卫生的宣教。

（五）患者使用无托槽隐形矫治器的注意事项

1. 每一副隐形矫治器戴用时间一般 7～10 天（少数情况下更长），并且确保与牙面 100% 贴合。如果戴用时间过短，矫治器更换过快，将出现牙齿移动还未到位的情况下，矫治器就更换到下一副，从而造成新的矫治器与牙面不完全贴合，矫治力无法完全释放，牙齿不能按照预期目标进行移动。

2. 当患者丢失当前正在戴用的矫治器时，应首先尝试戴入下一副隐形矫治器，如果可以完全就位，那么就一直戴用；如果就位欠佳，应戴回到丢失矫治器的上一副隐形矫治器，然后重新制作丢失的矫治器。如果两者都不行，应将目前牙齿排列的状态与虚拟牙齿矫治过程中的每一步相对比，找到最近似的一个阶段，并戴入此阶段的隐形矫治器。

3. 如果牙齿表面粘接的树脂附件脱落，应及时与医生联系，尽早重新粘接，从而不影响矫治的进度。

4. 应全天戴用隐形可摘矫治器，只有当吃饭、刷牙以及使用牙线时摘下。每天保证戴用 20 小时以上。

5. 每天用牙刷清洁矫治器里的菌斑。

6. 戴用隐形矫治器时不要喝碳酸类饮料或其他果汁饮料，以免其残留在矫治器与牙面之间，造成牙齿表面釉质脱矿。

7. 戴用隐形矫治器的早期可能会有不适感，有的会影响说话，但是一般 1 周左右就可以适应了，相比固定矫治器而言，舒适感及疼痛感都相对较轻。

五、无托槽隐形矫治技术的临床脱轨问题处理

（一）牙齿与矫治器不贴合

采用无托槽隐形矫治技术矫治牙齿时，牙齿的移动从根本上来说是依靠矫治器包裹在牙齿表面并对牙齿施予一定的矫治力。如果矫治器的就位不完全，将导致其与牙齿表面接触面积减小，从而造成矫治器的矫治力不能完全发挥或无法发挥，有时甚至还将产生不利的矫治力。因此，确保矫治器与牙齿之间的良好就位是充分发挥矫治力的关键，也是每次复诊或更换下一副矫治器时应该重点检查的内容之一。

临床上，有以下几点因素可能导致矫治器不贴合：

（1）初始硅橡胶（PVS）印模制取或口内扫描时发生形变。解决的方法只有重新制取硅橡胶印模或重新口内扫描上传。

（2）附件粘接后周围残留了少量树脂时，将会影响隐形矫治器的就位。此时，去除附件周围多余的树脂或采用附件模板重新粘接，可以使隐形矫治器更好地就位。此外，为了确保隐形矫治器就位良好，在粘接附件之前，应将作为附件粘接模板的隐形矫治器试戴，确定就位无误后再行附件粘接。

（3）牙齿移动时周围齿槽骨改建存在一定的个体差异，不同患者牙齿的移动速度各异，因而，个别牙齿因移动迟缓而与隐形矫治器不完全贴合。此时，应延长当前所戴用隐形矫治器的佩戴时间，或回到上一副隐形矫治器。如果滞后现象明显，则需要添加辅助装置如舌扣或托槽使牙齿追上设计的移动量（图42-22）。

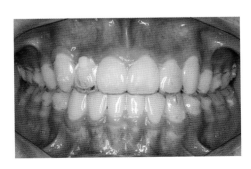

图42-22 左上侧切牙脱轨，采用垂直牵引纠正

（4）患者佩戴隐形矫治器的时间不足（<20小时），也会导致就位不良。如果感到患者配合不佳，应考虑适当延长每一副隐形矫治器的戴用时间，并告诉患者在每次准备更换新的矫治器之前，上一副矫治器应就位良好。同时，应告诉患者保留每一副戴用过的隐形矫治器，以备因各种原因致使新的矫治器就位不佳时，回到以前戴用过的矫治器。

（5）当矫治过程中，在某些阶段需要对牙齿进行邻面去釉时，如果邻面去釉量不足，隐形矫治器的长度比牙弓的实际长度要稍短，也会造成隐形矫治器就位不良。

（6）对于拔牙病例，若拔牙后愈合不佳并出现炎症增生，亦影响隐形矫治器的就位。此时需让患者临时戴用维持间隙的保持器，待炎症消退后再行治疗。

（7）当个别牙齿因倾斜明显而影响隐形矫治器的就位和摘除时，可以试图将隐形矫治器先从拥挤或倒凹最明显的部位摘戴。如牙齿有明显的倒凹，可将倒凹处的矫治器少量磨除，使其就位，并在后续的几副矫治器上也进行少量调磨，直到牙齿逐渐直立起来，矫治器不必调磨就可以完全就位。

（8）牙龈乳头红肿也可能导致隐形矫治器前后翘动，此时可将牙龈红肿处的矫治器部分磨除缓冲。

（9）数字化的牙齿模型在虚拟牙齿矫治过程中牙龈的变化是由计算机模拟完成的，当模拟牙龈高度较实际牙龈高度更偏龈向时，特别是在后牙区，就会影响隐形矫治器的就位；反之，当模拟牙龈高度较实际牙龈高度更偏𬌗向时，易导致矫治器高度不足，固位力减弱。

（10）治疗初始时在取PVS印模之前进行了邻面去釉或拔牙后间隙没有得以保持，牙齿随即发生了漂移，造成隐形矫治器无法就位。

（11）当个别牙齿没有达到预想压低的程度时，隐形矫治器就会发生翘动。

（12）在治疗中，患者个别牙齿因进行牙体或修复治疗而改变了解剖形态时，容易造成矫治器无法就位，或是翘动。因此，所有需要牙体和修复治疗的牙齿都必须在正畸治疗开始前完成。

（13）当牙齿粘接的附件数量过多时，隐形矫治器过紧或无法摘下来。因此，在设计附件数目时应适量，并且在戴用初始矫治器时先不粘接附件，待下次复诊时再粘。此外，让患者将更换下一副矫治

器的时间定在晚上睡觉前,此时牙齿将整晚受到矫治力而与矫治器更加贴合。

(二)严重扭转牙处理

1. 前磨牙扭转的处理 一般而言,30°~35°内的扭转角度定义为可预测性的治疗。当牙齿扭转大于35°时,可以考虑在取印模前或口内扫描前先行纠正扭转牙,特别是前磨牙的扭转需要提前解除,这可以增加最终结果的临床可预测性,并可减少治疗所需的矫治器数量。

扭转的解除往往是通过力偶的作用原理来实现。力偶是指作用于物体上的一对大小相等、方向相反的作用力,该作用力将产生围绕抗力中心的一个单纯力矩。隐形矫治开始前,在严重扭转牙及相邻牙的颊舌侧粘接舌侧扣并使用链状皮圈解除扭转;链状皮圈每2周进行更换直到扭转解除。扭转不一定得到完全的纠正,而是将其移动至矫治器的有效作用范围内(图42-23)。

如果已经出现扭转的前磨牙移动滞后的现象,那么应立即磨除前磨牙上的扭转附件,因为此时的附件与矫治器不贴合,不但已经失去矫治扭转牙的作用,而且还造成矫治器就位困难甚至变形,牙齿受到不利的压低力。在磨除附件后,可以继续在扭转的前磨牙及相邻牙齿上粘接舌扣,通过链状皮圈产生的力偶力纠正扭转。如果牙齿发生了压低,还可以以矫治器为模板进行弹性牵拉。此时矫治器不再继续更换,而是停留在当前矫治步骤。

2. 前牙扭转的处理 在矫治前牙扭转时,往往也会出现扭转牙矫治滞后的现象,这主要受几方面因素的影响:

(1)无托槽隐形矫治器戴用时间不足,致使牙齿移动表达不够充分。

(2)牙齿旋转移动没有充足的间隙,需要进行邻面去釉提供间隙;或是松解牙齿邻面接触点。因此,在每次复诊时,应注意使用牙线检查牙齿邻面接触点的松紧度。如果过紧,可采用金刚砂条来松解接触点。在每次复诊时需检查邻面去釉的步骤图,确认实际的牙齿邻面去釉量与步骤图一致。

(3)前牙覆盖不足,牙齿旋转受到对颌牙的阻挡。

(4)增加附件也有利于扭转牙的矫治,必要时可予以考虑。但是,如果附件与矫治器之间不完全密合,也将削弱矫治力度。

(5)单独进行前牙扭转移动,不要与其他类型的移动同时进行。当前牙既需要旋转又需要伸长时,将两类移动分开进行。否则,当牙齿未完全伸长,矫治器不能紧密抓住牙齿时,两者间出现间隙,将直接导致牙齿旋转的力量被削弱。

(6)虚拟扭转牙齿的过矫治,也十分有助于牙齿扭转的治疗。

(7)对于轻微的牙齿扭转,可以使用隐形矫治专用细调钳在隐形矫治器上需压入的一侧制作出一个向内凹陷的凸起(类似酒窝),该凸起将作用于扭转侧牙面,有助于扭转牙的矫治(图42-24)。

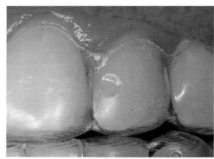
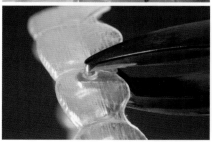

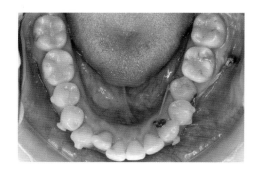

图42-23 扭转的左下第二前磨牙颊舌侧粘接舌扣,进行牵引纠正扭转

图42-24 隐形矫治专用钳在扭转侧切牙近中做出向内凹陷的凸起,用于扭正侧切牙

（三）尖牙唇向萌出处理

当尖牙唇向异位萌出或萌出不全时，往往会造成制取印模时获取牙冠完整信息较难。矫治器在尖牙部位不能形成良好包裹，而尖牙的牙根长而粗壮，不易对其进行三维控制。

如果尖牙的位置虽然唇向，但是牙冠萌出完整且接近牙列水平，那么矫治器可以实现包裹。此时需要在尖牙上放置伸长附件，在间隙开辟充分的前提下进行伸长移动。如果设计磨牙远移提供间隙排齐尖牙时，可以设计在尖牙唇侧上粘接牵引扣进行Ⅱ类牵引，牵引力将有利于尖牙垂直向伸长并与矫治器保持吻合（图42-25）。若尖牙存在一定程度近中唇向远中舌向的扭转（在异位尖牙中常见），则设计在尖牙舌侧粘接牵引扣进行Ⅱ类牵引，此时的牵引力既可以辅助尖牙伸长，又有利于尖牙发生远中唇向的扭转（图42-26）。

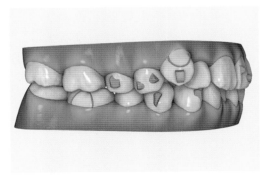

图42-25　异位萌出尖牙颊侧牵引扣开窗设计，有利于尖牙在牵引力作用下完成伸长移动

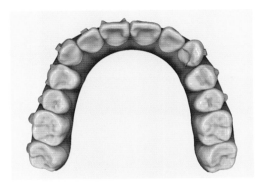

图42-26　扭转的左上尖牙舌侧添加牵引扣，Ⅱ类牵引（自上颌尖牙舌侧至下颌第一磨牙颊侧）有利于尖牙扭转矫治

如果尖牙萌出不全，矫治器无法进行良好包裹，则可以在尖牙区设计义齿空泡。为了让尖牙更容易进入预定位置，可适当设计义齿空泡比尖牙稍宽。治疗时以矫治器为模板，通过𬌗向牵引力将尖牙导入空泡中，但不必完全就位。此时可以重新取硅橡胶印模或口内扫描，重新制作有完整尖牙牙冠信息的隐形矫治器。

对于尖牙唇向萌出且拔除前磨牙排齐的病例，由于拔牙区矫治器更加薄弱，对尖牙的控制难度大为提升。如果尖牙严重低位，可采用局部治疗，用对颌牙牵拉尖牙进行𬌗向伸长移动，进入牙列水平从而大大降低矫治难度并缩短矫治时间。如果尖牙接近牙列水平，仅为唇向异位萌出，那么在设计方案时需要着重考虑两点：①对尖牙移动的设计优先进行远中移动再伸长，不要同时进行多维方向上的移动。由于尖牙初始位置偏唇向，近中邻面暴露且可被矫治器良好包裹，因而远中移动尖牙时对轴倾度的控制不仅来自附件还可以借助于近中邻面的作用力。当尖牙进入牙列中，拔牙间隙减小，此时的矫治器强度也将增加，因而更有利于伸长力的发挥。②在前磨牙拔牙区采用小桥体设计。传统的桥体过大，往往无法包裹尖牙的远中面，且由于拔牙间隙使得矫治器强度衰减，无法对尖牙移动进行良好控制。小桥体设计意味着在拔牙区设计一个较正常前磨牙更窄的桥体，此时桥体的邻面伸入到尖牙的远中和第二前磨牙的近中，可以对其前后的牙齿进行更好的包裹和三维控制。由于局部拔牙区小桥体的设计增加了矫治器的强度，从而也对尖牙的远移更加有利。

（四）牙根倾斜的处理

无托槽隐形矫治器对牙齿近远中向的控制主要通过附件和邻面包裹来实现。对于初始牙根倾斜严重的病例，在矫治设计和矫治过程中均需要特别慎重。

对于下切牙拥挤的病例，临床上经常可以见到牙冠向远中倾斜的、扇形排列的下前牙。由于下切牙牙冠很小，矫治器直立牙根时往往不易施加力量。此时，选择垂直矩形附件或移动阈值激发软件自动添加优化控根附件将有助于牙轴的直立。除此之外，在三维数字化方案设计中还可以调整下切牙在三维方向上的移动顺序。一般软件自动默认牙齿在三维方向上的同时移动，但是对于远中倾斜的下切牙，由于其远中邻面暴露充分，矫治器形成良好包裹，较易从邻面施加作用力并与附件协调作用，因而可以先做近远中向的直立，当牙根直立的正轴移动接近完成后再做唇舌向扭转的矫治。这样通过对单颗牙齿三维移动顺序的分割和调整，从而使该牙的移动表达更为可靠（图42-27）。

对于后牙近远中向的控制也是无托槽隐形矫治器的难点之一。由于磨牙为多根牙且牙根粗壮，在齿槽骨中移动的阻力较大，特别是当前磨牙缺失或第一磨牙缺失，缺隙远中的牙齿已经发生近中倾斜，在关闭间隙近移磨牙时很难控制牙根近远中向的倾斜。此时除了采用无托槽隐形矫治器近中移动磨牙外，还可以通过粘接辅助装置来完成。①在缺隙区近远中相邻牙齿粘接托槽，片段弓辅助治疗磨牙，隐形矫治器在颊侧开窗预留出固定矫治器的空间。②在缺隙区远中的磨牙上使用水平矩形附件用于控制牙轴，在近龈方粘接伸向近中的水平杆延伸至缺隙近中，水平杆与上颌牙齿做垂直牵引，此时产生一个逆时针力矩将有助于缺隙远中的磨牙直立。

（五）后牙开𬌗的形成

在无托槽隐形治疗中后牙开𬌗是很常见的现象。有以下三种原因导致后牙开𬌗形成：矫治器厚度、前牙早接触、牙弓长度减小时而间隙不足。

1. 矫治器厚度　无托槽隐形矫治器在上下颌𬌗面之间形成双层矫治器厚度的𬌗垫，由于息止𬌗间隙的楔形效应对上下后牙均产生一定的压低力，这种情况更易发生在低角病例以及夜磨牙或紧咬牙的病例中。解决方法：

（1）对于仅仅后牙咬合不紧（如食物咀嚼不细），在矫治末期患者改为夜间戴用保持器以允许咬合调整。

（2）对于后牙区可见咬合不够紧密的，在双尖牙或尖牙远中剪断矫治器以允许后牙萌长建立𬌗接触。在年轻病例或青少年病例中，牙齿萌长迅速，需严密监控以防止前牙出现开𬌗。

2. 前牙早接触　后牙开𬌗虽然是表现在后牙区段，但在有些情况下是由于前牙早接触造成的。形成前牙早接触的原因有：覆盖太紧、切牙间夹角不

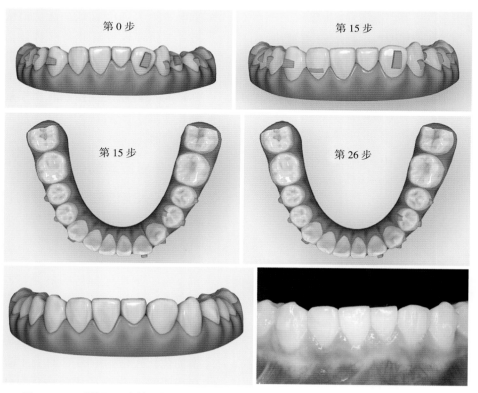

图42-27　对单颗牙齿的三维移动做分割和调整，使牙齿移动表达更为可靠

足、切牙压低表达不足。解决方法：

（1）对于治疗前反𬌗或覆盖较浅的病例，软件设计矫治后的覆盖较默认覆盖偏大一些（2 mm左右）。

（2）在软件设计治疗后咬合时使切牙有足够的转矩，尤其是在拔除前磨牙的病例中因回收时切牙转矩丢失致使切牙间夹角不足，并导致切牙早接触。

（3）对于前深覆𬌗病例，采用各种治疗深覆𬌗的手段，例如平导、深覆𬌗优化附件和压力区。在软件设计中虚拟过矫治深覆𬌗至0 mm覆𬌗。

3. 牙弓长度减小时而间隙不足　当隐形矫治器按既定三维软件设计关闭邻面去釉间隙时，由于临床上邻面去釉的量不足，导致牙量过大，加深纵𬌗曲线，出现后牙开𬌗。临床上往往可以看到上颌/下颌第一磨牙的近中尖被压低。由于近远中向间隙不足，矫治器发生弯曲并导致第一磨牙近中尖压入。解决方法：

（1）确保软件设计的邻面去釉充分实施并在正确的阶段实施。

（2）在治疗后咬合中预设充分的切牙转矩。

（六）过矫治

由于无托槽隐形矫治器前瞻性设计与临床实际发生的牙齿移动存在一定差异，而这种差异可能表现在两个方面：①个别牙齿移动类型较为困难，与设计的治疗后位置之间存在滞后现象（例如扭转牙齿、伸长牙齿）。②某些错𬌗类型矫治难度较大，与设计的矫治后咬合关系存在差异（如深覆𬌗病例、拔牙病例）。解决方法：

（1）在三维软件设计中使用三维控制工具或手写输入对技师的要求，对个别牙齿的终末位置进行过矫治。过矫治的牙位往往根据临床医生的经验在矫治设计中提前预估，也可以在第一批矫治器戴用完成之后，哪些牙齿移动表达不够充分已经非常清楚，在附加矫治器阶段可以对那些牙齿移动采用过矫治方式。通常在主动矫治末期提供三副过矫治作用的矫治器。临床医师将根据患者个体对治疗的反应，决定是否给患者最后三副矫治器。

（2）对于矫治难度较大的某些错𬌗类型，在三维软件设计阶段根据其在三维方向上的矫治需求和难度以及临床医生的经验，对其预设的咬合关系给予过矫治设计。例如深覆𬌗Ⅲ度错𬌗，往往设计治

疗后覆𬌗为0 mm，下颌反Spee曲线，结束时"后牙重咬合接触"（图42-28）。又如上颌扩弓时即使前磨牙区扩弓效果较为理想，但仍需在软件中设计过矫治扩弓量，并适度添加根颊向转矩，以获得整体移动而不是颊倾。对于拔除前磨牙的病例，需要过度设置上下切牙根腭向转矩以抵抗当切牙回收时转矩的丧失，拔牙间隙两侧相邻牙根的倾斜度过度设置（"人字形曲"即牙根相向、牙冠相背）（图42-29）。

（3）过矫治量的设定往往取决于患者个体生物学反应的多样性和生物力学系统的设计，不能用一个固定量用在所有错𬌗畸形的矫治中。临床医生可根据患者第一批矫治器表达出来的牙齿移动效果来对后续附加矫治器的软件设计进行过矫治量的预估。

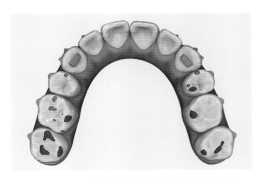

图42-28　结束咬合设计在后牙区重接触

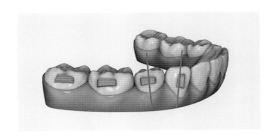

图42-29　拔牙间隙两侧的邻牙轴倾度设计"人字形曲"过矫治

六、各类错𬌗病例矫治

（一）轻中度拥挤病例矫治

错𬌗畸形中拥挤的治疗原则往往是减小牙量、扩大骨量。临床上，对于轻中度拥挤的病例主要通过扩弓、唇倾前牙和邻面去釉这三种途径来解除，

少数情况下也可以通过拔除一颗下切牙解除拥挤。相比固定矫治技术而言，无托槽隐形矫治技术在采用这三种方法解除拥挤时有着独特的优势。在前瞻性数字化方案中，扩弓、唇倾以及邻面去釉解除拥挤的效果均可以进行模拟和预测，从而实现对于拥挤解除的良好控制。

下面分别对扩弓、唇倾前牙和邻面去釉以及拔除下切牙这四种矫治方法进行介绍。

1. 扩弓　无托槽隐形矫治中采用的扩弓主要是指牙性扩弓，以牙齿颊向移动为主要特征。具体的矫治原则如下：

（1）扩弓的区域：在三维软件设计中，临床医生可以设计自尖牙、前磨牙至磨牙任何区域的扩弓，以提供间隙解除拥挤。但是尽管在软件中可以做出理想的扩弓效果，由于无托槽隐形矫治器的生物材料学特点，扩弓作用力主要集中在前磨牙区，并随着远中向推移，力值逐渐衰减，对于磨牙区域的扩弓效果在临床上表达较弱。正因如此，当初始弓形为尖圆形的牙弓时，比较适合采用无托槽隐形矫治器进行扩弓，将弓形变为近似卵圆形，增大尖牙和前磨牙区的宽度，以排齐及少量内收前牙。

（2）扩弓的量：在三维软件设计中扩弓量可以根据临床医生自行选择，但是从临床实现效果的表达效率来看，每侧扩弓量不超过2 mm时其表达效率较高；而当软件设计每侧扩弓量超过2 mm时，则临床实际的表达效率大大降低。因此，临床医生在设计扩弓量和扩弓牙位时需要提前考虑到这些衰减因素，在软件中做出一定量的过矫治设计（图42-30）。

（3）扩弓的转矩控制：隐形矫治的扩弓主要以牙齿颊倾表现为主。研究表明，采用无托槽隐形矫治器扩弓时，无论是上颌还是下颌，牙冠水平的扩弓表达效率可达90%左右，而牙龈水平的扩弓表达效率则下降至60%～70%。这说明扩弓时牙齿发生一定程度的颊倾。为了减少倾斜移动，医生可以在软件设计时增加扩弓牙齿的根颊向转矩，以抵消牙齿倾斜的效应。但是必须注意的是，在预置根颊向转矩时需要明确患者颊侧齿槽骨的厚度，切忌过度设定根颊向转矩，造成颊侧齿槽骨开窗开裂。对于初始牙冠即为舌倾的牙齿，允许通过颊向倾斜移动进行扩弓，不必增加额外转矩（图42-31）。

2. 唇倾　唇倾上下前牙可以增加牙弓长度，解除拥挤。临床上需要根据初始切牙的唇倾度和唇侧

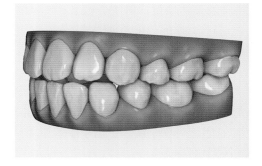

图42-30　治疗后覆𬌗过矫治

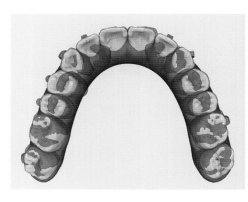

图42-31　上颌扩弓重叠图显示扩弓主要集中在前磨牙和尖牙区

牙周支持组织的情况，决定是否允许采用唇倾的方式获得牙齿排齐。在牙周支持组织健康状况欠佳的病例中，即使上下切牙舌倾，也不可设计过度的唇倾，以下切牙直立在齿槽骨中为宜。

在无托槽隐形矫治中采用唇倾治疗的优势在于，医生可以在治疗前通过软件重叠工具明确所需唇倾的量是否在合理范围内。除了在软件中对比治疗前后前牙唇倾的量，还要观察设计的切牙唇倾移动全过程中牙齿是否存在往复移动。有些情况下为获得良好的邻面接触点进行邻面去釉，软件设计牙齿移动步骤时往往先唇倾排齐前牙，邻面去釉后再内收前牙。此时，即使治疗前后对比前牙唇倾量在合理范围内，但是在矫治的中间过程中则有可能出现某些牙齿过于唇倾，超出唇侧牙周支持骨量。因此，在设计牙齿移动的先后步骤时，为减少中间过程的过度唇倾量，可以先选择较易进行邻面去釉的部位进行去釉，获得的间隙用于缓解局部拥挤，以逐步完成所有邻面去釉量，并最大限度地减少不必要的往复移动。

3. 邻面去釉 邻面去釉是解除牙列拥挤的方法之一。对于轻度拥挤或中度拥挤但不适于拔牙矫治的病例，可以采用扩弓结合邻面去釉的方式获得足够的间隙排齐牙列。此时，在软件设计中先行扩弓获得少量间隙，对拥挤扭转的牙齿进行少许排齐，为邻面去釉创造明确的邻接关系后再进行去釉操作，可以最大限度地保护相邻牙齿的邻接点不被破坏，解剖外形得以保留。

虽然在固定矫治技术中也同样使用邻面去釉的方法，但是在无托槽隐形矫治技术中邻面去釉最大的区别就是分步设计、分步实施、分步控制。由于邻面去釉量是前瞻性软件设计，因而可以细化到矫治的某一步准备实施邻面去釉，去釉量多大。当完成某些牙位的去釉后，相邻牙齿可随之完成排齐或正轴等移动。整个排齐过程中牙齿的位置得到良好控制，不会发生超出预期的唇倾。

邻面去釉的要点已经在前面有详细叙述，请参见相关内容。

病例 见图 42-32 ～ 图 42-34。

4. 拔除下切牙 在解除拥挤的矫治方法中，拔除单颗下切牙的设计不是最常规的方案。由于拔除下切牙后下牙列失去中线，且可能造成前牙覆盖过大，因而往往不是解除拥挤的首选方案。但是对于某些错𬌗畸形的治疗，拔除下切牙有可能是最省时省力的便捷方法。因此，对于拔除单颗下切牙的适应证的选择至关重要。

适应证：

（1）前牙 Bolton 比不调。当上颌侧切牙过小或锥形时，上下前牙 Bolton 比过大，矫治后的覆盖往往过浅甚至对刃，此时拔除单颗下切牙将有助于协调 Bolton 比，达到较理想的治疗后覆盖关系。

（2）上颌轻度拥挤，下前牙中度拥挤，磨牙中

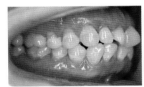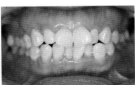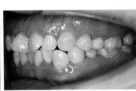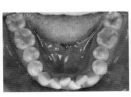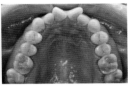

图 42-32 中度拥挤错𬌗，右侧远中、左侧中性磨牙关系

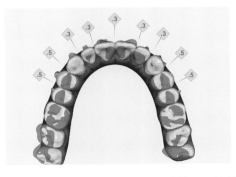

图 42-33 三维软件设计方案中采用扩弓和邻面去釉及侧切牙唇倾来获取间隙，排齐牙列

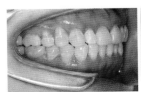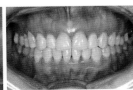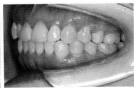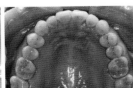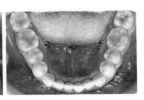

图 42-34 扩弓及邻面去釉治疗后牙列排齐，良好咬合关系

性关系。下前牙可能表现为某颗牙齿严重扭转或唇/舌向异位，造成牙周支持骨量丧失。在该情形下往往希望维持后牙关系。此时仅拔除单颗下切牙将有助于防止切牙排齐时的过度唇倾，剩余切牙矫治后位于牙周支持骨中，有利于长期稳定性。上颌由于轻度拥挤，可通过邻面去釉排齐牙列，并协调由于拔除下切牙带来的 Bolton 比不调。

（3）先天缺失下切牙。当下颌已经先天缺失一颗下切牙，且对颌的治疗方案需要拔除两颗前磨牙时，可以选择再拔除一颗下切牙，以期获得良好的中线对齐。

拔除切牙需要考虑的因素：

（1）严重错位的下切牙：当下切牙明显唇/舌向异位或完全位于牙弓之外时，选择拔除该牙将节约大量用于排齐纠正扭转的治疗时间。此时往往需要注意拔牙间隙区相邻牙齿在关闭间隙时保持牙根轴倾度平行即可。如果三角间隙过大，还可以适当做邻面去釉。

（2）牙周组织状况最差的下切牙：在下切牙严重拥挤的病例中，往往会伴随发生唇侧或舌侧骨皮质缺损而失去齿槽骨支持，或者由于长期口腔卫生维护不佳导致下切牙区齿槽骨水平吸收严重，出现牙周支持组织状况较差或已经存在明显的牙龈退缩。在这种情况下，应选择拔除牙周组织状况最差的下切牙。

（3）下切牙牙根倾斜度：在选择拔牙牙位时，除了上述因素之外，还应考虑拔牙间隙两侧相邻牙齿在关闭间隙时所做的移动是较易实现的倾斜移动还是较难实现的控根移动。当拔除下切牙后，若间隙两侧的切牙冠向间隙侧倾斜，根朝向远离间隙侧倾斜，则关闭间隙时牙根移动量将远远超过冠移动量，即所谓的控根移动。反之，若拔牙间隙两侧的邻牙牙根朝向间隙侧倾斜，则关闭间隙时主要以根尖点为中心，牙冠向间隙区做倾斜为主的移动，即所谓的倾斜移动。后者相对容易实现最终的牙根平行，因而在决定拔牙方案时需要考虑此因素。

病例 见图 42-35～图 42-37。

解除轻中度拥挤时医生往往需要考虑选择用哪种治疗方式更优化？邻面去釉、扩弓、唇倾还是拔除下切牙？拔除哪颗下切牙？无托槽隐形矫治技术在方案的选择上往往有其独特优势。医生可以在三维数字化方案中提出不同的矫治设计，包括不拔牙邻面去釉方案、不拔牙扩弓方案、唇倾排齐方案，以及拔除一颗下切牙的方案，或者两种或三种方式的结合使用，还可以模拟拔除不同的下切牙。通过模拟不同矫治方案，医生就可以在治疗前对比不同矫治方案的最终治疗效果、治疗时长、实现难度等各方面，并在与患者进行充分沟通后最终选择一个最优化或最可行的治疗方案。

（二）深覆𬌗病例矫治

深覆𬌗是错𬌗畸形最常见的表现之一。矫治深覆𬌗的生物力学机制包括：①唇倾直立或舌倾的上和（或）下切牙；②颊向直立上和（或）下后牙；③压低上和（或）下切牙；④选择性地伸长前磨牙。

1. 针对深覆𬌗解除的软件功能设计 无托槽隐形矫治器由于包裹于牙齿的颊舌𬌗面，在上下牙列中形成"𬌗垫"，使上下颌牙齿脱离𬌗接触关系，并可能产生一定程度的压入力，造成后牙少量开𬌗的现象。在前面关于隐形矫治技术脱轨问题处理部分有叙述。正因如此，采用无托槽隐形矫治器治疗深覆𬌗时需要一些特殊设计。

（1）深覆𬌗优化附件：深覆𬌗治疗时往往以前磨牙作为支抗来压低前牙或伸长前磨牙。通过在前磨牙上放置深覆𬌗优化附件来发挥支抗作用或是伸长前磨牙作用。深覆𬌗优化附件分为主动型及被动型。被动型深覆𬌗优化附件通常放置于第一或第二前磨牙，为前牙压低提供支抗；主动型深覆𬌗优化附件在附件龈方设计了"主动加力面"，当矫治器包裹于附件的"主动加力面"，伸长力将会传递至前磨牙区以伸长后牙，从而有助于整平 Spee 曲线（见图42-14E）。

（2）压力点或压力区：固定矫治器在压低前牙时往往由于施力点位于牙齿唇面使压低力不能完全沿着牙长轴的方向传递。相对固定矫治器而言，无托槽隐形矫治器对牙齿的𬌗方、颊侧及舌侧的包裹使其能有效地压低前牙，然而压低力量并非总是通过牙长轴。压力区是指设计在隐形矫治器上、对应上下切牙舌隆突的凹陷。压力区的设计可使压低力方向通过牙长轴，减少不必要的唇倾移动（见图42-15B）。

（3）精密平导：平导是解除深覆𬌗的有效装置。精密平导是借助固定矫治中平导的设计，在上颌切牙或尖牙舌隆突对应的矫治器制作舌面隆起。根据

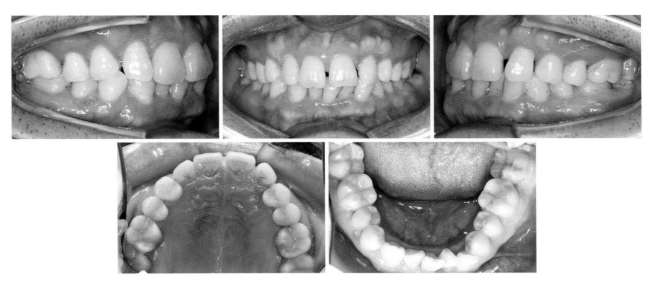

图 42-35 上颌曾经拔除两颗尖牙而存在散隙，下颌缺失一颗下切牙并伴拥挤。拔除另一颗下切牙解除拥挤

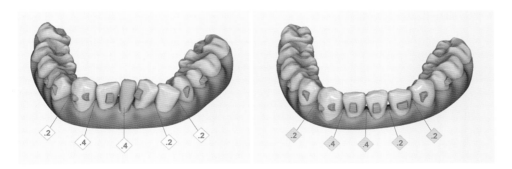

图 42-36 拔除中间位置的下切牙解除拥挤，在关闭间隙时左下侧切牙发生为以根尖点为中心的倾斜移动，临床上容易表达。此外，还在拔牙间隙两侧邻牙采用垂直矩形附件并对左下侧切牙做少量的轴倾度的过矫治，保证治疗后牙根平行度良好

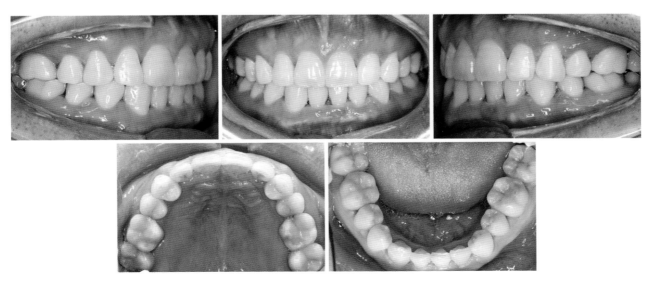

图 42-37 治疗后下颌拔牙间隙关闭，间隙两侧邻牙轴倾度良好

覆盖的大小，精密平导的深度一般不超过 3 mm，因而覆盖过大时精密平导就失去作用了。精密平导的突出特点是它的动态设置。在牙齿的排齐、移动的整个治疗过程中，精密平导的位置会随之调整，以维持与下前牙接触。由于精密平导与压力区都位于上切牙的舌侧，因此二者无法同时使用（见图 42-15C）。

2. 深覆𬌗方案设计

（1）矫治力学设计：深覆𬌗是错𬌗畸形的常见表现，安氏各类错𬌗（Ⅰ、Ⅱ、Ⅲ类）以及各类骨型（高角、均角、低角）中均可表现为深覆𬌗。但是不同牙性分类或骨性分型的错𬌗，其深覆𬌗的矫治机制也各不相同。

对于高角型骨型的深覆𬌗病例，无托槽隐形矫治器由于在后牙区的"𬌗垫"效应，有利于对后牙进行垂直向控制，防止其伸长；同时借助前磨牙的支抗作用可以对前牙施加压低力，从而有效解除深覆𬌗。对于低角型骨型的深覆𬌗病例，由于患者的咀嚼肌功能强大，当结合隐形矫治器的后牙区"𬌗垫"效应时，将大大增加深覆𬌗解除的难度。此时，前牙区平导设计将为后牙屏蔽不利的压低力，而有助于深覆𬌗的改善。如果前牙覆盖小于 3 mm，则采用矫治器本身的平导即可；如果前牙覆盖超过 3 mm，则需在使用隐形矫治器之前采用传统的平导进行前牙压低和后牙伸长，当深覆𬌗得到相当程度的改善后，再进入隐形矫治阶段（图 42-38、图 42-39）。在隐形矫治设计时可以继续伸长前磨牙并同时压低前牙。

对于深覆𬌗压低前牙设计，临床医生需要根据微笑时上前牙的暴露程度来决定，可以单纯压低上/下前牙或同时压低，并且压低量也需要根据患者微笑时露龈情况来设计。对于露龈笑明显的患者，单纯依靠隐形矫治器本身很难完成所需的上前牙压低量，此时需结合种植钉支抗辅助压低。

（2）矫治步骤设计：矫治步骤是指在三维数字化软件上按顺序移动牙齿。牙齿移动顺序合理，三维设计的牙齿移动才能在临床上得以顺利实现。当深覆𬌗伴有上切牙舌倾和过度萌出时，合理的矫治步骤有助于更好地实现切牙倾斜度和深覆𬌗治疗。舌倾的上切牙其牙根与唇侧骨皮质表面紧贴，如果治疗初始就直接施加压低力，一方面会导致上切牙根尖受到皮质骨的阻力，有时甚至穿通皮质骨，另

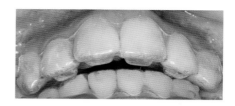

图 42-38　对于前牙覆盖较大的患者，隐形矫治器切牙区自带的平导设计无法发挥压低作用

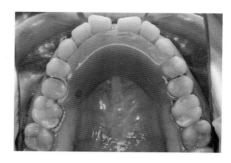

图 42-39　对于低角深覆𬌗病例且前牙覆盖较大患者，可以先行平导矫治器戴用，待覆𬌗改善再开始隐形矫治

一方面上切牙舌倾不能为下前牙创造出充分覆盖，也不利于下切牙的排齐或压低。而牙齿在三维方向上各维度的运动难以同时有效表达，因此上切牙舌倾和过度萌出的矫治需要按照以下顺序进行：唇倾，压低，内收。在前文"审阅牙齿移动步骤"中已经提及。将单个牙齿的移动按上述顺序分割将会提高深覆𬌗矫治的可预测性。

对于尖牙和切牙压低步骤，通常软件中默认的方式是同时压低 6 颗前牙。有研究表明，该方式压低时 6 颗前牙受到的压低力较小，而第一前磨牙受到的伸长力将最大。而如果分别压低尖牙和切牙，则对尖牙和切牙各自施加的压低力相对更大。因而临床上可以根据患者深覆𬌗的严重程度和医生自身的经验来决定采用哪种压低步骤。

（3）附件设计：深覆𬌗矫治中附件的应用十分关键。在压低前牙时往往需要借助前磨牙作为支抗，因而在前磨牙区放置支抗附件有利于矫治器压低力的发挥。为了提供更好的支抗，我们推荐选择附件的优先顺序如下：深覆𬌗优化附件、斜向𬌗方的水平矩形附件、去扭转优化附件（当前磨牙存在扭转时）、垂直矩形附件。

当前磨牙需要进行5°以上的扭转治疗时，软件将会优先使用去扭转优化附件而非深覆𬌗优化附件。但是，软件设计方案在使用前磨牙去扭转优化附件时下前牙逐步被压低，这样的数字化模拟方案临床表达的可靠性大大降低。此时，临床医生可以根据矫治步骤的需要将去扭转优化附件修改为深覆𬌗优化附件，在改善深覆𬌗之后再使用去扭转优化附件，抑或在附加矫治器阶段进一步纠正前磨牙的扭转不足。

（4）压力脊、压力区及平导设计：对于舌倾并伸长的前牙，往往需要设计数字化方案时先将前牙唇倾，再做压低，最后内收。在矫治初期，压力脊和平导可以在唇倾的过程中辅助上切牙根舌向转矩的表达。在上切牙唇倾后，可以去除平导并放置压力区，以辅助压低力的方向通过牙长轴。若仍需要继续解除咬合干扰，可以将平导转移至上颌尖牙处。

（5）过矫治设计：尽管在三维数字化方案中的终末覆𬌗往往达到理想标准，但在实际临床效果上往往存在深覆𬌗矫治不足的现象。因此，临床医生可以根据患者深覆𬌗的严重程度以及上述不同骨型矫治深覆𬌗的难易程度，在三维数字化方案设计时预先将覆𬌗的过矫治设计纳入到终末咬合的设定中，例如终末咬合的覆𬌗为0 mm或0.5 mm开𬌗。这一过矫治方式与固定矫治技术中采用反Spee曲的弓丝解除深覆𬌗极为类似。

3. 深覆𬌗矫治的临床监控

（1）检查矫治器的贴合度：在临床复诊检查时，矫治器的贴合度能够从一定程度上反映牙齿移动是否按设计执行。在深覆𬌗矫治过程中，随着前牙被压低，牙弓的Spee曲也逐渐被整平。应着重检查矫治器在前磨牙部位是否贴合。检查要点包括：前磨牙𬌗面与矫治器之间是否有空隙，矫治器上的附件空泡是否与牙齿表面的附件位置吻合。有时在软件上设计单独压低尖牙时，在临床上相应的阶段却表现为切牙切端与矫治器之间有空隙，这一现象不是因为切牙区有问题，而是因为尖牙没有按预期被压低，使得矫治器悬浮在牙列上。

（2）与数字化方案覆𬌗对比：在治疗的每一次复诊时都将患者实际的覆𬌗情况与数字化方案该阶段的覆𬌗预期改善情况进行对比，即使此时矫治器非常贴合，也往往可以发现覆𬌗的矫治与预期效果之间存在滞后现象。如果后续矫治器数量较多，可以考虑是否采用种植钉支抗辅助改善前牙压低效果；如果为戴用最后几步的矫治器，可以考虑在附加矫治器阶段进一步改善深覆𬌗。

病例　见图42-40～图42-45。

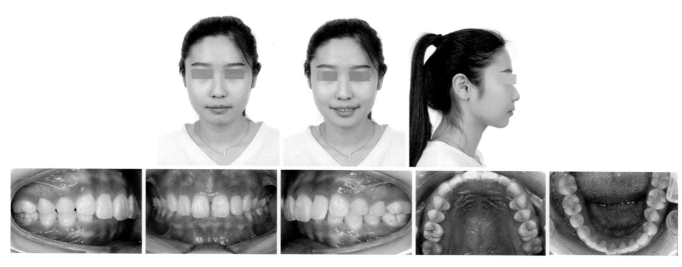

图42-40　深覆𬌗Ⅱ类病例。前牙Ⅲ度深覆𬌗，磨牙远中关系

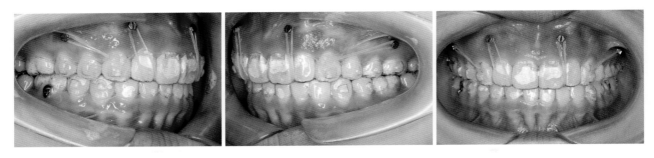

图 42-41 治疗中前后牙分别植入微种植钉辅助上前牙压低，解除深覆𬌗

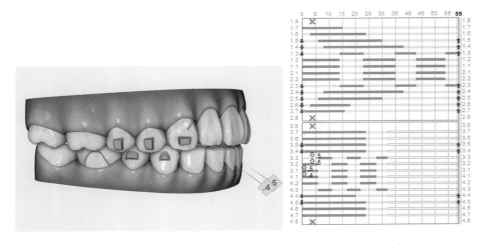

图 42-42 治疗后咬合，前牙覆𬌗过矫治至开𬌗。前牙压低为分步压低

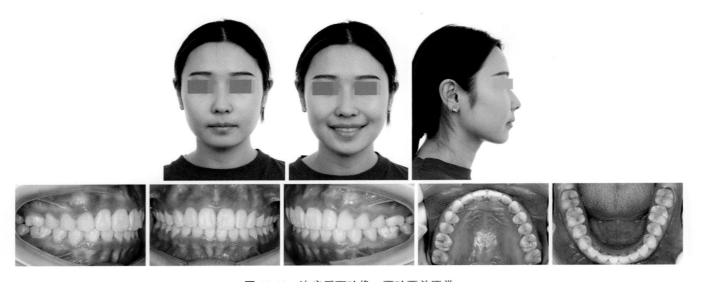

图 42-43 治疗后面𬌗像。覆𬌗覆盖正常

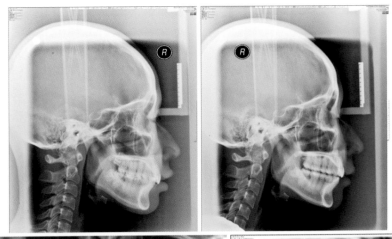

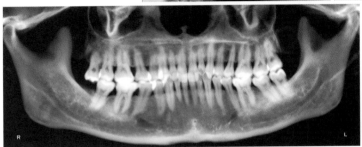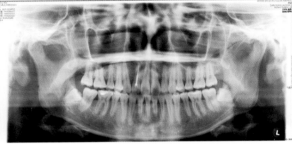

图 42-44　治疗前后头颅侧位片及曲面断层片

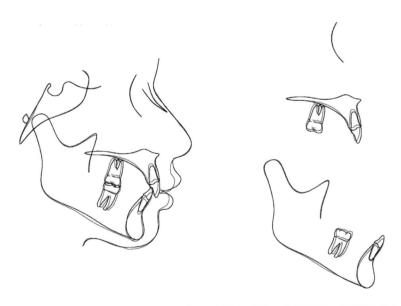

图 42-45　治疗前后头影测量重叠图（颅底重叠、上颌重叠、下颌重叠）

（三）开𬌗病例矫治

关于开𬌗病例的诊断和治疗原则，在本书其他章节有专门的叙述。本节中主要就无托槽隐形矫治器治疗开𬌗病例的特点进行介绍。

1. 无托槽隐形矫治治疗前牙开𬌗的生物力学机制

（1）相对伸长：开𬌗伴有前牙唇倾时，前牙舌倾移动时会发生相对伸长。

（2）绝对伸长：从微笑时上前牙及牙龈暴露量来评价前牙是否需要绝对伸长，如果允许通过前牙伸长关闭开𬌗，此时在前牙使用组牙伸长优化附件。

（3）压低后牙：对于骨性高角开𬌗，压低上下后牙的同时下颌骨发生逆时针旋转。可以通过压低后牙矫治开𬌗。

2. 无托槽隐形矫治开𬌗的软件设计

（1）开𬌗的矫治力学设计：临床医生在对开𬌗的病因、表现及分类做出明确诊断后，根据开𬌗的形成机制，制订出相应的矫治方案。前牙开𬌗的矫治可以通过上、下颌前牙的伸长以及后牙的压低来实现。这需要在处方表中进行相应选择。对于骨性高角开𬌗，治疗计划主要通过种植钉辅助压低上下后牙实现开𬌗矫治，医生可在软件中设计较大量的后牙压低，并在最后阶段通过咬合跳跃完成开𬌗矫治。软件中也可在压低后牙的同时结合多颗前牙伸长，此时矫治器可以以后牙作为支抗在前牙区施加的伸长力，对后牙产生的反作用力为压入力，有利于开𬌗的矫治。

（2）附件与支抗：当切牙需要进行大于 0.5 mm 以上的绝对伸长时，软件会在切牙上自动生成前牙的优化伸长附件。如果开𬌗的解除是通过相对伸长时，即前牙舌向移动，那么就不需要使用附件了。

当设计后牙压低时，依靠矫治器本身可以实现的后牙压低量小于 0.5 ~ 1 mm，此时需要在被压低牙齿的相邻牙上放置支抗附件，被压低的后牙上是不需要使用附件的。如果被压低牙齿的近远中均有邻牙，则在邻牙上放置支抗附件来辅助压低；当被压低牙齿为末端牙或大于一颗，且压入量大于 2 mm 时，就有可能要通过种植钉来辅助压低后牙。

（3）矫治步骤：对于大多数的前牙开𬌗病例，软件设计中没有设置常规矫治步骤。前牙开𬌗通过前牙伸长和后牙压低的交互作用力协同下得以解除。

在较为严重的前牙开𬌗病例中，可以通过使用序列压低后牙而提高治疗的可预测性。序列压低后牙的顺序为：先压低上颌第二磨牙，接着压低第一磨牙，然后压低第二前磨牙。此时最好使用种植钉支抗与矫治器联合应用，防止被压低的牙齿在作为支抗时重新被伸长。

病例 见图 42-46 ～ 图 42-49。

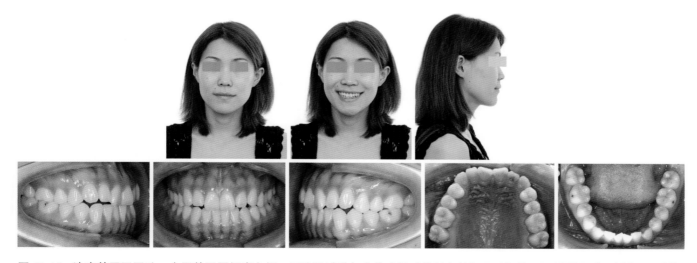

图 42-46　治疗前牙区开𬌗，由于前牙唇倾度良好，无法通过舌向内收（相对伸长）关闭开𬌗间隙，而是需通过两侧尖牙和侧切牙的垂直向移动（绝对伸长）关闭开𬌗

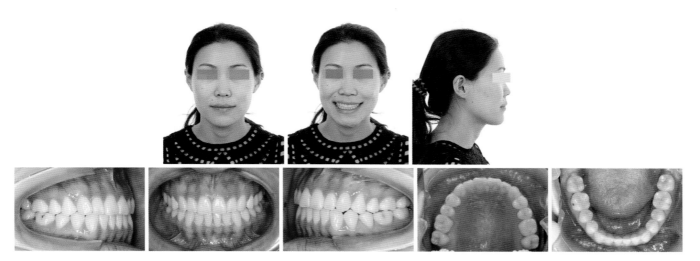

图 42-47 治疗后覆𬌗覆盖正常，后牙咬合正常

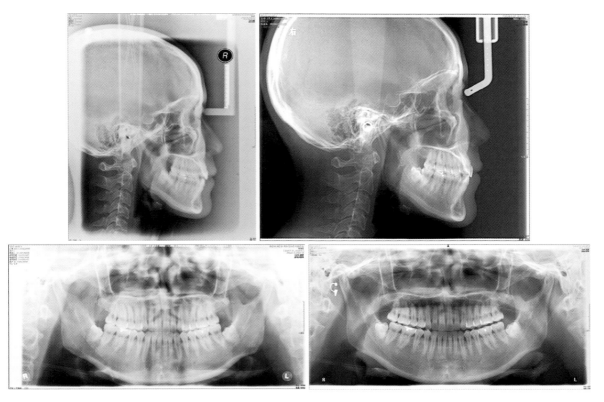

图 42-48 治疗前后头颅侧位片及曲面断层片

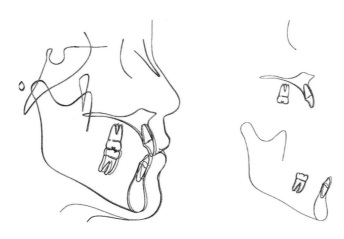

图 42-49 治疗前后头影测量重叠图（颅底重叠、上颌重叠、下颌重叠）

（四）安氏Ⅱ、Ⅲ类病例矫治

1. 安氏Ⅱ类矫治 关于安氏Ⅱ类病例的诊断和矫治机制在本书的其他章节有详细叙述，本节将针对无托槽隐形矫治技术中对不同Ⅱ类病例的矫治进行讲解。

安氏Ⅱ类可以分为骨性和牙性，也可以分为生长期和非生长期。对于不同类型、不同生长潜力的Ⅱ类错𬌗，其矫治手段也是迥然各异。下面就无托槽隐形矫治技术治疗不同Ⅱ类错𬌗的适应证（图 42-50）做逐一介绍。

（1）下颌前导：对于生长期下颌后缩的患者，通常在生长发育快速期采用口外弓或功能矫治器矫治骨性问题，改善其面型；随后进入二期矫治阶段，对牙列进行排齐整平和进一步改善面型。在二期矫治阶段，以往常规使用固定矫治器治疗，近年来越来越多的病例使用无托槽隐形矫治器完成治疗。

近年来，随着前移下颌功能的隐形矫治器的推出，处于生长期的骨性下颌后缩患者可以全程采用无托槽隐形矫治器进行治疗。在上下矫治器颊侧增加了"精密翼托"设计。精密翼托相互锁结使下颌处于前伸位置从而矫治Ⅱ类关系，相当于功能矫治器阶段的治疗。但是，与功能矫治器不同的是，在前导下颌阶段，隐形矫治器还可以同时排齐牙齿，从而提高了矫治效率，缩短矫治周期（图 42-51）。具体的矫治过程如下：

1）下颌前移准备阶段：

· Ⅱ² 类病例，舌倾的上切牙需唇倾移动，至少

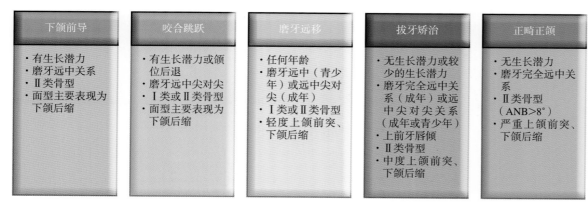

下颌前导	咬合跳跃	磨牙远移	拔牙矫治	正畸正颌
· 有生长潜力 · 磨牙远中关系 · Ⅱ类骨型 · 面型主要表现为下颌后缩	· 有生长潜力或颌位后退 · 磨牙远中尖对尖 · Ⅰ类或Ⅱ类骨型 · 面型主要表现为下颌后缩	· 任何年龄 · 磨牙远中（青少年）或远中尖对尖（成年） · Ⅰ类或Ⅱ类骨型 · 轻度上颌前突、下颌后缩	· 无生长潜力或较少的生长潜力 · 磨牙完全远中关系（成年）或远中尖对尖关系（成年或青少年） · 上前牙唇倾 · Ⅱ类骨型 · 中度上颌前突、下颌后缩	· 无生长潜力 · 磨牙完全远中关系 · Ⅱ类骨型（ANB>8°） · 严重上颌前突、下颌后缩

图 42-50 无托槽隐形矫治技术治疗不同Ⅱ类错𬌗的适应证

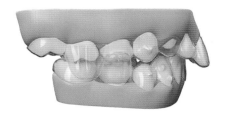

图 42-51　下颌前导矫治器

获得 2 mm 覆盖用于下颌前伸跳跃。

- 深覆𬌗超过 8 mm 的病例，前伸阶段之前需整平 Spee 曲。
- 第一磨牙近中颊向扭转超过 20°，需要扭正以满足精密翼托的放置。
- 如果存在后牙反𬌗，需在前移准备阶段矫治。

2）下颌前移阶段：

在前移下颌阶段精密翼托放置在上下颌矫治器上。默认的前移方式为每八副矫治器顺序前移下颌 2 mm，相当于每两个月 2 mm。下颌序列前移直至切牙对刃的最终位置，临床医生可以根据需要设置每次前移的量，分多次前伸下颌。下颌前移阶段按照每七天更换，前移下颌至少 6 个月。临床医生也可根据矫治到Ⅰ类关系的预估时间增加矫治器数量。完全远中的Ⅱ类错𬌗比远中尖对尖的Ⅱ类错𬌗将需要更多的时间。矫治到Ⅰ类关系的治疗时间也取决于患者生长迸发期的时机。

相比传统功能矫治器而言，无托槽隐形矫治器的优势在于可以在前移阶段同时完成牙齿移动，其中包括前牙排齐、由于下牙弓前移而带来的上颌扩弓、下牙弓整平 Spee 曲矫治深覆𬌗。在下颌前移阶段下颌 Spee 曲应尽量整平。否则，在下颌前移完成时切牙会有早接触，导致前移阶段结束时后牙开𬌗。

3）下颌前移后阶段：

当下颌前移完成后，重新加工常规附加矫治器来完成所有牙齿移动。此阶段，任何残留的牙齿扭转、深覆𬌗或轻度Ⅱ类磨牙尖牙关系都将被矫治。

（2）咬合跳跃：Ⅱ类牵引是矫治磨牙远中关系及前牙深覆盖的有效方式之一。Ⅱ类牵引矫治Ⅱ类错𬌗主要是体现在齿槽骨上的反应。

在三维数字化软件中模拟Ⅱ类牵引的效果有两

种不同的方式。一种方式是Ⅱ类牵引矢状向矫治效果贯穿整个矫治过程。这种方式是将矢状向的矫治分散到各步矫治器来完成。这将有助于患者复诊监控时判断患者矢状向的治疗进度相对模拟更快还是滞后。另一种方式是矢状向的模拟矫治效果在治疗的最后阶段通过模拟跳跃完成。它将帮助临床医生判断患者如果不配合戴牵引，其最终咬合将会如何。

如果在软件中设计模拟跳跃，则需要全天戴用Ⅱ类牵引。牵引力一般自上颌尖牙上的精密切割牵引钩至下颌第一磨牙颊面牵引扣上。牵引力可以从 60 g 左右开始，根据患者戴用情况和临床效果来逐渐增大。对于有一定生长潜力的患者，在戴用一段时间的Ⅱ类牵引后磨牙关系很快达到Ⅰ类，需及时停用牵引。

由于Ⅱ类牵引矫治效果的发挥需要贯穿在整个正畸过程中，因此更换每副矫治器的时间不宜过快。除了依靠矫治器本身排齐牙齿之外，还需要矫治器与Ⅱ类牵引共同配合完成咬合跳跃。因此，根据矢状向关系改善的情况，临床医生可以让患者必要时延长每一副的戴用时间（2 周），以保证在磨牙关系达到Ⅰ类之前有足够的矫治器戴用。Ⅱ类不调越严重，牵引达到Ⅰ类关系所需的时间越长。

无托槽隐形矫治Ⅱ类牵引的优势在于从第一步就可开始戴颌间牵引。相比之下，固定矫治器往往要等到换用不锈钢方丝时才可戴用弹力牵引，此时钢丝硬度足够抵抗牵引力带来的副作用。因此，一般来说无托槽隐形矫治的Ⅱ类牵引治疗较固定矫治效率更高，治疗周期更短。

病例　见图 42-52～图 42-55。

（3）磨牙远移：在无托槽隐形矫治技术中，最具有特色的且疗效可靠的治疗Ⅱ类错𬌗的方式就是序列远移上颌磨牙。以往研究表明，采用隐形矫治器完成各类型牙齿移动中，矫治效率最高的就是磨牙远移。无论是成年患者还是生长发育期患者，均可以通过序列磨牙远移矫治Ⅱ类错𬌗关系。相对成人患者而言，生长发育期患者可采用序列上颌磨牙远移结合Ⅱ类咬合跳跃矫治更为严重的Ⅱ类错𬌗。例如，在完全远中的Ⅱ类错𬌗中，设计序列磨牙远移矫治半个牙尖的磨牙远中关系，弹力牵引模拟跳跃矫治剩余半个牙尖的远中关系达到完全Ⅰ类。

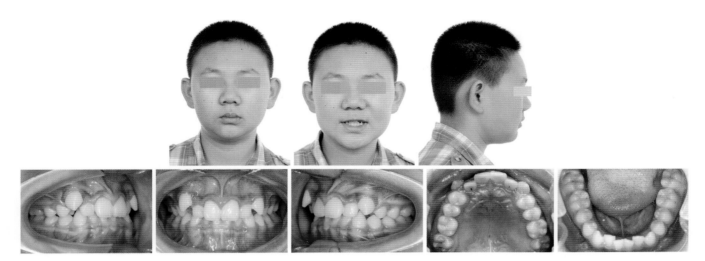

图 42-52　Ⅱ类错𬌗，上颌重度拥挤伴尖牙异位萌出

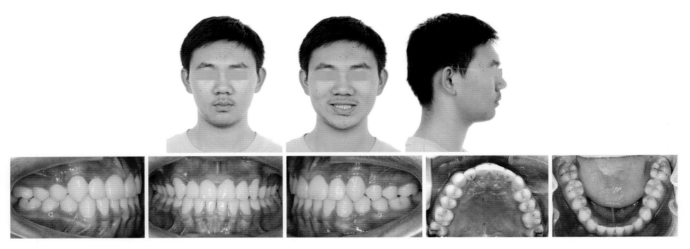

图 42-53　治疗后牙列排齐，覆𬌗覆盖正常，面型良好。上颌采用扩弓、少量远移磨牙和唇倾前牙排齐牙列，同时配合Ⅱ类牵引及下颌的生长发育，改善磨牙Ⅱ类关系

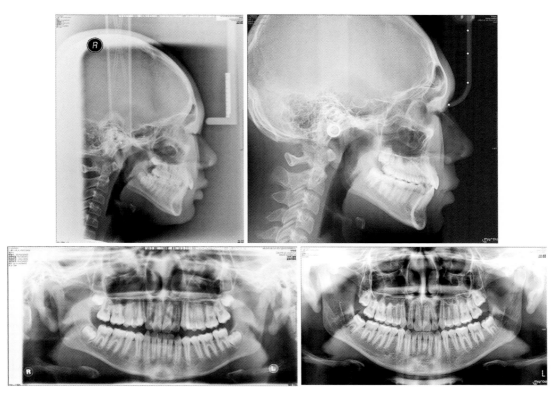

图 42-54　治疗前后头颅侧位片以及曲面断层片

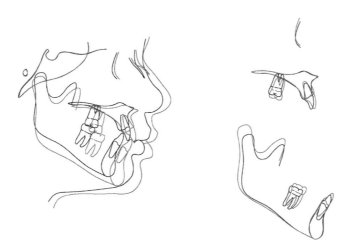

图 42-55　治疗前后头影测量重叠图（颅底重叠、上颌重叠、下颌重叠）

序列远移也通常被称作"V"型移动步骤（图 42-56）。当第二磨牙远移一半时，第一磨牙开始远移。当第一磨牙远移一半时，第二前磨牙开始远移。此时第二磨牙已经停止移动。当第一磨牙停止移动时，第一前磨牙开始移动，然后是尖牙和前牙内收。由于在远移的各个矫治阶段，每侧同时移动的牙齿只有两颗，其余牙齿均作为支抗牙，因而这是非常节约支抗的设计方式（图 42-56）。

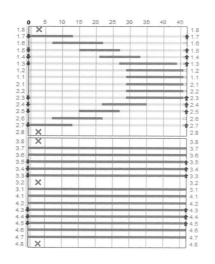

图 42-56　远中移动上颌磨牙的"V"型移动方式，有助于节约支抗。如果存在深覆𬌗，下颌可以从一开始就压低下前牙，为前牙内收做好准备

序列远移磨牙时，除了牙弓内其余牙齿作为支抗以外，还需要依靠Ⅱ类牵引的方式增强支抗。此时在上颌尖牙放置精密切割牵引钩或牵引扣，下颌第一磨牙颊侧放置牵引扣进行Ⅱ类牵引。根据患者年龄和所需远移量，可以全天或半天戴用Ⅱ类牵引。

如果需要更强支抗，可以使用种植钉支抗辅助完成全牙列远移。为减少种植钉的植入，在远移第一、二磨牙时采用Ⅱ类牵引增强支抗。当第一磨牙远移完成后，在其近中或远中颊侧植入种植钉，与

矫治器上颌尖牙处的精密切割牵引钩之间用弹力皮圈牵拉。

安氏Ⅱ²类错𬌗采用磨牙远移矫治时与安氏Ⅱ¹类的移动步骤有少许不同。后牙远移仍按照"V"型移动，但是上切牙从第一步就开始唇倾移动。由于Ⅱ²类上切牙初始位置舌倾，需要按照"唇倾、压低、内收"的顺序设计移动。上切牙首先唇倾至正常倾斜度。然后沿牙长轴进行压低并且在整平牙弓后内收上切牙、减小覆盖。

无论是安氏Ⅱ¹类还是Ⅱ²类错𬌗，如果存在Ⅱ度以上深覆𬌗，那么在矫治设计和临床复诊过程中，必须全程监控覆𬌗的解除是否充分。下前牙的有效压低，将为上前牙内收提供充分的空间，否则将出现上下前牙早接触，从而减少上前牙的内收量。

病例　见图 42-57～图 42-61。

（4）拔牙矫治：这部分内容将在后面关于拔牙病例矫治部分具体介绍。

2. Ⅲ类错𬌗治疗　关于安氏Ⅲ类病例的诊断和矫治机制在本书的其他章节有详细叙述，本节将针对无托槽隐形矫治技术中对不同Ⅲ类病例的矫治进行讲解。

Ⅲ类错𬌗可分为骨性和牙性两类。在Ⅲ类骨性不调中，可能存在上颌后缩、下颌前突或两者兼而有之。ANB 角减小至 0°或更小，Wits 值为负值。对于低角型骨性Ⅲ类错𬌗，往往会存在下颌后退的可能，通常预后良好不必手术治疗。而对于高角型

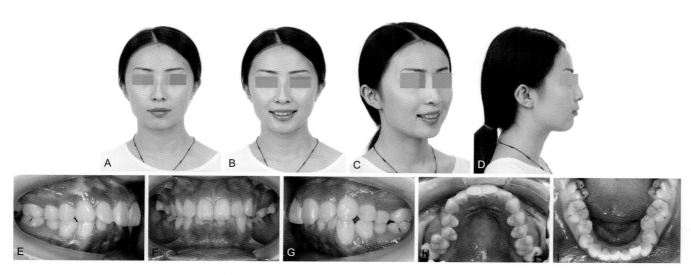

图 42-57　Ⅱ类错𬌗伴深覆𬌗，双侧后牙正锁𬌗。上颌牙弓中部狭窄（A～I）

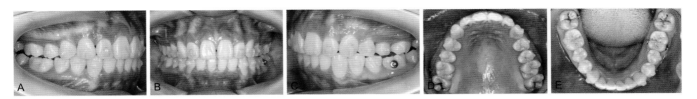

图 42-58 附加矫治器加工之前的牙齿咬合及排列（仅做一次附加矫治器）（A～E）

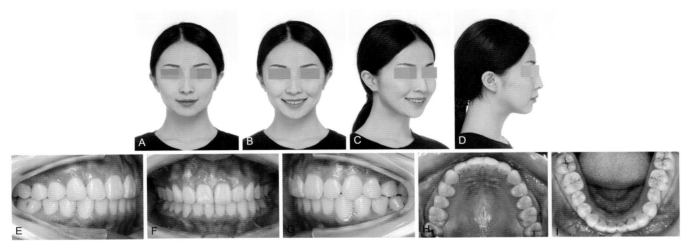

图 42-59 治疗后磨牙中性关系，覆𬌗覆盖正常。牙弓形态恢复卵圆形（A～I）

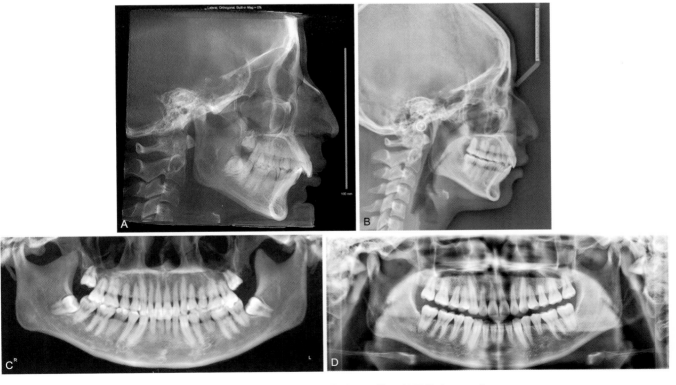

图 42-60 治疗前后头颅侧位片以及曲面断层片（A～D）

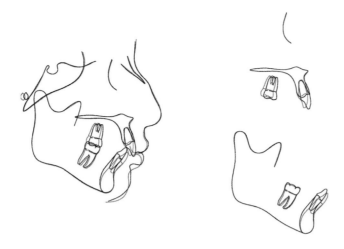

图 42-61　治疗前后头影测量重叠图（颅底重叠、上颌重叠、下颌重叠）

Ⅲ类错𬌗，下颌骨往往不能后退，上前牙唇倾和下切牙舌倾明显，且伴有前牙开𬌗，通常预后较差。

对于不同安氏Ⅲ类错𬌗，其治疗时机和方法均有不同，图 42-62 简单归纳了隐形矫治各种Ⅲ类错𬌗的适应证。

对于生长期的骨性Ⅲ类错𬌗，往往需在替牙早期对骨性不调进行生长改良。上颌后缩的患者可以尝试戴用口内快速腭开展联合面弓前方牵引。一旦通过生长改良解除骨性问题，则可以在第二阶段恒牙期使用隐形矫治器排齐和矫治剩余的问题。

在牙性Ⅲ类错𬌗或非常轻度的骨性Ⅲ类非生长期患者中，可以采用隐形矫治非拔牙方式，结合下牙弓邻面去釉和Ⅲ类牵引。当骨性不调更重但仍在牙齿代偿的范围内时，可以采取下颌磨牙序列远移或拔牙方式矫治。磨牙序列远移采用的"V"型移动

与上颌类似。必须注意的是，在下颌磨牙序列远移时，下颌第三磨牙应被拔除，且最好选择在戴入矫治器之前 2 周拔除。

对于近中尖对尖的Ⅲ类磨牙关系可通过下颌序列磨牙远移进行矫治。有些情况下，下颌磨牙序列远移可与后牙邻面去釉结合使用。这将减少为达到Ⅰ类磨牙尖牙关系所需的磨牙远移量。远移下颌磨牙时需要采用Ⅲ类牵引增强支抗。Ⅲ类牵引作为支抗将有助于隐形矫治设计的牙齿移动量得以实现。这并不意味着需要模拟咬合跳跃来矫治到Ⅰ类关系。

为了更好地获得下颌牙列整体远移，可尝试在下颌骨两侧的颊区使用种植钉。采用种植钉与下尖牙上的精密切割牵引钩进行牵引，可以获得良好的下牙列远移效果，充分改善前牙覆盖关系，获得更加稳定的疗效。

前方牵引	邻面去釉结合Ⅲ类牵引	下颌磨牙远移	拔牙矫治	正颌正畸
·生长发育早期 ·Ⅲ类骨型 ·磨牙近中尖对尖或完全近中 ·面型上颌后缩和（或）下颌前突	·无或少生长潜力 ·Ⅲ类或Ⅰ类骨型 ·前牙对刃 ·磨牙近中尖对尖或中性偏近中 ·面型正常或上颌后缩和（或）下颌前突	·无或少生长潜力 ·Ⅲ类骨型 ·前牙对刃或浅反覆𬌗 ·磨牙近中尖对尖 ·面型上颌后缩和（或）下颌前突	·无或少生长潜力 ·Ⅲ类骨型 ·前牙反覆盖和深反覆𬌗 ·下颌可后退至对刃 ·磨牙近中尖对尖 ·面型上颌后缩和（或）下颌前突	·无生长潜力 ·Ⅲ类骨型 ·前牙反覆盖大 ·磨牙近中尖对尖或完全近中 ·面型上颌后缩和（或）下颌前突

图 42-62　隐形矫治各种Ⅲ类错𬌗的适应证

后牙区邻面去釉基于以下原因可采用后牙邻面去釉结合前牙邻面去釉：

· 解除拥挤
· 矫治前牙 Bolton 比不调
· 内收下切牙矫治前牙反𬌗
· 减小远移下磨牙所需的量

对于治疗前下颌存在可后退的Ⅲ类错𬌗，可以在软件中设计Ⅲ类牵引模拟咬合跳跃达到中性关系。患者需全天戴用Ⅲ类牵引，可从 1/4 英寸、100 g 左右力值开始，根据治疗进展情况也可适当增大牵引力至 1/4 英寸、130 g 左右。

模拟咬合跳跃的方式如前所述有两种，默认方式是整个治疗过程中进行矢状向矫治。这一方式是将矢状向矫治量分散到戴用的各个矫治器中。这将有助于患者常规复诊时检查他在矢状向上的治疗进度与模拟的过程是提前抑或是滞后。矢状向的矫治

也可以在治疗后一次模拟跳跃完成。这就有助于医生判断如果患者戴用弹力牵引配合不佳，其结束咬合将是何种情况。

病例　见图 42-63 ～ 图 42-67。

（五）拔牙病例矫治

近年来，无托槽隐形矫治的错𬌗范围日益扩宽、错𬌗难度逐渐增大。对于拥挤严重、面型前突明显且仅通过正畸治疗改善的患者，拔牙矫治不可避免。采用固定矫治器治疗拔牙病例的生物力学概念和特点同样也适用于无托槽隐形矫治，但由于隐形矫治器自身材料学特性以及施加力的方式有其独特性，因而本部分将重点介绍隐形矫治拔除前磨牙病例的特点、适应证、三维数字化方案设计要点。

1. 无托槽隐形拔除前磨牙矫治的特点

（1）拔牙区相邻牙倾斜度：在拔除前磨牙矫治

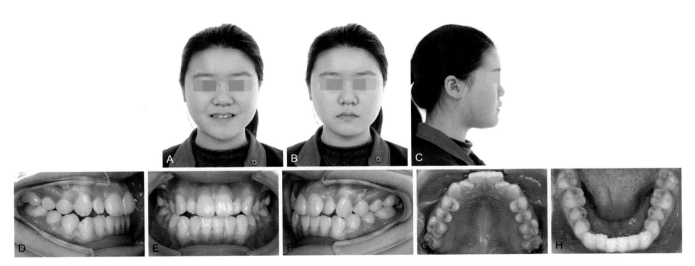

图 42-63　上颌发育不足为特征的骨性Ⅲ类。上颌拥挤中度，下颌拥挤轻度。下前牙代偿性舌倾（A～H）

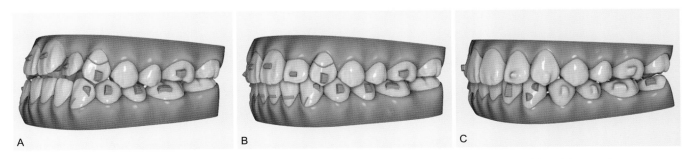

图 42-64　上图依次为治疗前、模拟治疗后、加工附加矫治器之前（仅加工一次附加矫治器）（A～C）

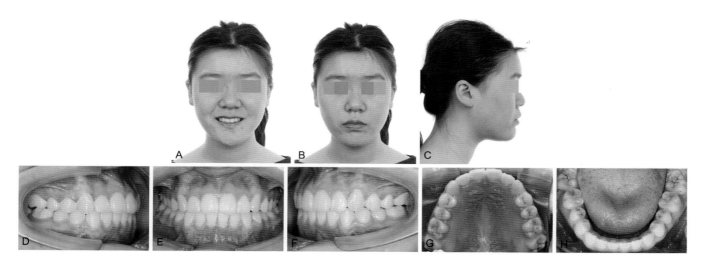

图 42-65　治疗后面𬌗像（A~H）

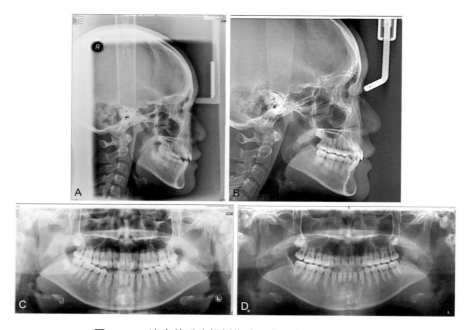

图 42-66　治疗前后头颅侧位片及曲面断层片（A~D）

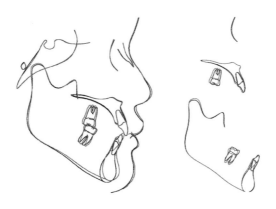

图 42-67　治疗前后头影测量重叠图（颅底重叠、上颌重叠、下颌重叠）

的病例中，无论是采用固定矫治器还是隐形矫治器，拔牙区相邻牙齿的整体移动都是治疗的重点。在固定矫治中远中移动尖牙关闭间隙时往往要求在较硬的钢丝上完成，否则易出现牙齿倾斜移动的现象，导致拔牙间隙关闭时牙根仍未平行。无托槽隐形矫治器的材质相对较软，因而对牙齿轴倾度的控制较难。但是隐形矫治器的另一特点即施加力的方式为推力，且矫治器包裹于牙齿表面，使得矫治器可以通过增加作用于牙齿的表面积，更加有效地控制牙根的轴倾度。此外，结合尖牙上使用优化控根附件可以在临床上实现良好表达。因此，通常在关闭拔牙间隙时先远中移动尖牙，使其近中与侧切牙远中保留 2 mm 的间隙，矫治器材料因而可以伸入到牙齿的邻面发挥正轴力的作用。

（2）前牙区内收时转矩控制：拔牙间隙除了用于缓解拥挤之外，还常用于前牙的内收，改善面型突度。当前牙内收量较大时，矫治过程中对前牙转矩的控制尤为重要。根据初始前牙转矩来设计是采用有控制的倾斜移动还是整体移动内收前牙。在固定矫治中采用较大尺寸的不锈钢丝（0.018 英寸 ×0.025 英寸或 0.019 英寸 ×0.025 英寸）与预置角度的直丝弓托槽协同作用控制前牙转矩，有时为了更好地实现整体移动还需额外增加根舌向转矩（过矫治）。在无托槽隐形矫治中则是通过切牙唇侧靠近龈方的压力脊和舌侧靠近切端的压力脊共同作用实现根舌向转矩且前牙内收的移动，同样也可以做与固定矫治类似的过矫治设计，即在终末位置设定时将在前牙理想转矩的基础上额外增加一定量的根舌向转矩，过矫治的转矩度数根据医生经验和治疗需要而定。

（3）磨牙作为支抗的控制：拔牙矫治中的另一个重要方面就是支抗控制。通常将支抗分为强支抗、中度支抗和弱支抗。在无托槽隐形矫治设计中尤其要预先考虑支抗设计。需要与固定矫治中支抗概念区分的一点是，如果在软件中设计磨牙没有或非常小的近中移动，并不意味着这是强支抗设计。当矫治器戴入时，只会按照三维设计的拔牙间隙逐渐关闭，牙弓长度逐渐减小，而实际临床上磨牙因受到近中向的拉力也会发生支抗丧失，与软件里模拟的磨牙位置完全不同。之所以这样设计，是为了后牙整体受力，并作为支抗内收前牙。若想达到最强支抗，则需辅助种植钉支抗来完成前牙内收。如果治

疗设计采用弱支抗，则在软件中设计第一、二磨牙分别近中移动。

（4）覆𬌗的控制：深覆𬌗是无托槽隐形矫治的难点之一，而对于拔牙矫治中深覆𬌗的解除尤其困难。由于拔除下颌前磨牙（第一或第二前磨牙），矫治器压低前牙的主要支抗牙缺失或变少，不仅如此，缺隙区还导致矫治器的材料性能更加柔软，传递到切牙区的压低力明显减小。此外，由于下前牙内收的同时牙齿易发生相对伸长，因而需要更加严格地控制深覆𬌗，避免上下前牙同时内收产生"过山车"效应，进而出现后牙开𬌗。因此，在内收下前牙的同时需要同步压低。在软件设计中通过在尖牙区放置平导或治疗后咬合接触点设置为"重咬合"来减少覆𬌗。

在下颌拔除前磨牙的病例中，对深覆𬌗的控制要求更高。因为垂直向的覆𬌗打开充分才能为水平向的前牙内收创造出足够的空间。因此，垂直向与水平向的移动是密不可分的。在临床监控中要重点观察前牙咬合是否有干扰，以免影响上前牙内收（图 42-68）。

2.无托槽隐形拔牙矫治适应证

（1）Ⅰ类或轻度Ⅱ类的中度或重度拥挤病例；

（2）上下切牙唇倾，允许一定程度的转矩丧失；

（3）近中倾斜的尖牙，表现为有利的牙根朝向拔牙间隙；

（4）浅覆𬌗或开𬌗；

（5）上颌单颌拔牙，下颌不拔牙；

（6）初始上颌磨牙远中倾斜。

3.无托槽隐形拔牙矫治疑难病例

（1）超过 35° 的扭转，舌侧萌出的牙齿需要额外转矩以及牙根移动超过 6 mm。这些牙齿移动可能超出了目前隐形矫治技术的能力，将需要使用辅助矫治来完成治疗。

（2）治疗前不利的牙根倾斜度，牙根倾斜方向远离拔牙间隙，如尖牙过于直立。由于牙齿容易向拔牙间隙倾斜，因而需对治疗前的牙根轴倾度进行评估，因为要保证拔牙间隙两侧牙齿的牙根平行是极为困难的。

（3）深覆𬌗或舌倾的切牙。由于切牙内收关闭拔牙间隙时，切牙转矩容易丧失并导致覆𬌗加深，如果治疗前为深覆𬌗，这就对垂直向控制带来更大的挑战。因此对于深覆𬌗或舌倾切牙的病例应考虑

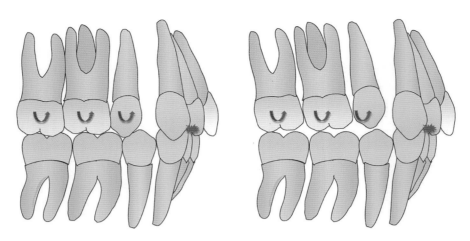

图 42-68　垂直向覆𬌗的控制与矢状向支抗的控制有密切关系

采用不拔牙矫治。

4. 三维数字化方案设计要点

（1）不同间隙关闭模式：在数字化方案设计拔牙间隙关闭时，可以采用三种不同的模式：

1）交互内收：在第一阶段治疗中仅有拔牙间隙两侧的两颗牙齿移动。前牙作为前部支抗、后牙作为后部支抗去推动两颗牙齿相对移动关闭拔牙间隙。交互内收是一种高效的移动步骤，仅在初次戴入矫治器的前 7～14 天拔除牙齿，当第一副矫治器戴入后拔牙间隙立即开始关闭。矫治到半程时，拔牙间隙关闭，当前牙内收、后牙近中移动关闭间隙时，拔牙间隙两侧的两颗牙齿将作为支抗。交互内收的移动类型可用于拔除第一或二前磨牙病例的中度或弱支抗病例。

2）前牙整体内收：在要求最大支抗病例治疗时，在自尖牙至第二磨牙上应用成组内收附件。该设计仅应用于拔除第一前磨牙且支抗丧失不超过 2 mm 或更少的病例。软件将自动在符合最大支抗标准的象限区使用成组内收附件设计。

3）蛙跳式移动：在软件中不是默认的设计，临床医生需在特殊说明中强调使用蛙跳式移动设计。在此设计中，尖牙远中移动至拔牙间隙的 1/3 左右，然后停止；接着四颗切牙内收至尖牙近中 1 mm 左右，然后停止。接着依次重复尖牙远中移动、切牙内收。全部拔牙间隙一般通过三个循环式尖牙、切牙交替远移完成，在移动步骤图上显示的图形类似"青蛙"，因而得名"蛙跳式移动"。这种治疗的原理

是减小尖牙的倾斜移动、增强切牙转矩的控制并结合严格的支抗控制以获得最大化的切牙内收。但缺点是这种移动方式的所需矫治器数量很多，治疗时间很长。

（2）切牙舌倾、转矩不足的设计：在病例选择时首先避免选择初始位置较为舌倾或直立的上下前牙以及深覆𬌗错𬌗。在软件设计中关闭间隙内收前牙之前，先远中移动尖牙 2 mm，同时适量唇倾上切牙，为回收阶段做准备。与固定矫治类似的是，前牙转矩一旦丢失，很难再通过施加额外转矩重新获得良好治疗后上下切牙夹角。因此在内收前牙之前预置根舌向转矩非常重要。在切牙回收时使用压力脊来维持切牙转矩。上下颌切牙终末位置设置根舌向转矩过矫治，即上下切牙间夹角小于理想值（图 42-69）。

（3）拔牙间隙处牙根平行度的设计：治疗前的牙根斜向拔牙间隙的病例更适于采用拔牙治疗。如果治疗前尖牙已经较为直立甚至冠向远中倾斜，临床医生应对拔牙间隙关闭时尖牙轴倾度的控制给予

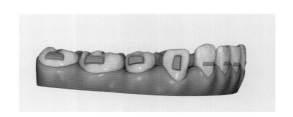

图 42-69　关闭间隙时前牙区压力脊设计有利于维持转矩

充分重视。

1）在间隙两侧牙齿上使用优化控根附件。

2）关闭间隙时缺隙两侧保持 15° 的"人字形"曲，使牙根斜向拔牙区（见图 42-29）。

3）在关闭拔牙间隙后拍摄阶段曲面断层片评估牙根倾斜度，为附加矫治器阶段调整牙根做准备；

4）必要时在精调开始之前，于拔牙区两侧粘接片段弓以达到牙根平行，以减少附加矫治器的数量。

（4）支抗的设计：在前面关于隐形矫治拔牙病例特点中提到强支抗、中度支抗和弱支抗的隐形矫治特点。这里着重介绍在软件设计中，针对支抗牙的附件使用和支抗牙移动步骤。

1）附件使用：如果是需要强支抗设计，磨牙无近中移动或近中移动量少于 2 mm，软件自动添加成组内收附件（图 42-70）。医生也可以根据临床经验和偏好，选择其他类型附件：垂直矩形附件、水平矩形附件、水平楔形附件等，其目的都在于对磨牙近远中向轴倾度进行有效控制，防止近中倾斜造成支抗丧失或后牙开𬌗。

2）支抗牙移动步骤：对于最大支抗设计的数字化方案，往往希望磨牙保持直立甚至远中倾斜的姿态，以防止支抗丧失。除了上述附件的应用外，还可以对支抗磨牙进行"支抗预备"。尤其是治疗前的上颌磨牙就已经表现为近中倾斜的病例，当关闭间隙时磨牙受到近中向的拉力，极易发生进一步的近中倾斜移动。此时，在治疗初始阶段首先对磨牙进行远中直立，有利于建立良好的支抗牙初始角度（图 42-71）。除了早期"支抗预备"，还应避免支抗磨牙

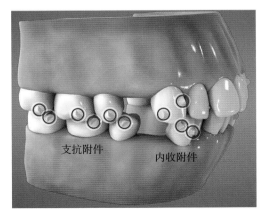

图 42-70　成组内收附件

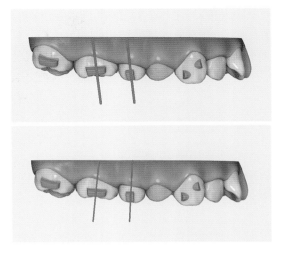

图 42-71　在拔牙病例中，初始第一磨牙和第二前磨牙为近中倾斜，在间隙关闭时易发生进一步的近中倾斜及支抗丧失。在治疗早期阶段对其进行远中直立，有利于建立良好的支抗牙初始角度

早期发生移动。在软件设计时，默认方案往往会在早期将上颌磨牙进行近中扭转移动和磨牙宽度减小，以协调因拔牙而导致的牙弓宽度变窄。但是磨牙发生近中扭转也是支抗丧失的一种表现，因此可将为协调牙弓宽度而进行的磨牙冠状向移动以及近中扭转移动推迟到治疗后期进行。

（5）覆𬌗控制设计：在固定矫治技术的矫治步骤中往往需要先排齐整平再内收前牙，目的就是为了下前牙压低充分，为上前牙内收提供足够空间。在无托槽隐形矫治的软件设计中虽然没有明确的排齐整平阶段，但在逐步内收上前牙的过程中，同时要压低下前牙，前牙区始终保持脱离𬌗接触。

由于拔除第一或第二前磨牙时，支抗牙数量减少的同时矫治器变得更软，对前牙的压低力变得更弱。因此，对于Ⅲ度深覆𬌗拔牙病例，在设计压低步骤时，最好采用"蛙跳式"移动，应先将尖牙远中移动至少 2 mm，四个下切牙如果存在扭转不齐也可以逐渐向远中散开排齐，使得拔牙区间隙变小，矫治器的强度增大，从而有利于压低力的传递。在尖牙移动的同时，也可设计少量的压低，并在对颌尖牙舌侧使用平导设计辅助深覆𬌗矫治（图 42-72、图 42-73）。

（6）咬合接触设计：由于拔牙病例的覆𬌗控制较难，在软件设计终末位置时可在前牙区适当设计

开𬌗或 0 mm 覆𬌗（图 42-74），磨牙区设计咬合接触为"重接触"𬌗关系，即为"虚拟过矫治"。从而使临床上获得较为理想的后牙咬合接触以及避免前牙早接触。

病例　见图 42-75 ~ 图 42-80。

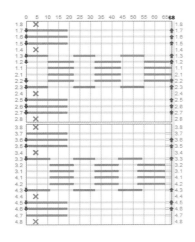

图 42-72　"蛙跳式"内收并压低前牙

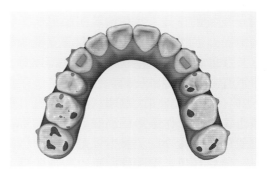

图 42-73　终末咬合位置设计时后牙咬合接触设计为"重咬合"

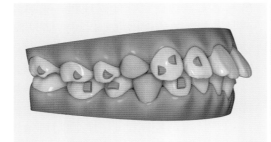 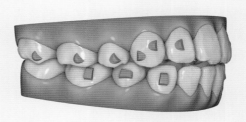

图 42-74　对于治疗前为深覆𬌗的拔牙病例，在终末咬合设计时将覆𬌗设置为 0 mm 覆𬌗或 1 mm 开𬌗

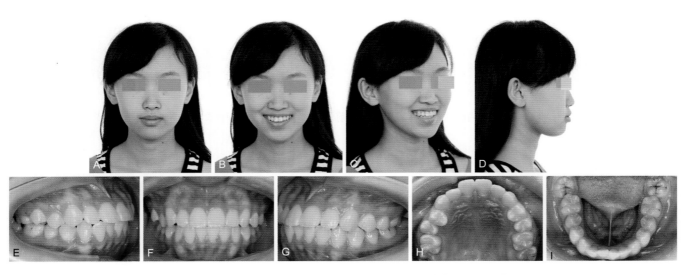

图 42-75　Ⅰ类错𬌗伴上牙前突。拔除四个第一前磨牙（A~I）

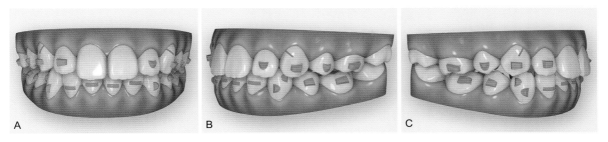

图 42-76　第一次加工附加矫治器之前的咬合（A～C）

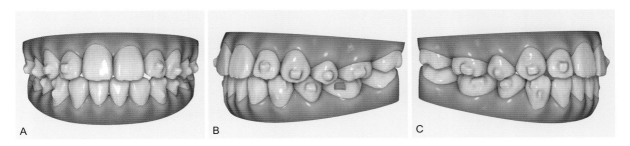

图 42-77　第二次加工附加矫治器之前的咬合（A～C）

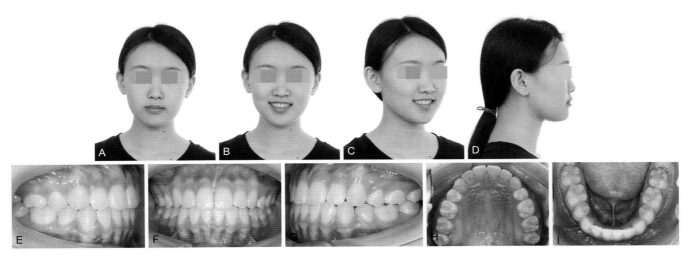

图 42-78　治疗后效果。牙列排齐，前牙回收，唇部突度明显改善（A～I）

　　本章节回顾了近 20 年来无托槽隐形矫治技术的发展历程和最新临床进展。随着三维数字化技术的不断推进和生物材料性能的逐步优化，隐形矫治技术治疗错𬌗畸形的适应证范围将进一步扩大，矫治效果也必将更为精准。面对临床新技术所带来的变革以及必然存在的技术优势和弊端的两面性问题，正畸临床医生更应学会冷静思考，保持独立的思考力和判断力，对新技术的把控应结合自身的学习经验和正畸学的原则，不做盲从的跟随者。

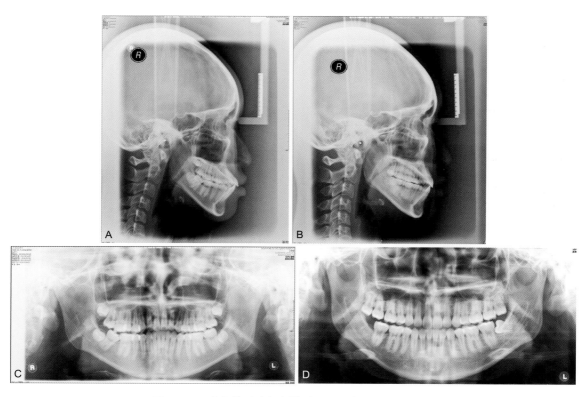

图 42-79　治疗前后头颅侧位片及曲面断层片（A~D）

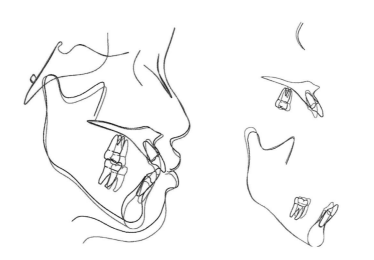

图 42-80　治疗前后头影测量重叠图（颅底重叠、上颌重叠、下颌重叠）

参考文献

[1] Kravitz ND, Kusnoto B, BeGole, Obrez A, Agran B. How well does Invisalign work? A prospective clinical study evaluating the efficacy of tooth movement with Invisalign. Am J Orthod Dentofacial Orthop, 2009, 135:27-35.

[2] Charalampakis O, Iliadi A, Ueno H, et al. Accuracy of clear aligners: A retrospective study of patients who needed refinement. Am J Orthod Dentofacial Orthop, 2018, 154:47-54.

[3] Grunheida T, Gaalaasb S, Hamdanc H et al. Effect of clear aligner therapy on the buccolingual inclination of mandibular canines and the intercanine distance. Angle Orthod, 2016, 86:10-16.

[4] SimonM, Keilig L, Schwarze J, et al. Treatment outcome and efficacy of an alignertechnique –regarding incisor torque, premolarderotation and molar distalization. BMC Oral Health, 2014, 14:68.

[5] Papadimitriou A, Mousoulea S, Gkantidis N, et al.Clinical effectiveness of Invisalign® orthodontic treatment: a systematic review. Progress in Orthodontics, 2018, 19:37.

[6] Ravera S, Castroflorio T, Garino F, et al. Maxillary molar distalization with aligners in adult patients: a multicenter retrospective study. Progress in Orthodontics, 2016, 17:12.

[7] Houlea JP, Piedadeb L,Todescan R, et al. The predictability of transverse changes with Invisalign. Angle Orthod, 2017, 87:19-24.

[8] Giancotti A, Mampier G, Greco M. Correction of deep bite in adults using the Invisalign system. J Clin Orthod, 2008, 12:719-726.

第四十三章

支 抗

高雪梅

本章内容

一、支抗的定义和作用

（一）支抗的定义

支抗是指在矫治中不希望发生移动的牙齿，能否抵抗矫治力的反作用力，尽量少地发生不期望运动的能力。

从物理学角度分析，有力即存在反作用力。正畸牙发生移动时，使之移动的力量一定落在某处，方向相反、力值相同。对于拔牙病例，是拔牙间隙两端的牙齿进行拔河式的互相牵拉。由于矫治目的通常为解除前牙拥挤或前牙前突，通常会拔除位于牙弓中段的双尖牙，所以一般言及支抗，多为保持后牙尽量不动，并且多为矢状方向的考虑。这是常用而狭义的支抗概念，广义上讲，支抗是各个方向都可能需要加以考虑的。

（二）支抗的表现和作用

适宜支抗：矫治完成，牙弓的拥挤和突度都完美解决，所有牙齿都在合适的位置上，且无间隙剩余，说明支抗是适宜的。

支抗消耗：矫治过程中，支抗牙发生了移动，是为支抗消耗。这个消耗可以是良性的，满足了被移动牙的移动量，我们期待支抗牙同时发生移动，以完成间隙关闭或咬合关系调整。这个消耗也可以是不期待的，支抗牙产生超出设计的移动，影响矫治结果了，演变为支抗丢失。

支抗丢失：由于设计不足或患者特殊情况，发生支抗牙不期待的移动，以至于被矫治牙齿难于达到矫治目标，为矫治过程中的支抗丢失。

加强支抗：预计或已经发现支抗丢失的情况下，需要额外施加手段，阻止支抗牙移动，这些支抗控制的措施为加强支抗。

二、支抗的产生来源

（一）自身来源

牙颌系统的一些特点使得牙齿移动的趋势是不相同的，即自身存在的支抗。

1. 前后牙牙周膜面积的差异　支抗是基于牙齿移动而来的，正畸牙移动的基本生物学原理是牙周组织的改建。所以牙周膜面积大小是最基本的支抗形成因素，一般规律是牙周膜面积大的支抗强。后牙拥有较大的牙周膜面积，前牙牙周膜面积相对较小（表43-1），因而可以通过牙齿的组合改变支抗牙和被移动牙的牙周膜面积之比。例如先单独远中移动尖牙，然后将尖牙纳入后牙组合，再远中移动切牙，即是利用此原理以期增强支抗（图43-1）。

表 43-1　前后牙齿的牙周膜面积（单位：mm²）

	中切牙	侧切牙	尖牙	第二双尖牙	第一恒磨牙	第二恒磨牙
上颌	230	194	282	254	533	450
下颌	170	200	270	240	475	450

磨牙牙周膜面积大，但是还有许多影响因素，使拔牙间隙的前后牙分配比例并不完全按照牙周膜面积比例去实现。后面会提到的牙齿轴倾度、咬合曲线深浅、基骨密度等等，都可以改变单纯牙周膜面积造成的支抗差异。

2. 牙齿轴倾度的影响　一般情况下，与牙齿移动方向相反的牙齿轴倾度是有利于支抗的。上后牙朝向远中的角度有利于支抗，但是排齐整平常常将之破坏，需要特殊维持。上颌后牙轴倾度向远中、下颌后牙轴倾度向近中的情形比较多见，在排齐整平时，如能维持上颌后牙的后倾、直立下颌后牙，可以算作一种备抗形式（图43-2），有学者称之为生理性支抗，在某些技术里确实作为备抗措施。前牙也存在轴倾度的区别，上前牙相比于下前牙，牙冠面积大、轴倾度大、唇向转矩大、排齐后牙弓长度长，占据空间多，增加了前牙支抗（图43-3），所以上前牙支抗比下前牙大，在需要下磨牙前移时，下前牙支抗明显不够。

Spee曲线的深浅影响到后牙的轴倾度，磨牙的近、远中倾斜度对磨牙的近中移动有增强或减弱的影响。𬌗平面陡度小者，较𬌗平面陡度大者后牙更不易前移。后牙在长久进化中形成的近中移动趋势，在高角、𬌗平面陡的情形下更为明显。

3. 齿槽嵴骨密度的影响　骨密度高者，骨吸收和重建的速度慢，所以支抗强。低角病例较高角病例后牙支抗较强，系强力型、弱力型肌肉类型反映到骨密度的表现。因而一些相关的家族遗传特点、骨代谢疾病、相关服药史、生理期、生长发育阶段，可能由骨密度的原因造成支抗与众不同。局部齿槽嵴厚薄和形态的改变也可影响支抗。例如缺失牙齿过久齿槽嵴发生变低变窄，使得后牙前移困难（图43-4）。常见的致密性骨炎或牙骨质瘤，如果发生在牙齿移动路径上，则可能造成牙齿移动不顺畅。上颌窦底高或低的底部骨壁对牙根移动有一定影响。但是受到上颌窦底等骨硬板限制的牙齿，或者大龄成人患者前牙齿槽嵴变窄而骨壁紧紧包绕牙根的情

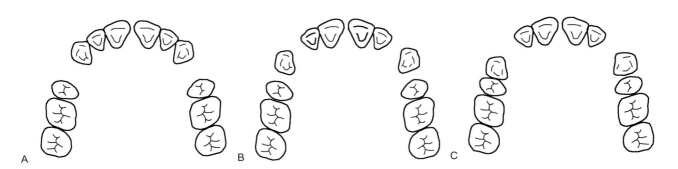

图 43-1　利用牙齿的组合改变支抗牙和被移动牙的牙周膜面积之比，先单独移动尖牙，然后尖牙和后牙一起内收切牙。A. 拔牙后；B. 先移动尖牙；C. 再移动切牙

况下，涉及牙齿可能表现为移动受限，更存在牙根吸收的风险，所以作为被移动牙要考虑移动阻力，一般不主动用之于支抗措施。

4. 上下颌的差异 支抗在上下颌之间存在差别（图 43-5），是上述多因素的综合结果。下颌后牙支抗强于上颌后牙，这在控制和调整磨牙关系时非常重要，特别是安氏 Ⅱ 类病例，常常需要颌间牵引的辅助。上磨牙易于前移，这在安氏 Ⅲ 类调整磨牙关系时有益，在安氏 Ⅱ 类病例则常常需要考虑加强支抗。由于上下前牙大小、轴倾度和转矩的差异，如果需要在下颌前移磨牙，则下前牙支抗则常常不够。

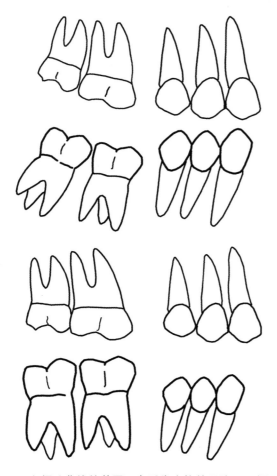

图 43-2　上颌𬌗曲线的整平，有丢失支抗的风险；下颌 Spee 曲线整平，甚至可以进行远中备抗，对加强支抗有益处

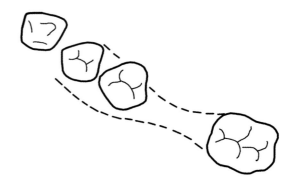

图 43-4　缺失牙齿过久齿槽嵴发生变低变窄，使得后牙前移困难

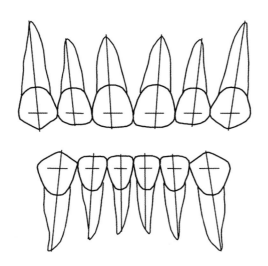

图 43-3　上前牙比下前牙，牙冠面积大、轴倾度大、唇向转矩大、排齐后牙弓长度长，占据空间多，在需要磨牙前移时，下颌前牙的支抗则明显弱于上颌前牙

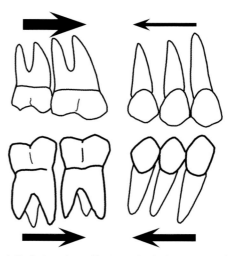

图 43-5　支抗在上下颌及前后牙之间存在差异，一般情况下上后牙比下后牙易于前移

5. 空气阻力和骨阻力的差异 垂直方向上，由于空气阻力和骨阻力的不同，压低和升高的处理所需要的支抗不一样。所以在打开咬合时，常常是后牙升高，而不是前牙压低（图43-6）。

6. 特殊的患者基础条件 一些特殊情况，比如根骨粘连的牙齿，可以成为天然的增强支抗条件。而远中牙齿的萌出，对𬌗牙尖的诱导，可能成为丢失支抗的原因（图43-7）。

（二）医源性

自身的牙齿、齿槽骨不能提供足够支抗时，则需要额外加强支抗的医疗措施，提供医源性的支抗条件。

可以考虑从其他部位增强支抗。例如，口外弓借助了头颈部位（图43-8）；颌间牵引借助了对颌牙弓（图43-9）；Nance弓借助了前部腭板的支撑（图43-10）。

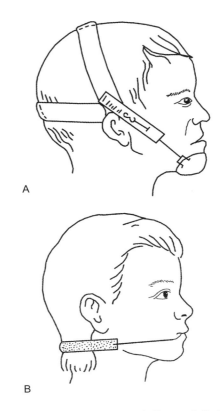

图43-8 口外弓类装置借助了头颈部位。A.高位头帽口外弓；B.颈带J钩

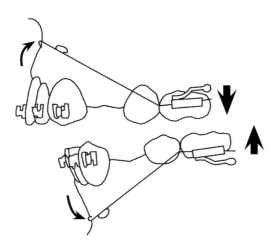

图43-6 空气阻力和骨阻力的差异：垂直方向上，由于空气阻力和骨阻力的不同，压低和升高的处理所需要的支抗不一样。所以在打开咬合时，常常是后牙升高，而不是前牙压低

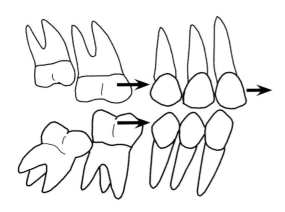

图43-7 远中牙齿的萌出，对𬌗牙尖的诱导，可能成为丢失支抗的原因

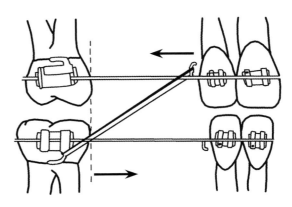

图43-9 颌间牵引借助了对颌牙弓作为支抗，如Ⅱ类牵引可以增加上前牙内收，同时也促进下后牙前移

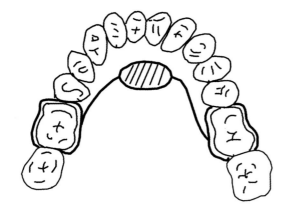

图 43-10　Nance 弓借助了前部腭板的支撑

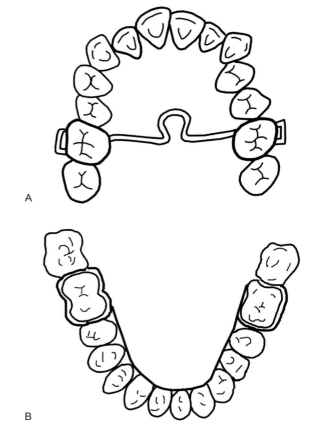

可以考虑借助其他装置增强支抗。无创的装置例如横腭杆（图 43-11A）及舌腭弓（图 43-11B），将两侧磨牙连在一起，减少近中尖扭转、磨牙间距变小等支抗丢失的初期变化，可以增强支抗。有创的装置例如种植钉（图 43-12A）、种植钛板（图 43-12B），借助齿槽骨增强支抗。

还可以考虑通过托槽、弓丝、结扎等细节处理，在需要的牙齿部位增强支抗。采用低摩擦托槽、倾斜颊管（图 43-13）、差动力设计（图 43-14）等等可起到增强后牙支抗的作用。同样的托槽系列，局部牙弓区段通过施加转矩、轴倾度，可产生不一样的

图 43-11　横腭杆（A）及舌腭弓（B）将两侧磨牙连在一起，减少近中尖扭转、磨牙间距变小等支抗丢失的初期变化，可以增强支抗

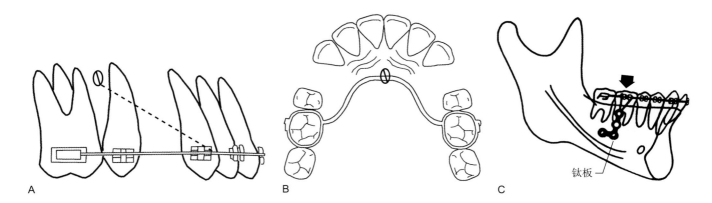

图 43-12　种植支抗为一种微创装置，种植钉或种植钛板等利用骨质形成支抗。A. 后齿槽骨的种植钉增加前牙内收；B. 腭板的种植钉配合腭弓阻止磨牙前移；C. 齿槽嵴的种植钛板压低磨牙

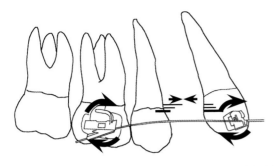

图 43-13　排齐阶段的磨牙倾斜颊管可避免磨牙近中倾斜丢失支抗

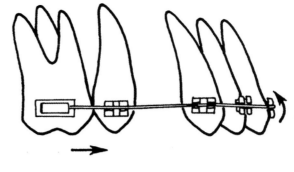

图 43-15　上前牙在弓丝上添加正转矩，可增强前牙支抗

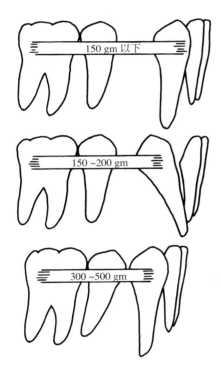

150 gm 以下

150~200 gm

300~500 gm

图 43-14　在不同矫治力下，造成前后牙的差异性移动，可以利用这个特点设计差动力矫治

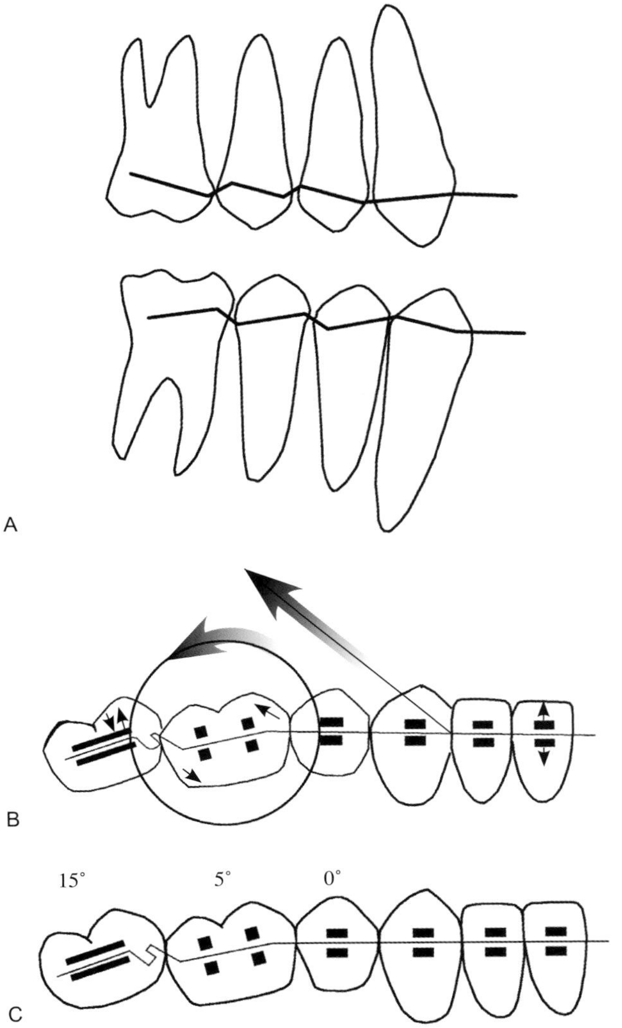

A

B

15°　　5°　　0°

C

图 43-16　Tweed 技术事先将磨牙远中倾斜，以起到备抗作用

支抗效果。例如上前牙在弓丝上添加正转矩，可增强前牙支抗（图 43-15）；Tweed 技术事先将磨牙远中倾斜，以起到备抗作用（图 43-16）；Begg 技术在达到前牙适宜的轴倾度时，在尖牙上增添正轴簧，制动尖牙（图 43-17）；下颌磨牙施加转矩使牙根顶在硬骨板上形成骨皮质支抗（图 43-18）。

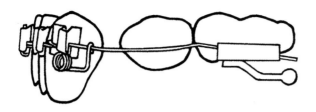

图 43-17 Begg 技术在达到前牙适宜的轴倾度时，在尖牙上增添正轴簧，制动尖牙

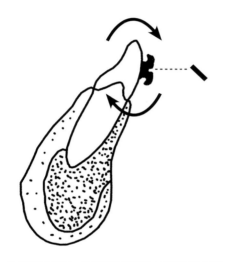

图 43-18 下颌磨牙施加转矩使牙根顶在硬骨板上形成骨皮质支抗

三、支抗的大小及类别

这里谈到的支抗是指常用而狭义的支抗概念，特指后牙矢状向上的支抗考虑。在矢状向上，也具有最多的支抗调节手段可供选择。

（一）强支抗及常见产生方式

强支抗意味着拔牙间隙更多为前牙所利用，即后牙近中移动小于前牙远中移动的距离。前后牙对拔牙间隙关闭的贡献，可以粗略地计为，后牙：前牙≈1：2。

强支抗一定需要牙弓之外的"外援"。

无创的方法有口外弓（见图 43-8A）、J 钩（见图 43-8B），借助头颈部产生抵抗磨牙前移的力量。根据下颌高角或低角，选择高位头帽（见图 43-8A）或颈带（见图 43-8B）。口外牵引方法无创，但是非常依赖患者的戴用，如果每日戴用时间不足则很难达到效果。戴用时间为越多越好，因为关闭间隙的颌内牵引是 24 小时存在的，而抵御后牙前移的力量要尽量与之匹配。

口外弓可以实施矢状向和垂直向的支抗增强作用。牵引力的方向对于牙齿倾斜、下颌旋转均有较大影响（图 43-19）。一般选择牵引力经过髁突，以避免下颌的旋转。

强支抗的有创方法是种植钉（见图 43-12A，B）、钛板（见图 43-12C），借助齿槽骨中的植入体，减少

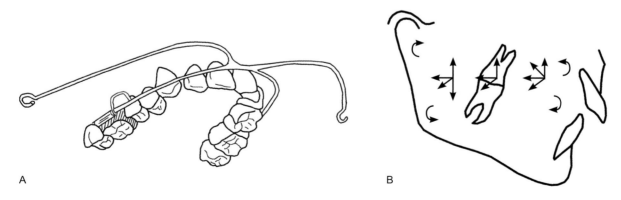

A　　　　　　　　　　　　　　　B

图 43-19 口外牵引力点通过上颌第一磨牙平面则不发生旋转，如果在之上方则有压低作用，在其下方则有伸长作用，在之前或之后则还有旋转作用。A. 口外牵引力点与口内磨牙附着处的关系，B. 牵引力点在磨牙前后，以及在其上下，对磨牙产生的不同力和转矩

磨牙前移量。实施种植支抗的基本步骤为：通过 X 线片和模型进行精确设计，确定种植部位及植入角度等，选择适宜尺寸的种植部件，麻醉下消毒铺巾，完成种植手术。种植钉有自攻和助攻之分：自攻则用手术刀片轻轻划开刺入点的黏膜，直接拧入种植钉；助攻则用特制钻头在齿槽骨中钻出通路然后植入种植钉。种植钛板则要手术翻瓣，暴露骨面，完成骨表面的钛板安装后需黏膜瓣的复位缝合。有创的方法会给患者带来疼痛、肿胀的不适，另外还有牙根误伤、种植体脱落、牙龈或黏膜的感染等风险，但是加强支抗的效果持续，不受患者配合度的影响。

（二）中支抗及常见产生方式

中支抗意味着拔牙间隙的关闭，前后牙贡献相近。关闭拔牙间隙时前后方牙齿移动的比例：后牙：前牙≈1：1。

中支抗多见自于增添在牙𬌗系统中的辅助装置，例如横腭杆（见图 43-11A）、Nance 弓（见图 43-10）、舌腭弓（见图 43-11B）、颌间牵引（见图 43-9）、Forsus 等。对磨牙的控制不够彻底，但是无创、相对简捷、患者易于接受。临床上有时联合采用两种或几种的组合方式，常见如横腭杆 +Nance 弓（图 43-20），该组合可以有效抵御排齐整平阶段的支抗丢失，在关闭间隙阶段由于 Nance 弓抵压在腭前部，影响前牙内收而须去除。Nance 弓、舌腭弓等可以作为组成部件，在特定时期联合横腭杆使用，比单一使用横腭杆效果有所增强。

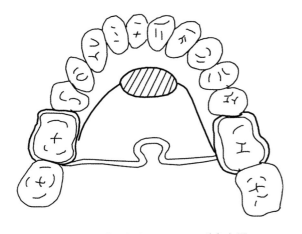

图 43-20　横腭杆和 Nance 弓联合应用

（三）弱支抗及常见产生方式

弱支抗意味着拔牙间隙大部分由后牙近中移动而占据。拔牙间隙的分配，后牙：前牙≈2：1。

弱支抗一般意味着对后牙支抗不加以调控，成组的后牙和成组的前牙互相牵拉之后，基本即为后牙前移多、前牙后移少。但是有些时候，后牙发生预料之外的难以前移的情况，而前牙在解除拥挤和唇倾后，仍有富裕间隙希望由后牙前移占据，此时就出现需要加强前牙支抗的局面。

增强前牙支抗时，增强后牙支抗的一些办法可以用于前牙。例如，前牙部位的种植钉、J 钩、颌间牵引，此外，加大切牙正转矩（见图 43-15），尖牙添加正轴簧（见图 43-17），这些限制前牙远中移动的举措可以调节支抗系统。一般而言，增强前牙支抗的办法没有增强后牙支抗的多，最宜在设计和矫治之初，就考虑好支抗问题，并在每一次复诊中仔细观察，及时发现支抗丢失迹象。

四、临床应用的注意事项

（一）设计阶段

支抗是矫治设计的一个组成方面，如果矫治设计仅有是否拔牙、拔除哪个牙位、是否双期矫治，这是不够的，一定须有支抗设计才算完整。有些病例需要步步精心，从开始每一步都必须计算和利用节省支抗的办法，才能完成矫治。

如安氏 II 类病例上 4 下 5 的拔除方式（图 43-21），就是考虑到上下颌的支抗差异。对于需要较多前移而又相对难于前移的下颌磨牙，下颌就近拔除双尖牙则改变了拔牙间隙两端的牙齿组合数目，有利于磨牙前移；上颌拔除第一双尖牙则使后牙组合数目增多，有利于前牙排齐和缓解突度。

同样的道理，安氏 III 类病例采取上 5 下 4 的拔牙例式（图 43-21），中线不正的病例采取中线偏倚侧拔 5 而对侧拔 4（图 43-22），都有为了方便支抗控制的因素。

（二）排齐整平阶段

排齐整平过程即开始对支抗有所消耗。例如，为了避免前牙拥挤排齐导致的唇倾，临床上往往在

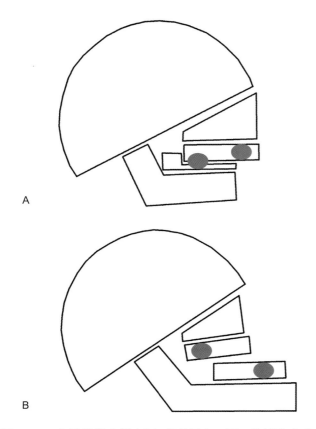

图 43-21 安氏 II 类病例（A）多采用上4下5的拔除方式，安氏 III 类病例（B）多采用上5下4的拔牙例式，拔除不同位置的双尖牙则改变了拔牙间隙两端的牙齿组合数目，有利于支抗调整

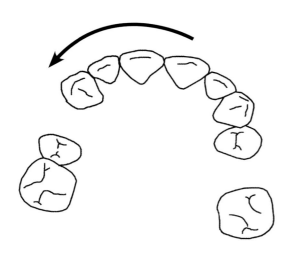

图 43-22 中线不正的病例采取中线偏倚侧拔5而对侧拔4有利于调整中线的支抗控制

镍钛弓丝末端回弯，但是这一措施可以导致磨牙近中移动；而如果不予弓丝末端回弯，则前牙增加了唇倾度，在后面将切牙回收的过程中磨牙会消耗额外的支抗，而且还存在前牙往复运动（图 43-23）。所以，排齐整平阶段即要有增强支抗的考虑，具体方式要根据病例条件具体分析。

此阶段，增强支抗的做法有：增加辅件，如 Nance 弓、横腭杆、舌腭弓等抵住磨牙，利用腭部消解反作用力，或增加绑定牙齿数目，减少磨牙前移。

初始弓丝做拔牙隙近中的尖牙向后结扎（图 43-24）。尖牙刚被向后结扎时发生倾斜移动，由于结扎是断续力，尖牙牙冠不再进一步倾斜，之后发生尖

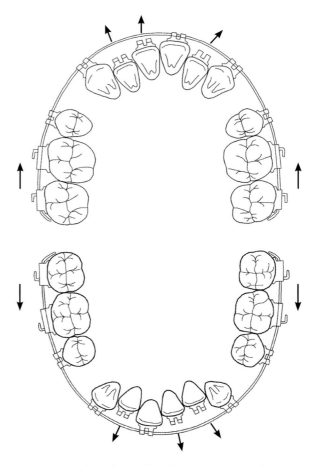

图 43-23 为了避免前牙拥挤排齐导致的唇倾，临床上往往在镍钛弓丝末端回弯，但是这一措施可以导致磨牙近中移动；而如果不予弓丝末端回弯，则前牙增加了唇倾度，在后面将切牙回收的过程中磨牙会消耗额外的支抗，而且还存在前牙往复运动

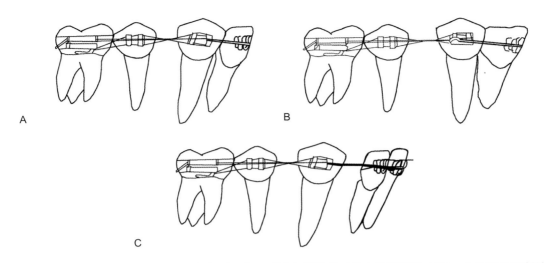

图 43-24　初始弓丝做拔牙隙近中的尖牙向后结扎（A），尖牙刚被向后结扎时发生倾斜移动（B），由于结扎是断续力，尖牙牙冠不再进一步倾斜，之后发生尖牙牙根向远中的控根移动（C）。尖牙恢复直立后便停止移动，直到下一次结扎加力

牙牙根向远中的控根移动。尖牙恢复直立后便停止移动，直到下一次结扎加力。尖牙的远中移动，给切牙拥挤排齐制造了间隙，可避免过度唇倾增加牙弓长度。理论上，磨牙的牙周膜面积大于尖牙，对抗单独尖牙后移比全部前牙（末端回弯方式）要节省支抗，但是如果对支抗要求非常强，磨牙还须其他控制手段。

拥挤度不很大的时候，前牙拥挤排齐时利用前牙交互作用可以推尖牙向远中移动，在切牙结扎上可以先将侧切牙结扎入槽，后将中切牙入槽结扎（图43-25）。或者利用推簧，双侧推尖牙向远中（图43-26）。

注意直丝弓初始阶段的垂直向控制，磨牙的牙尖下降、轴倾度改变等都是支抗轻微丢失的表现，磨牙牙冠朝向远中是为一种生理性支抗。在咬合曲线整平过程中，要注意保护有益的牙齿轴倾度，弓丝末端后倾曲和 PASS 技术的 X 形颊管等等，都是值得考虑的方法。另外，不能因为保留后牙轴倾度而放弃整平，彻底整平是直丝弓第一阶段的重要目标，可以减小滑动摩擦与弓丝移动牙成角，避免滑动关闭间隙时额外的支抗消耗。

利用待拔的牙、粘连的牙巧妙提供新的支抗。有些计划拔除的牙齿，可以暂缓拔除，先利用其根周膜完成支抗增强的作用。例如，借助智齿提供额外支抗，以及滞后拔除中线偏斜侧的牙齿，等等。

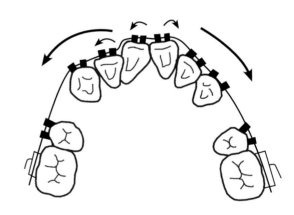

图 43-25　拥挤度不很大的时候，前牙拥挤排齐时利用前牙交互作用可以推尖牙向远中移动，在切牙结扎上可以先将侧切牙结扎入槽，后将中切牙入槽结扎

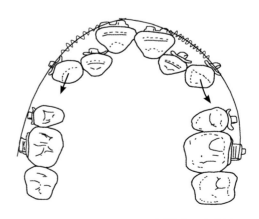

图 43-26　利用推簧，双侧推尖牙向远中

（三）关闭间隙阶段

关闭拔牙间隙阶段是最消耗和考验支抗控制的阶段。在这个阶段整平非常重要，弓丝的变形会导致牵引力额外加大，甚至出现刻痕阻力，前牙内收受阻，后牙发生不期待的近中移动，支抗严重丢失（图43-27）。所以临床上经常在滑动弓丝放入后静置1个月，令整平处置和转矩处置充分表达，以减小各种摩擦力，有利于支抗维护。

根据强、中、弱支抗的设计，相应增强支抗的措施一定要在本阶段加以应用，如种植钉、种植钛板、口外弓、舌腭弓、横腭杆、唇挡等。需要说明的是，Nance弓可能影响切牙根方骨质塑形，需要在切牙回收开始前去除；因此临床上往往使用横腭杆和Nance弓的联合应用，在排齐整平阶段提供强有力的磨牙支抗，在关闭间隙阶段仍可方便地保留横腭杆。

其他加大矢状向的支抗的处理有：

1. 增加支抗牙数量 第二磨牙甚至第三磨牙都可考虑加入粘接，有观点认为当支抗牙与移动牙的牙周膜面积达到4∶1，可以做到支抗牙不动。

2. 将需要远中移动的前牙进行分次移动，所谓两步法（见图43-1） 先移动尖牙后内收切牙，完成关闭间隙。有研究表明两步法可以少量增加前牙后移量，但是增加了治疗时间。

3. 增加后牙的远中轴倾度 如Begg技术的弓丝末端后倾曲（见图43-28），Tweed技术的备抗（见图43-16），直丝弓技术的弓丝末端摇椅形处理。

4. 关闭间隙过程的转矩控制 前牙的倾斜移动和整体移动，对支抗的消耗是不同的。倾斜移动较

为节省支抗，因此圆丝细丝的Begg技术能轻松做到前牙较多回收。但是倾斜移动内收法可能导致前牙的往复运动（Begg技术先关闭间隙，过度内倾的切牙在精细调整阶段需藉控根簧恢复正常转矩）（图43-29），而整体移动内收法避免了前牙往复移动却会造成支抗的消耗较多，需要仔细权衡。

5. 骨皮质支抗 例如下磨牙施加-14°或-30°的负转矩，以将磨牙牙根顶向颊侧骨板，借助骨皮质比骨松质难于改建的特点，提供后牙支抗（见图43-18）。这种方式有一定根吸收风险，非特殊不建议采用。谈论这种支抗方式是因为有时候磨牙移动受阻，需要考虑是否存在磨牙的额外支抗因素。同样的问题会发生在上颌窦底过低的情形下，上颌磨牙可能遇到额外的支抗或称阻力，影响近中移动。

关于增强矢状向支抗，有时候矫治需要加强前牙支抗。虽然用于前牙的办法要少于后牙，但是用于磨牙支抗的许多办法可以借用。例如，Begg技术的尖牙制动（见图43-17），就是通过尖牙正轴簧将

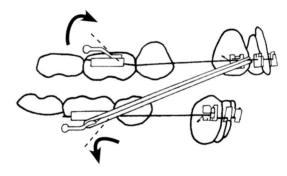

图43-28 Begg技术的弓丝末端后倾曲，由于增加了后牙的远中轴倾度可以起到增加支抗的作用

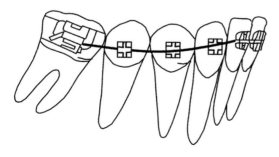

图43-27 弓丝的变形会导致牵引力额外加大，甚至出现刻痕阻力，前牙内收受阻，后牙发生不期待的近中移动，支抗严重丢失

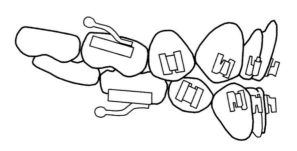

图43-29 Begg技术通过前牙倾斜移动能做到前牙较多回收，但是先舌倾再唇展可导致前牙往复运动

尖牙牙根调整到朝向远中，这是通过轴倾度增加前牙支抗的应用。

在关闭间隙阶段，往往还涉及到颌间牵引，Ⅱ类或Ⅲ类牵引会造成对宽度的压迫，所以牙弓宽度维持方面也需要有支抗意识，临床上通常的做法是后部弓丝稍稍加宽（图43-30）。有时候长距离的颌内牵引，也有牙弓宽度缩窄问题，作为备抗考虑，也建议适当加宽弓丝宽度。

（四）功能性矫治过程

功能性矫治往往发生在替牙期，缺乏足够的成熟恒牙产生支抗，故常常选取颅面其他部位。例如，口外弓采取颅顶或枕颈部支抗（见图43-8），前方牵引采取额部和颏部支抗（图43-31）。在进行前方牵引时，不希望口内装置导致磨牙前移，造成牙弓长

度缩短，所以常常安排在上颌第一双尖牙萌出结束时，以上颌第一双尖牙和第一磨牙共计4个恒牙作为支抗，抵抗前方牵引造成的牙弓长度的变化。

（五）垂直控制过程

支抗同样存在于垂直方向上。比如设计前牙压低的同时，就要考虑到后牙的伸长。在有了种植支抗后，对于多数垂直向变化，垂直支抗控制不成问题。但在一些特殊场合，垂直支抗需要特殊考虑。

1. 后牙交互牵引 交互牵引是用来纠正后牙锁𬌗或反𬌗的有效办法，但是牵引力存在较大的垂直分力，容易造成牵引牙下垂。后牙的伸长，特别是第二磨牙的伸长，在前牙区有开口度的放大作用，也有下颌平面的旋转问题。各种无法预期的问题，最好能进行垂直控制而加以避免。

常用的做法有：后牙片段弓控制，相邻后牙均粘接后以片段弓维持被牵引牙的垂直高度，建议使用不锈钢方丝，还可以施加转矩调整，必要时可以颊侧、腭侧同时添加片段弓（图43-32）。后牙其他装置控制，采用种植钉，旋转的同时进行压低；如果交互牵引牙中的一个牙位置和角度均可（常见于下颌第二磨牙不舌倾，而上颌第二磨牙颊倾萌出），则可以粘接带环使用横腭杆、舌腭弓等加强支抗（图43-33）。

2. 埋伏牙的牵引 埋伏阻生牙齿在牵引进入牙列过程中，由于遇到的是骨阻力，远大于空气阻力，因此支抗要求也较强，对支抗的考虑也是对矫治安全的考虑。如果用较少数邻牙，尤其是根尖未发育完善的年轻恒牙，可能导致根尖过早闭合，危及牙根长度。

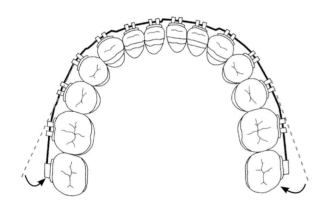

图43-30 长距离的颌内牵引，也有牙弓宽度缩窄问题，牙弓宽度维持方面也需要有支抗意识，临床上通常的做法是后部弓丝稍稍加宽

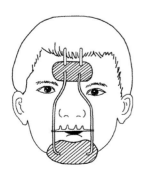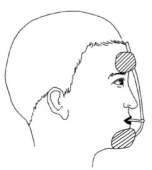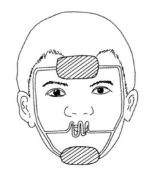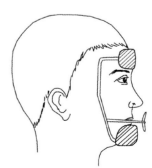

图43-31 前方牵引采取额部和颏部支抗

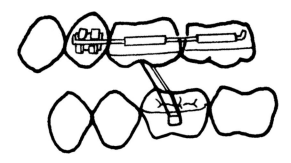

图 43-32　交互牵引时，相邻后牙均粘接后以片段弓维持被牵引牙的垂直高度

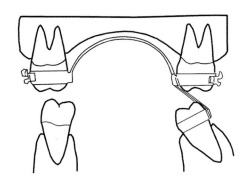

图 43-33　交互牵引时使用横腭杆、舌腭弓等加强支抗

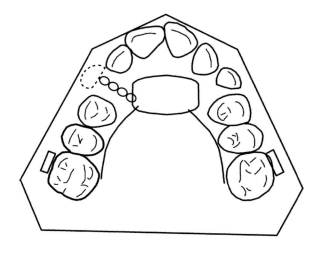

图 43-34　牵引埋伏牙消耗支抗较多，对于替牙期患者，或缺牙数目较多的患者，一般建议使用腭部支抗，在 Nance 弓的腭托上添加牵引钩

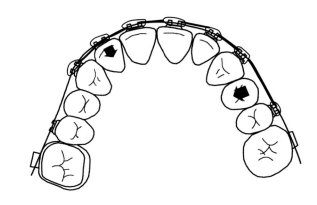

对于恒牙期患者，牵引一个埋伏牙一般需要半口粘接固定矫治器，用十余个恒牙作为支抗牙。对于替牙期患者，或缺牙数目较多的患者，一般建议使用腭部支抗，在 Nance 弓的腭托上添加牵引钩是较为常用的做法（图 43-34）。

（六）宽度方面的支抗考虑

关闭间隙时，颌内牵引可能造成局部弓丝塌陷（图 43-35），导致磨牙间宽度减小，所以建议预先稍微扩大方丝后段宽度。在收拢前牙散隙时，同样是弧形弓丝受力，也会出现宽度缩窄的变化（图 43-35），要考虑弓丝型号增粗，调宽弓丝前部形态。

口外弓可能导致口内牙弓缩窄，所以通常要预置一定宽度，增强宽度方面的支抗（图 43-36）。

图 43-35　颌内牵引可能造成局部弓丝塌陷，所以在收拢前牙散隙时，或关闭双尖牙间隙时，要考虑到牙弓抵抗宽度变化的支抗

五、支抗失控的迹象

关于支抗失控，特别重要的一点是早发现早处理。在设计时对支抗要有预见性，有意外情况备案；

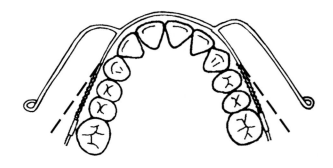

图 43-36　口外弓可能导致口内牙弓缩窄，所以通常要预置一定宽度，增强宽度方面的支抗

在矫治中对支抗要随时关注，及时发现。

提示可能发生支抗失控的现象有以下这些：

1. 磨牙远中尖下垂或抬升 倾斜移动是较为容易发生的牙齿移动，支抗牙没有稳住的时候，首先容易表现为轴倾度的改变（图43-37）。

2. 磨牙扭转 磨牙较宽，支抗丢失导致的近中移动常常不是齐头并进的，在牵引钩一侧发生扭转是常见表现（图43-38）。

3. 后牙间距变窄 提示后牙发生了近中移动，或牙弓宽度支抗不足（图43-39），主治医生需要检查这种近中移动和预期是否相符，并需要调整弓丝后段宽度。

4. 间隙剩余与治疗设计不符 这种情况就需要及时补充装置或更改支抗设计，例如将原来的弱支抗设计变更为强支抗设计，或增加口外弓或牙弓远端种植钉，远中移动支抗磨牙。

5. 邻牙伸长或压低 这是垂直向支抗控制发生问题的表现，如果需要控制，则需增添支抗牙数目或特殊装置。

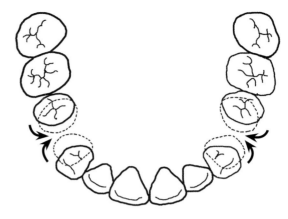

图43-38 在牵引一侧发生扭转是常见失支抗表现

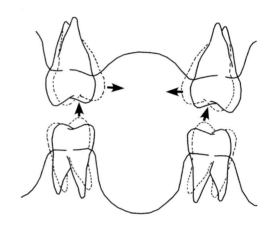

图43-39 后牙支抗不足，可以发生转矩改变，导致覆𬌗深度变化和后牙宽度变窄

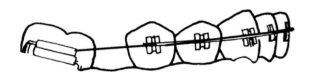

图43-37 倾斜移动是较为容易发生的牙齿移动，支抗牙没有稳住的时候，首先容易表现为轴倾度的改变

参考文献

[1] Begg PR, Kesling PC. Begg orthodontic theory and technique. 1st ed. Philadelphia: W.B.Saunders, 1977.

[2] Graber TM, Swain BF. Current orthodontic concepts and techniques. 2nd ed. Philadelphia: W.B.Saunders, 1975.

[3] Proffit WR, Fields HW. Contemporary Orthodontics. 3rd ed. Philadelphia: W.B.Saunders, 2003.

[4] Smith RJ, Burstone CJ. Mechanics of tooth movement. Am J Orhtod, 1984, 85(4): 294-307.

[5] Burstone C. The segmented arch approach to space closure. Am J Orthod, 1982, 82(5): 361-78.

[6] Kusy RP, Tulloch JF. Analysis of moment-force ratios in the mechanics of tooth movement. Am J OrthodDentofac Orthop, 1986, 90(2):127-31.

[7] Malik DES, Fida M, Afzal E, et al. Comparison of anchorage loss between conventional and self-ligating brackets during canine retraction - A systematic review and meta-analysis. Int Orthod, 2020, 18(1):41-53.

[8] Kozel JA, Macedo CR, Atallah áN. Laceback ligatures for controlling anchorage in patients undergoing fixed orthodontic treatment. Cochrane Database Syst Rev. 2016, 2016(10):CD010014.

[9] Shahabee M, Shafaee H, Abtahi M, et al. Effect of micro-osteoperforation on the rate of orthodontic tooth movement-a systematic review and a meta-analysis. Eur J Orthod, 2020, 42(2):211-221.

[10] Sivarajan S, Ringgingon LP, Fayed MMS, et al. The effect of micro-osteoperforations on the rate of orthodontic tooth movement: A systematic review and meta-analysis. Am J Orthod Dentofacial Orthop, 2020, 157(3):290-304.

[11] Soheilifar S, Mohebi S, Ameli N. Maxillary molar distalization using conventional versus skeletal anchorage devices: A systematic review and meta-analysis. Int Orthod, 2019, 17(3):415-424.

第四十四章

种植技术在口腔颌面正畸中的应用

周彦恒

一、概述

（一）种植支抗的概念

正畸治疗就是移动牙齿的过程，正畸力作用于牙齿上，才会导致牙齿的移动。而根据牛顿第三定律，必然会产生一个大小相等、方向相反的力量。这一反作用力一般由牙齿、颌骨、口唇肌肉或颅面骨骼来承受，我们把这些承受正畸力量的反作用力的解剖结构称为支抗。临床上最常应用的支抗是牙齿，即应用一部分牙齿作为抗基来移动另一部分牙齿。

在传统的治疗方案中，常用的控制支抗手段除了组牙支抗外，还会采用口外弓、颌间牵引、横腭杆、Nance弓、唇挡、舌弓等方法来加强支抗。而这些支抗控制手段往往需要患者配合，口外弓、J钩等装置也只对那些依从性较好的患者才能取得良好效果。对于一些配合不好的患者、需要超强支抗控制的患者，传统的支抗控制手段不能满足治疗对支抗控制的要求。在这种背景下，种植支抗技术就出现了。

种植支抗就是利用永久的牙种植体，或者临时性的微螺钉、钛板、钛种植体作为移动牙齿的抗基，以加强支抗，达到最大限度移动牙齿的目的。

（二）种植支抗的原理

随着 20 世纪 60 年代瑞典著名学者 Branemark 教授生物钛骨结合理论的提出及应用种植体修复缺失牙技术的发展和普及，开始有学者尝试将修复种植体用来移动牙齿。因为种植体的材料最常见的是钛金属，由纯钛制成的种植体在经过表面喷砂酸蚀处理，并通过精确的手术植入骨内后，可与周围的骨组织形成紧密的骨结合。与骨组织结合后的种植体可以承受一定的应力而不会松动脱落。由于种植体与骨组织紧密结合，不存在成骨及破骨细胞活动，即使在长时间应力作用下，种植体也不会在骨组织内移动。这一点已为众多动物实验及临床应用证明（图 44-1）。正是修复种植体的骨融性特点，种植体能承受一定的矫治力，从而作为良好的支抗体。至此，越来越多的正畸医师不断尝试应用种植体作为移动牙齿的支抗体，使治疗结果不必依赖于患者的配合，并在一些应用常规方法不能取得满意效果的疑难病例治疗过程中获得成功，从而开辟了种植支抗的新纪元。事实上，早在 1945 年，Gainsforth 应用 Vitallium 螺钉进行了最早的种植体支抗的动物实验。1969 年 Linkow 首先将刃状种植体作为正畸支抗应用于临床，并获得了良好的疗效。

除了应用依靠骨结合固位的种植体作为支抗外，不经过表面处理的钛合金以及不锈钢微螺钉也可用作正畸支抗。此种种植体一般为螺钉状，旋入骨组织后主要依靠机械力固位，尽管与周围骨组织不会形成完全的骨性结合，仍然可以承受一定的应力，能够满足正畸支抗的需要。经过近年的临床应用，种植支抗技术日趋成熟，已经在正畸临床上得以广泛应用。

二、种植支抗的种类

在 20 世纪 80、90 年代，各国正畸医生为了论证种植体支抗在正畸临床上的应用进行了大量研究，包括动物实验及临床病例报告，用作支抗单位的种植体在材料、外型、植入位置、手术时机等方面均有了较大的发展，种植体支抗的应用范围也越来越广阔。至今曾在临床上应用过的支抗种植体包括以下几种：牙种植体（prosthetic implant），磨牙后区种植体（retromolar implant），骨内种植体（orthoimplant），骨膜下种植体（onplant），钛板种植体（miniplate），微螺钉种植体（microscrew, miniscrew）及可吸收种植体（biodegradable implant）等。

（一）牙种植支抗

牙种植支抗就是使用普通的用作修复缺失牙的种植体，植入于缺牙区的齿槽嵴内，达到加强支抗的作用。种植支抗的选择由缺失牙的位置决定，正畸治疗结束后在种植体上部安装永久修复体以修复缺失牙。牙种植体作为正畸支抗应用最早，1989 年，正畸医生 Van Roekel 在治疗一例接受了种植体修复的患者时，应用种植体与骨组织骨结合后可长期承受一定的拉力而不会移动的特性，利用种植体作为移动牙齿的支抗单位，取得了常规方法所难以达到的效果。此后 Fernandez 等医生也纷纷报道应用牙种植体治疗并获得成功。对于一些疑难病例，与现代正畸技术相结合，应用牙种植支抗可以实现内收

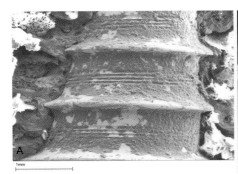
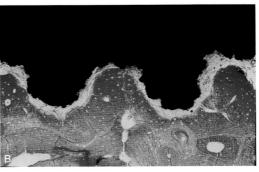

图 44-1　骨内种植体植入术后，种植体 – 骨组织界面。A. 扫描电子显微镜下种植体 – 骨组织界面情况；B. 光学显微镜下种植体 – 骨组织界面，铪染色，放大 800 倍

前牙、直立磨牙、整体移动后牙等高难度正畸操作，使因为牙齿缺失而缺乏正畸支抗的患者也可以获得完美的治疗结果。因为在正畸后需要在种植体上部安装永久修复体以修复缺失牙，所以在正畸前就知道正畸后缺牙区的位置，也就是种植体的植入位置是十分重要的。Ward 医生在 Higuchi 的专著中总结了牙种植体在正畸临床的应用，并提出了经排牙试验精确定位种植体植入位置以及精确植入种植体的方法。但是牙种植体作支抗只适用于有缺失牙并需要修复的成年病例，种植体植入 3～6 个月后经二次手术，制作暂时修复体后才能用作正畸支抗。对于缺失牙患者，不失为好的支抗体选择。而对于因为缺失牙无法进行正畸治疗的患者，则是更佳的支抗选择。前期时可以用种植体做支抗，正畸治疗结束，则可以修复缺失牙，达到一箭双雕的目的（图 44-2 ）。

（二）磨牙后区种植支抗

磨牙后区种植支抗是将做支抗用的种植体植入下颌磨牙后三角区域，或上颌磨牙后区域。最初由 Roberts 等尝试，应用纯钛螺钉作为种植体植入磨牙后区下颌升支底部并与𬌗平面成 45° 角，该种植体长 6.7 mm，直径 3.85 mm，在种植体末端 1.7 mm 范围内锥度为 1°，待骨结合后作为支抗整体移动下颌第二、三磨牙向近中移动，以关闭第一磨牙缺失间隙，获得良好效果（图 44-3 ）。应用上颌磨牙后区种植支抗可以进行应用常规手段难以实现的牙齿移动，为疑难病例的矫治提供了有效手段。应用下颌磨牙

后区种植支抗，应注意预防软组织感染，除保持口腔卫生外，Roberts 等认为与种植体连接的弓丝应尽量选择 β - 钛丝。

（三）骨内种植支抗

骨内种植支抗植入位置多选择上颌硬腭区，可位于腭中缝区或者切牙孔后方腭中缝两侧。Wehrbein 等报道上颌腭中缝具备足够的垂直骨量植入支抗种植体；而 Bernhart 等报道腭中缝区垂直骨量有限，切牙孔后 6～9 mm、中线旁 3～6 mm 处垂直骨量最大，为更佳的植入点。骨内种植体大多是由纯钛制成，外形为圆柱形，表面呈螺纹状，经过酸蚀喷砂处理表面。例如瑞士 Straumann 公司出产的 Orthosystem 产品，包括种植体部分、颈部结构及上部基台三部分结构。其种植体部分直径为 3.3 mm，长度为 4 mm 或 6 mm。种植体经植入后直接加载上部结构而暴露于口腔中，不需要缝合软组织。3 个月后种植体与骨组织融合，取模制作横腭杆，将两侧上颌牙齿与种植体联为一体，从而起到加强支抗的作用。种植体使命完成后可在局麻下取出，腭部创口可以自行愈合，不需特殊处理。骨内种植支抗植入后脱落率较低，可以长期承受较大的应力，因此可以应用于加强支抗及推磨牙向后。此种种植支抗在欧美应用较多。该种种植支抗在植入腭部后，需要 3 个月的骨融合期；在做支抗时需要制作特殊的装置，将两侧磨牙连接在一起；矫治完成后需要再次手术取出种植体，相对而言较为复杂（图 44-4 ）。

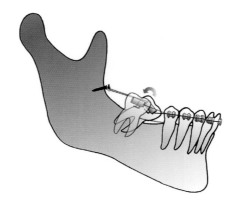

图 44-3　应用牙种植体作为支抗，植于下颌升支底部并与𬌗平面成 45° 角，作为支抗整体移动下颌第二、三磨牙向近中移动，以关闭第一磨牙缺失间隙

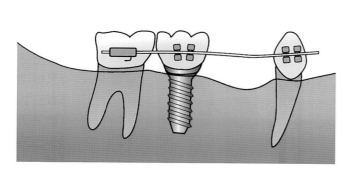

图 44-2　以牙种植体作为支抗，应用于正畸治疗中的示意图

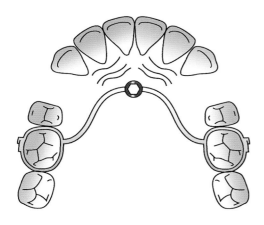

图 44-4 Orthosystem 种植体支抗系统示意图

（四）骨膜下种植支抗

骨膜下种植支抗植入于上颌腭中缝处，其作用与骨内种植体基本相同。最早由 Block 和 Hoffman 提出。该种植支抗外形似一粒纽扣，直径 8～10 mm，由纯钛制成，与骨膜相贴的一面粗糙并经羟基磷灰石喷涂表面以利于骨结合（图 44-5）。经外科手术将种植体植入于骨膜与颌骨之间，术后需要加压 10 天以促进骨结合。种植体植入后 4 个月经二次手术暴露，取印模制作上部结构，将种植支抗与两侧磨牙联为一体。与骨内种植体相比，骨膜下种植体的植入过程较容易，但需要二次手术暴露制作上部结构。有报道其脱落率较高，而且在植入后愈合期间即使骨结合失败也不易发现，如果二期手术时才发现骨结合失败，就会让患者白白等候 4 个月。

（五）钛板种植支抗

钛板种植支抗一般植入于上下颌骨颊侧后牙根尖区。经外科在植入区域作黏骨膜层切开翻瓣术后植入，钛板由微型螺钉固定于颊侧皮质骨上，种植体大部分位于骨膜下，仅有小部分经由手术切口暴露于口腔内以承受正畸力。钛板及微螺钉均由纯钛制成，目前国内已有专门用于加强正畸支抗的钛板种植体产品。钛板种植体植入后可以即刻受力，与前几种不同，为正畸医生及患者节省了宝贵的时间。Umemori 等应用这种种植体作为支抗压低下颌后牙治疗成年开𬌗患者，获得了良好疗效。钛板种植体由多枚钛螺钉固定，固位较好，可以承受较大的矫形力。由于种植体位于骨膜下，在其作为正畸支抗的使命完成后，需要二次手术取出。

（六）微螺钉种植支抗

微螺钉种植支抗一般植入于后牙颊侧齿槽嵴上，位于两邻牙牙根之间，是种植支抗领域的新宠。近年来，这一技术得到了广大正畸医生的关注，并对其进行了较为深入的研究，开发出了多种成熟的种植支抗系统。此种种植支抗一般由钛合金制成，具有良好的生物相容性，同时也具有足够的硬度，可以保证在旋入的过程中不会发生折断。种植体直径一般介于 1～2 mm，长度 6～10 mm，为一体式结构。种植支抗头部大多为规则的多角形，可以和专用的螺刀吻合，有些顶部还有穿结扎丝的孔。种植体骨内部分外形呈螺纹状，一般不作表面处理。

微螺钉种植支抗最大的优点在于操作简单，种

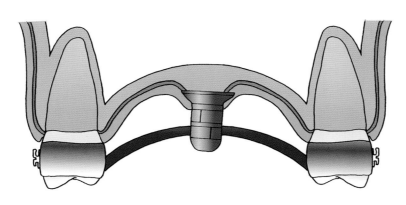

图 44-5 骨膜下种植支抗示意图

植体的植入方式有自攻式及助攻式两种。助攻式植入手术需要首先在局麻下应用低速手机穿通骨皮质全层，甚至预备出完整的种植体植入通道，之后用马达或螺刀旋入种植体。助攻式微螺钉种植体由于预先钻透坚硬的骨皮质，在植入微螺钉时要容易得多，而且对牙根的伤害也会减到最低；而自攻式植入不需要应用动力系统协助预备骨皮质通道，而是利用种植体的锐利尖端以及手动螺刀施加的压力穿透骨皮质并旋入预定位置。自攻式植入方法操作更加简单，而且对设备的依赖性更小，但是对医生操作有较高的要求，在旋入的过程中既要保持较大的压力，同时也要严密控制旋入的方向，而且锐利的尖端容易发生折断。没有经验的医生甚至会对邻近的牙根造成创伤。绝大多数情况下，正畸医生不需要外科医生的帮助，能够独自完成种植体的植入及取出工作。在取出种植支抗的过程中，由于创伤很小，甚至不需要局部麻醉。由于大部分微螺钉种植体需要植于后牙牙根之间，植入前应仔细定位，参照邻牙位置及X线片，避免损伤邻牙牙根。微螺钉种植体植入后可以即刻受力，但为了让软组织能够充分愈合，一般选择植入后2周左右开始加力。与前几种用作正畸支抗的种植体相比，微螺钉种植支抗价格较低，而且不需要复杂的手术，可以有效降低治疗成本。Bae等应用微螺钉种植体控制成人正畸支抗，获得满意疗效，并发明了有效地避免损伤邻牙根的根尖片投照方法，使微螺钉种植体的应用程序更加完备。由于体积小巧，微螺钉种植体的植入位置也随治疗需要而有多种选择，如前鼻嵴下方、腭中缝、磨牙后三角及下颌正中联合等处，应用微螺钉种植支抗作为支抗可以有效地控制牙齿近远中向及垂直向的移动而不必消耗额外的支抗。与骨内种植体不同的是，微螺钉种植体一般需要成对使用，如果需要内收上前牙，一般需要在左右两侧齿槽骨上各植入一颗种植支抗。关于微螺钉种植支抗应用的成功率，Costa等的研究中16枚微螺钉种植体有2枚在正畸过程中脱落，并认为微螺钉种植体耐受扭转力的能力较差。随着微螺钉种植支抗应用技术的日益完善，微螺钉种植体正在吸引越来越多正畸医生的关注和广泛应用。

（七）可吸收种植支抗

可吸收种植支抗是由Glatzmaier等发明。种植体体部是由α-聚乳酸酯制成，上部结构包括金属基台及固位螺丝。种植支抗植入骨内9~12个月后可以自动降解，分解成CO_2、ATP和水，而不必手术移除。种植体与骨内种植体一样通过横腭杆与两侧后牙相连，起到加强支抗的作用。此种种植支抗在临床应用较少，因为成本过高。

三、种植支抗的适应证

种植支抗因为种类繁多、应用广泛，且微螺钉种植支抗操作过程简单，理论上适用于所有需要支抗控制的情况。尤其适用于那些应用传统手段难以达到支抗控制效果的病例，以及那些不愿戴用口外弓、横腭杆等附件的患者。临床上常见的适应证有以下几种：

（一）前牙后移

应用种植体支抗，可以实现治疗过程中后牙矢状位置的不动，使拔牙间隙全部为前牙内收所占据，从而最大限度地改善突度。在这种情况下，一般选择将种植体植入于每侧的第二双尖牙与第一磨牙之间。因为此类患者治疗计划常常是拔除4个第一双尖牙，选择第二双尖牙的远中植入，既有利于控制施力的方向，又有利于术者的操作在特殊的病例，比如第二双尖牙或磨牙状况欠佳而第一双尖牙状况良好的情况下，应用种植体支抗可以拔除病损牙，保留健康牙，而不必担心支抗控制问题。

（二）后牙前移

对于牙列中有间隙或者拔牙间隙过大，需要将后牙前移，但又不希望前牙有任何后移的时候，尤其是第一或者第二恒磨牙拔除患者，需要前移第二或者第三恒磨牙向前时，可以将种植支抗放置在前牙部位或者双尖牙部位，来将后牙向前移动。

（三）前牙压低

对于那些由于前牙过长，导致唇齿关系不协调，露龈笑的患者，以往较有效的方法是戴用J钩，但需要患者的配合，舒适程度较差，不适用于成年患者。应用种植体支抗植入于前牙牙根之间，通过链状圈对前部弓丝直接施加压入力，可以简单有效地解决这一问题，而不需患者的配合。

（四）后牙压低

由于对颌牙的缺失，导致末端磨牙的伸长，影响了正常的功能运动，并给修复造成了巨大的困难。应用传统的手段在弓丝末端弯制水平曲压低牙齿效果不够理想，而且复杂的弓丝弯制也不利于口腔卫生的维持。在需要压低的牙齿的颊侧及舌侧植入种植体，应用链状圈直接施加压入力，可以有效压低磨牙，同时避免了伸长近中邻牙的副作用。

（五）纠正中线

例如一侧缺失第一磨牙、对侧拔除第一双尖牙的患者，应用传统手段，在关闭间隙的过程中需要长期挂用颌间牵引，才能保持中线。应用种植体支抗，可以拉后牙向前，在间隙关闭的过程中不必担心中线问题。或者在治疗过程中出现上颌或者下颌中线不齐，但又不希望对颌中线改变时，可以采用种植支抗来纠正不正的中线。

（六）前方牵引上颌骨

对于上颌骨发育不全的患者，最好的矫治年龄在 8～10 岁，如果患者就诊时已经年龄偏大超过 10 岁，或者患者虽然年龄合适，小于 10 岁，但由于龋坏等原因，导致无法安装前方牵引的口内装置，则可以在腭部植入骨内种植体或者在前牙区植入钛板种植体，利用种植支抗进行前方牵引，达到矫治上颌后缩的目的。

四、种植支抗的临床应用步骤

鉴于微螺钉型种植体支抗的独特优势及在正畸临床的广阔应用前景，下面将重点介绍该类种植体支抗的临床应用。目前，各种微螺钉型种植体支抗系统的临床应用程序并不完全相同，但都具有相同的特点，即植入手术简单微创，植入后可以即刻加力，承受正畸力量过程中脱落率低，去除手术简单等特点。下面以国产 MAS 微螺钉种植体支抗系统为例介绍微螺钉型种植体支抗临床应用程序。

（一）选择适应证

微螺钉型种植体植入手术简单，创伤较小，易于被患者接受。理论上适用于所有需要支抗控制的

情况。尤其适用于那些应用传统手段难以达到支抗控制效果的病例，以及那些不愿戴用口外弓、横腭杆等附件的患者。临床上常见的适应证有以下几种：

1. 为改善面型，要求最大限度回收前牙的患者　应用种植体支抗，可以实现治疗过程中后牙矢状位置的不动，使拔牙间隙全部为前牙内收所占据，从而最大限度地改善突度（图 44-6）。在特殊的病例比如第二双尖牙或磨牙状况欠佳而第一双尖牙状况良好的情况下，应用种植体支抗可以拔除病损牙，保留健康牙，而不必担心支抗控制问题（图 44-7）。

2. 需要压低牙齿的情况　在需要压低的牙齿的颊侧及舌侧植入种植体，应用链状圈直接施加压入力，可以有效压低磨牙，同时避免了伸长近中邻牙的副作用（图 44-8）。

对于由于前牙伸长导致的前牙深覆𬌗的患者，可以在上颌前牙的中切牙与侧切牙之间或者侧切牙与尖牙之间植入微螺钉，来压低前牙，纠正前牙深覆𬌗（图 44-9）。

对于那些由于前牙过长，导致唇齿关系不协调，露龈笑的患者，以往较有效的方法是戴用 J 钩，需要患者的配合，舒适程度较差，不适用于成年患者。应用种植体支抗植入于前牙牙根之间，通过链状圈对前部弓丝直接施加压入力，可以简单有效地解决这一问题，而不需患者的额外配合（图 44-10）。

3. 不对称缺牙，导致中线控制困难的病例　例如一侧缺失第一磨牙、对侧拔除第一双尖牙的患者，应用传统手段，在关闭间隙的过程中需要长期挂用

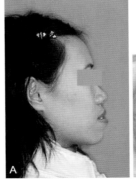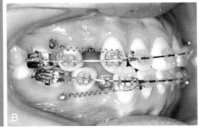

图 44-6　为改善突度，拔除 4 颗第一双尖牙后应用种植体支抗内收前牙的病例。A. 患者主诉要求最大限度改善侧貌突度；B. 拔牙后应用微螺钉种植体支抗内收前牙，实现了最大限度的支抗控制

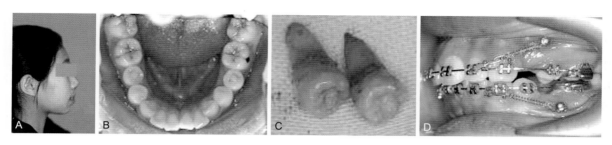

图 44-7　患者双颌前突，由于下颌第二双尖牙严重畸形中央尖，拔除下颌第二双尖牙后应用种植体支抗内收前牙。A. 患者侧貌；B、C. 下颌第二双尖牙畸形中央尖；D. 拔除第二双尖牙应用种植体支抗内收前牙

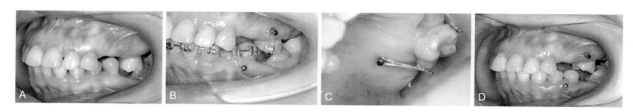

图 44-8　应用种植体压低过长后牙。A. 后牙过长导致垂直间隙不足无法修复；B、C. 应用 MAS 种植体压低过长后牙；D. 治疗后

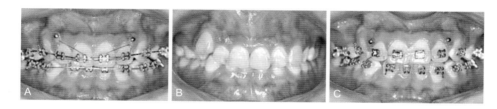

图 44-9　应用种植体支抗压低前牙，纠正前牙深覆𬌗。A. 深覆𬌗治疗前；B. 应用 MAS 种植体植入上颌 23 间压低上颌前牙；C. 前牙压低后

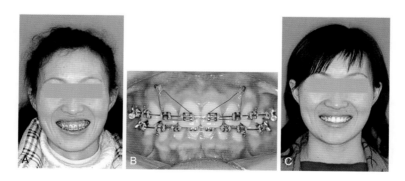

图 44-10　应用种植体支抗治疗露龈笑患者。A. 压低前牙之前的正面笑像；B. 应用 MAS 种植体 2 枚植入上颌 23 间压低上颌前牙，降低齿槽嵴高度；C. 患者治疗后正面笑像

颌间牵引，才能保持中线。应用种植体支抗，可以拉后牙向前，在间隙关闭的过程中不必担心中线问题（图44-11）。

4. 成人或低角病例，需要推磨牙向后的病例

应用传统的支抗控制手段，很难实现这种牙齿移动，而且即使实现，在推磨牙向后的过程中也难以避免前牙的唇倾，增加了前牙的往复运动。应用种植体支抗，可以在前牙不动的情况下实现磨牙的远中移动，效率较高，而且不需要患者配合，减轻了患者的负担，使治疗进程更容易控制（图44-12）。

应用常规支抗控制手段有时需要依靠患者的配合，如果患者不能很好地配合戴用口外弓等支抗控制装置，将会导致支抗丢失。拔牙间隙已经或接近关闭，但磨牙关系尚未得到纠正。应用种植体支抗推磨牙向远中可以重新获得间隙，用于内收前牙并纠正磨牙关系。

5. 其他 下颌后牙阻生时，可以应用种植体支抗植入于升支将近中阻生的磨牙直立。接受舌侧正畸的正颌手术患者可以利用植入于上下齿槽骨的种植体进行颌间结扎。

在应用种植体支抗患者的治疗计划制订过程中，可以大胆地设计牙齿在各个方向的移动而不必拘泥于

传统的支抗控制理念。应用种植体支抗可以扩大正畸治疗的适应范围，取得以往不能实现的良好效果。

（二）选择种植支抗的种类

对于种植支抗种类，一般我们会根据支抗的需要和目的来选择。如果患者是成人，有磨牙的缺失，要进行种植体修复治疗，同时需要正畸治疗，此时选择牙种植体作为支抗。我们先根据需要进行种植体植入，然后进行临时冠修复，再在临时冠上粘接矫治器，作为支抗体，进行正畸治疗。正畸治疗结束后再进行永久烤瓷冠修复。

绝大多数情况下，我们会选择微螺钉种植支抗，因为微螺钉种植支抗植入和取出比较容易，植入部位的选择广泛，患者所受痛苦也较小。可以用来压低牙齿、内收前牙、后推磨牙、前移后牙、纠正中线等等。这是目前应用最多的种植支抗。

也有一些医生喜欢选择钛板种植支抗，可以植入在上颌或者下颌后牙区。只是植入钛板手术相对较为复杂，创伤相对微螺钉种植支抗来讲会比较大。需要做一个翻瓣手术，植入钛板种植体。在使用钛板种植支抗结束后，需要再进行一个手术，取出钛板种植体。

当然，对于一些10岁以上的骨性上颌后缩儿童患者，我们可以选择钛板种植支抗，植入上颌侧切牙和尖牙之间，然后戴用前方牵引架进行前方牵引治疗，矫治上颌后缩的骨性Ⅲ类畸形患者。

至于其他几种种植支抗，现在已经在临床上基本不用了，故不在此赘述。

（三）植入部位的选择

以微螺钉支抗为例，由于微螺钉支抗体积小巧，

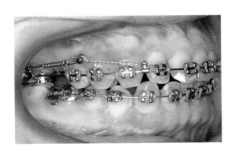

图44-11 应用种植体拉后牙向前

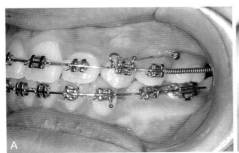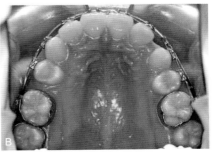

图44-12 应用种植体支抗推磨牙向后。A. 侧面像；B. 𬌗面像

植入手术简单微创，微螺钉型种植支抗几乎可以植入颌骨及齿槽突上的任何位置。种植支抗植入部位的选择需要依据患者的治疗计划及植入部位的具体情况来确定。应当考虑以下几个因素：

1. 对前牙的垂直向控制 在应用种植体植入后牙区内收前牙的过程中，内收力量的方向与殆平面成一定角度。种植体的位置离殆平面越远，垂直向

分力越大，越有利于打开咬合。种植体的位置越偏向远中，施加的内收力方向越接近水平，垂直向分力越小。因此，对于深覆殆的患者，种植体的植入位置应该尽量靠前，靠龈向，而开殆的患者则不必这样（图44-13）。在应用前牙区种植体支抗压低时，种植体应该尽量偏向龈向，并远离前牙牙根，为切牙的压低移动预留空间。

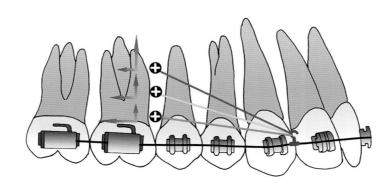

图 44-13 植入后牙区的种植体垂直向位置不同而对前牙产生不同的分力

2. 膜龈联合的位置 游离龈具有松软活动、血供丰富的特点，种植体从游离龈穿出容易导致炎症和出血，因此绝大部分微螺钉种植体支抗从附着龈位置直接植入，上部结构暴露于口腔承受正畸力量，称为开放式方法（open method）。当需要种植体植入于较高的位置，超出附着龈的范围时，如果仍然应用开放式方法，将会导致黏膜溃疡，种植体与黏膜结合部位容易感染。对于这种情况，也可以将种植体植入于游离龈部位，种植体位于黏膜下，结扎丝连接种植体通过附着龈进入口腔对牙齿施加正畸力量（Absoanchor系统），此种方式被称为闭合式方法（close method）。闭合式方法比较复杂，植入及取出种植体时都需要通过翻瓣手术，给患者带来不适。因此应该尽量避免此种术式。例如在压低上颌前牙的过程中，可以应用闭合式方法将种植体植入于上颌中切牙牙根上方、梨状孔下方的隆起。为了避免翻瓣手术，也可以应用两枚种植体植入于双侧中切牙与侧切牙牙根间，因为此处膜龈联合较高，种植体可以从附着龈位置直接植入（图44-14）。

3. 植入位置邻牙牙根间隙 如果术前拍摄的根尖片显示植入位置邻牙牙根间隙过小，则应该更换

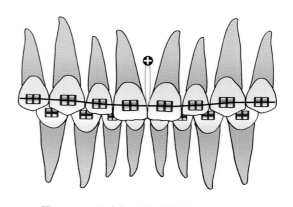

图 44-14 上中切牙间种植体植入后示意图

植入位置。或者通过正畸使两牙根分开后再植入。在后牙位置正常的情况下，上颌腭侧牙根间隙要比颊侧宽，而越偏向龈向，牙根间隙越宽。因此为了减少损伤牙根的可能，颊侧种植体可以采取斜向内上的角度植入（图44-15）。

4. 植入部位周围的重要解剖结构 种植体植入过程中要注意不能损伤周围的重要解剖结构。例如上颌窦底、下齿槽神经、腭大孔及切牙孔内的血管神经等。如果计划植入位置离这些结构较近，则应

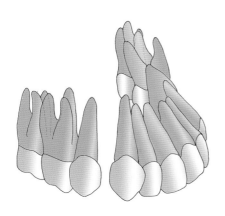

图 44-15　上颌后牙牙根间隙的特点是腭侧牙根间隙要比颊侧宽，而越偏向龈向，牙根间隙越宽

该小心避免损伤，或更换其他植入位置。

由于体积小巧，植入手术简单微创，微螺钉型种植支抗几乎可以植入颌骨及齿槽突上的任何位置。以下是可供选择的植入部位。

5. 上颌骨可供选择的植入部位　不同水平的唇颊侧牙根间隙之间：这也是种植体支抗最常采用的植入位置，根据需要可以选择不同的水平位置植入。

（1）上颌后牙牙根之间；

（2）上颌前牙牙根之间；

（3）腭侧的牙根之间；

（4）前鼻嵴下方；

（5）腭中缝。

6. 下颌骨可供选择的植入部位

（1）下颌前部的牙根之间；

（2）下颌后部的牙根之间；

（3）下颌舌侧牙根之间。

（四）植入部位消毒

1. 洗必泰含漱　手术前，嘱患者应用洗必泰含漱液漱口，每次含漱 30 秒，共三次。

2. 植入部位的消毒　调整椅位同拔牙体位，0.02% 新洁尔灭口内消毒，植入区域局部浸润麻醉。

3. 口内口外的消毒　口内口外分别用 0.02% 新洁尔灭及 75% 酒精消毒。

（五）植入种植支抗

1. 手动预打孔助攻式微螺钉种植体的植入过程（图 44-16）

（1）术者换无菌手套，开手术包，铺孔巾。

（2）参照 X 线检查，确定植入位置，切开植入部位的黏骨膜全层并剥离。

（3）应用直径 1.2 mm 的裂钻穿透牙龈组织及骨皮质，直至有落空感。

（4）应用专用螺刀旋入种植体。

（5）拍摄根尖片观察种植体与牙根的关系。

（6）医嘱术后洗必泰含漱液漱口 1 周，必要时服用抗生素预防感染。

2. 自攻式种植支抗植入过程

（1）术者换无菌手套，开手术包，铺孔巾。

（2）参照 X 线检查，确定植入位置，切开植入部位的黏骨膜全层并剥离。

（3）应用专用螺刀直接旋入种植体。

（4）拍摄根尖片观察种植体与牙根的关系。

（5）医嘱术后洗必泰含漱液漱口 1 周，必要时服用抗生素预防感染。

（六）支抗加力

种植体植入后可以即刻受力，但一般 2 周后开始加力，目的是预防感染，并让软组织充分愈合。力量以不超过 200 g 为宜。施力方式可以通过链状圈结扎丝或者改良的镍钛拉簧。后者的优势在于可以准确控制所施力的大小，而且力量柔和持续，尤其

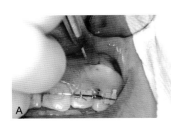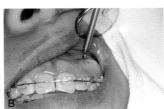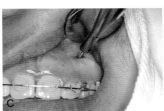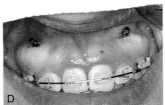

图 44-16　手动预打孔助攻式微螺钉种植体的植入过程。A. 切开黏骨膜；B. 手动钻针预打孔；C. 旋入种植体支抗；D. 种植体支抗植入完成

适合于初学者。在内收前牙的过程中，由于镍钛拉簧施加的是持续的力量，与常用的链状圈结扎丝不同，因此根据我们的经验，应该严格掌握力量的大小。内收力量过大一方面容易导致种植体脱落，另一方面也会导致前牙的舌倾，在内收的过程中适当的前牙冠唇向转矩有利于解决这一问题。

对于那些需要借助种植体加强后牙支抗，以最大限度回收前牙的患者，我们选择在治疗开始即植入种植体。在排齐的过程中，应用链状圈结扎丝以轻力拉尖牙向后，结扎丝的远端与种植体相连，其作用类似于 MBT 技术中的 laceback（图 44-17），直至排齐后换为不锈钢方丝，再更换为镍钛拉簧内收前牙，也可以继续应用链状圈结扎丝关闭间隙。由于镍钛拉簧的力量持续稳定，应用种植体支抗及镍钛拉簧，可以适当延长就诊间隔时间（图 44-18）。在关闭间隙的过程中有经验的医生可以让患者 6～8 周复诊一次，甚至更长时间，而不必担心在应用传统支抗控制手段时经常遇到的支抗丧失等问题。

在应用的过程中，应该密切关注患者的口腔卫生情况。种植体与拉簧连接的部分容易积存食物残渣，长期不良口腔卫生会导致种植体周围的炎症，最后导致种植体脱落。在术后 1 周软组织愈合的时间里，尤其应该加强口腔卫生的维护。除了应用漱口液以外，还应指导患者应用冲牙器或冲洗针清洁种植体周围区域，在刷牙时应该小心避免刷柄对种植体的撞击。

（七）种植体的取出

微螺钉型种植体作为正畸支抗的使命完成后即可以取出，局部消毒后应用旋入种植体的螺刀反方向旋转即可取出种植体。不需要局部麻醉，患者不会感到疼痛。取出种植体后余留的空洞不需要特殊处理。对于较长、较粗的种植体，有可能与骨组织发生较多的骨结合，在旋出的过程中阻力较大，要小心防止种植体折断。掌握好螺刀的方向，不能使用过大的力量（图 44-19、图 44-20）。

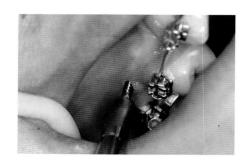

图 44-19　种植体的取出

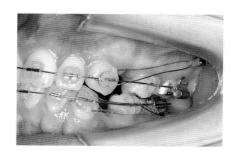

图 44-17　在排齐的过程中，应用种植体轻力拉尖牙向后

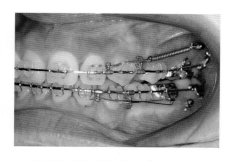

图 44-18　可以应用镍钛拉簧或者链状圈结扎丝加力

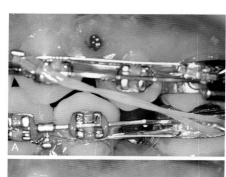

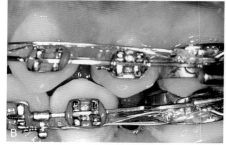

图 44-20　种植体去除后的情况。A. 种植体去除后即刻；B. 种植体去除后 1 个月后

五、微螺钉型种植体的临床应用特点

（一）骨性Ⅱ类错𬌗的应用特点

骨性Ⅱ类错𬌗通常表现为上颌骨前突或者下颌骨后缩，通常情况下就是要利用种植支抗来加强上颌后牙支抗，保持磨牙完全不动，以最大限度地内收上前牙。而对于骨性Ⅱ类错𬌗、同时有前牙深覆𬌗露龈笑患者，则需要压低上前牙，纠正深覆𬌗和露龈笑。

1. 种植支抗作为最大支抗内收前牙　种植体支抗最早用来进行加强后牙支抗，最大限度地内收前牙，尤其是对于上下颌前牙前突严重的患者，利用种植体支抗，可以起到绝对支抗效果，使后牙基本保持不动，从而将所有拔牙间隙用来内收前牙，大大改善面型。

（1）种植体植入部位的选择：一般而言，微螺钉种植体首选植入部位是上颌第二双尖牙和第一恒磨牙之间，因为这一部位操作最为简便，两个牙齿之间的距离也相对较大，避免种植体伤害到邻牙牙根（图44-21）。

当然种植体植于第一、第二恒磨牙之间也较为常见。相对而言，在6、7之间植入种植体，操作较为有难度，因为位置过于靠后，但却有利于对后牙的垂直向控制（图44-22）。有时候5、6和6、7间均不能植入，则可以放在第一和第二双尖牙间。

（2）种植体植入角度：微螺钉种植体可以垂直植入或者与水平面成15°左右的角度斜向上植入。个别时候种植体与水平面成15°左右的角度斜向下植入，主要是便于垂直向加力（图44-23）。

（3）种植体的加力时机：微螺钉让种植体支抗可以即刻加力，因为其已有一定的初期机械性稳固

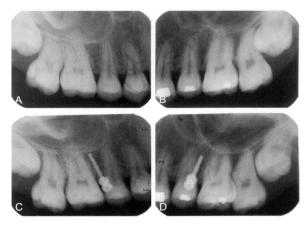

图44-21　种植体植入前后根尖片（上颌5、6间）。A、B. 植入前根尖片示：双侧上颌56根间距离较大，适合植入种植体；C、D. 植入后根尖片示：种植体位于上颌5、6根间，位置良好

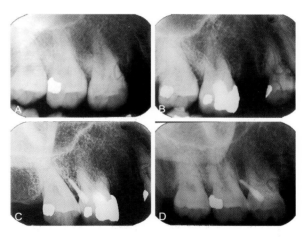

图44-22　种植体植入前后根尖片（上颌6、7间）。A、B. 植入前根尖片示：双侧上颌6、7根间距离较大，适合植入种植体；C、D. 植入后根尖片示：种植体位于上颌6、7根间，位置良好

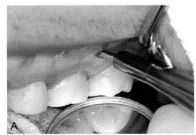
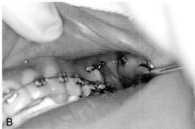
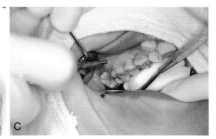

图44-23　种植体植入角度。A. 垂直于骨面旋入种植体；B. 种植体垂直植入后；C. 种植体与水平面成15°左右的角度斜向下植入

度。但通常为了安全起见，我们会在微螺钉植入2周后加力。

（4）微螺钉种植体的加力方式：微螺钉种植体通常在拔牙后就可以植入，这样在粘接矫治器时就可以加力了。开始的排齐阶段通常采用弹力结扎的方式来施力，对尖牙进行向后弹力牵引（图44-24A）。这样比较利于牙列的排齐，也便于尖牙的向远中移动，防止前牙唇向移动。一般牙列排齐换用镍钛方丝后，则不必再进行弹力牵引，种植钉暂时不加力。而到了关闭间隙阶段，则在不锈钢方丝上放置牵引钩，然后以弹力牵引连接种植体与钢丝上的牵引钩，远中移动上下前牙（图44-24B）；有时候也可以采用弹簧来关闭间隙（图44-24C）

（5）微螺钉种植体加力大小：微螺钉种植体能即刻承受400 g以内的正畸力，在初期排齐阶段弹力结扎阶段，初始加力在150~200 g。但如果采用较细的镍钛丝（0.014英寸甚至0.012英寸），则加力过大会使牙弓变形，并不利于牙列的排齐，此时应该尽量减小弹力，50~100 g足矣。关闭间隙时，因为是钢丝，可以加大力量。通常初始力量可以达到400 g，因为弹力圈在口腔唾液里浸泡，弹力很快会衰减。有时对于一些成人患者，弹力圈力量较轻，则可以采用镍钛拉簧来关闭间隙，其力量较为均衡和恒定，可以维持在200~300 g的作用力。

（6）最大支抗内收前牙要注意事项：

1）加力不能过大：加力过大可能拉松种植体，导致种植体脱落。加力过大还可能过快内收上前牙，使上前牙过度舌倾（图44-25）。

2）种植体不能植入过高：种植体植入过高，可能增加上颌窦损伤的可能。同时会刺激口腔颊黏膜，

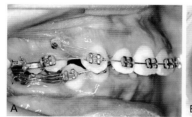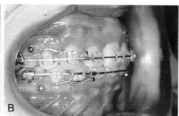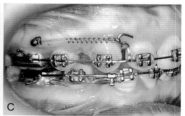

图44-24　种植体植入后加力方式。A. 排齐阶段对尖牙进行向后弹力牵引；B. 关闭间隙阶段与钢丝上的牵引钩之间行弹力牵引，远中移动前牙；C. 应用弹簧关闭间隙

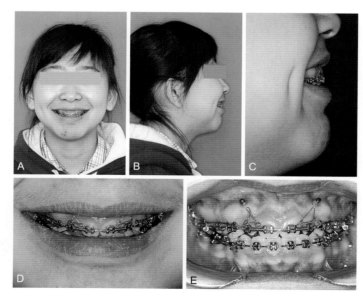

图44-25　因加力过大致内收上前牙速度过快，使上前牙过度舌倾。A、B、C. 正、侧位面像；D. 唇齿关系；E. 正面𬌗像

引起不适。

3）种植体外露部分不能过长：种植体外露部分过多，则会刺激颊部软组织，产生不适。

2. 种植支抗压低前牙　对于骨性Ⅱ类错𬌗前牙深覆𬌗患者，如果是因前部齿槽过长造成，则通过传统的方法压低前牙矫治深覆𬌗较为困难，尤其是那些露龈微笑的患者，矫治起来更是难上加难。以往可以通过J钩，以高位牵引力来压低前牙试图矫治深覆𬌗，但效果非常不理想。近年通过临床研究，我们采用微螺钉种植支抗，能有效地压低上颌或者下颌前牙，取得了良好的效果。特别是严重露龈微笑的患者，通过种植体支抗压低前牙后，露龈微笑得以矫治，使患者能重拾自信，展露灿烂微笑。

（1）种植体植入部位的选择：对于前牙深覆𬌗患者，有人会将微螺钉植于中切牙之间，但由于唇系带的关系，微螺钉不能外露，需要切开牙龈黏膜，将微螺钉植于黏膜下，通过结扎丝与种植体连接，结扎丝外端作为施力部位。最后压低结束则需要再次手术切开牙龈黏膜，取出微螺钉。这样虽然只需要打一颗种植钉，但临床操作相对较为困难，且患者的不适感明显增加，也会对牙弓产生副作用。基

于此，我们一开始在临床应用时就主张将微螺钉植于上颌双侧侧切牙和尖牙之间，或者在侧切牙和中切牙之间（图44-26）。这样微螺钉的植入和取出都很方便。

如果要压低下前牙，则微螺钉植于双侧下颌侧切牙和尖牙之间（如图44-27）。

（2）种植体植入方向：因为要垂直向移动牙齿，微螺钉种植体垂直植入较好。甚至为了便于加力，微螺钉可与水平面成10°~15°的角度斜向下植入。

（3）种植体的加力时机：垂直向加力通常可以即刻进行，当然也可以在微螺钉植入后2周加力。

（4）微螺钉种植体的加力方式：为了使压低前牙达到均衡，我们选择在侧切牙和中切牙上放置牵引钩结扎丝，然后利用弹力结扎丝来将种植体与牵引钩结扎丝连接，起到压低前牙的作用（图44-28）。有时候也可以直接用弹力结扎丝结扎到中切牙和侧切牙。

（5）微螺钉种植体加力大小：前牙压低时力量一定要轻，每侧25~50g，否则容易引起牙根吸收。

（6）压低过长牙齿注意事项：

1）压低力量不能过大：上下前牙力量不能过大，

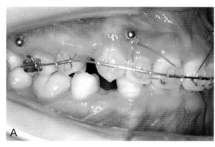
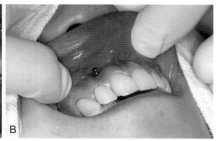

图44-26　压低上前牙用微螺钉种植体植入部位。A. 于双侧侧切牙和尖牙之间；B. 于双侧侧切牙和中切牙之间

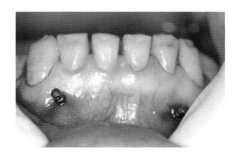

图44-27　压低下前牙用微螺钉种植体植入于双侧侧切牙和尖牙之间

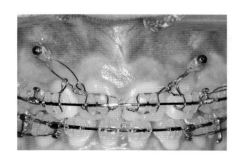

图44-28　压低前牙用微螺钉种植体的加力方式

因为前牙更容易出现牙根吸收。

2）压低前牙时容易出现上下前牙唇向倾斜，所以在压低前牙时同时附加一个向远中的力量会更好。尤其是在内收前牙时，压低前牙效果更为理想。

3）压低前牙时两侧力量尽量均衡压，低力不均衡，则会导致两侧前牙垂直向移动不均衡，出现殆平面的偏斜。

4）前牙压低后的保持：为了防止上颌前牙压低后出现复发，我们设计了独特的保持器，在传统的Hawley's保持器上增加了前牙（中切牙和侧切牙）切端钩，起到垂直向保持的作用（图44-29）。

3. 种植体支抗压低磨牙 对于骨性Ⅱ类高下颌平面角患者，我们可以采用种植支抗来压低上颌磨牙，促使上颌骨前上旋转，达到矫治高下颌平面角畸形的目的。

（1）种植体植入部位的选择：对于压低磨牙患者，通常在第一恒磨牙的颊舌（腭）侧各植入一枚微螺钉种植支抗，考虑到在腭侧植入种植支抗，舌头会很为不适，因此微螺钉外露部分尽量少，而且头要光滑，只要能将链状圈挂上即可（图44-30）。

（2）种植体植入方向：因为要垂直向移动牙齿，

微螺钉种植体垂直植入较好。甚至为了便于加力，微螺钉可与水平面成10°~15°角度斜向下植入。

（3）种植体的加力时机：垂直向加力通常可以即刻进行，当然也可以在微螺钉植入后2周加力。

（4）微螺钉种植体的加力方式：通常我们在第一和第二恒磨牙舌侧粘接舌侧扣，颊腭侧使用弹力结扎丝同时压低第一第二磨牙，以达到垂直压低后牙的目的，进而促使下颌前上旋转，达到矫治高角患者的目的。

（5）微螺钉种植体加力大小：压低过长牙不需要太大力量，力量太大容易引起牙根吸收。通常颊舌侧的力量在50~100 g。颊侧近远中都均匀加上力，牙齿不会发生近远中倾斜。下颌颊舌侧也和上颌一样，力量要均匀。

（6）压低过长牙齿注意事项：

1）压低磨牙力量不能过大：压低牙齿力量不能过大，过大会导致牙根吸收。

2）压低牙齿的两颊舌（腭）侧力量要均衡：力量不均衡，会导致牙齿的颊舌（腭）侧倾斜。可以通过两侧链状圈的力量加以调整。

3）近远中力量要均衡：压低力尽量通过牙齿的

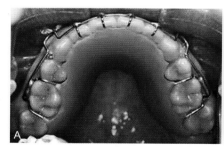
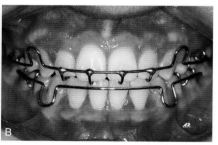

图44-29 前牙压低后改良Hawley's保持器。A. 佩戴改良Hawley's保持器后殆像；B. 佩戴改良Hawley's保持器后上前牙区特写

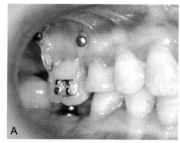
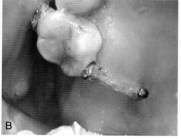

图44-30 种植体支抗压低过长磨牙。A. 颊侧植入两枚种植体；B. 舌侧仅需植入一枚种植体

牙长轴使力量达到均衡，否则牙齿会近远中倾斜。

（二）骨性Ⅲ类错𬌗的应用特点

骨性Ⅲ类错𬌗患者通常表现为上颌后缩、下颌前突或者两者兼有。一般对于生长发育期上颌后缩患者，可以采用钛板种植体支抗来进行前方牵引。而对于下颌轻中度前突患者，则可以采用微螺钉支抗钉将下牙列向远中移动，达到掩饰性治疗骨性Ⅲ类错𬌗的目的。

1. 种植体支抗前方牵引　对于仍然处于生长发育期骨性Ⅲ类错𬌗、前牙反𬌗且上颌后缩患者，通常采用上颌牵引的方法，促使上颌骨的向前生长，达到矫治反𬌗和上颌发育不足的问题。传统上颌前方牵引通常适用于8~10岁的患者，而且是以牙齿为支抗来进行的。口内的牵引装置放置在上颌第一恒磨牙与上颌第一乳磨牙或者第一前磨牙上。一般而言，传统上颌牵引矫治由于口内装置作用于牙齿上，因此对于11岁以上的患者，前牙的唇向移动相对较多。种植体由于是一种骨型支抗，我们试图通过种植体支抗来进行前方牵引。因为种植体支抗施力于齿槽骨上，牙齿的副作用较少，而主要是骨骼效应。

（1）种植体的种类：由于前方牵引是矫形力，一般的微螺钉无法承受这样的力量，不能用来作为前方牵引的支抗。临床上主要采用骨融性种植体、骨膜下种植体（On-plant）以及钛板种植体作为前方牵引的骨型支抗体。

（2）种植体植入部位的选择：骨融性种植体和骨膜下种植体都是植于上颌腭部腭中缝一侧，植入后需要生长3~4个月后，再二期暴露并放置基台，然后制作腭部装置，将种植体与两侧的第一恒磨牙连接起来，在颊侧制作前方牵引钩，与外部的牵引架连接，牵引上颌向前（图44-31）。而钛板种植体则植于上颌前部，侧切牙和尖牙之间，不需要产生骨融合，植入和拆除钛板均较为简便（图44-32）。

（3）种植体植入方法：对于骨融性种植体，在腭中缝一侧翻瓣，植入骨融性种植体，同时放置基台，3~4个月后再安置上部基台，为正畸治疗做好准备。骨膜下种植体在腭中缝处翻瓣，将种植体从骨膜下推入要植入的位置，缝合黏骨膜瓣。3~4个月后再次切开黏骨膜瓣，暴露种植体，放置上部基台，做好正畸治疗准备。而钛板种植体则植入简单，

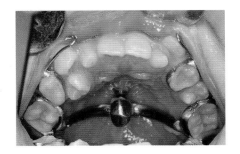

图44-31　种植体植入于上颌腭部腭中缝一侧

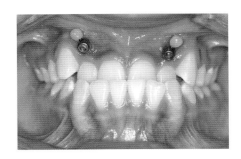

图44-32　钛板种植体植于上颌前部

在上颌侧切牙和尖牙间切开黏骨膜瓣，将"Ⅰ"型钛板植于上颌侧切牙与尖牙之间，用3枚微螺钉固定，缝合黏骨膜瓣。

（4）种植体的加力时机：一般骨融性种植体和骨膜下种植体均需要在种植体植入后3~4个月，种植体与齿槽骨发生骨融性结合后再加力。而钛板种植体则一般植入2~4周后加力。

（5）前方牵引的加力方式：对于腭部骨融性种植体和骨膜下种植体，都需要制作特殊的加力部件，铸造腭部装置将上颌第一恒磨牙和第一双尖牙带环连接起来，形成一个整体，然后在颊侧焊接牵引钩，通过橡皮圈与前方牵引架相连，达到种植体支抗前方牵引的目的。如果采用钛板前方牵引，则操作要简便得多。我们在钛板种植体外露部分制作牵引帽，通过橡皮圈与前方牵引架连接以拉上颌骨向前。

（6）前方牵引加力大小：种植体支抗前方牵引开始时每侧450g左右，1~2个月后可以加力到每侧600g。整体牵引时间12个月或者更长。

（7）牵引时间：每天牵引时间至少10~12个小时，越长越好，除睡觉时间外，白天也尽量多戴。尤其在周六和周日。

（8）种植体支抗前方牵引注意事项：

1）种植体有松动脱落的可能：有些患者的骨融性种植体和骨膜下种植体没有很好地骨融合，因此出现种植体松动脱落。钛板种植体也可能有由于局部感染而出现种植体松动脱落。

2）种植体植入手术后肿胀：与微螺钉种植体植入手术不同，骨融性种植体、骨膜下种植体和钛板种植体植入时均需要翻瓣手术，因而会出现1周左右的肿胀。但随后会消肿，恢复正常。

3）种植体牵引的力量不宜过大：开始时每侧牵引力大约450g，然后逐步加力到600g，但力量不能过大。

4）种植体牵引装置松动：骨膜下种植体和骨融性种植体前方牵引时因为加力装置在第一恒磨牙和双尖牙上，可能会出现松动，在拆除该装置时相对比较麻烦。

5）前牙唇向倾斜：一般而言种植体支抗前方牵引是骨支抗，不会出现前牙的唇倾；但事实上都出现少许的牙齿唇向移动，只是钛板种植体因为没有作用于牙齿上，其牙齿唇向倾斜的可能性较小，因此钛板种植体支抗在前方牵引时凸显出其明显的优势。

6）适应证考虑：根据我们的经验，钛板种植体适合于尖牙已经萌出的患者，且上颌侧切牙和尖牙间有足够的植入钛板的间隙。而骨融性和骨膜下种植体支抗对于尖牙未萌出患者较为合适。

2.种植支抗远中移动下牙列　对于骨性Ⅲ类下颌前突患者，我们可以采用种植支抗来远中移动下牙列，纠正前牙反𬌗，达到掩饰性治疗骨性Ⅲ类错𬌗的目的。

（1）种植体植入部位的选择：对于骨性Ⅲ类错𬌗患者，通常在下颌外斜线处每侧植入一枚微螺钉种植支抗，无论是自攻式还是助攻式微螺钉都可以。

（2）种植体植入方向：因为要水平移动牙齿或者整个下牙列，微螺钉种植体竖直植入较好，外部可以露得多一点，以防止牙龈或者黏膜肿胀，也便于加力。

（3）种植体的加力时机：一般在微螺钉植入后2

周加力。

（4）微螺钉种植体的加力方式：通常可以利用弹力结扎丝从外斜处微螺钉支抗到牙弓的唇弓上，也可以采用拉簧加力。唇弓一般采用0.019英寸×0.025英寸的不锈钢方丝。

（5）微螺钉种植体加力大小：拉整个下牙列向后的力量可以稍微大一些，通常每侧力量250~300g。

（6）牵引下颌向后注意事项：

1）牵引力量：牵引下颌力量要稍微大一些，便于拉动整个下牙列向远中，纠正前牙反𬌗。

2）左右两侧力量可以不均衡：因为两侧磨牙近中关系的距离可能不一样，因此可以通过调整两侧链状圈的力量来调整左右两侧移动的量。

3）唇弓：下颌唇弓要粗一些，这样可以防止牙弓变形，通常不在镍钛丝上进行大力牵引。

参考文献

[1] Kanomi R. Mini-implant for orthodontic anchorage. J Clin Orthod, 1997, 31(11):763-767.

[2] Park HS, Bae SM, Kyung HM, et al., Micro-implant anchorage for treatment of skeletal Class I bialveolar protrusion. J Clin Orthod, 2001, 35(7):417-422.

[3] Maino BG,Maino G, Mura P. Spider Screw: skeletalanchorage system. Prog Orthod, 2005, 6(1):70-81.

[4] Munoz A, MainoG, Lemler J, et al., Skeletalanchorage for Class II correction in a growing patient.J Clin Orthod, 2009, 43(5):325-331.

[5] Baumgaertel S. Cortical bone thickness and bone depth of the posterior palatal alveolar process for mini-implant insertion in adults. Am J Orthod Dentofacial Orthop, 140(6):806-811.

[6] Carlson C, Sung J, McComb RW, et al., Microimplant-assisted rapid palatal expansion appliance to orthopedically correct transverse maxillary deficiency in an adult. Am J Orthod Dentofacial Orthop, 2016, 149(5):716-728.

[7] 朱胜吉, 周彦恒, 傅民魁, 等. 应用种植体支抗正畸治疗的初步临床研究. 口腔正畸学, 2004, 11(4):169-173.

[8] 朱胜吉, 周彦恒, 傅民魁. 种植体支抗正畸治疗中上颌磨牙稳定性的初步研究. 中华口腔医学杂志, 2006, 41(1):4-7.

[9] 丁雪芳, 周彦恒, 高雪梅.微螺钉种植体支抗压低过长磨牙的初步临床应用. 口腔正畸学, 2007, 14(2):78-80.

[10] 李韵仪, 周彦恒, 林久祥. 种植体支抗压低上切牙改善露龈笑的临床初探. 中华口腔医学杂志, 2009, 44(8):449-453.

第四十五章

口腔正畸临床常用器械及材料

施 捷

本章内容

一、临床常用器械
（一）医师常用器械
（二）护士配合器械
二、技工常用器械

三、种植支抗相关器械
四、正畸面殆像拍摄相关器械
五、无托槽隐形矫治相关器械

一、临床常用器械

（一）医师常用器械

1. 口内操作

（1）持针器（图 45-1）：口内操作常用器械。用于夹持弓丝、结扎丝、结扎圈、链状圈等。

（2）细丝切断钳（图 45-2）：用于切断结扎丝。应注意保护其尖端工作刃，不适宜用于切断直径超过 0.015 英寸的丝。

（3）末端切断钳（图 45-3）：用于在口内切断过

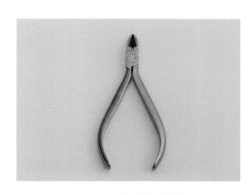

图 45-2　细丝切断钳

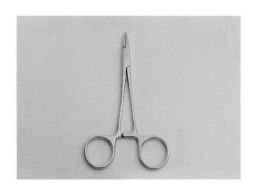

图 45-1　持针器

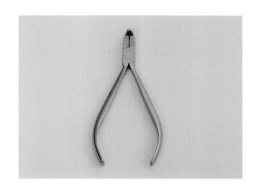

图 45-3　末端切断钳

长的弓丝末端，且切断的末端弓丝留在钳喙上。

（4）托槽去除钳（图45-4）：用于去除各类粘接在牙面上的托槽，可以相对避免过多的釉质损伤。分为前牙去托槽钳和后牙去托槽钳。

（5）分牙皮圈钳（图45-5）：用于在分牙间隙置入分牙橡皮圈。

（6）托槽定位器（图45-6）：临床辅助托槽粘接的定位工具。借助定位插头插入托槽槽沟以确定其

垂直向距离和位置。

（7）测力计（图45-7）：分为笔式和杆式。用于测量矫治装置产生或施加的矫治力，以协助临床精准操作。

（8）末端回弯钳（图45-8）：用于末端回弯及弓丝取出和放置等。舌侧正畸比较常用。

（9）带环推子（图45-9）：粘接带环时协助带环就位的器械（带环就位器：带环粘接时协助带环就位）。

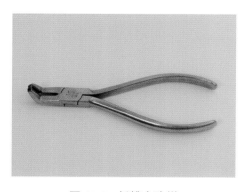

图45-4 托槽去除钳

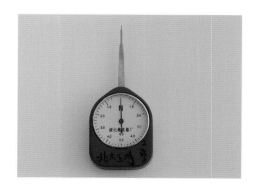

图45-7 测力计

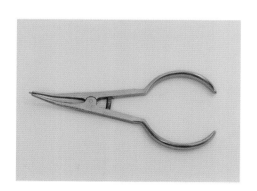

图45-5 分牙皮圈钳

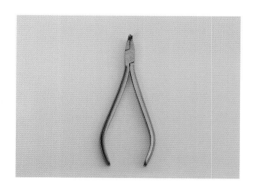

图45-8 末端回弯钳

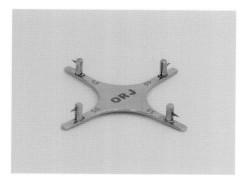

图45-6 托槽定位器

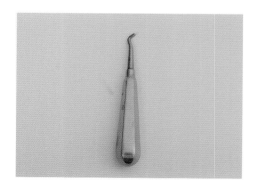

图45-9 带环推子

（10）去带环钳（图 45-10）：常见后牙去带环钳，用于在口内方便取下后牙带环，取下后带环位于两钳喙之间。

（11）弓丝就位器（图 45-11）：将弓丝置入托槽槽沟时协助弓丝就位的器械。

（12）颊管顶盖去除钳（图 45-12）：应用于可掀盖颊管在口内操作直接去除颊管的顶盖。

2. 弓丝制备

（1）细丝成型钳（图 45-13）：或称细丝弯制钳，在固定矫治技术中最为常用。钳喙一方一圆，钳喙尖部分别为 1 mm 直径圆形和 1 mm 边长正方形。用于弯制不同弧度的曲，如各类弓丝和弹簧等直径 0.5 mm 以下的硬丝。

（2）Tweed 钳（图 45-14）：Tweed 技术常用弓丝弯制钳，一侧钳喙为尖端直径 1 mm 的圆形，另一侧钳喙尖端为内表面凹的半月形，喙缘宽为 2 mm。可用于各类曲的弯制，如 Ω 曲、闭合曲、鞋拔曲等。弯制弓丝直径不超过 0.022 英寸。

（3）Kim 钳（图 45-15）：主要用于 MEAW 曲的弯制。

（4）牵引钩及钳（图 45-16）：主要用于将配套成品牵引钩夹紧于硬质方丝弓形上的特定位置。

（5）弓丝成型器（图 45-17）：用于 0.016、0.017、0.018、0.019 和 0.022 英寸方丝的弓形弯制。常用为 0 转矩，也有可直接形成转矩的成型器。

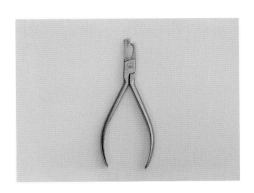

图 45-10　去带环钳

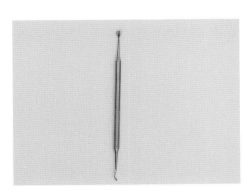

图 45-11　弓丝就位器

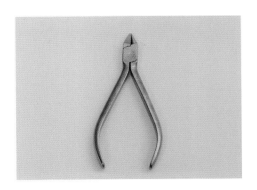

图 45-13　细丝成型钳

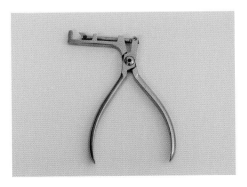

图 45-12　颊管顶盖去除钳

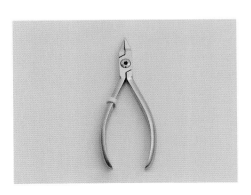

图 45-14　Tweed 钳

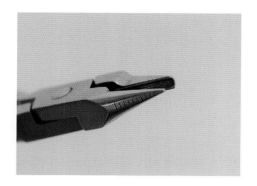

图 45-15 Kim 钳

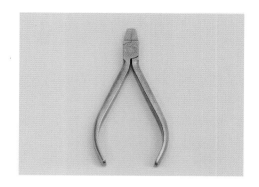

图 45-18 转矩钳

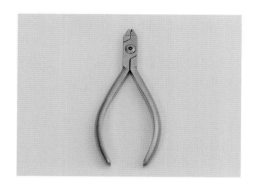

图 45-16 牵引钩钳

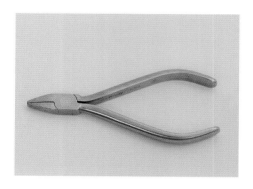

图 45-19 小 V 钳

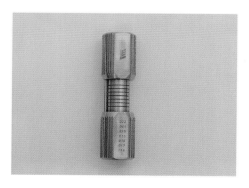

图 45-17 弓丝成型器

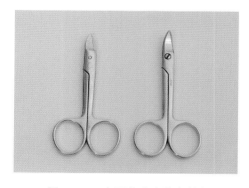

图 45-20 金冠剪（直剪弯剪）

（6）转矩钳（图 45-18）：或称转矩成型钳。钳喙宽度 1~2 mm，应用于方丝的转矩加载，多为两把成对使用。也用于检查弓丝的转矩表达和部分弓丝弯制，如第一序列弯曲。

（7）小 V 钳（图 45-19）：用于在弓丝特定位置形成"V"形阻挡曲。

3. 辅助器械

（1）金冠剪（直剪弯剪）（图 45-20）：修剪带环边缘，亦可协助修整压膜保持器和隐形矫治器边缘。

（2）舌侧扣打孔钳（图 45-21）：隐形矫治中用于剪除牙面上粘接舌侧扣对应位置矫治器部分的器械。

（3）牵引钩打孔钳（图 45-22）：隐形矫治中用于剪除牵引钩对应位置矫治器部分的器械，以形成可以进行牵引的斜槽。

（4）前方牵引面弓（图 45-23）：用于上颌骨发育不足时，骨性生产改良的前方牵引矫治。需要口内配置牵引钩，常配合上颌螺旋扩弓器使用。

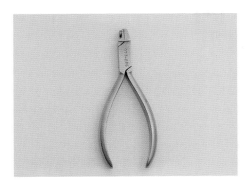

图 45-21　舌侧扣打孔钳

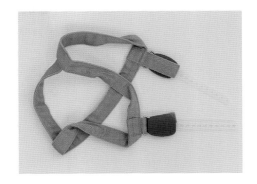

图 45-24　头帽（高位牵引头帽）

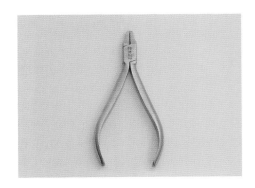

图 45-22　牵引钩打孔钳

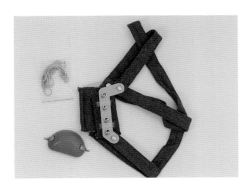

图 45-25　颏兜

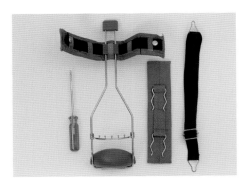

图 45-23　前方牵引面弓

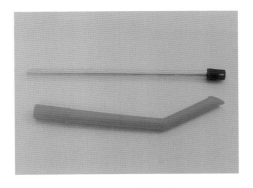

图 45-26　吸引器管

（5）头帽（高位牵引、联合牵引、颈带）（图 45-24）：口外支抗中颅部支抗常用到的配合装置。需要配合口内牵引钩一起使用。

（6）颏兜（图 45-25）：用于上颌生长改良配合前方牵引面弓一起使用；也用于下颌骨生长发育过度时在治疗阶段内限制下颌骨的生长。

（二）护士配合器械

（1）吸引器管（图 45-26）：常用有弱吸和强吸两种。

（2）水门汀调拌刀（图 45-27）：用于调和玻璃离子等粘接剂。

（3）开口器（图 45-28）：粘接托槽颊管时配合使用。

（4）纤维刷（图 45-29）：用于在牙面上涂布处理粘接剂。

（5）反向托槽镊（图 45-30）：四手操作时，护士夹持托槽用。

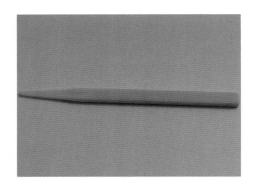

图 45-27　水门汀调拌刀

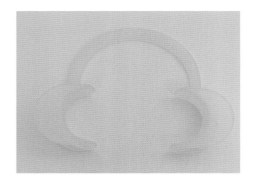

图 45-28　开口器

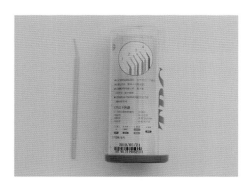

图 45-29　纤维刷

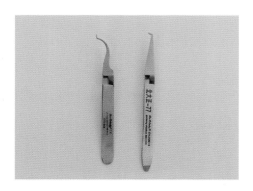

图 45-30　反向托槽镊、反向颊管镊

（6）反向颊管镊（图 45-30）：四手操作时，护士夹持颊管用。

二、技工常用器械

（1）小尖钳（图 45-31）：用于弯制成型的弓丝或做曲的精细调整。

（2）平头钳（图 45-32）：用于弯制成型的弓丝或做曲的精细调整。

（3）日月钳（图 45-33）：用于弯制成型的弓丝或做曲的精细调整

（4）梯形钳（图 45-34）：用于弯制成型的弓丝或做曲的精细调整。

（5）三弯钳（图 45-35）：用于弯制成型的弓丝或做曲的精细调整。

（6）刻断钳（图 45-36）：用于剪断弓丝。

（7）蜡刀（图 45-37）：用于蜡的雕刻成型。

（8）焊枪（图 45-38）：用于金属部件的焊接。

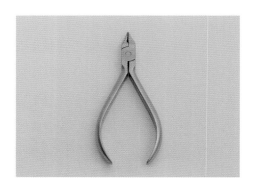

图 45-31　小尖钳

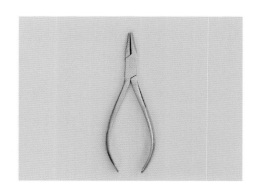

图 45-32　平头钳

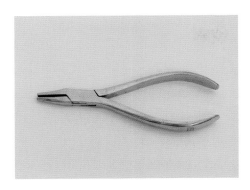

图 45-33 日月钳

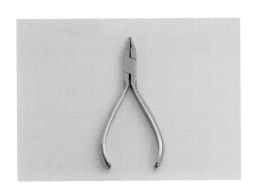

图 45-34 梯形钳

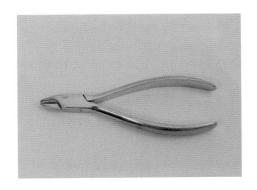

图 45-35 三弯钳

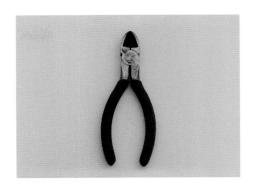

图 45-36 刻断钳

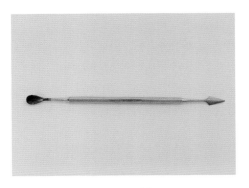

图 45-37 蜡刀

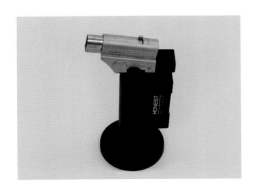

图 45-38 焊枪

三、种植支抗相关器械（图 45-39）

1. 常规用物 检查器（口镜、镊子、探针）、吸引器管、防护膜、护目镜、口杯、三用枪、敷料、高速牙科手机、低速牙科手机、凡士林棉签、0.02%氯己定含漱液、75% 酒精棉球、0.1% 苯扎溴铵棉球、

一次性无菌手套、种植部位的 X 线片。

2. 局部麻醉用物 无菌棉签、表面麻醉剂、卡局式注射器、专用注射针头、卡局芯式麻醉剂、碘附棉签、持针器。

3. 自攻系统用物 自攻系统种植钉器械包（内含口镜 2 个、探针、镊子、手术刀柄、持针器、15#

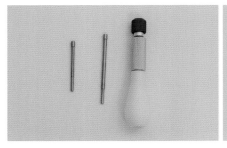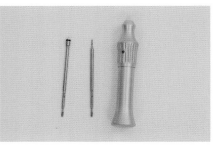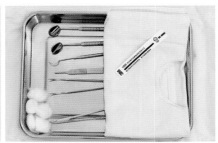

图 45-39　种植支抗相关器材

圆刀片、无菌棉球若干或小纱布）、自攻系统手柄、自攻系统种植钉、酒精棉球若干、孔巾。

4. 助攻系统用物　助攻系统种植钉器械包（内含口镜 2 个、探针、镊子、手术刀柄、持针器、15# 圆刀片、量杯及无菌纱布、孔巾）、助攻系统手柄及骨钻、助攻系统种植钉、75% 酒精棉球若干。

四、正畸面𬌗像拍摄相关器械

参见面𬌗像章节。

五、无托槽隐形矫治相关器械

1. 常规用物　检查器（口镜、镊子、探针）、吸引器管、防护膜、护目镜、口杯、三用枪、敷料、高速牙科手机、低速牙科手机、车针、凡士林棉签、开口器、光固化灯。

2. 粘接附件用物　预处理液、光固化复合树脂、35% 磷酸酸蚀剂、调拌刀、避光盒、附件粘接模板。

第五篇

口腔颌面正畸相关的
交叉学科篇

第四十六章

正畸－正颌联合矫治严重骨性牙颌畸形

胡　炜　周彦恒

本章内容

一、概述

（一）正畸治疗与正颌外科矫治的限度

单纯正畸治疗主要解决的是牙齿排列问题。具有骨性牙颌畸形的青少年患者可通过矫形力矫治器或功能矫治器在颌骨生长阶段进行早期矫治——生长改良治疗，待骨性畸形得到纠正或缓解后再行第二期的正畸治疗。对于已停止生长发育的成年患者，通过牙齿的代偿移动可以在一定程度上掩饰性治疗轻中度骨性牙颌畸形。但对于严重的骨性牙颌畸形成年患者，由于已出现明显的牙齿代偿，无法通过单纯的正畸治疗来掩饰颌骨和面部的畸形，此类患者应通过正畸－正颌外科联合矫治。

（二）适应证和治疗时机

正畸－正颌联合矫治可对各种严重的骨性牙颌面

畸形进行治疗，包括各种先天畸形、发育畸形及外伤引起的牙颌畸形。

联合矫治的时机一般在生长发育完成后进行治疗。男性约 20 岁、女性约 18 岁。

下列情形可以考虑提前进行手术治疗：

（1）生长发育严重不足的患者；

（2）先天畸形、影响正常生长发育的患者；

（3）一些生长过度，但严重影响心理健康和社会行为的患者。

提前手术很可能因颌骨继续生长导致骨性畸形复发而需要在成年后进行二次正颌手术。

（三）正颌外科的发展以及与正畸治疗的关系

正颌外科和口腔正畸虽属口腔医学领域中的不同学科，但关系密切。早在 100 年前，"口腔正畸之父"Angle 医生在评价一名下颌前突经外科手术治疗的病例时就指出："如果该患者能配合正畸治疗和殆板应用，则效果会大大提高。"

Trauner 和 Obwegeser 在 1959 年提出的下颌升支矢状劈开截骨术标志着现代正颌外科的开始。该技术既能增加下颌的长度，也能减小下颌的长度，因此可以矫治下颌发育不足或过度。20 世纪 60 年代 Bell、Epker 和 Wolford 提出的 LeFort Ⅰ型上颌折断降下术标志着上颌手术趋于成熟，该方式可在三维方向上移动上颌位置。到 20 世纪 80 年代，口腔颌面外科手术已发展到可以进行单颌或双颌手术，齿槽骨分块手术和下颌颏部手术在三维方向上的移动。到 20 世纪 90 年代，坚固内固定技术使患者更加舒适而无需进行颌间结扎来固定颌骨，同时出现的牵张成骨术，使严重骨性发育不足的患者可以通过牵张成骨增加骨量。目前各种严重的牙颌面畸形都可以进行正颌手术和正畸联合治疗。多数患者在牵张成骨后虽然颌骨骨量增加了，但牙颌畸形并未完全缓解，仍需要进行正畸 - 正颌联合矫治。因此，正颌外科与口腔正畸的联系更加紧密。

早期牙颌畸形患者手术治疗时，并无正畸治疗的配合。伴随不锈钢丝代替金合金丝作为唇弓，以及全口多带环矫治器的广泛应用，开启了正畸和正颌外科联合矫治牙颌畸形的新时代。现代固定矫治器精确性高，采用粗的方丝入槽，其在术中固定效果好于骨折夹板，可以做到更稳定和精准，而且便于进行术后正畸。通过术前正畸，去除手术时的障碍，减少手术的难度和创伤。使用坚固内固定后，正颌术后颌骨的稳定性增强，一般在术后 4 周即可开始正畸治疗。术后正畸可达到良好的咬合接触，并能消除轻微的术后复发，从而使正颌外科的矫治疗效大大提高。

进入到 21 世纪，一些学者和医生又重提了手术优先的概念。他们的理念是术前正畸需要一段相当长的时间，患者需要等待到术前正畸结束才能改善面型，而且正畸的去代偿治疗会使患者的面型恶化。因此，主张在简单初步的正畸后尽快完成正颌手术，术后再进行相应的去代偿治疗。需要注意的是，当前的手术优先概念与 100 多年前不做正畸就进行手术不一样。现在的手术优先，要在术前通过正畸治疗消除咬合干扰，然后手术解决颌骨畸形，术后完成去代偿和牙殆关系的精细调整。术后的很多正畸治疗要借助于种植体支抗来协助完成。不过这样做对正畸医生和正颌医生也提出了更大的挑战，同时还要严格选择好适应证。

国内早在 20 世纪 70 年代初期，北京医科大学的张震康教授（颌面外科医生）和傅民魁教授（正畸医生）首度合作，矫治下颌前突畸形。至今经过 40 余年的发展，已经形成了口腔正畸 - 正颌外科密切配合的矫治体系。

因此，现代正颌外科，是口腔正畸学和口腔颌面外科学二者紧密联合的产物，只有通过序列的术前正畸、外科手术、术后正畸治疗，才能达到矫治牙颌畸形的目的和疗效。

（四）正畸 - 正颌联合矫治的基本程序

正畸 - 正颌外科治疗的基本程序为：①全身疾病治疗；②牙周、牙体等口腔综合治疗；③术前正畸治疗；④正颌外科手术治疗；⑤术后正畸治疗。

1. 全身疾病治疗

（1）全身系统性疾病：对于一些全身系统性疾病如高血压、糖尿病、甲状腺功能亢进等，在进行正颌外科治疗时，宜与内科医生密切配合，从药物上、饮食上对患者的系统病进行长期的治疗，利于正颌外科手术的实施。

（2）孕妇：若患者为孕妇，通常情况下不宜进行正颌外科手术。

（3）应用药物：一些药物，可以影响正畸治疗的牙齿移动，主要是一些前列腺素抑制剂，会影响到骨的改建，妨碍牙齿移动，因而不宜进行正畸 - 正颌联合治疗。

2. 牙周、牙体等口腔综合治疗　所有牙周疾病、牙体疾病均应在正畸 - 正颌外科手术治疗前进行严格而系统的治疗。

3. 术前正畸治疗　术前正畸治疗是通过牙齿移动，去除牙齿的代偿和干扰，利于正颌手术移动骨块。术前正畸完成后，在手术前需将牙殆模型上殆架进行模型外科操作。上下颌骨模拟手术后应有良好的殆关系。依此殆关系制作牙弓殆板，作为手术中确定颌骨位置的装置。

4. 正颌手术　常用的正颌手术有上颌 LeFort Ⅰ型、Ⅱ型和Ⅲ型截骨术，下颌升支矢状劈开截骨术，上下颌骨前部截骨术，下颌颏部成形术等。

5. 术后正畸　术后正畸是牙殆关系的精细调整，同时还有利于术后畸形复发的控制。

二、术前正畸

（一）术前正畸的目的

术前正畸治疗目的就是通过牙齿移动，去除牙齿的代偿和干扰，利于正颌手术移动骨块，尽可能多地改善牙颌畸形。正颌外科手术要将上下颌骨截断，移动骨块到正确的位置，矫治异常的颌位关系，达到矫治颌骨畸形的目的。如果没有进行术前正畸，牙齿的代偿没有去除，就会限制颌位调整时颌骨的移动量，进而使颌骨畸形的改善程度受限。如果没有进行术前正畸，排列不齐的牙齿会在手术拼对颌骨位置时因咬合干扰影响术中的颌骨移位，同时对术后的稳定性也有较大的影响。术前正畸中去除牙齿的代偿，增大颌骨的可移动范围，有利于改善骨性畸形。术前正畸中排齐牙齿，消除颌骨拼对时的咬合干扰，在术中获得良好的咬合关系，有利于术后颌骨位置的稳定。

1. 去代偿　严重的骨性牙颌畸形表现为牙颌面三维方向的不调，其牙齿代偿机制与牙颌畸形高度相关。去代偿治疗是术前正畸的一个主要步骤，针对不同方向上的牙颌畸形，去代偿矫治的方式也不相同。

（1）矢状向不调：

1）骨性下颌前突和（或）上颌后缩（骨性Ⅲ类牙颌畸形）：此类牙颌畸形表现为面中部凹陷，面下部前突和过长，前牙反𬌗，下颌不可后退。一般反覆盖越大，牙齿代偿越明显，主要表现为上前牙唇倾和下前牙舌倾。在术前正畸时，就应舌向移动上颌前牙、唇向移动下颌前牙，使反覆盖加大，利于颌骨畸形的矫治。例如一个严重下颌前突的患者，前牙反覆盖为 2 mm，下切牙代偿性舌倾，而下颌的位置经测量分析为前突 8 mm，外科手术设计拟将下颌后移 8 mm，则这时上下前牙将有 6 mm 的深覆盖关系。因而对于这一患者的术前正畸应开展下切牙向唇向，改变牙长轴的舌倾，同时内收唇倾的上前牙，增大其反覆盖的程度，这样在下颌后移手术后才能有良好的前牙覆盖关系（图 46-1）。

依据上前牙需要的内收量和上牙列的拥挤度决定上牙列是否需要拔牙矫治以及选择何种支抗控制方式。如果上牙列中重度拥挤或上前牙唇倾明显需要大量内收时，多需要拔除上颌第一前磨牙并在上

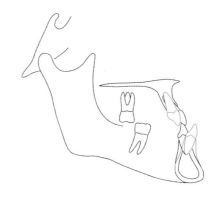

图 46-1　骨性Ⅲ类牙颌畸形的去代偿治疗

后牙实施强支抗控制（可能需要植入支抗钉增强上后牙支抗，配合Ⅱ类颌间牵引）。若此时下牙列不拔牙，则术后磨牙关系变为完全远中。需要注意关闭间隙后上下牙弓宽度的协调性。因下颌没有拔牙，牙弓相对较窄，上颌拔除前磨牙后磨牙区牙弓宽度相对较宽。这就需要在关闭上牙列拔牙间隙时缩窄上牙弓宽度，同时适度扩大下牙弓宽度。此外，有些病例在内收上前牙时可能会遇到困难，尤其是当上下牙齿有明显的咬合创伤时更不易实现上前牙的内收。这时可通过下颌𬌗垫抬高咬合，避免前牙的咬合创伤。也可在正颌手术中进行颌骨分块，协助关闭间隙和上前牙去代偿。

如果上牙列轻度拥挤或上前牙轻度唇倾，同时上颌第三磨牙已萌出，上颌后部骨量充分者，可在上颌颧齿槽嵴处植入支抗钉进行上牙列整体后移。若此时下牙列不拔牙，则术后磨牙关系变为中性关系。上述情况，如果上颌第三磨牙阻生，上颌后部骨量不足，也应考虑拔前磨牙，采用后牙中度支抗，内收上前牙或解除上牙列拥挤。

下牙列是否需要拔牙取决于下牙列的拥挤度和下前牙舌倾程度以及下颌前部齿槽骨的骨量。这类患者多数情况是下牙列轻中度拥挤，下前牙舌倾，可不拔牙矫治唇向开展下切牙提供间隙，同时去除下前牙的代偿性舌倾。但也有少数患者下前牙较为唇倾，则需要在下颌拔前磨牙，利用拔牙间隙排齐下牙列，直立下切牙。如果下牙列重度拥挤也要进行拔牙矫治。

2）骨性下颌后缩和（或）上颌前突（骨性Ⅱ类牙颌畸形）：此类牙颌畸形表现为明显的下颌后缩，伴有或不伴有上牙弓前突，多数有露龈笑。前牙深

覆盖，深覆𬌗。牙齿的代偿表现为上前牙直立和下前牙唇倾。在术前正畸时应内收下前牙，进一步增大前牙覆盖。为了达到这一目的，多需要拔除下颌第一前磨牙。应依据下切牙区域齿槽骨的骨量决定下前牙的内收量，内收下切牙时不采用整体内收方式，多为下切牙的可控性倾斜移动。下牙列拔牙后，若上牙列不拔牙，则在术后出现磨牙完全近中关系，上颌第二磨牙没有了对颌牙。因而，在这种情况下，上颌需要配合拔除第一前磨牙，但不需要内收上切牙。术中适度前移上后牙和远中移动上前牙，关闭上牙列间隙，术后磨牙关系变为中性（图46-2）。

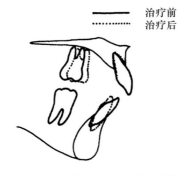

图46-2　骨性Ⅱ类牙颌畸形的去代偿治疗

3）双颌前突：双颌前突表现为上下颌前颌骨突出，上切牙较为直立，上唇突，下切牙多较为唇倾。这类患者需要拔除上下第一前磨牙，上颌前牙不需要术前去代偿，维持上前牙的唇倾度即可。手术中利用拔牙间隙，后移上颌前部骨段。下前牙多需要在术前去代偿，其方式方法同骨性下颌后缩畸形的去代偿治疗。

（2）垂直向不调：

1）骨性开𬌗：此类牙颌畸形多表现为长面综合征，前面高长，面下1/3过长，下颌平面角大，前牙开𬌗，后部齿槽过长等。牙齿的代偿表现为上颌补偿曲线较明显，而下颌Spee曲线较平坦。以往文献中强调术前正畸时不要在整平牙列时伸长前牙，甚至还要压低前牙。临床实践表明压低前牙的必要性不大，只要在术前正畸中维持上下颌牙列的纵𬌗曲线即可。

2）骨性深覆𬌗：此类牙颌畸形多表现为短面综合征，前面高过短，面下1/3过短，下颌平面角小，前牙深覆𬌗，后部齿槽高度不足，多伴有前牙深覆盖。垂直向上术前去代偿治疗的必要性不大。

（3）水平向不调：水平向不调多为颜面不对称畸形，可分为以下颌不对称为主或上下颌均不对称畸形。临床表现为颜面不对称，下颌颏部向一侧偏斜，下颌体和升支两侧长度不一致，𬌗平面偏斜，上牙弓狭窄等。牙齿代偿表现为偏斜侧上颌后牙颊倾，下颌后牙舌倾，偏斜侧的对侧后牙颊倾度基本正常。偏斜侧很可能出现后牙反𬌗。术前正畸去代偿就是要矫治偏斜侧后牙的颊舌向倾斜度，直立上颌后牙，颊向移动下颌后牙。术前正畸结束时，偏斜侧的后牙由正常覆盖变为后牙反𬌗，或反覆盖增大。

多数颜面不对称患者表现为上下牙列中线不一致。少数患者表现为上下中线一致，表现出较多的代偿性改变。虽然中线一致，但上下中切牙的牙轴倾斜。术前正畸的去代偿治疗是竖直倾斜的中切牙，使上下中线变为不一致。

2. 去除术中的咬合干扰　咬合干扰会影响术中颌骨骨段的移动，影响手术疗效。这些咬合干扰还会影响术后牙𬌗关系的稳定，容易导致牙颌畸形在术后复发。因此，消除咬合干扰是术前正畸的主要目的。这样做有利于术中颌骨骨段的拼对，有助于减少术后畸形的复发。

咬合干扰表现为在手术前模型外科模拟手术移动颌骨后，上下牙齿存在干扰。一般多发生在牙列拥挤部位、后牙的反𬌗或锁𬌗、牙弓宽度的不协调。有些咬合干扰还与后牙过长有关，例如骨性下颌前突患者，由于下牙列位置靠前，上颌第二磨牙没有对颌牙出现过长。此外，上下牙量的不协调也是导致咬合干扰的因素之一。例如上牙量较小，为了获得正常的前牙覆盖，尖牙关系就要偏向远中关系。术前正畸进行牙列的排齐和整平、协调牙弓宽度等措施可以有效消除咬合干扰。协调上下牙量关系也有助于获得良好的𬌗关系。手术前取研究模型进行拼对检查可以及时发现牙齿的咬合干扰，及时进行牙位或牙弓的调整。

（二）术前正畸的诊断设计

1. 常用检查手段　严重的骨性牙颌畸形患者不仅表现为牙𬌗关系的畸形，更重要的是颌骨三维形态和位置关系的畸形。因此，在临床检查中除了要注意三维牙𬌗关系的检查，注意𬌗平面倾斜度的检查，也要注重颜面部的检查。正面观要检查面部左右两侧对称情况，颏点有否偏斜，两侧上下颌骨、肌肉发育是否对称。面部垂直向比例是否协调，面中、下 1/3 高度是否正常。侧面观要明确是凹面型还是凸面型，下颌平面角是高角、均角还是低角。为了明确牙殆关系的问题，取牙殆模型必不可少，模型测量分析可以找出牙齿排列、牙量大小以及牙弓形态等在三维方向的问题。通过模型拼对可以很容易地发现咬合干扰的来源。术前 X 线检查也很必要，包括头颅侧位片、头颅正位片、曲面断层片等可以分析牙颌面畸形的三维表现，以确定其发生机制。还需要拍摄颞颌关节片，对髁突及下颌升支等进行诊断分析。目前锥型束计算机断层扫描技术（Cone beam CT，简称为 CBCT）已常规在临床使用，通过拍摄大视野 CBCT 可以对上下颌骨、牙殆结构及颞颌关节进行三维方向的分析和诊断，便于分析牙颌面畸形的机制，有助于治疗方案的制订。常规的面殆像也是术前检查的必备资料，在条件允许的情况下还可以拍摄三维面像，更好地反映面部软组织形态。

2. 与正颌外科医生协商治疗方案　正畸医师有必要与正颌外科医师一起对患者进行检查、评价和治疗方案制订。正畸医师针对骨性畸形的检查和诊断制订初步方案，并和正颌外科医生协商，可以使术前正畸更好地配合正颌手术，同时有些术前正畸不易完成或不能完成的任务，正颌医生可以通过手术帮助解决。有时手术方式的改变可以轻松解决术前正畸中的难题。因此，正畸医师与正颌医师经过协商一致后进行正畸-正颌联合治疗才能取得更佳的疗效。

3. 数字三维诊断技术的应用　随着 CBCT 和三维面像技术以及相应的三维诊断分析软件的不断成熟，现在可通过这些三维资料在计算机上进行正颌手术的模拟。这样能更直观地设定术前正畸的目标，明确手术部位、术式和颌骨移动量以及面部软组织在术后的变化。目前计算机模拟还与现实存在较大差异，需要不断添加临床资料的数据对预测系统进行完善。只要数据量足够大，日后数字诊断和模拟将会愈发接近临床，为正畸-正颌联合治疗提供更多的帮助。

（三）术前正畸中的特殊性

1. 排齐牙列　牙颌畸形的正畸治疗，第一阶段均为排齐和整平牙列。排齐和整平牙列，是难以分割开的两个治疗过程。为了便于描述，先只讲牙列的排齐。在排齐牙列阶段的术前正畸与一般的正畸治疗基本相似。在排齐阶段，不仅需要将错位牙排入牙弓，还要兼顾前牙间的位置关系、牙弓宽度和牙弓形态。错位牙若由于萌出间隙不足而偏离其萌出道，使牙冠错位较牙根多。这种情况在排齐时，要倾斜移动牙齿，使错位的牙冠倾斜至牙弓正常的位置，整体移动多不必要。但在下前牙区域，由于牙列拥挤空间不足往往会出现下侧切牙牙冠远中倾斜，牙根近中倾斜。为了排齐下牙列多需要进行一定的控根移动，纠正斜轴的下颌侧切牙。

对于伴有牙列拥挤的骨性牙颌畸形需要提供一定的间隙才能排齐牙列。针对牙列拥挤的程度可以采用扩大牙弓、推磨牙向远中、邻面去釉和拔牙提供间隙。这些方式与牙列拥挤的治疗完全一致。但对于骨性畸形有其特殊性，表现在由于骨骼畸形及软组织功能作用的影响，这类患者多存在牙齿的代偿性倾斜，尤其是切牙。故而在排齐牙列时，应考虑前牙的倾斜度。对于已经唇倾的前牙，在排齐时应防止前牙唇倾加重，这时就需要提供较多的间隙，此时多选择拔牙矫治。而对于舌倾的前牙，则在排齐时尽可能使其唇倾一些，恢复正常的牙齿轴倾度。由于切牙唇倾可以为牙弓提供一定的间隙，因此对于轻中度的拥挤很可能不需要拔牙矫治。不过，对于高角病例在唇倾下切牙前要检查其唇侧齿槽骨厚度，对于齿槽骨较薄的患者应先进行牙周翻瓣植骨增加唇侧骨量，然后再行牙列唇倾排齐。

排齐牙列阶段矫治器弓丝的选择原则与以往的论述一致，由软渐硬，由细渐粗，由圆丝到方丝。

2. 整平牙列　整平阶段多与排齐阶段同时进行。对于正颌手术患者，则要根据患者的具体情况，来改变牙齿垂直向关系。一般而言，对于垂直向高度异常的患者，采用手术的方式，通过牙骨段垂直向位置移动，改变牙齿垂直向关系，效果良好且结果稳定。所以在术前正畸治疗，不必盲目整平牙列，有些患者，术后整平牙列效果会更好。

患者的面型，往往决定了牙列整平的方式。长面型者，前牙开殆，在术前正畸治疗时，不强调牙列的整平，一般是维持矫治前上颌的补偿曲线和下颌的 Spee 曲线。短面者则需增加面高，因此不宜压低下前牙，而应升高前磨牙，所以术前正畸时，可以使用平面导板帮助后牙升高。此外，手术后会更有利于伸长后牙整平牙列。

严重骨性下颌前突的患者，下颌位置靠前，上颌第二磨牙因缺乏对颌牙会出现过长。这时牙列整平要特别注意整体压低过长的上颌第二磨牙。以往对这类病例的治疗，因忽视了对上牙列的整平，尤其是对过长上颌第二磨牙的压低，导致术中咬合干扰，术后咬合不稳定。对于过长的上颌第二磨牙压低可以使用种植体支抗钉协助压低，也可采用改型腭杆和固定矫治器相配合进行压低。

3. 牙列中线的纠正　中线的位置影响到矫治后的美观效果，同时对拔牙方案及手术计划的确定也有影响。所以应综合面中线、牙列中线、基骨中线和牙弓几何中线来全盘考虑。

（1）面中线（facial midline）：面中线又称美观中线，在临床检查时可在患者眉间点、鼻尖点、鼻下中点、人中点和颏点作记号，并用细线连接这五点，即产生面中线（图46-3）。多数骨性牙颌畸形患者的这五点连线会偏向一侧。

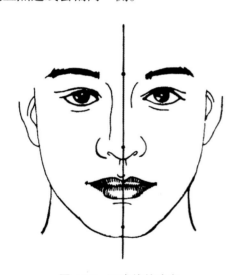

图46-3　面中线的确定

（2）牙列中线（ental midline）：上下颌牙列中线定义为中切牙近中接触点。若上下颌中线偏离，应作详细记录，并且在治疗时，通过手术（骨骼移动）或正畸治疗（牙齿移动），使上下颌中线一致。

（3）基骨中线（apical base midline）：上下颌基骨中线又称为上下颌的解剖中线。牙𬌗模型上颌的腭中缝可以作为上颌基骨的参考中线，以此判断上牙列中线是否有偏斜。同时用直尺垂直于腭中缝，进而观察两侧上颌第一磨牙前后向位置是否一致，有助于判断上颌磨牙是否前移。下颌基骨因缺乏稳定的骨性标志，不能准确确定基骨中线。

多数骨性牙颌畸形患者均存在不同程度的颜面不对称畸形，表现为面上 1/3 基本对称，面中 1/3 开始出现不对称（表现为鼻部和人中的偏斜），面下 1/3 不对称明显加重（表现为颏部偏斜和两侧下颌骨体部大小以及升支高度不对称）。严重时两侧眼睛的高度亦不一样（表现为平视前方时眶下缘不在一条水平线上），两侧后牙的𬌗平面也不在同一水平面上。因此术前正畸设计和确定手术方案要考虑如何纠正面中线，此时的参考点应更多关注面上 1/3 的标志点，双侧眼睛水平向位置是否一致，而鼻部和人中已不能很好地反映面中线。

通常情况下，对于牙列中线不正的患者，要明确是牙性不对称还是骨性不对称。如果是牙性不对称，可以通过拔牙、单侧推磨牙向远中或者邻面去釉等方法纠正牙列中线，使其与基骨中线一致。如果是骨性畸形，则在术前正畸中使牙列中线与颌骨的中线一致即可，术中通过颌骨位置的移动，实现上下中线一致。

4. 牙弓宽度的协调　畸形患者的上下颌牙弓宽度不调较为常见。在开始治疗前，要明确上下牙弓宽度不调的程度，程度严重者多为骨性不调，例如一侧后牙的反𬌗。个别后牙的反𬌗或锁𬌗可为牙性不调。通过上下颌模型的拼对可以清晰反映出牙弓宽度的协调性。术前正畸力争能做到上下牙弓宽度协调，为正颌手术做好准备。

最常见的上下牙弓宽度不调为上颌牙弓狭窄。程度较轻者可通过四角圈簧、固定式螺旋扩弓器或活动式螺旋扩弓器扩展上后牙牙弓宽度加以解决（图46-4）。程度较重者则需要扩展上颌骨的宽度。由于成人的腭中缝已完全骨化，加上颧上颌复合体的阻碍作用，很难通过快速腭扩展来打开腭中缝。

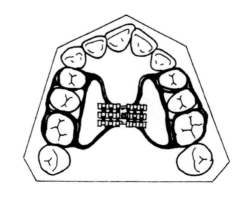

图46-4　固定式螺旋扩弓器

目前可使用种植钉支持的上颌扩弓器开展腭中缝，但这种方法的成功率不稳定。也可采用手术辅助快速腭扩展法，即手术截开部分上颌牙弓两侧的皮质骨，减小颌骨对腭扩展的抵抗力，然后利用快速腭扩展装置，在短期内打开腭中缝，增加上颌牙弓宽度。手术辅助上颌快速扩弓还可通过增加腭部骨板截开，进一步消除骨阻力，然后利用快速腭扩展装置扩弓，该法类似于骨牵引延长成骨术，每日扩弓速度可达 1 mm。少数情况下，上牙弓的宽度可在手术中通过切开腭中缝以及上颌骨分块来扩展上颌骨，但这种方式的不利因素是术后容易出现复发。

少数上下牙弓宽度不调是由于下颌牙弓过宽所致时，单纯正畸治疗多难以解决，一般需要手术治疗。问题在于是缩窄过宽的下颌牙弓，还是扩宽正常的上颌牙弓。缩窄下牙弓前部较为容易，而要缩窄下牙弓后部，则较为复杂，因为髁突间宽度无法通过手术缩窄，一般情况下，宽的下颌牙弓通过手术缩窄的程度有限。而要扩展上牙弓后部，即使扩大 10 mm 宽度，相对容易。故而在处理下颌牙弓过宽所致的后牙反𬌗时，多采用手术扩展上颌牙弓。若确实需要缩窄下牙弓，则在下颌牙弓前部去骨，再在接近中线部位截骨，也可在两侧前磨牙区截骨，采用下颌体部截骨术。

个别牙的反𬌗或锁𬌗可通过交互牵引解决。严重的情况也可在种植钉辅助下解除干扰。对于颜面不对称患者，由于后牙的代偿性移位，要在术前正畸中先进行去代偿，调整后牙牙冠的颊舌向倾斜度，加大反𬌗程度，再通过手术解除后牙反𬌗。

5. 牙齿移动中的咬合干扰的解除　术前正畸与常规正畸治疗有很多不同之处，其中之一就是如何处理好牙齿移动中的咬合干扰。术前正畸治疗中，上下颌骨处于不正确的位置关系，因此在牙齿移动时会产生各种咬合干扰。较为常见的是以下两种情况。

其一，骨性下颌前突畸形患者上牙列去代偿，内收上前牙时的咬合干扰。这种情况多出现在牙齿代偿较明显的患者，矫治前前牙覆𬌗覆盖正常，但侧貌为凹面型。为了手术改善面型，需要将正常覆盖变为反𬌗，这时就面临上前牙内收中的咬合干扰。此外，对于这类骨性牙颌畸形患者，内收上前牙时还会遇到上尖牙与下前磨牙之间的干扰，尤其是在低角患者中常见。

其二，颜面不对称患者，后牙代偿性倾斜（上后牙颊倾和下后牙舌倾），致使偏斜侧后牙为正常覆盖关系。术前正畸需要舌向移动偏斜侧的上后牙，颊向移动偏斜侧的下后牙。这时也会在后牙移动时产生咬合干扰。

临床中可采用后牙𬌗垫的方式解除咬合干扰，也可在后牙区使用水门汀垫高，解除咬合干扰。𬌗垫方式较为传统，可有效分散𬌗力，除外进食和睡眠时，患者可不佩戴𬌗垫，因而对咬合的影响小，同时还有利于颞下颌关节的稳定。𬌗垫多需要在单颌戴用，在完成牙齿移动后摘除。后牙垫高法应使尽可能多的后牙垫高，不要仅垫高个别后牙。因为垫高个别后牙会使𬌗力分配不均衡，还有可能对颞下颌关节不利。同时被垫高的个别牙齿会因为咬合作用发生龈向位移，进而失去垫高后牙解除咬合干扰的作用。

三、正颌手术

（一）术前的诊断与手术方案设计

正畸后，牙齿已位于颌骨的正确位置，但颌骨位置关系仍不调。这时需要根据术前的检查诊断确定手术方案。

模型外科可以模拟手术中的颌骨移动，确定截骨量和颌骨移动量。操作流程是术前取研究模型，通过面弓转移上𬌗架。模拟手术进行上下颌骨截骨，分块，在𬌗架上拼对骨块，建立正常的颌骨关系和上下牙齿咬合关系（图 46-5）。

计算机辅助手术设计越来越成为术前的诊断工具。利用术前的 CBCT 资料，在三维数字模型上进行手术截骨模拟，确定颌骨在三维方向的移动量和移动方向，进而指导医生的手术操作。

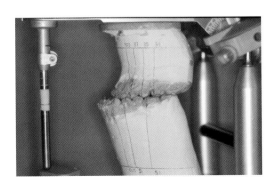

图 46-5　模型外科

（二）常用正颌手术简介

1. 上颌前突　上颌前突的正颌手术主要采用上颌 LeFort Ⅰ 型截骨，以便后移上颌骨，减少其前突。有时因上下颌骨的宽度和牙弓关系不调，需将上颌多段截骨移位，即为上颌 LeFort Ⅰ 型分块截骨手术。一般该类患者在手术的同时拔除左右第一前磨牙（图46-6）。

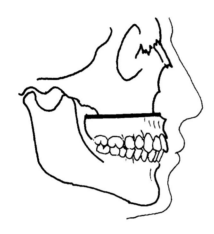

图 46-6　上颌 LeFort Ⅰ 型截骨术

2. 上颌后缩　上颌后缩畸形根据后缩程度不同则手术方式有所不同。后缩较轻时，一般采用高位 LeFort Ⅰ 型截骨，并在鼻旁部位植入人工骨或者自体骨。如果上颌后缩较重时，则采用上颌 LeFort Ⅱ 型截骨术，可以较多地前移上颌骨，改善整个面中部的凹陷。对于上颌后缩伴有眼眶畸形时，需要采用 LeFort Ⅲ 型截骨术进行治疗。LeFort Ⅱ 型和 Ⅲ 型截骨术都要经过颅部截骨，手术复杂，一般需要脑外科医生的帮助和合作。

3. 双颌前突　主要呈现上下牙弓前突，常用的方法是拔除上下双侧第一前磨牙，上下颌骨前部截骨，后退上下颌骨前部骨段，矫治双颌前突。有时为了配合上下牙弓宽度协调，还需要于中切牙间劈开分段。

4. 下颌前突　下颌前突常用的手术方法为下颌升支部位截骨术后使下颌后移，其有下颌升支斜劈和下颌升支矢状纵劈两种术式。目前一般采用下颌升支矢状劈开截骨术（Sagittal Splint Ramus Osteotomy, SSRO）（图46-7），这样便于使用坚固内固定技术来固定截开的骨段。在升支截断后，下颌

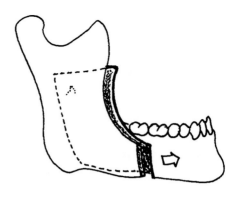

图 46-7　下颌升支矢状劈开截骨术

后移矫治下颌前突，此时下颌升支部分重叠。

5. 下颌后缩　一般采用下颌升支矢状劈开截骨术，使下颌前移。必要时配合下颌颏部成形术使后缩的颏部前移（图46-8）。

6. 开𬌗　开𬌗的正颌手术根据不同的机制，在颌骨或牙槽进行截骨矫治。

严重的骨性牙颌畸形其形成机制往往是综合性的，有上下颌骨同时异常，也有合并齿槽的异常，有些手术则在上下颌颌骨、上下颌齿槽及颏部等多部位进行，最后取得牙颌颅面的协调及正常𬌗关系的建立。

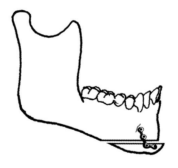

图 46-8　下颌颏部成形术

（三）颌间固定与𬌗板

1. 颌间固定唇弓　在患者术前正畸结束后，手术前约6周时颌间固定唇弓放入牙弓。只有在手术固定唇弓处于不加力状态、牙齿不再移动的情况下，才可以取工作模型进行模型外科操作和固定𬌗板制作。固定唇弓应具有以下特点。

（1）粗的方丝：对于 0.022 英寸槽沟系统，弓丝应为 0.019 英寸 × 0.025 英寸不锈钢方丝。因为只有

粗的方丝，钢丝与槽沟紧密切合，才能起到良好的稳定作用。

（2）上下颌间结扎的辅助装置：通常在上下颌唇弓上安装牵引钩，一为上下颌间结扎和弹力牵引，二为将𬌗板结扎于上下牙唇弓上，便于固位。以往通过焊铜丝钩的方式在上下颌唇弓上制作固定牵引钩。现在多使用预成的颌间牵引钩，直接夹在不锈钢方丝上，这样做方便快捷，牵引钩的牢固度和强度能满足术后颌间牵引的需要。由于这种牵引钩夹于弓丝上时，会使弓丝变形，因此操作时不要用力过猛，夹紧就可（图46-9）。

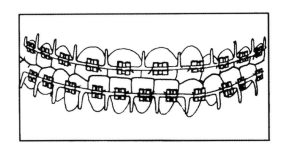

图46-9　颌间固定唇弓

以往也有使用骨折固定夹板作术后颌间固定和牵引用。这些多出现在没有进行术前正畸的病例中，但这种装置不易保持术后口腔卫生和牙周组织的健康，且在牵引时，易于伸长牙齿，颌间固定也不如稳定唇弓（方丝）那样稳固。

2. 𬌗板　𬌗板在手术过程中应用，以使上下颌处于术前设计好的咬合状态，增加术后的稳定性。𬌗板根据模型外科的模型制作。外科医生按照牙颌面状况，配合X线头影测量的预测，进行精确的模拟手术。手术时，医生将完全依照模型外科提供的参数进行手术，所以根据模型外科制作的夹板，将使术后牙齿咬合于理想的位置。

𬌗板分为中间𬌗板和终末𬌗板。单颌手术仅采用一个终末𬌗板即可。双颌手术常需要两个𬌗板。一般先完成上颌截骨并以中间𬌗板来确定上颌的移动位置，并在颌间结扎下，用坚固内固定方法固定上颌，然后解除颌间结扎，完成下颌截骨，再以终末𬌗板确定下颌位置，并在戴入终末𬌗板进行颌间结扎下固定下颌骨。

𬌗板应尽量薄，因为𬌗板越厚，越干扰术后的咬合。𬌗板厚1～2mm即可，过厚的𬌗板在去除后，会导致下颌的异常旋转，易使咬合关系紊乱。但夹板并非均匀一致。对于深覆𬌗患者，在术后正畸若需整平下牙列，𬌗板在前磨牙区要较厚，在前牙和后牙末端则要较薄。当患者存在垂直向不对称畸形，施行单纯下颌手术时，𬌗板会一侧厚一侧薄。术前面高较小侧（下颌升支较短侧）的𬌗板较厚，对侧𬌗板较薄。这样在术后正畸时，去除𬌗板，伸长面高较小一侧的后牙，可矫治𬌗平面偏斜。如果行下颌前移或后退术，𬌗夹板后部应比前部稍稍厚一些，以利于下颌进行功能运动时升支能向上移动。

𬌗板在术后一直戴用，直至术后正畸开始。如果采用钢丝结扎骨间固定，则戴用𬌗夹板的颌间结扎固定需6～8周。如行坚固内固定（rigid intermaxillary fixation, RIF），术后固定3～4周。若上颌行分块截骨，𬌗板的戴用时间仍应维持在4～6周。

四、术后正畸

（一）术后正畸的目的和时机

术后正畸则是牙𬌗关系的精细调整。术后正畸要解决牙列中存在的问题，使其达到正常的𬌗关系。同时术后正畸还有利于术后牙颌畸形复发的控制。

当骨骼愈合基本完成，颌骨处于稳定期时，即可开始术后正畸治疗。若术中采用骨内钢丝固定，其临床骨愈合时间为6～8周，因此术后正畸在术后6～8周开始。若为坚固内固定，3～4周即可完成临床骨愈合，则术后正畸在术后3～4周开始。若骨愈合较慢，术后正畸也要相应推迟。

（二）术后正畸的主要步骤

1. 排齐整平　首先要检查术后的咬合关系，是否有矫治器部件脱落。若由于带环、颊管或托槽的脱落，致牙齿位置异常，应重新粘接托槽、颊管或带环，用镍钛圆丝或镍钛方丝排齐牙列。若术前为了避免咬合干扰，个别牙齿低位，也应重粘托槽或颊管，用镍钛圆丝或镍钛方丝排齐牙列。如果咬合关系正常，牙齿位置也正常，则应拆下术前放置的不锈钢方丝，去除其上的牵引钩，调整好与术后牙弓形态匹配的弓形，重新将其结扎保持。

以往上下颌第二恒磨牙在术前正畸中多不放置颊管，导致术后因该牙位置不当出现咬合干扰。现在术前正畸均应在上下颌第二磨牙放置颊管或带环，在术前正畸中尽可能调整第二磨牙位置。必要时可使用种植体支抗钉辅助调整其位置。因而目前术后正畸中需要特别调整第二磨牙位置，消除其咬合的干扰的情况并不多见。

有些患者在正颌术中施行颌骨分块，手术后牙齿排列可能参差不齐，术后正畸治疗时应用连续高弹性弓丝排齐整平牙列，并配合相应的颌间牵引。

2. 颌间牵引与术后牙𬌗关系的调整　术后正畸治疗开始时，应拆除𬌗板。手术后，由于肌肉韧带等软组织的牵拉和颞下颌关节的不稳定性，下颌常常会移位，即便是采用了坚固内固定技术，拆除𬌗板后，仍然难以阻止下颌的移位。为了尽可能减少下颌骨位置异常对正颌手术效果的不良影响，通常要进行术后正畸的颌间牵引。因为上下颌牙列不锈钢唇弓上有牵引钩，弹力牵引非常容易进行。由于正颌手术拆除𬌗板后，下颌位置通常会有不同程度的移位，而且上下颌牙齿间咬合也不紧密，因此术后正畸的弹力牵引就更显得重要。牵引时尤其要注意牵引力的方向。通常情况下，对于下颌后缩上颌前突患者，手术目的为使上颌后退和下颌前移，通常为Ⅱ类牵引，每侧用2~3个皮圈，进行Ⅱ类"盒"形牵引。相反对于上颌后缩下颌前突患者，手术目的为上颌前移和下颌后退，则为Ⅲ类牵引，每侧用2~3个皮圈，进行Ⅲ类"盒"形牵引，以建立良好的覆盖关系及后牙牙尖交错关系。而对于骨性开𬌗患者，术后则主要进行前牙垂直牵引，使上下颌能建立良好的垂直向咬合关系。一般而言，术后弹力牵引的时间为3~4个月，但少数患者由于牙列咬合的关系，可能要牵引达6个月。如果术后前牙覆盖异常，如覆盖过小（对刃或有反𬌗趋势），或覆盖过大（深覆盖），可辅以Ⅲ类或Ⅱ类颌间牵引。

颌间牵引有助于牙颌关系小范围的调整，不适合于大范围的调整。颌间牵引不能改善因术后颞下颌关节不稳定导致的牙颌位置异常，这类患者多需要二次正颌手术解决。

如果患者在术后正畸中戴用颌间牵引，一般在拆除矫治器之前，停止颌间牵引，观察4~6周，若无复发倾向，再拆除矫治器。

3. 剩余间隙　颌骨分块手术、根尖下截骨术往往利用牙列中存在的间隙或拔牙间隙来进行，手术后可能残留一些间隙，术后应该关闭这些残余间隙。术后正畸时，先排齐整平牙列，然后换用不锈钢方丝滑动机制关闭间隙。为了调整磨牙关系和前牙关系，可配合使用Ⅱ类或Ⅲ类颌间牵引。

4. 牙弓宽度　术后正畸治疗需对牙弓宽度予以特别关注。上颌牙弓狭窄患者，通过 LeFort Ⅰ型截骨术扩增牙弓宽度使其恢复正常，但上颌牙弓术后6个月之内不稳定，容易复发，使上颌牙弓塌陷。因此，现在已很少在术中通过截骨扩宽上牙弓，而是在术前通过骨皮质切开辅助上颌快速扩弓或使用种植体支抗快速扩弓打开腭中缝，增加上颌骨宽度。这些方式扩弓的稳定性好，已在临床中普遍使用。

术前正畸中为了调整牙弓宽度，往往使用不锈钢方丝唇弓扩展或缩窄牙弓宽度，术后正畸要拆下这些唇弓，依据术后牙弓形态重新调整牙弓宽度，以维持术后的牙弓宽度。

术后正畸中会出现单侧后牙反𬌗、对刃或覆盖过大。这时可使用后牙交互牵引加以解决。

5. 保持　正颌外科患者的保持通常采用和单纯正畸治疗相同的保持器，保持时间也相似。有时对于骨性下颌前突患者可以考虑采用下颌颏兜来保持，以防止前突的下颌骨向前复发。

五、正颌术后稳定性的研究

许多研究表明，导致术后复发的原因有：咀嚼肌和舌骨上肌群的牵拉；手术中髁突的移位；下颌的逆时针旋转；近远心骨段位置的旋转等。

（一）下颌前移术后的稳定性

坚固内固定的应用大大降低了下颌前移术后的复发，其复发率不到钢丝固定复发率的1/2。Watske 的研究发现术后6周时，约40%的钢丝固定患者向后复发2~4 mm，5%的患者向后复发超过4 mm。坚固内固定患者中仅有25%复发，向后移动2~4 mm。

（二）下颌后退术后的稳定性

下颌后退术后稳定性的研究较多，Kobayashi和 Rosenquist（1986）研究中分别后退下颌5.4 mm和8.4 mm，1年后，分别有18%和22%的向前复发率，前移 1.2 ~ 1.5 mm。Astrand（1973）和 Vijayaraghavan（1974）的研究中后退下颌量更大一些（10 ~ 12 mm），术后 1 年向前复发 2.4 ~ 3.1 mm。Philip 等（1986）比较下颌升支矢状劈开截骨术（SSRO）和升支垂直截骨术（IVRO）后的稳定性，发现前者（SSRO）术后下颌向前复发（约 38%），后者（IVRO）术后向后复发（23%）

根据以上学者们的研究，影响下颌术后稳定性的因素有：①手术移动（前移或后退）量的多少，移动超过 10mm 时，稳定性较差。②下颌平面角大小，下颌平面角越大，术后稳定性越差。③近心骨段位置的控制。④手术的方式，初步研究表明升支垂直截骨术较矢状劈开截骨术稳定性稍好。

（三）上颌骨上移术后的稳定性

多数研究表明，上颌骨上移术后，有持续上移趋势。Greebe（1987）认为没有复发，Proffit（1987）的研究则指出有 7% 的复发。而 Schendel（1976）和 Bishara（1988）发现上颌上移术后复发率较高，分别为 21% 和 30%。不过，通常的复发量为 1.0 mm。Proffit 在研究中发现，术后短期和长期的复发率不一致。在术后颌间结扎固定期间，25% 的患者出现 2 ~ 4 mm 的向上移位，另外 5% 的患者向上移位超过 4 mm。在颌间结扎期后，20% 的患者有中度（2 ~ 4 mm）向下复发移位，5% 的患者向下移位超过 4 mm，另有 5% 的患者持续向上移位。Proffit 还比较上颌整块手术和分块手术之间的稳定性，发现，整块手术复发率为 9%，而分块手术复发率为 11%。

（四）上颌骨上移术加下颌骨前移术后的稳定性

当行上颌骨上移加下颌骨前移手术时，复发规律与单颌手术时不一样。钢丝结扎固定，上颌骨持续向下移位复发，13% ~ 26% 的患者复发，复发量在 1 mm 以内。而坚固内固定仅 2% ~ 4% 的患者复发。下颌骨前移后，尽管由于颌骨畸形严重，前移量较大，但钢丝固定患者却与单纯下颌骨前移术钢丝固定时复发率相近，向后复发量约 1.4 mm。而双颌手术下颌骨前移坚固内固定患者术后稳定性较单纯下颌骨前移术稳定性好。

（五）上颌骨前移术后的稳定性

上颌骨前移术后稳定性较好，向后复发的量较小，为 0.5 ~ 1.0 mm，复发率 7% ~ 20%。

（六）上颌骨下降植骨术后的稳定性

由于技术性原因，过去的上颌骨下降植骨术是正颌外科手术中最不稳定的手术方式。Hedemark 的研究表明有 78% 的复发率。而随着手术技术的提高，植骨及附加固定装置（如 Steinmann 钉）的应用，钢丝固定骨块后术后稳定性提高。Bell 等研究显示仅有 28% 的复发率。由于坚固内固定的应用，稳定性进一步提高，复发率进一步降低（23% ~ 24%）

由以上的结果可以看出，正颌外科术后会有不同程度的复发，在术后的护理及术后正畸中尤应重视。根据不同的手术类型，施以反方向（逆着复发方向）的矫治力，以防止或减小颌骨的复发程度。

参考文献

[1] Nanda R. Mandibular adaptations following total maxillary osteotomy in adolescent monkeys. Am J Orthod, 1983, 83: 485.

[2] O'Ryan F, Epker BN. Deliberate surgical control of the mandibular growth: a biomechanical theory. J Oral Surg, 1982, 53:2.

[3] O'Ryan F, Epker BN. Surgical orthodontics and the temporomandibular joint. I.Superior repositioning of the maxilla. Am J Orthod, 1983, 83:407.

[4] Schendel S. The long face syndrome: vertical maxillary excess. Am J Orthod, 1976, 70:398.

[5] Schendel SA. Superior repositioning of the maxilla: stability and soft tissue osseous relations. Am J Orthod, 1976, 70:663.

[6] Seigel ML. Mechanisms of early maxillary growth: implications for surgery. J Oral Surg, 1976, 34:106.

[7] Turvey TA. Surgical orthodontic treatment planning for simultaneous mobilization of the maxilla and mandible in the correction of dentofacial deformities. Oral Surg, 1982, 54:491.

[8] Turvey TA, Journot V, Epker BN. Correction of anterior open bite deformity: a study of tongue function, speech changes and stability. J Maxillofac Surg, 1976, 4:93.

[9] Burstone CJ, James R B, Legan HL. Cephalometrics for orthognathic surgery. J Oral Surg, 1978, 36:269.

[10] Bell WH, Legan HL, Jacobs JD. Efficient treatment of Class II deep bite by orthodontics and surgery. Am J Orthod, 1984, 85:1.

[11] Legan HL, Burstone CJ. Soft tissue cephalometric analysis for orthognathic surgery. J Oral Surg, 1980, 38:744.

[12] Bell WH, McBride KL. Correction of the long face syndrome by LeFort I osteotomy. J Oral Surg, 1977, 44:493.

[13] Lines PA. Adult rapid maxillary expansion with corticotomy.

Am J Orthod, 1975, 67:44.

[14] Bell WH, Epker BN. Surgical orthodontic expansion of the maxilla. Am J Orthod, 1976, 70:517.

[15] Epker BN, Fish LC. Surgical orthodontic correction of open bite deformity. Am J Orthod, 1977, 71:278.

[16] Krekmanov L, Kahnberg KE. Soft tissue response to genioplasty procedures. Br J Oral Maxillofac Surg, 1992, 30: 87.

[17] Wertz R, Dreskin M. Midpalatal suture opening, a normative study. Am J Orthod, 1977, 71:367.

[18] Astrand P, Eckerdal O, Sund G. Intraosseous wiring in ramus osteotomy. J Oral Maxillofac Surg, 1983, 41:789.

[19] Dewan SK, Marjadi UK. Soft tissue changes in surgically treated cases of bimaxillary protrusion, J Oral Maxillofac Surg, 1983, 41:116.

[20] Epker BN, Schendel SA. Total maxillary surgery. Int J Oral Surg, 1980, 9:1.

[21] Epker BN, Wolford LM. Dentofacial deformaties: Surgical Orthodontic Correction. St. Louis: The C.V.Mosby Co, 1980.

[22] Fish LC, Wolford, LM, Epker BN. Surgical orthodontic correction of vertical maxillary excess. Am J Orthod, 1978, 73:241.

[23] Jacobs JD, Bell WH. Combined surgical and orthodontic treatment of bimaxillary protrusion. Am J Orthod, 1983, 83: 321.

[24] Wessberg GA. Neuromuscular adaptation to surgical superior repositioning of the maxilla. J Oral Maxillofac Surg, 1981, 9: 73.

[25] Wessberg GA. Autorotation of the mandible: effect of surgical superior repositioning of the maxilla on mandibular resting posture. Am J Orthod, 1982, 81:465.

[26] Mayo KH, Ellis E. Stability of the mandible after advancement and use of dental plus skeletal maxillomandibular fixation: an experimental investigation in Maca mulatta. J Oral Maxillofac Surg, 1987, 45:243.

[27] Moenning JE, Bussard DA, Lapp TH. Comparison of relapse in bilateral sagittal split osteotomies for mandibular advancement: rigid internal fixation（screws）versus inferior border wiring with anterior skeletal fixation, Int. J.Adult Orthodont. Orthognath. Surg, 1990, 5:175.

[28] Mottura AA. Liposuction: more curettage than aspiration. Aesthet Plast Surg, 1991, 15:209.

[29] Phillips C, Medland WH, Fields HW Jr. Stability of surgical maxillary expansion. Int J Adult Orthod Orthognath Surg, 1992, 7:139.

[30] Polido WD, Clairefont RL, Bell WH. Bone resorption, stability, and soft tissue changes following large chin advancements. J Oral Maxillofac Surg, 1991, 49:251.

[31] Profitt WR, Phillips C, Turvey TA. Stability after surgical orthodontic corrective of skeletal Class Ⅲ malocclusion: combined maxillary and mandibular procedures. Int J Adult Orthod Orthognath Surg, 1991, 6:211.

[32] Snow MD, Turvey TA, Walker D. Surgical mandibular advancement in adolescents: postsurgical growth related to stability. Int J Adult Orthod Orthognath Surg, 1991, 6:143.

[33] Thomas PM, Tucker MR, Prewitt JR. Early skeletal and dental changes following mandibular advancement and rigid internal dixation. Int J Adult Orthod Orthognath Surg, 3:171.

[34] Van Sickels JE. A comparative study of bicortical screw and suspension wires versus bicortical screws in large mandibular advancements. J Oral Maxillofac Surg, 1991, 49:1293.

[35] Van Sickels JE, Larsen AJ, Thrash J. Relapse after rigid fixation of mandibular advancement. J Oral Maxillofac Surg, 1986, 44:698.

[36] Will LA, West RA. Factors influencing the stability of sagittal split osteotomy for mandibular advancement. J Oral Maxillofac Surg, 1989, 47:813.

[37] Zimmer B, Schwestka R, Kubein Messenburg D.Changes in mandibular mobility after different procedures of orthognathic surgery. Eur J Orthod, 1992, 14:198.

[38] Modeer T, Dahllof G. Development of phenytoin induced gingival overgrowth in non institutionalized epileptic children subjected to different plague control programs. Acta Odontol Scand, 1987, 45:81 85.

[39] Dolan P, White RP Jr, Tulloch JFC. An analysis of hospital charges for orthognathic surgery. Int J Adult Orthod Orthognath Surg, 1987, 2:9 14.

[40] Hanada K. Surgical orthodontics in mandibular prognathism. J Jpn Orthod Soc, 1992, 51:1.

[41] Proffit WR, White RP. Treatment of severe malocclusion by correlated orthodontic surgical procedures. Angle Orthod, 1970, 40:1.

[42] Tornues K, lyderg T. Surgical correction nf mandibular prognathism in Norway, 1975-1984. A national survey. Angle Orthod, 1970, 45:87.

[43] Line PA, Steinauserr EW. Diagnosis and treatment planning in surgical orthodontic therapy. Am J Orthod, 1974, 66:378.

[44] Bell WH, Jacobs J. Tridimentional planning for surgical orthodontic treatment in mandibular excess. Am J Orthod, 1981, 80:263.

[45] Proffit WR. Combined surgical and orthodontics. ST. Louis: The C. V. Mosby Company, 1986:519-557.

[46] Poulton DR, Ware WH, Baunrincls, et al. Surgical mandibular advancement studied with computed aided cephalometrics. Am J Orthod, 1979, 77:121.

[47] Wade DB, Kacey GL. Modular intermaxillary fixation for surgical orthodontics. Am J Orthod, 1980, 77:121.

[48] 张震康, 张熙恩, 傅民魁, 等. 下颌前突畸形手术矫治6例报告. 中华口腔科杂志, 1979, 14:147.

[49] 陶宠美, 傅民魁, 张震康, 等. 外科正畸中的带环、唇弓固定器. 中华口腔科杂志, 1986, 21:157.

[50] 周彦恒, 傅民魁, 吴江, 等. 成人骨性AngleⅢ类错𬌗正颌外科的术前术后正畸. 口腔正畸学杂志, 1994, 1:167.

第四十七章

正畸与颞下颌关节紊乱病

刘 怡 林久祥

本章内容

正畸治疗的三大目标是平衡、稳定和美观，其中平衡排在第一位，是因为正畸最重要的目标就是建立动静态的咬合平衡。咬合的平衡离不开口颌系统各结构之间的互相协调，内容包括颞下颌关节、肌肉及咬合等。颞下颌关节紊乱病（temporomandibular disorders, TMD）和错𬌗畸形一样，也是口腔科常见病、多发病，是指累及咀嚼肌系统和（或）颞下颌关节的一组疾病的总称，单纯地诊断TMD并没有具体诊疗意义，更具体的鉴别诊断需要正畸医生有所了解。正畸过程中不可避免会遇到有颞下颌关系紊乱病的患者，甚至正畸在治疗过程中也可能会出现颞下颌关节紊乱症状，后者可能是正畸医生更担心的。正畸医生需要掌握颞下颌关节的基本知识，从正畸的诊断开始，建立咀嚼器官功能性评估的基本方法，治疗设计中充分考虑对颞下颌关节的影响与改变，最终才能建立与颞下颌关节功能相适应的咬合。颞下颌关节紊乱病的诊断及治疗是一个独立的专业，正畸医生不一定需要去治疗TMD，但需要了解和正畸相关的颞下颌关节正常生理特点以及病理改变。本章目的旨在阐明一些基本的颞下颌关节概念及其在正畸诊断和治疗中的应用，希望能引起正畸医生在临床实践中对颞下颌关节的重视，并由此可以继续深入地学习更多相关知识。

一、颞下颌关节在正畸中的重要性

正畸在改变上下颌骨关系和控制上下颌生长型的过程中，常常影响颞下颌关节的机械结构与功能机制。因此，正畸医生在临床中除了考虑错𬌗畸形本身外，还应注意颞下颌关节的功能环境。

在大多数正畸病例中，关节盘 - 髁突复合结构是稳定的。合理的正畸矫治方法，一般可以建立功能咬合和颞下颌关节之间的满意关系。但是，如果颞下颌关节功能机制受到干扰，正常的盘突关系就会受到影响，临床可表现为弹响，不同类型的弹响性质反映不同的盘突移位类型，长期弹响可能进一步发展成骨关节病等更多的颞下颌关节的问题。理解异常的颞下颌关节的机制是重要的，因为颞下颌功能紊乱最早多表现为盘突关系紊乱，其治疗与传统正畸病例并不完全相同。尤其目前成人正畸的病例日益增多，成人对颌骨关系的改变更敏感，但单纯的补偿治疗局限性大，成人正畸出现颞下颌关节的问题也随之增加。

咬合因素作为颞下颌关节紊乱病的病因之一，一直存在着争议。目前的研究还不能得到肯定的结论。正畸治疗的主要内容就是咬合，在正畸开始之前应当注意咬合与患者颞下颌关节的关系，建立良好的功能咬合对关节一定是有益的。甚至有不少学者的研究支持正畸矫治有改善颞下颌关节功能的效果。美国正畸协会认为正畸治疗一般不会成为颞下颌关节紊乱病的主要病因（Their conclusion was that orthodontic treatment generally is not a primary factor in TMD. Behrents and White, 1992）。这一条也成为今天正畸医生"懒惰"的原因，不愿意去主动了解颞下颌关节的病生理知识，而把它们当成一个与正畸相对独立的专业。目前可以认为，把正畸因素或咬合因素视为颞下颌关节紊乱病的一个明显原因的确不能成立，但在大量颞下颌关系功能紊乱病例中，确实包含了很多正畸病例，两个专业之间，一定需要互相学习、了解，因为我们面对的疾病从来不是孤立的。

二、颞下颌关节生理特点

对于疾病的了解需要从正常生理结构的学习开始。颞下颌关节紊乱病所涉及的结构不仅仅包括颞下颌关节本身，还有相关的肌肉、韧带及神经支配。尤其是肌肉系统，除了传统的咀嚼肌系统之外，还应包括头、颈、肩部的肌群，它们对维持头颅和下颌的位置及功能都是非常重要的。

（一）颞下颌关节的盘突关系

图 47-1 是一个非常经典的示意图，概括了颞下颌关节的简单解剖与生理，不妨将它牢记在心，在临床中理解下颌运动对关节结构关系的影响是非常有帮助的。关节的功能面为髁突的前斜面与颞下颌关节结节的后斜面，其间对应关节盘的中带，关节盘前移位时，髁突与关节盘后带甚至双板区接触，过度地压迫盘后区域会引起关节的不适，严重时会有剧烈的疼痛。翼外肌与颞肌直接与颞下颌关节髁突前部相连，与咬肌一起，维持髁突与下颌骨的正常位置，任何一支肌肉的异常活动，都会引起相应的关节功能紊乱。

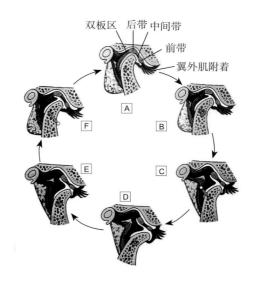

图 47-1 颞下颌关节解剖与生理

（二）髁突位置与颌位关系

髁突位置在牙科领域是一个争议很多的话题，太多的观点也造成临床应用的混乱，但口腔临床需要有一个髁突位置的概念来指导临床实践，这是一个不能回避的问题。

髁突位置的诊断可以基于影像学、临床手法和仪器检查来确定。三者可以互相指导，但又是相互独立的诊断。影像学中，常用关节间隙来反映髁突在关节窝中的位置，分别为前间隙、上间隙和后间隙。一般情况下，三个间隙几乎相同，髁突处于适中位置。锥形束 CT 的普及让颞下颌关节骨性结构可以更清晰呈现。但关节间隙的概念仍基于传统的二维影像学基础，如何在三维环境中确定前、上、后间隙的关系，还需要关节研究进一步的结论。从关节功能的角度，后间隙的改变更敏感，如果后间隙小于前间隙，提示髁突的相对后移，髁突后方是关节盘后区，后移的髁突会造成盘后区的压迫，产生疼痛或关节盘相对前移后的弹响等症状。正畸治疗更不能将髁突被动后移，尤其是上颌单颌拔牙的病例，为了关闭拔牙间隙，上前牙过度后移，下颌被迫后退，髁突也被动后移位。

临床确定髁突位置的方法来源于𬌗学的诊断理念。其中正中关系位的确定和复制在牙科学领域既有争论，但也大量应用于临床。髁突正中关系教科书的定义为："下颌适居正中，髁突处于关节窝的后位，在适当垂直距离时，下颌骨对于上颌骨的位置关系"。正中关系位取决于韧带、肌群或骨性解剖结构，更取决于临床检查手法的可重复性。临床诊断中获得正中关系的步骤较复杂，需要有长期训练的过程，不同操作者之间也会有很大差异，即便同一操作者的两次记录，重复性也有很大区别，这可能是阻碍正中关系应用的最大障碍。对于正畸专业来说，髁突位置的确定不能仅依靠治疗前的一次检查，来确定最终的治疗目标位置。在正畸复诊过程中，仍然需要不断重复检查髁突位置，根据咬合与髁突位置的变化，实时调整治疗方案。

𬌗学上，也有建议使用后退边缘位来定义髁突位置，相比较于正中关系位，后退边缘位的确定更简单，两者之间存在定义上的差异，但实际位置的差异非常小。临床中均可以用来指导诊断（图 47-2）。

除了基于髁突位置的功能检查，以咬合为中心的下颌位置确定更可以直观反映下颌功能状态的变化。牙尖交错位（intercuspal position，ICP）可以更客观反映牙齿之间相互锁结后的上下颌位置关系，也是正畸临床直接记录检查的位置。错𬌗畸形牙齿排列及咬合均有问题，一般不使用正中𬌗位的概念。并不是所有错𬌗畸形都有稳定的牙尖交错位，对于牙列不能咬合的病例，如开𬌗或咬合紊乱病例，牙尖交错位的检查要谨慎，确定的咬合位置需要通过𬌗蜡来记录。后退接触位（retruded contact position，RCP）是指下颌处于后退位时，牙齿之间的相互接触。受肌肉及韧带影响，需要配合下颌后退检查来实现，后退时切缘移动距离超过 1.5 mm 时，需要警惕颌位的不调。

前伸接触位和侧方接触位，在下颌前伸及侧方运动时，均需要取得功能咬合的平衡接触。正畸治疗前、中、后均需要检查咬合的运动接触，动态咬合是正畸治疗的目标之一。

总之，合理的动静态上下颌关系可以给患者带来理想的骨骼和肌肉功能，使肌肉、咬合及颞下颌关节功能在最佳效率产生匹配，这种功能关系也是口颌系统长期健康的保证。

（三）咀嚼器官的肌肉及韧带

经典的咀嚼器官肌肉包括咬肌、颞肌及翼内肌、翼外肌。正常的肌肉功能除了满足生理的咀嚼、语音、表情等需要，在结构上还保持了下颌及髁突的位置。广义的咀嚼器官肌肉系统，还应包括头颈部、肩背部的肌肉群，尤其是舌骨上下肌群、胸锁乳突肌、斜方肌及肩胛肌等。各肌肉的走行及神经支配可以参考解剖学教科书，正畸临床医生需要掌握各肌肉的触诊检查，尤其是经典咬肌与颞肌的触诊，在体表就可以完成，应该成为临床常规。肌肉的触

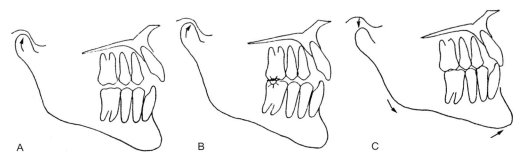

图 47-2　下颌位置。A. 在任何牙接触之前的下颌正中关系位；B. 第一磨牙开始𬌗接触的下颌正中关系位；C. 最大面积的牙尖交错接触位时的下颌位

疼可以间接反映关节及下颌功能的紊乱程度。

三、颞下颌关节紊乱病的流行病学

流行病学的研究报告显示，各年龄及性别的人群中，约有25%的人有颞下颌关节紊乱的主观症状。检查这些个体时，多数显示一个或一个以上的症状，例如，下颌运动受限、关节响声、关节区或咀嚼肌群敏感，且这些症状多数为轻度到中度。Magnusson等（1978）认为，经常复发的头痛也应列为颞下颌关节紊乱的症状之一。

但临床上不应把具有这些症状的所有个体均视为有病。确切地说，医生应加以筛选，而不应随意扩大治疗适应证。一些流行病学研究结果表明，潜在的临床症状要比颞下颌关节主诉更多见。这意味着，颞下颌关节紊乱有逐渐加剧的倾向。

有研究结果表明，在10余岁的儿童中就可出现明显的颞下颌关节功能紊乱症状，在7、11和15岁儿童的主诉中，关节的主观症状数目几乎接近成人。15～18岁青少年的颞下颌关节紊乱症状大约与成人一样常见。这表明对儿童正畸患者进行咀嚼系统的功能检查是非常重要的。

儿童中最常见的症状也是颞下颌关节声响和有关的肌肉敏感，儿童与成人中的反复性头痛同样常见，在15岁的女孩中更为流行。但儿童的症状往往处于轻度到中度，只是偶尔有重度功能紊乱。所有不同程度的功能紊乱均随年龄而有明显增加。除了女性儿童更多见头痛外，尚未发现男女儿童在颞下颌关节紊乱的症状方面有明显的性别差异。但是，在成年女性中，颞下颌关节紊乱的临床症状多于男性。有10%～15%的妇女在临床上常可发现关节弹响和肌肉敏感等症状。即便在7、11和15岁的女孩中，关节弹响也较常见。在结构异常和心理学上，男女之间似无差异。总之，至今尚未发现男女之间在症状上的显著性别差异。正畸患者有这些症状时，在制订矫治计划时应把这些因素考虑进去。

正畸治疗目标中应该注意建立上下颌骨之间的位置关系。Ingervall（1968）已证实，正中关系接触（centric relation contact，CRC）或后退接触位（RCP）在儿童中是可以复制的。因此他建议使用这个参照位置，以确定正中𬌗位（centric occlusion，CO）或牙尖交错接触位（ICP）。正中关系与牙尖交错位之间的距离，在成人的切牙点上为0.5～1.0mm，部分成人和青少年正畸病例甚至有更大滑动，没有理由认为这一定是异常的，需要结合临床症状综合评估。但正畸医生参考颌位关系来诊断上下颌差异是非常有用处的。

四、颞下颌关节紊乱病简介

颞下颌关节紊乱病（TMD）是指累及咀嚼肌系统和（或）颞下颌关节，并具有相关临床问题（如疼痛、弹响、张口受限等）的一组疾病的总称。临床仅诊断TMD并没有意义，无法指导临床治疗，必须明确到具体的一种分类，如关节盘前移位、骨关节病，才能对"症"下药，临床研究结果也才有可比性。

（一）颞下颌关节紊乱病的分类

我国的颞下颌关节紊乱病的分类标准在2002年建立，解决了颞下颌关节病以前各种定义的混乱，统一称为"颞下颌关节紊乱病"，分四类：

1. 咀嚼肌紊乱疾病　包括肌筋膜痛、肌炎、肌痉挛、肌纤维变性挛缩及未分类的局限性肌痛。此类疾病为关节外疾病。

2. 结构紊乱疾病　为关节正常有机结构关系的异常改变，包括关节盘各种移位（可复性盘前移位、不可复性盘前移位、关节盘旋转移位及关节盘内、外移位等），关节囊扩张及关节盘各附着松弛或撕脱等。在关节囊扩张、松弛、关节盘附着松弛或撕脱的病例中，常伴有关节半脱位。在由可复性盘前移位发展为不可复性盘前移位的过程中，常常存在中间状态，临床表现为开口过程中反复发生的暂时性锁结，关节盘不能恢复正常位置。单纯此类疾病X线检查应无骨性关节结构的退行性改变，但可同时伴有轻、中度骨关节病样改变。

3. 关节炎症性疾病　包括滑膜炎和（或）关节囊炎，可分为急性及慢性。临床表现为关节局部疼痛，并随功能活动而加重，特别是随向上、后方的关节负重压力和触压诊而加重；此类病例影像检查应无骨关节病及结构紊乱改变；但可同时伴有或继发于骨关节病及结构紊乱发生。

4. 骨关节病　根据病因及临床情况可分为原发性骨关节病和继发性骨关节病。

这个分类标准在2005年，参考国际颞下颌关节紊乱病研究与诊断标准（RDC/TMD），进一步将TMD的诊断分为躯体轴和心理轴两个方面来诊断，称为双轴诊断（Dual Axis）。该诊断标准将心理部分独立出来，通过各类量表来对疼痛、情绪、心理进行评估。强调了颞下颌关节紊乱病的精神心理背景，我国在颞下颌关节紊乱病精神心理因素的研究还远远不够，这一点是正畸专业的薄弱区，但这种认识至少是一种进步，让我们的医学行为从单纯的生物医学模式，进入了生物 - 社会 - 心理模式。

（二）颞下颌关节紊乱病的病因

颞下颌关节紊乱病的病源学一直被认为是多因素造成的。这些因素可包括由于结构异常而承担有害的负荷，肌肉活动过度而引起肌紧张，咀嚼系统使用不当或外伤而造成关节损伤等。全身关节和肌肉的疾病也有可能在颞下颌关节上出现。图47-3是颞下颌关节紊乱的病源学图。

颞下颌关节紊乱病的临床过程有较大的个体变异。对个体的非病理性干扰因素，对另一个体可能就是病理性的。例如肌张力增加、咬合干扰过度时可激发颞下颌关节紊乱的症状，但在一定程度内也可能不出现症状。对急性颞下颌关节紊乱症状，大多来源于急性肌肉、韧带问题，快速消除疼痛、紧张因素，是重要的对症治疗内容。

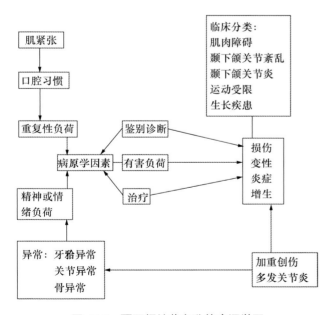

图 47-3 颞下颌关节紊乱的病源学图

错𬌗畸形可以作为颞下颌关节紊乱病一个病源学因素。但试图寻找证据证明这种关系的临床研究结果仍不够严密或含糊不清。例如，Mohlin 等（1978）在一组有严重功能紊乱症状的颞下颌关节疾病患者中，没有发现错𬌗畸形和功能状况之间有统计学意义。前牙反𬌗、上颌牙拥挤和前牙开𬌗已被认为与颞下颌关节紊乱症状有明显的关系。曾被认为对颞下颌关节紊乱病有易感性的前牙深覆盖，没有显示与颞下颌关节症状有显著的关系。

肌电图和下颌运动学的研究表明，错𬌗畸形（反𬌗、安氏Ⅱ类2分类错𬌗和深覆𬌗）可引起神经肌肉功能紊乱和反射性下颌移位，且可引起明显的咀嚼功能失调，因此可以认为错𬌗畸形至少是颞下颌关节紊乱病的易感因素。

业已证实，从正中关系位到正中𬌗位的不对称滑动，或在正中关系位时的单侧接触，均预示着有功能紊乱问题的可能，颞下颌关节弹响与正中关系位上的干扰有关。换言之，正中关系时的早接触是颞下颌关节功能紊乱的一个相关因素。平衡侧干扰在有颞下颌关节紊乱症状的个体中是常见的。倾斜的牙齿和两侧后牙反𬌗，较容易产生平衡侧𬌗干扰和正中关系到正中𬌗位的早接触，因此，在改善颞下颌关节紊乱症状时，正畸治疗和其他咬合治疗可获得有益的效果。

磨牙症广泛流行，但未必都是病理性的，尤其是儿童期的磨牙症，需要区别是否有病理性的损害。长期的磨牙症和其他功能异常习惯，可使某些个体容易出现颞下颌关节紊乱症状。由于磨耗而造成的牙尖高度丧失，可导致髁突形态及关节结节的改变。在女性病例中可见到更多牙磨耗引起的头痛，说明磨牙症与咬肌敏感、肌筋膜痛之间有着明显的联系。

肌电图研究显示，伴有咀嚼肌群疼痛和功能受限的患者常表现更强的活动性。Sollberg 等（1975）证实，使用前牙复位𬌗板使后牙脱离接触，可显著减少睡眠期间的这种肌肉活动和疼痛。这类患者在磨牙过程中，后牙过度接触，使嚼肌和翼肌过度活动，从而引起疼痛。伴有咀嚼肌肉痛的患者比无症状的个体，在肌电图上有更强、更多的活动性，肌肉松弛治疗后，症状可缓解，过度活动性变少、变弱，趋向相对正常的肌肉功能。

𬌗干扰一直被认为是磨牙症的一个病原学因素，这种观点仍有争议，原因是磨牙症只是表现，病因可以来源于心理和其他生理结构。磨牙症在幼年儿童多见，但并没有主观不适的症状，正常的磨牙是帮助心理、口颌功能发育的因素。然而成人的磨牙症，如果伴随主观不适、痛苦等症状，往往是颞下颌关节紊乱病的重要因素。

各类创伤因素，即使很长时间以前的创伤，也可以影响颞下颌关节。某些正畸操作，如长时间的张口试戴带环或颌间牵引之类，在易感的个体中可引起颞下颌关节过劳和紊乱。颞下颌关节的直接损伤，其预后更差。在有潜在颞下颌关节紊乱症状的个体中，应特别注意避免创伤性的临床操作。

五、正畸与颞下颌关节紊乱病的诊断

正畸诊断包括形态学诊断及功能诊断，任何一个正畸病例都需要完成这两类诊断内容，对于 TMD 病例，功能学诊断尤其重要。诊断建立在完善的资料收集基础上，资料收集需要有标准的工具及方法，才能保证资料的可靠性和可比性。高质量的资料还需要有辩证的分析，才能最终形成诊断。

对于有颞下颌关节症状的患者或潜在 TMD 风险的病例，正畸的诊断需要包括，但不仅仅局限于以下内容：

（一）病史记录

在患者第一次就诊时，需要获得完整的病史，包括心理、情绪以及创伤、疼痛或诸如磨牙症和紧咬牙之类的口腔习惯。对每一患者可以询问以下有关颞下颌关节紊乱病症状的问题：

1）你张口有困难吗？

2）从你的颞下颌关节中能听到杂音吗？

3）你常常头痛吗？

4）你的颌关节有"强直感"或脱臼感吗？

5）你的耳、太阳穴或颊部痛吗？

6）你嚼东西或打呵欠时痛吗？

7）你感到咬合有何不舒适或异常吗？

8）最近头或颈部受过伤吗？

9）你患有关节炎吗？

10）你有过颌肌肉或颌关节的问题吗？现在如何？

11）你过去因颞下颌关节问题找过医生吗？

12）你有紧咬牙或磨牙的习惯吗？

（二）临床检查

无论患者是否有临床症状，都应进行颞下颌关节功能筛查，以明确患者是否有潜在的颞下颌关节相关问题。检查不仅在初诊时进行，治疗期间、治疗结束前和治疗后，除了常规正畸临床检查外，还应定期完成颞下颌关节功能检查，检查内容至少包括：

（1）最大张口度以及前伸运动和侧方运动的限度。记录下毫米数及开闭口型。

（2）颞下颌关节触诊：用双侧中指同时轻触颞下颌关节处，同时嘱患者开闭口、前伸或侧方运动，以证实是否有关节弹响或杂音，如果有，记录声音的发生时间、性质。进一步可以让患者咬蜡或口香糖，观察关节声响是否加重。青少年关节弹响比捻发音更多见。弹响表明关节盘的先天异常或髁突与关节盘之间在运动期间不协调。要注意创伤的迹象（图 47-4）。

（3）肌肉触诊：当小张口时，用双手指触诊咀嚼肌，以检查其张力及是否有痛感。青少年患者咀嚼肌群触诊疼痛是功能紊乱的基本指征。让患者区别压迫感和疼痛感。如果患者感到痛，则要进一步区别轻、中、重的痛感。轻度痛是指稍有些痛。中度痛是指患者希望医生的手拿开。而重度痛时，患

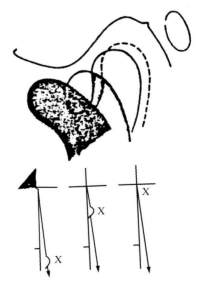

图 47-4 髁突运动与弹响关系。虚线代表闭口位，空白是开口初，浅色是开口中，深色是开口末；X 表明弹响发生在开口初、中和末不同时限

者会表现出痛苦状，重度疼痛时，患者常常畏缩或害怕医生检查。记录时，将轻度痛记为1，中度和重度痛分别记为2和3。触诊时，可对对侧颞肌和咬肌同时进行。翼内肌和翼外肌要单侧和口内触诊。在中度或中度以上的疼痛，不适宜开始正畸治疗，如果在正畸治疗中出现肌肉疼痛，一方面需要找到原因，另一方面应该停止正畸，缓解肌肉疼痛。

（4）检查关节运动功能状况，包括：

1）患者开闭口循环的精确程度。

2）在正中位进行叩齿运动。

3）观察由息止颌位至闭口位时的下颌移动情况。

4）观察不同牙接触运动的情况。

5）观察吞咽运动。

（5）检查下颌的稳定性：

1）正中关系至正中位的移动。

2）使用咬合薄蜡片记录牙尖交错位及其他颌位时的牙齿接触情况（图47-5）。

3）用薄蜡片检查前伸运动和侧方运动时，工作侧和平衡侧的干扰。

（6）检查牙的松动度和牙磨耗面。

（三）临床症状评估

流行病学研究已证实，自然人群中存在大量关节症状，但未必都需要治疗。因此十分有必要对患者进行可靠的评估和判断，为每一患者制订实际而有根据的治疗计划。对症状的评估，需要参考临床症状，以及它们对生理及生活质量的影响。例如，关节弹响是常见的关节症状，通常并不对生理功能产生影响，但如果弹响伴关节绞锁，出现张口受限或受阻，这个症状就需要给予关注和处理。疼痛是咀嚼器官紊乱另一大症状，一般和咀嚼功能相伴随，在过度进食、语言后加重，通过休息可以缓解，但如果伴头痛，休息时也不缓解，需要与咀嚼器官以外的病因进行鉴别诊断。这里需要指出，磨牙症导致的肌紧张、疼痛是口腔科及正畸科经常面对的一类症状，但磨牙症的病因多来自精神的紧张，单纯的口腔治疗不会有太大的帮助。

病状的评估用于决定是否适合立即开始正畸治疗，对于症状严重者，一般需要对症治疗来缓解，帮助恢复基本的生理功能，待症状缓解后再开始正畸治疗。对于症状轻微者，需要帮助患者建立正确的自我维护方法，保证正畸治疗的顺利进行。

哪些颞下颌关节症状需要治疗，哪些症状可不予处理，参考图47-6，由正畸医生酌情决定，影响正畸的最重要的症状是关节弹响和关节绞锁等。因为它们与正畸方案设计时确定下颌位置有关。

（四）诊断模型和𬌗架分析

并不需要将所有正畸模型上𬌗架来分析，但模型上𬌗架可以更好地评估咬合与关节功能状态的关系，特别是需要了解咬合运动干扰和后退干扰时。但𬌗架并不能替代口内检查，功能运动的检查记录都是从口腔检查开始，𬌗架只是再度呈现。前面提

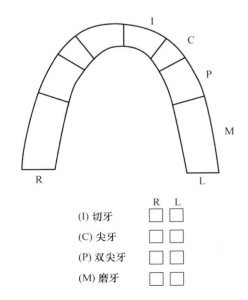

图47-5　牙间记录不同接触区。R. 右；L. 左

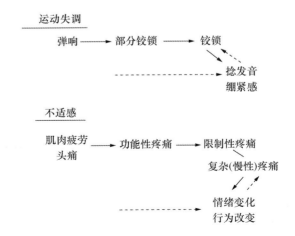

图47-6　由一些运动障碍和不适所致的颞下颌关节紊乱后果

到的颌位关系，通过𬌗架可以非常容易地观察到。

（五）放射检查

颞下颌关节骨性结构需要利用放射检查来确诊，全口曲面断层片可以初步观察双侧髁突的对称性与形态，例如髁突短小、磨损、变平或骨皮质连续性等，但关节 CT 是最终确诊手段。关节 CT 可以按标准位置观察，也可以按医生主观意愿来任意选择层面及角度观察。正畸医生同样需要掌握关节 CT 的诊断基本方法及标准。

另一个非常重要的放射分析是 X 线头颅侧位片，头颅侧位片的分析，所谓头影测量是正畸的常规诊断方法，但针对 TMD 病例，分析下颌形态、位置以及咬合补偿，对确定治疗方案，恢复功能咬合有非常重要的意义。在这一点上，头影测量不仅仅是形态学分析，更是功能性咬合重建的"虚拟𬌗架"（图47-7）。

（六）功能仪器检查

除了完整的病史及常规临床及影像学检查，对于 TMD 伴功能紊乱病例，还可以进行功能性仪器检查，包括咬合力、肌电、髁突运动、下颌运动等等，这些仪器复杂，结果和标准也并不统一，临床参考价值有一定局限性，广泛开展的可能性小。但作为科学研究，仍然是非常有意义的指标。

六、正畸与颞下颌关节紊乱病的治疗

颞下颌关节紊乱病的治疗需要规范的治疗程序，是多学科共同合作的结果，但在实际工作中，TMD 的治疗模式众多，概念也比较混乱。归纳来说，TMD 的治疗可以分为对症治疗与对因治疗。对症治疗针对 TMD 的症状，如疼痛、弹响、头痛等。并不是所有症状都需要治疗，如果症状轻微，不影响

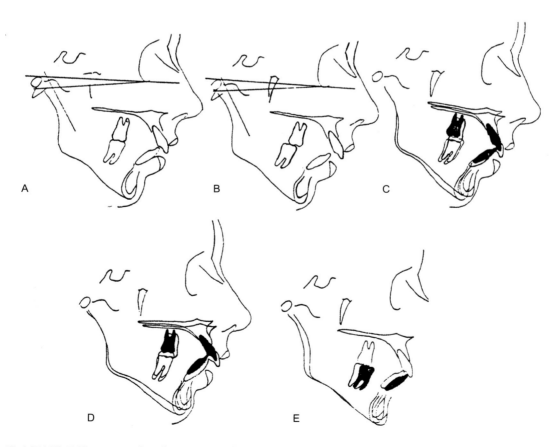

图47-7　X 线头颅侧位片描图。A. 正中𬌗位；B. 下颌正中关系位，注意下颌比正中𬌗位偏后缩和开𬌗；C. 外科预测，上颌向上移位，下颌自行旋转；D. 下颌由正中关系位旋转，下切牙随着向上咬龈肉，表明下颌需要前移；E. 外科手术计划，上颌向上移位及下颌向前联合

生活，可以通过理疗、自我保护、生理调节来控制，对于严重影响到正常生活的症状，需要积极处理和改善。对因治疗需要找到发病原因，通过去除病因来达到治疗效果。在众多TMD的致病因素中，咬合因素只是其中之一，正畸对咬合的处理较慢，通过咬合改变来达到治疗TMD的目标，效率非常低，因此很多人认为正畸并不是治疗TMD的可靠方法。但合理的正畸设计与治疗，可以实现长期稳定的功能咬合，对于稳定关节位置与症状，是非常有利的，从这一点来说，正畸是最理想的对因治疗手段，当然也是最复杂的方法。

换个角度也可以这样理解，正畸并不是治疗颞下颌关节紊乱病的直接方法，但正畸需要面对有颞下颌关节紊乱病的患者，这类病例经过关节专业的治疗，TMD症状相对减轻，有些甚至完全没有主观症状，也没有功能上明显的障碍，只是要求正畸对美观与咬合的改善。这些病例的正畸治疗也与常规正畸并不相同，既往的关节病史造成的骨关节病或关节盘移位，都会对治疗产生影响，正畸在治疗过程中，对预防颞下颌关节出现新的功能紊乱负有责任。

（一）颞下颌关节盘移位的治疗

颞下颌关节弹响是常见的关节症状，对于长期、轻微的弹响并不存在治疗指征，但对于急性关节盘移位造成的弹响，关节科医生与正畸科医生都希望尝试将关节盘重新复位，恢复正常盘突关系，从而消除弹响。急性关节盘移位指2周之内发生，有时3个月内的盘移位也可以尝试治疗，但更长期的盘移位会伴有关节盘变形，复位效果不可靠。关节盘的复位通过殆垫进行，对于有关节绞锁的病例，需要在局麻下手法复位盘突关系，之后再进行殆垫治疗，殆垫只是暂时恢复盘突关系，殆垫建立在弹响消失的前伸位，前伸越多，也说明移位越大，预后不理想。盘突恢复之后，长期的治疗效果维持需要正畸对咬合的重新建立。殆垫治疗时间不超过3个月，之后需要衔接正畸治疗。复位后的关节盘并不是一劳永逸的，部分关节盘仍然有再次移位、弹响的可能。原因可能和韧带的松弛有关（图47-8）。

（二）伴肌功能紊乱的正畸治疗

肌功能紊乱最常见的表现是疼痛，严重的疼痛可以造成生理损害及生活质量下降，甚至心理问题。缓解严重疼痛永远是第一任务。药物治疗是快速缓解症状的方法之一，理疗也是很好的方法，如果有明显的咬合障碍，还可以同时配合殆垫治疗。殆垫设计与关节盘复位不同，可以是软制殆垫，也可以是正中殆位的薄殆垫。待疼痛症状缓解后，重新评估关节功能状态，制订正畸治疗计划。需要指出，

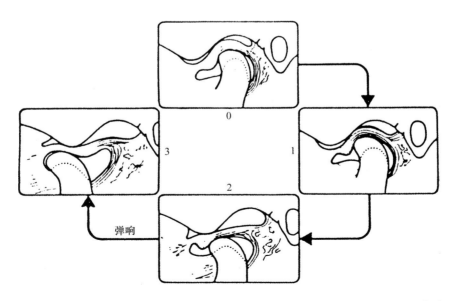

图47-8 关节弹响发生示意图。0～2图显示下颌关闭期间和开口中期，关节盘的后部没有位于髁突嵴上，而是向前移位；图3显示关节盘在髁突嵴上处于稳定位置；当髁突撞击通过较厚的关节盘后缘时，可产生弹响

对颞下颌关节疼痛的处理与𬌗垫的设计都不是正畸专业常规内容，如果正畸医生具备相关知识，可以自己独立操作完成。否则将这类病例转诊给关节专科是更明智的选择。

（三）伴颞下颌关节骨关节病的正畸治疗

颞下颌关节骨关节病分活动性与非活动性。活动性骨关节病也称为骨关节炎，关节骨皮质破坏，髁突吸收，关节疼痛。此时不能开始任何正畸治疗。但需要对症、对因进行治疗。正畸面对更多的是非活动性骨关节病，此时骨破坏已经停止，骨皮质也开始修复，临床也没有明显主观症状。骨性结构的改变会影响下颌位置与咬合的空间位置。正畸医生需要利用头影测量与模型的动态分析，得到完善的诊断分析，并据此建立完善正畸方案。

个体发育到 20 岁时颞下颌关节停止生长，但是关节的软、硬组织仍继续受功能影响被改建。当这种形态改变比较明显时，就会妨碍关节盘-髁突复合结构的功能，并使关节盘髁突适应性改变成为病理状态。这些改变可由于关节的生物机械负荷增加而加剧。促使负荷改变的𬌗干扰或牙列丧失，以及某些错𬌗畸形能够加速关节结构的改变以及适应性改建，局部颞下颌关节改变可以干扰关节的整个机械作用（图 47-9）。

（四）减少医源性 TMD

在正畸治疗中应避免𬌗干扰，才能减少医源性危险。特别是由于不适当的收间隙过程中，造成磨牙近中倾斜的𬌗干扰应及时消除。还应避免从正中关系到正中𬌗位的不对称或过度滑动，避免侧方偏离和双重咬合的出现。对骨性Ⅱ类错𬌗、髁突短小患者应该特别关注，分析其下颌移位的表现，并应予以处理。对于骨性Ⅲ类患者，颏兜及Ⅲ类牵引的应用都需要慎重，避免出现临床症状。所有病例如可能均应建立尖牙和前牙引导。

颞下颌关节症状可发生于任何年龄。但在 15～30 岁期间比较突出。对患有颞下颌关节紊乱病的患者应长期经常地观察，即使保持后仍应定期复查。治疗结果的稳定性很大程度将受症状严重程度

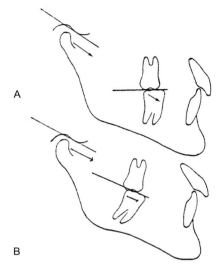

图 47-9　𬌗平面与髁道的关系。A. 𬌗平面与髁道之间的角度较大；在前伸运动时，这可导致使后牙𬌗脱离；B. 𬌗平面与髁道接近平行；结果后牙𬌗脱离较困难，因而引起偏斜

的影响。

部分患者需要其他专业的治疗，某些患者进行正畸单独治疗。但另一些患者根本不适用正畸治疗或只能在一定的范围内进行有限的处理。

在评估风险时，应注意任何可影响颞下颌关节紊乱的病理因素，如上下颌骨异常关系、异常功能、非平衡𬌗以及结果的复发和心理、情绪问题等。正畸医生同时还需要重视一些典型的畸形表现，如生长型异常，尤其是小颌畸形；前牙闭锁性深覆𬌗、后牙大量缺失、反𬌗等，均是可以引起颞下颌关节紊乱的危险因素。

最后强调，正畸治疗中除了通常的美学目标外，还必须达到具有以下功能特征的结果：

（1）在静止的正中时，髁突位于关节结节后斜面的前上位，且关节盘的位置合适。

（2）在动态条件下，当发生任何非正中运动时，尖牙和切牙均能使后牙脱离，保证髁突的前伸及侧方移位。

（3）在行使功能时，肌肉收缩最小，颞下颌关节尽可能无过度的生物机械的负荷。

七、病例报告

女性，28 岁，双侧髁突吸收。有关节弹响史、疼痛史。经关节科保守治疗，关节症状减轻，转诊正畸科治疗开殆。可见髁突吸收后引起双重咬合，采用固定矫治器，上颌种植支抗，逆时针旋转殆平面，纠正骨性 II 类关系与开殆。正畸后咬合建立（图 47-10~图 47-14 ）。

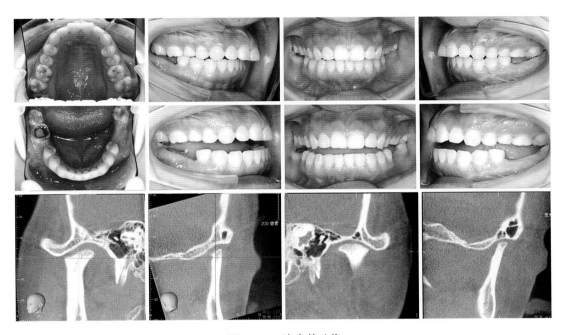

图 47-10　治疗前殆像

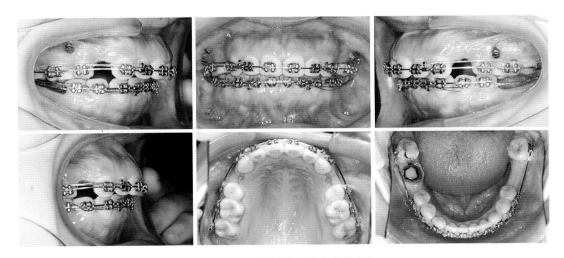

图 47-11　固定矫治器结合种植支抗

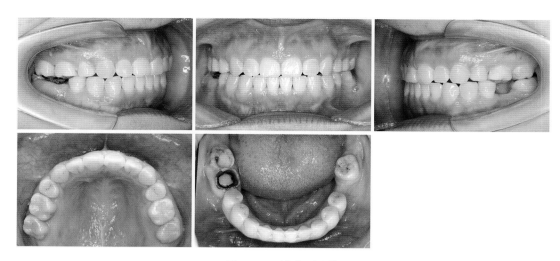

图 47-12　治疗后𬌗像

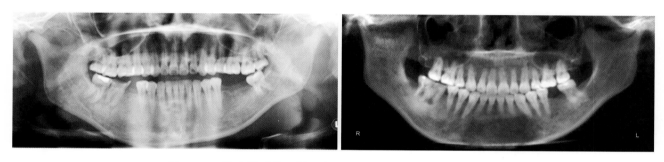

图 47-13　治疗前后曲面断层片对比，可见治疗前严重髁突吸收

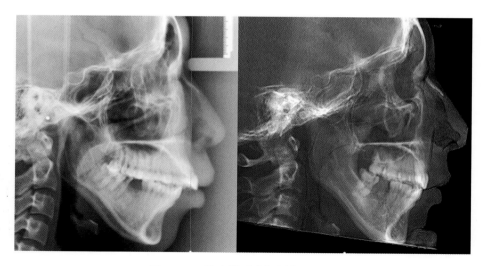

图 47-14　治疗前后头颅侧位片对比

参考文献

[1] 王海梅. 60例错𬌗引起的颞下颌关节紊乱综合征的因素分析. 口腔医学, 1986, 6:116.

[2] 王毓英. 成年重度深覆𬌗深超𬌗的临床表现与矫形治疗. 中华口腔科杂志, 1984, 19:78.

[3] 许瑞芳等. 颞下颌关节紊乱综合征的正畸治疗. 中华口腔科杂志, 1984, 19:222.

[4] 张震康、傅民魁. 颞下颌关节病. 北京: 人民卫生出版社, 1987.

[5] 林久祥等. Ⅲ类牵引矫治前牙反𬌗对颞颌关节的影响. 临床口腔医学杂志, 1985, 1:219.

[6] 罗京塚等. 颞颌关节功能紊乱症的临床分析. 中华口腔科杂志, 1981, 16:24.

[7] 易新竹等. 2695名青少年中夜磨牙症的调查分析. 中华口腔科杂志, 1983, 18, 51.

[8] 周继林等. 用X线电影对颞下颌关节功能紊乱症的初步观察与体会. 中华口腔科杂志, 1965, 11:185.

[9] 洪民等. 翼外肌翼侧剥离术治疗颞下颌关节紊乱综合征. 中华口腔科杂志, 1985, 20:96.

[10] 徐樱华. 𬌗与颞颌关节骨性结构形态间关系. 中华口腔科杂志, 1979, 14:142.

[11] 傅民魁. 错𬌗引起髁突关节盘相对移位的正畸矫治. 中华口腔科杂志, 1980, 15:223.

[12] 韩科等. 无接触型下颌运动轨迹描记仪的研制和103名正常人切导点边缘性运动轨迹的测量分析. 中华口腔科杂志, 1985, 20:203.

[13] Andrews, LF. The six keys of normal occlusion. Am J Orthod, 1972, 62:296.

[14] Aufder Mauer, HJ. Electromyographic recordings of the lateral pterygoid muscle in activator treatment of clare I, Division malocclusion cases. Eur J Orthod, 1980, 2:161.

[15] Beemsterboer, PL. The effect of the file plane splint on the electromyographic silent period duration. J Ord Rehafil, 1976, 3:349.

[16] Brook, RI. Postinjury myofascial pain dysfunction syndrome, its etiology and prognosis. J Oral Surg, 1978, 45:846.

[17] Chiappone, R. Recording the occlusion an early method. J Clin Orthod. 1975, 9:405.

[18] Dolwick, MF. Internal derangements of the temporo-mandibulor joint fact or fiction. J Prosthet Dent, 1983, 49:415.

[19] Egermark-Eriksson I. The dependence of mandibular dysfunction in children on functional and morphologic malocclusion. Am J Orthed, 1983, 83:187.

[20] Egermark-Eriksson I., Prevalence of mandibular dysfunction and orofacial parafunction in 7-, 11 and 15-year-old Swedish children. Eur J Orthod, 1981, 3:163.

[21] Gibbs, CH. Movements of the molar teeth and mandibular condyles during chewing. J DentRes, 1980, 59 (Special issue B):915.

[22] Greene, CS. Orthodontics and the tamporomandibular joint. Angle Orthod, 1982, 52:166.

[23] Inbervall, B. Activity of temporal and masseter muscles in children with lateral force bite. Angle Orthod, 1975, 45: 249.

[24] Inbervall, B. Orthodontic treatment in adults with temporomandibular dysfunction symptom. Am J Orthod, 1978, 73:551.

[25] Jansson, M. Functional problems in orthodontic patients out of retention. Eur J Orthod, 1981, 3:173.

[26] Larsson, E. Mandibular dysfunction symptoms in orthodontically treated patients 10 years after the completion of treatment. Eur J Orthod, 1981, 3:89.

[27] Mc Call, WD. TMJ symptom severity and EMG silent periods. J Dent Res, 1978, 57:709.

[28] Mc Millen, LB. Border movements of the human mandible. J Prosthet Dent, 1972, 27:524.

[29] McNamara, DC. Occlusal adjustment for a physiologically balanced occlusion. J Prosthet Dent, 1977, 38:284.

第四十八章

牙周病与口腔颌面正畸

施　捷　李魏然

本章内容

一、概述

（一）患者现状

　　牙周病同龋病和错𬌗畸形一起被列为我国口腔三大常见病。广义的牙周病泛指发生于牙周组织的各种病理情况，主要包括牙龈病和牙周炎两大类；狭义的牙周病仅指造成牙齿支持组织破坏的牙周炎。本章统一将牙周病作为广义名词使用。

　　我国有 80%～90% 的成人罹患牙周病，40%～50% 的成人均存在不同程度的附着丧失，且普遍表现为对牙周治疗牙周维护意识较薄弱。随着人民生活水平的提高和对美观要求的提升，成人患者在总体正畸患者中所占的比例呈现逐年上升趋势，近来出现了中老年患者比例增多的迹象。而且成人正畸治疗中的越来越多的患者寻求完善的综合正畸治疗，而不仅是简单的辅助正畸治疗。牙周炎患者因为牙周支持组织的破坏常会导致前牙唇向移位、散开出现间隙，并形成创伤𬌗，进一步加剧牙周组织的丧失，导致牙周炎加重，牙齿伸长，齿槽骨吸收，最终牙齿脱落。同时前牙的形态和位置直接影响患者的面部美观，牙周炎导致的前牙唇向散开移位常使患者羞于见人。患者具有强烈的主观要求，希望能够得到正畸治疗。

牙周病罹患率高，牙周治疗维护意识弱；正畸需求量增加，需求度增高，是目前的患者现状。

（二）医师现状

由于成人正畸患者尤其是中老年患者呈现日益增加的新趋势，加之我国成人牙周病的高发病率，作为正畸医师将不得不面对大量成人牙周病患者就诊的需求。相对这一需求，正畸医师对牙周病的认识与理解以及对这类患者正畸治疗的特点和难点的掌控水平是相对不足的。

目前的医师现状是：正畸医师对牙齿移动和消除咬合创伤有优势，但是缺乏对炎症控制的主动性和对牙周病的深刻理解；牙周医师对牙周病的理解和对炎症控制都具有优势，但不具备牙齿移动和解除咬合创伤的有效方法。

牙周正畸联合治疗——牙周病患者在良好的牙周治疗基础上进行完善的正畸治疗，是解决这一矛盾的基本方法。加强正畸医师对牙周炎症控制和牙周病正畸治疗的认识也是势在必行的。

（三）牙周病正畸治疗的重要性

成人牙周病正畸治疗患者的不断增加与正畸医师缺乏对此类治疗的掌控能力已经造成了相对不利的局面：一方面牙周炎已经控制良好应该得到正畸治疗的患者未能接受正畸治疗而延误时机；另一方面一些牙周炎患者在炎症未得到有效控制的情况下接受了不当的正畸治疗导致进一步的牙周支持组织破坏。这个不利局面急需扭转。进行牙周正畸联合治疗为牙周病患者提供有效的高质量的医疗服务是非常重要的。

作为一名正畸专科医师，学习牙周病正畸治疗是现代社会的要求，也是与时俱进精神的体现。

二、牙周病正畸治疗的相关概念

（一）牙周炎的特点

在牙周病变已经得到控制的基础上，对有牙周炎的成人进行治疗不是禁忌证。但未经牙周治疗的患者在正畸移动过程中对牙周支持组织的进一步破坏是可预见的。对于所有成人患者在计划的设定以及正畸治疗的实施过程中其牙周组织的状况必须得到重视。

牙周病不是一种持续的固定的不断破坏的过程。实际上，它的特性是有活动期和静止期的，而在活动期里病变往往侵犯口内的一部分区域，并不是全部的区域。牙周病损具有部位特异性，同一患者口内各个患牙的患病率和程度是不一样的，同一患牙的各个牙面罹患率也不同。

我们可以把人群分为不同危险等级的三类：病变迅速进展型（约占 10%），病变中等程度（人群中的绝大多数，占 80%），没有牙周破坏仅有牙龈炎（约占 10%）。正畸临床面对的成人患者多为病变中等程度。

（二）几点容易混淆的概念

正畸医师在治疗牙周炎患者时必须掌握牙周炎的基本特点，同时要破除一些原有的错误认识和模糊概念。

第一："牙周炎患者能否接受正畸治疗"——正确认识牙周炎的相关概念

牙周组织健康的牙齿可以接受正畸治疗。何谓牙周组织健康？此问题的存在源于正畸医师头脑中的模糊概念。这也是正畸医师在接诊牙周病患者时，出现治疗与否选择错误的主要原因。对于应该给予治疗的患者不进行治疗，会延误治疗时机，给患牙牙周系统治疗的预后带来不利影响，对后续进行的维护和可能需要修复及种植治疗造成困难，甚至无法顺利地进行这些治疗。相反，对于那些不应该进行正畸治疗的病例，如果盲目开始加力移动牙齿，不仅无法解决错𬌗畸形，不能消除咬合创伤，还会加重牙周组织的破坏，导致进一步的齿槽骨吸收和附着丧失，甚至会使牙周病患牙脱落，违背了治疗的目的。

判断牙周组织健康与否是正畸医生必须了解的问题，也是我们治疗牙周病患者的前提。要弄清这个问题，首先要知道牙周组织"正常"和"健康"的差别。牙周组织正常是指：牙龈呈粉红色，龈缘薄而紧贴牙面，质韧。龈沟深度不超过 2 mm。上皮附着水平位于釉牙骨质界上。齿槽骨外形及骨密度正常，骨硬板清晰、连续，齿槽嵴顶与釉牙骨质界之间的距离不超过 2 mm。符合上述要求才可称为牙周组织正常。牙周组织健康是指，牙龈呈粉红色，龈缘薄而紧贴牙面或根面，质韧。骨硬板清晰、连续的非炎症状态。也就是说上皮附着水平位于釉牙骨质界以下或齿槽骨吸收，齿槽嵴顶与釉牙骨质界的距离超过 2 mm，也可以称为牙周组织健康。所以，牙周病患者在经过牙周系统治疗，消除了炎症，即使已经发生了附着水平下降和齿槽骨吸收，也可以称为牙周组织健康。对于这类患者可以进行正畸治疗，通过正畸移动消除咬合创伤，解除牙列拥挤，为患者进一步的牙周维护创造良好的条件。

2017 年 11 月在美国芝加哥召开的国际牙周新分类的研讨会上，全球百余名专家讨论牙周病和种植体周病的新分类，共达成了 4 个共识。2018 年 6 月，欧洲牙周会议召开时，上述共识报告在《牙周病学杂志》（J Periodontol）和《临床牙周病学杂志》（J Clin Periodontol）（美国牙周学会和欧洲牙周学会的官方专业杂志）上正式发布。牙周健康意味着有健康的牙龈、健康的牙周组织。没有炎症浸润、没有菌斑。但是在临床上，在正常人群当中，很难见到完全正常的、没有炎症细胞浸润的牙周组织。临床上的牙周健康，是指牙龈色粉、形态呈贝壳状、质地较韧、探诊不出血。牙周探诊是否出血，是判断牙周是否健康的一个很重要的指标，健康的牙周应该是探诊不出血的。像这种临床健康的牙龈，在显微镜下可看到在沟内上皮下方有少量的炎症细胞浸润。正常人群牙面上有细菌，尤其是牙颈部、牙龈沟内，称为菌斑生物膜，这导致宿主不断有防御细胞（如中性粒细胞、单核巨噬细胞等等），从牙龈结缔组织中的血管，进入到结缔组织，然后通过沟内上皮进入龈沟内，这是宿主正常的防御，所以临床健康的牙周组织也有一些炎症细胞。除了正常的、没有牙周破坏的牙周组织，还有一种称为减少的牙周组织，就是牙周病。经过治疗后，组织破坏得到控制，比较稳定，未再发生炎症变化，也将其归在健康的牙周组织里面。

在临床工作中，接诊牙周病患者要进行详细的询问和检查。对于牙周病未经过牙周系统治疗、炎症尚未消除的患者要将其转诊至牙周科进行治疗，并与牙周医生进行沟通，以便更有效地通过正畸牙周联合治疗消除炎症，去除咬合创伤，达到最佳的治疗效果。对于已经接受了牙周治疗的患者，要进行检查和观察：检查是指通过临床视诊、探诊等方法检查牙周治疗后炎症是否已经消除，观察是指牙

周治疗后患者口腔卫生维护水平是否达到要求，如果牙周治疗后炎症未消除或患者尚未掌握口腔卫生维护的方法，无法进行积极有效的牙周维护，就不能盲目地开始正畸治疗，要确认炎症已经消除且患者已经掌握口腔卫生维护的方法，才可以考虑开始进行正畸治疗。

第二："咬合创伤是否导致牙周炎"——咬合创伤是牙周炎的局部促进因素

咬合创伤的牙齿大多表现松动，这是由于患牙受到过大殆力特别是侧向力的作用，使近牙颈部的受压侧骨硬板消失、牙周膜间隙增宽，进一步发生垂直型骨吸收而出现松动，严重时可出现个别牙或一组牙的倾斜或移位。最为常见的是前牙唇向散开和磨牙向缺隙侧倾倒。X 线片可显示近牙颈部的牙周膜间隙增宽、骨硬板消失，齿槽骨可出现垂直吸收，而受牵拉侧可显示骨硬板增厚。咬合创伤患牙的松动程度往往与骨吸收程度、探诊深度不成正比，特别表现在单根牙，常常松动度重于齿槽骨吸收程度和牙周袋深度，因为咬合创伤患牙的松动度不完全取决于骨吸收程度，还受到侧向殆力的大小、频度、持续时间、牙根数目及形态的影响。

咬合创伤对牙周支持组织的影响：单纯、短期的咬合创伤不会导致牙周袋，也不会引起或加重牙龈的炎症；咬合创伤会增加牙齿的动度，但动度增加并不一定是诊断咬合创伤的唯一指征，因为牙周膜增宽和牙松动可能是以往咬合创伤的结果；当长期的咬合创伤伴随严重的牙周炎或明显的局部刺激因素时，会加重牙周袋和齿槽骨吸收；自限性牙松动在没有牙龈炎症的情况下，不造成牙周组织破坏。

可见在牙周炎的治疗中，消除炎症是第一位的。牙周炎的始动因子是细菌，疾病的本质是炎症导致的牙周组织破坏，而炎症扩展至牙周支持组织的途径和破坏程度受到咬合力的影响。因此，咬合创伤是重要的局部促进因素，也可以理解为协同破坏因素。

通过正畸治疗的方式移动牙齿，解除咬合创伤，是单纯的牙周治疗不能够达到的，解除咬合创伤是正畸治疗的强项。牙周病患者的咬合创伤既有原发的也有继发的，原发的咬合创伤是指患者在牙周病发生之前已经存在的咬合创伤，如前牙深覆殆、深覆盖、前牙闭锁殆，以及个别前牙反殆、后牙锁殆等等，这些咬合创伤作为将要发生的牙周病的局部

破坏因素存在。而继发咬合创伤是指患者牙周病发生以后，齿槽骨持续吸收，致使牙周支持组织丧失，牙齿在不平衡的𬌗力作用下出现病理性移位，而患牙的病理性移位导致了咬合创伤的出现，这类咬合创伤我们称之为继发性咬合创伤，这类创伤在牙周病已经发生的患者口腔内就是协同破坏因素。无论是原发的咬合创伤还是继发的咬合创伤，在患者牙周炎症控制后，使用正畸治疗的方法予以解除，都会对远期牙周健康的维护有益处。

对于那些全身因素占主导地位，而咬合创伤不明显的牙周病患者，正畸治疗并不是首选方法，即使需要正畸排齐牙列也应该非常谨慎，需要有经验的牙周医师与正畸医师密切配合来完成。

第三："牙齿松动能否正畸"——正确判断牙周病的严重程度

牙齿松动是牙周病患牙的常见临床表现，也是患者最常见的主诉。是否牙齿松动度越大，牙周病就越重，就越不能接受正畸治疗呢？

为了解答这个问题，首先我们应该了解判断牙周炎严重程度的指标：齿槽骨破坏吸收的量反映牙周病的破坏程度，牙龈出血程度反映牙周组织的炎症状态。这是判断牙周病严重程度的最重要的两条标准。

牙齿松动度的大小不直接反映牙周病的严重程度，不是牙齿松动度越大，牙周病就越重。不能单凭松动度这一项指标来决定患者牙周病的严重程度，和是否对其进行正畸治疗。

在临床治疗牙周病患者时，详细的牙周检查和全口根尖片的拍摄是必不可少的。根据这些检查的结果分析患牙松动的产生原因。如果患牙齿槽骨已经吸收至根尖，支持组织量少，患牙的松动度比较大，这是由于缺乏正常的支持力造成的，对于这类患牙进行正畸治疗是高风险的。在治疗之前要与患者充分沟通并告知正畸治疗属于试保留治疗，由于患牙的牙周破坏非常严重，存在治疗过程中松动度加大甚至脱落的可能性。如果通过临床检查发现患牙齿槽骨吸收情况与松动度的大小不成正比，患牙松动度大，但是齿槽骨吸收比较少，尤其是水平吸收少，有角形吸收或根周膜增宽的表现，配合临床进行咬合检查，这种松动多为咬合创伤造成。通过正畸治疗消除咬合创伤，去除协同破坏因素，牙周组织会得到良好的预后。

不是所有松动牙齿都不能进行正畸治疗，要通过检查发现问题的所在，对于咬合创伤造成的牙齿松动通过正畸治疗是可以解决的。

第四："牙周病的治疗只是牙周医师的事"——正确理解正畸医师在牙周病治疗中的责任和牙周正畸医师团队协作的必要性

在对牙周病患者进行正畸治疗的过程中，进行有效的牙周维护是很关键的。正畸治疗开始之前需要对患者口腔卫生维护的能力进行考查，因为在正畸矫治器戴入口内之后口腔卫生维护的难度增加，维护水平要求更高。在矫治开始的初期，要通过口腔卫生宣教包括对刷牙方法和进食习惯的指导，帮助患者在正畸治疗初期尽快适应口内矫治器的戴用，熟练掌握固定矫治器粘接后的刷牙方法，以及避免不当的过大的咬合力对正在受力移动的患牙造成创伤。这些都是正畸医生应做的工作，需要在每次复诊当中随时的进行教育和引导，发现问题及时解决。

常规正畸复诊时，除了观察患牙对正畸力的反应，包括对牙齿移动速度、移动方式、咬合关系改变的检查、记录和分析以外，不能忽视对患牙牙周状况的检查，包括牙龈的色、形、质观察，牙周袋的深度和牙龈出血指数的牙周探诊检查，以此来判断牙周组织的炎症情况。发现有堆积的菌斑、软垢、少量的牙石，要及时进行清理，并对患者提出口腔卫生维护改进意见和方案。出现炎症无法控制的情况，则要及时请牙周科会诊或进行转诊。如果正畸医师只关注本专业的内容而忽略对牙周情况的观察和判断，往往会导致对牙齿移动速度的误判而盲目加大矫治力的错误。这一错误在目前牙周病患者正畸临床治疗中并不少见，对于炎症控制不佳的患牙，过大的矫治力不仅达不到加速移动的效果，反而会进一步加剧牙周支持组织的破坏。

牙周炎的牙周正畸联合治疗是需要以牙周医师、正畸医师团队协作为基础的，正畸医师不能将炎症控制全部推给牙周医师。

（三）成人正畸患者心理因素

1. 治疗动机 与青少年多为被动接受正畸治疗相反，成人患者寻求综合正畸治疗往往是有他们自己的目的。但是他们通常不会清楚地去表达这些目的。事实上甚至有些成人很显然是去精心掩饰和隐藏自己的动机。作为正畸医师了解患者为何希望进行治疗、为何是现在治疗而非其他时间都是非常重要的。这样才能避免患者对治疗的预期是根本无法实现的情况出现。很显然不能依靠正畸治疗来改善患者的人际关系、挽救工作，或克服一系列经济上、生活上的困难。牙周炎患者由于前牙严重的病理性移位影响了面部的美观，可能会对正畸治疗抱有比较高的幻想，甚至认为正畸治疗后改善了前牙的美观就可以挽救生活、感情、社会工作等多方面的问题。如果患者在这些方面有不切实际的幻想，一定要在治疗前沟通清楚，切不可放任不管。

所幸的是，多数的成人对正畸治疗的目的还是明确的，并且对正畸治疗能够达到的效果有切合实际的认识。患者中的一小部分由于对正畸治疗存在不切实际的期望而有可能出现治疗中的问题，识别这类患者的一个方法是：将患者对他（她）自己正畸需求的理解与医师的专业评估做比较，如果该患者认为自己牙齿的外表和功能出现了很严重的问题，而正畸专业客观评估并没有证实这一点，那么对这位患者的正畸治疗需要非常小心。

2. 对隐形装置的需求　即使对正畸治疗有强烈需求的成人患者也会表现出对正畸矫治器可见程度的关注。这些成人患者很在意自己戴着明显的矫治装置时来自其他人的反应，这也可能是在早期成人患者多使用可摘矫治器的原因。但是，可摘矫治器显然不能通过有效的控制实现精确全面的牙齿调控，尤其是在患者不能很好地配合持续戴用的时候。对"不可见"的矫治装置的研发生产出了透明的或牙色的塑料或陶瓷托槽以及舌侧固定矫治装置，包括近来发展迅速的隐形矫治器。

但是在目前还不可能生产出一种完全看不见的、又不影响正畸治疗的矫治装置。树脂类托槽会在控根和间隙关闭过程中出现问题。舌侧矫治器，因为托槽间距减小，增加了对复杂牙齿移动的难度，也加大了牙周健康维护的难度。尽管给成人患者使用外表尽可能美观的矫治器是无可厚非的，但是由于这一选择继而产生的对正畸治疗的不利影响是应该预先认识到的。尤其是对于牙周炎患者中口腔卫生维护欠佳的病例，使用舌侧矫治器时要非常慎重，因为舌侧矫治器在患者自行维护和牙周治疗操作中都起到负面影响。即使是隐形矫治，由于附件和精密切割牵引以及种植支抗的设置，或者咬合调整需要配合局部使用固定矫治器，都无法做到完全不可见。所以对于患者来说，期望在进行正畸治疗的过程中完全不被其他人发现是不切实际的。

3. 就诊环境　在青少年患者仍然作为我们大部分正畸诊所的主要病源的情况下，诊所是否需要给成人患者设立单独的、与青少年患者分隔开的就诊区域呢？大部分青少年患者的综合正畸治疗是在开放的治疗环境中进行的，不仅是因为开放环境工作效率高，还是考虑到在接受治疗过程中观察其他患者的学习效果对患者适应治疗是有积极促进作用的。把成人患者单独分隔出来在专属的房间里就诊，只有在成人对成为一个正畸患者感到很羞怯的情况下才是符合逻辑的。有些时候，对于一部分成人，在专属的地点接受治疗也许是好的；但是，对于大部分成人在治疗中与其他患者沟通学习是非常有益处的。遇到在治疗各个不同阶段的患者并与自己的经验感受做比较是有积极益处的，这对成人患者和青少年患者来说同样有益，也许对成人益处更多。

尽管成人患者可以与青少年患者在相同的环境下就诊，但是他们不能以完全相同的方式对待处理。成人患者对于医师对正在进行的治疗步骤解释说明工作的需求程度是非常高的，所以他们不可能像青少年患者通常表现出来的被动接受正在进行的治疗。尽管可以期望成人患者对于正畸治疗有兴趣，但不意味着他们能够听听简要解释说明就完全服从治疗计划。除非成人患者理解了为什么他们被要求做这一系列事情，否则他们也可以选择不去做。另外，成人通常比起青少年患者对不舒适的忍耐力要差，更容易抱怨比如对调整加力后的疼痛、进食和说话时的困难，以及各种不适，有时甚至是与正畸治疗完全不相关的不适。为了应对以上这些成人患者的特殊需求，正畸医师需要多预留一些椅旁操作时间。

由于成人患者这些特质，他们好像不如青少年患者那样是理想的矫治对象，但是这也不尽然。与一个对自己的治疗非常感兴趣的人一起工作是件很快乐和有挑战性的事。如果医师和患者对于治疗的预期较为一致且切合实际，那么成人患者的综合正畸治疗无论对于患者还是医师都是一个很好的经历。

三、牙周病正畸治疗的目标设计与特殊考虑

（一）牙周病正畸治疗的目标设计

通过牙周系统治疗消除炎症使牙周炎患牙的牙周支持组织恢复健康，在炎症消除的基础上，通过完善的正畸治疗，移动患牙以解除拥挤、关闭散隙、改善咬合关系，消除咬合创伤，达到长期稳定的效果，是我们治疗成人慢性牙周炎所追求的目标。

由于成人牙周炎患者错𬌗畸形情况和牙周损害情况因人而异，个体差别很大。对于他们设定的治疗计划必须在详细分析个体的治疗需求、牙周组织状况（甚至全身疾病的状况）、错𬌗畸形程度、口腔内其他疾病的控制等情形下才能作出个性完善的治疗设计方案。

牙周病患者正畸设计要点：

1. 充分时间　牙周炎患者常常十分急切的寻求正畸治疗，但是面对患者的急切心情，盲目加速治疗的进程不仅没有帮助他们，反而会导致治疗的失败。之所以要在设计方案阶段留有充足的时间是因为这个阶段有大量的工作要进行：

（1）探究患者的正畸动机，在前面也讲到了，只有在患者的治疗动机切合实际时，正畸才有可能帮助他们。

（2）判断牙周支持组织状况，是否已经接受了完善的牙周基础治疗，完成治疗后炎症控制的情况如何。

（3）观察患者的口腔卫生维护情况，是否可以维持牙周治疗后的良好状态。

（4）给正畸医师能详细检查、正确判断、作出设计足够的时间：不要被牙周炎患者齿槽骨局部的情况吸引全部的注意力，要认真检查每个临床资料，要知道牙周炎患者除了牙周支持组织破坏以外还可能有所有其他一般患者可能有的所有情况，忽视了这中间任何一点都可能导致正畸治疗的失败。

2. 多科会诊　牙周炎患者在治疗方案设计时要请牙周科医师会诊，如果已经有牙列缺损或治疗后有需要修复治疗或种植治疗的情况，就需要请修复科、种植科、外科等相关科室会诊。需要多科室联合治疗的病例提起多科会诊或病例讨论，从治疗层面讲可以

为患者提供更个性化、更精准的医疗服务；从学科发展层面讲既可以提高医疗质量和学术水平，也对医院学科之间沟通以及科室协作和建设非常有利。

3. 反复沟通　反复的沟通是指正畸医师与牙周炎患者进行的各个层面上的面对面沟通交流。治疗设计方案的最终选定应该非常真实地反映患者本人的意图。在患者不知情、不理解，甚至是有抵触的情况下选择的设计方案都是正畸治疗失败的隐患。

（二）牙周病正畸治疗的特殊考虑

经典的临床试验和研究指出，在正畸治疗过程中，成人比青少年去除菌斑更有效，尤其在治疗的后期；对已经发生附着丧失但牙周组织健康的牙齿进行正畸移动不会产生进一步的牙周损害；牙周原因的牙齿脱落可能出现在罹患比较严重牙周炎、探诊深度大和（或）有根分歧病变牙齿的成人患者。所以对于已经发生明显附着丧失、牙周炎较为严重的患者，正畸治疗需要如下特殊考虑。

1. 正畸治疗前进行牙周基础治疗消除炎症　成人正畸移动牙周支持组织健康的牙齿不会造成进一步牙周破坏，正畸治疗开始移动患牙之前消除炎症是第一位的，这些已达成共识。但牙周治疗后、正畸治疗前最佳的观察期时长还存在一些讨论。

一些学者认为对有牙周炎的成人病例开始矫治器治疗之前，最好在牙周治疗后留出 3~6 个月时间（取决于牙周炎的严重程度）。这一观察期是给牙周支持组织在刮治后留出一段恢复期以保证牙齿可在健康的牙周组织里移动，同时可以提供一段患者口腔卫生维护效果和治疗动机的考察期。经过了这段时间后可以从 X 线检查中观察到齿槽骨骨硬板的形成。齿槽骨骨硬板的形成可以进一步证明炎症消除和牙周支持组织的恢复，在此基础上才能进行正畸移动。一些学者则认为齿槽骨骨硬板的形成不能一概而论，特别是有咬合创伤存在的情况下，患牙即使炎症得到了控制也不易形成骨硬板。

作为正畸医师必须要了解，对于存在咬合创伤的牙周炎患牙，牙周治疗后要密切观察炎症控制的状况，通过临床牙周检查探诊以及咬合检查，包括 X 线片检查。但是如果一味地等待齿槽嵴骨硬板的出现，往往会延误正畸治疗的时机。

在正畸治疗开始之前，正畸医师必须确定牙周

组织是否健康：如果是，患者进入菌斑、炎症控制下的正畸治疗过程；如果不是，患者必须转至牙周科进行牙周治疗和维护，牙周基础治疗后仍存在炎症控制不佳的位点需要与牙周医师会诊后选择进行牙周手术。

2. 正畸治疗过程中的牙周炎症控制

（1）轻度牙周损害的患者：牙菌斑是牙周破坏的最主要的病因，而菌斑性龈炎是病变进展过程的第一步。正畸矫治装置不可避免地使口腔卫生维护的难度增加。对于儿童和青少年而言，即使由于矫治装置的存在而出现牙龈炎，也几乎不可能进展成为牙周炎。但是这样的情况不能够推论到成人患者，尽量他们治疗初始时的牙周条件比较好也不可忽视。

牙齿最难清洁到的部分是托槽之间的牙面和牙龈缘。由于成人牙周炎患牙的临床冠比较长，托槽和牙龈缘的距离比青少年患者大，这些位置相对更容易能清洁到。清理牙齿邻接位置的辅助卫生工具包括橡胶牙签和邻间隙刷，以及带引导的牙线也经常需要用到。

正畸医师应有针对性地进行口腔卫生宣教。缺乏针对性的宣教是目前正畸医师较为普遍的弱项。以往只是口头提醒患者口腔卫生维护不佳是远远不够的，应该做到清晰明确地指出维护不佳的位点，同时要给出相应改进维护的具体措施，并在病历中记录，以便下次复诊时对维护效果进行检查和进一步督促。

（2）中度牙周损害的患者：中度牙周损害的患者是正畸临床工作需要面对的主要人群。虽然在进行正畸治疗之前已经控制了牙周炎，但是需要患者在整个正畸治疗过程中能持续地、很好地维持牙周组织健康，正畸治疗才是有益处的，否则加力就是潜在的危害因素。在初步的牙周治疗结束以后、正畸治疗开始之前要留有一段时间的观察期，以确保患者能够充分有效地进行维护，同时也使牙周组织在治疗后得以恢复。

初步的牙周治疗包括除了齿槽骨手术以外的所有牙周治疗。在任何正畸移动开始之前一定要彻底清除袋内所有的牙石以及其他刺激物，如果能够使用翻瓣术暴露炎症部分以确保最佳效果的刮治是比较理想的。

中度牙周损害的患者在牙周基础治疗完成后，往往还会存在一些深牙周袋的炎症控制不佳位点。

这些位点的炎症控制和处理方式是后续正畸治疗成功的关键。对于这些位点牙周齿槽骨手术的选择和时机，一定要充分考虑正畸牙齿移动方向及咬合改建对炎症控制的权重，每个位点逐个进行分析。如果该位点咬合创伤明显或正畸治疗牙齿移动后咬合关系将会得到明显改善，则优先考虑进行正畸牙齿移动；反之，如果该位点无明显咬合创伤，咬合较好，那么咬合改建对于该位点牙周状况改善的权重就相对低，局部炎症控制的权重相对高，则优先考虑进行牙周手术。还要考虑正畸设计患牙的移动方向，如果正畸移动对齿槽骨改建有利，如向远中直立有近中角形骨吸收的磨牙，可以先行正畸移动；如果需要将患牙移动至骨缺损的区域，则需要先进行牙周植骨手术。对于骨形态不良的深牙周袋，需要进行补偿性的骨形态修整去骨的位点，出于对齿槽骨量的保护，可以在密切的牙周维护下先进行牙齿移动，牙周手术可推迟到正畸完成，新的咬合关系建立时再评估后进行。

由于带环的边缘使得牙周维护的难度增加，对于有牙周问题的成人患者我们通常使用直接粘接矫治装置。同样对于这类患者在固定正畸矫治弓丝的时候我们多选择结扎丝或者使用自锁托槽，而不选择橡胶结扎圈，因为比较起来使用橡胶结扎圈的患者牙龈菌斑的微生物水平高。

在正畸综合治疗过程中，中等程度牙周问题的患者必须有一套维护时间表，根据牙周破坏的严重程度安排好定期的洁治和刮治。通常的方案是每隔3个月进行牙周维护治疗。良好的牙周维护是此类患者良好正畸效果的基础（图48-1、图48-2）。

（3）重度牙周损害的患者：治疗有严重牙周问题的患者要注意以下问题：缩短牙周维护治疗的间隔时间，可以使牙周维护的频率与正畸复诊加力调整的频率保持一致（例如每4~6周一次）；正畸治疗目标的设定和生物力学的控制，需以口内余牙相对位移减至最短、正畸力减至最小为主要目的进行调整，以达到改善牙周支持组织健康和改进口颌系统功能为主的矫治目标。

针对这类患者的正畸设计要兼顾美学，但绝不可把美观放到健康和功能之前。牙周病导致显著齿槽骨丧失部位的牙周膜面积明显减小，任何偏大的力量对于这样的牙周膜都会造成过负荷，设计远距离正畸移动的可实现度低。重度牙周损害的患者有

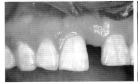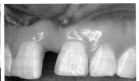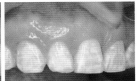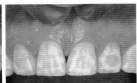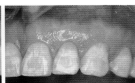

图 48-1　托槽去除当时可见牙龈点彩

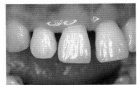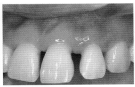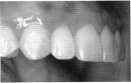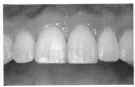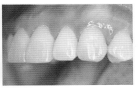

图 48-2　良好的牙周维护是良好正畸效果的基础

些牙周破坏严重、认为远期没有希望仅仅是暂时保留的牙齿对正畸治疗也是有帮助的，可以利用它来帮助支持正畸矫治装置以挽救其他牙齿。

对于重度牙周损害患者的正畸治疗需要有经验的牙周医生和正畸医生合作，不建议初学者和非专科医生进行盲目尝试。

四、牙周病正畸治疗的步骤与需要注意的问题

（一）基本治疗步骤

（1）口腔检查基础治疗，如牙体治疗、拆除不良修复体等。

（2）牙周基础治疗。

（3）正畸方案设计，相关学科会诊。

（4）局部位点的牙周手术，术后牙周评估。

（5）开始正畸加力，期间定期牙周维护。

（6）咬合调整基本完成，涉及种植及修复的参与进程。

（7）牙齿移动完成，建立稳定咬合。

（8）正畸保持。

（二）牙周基础治疗及局部牙周手术

反复强调牙周炎患者在正畸治疗前一定要经过系统的牙周治疗以消除炎症。牙周基础治疗包括口

腔卫生宣教，龈上洁治、龈下刮治和根面平整。对于牙周科建议拔除的患牙可以暂予以保留，可以纳入到正畸系统中帮助保留其他患牙。在加力早期不进行调𬌗。

是否进行牙周手术不能一概而论，有多壁骨袋的患牙可考虑正畸前进行植骨手术，仅是改善支持骨外形的手术则可以放到正畸治疗结束以后再选择性进行。关于手术的时机一定要与牙周医师会诊决定。前文已经提到，此处再加以强调，在牙周基础治疗完成后，针对仍存在深牙周袋的炎症控制不佳位点，进行齿槽骨手术的选择和时机，一定要充分考虑正畸牙齿移动方向及咬合改建对炎症控制的权重逐个位点进行分析。如果该位点咬合创伤明显或正畸治疗牙齿移动后咬合关系将会得到明显改善，则优先考虑进行正畸牙齿移动；反之，如果该位点无明显咬合创伤，咬合较好，那么咬合改建对于该位点牙周状况改善的权重就相对低，局部炎症控制的权重相对高，则优先考虑牙周手术。还要考虑正畸设计患牙的移动方向，如果正畸移动对齿槽骨改建有利，如向远中直立有近中角形骨吸收的磨牙，可以先行正畸移动；如果需要将患牙移动至骨缺损的区域，则需要先进行牙周植骨手术。对于骨形态不良、牙周袋较深，需要进行补偿性的骨形态修整去骨的位点，出于对齿槽骨量的保护，在密切的牙周维护下先进行牙齿移动，牙周手术最好推迟到正畸完成，新的咬合关系建立之后再评估和进行。

（三）正畸治疗

1. 选用结构相对简单、便于口腔卫生维护的矫治装置（图48-3）

（1）在磨牙上粘接颊管，不提倡使用磨牙带环。牙周炎破坏的起始点是上皮领圈，面对这一区域的薄弱环节，应该尽可能减少刺激和医源性的菌斑堆积。在正畸临床常规使用的磨牙带环，由于带环边缘刚好位于上皮领圈上，就给这一区域的菌斑堆积提供了条件，而带环上的颊管、牵引钩以及正畸加力时使用的链状橡皮圈和结扎丝等，给口腔卫生维护加大了难度。这样菌斑容易堆积，且不易去除，就给上皮领圈这一薄弱环节更增加了危险性。

使用直接粘接的颊管可以帮助解决这一问题。直接粘接的颊管通过牙面酸蚀、粘接固化（化学固化、光固化均可）可以直接作用于牙齿釉质表面，而不需要将颊管焊制在带环上，再将带环粘接在牙冠上。这样就可以避免在上皮领圈处的医源性菌斑堆积。有些医生担心直接粘接颊管的强度，直接粘接颊管的粘接强度完全能够达到牙周炎正畸矫治的需要：一是随着材料学的不断发展，粘接剂的粘接强度越来越好；二是牙周炎患牙正畸移动所需要的正畸力很小，往往不需要口外力和长距离的颌间牵引，直接粘接颊管提供的力量完全可以满足。同时使用直接粘接的颊管也在不断提醒正畸操作者不要给予过大的矫治力。

（2）逐步戴用矫治装置，即需移动的牙齿粘接托槽。由于口腔正畸矫治装置不利于口腔卫生的维护，容易导致菌斑的堆积，引发炎症，致使牙周破坏加重，因此，在正畸治疗过程中的牙周维护不仅要体现在定期的牙周检查和治疗上，也要在矫治装置的选用和戴用的顺序上进行有效调整。在设计牙周炎患牙移动时，需要考虑到牙周支持组织的健康

状况，可以选择仅移动一部分患牙；或者先移动一部分患牙再移动另一部分。在戴用正畸矫治装置时需要尽量简化，不需要移动的患牙可以选择先不戴用，这样口腔卫生维护的水平不会因为治疗初始戴用大量矫治装置而突然下降。

2. 初始正畸力小，强化口腔卫生维护

（1）使用细的镍钛丝进行初步排齐。即使在治疗儿童青少年患者时正畸加力的大小也是需要调整的，比如拉尖牙向远中时，常规的加力范围不超过150 g，针对于每颗尖牙往往会选择黄金分割点120 g左右开始试加力，如果移动不明显再加大矫治力。而牙周炎患牙不适宜使用这个方法，由于齿槽骨吸收会使牙周膜面积成几何倍数地下降，所能承受的正畸力也成几何倍数地减小，所以在调整加力过程中，尤其是矫治初始时往往要从加力范围内最小的力值试起，如根据齿槽骨剩余条件，预计正畸加力30～50 g，那么初始加力要从30 g开始试起。

（2）口腔卫生宣教使患者熟练掌握有矫治器的口腔卫生维护方法。牙周维护不是单纯依靠牙周医师和正畸医师就能完成的，患者的良好配合也是密不可分的。虽然在正畸开始之前已经对患者的口腔卫生维护进行了观察和考核，在正畸过程中也不能停止对患者的监察和宣教。患者在戴用矫治装置后会出现一系列的不适和维护上的难题，这都需要正畸医师分阶段的不同的宣教来解决。

3. 使用多用唇弓或澳丝内收压入散开的前牙，调整咬合关系

强调牙周病正畸治疗一定要注意正畸力的控制。使用多用唇弓和澳丝都是要尽量减少正畸力。这两种弓丝都是刚度较强的，是可以控制牙弓形态的；同时由于澳丝的圆横截面和多用唇弓与托槽槽沟的余隙存在，消除或大大减少了转矩力的施予。除了力值减小以外，还应注意力量的方向。①避免将患

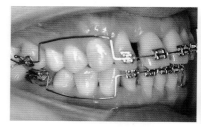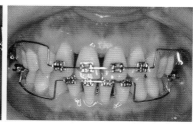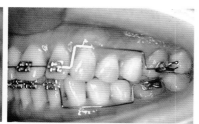

图48-3　磨牙上粘接颊管，逐步戴用矫治装置

牙移出齿槽突。如过度的唇倾前牙，会导致患牙齿槽骨进一步吸收、附着下降，甚至出现龈裂、齿槽突裂。②避免将患牙向严重骨吸收缺损区域移动。这会导致患牙附着降低，牙周支持组织下降。③慎加转矩力。在常规正畸治疗中非常重视转矩的控制和调整，但是给牙齿施加转矩力时，应力集中在齿槽嵴顶和根尖区。齿槽嵴顶是牙周病正畸治疗中的薄弱环节，一旦发生进一步吸收就会造成牙周组织破坏，严重影响正畸愈后。所以移动牙周炎患牙时是否施加转矩力，施加多大的转矩力，都必须根据患牙齿槽骨剩余情况周密考虑，慎重使用。对于齿槽骨高度剩余不足根长三分之一的前牙和已存在根分歧病变的后牙不要施加转矩力。

（四）暂停加力

在正畸治疗初始阶段对患者宣教使其熟悉戴用矫治器的口腔卫生维护，在正畸治疗过程中时刻注意患者的口腔卫生维护和牙龈炎症状况。如果出现问题应随时解决：如出现软垢堆积及时清洁，个别位点形成牙石或持续探诊出血需要牙周医师配合治疗，必要时停止正畸加力。在炎症控制出现问题，不能保证正畸移动在健康的牙周支持组织内进行时，要停止加力，炎症控制后再恢复加力。对于炎症控制非常差的患者，甚至要考虑终止正畸治疗。

需要指出的是，一些正畸医师认为直接去除口内弓丝就是停止加力，这是错误的。正在移动中的患牙，仅仅去除口内弓丝，非但没有停止加力，反而会加剧患牙的创伤。如果是正畸加力过程中常规的牙周维护，在与牙周医生协调好的基础上，可以在一次复诊中完成：去除矫治弓丝，完成牙周治疗和维护后，再置入弓丝。如果做不到一次复诊时间的协调，或牙周炎症控制需要持续一段时间，那么仅仅去除弓丝是不可以的。正畸治疗中暂停加力需要去除矫治弓丝后进行"8字"结扎，或者使用随形弓。这里提到的随形弓，是指按照现有牙齿排列弯制硬质弓丝，使得弓丝在对牙弓形态有保持力度的基础上不给每颗牙齿加力。

在牙周病正畸治疗中随形弓是常被用到的。除了在正畸过程中停止加力以进行牙周治疗以外，在正畸开始之前需要牙周手术的位点，有些位点牙齿松动较为明显，不利于手术的顺利进行和植骨手术后的稳定。使用置入随形弓的方法，配合牙周手术及术后的恢复阶段，待手术位点愈合完成可以开始加力移动后再去除随形弓，放置初始弓丝开始正畸加力。

（五）正畸力量控制

牙周病患者在正畸治疗过程中由于佩戴矫治装置造成口腔卫生维护不利、由于矫治力的施加增加炎症产生的可能，所以尽量减短正畸治疗时间是很有益处的。这里提到的缩短正畸矫治时间是基于优化矫治设计减少相对移动距离的。绝不是为了减短疗程而盲目加大力度。一些医生错误地认为加大矫治力，就可以加快牙齿的移动，以此来实现缩短疗程的目的。殊不知，过大的矫治力是牙周病正畸治疗所禁忌的！

牙齿移动生理中谈到正畸力是通过牙周纤维传导的，正常的牙周膜是牙齿移动的基础。差动力原理中提到正畸力的大小取决于牙齿牙周膜面积的大小。这里可以用单根的前牙推算一下，如果单根的牙周病患牙齿槽骨已经吸收了一半，也就是齿槽骨高度剩余原来的二分之一，那么对它加的正畸力应该多大呢？可以把单根前牙的牙根近似看成一个圆锥体，圆锥体的高度下降一半，表面积减小四分之三，仅剩原来的四分之一。也就是说齿槽骨吸收二分之一，正畸加力应该减少至四分之一，而并不是减半。

如果常规前牙正畸力为80 g，对于齿槽骨高度吸收一半的牙周病患牙，这个力值应降至20 g，也就是牙周探诊时使用的力量。

所以对于牙周病患者正畸加力要引入"微力"这个提法。在治疗牙周病患者的时候，时刻想到使用的矫治力要小，要非常小，要按照患牙的剩余齿槽骨量来估算，要认真地拿测力计测量。千万不要认为加大矫治力就可以加快移动，缩短疗程，这往往会导致矫治力超过患牙所能承受的范围而造成医源性创伤，甚至导致患牙松动脱落。

五、保持

（一）保持器的选择

正畸保持器的种类很多，就像是我们的工具库。正畸医生需要准确巧妙地选择合适的工具来帮助牙周病患者进行有效可靠的保持。对于牙周病正畸治疗的保持阶段这个选择至关重要。

在牙周正畸联合治疗中常会使用固定保持，所以首先介绍前牙舌侧固定保持器的制作。

1. 制取上下颌工作模型，要求边缘清晰，没有气泡。牙周病患者临床冠长，存在较多三角间隙，制取工作模型时如果三角间隙内的气泡进入印模材料会影响工作模型表面的准确度。制取印模时先排出三角间隙内的气泡再压托盘，才能得到清晰精确的工作模型，这个看似不起眼的动作其实很重要，需反复练习。为了避免由于舌侧保持器的放置而产生新的咬合干扰和咬合创伤，无论制作单颌还是双颌保持器，都需要取得上下颌准确反映咬合关系的工作模型。

2. 在工作模型上进行画线标记，尽量沿前牙区段舌侧窝水平，使得舌侧保持丝的位置既不影响前牙咬合也不妨碍患者进行口腔卫生维护，同时兼顾患者的舒适性。沿标线弯制保持丝，尽量密贴前牙舌面。推荐使用直径 0.9 mm 的麻花丝，细尺寸的麻花丝适用于前牙扭转矫治后的固定保持，如果是前牙病理性移位唇向散开的情况，细尺寸的麻花丝保持丝强度不足。弹性的麻花丝在作为美观的正畸保持器的同时，它还是精巧的卫生的牙周夹板，可使各个牙齿在夹板上有生理动度。也正是容许保持丝上的患牙有生理动度的这一特点，麻花丝比其他硬质的无弹性的舌侧保持装置更适用于牙周病患者的正畸保持。

3. 使用化学固化或光固化复合树脂进行粘接。临床粘接操作可分为两种：①一种是在固定矫治器拆除后，清洁、酸蚀牙齿舌侧工作面，酒精擦拭并吹干保持丝，就位后先粘接一个位点，此位点粘固后，再连续粘接另外五个位点，此时不必等待每个粘固，最后抛光修整；②另一种是固定矫治器拆除前，同样清洁、酸蚀牙齿舌侧工作面，酒精擦拭并吹干保持丝，通过邻间隙用结扎丝将舌侧丝与唇弓固定，固定后连续粘接六个位点，最后抛光修整。

除了舌侧固定保持丝以外，正畸还有其他种类的保持器。正畸医师需要准确巧妙地选择合适的工具来帮助患者进行有效可靠的保持，因为对于牙周病正畸治疗的保持阶段这个选择至关重要。

为了便于学习理解和临床应用，把牙周正畸联合治疗的患者分为以下三类，分别介绍保持器的选择：

类型一：牙周状况好，且病损轻度

这类患者是指在正畸治疗过程中牙周炎症控制良好，且齿槽骨吸收在根三分之一以内。选择使用压膜保持器进行保持。

压膜保持器是靠倒凹进行固位的，在患者摘戴压膜保持器的时候会对牙齿产生晃动力。在正畸保持的早期，要求患者全天戴用，进餐和刷牙的时候取下，意味着每天要晃动刚刚移动到位的患牙 10 次左右。所以牙周病患者的压膜保持器不是传统意义上常规的压膜保持器，而是倒凹修整后的压膜保持器。在避免摘戴保持器时对患牙产生过度晃动的同时还要保证保持器有一定的固位力，尤其是上颌压膜保持器。倒凹修整的方式为在工作模型上填颊腭侧各一半的倒凹或者填一侧的倒凹。这样压膜保持器既有固位力，又不会在摘戴时对患牙产生过度的晃动。医师在临床试戴保持器时要根据每个患牙不用的牙周吸收程度，适当修剪保持器边缘长度以进一步减少对患牙的创伤。

类型二：牙周状况好，且病损中度

这类患者是指在正畸治疗过程中牙周炎症控制良好，且齿槽骨吸收在根中三分之一。选择使用舌侧固定保持器进行保持。采取唇侧固定矫治器拆除后粘接舌侧丝的方法。

对于牙周病患者托槽的拆除特别需要注意。由于牙周支持组织的破坏，和正畸结束时新咬合处于建立初期，拆托槽使用暴力或用力不当都会造成一过性创伤，甚至削弱正畸治疗的效果。拆除托槽要通过托槽底板形变，粘接树脂崩脱的方式。切记不可以夹住托槽来回晃动，不要扭动手腕。而是要快速有力地夹紧托槽的结扎翼，迫使托槽底板发生形变，底板与牙面之间的树脂粘接材料即可崩脱，托槽即可顺利拆除。即使是牙周健康的成人和儿童在拆除托槽时也不要使用晃动的方式，尽量都采取底板形变的方法。

类型三：牙周状况不佳或病损重度

这类患者是指在正畸治疗过程中牙周炎症控制较差，或者牙周炎症控制良好但齿槽骨吸收在根尖三分之一。选择使用舌侧固定保持器进行保持。采取唇侧固定矫治器拆除前粘接舌侧丝的方法。对于齿槽骨吸收严重的患牙，先粘接舌侧丝再拆除托槽会大大减小拆托槽时对其产生的创伤。

在矫治器拆除之前粘接舌侧保持器有时间上不

同的选择。可以是同次就诊矫治器拆除之前，也可以选择提前1~3个月。对于牙周炎症控制良好但齿槽骨吸收严重的病例，可以选择在拆除矫治器同次的复诊时间进行，先粘接舌侧丝再拆除托槽，以减小去除托槽时对患牙产生的创伤。对于在正畸治疗过程中牙周炎症控制较差的病例，先粘接舌侧丝是出于对牙周维护的考量。这类患者口腔卫生维护的能力不足，粘接舌侧丝后要针对舌侧维护进行相应的口腔卫生宣教。在确保患者掌握了舌侧保持器周围的口腔卫生维护后，再拆除固定矫治器。

（二）固定保持的重要性

有些正畸医师对牙周炎正畸治疗存在恐惧心理，接诊了类似患者就好像拿到了一个烫手山芋，以至于在牙周病正畸治疗中常常"见好就收"，甚至只几个月的时间简单关闭病理性移位产生的间隙就草草地拆除了矫治器。这种做法往往导致错𬌗畸形的复发。在牙周维护不良的情况下，这种做法甚至会加重牙周破坏，导致进一步的牙周支持组织丧失。牙周病患者在正畸治疗牙齿到位以后保持需要的时间是长于一般正畸患者的，在正畸治疗中精细地调整咬合关系是非常有助于牙齿在新位置上稳定的。拆除了矫治装置，也必须要进行保持。

尽可能地缩短疗程，是从矫治计划的设计、矫治器的选择和运用这些方面来考虑的。是针对每一个不同牙周破坏程度的患者，选择最简单的矫治装置，使用最短的治疗时间，达到最有效解决其主要问题的目的，决不能简单地理解成加大正畸力、提前结束、不作保持以缩短疗程。

在生理状态下，前牙所受唇舌向力是不平衡的，唇向力大于舌向力，之所以可以达到生理的平衡状态，是依赖于完整健康的牙周支持组织。这也是牙周病患者前牙齿槽骨损失后病理性移位多表现为唇向散开的原因。正畸治疗解除了咬合创伤，纠正了错𬌗，恢复了咬合功能，但做不到使齿槽骨再生至正常状态，尤其是齿槽骨吸收较多的牙周病患牙，剩余少量的牙周支持组织是无法抵抗这种不平衡的唇舌肌力的。所以，对于重度牙周病患者齿槽骨吸收超过根长一半以上的患牙需要使用永久性保持（图48-4）。

存在附着丧失的牙周病患者理想的长期保持器是舌侧固定保持器，从舌侧粘接各个牙齿成为一个

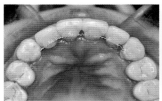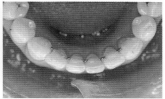

图48-4 舌侧固定保持器

片段的弹性的麻花丝。在作为看不见的正畸保持器的同时，它还是精巧的卫生的牙周夹板，可使各个牙齿在夹板上有生理动度。如果保持器完整的话，在保持阶段舌侧丝远中有可能出现小间隙，但保持器中间是不会的。实验研究表明摇动力会加速牙周炎的附着丧失，造成了更多骨吸收；而当实验性的摇动停止，出现显著的齿槽骨形成。牙齿越稳定越有结缔组织再附着和骨再生的可能。

（三）附着龈的重要性

1948年Orban首先提出附着龈的概念，以游离龈沟为界将牙龈分为了游离龈与附着龈（两者在临床上常合称为角化龈）。随后的研究者发现游离龈沟只存在约1/3的临床病例当中，认为以游离龈沟作为游离龈与附着龈的区分界限并不合理，因而提出以龈沟底做假想水平面与牙龈表面的交界线作为区分参照。临床检查附着组织的宽度可以通过插入牙周探针的方式观测，测量牙龈附着的开始点与齿槽黏膜开始点之间的距离。附着龈表面角化程度高，缺乏黏膜下层，由富含胶原纤维的固有层直接与骨膜相连，因此附着龈坚韧且不能移动。附着龈对牙周健康至关重要，被认为在对局部刺激的抵御作用中扮演了重要角色。

角化龈的宽度不低于多少才足以维持牙周健康呢？1972年Lang和Löe教授对32名牙周健康的口腔医学生进行了为期6周的研究观察，结果表明，尽管牙面无菌斑，但所有角化龈<2 mm的区域都表现出了炎症表象。据此提出的结论是至少需要2 mm的角化龈宽度、1 mm的附着龈宽度才足以维持牙周健康。随后的大量研究中大部分沿用了Lang教授提出的2 mm角化龈、1 mm附着龈作为足够角化龈的参考依据。也有文献提出并不需要对最低角化龈的宽度做出定义，值得注意的这些认为不需要对最低角化龈的宽度做出定义的文献都强调了是在炎症控

制良好的情况下。学者们提出在炎症控制非常好的前提下，角化龈宽度和是否存在附着龈对牙周健康并不起决定性作用。

近期研究显示牙龈附着的厚度对牙龈退缩是否产生更具决定性意义。角化龈除了宽度还有厚度，于牙周健康而言牙龈的厚度也是不可或缺的。学者们认为牙龈中富含致密胶原纤维的结缔组织较齿槽黏膜疏松排列的纤维更能延缓或抵御炎症的进展，提出在角化组织中获得足够的组织屏障即厚的软组织，以限制因炎症而导致的牙龈退缩。如果在正畸移动过程中加力不当，牙齿可能被移出齿槽突外发生骨开窗或骨开裂。此时受压侧牙龈的厚度是牙龈退缩发生与否的重要风险因素，薄龈型的患牙较厚龈型的患牙更易出现退缩。

2015 年美国牙周病学会对 46 篇文献进行系统评价，发表了关于角化龈宽度的共识，指出从促进牙菌斑控制；提高患者舒适度；修复、正畸治疗前增宽角化龈的辅助治疗；以及预防将来可能发生的牙龈退缩这些角度出发可以对天然牙进行牙龈增量术。

建议手术干预增宽角化龈的指征为：

（1）菌斑控制不良时至少需要 2 mm 的角化龈及 1 mm 的附着龈。

（2）角化龈宽度不足伴主观不适。

（3）修复体边缘设计于龈下。

（4）正畸唇向移动牙齿时，角化龈宽度不足 2 mm。

对成人正畸患者进行的牙周评估不仅必须包括牙周探诊的数据，还必须检查附着龈的水平和条件，包括附着龈的宽度、厚度和膜龈联合的位置。牙齿在齿槽骨内移动时不会引起牙龈退缩，过度唇向移动患者的切牙可能造成牙龈退缩和附着水平下降。当牙列拥挤采用非减数治疗需要通过扩弓排齐时危险性最大。一旦牙龈开始退缩，它可以进展得很迅速，尤其是在角化附着龈很窄、甚至没有角化附着龈附着仅为齿槽黏膜的时候。

牙周病患者正畸治疗过程中一定要尽力做到预防牙龈退缩的发生，而不是牙龈退缩出现后再去找办法补救。正畸治疗移动牙齿时要考虑受压侧牙龈的厚度，在正畸前、正畸过程中及正畸结束后均需要进行良好的菌斑控制。

保护牙龈更有效的方法是牙龈增量术。对于那些为了排齐切牙需要扩弓的患者，和需要手术前移

下颌骨或要进行颏成形术的患者要在加力前考虑进行牙龈增量术。对于手术适应证的选择是基于以往文献的数据报告，但尚缺乏高质量的临床随机对照试验，主要综合评价了有限质量的临床研究、病例系列、病例报告等。正畸治疗前所需牙龈宽度和厚度的数据尚无法从文献中提取参考值。

建议对于在正畸移动前是否进行附着龈手术进行综合分析，以下列出为不利因素：

（1）牙周炎症控制欠佳。

（2）附着龈宽度小于 1 mm；薄龈型。

（3）正畸需要扩弓。

（4）正颌手术下前牙取代偿。

综合分析患牙不利因素越多越倾向选择在正畸移动前进行牙龈增量手术。如患者牙周健康，附着龈属厚龈型，宽度为 3 mm，正畸需要扩弓 2 mm，则可考虑直接开始加力，加力过程中密切观察牙周组织反应。如患者牙周炎由于咬合创伤的存在炎症控制欠佳，薄龈型，且正颌手术术前唇倾下前牙去除代偿，则需要考虑正畸前进行牙龈增量术。

六、新思路

（一）牙龈环切结合正畸压入治疗伸长患牙

对于牙周炎导致病理性移位唇向散开的前牙，常规的正畸治疗是将散开的前牙回收、排齐，但对于牙周支持组织的影响不大，即不能使其增加或形态恢复。牙周支持组仍然织保持病变吸收后的状态，被内收的前牙在不平衡的唇舌肌力作用下很容易复发。牙周医生也在试图找出一种能阻止牙齿进一步唇向散开移位、防止齿槽骨进一步吸收，甚至促使丧失的牙周组织得以改善的治疗方法。但目前对于前牙唇向散开的患者除了牙周基础治疗、局部或全身用药、维护和观察外，没有更好的治疗办法。牙周治疗采用引导性组织再生术（guided tissue regeneration, GTR）和引导性骨再生术（guided bone regeneration, GBR）可以促进齿槽骨形态恢复，但多用于后牙 Ⅱ 度以上根分歧病变或大于等于两壁的骨下袋，对于唇向散开水平吸收的情况很少使用。

国外一些学者 Handelman 和 Chester 通过正畸伸长单个牙齿来消除患牙的角形吸收，改善了齿槽骨的形态，没有使附着水平提高也没有增加牙周支持

组织的量，而且正畸伸长这种移动方式不适合前牙已经唇向扇形移位且需要保留患牙的患者。还有一些国外的学者 Rabie 等通过正畸压入结合 GTR 的办法治疗伸长的患牙，得到良好的结果。先正畸压入患牙，使其产生骨下袋，也就是人为地制造角形吸收，让原本无法进行 GTR 手术的水平吸收部位，变成可以手术的角形吸收区。这对于个别前牙散开比较适用，但是对于上前牙唇向散开的情况，通过正畸治疗进行压入是使前牙一起移动，因为前牙区的齿槽骨量不多，就很难使每个前牙的齿槽骨都形成角形吸收，只能表现为进一步的水平吸收，这样进行 GTR 手术植骨难以成功，达不到增加支持组织的目的。

探求一种新的治疗方法，可以通过正畸牙周联合治疗使慢性牙周炎的患牙炎症消除，咬合关系改善，甚至使其齿槽骨高度增加，以达到长期稳定的效果。

如何才能通过正畸的方法，既解决唇向散开畸形，又达到增加支持组织的目的呢？由于生物学宽度的存在，单纯正畸移动牙齿不会产生附着的改变。在龈沟底与齿槽嵴顶之间有一恒定的距离，包括结合上皮和嵴顶以上的牙龈结缔组织。上皮附着向根方迁移，齿槽嵴顶亦随之下降，但龈沟底（袋底）与嵴顶间的距离不变。单纯的正畸移动不会改变牙齿结合上皮的位置，自然无法改变齿槽嵴顶的高度。在正畸压入的过程中随着牙齿的根方移动，在齿槽嵴顶纤维的作用下齿槽嵴顶也跟着不断吸收。牙齿的根方移动停止，齿槽嵴顶的吸收也停止，嵴顶与龈沟底的生物学宽度始终保持不变。大量的临床和动物实验也支持了这一观点。这样，正畸治疗后牙周支持组织保持病变吸收后的状态，被内收的前牙

在不平衡的唇舌肌力作用下很容易出现复发。

离断了齿槽嵴顶纤维，就去除了这些纤维对齿槽嵴顶的牵制作用，在正畸压入过程中，随着牙齿向根向移动，而齿槽嵴顶在没有纤维的牵拉限制作用下不随之吸收。也就是说牙齿向根方移动，而齿槽嵴顶不吸收不向根方移动，保持原有高度，那么相对于被压入的患牙齿槽嵴顶高度就增加了（图48-5）。

牙龈环切是一个牙周治疗当中较为常见的常规操作。在正畸治疗中也经常用到：如正畸治疗扭转牙后防止复发采取的牙龈环切，正畸牵出埋伏牙前进行的牙龈环切和翻瓣术，正畸治疗前牙中缝后进行的牙龈环切等（图48-6）。

应用牙龈环切结合正畸压入不仅增加齿槽骨高度，改善牙周支持组织条件，还可以增加正畸治疗后的稳定性。已往的正畸治疗将散开的前牙回收、排齐，但对于牙周支持组织的影响不大，不能使齿槽骨高度增加或形态恢复。这样，牙周支持组织保持病变吸收后的状态，被内收的前牙在不平衡的唇舌肌力作用下很容易复发。经牙龈环切的牙周病患牙在正畸结束后支持组织量增加，使这些患牙在唇舌肌力的不平衡中增加了本身支持的对抗力量，也就减少了复发的概率，使正畸治疗的结果达到更长期的稳定。

通过先进行牙龈环切离断齿槽嵴顶纤维再进行正畸压入治疗这一方法，对于牙周病患牙的齿槽骨改建起到了较好的促进作用。需要注意的是这一结果是建立在良好的口腔卫生维护和炎症控制基础上的，对患牙施行牙龈环切并进行正畸持续压入，上皮领圈和齿槽嵴顶就始终是一个薄弱的部位。如果不进行完善的口腔卫生维护，去除牙颈部附着的菌

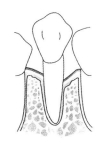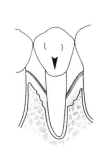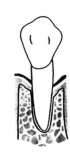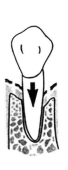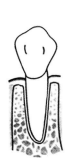

图 48-5　离断齿槽嵴顶纤维，正畸压入牙齿根向移动，齿槽嵴顶在没有纤维的牵拉作用下不发生吸收

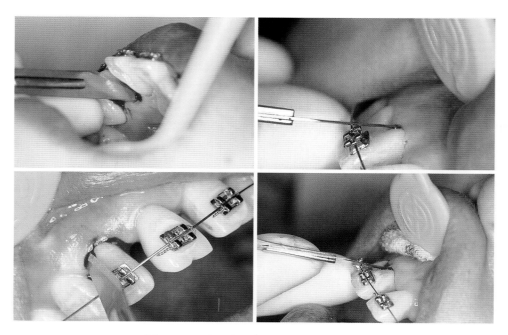

图 48-6　牙龈环切，提插式切至齿槽嵴顶

斑和软垢，在正畸压入的过程中就会将细菌带入龈下，不仅不能改善牙周支持组织使齿槽骨高度增加，反而会加重牙周破坏。在良好的口腔卫生维护和炎症控制下，进行牙龈环切后正畸压入在改善牙周支持组织使齿槽骨高度增加的同时，对牙周组织健康没有不良影响。

经过正畸治疗牙周病致唇向散开以及其他排列不齐、拥挤或咬合关系差的患牙，既改善了牙齿的排列位置，又矫治了其咬合关系，这些都更有利于牙周健康的维护。牙齿排列整齐以后，菌斑的去除就更得力，比起拥挤的错位牙更容易通过患者自行刷牙来去除菌斑和软垢。咬合关系的改善将合力均匀合理地分配至每个牙齿以减少合创伤所带来的不利因素。通过牙龈环切结合正畸压入治疗牙周病致唇向散开的患牙改善其牙周支持组织，使其齿槽骨高度增加，有利于牙周支持组织健康的维护。

（二）微力伸长配合种植修复

牙周炎患者通过完善的正畸牙周联合治疗可以得到理想且稳定的疗效这是大家公认的。正畸治疗通过牙齿移动来改善咬合关系，去除咬合创伤以达到有利于牙周支持组织长期维护的目的。以往多着眼于改善咬合关系的正畸移动方向，随着种植技术

在牙周病患者中广泛开展，对于有种植需求的患牙更应着眼于有利于齿槽骨外形改建的正畸移动。齿槽嵴水平骨增量技术较多，通常采用 GBR 和骨移植技术联合应用，临床效果比较理想。但是对于重度齿槽嵴高度不足的重建，尤其是需要垂直向骨增量的情况，仍缺乏有效且确定的手段。通过正畸移动的方式从增加骨组织量和改善牙周支持组织外形条件的角度出发，创造出更佳的骨和牙龈条件，再以种植的方法修复牙周炎患牙，可以达到更稳定的远期效果。重点关注齿槽嵴和牙龈组织垂直向的改建。

牙周炎患者正畸治疗的设计取决于牙周病损的严重程度和咬合关系的改善方向，也就是说正畸移动的方向能否改善咬合关系。但是在临床工作中有些情况正畸移动改善咬合关系的方向与齿槽骨的有利改建方向并不一致。正畸治疗过程中牙周炎患牙需要经历一系列的齿槽骨吸收、成骨、改建稳定的过程才能完成正畸移动和保持，是保留患牙还是保留该区域的齿槽骨成了一个急待解决的问题。

随着种植治疗在牙周炎患者中的积极开展，从更长远的角度去看保留齿槽骨可能是更可持续发展的思路。选择有利改善齿槽骨外形的正畸移动方式，尤其是可以在垂直向给予齿槽嵴骨增量的移动方式，是正畸治疗相对于其他治疗来说独特的优势。

关于正畸伸长移动患牙相关国外文献有个案病例报道，是针对局部骨缺损的正畸牵引的配合治疗。以往配合外伤牙修复的正畸牵出，是需要把外伤形成的龈下断面牵至龈上。要使牙齿伸长，但不使齿槽骨及牙周支持组织随之伸长，才能配合之后的修复治疗。正畸使用的牵出力较大，牵出速度快，但是这种伸长方式显然不适用于希望齿槽骨产生增量的情况。

对于齿槽骨吸收严重保留无望后期选择种植修复的牙周病患牙，正畸伸长的目的是垂直向齿槽骨增量，为种植创造可行的骨条件。所以对于此类患牙的矫治原则为正畸伸长的轻力缓慢进行。伸长力控制在不超过 20 g，加力间隔 4～6 周，伸长量根据种植需求，不需要刻意限制疗程。

治疗步骤如下：

（1）对重度牙周病患牙实施根管治疗。

（2）患牙进行分次截冠，使之逐次脱离正中前伸及侧方咬合干扰。

（3）正畸微力伸长该患牙，正畸伸长力控制不超过 20 g，加力间隔 4～6 周。给予轻力缓慢的正畸伸长。随患牙伸长移动配合继续少量调磨。伸长至附着龈宽度和齿槽骨高度与目标邻牙协调以达到后续种植修复的要求。

（三）正畸移动与牙龈改建

正畸治疗前的牙周评估是保证正畸治疗安全顺利进行的关键，这不仅是因为正畸治疗对牙周基础条件的依赖，而且为了预防不恰当的正畸对牙周状态的不利改变而影响牙周健康以及引起美学等问题。

一些正畸后可能出现的牙周损害可以通过更仔细的正畸前牙周评估、更全面周到的正畸设计，以及更有效的正畸中牙周维护而避免。

正畸治疗中关注角化龈的宽度对一个具有牙周全局观念的正畸医生来说非常重要。由附着龈和游离龈构成的角化龈对牙齿起到了重要的支持保护作用，坚韧地包围在牙颈部周围，稳定结实而有弹性。角化龈的宽度定义为膜龈联合到牙颈部牙龈边缘的长度，即附着龈与游离龈之和。非炎症状态下，游离龈紧密包裹在牙颈部，宽约 1 mm。附着龈紧贴齿槽骨表面的骨膜，宽度因人和牙位不同而有变异。研究表明，一定宽度的角化龈对于维持牙齿与软组织的联合有重要意义。牙龈角化龈宽度的变化对于正畸患者牙周健康反映的重要性以及其产生的美学影响也不可忽略。附着龈厚度的改变，尤其临床常见的角化龈增厚是通过牙周手术的方式才能实现的。

正畸移动会导致齿槽骨的相应改建，附着龈宽度是否也发生了改建？牙齿移动后附着龈会发生何种的改建和变化？改建与移动方式是否相关呢？通过对牙周健康的青少年正畸患者正畸前后角化龈宽度变化的研究可以初步揭示这些问题的答案。

研究选取 28 名牙周健康的青少年正畸患者，结果表明正畸治疗过程中牙齿位置的变化与角化龈宽度变化具有相关性。通过三维模型扫描的方式将这些复杂的牙齿运动形式分成三种常见的类型，牙齿伸长与压低、颊舌向移动以及转矩的改变，探求它们与角化龈宽度变化的关系（图 48-7）。发现角化龈的宽度变化与转矩的改变有较强的相关性，并通过回归分析验证了它们之间的相关性，回归系数为负，

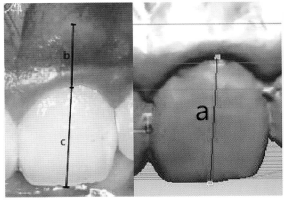
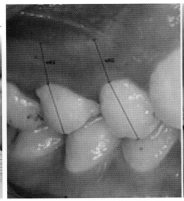
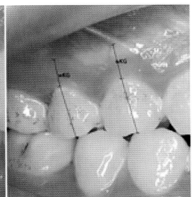

图 48-7　根据硬石膏模型和口内照片计量牙冠角化龈宽度

证明正转矩的增加会引起角化龈宽度的负向改变，正转矩增加角化龈减小，负转矩增加角化龈增加。从单因素分析压低与角化龈宽度变化的关系，发现压低量与角化龈宽度变化有相关，多因素分析排除掉其他因素的影响，则发现压低与角化龈宽度变化没有显著性差异。牙齿内收与压低对于角化龈的影响没有显著相关性。不同牙位对于角化龈的敏感性有差异，切牙相对于尖牙和前磨牙更容易发生角化龈宽度的变化。正畸治疗设计时应对牙齿位置变化可能造成的角化龈宽度改建进行预判，加力过程中关注角化龈宽度的变化，才能取得更好的矫治效果。

该研究提示对于牙周健康的青少患者加大正转矩是附着龈变窄的相关因素。那么对于已经存在附着丧失，牙龈退缩附着龈变窄，甚至是已经没有附着龈仅剩齿槽黏膜的牙周炎患者，正畸加力设计更应该仔细考量。牙周病患者要不要加转矩，加多大的转矩，是需要在矫治开始前就认真思考的问题。正畸治疗完成的结束状态怎样才算好的治疗结果？是为了表达出理想的转矩而丢失更多齿槽骨和附着龈，还是在尽可能保存齿槽骨附着龈的前提下追求咬合力分布均匀而不强求转矩的表达。明智的正畸医生应该选择后者，毕竟齿槽骨牙周支持组织才是患牙远期稳定的基础。

（四）正畸咬合改建与牙周炎症控制

正畸治疗去除咬合创伤，纠正牙周炎患牙的病理性移位，解除拥挤，改善口腔卫生维护的条件，是对牙周支持组织维护有利的。但是正畸咬合改建与牙周炎症控制有没有相关性？哪种牙齿位置或咬合关系的调整对牙周组织改建更有利呢？

重度牙周炎患者的正畸治疗面临着诸多挑战。患者牙根异常的发生率高，初始齿槽骨高度差，齿槽骨吸收速度较慢性牙周炎快，牙齿冠根比通常较差，正畸治疗的失牙风险高。快速的附着丧失和齿槽骨破坏使得牙齿的支持组织减少，牙齿易出现松动和移位。一方面，牙齿病理性移位后良好的邻面接触关系遭到破坏，使得患牙借助邻牙分散咬合力的作用下降；另一方面，牙齿的松动移位使得原本稳定的多点咬合接触分布恶化，易出现咬合干扰点、早接触等情况，增加咬合创伤风险。

通过对22名牙重度牙周炎患者行唇侧固定矫治后的测量评估咬合改善的有效性，探究咬合改善与

炎症控制的关系。使用咬合分布和邻面接触评价方法，评估患者正畸治疗前后的咬合变化，并以牙周探诊深度降低的多水平线性回归模型，筛选出对牙周炎症控制更有利的正畸策略。从牙周炎症控制的角度为重度牙周炎患者的牙周 - 正畸联合治疗提供临床指导和治疗思路。选择咬合分布和邻面接触两个关键的角度来评价重度牙周炎患者的咬合变化，因为无论是咬合分布评价还是邻面接触评价，其目的都是更准确地评估单颗牙齿承受的咬合力。在咬合分布评分的规则设计上，以常用的正畸评价指数为基础，以殆学的理想咬合力分布为参考，对牙齿上每个咬合接触点进行评估。应有的咬合接触点数目越多，接触越密实，积分越高；不应有的咬合接触点出现重咬合时，咬合越密实，扣分越多。当承受同样的咬合力时，咬合分布评分越高的患者，其咬合力分布越均匀，单颗牙齿相对受力越低（图48-8）。

在患者水平上，无论是咬合分布评价还是邻面接触评价，其正畸治疗后的评分相比于正畸治疗前均有显著提升。牙位水平上，两种评价标准均显示在上颌前牙区评分提升显著，提示正畸过程中咬合改善最显著的是容易发生病理性移位的前牙区，通过关闭散在间隙、改善邻面接触关系和打开咬合、

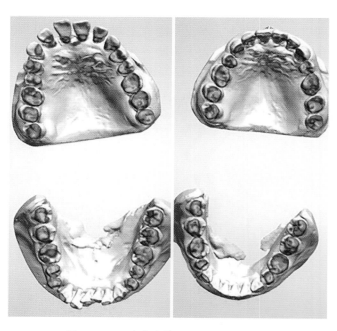

图48-8　正畸治疗前后咬合力分布变化

改善深覆殆的双重作用，改善前牙的病理性移位，使得牙齿所受的侧向力减小，降低失牙的风险。

多水平线性回归模型结果显示，咬合分布评分和邻面接触评分的改善与牙周探诊深度降低呈正相关，提示依从咬合分布和邻面接触评价标准的正畸治疗可能会促进牙周探诊深度降低。

从咬合分布、邻面接触两个方面，对重度牙周炎患者正畸前后的咬合状态进行评价和分析，发现经过牙周正畸联合治疗后，牙齿的咬合力分布更加合理，邻面接触关系更为理想，正畸治疗对咬合力分布的改善在上述两种角度下评价均是有效的。在牙周探诊深度降低的多水平线性回归模型中，咬合分布评分和邻面接触评分的改善与牙周探诊深度降低呈正相关，提示在牙周炎患者的正畸治疗中应注意关闭前牙病理性移位的散在间隙，建立良好的邻面接触和咬合分布。

所以，可以肯定地说正畸治疗去除咬合创伤，纠正病理性移位，解除拥挤，改善口腔卫生维护的条件，是对牙周支持组织维护很有利的。正畸咬合改建对牙周炎症控制是有利因素，对于重度牙周炎患者正畸治疗应更关注前牙病理性移位散在间隙的关闭和深覆合的纠正，以建立良好的邻面接触和咬合力分布，从而促进牙周支持组织的炎症控制和远期稳定。

七、病例报告

病例 1 侵袭性减数及随访（图 48-9）

患者成年女性，因牙齿前突，面型突，唇无法自然闭合，且呈现加重趋势就诊。

患者面部双侧基本对称，凸面型，开唇露齿。上牙唇散，下牙列轻度拥挤。磨牙偏远中关系，前

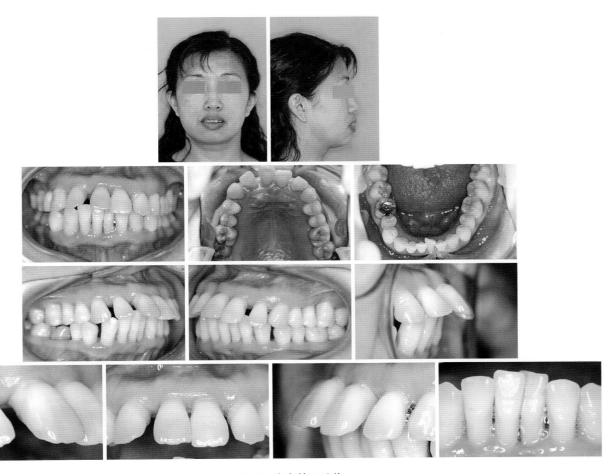

图 48-9（1） 治疗前面殆像

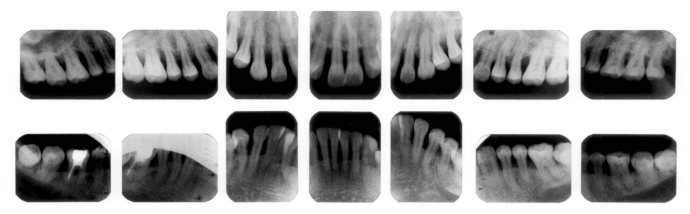

图 48-9（2） 治疗前全口根尖片

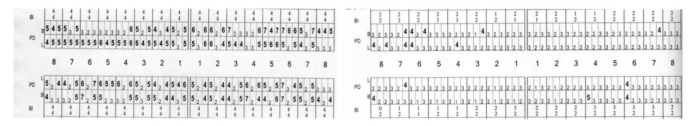

图 48-9（3） 牙周治疗前后探诊改变

牙深覆𬌗、深覆盖。X 线片显示 Ⅱ 类骨骼型，上前牙唇倾。齿槽骨吸收至根长 2/3。

诊断： 牙型：安氏 Ⅱ 类；骨型：Ⅱ 类。侵袭性牙周炎。

通过完善的牙周正畸联合治疗，减数双尖牙，内收上前牙，解除前牙深覆𬌗、深覆盖，建立正的牙𬌗关系。使用直丝弓矫治技术。

治疗前完善的牙周基础治疗，以及贯穿整个正畸治疗及正畸保持全程的定期牙周维护确保了牙周支持组织的健康状态，也是正畸治疗成功的基础。利用病理性移位的间隙少先量压低内收前牙，进行阶段性评估，再减数双尖牙。前牙唇散的病例禁忌先行减数双尖牙。正畸矫治力：排齐压低前牙 20 g，关闭拔牙间隙 50 g。临床上要根据齿槽骨剩余情况分析计算施以正畸力的大小。由于患者较为敏感拒绝使用舌侧保持器，仅使用了可摘的活动保持器。临床上类似齿槽骨吸收超过根中且减数治疗的病例应该使用舌侧固定保持器配合压模保持器进行保持。

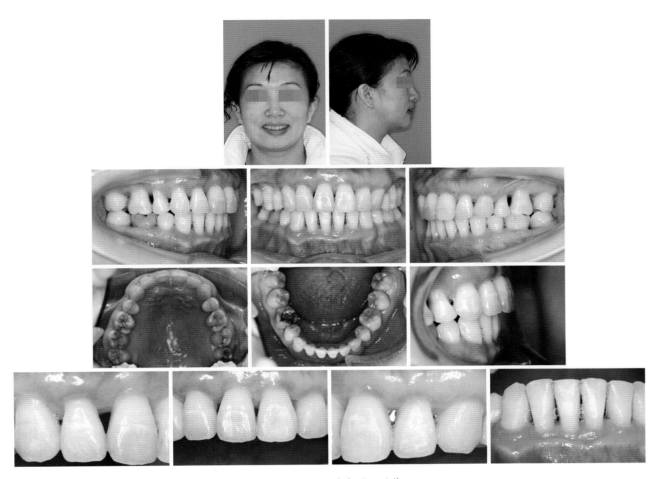

图 48-9（4） 治疗后面𬌗像

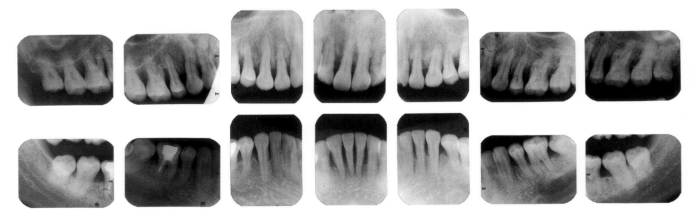

图 48-9（5） 治疗后全口根尖片

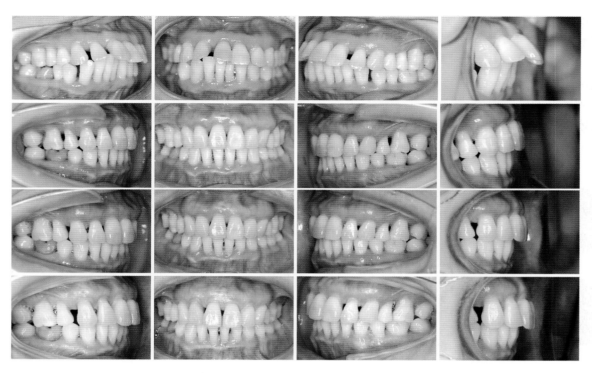

图 48-9（6）　治疗前、后及 3 年、10 年回访𬌗像

病例 2　**侵袭性隐形矫治**（图 48-10）

患者成年女性，因牙齿出现间隙呈现加重趋势就诊。

患者面部双侧基本对称，凸面型，开唇露齿。上下牙列散隙。磨牙偏近中关系，前牙深覆𬌗深覆盖。X 线片显示 Ⅰ 类骨骼型，上前牙唇倾。齿槽骨

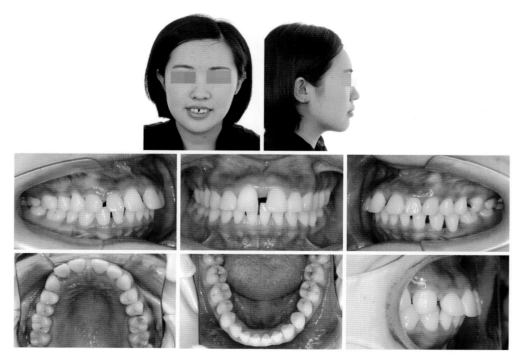

图 48-10（1）　治疗前面𬌗像

吸收至根长 2/3。

诊断：牙型：安氏Ⅰ类；骨型：Ⅰ类。侵袭性牙周炎。

通过完善的牙周正畸联合治疗，局部牙周手术，关闭牙列散在间隙，解除前牙深覆𬌗、深覆盖，建立正的牙𬌗关系。使用隐形矫治器。

对于侵袭性牙周炎患者行隐形矫治应非常慎重，需要和有经验的牙周医生配合完成。对隐形矫治器方案的设计需要特殊考量：如暂不移动哪些牙齿，需移动牙齿的移动先后顺序、移动量及步幅，以及过矫治的程度等都不同于常规设计。

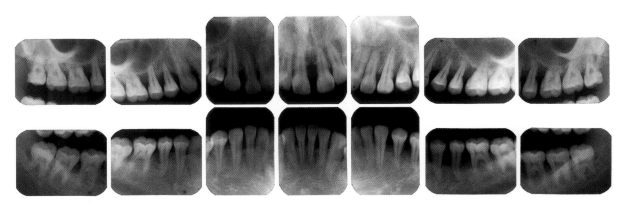

图 48-10（2）　治疗前全口根尖片

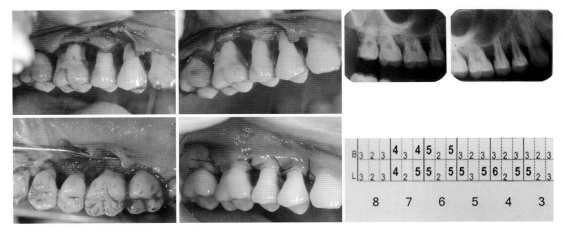

图 48-10（3）　牙周基础治疗后局部牙周手术

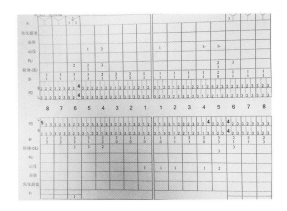

图 48-10（4）　正畸加力前牙周大表

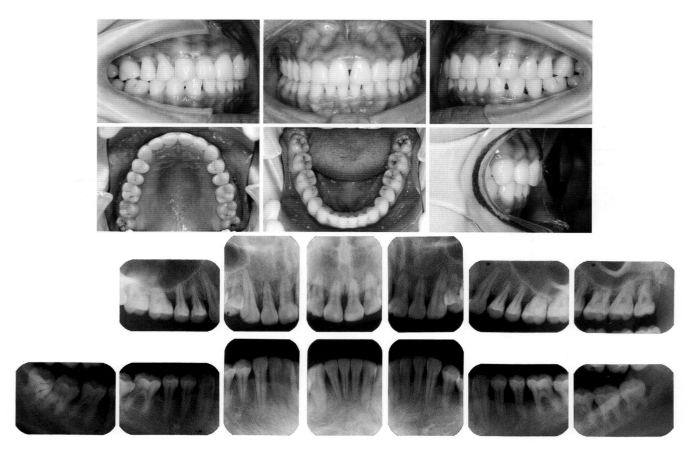

图 48-10（5） 精调前面𬌗像及根尖片

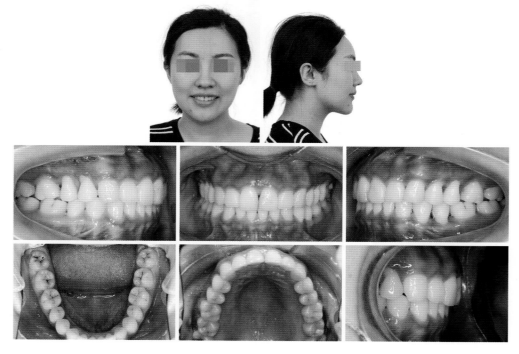

图 48-10（6） 治疗后面𬌗像

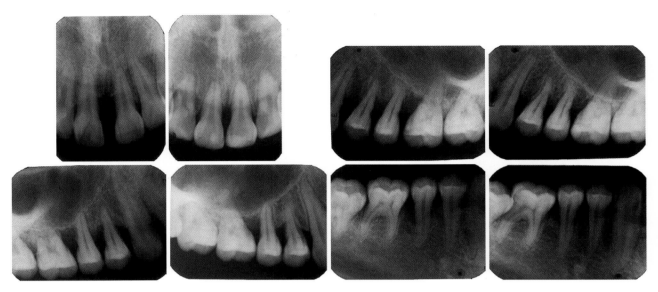

图 48-10（7） 治疗前后面局部根尖片对比

病例 3 垂直向齿槽骨增量（图 48-11）

患者成年女性，因前牙无法修复就诊。

患者面部双侧基本对称，凸面型，开唇露齿。右上 1 缺失，上牙列散隙，下牙列轻度拥挤。磨牙远中关系，前牙深覆𬌗、深覆盖。X 线片显示 Ⅱ 类

骨型，上前牙唇倾。齿槽骨吸收至根长 2/3。

诊断：牙型：安氏 Ⅱ 类；骨型：Ⅱ 类。侵袭性牙周炎

完善的牙周基础治疗后，通过正畸伸长创造垂直向齿槽骨及软组织增量，解除前牙咬合创伤，建

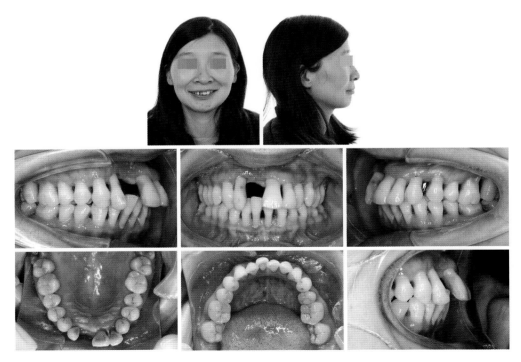

图 48-11（1） 治疗前面𬌗像

立正的牙𬌗关系，为种植提供良好条件。使用直丝弓矫治器。

患者希望上前牙种植修复，不接受活动修复的美学效果。但局部齿槽骨及牙龈组织缺损严重，达不到种植条件。通过截冠正畸轻力伸长的方式，使局部齿槽骨产生垂直向骨改建，为种植创造良好条件。应注意不同于外伤牙牵出，此类情况正畸伸长应使用缓慢的轻力。

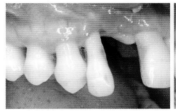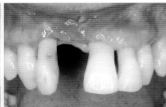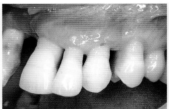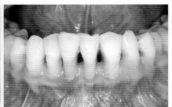

图 48-11（2） 治疗前前牙局部特写

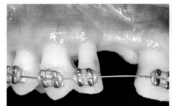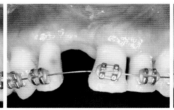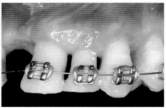

图 48-11（3） 上前牙伸长过程中牙周组织的改建

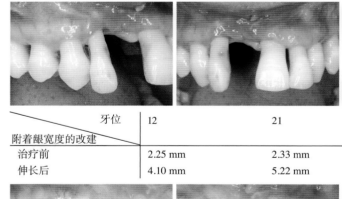

牙位 附着龈宽度的改建	12	21	22
治疗前	2.25 mm	2.33 mm	3.18 mm
伸长后	4.10 mm	5.22 mm	4.39 mm

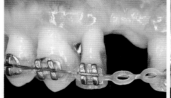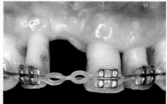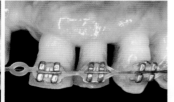

图 48-11（4） 正畸伸长后附着龈的改建

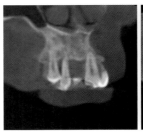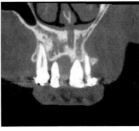

图 48-11（5） 正畸伸长后齿槽骨的改建

参考文献

[1] 孟焕新. 临床牙周病学. 北京: 北京大学医学出版社, 2014: 185-195.

[2] Azuma S, Kohzuki M, Saeki S, et al. Beneficial effects of orthodontic treatment on quality of life in patients with malocclusion. Tohoku J Exp Med, 2008, 214(1):39-50.

[3] Bernabé E, Tsakos G, Messiasd OC, et al. Impacts on daily performances attributed to malocclusions using the condition-specific feature of the Oral Impacts on Daily Performances Index. Angle Orthod, 2008, 78(2):241-247.

[4] 施捷. 牙周炎患者的正畸减数治疗及其远期疗效观察. 中华口腔正畸学杂志, 2010, 17(4):181-187.

[5] Armitage GC. Development of a classification system for periodontal diseases and conditions. Ann Periodontol, 2005, 4(1):1-6.

[6] Dawson, P. Functional occlusion: from TMJ to smile design. Missouri: Mosby Elsevier, 2008:404-405.

[7] 乔敏, 徐莉, 孟焕新, 等. 侵袭性牙周炎核心家系齿槽骨吸收和牙根形态的遗传度分析. 中华口腔医学杂志, 2013, 48(10):577-580.

[8] Slots J, Rosling BG. Suppression of the periodontopathic microflora in localized juvenile periodontitis by systemic tetracycline. Journal Clin Periodontol, 1983, 10(5):465-486.

[9] Lindhe J, Hamp SE, Loe H. Experimental periodontitis in the beagle dog. J Periodontal Res, 1973, 8(1):1-10.

[10] Shi J, Liu Z, Kawai T, et al. Antibiotic administration alleviates the aggravating effect of orthodontic force on ligature-induced experimental periodontitis bone loss in mice. J Periodontal Res, 2017, 52(4):725-733.

第四十九章

唇腭裂畸形系列治疗中的正畸工作

李巍然

本章内容

唇腭裂是口腔颌面部较常见的先天畸形，传统的治疗仅强调手术修复。尽管几百年来手术方法不断完善，但是手术以后，唇腭裂患者仍会存在较明显的颜面及牙颌的畸形。错𬌗畸形的发生率很高，约 97%。国外有学者的研究表明，在替牙𬌗及恒牙𬌗时，92.1% 的男性及 72% 的女性唇腭裂患者需要正畸治疗。唇腭裂患者由于齿槽嵴的缺损、腭部瘢痕组织的挛缩及牙齿严重的错位，使患者的正畸治疗较困难。19 世纪 30 年代，美国的 Cooper 医生即发现了唇腭裂患者的错𬌗畸形很难仅由正畸医生独自治疗而达到满意的效果，提出了对唇腭裂患儿应该进行综合治疗，并创立了第一个唇腭裂的治疗中心。其对唇腭裂的综合系统的治疗，为患者获得理想的治疗效果提供了条件。

近些年来，对唇腭裂的正畸治疗有了很大的进步，正畸医生的工作被看成唇腭裂治疗的关键部分而不再被忽视。

一、唇腭裂的病因

唇腭裂主要是由于胚胎口腔唇部和腭部的中胚叶组织在胚胎 11 周内发育暂停所致。导致这种发育暂停的原因很多，一般认为唇腭裂是多基因遗传病，世界范围内众多科学家一直在努力探索唇腭裂的病因。唇腭裂发生一般是在胚胎发育的第 5～11 周，上颌突与球状突的融合发生障碍而形成唇裂。若前腭突与侧腭突融合障碍就形成了腭裂。不同程度的融合不完全将导致不同程度的裂隙。引起胚胎各突融合障碍的原因是多方面的，但概括起来有遗传因素和环境因素两大方面。

（一）遗传因素

据统计，40％的唇腭裂患者有家族史，说明这类畸形与遗传有一定关系。现已知由染色体畸变或单基因突变引起的唇腭裂，常以多发畸形的综合征出现，综合征性唇腭裂约占唇腭裂畸形的 30%。13％～50％的腭裂、7％～13％的唇裂以及 2％～13％的唇腭裂患者伴有其他畸形。家族史阳性的唇腭裂患者常伴发其他畸形。群体遗传的研究表明，唇腭裂在一般人群中的发病率为 0.17％，而患者第一级亲属中的发病率为 4％。这意味着唇腭裂是一种遗传度较高的多基因遗传病。目前，大多数学者认为唇腭裂是多基因遗传性疾病。

（二）环境因素

主要指胚胎生长发育的环境。胚胎在母体内的生长发育环境比较稳定，母体的生理状态就成为胚胎发育的环境因素。如果母体的生理状况受到干扰，即会影响胚胎的生长发育形成畸形。影响胚胎发育的因素有以下几点：

1. 应激学说 由 Selye 提出的，在胚胎发育的早期，由于孕妇受到恐惧、惊吓及紧张的影响，使得局部血液成分发生变化产生了畸形。以后的学者由此推断出由于精神紧张使得垂体分泌的 ACTH 增多，从而增加了肾上腺皮质激素的分泌，妨碍了口唇部中胚叶的发育。

2. 内分泌因素 Baxter 和 Fraser 受 Selye 应激学说的启发，给怀孕早期的小白鼠注射一定量的肾上腺皮质激素可造成腭裂畸形。由此可知，妊娠早期孕妇内分泌的紊乱，可导致胎儿畸形的发生。

3. 病毒感染 孕妇在妊娠早期，特别是在妊娠 2 个月内受到某些病毒的感染，尤其是风疹病毒的感染，容易造成胎儿的畸形。怀孕 3 个月后，再受病毒感染一般不直接致畸。而是在病毒进入母体后，通过胎盘进入胎儿体内，产生局部血管结构的异常，造成营养的缺乏而引起畸形。

4. 营养缺乏 妇女妊娠期由于呕吐和偏食可以影响到营养的摄入。妊娠早期孕妇由于维生素 B_2、叶酸、泛酸及钙、磷、铁的缺乏，容易引起胎儿的唇腭裂畸形。最近有研究表明唇腭裂患者血液中维生素 A 转运蛋白较低，推测维生素 A 的缺乏可能也与唇腭裂有关。

5. 药物因素 某些药物及化学物品会导致胎儿的唇腭裂畸形。如安眠药、抗麻风药及汞中毒。

6. 机械因素 胎儿发育过程中，由于自身的原因也可产生唇腭裂畸形。如早期发育过程中颅底过宽、腭突过窄、舌体过大、腭突内缺乏弹性纤维等因素都会影响腭突的融合而导致腭裂的发生。

二、唇腭裂的分类

关于唇腭裂的分类方法多种多样。从实际意义上来讲，分类方法要简明，否则应用不便；但是，又要足以能够区分各种类型。最早的唇腭裂分类法是 1922 年由 Davis 和 Ritchie 提出的，是以齿槽嵴的情况为主要的分类依据，把唇腭裂分为三类。

Ⅰ. 齿槽嵴前裂：单、双侧唇裂。

Ⅱ. 齿槽嵴后裂：不累及齿槽嵴的软腭裂和硬腭裂。

Ⅲ. 初始腭裂及继发腭裂：为完全性唇腭裂。

以上这种分类方法盛行了几十年，以后又出现了许多分类方法，较完全的是 1958 年 Tark 从胚胎发育角度提出的分类方法，也分为三类。

1. 原发腭裂：唇及齿槽部裂开。

2. 继发腭裂：裂只涉及软腭及切牙孔后的硬腭。

3. 原始腭裂及继发腭裂：为完全性唇腭裂。

目前，国内常用的唇腭裂分类是临床分类。

（一）唇裂的临床分型

依唇裂的部位可把唇裂分为：单侧唇裂和双侧唇裂。单侧唇裂又可分为完全性唇裂和不完全唇裂。双侧唇裂可分为不完全唇裂、完全唇裂及混合型唇裂（一侧完全另一侧不完全）。根据裂的程度可把唇裂分为：

Ⅰ度：唇裂裂隙仅限于唇红部（图49-1）。

Ⅱ度：上唇部分裂开，未波及鼻底（图49-2）。

Ⅲ度：上唇及鼻底完全裂开（图49-3）。

（二）腭裂的临床分型

Ⅰ. 软腭或悬雍垂裂：裂仅存于软腭或悬雍垂（图49-4）。

Ⅱ. 不完全腭裂：软腭及硬腭裂开，但齿槽嵴完整（图49-5）。

Ⅲ. 单侧完全性唇腭裂：裂隙从悬雍垂斜向前部上颌直至齿槽嵴，两个齿槽嵴断端之间可以相对，也可以存在一定间隙（图49-6）。

Ⅳ. 双侧完全性腭裂：裂隙自悬雍垂斜向上颌前部两侧，前颌骨段游离（图49-7）。

三、唇腭裂的序列治疗

在过去的许多年里，对于唇腭裂患者的治疗涉及的各学科之间缺乏联系，无统一的计划。各科之间几乎没有什么配合，治疗的结果不甚满意。唇腭裂修复术后，常常在12岁左右甚至更晚才开始正畸治疗，该时期错𬌗的症状基本稳定。20世纪30年代，由于唇腭裂综合治疗概念的提出，唇腭裂治疗中心的各科专家密切配合，人们逐渐认识到早期正畸治疗的优越性。X线头影测量的应用，可以使医生了解颅面的美学特点及预测颅面的生长发育。对唇腭裂患者的正畸治疗开始的时间也提前到8～10岁的替牙𬌗期间。充分利用了这一阶段面部的生长发育，而不再等到面部畸形开始发生以后。

1954年英国的McNeil医生提出了对完全性唇腭裂患者进行婴儿期整形治疗，使对唇腭裂的正畸治疗从出生即开始。20世纪50年代，自体骨齿槽嵴植骨术的应用，使唇腭裂的综合治疗更加完善。由于唇腭裂患者存在许多问题，如术后瘢痕挛缩、齿槽嵴发育不足、牙齿先天缺失、腭咽闭合问题、不良口腔习惯及不良外貌对患者心理状况的影响等，学

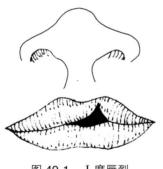

图49-1　Ⅰ度唇裂

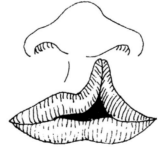

图49-2　Ⅱ度唇裂

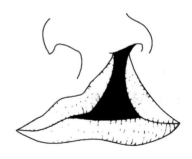

图49-3　Ⅲ度唇裂

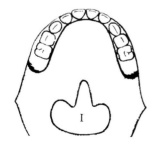

图49-4　软腭或悬雍垂裂图

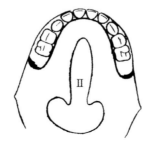

49-5　不完全腭裂

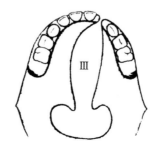

图49-6　单侧完全性唇腭裂

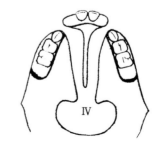

图49-7　双侧完全性唇腭裂

者们逐渐认识到对唇腭裂患者进行综合序列治疗的必要性，各学科之间紧密配合，不断改进治疗程序。目前，唇腭裂的综合治疗已形成了特定的程序。国内外相继成立了许多唇腭裂治疗中心，治疗中心一般包括颌面外科医生、正畸医生、整形外科医生、耳鼻喉医生、牙科医生、修复科医生、儿科医生、心理学医生、语言病理学家及遗传学家等。关于唇腭裂畸形的序列治疗程序，各国的治疗中心在总原则相同的情况下会存在一些技术或方法上的差异。

（一）婴儿早期整形治疗

对于单、双侧完全性唇腭裂患者，1954 年英国的 MeNeil 医生首先提出了采用婴儿期整形治疗的方法。即患儿出生后 1 个月内戴入一个活动的上颌腭托矫治器。在肌肉力的作用下，使患者的上颌达到一个改形作用，使腭裂裂隙减小。上颌骨各段靠拢并形成光滑的弧线。该矫治器在唇裂修复术前、术中、术后均戴用，直至改形完成。腭托可以随着患儿的生长发育而不断更换。也有不少学者认为唇腭裂患儿没有必要经过这一期矫治。他们认为婴儿期的整形治疗并不能减小日后对正畸治疗的需要。婴儿期的整形治疗增加了患者的正畸治疗时间。

由于唇腭裂患者梨状孔周围颌骨发育不足、异常的肌力以及鼻翼及鼻中隔软骨形态的异常等，常使唇腭裂患者产生较重的鼻畸形，需要进行二次或多次的鼻整形。近年来，医生对早期矫治唇腭裂患者鼻畸形越来越关注。1991 年美国纽约大学的 Grayson，针对完全性唇腭裂患者鼻软骨的发育障碍及生长发育中顽固的鼻畸形情况提出了婴儿期的鼻 - 颌骨整形矫治。

（二）唇裂修复

唇裂修复的时间多年来一直存在争议。目前，国外的唇裂手术多在患儿出生后的 4～6 周进行。有不少学者甚至提出出生后几天即做唇裂的修复，他们认为此时由于新生儿体内胶原水平高，手术瘢痕会减少，此时患儿血红蛋白及血浆中皮质醇水平高、耳部及呼吸道感染尚未发生，极早修复唇裂对喂养也有利。反对尽早手术者认为过早手术的手术操作及麻醉较为困难。但学者们均认为只要有较好的麻醉，唇裂修复可以尽早进行。

对于唇裂裂隙较大者，可采用唇粘连术（1ip adhension），使裂隙减小。同时，可以应用这个力使上颌牙弓排齐。应用唇粘连术的患儿的唇裂修复可在 5～6 个月后进行。

（三）腭裂修复

关于腭裂的修复时间，学者们也一直争论不休。腭裂的修复是唇腭裂患者治疗的关键。极早地关闭腭裂裂隙，可以为唇腭裂患儿极早创造有利的语音条件。但是，过早的手术，由于手术的创伤及瘢痕等因素，又会对唇腭裂患者的颅面发育造成不良的影响。但也有不少学者认为，手术的不良影响主要与手术医生的技术有关。目前对腭裂的修复术一般主张在 1.5～2 岁间进行，此期间患儿开始学习说话，腭裂修复为患儿的正常语音形成创造良好的解剖条件。甚至有学者认为发音在 1 岁前即开始，腭裂手术的时间还应提前。

（四）耳鼻喉疾病的治疗

唇腭裂患儿由于腭帆张肌功能不良影响咽鼓管的正常开闭而导致中耳压力较高引起浆液性中耳炎。同时，耳咽管的咽口暴露于口腔中易被食物堵塞或感染引起中耳炎。中耳炎长期反复发作会影响患儿的听力。唇腭裂患儿需定期进行耳鼻喉科检查，出现中耳问题应及时解决，避免患儿听力受损。

（五）语音训练

腭裂修复术后为正常的发音创造了条件。但是，有少部分患儿由于软腭肌群功能欠佳，以及存在不良的发音习惯，可能会导致患儿"鼻音过重""鼻息声流失"及构音异常等腭裂语音特征。对于这种患儿，语言病理学家和语音训练师应极早介入，在 2.5～3 岁间做初步的语音评估，决定语音训练的方向。

（六）齿槽嵴植骨术

齿槽嵴植骨术是 20 世纪 50 年代由欧洲兴起的。最初是应用自体肋骨的一期植骨，即在婴儿早期唇裂修复时同时进行齿槽骨植骨。但学者们逐渐发现一期植骨后，患儿虽然上颌联成整体，但日后其颌面部发育受到严重影响。70 年代后期，多数学者采用了齿槽裂的二期植骨。目前认为二期植骨的最佳年龄是 9~11 岁，尖牙牙根发育在 1/2~3/4 之间。许多研究表明，在恒尖牙萌出之前进行齿槽突植骨，植骨的成功率较高，随着尖牙的萌出，植骨成功率显著下降。但是，近期关于齿槽突植骨效果的三维评价未发现尖牙萌出对齿槽突植骨效果的影响。齿槽突植骨效果的影响因素复杂，尚需进一步深入研究。

四、唇腭裂畸形的正畸治疗原则

唇腭裂畸形治疗最重要的是对患者所存在问题的全面、详细的了解。当然，正畸医生还应了解牙齿移动的生物机械原理，正常及异常的生长发育情况，以及颌面各部比例大小等。这些对于非裂儿童的正畸治疗是很重要的。但是，对于唇腭裂患者的治疗，正畸医生更应该了解正畸治疗在唇腭裂治疗全过程中的时间和各阶段应解决的问题。应对唇腭裂畸形的患病率、病因学、胚胎发生、新生儿解剖及生理学知识有所了解，并与其他科专家密切配合，才能使唇腭裂患者的正畸治疗获得满意的结果。

（一）唇腭裂患者正畸治疗的目标

正畸治疗贯穿了唇腭裂畸形序列治疗的始终，唇腭裂患者正畸治疗的目标与正常儿童是相同的，也要达到良好的功能、美观及稳定的目的。但是，由于唇腭裂本身的特征，使得治疗达到理想的目标较为困难。正畸医生必须对唇腭裂患者进行认真的诊断分析，并与其他专家密切配合。

（二）诊断分析及治疗原则

在唇腭裂患者的正畸治疗中，较重要的步骤之一是诊断与设计。正确的诊断来自于完整的资料的收集，唇腭裂患者病例资料的收集应从出生后就开始。

1. 病史

（1）家族史与遗传史：由于唇腭裂畸形有明显的遗传倾向，对于唇腭裂患者，首先要了解其家族中唇腭裂的患病情况。同时，唇腭裂儿童的骨骼面型与正常儿童一样，也有安氏Ⅰ类、Ⅱ类、Ⅲ类之分，也受到家族遗传的影响。正畸科医生可以通过了解唇腭裂患者的家族史、遗传史来判断患者颌面的生长发育方向，决定治疗的方案。通过遗传分析，如果一个患者具有安氏Ⅲ类生长的家族史，加之唇

腭裂患者上颌的发育不足，医生应及早给予重视，做出早期的治疗计划。对于这类患者，常得采用非常的矫治手段，如头帽、颏兜及正颌外科手术，同时，也需要改变其他的治疗计划。而对一个具有安氏Ⅱ类生长型的唇腭裂患者来讲，一般采用纯正畸的方法即可获得满意的治疗效果。无论患者属于哪一类生长型，均应对患者做出详尽的分析。

（2）手术时间：应该了解唇腭裂患者唇、腭裂手术的时间和方法。手术修复的时间和方法，尤其是腭裂修复的时间，对唇腭裂儿童的颅面生长发育产生较重大的影响。不少学者认为，腭裂修复手术的时间越早，对患者颅面生长发育造成的不良影响越大。

（3）生长发育情况：唇腭裂患者的身高、体重的发育，在婴儿期由于喂养困难等原因而稍慢，但随后不长时间就赶上正常儿童。在儿童期患者的身高、体重在各种类型唇腭裂患者之间及与正常人之间没有差别。患者的腕骨X线片显示，唇腭裂患者的骨骼发育较正常人慢。正畸医生在选择治疗时间和拔牙时机时应加以考虑。

正畸医生应该首先了解唇腭裂患者的颅面生长发育在不受外界影响时的生长潜力，以便更好地区别患者的生长发育问题，究竟是来自唇腭裂本身，还是治疗的影响。一般来讲，唇腭裂患儿出生时，均有一定程度的上颌骨骨段的侧移和排列紊乱，这是异常的肌肉拉力及不正常的软骨间质生长的结果，同时，患儿伴有不同程度的骨缺损，许多调查表明，未经任何治疗的唇腭裂患者，在成人期几乎均具有正常的牙齿及骨骼形态。这究竟是唇腭裂患者具有正常的颅面生长，还是生长发育中不可扼制的补偿机制的结果，尚难断定。但是，目前多数正畸医生均认为，在唇腭裂正畸治疗中所遇到的许多问题，主要是由于治疗，尤其是手术创伤的不良影响的结果，而不是唇腭裂畸形本身的缺陷造成的。

2. 牙齿与牙𬌗状况　唇腭裂患者经常出现牙齿的异常。较常见的有以下几种：

（1）先天缺失牙：唇腭裂患者先天缺失牙的发生率高于非裂人群，许多研究报道的牙齿缺失率高达60%。裂隙附近的牙齿较易缺失，包括侧切牙、中切牙及尖牙。其中最常见的牙缺失为上颌腭裂侧的侧切牙，文献报道的缺失率在30%左右。唇腭裂患者远离裂隙的上颌第二双尖牙的缺失率也远高于

非裂人群。随着唇腭裂遗传学研究的进展，近年的一些研究发现唇腭裂患者牙齿较高的缺失率，可能与某些基因的突变有关。另外，患者经常出现第二双尖牙的钙化和发育的异常。其第二双尖牙在 6 岁时才开始发育，即在正常该牙钙化开始后的 3～5 年以后。替牙期检查时，常使医生误认为该牙缺失。所以，对这种患者应进行长期的观察、随诊，不断修改治疗计划，按照唇腭裂的严重程度和乳、恒牙的发育情况决定治疗。

（2）多生牙：与非裂儿童相比，唇腭裂患者多生牙的发生率较高，这些牙经常出现在腭裂隙的附近。一些萌出于口腔中，另一些埋伏于上颌骨内，它们的形态、大小及位置各异。这些发育异常或形态异常的牙齿经常因为方便正畸治疗而被拔除。但是，替牙期时对于这些牙齿也应慎重考虑拔除的时间，以便能够作为固位牙齿进行替牙期矫治。同时，这些牙齿的保留也有利于保留齿槽嵴的丰满度以利于恒牙期综合治疗。对于缺失上颌侧切牙者，也可以保留多生牙，代替侧切牙的位置。

（3）其他牙异常：唇腭裂患者也常出现融合牙、牙齿大小异常及位置异常。另外，在我们近些年的研究中发现，完全性唇腭裂患者邻近腭裂隙的上颌中切牙经常出现较严重钙化不良，牙冠宽度及牙根长度明显小于健侧的同名牙，同时牙根的形态异常也高发，这些畸形存在常会影响正畸治疗的设计。双侧完全性唇腭裂患者，由于前颌骨活动、组织缺损大，这个问题更严重。但是，不管怎样，这些牙齿早期都应尽可能地保留以维持局部齿槽骨的形态。

（4）龋齿：唇腭裂儿童由于对自己面容及牙殆状况不满意，常导致他们忽视口腔卫生。有些患者即使重视口腔卫生，但由于他们存在较严重的牙颌畸形而影响口腔的清洁，加之牙齿钙化不良较常发生，容易产生龋坏。近期多篇系统综述和网状分析均表明唇腭裂患者牙齿的龋坏比非裂人群高。大面积龋坏牙及早失牙常常影响错殆畸形矫治的顺利进行和良好矫治结果的获得。对唇腭裂患者应该重视口腔卫生的指导，同时，不能忽视龋齿的预防及早期治疗。

（5）牙弓的对称性：单、双侧完全性唇腭裂患者，在出生时均会存在腭裂隙及上颌骨骨段的移位。唇、腭裂手术后，上颌颌骨段改形、靠拢。不少学者认为患者上颌生长发育受限，与唇、腭裂修复手

术有关。但是，这种影响程度目前很难预测。一般在乳牙萌出后，50% 的单、双侧完全性唇腭裂患者，会出现不同程度的上颌牙弓的不对称，这是上颌骨骨段向近中移位的结果。除非出现了牙弓的内陷，一般来讲，此期牙齿的错位并不明显。而单纯腭裂则没有以上变化。随着恒牙萌出，大部分牙弓内的错位开始出现，随着生长发育，牙弓间的关系更差。由于腭部瘢痕以及牙周纤维的不协调，造成了前后牙的严重舌倾，减小了上牙弓的弧长，加之齿槽骨的丧失，加重了上牙弓的拥挤程度。唇腭裂患者常有上切牙的严重旋转和舌倾，使得患者上颌牙弓形态的异常加重。Cooper 医生认为唇腭裂患者下颌牙弓的排列或对称性与非裂儿童没有差异，Pierre Robin 综合征除外。国内学者对单侧完全性唇腭裂患者的研究发现，单侧完全性唇腭裂患者的下颌牙弓的对称率也下降，上下牙弓中线约 92.1% 不一致。值得注意的是，唇腭裂患者由于上颌的异常，其下颌的牙齿 - 齿槽复合体对上颌起到了一定的补偿作用。在上颌牙弓严重缩窄的患者，可以见到下颌后牙的舌倾。

（6）横向关系的不调：唇腭裂患者由于腭部裂隙的存在，患儿在出生时上颌颌弓宽度较大，各种类型腭裂的上颌宽度依次为：双侧完全性唇腭裂＞单侧完全性唇腭裂＞单纯性腭裂＞正常人。在唇腭裂修复术后，尤其是乳牙全部萌出后，随着上颌骨骨段向近中的旋转，唇腭裂患者的上颌宽度逐渐缩小。此时，双侧完全性唇腭裂＜单侧完全性唇腭裂＜单纯性腭裂＝正常人。这种趋势造成了单、双侧完全性唇腭裂患者的轻微的乳后牙的反殆，极少部分患者有严重的横向不调的问题。尤其在完全性唇腭裂患者的颅面生长呈垂直型时，几乎没有上颌水平向的生长分量。这时，即使患者的上颌不再缩窄，但由于下颌仍按正常的生长发育而逐渐变宽，上颌也相对变窄。这种宽度不调，有随着唇腭裂患者的年龄而加重的趋势。虽然在乳牙期对上下牙弓间的宽度不调做了治疗，但是由于患者上下颌宽度生长上存在着不协调，在以后的牙龄期内，仍需治疗。

另外，由于腭部瘢痕的作用，使得上后牙腭向萌出或舌倾，即使在具有完全正常的上颌宽度的单纯腭裂患者，也会产生后牙段的反殆。由于唇腭裂患者牙齿 - 齿槽的调节机制受到破坏，这种牙齿 - 齿槽与颌骨的发育不足的共同作用，使患者产生了较

严重的后牙反𬌗。单纯性腭裂的后牙宽度不调，一般为牙性；而单、双侧完全性唇腭裂患者的后牙宽度不调，均有牙性及骨性成分。

（7）前后向关系不调：在对唇腭裂患者的前后向不调作评价时，应该首先明确，唇腭裂患者在头影测量中代表前后向的标志点会发生错位。尤其是单、双侧完全性唇腭裂患者的 A 点、ANS 点及 PNS 点。完全性唇腭裂尤其是双侧完全性唇腭裂患者，在上颌实际长度发育不足时，有可能在 X 线头影测量中测到上颌前突的指征。所以，在考虑患者的前后向关系不调时，应该把前颌骨的前突和牙齿的安氏Ⅲ类关系分开考虑。由于前颌骨的向前移位，出生时唇腭裂患者的上颌长度关系如下：双侧完全性唇腭裂＞单侧完全性唇腭裂＞单纯性腭裂＝正常人。随着唇腭裂修复术的完成，使得患者上颌的生长速度减慢并发生改形，到乳牙期各类唇腭裂患者的上颌长度关系为：双侧完全性唇腭裂＞正常人≥单侧完全性唇腭裂≥单纯性腭裂。但是，同类型的腭裂患儿的上颌长度发育也会存在较大的个体差异。随着手术方法以及外科医生手术技巧的改进，唇腭裂患者面中部发育不足的严重程度逐渐减轻。但是，唇腭裂患者由于手术创伤对颌骨发育的不利影响、术后腭部瘢痕引起的上颌固连使上颌骨段后移，加之过紧的唇修复所致的上切牙舌倾等原因，磨牙的安氏Ⅲ类关系及前牙的反𬌗较常见。单纯性腭裂由于不累及上齿槽，可以补偿上颌固连作用产生的不良影响。双侧完全性唇腭裂由于前颌骨的前突，即使齿槽受累，也可以减弱上颌固连的影响，故这两种腭裂在乳牙期前牙反𬌗率较低。

唇腭裂患者颌间矢状关系的不调，随着年龄增加而加重，患者上颌骨的矢状生长几乎没有向前的成分，而下颌的生长基本正常。唇腭裂患者上颌位置较偏远中，同时，恒切牙的舌向萌出，这些都使患者替牙期及恒牙期前后向关系不调加重，即牙齿 - 齿槽的发育不足，加重了骨骼的不调。患者上切牙与前颅底平面角（Ui-SN）一般在 70°～80°，而正常人为 103°～106°，这样加重了前牙的反𬌗程度。

对于唇腭裂患者应注意以下两点：

①各种唇腭裂患者的下颌线性测量值均基本正常。在姿势位时，下颌相对于颅底呈现后缩，且下颌角增大。由于唇腭裂患者舌体较低，致使下颌向后向下，以弥补上颌前后向的发育不足。所以，在

唇腭裂患者具有正常的 ANB 角的情况下，具有相对于颅底后缩的面型。

②由于患者上颌垂直向发育不足，使得患者在尖窝交错位时产生过度闭合，产生前后向关系的不协调，看起来比实际上更严重。这也是垂直向发育不足的另一种错𬌗表现。所以，正畸医生应该非常注意患者的下颌姿势及位置，把它作为正畸治疗诊断分析的参照。

（8）高度不调：由于许多因素影响了唇腭裂患者垂直向关系的判断，如 A 点、ANS 点及 PNS 点的畸变，以及周围骨组织关系的变化。所以，在测量唇腭裂患者的面高，尤其是面中部高度时，应注意区分面高的增大是由于骨的生长，还是由于活动的前颌骨向下后调整所致。同样，唇腭裂患者的面部高度也随下颌姿势的变化而增减。正畸医生要把这些情况均考虑在内综合分析其结果。

在唇腭裂患者存在的所有关系不调的问题中，垂直向关系的不调是在较晚的几年里才逐渐表现出来的。在出生后的最初几年，患者上颌的垂直高度较大，这是本身发育过度的结果，而与前颌骨的旋转无关。在乳牙期，患者的垂直高度接近正常，垂直向关系的不调在替牙期开始表现出来。由于上颌垂直生长速度显著减慢，此时患者开始表现出面高的发育不足，而不是出生后早期所显示出的面高过度发育。由于单、双侧完全性唇腭裂均累及齿槽骨，加重了前颌骨向后下的旋转，使 A 点及 ANS 点偏离正常位置，腭平面由于后部垂直向发育不足而向前下倾斜。唇腭裂患者虽然上颌的垂直高度发育不足，可是其全面高却是正常或增大的。这与下颌的姿势及下颌角增大有关。上颌的垂直向发育不足及下颌的向后下旋转，不但引起了面高的变化，而且增大了唇腭裂患者的息止𬌗间隙。正常情况下，牙齿 - 齿槽对面部高度不调起到一定的补偿作用，而唇腭裂均累及齿槽骨（单纯腭裂除外），减弱了这种补偿作用，加重了高度发育的不协调。

唇腭裂患者均存在不同程度的垂直向发育不足，患者在正中𬌗时过度闭合以利于获得多而稳定的𬌗接触。这样，就容易造成下齿槽座点（B 点）及颏前点（Pog 点）的前移，增大了 SNB 角及面角，减小了 ANB 角，产生了下颌的相对前突。唇腭裂患者一般均存在较明显的前后向关系不调，由于下颌的过度闭合，加重了前后向关系的不调所产生的安氏Ⅲ

类牙性或骨性关系，使得患者面型更凹。

值得注意的是，与唇腭裂患者上颌的垂直向发育不足而造成的前后关系不调相反，由于患者舌的低位，造成下颌位置的改变，下颌角增大，致使下齿槽座点及颏前点后缩，SNB 角减小，ANB 角增大，增加了患者的面部高度。这个现象的产生掩盖了唇腭裂本身造成的前后向不调的问题，可以看成是对正畸治疗的有利因素。由于上颌垂直向发育不足，引起的下颌的过度闭合所产生的前后向关系的不调加重了患者横向关系的不协调。唇腭裂患者面中部的高度不调问题应由正畸医生进行正确的分析。另外，在正畸治疗的设计中，不要遗忘多数唇腭裂患者均存在下颌的问题，除了下颌的位置，还有下颌的牙齿 - 齿槽的过生长对上颌起到的补偿作用。

（9）软组织情况：在对唇腭裂患者的正畸治疗前应详细检查腭部瘢痕的位置及严重程度。这对于估计上颌牙弓开展的程度及矫治后的保持是重要的，同时，可以估计牙齿的移动及改变舌姿势的可能性。应认真检查是否存在腭瘘，因为腭开展后会使治疗前不明显的腭鼻瘘看起来更明显。如果存在腭瘘，应在正畸前向患儿家长说明。

另外，对于可以改变下颌姿势、位置的软组织情况进行检查，如扁桃体增大、上呼吸道感染的易患情况，软腭、牙周情况，并与其他专家进行研究，决定理想的治疗方案。

（10）口颌系统功能状况：在对唇腭裂患者的临床检查中，口腔结构的功能是非常重要的。由于唇腭裂患者存在较严重的错位牙、齿槽骨的异常及颌骨的发育不足，常会影响患者的下颌运动以及唇、舌功能和呼吸型。在对唇腭裂患者的功能检查中，应对以下几点加以重视：

①由于唇腭裂患者上牙弓缩窄，下颌在向正中殆运动中，容易产生牙尖干扰，为了避开干扰，患者下颌出现偏移，造成了单侧及双侧完全性唇腭裂患者单侧后牙的反殆，这种单侧后牙的反殆，应与单侧完全性唇腭裂患者的单侧后牙反殆区别。在对单侧完全性唇腭裂患者的下颌运动轨迹的研究中，也发现了侧方运动中由殆干扰造成的曲线的折转。

②在单、双侧完全性唇腭裂患者替牙殆时，恒上颌切牙腭向萌出，产生对下颌闭口运动的干扰，为避开殆干扰，下颌在闭口运动中向前移动，从而产生了假性下颌前突。对这种患者应及早消除功能

因素所产生的不良影响。

③应对唇腭裂患者唇肌的功能及张力进行检查。唇裂修复术后，由于唇肌的连续性得到恢复，唇肌的张力增加。同时，过紧的唇修复及瘢痕的挛缩也会对患者上颌的发育产生不利影响。Cavajal 的研究发现，唇闭合不良的唇腭裂患者，唇肌肌电活动增大。李巍然等的研究也发现，单侧完全性唇腭裂患者在吞咽运动时，上唇肌及颏肌的肌电活动均增大，同时，两侧上唇肌肌电活动对称性差。由于患者上唇功能不良，对下颌的限制作用减弱，唇腭裂患者经常出现下唇的增厚及外翻。

④单侧完全性唇腭裂患者中，大多数使用单侧咀嚼，其中大部分患者用健侧偏侧咀嚼。患者咀嚼肌的肌电活动明显小于正常人，且两侧同名咀嚼肌的肌电活动的对称性指数下降。

（11）口腔不良习惯：唇腭裂患者的错殆畸形与口腔不良习惯间的关系与正常人之间没有明显差别。但是，唇腭裂患者的牙齿 - 齿槽的调节机制已被腭裂产生的问题所减弱。所以，口腔不良习惯对唇腭裂患者产生的影响更为严重。如吐舌习惯及吮指习惯，均会加重唇腭裂患者垂直向的发育不足。

唇腭裂患者多数人存在不良的呼吸型，这是患者鼻畸形、上颌发育不足及增殖体、扁桃体肥大等原因造成的鼻呼吸不通畅，使患者舌体位置偏前下位，采用口呼吸方式，使得患者面部高度增加，头前伸。呼吸型直接影响到患者的生长型。所以，对唇腭裂患者应注意及早消除病因，建立正常的呼吸型是非常重要的。

五、婴儿早期的上颌整形矫治

完全性唇腭裂患儿早期的上颌骨的整形治疗是 1954 年由苏格兰的 MeNeil 医生提出的。由于完全性唇腭裂患儿大部分在出生时，均存在上颌骨骨段的移位及腭部较大的裂隙。婴儿早期上颌骨整形治疗的方法，就是在唇腭裂修复术前，在患儿牙齿尚未萌出时，使用矫形力，使得移位的上颌骨段重新排列并改形，减小腭裂裂隙使上颌骨骨段形成光滑的弧线。在其后的几十年里，围绕着是否对完全性唇腭裂患儿做早期的整形治疗，形成了两大派别。

婴儿早期整形治疗使用的方法有多种，如 Lathem 法、Hotz 法及近十几年出现的 Grayson 的

术前鼻-齿槽骨整形法（presurgical nasoalveolar molding, PNAM 法）。一般均采用戴入口内的腭托及口外的如弹力带或弹力胶布等对移位的颌骨进行矫治。

（一）婴儿早期整形治疗的作用

目前，国内外对唇腭裂患儿进行婴儿期矫形的唇腭裂治疗中心较多，提倡进行婴儿期正畸治疗的学者认为该治疗有许多优点。

1. 利于喂养 腭托封闭了腭部裂隙，使口鼻腔分开，减轻了喂养困难。

2. 利于建立正常的舌姿势 唇腭裂患者由于腭部裂隙的存在，舌经常填塞于腭裂隙处，不利于上颌骨骨段的靠拢。同时也不利于患者建立良好的发音习惯。戴用腭托后，可以消除不良的舌姿势。

3. 有利于第一次外科手术 戴用腭托等矫治器整形治疗，可以使移位的腭段复位，减轻了手术张力。

4. 刺激腭骨的生长 婴儿期整形治疗能刺激腭部骨生长，这是 MeNeil 医生提出该治疗方法的初衷。但不少学者的研究表明，整形治疗并不能促进唇腭裂患者腭部骨的生长。

5. 开展牙弓或防止牙弓的内陷 整形治疗通过戴用腭托，使上颌骨骨段靠拢，发生改形，并形成光滑的上颌弓弧线。对于有牙弓塌陷者，通过戴用附有分裂簧的腭托矫治器开展上颌弓，起到防止牙弓内陷的作用。

6. 减轻日后对正畸治疗的需要 但不少学者认为婴儿期整形治疗并不能减轻日后患者对正畸治疗的需要。替牙期、恒牙期大部分患者仍需正畸治疗。

7. 诱导牙齿萌出。

（二）婴儿期整形治疗的步骤

完全性唇腭裂患者的婴儿早期整形治疗的具体程序如下：

（1）印模和终印模的获得。

（2）制作腭托矫治器。

（3）切开梨状骨（目前一般不做）。

（4）戴入矫治器。

（5）手术修复唇裂。

（6）前颌突后移后，齿槽嵴植骨。

（7）腭裂修复。

目前，许多唇腭裂治疗中心已不再做一期的齿槽嵴植骨来关闭齿槽裂隙，一般均在替牙期时进行二期植骨。婴儿期整形治疗的主要内容如下。

1. 取印模 唇腭裂患儿出生后，需要经过系统的检查，在外科医生和正畸医生的共同协商下，决定是否开始正畸治疗。对于上颌腭部裂隙较大，上颌骨段移位明显者，需要取印模做腭托，进行整形治疗。可以用特殊的托盘制取印模并灌制石膏模型，但印模要求取得较精确，一般要求取初印模制作个别托盘后，再取终印模。在取印模时应格外小心。国外对唇腭裂患儿采用一种特殊的印模材料，在凝固过程中不断变化颜色，可以使医生通过印模的颜色了解印模材反应的阶段，缩短在孩子口腔中停留的时间。取印模时，应使孩子保持直立稍前倾的姿势，以保持患儿呼吸道通畅。终印模取好后，灌制模型，在石膏模型上制作矫治器。随着计算机技术的发展，目前印模的制取可以通过口内扫描仪来完成，整个过程一二十分钟即能完成，精确性、安全性均得到提高。降低婴儿印模制取的耗时与误吞导致的窒息的安全隐患。数字印模制取后可以通过 3D 打印出模型，再通过真空热压膜技术制作腭托，降低制作难度，提高了患者戴用的舒适度。通过计算机技术可以计算颌骨移位的量，打印出多付腭托，从而可以减少患者复诊的次数。

2. 腭托的制作 在模型上涂分离剂，包括腭裂裂隙处，对于裂隙太深者，可以用蜡先铺垫、缓冲，然后铺塑胶。矫治器不易做得过高或过长，矫治器完成后，要在较大的腭段处调磨，产生一个旋转的支点，使得较大的一段的前部在生长发育中逐渐改形，并且排列在理想的位置上，而保持短段位置不变。矫治器的前缘到达边缘嵴上。对于双侧完全性唇腭裂患者，腭托的前段只能到达两个侧段的前缘，绝不能超过其前缘。在腭托的鼻腔面上轻磨一道小沟，利于患者鼻腔通气。

3. 戴入腭托及唇裂修复 在唇裂修复前，应戴入腭托矫治器，戴入前应跟患儿家属讲明喂养及清洁的注意事项。戴入一段时间后，即可以手术修复唇裂。在唇裂修复术后的 10～14 天内，该矫治器不要摘下，以免影响其伤口愈合。手术 14 天后可以每天摘下清洗。婴儿对腭托矫治器比较容易适应。同时，舌不再舔入上腭的裂隙，使得鼻腔形成封闭状态。

在单侧完全性唇腭裂患儿，唇裂修复后，上颌骨段的改形作用即开始发生，较大一段的上颌发生改形并与短段靠拢，并形成较光滑的弧线（图 49-8 A~D）。双侧完全性唇腭裂患者，腭托矫治器使两侧方的上颌骨段保持原位，直至前颌骨复位与两侧方的上颌骨段接近。由于矫治器的特殊结构，它可以允许上颌骨段向各个方向继续生长（图 49-9A, B）。腭托矫治器不起扩弓的作用，本身也不施任何力，仅是使上颌骨在特定的环境下，在肌肉、软组织的作用下发生改形，防止上颌颌弓的塌陷。

对于已经存在牙弓塌陷的患者，可以在腭托矫治器的中线部位放置开展的螺旋弹簧。对于这类患儿的唇裂修复就应推迟进行了。首先，应开展上颌颌弓，然后再行唇裂修复，但也不必在完成扩弓以后再手术。唇腭裂患儿此期的上颌开展治疗，一般不用快速开展，开大螺簧每 5~7 天加力一圈。

腭托矫治器不仅用于保持颌弓的形态，防止塌陷，而且有利于患儿的喂养及发育。Lindquist 的研究认为，唇腭裂患儿由于腭部裂隙的存在及牙弓的塌陷所产生的不良吞咽，可以改变控制语音及吞咽的肌肉的神经冲动。由此而产生的不良肌肉运动在一些唇腭裂儿童的典型的不良语音中起着重要的作用。尽管之后做了一系列的手术进行治疗，患者消

除不良语音也比较困难。在婴儿早期佩戴腭托矫治器后，对患儿形成正确的语音起到了较重要得作用。

双侧完全性唇腭裂患者，出生时常有前颌骨的前突及唇组织缺乏，使第一次手术修复唇裂较困难。双侧完全性唇腭裂不伴有前颌骨过度前突者，可采用以上的腭托矫治器治疗，唇裂修复后，使上颌改形并防止上颌牙弓塌陷。在唇肌的作用下，前颌骨后移，与两侧上颌骨段靠拢。对于过度前突的前颌骨，学者们有不同的处理方法：①口外牵引：对于前颌骨过度前突的患儿，可以佩戴一个用颈部做支抗的弹力颈带。前边放于鼻根底，作用于前唇上，使前突的前颌骨后移，当前颌突移到可以接受的位置时，戴用腭托或带分裂簧的腭托。②Latham-Millard 法在口内埋钉，并用弹力牵引后移前颌突。③手术方法后推前颌骨。

近来，正畸医生认为后移前颌突，对唇腭裂患儿的颅面生长发育不利。对唇腭裂术后患儿的颅面生长发育的研究发现，出生时，双侧完全性唇腭裂患儿的前颌骨前突，面型较凸。在唇腭裂手术修复后，患者的前颌骨的生长速度减慢。在替牙期及恒牙期时，患者的前颌骨发育显著比正常人差，面中部凹陷。对于应用口外牵引后移前颌骨者，易加重这种发育受限的程度。同时，口内埋钉牵引前颌骨

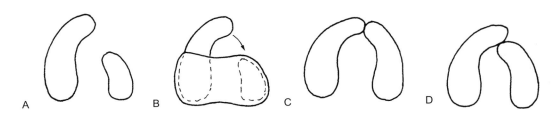

图 49-8　A. 单侧完全性唇腭裂两上颌骨段移位、存在裂隙；B. 戴腭托后唇裂修复上颌骨长段向近中旋转、改形；C. 上颌骨改形后上颌弓形成光滑弧线、腭裂隙关闭；D. 未经腭托治疗的完全唇腭裂患者唇裂修复后上颌两骨段重叠

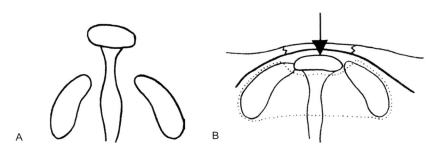

图 49-9　A. 双侧完全性唇腭裂前颌骨前突；B. 双侧完全性唇腭裂腭托保持两侧上颌骨位置不变至前颌骨复位

后移的方法易产生前部组织瘢痕，更易造成上颌骨向前发育的受限。在婴儿期采用手术的方法复位前颌突是不明智的方法，过早的颌骨手术会对患儿颌骨发育造成非常不利的影响。婴儿早期颌骨内埋钉或手术复位前颌骨的方法早已废弃。2019 年美国颅颌面-唇腭裂协会的一项研究评价了美国 172 个具有资质的唇腭裂中心中的 82 个中心，发现约 50% 的唇腭裂中心进行婴儿期术前的整形治疗。许多研究表明，软组织在手术缝合后，若在高张力的情况下易产生明显的瘢痕组织。所以目前，对于那些前颌骨前突严重且前唇组织较小的患者，为了减轻手术后软组织的张力，避免复裂的发生和减轻瘢痕的产生，通过整形治疗适当后移前颌骨并调整上颌各骨段关系，可以降低手术难度和产生严重瘢痕的风险。其主要目的是适当后移前唇和前颌骨，为唇裂手术创造良好的条件而不再是使颌骨段靠拢形成良好的颌弓形态。

4. 齿槽嵴一期植骨　唇腭裂患者齿槽部的一期植骨，于 1950 年代起源于欧洲。在完全性唇腭患者的婴儿期整形治疗结束后，上颌骨骨段靠拢，在齿槽裂隙处植入自体骨，一般多用肋骨。目的是使上颌形成一个连接的整体。一二十年后，逐渐发现唇腭裂患者婴儿时植骨，对上颌骨的发育产生较严重的影响。但是，Rosenstein 的研究认为，如果一期植骨患者在整形治疗之后尽量使颌骨断端靠拢，采用小的手术切口，植入小骨块，并以囊包被植骨的方法，远期观察发现患者颅面生长并未受到影响。但是，目前多数唇腭裂治疗中心的外科医生不再采用齿槽嵴的一期植骨。

McNeil 提出婴儿期整形治疗的目的之一就是刺激上颌骨的生长，减小腭部裂隙，使唇腭裂患儿的上颌骨段排列至理想的位置。由于一期齿槽突植骨不再继续进行，经过整形治疗的颌骨断端不能相接连成整体，在以后的生长发育过程中，在颊肌力量的作用下，颌骨段仍然会发生向内的塌陷、移位，造成牙齿萌出后的牙颌畸形。从远期效果来看，如果不进行齿槽突一期植骨，经过婴儿期整形治疗的患者和未经过治疗的患者无显著的差异。

（三）Grayson 的婴儿期鼻整形治疗

由于唇腭裂患者梨状孔周围组织生长发育的异常及异常口周的肌肉力量，患者鼻软骨的形态异常常导致严重的鼻部畸形，二期矫治常较困难，所以唇腭裂患者的鼻部畸形越来越得到重视。1993 年美国纽约大学的 Grayson 医生提出了在婴儿期整形的腭托上加可调整的鼻托，在对移位的上唇、上颌骨段进行整形的同时进行鼻软骨的整形。围产期时母体的雌激素水平升高使透明脂酸增加，通过降低细胞间的基质而降低软骨、韧带、结缔组织的弹性，从而使胎儿安全通过产道。受此启发，Matsuo 在 1984 年的研究认为，如果在婴儿出生后 6 周之前开可以通过治疗永久性改变耳状软骨。婴儿出生后 6 周体内雌激素水平降低，软骨的塑性也降低，之后的治疗整形的效果也大为降低。Grayson 医生借鉴了 Matsuo 的研究，其应用的鼻托克服了 Matsuo 鼻托要求有完整的鼻底的缺点。整形的目的就是减轻唇腭裂的畸形程度，使唇断端放松时靠拢，上颌骨断端的黏膜接近，鼻下部的软骨对称、直立和延长鼻小柱并调整鼻黏膜便于手术后对鼻尖的保持。

婴儿期鼻软骨整形治疗的程序一般是在患者出生后即取模制作上颌腭托矫治器。患者戴用腭托的同时唇部用弹力胶布固定，至腭部裂隙减小至 5 mm以下且鼻翼稍松弛时，在腭托的前部加装鼻整形托，鼻托由钢丝加树脂形成，鼻托有两个突起，上端整形鼻穹隆、下端整形鼻尖。Grayson 的整形器所不同的是除加装了鼻托之外还有与水平面呈 40° 角的固位杆，通过弹力皮圈及胶布固位在患者面颊部，通过弹力胶布及鼻托的施力使鼻小柱软骨及前唇伸长。矫治器见图 49-10、图 49-11。

这个鼻-齿槽整形法（PNAM），在完成整形工作后，唇裂修复同时要进行鼻的修复。治疗后唇鼻部畸形都得到较显著的改善。

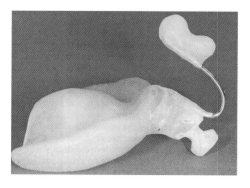

图 49-10　用于单侧完全性唇腭裂的矫治器

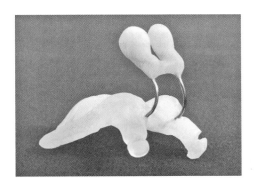

图 49-11　用于双侧完全性唇腭裂的矫治器

2004 年纽约大学发表了婴儿期颌骨 - 鼻整形治疗的远期效果的文章，整形治疗的患者在儿童期（4~5 岁）鼻孔的对称度优于仅做颌骨整形的患者。但是，该研究仅关注了鼻孔的对称性，而未对其他相关问题进行探讨，同时，研究组患者尚处于生长发育的早期，真正的远期效果尚待进一步研究。

Grayson 的鼻 - 齿槽整形法效果显著主要在鼻畸形的效果上，因为戴用整型器后唇裂修复时同期要进行鼻的修复，使鼻中隔、鼻翼的畸形均得到解决且远期效果良好。但是，随着鼻畸形修复术的改进，近期的关于早期鼻畸形手术的远期效果研究也表明，单纯进行鼻畸形手术也具有良好的远期效果。

（四）婴儿期整形治疗的效果评价与现代认识

C. Kerr McNeil 提出婴儿期整形治疗的主要目的是刺激上颌骨的生长，减小腭部裂隙，使唇腭裂患儿的上颌骨段排列至理想的位置，减少日后对正畸治疗的需要。之后的 30 年内此项治疗被欧洲及世界各地唇腭裂中心广泛应用。婴儿期的整形治疗自 McNeil 医生提出后已有 50 多年，由于齿槽突早期植骨被大多数唇腭裂中心放弃，婴儿期颌骨整形治疗的优势不再明显。经过整形治疗的颌骨断端不能相接连成整体，在以后的生长发育过程中，在颊肌力量的作用下，颌骨段仍然会发生向内的塌陷、移位，造成牙齿萌出后的牙颌畸形。

美国西北大学 Kernahan-Rosenstein 坚持在婴儿早期进行整形治疗加一期齿槽突植骨，其研究以其他中心作为对照宣称其治疗结果优于其他中心，正颌手术需要率仅为 18%。

对于婴儿期的整形治疗，自 McNeil 提出后就存在反对意见，反对婴儿期治疗的学者认为苏格兰修复医生基于推测而非临床数据而提出的治疗。Pruzansky 和 Skroog、Berkowitz 等就极力反对婴儿期整形治疗，认为整形治疗是没有必要和没有用的治疗。Fera 等的研究发现，戴用腭托整形治疗加之一期齿槽突植骨不仅无助于上颌骨的发育反而妨碍其正常发育。Huddart 在用 McNeil 方法进行婴儿期整形治疗多年以后总结出戴用整形腭托者与未戴者在拾关系上无差别。

荷兰 3 个中心对单侧完全性唇腭裂婴儿期整形治疗的远期效果包括喂养、语音发育及费用 - 效果等方面进行了较详尽的随机对照研究（2003），研究表明戴用腭托的患者与不戴用腭托的患者相比并未有效地防止上颌骨的塌陷，与对照组相比戴用腭托的患者并未显现除有利于喂养的优势、语音的发育外其他优于未进行治疗组的患者，但进行治疗组费用相对较高。以上多数学者的研究表明从上颌骨形态、发育及拾关系等方面来讲，婴儿期整形治疗并未取得远期良好的效果。

从远期效果来看，如果不进行齿槽突一期植骨，经过婴儿期整形治疗的患者和未经过治疗的患者无显著的差异。近期的许多研究以及系统综述均发现，传统的唇腭裂婴儿期整形治疗并无证据表明能对颌骨发育、牙弓形态、错拾畸形、颜面改善等产生正向的作用，唇裂修复手术本身对齿槽嵴及颌骨骨段间间隙的宽度改变效果更显著。目前，国内外许多学者认为，唇腭裂患者没有必要常规做婴儿期的整形治疗。他们对该期的治疗是否能刺激患儿颌骨的发育持怀疑态度。因为，基本上没有远期观察的研究能证明这一点。同时，婴儿期的治疗，使患者的治疗时间延长、治疗费用增加。

然而，许多研究表明，软组织在手术缝合后，若在高张力的情况下易产生明显的瘢痕组织。所以目前，对于那些前颌突前突严重且前唇组织较小的患者，为了减轻手术后软组织的张力，避免复裂的发生和减轻瘢痕的产生，进行唇裂术前的整形治疗可以提高唇裂修复效果。其主要目的是适当后移前唇和前颌骨，而不再是使颌骨段靠拢形成良好的颌弓形态。另外，对于 Grayson 等采用的婴儿期鼻 - 齿槽的整形治疗，利用婴儿早期不成熟软骨的可塑性以及塑形后的长期记忆性可以有效地对患者的鼻翼软骨畸形矫治，减小患者的鼻翼畸形，降低鼻部二期手术的可能性。同时也有利于外科医生改进鼻的修复术式，提高唇腭裂患者的修复效果。

近期美国一项 4 个唇腭裂中心治疗效果的评价研究发现，未进行婴儿期矫形治疗中心的患者与采用 Lathem 法、Grayson 法进行婴儿期整形治疗的患者相比，具有更好的颌间关系及牙颌关系，正颌手术率为 16%，而 Lathem 法加早期唇鼻二期手术治疗组正颌手术率 76%。但是进行整形治疗的患者的鼻部形态更好。

关于唇腭裂婴儿期整形治疗的疗效评价，目前诸多研究多集中在颌骨发育及咬合关系的评价上，并未有研究关注治疗对唇裂手术难度及手术效果的评价，也并未对患者鼻部畸形的整形效果及远期结果进行评价，研究多存在偏倚。目前一些研究表明鼻 - 齿槽整形治疗的远期效果较好，但是，目前尚缺乏对于唇腭裂患者鼻 - 齿槽整形的前瞻性对照研究。对于婴儿期整形治疗的评价仍然需要设计更为严密的研究进行远期的评价。

总之，无论学者们对完全性唇腭裂患者婴儿早期的整形治疗观点如何，早期的矫形治疗可以使正畸医生对唇腭裂患者的治疗做总体的计划，并与其他科专家密切配合，获得较满意的治疗效果。

六、乳牙期的正畸治疗

唇腭裂患者在学龄前最基本的正畸问题是上颌发育受限。多数情况下，患儿的上颌牙弓并不像其他孩子一样具有光滑的圆弧形状。唇腭裂术后，患者上颌牙弓的缩窄是不可避免的，牙弓均在裂侧受干扰，通常是一个或两个上颌骨段向近中移位。在单侧腭裂，长段的突度似乎正常，但短段显得平且位置也不正常。由于上颌骨短段带着与其相连的齿槽突及正在发育的牙齿向近中移动，至长段的后方，影响了牙弓的形态，常造成后牙的反𬌗。反𬌗的产生既有骨骼的异常，也有牙齿错位的原因。唇腭裂患者的错𬌗畸形应早期矫治，待乳牙在 2.5 岁全部萌出后即可以开始。

（一）乳牙期正畸治疗的优点

1. 扩弓治疗的效果快　唇腭裂患者经常出现上颌牙弓的缩窄，需要扩弓治疗。乳牙期时，由于患者年龄较小，骨缝的反应好，扩弓的效果较快。

2. 改进恒牙的排列　乳牙期错𬌗的矫治，引导恒牙从正常位置上萌出。

3. 解除前部齿槽区的锁结　乳牙期的扩弓治疗，解除了两个颌骨段的锁结，促进齿槽及颌骨的发育。

4. 增进语音的发育　唇腭裂患儿由于牙弓的缩窄及前部牙齿的错位，影响语音的发育。乳牙期错𬌗的矫治，促进患儿语音的发育。

5. 使患者及早获得正常的舌姿势和鼻呼吸　唇腭裂患者由于多种原因所致的上颌的挛缩，常造成患者舌位置的异常——舌位置过低而影响语音发育，同时上颌骨的发育异常和扁桃体的增生常常导致患者口呼吸的产生。上颌牙弓的开展为患儿获得正常的舌姿势和鼻呼吸创造了条件。

乳牙期解决齿槽骨的锁结，需要有健康的乳牙存在，所以对患儿牙齿的保健和及时治疗是十分重要的。同时，乳牙期患儿存在明显语音问题时，与语音病理学家的密切配合也是必不可少的。

（二）乳牙期的正畸治疗

部分学者认为乳牙期的唇腭裂患者一般的错𬌗可以不予矫治。因为早期治疗并没有减轻正畸治疗的需要，在以后的牙龄期内仍需正畸治疗，并且早期治疗延长了患儿正畸治疗的时间。但是，总的来讲，大多数有下颌功能性移位的唇腭裂患者，必须进行治疗。

唇腭裂患者由于上颌牙弓的缩窄，使得上下牙弓间关系不协调，存在𬌗干扰，使患者常产生下颌的功能移位。常见的是由于轻度双侧上颌牙弓的缩窄，下颌在闭口运动中，裂隙同侧的反𬌗以及上切牙舌倾，造成闭口过程中下颌的前伸，导致前牙的反𬌗。对于这种患者应及早治疗，避免产生永久的生长发育问题，使得日后的正畸治疗更加困难。

1. 后牙反𬌗　唇腭裂患者由于上颌牙弓的塌陷、缩窄，常造成一侧或两侧后牙的反𬌗。在乳牙期对由于牙弓塌陷而造成的后牙的反𬌗，常用开展上颌牙弓的方法来治疗。常用的矫治器为上颌分裂基托矫治器、W 形弓矫治器（图 49-12）、四角舌弓矫治器（图 49-13）和改良的 Arnold 矫治器（图 49-14）。后三种矫治器的效果要比分裂基托好，因为是粘着式的，不存在患者的配合问题。但是，这些矫治器均能达到满意的治疗效果。对于双侧完全性唇腭裂患者，有时内陷的两侧牙弓锁结于前颌骨后，这种

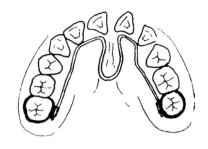

图 49-12　W 形弓矫治器开展上颌牙弓

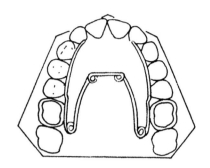

图 49-13　四角舌弓矫治器

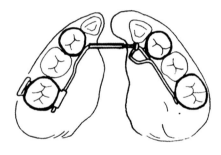

图 49-14　改良 Arnold 矫治器

情况需要首先前移前颌骨后，再用矫治器开展牙弓。

　　2. 前牙反𬌗　唇腭裂患者由于上颌骨发育受限及上切牙舌倾等原因，常出现前牙的反𬌗。乳牙期前牙的反𬌗主要采用活动矫治器，很少使用固定矫治器。

　　（1）对于乳前牙的功能性反𬌗，可以用下颌联冠式斜面导板。通过改变下颌位置及上下前牙关系，解除前牙的反𬌗。

　　（2）由于唇腭裂患者异常的唇肌力量的作用，上颌前牙可能过于直立或舌倾。对于这类患者可以应用𬌗垫矫治器加前牙舌簧，通过唇向移动上切牙来解除前牙反𬌗。

　　3. 多生牙的处理　唇腭裂患者齿槽裂区多生牙

较常见。对于这类患者应早期检查、早期发现，并作出是否拔牙的决定。许多患者需要及时准确地拔除多生牙，以避免产生拥挤或干扰继替恒牙的萌出道。但有时为了保存相关的齿槽骨，可以保留多生牙。

（三）保持

　　唇腭裂患者乳牙期开展牙弓治疗后，多需要较长时间的保持。一般需保持到替牙期。保持器可以用活动的也可以用固定的，依患者的情况而定。可以用固定腭弓或用哈氏保持器。

七、替牙期的正畸治疗

　　替牙期时，唇腭裂患者一般均已经历了唇腭裂的修复，手术创伤及瘢痕挛缩对上颌骨发育带来的不利影响逐渐产生。患者𬌗颌面的畸形一般在替牙期开始逐渐产生或加重。而替牙期时，也是患者𬌗颌面发育的关键时期。去除影响生长发育的不利因素，调动患者颌骨正常的发育潜力继续生长十分重要。关于替牙期的正畸治疗，目前国际上已取得一致的观点，均认为在此牙龄期需要正畸治疗。必须强调，乳牙期、替牙期进行过正畸治疗，并不说明此后不再需要治疗。此期的治疗可以减轻畸形的严重程度、改善患者的颌面发育、提高患者口颌系统的功能、降低恒牙期治疗的难度。大部分患者在恒牙期均需进行综合的正畸治疗。唇腭裂尤其是腭裂隙附近的牙齿常出现严重的扭转及钙化不良、上颌牙弓的狭窄及前牙的反𬌗等都会影响𬌗颌面的进一步生长发育和某些口颌系统功能的正常行使，因此，替牙期错𬌗的矫治是必要的，这些畸形一出现就应该开始矫治。而对于一些对患者𬌗颌面生长发育或口颌系统功能无明显影响的错𬌗，如牙列的拥挤、不齐等可以暂不进行治疗，待进入恒牙期后综合设计完成治疗。

（一）替牙期正畸治疗的适应证

　　（1）上颌牙弓狭窄、后牙反𬌗；

　　（2）上颌发育不足及前牙反𬌗；

　　（3）齿槽突植骨前正畸。

（二）替牙期时的牙齿异常与处理

　　1. 磨牙前后关系的不调　唇腭裂患者替牙期较

严重的问题之一是上下颌骨间前后向关系的不调，常见的是上颌发育不足所致的Ⅲ类错𬌗。但是，由于替牙障碍、先天缺牙上颌骨段的旋转等原因，唇腭裂患者也存在Ⅱ类的磨牙关系，甚至在骨性关系是Ⅲ类时，磨牙关系为远中。对于这些患者应正确诊断和分析，一些患者需要远中移动上颌磨牙创造间隙为牙列排齐做准备、调整磨牙关系。和非裂儿童相同，可以用头帽等口外力后推上磨牙，每侧约350g力，每天戴12～16小时。也可以根据患者错𬌗情况应用Pendulum远中移动磨牙同时缓解前牙反𬌗。在远中移动上颌磨牙时，应注意观察，防止第二磨牙阻生。使用这种方法，可以有助于上磨牙的萌出，可以改善随着生长发育而产生的上颌垂直向发育不足。

2. 牙齿畸形　替牙期是开始精确判断各种牙齿异常的时期，为今后的拔牙及修复做准备。唇腭裂患者很少因为牙齿发育不良或钙化不良而拔牙。双侧完全性唇腭裂的患者中，上中切牙出现形状异常的比例较高，这时需考虑是否能做固定桥的基牙。如在此期不能判断，应先排齐并保留，等待制订更精确的治疗计划。双侧完全性唇腭裂患者早期前颌骨较大，由于过早地拔除切牙，易造成前颌骨的萎缩，一旦造成很难消除。在替牙期较重要的一点是齿槽区的植骨。因为替牙期时上颌完成了大部分的生长。同时，齿槽区的植骨为恒尖牙的正常萌出及中切牙正畸中旋转的治疗创造了条件。

（三）上颌发育不足的治疗

唇腭裂患者由于手术创伤、瘢痕挛缩等原因严重限制上颌的发育，上颌的发育不足在长、宽、高三个方向上均有表现。在这个阶段最需要解决的上颌发育不足的问题主要是前牙的反𬌗和上颌牙弓狭窄所致的后牙反𬌗。

1. 上颌牙弓狭窄及后牙反𬌗　学者认为对于唇腭裂患者的轻微的后牙反𬌗，有时并不需要治疗。严重的后牙反𬌗，伴有可能的功能因素时，就需要及时治疗。替牙期后牙反𬌗的治疗方法与乳牙期相同。但是有两点需注意，一是这类患者在各年龄段均需后部牙弓的开展，一旦牙弓的开展治疗结束，需要长期保持。这是由于患者腭中缝无骨组织填充以稳定开展后的上颌牙弓，所以上颌牙弓非常不稳定，如不戴用保持器，腭部瘢痕的牵拉，可使已得

到开展的上颌在几天以内就恢复到了治疗前的状态。二是必须认识到，恒牙萌出后，唇腭裂患者仍有再次进行牙弓开展治疗的可能性，即使使用了保持器的患者。由于患者下颌生长发育的继续和上颌在三个方向上的发育不足，常导致横向关系不协调，产生后牙的反𬌗（图49-15～图49-20）。

2. 前牙反𬌗　唇腭裂尤其是完全性唇腭裂术后患者，在替牙期常会表现出前牙的反𬌗和面中部的凹陷。患者的上颌不仅向前发育不足，而且向后错位。如果在此阶段不进行治疗的干预，颌骨的畸形会随着生长发育继续加重，至恒牙期单纯用固定或活动矫治器，并不能很好地解决面中部骨骼的畸形。替牙期由于上颌骨发育不足所致的前牙反𬌗可以应用面罩做前方牵引，这样可以使患者上颌尖牙区齿槽突向前向下，补偿了面部垂直向的发育不足，可以获得稳固的尖牙锁结关系。同时，前方牵引可以解除反𬌗，建立正常的覆𬌗覆盖，增加了对上颌的功能刺激，有利于上颌的发育及颌间关系的稳定，增加了下颌的矢向生长及垂直生长。由于替牙期骨缝反应较活跃，青春期后生长缓慢，所以在替牙期时及时应用前方牵引解除颌间关系的锁结，使得颌骨得以正常的功能刺激，有利于患者颅面的生长发育。对于存在牙弓缩窄合并上下颌前后向关系不调者，可以在扩弓的同时进行前方牵引，解除上颌的锁结。矫治器可以采用在乳尖牙及第二乳磨牙上做带环的Hyrax并在尖牙带环上焊前方牵引钩。利用面罩或面弓进行前方牵引。唇腭裂患者由于错𬌗机制与非裂者的反𬌗有所不同，上颌前方牵引治疗后组织的反应也有所不同，唇腭裂者在前方牵引治疗中上颌的前移量与非裂者相差不多，但是，下颌在牵引中的顺时针旋转会比非裂者更显著。近期的研究表明，齿槽突植骨后由于上颌骨连成整体更利于力的分布与传导，牵引效果优于未植骨的患者。但是，由于前方牵引治疗前移上颌骨的能力有限，如果在替牙期时患者即表现出较严重的上颌发育不足或明显伴有下颌前突，则应慎重进行早期矫治，可以待生长高峰期后进行正畸正颌联合治疗。对于前方牵引治疗中上颌扩弓是否可以增加上颌的前移量，目前存在争议。支持扩弓联合前方牵引理论的学者们认为，在前方牵引治疗前进行快速扩弓治疗，可松解上颌骨骨缝，从而可以获得更多的骨性效应。甚至有学者提出对唇腭裂患者反复扩缩牙弓后前方

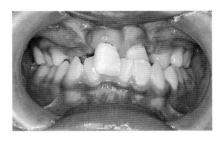

图49-15 上颌发育不足致前后牙反𬌗

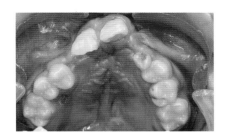

图49-16 上牙弓狭窄

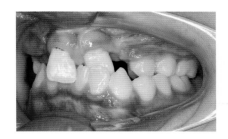

图49-17 患侧牙弓塌陷

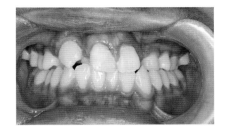

图49-18 带舌簧的分裂基托矫治器同时治疗前后牙的反𬌗

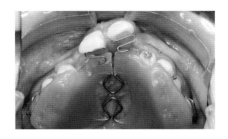

图48-19 替牙期解决关键的前后牙反𬌗

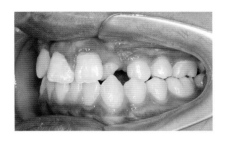

图48-20 反𬌗解除后观察替牙

牵引治疗，可以明显增加上颌前移量，认为该方法能更好地打开骨缝，从而增强前方牵引的效果。然而，近期的学者研究发现扩弓组与非扩弓或反复扩弓组在前方牵引效果上无统计学差异。在这方面仍需设计严格的研究和随访观察以给临床治疗提供更可靠的依据。唇腭裂患者由于上颌发育较非裂者更差，对于上颌的前移需求更大。传统的前方牵引利用牙齿作为支抗，在治疗过程中常发生上颌磨牙前移及伸长、上下切牙代偿增加等不利反应。近年来有学者将种植钉或种植钛板作为支抗的骨支抗引入上颌前方牵引治疗中，以骨作为支抗力承载体，可直接对上颌骨产生牵引，增加上颌前移的量同时又能避免不利的牙齿移动。但是，无论以何种方式固位，前方牵引治疗对上颌骨的前移量都是有限的，对于中度以上或重度的上颌发育不足，需要考虑正畸正颌联合治疗。

对于由于牙齿异常产生的前牙反𬌗，在替牙期阶段也应该进行矫治，及时去除不良的影响。可以采用一些诸如𬌗垫舌簧、2×4矫治器等进行矫治，此处不再详细介绍。

（四）齿槽突植骨与正畸治疗

替牙期时，存在齿槽嵴裂的唇腭裂患者需要进行植骨手术，以使齿槽骨连成整体，为尖牙的萌出、牙列的排齐、鼻底的丰满创造条件。植骨的最佳年龄为9~11岁，在上颌尖牙牙根发育1/3~3/4之间进行植骨，效果较好。一些患者由于裂隙附近的牙齿错位和斜轴，常使得齿槽突的裂隙被错位牙齿遮挡，影响植骨手术入路，手术很难成功地翻开黏骨膜瓣并有效地将足够的骨填入裂隙，从而影响植骨的效果。所以，这种情况下，常需要在齿槽突植骨前将错位或斜轴的牙齿移开，使植骨区充分暴露，从而提高植骨手术的疗效。另外，植骨前的术前正畸可以激活骨组织的改建活动，对植骨后植入骨的改建与成活起着积极的作用。植骨前正畸通常仅需为手术创造条件，将影响手术的牙齿移动远离手术区，不做复杂的矫治。植骨前的正畸治疗可以根据患者具体错𬌗情况选择矫治器进行治疗。由于固定矫治器对牙齿的控制较为精确，故而应用较多。在治疗中，需注意齿槽嵴裂隙附近牙齿的移动应小心，裂隙临近牙齿牙根的移动不要过快、过猛，由于裂隙附近的牙齿如中切牙牙根的远中和尖牙牙根的近中存在骨缺损，有时临近裂隙的牙根表面仅覆盖非常薄的骨质，过大幅度的牙根的近远中移动会造成牙根穿出进入裂隙而导致牙齿的丧失。如果牙齿存在明显的斜轴，需要进行牙根近远中向的移动，需要非常小心，并需在矫治中拍摄牙片观察。对于裂隙临近牙齿牙根表面骨质过薄的，植骨前正畸也可以考虑将这些牙齿稍唇向移动，为植骨手术创造操作的便利条件。

（五）替牙期矫治的稳定性

替牙期时一些唇腭裂患者的牙齿及颌骨异常需要尽早进行正畸治疗。但是，由于患者仍处于生长发育非常活跃的时期，治疗后疗效的稳定性值得关注。

1. 唇腭裂患者上颌扩弓后的稳定性　唇腭裂患者上颌牙弓的狭窄及后牙的反𬌗在乳牙期一般不明显。随着生长发育的继续，替牙期常会表现出上颌狭窄所致的颌间宽度关系的不调。这一阶段常对患者进行上颌扩弓的治疗，配合齿槽突植骨，或配合上颌的前方牵引。扩弓治疗并不需要很长时间。由于替牙阶段持续时间较长，且患者在此阶段是生长发育活跃期，一般不会进行较长时间的治疗和保持。所以早期矫治中改善的颌间宽度关系在颌骨尤其是下颌骨的继续发育中可能再次出现不调，恒牙期时需要继续进行宽度不调的矫治。

关于牙弓宽度的问题，学者们均强调正畸中应保持牙弓宽度尤其是尖牙间的宽度以增加正畸治疗的稳定性。但是，唇腭裂患者上颌牙弓的狭窄常较为严重，尤其是尖牙、双尖牙区狭窄更重，为了获得良好的牙弓间关系和建立良好的咬合扩弓治疗必不可少，所以扩弓治疗之后的稳定性一直是正畸关注的热点。

非裂患者的牙弓开展治疗后长期稳定性的研究较多，一般认为治疗后上颌宽度的增加会有所复发。但是仍需设计良好的研究以提供更可靠的循证证据。

关于唇腭裂患者扩弓治疗后的稳定性研究，相对较少。Nicholson 和 Plint 的研究发现唇腭裂患者仅做快速扩弓后牙弓宽度复发严重。在另外一个研究中，单侧完全性唇腭裂患者扩弓治疗后上颌各段的宽度复发量为 1.3~2.8 mm，未描述患者是否进行齿槽突植骨和治疗方案。笔者前期的研究发现，对唇腭裂患者应用四角舌弓进行上颌扩弓同时进行固定矫治器治疗后，患者尖牙区、双尖牙区的宽度增加量最大，第一磨牙区也会有宽度的增加。当患者停止戴用保持器后至少 15 个月的随访发现，停止戴用保持器后上颌的宽度会有一定程度的减小，其中尖牙和第一双尖牙区的复发比较明显，尖牙区平均缩窄 1.3 mm，第一双尖牙区平均缩窄 1.5 mm，这和正畸中该区域进行了较大量的扩弓有关。但是总体

来讲保持结束后正畸治疗中获得的上颌宽度的增加70% 左右的治疗效果得以保留。为了增加治疗的稳定性，建议：

（1）在唇腭裂恒牙期的矫治中，上颌的扩弓治疗伴随着固定矫治器的综合治疗。为了增加治疗的稳定性，一般在扩弓的同时，还要注意在固定矫治器的弓丝上进行后牙转矩的调整，使后牙尽可能直立于齿槽骨上，避免扩弓以牙齿倾斜移动变化为主，以减轻复发。

（2）正畸治疗结束前应检查后牙关系，建立良好的后牙尖窝交错的咬合关系，使后牙具有稳定的咬合关系，便于进一步稳定治疗结果，防止复发。

（3）存在齿槽裂的患者应该在恒牙期综合治疗前，或者在替牙期的扩弓治疗后进行齿槽突的植骨。上颌骨的完整性有效地抵御口腔周围肌肉的不良影响，有利于扩弓效果的保持。

（4）考虑到正畸治疗后复发的必然性，扩弓治疗一般会进行适当的过矫治。

（5）因为腭裂患者腭部瘢痕的挛缩是一个始终存在的不稳定因素，治疗结果的长期保持也至关重要，患者需延长戴用保持器时间，甚至需要终生夜间戴用。

（6）为了增加上颌扩弓治疗后的稳定性，对于唇腭裂患者上颌的狭窄和反𬌗也可以通过治疗设计时来实现。有些唇腭裂患者，尤其是单侧完全性唇腭裂患者，颌间的矢状关系不调总体上看起来并不十分严重，前牙反覆盖并不大，但是其患者尖牙及第一双尖牙区的反覆盖却较大，对于这类患者，考虑到治疗的长期稳定性，最好采用正畸正颌联合治疗的方法进行治疗，避免单纯应用正畸掩饰治疗的方法过度进行上颌扩弓。

2. 唇腭裂患者矢状不调的矫治与稳定性　唇腭裂患者上颌的发育不足导致前牙的反𬌗、面中部凹陷，并随着发育逐渐加重。前方牵引对唇腭裂患者的轻中度骨性Ⅲ类错𬌗畸形是有针对性的有效手段。治疗可前移上颌骨，促进其生长发育，改善患者的咬合关系，改善侧貌。患者年龄越小，上颌前牵引疗效越明显。

上颌前方牵引治疗结束后，患者仍处于生长发育的活跃期，随着颌骨尤其是下颌骨的发育，前牙反𬌗有可能复发，所以前方牵引治疗后的长期稳定性值得关注。关于非裂患者前方牵引长期稳定性

的研究表明，上颌骨前方牵引的疗效大多能保持，24%~33% 会有前牙反殆复发，复发多因下颌骨矢状方向继续生长所致。一般来讲下颌平面高角的患者及下颌骨过度发育者，前方牵引治疗的长期稳定性不佳。

唇腭裂术后患者前牙反殆的错殆机制与非裂者不尽相同，该类患者前方牵引治疗后远期的稳定性如何，目前研究较少。Susami 等对 11 名前方牵引治疗后的日本单侧完全性唇腭裂患者进行追踪，直至其生长发育完成，发现前方牵引具有有效性，但是个体间随着颅面的生长发育的不同表现出很大的差异。

笔者近年的研究发现唇腭裂患者由于上颌及齿槽骨的骨缺损，其前方牵引效果与非裂反殆患者存在差异，如果牵引在齿槽突植骨前进行，则患者前方牵引后下颌骨的顺时针旋转较大，可能增加治疗效果的不稳定性。在齿槽突植骨后进行前方牵引治疗的唇腭裂患者，下颌出现顺时针旋转小于植骨前进行牵引的患者，上颌前牙出现的不利变化也较植骨前进行牵引者小，提示，植骨后前方牵引可能减小唇腭裂患者前方牵引的副作用。

前方牵引治疗后，患者一般仍在生长发育的快速期内，下颌生长加速并超越上颌。在唇腭裂患者生长发育基本完成后随访时，SNA、ANB、Wits 值以及前牙覆盖、下颌平面角均较前方牵引治疗后减小。但是患者上颌 A 点位置基本维持治疗后的前移位置，与前方牵引治疗前相比 Wits 值和前牙覆盖均有明显改善。SNA 的减小主要来自于鼻根点的向前生长。约 2/3 的患者在生长发育基本完成后仍能保持前牙的正覆盖关系。约 1/3 的患者评价为需要进行正畸正颌联合治疗。相比于稳定组患者，不稳定组患者在前方牵引治疗前表现出更大的上切牙突距。治疗前下颌骨长度及高度较大。Raberin 等在非裂患者的研究中也发现，前方治疗前上切牙唇倾度越大，远期失败率越高。提示，前方牵引治疗前就表现出上前牙明显代偿的患者、下颌骨发育过度的患者，前方牵引的远期效果不佳。

总体来说，唇腭裂患者前方牵引治疗后，随着下颌继续生长，前方牵引治疗的效果虽然有所复发，但是与前方牵引治疗开始相比，在长期回访时，患者上颌 A 点矢状向位置与上颌体长度较治疗前明显增加，表明前方牵引治疗促进了患者上颌在矢状方

向上的生长发育。随着生长发育的继续，患者在前方牵引治疗中产生的下颌后下旋转逐渐减小，可以回复到前方牵引治疗前的原始状态。回访时的下颌平面角（MP-SN）和 Y 轴角与前方牵引治疗前相同。说明，前方牵引治疗中由下颌后下旋转产生的效果易复发。

（六）增加唇腭裂矢状不调矫治稳定性的方法

1. 注意适应证选择，患者主要是上颌发育不足所致的颌间矢状关系不调。

2. 前方牵引开始时间应在替牙早中期进行，增加上颌前移量。

3. 齿槽突植骨后牵引可以减小下颌的后下旋转，减小治疗中牙齿的代偿移动。

4. 颌间关系不调严重的患者，尤其是下颌发育过度、下颌平面角高角的患者需要考虑进行正颌手术治疗，更好地改善患者错殆症状，增加治疗的稳定性。

唇腭裂患者由于上颌发育受限，导致颌间三向关系异常。而且这种关系异常都随生长加重，治疗是长期的。各阶段的治疗可以减轻畸形、改善患者口颌系统功能，促进发育。对于颌骨畸形严重者，需要进行正颌正畸联合治疗，由于手术治疗在成年后进行，所以不存在生长因素造成的不稳定。治疗稳定性挑战主要是瘢痕挛缩、肌肉功能以及颌骨移位后的稳定性。

八、恒牙期的正畸治疗

恒牙期的唇腭裂患者的正畸治疗原则与非裂儿童没有差别。与前几个牙列期的治疗相比，以前的几期治疗可以明显地移动上颌骨段，而在恒牙列阶段，除了恒牙初期移动颌骨段有一定的潜力外，对于年龄较大恒牙列的治疗仅能移动牙齿。恒牙全部萌出到口腔后，即开始最后一阶段的正畸治疗。

（一）恒牙期唇腭裂患者常见的错殆及表现

进入恒牙期后，唇腭裂患者的所有错殆问题都需要解决，正畸医生应进行全面系统的检查和治疗设计。恒牙期时，患者常见的错殆及表现如下：

（1）前牙反殆；

（2）后牙反殆；

（3）牙列拥挤；

（4）局部开𬌗；

（5）上颌挛缩、牙弓狭窄；

（6）缺失牙或早失牙𬌗；

（7）齿槽嵴裂隙或植骨区欠丰满。

（二）正畸治疗的限度

正畸医生首先应该对唇腭裂最后正畸治疗的限度有所认识。由于多次手术使得患者上颌牙弓基骨或牙齿的缺失造成了颌骨发育不足。唇腭裂患者常有明显的上颌骨异常，与发育基本正常的下颌骨之间的匹配程度降低。恒牙期时常见到患者存在较严重的颌间矢状关系和横向关系的不调，表现在前牙、后牙的反𬌗和较严重的牙列拥挤。单纯的正畸治疗很难解决患者存在的所有问题，过度的牙齿代偿会造成治疗结果的不稳定。正畸医生应该认识到，在这种情况下患者的正畸治疗的限度，及对修复治疗及外科正畸的需要。有学者提出对这类患者应尽可能少地移动牙齿，如果移动也是将其移到正常位置即可，为修复治疗创造条件。另外，在唇腭裂患者开始正畸治疗时，正畸医生很难立刻做出远期的详细治疗计划，常常是在治疗中不断加以调整。对于一个上颌恒尖牙萌出或埋伏于上腭部较高的位置，这种缺陷究竟是由于上颌骨段被锁于一个内缩的位置造成的垂直向萌出不足或齿槽骨发育不足，还是缘于唇腭裂本身的齿槽发育不足，这是很难确定的。对于这种患者，在确定精确的治疗计划前，一般开始仅做上颌的腭部开展或齿槽区开展，或用轻力的唇弓排齐整平牙列。在治疗中横向的问题得以减轻，而是否把低位尖牙拉入牙弓成为较显著的问题。在这种"治疗性诊断"的基础上逐渐形成精确的治疗计划。

唇腭裂患者恒牙期的正畸治疗采用一般的固定矫治器均可以获得满意的效果。

1. 上颌牙弓狭窄　尽管患者在替牙阶段已经做过牙弓狭窄的矫治，但是，随着颌骨尤其是下颌骨生长发育的进行，一些患者在恒牙期还会出现上颌牙弓的相对狭窄和后牙的反𬌗而需要矫治。另外，也有些患者，在替牙期未进行及时治疗而需扩弓治疗。唇腭裂患者上颌牙弓的狭窄与非裂者不同，其上颌牙弓常表现为牙弓前部缩窄而牙弓后部尤其是第二磨牙处过宽。这是由于上颌骨侧段的旋转、外翻及上颌发育严重不足导致磨牙区尤其是第二磨牙区牙齿颊向错位所致，有些患者甚至出现牙弓后部的锁𬌗。双侧完全性唇腭裂两侧上颌的侧段向内塌陷，常使其牙弓呈三角形，尖牙处最窄，一般表现出双侧后牙的反𬌗；单侧完全性唇腭裂患侧的上颌小段塌陷较对侧明显，患侧后牙反𬌗较对侧严重，但是一半以上的单侧唇腭裂患者会表现出双侧后牙的反𬌗。针对唇腭裂患者牙弓的特点，治疗设计需要在前部进行牙弓的开展而后部需要进行牙弓的缩窄。为了避免先行扩弓后上颌后部过宽而导致后牙锁𬌗或锁𬌗的加重，一般会先进行第二磨牙腭向移动以改善后部牙弓过宽的情况，然后再进行上颌扩弓的治疗。或者使用反向的扩弓装置，减轻后牙段的过度开展（图49-21）。患者后牙锁𬌗的矫治一般也不用颌间交互牵引，以避免将下磨牙在矫治中舌向倾斜。后牙锁𬌗可以通过𬌗垫矫治器加引簧，也可以通过在上颌腭侧植入微螺钉配合𬌗垫矫治器腭向移动上颌后部磨牙。

恒牙期时，对于上颌牙弓狭窄不严重的患者，可以不必在使用常规固定矫治器前先期用扩弓装置，而直接在使用固定矫治器的同时应用扩弓附弓即可。由于唇腭裂常导致上颌内陷、牙弓狭窄，上颌前部的内陷比后部严重，所以在扩弓矫治中上颌前部常

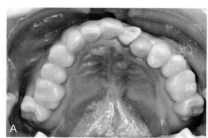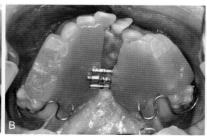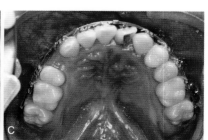

图 49-21　A. 唇腭裂患者上颌牙弓前部狭窄、后部过宽；B. 治疗时前部扩弓，后部缩窄；C. 牙弓形态调整正常

需要较大的开展，可以通过适当地改进扩弓的矫治器，针对唇腭裂的特征进行治疗。由于腭部瘢痕组织牵引及腭中缝骨组织缺损，扩弓治疗后也需保持较长的时间。当然，替牙期齿槽区植骨对治疗效果的稳定起着一定的作用。

在扩弓治疗中应注意的是，唇腭裂患者的上颌常需要不对称扩弓，可采用图 49-14 所示的矫治器。有些患者在扩弓治疗后，会出现口鼻瘘，产生过高鼻音，常使患者及家长感到不安。其实这个裂并不是开展牙弓造成的，在治疗前即存在，只是被腭部瘢痕组织皱褶掩盖。所以，唇腭裂患者在临床检查中应详细检查腭部瘢痕情况、问诊患者是否有口鼻分泌物交通的症状，同时应向患者家属提前声明。

由于上颌牙弓的挛缩狭窄，上颌治疗中上颌拔牙治疗需要非常慎重，以免拔牙矫治加重上下颌间宽度及长度关系的不调。这些患者的正畸治疗，尤其是单纯的正畸治疗一般需要通过上颌扩弓获得间隙完成牙列的排齐。正畸正颌联合治疗的患者牙弓间宽度不调通过上下颌骨的移动可以得到缓解，但是，多数患者上颌牙弓明显挛缩，正颌术前正畸中也多需要进行牙弓的开展治疗，解决牙列拥挤同时协调上下颌牙弓宽度。一些患者上颌挛缩极为严重，牙弓长度及宽度严重不足，在正颌手术时可在上颌双尖牙区截骨并进行牵张成骨。这种方式的牵张成骨可以在解决颌间关系不调的同时增加牙弓的有效长度解决牙列严重拥挤问题，又避免了过度前移上颌骨造成患者语音问题的进一步恶化。这种处理增加手术的难度和风险，但是避免了因过度扩弓治疗带来的稳定性风险。

2. 垂直向发育不足　唇腭裂患者均存在上颌骨垂直向的发育不足。为了改善这一状况，促进上颌垂直向生长或通过牙齿的代偿弥补颌骨垂直向关系的不协调，恒牙期时在唇腭裂患者使用固定矫治器正畸治疗中常配合使用颈牵引或低位牵引头帽增加支抗，通过促进上磨牙萌出，改善垂直关系的异常。

3. 上颌切牙区的控根　恒牙期时唇腭裂患者上颌切牙经常需控根移动。尤其是双侧完全性唇腭裂患者的前颌骨在唇裂修复术后，常向下后旋转，舌倾的前颌骨和严重舌倾萌出的恒上切牙在正畸治疗中常需很大的转矩调整（30°～40°）。这当然是不可能的，一般可先应用弹性较好的细弓丝使明显舌倾的上切牙发生一定程度的倾斜移动，待换至方钢丝

后，分次逐渐加上上颌切牙的根舌向转矩力。在治疗中加上根转矩力时，要注意观察根吸收情况及根尖处的齿槽骨情况，对于一些前颌骨较突的双侧唇腭裂患者，上颌切牙舌倾常较严重，有时会出现根尖凸现、露出等情况，常需要调整前颌骨的位置使之后移并且加齿槽骨植骨稳定前颌突后再进行前牙的控根治疗。

4. 牙列拥挤　由于组织缺损、手术创伤及瘢痕的影响，唇腭裂患者的上颌骨生长常受影响而发育不足。在手术修复后的唇腭裂患者经常存在牙列的拥挤且拥挤程度较重，尤其是上颌牙列。由于上颌牙弓挛缩严重。且上颌骨在三个方向均发育不足导致上颌骨量严重不足，一些患者的拥挤非常严重。但是，考虑到上下颌之间颌骨及牙弓的协调问题，恒牙期正畸治疗中对于上颌牙弓的拔牙常较慎重，中度以上的拥挤一般需要先进行扩弓治疗后再行评价拥挤情况，决定进一步治疗方案。有些十分严重拥挤的患者，由于牙弓严重短缩，即使拔除两个上颌双尖牙也无法实现牙列的排齐和牙弓关系的协调，有时需要考虑通过手术牵张成骨的方法，增加牙弓长度，实现矫治目标。

5. 前牙反𬌗　由于下颌骨生长迟于上颌，进入恒牙期时一些即使在替牙期经过正畸治疗的患者也可能再次出现前牙的反𬌗，甚至下颌的前突。正畸医生应该在治疗设计之初就考虑到是否需要对患者的畸形进行正颌外科的治疗。如果仅需正畸科单独完成，那么就要努力达到使上颌牙齿萌出、舌倾或直立的上颌切牙唇向倾斜、保持下颌前牙的直立或舌倾下切牙、下颌后下旋转，减轻下颌的前突。正畸治疗后患者的面高有所增加。一些前牙反𬌗的患者需要拔除下颌的牙齿，根据情况可能是下颌切牙、双尖牙或最后的磨牙。但是，对于前牙反𬌗严重、颌骨间关系严重不调的患者，很难通过单纯的正畸治疗获得满意的矫治效果，常需要正颌外科配合。

（三）正颌外科－正畸联合治疗

由于遗传、生长及手术创伤的影响，虽然经历了一系列治疗，恒牙期时仍然有一部分唇腭裂患者会出现较严重的颜面畸形、颌骨关系的异常，严重的牙量骨量不调等。单纯通过正畸治疗很难彻底解决患者的根本问题，需要正颌外科进行颌骨手术。这是由于较严重的面中部发育不足者仅靠正畸治疗

的单纯牙齿移动很难解决以下问题：①上颌垂直向生长较差，尤其在腭裂区。②在上切牙的根舌向控根运动，牙根在没有发育好的前颌骨内运动，容易造成腭穿孔。

对于颌骨畸形显著的唇腭裂患者，需要考虑结合正颌外科手术进行治疗。通过上下颌手术改善颌间关系不调。手术可以采取常规的正颌手术方法，也可以采用牵张成骨的方法。传统的正颌手术一般采用 LeFrot Ⅰ型截骨后前移上颌、下颌升支截骨后移。唇腭裂患者由于存在腭咽闭合不全或语音问题，上颌骨前移过多可能会增加患者腭咽闭合不全的风险，对原本就存在腭咽闭合不全的唇腭裂患者如同雪上加霜。因此，对于上颌发育严重不足的患者采用牵张成骨的方法较好。

近年来，牵张成骨技术的应用，给严重上颌发育不足的唇腭裂患者的治疗提供了更好的解决途径。牵张成骨通过传统的 LeFort Ⅰ型截骨后进行骨牵张，使上颌后部形成新骨降低了对腭咽闭合的不利影响。另外，上颌发育严重不足的患者通常还存在严重的牙量骨量不调，传统方法需要较多的牙弓开展才能解决牙齿的排齐问题，常带来治疗后稳定性不佳的担忧。牵张成骨的正颌治疗，可以采用在传统 LeFort Ⅰ型截骨的同时在牙弓前中段截骨的方法，牵张的新骨产生在双尖牙区，在增加上颌骨长度的同时，有效增加牙弓长度，缓解牙列的严重拥挤，同时上颌后部位置前移不多，对患者的发音功能起到保护作用。

因为上下颌骨之间的不平衡由正颌外科手术解决，此时正畸治疗的目的就是在理想的颌骨关系上，排齐牙列、整平曲线及去除牙齿的代偿作用。需要正颌外科联合治疗的唇腭裂患者一般均需要进行术前和术后的正畸治疗。

对于唇腭裂尤其是完全性唇腭裂患者，由于上颌多种原因所致的发育受限，颌骨的畸形常很严重，颌间关系不调较大。

1. 术前正畸　唇腭裂患者正颌外科术前正畸的目的主要是矫治牙齿排列、𬌗曲线的整平、去除牙齿代偿作用以及使术后新的颌间关系下长宽高关系协调。唇腭裂不同于非裂反𬌗患者之处是，唇腭裂患者由于上颌牙弓挛缩更加明显，术前正畸时常需进行上颌牙弓的开展，而非裂者后牙的反𬌗和宽度关系的不调常随着颌间近远中关系的改善而得到解决。另外，由于唇腭裂上颌牙弓的特殊形态，牙弓缩窄从前向后逐渐减轻，上颌第二恒磨牙处经常非但不缩窄反而颊向错位，在术前正畸中常需腭向移动。

2. 术后正畸　正颌外科术前正畸要求尽可能完善以使正颌外科手术结果稳定，一般均需要较长时间。经过完善的术前正畸后，术后的正畸治疗一般相对简单，需要的时间也较短。术后正畸主要进行一些颌间牵引，使颌间牙齿尖窝咬合关系进一步完善。

正颌外科手术使颌骨关系明显异常的患者得到较理想的治疗。但是由于唇腭裂患者腭部组织缺损和瘢痕的存在腭部软组织较缺乏、血液供应较差，正颌外科手术时，上颌很少分块，以避免血供不足造成组织坏死；同时，由于腭部瘢痕的大量存在，影响了手术重调位置的稳定性，术前设计时应充分考虑复发的因素。

（四）保持与治疗结果的长期稳定性

因为唇腭裂患者腭部骨组织缺损、肌肉力量的不平衡、瘢痕组织的挛缩以及治疗结果常是折中的而未获得良好的𬌗关系，稳定性较差。一般来讲，唇腭裂患者正畸治疗后保持的时间比非裂患者长，有的为了保持矫治效果，甚至需要终生保持。

由于在唇腭裂患者中缺失牙较常见，患者正畸治疗后的保持常由正畸医生及修复科医生共同完成，一般用保持器或修复体。对于缺失牙者可用修复体保持，恢复了缺失牙，增进了美观。另外，唇腭裂患者更多地使用活动保持器。可以做成带有塑料托的改善语音的装置，对于裂侧侧切牙的缺失，可以用跨越裂隙的固定桥，把两个颌骨段连接起来，但是一般要求先进行植骨，二期齿槽突的植骨，使这种保持更稳固。齿槽突植骨的普遍开展和技术的提高，可以使正畸治疗扭正上中切牙并关闭侧切牙间隙，需要修复体修复侧切牙的患者大大减少。

对于唇修复过紧的唇裂患者，常需再次手术松解，才能保证正畸治疗后上颌前牙的位置和前部的颌间关系。唇腭裂患者正畸治疗后的保持也需要正畸医生、修复医生及外科医生密切配合才能取得稳定的治疗效果。

唇腭裂患者的正畸治疗为正畸医生提供了应用生物机制、生长发育及颌面美学知识的机会。若想对患者进行理想的治疗，必须应用这些知识，对患者的治疗做出总体的设计，正畸治疗是较为复杂的，需要多科专家密切配合。

病例 1（图 49-22）

女性，8 岁。左侧完全性唇腭裂。已经完成唇腭裂修复手术。前牙反𬌗。患侧上颌中切牙严重远中斜轴且舌倾。

矫治设计：局部固定矫治器矫治患侧切牙舌倾及远中斜轴后齿槽骨植骨。待尖牙萌出及生长发育高峰期前方牵引矫治反𬌗、滑动直丝弓矫治器排齐牙列、矫治颌间关系，正畸治疗后修复缺失牙。

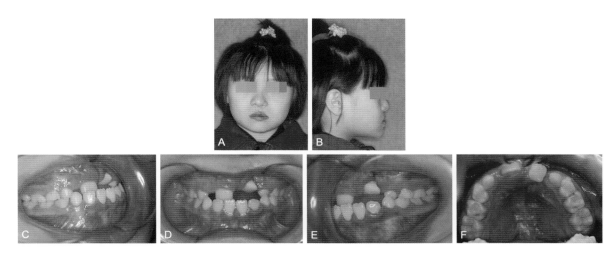

图 49-22（1）　正畸治疗前（A～F）

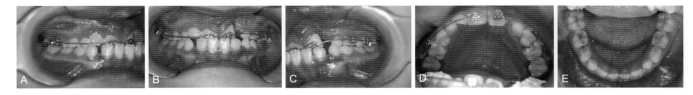

图 49-22（2）　植骨前正畸治疗，调整裂隙侧中切牙牙轴

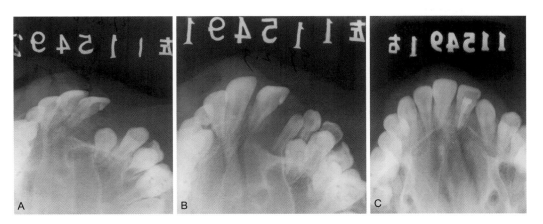

图 49-22（3）　A. 齿槽突植骨前侧切牙位于植骨前内；B. 齿槽突植骨，将左上侧切牙术中拔除；C. 植骨后左上尖牙从植骨区萌出

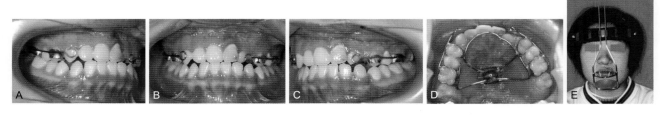

图 49-22（4） 前方牵引治疗中（A～E）

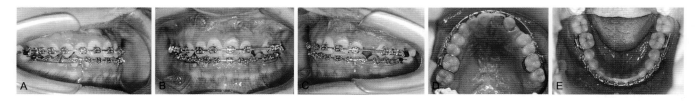

图 49-22（5） 固定矫治器治疗中（A～E）

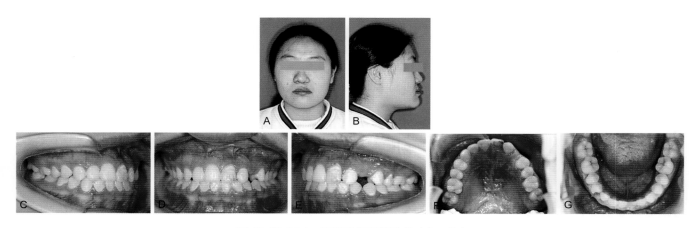

图 49-22（6） 正畸治疗后面𬭯像（A～G）

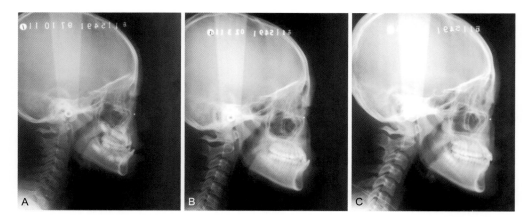

图 49-22（7） 正畸治疗各阶段 X 线片。A. 植骨前正畸；B. 恒牙期正畸前；C. 恒牙期正畸治疗后

病例2（图49-23）

女，8岁，主诉为前牙反𬌗。4个月时 Millard 法修复唇裂，6个月时改良兰氏法修复腭裂。未进行过唇裂修复前的颌骨整形治疗和其他正畸治疗、手术治疗。无类似的家族史。

临床检查：左侧唇腭裂，面部不对称、左侧上唇短、口角向左上倾斜、唇部瘢痕、面中部发育不足、鼻旁区凹陷、鼻畸形。替牙𬌗，左上中切牙外翻、远中斜轴。前牙及左侧后牙反𬌗，反覆𬌗Ⅲ度，反覆盖3mm，上颌牙弓狭窄。齿槽突裂隙，未植骨。X 线检查全部牙胚存在，发育中。

矫治设计及与治疗过程：

上颌 Hyrax 矫治器前方牵引治疗，每侧350g力。每天牵引时间不少于12小时。前方牵引8个月后前牙反𬌗解除。粘接上切牙托以调整齿槽突裂区附近的牙齿位置，行齿槽突植骨。观察患者替牙。待生长发育高峰期后开始进行固定矫治器综合治疗。恒牙期时上颌牙弓略窄（左侧尖牙区明显），𬌗平面倾斜。前牙及后牙反𬌗治疗结果基本稳定，上下颌牙列轻度拥挤。22与23易位。左侧软硬组织发育较右侧略差，对称度稍差。准备开始进行正畸综合治疗。

不拔牙矫治，协调上下颌牙弓宽度，接受22、23易位（减小牙根吸收风险），调整咬合关系，直丝弓矫治器完成矫治。

固定矫治器治疗初期，应用上颌四角舌弓进行牙弓开展，协调上下颌牙弓关系。逐步更换弓丝至0.019英寸×0.025英寸不锈钢丝时开拓间隙为23萌出创造条件，牵引腭侧萌出的23唇向移动，接受22与23的易位。由于患者对面部对称性要求较高，正颌手术减轻上颌发育不对称及𬌗平面倾斜问题及不对称。建立良好的尖窝关系及正常的覆𬌗覆盖。考虑患者腭部的瘢痕问题，保持器需较长期戴用。

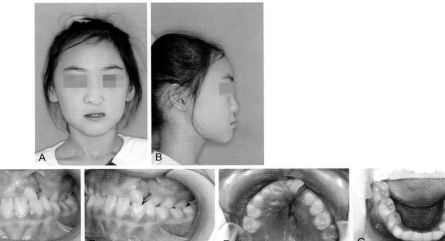

图49-23（1）　治疗前面𬌗像（A～G）

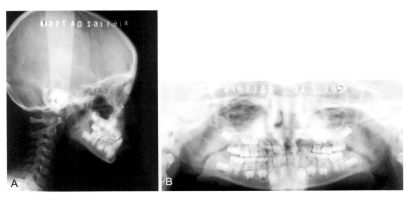

图49-23（2）　A.治疗前头颅侧位片；B.治疗前曲面断层片

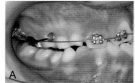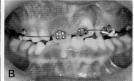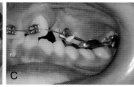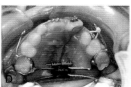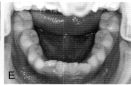

图 49-23（3）　前方牵引治疗中𬌗像（A～E）

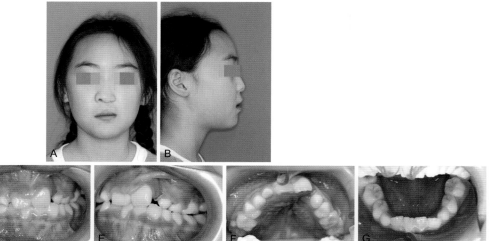

图 49-23（4）　前方牵引治疗后面𬌗像（A～G）

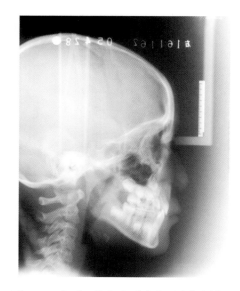

图 49-23（5）　前方牵引治疗后头颅侧位片

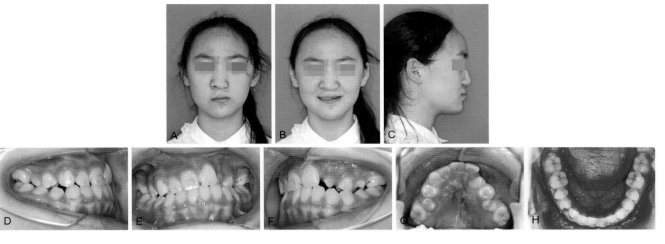

图 49-23（6）　前方牵引治疗后 5 年面殆像（A～H）

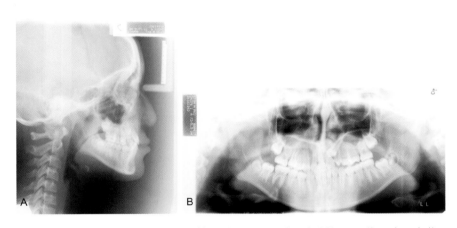

图 49-23（7）（A，B）综合治疗前 X 线片：左上尖牙与侧切牙易位，尖牙未萌

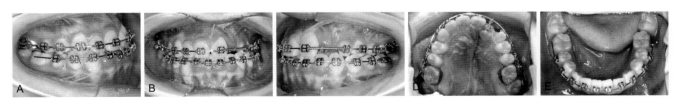

图 49-23（8）　正畸治疗中殆像（A～E）

九、现代唇腭裂畸形综合治疗的预后评估

　　唇腭裂综合治疗的概念提出已有近 90 年的历史，对唇腭裂患者的生长发育情况、各方面存在的问题以及各种治疗对患者产生的不良影响有了较深

入的认识，综合治疗的内容及程序逐渐规范化，不断完善，使得经过综合治疗的唇腭裂患者得到较理想的矫治。

　　唇腭裂的综合治疗是有顺序的，所以又称为唇腭裂的序列治疗，各步骤之间紧密相关。唇裂修复术的改进、鼻成形术的加入以及手术医生技术的提

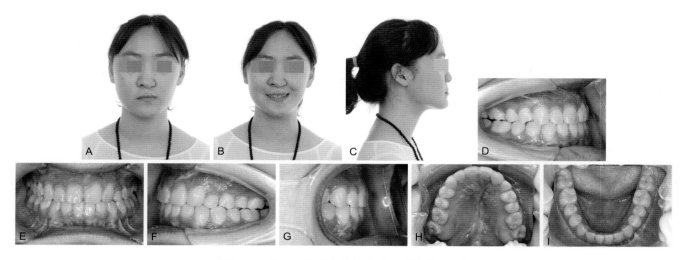

图 49-23（9）　正畸治疗结束后面𬌗像（A~I）

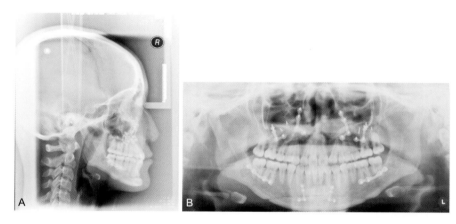

图 49-23（10）（A，B）治疗后 X 线片

高使唇裂修复不再是简单的缝合，唇部肌肉缝合得更理想，达到口、鼻部功能整复。婴儿早期的整形治疗，解决了婴儿的喂养困难，同时促进了上颌骨的改形。随着麻醉技术的提高，使得腭裂修复时间提前至 1~2 岁间，使患儿在开始学习语言之前即具备了较好的发音条件，为形成正确的发音习惯提供了条件。医生们逐渐认识到手术创伤对唇腭裂患者的颅面生长发育产生严重影响，不断改进，减小手术创伤。耳鼻喉医生的参与解决了唇腭裂患者极易发生的中耳疾患问题。语音病理学家及语音师可以在儿童学龄前进行语音训练，纠正患儿的不良发音。乳牙期、替牙期错𬌗畸形的矫治，促进了患者的颌骨发育。替牙期的齿槽骨植骨使上颌连成整体，稳定了矫治效果，并为恒牙期唇腭裂特征性错𬌗的矫治创造了条件。正畸治疗配合修复及外科正畸，可以使患者获得较理想的𬌗状态及外貌。心理医生可以及时解除患者由于容貌及语音等障碍而产生的心理问题。

唇腭裂的综合治疗是各学科医生紧密配合下进行的，治疗不再是单科的、盲目的、无计划的，使得唇腭裂患者存在的各种问题及早发现，并有计划地在理想的时期得以解决，不再被忽视、被遗漏。经过综合治疗的唇腭裂患者无论在颅面形态还是口颌功能都获得较理想的结果。

参考文献

[1] Cooper HK, Harding RD, Krogman W M, et al. Cleft palate and cleft lip. A team approach to clinical management and reheablitation of the patient. Saunders WB company, 1979.

[2] Kernahan DA, Rosenstein SW. Cleft lip and palate. A system of management. Willians & Wilkins, 1990.

[3] Stark RB. Cleft palate-A multidiscipline approach. Harper & Row Publisher Incop, 1968.

[4] 宋儒耀. 唇裂与腭裂的修复. 北京: 人民卫生出版社, 1980.

[5] 郑麟蕃, 张震康. 实用口腔科学. 北京: 人民卫生出版社, 1993.

[6] BalkhiK, Fadanelli S, Subteny JD. Treatment of bilateral cleft lip and palate. Am J Orthod Dentofac Orthop, 1991:100:297-305.

[7] Subtelny JD. The importance of early orthodontic treatment in cleft palate planning. Angle Orthd, 1957, 27:148-158.

[8] Converse JM. Reconstructive Plastic Surgery Volume Four. Saunder WB. Company, 1977:2213-2234.

[9] Semb GA. Study of facial growth in patients with unilateral cleft lip and palate treated by the Oslo CLP team. Cleft Palate & Craniofacial J, 1991, 28:1.

[10] 舒雪华. 唇腭裂的遗传流行病学调查报告. 华西口腔医学杂志, 1990, 8:299.

[11] Ross RB. Treatment variables affecting facial growth in unilateral cleft lip and palate-presurgical orthopaedics. Cleft Palate J, 1987, 24: 24.

[12] Vargervik K. Growth characteristics of the premaxilla and orthodontic treament principles in bilateral cleft lip and palate. Cleft Palate J, 1983, 20:289.

[13] Tang ELK, SO LLY. Prevalence and severity of malocclusion in children with cleft lip and/or palate in Hong Kong. Cleft Palate & Craniofacial J, 1992, 29:287.

[14] Dickson WM. Cleft lip and palate research: An update state of the Art. Cleft Palate J, 1977, 14: 270-287.

[15] Athanusion AE, Mazaheri M, Zarrinnia K. Dental arch dimensions in patients with unilateral cleft lip and palate. Cleft Palate J, 1988, 25:139.

[16] Berkowitz S. State of the art in cleft palate orofacial growth and dentistry. Cleft Palate J, 1997, 14:288.

[17] Vora JM. Joshi MR. Mandibular growth in surgically repaired cleft lip and palate individuals. Angle Orthod, 1977, 47:304.

[18] Lai LH, Hui BK, Nguyen PD, et al. Lateral incisor agenesis predicts maxillary hypoplasia and Le Fort I advancement surgery in cleft patients. Plast Reconstr Surg., 2015, 135(1):142e-148e.

[19] Wells M. Review suggests that cleft lip and palate patients have more caries.Evid Based Dent., 2014, 15(3):79.

[20] Innes N. Patients with oro-facial clefts have more dental anomalies.Evid Based Dent., 2012, 13(3):82-83.

[21] Kornbluth M, Campbell RE, Daskalogiannakis J, et al. Active presurgical infant orthopedics for unilateral cleft lip and palate: intercenter outcome comparison of latham, modified McNeil, and nasoalveolar molding. Cleft Palate Craniofac J., 2018 May, 55(5):639-648.

[22] Grayson BH, Santiago PE, Brecht LE, et al. Presurgical nasoalveolar molding in infants with cleft lip and palate.Cleft Palate Craniofac J., 1999 Nov, 36(6):486-498.

[23] Li WR, Lin JX, Fu MK, Electromyographic investigation of masticatory muscles in unilateral cleft lip and palate patients with crossbite. Cleft Palate & Craniofacial J, 1998, 34:415.

[24] Li WR, Lin JX. Dental arch width stability after a quad-helix followed by Edgwise treatment in complete UCLP patients. Angle Orthodontist, 2007, 77:1067.

[25] Jia HC, Li WR, Lin JX. Maxillary protraction effect on anterior crossbite. Angle Orthodontist, 2008, 78:617.

[26] Sun L, Li WR. Cervical vertebral maturation in patients with orofacial clefts. Cleft Palate & Craniofacial J, 2012, 49(6):683-688.

[27] Zhou W, Li W, Lin J, et al. Tooth lengths of the permanent upper incisors in patients with cleft lip and palate determined with cone beam computed tomography. Cleft Palate & Craniofacial J, 2013, 50(1):88-95.

[28] Sun L, Li WR. Cevical vertebral maturation of female children with orofacial clefts. Cleft Palate & Craniofacial J, 2013, 50(5):535-541.

[29] Linyf, Fu Z, Ma L, Li WR. CBCT-synthesized cephalometric study of operated unilateral cleft lip and palate and non-cleft children with skeletal class Ⅲ malocclusion. AJODO, 2016, 150:802-810.

[30] Zhang y, Jia H, Fu Z, et al. Dentoskeletal effects of facemask therapy in skeletal Class Ⅲ cleft patients with or without bone graft. Am J Orthod Dentofacial Orthop, 2018, 153:542-549.

[31] Zhang Y, Fu Z, Jia H, et al. Long-term stability of maxillary protraction therapy in Class Ⅲ patients with complete unilateral cleft lip and palate. Angle Orthod J, 2019, 89:214-220.

第五十章

鼾症和阻塞性睡眠呼吸暂停低通气综合征的口腔矫治器治疗

高雪梅

本章内容

一、鼾症和阻塞性睡眠呼吸暂停低通气综合征概述

中国睡眠研究会睡眠呼吸障碍专委会撰写的《阻塞性睡眠呼吸暂停低通气综合征诊断治疗专家共识》（2007）中定义，阻塞性睡眠呼吸暂停低通气（obstructive sleep apnea-hypopnea, OSAH）的特点是睡眠期间反复出现的上气道塌陷和阻塞。这些阻塞事件和反复出现的氧气减少及睡眠中的微觉醒有关。伴有日间症状的 OSAH 就是阻塞性睡眠呼吸暂停低通气综合征（obstructive sleep apnea hypopnea syndrome, OSAHS）。鼾症和 OSAHS 在第 3 版国际睡眠疾病分类（Third edition of International Classification of Sleep Disorder, ICSD-3）中，均属于睡眠呼吸障碍类疾患。

（一）患病率及特点

1. 患病率　一般认为，OSAHS 在人群中的患病率为 2%~4%，男性为 2%~4%，女性为 1%~3%。我国 OSAHS 的患病率和国际上其他国家相仿，患者约为 5000 万人口，良性鼾症患者估计 1.7 亿人。

2. 特点　鼾症和 OSAHS 存在性别差异，男性多于女性，在人口流行病学调查中为（2~3）∶1，在临床门诊中可以高达（9~10）∶1。因为女性患者受到雌激素的保护，发病晚，通常在绝经后罹患，症状一般轻于男性。

鼾症和 OSAHS 存在增龄效应，在平均寿命之下，患病率呈逐年升高的趋势。

鼾症和 OSAHS 有一定遗传和家族聚集性，有研究表明非洲人、墨西哥人等有一定种族高发趋势。

（二）病因及机制

1. 解剖因素　肥胖是鼾症和 OSAHS 的重要病因，脂肪在腹腔及咽腔周围的沉积，影响呼吸肌的运动，并直接造成上呼吸道的狭窄。OSAHS 也可进一步加重肥胖。

颅面畸形（下颌后缩、双颌后缩、先天畸形、外伤或手术后缺损等）、鼻腔发育或解剖异常（鼻中隔偏曲、鼻甲肥大等）、上气道占位性病变（息肉、肿瘤、腺体增生等）均为影响上气道通畅的解剖病因。

2. 神经 - 肌肉反馈因素　上气道黏膜及其他软组织结构松弛，肌张力下降，黏膜顺应性增大，导致上气道塌陷。易受体位及酒精类刺激物的影响而加重致病性。

3. 中枢因素　呼吸中枢对血液中 O_2 分压降低及 CO_2 分压升高的敏感性下降，缺乏睡眠中的呼吸调控性。中枢唤醒机制受到阻抑，则发生较长时间的睡眠呼吸暂停。中枢调控可受到饮酒、吸烟、镇静安眠类药物的影响。

鼾症和 OSAHS 也可继发于一些相关疾病，如甲状腺功能低下、脑血管疾病、充血性心力衰竭、脑肿瘤、纵隔肿瘤等。

（三）相关症状、体征及危害

鼾症和 OSAHS 对全身多脏器、系统造成影响，但是在不同患者身上存在不同突出表现。近年来愈来愈多的症状和体征被发现可与 OSAHS 相关。鼾症和 OSAHS 的治疗可成为许多慢性重大疾病的有效预防措施以及提升整体人群生活质量和生存寿命的重要途径。

较常见的全身影响有：睡眠打鼾、白天嗜睡、胃酸反流、夜尿增多、性功能障碍、清晨口干头痛、注意力不集中、记忆力下降、抑郁焦虑急躁等精神神经症状。

与心血管系统的联系较为密切，如：高血压特别是反构型高血压、难治性高血压，心肌缺血表现，心律失常，血液黏稠度增高，血脂、血糖代谢等内分泌紊乱，等等。

细胞生物学揭示，鼾症和 OSAHS 患者的全身炎性因子增高，与全身多处炎症反应相关。

极其严重的 OSAHS 患者可以发展到肺动脉高压，右心衰竭，而直接危及生命。

（四）诊断方法

1. 存在相关联症状　由于在大规模流行病学调查中发现一定数量无症状人员基础睡眠呼吸暂停指数高于诊断指标，但是身体健康、没有治疗必要，而另外一些患者睡眠呼吸暂停指数不高，但症状严重，十分迫切需要治疗，所以经国际上专家协商，要求 OSAHS 在确诊时要求有症状条件。

2. 家庭睡眠监测　家庭睡眠监测一般作为 OSAHS 初筛手段，由于条件限制，导联较少，用于不伴随睡眠障碍疾患及其他复杂、严重情况时，作为多导睡眠监测的替代方法。

3. 睡眠中心监测　在医院睡眠中心进行的通常为整夜多导睡眠监测，是鼾症和 OSAHS 的金标准诊断方法。依据美国睡眠医学协会（American Academy of Sleep Medicine, AASM）的判读规则，患者接受 2 小时以上、多导联的睡眠监测，得到睡眠呼吸暂停及低通气指数 AHI（Apnea and Hypopnea Index）≥ 5 次 / 小时，结合症状则符合诊断标准。

4. 其他检测手段　如多种问卷和嗜睡量表、多次小睡试验等检测嗜睡程度及对生活质量的影响程度。

（五）主要治疗手段

1. 医疗指导　医疗指导为从事睡眠医学的临床医生，无论其具体专业，应该对患者的生活提出的指导性意见。从病因预防角度出发的有：戒酒戒烟，慎用镇静催眠等药物，避免睡眠剥夺和过度劳累等；从包含一定治疗效应角度出发：体重控制，侧卧睡眠等体位控制，加强锻炼等。

2. 医疗干预

（1）无创正压通气治疗：无创正压通气治疗目前是国际上 OSAHS 的主流治疗手段，分持续气道正压（continuous positive airway pressure, CPAP）、双水平气道正压（bilever positive airway pressure, BiPAP）和自动持续气道正压（auto positive airway pressure, APAP）。建议在睡眠专业医务人员指导下，确定呼吸机类型和型号，通过整夜睡眠压力滴定确定压力调控参数等，通过长期随访和维护提高患者的长期依从性。目前无创正压通气疗法的疗效被视为治疗标杆，在消除睡眠呼吸暂停事件、提高血氧饱和度、提升睡眠质量和生活质量等方面效果明显。影响推广的最大障碍是患者的耐受度。

（2）口腔矫治器治疗：口腔矫治器被国际睡眠权威书籍和指南明确指出为鼾症和轻中度 OSAHS 的一线疗法，重度不能耐受无创正压通气治疗的替代疗法。具有效果稳定、适应性广、舒适度高、可逆、便携等优点。影响推广的最大障碍是经验性操作对口腔医生要求较高。

（3）软组织手术：一般指围绕上气道的软组织结构开展的手术方案，如鼻腔手术（鼻息肉切除术，下鼻甲减容术，鼻中隔偏曲矫治术等）、腺体切除术（扁桃体摘除术，腺样体切除术）、悬雍垂腭咽成形术（uvulopalatopharyngoplasty, UPPP）以及一系列软腭和舌根的消融、切除、约束手术。这些手术对术野软组织有一定体积消减作用，但手术的稳定性特别是远期疗效尚待进一步加强。

（4）颅面硬组织手术：针对上气道周围硬组织结构开展的手术方案，多数都在上下颌骨范畴，如双颌前徙术、下颌前徙术、颏成形术、舌骨悬吊术以及成骨牵引术等。硬组织的手术多数疗效稳定性较好，但是对患者适应证要求较高。

（5）其他：除上述四种较为常见且被业界认可的治疗方法，尚存在一些小众或探索性的疗法。如减重手术，适宜条件许可的重度肥胖的患者；气管切开术，一种有效但接受度低，限于重症、晚期使用的传统疗法；舌下神经刺激尚在探索之中，成功率有待进一步观察；药物治疗限于少数特定患者的探索性诊治；肌功能训练，一般为辅助疗法。

二、成人鼾症和阻塞性睡眠呼吸暂停低通气综合征的口腔矫治

口腔医学在睡眠医学领域的交叉，为发现和理解 OSAHS 的解剖病因提供了技术和优良手段，并且更进一步提供了疗效稳定、舒适方便、安全可逆的治疗方法——口腔矫治器。其良好疗效及独特的优点，受到患者的欢迎和医学界的日益重视。

（一）适应证和禁忌证

1. 适应证　从 1995 年美国睡眠医学学会指南开始，口腔矫治器公认为系性鼾症和轻中度 OSAHS 的首选疗法，以及不能耐受 CPAP 的重度患者的替代疗法。实践表明，口腔矫治器在尝试推广至上气道阻力综合征、夜间呻吟症等睡眠呼吸障碍类疾患时，也有良好效果。

2. 禁忌证　口腔矫治器没有绝对禁忌证，但是出于固位原因，不建议在上下颌基牙共计少于 10 颗时采用；出于疗效考虑，不建议在下颌前伸度小于 5 mm 者采用；出于耐受性和长期可能变化考虑，不建议在严重颞下颌关节紊乱症及前牙对刃患者采用。如有采用的特殊必要理由，患方需签署知情同意书。

（二）矫治器种类

用于治疗鼾症和 OSAHS 的口腔矫治器有数十种不同的材质和设计，如果实现相同的下颌定位时，可望达到相同的疗效，但是不同的材质和设计，可能带来不同的下颌定位及临床操作，以及不同的固位与调整方式，因而影响效果和患者接纳度。2015 年以前一般从作用部位出发，分成下颌前移器、舌牵引器和软腭作用器三大类，这之后按照是否个别制作、是否可调进行组合分类，则能更好地区分出疗效及舒适度的等级，对临床的指导意义更大。

1. 个别制作、可调式（图 50-1）　指根据患者个体咬合设计固位，并根据患者解剖特点、阻塞部位等设计下颌定位，成品具有一定可调节性的一类矫治器。一般有取模型、记录𬌗间关系、上𬌗架的操作环节；患者可以根据自身主观疗效感觉和舒适度参与对成品的调节。这一类矫治器通常为上下颌双体式，连接体通常有螺簧、套管等可改变长度的部件。目前该类矫治器被认为在疗效、固位和舒适度上最佳，影响推广的原因是只能由配备技工中心的

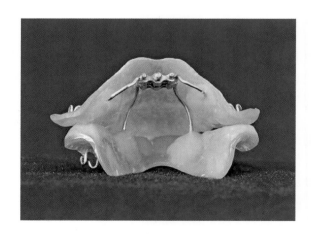

图 50-1　个别制作、可调式矫治器示例

口腔专业医生处提供。

2. 个别制作、非可调式（图 50-2）　指根据患者个体咬合设计固位，并根据患者解剖特点、阻塞部位等设计下颌定位，但是成品仅具备唯一下颌定位，不可调整为其他位置的一类矫治器。一般也有取模型、记录𬌗间关系、上𬌗架的操作环节，通常为上下颌一体式，患者只需学会摘戴。该类矫治器一般也需要在口腔专业医生处提供，疗效和副作用的报道差异很大，主治医生的经验是重要的影响因素。

3. 非个别制作、可调式（图 50-3）　指不需要采集患者咬合，成品具有一定可调节性的一类矫治器。上下颌分体式部件类似个别托盘，其中会充填某种加热后流动性加强的材料，患者像取印模分别咬出印迹，冷却到口腔温度则失去流动性，这种牙齿阴模则有一定固位能力；下颌定位则一般由连接的拉杆、推杆等组成，商家会提供不同长度的更换杆实现可调性。

由于无需技工操作，该类矫治器的复诊环节少，比较"即刻"，可以由非口腔专业医生完成；但是由于要照顾多种牙弓形态，该类矫治器异物感比较强，加之下颌前伸时并非简单矢向前移，还伴随有垂直向打开，连接部件通常难以满足所有人的𬌗间距离的变化，副作用较多。

4. 非个别制作、非可调式（图 50-4）　指不需要采集患者咬合，成品上下颌一体式不可调节的一类矫治器。如果有牙齿接触部位，也会充填那些加热后流动性加强、冷却后流动性丧失的材料。患者需在某个咬合位置上同时咬取上下牙印迹，固位、下颌定位、中线、关节等方面的考虑都在热成形的短暂操作时间内完成。该类矫治器的突出优点是快，即刻成形，对医生专业技能和既往经验要求不高。但是下颌定位通常受到产品部件的限制，疗效难以保证每一个患者达到其个体的最佳程度；同样通用于人群的部件一般比较厚而大，舒适感和固位会差一些。虽然此类矫治器相比其他类型，十分适宜非口腔专业医生操作，但是口腔医生在处理咬合、关节等方面更有优势。

传统分类为舌牵引器的许多品种，现在被划分到此大类下面。

这些矫治器究竟选择哪种，通常是受医疗资源限制。一般以口腔矫治为主打的睡眠中心可以提供多种矫治器。如果下颌定位一致，则疗效在不同品种矫治器之间几乎没有区别。口腔医生的价值体现在设置下颌定位的经验上。

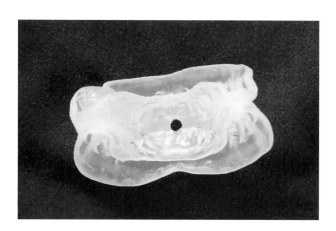

图 50-2　个别制作、非可调式矫治器示例

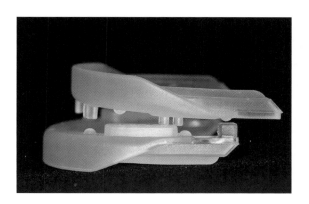

图 50-3　非个别制作、可调式矫治器示例

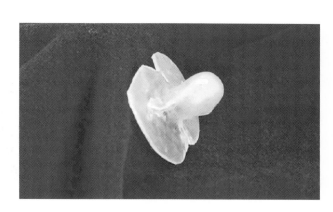

图 50-4　非个别制作、非可调式矫治器示例

（三）矫治原理

1. 下颌定位 在治疗 OSAHS 过程中，口腔矫治器实际上完成的是固位作用，治疗的核心是下颌的位置。下颌位置改变特别是矢向移动带动了周边软硬组织变化，促使上气道增宽变大。一方面舌骨、舌体等上气道前壁组织跟随向前，另一方面对咽侧壁组织、软腭形成牵拉，上气道呈现包括矢向、侧方均在内的多向扩张效果，而侧方扩张更为明显。

上气道截面积和体积随下颌前伸呈现出渐进增加的规律，但并不呈一条直线，而是随着下颌前伸上气道扩张越明显，越接近最大前伸位时，曲线斜率越下降。AHI 随下颌前伸则呈现出近似指数函数的曲线变化，伴随下颌前伸，AHI 常常较早出现比较明显的下降，接近最大前伸时下降程度有所降低，与前述上气道形态变化相呼应。

在临床上，全世界各地的口腔医生采取不同的下颌定位方式，有的采取下颌最大前伸的某个百分比位置，如 50%、70%、75%……有的采取最大前伸后退 3 mm 的位置，有的采取患者尚能保持舒适的最大前伸位，有的选取下颌前伸 3~6 mm 之间的固定值。北京大学口腔医院在疗效良好的患者中总结了下颌定位标准，可供参考：下颌在殆平面投影的前移量为 5.5 ± 1.7 mm，下切牙切缘垂直打开 6.9 ± 2.8 mm；戴入矫治器后，上下切牙略成反覆盖关系（ -0.8 ± 2.6 mm），切牙间开殆 -3.9 ± 1.7 mm；并且，建议下颌前伸的数量为患者下颌最大前伸量的 68% 左右。

2. 影响下颌定位设置的因素 首先是矫治器类别的影响，个别制作矫治器常常能够更精确地设定下颌位置，非个别制作的矫治器往往受产品的平均框架限制；可调节式矫治器通常起始位置有 3 mm 或 50% 最大前伸的下颌前移量，然后根据患者主观感受调整。选择不同矫治器时，则往往不得不同时选择下颌定位方式。

其次是下颌垂直开口的影响，有临床观察表明适度的垂直开口可以增加口腔内间隙，减少舌根后坠及舌体对软腭的压迫，减少上气道塌陷；而另有观察指出，下颌张口可能导致下颌后旋，特别是对高角患者，造成舌骨后移、舌根后退、舌咽变窄。

上气道阻塞部位也是需要考虑的因素之一，临床观察表明，腭咽狭窄对于不论是下颌前伸还是垂直张口都有乐观表现，舌咽、喉咽等低位上气道狭窄对于下颌矢向前伸反应较好，对于垂直开口的反应呈复杂的个体变化。

3. 矫治器的肌电改变 因为治疗 OSAHS 的矫治器多数来自于功能矫治器的改良，所以是否存在肌电刺激作用，这种肌电作用是否可以为中枢性睡眠呼吸暂停的治疗所利用，从这个角度引发学者们的关注。但是赵颖等国内外研究表明，矫治器的肌电刺激效果是存疑的，最多为统计学意义改变，缺乏具备临床意义的变化差异。

（四）疗效及比较

1. 主观疗效 主观疗效指 OSAHS 患者在戴用口腔矫治器之前自感打鼾、憋气、嗜睡、精神不振、口干、头晕等症状，在戴用矫治器后好转的比例。研究报道一般大于 90%，特别是止鼾效果较好，以至存在治疗后"无声的睡眠呼吸暂停"，提出治疗后睡眠监测的必要性。

2. 客观疗效 客观疗效指经过主要是多导睡眠监测等客观检查后，AHI 等指标较前下降 50% 或将至正常值 5 次 / 小时以下的人数比例。一般报道在 80% 以上，而且长期稳定性较好。

一些 Meta 分析表明，口腔矫治器对中轻度 OSAHS 患者效果较好，对于重度 OSAHS 患者目前较为缺乏高质量的研究。

国际上评价 OSAHS 的客观疗效，已不局限于反映睡眠呼吸障碍的指标如 AHI、最低血氧饱和度等，对于睡眠结构、睡眠质量、嗜睡量表、生活质量、收缩压、舒张压、血糖变化……均建议量化的客观评价。

3. 与其他疗法的比较 OSAHS 的治疗手段，通常都与 CPAP 进行比较。口腔矫治器对于减小 AHI、提升血氧饱和度没有 CPAP 彻底，但是耐受度和患者依从评价非常好，一些前瞻性交叉设计试验表明，志愿者在试验结束后自愿选用口腔矫治器的比例非常高。在改善睡眠效率、生活质量、低氧指数等评价方面，两者难分伯仲。

口腔矫治器在与耳鼻喉科应用较广的悬雍垂腭咽成形术（UPPP）比较时，口腔矫治器在降低 AHI、扩张更多区段的上气道、保持疗效长期稳定等方面有一定优势。

口腔矫治器在自身各种品型之间比较时，通常没有或存在较小的差异，一般情况下个别制作好于非个别制作，可调优于非可调。

在强调精准医疗、个性化设计的当下，各种疗法的衔接使用与同时共用成为新的探索方向。口腔矫治器可单独使用，亦可联合其他疗法，有较好的亲和力。

（五）副作用及长期追踪

1. 短期副作用　口腔矫治器应该是 OSAHS 多种治疗手段中，副作用较少而且小的疗法。初戴矫治器时，常见副作用有：唾液分泌增加，早晨牙齿和（或）面颊一过性酸胀，面僵，颞下颌关节不适，轻度且短暂的咬合不良，局部牙龈及黏膜压痛等。据追踪调查，多数都可在数天之后自行缓解或经医生调改而改善。

2. 长期追踪　弓煦等对口腔矫治器使用 5 年以上颅面、咬合及夜间睡眠的追踪研究显示，口腔矫治器在控制夜间睡眠呼吸暂停方面效果稳定，对抑制 AHI 增龄性恶化有一定作用。尚未发现戴用口腔矫治器对颞下颌关节有超出增龄改变的损伤，但是部分患者有轻微的牙齿倾斜与扭转，可能导致少量的覆𬌗覆盖减小，轻微的下颌后旋，有个例出现开𬌗、局部咬合不良。所以对于十八九岁初成年患者、午睡亦有带矫治器习惯的患者、前牙初始状态为对刃的患者，要预见可能加重或出现错𬌗畸形，治疗前获取知情同意。

由于口腔矫治器的长期使用性，对于超长期使用的结果尚在观测中。美国睡眠医学学会建议并强调，应由有睡眠培训背景的口腔医生联合睡眠医生一起，对口腔矫治器实施定期回访，全面评价治疗效果和继发改变。

三、儿童鼾症和阻塞性睡眠呼吸暂停低通气综合征的口腔矫治

治疗 OSAHS 的矫治器许多原本就来自于下颌发育不足儿童的功能矫治器，正畸学科对于儿童 OSAHS 的贡献，不仅仅提供减轻症状的治疗，而且非常重要的是能够提供对少年儿童生长发育的调控，使儿童回到正常发育的轨道上，避免带来成人 OSAHS 的易感因素——颌骨发育不足类畸形。

儿童 OSAHS 绝对不是小一号的成人 OSAHS，

应该意识到，从病因、症状、诊断、治疗到预后，两者都是完全不同的两个疾病。

（一）病因机制及表现

区别于成人 OSAHS 的功能衰退、解剖结构缺陷、肥胖等病因，儿童 OSAHS 的病因主要为上气道因腺体肥大导致的占位性病变。所以儿童 OSAHS 的呼吸障碍和缺氧可持续到白昼，对患儿生长发育影响较大，低幼儿甚至生存困难。生长激素的分泌以及脑功能发育等多在夜间睡眠时段，所以患儿除了形成瘦小的体貌，还可能导致认知功能受损、情绪控制能力不足、多动症等表现。患儿为保持呼吸道通畅采取的一些特殊姿势，可能导致牙𬌗颌面畸形，呈现腺样体面型或安氏Ⅲ类改变。腺样体面型典型的牙𬌗颌面表现为腭盖高拱、牙弓窄长、深覆盖、深覆𬌗、下颌后缩而短小、下颌后旋、长面畸形等。

全身代谢性疾病如甲状腺功能低下，先天畸形如唇腭裂和一些颌骨发育不全综合征，关节强直，过度肥胖，都可能是儿童 OSAHS 的病因。

儿童睡眠质量一般好于成人，较少出现睡眠结构紊乱，血氧的调控能力较强，所以在睡眠监测时要调高阈值基线，对于任何长度的呼吸暂停都需要计入，正常儿童的 AHI 要小于 1 次 / 小时，正常夜间血氧要大于 92%。

（二）治疗及流程

对于儿童 OSAHS，讲究序贯治疗、个性化设计、灵活多变的方案，目标兼顾功能、美观和生长发育。

手术切除腺样体和扁桃腺，是儿童 OSAHS 主流疗法。该方法解除了上气道占位病因，术后多数患儿可获得较大的改善。但是据美国儿童医学会指南，有近 40% 的患儿术后残留和复发出现，据我国耳鼻咽喉头颈外科指南（2002），肥胖、重症、大龄是高复发的主要人群。

对于轻症和术后患儿，特别是并发牙颌畸形的患儿，口腔正畸治疗是非常必要和有效的。

对于颌骨畸形严重，如关节强直、小下颌畸形患儿，适龄时可采用口腔颌面外科的牵引成骨术。

对于重症、特定先天畸形、尚未到其他疗法的适宜年龄者，儿童 CPAP 治疗可以提供有效的呼吸保障，面罩带来的颅面压迫相比于生命延续，可以

暂缓考虑。

（三）矫治器种类

治疗儿童 OSAHS 的口腔矫治器多种多样。从治疗目的区分，有纠正不良习惯的，有改善夜间睡眠呼吸障碍的；从治疗方向区分，有矢向前导型的，有横向扩张型的。

1. 不良习惯纠正型　多数口唇闭合不全并不是真正意义上的口呼吸，报道中该群体从一半到超过三分之二的儿童实际上是通过鼻呼吸。患儿呈现的是一种张口习惯，常见于成功的腺样体手术后，患儿依然保持着松弛的唇肌、闭合不全的口唇。此时可以通过前庭盾等正畸装置纠正不良习惯，并且建议配合唇肌训练、鼻呼吸训练和舌位训练。

2. 矢向前导型　此类矫治器包括下颌前导和上颌前牵。

下颌前导类矫治器包括 Activator Ⅱ型、Twin-Block、Herbust、上颌斜面导板等，一切能够促进下颌向前生长的装置。按照正畸常规矫治流程使用即可。由于能够牵带下颌及周围组织向前从而扩张上气道，对儿童 OSAHS 有一定疗效。Meta 研究肯定了该类型矫治器的效果，并如同一切功能矫治器，要重视戴用强度和年龄段。适应证需要患儿存在深覆盖和下颌后缩。

对于先天性唇腭裂等上颌发育不足的患儿，上颌前方牵引是一种有效的治疗手段，除改善美观外，还可以改善睡眠呼吸功能。

3. 横向扩张型　此类矫治器包含一大类扩弓器，各种慢速、快速、可摘、固定、上颌、双颌，能够扩宽腭板的扩弓器，均能达到扩宽鼻底（可针对鼻中隔偏曲、鼻甲肥大、鼻黏膜肿胀引起的鼻气道狭窄）、扩张鼻咽（腺样体轻度肿大或术后残留复发），从而改善 OSAHS 儿童呼吸功能的目的。

适应证需要后牙牙弓狭窄或后牙浅覆盖，齿槽骨宽度发育良好，通常由于顾及后牙咬合和骨壁情况不能过度扩弓，所以一般适用于轻度的儿童 OSAHS。对于出现的后牙牙轴倾斜、前牙中缝等问题，常常合并正畸治疗解决。

年龄较大已经形成骨缝愈合，此时如还希望进行扩弓治疗，则需要结合正颌外科的骨皮质切开，对应力集中处例如 LeFort Ⅰ型截骨线、翼钩处进行松解，然后实施快速扩弓。

（四）预后及追踪

儿童腺样体和扁桃腺的肥大具有自愈性，如果确定没有造成实质伤害可以保持观察。

儿童 OSAHS 手术后，多数儿童会发生追赶性生长。Linder-Aronson S 等对术后患儿观察了 5 年，每年拍摄头颅侧位片进行颅底重叠，发现术前较之对照组下颌后缩且后旋的患儿，术后 1 年，上下前牙唇展，鼻咽矢向长度有增加，上颌第一磨牙宽度有增加。术后 5 年，男女患儿的下颌生长量均高于对照组。

由于存在腺体残留和复发情况，另外疾病造成的颅面畸形要在生长发育期结束前及时治疗，所以儿童 OSAHS 的团队中必须应有口腔正畸医生，不仅对于不能接受手术的轻症患儿提供缓解手段，而且可以调控生长发育。儿童 OSAHS 所造成的下颌后缩短小是否与成人 OSAHS 相关，一直是睡眠生理学家极其关注的方面。这些恰恰是口腔正畸的研究领域。

参考文献

[1] Kapur VK, Auckley DH, Chowdhuri S, et al. Clinical practice guideline for diagnostic testing for adult obstructive sleep apnea: an American Academy of Sleep Medicine Clinical Practice Guideline. J Clin Sleep Med, 2017, 13(3):479-504.

[2] Ramar K, Dort LC, Katz SG, et al. Clinical practice guideline for the treatment of obstructive sleep apnea and snoring with oral appliance therapy: an update for 2015. J Clin Sleep Med, 2015, 11(7):773-827.

[3] Benjafield AV, Ayas NT, Eastwood PR, et al. Estimation of the global prevalence and burden of obstructive sleep apnoea: a literature-based analysis. Lancet Respir Med, 2019, 7(8):687-698.

[4] Kothare SV, Rosen CL, Lloyd RM, et al. Quality measures for the care of pediatric patients with obstructive sleep apnea. J Clin Sleep Med, 2015, 11(3):385-404.

[5] Jordan AS, McSharry DG, Malhotra A. Adult obstructive sleep apnoea. Lancet, 2014, 383(9918):736-747.

[6] Epstein LJ, Kristo D, Strollo PJ Jr, et al. Clinical guideline for the evaluation, management and long-term care of obstructive sleep apnea in adults. J Clin Sleep Med, 2009, 5(3):263-276.

[7] Park P, Jeon HW, Han DH, et al. Therapeutic outcomes of mandibular advancement devices as an initial treatment modality for obstructive sleep apnea. Medicine (Baltimore), 2016, 95(46):e5265.

[8] Basyuni S, Barabas M, Quinnell T. An update on mandibular advancement devices for the treatment of obstructive sleep apnoea hypopnoea syndrome. J Thorac Dis, 2018, 10(Suppl

1):S48-S56.

[9] Sato K, Nakajima T. Review of systematic reviews on mandibular advancement oral appliance for obstructive sleep apnea: The importance of long-term follow-up. Jpn Dent Sci Rev, 2020, 56(1):32-37.

[10] Ma YY, Yu M, Gao XM. Mandibular advancement appliances for the treatment of obstructive sleep apnea in children: a systematic review and meta-analysis. Sleep Med, 2019, 60(8):145-151.

[11] Gong X, Zhang JJ, Zhao Y, et al. Long-term therapeutic efficacy of oral appliances in treatment of obstructive sleep apnea-hypopnea syndrome. Angle, 2013, 83(4):653-658.

[12] Deng JR, Gao XM. A case-control study of craniofacial features of children with obstructed sleep apnea. Sleep Breathing, 2012, 16(4):1219-1227.

第五十一章

口腔正畸与种植修复联合治疗

寻春雷

本章内容

随着人们经济能力和审美意识的提高，近些年来成人正畸的需求迅速增加。同时全方位的综合性牙科治疗取得长足的进步，从技术层面在口腔各专业方向上保障成人正畸患者获得系统、有效和完善的治疗。其中，相当多的成人正畸患者面临缺失牙需要修复的问题，正畸医师在制订矫治计划的时候需要考虑患者后续的修复治疗方案，包括种植修复治疗。

另一方面，随着口腔种植系统的完善和种植技术的发展，越来越多的修复患者出于对美观、实用和降低邻牙治疗损伤的考虑，希望通过种植修复恢复牙列形态和功能的完整。而种植修复技术对缺牙间隙和牙列的咬合状况有更高的要求，因此很多情况下要求正畸专业的参与和协作，纠正患者不良的咬合关系，调整适宜的修复空间，创造更好的牙列

条件使种植修复治疗能够顺利进行。

基于以上所述的两个原因，正畸和种植修复联合治疗发展迅速，要求正畸、种植和修复医师密切合作，制订系统、完善和详尽的治疗计划，并在治疗中保持良好沟通，实现最终满意的治疗结果。本章主要从正畸的角度讨论正畸与种植联合治疗的特点和相关常见错殆畸形的矫治方法。

一、概述

（一）正畸与种植修复联合治疗的特点

种植修复治疗要求在颌骨发育成熟稳定之后方可进行，因此与种植修复联合的正畸治疗显然属于成人正畸的范畴。在正畸学上，成人和青少年儿童

有很大不同，这些差别对矫治设计和治疗手段都有很大影响。只有深入了解成人正畸的特点，才能够提供正确的矫治方案，使成人正畸患者得到最有益的治疗。同时需要注意，与种植修复联合的正畸治疗不仅具有成人正畸的共同特点，也具有该联合治疗本身的特色。

1. 生长潜力

（1）颌骨发育：青少年儿童的正畸设计，生长发育是需要考虑的重要因素。很多情况下正畸医师可借助或引导生长，使青少年儿童患者的骨性畸形得到解除或减轻，达到生长改良的治疗目的。成年正畸患者最大的特点是缺乏生长发育，成人正畸治疗只有牙齿的移动。由于生长发育趋于稳定，成人正畸患者只有较小范围的骨适应性改建，对于轻中度的骨性错𬌗畸形，可以通过牙齿在一定限度内的代偿性移动，实现掩饰性矫治的目的；对于中重度的骨性错𬌗畸形，常需要正畸正颌联合治疗，通过正颌外科手术解决患者骨性不调的问题。成年患者骨性不调的矫治难度依次增加的顺序为：垂直向，矢向，横向。在成年患者的各种骨性不调中，横向不调的矫治最为困难，一般需要外科手术的辅助。轻度的横向不调通过后牙的颊舌向倾斜可以实现有限度的掩饰性矫治，但同时需要考虑治疗可能带来牙周支持组织损伤的潜在风险。

（2）神经肌肉的适应性：成年正畸患者的神经肌肉适应性能力降低，正畸对𬌗关系的改变可能会造成医源性的𬌗创伤，机械力矫治手段的使用也会受到一定限制。

（3）牙齿的移动：成人正畸患者骨的代谢减慢，牙齿对矫治力的反应不如青少年儿童敏感。成人正畸牙齿移动启动较慢，但开始移动后速度会加快，达到同青少年正畸一样预期的水平。

（4）牙周支持组织：青少年儿童患者牙周支持组织的修复能力强，而多数成年正畸患者有牙周疾病，存在不同程度齿槽骨附着水平的降低，正畸牙齿移动存在使齿槽骨吸收加重的风险。

2. 需要多学科的联合治疗　成年正畸患者口腔环境较为复杂，正畸种植联合治疗的患者除了有牙齿缺失的问题，可能同时存在其他口腔疾患，如龋病、牙周疾病、颞下颌关节病、重度𬌗磨耗、不良修复体等。这些成年患者需要综合性的牙科治疗，除了正畸和种植医师的参与，还要由牙体、牙周、

修复、关节、外科等多个专科的医师组成治疗团队，向患者提供多学科的联合治疗。针对每个患者的具体情况做出全面的诊断，形成有关全部口腔疾患的系统完整的方案，治疗团队的各个专科医师在治疗方法上协调配合，在治疗时机上优化衔接。

3. 治疗类型的选择　正畸种植修复联合治疗的患者在正畸治疗方式上，即治疗类型主要有两种：辅助性正畸治疗和综合性正畸治疗。青少年儿童的正畸主要是以改善牙颌面美观和功能为目标的综合性正畸为主，比较少涉及辅助性正畸治疗。成人正畸，尤其是与种植修复联合的正畸治疗，很多情况下矫治目标不为形态学的目标限制，更多地将治疗着眼于𬌗功能的恢复和牙周、关节的健康。正畸种植联合治疗的成人正畸应充分了解患者的要求，判断治疗需求，深入理解患者所要解决的修复和牙周等问题所在，确定开展局部的辅助性正畸治疗还是设计范围更为广泛的综合性正畸治疗。

4. 正畸设计的特殊考虑

（1）关于减数和扩弓：对于牙列拥挤问题的处理，青少年正畸患者常以扩弓或减数的方法矫治，较少使用邻面去釉的方法。青少年患者的正畸减数方案常见减数 4 颗前磨牙，而成人正畸拔除 4 颗前磨牙的矫治设计是谨慎的。成人正畸方案设计常见策略性拔牙（图 51-1），也可以见到单颌拔牙、不对称拔牙、单颗下颌切牙减数等，拔牙的位置常靠近

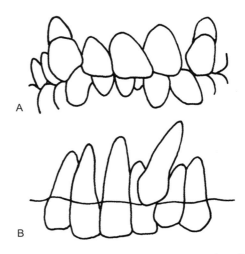

图 51-1　成人正畸策略性减数拔牙方案。A. 上颌双侧尖牙唇侧牙龈明显退缩，正畸设计可以考虑减数尖牙，保留健康前磨牙；B. 尖牙阻生压迫侧切牙牙根，致侧切牙牙根显著吸收变短，正畸设计可减数侧切牙，牵引尖牙至侧切牙位置

拥挤部位或设计拔除有病理性损害的患牙。邻面去釉也是成人正畸常用来解决牙列拥挤的方法。

（2）关于支抗：成人正畸患者很少能充分配合头帽口外力的使用，一般不选用口外力作为正畸的支抗来源。成人正畸患者应尽可能地利用组牙支抗或对颌支抗（图51-2）。成人正畸在支抗设计不充分时，微型种植体支抗是很好的支抗控制选择方法（图51-3）。

（3）关于矫治器：青少年正畸患者在矫治器选择方面一般不会有异议。而成人正畸患者因为社会交往活动的需要、特殊职业的考虑，往往会对矫治器的美观、舒适性、高效性都有较高的要求。

5. 治疗要求　和种植联合治疗的正畸患者多数是由相关专业的医师转诊而来，他们的治疗愿望往往是被动的。治疗目标虽然明确，但一般是在其他

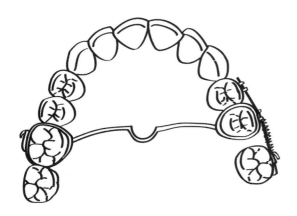

图 51-2　第一磨牙种植前扩大间隙，可以设计使用组牙支抗进行矫治

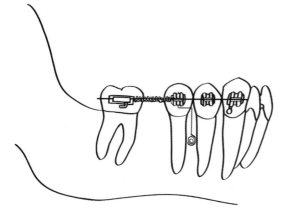

图 51-3　通过微钛钉支抗稳定双尖牙后，扩大第一磨牙间隙进行种植修复

专业医师指导下的一种认知。也有一些联合治疗的患者是自主要求进行正畸治疗。成人正畸患者有完整的独立的人格，每个人的口腔问题因人而异，其正畸方案的制订要结合患者的具体口腔疾患、患者对正畸治疗手段和治疗价值的认知、患者的治疗愿望和配合能力等因素来综合考虑，形成适合患者的个性化方案。

6. 美观和治疗周期要求高　和种植联合治疗的正畸患者对矫治器形式的美观和治疗周期有很高的要求。正畸医师需要就矫治器的形式以及使用部位和患者充分沟通。联合治疗的患者很多存在前牙的缺失，正畸矫治器的选择和设计应充分考虑过渡义齿的使用和带有义齿的矫治器的设计使用。

联合治疗的成年正畸患者相比较青少年儿童患者，一般对长的治疗周期更加缺乏容忍度。种植前的正畸治疗应该从力学设计、支抗控制、不同专业治疗时机的优化衔接等方面加以考虑，尽可能缩短患者整个的治疗周期。正畸治疗中缺牙区近远中间隙和𬌗关系调整到位时，即可考虑开始种植体的植入或植骨手术，等待种植体骨性结合的时间可以继续完成正畸的一些后续治疗工作，这样正畸和种植治疗同时推进，可以最大限度节省整个联合治疗的时间。

（二）联合治疗的诊断和方案的形成过程

一般来说，正畸种植联合治疗的患者口腔问题更为多样化和复杂化，患者的治疗要求和治疗动机也各不相同。涉及联合治疗的成人正畸的诊断，应建立在全面细致的病史采集、临床检查和记录之上，并对相关资料综合分析，得出全面系统的诊断。

成人正畸对牙颌面畸形的诊断过程，基本程序上等同青少年的综合性正畸，这主要包括询问主诉、病史采集、临床和辅助检查、模型测量和头影测量。正畸种植联合治疗因具有多学科治疗的特点，进行正畸的诊断程序时更应该在以下方面给予重视。

1. 患者治疗动机　通过仔细的问诊，了解成人正畸患者的治疗要求和治疗动机是第一步关键的工作。种植前正畸的患者很多是由口腔其他专业的医师转诊而来，其正畸治疗要求有很大的被动性，对正畸治疗价值认知的不足常导致他们在矫治计划的制订和实施方面缺乏合作性。另一方面，也有一些成人患者主动寻求正畸治疗，要求改善牙颌面的形

态美观和功能，但是又常常对自身其他口腔疾患缺乏认识，例如缺失牙的后续修复治疗问题等。对这两种情况的患者，正畸医师要通过耐心的交流沟通，辨别他们不同的治疗动机和要求，并结合具体临床情况做出个体化的治疗方案。

2. 系统病史　正畸种植联合治疗的患者常为年龄偏大的成人患者，对他们系统病史的采集应该全面完整。例如患者如有风湿性心脏病、冠心病、高血压等，应该首先得到内科的诊治，达到健康的水平。如需正畸减数拔牙，必要时需要在心电监护下进行。糖尿病患者应进行血糖水平的良好控制，否则正畸治疗可能导致严重的牙周组织破坏。对患者的血液性疾患、用药史、过敏史同样需要仔细的了解和记录。

3. 口腔相关专业的病史　对联合治疗的患者，应详细了解牙齿缺失的原因、时间、曾经修复的形式和戴用情况。记录患者既往牙体、牙周的治疗情况，并详细询问患者自我口腔卫生维护的意识和采用的方法。这些信息对正畸医师设计治疗方案和实施治疗都有重要意义。

4. 牙科 X 线辅助检查　联合治疗的正畸患者在进行牙颌面形态学和功能检查后，还需要常规进行 X 线辅助检查。患者除拍照全口曲面断层片了解牙齿和齿槽骨的状况外，根尖片能够更好地反映个别牙齿的牙周状况、牙体疾病及充填治疗的情况、牙根的长短。有颞下颌关节症状的患者，需要拍摄关节片，以了解关节病的状态。对于局部开展辅助性正畸治疗的患者，X 线头颅侧位片可以不是必需的。

5. 专业会诊和综合分析　正畸种植联合治疗的患者，治疗的最终目的主要是顺利完成缺失牙齿的种植修复，恢复牙列形态和功能的完整。因此要做好种植前正畸的诊断就要完善联合会诊制度，通过会诊正畸医师可以清楚了解影响患者种植修复的困难和问题所在。必要时需要联合牙体、牙周、修复和正颌外科医师会诊，以解决患者可能存在的相关专业方面的问题。

在全面分析患者所有临床资料和检查的基础之上，对其所存在的全部口腔疾患作出诊断，列出问题清单，按重要性和迫切性进行治疗排序，了解正畸治疗的地位和价值，确定正畸矫治方案。

应与患者及家属沟通联合会诊的意见、正畸诊断结果和矫治方案，根据患者的反馈，给出正畸治疗目标和治疗价值的解释，并指导患者进行相关的专科治疗。

（三）正畸与种植联合治疗的相关专业准备

和种植联合治疗的正畸患者因为可能涉及其他口腔专科的治疗，正畸医师需要协调各专业在治疗措施方面的配合，优化各专业治疗时机的衔接。有些专业治疗可以同时并行，有些则需要有先后治疗的顺序。

正畸治疗前首先需要治疗所有牙体和牙髓病变的牙齿，完善的根管治疗不会影响正畸中牙齿的移动。牙体缺损的嵌体可以在正畸结束后进行。如果牙体缺损过大需要冠修复，应先进行临时冠修复。需要注意临时冠修复的形态，无需掩饰牙齿的畸形位置，待正畸结束后牙齿排列于正常位置并保持稳定后，再行永久冠修复。

成人正畸患者大多伴有牙周组织疾病。活动期牙周病患者禁忌进行正畸治疗，否则会加重牙周组织的破坏。因此联合治疗的患者应将牙周状况的检查治疗放到重要的基础性的位置上来考虑，成人正畸必须在牙周疾病得到良好控制，并能维持牙周健康的基础上进行。

成人正畸前的牙周治疗包括除了牙周骨外科手术以外的所有治疗，要去除患者口内全部牙石和牙周袋内炎性肉芽组织，临床可以进行洁治、刮治甚至翻瓣刮治术。3～6 个月后进行牙周治疗的复查，如能维持牙周健康，方可开始正畸治疗。正畸治疗期间应注意患者的牙周维护治疗，轻中度牙周炎患者需要每 3 个月进行一次牙周维护性治疗，重度牙周炎患者应缩短至每月进行一次牙周维护治疗。对于牙周疾病较重的成人正畸患者，正畸医师需要在矫治目标上加以调整，避免广泛的牙齿移动和𬌗关系的改变，矫治器的设计使用要尽量简单易清洁，矫治力的使用应更加轻柔持续。由于正畸治疗会带来骨组织和软组织一定程度的改建，所以一般来说，齿槽骨手术和牙周袋去除术需要在正畸治疗结束并建立稳定𬌗关系后进行。

成人正畸患者的矫治设计还应特别注意附着龈的宽度。如果附着龈过窄且薄弱，在前牙区或后牙区的扩弓治疗容易导致明显的牙龈退缩。因此正畸设计应尽量避免这些患者的牙齿唇颊向移动，如果确定需要扩弓治疗，应考虑在正畸治疗前通过牙龈瓣移植术来增加附着龈的宽度。

二、联合治疗中的辅助性正畸治疗

（一）生理𬌗理论

辅助性正畸治疗是为其他口腔治疗在控制牙齿疾病、恢复口腔功能方面提供便利而采取的必要的牙齿移动。辅助性正畸治疗是成人正畸尤其是正畸修复联合治疗的一大特色，其理论基础是 Amsterdam 提出的生理𬌗（physiologic occlusion）和病理𬌗（pathologic occlusion）理论。形态分类学上的错𬌗不是影响口腔功能和健康的必然因素，在辅助性正畸治疗中使用生理𬌗的概念更为恰当。

生理𬌗是指适应功能性𬌗力，能够正常发挥𬌗功能，并能持续保持正常𬌗功能的𬌗。生理𬌗不一定是理想𬌗关系。牙齿缺失后，即使出现邻牙的倾斜、移位，如果𬌗关系稳定，𬌗力在牙周支持组织的生理耐受范围内，而且能够有效进行口腔卫生维护，那么可以认为是生理𬌗。

病理𬌗是影响𬌗功能和健康，不能正常发挥𬌗功能的𬌗。病理𬌗可以表现为以下多个方面：牙齿过度磨耗而缺乏代偿；颞下颌关节功能紊乱；牙冠缺损，牙髓充血或坏死；牙周组织损害；牙齿缺失。

（二）辅助性正畸的目标

当单独的修复或牙周治疗不能改善病理𬌗造成的损害，要求正畸改变牙齿的排列时，正畸治疗便成为患者系统口腔诊疗计划的重要一步。正畸种植联合治疗中的辅助性正畸是通过少部分牙齿的移动，改善局部牙齿的排列和咬合关系，以方便种植修复治疗的进行，可以是戴用全牙列矫治器，也可以是戴用局部矫治器。种植前辅助性正畸治疗的目标主要包括以下内容。

1. 调整缺牙间隙　调整缺牙间隙包括缺牙区在龈𬌗向和近远中向的距离。种植体离开相邻牙齿至少有 1.5 mm 的距离，加上最小种植体的直径就是缺牙区需要的最小近远中向距离。缺牙区的龈𬌗向距离要能使修复体安装后，牙列恢复良好的纵𬌗曲线。

2. 直立倾斜的邻牙　牙齿长期缺失后，邻牙常发生倾斜移位（图 51-4）。直立倾斜的邻牙，改善牙齿的轴倾度和排列，使种植修复体和邻牙建立较

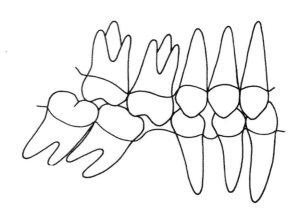

图 50-4　下颌第一磨牙长期缺失致第二磨牙近中倾斜，第二磨牙近中形成假性牙周袋

好的邻接关系。邻牙的直立可以改善牙齿间齿槽嵴形态，减少菌斑堆积区域，有利于牙周健康的维护。调整倾斜邻牙使之直立于正常位置，也利于𬌗力沿牙齿长轴传递。

3. 助萌牙齿增加骨量　需要拔除后种植修复的牙齿，在控制根尖炎症和牙周健康的条件下，通过正畸方法伸长牙齿，可以增加局部齿槽骨骨量和改善软组织形态，有助于获得种植体植入需要的软硬组织条件，提高种植修复的美学效果。

4. 后牙宽度的协调　后牙宽度不调包括后牙的反𬌗和锁𬌗，尤其是后牙锁𬌗对种植修复影响较大。

（三）矫治器选择和支抗设计的特点

1. 矫治器选择　辅助性正畸治疗是移动牙列有限范围的牙齿，一般只需要在牙弓的某一部分戴用矫治器。辅助性正畸治疗的矫治器可以采用活动矫治器，也可以局部或全牙列戴用固定矫治器。活动矫治器的基托会影响发音，异物感也较强，成人正畸患者一般对活动矫治器接受性差。固定矫治器可以精确控制牙齿的移动，异物感小，在辅助性正畸治疗中比较常用。

和综合性正畸治疗有所区别的是，辅助性正畸治疗中托槽的粘接有一些特殊的考虑。辅助性正畸治疗是有限牙齿的移动，目标比较局限单一，只需要在被移动的牙齿上安放位置标准的托槽，在支抗牙上托槽的放置应以弓丝放入后保持平直入槽为参照，这样尽可能保持支抗牙原有的生理性位置，不至于由于追求理想𬌗使支抗牙产生𬌗干扰（图 51-5）。

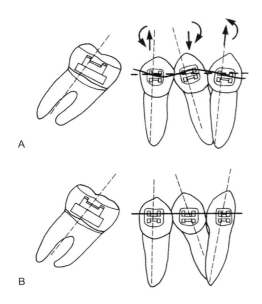

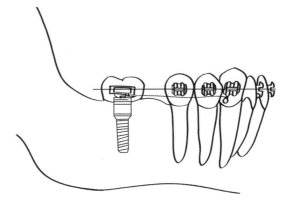

图 51-6　利用修复种植体作为正畸支抗矫治牙齿

图 51-5　局部辅助性正畸治疗托槽的粘接位置。A. 支抗牙上的托槽如按标准位置粘接，会对支抗牙产生位置的调整，影响生理殆；B. 支抗牙上的托槽按非标准位置粘接，使弓丝保持平直，不改变生理殆

和种植联合治疗的正畸患者往往有比较高的美观要求。辅助性正畸治疗即使可以采取局部矫治器的方法，如果矫治器涉及前牙需要戴用的时候，需要尽可能考虑使用隐形矫治来满足患者的美观要求，比如陶瓷托槽矫治器、舌侧矫治器、无托槽隐形矫治器等。

2. 支抗设计　正畸种植联合治疗中的辅助性正畸，由于一般只有少数牙齿参与矫治，而且由于成人患者常有牙周支持组织的部分丧失，牙齿本身支抗能力差，所以在矫治设计中常面临支抗不足的问题，正确的支抗设计和良好的支抗控制就是辅助性正畸治疗成功的关键因素。

辅助性正畸治疗较多采用腭杆和舌弓，将多个牙齿连成整体形成组牙支抗，来矫治目标牙齿（见图 51-2）。如果组牙支抗不够强大，可以考虑设计微型种植体支抗，利用骨性支抗移动牙齿（图 51-3）。在某些牙齿缺失较多的联合治疗患者，可以和种植、修复医师一起会诊，通过诊断性排牙试验，估计正畸后种植体的位置，然后提前植入种植体，等待骨性愈合后，利用种植修复体作为支抗移动牙齿，待正畸完成后再进行种植牙的永久修复（图 51-6）。

三、联合治疗中的综合性正畸治疗

正畸种植联合治疗中的综合性正畸是指对患者牙颌面错殆畸形的全面矫治。联合治疗的患者需要综合性矫治一般有两种情况，一是局部的辅助性正畸治疗措施不足以帮助解决种植修复前牙齿排列和咬合方面的问题，二是需要种植修复的患者同时有改善牙颌面美观和功能的要求和愿望。综合性正畸治疗往往涉及整个牙列咬合的改变，需要戴用全口矫治器，正畸时间一般长于辅助性正畸治疗。

联合治疗中的综合性正畸患者大部分是由相关专业的医生，如种植、修复或牙周医师转诊而来，并非主动寻求正畸治疗，他们的正畸愿望和要求完全是其他医师推荐治疗的结果。这部分患者对于正畸治疗在整个系统治疗中的价值往往缺乏足够的认识和评价，对于正畸治疗的措施和治疗周期也很挑剔，他们更注重口腔健康和功能的恢复，正畸治疗的目标明确而实际，即通过牙齿正畸尽快地使其进一步的牙周或修复治疗成为可能。

联合治疗中的综合性正畸患者还有相当部分是主动地寻求正畸治疗，首诊是正畸专业，他们通过多种资讯手段往往对正畸治疗的形式和目标有比较充分的认识和了解。正畸医师要着重指出他们存在的其他口腔问题及相关的联合治疗措施。

以上两种类型的患者会对正畸治疗有不同的心理反应，正畸医师需要了解和判断患者的治疗动机和个性类型，根据每个患者具体情况制订个性化方案，并将正畸治疗措施、潜在的风险、预期的效果、患者的合作以及治疗产生的费用等问题，和患者进行充分的沟通。

（一）综合性正畸的目标

如果正畸种植联合治疗是将焦点最终落在种植修复上，正畸成为种植修复的必要条件，那么联合治疗中的综合性正畸可以理解为辅助性正畸治疗的延伸，是需要将治疗扩大到整个牙列范围的牙齿排列和咬合调整，才能使得下一步的种植修复顺利进行。这种情况下综合性正畸的目标主要集中在以下方面。

1. 前牙或后牙缺牙间隙的调整 由于外伤、龋坏、牙周炎或先天缺牙等原因导致多数牙齿或多个部位牙齿的缺失，患者经常存在不同方向上的间隙不调。为了美观和种植修复的顺利进行需要进行缺牙间隙的调整，局部的辅助性正畸往往不能进行这种复杂的间隙调整，需要全牙列的综合性正畸治疗。

2. 牙齿的排齐 如果缺牙区邻牙部位存在牙齿异位、扭转和拥挤的情况，通过正畸排齐牙齿有利于修复体和邻牙建立比较好的邻接关系，也有助于改善患者牙颌面的形态美观。

3. 前牙覆𬌗覆盖关系的调整 前牙区的缺失牙种植修复后，种植牙和对𬌗牙齿无论在静态咬合或动态功能咬合时，应保持轻接触或零接触的关系，避免前牙种植体由于受到过大的非功能力，产生𬌗创伤导致前牙种植修复失败。一般来说，前牙缺失牙部位存在的深覆𬌗、浅的过紧的覆盖或反𬌗关系，会对最终修复体的安装部位或受力产生不良的影响。应仔细检查分析前牙的咬合关系，通过正畸改善不利的前牙覆𬌗覆盖关系，才能有利于前牙区种植修复的开展。

4. 后牙反𬌗或锁𬌗的调整 后牙反𬌗或锁𬌗会影响种植体的正常受力，需要正畸治疗改变这种不良的后牙宽度关系。多数后牙的反𬌗或锁𬌗关系，单纯的局部辅助性正畸往往是不够的，需要考虑综合性正畸。如果存在显著的骨性宽度不调，还需要联合正颌外科手术治疗。

如果种植修复患者合并有其他独立的正畸要求或成人正畸患者有单独的缺失牙修复任务，这种联合治疗只是考虑正畸和种植在治疗措施和时机上的衔接问题，其综合性正畸的设计和治疗原则等同于一般成人正畸。这些联合治疗的患者通过综合性正畸可以提高牙颌面的形态美观和咬合功能的改善。由于成人患者缺乏生长潜力，对于轻中度骨性错𬌗畸形，只能做到牙齿的掩饰性矫治；对于重度骨性错𬌗畸形，需要正畸正颌外科联合治疗。

（二）矫治器的选择

和种植修复联合的综合性正畸治疗矫治器的选择与一般成人矫治原则上相同，要求满足以下特点：强调矫治器美观、隐形；尽量轻便、舒适；固位良好；不损害口腔组织，尽量不影响口腔卫生维护；不干扰𬌗功能；产生的矫治力持续、适宜；可以进行良好的支抗控制。

1. 活动矫治器 活动矫治器虽然便于清洁，美观效果好，但由于舒适性差、作用力不持续、牙齿倾斜移动明显等缺点，在联合治疗中作为矫治器选择使用的范围并不广泛。活动矫治器可以作为综合性正畸中配合固定矫治器使用的有效辅助手段，其中平面导板、𬌗垫等活动矫治器较为常用。

2. 固定矫治器 固定矫治器，尤其是预置转矩、轴倾角度和托槽底板厚度补偿数据的直丝弓矫治器，可以精确控制牙齿的移动，达到理想的矫治效果，在正畸种植联合治疗的综合性矫治中也得到广泛的应用。

成人正畸患者需要参与较多社会性活动，一般会对矫治器的美观有非常高的要求。青少年儿童正畸患者所常用的不锈钢托槽矫治器，在成人正畸患者中使用会受到较多排斥，因此针对成人正畸患者发展了一些相对美观的唇侧托槽矫治器，如塑料托槽、陶瓷托槽等。塑料托槽由于槽沟摩擦力大，强度差，目前已逐渐退出正畸临床。陶瓷托槽的使用则受到医师和患者的广泛欢迎。近年来，陶瓷托槽在提高透明性、增加强度、降低摩擦力、发展自锁模式等方面也不断推陈出新，在成人正畸领域矫治器的选择使用上占有较大的比例。

舌侧矫治技术是从20世纪70年代开始发展的一种隐形矫治技术，矫治器粘接于牙齿的舌侧面，可以做到完全隐形。舌侧矫治技术操作复杂，对正畸医师的技术要求比较高。患者的舒适性不如唇侧矫治器，治疗所需花费也远高于唇侧矫治器。目前舌侧矫治技术已经发展到比较成熟的阶段，由于该矫治技术的美观效果最佳，是从事特殊职业人士或具有很高美观要求的正畸患者的首选。

近 10 多年来，基于牙科三维数字化系统和高分子生物材料的发展，无托槽牙套式隐形矫治器在正畸临床有快速发展的趋势，这其中的典型代表是 Invisalign 矫治器。无托槽隐形矫治器有很多优点：完全透明，可以做到相对的隐形；通过计算机辅助设计和生产，做到精确控制牙齿的三维移动；可自行摘戴，患者的口腔卫生易于维护，且不影响正常口腔功能。无托槽牙套式隐形矫治技术可以完全胜任一些简单病例的治疗，诸如单纯牙列拥挤的排齐、关闭牙列散在间隙等情况，对更复杂病例的治疗疗效还需要临床探索和观察。目前无托槽隐形矫治器在正畸临床越来越受到成年患者，包括和种植联合治疗的正畸患者的欢迎。

（三）矫治力学和支抗设计的特点

正畸种植联合治疗的患者常常伴有成人慢性牙周炎，牙周支持组织减少。齿槽骨的丧失导致牙周膜面积减小，牙齿所能承受的最适宜矫治力水平会减小，相应地，牙齿的支抗能力也会降低。齿槽骨明显吸收的联合治疗患者在进行综合性正畸治疗时，应比正常牙齿使用更加温和持续的矫治力，避免过大力值对牙周组织产生损害，减少齿槽骨进一步吸收的可能。包括齿槽骨在内的牙周支持组织部分丧失以后，牙齿的抗力中心会向根尖方向偏移，同样的力值作用在牙冠上，使牙齿倾斜移动的力矩会更大。相应地，如果希望使牙齿达到整体移动，那么来对抗牙齿倾斜移动的平衡力矩也要加大。

联合治疗的综合性正畸患者如果伴有齿槽骨的不同程度吸收，牙齿支抗能力会降低。为了实现良好的支抗控制，应尽量通过腭杆或舌弓将多个后牙连成整体，实现组牙支抗。如果患者牙齿多数缺失，组牙支抗不能满足支抗需求，口外力是一种增强支抗控制的措施，但是需要患者很好的配合。除此之外，采用骨性支抗是成人正畸患者增强支抗控制的比较好的选择。在各种骨性正畸支抗系统中，微钛钉种植体支抗因其创伤小、使用部位广泛、费用较低等优点在临床得到比较好的推广使用。

对于一些缺失牙较多的正畸种植联合治疗患者，如果正畸支抗设计非常困难，有时也可以考虑先行种植体植入，利用修复种植体支抗进行正畸治疗。此时修复种植体具有正畸支抗和基牙的双重身份，种植体的位置不仅要满足正畸牙齿移动的需要，同时要满足正畸治疗后作为基牙修复的要求。因此，口腔修复、牙周、种植、正畸等多学科之间的联合协作才能保证治疗成功。有些特殊的情况，种植体两侧牙齿的正畸移动不能很好地预测，种植体精确的位置必须通过治疗前的诊断性排牙试验来确定，预计好的种植体位置信息转移到原始模型上，通过制作导板再次转移到口内确定种植体的植入位置。

四、正畸与种植修复联合治疗常见错𬌗畸形

（一）过长牙齿的压低治疗

后牙长期缺失未得到及时修复，通常会继发对𬌗牙齿的过度伸长，严重时过长牙齿甚至可以咬合到缺牙区牙龈。后牙的过长会影响缺失牙部位的龈𬌗距离，形成不良的牙列纵𬌗曲线，导致修复治疗困难甚至不能进行。活动义齿修复可以通过降低义齿高度的方法勉强进行治疗。但是在设计固定义齿修复时，尤其设计种植修复时，迫切需要恢复缺失牙的龈𬌗距离。

传统上处理过长后牙的措施一般是有创的治疗。最常用的方法是大量调磨过长牙齿的牙冠，这种方法通常需要配合牙髓治疗和牙冠修复治疗。比较严重的牙齿过长，可以结合齿槽外科手术，通过根尖下截骨降低骨段高度来恢复缺失牙的龈𬌗向距离。更加严重的牙齿过长情况甚至可以考虑对其拔除后一并修复治疗。以上这些措施对过长牙齿都是有创的，如果过长牙齿是病理状态的牙齿或经过牙髓治疗的牙齿，患者尚可考虑这些方法，否则对健康的过长牙齿，多数患者不愿接受这些有创的治疗。

通过正畸治疗压低后牙过长牙齿，是恢复缺失牙部位龈𬌗距离的非创伤性治疗方法。传统上由于缺乏稳定有效的垂直向支抗控制措施，正畸治疗压低过长后牙并不是一件简单的事情。为了避免支抗牙的伸长，正畸医师需要设计复杂的支抗装置来稳定支抗牙，患者通常被要求戴用全牙列固定矫治器或口外弓，以得到足够的支抗来压低过长后牙。这些方法由于美观性差、治疗复杂、疗程长等缺点，并不是所有联合治疗的成人正畸患者都乐于接受。

近些年来各种骨性支抗系统在正畸临床得到发

展和广泛使用。其中微钛钉种植体可以提供绝对稳定支抗，具有使用简单、应用部位灵活、舒适度好、可以即刻加力等优点，得到更多正畸医师的关注。临床实践证明，应用微钛钉种植体支抗技术可以有效压低磨牙矫治开𬌗畸形或解决因个别后牙过长导致的种植修复困难。

为了防止压低后牙时牙齿产生颊向或舌向倾斜，需要在治疗牙齿的颊侧和腭侧齿槽骨均植入支抗微钛钉。微钛钉植入牙根间隔的部位，手术操作应尽量避免对牙根的损伤。支抗微钛钉一般在植入 2 周后开始加力，在过长牙齿的颊侧和舌侧分别粘接正畸矫治器或附件，以链状橡皮圈连接微钛钉和矫治器附件进行施力压低牙齿（图 51-7）。

压低过长后牙一般用微钛钉种植体支抗结合局部的片段弓固定矫治器，属于辅助性的正畸治疗，无需复杂的全牙列矫治。这种方法克服了传统方法支抗牙伸长的缺点，不影响患者的美观，同时正畸疗程也较短。以上优点使得患者更易于接受这种矫治过长后牙的方法。

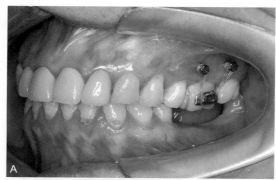

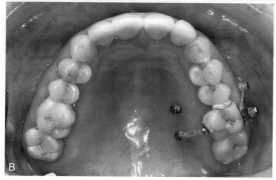

图 51-7　微钛钉支抗技术压低过长磨牙。A. 侧位𬌗像；B. 上颌𬌗面像

在应用微钛钉种植体支抗压低过长后牙的同时，即可以开始缺失牙的种植修复治疗。如果压低治疗达到预期效果时种植修复体尚未完成，可以用结扎丝在支抗微钛钉和牙齿上的正畸附件之间做被动结扎保持。缺牙区种植修复体安装后可以直接去除所有矫治装置，无需进一步的保持治疗，因为种植修复体的完成本身对过长牙齿的压低治疗就是一种保持。

目前除了临床常用的微钛钉种植体支抗结合片段弓矫治技术，无托槽隐形矫治技术也是比较受医师和患者欢迎的治疗个别后牙过长问题的方法。无托槽牙套式隐形矫治器特别适合联合治疗患者局部牙齿排列和咬合的调整，其优势表现在以下方面：没有矫治托槽和弓丝，矫治牙套完全透明，比较好地解决了矫治器的美观问题；将牙列中除被矫治牙以外所有其他牙齿有效地集合成一个整体，比较好地解决了支抗控制的问题；通过三维数字化的设计和制作，比较精确地控制被矫治牙的三维移动方向和距离。

（二）前牙深覆𬌗的矫治

上颌或下颌前牙缺失的患者，如果存在前牙深覆𬌗的症状，尤其是闭锁性深覆𬌗，则几乎不能通过种植修复来恢复缺失牙齿。由于咬合过紧，种植修复体无法放置。即使勉强放置，前牙在功能运动时形成咬合创伤，一般会导致种植修复的失败。

前牙缺失的深覆𬌗患者，必须通过正畸治疗改善前牙的覆𬌗关系，消除种植修复后可能发生的咬合干扰，才能进行前牙的种植修复。以下是常用的矫治前牙深覆𬌗的方法。

1. 唇倾上下前牙　唇向倾斜前牙改变上下前牙的牙轴，可以减小前牙的覆𬌗关系。这种治疗对于闭锁性深覆𬌗是最佳选择。在和种植联合治疗时，正畸采用这种治疗措施还需考虑唇倾上下前牙的限度问题，因为前牙区的种植手术需要合适的种植体植入轴向，过度地唇倾前牙会影响将来种植修复体的受力，种植失败的风险会增加。

2. 升高后牙　升高后牙可以减小前牙的覆𬌗，适用于后部牙齿槽发育不足的低角患者。上颌平面导板等可以实现后牙的升高。平面导板打开后牙咬合的距离超过息止𬌗间隙 2～3 mm 为宜。

3. 压低上下前牙　适用于前部齿槽过度发育的高角或正常下颌平面角患者。如需压低上下前牙，

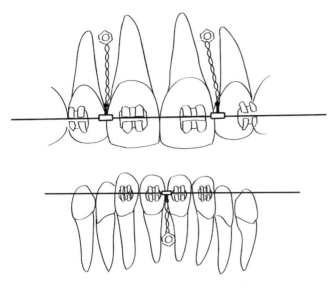

图 51-8　应用微钛钉支抗压低前牙

常采用的措施包括 Ricketts 多用途弓、Burstone 压低辅弓等。成人严重的深覆𬌗有时还需配合微钛钉种植体支抗来压低上下前牙（图 51-8）。

4. 正颌外科手术　重度骨性前牙深覆𬌗患者，尤其是短面综合征患者，需要考虑正畸正颌联合治疗。通过正颌手术，升高后部齿槽，降低前部齿槽高度，才能有效地改善前牙深覆𬌗的状况。

前牙缺失的深覆𬌗患者，其覆𬌗关系的改善还需要考虑患者后牙的磨耗状况和前牙的牙周状况。后牙普遍重度磨耗的患者可以请修复医师联合治疗，通过𬌗重建抬高咬合，改善前牙的深覆𬌗症状。如果下前牙普遍齿槽骨重度吸收，牙齿冠根比例严重失调，也可考虑下前牙牙髓治疗后截冠，再行冠修复，以调整恢复适宜的冠根比，同时改善下颌深的 Spee 曲线，建立正常的前牙覆𬌗关系。

（三）前牙反𬌗的矫治

个别前牙反𬌗常常是牙列拥挤的一种表现，治疗主要从牙齿排齐的角度考虑。本节重点讨论多数或全部前牙反𬌗。前牙反𬌗除了影响患者的美观，由于前牙不正常的咬合关系，常常会引起功能性𬌗创伤。反𬌗前牙的种植修复体受到异常的𬌗力，种植体松动失败的风险很高。因此反𬌗患者的前牙缺失后如需种植修复，首先需要通过正畸治疗纠正前

牙的不良咬合关系。

前牙反𬌗的矫治涉及整个牙列咬合的改变，需要综合性正畸治疗。前牙反𬌗的矫治原则是唇倾上前牙、近中移动上牙列和舌倾下前牙、远中移动下牙列。前牙反𬌗的治疗伴随前牙牙轴的改变，对联合治疗的患者要考虑前牙牙轴的改变程度是否影响种植手术中种植体的轴向。

非骨性或轻度骨性畸形的前牙反𬌗患者，前牙没有明显的代偿关系，反𬌗治疗后前牙牙轴的改变对种植体植入轴向影响不大。但对于有明显骨性畸形的前牙反𬌗患者，一般治疗前牙齿已经存在明显的代偿性倾斜，如果矫治设计通过掩饰性矫治解除前牙反𬌗关系，那么需要上下前牙进一步的代偿性倾斜，治疗后上前牙过度唇倾或下前牙过度舌倾的情况会严重影响前牙的种植修复治疗。因此对于有明显骨性畸形的前牙反𬌗患者，不能设计单纯的掩饰性正畸，需要考虑正畸 - 正颌 - 种植多学科联合治疗。

（四）牙列拥挤的矫治

正畸种植联合治疗患者如果存在牙列拥挤、牙齿扭转错位，常常为种植修复带来困难甚至导致种植修复不能进行。通过正畸治疗排齐牙齿，解除牙列拥挤，再行种植修复，能够得到满意的种植修复治疗结果。种植前正畸排齐牙齿对于联合治疗的意义主要集中在以下几点。

1. 改善美观　前牙区的牙列拥挤错位对于美观影响比较大。当缺失一个中切牙，而对侧中切牙是显著扭转错位时，缺失牙的种植修复是按同样错位形态修复还是按照标准位置形态修复就是一个纠结的问题。通过正畸治疗排齐牙齿、纠正扭转牙，可以满意地解决这个问题。

2. 改善种植修复体的邻接关系　改善种植修复体的邻接关系有助于维护种植体周围牙周支持组织健康。

3. 改善种植牙部位的覆盖关系　前牙区的牙齿拥挤扭转常会导致前牙咬合过紧，影响种植体的植入角度和修复体的受力。排齐拥挤扭转的牙齿，适当增大缺失牙部位的覆盖关系，有助于种植修复的顺利进行。

4. 有利于恢复缺牙间隙　后牙区缺牙部位邻近牙齿的扭转，常会导致缺牙间隙的缩小。正畸治疗纠正扭转牙齿可以扩大缺牙区的间隙。

上下颌牙列严重拥挤的联合治疗患者，需要设计减数 4 颗第一前磨牙，其治疗和青少年患者的综合性正畸类似。如果综合考虑缺牙部位的间隙、骨质、牙列中线等情况，并结合患者的具体要求，正畸方案有时也会选择以缺失牙作为该象限区域的拔牙设计，该象限不再减数前磨牙。这种设计尽可能保留了健康牙齿，通过关闭缺失牙间隙避免了种植修复，但有可能会牺牲一部分的对称性美观，这需要和患者充分沟通并征得其同意。

成人正畸患者的轻中度牙列拥挤，一般可以通过适度扩弓和邻面去釉得到矫治。如果前牙较为直立，面型突度良好，可以进行前牙的适度唇向开展获得间隙，从而排齐牙列。成人正畸解除牙列拥挤所需间隙的另一个重要来源，是通过牙齿近远中邻面的去釉获得。一般情况下，上颌前牙区邻面去釉可以获得 4～5 mm 的间隙。下颌前牙的邻面去釉量稍小，可以获得 3～4 mm 间隙。下前牙超过 3～4 mm 的拥挤量，常需要设计减数拔除一颗下切牙来提供间隙。后牙也可以进行邻面去釉，但要考虑对尖窝关系的影响，必要时要做排牙试验。

具体选择何种方式获得间隙排齐牙齿，要结合患者牙列拥挤的程度和部位、牙弓突度、牙齿大小、牙周状况、前牙覆𬌗覆盖关系、前牙美观性和后牙咬合关系等因素综合考虑。

牙齿拥挤的治疗根据拥挤的部位和范围，可以是局部的辅助性正畸或全牙列的综合性正畸。矫治器通常选用固定矫治器。为了满足患者美观的要求，矫治器可以采用唇侧的陶瓷托槽矫治器或舌侧矫治器。近年来无托槽数字化隐形矫治器在局部牙齿排齐治疗中的使用越来越得到重视，也受到成人正畸患者的欢迎。在成人正畸患者牙齿排齐的治疗过程中，应注意矫治力尽量轻柔持续。如选用固定矫治器，矫治弓丝应从细圆镍钛丝开始使用，顺序更换弓丝。如果使用无托槽隐形矫治器，应注意适当调整减小每副牙套牙齿移动的步距。

牙列拥挤矫治后的复发趋势非常明显，牙列排齐后应该经过保持阶段稳定牙齿矫治后的位置。一般在牙列排齐后 6～8 周，齿槽骨的改建完成后可以开始修复治疗。对于复发趋势明显的扭转牙，建议排齐治疗后进行牙龈纤维环切术，再行保持 6 个月。种植修复体戴用后依然需要继续保持。

（五）缺牙间隙的调整

种植前的正畸治疗经常会涉及缺牙间隙的调整，才能达到比较理想的种植修复效果。种植前缺牙间隙的调整主要集中在以下情况。

1. 缺牙间隙过小　牙齿长时间缺失未及时修复，邻近牙齿会发生移位、倾斜，缺失牙的近远中间隙显著缩小，甚至影响到手术器械难以操作，可能会使最小直径种植体都不能植入。通过正畸治疗恢复缺失牙的间隙，至少恢复到允许最小直径种植体可以手术植入的空间。间隙的获得一般来源于扩弓或牙齿的邻面去釉。能否采用扩弓治疗需要考察患者的覆𬌗覆盖情况、牙弓的突度、齿槽骨的丰满程度等。相邻牙齿的邻面去釉是经常采用的扩大缺牙间隙的方法。一般常用固定矫治器矫治间隙不足的问题，在足够稳定的主弓丝上用镍钛螺旋弹簧扩大缺牙间隙。

2. 缺牙间隙过大　牙齿的长期缺失或牙周支持组织的丧失导致邻牙的移位，也会出现缺牙间隙过大的情况。一般使用固定矫治器加以调整，待使用到稳定的主弓丝后，以链状皮圈缩小缺牙间隙至合适大小。缩小间隙治疗过程中应注意覆𬌗覆盖的变化。

3. 牙列散在间隙　牙齿缺失时间过长，尤其是多颗牙齿的缺失，牙列中一般会出现散在间隙，导致缺牙部位间隙发生变化。这一方面影响患者美观效果，另一方面影响缺失牙的种植修复。通过正畸治疗将散在间隙集中于牙列的某个缺牙部位进行修复，应考虑现有牙齿的位置和排列以及缺失牙部位的骨质情况，并及时和种植、修复医师沟通，确定间隙集中的位置和修复方式，制订针对患者的个体化治疗方案。

正畸治疗调整缺牙间隙应注意几个原则：

1. 缺牙间隙恢复合适　前牙美学区域重点从美观方面考虑，缺失牙间隙的恢复应和对侧牙相对称。如缺牙间隙调整正常后仍有少量间隙实在难以关闭，可以放于尖牙远中，不会对美观效果有太大影响。后牙间隙的调整应保证最小种植体的植入。

2. 上颌中线的考虑　上颌牙列中线是牙颌面美观中重要的考虑因素。间隙调整无论是扩大或缩小调整，正畸治疗应注意保持上颌中线的位置正中。

上颌牙列中线偏斜 2 mm 之内的治疗设计尚可以接受。如治疗后中线偏斜超过 2 mm，就要在方案设计上做出修改和调整，除非极特别案例的设计要保留明显偏斜的上颌中线，这要和患者沟通并获得理解。

3. 缺牙区邻牙牙根的平行　正畸治疗调整缺牙间隙，除了在牙冠水平获得合适的近远中间隙，还要保证在牙根之间得到正常的宽度。也就是说正畸移动牙齿调整缺牙间隙，牙齿应做到控根移动，最终的治疗结果应达到缺牙间隙两侧邻牙的牙根平行，才能使种植手术得以顺利进行，种植修复体的邻接关系以及邻牙所受殆力的传递都能达到正常的状态。

（六）倾斜磨牙的直立

临床上后牙的缺失非常常见，尤其是第一恒磨牙。后牙的长期缺失会导致邻牙的位置变化。第一恒磨牙缺失后，如不及时修复，第二恒磨牙和第三恒磨牙会向近中倾斜和旋转，第二恒磨牙近中容易形成较深的假性牙周袋；前磨牙向远中倾斜和旋转；对殆牙发生过长。这种邻牙位置的变化影响第一恒磨牙种植修复的进行，即使勉强修复，种植修复体不能和邻牙建立良好的邻接关系，影响牙周支持组织的健康。倾斜的第二恒磨牙本身受到的殆力不能沿牙体长轴传递，也容易造成牙周组织创伤。

种植前的正畸治疗相当一部分工作是直立倾斜的第二恒磨牙，恢复缺牙部位邻牙的正常位置，有利于第一恒磨牙的种植修复，改善局部咬合功能和牙周组织健康的维护。

直立第二恒磨牙在矫治设计和治疗方面需要考虑以下因素。

1. 缺牙间隙的处理　第二磨牙的近中倾斜移动，常导致第一恒磨牙间隙明显变小。在设计第二磨牙直立的正畸方案时，可以是远中直立牙冠恢复缺牙间隙，也可以是近中直立牙根进一步减小间隙，甚至关闭间隙（图 51-9）。方案的选择取决于第三磨牙的情况、缺牙部位齿槽骨情况、支抗的设计、牙列对解除拥挤和改变突度的正畸需求以及患者的主观愿望等因素。在正畸种植联合治疗中，多数情况下进行第二恒磨牙牙冠远中直立的正畸治疗工作。

2. 第三磨牙的处理　在向远中直立倾斜的第二磨牙时，如果第三磨牙明显阻生，不能与对殆牙建立咬合功能，一般考虑拔除第三磨牙，可以减轻第

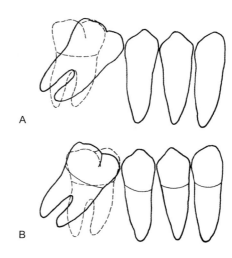

图 51-9　第二磨牙不同的直立方式。A. 远中直立第二磨牙牙冠，缺牙间隙增加；B. 近中直立第二磨牙牙根，缺牙间隙减小或关闭

二磨牙直立的阻力。有比较少的情况，第三磨牙萌出完全，且与对殆牙有良好咬合，这时需要保留第三磨牙，和第二磨牙一起直立。

3. 支抗的设计　第二磨牙本身的支抗能力较强，如果想有效地直立第二磨牙，需要考虑更加稳定的支抗来源。如果采用牙性支抗，仅仅使用同侧的尖牙到第二前磨牙的组牙支抗往往是不够的，通常需要通过舌弓将对侧的牙齿加入到支抗单元内来。同侧的支抗牙如果不构成病理殆，那么托槽无需按标准位置粘接，以托槽粘接后能使槽沟在同一水平线为标准，方便粗的稳定弓丝能尽快入槽结扎，增强支抗单位。

近年来骨性正畸支抗技术已经在临床成熟使用。在直立第二磨牙时使用微钛钉正畸支抗是比较有效的方法。支抗微钛钉可以植入磨牙后区或升支前缘，通过链状皮圈直接对倾斜的第二磨牙施力，达到使第二磨牙远中直立的效果（图 51-10）。支抗微钛钉也可以植入双尖牙区的颊侧齿槽骨，通过直立辅弓直接对第二磨牙施力（图 51-11）。这两种方式支抗稳定，完全抛弃牙源性支抗的方式，避免支抗牙的不利移动。

4. 直立弹簧的使用

（1）有对殆牙时直立磨牙的情况：经过局部牙弓简单排齐和整平，当使用到 0.017 英寸 ×0.025 英

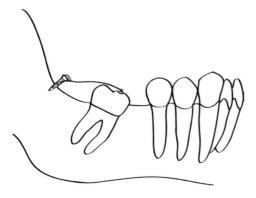

图 51-10　应用微钛钉支抗远中直立磨牙

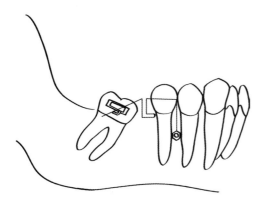

图 51-11　应用微钛钉支抗直立磨牙

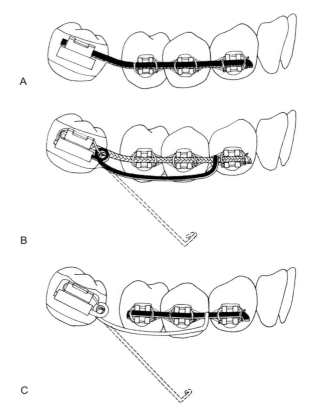

图 51-12　片段弓和直立弹簧直立有对骀牙的倾斜磨牙。A. 磨牙倾斜程度较轻时；B. 辅助使用直立弹簧；C. 倾斜严重时，支抗牙使用粗的唇弓，并辅助使用直立弹簧

寸方钢丝作为主弓丝后，可以用直立弹簧辅助直立第二磨牙，直立弹簧可以用 0.017 英寸 × 0.025 英寸 TMA 丝或带圈曲的 0.017 英寸 × 0.025 英寸方钢丝制作。如果主弓丝难以进入第二磨牙，可以用较粗的 0.019 英寸 × 0.025 英寸方刚丝作为主弓丝，在稳定尖牙和前磨牙的支抗牙后，再以直立弹簧直立磨牙（图 51-12）。

　　直立弹簧在加力前，需要做轻度的舌向弯曲，以抵抗在直立磨牙时使支抗牙颊向和磨牙舌向的力量（图 51-13）。这种设计形式的直立弹簧只能用于直立有对骀牙的磨牙，否则会使磨牙直立的同时快速伸长而带来后患。

　　（2）无对骀牙时直立磨牙的情况：可以使用带"T"形曲的直立簧直立磨牙，避免磨牙直立时产生过度伸长（图 50-14）。弓丝由 0.017 英寸 × 0.025 英寸不锈钢方丝或 0.019 英寸 × 0.025 英寸 TMA 丝制作。在"T"形曲远中臂做后倾弯，起到加力的作用。

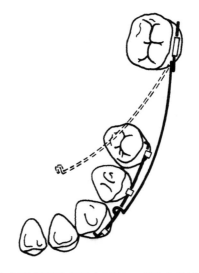

图 51-13　直立弹簧预先做舌向弯曲，抵抗支抗牙的颊向和磨牙的舌向作用

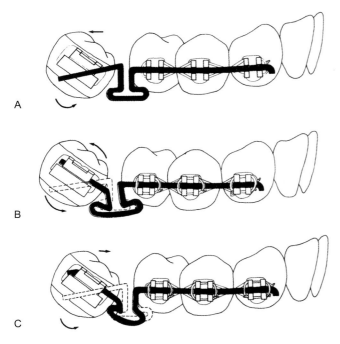

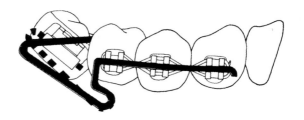

图51-15　改良"T"形曲用于直立严重倾斜的磨牙

图51-14　"T"形曲直立倾斜磨牙。A."T"形曲的弯制和加力；B.末端不回弯，"T"形曲产生牙冠远中直立，缺牙间隙增加；C.末端弓丝回弯，"T"形曲产生牙根近中直立，缺牙间隙减小

如果磨牙严重倾斜或存在旋转，"T"形曲弓丝难以进入磨牙颊管，可以改良"T"形曲的设计，使"T"形曲从远中进入磨牙颊管（图51-15）。

5. 磨牙直立后的保持　磨牙直立后需要保持2～3个月，等待牙周组织的改建。这期间即可以开始第一磨牙的种植修复治疗，种植修复体的安装是对直立磨牙最好的保持。

（七）后牙锁𬌗的矫治

缺失牙部位邻近牙齿有锁𬌗的存在，是影响缺失牙种植修复的一个重要因素。后牙的锁𬌗一般由上颌后牙的颊向倾斜和下颌后牙的舌向倾斜导致，可以通过交互牵引进行治疗。如果锁𬌗是由单颌的牙齿倾斜造成，在交互牵引时应加强对𬌗牙齿的支抗控制（图51-16）。需要注意的是，在交互牵引矫治后牙锁𬌗时，需要配合后牙𬌗垫打开咬合，解除锁结关系。当锁𬌗问题解决后，可以分次磨减𬌗垫高度，直到所有牙齿均建立咬合关系。

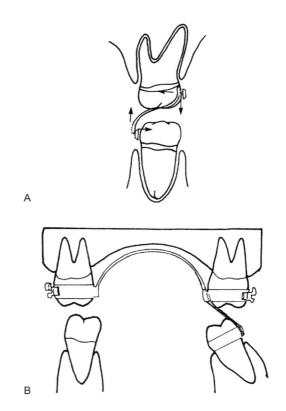

图51-16　交互牵引矫治锁𬌗。A. 交互牵引伴有垂直分力；B. 使用腭杆加强支抗，防止交互牵引时正常牙齿的位置改变

（八）患牙的伸长治疗

对于正畸种植联合治疗患者，如果要拔除的患牙还可以暂时保留，可以通过正畸手段尽可能𬌗向伸长患牙，以改善种植部位的骨量和软组织条件，有利于种植手术的进行和提高修复后的美学效果。

正畸伸长牙齿相对容易做到，一般局部放置矫治器即可。患牙的托槽可有意向龈方粘接。如果冠缺损严重，也可以在根管内插入钢丝并固定，在根管口上方位置弯制牵引钩，用于患牙的𬌗向牵引（51-17）。一般来说，患牙牙根在正畸牵引前应行根管治疗，根尖病变得到控制后方可进行伸长治疗。

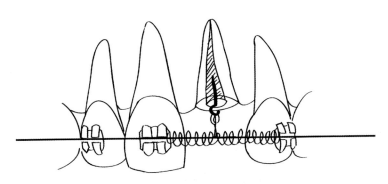

图 51-17　正畸𬌗向牵引牙根，改善种植区域软硬组织状况

参考文献

[1] Amsterdam M, Abrams L. Periodontal prosthesis in periodontal therapy. In: Goldman HM, Cohen DW. Periodontal Therapy. 6th ed. St Louis: Mosby, 1980.

[2] Barrer HG. The adult orthodontic patient. Am J Orthod, 1977, 72:619.

[3] Graber TM, Vanarsdall RL. Current Orthodontics Concepts and Techniques. 3rd ed. St Louis: Mosby, 2000.

[4] Kim SH, Kook YA, Jeong DM, et al. Clinical application of accelerated osteogenic orthodontics and partially osseo-integrated mini-implants for minor tooth movement. Am J Orthod Dentofacial Orthop, 2009, 136:431-439.

[5] Kokich VG. Managing complex orthodontic problems: the use of implants for anchorage. Semin Orthod, 1996, 2(2):153-160.

[6] Miller TE. Orthodontic therapy for the restorative patient. Prat I: The biomechanical aspects. J Prosthet Dent, 1989, 61:268-276.

[7] Nanda R, Kapila S. Current Therapy in Orthodontics. St Louis: Mosby, 2010.

[8] Proffit WR. Contemporary Orthodntics. 3rd ed. St Louis: Mosby, 2000.

第六篇

口腔正畸生态篇

第五十二章

正畸治疗中的口腔健康教育和卫生保健

胡　炜　陈莉莉

本章内容

一、正畸治疗中的釉质脱矿

（一）临床表现

　　某些患者因为忽视了口腔卫生维护，加之不良的饮食习惯，在使用固定矫治器的治疗中或拆除矫治器后，可在牙齿的唇（颊）面上发现形态不规则的白垩斑（图 52-1），这就是釉质脱矿——釉质的早期龋，其病理表现与牙釉质邻面龋类似。当脱矿程度严重时，釉质表层剥离，出现明显的龋损（图 52-2）。长期临床观察表明，刚拆除托槽时釉质脱矿病损呈不透明的白垩斑，边缘清晰可见。以后的数月中，脱矿病损会出现一定程度的再矿化，体现在脱矿区域的面积减小和矿物质含量增加。临床表现为白垩斑边缘变模糊，白垩色变浅。此后脱矿釉质的再矿化速度会变慢，临床改变就不太明显了。当然，伴随釉质表层的不断磨损使脱矿病损深度逐渐变浅，临床表现为白垩斑的颜色逐渐变浅。但这一过程相当漫长，仍有

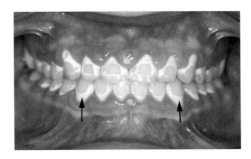

图 52-1 正畸治疗后牙齿唇颊面上的白垩斑——釉质脱矿病损

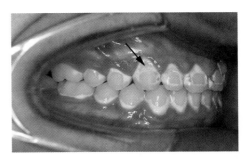

图 52-2 正畸治疗后上尖牙牙冠颈部出现龋洞

许多白垩斑不会在短期内消失。

（二）患病情况

以往研究表明，在没有任何干预措施的情况下，使用固定矫治器的正畸患者牙釉质脱矿的患病率高达 50%～60%，没有明显的性别差异。多数患者是轻中度脱矿，极少数患者有重度脱矿，甚至出现龋洞。当采取一定的防治措施后，釉质脱矿的发病率会下降 30%～40%。对于那些能够认真完成自身口腔卫生维护并在医师的指导下每天配合使用 0.05% 氟化钠溶液漱口的患者，就很少发生牙釉质脱矿。从以上可知，患者自身口腔卫生的维护是减少牙釉质脱矿的关键。

（三）好发部位

临床调查表明，上颌前牙最容易发生釉质脱矿，侧切牙的发病率最高。下颌尖牙和前磨牙也是易感牙位。上颌牙齿釉质脱矿的程度要重于下颌牙齿。早期研究表明，已经松动的带环内包裹的牙齿表面也是釉质脱矿的易发部位，但随着玻璃离子粘固剂在临床的广泛使用，该部位的釉质脱矿已消除。出现釉质脱矿的牙齿上，托槽周围的釉质、托槽或颊管龈方的釉质又是好发部位（图 52-3）。

（四）病因

1. 正常情况下牙釉质的脱矿与再矿化维持着一种动态平衡，釉质不会出现脱矿。正畸治疗中，尤其在使用固定矫治器的矫治过程中，由于矫治器部件粘着在牙齿上，使牙面的某些部位不易清洁，出现菌斑滞留。这些部位通常是托槽之间被弓丝遮挡

的牙面以及托槽龈方的釉质区（图 52-4）。如果这时患者没有及时清除牙面上的菌斑又有不良的饮食习惯，菌斑中的致龋菌不断地将糖类转化为酸，菌斑局部的 pH 值显著下降，脱矿-再矿化的动态平衡被打破，脱矿过程占优势，最终导致釉质脱矿。目前许多青少年喜欢饮用各种含蔗糖和（或）含酸性物质的饮料，有些人在平时的生活中只喝饮料。临床调查发现，这些患者釉质脱矿的发生率明显增高，脱矿的部位集中在前牙区，脱矿程度较为严重。虽然使用无托槽隐形矫治器可以降低牙釉质脱矿的发生率，但是如果患者在喝含糖或酸性饮料时没有摘下矫治器，饮料就会渗入矫治器与牙齿表面的缝隙中，在较长时间内对牙齿都有侵蚀作用，同时牙齿表面的菌斑还将糖转化为酸，进一步导致釉质脱矿的加剧。正畸临床发现，这些在喝饮料时仍佩戴无托槽隐形矫治器的患者的牙釉质脱矿发生率明显提高，釉质脱矿的严重程度明显加重，而且釉质脱矿不仅在前牙区好发，在矫治器包裹的后牙区也成为牙釉质脱矿的好发部位。

2. 上颌前牙远离口腔内大唾液腺的开口处，菌斑产生的酸性物质不易被唾液成分缓冲；喝饮料时，其中的酸性物质最先侵蚀上颌前牙。这些都是上前牙容易发生釉质脱矿的原因。

3. 患者唾液系统出现问题，例如唾液分泌量小，唾液黏稠，势必会影响其对菌斑中酸性物质的缓冲作用。临床中经常可以观察到，一些唾液黏稠的患者在正畸治疗前就存在多个活动性龋损，甚至在不易发生龋病的下前牙也出现明显的邻面龋。这些患者在戴入矫治器后将是釉质脱矿的高危人群，不适合使用固定矫治器。

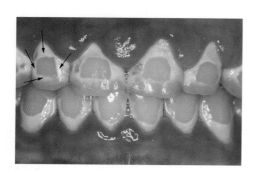

图 52-3　釉质脱矿的好发部位（箭头所指）

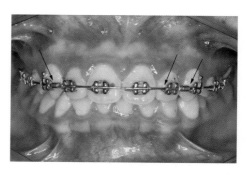

图 52-4　正畸治疗中口腔卫生状况不良患者牙面上的菌斑滞留（箭头所指）

4. 由于固定矫治器的存在，改变了龈上菌斑的生存环境，导致致龋菌（主要是变形链球菌）在数量上增多，同时在菌群中所占比例也有所增加。这种增加在矫治器戴入后便会出现，直到矫治器拆除后才能恢复治疗前的水平。此外，这些细菌的代谢也发生改变。研究表明戴入固定矫治器后，牙面上菌斑中的钙、磷离子含量均下降，这将不利于釉质再矿化的进程，同时菌斑的 pH 也下降，这说明龈上菌斑的致龋性增强。

二、正畸治疗中的牙周组织炎症

（一）临床表现

使用固定矫治器的正畸患者如果忽视了口腔卫生维护，就会出现不同程度的牙周组织健康问题，最常见的是牙龈炎症。主要表现为牙龈红肿、探诊出血，有些患者则表现为牙龈增生（图 52-5）。多数情况下，这种变化是暂时的，只要患者进行牙齿洁治并保持好口腔卫生，牙龈炎症可以消失，不会出现牙周组织的永久性损害。长期的对比观察结果显示，正畸患者的附着丧失和齿槽骨嵴高度的下降程度与未经正畸者没有明显的差异。而且由于患者在长期的口腔卫生宣教下，养成了良好的卫生习惯，以及正畸治疗后牙齿排列位置改善等原因，治疗后患者的牙周状况甚至要好于未经正畸治疗者。但有些患者因没能维护好口腔卫生，使牙龈炎症发展为牙周炎，进而导致附着丧失。表现为牙周袋探诊深度增加，齿槽骨吸收，牙齿松动度增大以及牙龈退缩等。

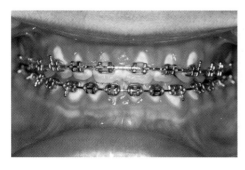

图 52-5 正畸治疗中口腔卫生状况不良患者出现严重的牙龈红肿、增生，龈上菌斑堆积

（二）患病情况

从以往的调查可知，半数以上的青少年患者在正畸治疗中会出现牙龈炎，成年人的患病率相对较低。在国外有关的临床调查中，约有 10% 的患者发生了牙周组织的破坏，表现为附着丧失。

（三）好发部位

后牙较前牙容易发生，而且其程度重于前牙。其中上颌后牙更易发生，下颌前牙也是好发部位之一。牙齿的邻面较唇（颊）面和舌面更易发生，程度也较重。

（四）发病因素

菌斑滞留是导致牙周组织炎症的直接原因。固定矫治器的存在会影响牙齿的自洁，容易导致菌斑滞留，如果患者不能很好地保持口腔卫生，就会出现牙龈炎症。研究表明正畸治疗中牙周组织炎症、组织破坏程度和口腔卫生的好坏直接相关。

三、口腔健康教育和卫生保健

以往研究表明早期釉质脱矿的病损可以通过再矿化恢复正常。但在临床上很难发现早期的釉质脱矿病损，等到肉眼观察到釉质表面出现明显的白垩色斑时，釉质脱矿的程度已经较重，人体自身的再矿化系统很难使已脱矿的釉质发生完全的再矿化。正畸治疗中一旦发生牙周附着的丧失也是一种不可逆的损伤。需要强调的是，对于正畸治疗中出现的牙釉质脱矿和牙周组织炎症要做到预防为主，应在治疗中采取一系列的措施来预防这些问题的发生，并尽可能去阻止或控制其进程。因此，在正畸治疗前和治疗中进行口腔健康教育和口腔卫生保健工作十分必要。只有做到预防为主、防治结合，才能在最大程度上缓解正畸治疗中出现的不良问题，有利于正畸患者牙齿的健康和稳定，提高矫治的整体水平。

（一）口腔健康教育

从病因学分析可以发现，导致正畸治疗中牙釉质脱矿和牙周组织炎症的主要原因是患者忽视了自身的口腔卫生保健，没有及时清除牙面上的菌斑，没有改变不良的饮食习惯。因此，对于正畸患者的口腔健康教育尤为重要。口腔健康教育应成为正畸治疗不可缺少的组成部分，在患者治疗前就开始系统的健康教育。主要向患者讲解保持口腔卫生的重要性，介绍菌斑的危害，指导正确的刷牙方法等。在以后的复诊中，主要工作是对患者口腔卫生状况的监控，对其口腔卫生行为的指导，推荐使用防护用品等。这一工作主要由医务人员（包括正畸医师和护士）来承担。随着国内矫治水平的发展和人们对矫治要求的提高，越来越多的正畸医师开始重视对患者的口腔健康教育。这项教育的重点内容是教会患者如何在矫治中控制菌斑和改变不良的饮食习惯。

首先要提高正畸患者对于菌斑控制重要性的认识，明确口腔卫生不良的危害。对于未成年患者还应取得家长的理解和配合。对于那些在正畸治疗前口腔卫生状况不佳的患者，更需要在矫治器戴入前进行反复不断的口腔卫生宣教和指导，直至其自身的口腔卫生状况改善后再开始治疗。不良的饮食习惯是指在两餐之间或睡前进食含蔗糖的食物或饮料。正畸治疗中需要患者改变原来的不良饮食习惯，养成良好的饮食习惯，即在两餐之间尽可能不进食甜饮料和食物，睡前刷牙后不进食任何食物或饮料。对于青少年患者需要家长协助教育和监督，逐步使其建立良好的饮食习惯。同时，应使患者尽可能避免进食坚硬或黏的食物，防止对矫治器的破坏。

在正畸治疗中更需要重视对患者的口腔健康教育，在每次复诊时检查患者的口腔卫生状况，在病历上记录并指导其在口内戴有矫治器的情况下如何维护自身的口腔健康。对于总不能合作做好口腔卫生维护的患者，应不断强调口腔卫生不良的危害，同时暂停正畸治疗一段时间。如果患者戴有固定矫治器，可以先拆除结扎在托槽上的弓丝，再次指导患者如何刷牙，让其回家反复练习，直到下次复诊时口腔卫生状况有较大改善后再恢复治疗。对于极少数仍不能合作的患者，正畸医师有权终止其正畸治疗。

从临床实践可知，有效的口腔健康教育不仅使正畸患者掌握了正确有效的刷牙方法，养成良好的口腔卫生习惯和饮食习惯，也是对患者合作性的锻炼和培养，减少患者不按时复诊的次数以及中途停止正畸治疗的可能性。众所周知，成功的正畸治疗离不开患者的密切配合。

（二）口腔卫生保健

1. 正畸治疗前的准备工作 应在正畸治疗前仔细检查患者的口腔卫生状况和存在的牙体牙周疾病。对于牙体牙髓疾病应在矫治前进行完善的治疗；对于需要保留的牙齿，但牙冠破坏严重者，可以在完善的根管治疗的基础上先行修复治疗后再在其上放置正畸装置。如有必要，可以对青少年新萌出的磨牙𬌗面进行窝沟封闭。正畸治疗前多需进行牙周洁治，清除龈上牙石。对于已经存在牙周问题的患者，则应先进行系统的牙周治疗（包括牙周洁治、刮治和局部手术治疗），在牙周疾病得到充分的控制，病情稳定后才能进行正畸治疗。

2. 菌斑的控制 控制菌斑是预防正畸治疗中釉质脱矿和牙周组织损害的最有效方法，及时清除牙面和矫治器上滞留的菌斑和食物残渣，就相当于消除了病因。日常对菌斑的控制主要由患者自己完成，在复诊时由医师检查并进行专业清理，如有必要也可以使用一些化学药物辅助控制菌斑。

（1）刷牙：早晚认真仔细地刷牙是清除菌斑的首要方法。目前推荐使用的是改良 Bass 法刷牙。由于牙齿唇（颊）面被托槽、带环和弓丝分割成上下两个部分，所以应分两个步骤刷牙。以刷上牙为例，第一步将牙刷刷头与牙齿𬌗面呈45°角向上，先清洁牙齿的下半部分（托槽𬌗方）表面和牙龈边缘等部位（图52-6）；第二步将牙刷刷头旋转180°向下，但仍与牙齿𬌗面呈45°角，只不过方向向下。这次主要清洁牙齿上半部分（托槽龈方）表面（图52-6）。刷下牙的唇（颊）面时也是两个步骤，不过牙刷放置的方向与刷上牙时正好相反。刷牙中，尽可能将牙刷的刷毛伸进托槽与弓丝之间的部位，清除托槽近远中牙面上的菌斑。刷牙的力量不能过小，否则不足以清除菌斑。选用牙刷的刷头要小，刷毛要中等硬度。在同等时间内，电动牙刷比普通牙刷清除菌斑的效率高。尤其对于口腔卫生不良的患儿，电动牙刷可能会增加他们对刷牙的兴趣。某些不易清洁的部位（弓丝下方被遮挡的牙面）还可以使用间隙刷清理。如有必要还可以教患者如何使用牙线来清洁牙齿邻面。每次复诊时应对患者的口腔卫生情况进行检查，必要时可以应用菌斑染色剂来指导患者刷牙，让其直观地发现刷牙后哪些部位仍没有清理干净，以及如何清理这些部位。需要提醒患者：每天

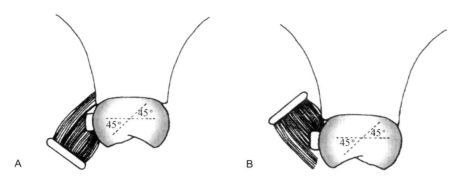

图 52-6 戴有固定矫治器的刷牙方法（以上后牙为例）。A. 清洁牙齿下半部分（托槽方）表面和牙龈边缘等部位；B. 清洁牙齿上半部分（托槽龈方）表面

早晚的刷牙非常重要，在有条件时午餐后也要刷牙；刷牙后要求患者照镜子自查牙齿表面的清洁程度；刷牙时应使用含氟牙膏。

戴有活动矫治器的患者每天需要用牙刷蘸牙膏清洗矫治器的组织面。如因正畸治疗需要患者在进食时也戴用活动矫治器时，则在进食后应摘下矫治器冲洗其上存留的食物残渣，同时刷牙。戴有活动保持器的患者也需要每天对保持器进行清洁。

（2）专业清洁：正畸治疗中应根据患者的口腔卫生状况定期为患者进行专业性的牙周洁治，清除龈上菌斑和牙石。对于患有牙周疾病的正畸患者在矫治中还应定期进行牙周情况的检查，当发现病情变化时，应及时进行牙周基础治疗。

（3）局部使用一些化学药物可以起到控制菌斑的辅助作用：氯已定能对口腔内的细菌起到一定的抑制作用，是常用的治疗牙周疾病的药物。研究表明正畸治疗中患者用 0.12% 氯已定溶液含漱后菌斑指数明显下降，同时牙周状况也有明显改善。对于在正畸治疗中不能很好清除菌斑的患者，可以在短期内使用来控制菌斑。氟化亚锡能影响细菌的代谢、生长和黏附。研究显示每天用含有氟化亚锡的牙膏刷牙能明显降低正畸治疗中患者的菌斑指数和出血指数，而且牙膏中锡离子浓度越高其治疗效果越明显。以上两种化学药物长期使用后可能会造成牙齿表面的色素附着增加，但在矫治后经过专业清洁可以将上述色素去除。

菌斑控制不是一朝一夕的事情，需要正畸医师和患者都重视这个问题，医生在临床工作中要不断提醒、督促患者注意口腔卫生的维护，但关键还在于患者能够自觉认真地完成每天的菌斑控制。对于在正畸治疗前已经患有牙周疾病的患者，其口腔卫生的维护则显得更加重要。

3. 氟化物的局部使用 氟化物的局部使用可以防止釉质脱矿的发生，对已经发生者能阻止其继续发展，促进釉质的再矿化。正畸治疗中可以采取以下几种措施。

（1）使用含氟化物 [NaF、SnF_2、单氟磷酸钠（SMFP）] 牙膏刷牙，并配合低浓度含氟溶液（0.05% NaF、0.4% SnF_2）漱口。

（2）粘接托槽后，在局部隔湿后使用氟凝胶（1.23% APF、2% NaF 和 0.4% SnF_2）、氟泡沫处理牙面 5 分钟，或将氟涂料直接涂在牙齿的唇颊面。以后每隔半年在专业清洁后重新处理一次。

（3）使用玻璃离子粘固剂粘接带环或托槽，它在治疗中可以缓慢释氟，同时它还能从较高浓度氟化物（含氟牙膏）中吸收氟离子并再次释放。

使用单一氟化物制剂往往不能取得满意的效果，一般需要多种方法协同配合方能取得良好的疗效。

4. 规范正畸临床操作 正畸治疗中规范的临床操作，有助于减少釉质脱矿和牙周组织炎症的发生。

（1）应使用酸蚀凝胶，严格控制酸蚀的面积，使其略大于托槽底板的面积即可。

（2）粘接托槽后及时清除托槽周围被挤出的粘接剂"飞边"。及时发现松动的托槽，重新粘接。

（3）选择大小合适的带环，边缘较窄的带环。粘接带环后清除多余的粘固剂。及时发现松动的带环，重新粘接。

（4）对于已经患有牙周疾病的患者，尽可能使用可以直接粘接的颊管。

（三）对脱矿病损和牙周组织损害的治疗

轻度的釉质脱矿可以使用再矿化方法促进釉质再矿化。研究证明，当脱矿釉质外界的氟离子浓度较低时有利于其再矿化，而当氟离子浓度较高时则主要在脱矿病损的表层发生再矿化，进而阻塞了钙磷离子进入脱矿病损深层的通道。因此，当发现釉质上出现白垩斑时，不要使用较高浓度的氟化物制剂，而应使用较低浓度的氟化物溶液来促进釉质的再矿化。对于较为严重的病损，可以磨除牙齿表层的少许釉质（约 0.1 mm ）后用氟化物处理；出现龋洞后应及时充填治疗。

当牙龈增生明显影响正畸治疗，或原先的牙周疾病出现反复、病情发展时应暂时停止牙齿的矫治而进行系统的牙周治疗。待病情好转稳定后再恢复治疗。对于过度增生的牙龈可以采取牙龈切除术切除部分增生的牙龈，恢复牙龈的健康和美观。

正畸治疗中防治釉质脱矿和牙周组织炎症是一项长期的任务，需要贯穿于整个治疗过程。首先，应该引起患者自身的重视，改变先前不良的饮食习惯，培养和保持良好的口腔卫生习惯。其次，正畸医师也要重视这个问题，在治疗中有意识地做好口腔健康教育并提醒和督促患者做好口腔卫生保健，同时配合各种防治措施进行预防和治疗。长期实践表明，一旦牙釉质或牙周组织出现了不可逆的病损，其治疗的难度很大。所以，提高患者和医师的预防意识非常重要。

参考文献

[1] Gorelick L, Geiger AM, Gwinnett AJ. Incidence of white spot formation after bonding and banding. Am J Orthod, 1982, 81:93-98.

[2] Ogaard B, Rolla G, Arends J. Orthodontic appliances and enamel demineralization. Part 1. Lesion development. Am J Orthod Dentofac Orthop, 1988, 94:68-73.

[3] Geiger AM, Gerolick L, Gwinnett AJ, et al. The effect of a fluoride program on white spot formation during orthodontic treatment. Am J Orthod Dentofac Orthop, 1988, 93:29-37.

[4] O'Reilly MM, Featherstone JDB. Demineralization and remineralization around orthodontic appliances: An in vivo study. Am J Orthod Dentofac Orthop, 1987, 92:33-40.

[5] Al-Khateeb S, Forsberg C-M, de Josselin de Jong E, et al. A longitudinal laser fluorescence study of white spot lesions in orthodontic patients. Am J Orthod Dentofac Orthop, 1998, 113:595-602.

第五十三章

保持与复发

刘　妍　梁甲兴　林久祥

本章内容

一般说来，保持的类型和期限与被移动牙的数目及移动的距离、患者的𬌗关系和年龄、引起错𬌗的原因、矫治的速度、牙尖的长度、牙周组织的健康状况、牙弓关系的协调、肌肉的压力、邻面接触及细胞代谢等因素有关。

在正畸治疗的众多目标之中，除了获得牙颌面部的美观、实现良好的功能和稳固健康的牙齿之外，还有一个就是稳定的正畸效果。关于正畸的稳定性一直存在着争议。有的观点认为，只要治疗完善或采用某些特殊的矫治技术，就能保证牙齿稳定。而也有观点认为，无论采用何种方法，拔牙或不拔牙，

扩弓或不扩弓，大部分治疗效果都不稳定。在现实中，我们也发现的确没有哪一种治疗方法能确保绝对的稳定，而正畸治疗后的保持能在一定程度上使牙齿达到相对的稳定状态。

一、保持的概念

保持（retention）是正畸治疗的最后一个步骤，其目的是将正畸移动的牙齿稳固于理想的功能和美观位置，并最终实现稳定。错𬌗畸形通过正畸矫治，牙齿和颌骨的位置发生改变，在去除矫治力后，发

生改变的牙齿和颌骨有恢复到原有状态的趋势，即错殆畸形的复发（relapse）。一般在矫治后2年内复发程度最为明显。因此，保持对于防止错殆畸形复发起到了至关重要的作用，它应被视为正畸矫治计划中不可或缺的部分，是评价矫治成功与否的重要指标。

为了准确地理解复发的概念，首先要明确正畸治疗后发生的两种变化：①生理性因素所致的牙齿变化；②正畸治疗引起的牙齿变化。正畸治疗后牙齿的变化是上述两种变化共同作用的结果，很难加以区分。

生理性因素所致的变化是指由于正常的生长发育、牙殆成熟及增龄性变化引起的牙齿位置的变化。具体表现为：

（1）从替牙期至恒牙早期，牙弓宽度增加；从恒牙早期至恒牙期，尖牙间宽度减小，磨牙间宽度基本维持。

（2）牙弓长度持续减小。

（3）前牙区牙弓拥挤度逐渐增大，特别是女性。

（4）上、下颌骨不协调的生长发育，如上颌过度向前生长、下颌向前或后旋转等。

正畸治疗所致的变化是指正畸移动牙齿后，由于牙周纤维组织、骨组织和口周肌力改建滞后，或即使改建后也无法恢复原有状态，所引起的牙齿位置复发的现象。

关于正畸治疗后牙齿的稳定性，国内外诸多学者进行了长期而深入的研究。著名的Dr. Little教授曾对31例病例进行追踪研究长达10~20年（表53-1）。在追踪的病例中既有采用拔牙治疗、序列拔牙治疗，又有采用非拔牙治疗的患者。从模型显示的牙齿排列来看，即使两个病例治疗前排列相似，治疗中采用相同的方法，其长期追踪后发现牙齿排列的稳定性却有较大的差异。这说明，影响患者牙齿排列或牙颌关系稳定性的因素不是单纯一两种，而是多种因素共同作用的结果。而具体到每一患者

而言，在多种因素作用中，每一因素所起的作用大小也是不尽相同的，因而导致了牙齿复发的多样性。

对于覆殆与覆盖的稳定性，研究表明在拔牙病例中覆殆更容易复发，且覆殆与覆盖的复发密切相关，而两者的变化也与下切牙拥挤的复发有正相关关系。Al Yami在对1016例患者长达10年的追踪中发现患者仍保留了67%的治疗效果，其中PAR（Peer Assessment Rating）指数的变化有50%发生在前两年。大多数的咬合特征均在保持5年时稳定下来，但是下前牙的不齐变化明显，有的甚至超过了治疗前的不齐程度。因而，临床医生需要在矫治开始前充分履行告知义务，使患者理解矫治后保持阶段的长期性。

二、矫治稳定性的原理

（一）牙齿矫治后有回到原来位置的倾向

任何错殆畸形在矫治后牙齿均有向原有位置复发的倾向。有研究表明，错殆矫治效果越好、牙齿的改变越大，保持后牙齿的复发趋势也越明显。

导致这种倾向的原因众说不一。目前已知的影响因素包括：肌肉、根尖基骨、横隔纤维及骨骼形态学等。但是无论何种原因，一般都认为，牙齿位置改变后，应在一定时间内，将其稳固于矫治位置。也有极少数情况下牙殆可以不做保持（如反殆、锁殆）。

下切牙在基骨中的位置对于其稳定性也至关重要。如果下切牙直立于基骨中将更加有利于牙齿排列的稳定性。也有学者提出下切牙切端应位于AP连线上或在其前方1mm。下切牙的倾斜角度应根据患者的骨型特点因人而异，过度唇倾或舌倾的下切牙将在肌肉力量的作用下发生变化，除非采用固定保持器。

（二）消除错殆的原因可以防止复发

对于病因明确的不良习惯如吮拇、咬唇等造成的错殆，诊断并不困难。而对保持来说，更重要的是防止错殆病因的再度发生。舌姿势是影响保持最隐蔽的不良习惯之一，它可造成前牙或后牙开殆。有的患者即使做了长期的舌习惯治疗，并按要求进行舌习惯训练，也不能保证得到完全的纠正。

表53-1　临床追踪保持后10年和20年患者下前牙不齐指数的变化

牙齿不齐指数	均值（mm）	范围（mm）
治疗前	7.41	1.88~18.08
治疗后	1.66	0.25~3.49
保持后10年	5.25	1.96~10.14
保持后20年	6.02	2.38~11.48

不少学者认为，开𬌗可能继发于鼻咽部阻塞所致的口呼吸或不良习惯性口呼吸。鼻咽阻塞可由解剖障碍、过敏性疾病或腺样体过度增殖所致。为了能够呼吸，舌被迫位于补偿性下前位，这种原因所造成的错𬌗表现为随着年龄增加而加重，因而这类错𬌗治疗成功与否不仅依靠正畸治疗，还依赖于鼻咽部阻力的去除，以保证治疗效果的长期稳定性。

（三）错𬌗的过矫治是一种有效的方法

临床上常将安氏Ⅱ类错𬌗过矫治到前牙切对切关系。但是应该认识到，这种过矫治有时是强力Ⅱ类牵引克服了原来的肌肉平衡后产生的下颌向前移位，而非牙齿移动的结果，这种向前移位在Ⅱ类牵引去除后，下颌回到自然状态前是不易发现的。

同样的现象可见于Ⅲ类牵引，即肌肉力被持续的牵引力所克服。不过大多数病例是可以做到牙齿位置的过矫治的。

对于预防扭转牙矫治后的复发，一般认为可以采用过矫治的方法，但是没有证据表明过矫治扭转能成功地防止其转回到原来的位置。而通过矫治器或乳牙的提前拔除来提供间隙，消除萌出障碍，则有可能防止前牙从扭转位置萌出。其原理是，如果牙齿萌出时就没有扭转，那么以后肯定很少有扭转的倾向。

现代观点是，在扭转牙过矫治的同时，施行外科手术如纤维切断术，这样可以大大增加扭转牙矫治后的稳定性。

（四）良好的𬌗关系对牙齿位置稳定的重要性是一个有利因素

良好的后牙𬌗关系和前牙切导关系对保持牙齿位置的稳定是有利的，对减少牙周组织的潜在损害也是必要的。正畸医生常认为下颌前牙的复发是由上下尖牙的过度磨损和叩击所致。而许多严重磨损的牙齿，虽经反复的磨损和叩击，这些牙齿并不移动。除非齿槽骨破坏或牙周纤维组织发生明显改变时牙齿才发生移位。而这时牙齿也就丧失其功能。评价下牙弓稳定性的研究表明，前牙有𬌗接触与开𬌗错𬌗的患者比较，尖牙在正中关系位和功能运动位是否有接触，其长期稳定性没有差别。所以只从静止状态认识牙列不能全面评价𬌗关系在牙齿位置稳定中的作用。

（五）牙齿周围的骨骼及邻近组织的改建需要一定时间

随着牙齿移动，牙齿周围的软、硬组织都要发生相应的变化。牙移动完成后，这些组织的改建仍在进行，而且需要一定的时期才能完成。因而在这一时期应使用保持器。但是对于后牙咬合接触的自我调整来说，保持器可能又具有一定的限制作用。因此，临床上常见到仅对上下前牙进行固定保持，而后牙允许一定的自由移动以达到最适尖窝接触位。

（六）在生长发育期矫治，复发的可能性较小

早期诊断和治疗对长期稳定性具有明显的优势，尤其是在需要通过影响上、下颌生长发育来矫治的错𬌗畸形的情况下更是如此。首先可以阻止骨骼的不利改变；其次，可最大限度地利用伴随牙萌出的颌骨生长和发育；有机会在混合牙列阻止错𬌗的发生，避免颌骨补偿性生长（因为这种补偿的结果比原有错𬌗更难治疗和保持）；从骨缝形态学来看，未成熟的骨性错𬌗更易纠正。

（七）牙弓形态特别是下牙弓难以获得永久性改变

Hayes 和 Nance 等发现，试图改变人类牙列的下颌牙弓形态，往往会导致失败。1944 年 McCauley 指出，由于下颌磨牙间宽度和尖牙间宽度非常恒定，因此可把它们看做是固定量，并围绕其建立牙弓关系。Strang 也提出了基本相同的看法。

三、影响稳定和保持的因素

现代正畸医学对保持的认识不再局限于对保持阶段，而是强调在矫治开始前的诊断中就应充分认识可能影响长期稳定性的因素，并在制订治疗目标时充分考虑到牙齿移动的生物力学机制以及矫治后所面临的新的生物学环境，将稳定性作为制订治疗目标的重要参考依据。

（一）生长发育

正畸治疗与生长发育是密切相关的，这不仅体现在生长发育有助于对治疗时机的判断及矫治手段的选择，而且对正畸治疗结束后还有生长能力的患

者来说，将对其保持阶段的稳定性造成一定的影响。

处于生长期的患者，其牙齿及牙周组织均处在高速发育状态。替牙期做好间隙管理，利用替牙间隙将牙齿排齐，比恒牙期已经表现出牙列明显拥挤时再处理要更加省时省力，且更加稳定。此外，在牙齿萌出时期将牙齿移动到理想位置，其周围的牙周组织可迅速改建生长，也将有利于保持刚萌出牙齿的稳定性。

处于生长发育期的患者在稳定性方面还有另一方面特点，这就是不同类型的骨型发育对牙𬌗矫治结果造成的影响。全面正畸治疗从 11～13 岁开始，矫治完成时患者处于 14～15 岁，此时患者仍处于生长高峰期后期。尤其是男性患者，其进入青春期的时间较女性患者晚，因而矫治结束后生长发育的时间较女性患者更长，保持阶段更应注重后期生长对牙齿稳定性产生的影响。

1. 下颌生长型对牙齿稳定性的影响　下颌骨的旋转生长型最早是由 Bjork 在 1969 年提出的。通过在 25 例未接受正畸治疗的青少年男性患者的颌骨内植入种植钉，观察其上、下颌骨生长方向的变化。根据追踪结果，Bjork 提出下颌骨生长的中心——髁突，其生长方向可分为向前向上、向后向上两种类型，与此二者相对应的是下颌骨表现为前上旋转生长型（图 53-1、图 53-2）和后下旋转生长型（图 53-3）。

（1）前上旋转生长型：对于下颌骨向前向上旋转生长的病例，其前牙段牙𬌗关系可分为两类：①上下切牙保持良好的倾斜度，下颌骨旋转以上、下切牙接触点为支点（图 53-1）；②上下切牙过于直立，失去支撑点，下颌骨旋转主要以双尖牙区为支点（图53-2）。

下颌骨的前上旋转生长型将对牙齿的复发产生以下影响：

1）对牙齿拥挤复发的影响：当下颌骨生长型为向前向上时，无论是以切牙为支点还是双尖牙区为支点，磨牙段都会伸长并近中移动，由此产生的后牙段的压力将极易造成前牙区的拥挤产生。特别是对于双尖牙区作为支点的情况，下颌骨的前上旋转造成前牙覆𬌗加深，下牙列的近中移位受到上前牙的限制；同时下牙近中移位至更为狭窄的区域，因而更容易导致牙齿拥挤的发生。

2）对覆𬌗产生的影响：如上所述，以切牙区为

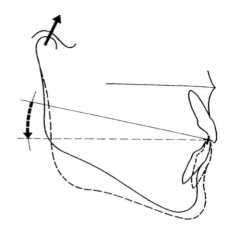

图 53-1　下颌骨前上旋转生长型（以中切牙为支点）

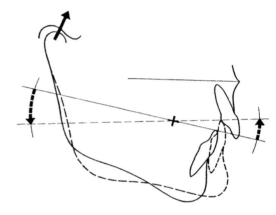

图 53-2　下颌骨前上旋转生长型（以双尖牙为支点）

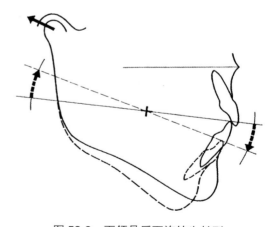

图 53-3　下颌骨后下旋转生长型

支点的下颌骨前上旋转，其覆𬌗可较好地保持；而以双尖牙区为支点时，前牙区覆𬌗加深。由此可见，维持良好的上下切牙角至关重要。

3）对拔牙与否的影响：既然下颌骨前上旋转时如果切牙区失去支点，极易导致覆𬌗加深并进而引发拥挤，在采取拔牙治疗时，不仅要考虑到牙列的拥挤度，还应预测出治疗后上下切牙的倾斜度。如果上下切牙角过钝，则无法形成切牙支点，即使拔牙治疗缓解了牙列拥挤，也仍然可能由于下颌骨的前上旋转而导致治疗后拥挤的复发。此时，有效的保持十分重要，并且一直持续到髁突生长基本停止。

（2）后下旋转生长型：即下颌骨向后下旋转生长。该生长型将对牙齿复发产生以下影响：

1）对牙齿拥挤复发的影响：当下颌骨向后下旋转生长时，下前牙更加直立甚至舌倾，其严重程度受来自唇舌肌力平衡的影响；此外下颌后牙也极易近中移位，故而造成下前牙区拥挤度增加。

2）对覆𬌗产生的影响：对于下颌骨后下旋转生长的患者，治疗前覆𬌗可以是正常，或是深覆𬌗、开𬌗。如果是开𬌗患者，矫治后下颌骨持续的后下旋转将极不利于覆𬌗的稳定，因而保持期需要一直持续到颌骨生长基本结束。而对于治疗前覆𬌗正常或是深覆𬌗的患者，由于其前部齿槽骨代偿性生长的能力较强，在矫治后更应注意避免覆𬌗较深，因为这类患者治疗后上下切牙角往往较钝，容易失去支点。

3）对选择拔牙时机的影响：下颌骨后下旋转的病例中往往较多地采用拔牙方法矫治，作为代偿颌骨的不良生长型，上下前牙往往处于直立或舌倾的状态，保持阶段覆𬌗有加深的趋势。对于拔牙时机的选择，我们可以考虑适当推迟到青春迸发期后期，待下颌骨生长表达大部分完成，后牙前移，前牙拥挤充分表现，此时再决定拔牙，则治疗后生长发育基本结束，从而减小复发的可能性。但是若在青春迸发期开始拔牙矫治，矫治后就必须延长保持期。

2. 上颌生长发育对牙齿稳定性的影响

（1）前、后旋转对上前牙倾斜度和拥挤的影响：在青春期，上颌骨向前向下生长，此时由于来自上下唇肌的压力，上前牙易发生拥挤。此外，上颌骨生长还伴随向前或向后旋转。上颌骨前旋转则导致上前牙唇倾度增大，受到唇肌的压力也增加，从而更加重了拥挤程度。如果这一现象发生在正畸治疗后，则易导致上前牙拥挤的复发。

（2）前、后旋转对后牙关系的影响：当上颌骨向前旋转时，后牙关系易向安氏Ⅱ类转变，因为上磨牙更趋于近中移动。当上颌骨向后旋转时，后牙关系则易向安氏Ⅲ类转变。这种磨牙关系改变程度的大小取决于牙尖交错的情况和软组织的功能。

3. 性别影响 在考虑生长发育时，也要注意到性别在设计治疗和保持时的重要性。Baird 等对正常𬌗测量后取得的统计资料表明，男性与女性的骨骼型和牙型成熟时间有明显差别。综合多方面的研究得出的结论是：女性骨骼型和牙型成熟的年龄均值为 13 岁；而男性的均值则在 15 岁以后。该资料在错𬌗的矫治中具有重要意义。特别是在女性，如果要想从根本上影响其生长发育，则必须在骨骼型成熟之前开始治疗。

（二）牙齿大小失调

在保持中牙齿大小的不协调常被忽视。Ballard 检查了 500 副模型，发现有 90% 存在着大小不调。

如果上颌前牙相对于下颌前牙过大，那么上颌切牙必然处于下列位置之一：①深覆𬌗；②深覆盖；③深覆𬌗伴随深覆盖；④前牙拥挤；⑤后牙𬌗关系异常，这是因为后牙一般不能稳定于尖对尖关系，从而使上颌后牙相对于下颌后牙位于远中关系位。

如果下颌前牙过大，则有可能出现的补偿是：①前牙切对切关系；②上颌前牙散在间隙；③下颌切牙拥挤；④包括尖牙在内的下颌后牙远中关系，即上颌后牙相对于下颌而位于近中。

通过试排牙和数学计算可以明确是否存在牙齿大小失调，并确定其失调的程度。前牙大小失调超过 2.5 mm 时是试排牙的指征。试排牙时如果不减径，就不能形成正常𬌗关系，则必须对过大的前牙在口内进行邻面去釉，以减小其近远中的宽度。如果使用全口带环矫治器，邻面去釉应在试带环之前进行。而使用直接粘接附件的固定矫治器，在治疗的最后阶段进行去釉则可获得更理想的控制和邻面接触。

上、下颌六个前牙通过去釉可减小 2~4 mm 的近远中宽度。有时去釉还可包括第一前磨牙。如果牙齿大小失调超过这个范围，则应考虑采取其他如拔牙的方法，例如下前牙过大时可拔除一个下切牙。而上颌前牙过大，可通过更多地近远中邻面去釉，包括第一前磨牙来解决。牙釉质的厚度可通过根尖X 线片来确定。注意邻面去釉时尽量保持牙齿的自然外形，维持相邻牙齿的正常接触点位置，否则去釉间隙不能完全关闭。

去釉的步骤一般是先用细金钢砂条打开接触区，然后用薄砂片或金刚砂片磨除釉质。再用细金钢砂条修整磨除面，并将釉质表面磨光。一次磨除一个邻面比同时磨除两个邻面更容易掌握每个邻面去除的数量。临床上一般是从一个尖牙的远中到另一个尖牙的近中的顺序磨除，这样可将各牙齿的左或右邻面各磨除 0.25 mm，然后再从另一个尖牙的远中磨回到原来尖牙的近中，则又在各牙齿的右或左面各磨除 0.25 mm。这样每个前牙邻面均获得 0.5 mm 间隙，即每个前牙减径 0.5 mm。去釉后，除了恢复牙形态外，还应进行涂氟化物等防龋处理。

（三）牙周及牙龈纤维、齿槽骨

在牙齿正畸移动过程中，胶原纤维出现断裂，牙周韧带间隙增宽，在牙根的两侧分别出现破骨和成骨现象，使得牙齿能够缓慢完成正畸移动。当矫治器去除后，牙周韧带在随后的 3 ~ 4 个月里开始重建。戴用活动保持器时，一方面对牙齿位置起到相对固定的作用，另一方面又允许牙齿单独受力，可在微小范围内移动，有利于牙周韧带的重建。

牙龈纤维在牙齿正畸移动中也会发生断裂，但是牙龈中的胶原以及弹力纤维的重建较牙周韧带更为缓慢，胶原纤维一般需要 4 ~ 6 个月的时间，而齿槽嵴顶的弹力纤维的重建则需要相当长的时间，甚至在矫治器去除后 1 年还有力量作用于牙齿使之发生移位。因此，对于严重扭转的牙齿建议在治疗前或治疗结束后离断齿槽嵴顶的弹力纤维，使其更为稳定。

在正畸治疗过程中，牙齿的移动始终伴随着周围齿槽骨的改建。在张力侧齿槽骨内侧，有新骨沉积，压力侧齿槽骨有骨吸收。以往研究表明，齿槽骨的改建速度往往滞后于牙齿移动的速度。当正畸治疗结束时，根周齿槽骨的骨吸收和骨沉积仍在持续进行。尤其是在拔牙矫治内收前牙的病例，治疗刚刚结束时前牙舌侧的齿槽骨板较薄，有的已经完全紧贴于皮质骨面。当保持一段时间后（一般 1 ~ 2 年），舌侧齿槽骨板厚度增加，说明后继的骨沉积仍然在保持阶段持续进行。矫治后，除了骨沉积和骨吸收继续存在以外，骨内结构的重塑也在发生。松质骨内出现新的骨小梁，称过渡性骨，由过渡性骨到正常骨，大约需要半年到一年的调整时间。因此，在刚刚治疗结束时，骨量的沉积以及骨结构的调整

使得牙齿周围的支撑力不足，需要经过 1 年左右的时间方能达到较为稳固的效果。

（四）口周肌力与牙齿稳定性

在错𬌗畸形形成过程中，唇、颊、舌肌及口轮匝肌产生了与错𬌗畸形相适应的肌动力平衡。正畸治疗改变了牙齿、牙弓及颌骨的位置，打破了原有的肌动力平衡。由于错𬌗畸形形态学的改变往往先于功能和肌动力的改建，即原有的动力平衡对矫治后的牙齿、牙弓及颌骨位置将产生一定的负面影响，使之呈现不稳定状态，从而容易引发矫治后的牙颌向治疗前的方向改变，也就是我们常说的复发。

口腔不良习惯造成的错𬌗畸形是口周肌力作用的典型例子。由于长期形成的口腔不良习惯，如口呼吸、吐舌、咬唇等，从三维空间对上下牙列均产生影响，并进而导致错𬌗畸形的发生。对于这一类错𬌗，我们在明确病因的基础上，不仅对牙颌进行矫治，同时还需尽早破除长期形成的不良习惯，以免矫治效果由于不正常肌力的存在而发生回复（图 53-4 ~ 图 53-9）。

（五）牙齿排列及相邻接触点关系

目前，绝大多数患者就诊的主要目的是排齐牙齿。因而，牙齿排列的改变一般来说是最易被医生和患者发现的。但是，事实上伴随着牙齿拥挤不齐，其他反映牙𬌗关系的指标如覆𬌗、覆盖、磨牙关系等可能也均发生一定程度的改变，它们彼此间具有一定的关联性。因此，确保牙列的整齐也在一定程度上有利于其他牙𬌗指标的保持。

一般我们较多地关注牙齿在唇舌向的排齐。有学者认为相邻牙齿接触点对于牙列的稳定至关重要（图 53-10 ~ 图 53-15）；也有研究表明牙齿邻面与近远中宽度的比例对牙列稳定有影响，比值越大越有利于稳定。

除了牙齿相邻接触面可能影响牙齿稳定之外，还应从三维空间上检查前牙区牙根的转矩是否一致。错𬌗畸形在正畸治疗前往往有唇向或舌向异位的牙齿，在排齐牙列的过程中，我们不应仅仅将牙冠排齐作为治疗标准，而应从唇舌侧牙龈缘的高度以及𬌗面观检查牙根的转矩角度在前牙区是否基本一致（图 53-16 ~ 图 53-18）。例如舌向异位的侧切牙在矫治后如果仅仅牙冠与相邻牙齿排齐，而牙根仍滞留

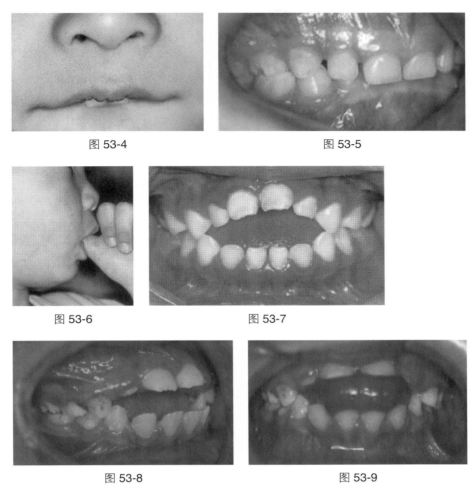

图 53-4　　　　　　　　　　　图 53-5

图 53-6　　　　　　　　　　　图 53-7

图 53-8　　　　　　　　　　　图 53-9

图 53-4 ～ 图 53-9　各种不良习惯对牙𬌗的影响

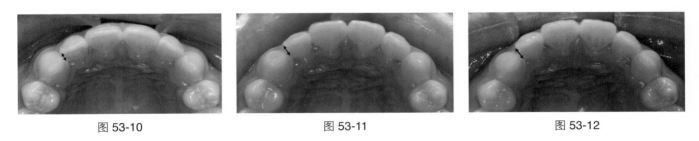

图 53-10　　　　　　　　　图 53-11　　　　　　　　　图 53-12

图 53-10 ～ 图 53-12　上颌侧切牙与尖牙邻面接触点关系在保持后 1 年、2 年和 5 年的变化

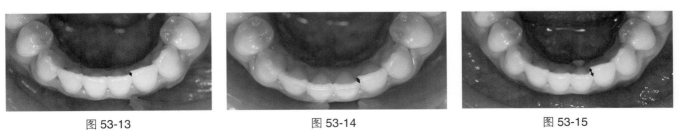

图 53-13　　　　　　　　　图 53-14　　　　　　　　　图 53-15

图 53-13 ～ 图 53-15　下颌侧切牙与尖牙邻面接触点关系在保持后 1 年、2 年和 5 年的变化

于舌侧，治疗后经过一段时间的观察，侧切牙牙冠将会向舌侧回复，造成牙列不齐。同样，唇侧异位的牙齿也会出现相似的现象。因此，矫治结束时，医生需仔细检查牙根在三维方向上的位置，如果条件允许，可以通过拍摄CBCT来准确判断。

在人类牙弓增龄性变化中，牙列存在近中移动的趋势，其中一方面可能来自于第三磨牙的压力，另一方面来自于近中向的咬合力。当前牙区相邻牙齿的接触点发生少量错位，或矫治结束时牙齿排列不够整齐时，经历一段时间的观察不难发现，在牙齿近中移动的趋势作用下，轻度错位的接触点将逐渐表现出更加明显的牙齿错位，牙列拥挤也将日益加重。因此，当早期发现轻度牙齿错位时，医生应及时进行干预，并进行长期保持。在某些特殊病例中，随着牙齿的错位，牙根从唇侧或舌侧齿槽骨中移出，导致牙根暴露（图53-19～图53-21）。

下切牙在近远中向的轴倾度对于牙弓稳定性也具有一定的影响。Andrews指出下颌切牙的牙根根尖点较牙冠应更偏向远中，下颌尖牙亦应如此。下切牙牙根平行或是聚拢都将不利于保持排列的稳定性。当下切牙的邻面接触为点接触时，牙根向远中倾斜更有利于稳定。

（六）横向关系失调

许多学者证实，快速扩弓容易复发。因此必须将横向关系过矫治，才可望在复发后达到更正常的𬌗关系。此外，还要用扩弓矫治器原位保持或戴用活动保持器。

Storey实验证实，快速扩弓是一个明显的破坏过程。表现为骨缝连接组织分裂合并血管扩张、出血和水肿。随后作为愈合反应，由尚未成熟的骨组织充满。而成熟骨组织的形成是缓慢而恒定的，其形成速度为每周0.5～1.0 mm。实验结果还表明，慢速扩弓伴随的骨缝内骨组织持续的生理性生长，其本身就是复发潜力最小的最好保持形式。从实验到临床，用轻而持续的力进行腭部扩展，也得出慢速扩弓比快速扩弓更稳定的结论。

从解剖学上来看，腭部扩展的限制并非腭中缝的融合，而是随着年龄成熟而出现的骨缝形态学改变。随着年龄的增长，骨缝的锯齿状结构发生进一步的互插和嵌合，从而使得年龄较大的骨缝难以扩展。骨缝形态学上的这些改变早在13岁、14岁时就

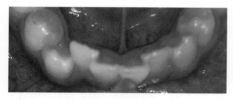

图 53-16

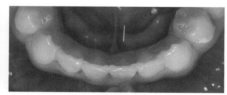

图 53-17

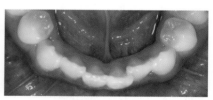

图 53-18

图 53-16～图 53-18　下颌切牙转矩调整与牙齿排列稳定的关系（治疗前、治疗后以及复发）

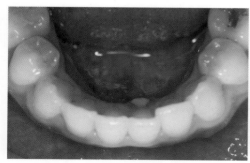

图 53-19

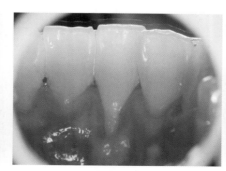

图 53-20

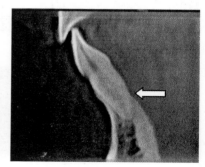

图 53-21

图 53-19～图 53-21　下颌切牙唇向复发移动导致其舌侧出现骨裂

可能发生了。因此，在这些成熟性改变之前用轻力扩弓，不仅可产生最大限度的骨骼扩展，而且随着生理性骨骼沉积可增加其长期稳定性。Donald 用两点或四点式固定螺簧扩弓器取代螺旋扩弓器，在混合牙列用 900 g 左右的力、在恒牙列用 1800 g 左右的力取得了良好的临床效果。

在正畸历史上，扩弓治疗很早就被当做解除牙弓拥挤的重要手段。由于尖牙位于牙弓弧形的拐弯处，其宽度的扩大将明显地增大牙弓长度．因而尖牙间宽度的稳定对牙殆关系的整体稳定性起到关键性的作用。研究表明，治疗中下颌尖牙间宽度扩大，则保持后其宽度极易恢复到治疗前的水平。而治疗中倘若维持原宽度，保持后仍有可能继续缩窄，并伴随出现较为明显的前牙拥挤。

尖牙间宽度的稳定与否主要与以下几方面因素有关：

（1）颌骨生长：下颌骨的生长对尖牙间宽度也会产生影响。当下颌骨向前生长时，唇颊肌力会随着增大，作用到前牙区后将引起拥挤的产生和尖牙间宽度的减小。当下颌骨前上旋转时，若覆殆进一步加深，下前牙受到上前牙的限制，也会导致尖牙间宽度减小。此外，当下颌骨后下旋转时，下前牙萌长方向更朝向远中，同时受到来自唇肌的压力，也将导致尖牙间宽度减小。

（2）对尖牙间宽度矫治目标的设定：我们通常把保持治疗前尖牙间宽度作为保持牙殆稳定性的重要方式，但是究竟是否应该在任何情况下都维持治疗前尖牙间宽度呢？

临床上经常遇到由于间隙严重不足，双侧、单侧尖牙完全异位唇向萌出的现象。如果保持此时的尖牙间宽度，即便采用拔牙治疗，矫治完成后尖牙间宽度依然会逐渐缩窄（图 53-22 ～ 图 53-27）。

我们常说的保持尖牙间宽度主要指的是下颌尖牙间宽度。对于非拔牙矫治在下颌尖牙区扩弓时，更多地发生牙冠颊向倾斜移动。如果过度扩弓则导致下颌尖牙牙冠较根尖点更偏颊侧，此时下颌尖牙在功能运动中受到来自上尖牙的舌向力，很容易出现舌向回复的移动，从而导致下尖牙宽度复发并同时伴随下切牙区的拥挤复发。

（3）自然变化趋势：对未正畸治疗的人群长期追踪调查表明，随着时间推移，尖牙间宽度缩窄是一种增龄性变化，即使是牙弓原来存在间隙，经过若干年后间隙明显减小，尖牙间宽度也随之减小。这一生理性的变化趋势也同样存在于接受过正畸治疗的人群中。

（七）第三磨牙

有人认为，第三磨牙的存在影响下牙弓的长期稳定性。但是更多的研究资料证实，在下牙弓的任何长期改变中，第三磨牙起的作用是微乎其微的。

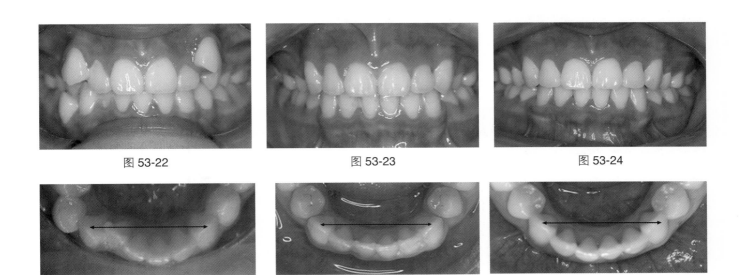

图 53-22　　　　　　　　　图 53-23　　　　　　　　　图 53-24

图 53-25　　　　　　　　　图 53-26　　　　　　　　　图 53-27

图 53-22 ～ 图 53-27　下颌尖牙间宽度在保持阶段逐渐缩窄

Ades 等对四组结束保持 10 年后的患者进行了比较。四组中第三磨牙的情况分别是：第三磨牙萌出到良好的排列和功能位置；第三磨牙发育不全；第三磨牙阻生；第三磨牙在保持结束的 10 年前已拔除。他们发现，在下切牙拥挤、牙弓长度、尖牙间宽度、下切牙和磨牙的萌出类型等方面没有差别。大多数病例下切牙出现了不同程度的拥挤，但是在上述各组之间没有明显的差别。这表明为了减轻或防止下颌切牙的错𬌗而拔除第三磨牙，没有被证实是合理的，至少仍有争议。

（八）功能𬌗与牙齿稳定性

1. 正中关系位与正中𬌗位　正畸治疗过程中，我们在判断牙𬌗关系时往往是根据患者正中𬌗位来确定的。从𬌗学角度而言，正中关系位被认为是相对稳定、可重复的位置关系，也是全口总义齿患者确定下颌位置的标准。正常情况下，从正中关系位到正中𬌗位之间存在 0.5 ~ 1 mm 的距离。

但是在某些错𬌗畸形中，患者为了掩饰畸形的严重程度，而改变下颌骨的颌位，从而使正中𬌗位与正中关系位失调（图 53-28 ~ 图 53-33）。此外，在正畸治疗过程中，采用颌间牵引力改善 Ⅱ 类或 Ⅲ 类磨牙关系时，也会因为下颌骨的暂时性移位而造成改善磨牙关系的假象。如果不能正确地判断出正中关系位与正中𬌗位不协调，保持期牙𬌗关系则极易复发。

2. 咀嚼模式对牙齿稳定性的影响　在功能𬌗中，正常的咀嚼模式应为多方向性的，包括前伸运动和侧方运动。在某些牙𬌗关系中，如果侧方运动受到干扰，咀嚼模式则以前伸运动为主。这一方式的长期后果则会出现上前牙唇倾、间隙和下前牙拥挤。如果前牙深覆𬌗时，前伸运动受到干扰，尖牙和双尖牙区的牙齿出现移位。因此，正常的咀嚼模式对于牙𬌗的稳定也极为关键。

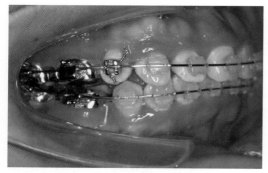

图 53-28

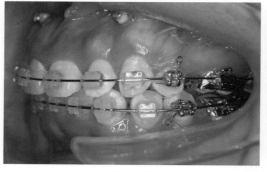

图 53-29

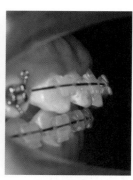

图 53-30

图 53-28 ~ 图 53-30　正中𬌗位

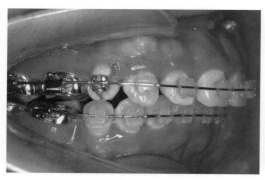

图 53-31

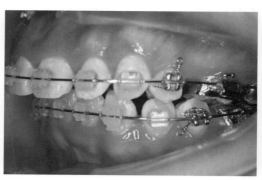

图 53-32

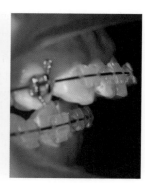

图 53-33

图 53-31 ~ 图 53-33　正中关系位

四、保持的类型

根据不同治疗类型对保持的不同需要，保持方案分为三个类型。

（一）不保持

1. 反𬌗矫治后

（1）前牙反𬌗矫治后建立了足够的覆𬌗者。

（2）后牙反𬌗矫治后能维持合理的轴倾度时。有时将后牙反𬌗过矫治可能较好。

2. 经过系列拔牙治疗的牙列。这类牙列完全满意的比率较低，主要依患者和医生所要求的完美情况而定。如不继续矫治，一般不需要保持。

3. 高位尖牙拔除的病例。

4. 无论是牙性或骨性错𬌗，只通过抑制上颌生长发育而完成矫治的病例，一旦患者的生长发育停止，即可不保持。

5. 低位或部分埋伏牙经过上下牙弓扩展，使之进入正常𬌗关系者。常见于下颌第二前磨牙和上颌尖牙。

（二）有限的保持

绝大多数病例属于这一类。其中大多数需要肌肉和牙周组织的适应。有的要保持到生长结束。

1. 以前突或上切牙间隙为特征的安氏Ⅰ类错𬌗，常要保持到正常唇舌功能建立。

2. 安氏Ⅰ类和Ⅱ类拔牙病例需要用保持器维持牙齿的邻面接触。尤其在上牙弓，要像不拔牙病例一样，保持到唇舌功能达到平衡时。在安氏Ⅱ类病例，由于存在持续下颌生长，可使保持的时间缩短。而在成年人则可能需要延期保持。一般可用 Hawley 保持器。也可用 Kloehn 颈带配合前庭盾等在晚上戴用。保持器随着牙齿对新位置的适应，由全天戴用过渡到只在晚上戴，隔日戴一夜，每周戴 1～2 个晚上，直至完全停戴。具体时间要依患者的反应而定。

3. 安氏Ⅰ类或Ⅱ类病例的深覆𬌗矫治后，常需要垂直方向的保持。

（1）由前牙压低获得的覆𬌗矫治，可用带前牙平面导板的上颌活动保持器来保持。前 4～6 个月保持器应全时戴用，包括吃饭时间。

（2）用固定矫治器打开咬合而获得的覆𬌗矫治，由于伴随着后牙的伸长，因此应保持到垂直高度的生长赶上为止，如下颌升支的生长。对此可用头影测量值来鉴别。如果打开咬合，下颌平面角增大，则应保持到生长停止。

（3）通过𬌗平面倾斜矫治的覆𬌗，也要延长保持期限，而且可能要加强对上颌的抑制。保持 6 个月后的头颅侧位片可显示适应性改变有没有发生。

4. 早期将扭转牙矫治到正常位置

（1）牙根尚未形成之前矫治者应保持到牙根完全形成。

（2）下颌切牙扭转的矫治。这类保持用带唇弓的保持器较好。也可用夹板式保持器。此外，早期矫治，横隔纤维切断术、龈切术等均可增加其长期稳定性。

（3）对于尖牙、前磨牙、磨牙扭转矫治后，除用固定舌弓保持器或活动保持器外，还可行横隔纤维手术以增加其稳定性。

5. 有异位萌出或多生牙存在的病例，常需要不同类型的保持。有的需要有限的保持，有的则需要永久保持。

（1）因多生牙而影响到上颌切牙萌出者，在多生牙拔除后，用矫治器将切牙助萌至正常水平后继续被动保持几个月较为可取。在多生牙伴随中切牙低位和较大中切牙间隙的情况，则需要较长时间的保持。

（2）异位萌出伴有明显牙轴不正时，也需要矫治后的延期保持。

6. 安氏Ⅱ类二分类错𬌗矫治后，一般要保持到肌肉适应以后。有时保持结束后仍需继续维持已增加的尖牙间宽度。

（三）永久或半永久保持

1. 对下牙弓进行扩弓矫治的病例可能需要永久或半永久保持，以维持正常的后牙𬌗接触。有时下牙弓恒牙的拔除可能不利于面部的美观，而患者对美观的要求又较强烈时，则可能采用扩弓的方法。而这样往往需要无限期地戴用保持器。

2. 前牙散在间隙较多的病例，在间隙关闭后，可能需要永久保持。有时可将多余的间隙集中到后牙区，然后用固定桥修复。

3. 严重扭转或严重唇舌向错位牙矫治后，尤其是成年患者，常需永久保持。

4. 其他牙齿均为正常𬌗关系时的上中切牙间隙

关闭后，有时需要永久保持。对这种牙间隙也可以用可见光固化树脂修复的方法消除，而不必进行矫治。

五、临床保持

（一）保持器

1. 活动保持器

（1）Hawley 保持器：由腭侧基托、双曲唇弓和一对磨牙单臂卡环组成。基托可以覆盖硬腭的全部，也可做成马蹄形。唇弓应与4个切牙或6个前牙轻轻接触而无任何压力（图53-34）。

它具有防止牙齿的舌腭向、前牙唇向以及扭转复发的作用。临床上最为常用。

（2）改良式 Hawley 保持器：由基托和牙弓两侧各形成一个垂直曲的长唇弓组成。唇弓由两侧最后磨牙的远中进入基托。轻轻调节唇弓的垂直曲可增加该保持器的固位（图53-35）。

这种保持器由于没有通过𬌗外展隙的钢丝，因此允许矫治后牙齿自发地微量调整，以便在保持期间形成更理想的𬌗关系。常用于广泛牙齿移动后的保持。

（3）夹板式保持器：唇舌侧两部分塑料基托由跨过尖牙与切牙和磨牙与前磨牙间两外展隙的钢丝连接形成夹板，塑料托内埋以 0.9 mm 和 1.0 mm 直径的钢丝以增加强度。夹板舌侧上缘止于前牙舌隆突以上，其他部位均止于牙冠的外形高点以上。下缘以盖住附着龈为宜。远中至第一磨牙颊舌沟处。夹板厚度 1.5～2.0 mm。注意过𬌗面的钢丝不要放于

拔牙部位，以免已关闭的拔牙间隙重新散开（图53-36）。

这种保持器可用于牙弓宽度和长度发生改变，以及复杂牙移动后的保持，适合于伴有牙周疾病或牙齿松动的成年人的矫治后保持。既可作为有限保持，也可用作永久性保持。主要用于下颌。

（4）压膜保持器（透明保持器）：近年来，压膜保持器因其隐形美观、方便戴用、制作简单的特点受到越来越多的正畸医生及患者的喜爱。由于压膜保持器是完全包绕牙齿的颊舌面和𬌗面，因而对牙齿在三维方向上的控制能力较强（图53-37）。正因如此，在矫治结束时需要临床医生将牙齿的位置以及牙齿咬合都调整到最理想状态，在戴用压膜保持器阶段是不允许牙齿自行调整的。但是，由于上下颌压膜保持器的厚度在后牙区易造成一定的压低力，因而不仅牙齿不能自由建𬌗，反而有进一步压低的可能，并导致一定程度的后牙失𬌗或开𬌗。在这方面，Hawley 保持器因允许矫治后上下后牙的继续建𬌗而更有优势。

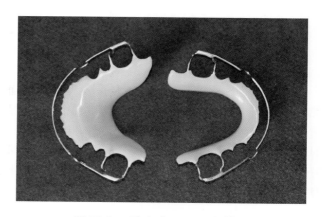

图 53-35　改良式 Hawley 保持器

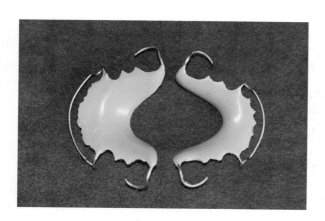

图 53-34　Hawley 保持器

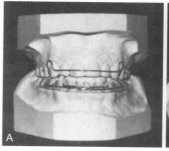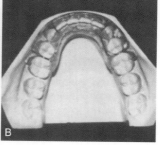

图 53-36　A，B 夹板式保持器

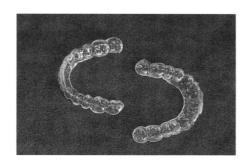

图 53-37 压膜保持器

（5）用于保持的功能性矫治器：功能性矫治器的特点是传递和转移口腔周围环境中的自然力，抑制和刺激生长过程。因此对于矫治后肌力尚未平衡，生长发育仍在进行的某些错𬌗，功能性矫治器是一种可取的保持方法。

前庭盾适用于矫治后唇功能尚未适应，上颌继续向前生长的安氏Ⅱ类一分类和伴有深覆盖的安氏Ⅰ类患者，特别是适于口呼吸仍未完全纠正者。

对矫治期间通过改变生长方向或通过抑制生长发育而改变了上下颌关系的病例，Activator 是一种良好的保持方式，可长期在夜间戴用直至颌骨生长停止。

2. 固定保持器

（1）固定舌弓：第一磨牙带环焊上与牙齿舌面接触的舌弓，用于牙弓长度或宽度矫治改变后的保持是一种方便的方法。

（2）固定舌侧丝保持器：连接于两个尖牙之间的固定舌侧丝可焊于带环上，也可直接粘接于尖牙的舌隆突上（图 53-38）。

舌侧丝应接触于前牙舌面的舌隆突上方。如果是直接粘接，应先用结扎丝将成形好的钢丝固定于

合适的位置，然后按常规粘接步骤将其两端粘接于两尖牙的舌隆突上。舌侧丝两端或弯成钩状或点焊金属底网，可增加其强度。

固定舌侧丝主要用于下颌前牙作为矫治后的有限保持或永久性保持，是目前较为常用的保持方法。

研究表明，上颌牙列的保持采用固定或活动保持器，其多年后的保持效果无明显差异；而对于下颌牙列特别是前牙区拥挤容易复发，采用固定保持器可以实现长期保持，戴用 10 年固定保持器的牙齿排齐情况明显优于戴用 3 年或 5 年的病例。

3. 修复体保持器 由于牙量小于骨量或因恒牙的缺失牙列内仍余留较大间隙时，以及成年人辅助性正畸治疗后，一般需要固定或可摘修复体修复。这类修复体也可看做是一种永久性保持器。此外，矫治后个别牙齿的充填和修复成形有时也是一种保持形式。

4. 口外力保持 生长发育尚未完成者，在安氏Ⅱ类一分类错𬌗矫治完成后，上颌可能仍有向前向下生长的趋势。这时可用 Kloehn 颈带在夜间戴用，以抑制上颌不利的生长发育（图 53-39）；在骨性Ⅲ类错𬌗矫治结束后，亦可用头帽颏兜夜间戴用以控制下颌向前的生长，有的病例甚至要戴到生长发育停止（图 53-40）。应注意，使用任何口外力作为保持方法时，均应严格控制作用力的方向。对于开𬌗病例的保持，临床上往往使用后牙𬌗垫配合口外高位牵引的方法。但是即便在保持期注重上颌后部的垂直向生长，仍有大约 35% 的开𬌗患者在保持 10 年后表现出 3 mm 左右的开𬌗复发。

（二）牙周手术

1. 齿槽嵴上纤维环切术 该手术由 Edwards 首创。手术方法是：局部浸润麻醉后，用尖刀片的刀

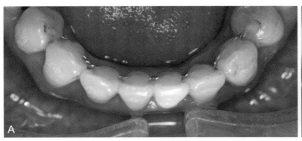
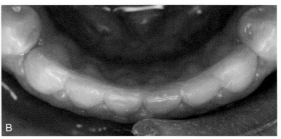

图 53-38 固定舌侧丝保持器。A. 不锈钢麻花丝固定保持；B. 高强度玻璃纤维丝固定保持

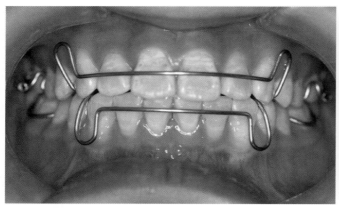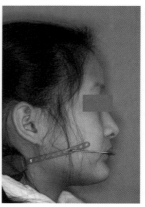

图 53-39　口外弓配合 Hawley 保持器

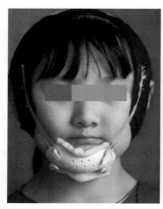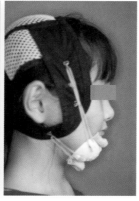

图 53-40　头帽颏兜高位牵引控制下颌生长

尖于被转正牙的邻面龈缘处直刺到齿槽嵴顶或齿槽嵴顶与根面的间隙,并沿龈缘切向对侧邻面。唇舌侧各切一刀即完成环切。牙龈非常薄的病例,唇舌面可以不切。术后无需牙周塞治。

2. 龈乳头劈开术　是齿槽嵴上纤维环切术的改良方法,即从龈乳头的中心直切向齿槽嵴顶,而不切唇舌侧牙龈。有人认为这种手术与环切术相比,有不降低龈附着高度的优点,而手术效果相同。

以上两种手术均在矫治器拆除前的数周内完成比较好,如果在拆除矫治器同时手术,则必须立即戴上保持器,但是保持器可能压迫手术后水肿的组织。

3. 龈成形和龈切手术　正畸治疗完成时如果存在牙龈形态异常,可同时行龈成形或龈切手术,该手术既有利于改善矫治后的牙列美观,亦有利于牙齿矫治后的稳定。

（三）其他

1. 肌肉功能训练　矫治结束后肌肉功能的适应需要较长时期,特别是伴有明显的开唇露齿、顽固的伸舌习惯和咀嚼肌功能低下等。其中舌功能训练较为困难。带舌刺或舌栅的活动保持器,只能被动地阻挡舌活动,没有训练舌功能和舌姿势的作用。对此,带腭转珠的上颌活动保持器可通过诱导舌活动来彻底纠正舌习惯。

2. 调𬌗　广泛牙齿移动后,调𬌗是一个必需的步骤,不仅能加快牙齿对新位置的适应,还可通过消除个别牙齿的早接触,建立平衡𬌗,从而有利于矫治结果的稳定。

（四）保持期限

关于保持期限问题,学者们提出了从不保持到永久保持的各种各样的建议。有人把半年保持期作为标准保持,即前三个月全日戴保持器,后三个月逐步减少保持器的戴用时间直至停止。这种标准可能更适合于活动矫治器完成矫治的大多数患者,而对于使用固定矫治器进行广泛牙移动后,更多的人同意保持 2 年或更长,也有人认为要与治疗期相等。一般要求前半年全天戴保持器,随后只在晚上戴。若使用固定保持器则可持续戴用更长的时间。有研究表明,下颌戴用固定保持器 3 年后去除,下前牙在随后的 2 年中仍有较为明显的变化,而上颌前牙则表现得较为稳定。因此下颌前牙的保持期限要相应延长。总之要根据前述不同保持需要的类型,结合诊断和治疗设计,及原始错𬌗情况和患者的生长情况来决定具体保持期限。

六、复发后的处理

如果在治疗和保持上尽了最大努力仍出现了复发，那么可采用下列处理办法。

（1）若牙齿复发明显，可采取重粘托槽重新治疗的方法。但要争取患者的合作。有的拥挤复发的病例，可考虑拔除某个牙齿。另一些情况可能要永久保持。不管怎样，要尽量找出并清除导致复发的原因。

（2）下颌前牙舌向倾斜和拥挤的复发，可用下颌舌侧弓矫治器重新排齐。使用轻力便可将牙齿排入牙列，有时可能需要永久保持。

（3）在上颌 Hawley 保持器上加上舌簧和卡环可使唇舌向和唇颊向移位的牙齿重新排齐。

（4）上颌唇颊保持器及 Kloehn 头帽和功能性矫治器如前庭盾等可用于Ⅱ类关系复发的再纠正。

（5）由不良习惯引起的复发，唇、舌习惯的功能训练很有帮助，也可用前述的活动矫治器带上腭转珠帮助对舌的抑制。

（6）有时可采用𬌗调整来控制复发倾向，如邻面去釉等。

（7）某些病例可能要允许其最低限度的复发，而不需继续延期治疗或保持。

总之，保持不是一个孤立的问题和阶段，而是正畸诊断和治疗设计时必须考虑并持续存在的一个问题。保持是正畸学中最困难的问题，而事实上正畸正是为了解决这个问题。

参考文献

[1] Adenwalla ST, Allarzadeh F. The bonded mandibular lingual retainer. British J Orthod, 1986, 13:159-163.

[2] Ahrens DG, Shapiro Y, Kuftinec MM. An approach to rotational relapse. Am J Orthod, 1981, 80:83-91.

[3] Basciftci FA, Uysal T, Sari Z, et al. Occlusal contacts with different retention procedures in 1-year follow-up period. Am J Orthod Dentofacial Orthop, 2007, 131:357-62.

[4] BeGole EA, Fox DL, Sadowsky C. Analysis of change in arch form with premolar expansion. Am J Orthod Dentofacial Orthop, 1998, 113:307-15.

[5] Becker A, Goultschin J. The mullistrand retainer and splint. Am J Orthod, 1984, 85:470-474.

[6] Bjork A.Variations in the growth pattern of the human mandible: Longitudinal radiographic study by the implant method. J Den. Res, 1963, 42:400.

[7] Bondemark L, Holm AK, Hansen K, Axelsson S, et al. Long-term stability of orthodontic treatment and patient satisfaction. Angle Orthod, 2007, 77:181-191.

[8] Bresoxlin D, Shapiro PA, Shapiro GG, et al. Mouth breathing in allergic children: it s relationship to dentofacial development. Am J Orthod, 1983, 83:334.

[9] Burke SP, Silveira AM, Goldsmith LJ, et al. Ameta-analysis of mandibular intercanine width in treatment and postretention. Angle Orthod, 1997, 68:53-60.

[10] Chen RS. Prefabricated bonded mandibular retainer. J Clin Orthod, 1978, 12:221.

[11] Cotton LA. Slow maxillary expansion: skeletal versus dental response to low magnitude force in Macaca mulatta. Am J Orthod, 1978, 73:1.

[12] Driscoll-Gilliland J, Buschang PH, Behrents RG. An evaluation of growth and stability in untreated and treated subjects. Am J Orthod Dentofacial Orthop, 2001, 120:588-597.

[13] Eade P. A modified direct bond lingual retainer. British J Orthod, 1980, 7:125-126.

[14] Edwards JG. A long-term prospective evaluation of the circumferential supracrestal fiberotomy in alleviation orthodontic relapse. Am J Orthod Dentofacial Orthop, 1988, 93:380-387.

[15] Edwards JG. A study of the periodontium during orthodontic rotation of teeth. Am J Orthod, 1968, 54:931.

[16] Edwards JG. A surgical procedure to eliminate rotation relapse. Am J Orthod, 1970, 57:35-46.

[17] Fudalej P, Artun J. Mandibular growth rotation effects on postretention stability of mandibular incisor alignment. Angle Orthod, 2007, 77:199-205.

[18] Graber TM. Muscles, malformation, and malocclusion. Am J Orthod, 1963, 49:418.

[19] Harris J. A cephalometric analysis of mandibular growth rate. Am J Orthod, 1962, 48:161.

[20] Heiser W, Richter M, Niederwanger A, et al. Association of the canine guidance angle with maxillary and mandibular intercanine widths and anterior alignment relapse: Extraction vs nonextraction treatment. Angle Orthod, 2008, 133:69-80.

[21] Hernandez JL. Mandibular bicanine width relative to overbite. Am J Orthod, 1969, 36:455.

[22] Hicks EP. Slow maxillary expansion: aclinical study of the skeletal versus dental response to low magnitude force. Am J Orthod, 1978, 73:121.

[23] Jacobs RM, Brodie AG. The analysis of perioral muscular accommodation in young subjects with malocclusion. Angle Orthod, 1966, 36:325.

[24] Kaplan R. Mandibular third molars and postretention crowding. Am J Orthod, 1974, 66:411.

[25] King EW. Relapse of orthodontic treatment. Angle Orthod, 1974, 44:300-315.

[26] Lewis PD. The labio-buccal retainer. Angle Orthod, 1959, 29:1.

[27] Lewis PD. Arch width, canine position, and mandibular retention. Am J Orthod, 1973, 63:481.

[28] Lindquist B, Thilander B. Extraction of third molars in cases of anticipated crowding in the lower jaw. Am J Orthod, 1982, 81:130.

[29] Little RM, Riedel RA, Artun J. An evaluation of changes in mandibular anterior alignment from 10 to 20 years postretention. Am J Orthod Dentofacial Orthop, 1988, 93:423-428.

[30] Little RM, Wallen TR, Riedel RA. Stability and relapse of mandibular anterior alignment: first premolar extraction cases treated by traditional edgewise orthodontics. Am J Orthod, 1981, 80:349.

[31] McCauley DR. The cuspid and its function in retention. Am J Orthod, 1944, 30:196.

[32] Meyers CE, Vogel S. Stabilization and retainer for direct bonding. J Clin Orthod, 1982, 16:412.

[33] Moon YM, Ahn SJ, Chang YI. Cephalometric predictors of long-term stability in the early treatment of Class III malocclusion. Angle Orthod, 2005, 75:747-753.

[34] Reidel RA. A Review of the retention problem. Angle Orthod, 1960, 30:179-199.

[35] Reitan K. Tissuere arrangement during retention of orthodontically rotated teeth. Angle Orthod, 1959, 29:105.

[36] Reitan K. Clinical and histologic observations on tooth movement during and after orthodontic treatment. Am J Orthod, 1967, 53:721.

[37] Reitan K. Principles of retention and avoidance of posttreatment relapse. Am J Orthod, 1969, 55:776.

[38] Sauget E, Covell DA, Boero RP, et al. Comparison of occlusal contacts with use of Hawley and clear overlay retainers. Angle Orthod, 1997, 67:223-230.

[39] Shigenobu N, Hisano M, Shima S, et al. Patterns of dental crowding in the lower arch and contributing factors. Angle Orthod, 2007, 77:303-310.

[40] Rossouw PE, Malik S. The retention protocol. Seminar of Orthodontics, 2017, 23:237-248.

[41] Bjering R, Vandevska-Radunovic V. Occlusal changes during a 10-year posttreatment period and the effect of fixed retention on anterior tooth alignment. Am J Orthod Dentofacial Orthop, 2018, 154:487-494.

[42] Pratt, MCa Kluemper GT, et al. Evaluation of retention protocols among members of the American Association of Orthodontists in the United States. Am J Orthod Dentofacial Orthop, 2011, 140:520-526.

[43] Littlewood SJ. Evidence-based retention: Where are we now? Semin Orthod, 2017, 23:229-236.

[44] Francisconi MF, Janson G, et al. Overjet, overbite, and anterior crowding relapses in extraction and nonextraction patients, and their correlations. Am J Orthod Dentofacial Orthop, 2014, 146:67-72.

[45] Thilander B. Orthodontic relapse versus natural development. Am J Orthod Dentofacial Orthop, 2000, 117:562-563.

[46] Rody Jr WJ, Wheeler TT. Retention management decisions: A review of current evidence and emerging trends. Semin Orthod, 2017, 23:221-228.

索 引